W0256146

HANDBUCH DER MEDIZINISCHEN RADIOLOGIE

ENCYCLOPEDIA OF MEDICAL RADIOLOGY

HERAUSGEGEBEN VON · EDITED BY

L. DIETHELM F. HEUCK

O. OLSSON F. STRNAD H. VIETEN

A. ZUPPINGER

BAND/VOLUME V

TEIL/PART 5

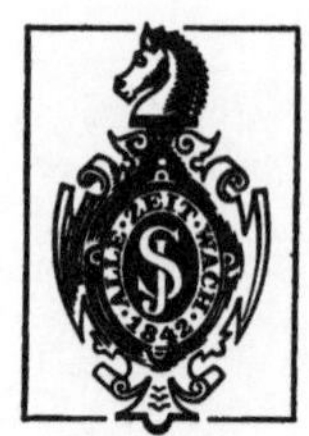

Springer-Verlag Berlin Heidelberg GmbH 1983

RÖNTGENDIAGNOSTIK DER SKELETERKRANKUNGEN
TEIL 5

DISEASES OF THE SKELETAL SYSTEM
(ROENTGEN DIAGNOSIS)
PART 5

OSTEOPATHIEN

VON · BY

S. BOSNJAKOVIC-BÜSCHER · L. DIETHELM · H. H. ELLEGAST · H. FRITZ
I. GREINACHER · F. HEUCK · O. MEHLS · H. C. OPPERMANN
K. REINHARDT · H. W. SCHNEIDER · J. SPRANGER

REDIGIERT VON · EDITED BY

L. DIETHELM
MAINZ

F. HEUCK
STUTTGART

MIT 505 ABBILDUNGEN (825 EINZELDARSTELLUNGEN)
WITH 505 FIGURES (825 SEPARATE ILLUSTRATIONS)

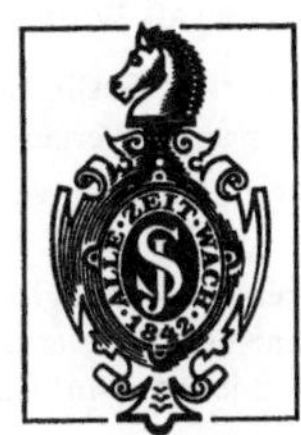

Springer-Verlag Berlin Heidelberg GmbH 1983

ISBN 978-3-662-38596-8 ISBN 978-3-662-39445-8 (eBook)
DOI 10.1007/978-3-662-39445-8

CIP-Kurztitelaufnahme der Deutschen Bibliothek
Handbuch der medizinischen Radiologie: Encyclopedia of medical radiology / hrsg. von L. DIETHELM...
Berlin; Heidelberg; New York: Springer NE: DIETHELM, LOTHAR [Hrsg.]; PT
Röntgendiagnostik der Skeleterkrankungen = Diseases of the skeletal system (roentgen diagnosis) / redigiert von L. DIETHELM; F. HEUCK. – Berlin; Heidelberg; New York: Springer (Handbuch der medizinischen Radiologie; Bd. 5)
NE: DIETHELM, LOTHAR [Hrsg.]; PT
Teil 5. Osteopathien / von S. BOSNJAKOVIC-BÜSCHER ...–1982.

NE: BOSNJAKOVIC-BÜSCHER, SUSANNE [Mitverf.]

Ursprünglich erschienen bei Springer-Verlag Berlin Heidelberg New York 1983.
Softcover reprint of the hardcover 1st edition 1983

2122/3130-543210

Mitarbeiter von Band V/5 – Contributors to Volume V/5

Frau Dr. S. Bosnjakovic-Büscher, Kreiskrankenhaus, Radiologische Abteilung, Karl-Krische-Str. 4–11, D-7150 Backnang

Professor Dr. L. Diethelm, Institut für Klinische Strahlenkunde der Universität, Langenbeckstr. 1, D-6500 Mainz

Professor Dr. H.H. Ellegast, Landeskrankenanstalten, Röntgendiagnostisches Zentralinstitut, Müllner Hauptstr. 48, A-5020 Salzburg

Professor Dr. H. Fritz, Goetheallee 30, DDR-8053 Dresden

Frau Dr. I. Greinacher, Klinikum der Universität, Kinderklinik, Röntgenabteilung, Langenbeckstr. 1, D-6500 Mainz

Professor Dr. F. Heuck, Katharinenhospital, Radiologisches Institut im Zentrum Radiologie, Kriegsbergstr. 60, D-7000 Stuttgart 1

Professor Dr. O. Mehls, Klinikum der Universität, Kinderklinik (Luisenheilanstalt), Dialysestation, Im Neuenheimer Feld 150, D-6900 Heidelberg 1

Dr. H.C. Oppermann, Abteilung für pädiatrische Radiologie, Universitäts-Kinderklinik (Luisenheilanstalt), Im Neuenheimer Feld 150, D-6900 Heidelberg 1

Professor Dr. K. Reinhardt, Kreiskrankenhaus, Röntgen- und Nuklearmedizinische Abteilung, Richardstr. 5–9, D-6620 Völklingen

Dr. H.W. Schneider, Abteilung für Nieren- und Hochdruckkrankheiten, Zentrum für Innere Medizin, Katharinenhospital, Kriegsbergstr. 60, D-7000 Stuttgart 1

Professor Dr. J. Spranger, Klinikum der Universität, Kinderklinik, Langenbeckstr. 1, D-6500 Mainz

Vorwort

Die generalisierten Osteopathien sind Systemerkrankungen des Skelettes, deren Pathogenese sehr unterschiedlich sein kann. Das pathogenetische Spektrum beginnt mit den angeborenen Enzymdefekten bei den Dysostosen, die für den Abbau komplexer Kohlehydrate unverzichtbar sind und nur durch subtile biochemische Untersuchungen differenziert werden können. Es umfaßt die schon lange Zeit bekannten Stoffwechselstörungen bei Vitaminmangel und Hypervitaminosen ebenso, wie die hormonalen Steuerungen der Lebensvorgänge des Knochengewebes. Die Intoxikationen können sowohl unmittelbar auf den Knochen einwirken als auch mittelbar über eine toxische Schädigung von Organen Schäden am Skelett auslösen. Nicht allgemein bekannt sind die paraneoplastischen Endokrinopathien, die häufig bei intrathorakalen Tumoren aber auch bei Geschwülsten der Abdominalorgane, des Harntraktes, des Skelettes, der Generationsorgane und bei Erkrankungen des lymphatischen Systems sowohl im Erwachsenenalter als auch im Kindesalter beobachtet werden und zu Osteopathien mit periostalen Reaktionen und zu rachitischen Veränderungen führen können.

Die Skelettantwort im Kindesalter ist gekennzeichnet durch die Reaktion des Knochens als Organ, darüber hinaus auch seiner Wachstumszonen und damit seines Wachstums, während sich beim Erwachsenen die Antwort auf die Transformation der Tela ossea beschränken muß. So wenig befriedigend bei der relativen Monotonie der Skelettreaktionen auf die sehr verschiedenen pathogenetischen Bedingungen eine Einteilung der Osteopathien nach diesen Basisstörungen sein mag, so ist sie doch die einzig mögliche und fruchtbare, da sie uns bei einer Vielzahl von Osteopathien den Weg zeigt, mit Hilfe weiterführender Untersuchungen eine subtilere Differenzierung und therapeutische Ansatzpunkte zu erreichen, die allein aus dem Röntgenbild nicht zu gewinnen sind. Auch wird eine Klassifizierung der Systemerkrankungen nach morphologischen Kriterien in „Osteoporose“, „Osteomalazie“ und „Fibroosteoklasie“ der Tatsache nur unvollkommen gerecht, daß sehr verschiedene Basiserkrankungen oder Stoffwechselstörungen ein und derselben „Systemerkrankung“ zugrunde liegen können und eine scharfe Trennung aus dem Röntgenbild in vielen Fällen nicht möglich ist, zumal die verschiedenen morphologischen Befunde auch nebeneinander bestehen können.

Die Bemühungen der Radiologen um eine subtilere Bildanalyse der Knochen des lebenden Menschen haben Merkmale für bestimmte pathogenetisch definierte Osteopathien im Kindesalter und beim Erwachsenen ergeben. Mit Hilfe densitometrischer und morphometrischer Methoden lassen sich der generalisierte Substanzverlust an Knochengewebe, Strukturauflockerungen und/oder ein Mineralverlust bei Osteopathien objektivieren. Durch röntgenographische Verlaufsbeobachtungen kann die Dynamik des Krankheitsablaufes erfaßt werden. – Die Differenzierung von spätrachitischen Knochenveränderungen im zweiten Lebensjahr muß zum Beispiel aufgrund serochemischer Befunde vorgenommen werden. Die Vielgestaltigkeit und der unterschiedliche Ausprägungsgrad anderer Störungen wie zum Beispiel der genetisch bedingten Hypophosphatasie werden erst durch die biochemischen Befunde und das familiäre Vorkommen als einheitliche hereditäre Stoffwechselstörung erkannt. Diese nur beispielhaft gegebenen Hinweise unterstreichen die Bedeutung der zum Teil erst in neuester Zeit gewonnenen Erkenntnisse und können den Radiologen auch bei differentialdiagnostischen Erwägungen behilflich sein. Sie werden dann bei ihrer täglichen Zusammenarbeit mit den klinisch-osteologisch tätigen Nachbarfächern und mit den Pathologen die Bedeutung der weiterführenden biochemischen, serochemischen, histologischen und elektronenmikroskopischen Untersuchungen beachten und diesen diagnostischen Verfahren den ihnen zukommenden Platz einräumen. Wenn von allen Spezialisten das Problem in den Mittelpunkt gestellt wird, wächst auch die Chance für den weiteren wissenschaftlichen Fortschritt.

FRIEDRICH HEUCK LOTHAR DIETHELM

Inhaltsverzeichnis – Contents

Osteopathien durch angeborene Störungen komplexer Kohlenhydrate (Heteroglykanosen)

Von

J. Spranger

Mit 42 Abbildungen und 2 Tabellen

A. Einleitung

Heteroglykane sind langkettige Makromoleküle aus Neutralzuckern, Uronsäuren und Aminozuckern. Uronsäure-haltige Heteroglykane heißen *Glykosaminoglykane* (saure Mukopolysaccharide). Ihre Verbindungen mit Proteinen werden als *Proteoglykane* bezeichnet. *Glykoproteine* sind Verbindungen von Neutralzuckern, Aminozuckern mit Eiweißkörpern (Abb. 1).

Heteroglykanosen kommen zustande durch Abbaudefekte der normal synthetisierten Heteroglykane. Normalerweise werden die langkettigen Moleküle durch fortschreitende Abspaltung endständiger Zucker abgebaut. Jeder Abbauschritt erfordert ein bestimmtes Enzym. Fehlt dieses Enzym oder ist es inaktiv, so bleibt der Abbau an dieser Stelle stehen. Der Molekülrest häuft sich in den Abbau-Organellen der Zelle an, den Lysosomen. Die Krankheitserscheinungen der Heteroglykanosen sind Folge der exzessiven Anhäufung von Heteroglykan-Bruchstücken und der dadurch bedingten zellulären Funktionsstörung. Ursache der Enzymdefekte sind Gen-Mutationen.

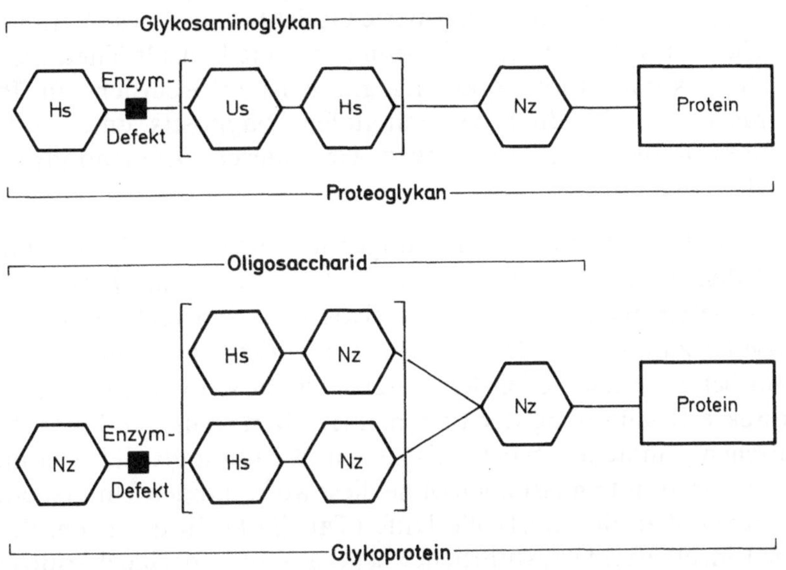

Abb. 1. Schematischer Aufbau von Heteroglykanen. *HS*=Hexosamin; *US*=Uronsäure; *NZ*=Neutralzucker

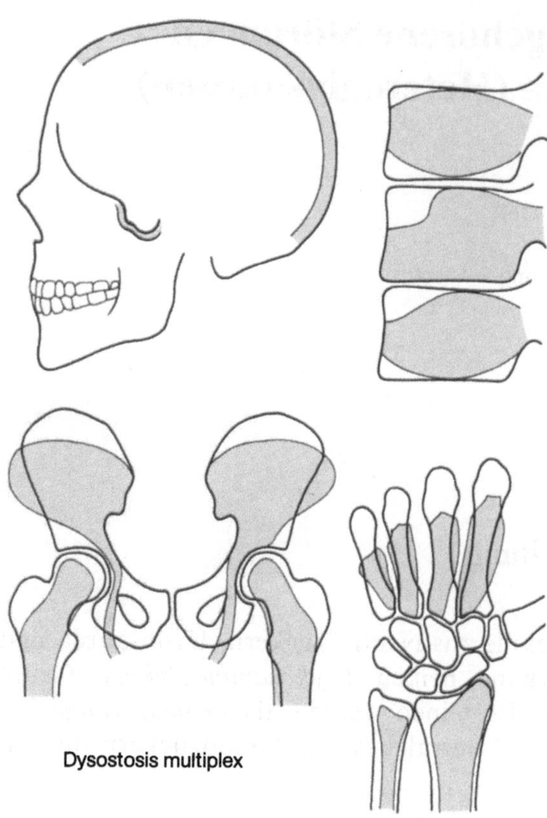

Abb. 2. Schema einiger Grundmerkmale der Dysostosis multiplex. Sie sind charakteristisch für Störungen im Abbau von komplexen Kohlenhydraten, jedoch nicht spezifisch für eine individuelle Krankheit

Heteroglykanosen sind somit erbliche Speicherkrankheiten. Gespeichert werden Heteroglykane. Die einzelnen Krankheitsbilder unterscheiden sich durch 1. den spezifischen Enzymdefekt, 2. das davon abhängige Speichermaterial, 3. die von der unterschiedlichen Verteilung der Heteroglykane abhängige Lokalisation der Defekte. Ist vorwiegend das Zentralnervensystem betroffen, so sind klinische Leitsymptome Demenz und/oder periphere Neuropathie. Symptome der mesenchymalen Beteiligung sind u.a. Kleinwuchs, Hernien, Kontrakturen, Skelettanomalien. Direkte Speicherphänomene sind u.a. Hepato-Splenomegalie, verdickte Haut und vergröberte Gesichtszüge. Diese Veränderungen treten in unterschiedlicher Schwere und Kombination auf. Eine kausale Therapie der Heteroglykanosen ist nicht bekannt. Ihre exakte Diagnose ist erforderlich zur Prognostik, zur genetischen Beratung einschließlich der pränatalen Diagnostik und zur Differenzierung von morphologisch ähnlichen Erkrankungen wie anderen Osteochondrodysplasien oder auch der Hypothyreose.

Röntgenologisch stehen Skelettveränderungen im Vordergrund. Sie sind relativ monomorph und werden unter dem Begriff der *„Dysostosis multiplex“* zusammengefaßt (Abb. 2). Dieses Befundmuster ist charakteristisch und berechtigt zur Diagnose einer Heteroglykanose bis zum Beweis des Gegenteils. Die Dysostosis multiplex ist nicht spezifisch; sie kommt bei den verschiedensten Heteroglykanosen vor. Die endgültige Diagnose erfordert die direkte Bestimmung der Enzymaktivitäten. Aus der kombinierten Auswertung von klinischen, einfachen biochemischen und radiologischen Befunden ist jedoch eine weitgehende Zuordnung meist auch ohne diese aufwendigen Untersuchungen möglich und dem Enzymchemiker eine wertvolle Hilfe (Tabelle 1). In der nachfolgenden Darstellung werden die Einzelbefunde ausführlicher bei der Mukopolysaccharidose I besprochen. Sie wiederholen sich bei anderen Heteroglykanosen.

Tabelle 1. Synopsis der Heteroglykanosen. *GAG*-Glykosaminoglykane

Bezeichnung	Manifestationsalter (Jahre)	Urin-GAG	Dysostosis multiplex	Enzymdefekt
Mukopolysaccharidose I-H	0.5–1	erhöht	schwer	α-L-Iduronidase
Mukopolysaccharidose I-S	~6	erhöht	leicht	α-L-Iduronidase
Mukopolysaccharidose I-H/S	2–4	erhöht	mittel	α-L-Iduronidase
Mukopolysaccharidose II-A	~1	erhöht	schwer	Iduronat-Sulfatase
Mukopolysaccharidose II-B	~6	erhöht	mittel	Iduronat-Sulfatase
Mukopolysaccharidose III-A	2–6	erhöht	leicht	Sulfamat-Sulfatase
Mukopolysaccharidose III-B	2–6	erhöht	leicht	N-Ac-α-Glukosaminidase
Mukopolysaccharidose III-C	2–6	erhöht	leicht	Ac-CoA:α-Glukosaminid-N-Azetyltransferase
Mukopolysaccharidose III-D	2–6	erhöht	leicht	N-Ac-Glukosamin-6-sulfat-Sulfatase
Mukopolysaccharidose IV-A	~2	erhöht	besonders	N-Ac-Galaktosamin-6-S-Sulfatase
Mukopolysaccharidose IV-B	~2	erhöht	besonders	β-Galaktosidase
Mukopolysaccharidose VI-A	2–3	erhöht	schwer	Arylsulfatase B
Mukopolysaccharidose VI-B	5–6	erhöht	mittel	Arylsulfatase B
Mukopolysaccharidose VII	wechselnd	erhöht	mittel	β-Glukuronidase
G_{M_1}Gangliosidose I	0.1–0.2	erhöht	schwer	β-Galaktosidase
G_{M_1}Gangliosidose II	~1	erhöht	leicht	β-Galaktosidase
G_{M_1}Gangliosidose III	3–4	erhöht	mittel	β-Galaktosidase
M. Sandhoff	0.5–0.9	normal	leicht	Hexosaminidasen A, B
Mannosidose	1–3	normal	leicht	α-Mannosidase
Fukosidose I	0.5–1	normal	leicht	α-Fukosidase
Fukosidose II	2–3	normal	mittel	α-Fukosidase
Mukosulfatidose	~1	erhöht	mittel	Multiple Sulfatasen
Aspartylglukosaminurie	~3	normal	mittel	Aspartylglukosaminylaminase
Sialidose I	0.3–0.5	normal	schwer	α-Neuraminidase
Sialidose II	~1	normal	mittel	α-Neuraminidase
Sialidose III	~10	normal	nein	α-Neuraminidase
Mukolipidose II	0.1–0.2	normal	schwer	N-Azetylglukosamin-1-P-Transferase
Mukolipidose III	2–3	normal	wechselnd	N-Azetylglukosamin-1-P-Transferase
Mukolipidose IV	0.4–0.9	normal	nein	Gangliosid-Neuraminidase
Salla Krankheit	2–6	normal	nein	unbekannt

B. Mukopolysaccharidose I-H (M. Pfaundler-Hurler)

Es handelt sich um ein autosomal rezessiv erbliches Leiden durch mangelnde Aktivität des Enzyms alpha-L-Iduronidase. Der Enzymdefekt führt zur intralysosomalen Anhäufung von Bruchstücken der Glykosaminoglykane Heparansulfat und Dermatansulfat.

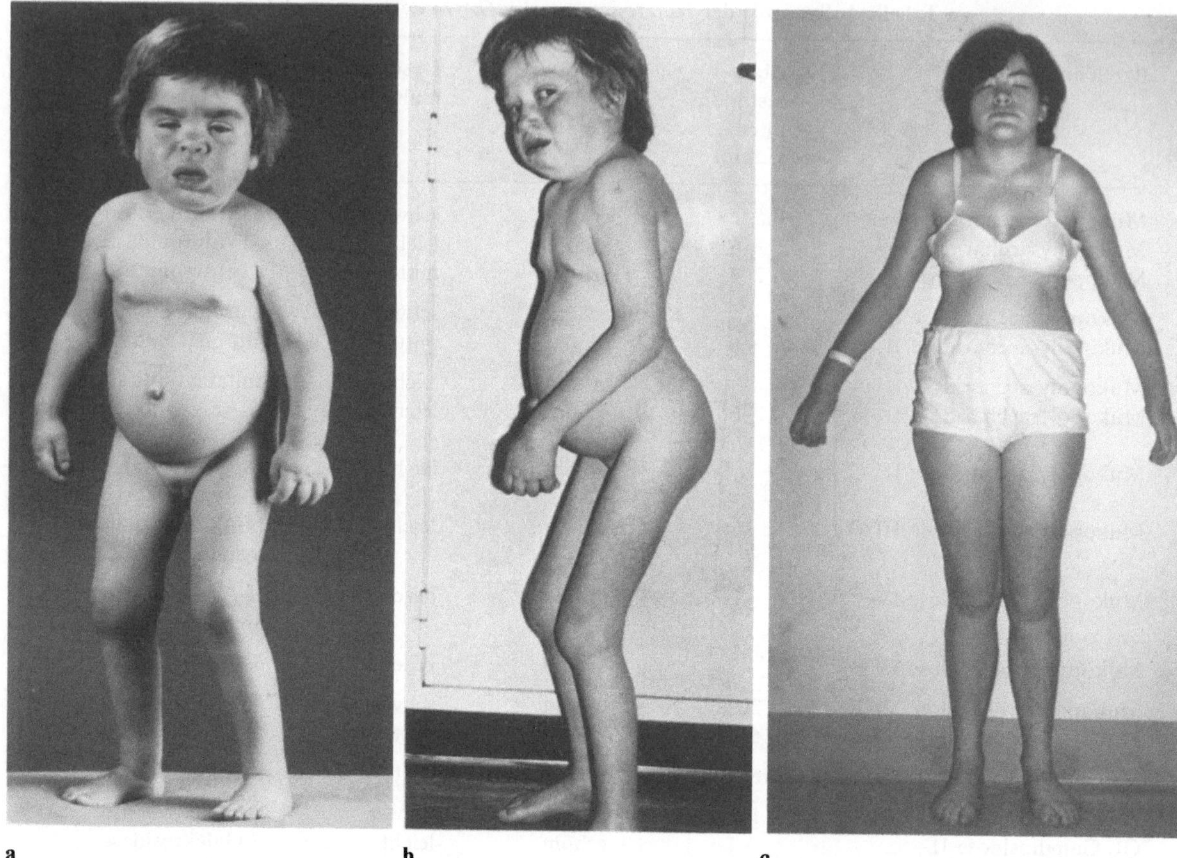

a b c

Abb. 3a–c. *Mukopolysaccharidose I-H,* **a** 10 Jahre: Typische Gesichtszüge, Klauenhände, vorgewölbtes Abdomen bei Hepatosplenomegalie, Demenz. **b** *Mukopolysaccharidose I-H/S,* 8 Jahre: Kurzrumpfiger Minderwuchs, eher koboldhafte Gesichtszüge, Kontrakturen der Gelenke. **c** *Mukopolysaccharidose I-S,* 15 Jahre: Schwere Gesichtszüge, Fingerkontrakturen

Beide Substanzen werden in erhöhten Mengen im Urin ausgeschieden. In Gehirnzellen werden sekundär auch Glykolipide gespeichert.

Klinik: Das Leiden manifestiert sich meist in der 2. Hälfte des Säuglingsalters. Es ist progredient. Die Patienten überleben das 2. Lebensjahrzehnt nicht. Im fortgeschrittenen Stadium sind die Patienten geistig und körperlich schwer behindert mit Kleinwuchs, Makrozephalie, groben Gesichtszügen, Hornhauttrübung, Thoraxdeformität, Hepatosplenomegalie, Hernien und Gelenkkontrakturen (Abb. 3a). Die Patienten leiden an gehäuften Infekten der oberen Luftwege, später chronischer Rhinitis. Die Atmung ist geräuschvoll. Durch Einlagerung von Glykosaminoglykanen in die Herzklappen entstehen Klappenfehler. Der Tod erfolgt meist durch interkurrente Infektionen, evtl. in Kombination mit einer Herzinsuffizienz.

Röntgen: Schädel (Abb. 4a–d): Der Schädel ist bei jungen Säuglingen normal. In der 2. Hälfte des 1. Lebensjahres finden sich die in Abb. 4a dargestellten leichten Veränderungen. Sie nehmen zu bis zum Vollbild einer Dysostosis multiplex mit Zeichen der prämaturen Nahtsynostose, Makrozephalie, verdickter Schädelkalotte, sklerosierter Schädelbasis, erweiterter und deformierter Sella (sog. J-, Omega- oder Schuhsella). Diese Sella-Veränderungen mit Hypoplasie des Tuberculum sellae und tiefem Chiasma opticum (durch Depression des Planum sphenoidale) sind Ausdruck einer chronischen Hirndruck-

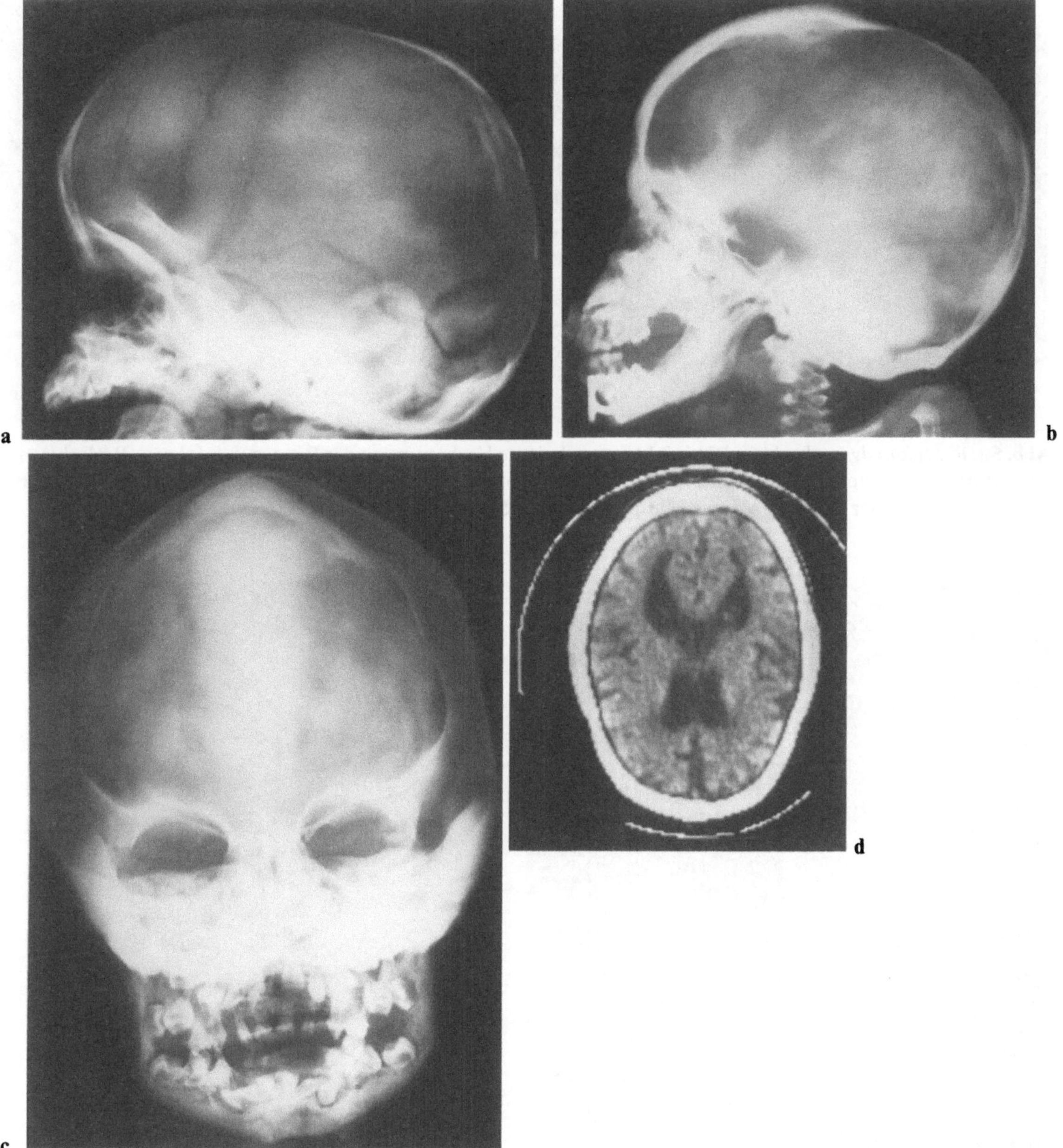

Abb. 4a–d. *Mukopolysaccharidose I-H.* **a** 8 Monate: Leichte frontale Vorwölbung, vermehrte Knochendichte der Schädelbasis, leicht erweiterte Nähte, vor allem okzipital, leichte Vertiefung des Sulcus chiasmaticus. **b** 6 Jahre: Verdickte, sklerosierte Schädelkalotte frontal und okzipital. Sklerose der Schädelbasis, „Schuh-Sella" durch Depression des Planum sphenoidale mit Erweiterung des Sulcus chiasmaticus und Hypoplasie des Tuberculum sellae; flache Orbita; abgeflachtes Mandibulaköpfchen, offener Mandibulawinkel. **c** 6 Jahre: Skaphozephalie mit Sklerose der suturametopica et sagittalis, prominente Gefäßkanäle, Sklerose der Schädelbasis, unregelmäßige Zahnstellung mit zystischen Knochendefekten. **d** 6 Jahre. Erweiterung der Hirnventrikel und der Subarachnoidalräume. Verdickte Schädelkalotte (Abtlg. für Neuroradiologie d. Univ. Mainz, Prof. Dr. S. WENDE)

steigerung, werden darüber hinaus jedoch auch durch die Verdickung der Leptomeningen und durch supraselläre Glykosaminoglykan-haltige Arachnoidalzysten (NEUHAUSER et al. 1968) beeinflußt. Die Pneumatisation des Schädels ist vermindert, die Nasennebenhöhlen sind entsprechend klein. Eine knöcherne Unterentwicklung im Bereich der mittleren Abschnitte der Schädelbasis äußert sich in einem verringerten Abstand zwischen Os

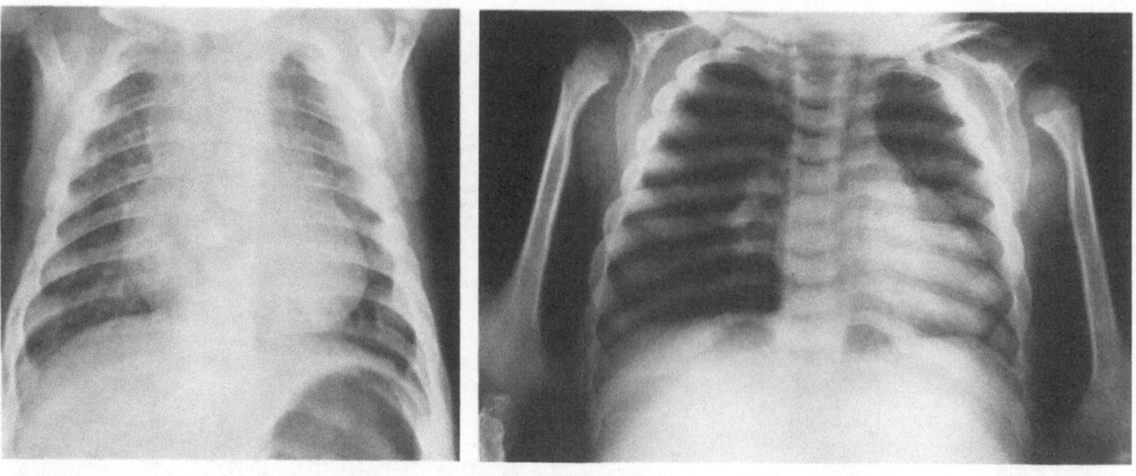

Abb. 5a, b. *Mukopolysaccharidose I-H.* **a** 2 Monate: Leichte Verbreiterung der Rippen. **b** 8 Jahre: „Ruderblattrippen“ durch paravertebrale Konstriktion und distale Verbreiterung der Knochen. Submetaphysäre Konstriktion der Humeri. Vorwiegend linksventrikuläre Verbreiterung des Herzschattens

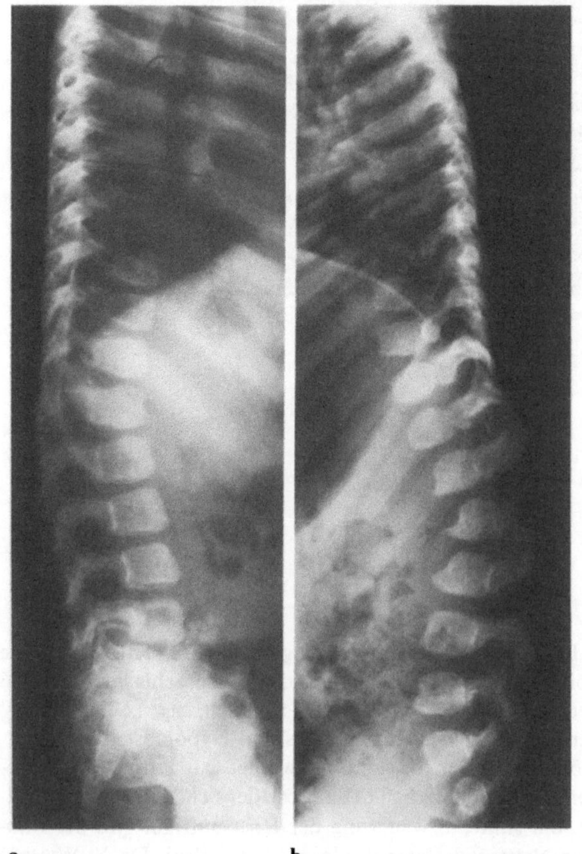

Abb. 6a, b. *Mukopolysaccharidose I-H.* **a** 2 Jahre: Ovoide Form und dorsale Abflachung der Wirbelkörper, besonders im unteren Thorakalbereich. Thorakolumbale Kyphose und anteriosuperiorer Ossifikationsdefekt von LWK 3-4. **b** 4 Jahre: Stark ovoide Verformung der Brustwirbelkörper, Hakenwirbel am thorakolumbalen Übergang, tiefer Wirbelkanal

sphenoidale und hartem Gaumen und damit in einer Verengerung des oberen Rachenraums. Zusammen mit adenoiden Wucherungen und Schleimhautschwellung erklärt dies die chronischen Infektionen in diesem Bereich und die schnorchelnde Atmung der Kinder.

Der Gesichtsschädel wirkt gegenüber dem Hirnschädel klein. Die Orbitae sind flach, die Augen stehen bei älteren Patienten etwas vor. Der Unterkiefer ist kurz und breit,

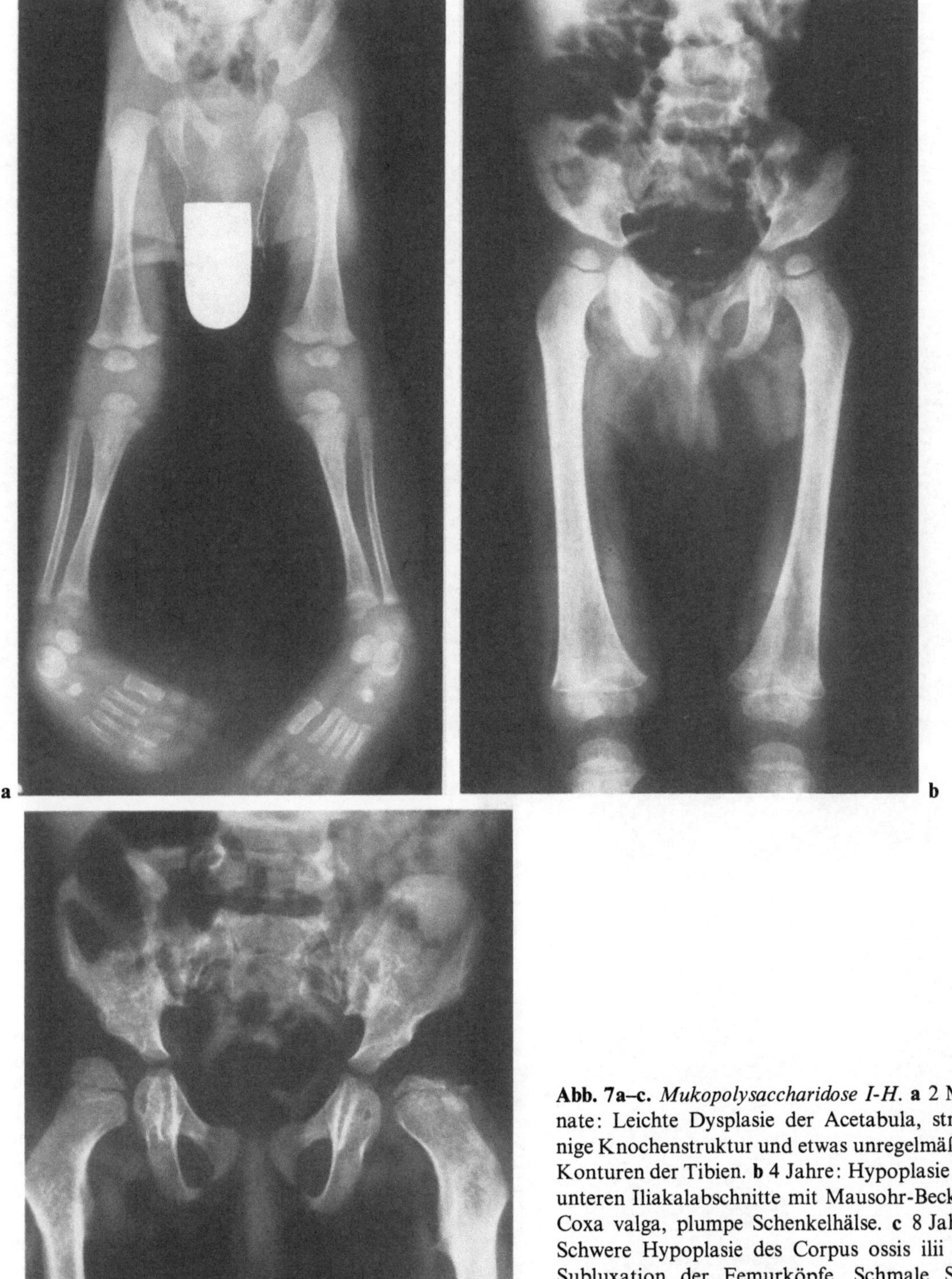

Abb. 7a–c. *Mukopolysaccharidose I-H.* **a** 2 Monate: Leichte Dysplasie der Acetabula, strähnige Knochenstruktur und etwas unregelmäßige Konturen der Tibien. **b** 4 Jahre: Hypoplasie der unteren Iliakalabschnitte mit Mausohr-Becken, Coxa valga, plumpe Schenkelhälse. **c** 8 Jahre: Schwere Hypoplasie des Corpus ossis ilii mit Subluxation der Femurköpfe. Schmale Sitz- und Schambeine, schwere epiphysäre Dysplasie der proximalen Femora, elongierte Schenkelhälse in Valgus-Stellung

der Mandibularwinkel offen. Das Caput mandibulae ist flach oder konkav, der Processus coronoideus dagegen kräftig. Die Zähne stehen unregelmäßig, die Molaren sind nach dorsal versetzt. Zystische Knochendefekte werden besonders im Bereich der Molaren gesehen (Horrigan u. Baker 1961; Cawson 1962; Worth 1966; Gardner 1971).

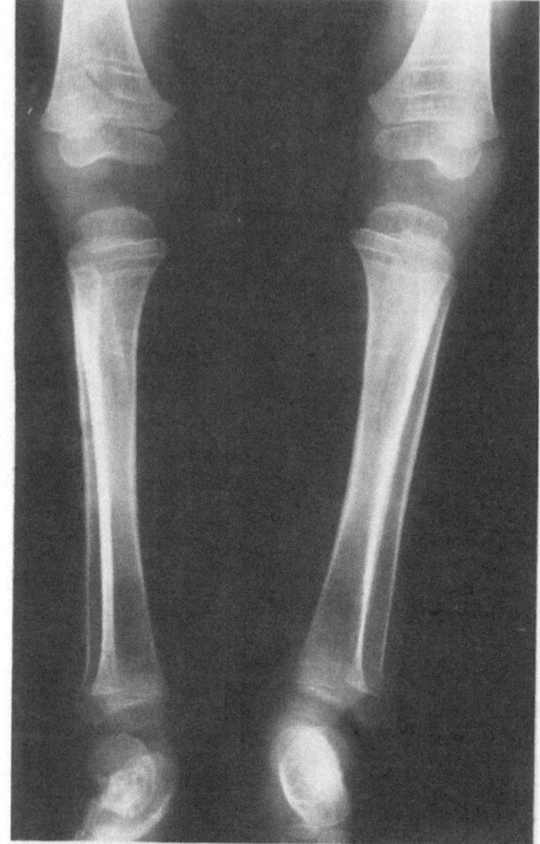

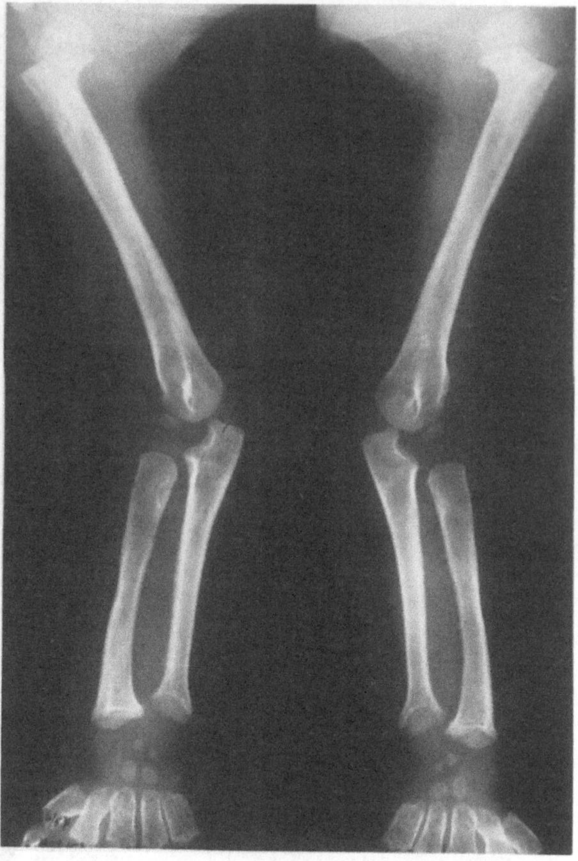

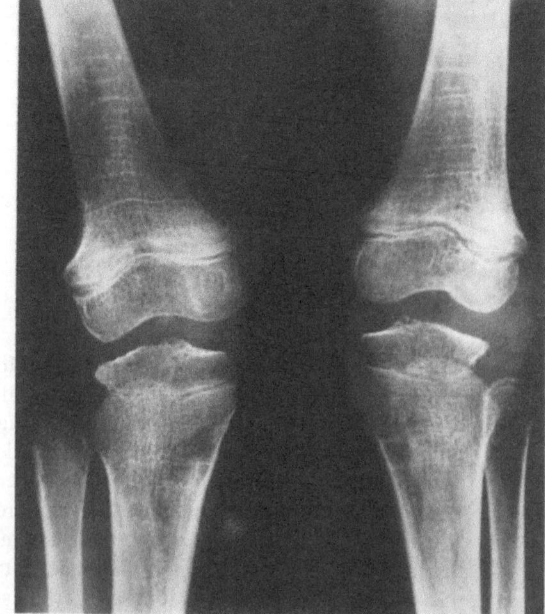

Abb. 8a–c. *Mukopolysaccharidose I-H.* **a** 4 Jahre: Verplumpte Unterschenkel mit medialer Ausziehung der proximalen Metaphysenplatten. Ausgeprägte Wachstumslinien. **b** 8 Jahre: Deformierung der Epiphysen und lateral abfallende, etwas unregelmäßig begrenzte Epiphysenfugen der proximalen Tibien; vergröberte Knochenstruktur. **c** 4 Jahre: Submetaphysäre Konstriktion der proximalen Humeri, verplumpte Oberarm-Schäfte, unregelmäßige Konturen der Unterarmknochen mit distaler Auftreibung, deformierten Metaphysenabschlußlinien, typische Metakarpal-Veränderungen

Die Hirnventrikel sind erweitert. Als Ursache des Hydrocephalus communicans wird eine Verlegung der Subarachnoidalräume durch die fibröse Verdickung der Leptomeningen und der Dura mater angenommen (RUSSELL 1949; MAGEE 1950).

Thorax (Abb. 5a, b): Die Rippen sind verbreitert. Dies ist eine der frühesten röntgenologischen Manifestationen der Mukopolysaccharidose I-H. Die Verbreiterung spart später

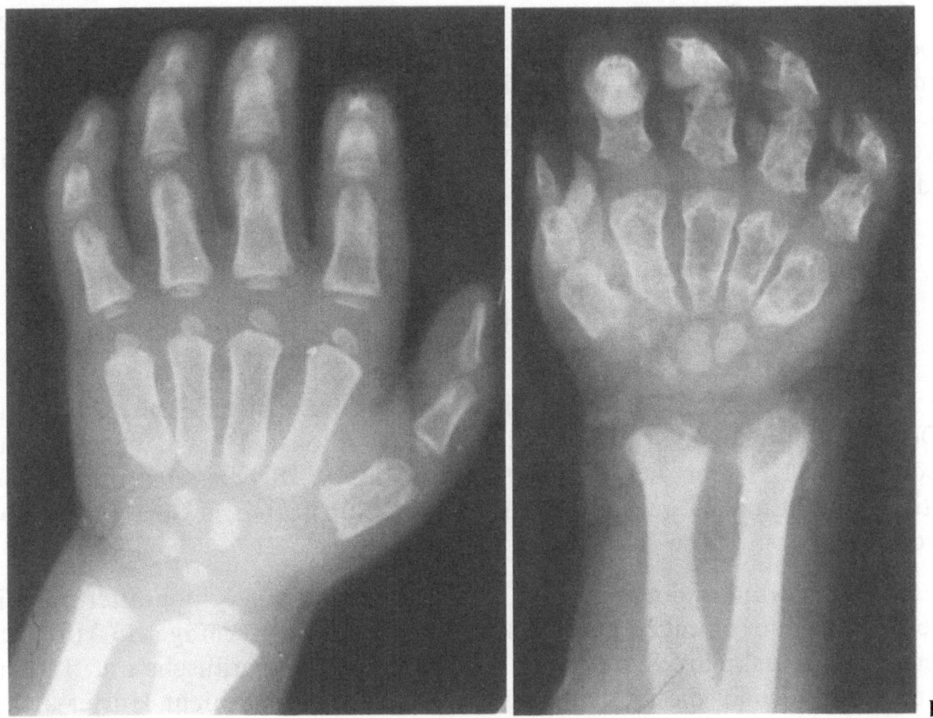

Abb. 9a, b. *Mukopolysaccharidose I-H.* **a** 4 Jahre: Proximale Zuspitzung der Metakarpalia II-V, distale Verschmälerung der Phalangen. Beginnende Beugekontrakturen. **b** 9 Jahre: Schwere Deformierung der kurzen Röhrenknochen mit proximal konvergierenden Metakarpalia, allgemeiner epiphysärer und metaphysärer Dysplasie, grob unregelmäßiger Knochenstruktur und Beugekontrakturen der Finger. V-artige Deformierung der distalen Unterarmenden, kleine Handwurzelknochen

die paravertebralen Abschnitte der Rippen aus, so daß das Bild der sog. Ruderblattrippen entsteht. Auch die Schlüsselbeine sind verdickt. Das Herz ist häufig vergrößert und – je nach Beteiligung der einzelnen Herzklappen am Speicherprozeß – deformiert. Die Lungen geben allgemein Hinweise auf rezidivierende bronchopulmonale Infektionen.

Wirbelsäule (Abb. 6a, b): Seitliche Aufnahmen zeigen eine Persistenz der im Säuglings- und frühen Kleinkinderalter physiologischen ovoiden Form der Wirbelkörper. Zusätzliche dorsale oder ventrale Abflachungen führen zur Keilform. Am thorakolumbalen Übergang entstehen ventrokraniale Ossifikationsdefekte bis zur charakteristischen Angelhakenform der unteren Brustwirbel- und oberen Lendenwirbelkörper mit Gibbusbildung. Die Pedikel sind lang.

Becken (Abb. 7a–c): Früheste Veränderungen im Säuglingsalter erwecken Verdacht auf eine Hüftgelenksdysplasie.

Die zugrundeliegende Hypoplasie des Corpus ossis ilii nimmt im Laufe des Alters zu und führt zum charakteristischen Beckenbefund älterer Kinder: die Azetabulardächer sind steilgestellt, der Pfannendacherker fehlt, der Iliakalwinkel ist weit, die Beckenschaufeln laden mausohrartig aus. Scham- und Sitzbeine sind eher schlank, ihre Konturen wellig. Die Schenkelhälse stehen in Valgus-Position, die proximalen Femurepiphysen sind dysplastisch.

Lange Röhrenknochen (Abb. 8a–c): Die Diaphysen der langen Röhrenknochen sind verbreitert. Die submetaphysären Abschnitte der proximalen Femura humeri und der distalen Unterarmknochen können verschmälert sein. Bei älteren Kindern sind die Epiphysenkerne deformiert. Die Knochenstruktur ist allgemein vergröbert.

Hände (Abb. 9a, b): Früheste Veränderung ist eine vergröberte Knochenstruktur. Sie ist bereits beim Säugling zu erkennen. Progredient verplumpen die kurzen Röhrenknochen und verlieren ihre diaphysäre Taillierung. Die Metacarpalia II–V sind proximal und die Phalangen distal zugespitzt (Zuckerhutphalangen). Kontrakturen der Fingergelenke werden an der Fingerhaltung erkenntlich. Die Veränderungen der Füße entsprechen denen der Hände, sind jedoch leichter.

C. Mukopolysaccharidose I-S (M. Scheie)

Die Mukopolysaccharidose I-S ist ein autosomal rezessives Erbleiden bedingt durch einen Defekt des lysosomalen Enzyms alpha-L-Iduronidase. Der im Vergleich zur Mukopolysaccharidose I-H sehr viel leichtere Verlauf des M. Scheie wird durch eine erhöhte Restaktivität des Enzyms gegenüber natürlichen Substraten erklärt (MATALON u. DEANCHING 1977).

Klinik: Die Erkrankung manifestiert sich erst im späteren Kindesalter mit Fingerkontrakturen, Hornhauttrübungen und Einschränkung des Sehvermögens (Abb. 3c). Relativ früh treten kardiovaskuläre Symptome, insbesondere Herzgeräusche auf. Intelligenz und Wachstum sind normal, die Gesichtszüge etwas grob, jedoch nicht Hurler-artig. Weitere Befunde der meist erwachsenen Patienten sind Fußdeformitäten, Kyphose, Hernien, Leber-Milzvergrößerung und Schwerhörigkeit. Durch Kompression des Nervus medianus tritt nicht selten ein Karpaltunnelsyndrom auf.

Röntgen: Rippen und Klavikel sind verbreitert. Das Becken ist dysplastisch durch eine leichte Unterentwicklung der unteren Iliakalabschnitte mit ausladenden Beckenschaufeln. Schädel, Wirbelsäule, lange Röhrenknochen sind normal oder zeigen nur unwesentliche Veränderungen.

Hände (Abb. 10a–c): Die Handwurzelknochen treten verzögert auf, sind klein, deformiert und zusammengedrängt. Die Fingerstrahlen konvergieren proximal. Die kurzen Röhrenknochen sind manchmal etwas verplumpt, die distalen Unterarmepiphysen abgeschrägt. Kontrakturen sind häufig. In seltenen Fällen können die Hände normal sein.

D. Mukopolysaccharidose I-H/S

Die Kombination eines Hurler-Gens (H) mit einem Scheie-Gen (G) muß theoretisch zu einem Krankheitsbild (H/S) führen, das leichter als der M. Hurler und schwerer als der M. Scheie verläuft. Alpha-Iduronidase fehlt. Patienten mit einer solch intermediären Krankheitsform sind bekannt (MCKUSICK et al. 1978).

Klinik: Das Krankheitsbild manifestiert sich im Kleinkindesalter. Die Patienten sind kleinwüchsig, haben Kontrakturen und Hornhauttrübungen. Die Gesichtszüge sind durch runde Wangen und Mikrognathie eher Kobold- als Hurler-artig (Abb. 3b). Die Patienten sind geistig nur mäßiggradig behindert und können, sofern eine stärkere kardiale Beteiligung nicht vorliegt, ins Erwachsenenalter überleben.

Röntgen: Die Skelettveränderungen sind leichter als die beim M. Hurler und schwerer als die beim M. Scheie.

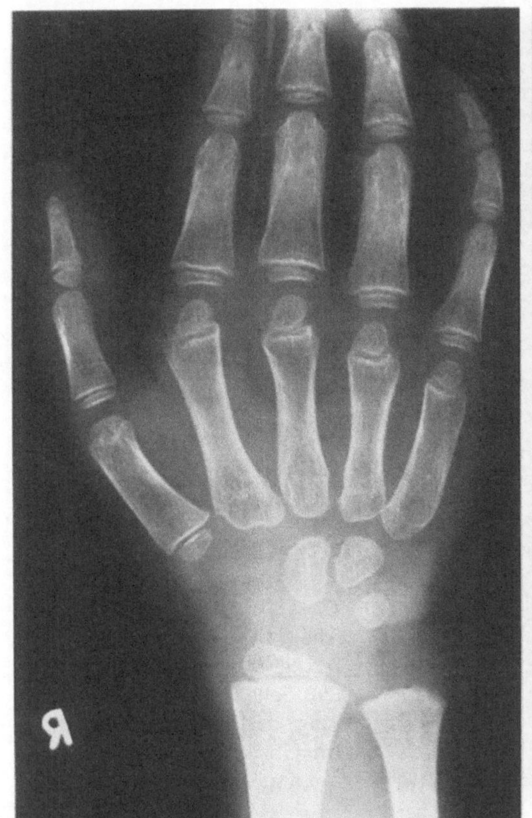
a

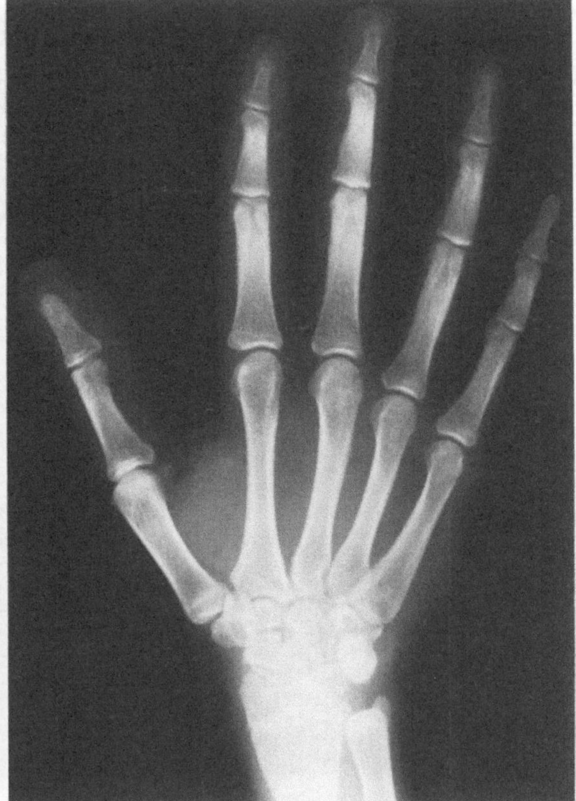
b

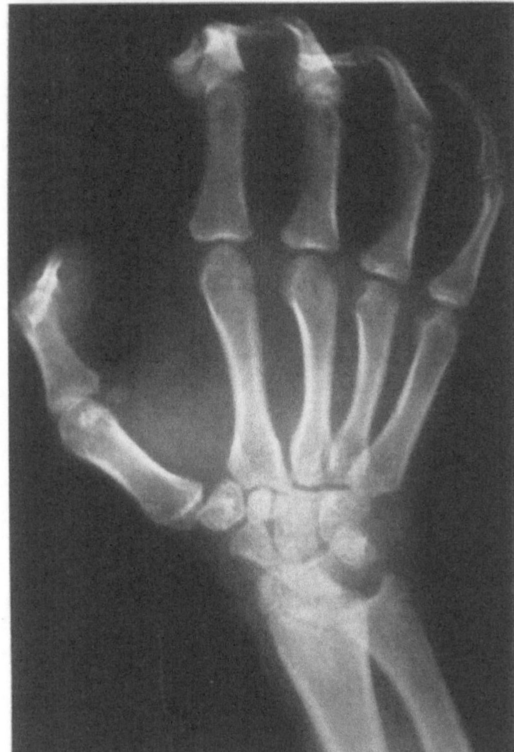
c

Abb. 10a–c. *Mukopolysaccharidose I-S.* **a** 9 Jahre: Verzögerte Ossifikation der Handwurzelknochen, verminderte diaphysäre Taillierung der Phalangen. **b** 17 Jahre: Zusammengedrängte, etwas unregelmäßig konfigurierte Handwurzelknochen und proximale Konvergenz der Fingerstrahlen. **c** 15 Jahre: Zusätzlich Fingerkontrakturen und Deformierung der distalen Radiusepiphyse

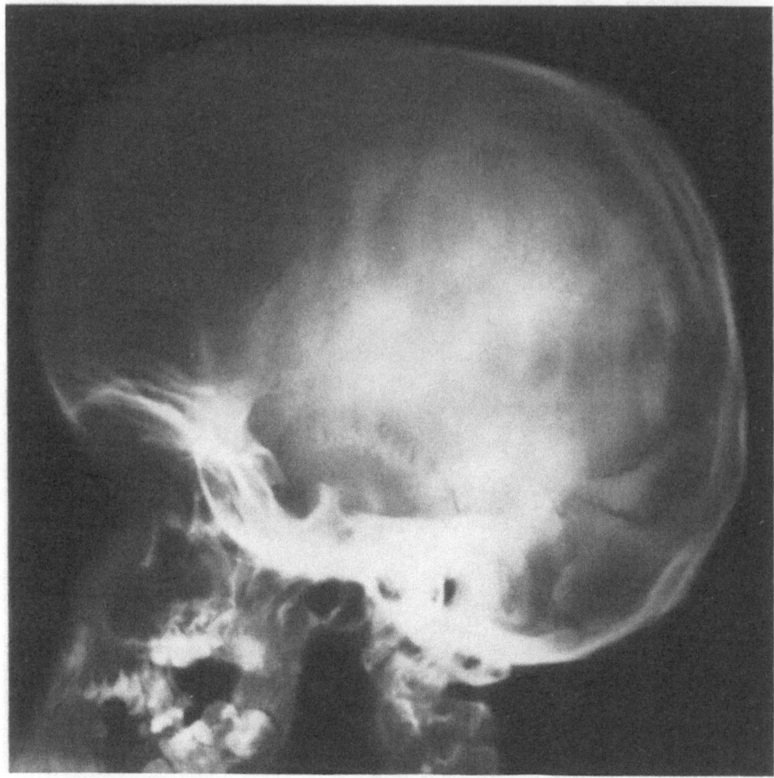

Abb. 11. Mukopolysaccharidose I-H/S, 8 Jahre: Tief eingebuchtete Sella mit mäßiger Ausweitung des Sulcus chiasmaticus. Im Übrigen keine groben Veränderungen am Schädel

Schädel (Abb. 11): Eine, wenn auch inkonstante, Besonderheit der Mukopolysaccharidose I H/S ist eine schwere Sella-Deformierung bei sonst nur leichten Schädelveränderungen. Als Ursache der schweren Ausweitung der Sella wurde verschiedentlich eine Arachnoidalzyste gefunden (McKusick et al. 1978). Da sie auch schon bei jüngeren Patienten auftritt, scheint nicht nur die höhere Lebensdauer und damit längere Entwicklungsmöglichkeit für die Zysten verantwortlich zu sein.

Übriges Skelett (Abb. 12a–c): Die Rippen sind verbreitert. Wirbelsäule und lange Röhrenknochen sind nur wenig, Becken und Hände stark betroffen. Die Veränderungen der Hände ähneln denen der Mukopolysaccharidose I-S mit V-förmig abgeschrägten Unterarmenden, kleinen Handwurzelknochen, proximal konvergierenden Fingerstrahlen, erhaltener Taillierung der Metacarpalia und ausgeprägten Kontrakturen.

Anmerkung: Neben den Mucopolysaccharidosen I-H, I-S und I-H/S scheint es noch andere Manifestationsformen des alpha-L-Iduronidase-Mangels zu geben. Mir ist ein 17jähriger Patient mit Hurler-Morphe, mäßiggradiger Demenz und Iduronidasemangel bekannt, der ungleich weniger stark als ein Patient mit M. Hurler betroffen ist, jedoch weder klinisch noch röntgenologisch eine Mukopolysaccharidose I-H/S hat.

E. Mukopolysaccharidose II (M. Hunter)

Die Mukopolysaccharidose II wird durch eine mangelnde Aktivität des Enzyms Iduronat-Sulfatase hervorgerufen. Die Störung ist durch den Defekt eines auf dem X-Chromosom lokalisierten Gens bedingt. Sie wird X-chromosomal rezessiv vererbt, d.h., sie manifestiert sich nur bei Knaben. Darüber hinaus gibt es eine sehr seltene autosomal rezessiv vererbte Form (Neufeld et al. 1977).

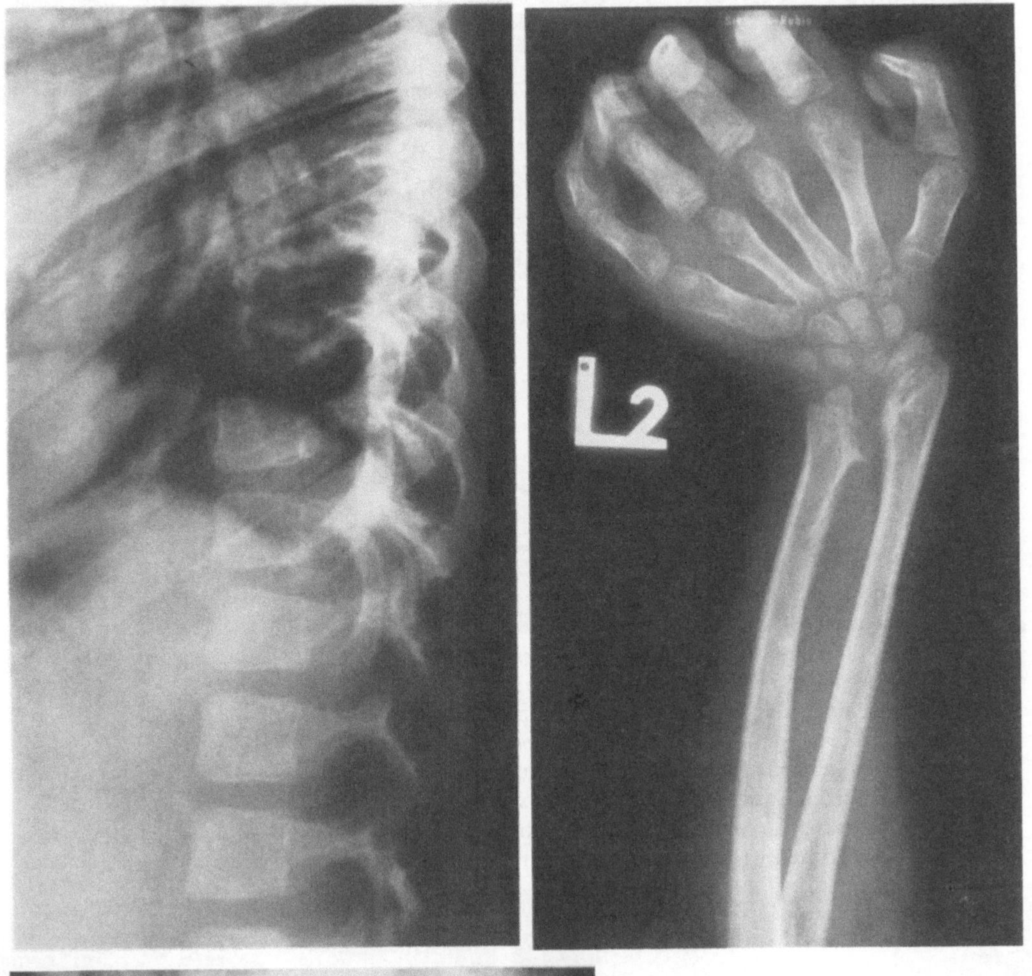

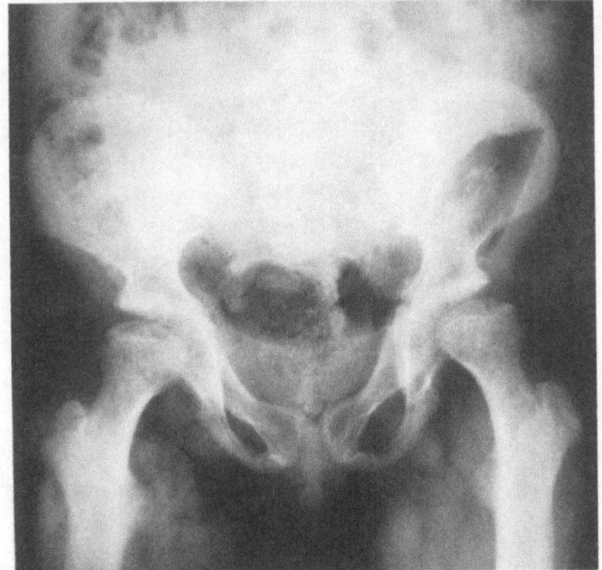

Abb. 12a–c. *Mukopolysaccharidose I-H/S.* **a** 6 Jahre: Mäßig ausgeprägte Abrundung und dorsale Abflachung der Wirbelkörper. **b** 14 Jahre: Hypoplasie des Corpus ossis ilii, kleine Femurkopfepiphysen, Coxa valga. **c** 14 Jahre: V-förmige Abschrägung der distalen Unterarmenden, kleine Handwurzelkerne, Hypoplasie und proximale Konvergenz der Metakarpalia, schlechte Modellierung der Grundphalangen, unregelmäßig begrenzte Epi- und Metaphysen, Fingerkontrakturen

Klinik: Das Krankheitsbild ist sehr variabel. Es kann so schwer verlaufen wie eine Hurlersche Krankheit, mit früher Manifestation, nahezu allen Symptomen der Mukopolysaccharidose I einschließlich zunehmender Demenz und Tod vor dem 15. Lebensjahr. Eine klinische Unterscheidung von der Pfaundler-Hurlerschen Krankheit ist meist möglich durch die makroskopisch klaren Hornhäute. Da in seltenen Fällen klinisch sichtbare

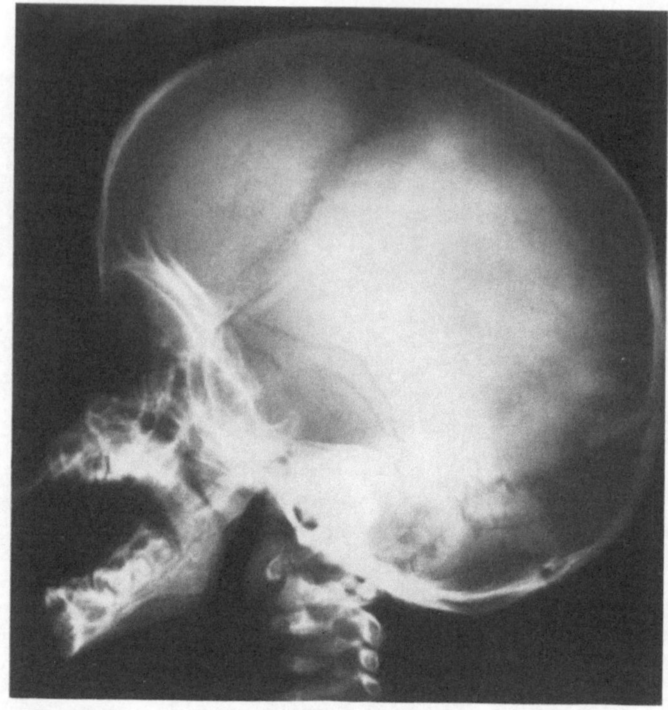

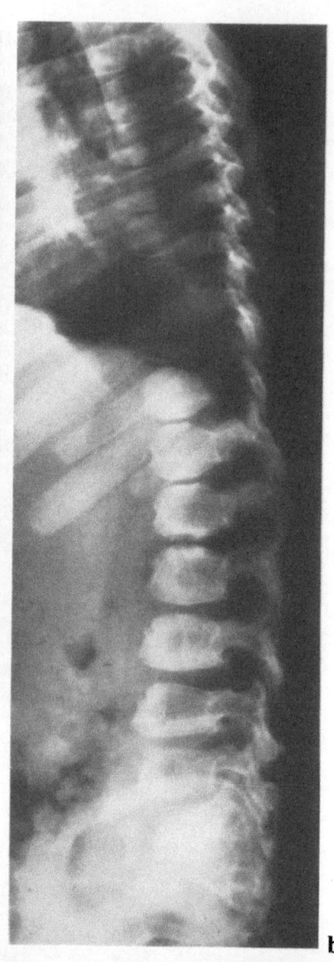

Abb. 13a–d. *Mukopolysaccharidose II, schwere Form.* **a** 1 Jahr: Makrozephalie, erweiterte Sella. **b** 8 Jahre: Ovoide Wirbelkörper mit unregelmäßig begrenzten Deckplatten; angedeutete Hakenform von LWK 3-5; breite Rippen. **c** 8 Jahre: Hypoplasie der unteren Iliakalabschnitte, Mausohr-Becken, weiter Iliakalwinkel, Coxa valga. **d** 6 Jahre: Proximale Zuspitzung der Metacarpalia, kurze, plumpe Fingerknochen, Kontrakturen, grobe Knochenstruktur

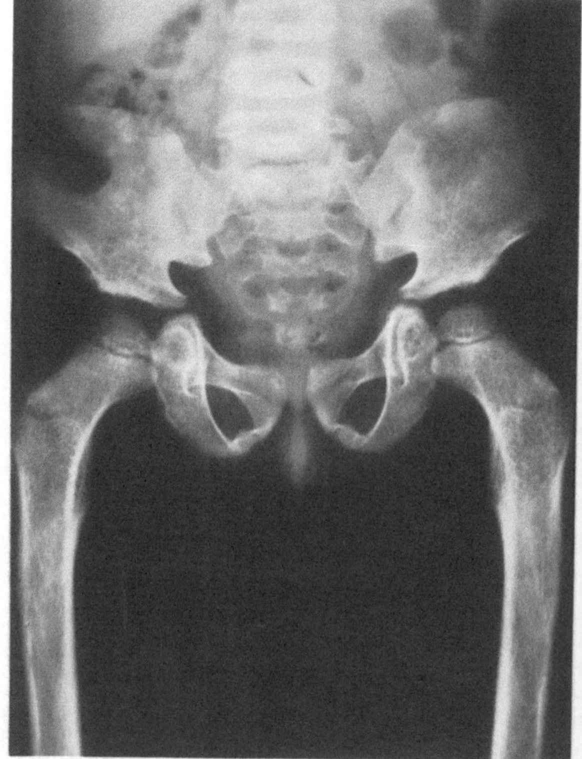

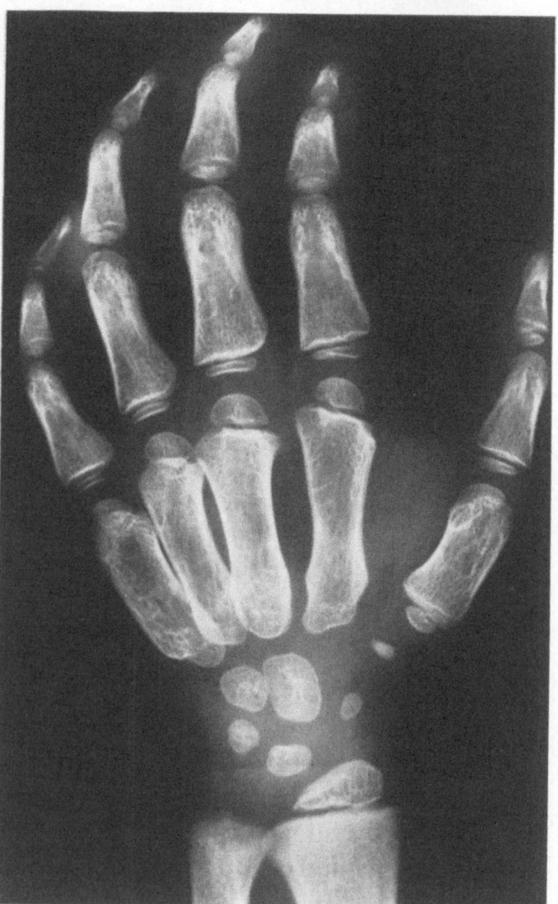

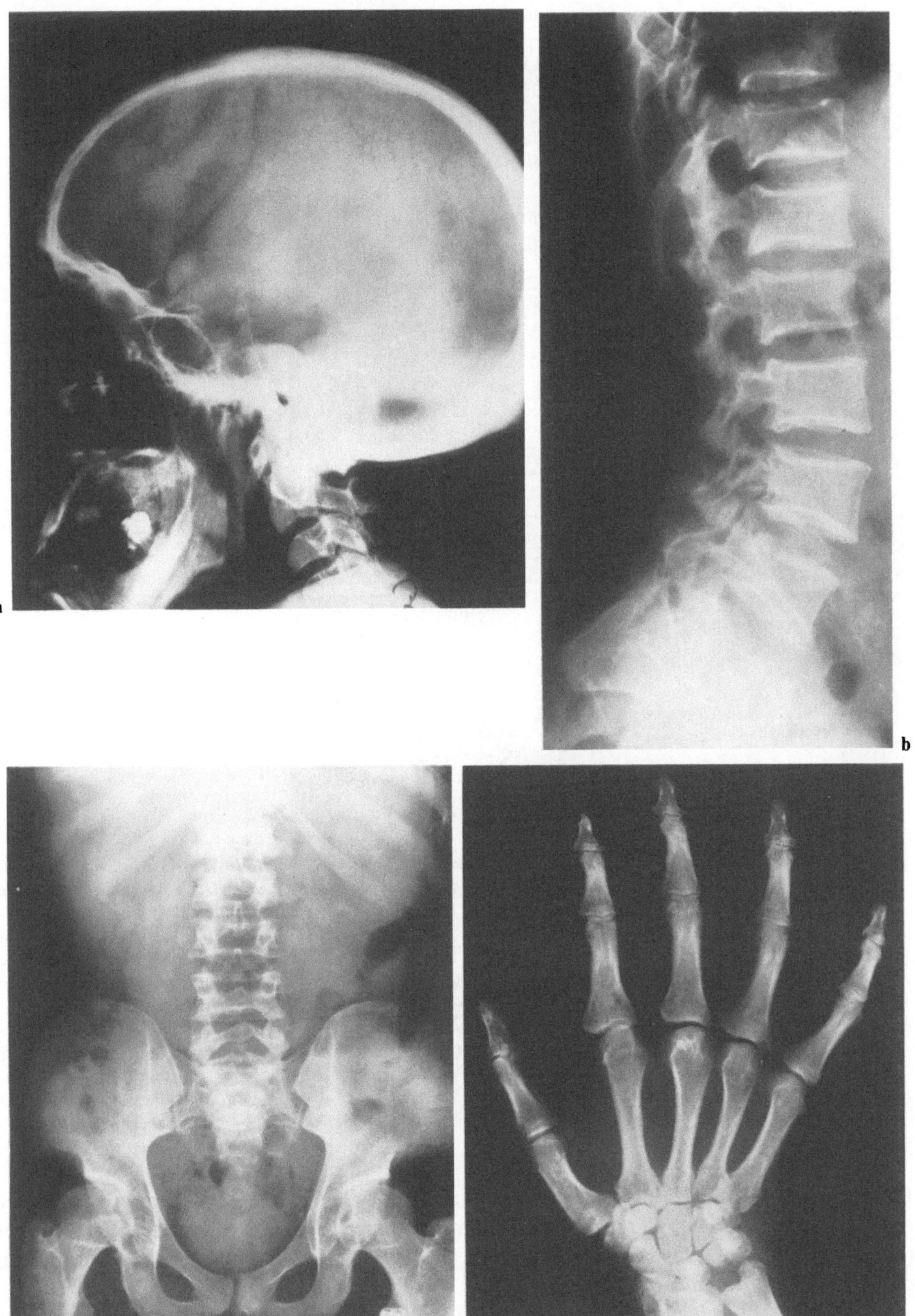

Abb. 14a–d. *Mukopolysaccharidose II, leichte Form.* **a** 38 Jahre: Verdickte Schädelkalotte, ausgeweitete Sella turcica, Dysplasie des Caput mandibulae. **b** Mäßige Abflachung der Wirbelkörper. **c** Nur leichte, wenn auch deutliche Hypoplasie des Corpus ossis ilii mit ausladenden Beckenschaufeln. **d** Leichte proximale Zuspitzung und Konvergenz der Mittelhandknochen, relativ plumpe Röhrenknochen, vor allem im Bereich der Fingergrundgelenke II-V, Beugekontrakturen der Finger

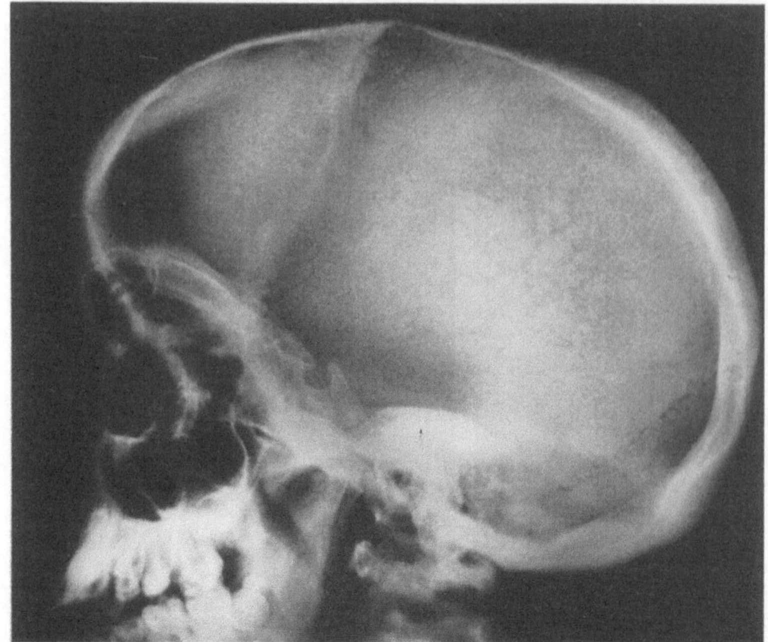
a

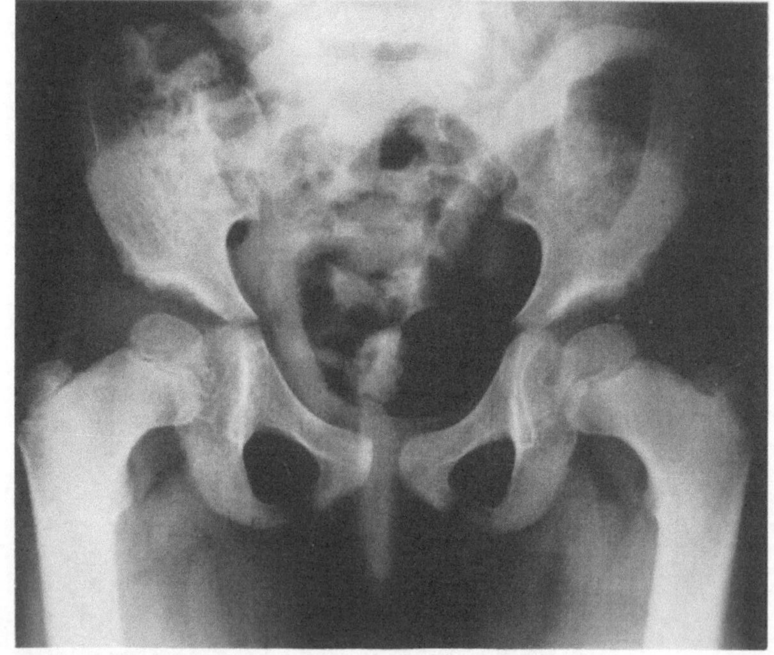
b

Abb. 15a–d. *Mukopolysaccharidose III.* **a** 11 Jahre: Verdickte Schädelkalotte. **b** 5 Jahre: Steilgestellte Azetabulardächer mit erweitertem Iliakalwinkel. **c** 5 Jahre: Ovoide Konfiguration der Wirbelkörper mit angedeuteter Hakenform von L-2. **d** 6 Jahre: Minimale proximale Zuspitzung der Mittelhandknochen II-V; etwas vergröberte Knochenstruktur

Hornhauttrübungen jedoch auch bei der Mukopolysaccharidose II vorkommen (SPRANGER et al. 1978) und andererseits Hornhauttrübungen beim M. Hurler fehlen können (GARDNER u. HAY 1974), ist im Einzelfall die Unterscheidung nur durch Bestimmung der Enzymaktivitäten möglich.

Daneben gibt es leichte Verlaufsformen der Mukopolysaccharidose II mit Manifestation im Kleinkindesalter, langsamer Progredienz und weitgehend normaler Intelligenz. Der älteste bekannte Patient mit M. Hunter wurde 63 Jahre alt (MCKUSICK et al. 1978). Ein Patient mit dieser Verlaufsform war Unteroffizier (KARPATI et al. 1974). Hauptsymptome sind grobe Gesichtszüge, Makroglossie, heisere Stimme, Hernien, Herzgeräusche, Leber-Milzvergrößerung, Minderwuchs und Gelenkkontrakturen. Komplikationen sind Sehstörungen, häufig mit chronischer Stauungspapille, Einscheidungskompression peri-

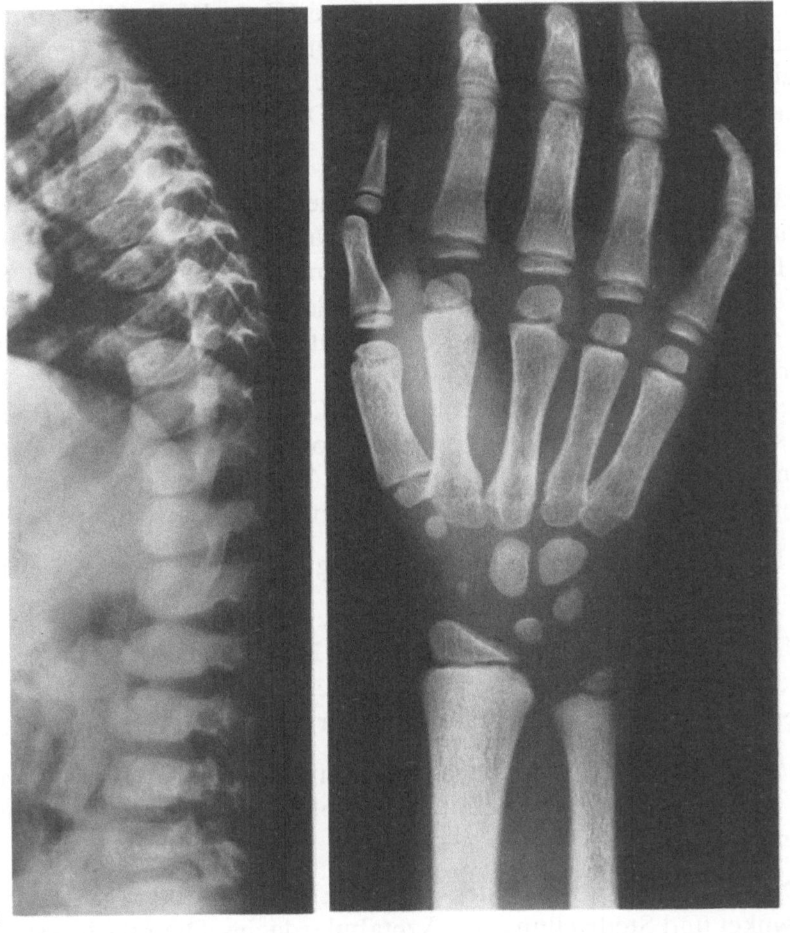

Abb. 15c, d

pherer Nerven (einschließlich Karpaltunnelsyndrom), kombinierte Schwerhörigkeit, Obstruktion der oberen und mittleren Luftwege, zunehmende kardiale Insuffizienz und Coxarthrose (YOUNG u. HARPER 1979).

Schwere und leichte Verlaufsform können in derselben Familie vorkommen (YATZIV et al. 1977). In den meisten Fällen verlaufen familiäre Fälle freilich ähnlich.

Röntgen: Bei der schweren Verlaufsform ähneln die Skelettveränderungen weitgehend denen des M. Hurler. Meist sind sie quantitativ jedoch etwas leichter ausgeprägt (Abb. 13a–d).

Patienten mit der leichten (adulten) Verlaufsform sind röntgenologisch manchmal so leicht betroffen, daß eine Verwechslung mit einer Mukopolysaccharidose III möglich wird (Abb. 14a–d). Makrozephalie, Deformierung im Sella-Bereich und Gelenkkontrakturen sprechen dann für eine Mukopolysaccharidose II.

F. Mukopolysaccharidose III (M. Sanfilippo)

Das klinische Bild der Mukopolysaccharidose III wird durch vier verschiedene Enzymdefekte hervorgerufen: 1. einen Mangel an Sulfamat-Sulfatase, 2. einen Mangel an N-Azetyl-alpha-Glukosaminidase, 3. einen Mangel an Azetyl-CoA: alpha-Glukosaminid-N-Azetyltransferase und 4. einen Mangel an N-Azetyl-Glukosamin-6-sulfat-Sulfatase.

Die vier Typen werden als Mukopolysaccharidose III-A, III-B, III-C und III-D bezeichnet. Sie werden sämtlich autosomal rezessiv vererbt und unterscheiden sich klinisch und radiologisch nicht. Die Identität erklärt sich dadurch, daß alle drei Enzyme an ein- und demselben Molekül angreifen und ihre Defekte zur Speicherung derselben Substanz führen.

Klinik: Das Krankheitsbild manifestiert sich meist im Kleinkindesalter mit Verhaltensstörungen, wie Aggressivität, Umtriebigkeit, Schlafstörungen. Strohige, dichte, nicht selten blonde Haare sind ein frühes klinisches Symptom. Spätestens im Schulalter fällt ein intellektueller Abbau auf. Die Patienten verlernen zu sprechen, werden umtriebig, fahrig, unstet und verlieren zunehmend den Kontakt zur Umwelt. Krämpfe treten auf. Die Körpergröße ist normal, Kontrakturen sind selten, die Hornhäute klar, Milz und Leber nur gelegentlich vergrößert. Progressive Demenz, struppiges Haar und geringe Dysmorphie sind Charakteristika dieser Mukopolysaccharidose. Die Patienten sterben meist vor dem 20. Lebensjahr. Fälle mit später Manifestation, langsamer Progredienz und Überleben ins Erwachsenenalter sind bekannt (VAN DE KAMP et al. 1976).

Röntgen: Es finden sich nur gering ausgeprägte Zeichen einer Dysostosis multiplex (Abb. 15a–d).

Schädel: Die Schädelkalotte ist verdickt. Die Hyperplasie der Diploe ist am ehesten als unspezifischer Kompensationsmechanismus bei zunehmender zerebraler Atrophie zu verstehen. Der Sellabereich ist unauffällig. Hirndruckzeichen fehlen meist.

Wirbelsäule: Im seitlichen Strahlengang sind die Wirbelkörper ovoid verformt. Diese im Säuglings- und jungen Kleinkindesalter physiologische Form der Wirbelkörper persistiert ins Jugendalter.

Becken: Die lateralen Abschnitte des Corpus ossis ilii sind hypoplastisch mit aufgeweitetem Iliakalwinkel und Steilstellung des Azetabulardachs. Die proximalen Femurepiphysen sind klein.

Hände: Die kurzen Röhrenknochen können etwas verplumpt sein, gelegentlich mit leichter proximaler Zuspitzung der Metacarpalia II-IV und allgemein vergröberter Bälkchenstruktur. Nicht selten sind die Hände unauffällig.

G. Mukopolysaccharidose IV (Morquiosche Krankheit)

Die Mucopolysaccharidose IV kann durch Defekte zweier Enzyme bedingt sein: Galaktosamin-6-Sulfat-Sulfatase und β-Galaktosidase. Beide Enzyme greifen an dem Glykosaminoglykan Keratansulfat an, das bei der Morquioschen Krankheit gespeichert und im Urin ausgeschieden wird. Galaktosamin 6-Sulfat-Sulfatase hat als zweiten Angriffspunkt das Glykosaminoglykan Chondroitin-6-Sulfat. Bei der Morquioschen Krankheit Typ A wird daher neben Keratansulfat auch Chondroitin-6-Sulfat gespeichert und im Urin ausgeschieden. Die Mukopolysaccharidose IV-B scheint leichter als die Mukopolysaccharidose IV-A zu verlaufen (ARBISSER et al. 1977; SPRANGER 1977). Beide werden autosomal rezessiv vererbt.

Klinik: Die Krankheit manifestiert sich im 2. Lebensjahr mit watschelndem Gang, Genua valga, Flachfüßen, Pectus carinatum und Kleinwuchs. Der kurzrumpfige Minderwuchs wird in der weiteren Entwicklung deutlicher; die Erwachsenengröße liegt bei

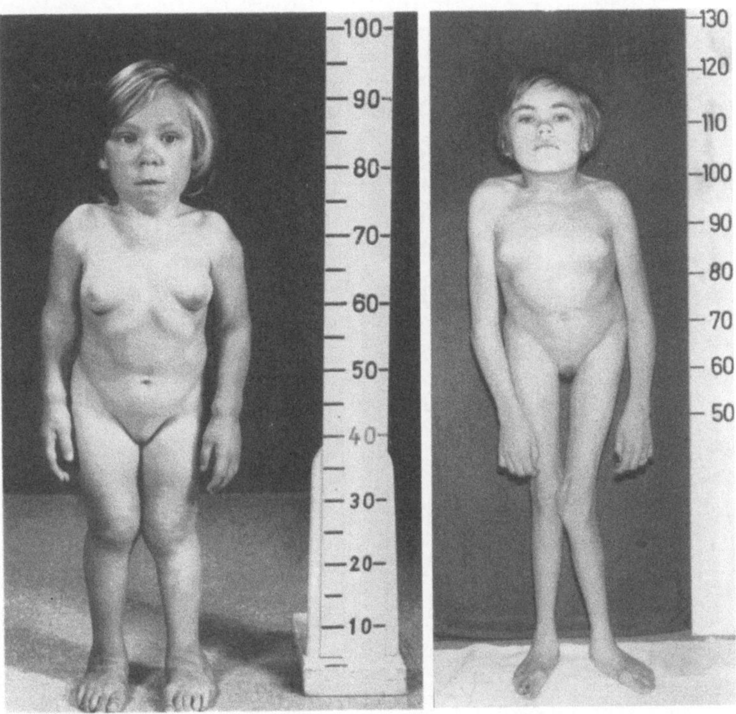

a b

Abb. 16a, b. *Mukopolysaccharidose IV.* **a** 13 Jahre, Typus A: Betontes Untergesicht, kurzer Hals, Pectus carinatum, aufgetriebene Gelenke, genua valga. Körpergröße 95 cm. **b** 13 Jahre, Typus B: Veränderungen ähnlich a, doch längere Extremitäten und Körpergröße 121 cm

schweren Verlaufsformen allgemein unter 110 cm. Patienten mit leichterem Verlauf können bis zu 140 cm groß werden. In voller Ausprägung haben die Patienten neben den genannten Veränderungen ein kräftig entwickeltes Kinn, einen kurzen Hals mit Retroflexion des Kopfes, spaltlampenmikroskopisch nachweisbare feine Hornhauttrübungen, eine Perzeptions- oder eine gemischte Schwerhörigkeit, eine Schmelzhypoplasie der Zähne (erkennbar an einer mattgrauen Verfärbung der Zähne mit punktförmigen Kalzifikationsdefekten und ausgeprägter Karies), aufgetriebene Gelenke und ligamentäre Überstreckbarkeit (Abb. 16). Der Rumpf ist kurz und kyphoskoliotisch deformiert. Die Patienten sind geistig normal, können in das Erwachsenenalter überleben. Sie sind durch eine Querschnittskompression des Rückenmarks gefährdet (s. Röntgen) und als Erwachsene durch sekundäre Arthrosen besonders der Hüft- und Kniegelenke schwer behindert.

Röntgen: Es liegt eine schwere spondyloepiphysäre Dysplasie vor (MAROTEAUX et al. 1963; LANGER u. CAREY 1966). Der Schädel ist normal, abgesehen von der röntgenologisch nachweisbaren Zahnschmelzhypoplasie (GARDNER 1975). Die Rippen sind in ihren vorderen zwei Dritteln verbreitert. Das Sternum ist nach ventral angehoben – Pectus carinatum – seine Knochenkerne verschmelzen häufig nicht.

Wirbelsäule (Abb. 17a–c): Wirbelsäule, Becken und Hände sind so spezifisch verändert, daß die Diagnose einer Morquioschen Krankheit allein aus den Röntgenbildern gestellt werden kann. Die Wirbelkörper sind abgeflacht, im a.-p.-Strahlengang verbreitert: Platyspondylie. Bei jüngeren Kindern sind sie ovoid. Im späteren Kleinkindesalter bleibt die ventrokraniale und ventrokaudale Ossifikation aus; die zentralen Wirbelkörperanteile ragen nach ventral vor. Ein oder mehrere Wirbelkörper, meist am thorako-lumbalen Übergang, bilden sich ventral nicht aus: Der hypoplastische Wirbelkörper ist nach dorsal verlagert mit Ausbildung eines kleinwinkligen Gibbus, mit Einengung des Rückenmarkskanals und Gefahr einer Rückenmarkskompression (BLAW u. LANGER 1969).

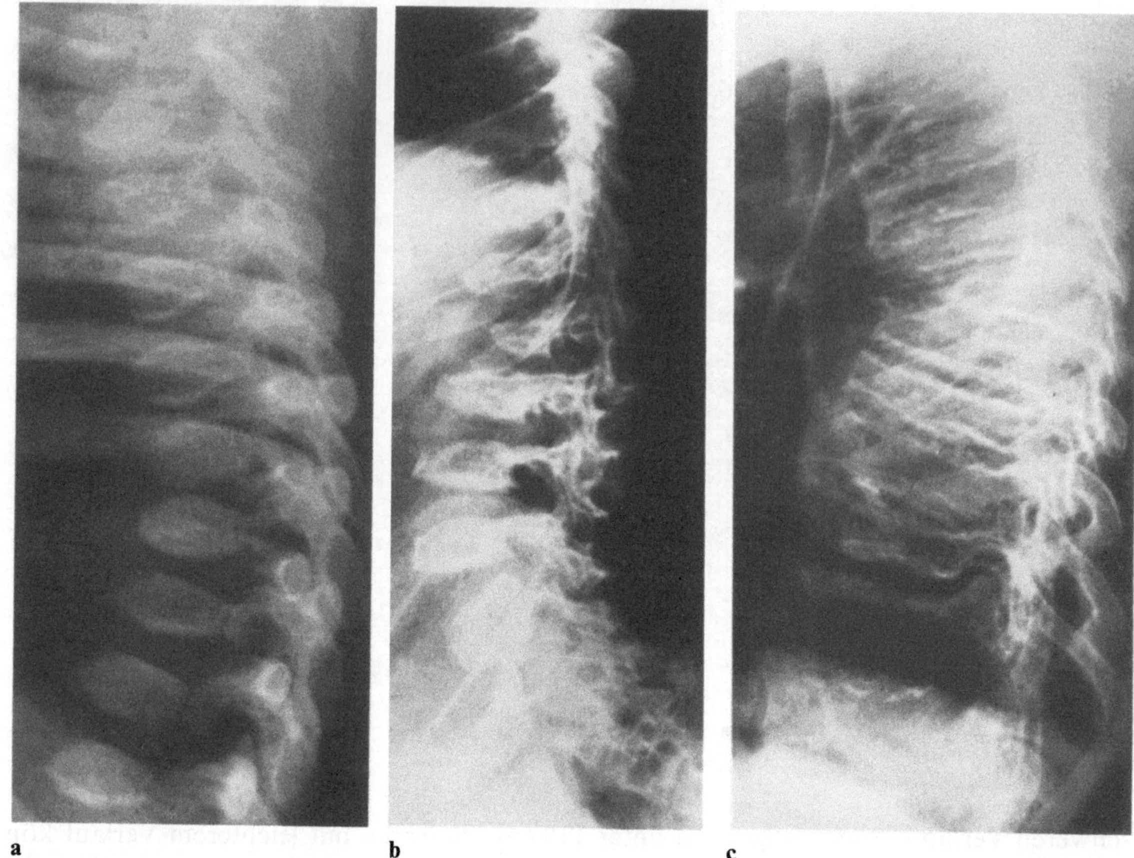

Abb. 17a–c. *Mukopolysaccharidose IV.* **a** Kleinkind **b** Älteres Kind **c** Erwachsener: Die Wirbelkörper sind abgeflacht, zunächst ovoid konfiguriert, dann rechteckig, mit anterioren Ossifikationsdefekten, die sich in einer zungenförmigen Ausladung zentraler Knochenabschnitte nach vorne zeigen. In **b** und **c** sind die vorderen Abschnitte einzelner Wirbelkörper am thorakolumbalen Übergang nicht ossifiziert; die hypoplastischen Wirbelkörper-Reste sind nach dorsal verlagert mit zunehmender Kyphosierung und Einengung des Wirbelkanals in dieser Region

Im Bereich der Halswirbelsäule sind die Wirbelkörper ebenfalls flach. Der Dens epistrophei ist hypoplastisch oder fehlt (Abb. 18). Zusammen mit der Überdehnbarkeit der Längs- und Kreuzbänder resultiert daraus eine atlanto-okzipitale Instabilität, die zur zervikalen Rückenmarkskompression führen kann (Abb. 19). Frühe operative Stabilisierung ist angezeigt, besonders bei neurologischen Auffälligkeiten wie Sensibilitätsausfällen. Vermehrte Ermüdbarkeit der Kinder ist ein wichtiges Frühsymptom.

Becken: (Abb. 20a–c): Die unteren Iliakalabschnitte sind hypoplastisch mit steilgestellten Pfannendächern, ausladenden Beckenschaufeln und zunehmender Subluxation, schließlich Luxation der Hüftköpfe. Die Schenkelhälse befinden sich in starker Valgusstellung, die proximalen Femurepiphysen sind dysplastisch.

Röhrenknochen: (Abb. 21): Die langen Röhrenknochen sind verkürzt, etwas unregelmäßig begrenzt und tubuliert. Die Epiphysenkerne treten verspätet auf und sind dysplastisch. Der Humeruskopf ist nach medial abgewinkelt, die Unterschenkel sind häufig valgisiert.

Hände (Abb. 22a, b): Die distalen Unterarmenden sind V-artig deformiert mit zueinander geneigten Gelenkflächen. Die Handwurzelkerne treten verzögert auf, sind hypo-

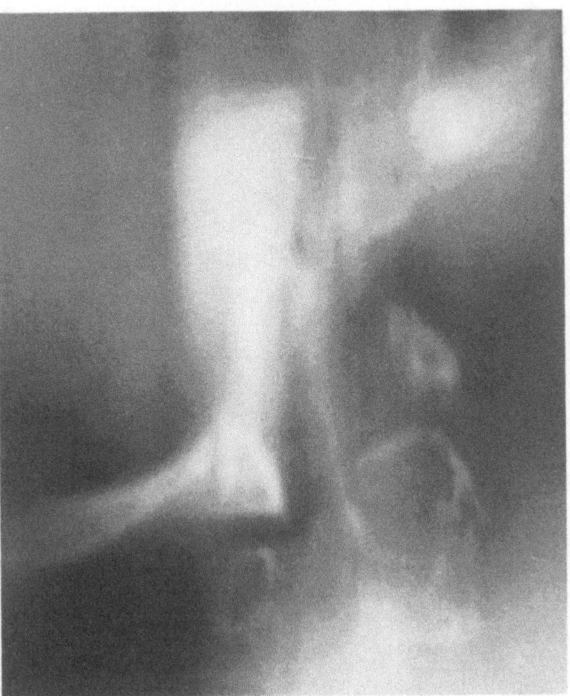

Abb. 18. *Mukopolysaccharidose IV*, 12 Jahre: Fehlende Ossifikation des Dens epistrophei

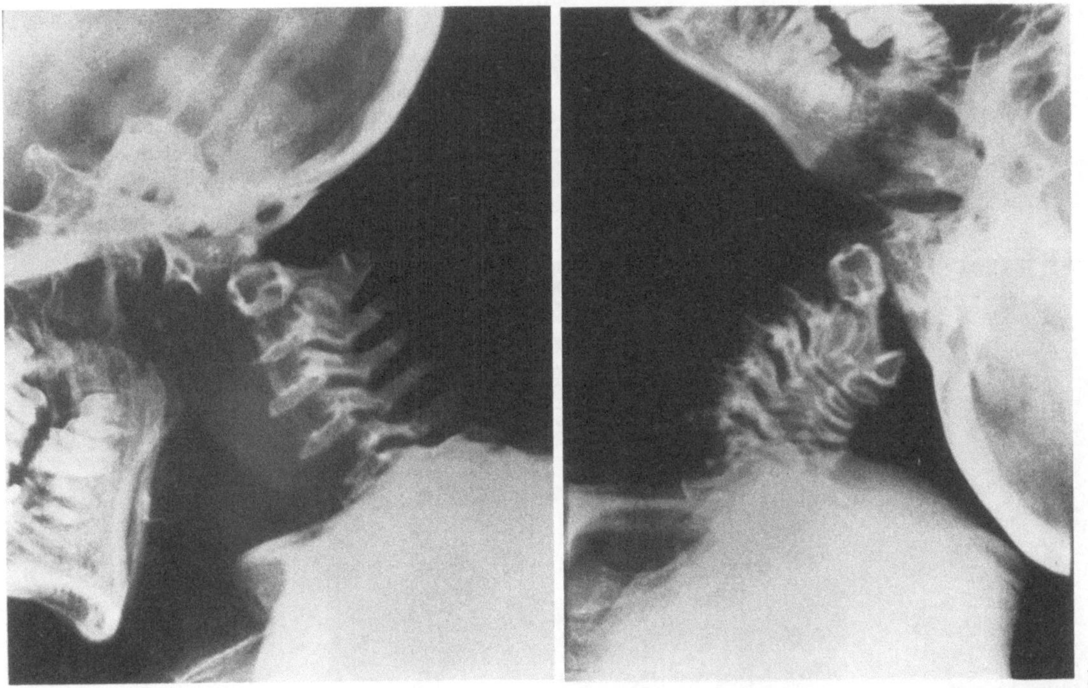

Abb. 19a, b. *Mukopolysaccharidose IV*. **a, b** 13 Jahre: Flexions-Extensionsaufnahmen der Halswirbelsäule zeigen eine atlanto-axiale Instabilität, erkennbar am stark wechselnden Abstand des vorderen Atlasbogens zum Epistropheus

plastisch und deformiert. Die Metacarpalia II-V sind proximal zugespitzt, die Röhrenknochen verkürzt, ihre Epiphysenkerne deformiert. Im Unterschied zu anderen Mukopolysaccharidosen ist die Modellierung der Diaphysen erhalten.

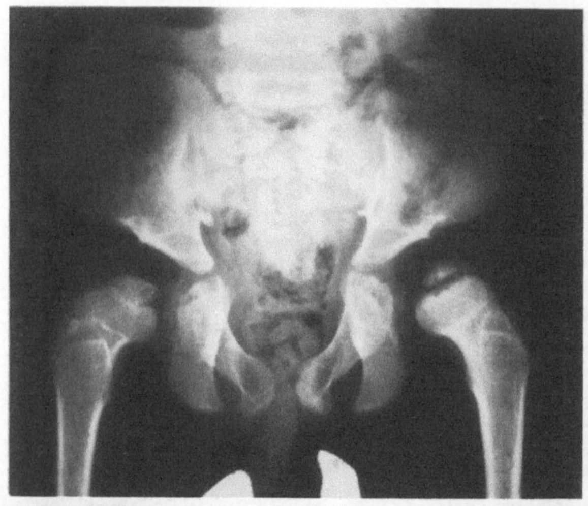

a

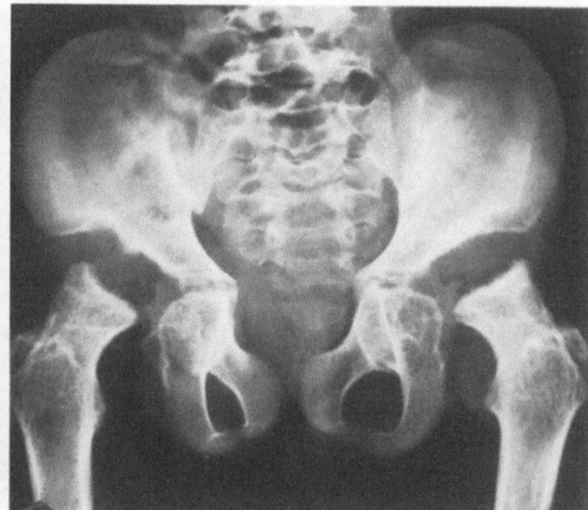

b

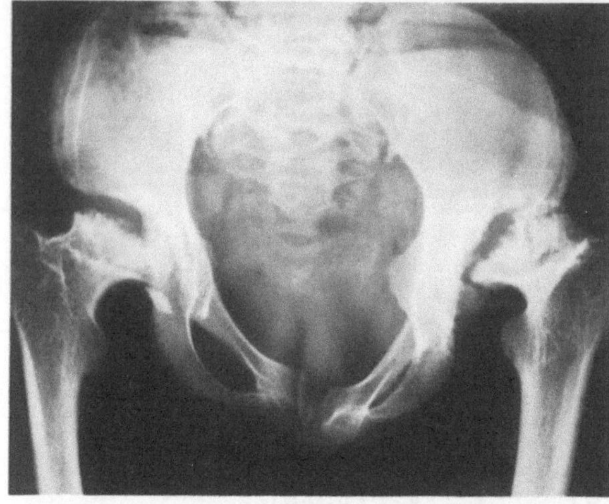

c

Abb. 20a–c. *Mukopolysaccharidose IV.* **a** 4 Jahre, **b** 10 Jahre, **c** 21 Jahre: Schwere Hypoplasie der unteren Iliakalabschnitte mit Steilstellung der Acetabula, breit ausladenden Beckenschaufeln, Coxa valga, schwerer Hüftkopfdysplasie und zunehmender Luxation der Femurköpfe

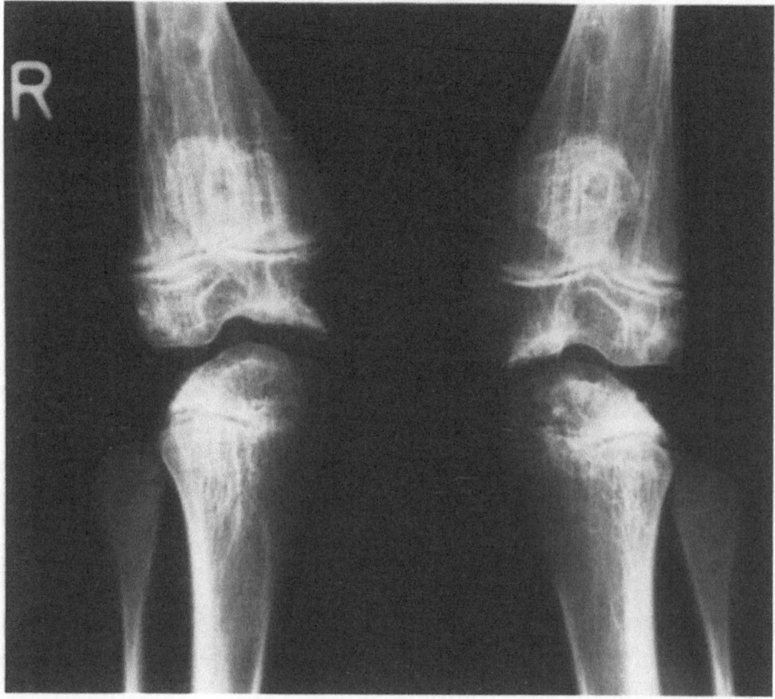

Abb. 21. *Mukopolysaccharidose IV.* 13 Jahre: Epiphysäre Dysplasie mit lateral betonter Abflachung der proximalen Knochenkerne der Tibien und Genua valga. Unregelmäßig-strähnige Knochenstruktur

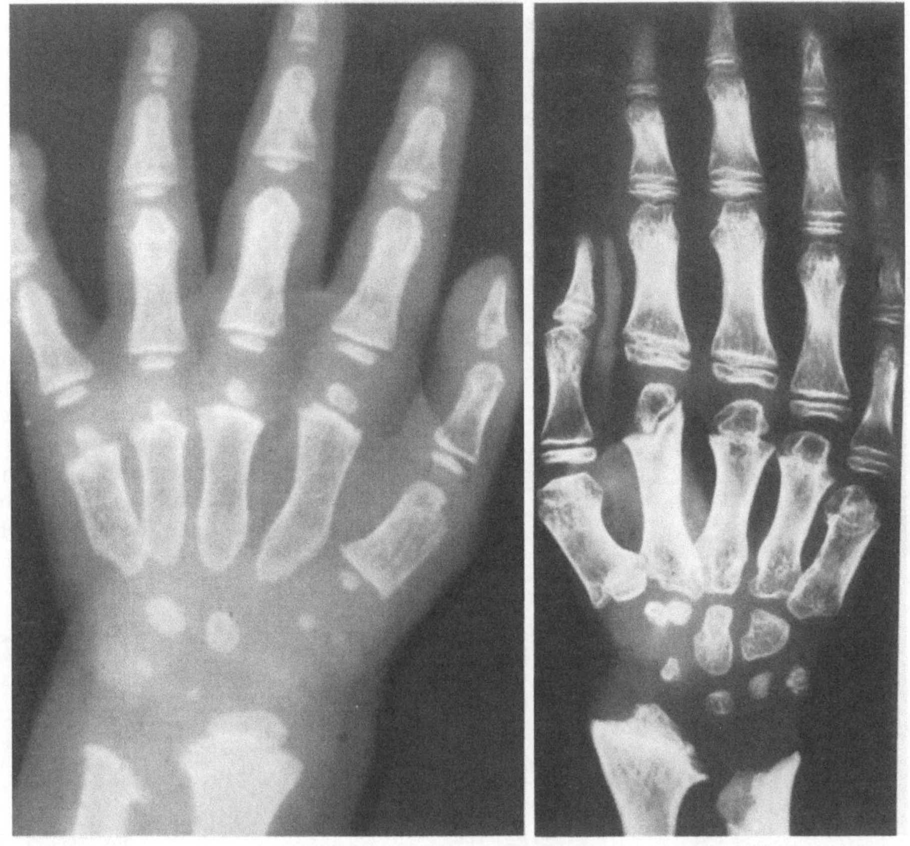

Abb. 22a, b. *Mukopolysaccharidose IV.* **a** 5 Jahre: V-förmige Stellung der Unterarmenden, retardierte Verknöcherung der unregelmäßig geformten Handwurzelknochen, proximale Zuspitzung von Metakarpalia II-V. **b** 12 Jahre: Zusätzlich zu den Veränderungen in **a** epiphysäre Dysplasie und Verkürzung der Röhrenknochen bei erhaltener diaphysärer Taillierung derselben

H. Mukopolysaccharidose VI (M. Maroteaux-Lamy)

Die Mukopolysaccharidose VI wird durch eine mangelnde Aktivität der Arylsulfatase B (N-Azetyl-Galaktosamin-4-Sulfatase) hervorgerufen. Das Substrat dieses Enzyms, Dermatansulfat, wird intralysosomal gespeichert und vermehrt im Urin ausgeschieden. Die Erkrankung wird autosomal rezessiv vererbt. Es ist A) eine schwere und B) eine leichte Verlaufsform bekannt. Die beiden Typen beruhen möglicherweise auf allelen Mutationen.

Klinik: Charakteristisch ist die Kombination deutlicher bis schwerer mesenchymaler Veränderungen mit weitgehend normaler Intelligenz (SPRANGER et al. 1970). Die schwere Verlaufsform manifestiert sich im frühen Kleinkindesalter mit Kleinwuchs. Progressiv treten Hurler-artige Gesichtszüge, Gelenkkontrakturen, lumbale Kyphose, Thoraxdeformität und Genua valga hinzu. In voller Ausprägung sind die Patienten schwer deformiert mit Hurler-artiger Fazies, dichten Hornhauttrübungen, Makroglossie, verspätetem Durchbruch und Stellungsanomalien der oft kariösen Zähne, Schwerhörigkeit, Hernien, kardiovaskulären Symptomen, Hepatosplenomegalie, verdickter Haut. Die Patienten werden allgemein nicht größer als 110 cm, haben aufgetriebene, kontrakte Gelenke, Kyphose und/oder Skoliose. Sie können, schwer behindert, ins Erwachsenenalter überleben. Ihre

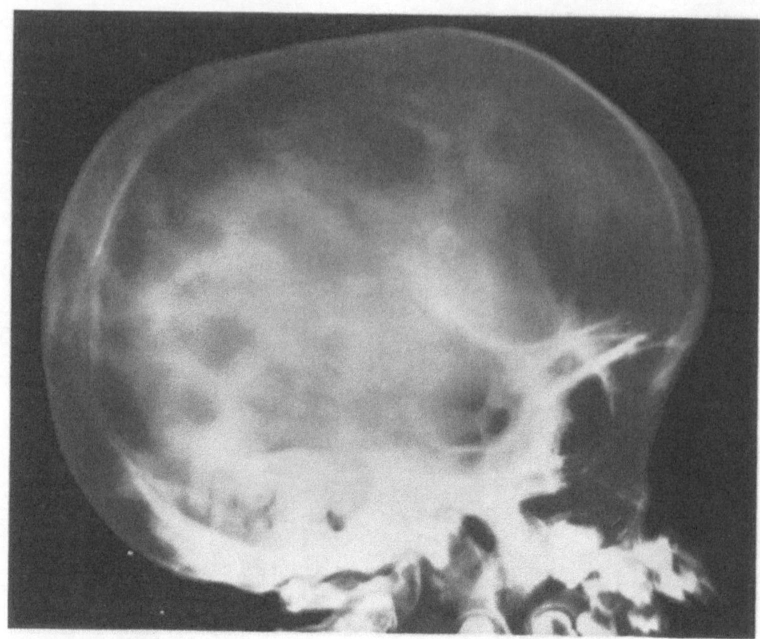

Abb. 23. *Mukopolysaccharidose VI-B,* 6 Jahre: Starke Aufweitung der Sella turcica durch Depression des Planum sphenoidale, Verschwinden des Tuberculum sellae und Einbeziehung des Sulcus chiasmaticus in den Sella-Raum. Klinisch Opticus-Atrophie, später shunt-bedürftiger Hydrozephalus int.

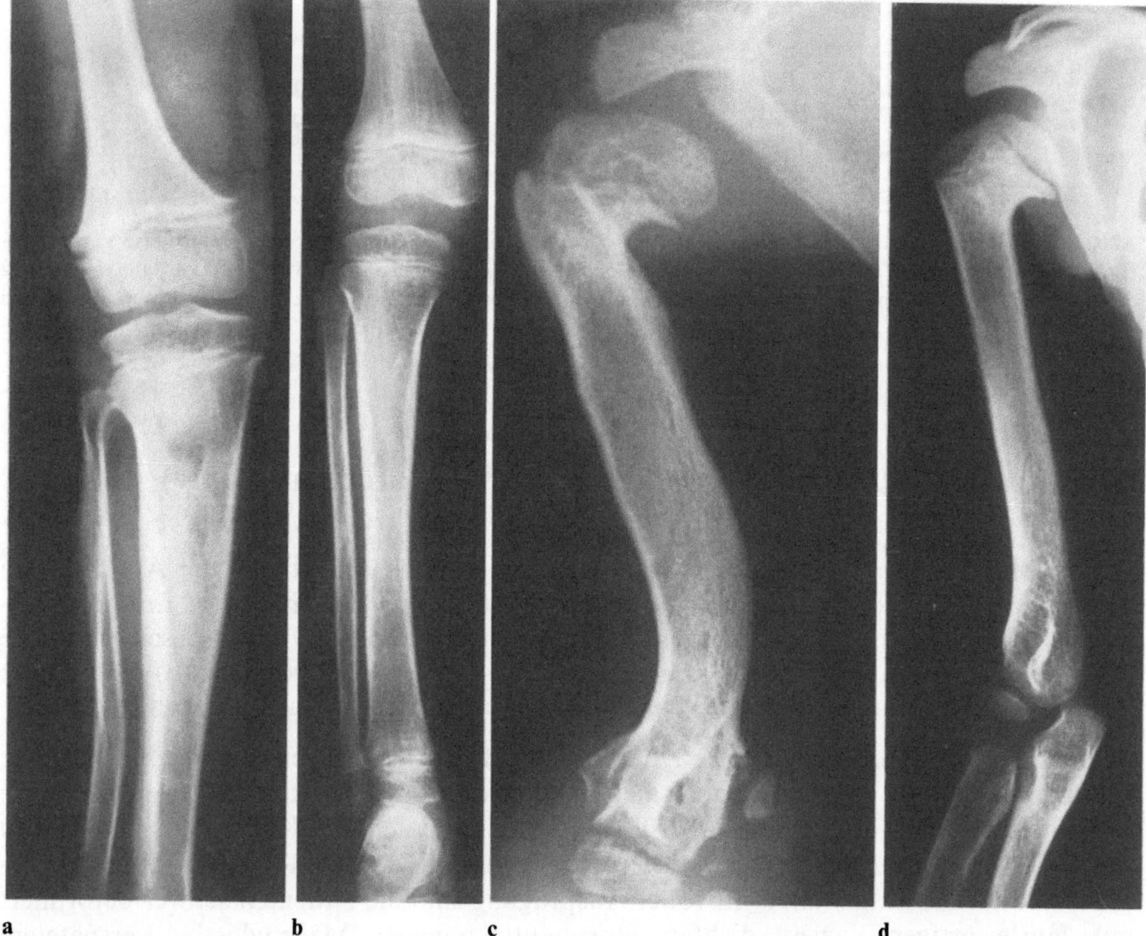

Abb. 24a–d. *Mukopolysaccharidose VI.* **a** Typ A, 17 Jahre: Verbreiterung, unregelmäßige Begrenzung und Modellierung von Tibia und Fibula, zystische Aufhellung im proximalen Tibiadrittel, zipflige Ausziehung der Metaphysen. **b** Typ B, 5 Jahre: Verplumpung der Tibia. Auch im weiteren Verlauf erreichen die Knochenveränderungen nicht die Schwere wie in **a.** **c** Typ A, 11 Jahre: Schwere Deformierung des Humerus mit submetaphysärer Konstriktion, epiphysärer Dysplasie, unregelmäßiger Knochenstruktur. **d** Typ B, 7 Jahre. Nur mäßiggradige Verplumpung der Röhrenknochen, Hakenform des proximalen Humerus

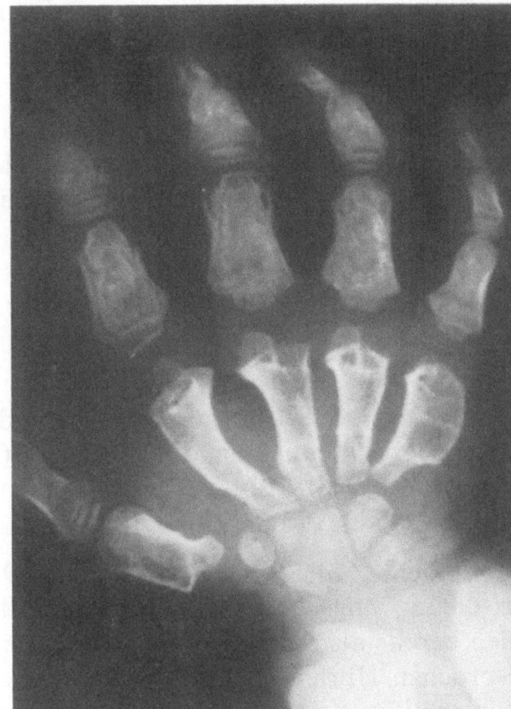
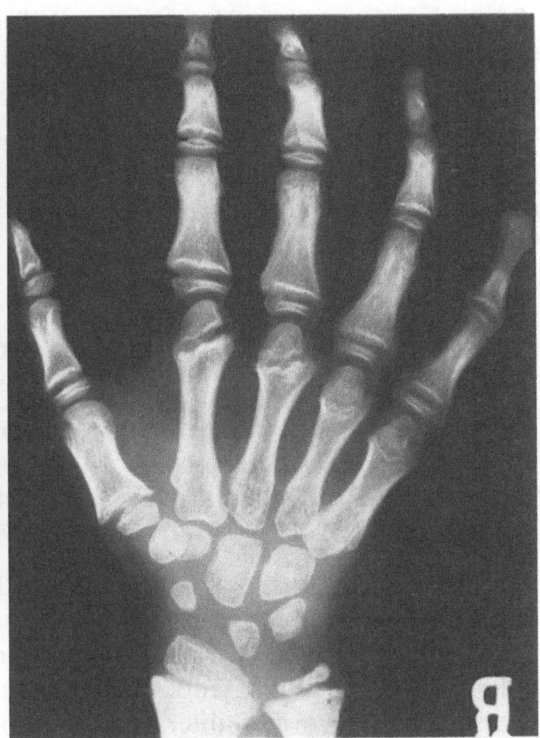

Abb. 25a, b. *Mukopolysaccharidose VI.* **a** Typ A: Schwere Verplumpung und Deformierung der kurzen Röhrenknochen mit proximaler Zuspitzung von Metakarpalia II-V, kleinen Handwurzelkernen, V-förmiger Dysplasie der distalen Unterarmenden. **b** Typ B, 7 Jahre: Vergleichsweise leichte Veränderungen einer Dysostosis multiplex mit verbreiterten Wachstumszonen, unregelmäßigen Metaphysenrändern, proximaler Konvergenz der Fingerstrahlen und leichter V-förmiger Dysplasie von distalen Radius- und Ulna-Enden

Intelligenz bleibt normal, wenn man die Beeinträchtigung der Sinnesorgane und verminderten sozialen Kontaktmöglichkeiten berücksichtigt.

Patienten mit der leichteren Verlaufsform erkranken klinisch später, sind weniger stark deformiert und können bis zu 150 cm groß werden. Ernstere Komplikationen treten bei beiden Verlaufsformen auf: Hirndrucksteigerung bei Hydrozephalus mit oder ohne juxtasellären Arachnoidalzysten (Abb. 23), evtl. mit Optikusatrophie und Erblindung, Sehbehinderung durch dichte Hornhauttrübung, Herzinsuffizienz durch Klappenfehler, Kompression von Rückenmark und peripheren Nerven durch verdickte Meningen bzw. Faszien, sekundäre Arthrosen, insbesondere der Hüftgelenke.

Röntgen: Patienten mit Typ A haben schwere, solche mit Typ B weniger ausgeprägte Veränderungen der Dysostosis multiplex.

Schädel (Abb. 23): Der Hirnschädel ist nur mäßig vergrößert, der Sellabereich bei älteren Patienten häufig stark deformiert. Verminderte Pneumatisation, Deformierung des Unterkiefers, Zahnfollikelzysten entsprechen den Befunden bei der Mukopolysaccharidose I-H.

Wirbelsäule und Thorax zeigten die Veränderungen der Dysostosis multiplex in stark wechselnder Ausprägung.

Becken und proximale Femora sind meist stark verändert mit einer schweren Hypoplasie der Iliakalkörper mit steilgestellten Acetabula, ausladenden Beckenschaufeln und teilweiser Luxation der Schenkelköpfe. Die Schenkelhälse befinden sich in starker Valgusstellung, die proximalen Femurepiphysen sind dysplastisch.

Röhrenknochen (Abb. 24a–d): Die Röhrenknochen, vor allem Tibien und Humeri sind verbreitert und unregelmäßig begrenzt, bei Typus A ungleich viel schwerer als bei Typus B. Femur- und Humerushals sind nicht selten verschmälert.

Hände (Abb. 25a, b): Die Veränderungen reichen – je nach Ausprägung des Krankheitsbildes – von schwersten Deformierungen der kurzen Röhrenknochen bis zur leichten proximalen Zuspitzung der Metacarpalia II-V mit nur mäßigen epi- und metaphysären Alterationen.

J. Mukopolysaccharidose VII

Die Mukopolysaccharidose VII wird durch einen Defekt des Enzyms β-Glukuronidase hervorgerufen. Das Krankheitsbild wurde bislang bei 10 Patienten diagnostiziert (BEAUDET et al. 1977; DANES u. DEGNAN 1974; GEHLER et al. 1974; GITZELMANN et al. 1978; GUIBAUD et al. 1979; PFEIFFER et al. 1977; SLY et al. 1973).

Klinik: Das Erscheinungsbild ist uneinheitlich. Leichte Fälle (GITZELMANN et al. 1978; DANES u. DEGMANN 1974) haben eine Kyphose, Genua valga und sind sonst unauffällig. Patienten mit schwereren Verlaufsformen werden bereits als Säuglinge oder Kleinkinder auffällig. Sie haben grobe, jedoch nicht ausgesprochen Hurler-artige Gesichtszüge, eine Makrozephalie mit vorgewölbter Stirn, Thoraxdeformität, Kyphose, Hepatosplenomegalie, psychomotorische Entwicklungsverzögerung und einen Kleinwuchs. Ein Patient hatte die deutliche Dysmorphie dieser Patienten, war jedoch geistig normal entwickelt (BEAUDET et al. 1977, Fall 2). Hornhauttrübungen wurden bei der leichteren Verlaufsform nicht, bei schwereren Formen inkonstant beschrieben.

Röntgen: Die Skelettveränderungen sind verschieden schwer. Regelmäßig gefunden wurde eine Wirbelkörper-Dysplasie mit zunächst dorsal betonter, dann allgemeiner Abflachung der Wirbelkörper. Bei älteren Patienten sind die Deckplatten unregelmäßig begrenzt. Die Wirbelkörper-Veränderungen können so schwer sein wie bei der Mukopolysaccharidose I-H (SLY et al. 1973; BEAUDET et al. 1977). Die Schädel-Sella kann auch bei klinisch leichten Fällen J-förmig aufgeweitet sein (GUIBAUD et al. 1979). Die Rippen sind gelegentlich verbreitert. Das Becken zeigt meist das von anderen Mukopolysaccharidosen her bekannte Bild mit Hypoplasie des Iliakalkörpers und weit ausladenden Beckenschaufeln. Bei zwei Geschwistern mit der Krankheit waren die Beckenschaufeln verplumpt mit breiten Azetabular-Abschnitten (GUIBAUD et al. 1979). Bilder aus der Neugeborenenzeit eines dieser beiden Patienten zeigten punktförmige Kalzifikationen der Halswirbelsäule und des Kalkaneus, ähnlich wie bei der Chondrodysplasia punctata.

Die kurzen Röhrenknochen der Hand können normal, bei der schweren Verlaufsform dagegen verplumpt sein. Die Hand eines Patienten zeigte kleine Handwurzelknochen mit proximal konvergierenden Fingerstrahlen, d.h. einen Befund wie bei der Mukopolysaccharidose I-S (PFEIFFER et al. 1977). Die Bälkchenstruktur kann vergröbert sein.

K. G_{M_1}-Gangliosidosen

Das lysosomale Enzym saure β-Galaktosidase spaltet Galaktose von G_{M_1}-Gangliosid, Glykoproteinen, Keratansulfat. Verschiedene allele und nichtallele Gen-Mutationen führen zu verschiedenartigen Defekten des Enzyms. Die resultierenden abnormen Gen-

Tabelle 2. Verlaufsformen der G_{M_1}Gangliosidose

Typ	Manifestations-alter (Jahre)	Tod (Jahre)	ZNS-Befall	Skelett-Befall
I	< 1	<2	++	++
II	(<)1–2	(2)-6-10	++	(+)
III A	> 3	Erwachsen	–	+
B	> 3	Erwachsen	+	+

Produkte haben unterschiedliche Rest-Aktivitäten gegenüber den genannten Substraten. Daraus resultieren unterschiedliche Krankheitsverläufe. Eine Inaktivität des für den Abbau von G_{M_1}-Gangliosid verantwortlichen Iso-Enzyms wird sich beispielsweise in zerebralen Ausfällen äußern, eine Inaktivität des glykoproteinspaltenden Iso-Enzyms in mesenchymalen Veränderungen. Je nach verbliebener Rest-Aktivität gegenüber diesen und anderen Substraten entstehen differente Krankheitsbilder. Die nachfolgend beschriebenen 3 Typen sind eine Auswahl möglicher Verlaufsformen (Tabelle 2). Ein 4. Typ, offensichtlich bedingt durch einen isolierten Defekt der am Keratansulfat angreifenden β-Galaktosidase ruft ein Morquio-ähnliches Bild hervor. Weitere Verlaufsformen wurden beobachtet (O'Brien 1975, 1978).

I. G_{M_1}-Gangliosidose Typ I

Klinik: In den ersten Lebenstagen oder kurz danach fallen Ödeme, Trinkschwierigkeiten, grobe Gesichtszüge mit Gingiva-Hyperplasie, evtl. Makroglossie, vorgewölbter Stirn, eingesunkener Nasenwurzel auf. Kirschroter Fleck der Makula, Hepatosplenomegalie, dorsolumbale Kyphose, aufgetriebene Gelenke werden beobachtet. Die psychomotorische Entwicklung bleibt aus.

Zerebrale Krampfanfälle und rezidivierende Luftwegsinfekte treten auf. Spätestens im 2. Lebensjahr sind die Kinder schwerst retardiert mit einer generalisierten Spastik. Sie sterben blind, taub, im Zustand der Enthirnungsstarre vor Ende des 2. Lebensjahres.

Röntgen (Abb. 26a–c): Skelettveränderungen der Dysostosis multiplex sind bereits in den ersten Lebenswochen sichtbar mit verbreiterten Rippen, exzessiver periostaler Knochenbildung der langen Röhrenknochen, verkürzten, dorsal abgeflachten Wirbelkörpern und einer Hypoplasie der unteren Iliakalabschnitte. Die periostalen Knochenmanschetten verschwinden allmählich. Die langen Röhrenknochen wirken dann eher schmal, die Diaphysen sind unregelmäßig begrenzt. Es besteht eine Osteopenie mit grober Bälkchenstruktur.

II. G_{M_1}-Gangliosidose Typ II

Klinik: Das Krankheitsbild manifestiert sich später als die G_{M_1}-Gangliosidose Typ I und verläuft langsamer. Erstes Symptom im späten Säuglings- oder frühen Kleinkindesalter ist häufig eine motorische Unsicherheit. Dann gehen erworbene motorische und intellektuelle Fähigkeiten verloren. Die motorische Unsicherheit nimmt zu. Ataxie und Muskelschwäche stellen sich ein, die Muskulatur wird hypoton und zerebrale Krampfanfälle treten auf. Endzustand ist eine Dezerebration. Die Kinder sterben allgemein vor dem 10. Lebensjahr. Mesenchymale Veränderungen wie Hurler-artige Gesichtszüge, Kon-

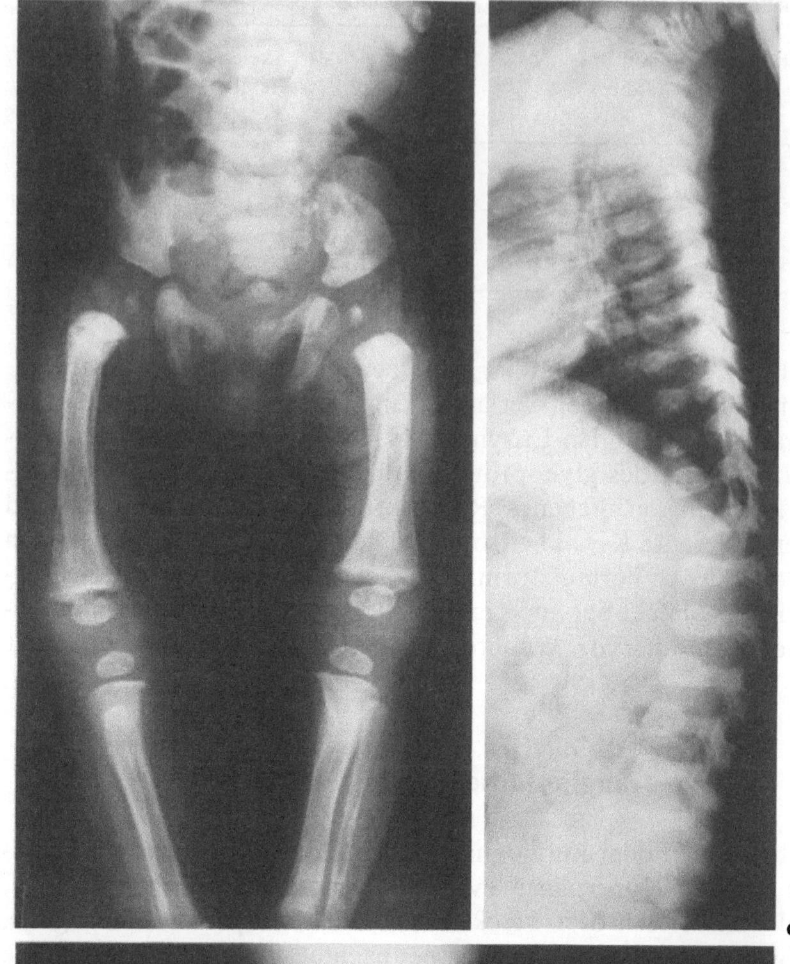

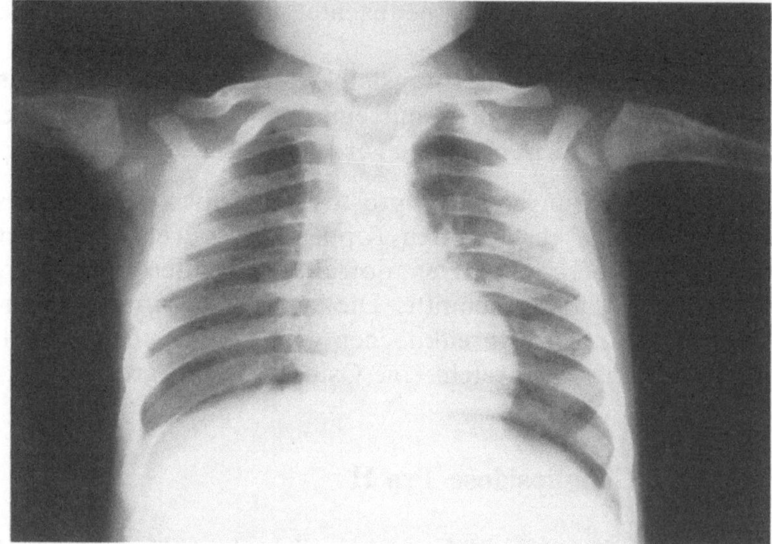

Abb. 26a–c. *G_{M_1}Gangliosidose Typ I.* **a** 6 Wochen: Exzessive periostale Knochenbildung, Bekkendysplasie, submetaphysäre Konstriktion der proximalen Tibien. **b** 6 Monate: Verbreiterung der lateralen Rippenabschnitte mit paravertebraler Konstriktion, verplumpte Klavikel. **c** 10 Monate: Ovoide Dysplasie, dorsal betonte Abflachung, dorsolumbal Hakenform der Wirbelkörper

trakturen, Hernien gehören nicht zum Krankheitsbild. Leber und Milz sind nur leicht vergrößert, die Hornhäute klar (O'BRIEN et al. 1972). In seltenen Fällen kann das Krankheitsbild früher auftreten und rasch progredient sein (FRICKER et al. 1976). Möglicherweise handelt es sich hier um eine genetisch differente Verlaufsform.

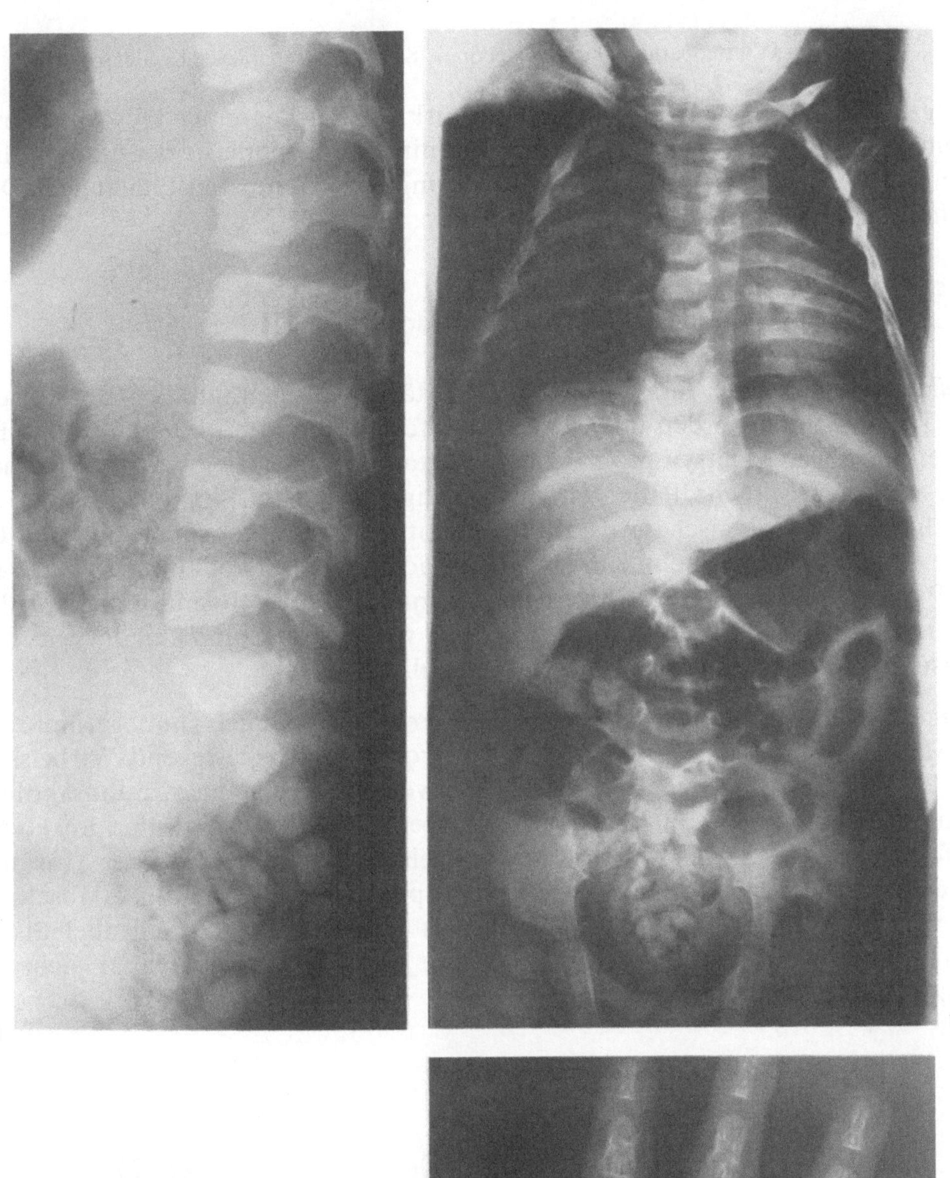

a b

c

Abb. 27a–c. *G_{M_1}Gangliosidose Typ II,* 6 Monate: **a** Minimale Hakenform von L1-2. **b** Skoliose. **c** Proximale Zuspitzung von Metakarpalia II-V, angedeutete V-Form der distalen Unterarmenden, Osteoporose

Röntgen (Abb. 27a–c): Es finden sich nur diskrete Zeichen einer Dysostosis multiplex mit ovoid deformierten Wirbelkörpern, einer minimalen Hypoplasie der unteren Iliakalabschnitte und einer leichten proximalen Zuspitzung der proximalen Phalangen. Die Knochenstruktur ist porotisch.

III. G_{M_1}-Gangliosidose Typ III

Klinik: Mesenchymale Veränderungen sind stärker ausgeprägt als neurologische (Tabelle 2). Die Patienten werden im Kleinkindesalter auffällig und können in das Erwachsenenalter überleben. Leitsymptom sind Skelettanomalien, Kleinwuchs, Morquio-ähnliche Dysmorphie. Manche Patienten sind geistig normal (O'BRIEN 1978). Bei anderen entwickeln sich neurologische Ausfälle mit motorischer Inkoordination und Choreo-Athetose. Sprachverlust, zunehmende Demenz und Muskelspastik kommen hinzu (MAROTEAUX 1973; STEVENSON et al. 1978). Spaltlampenmikroskopisch sind feine Hornhauttrübungen nachzuweisen. Im Urin finden sich – wie bei den anderen Typen der G_{M_1}-Gangliosidose – erhöhte Mengen von Keratansulfat.

Röntgen (Abb. 28a–c): Die Skelettveränderungen weichen nur geringfügig vom Grund-Muster der Dysostosis multiplex ab. Betroffen sind vorwiegend Wirbelsäule und Becken. Die Wirbelkörper sind dorsal stärker als ventral abgeflacht. Am thorakolumbalen Übergang können ein oder mehrere Wirbelkörper zusätzlich eine anteriore Hypoplasie (Hakenform) und dorsale Rückverlagerung aufweisen – ähnlich wie bei der Morquioschen Krankheit. Das Becken zeigt die typische Hypoplasie der unteren Iliakalabschnitte mit steilgestellten Acetabula. Die Hüftkopfkerne sind dysplastisch, die Schenkelhälse in Varus-Stellung. Die Handwurzelkerne sind klein, die Metacarpalia manchmal leicht verkürzt und proximal zugespitzt.

L. Morbus Sandhoff (G_{M_2}-Gangliosidose Typ 2)

Unter den G_{M_2}-Gangliosidosen weist nur der M. Sandhoff Skelettveränderungen auf. Das Krankheitsbild wird durch einen Defekt der beiden Isoenzyme A und B der Hexosaminidase hervorgerufen: sog. O-Variante des Hexosaminidase-Defekts (der isolierte Ausfall von Hexosaminidase A führt zur Tay-Sachsschen Krankheit). Die Inaktivität beider Hexosaminidasen beim M. Sandhoff äußert sich in einer Anhäufung sämtlicher Substrate dieser Enzyme, u.a. von G_{M_2}-Gangliosid, Globosid, Glykosaminoglykanen, Glykoproteinen u.a.

Klinik: Die klinischen Veränderungen entsprechen denen beim M. Tay-Sachs. Die Säuglinge erkranken mit rumpfbetonter Muskelhypotonie, verfallen psychomotorisch, werden tetraspastisch, erblinden und sterben allgemein im 3. Lebensjahr. Diagnostisch wegweisend sind akustische Übererregbarkeit, kirschroter Fleck der Makula und Makrozephalie. Die Gesichtszüge werden als puppenhaft beschrieben (PILZ et al. 1968; VIDAILHET et al. 1973). Vereinzelte Fälle mit langsamerem Verlauf sind bekannt (FELDING u. HULTBERG 1978; SPENCE et al. 1970).

Röntgen: (Abb. 29a–c): Es finden sich diskrete Veränderungen einer Dysostosis multiplex mit ovoiden Wirbelkörpern, leichter Beckendysplasie und Osteoporose.

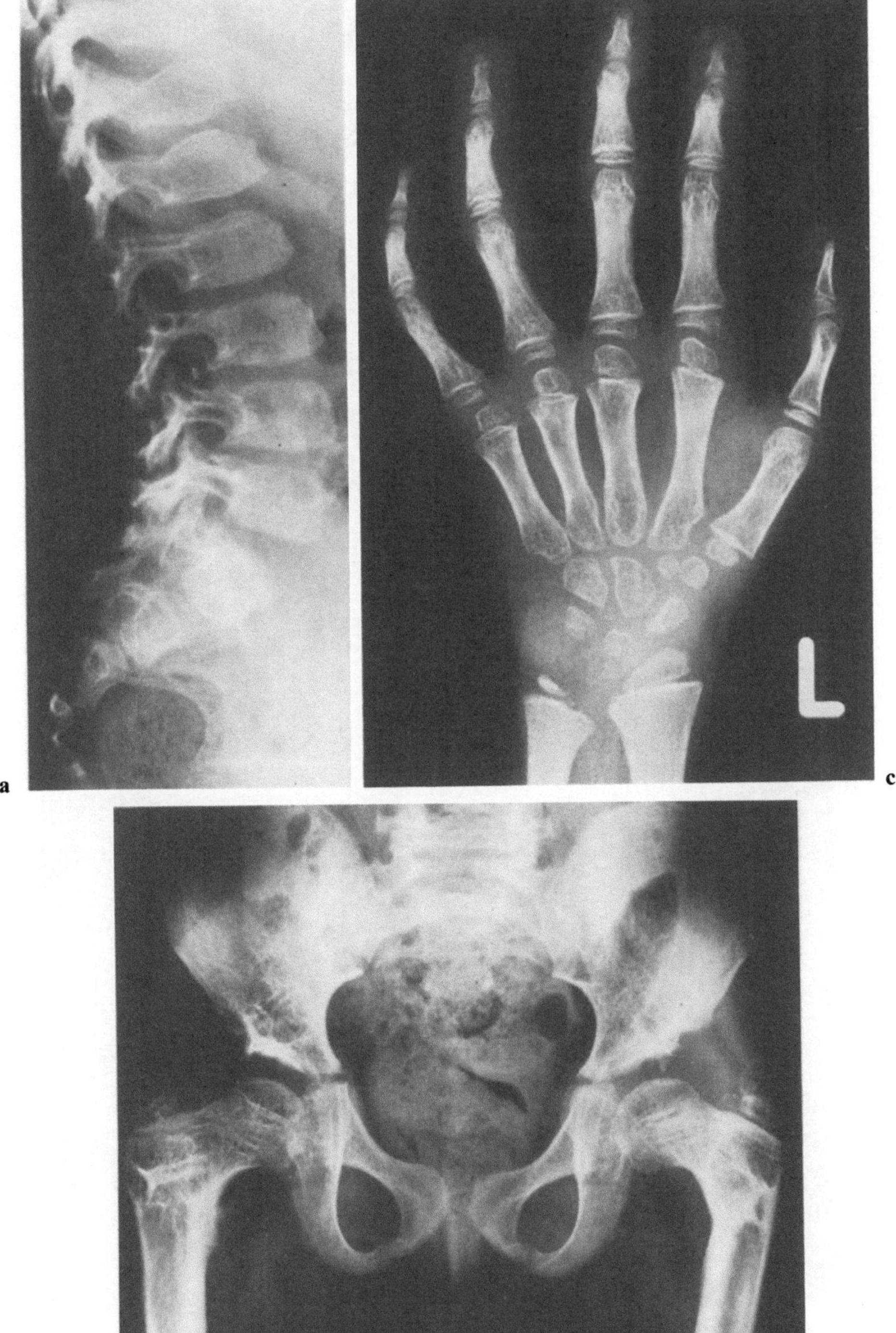

Abb. 28a–c. *G_{M_1}Gangliosidose Typ III.* 8 Jahre alte Patientin mit Kleinwuchs, generalisierter Spastik, leichter Ataxie, Schwerhörigkeit und Dysarthrie. IQ 0.55. Keratansulfaturie. Hornhaut klar. β-Galaktosidase-Aktivität gegen künstliches Substrat 2% der Norm, gegen Asialo-Fetoprotein-β-Galaktosid 18% der Norm. **a** Abflachung und ovoide Deformierung der Wirbelkörper. **b** Laterale Hypoplasie der basilaren Ilium-Abschnitte. Zustand nach Varisierungs-Osteotomie der proximalen Femora. **c** Proximale Zuspitzung der Mittelhandknochen II-V, V-Form der distalen Unterarmenden

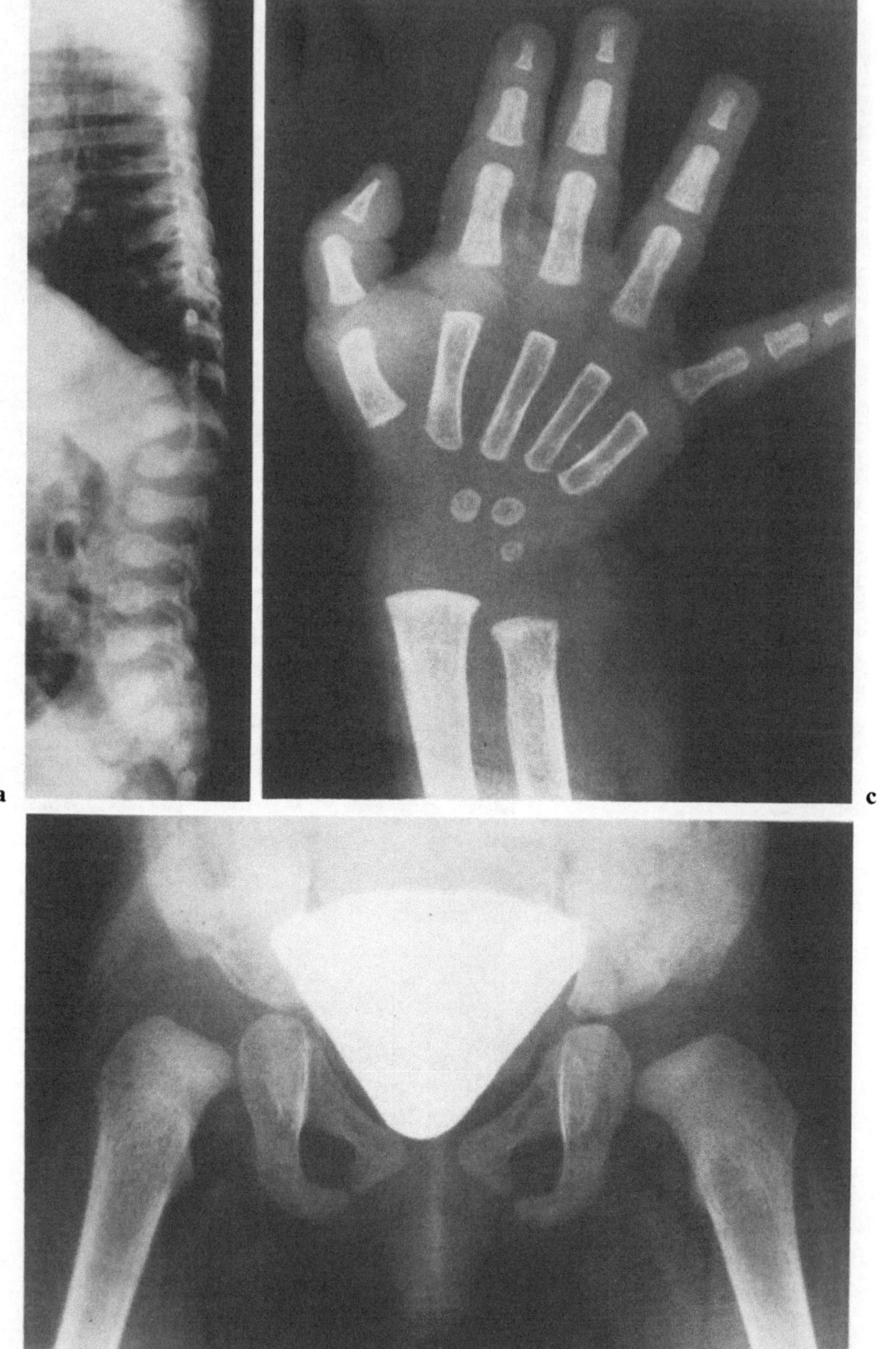

Abb. 29 a–c. *M. Sandhoff*, 6 Monate. **a** Ovoide Dysplasie und dorsal betonte Abflachung der Brustwirbelkörper, ventral betonte Abflachung der Lendenwirbelkörper. **b** Hypoplasie des Corpus ossis ilii. **c** Geringe diaphysäre Taillierung und vergröberte Trabekelstruktur des kurzen Röhrenknochen

M. Mannosidose

Die Mannosidose ist eine der häufigeren Heteroglykanosen. Sie ist bedingt durch eine mangelnde Aktivität des lysosomalen Enzyms alpha-D-Mannosidase. Mannose kann aus Glykoprotein nicht abgespalten werden; Mannose-haltige Oligosaccharide häufen sich in Zellen an und werden vermehrt im Urin ausgeschieden.

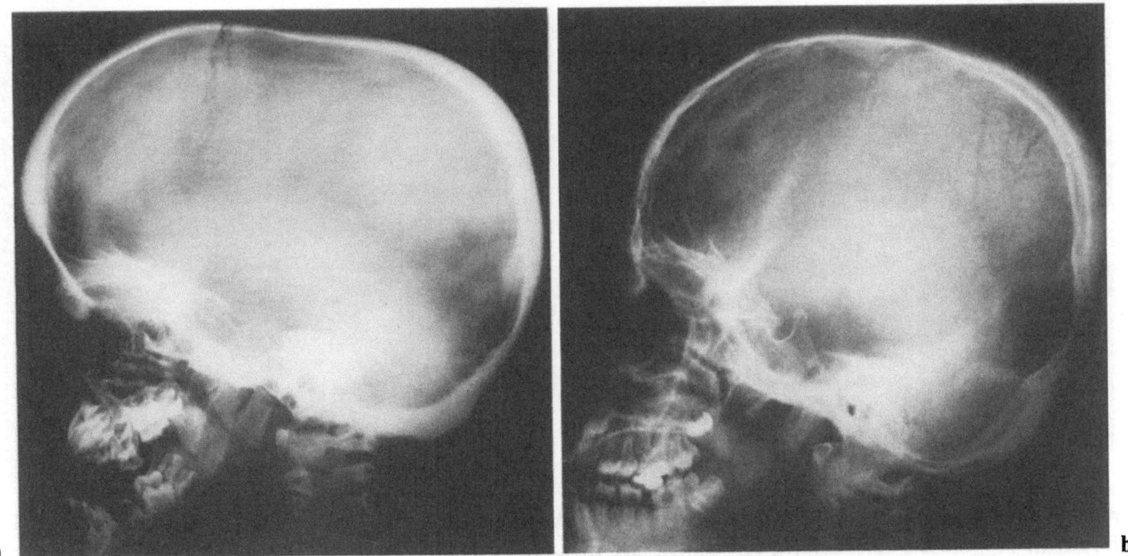

Abb. 30a, b. *Mannosidose.* a 5 Jahre: Makrokranie, verdickte Schädelkalotte, sklerosierte Basis, erweiterte Koronarnaht. b 12 Jahre: verdickte Kalotte

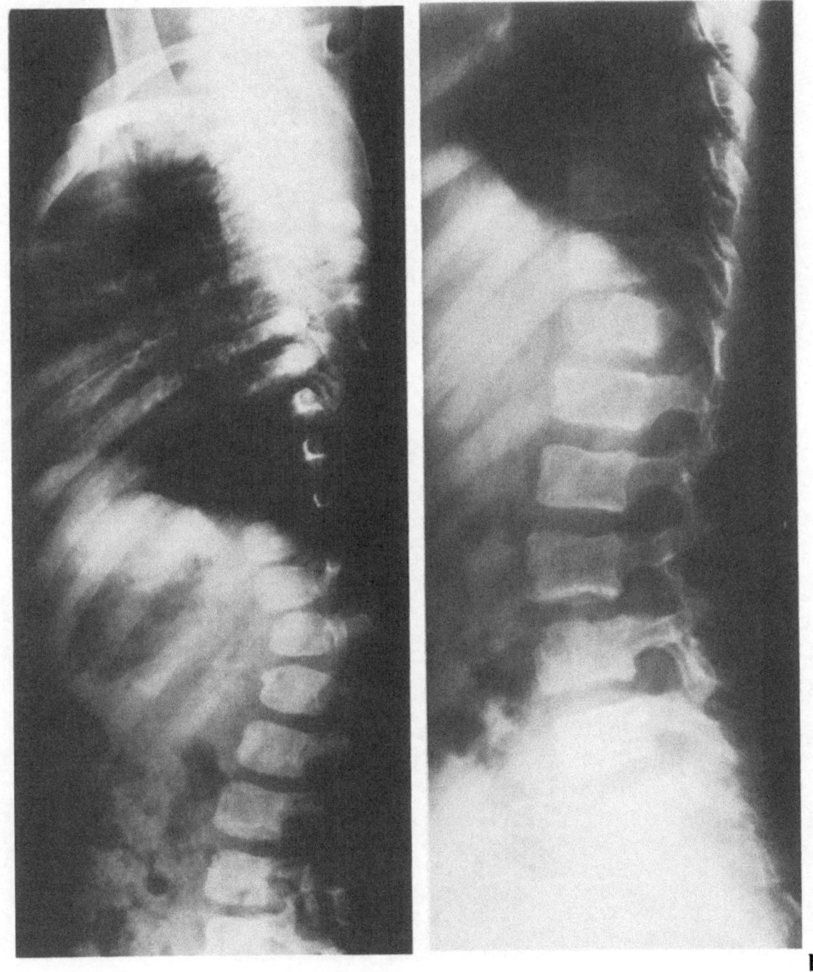

Abb. 31a, b. *Mannosidose.* a 4 Jahre: Ovoide Konfiguration, anterio-superiore Hypoplasie von D-12 und L-1, lumbodorsale Kyphose. b 12 Jahre. Dorsal betonte Abflachung und ovale Begrenzung der thorakalen Wirbelkörper, Verschmälerung des Zwischenwirbelraums D-11/D-12

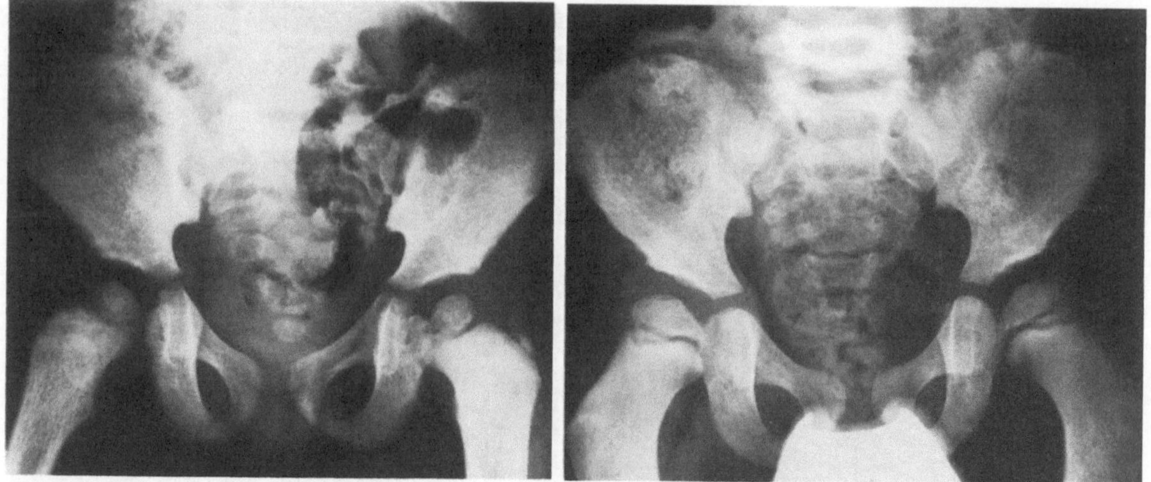

Abb. 32a, b. *Mannosidose.* **a** 3 Jahre: Etwas weiter Iliakalwinkel mit ausladenden Beckenschaufeln. **b** 12 Jahre. Deutliche Hypoplasie der lateralen Abschnitte der Iliakalkörper; steilgestellte Pfannendächer, kleine Femurepiphysen, Coxa valga

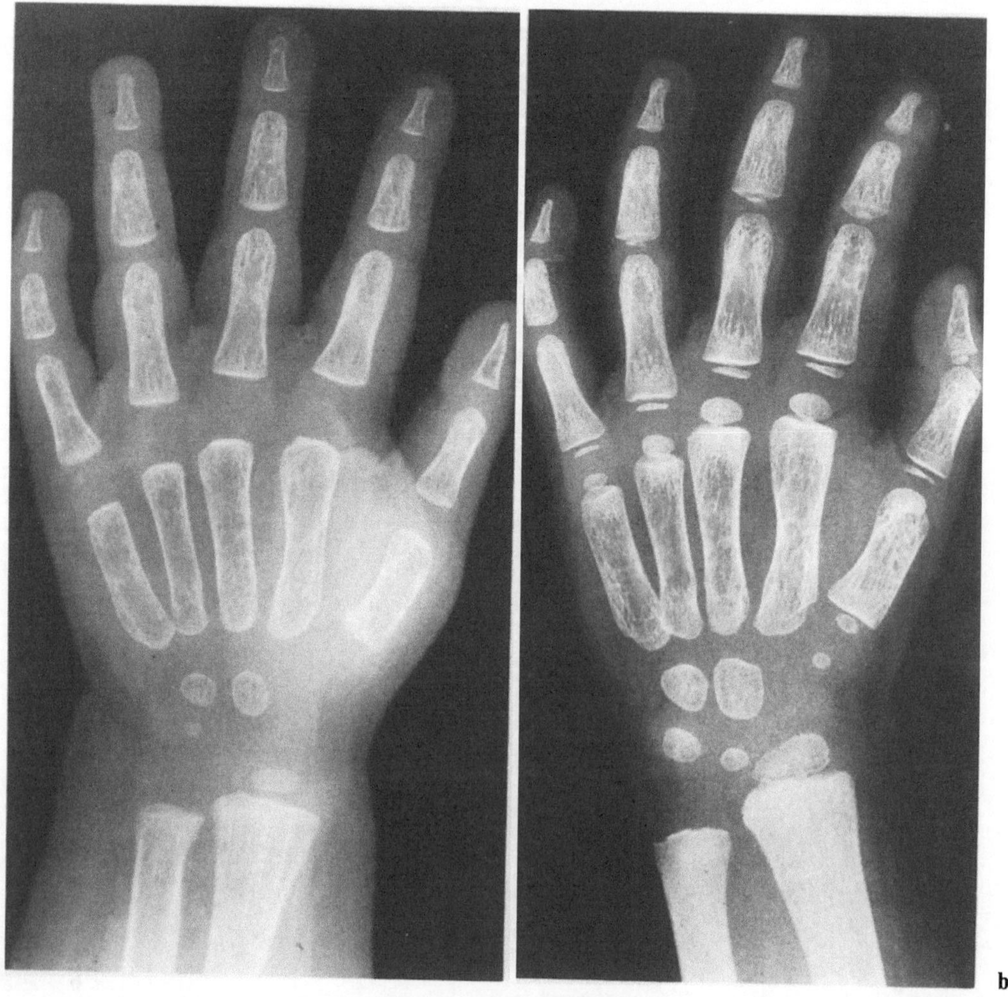

Abb. 33a, b. *Mannosidose.* **a** 9 Monate, **b** 2 Jahre: Leichte Verplumpung der Mittelhandknochen, proximale Zuspitzung von Metakarpalia II-V, grob gezeichnete Trabekelstruktur

Klinik: Die Patienten sind im Säuglingsalter unauffällig. Im 2.–3. Lebensjahr verlangsamt sich die psychomotorische, insbesondere die sprachliche Entwicklung. In voller Ausprägung haben die Patienten grobe Gesichtszüge mit kräftigem Supraorbitalbereich, breiter Nasenwurzel, betontem Unterkiefer. Sie sind schwerhörig. Hepatomegalie und Hernien kommen häufiger, Makrozephalie, rezidivierende Luftwegsinfekte und Katarakte seltener vor. Die Patienten sind normal groß, geistig mäßiggradig retardiert mit Intelligenzquotienten zwischen 0.4 und 0.6. Sie überleben ins Erwachsenenalter (SPRANGER et al. 1976; YUNIS et al. 1976).

Röntgen: Es findet sich eine Dysostosis multiplex, die auch intrafamiliär erheblich in ihrer Ausprägung schwanken kann und sich im Laufe der Entwicklung eher zurückbildet.

Schädel (Abb. 30a, b): Die Schädelkalotte ist in etwa der Hälfte der Fälle verdickt, die Basis sklerosiert. Der Hirnschädel ist nur manchmal vergrößert. Prämature Nahtsynostosen führen zu Dolichozephalie oder Brachyzephalie.

Wirbelsäule (Abb. 31a, b): Die Wirbelkörper sind leicht abgeflacht. Im unteren Thorakal-oberen Lendenbereich finden sich häufig anteriosuperiore Ossifikationsdefekte. Gelegentlich ist die Wirbelsäule normal.

Becken (Abb. 32a, b): Es findet sich eine verschiedengradig ausgeprägte Beckendysplasie mit Unterentwicklung der lateralen Abschnitte der Corpus ossis ilii, kleinen Femurkopfepiphysen und Coxa valga.

Hände (Abb. 33a, b): Die Metacarpalia sind verplumpt und proximal zugespitzt. Die Knochenstruktur ist unregelmäßig vergröbert. Die Veränderungen können sich im Laufe der Entwicklung zurückbilden.

Rippen und lange Röhrenknochen können etwas verplumpt wirken durch eine leichte Verbreiterung der Schäfte.

N. Fukosidose

Die Fukosidose ist eine hereditäre Stoffwechselstörung bei der eine mangelnde Aktivität des Enzyms alpha-L-Fukosidase zur intrazellulären Anhäufung fukosehaltiger Stoffwechselprodukte – Glykolipide, Lipoproteine, Oligosaccharide – führt. Es gibt mindestens zwei Verlaufsformen.

I. Fukosidose I

Klinik: Junge Säuglinge entwickeln sich normal. In der 2. Hälfte des 1. Lebensjahres bleibt die psychomotorische Entwicklung zurück. Die Muskulatur ist zunächst hypoton, später hyperton. In fortgeschrittenen Stadien sind die Kinder schwerst retardiert mit Tetraspastik und schließlich Dezerebratations-Rigidät. Sie haben etwas vergröberte Gesichtszüge, sind makrozephal, kleinwüchsig mit Kyphose und/oder Skoliose, sind infektanfällig. Leber-Milz-Vergrößerung, Kardiomegalie werden gelegentlich beobachtet. Die Schweißelektrolyte können erhöht sein. Die Patienten überleben allgemein das 10. Lebensjahr nicht.

Röntgen: Es finden sich leichte Zeichen einer Dysostosis multiplex. Die Rippen sind verbreitert, die Scapulae etwas verplumpt. Die Wirbelkörper sind im seitlichen Strahlengang ovoid konfiguriert. Am Becken ist das Corpus ossis ilii etwas hypoplastisch mit steilgestelltem Azetabulardach. Die Schenkelhälse sind plump und in Valgus-Stellung. Es findet sich eine allgemeine Osteoporose (VOELZ et al. 1971; TROOST et al. 1977).

II. Fukosidose II

Klinik: Das Krankheitsbild manifestiert sich ebenfalls in der 2. Hälfte des 1. Lebensjahres, verläuft jedoch langsamer und leichter als die Fukosidose I. Geistige Entwicklungsverzögerung, Sprachverlust, zunehmende Muskelhypertonie, sich vergröbernde Gesichtszüge, Kleinwuchs, Kyphoskoliose treten auf. Charakteristische Befunde sind Angiokeratome der Haut, gelegentlich der Schleimhaut (KOUSSEFF et al. 1976). Die Haut selbst ist verdickt. Häufige Luftwegsinfektionen, feine Hornhauttrübungen und geschlängelte Netzhautgefäße werden beobachtet. Die Patienten können – schwer behindert – ins Erwachsenenalter überleben (KOUSSEFF et al. 1976; LEE et al. 1977). Besondere Verlaufsformen mit normaler Intelligenz (SCHAFER et al. 1971) bzw. mit Myoklonien (TROOST et al. 1977) sind beschrieben.

Röntgen: Die Veränderungen der Dysostosis multiplex sind deutlicher als bei Typ I, mit abgeflachten, am thorakolumbalen Übergang hakenförmigen Wirbelkörpern, dysplastischem Becken mit weitem Iliakalwinkel, ausladenden Beckenschaufeln, etwas erweiterten Diaphysen der langen Röhrenknochen, V-förmig konfigurierten distalen Unterarmepiphysen, proximal leicht zugespitzten Metacarpalia II-V. Die Schädelveränderungen sind vergleichsweise leicht mit etwas verdickter Kalotte, schlechter Pneumatisation und gelegentlich prämaturen Nahtsynostosen (BRILL et al. 1975).

O. Mukosulfatidose

Das Krankheitsbild wird durch einen Defekt multipler Sulfatasen – einschließlich der Arylsulfatasen und anderer Mukopolysaccharid-Sulfatasen – hervorgerufen (BASNER et al. 1979). Es handelt sich um ein autosomal rezessives Erbleiden.

Klinik: Die Mukosulfatidose ist ein progredientes neurodegeneratives Leiden mit nur leichter Hurler-Dysmorphie. Es kann sich bereits im 1. Lebensjahr manifestieren: die Kinder lernen nicht zu sitzen oder zu stehen. In anderen Fällen zeigt sich erst im 2. Lebensjahr ein Entwicklungsknick mit Abbau motorischer und intellektueller Funktionen: die Kinder verlernen zu laufen, zu sprechen, zu sitzen. Neurologisch stellen sich zunächst Tremor, Koordinationsstörungen, gelegentlich Myoklonien ein. Dann bildet sich eine schwere Tetraspastik aus. Im Endzustand liegen die Patienten teilnahmslos, blind, taub, ohne Umweltkontakt in ihrem Bett. Sie sterben allgemein vor dem 10. Lebensjahr. Die klinische Untersuchung zeigt nur leicht vergröberte, nicht Hurler-artige Gesichtszüge, Kleinwuchs, Leber- und Milz-Vergrößerung ab dem 2. Lebensjahr. Gröbere Skelettdeformitäten, Hernien, fehlen meist, die Hornhäute sind klar (RAMPINI et al. 1970).

Röntgen: Die Skelettveränderungen sind diskret. Die Schädelkalotte ist etwas verdickt, die Pneumatisation gering. Die Wirbelkörper sind ovoid. Die Beckenform ist unauffällig. Die Femurkopfepiphysen sind etwas klein, die Schenkelhälse in Valgus-Stellung. Handaufnahmen zeigen etwas plumpe Metacarpalia mit grobmaschiger Knochenstruktur und dünner Kortikalis.

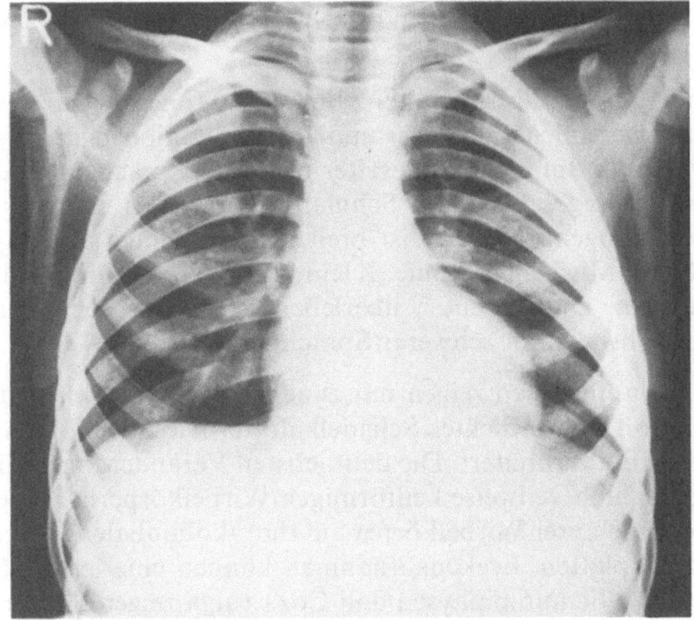

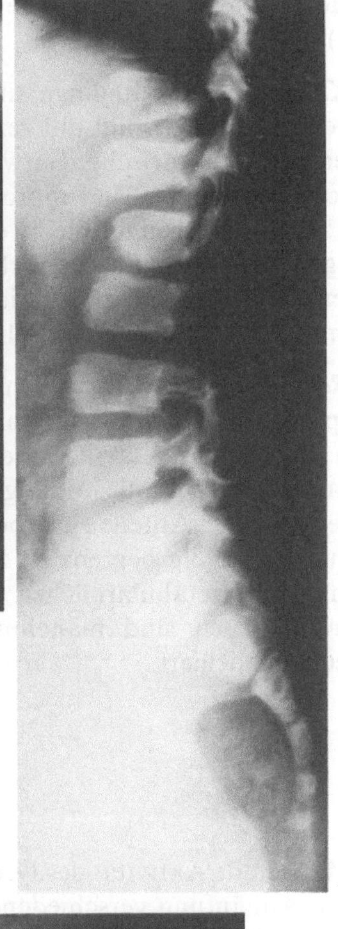

Abb. 34a–c. *Aspartylglukosaminurie,* 9 Jahre: **a** Leichte Verbreiterung der Rippen (ohne paravertebrale Konstriktion) und der medialen Schlüsselbeinabschnitte. **b** Dorsal betonte Abflachung der Wirbelkörper und Hypoplasie der vorderen Anteile von L-1. **c** Etwas ausladende Beckenschaufeln

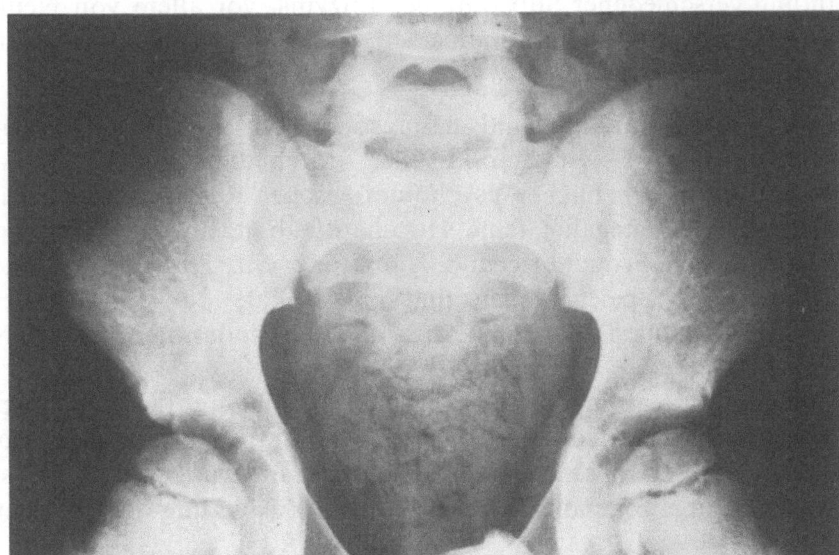

P. Aspartylglukosaminurie

Die Aspartylglukosaminurie ist eine erbliche Stoffwechselstörung durch mangelnde Aktivität des Enzyms Aspartylglukosaminidase. Folge der mangelnden Aktivität ist eine Abbaustörung der Verbindungsstelle zwischen Protein- und Oligosaccharid-Anteil der Glykoproteine: Aspartyl-Glukosamin. Die Krankheit kommt gehäuft in Finnland vor, wurde jedoch auch in Norwegen, England, den USA und Deutschland beobachtet (AUTIO 1972).

Klinik: Junge Säuglinge sind unauffällig. Im Alter von 4–11 Monaten manifestiert sich das Krankheitsbild mit rezidivierenden Luftwegs- und Darminfektionen und verzögerter psychomotorischer Entwicklung. Im Kleinkindesalter bleibt die Sprachentwicklung zurück. Die Kinder sind motorisch ungeschickt. Im Schulalter vergröbert sich das Gesicht: die Nasenwurzel bleibt eingezogen, die Nase ist breit. Mund, Zunge und Lippen sind groß, die Gesichtsfalten schwer. Muskelhypotonie, Kleinwuchs, Thorax- und Wirbelsäulen-Deformitäten stellen sich ein. Die Patienten überleben ins Erwachsenenalter in einem Zustand erethischen Schwachsinns mit schwerer Sprachbehinderung.

Röntgen (Abb. 34a–c): Schädelaufnahmen zeigen mit zunehmender Krankheitsdauer Symptome der zerebralen Involution mit verdickter Schädelkalotte. Die Stirnhöhlen sind klein. Rippen und Klavikel sind mäßig verbreitert. Die deutlichsten Veränderungen finden sich an der Wirbelsäule mit abgeflachten, teilweise keilförmigen Wirbelkörpern, Hypoplasie der vorderen Anteile eines oder mehrerer Wirbelkörper am thorakolumbalen Übergang und unregelmäßig begrenzten Deckplatten. Beckenaufnahmen können eine leichte Steilstellung der Azetabulardächer, kleine Femurepiphysen und Coxa valga zeigen. Die langen Röhrenknochen sind manchmal verkrümmt, die kurzen Röhrenknochen der Hand schlecht modelliert.

Q. Sialidosen

Mangelnde Aktivität des lysosomalen Enzyms alpha-Neuraminidase führt zur intrazellulären Anhäufung verschiedener Substrate des Enzyms, vor allem von Neuraminsäurehaltigen Glykoproteinen und/oder Gangliosiden. Es entstehen verschiedenartige Krankheitsbilder (LOWDEN u. O'BRIEN 1979).

Nephrosialidose. Das Krankheitsbild manifestiert sich im frühen Säuglingsalter und verläuft rasch progredient. Es ist charakterisiert durch die Kombination von Hurlerähnlichen Gesichtszügen, erheblicher psychomotorischer Retardierung, Speicherphänomenen (z.B. Hepatosplenomegalie, feine Hornhauttrübungen, Makroglossie). Um das 2. Lebensjahr stellen sich Proteinurie und Hämaturie ein. Histologisch finden sich in den Nieren glomeruläre Speicherzellen und eine fokale und segmentale Hyalinose (MAROTEAUX et al. 1978). Die Patienten sterben im Kleinkindesalter an einer Niereninsuffizienz.

Röntgenologisch sind schon im Säuglingsalter die Röhrenknochen verplumpt und porotisch, die Wirbelkörper ovoid und am thorakolumbalen Übergang hakenförmig. In fortgeschrittenen Stadien finden sich zusätzliche Veränderungen der Dysostosis multiplex wie elongierte Sella, Beckendysplasie, proximale Zuspitzung der Metacarpalia.

Mukolipidose I. Das als Mukolipidose I oder früher Lipomukopolysaccharidose bezeichnete Krankheitsbild (SPRANGER et al. 1977) ist eine Sialidose (CANTZ et al. 1977). Die frühe psychomotorische Entwicklung ist verzögert. Dann fallen Sitzbuckel und grobe Gesichtszüge auf. Etwa um das 5. Lebensjahr treten neurologische Veränderungen in den Vordergrund der Symptomatik mit Muskelhypotonie, Muskelhypotrophie, dann Tremor, Ataxie und – charakteristisch – diffus asymmetrischen Myoklonien. Krampfanfälle kommen vor. Die Kinder werden gehunfähig, ihre Sprache wird unverständlich. Der Umwelt-Kontakt bleibt lange erhalten. Die klinische Untersuchung zeigt Hurler-ähnliche

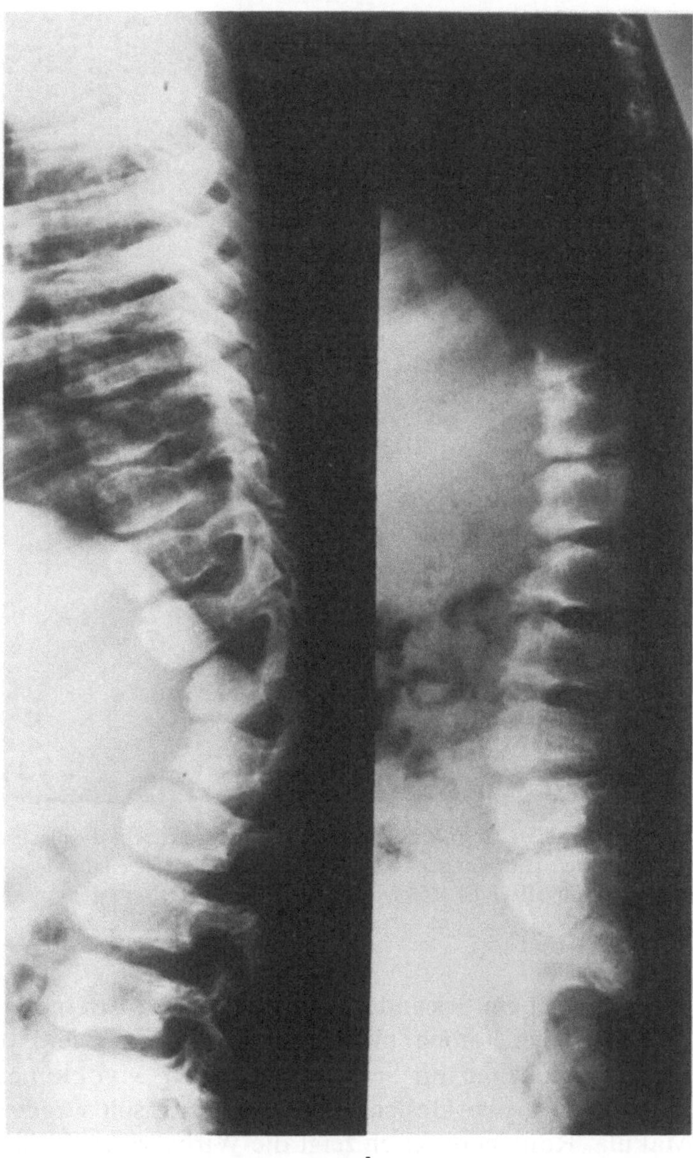

Abb. 35a, b. *Sialidose* (Mukolipidose I). **a** 11 Jahre; **b** 12 Jahre: Ovoide Deformierung mit dorsal betonter Abflachung, unregelmäßiger Begrenzung der Wirbelkörper, anteriorer Hypoplasie von D-12 und L-1 in **a** angedeuteter Hakenform in **b**

Gesichtsveränderungen, kurzrumpfigen Kleinwuchs mit Kyphose, Hernien, Hörverlust und – wiederum charakteristisch – einen kirschroten Fleck der Makula.

Röntgenaufnahmen zeigen ausgeprägte Veränderungen einer Dysostosis multiplex vorwiegend am Achsenskelett. Die Extremitäten und der Schädel sind wenig verändert (Abb. 35a, b, 36a, b).

Cherry-red macular spot – myoclonus Syndrom. Unter dieser Bezeichnung wird eine leichter verlaufende Form der Sialidose geführt, bei der die Patienten erst im Schulalter, manchmal sogar erst als Erwachsene mit Sehverschlechterung, Myoklonien oder beidem erkranken. Die Patienten sehen unauffällig aus, sind nicht kleinwüchsig, haben keine Speichersymptome und können geistig normal sein. Sie haben einen kirschroten Fleck der Makula. Das Skelett wird als normal beschrieben (RAPIN et al. 1978; LOWDEN u. O'BRIEN 1979).

Kombinierter Neuraminidase-β-Galaktosidase Mangel. Bei dieser Störung ist die Aktivität der Neuraminidase und der β-Galaktosidase erniedrigt. Vermutlich ist der β-Galaktosi-

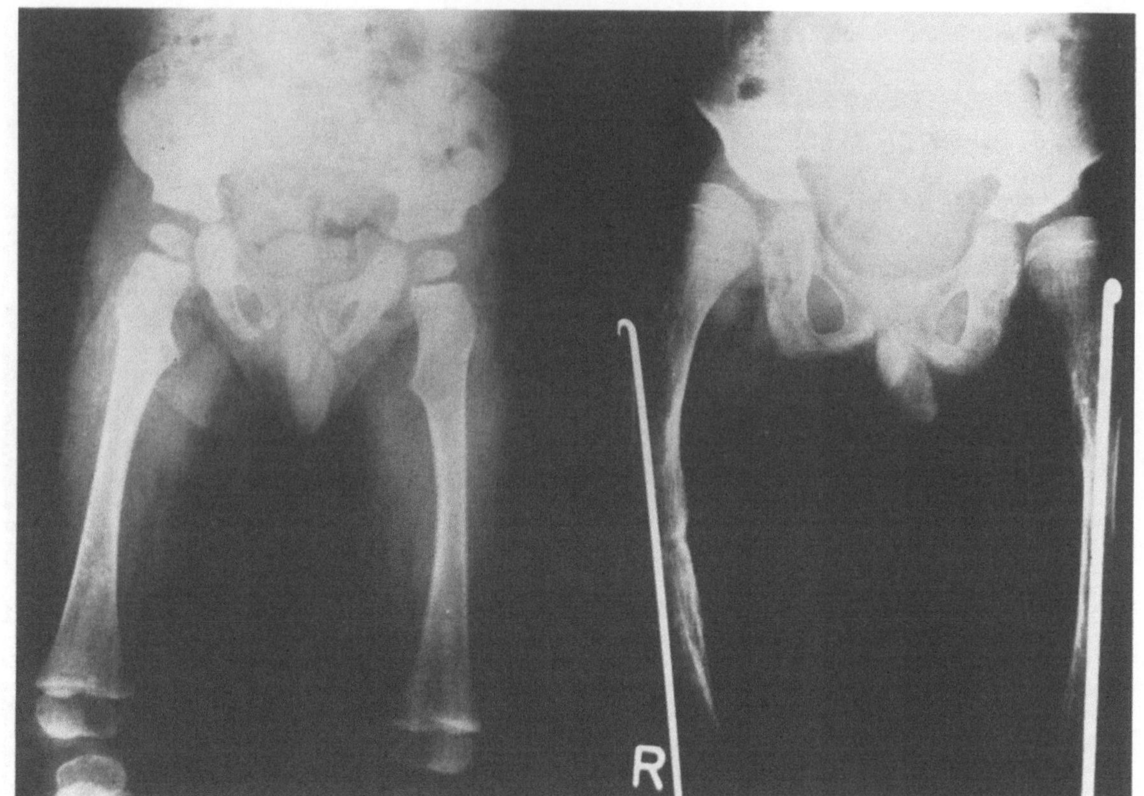

a b

Abb. 36a, b. *Sialidose* (Mukolipidose I). **a** 2 Jahre: leicht dysplastische Beckenschaufeln, Coxa valga bei kräftig ausgebildeten Hüftpfannen. **b** 12 Jahre: Hypoplasie der lateralen Acetabularabschnitte, Subluxation der Hüftköpfe mit abgeflachten Epiphysen, Coxa valga. Beidseits Knochennagelung wegen wiederholter Oberschenkelfrakturen

dase-Mangel ein Sekundärphänomen, doch ist eine gleichgeordnete Synthesestörung der beiden Enzyme noch nicht ausgeschlossen. Die Patienten erkranken im Schul- oder Adoleszentenalter mit Sehstörungen oder Myoklonien. Sie haben einen mäßigen Kleinwuchs und grobe Gesichtszüge. Diagnostisch wegweisend ist ein kirschroter Fleck der Makula. Röntgenologisch zeigt die Wirbelsäule Veränderungen der Dysostosis multiplex. Die Schädelsella kann ausgeweitet sein. Das Krankheitsbild ist langsam progredient mit zunehmenden neurologischen Ausfällen und Demenz (Kuriyama et al. 1980).

R. Mukolipidose II

Die Mukolipidose II beruht auf einer Verteilungsstörung multipler lysosomaler Enzyme. Die Enzyme werden normal gebildet und haben eine normale Aktivität, befinden sich jedoch nicht an ihrem Wirkungsort, den Lysosomen. Gestört ist der Transport der Enzyme von ihrer Produktionsstätte, dem endoplasmatischen Retikulum zu den Lysosomen. Normalerweise werden die Enzyme nach ihrer Produktion verändert. Sie erhalten eine oligosaccharidhaltige Seitenkette. An dieser Seitenkette werden sie von Membran-Rezeptoren erkannt und in Lysosomen aufgenommen. Bei der Mucolipidose II und III ist die Synthese der Erkennungsstruktur gestört. Durch den Mangel des Enzyms N-Acetyl-Glucosamin-1-Phosphat-Transferase wird die Seitenkette nicht ordnungsgemäß

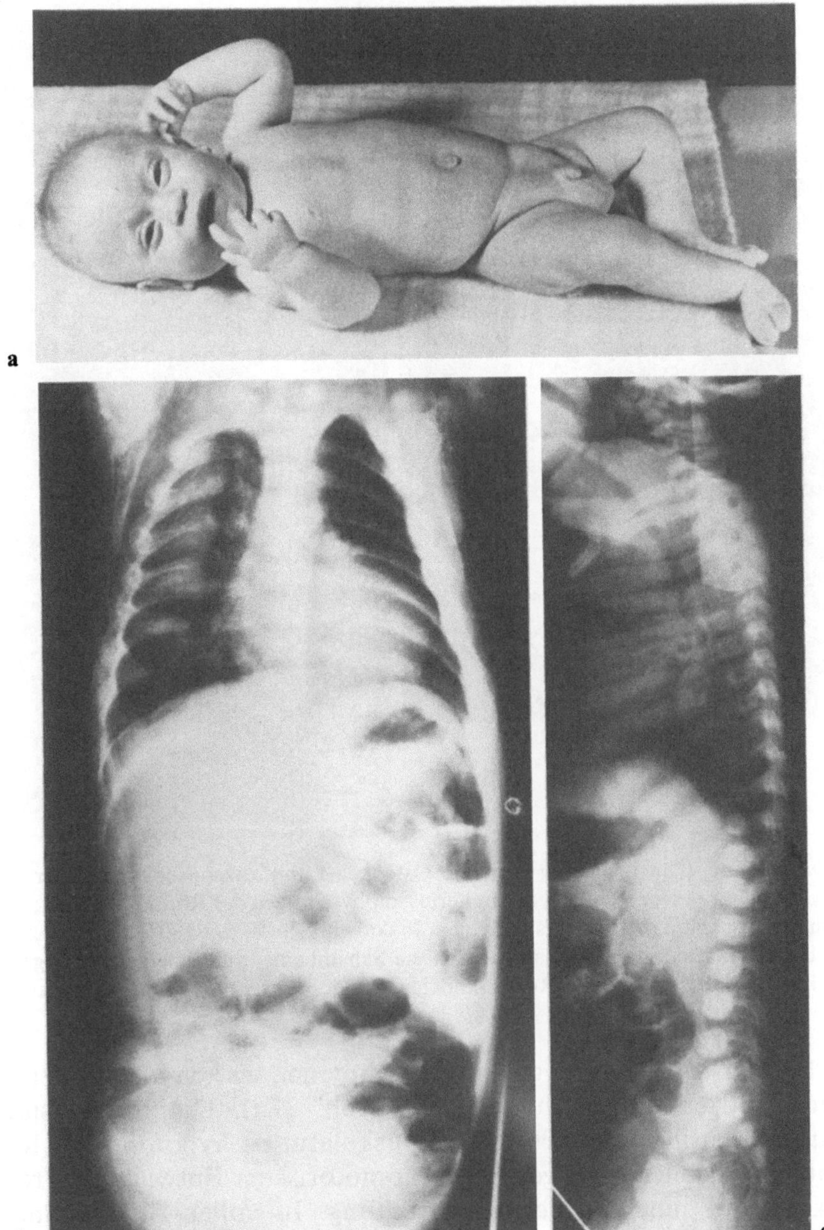

Abb. 37a–c. *Mukolipidose II.* **a** 6 Wochen: Verdickte Hautfalten, prominente Oberkiefer, flache Nasenwurzel, bilaterale Inguinalhernien. **b** 1 Woche: Diffus verbreiterte Rippen, schwere Osteoporose mit aufgefaserter Knochenstruktur. **c** 6 Wochen: anterio-posteriore Verkürzung der Wirbelkörper mit ventraler Höhenminderung im Lumbalbereich

phosphoryliert. Die Enzyme werden nicht erkannt und von Lysosomen nicht aufgenommen. Sie gehen der Zelle verloren: extrazellulär findet man hohe, intrazellulär niedere Enzymaktivitäten (Hasilik et al. 1981). Die Krankheit wird autosomal rezessiv vererbt. Im Urin finden sich normale Mengen saurer Mukopolysaccharide. Der Name „I-Cell-Disease" rührt von besonders groben Einschlüssen in gezüchteten Fibroblasten. Identische Einschlüsse finden sich bei der Mukolipidose III.

Klinik: Die Kinder sind Hurler-artig verunstaltet. Im Gegensatz zu den Mukopolysaccharidosen sind die Veränderungen bereits im frühen Säuglingsalter stark ausgeprägt

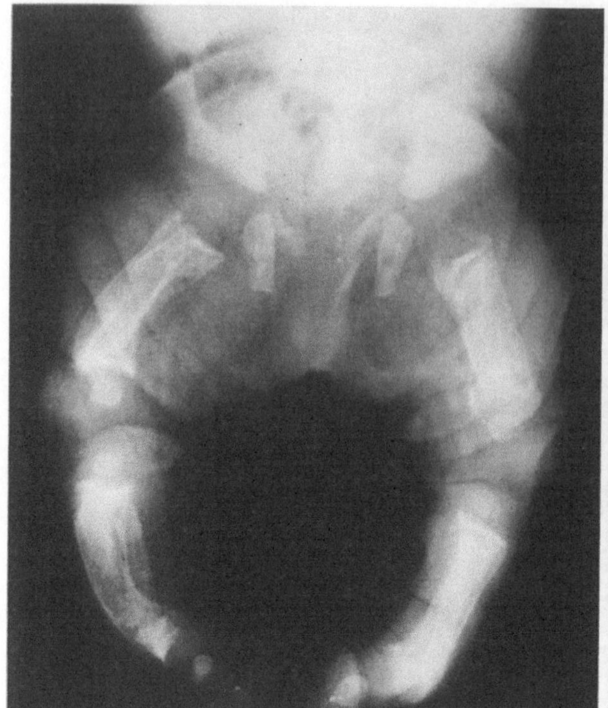
a

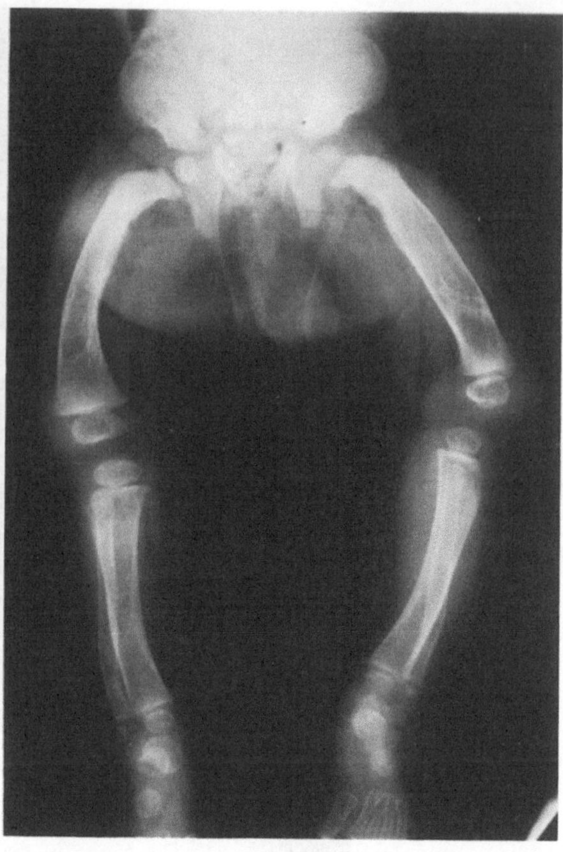
b

Abb. 38a, b. *Mukolipidose II.* **a** 1 Woche: Schwere Osteopenie mit exzessiver periostaler Knochenbildung, Schaftverkrümmung, metaphysäre Kehlung, verbreiterte Epiphysenfugen der Röhrenknochen; schwere Hypoplasie der unteren Iliakalabschnitte des Beckens mit einem Iliakalwinkel von fast 180°. **b** 2 Jahre: Typische Beckendysplasie, verbreiterte Sitzbeine, hypoplastisch ossifizierte Schambeine, aufgetriebene, gebogene, unregelmäßig konfigurierte Schäfte der Röhrenknochen, Osteoporose mit dünner Kortikalis

(LEROY et al. 1971). Die Gesichtszüge der Neugeborenen wirken alt mit verdickten Hautfalten, langem Philtrum, Gingivahyperplasie (Abb. 37a). Die Finger sind eher lang. Herz, Leber und Milz sind vergrößert. Die Muskulatur ist hypoton. Das Krankheitsbild ist progredient mit erheblich verzögerter psychomotorischer Entwicklung, rezidivierenden Luftwegsinfekten und zunehmender Verunstaltung. In voller Ausprägung finden sich erhebliche faziale Dysmorphie mit breiter Nasenwurzel, prominentem Oberkiefer, Gingivahyperplasie. Die Haut ist generell verdickt, die Gelenkbeweglichkeit eingeschränkt. Das Wachstum bleibt zurück, eine mäßig lumbodorsale Kyphose entwickelt sich. Feine Hornhauttrübungen sind inkonstant vorhanden. Die Muskulatur bleibt hypoton. Die Kinder lernen zu sitzen, gelegentlich zu stehen und haben sozialen Kontakt. Sie sterben im Kleinkindesalter, meist nach rezidivierenden Pneumonien unter dem Bild des Herz-Kreislauf-Versagens.

Röntgen: Es lassen sich zwei morphologische Entwicklungsphasen unterscheiden (LEMAITRE et al. 1978): 1. *Postnatal.* Die Knochenveränderungen von der Geburt bis etwa zum 4. Lebensmonat erinnern in ihrer schweren Ausprägung eher an eine Rachitis, an Skorbut oder Hyperparathyreoidismus als an eine Heteroglykanose. Dominierend ist eine schwere Porose mit Auflösung der Kortikalis und exzessiver periostaler Knochenbildung mit Verbiegung der langen Röhrenknochen, Frakturen, umschriebenen Ossifikationsdefekten, metaphysärer Kehlung und unscharf begrenzten, aufgefaserten Metaphysen-

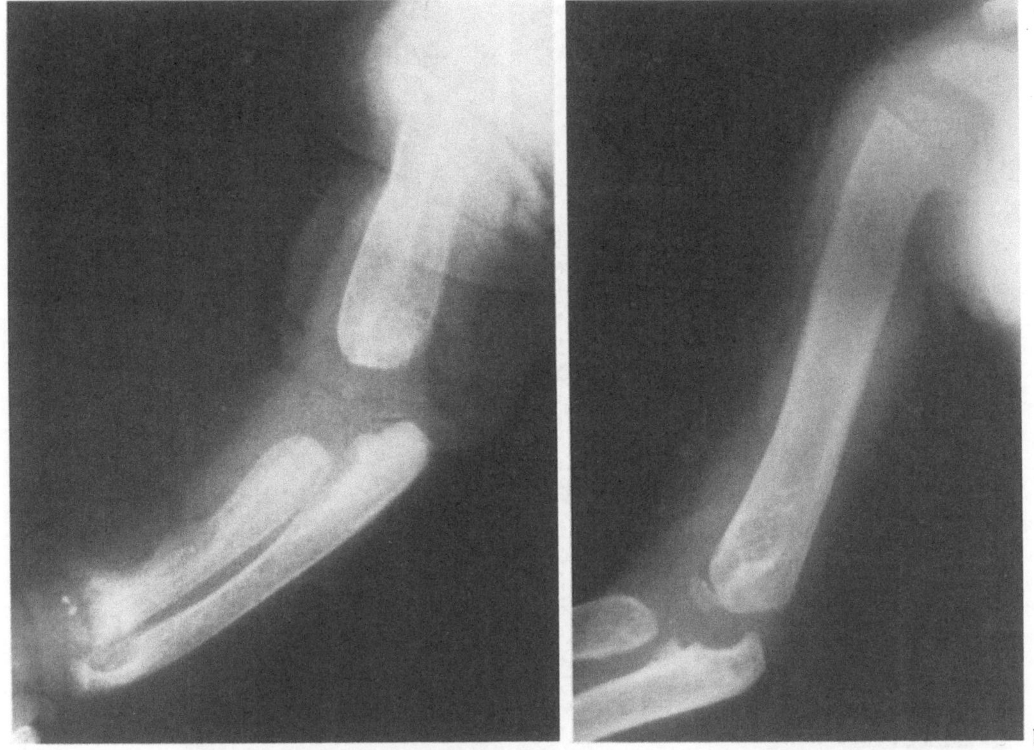

Abb. 39a, b. *Mukolipidose II.* **a** 1 Woche: Schwere Osteopenie mit periostaler Knochenmanschette des Oberarms und kaum abgrenzbarer Kortikalis; unregelmäßig aufgefaserte Kortikalis der Innenseite des Radius; umschriebener Ossifikationsdefekt an der radialen Seite der distalen Ulna; aufgefaserte Metaphyse von Radius und Ulna. **b** 18 Monate: Aufgetriebener Humerusschaft mit fehlender Modellierung des Knochens, leichte submetaphysärer Einziehung proximal

abschlußlinien (Abb. 38a, 39a, 40a). Zusätzlich sind jedoch die Rippen verbreitert, die Wirbelkörper dysplastisch (Abb. 37b, c), das Becken in typischer Weise verformt (Abb. 38a) und die Schäfte der kurzen Röhrenknochen aufgetrieben (Abb. 40a). Nicht selten sieht man stippchenförmige Verkalkungen der Epiphysen. 2. *Ab dem 4. Lebensmonat* verschwinden die periostalen Knochenmanschetten der Röhrenknochen und weichen verbreiterten, unregelmäßig begrenzten Diaphysen. Die Knochenstruktur wird dichter und regelmäßiger. Es dominieren nun die typischen Veränderungen einer schweren Dysostosis multiplex mit Hakenwirbeln, Ruderblattrippen, Beckendysplasie, Zuckerhutphalangen und proximaler Zuspitzung der Mittelhandknochen. Je älter die Patienten werden, desto grotesker die Skelettveränderungen. Bemerkenswert sind die vergleichsweise geringen Veränderungen am knöchernen Schädel und die starken Tubulierungsdefekte der Röhrenknochen mit ihren verplumpten, submetaphysären, jedoch eher schmalen, unregelmäßig konturierten Schäften (Abb. 38b, 39b, 40b).

S. Mukolipidose III (Pseudopolydystrophie)

Die Mukolipidose III ist wie die Mukolipidose II durch einen Lokalisationsdefekt multipler lysosomaler Enzyme bedingt. Die Pathogenese ist ähnlich. Die Krankheit verläuft leichter als die Mukolipidose II; der Übergang zwischen Mukolipidose II und

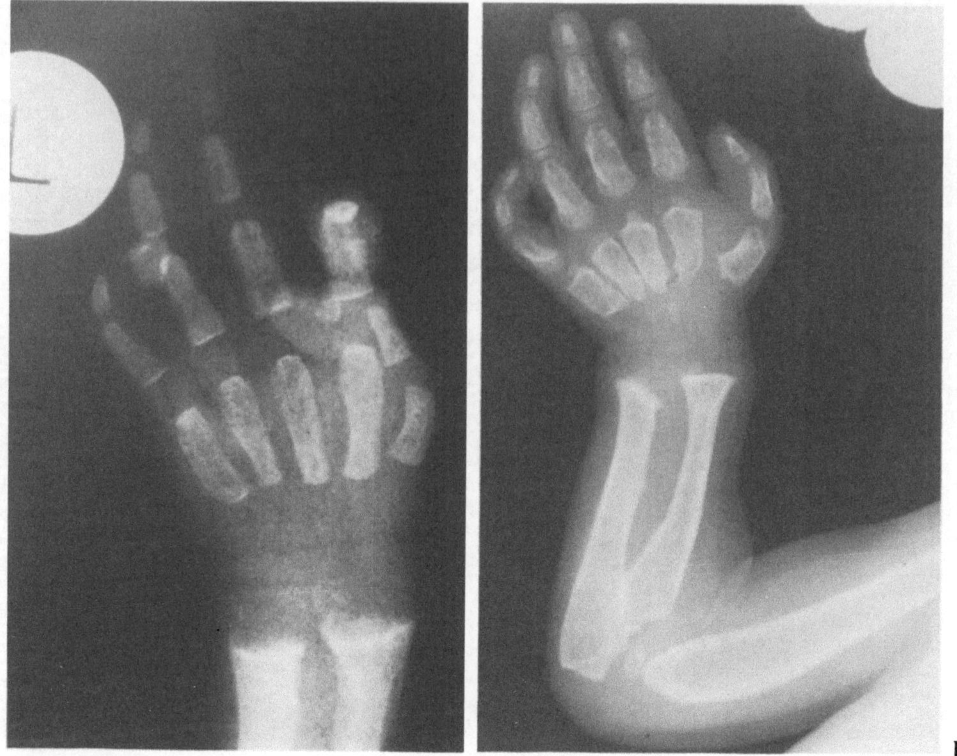

Abb. 40a, b. *Mukolipidose II.* a 2 Wochen. Schwere Osteopenie mit fast fehlender Trabekulierung, distale Auftreibung der Mittelhandknochen II-IV, ganzschäftige Auftreibung der Phalangen, Kehlung und unscharfe Abgrenzung der Unterarm-Metaphysen. Das Bild erinnerte an eine schwere Rachitis, wäre nicht die Auftreibung und mangelnde Modellierung der Röhrenknochen. b 4 Jahre. Es haben sich schwere Veränderungen einer Dysostosis multiplex herausgebildet mit Zuckerhutphalangen, V-förmig abgeschrägten distalen Unterarmenden. Die distalen Abschnitte von Ulna und Radius sind eher schlank, die proximalen verbreitert. Die Konturen der Röhrenknochen sind unregelmäßig, die Knochenstruktur ist porotisch

III ist jedoch fließend. Das Spektrum der biochemisch als Mukolipidose III zu klassifizierenden Patienten ist breiter als früher geglaubt (KELLY et al. 1975). Der Erbgang ist autosomal rezessiv. Genetische Heterogenität ist wahrscheinlich.

Klinik: Patienten mit einer schweren Mukolipidose III sind fast so stark verunstaltet wie ältere Patienten mit einer Mukolipidose II. Im Unterschied ist ihre psychomotorische Entwicklung jedoch sehr viel besser und die Patienten überleben länger (Abb. 41a). Im Vordergrund des Erscheinungsbildes stehen ein schwerer Kleinwuchs mit Gelenkkontrakturen und ausgeprägt Hurler-artigen Gesichtszügen. Leber und Milz sind vergrößert.

Abb. 41a–e. *Mukolipidose III,* schwere Verlaufsform. a 12 Jahre alter, 91 cm großer Knabe mit generalisierten Beugekontrakturen der Gelenke, schwerer Hurler-Dysmorphie, Vitium cordis, mäßiggradiger geistiger Retardierung. b Leicht vergrößertes Neurokranium, eingezogenes Mittelgesicht, aufgeweiteter sulcus chiasmaticus. c Konvex gekrümmte Deckplatten aller, konkave vordere und hintere Begrenzung der lumbalen Wirbelkörper; angedeutete Hakenform von L-1 bis L-3; breite Rippen. d Ausgeprägte Hypoplasie der unteren Iliakalabschnitte mit kaum ausgebildeten Hüftpfannen; lange, schmale Sitz- und Schambeine; Subluxation der deformierten Hüftköpfe; schmale steilgestellte Schenkelhälse. e Extreme Deformierung der Handknochen, die diaphysär weiter als an ihren Enden sind, mit groben Konturdefekten, weitgehend fusionierten Epiphysen und lang ausgezogenen proximalen Enden aller Mittelhandknochen. Flexionskontraktur der Fingergelenke; kleine, deformierte Handwurzelknochen. Submetaphysäre Konstriktion der Ulna, V-förmige Abschrägung der Unterarm-Enden. Unregelmäßige Dichteschwankungen des Knochens

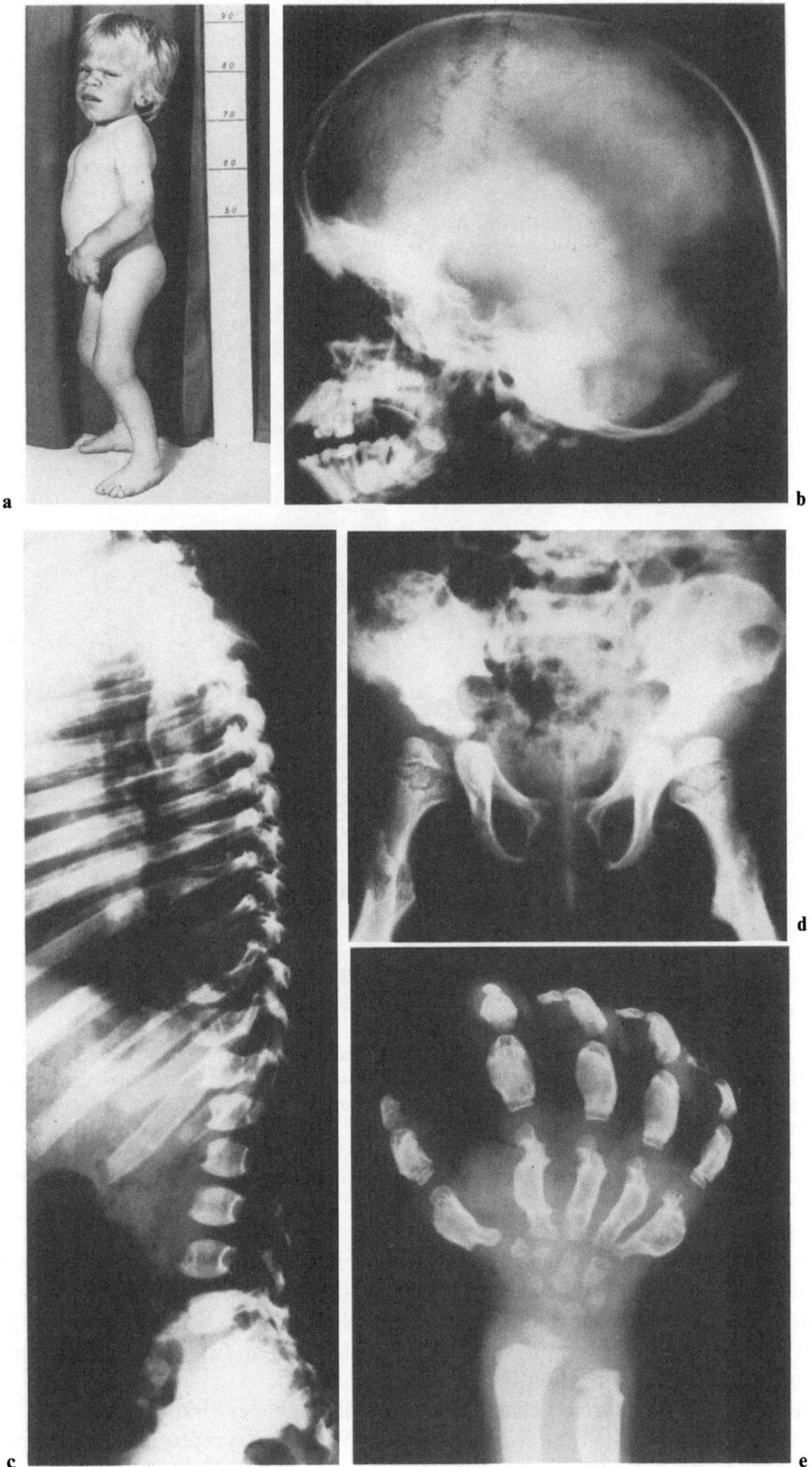

Abb. 41 a–e

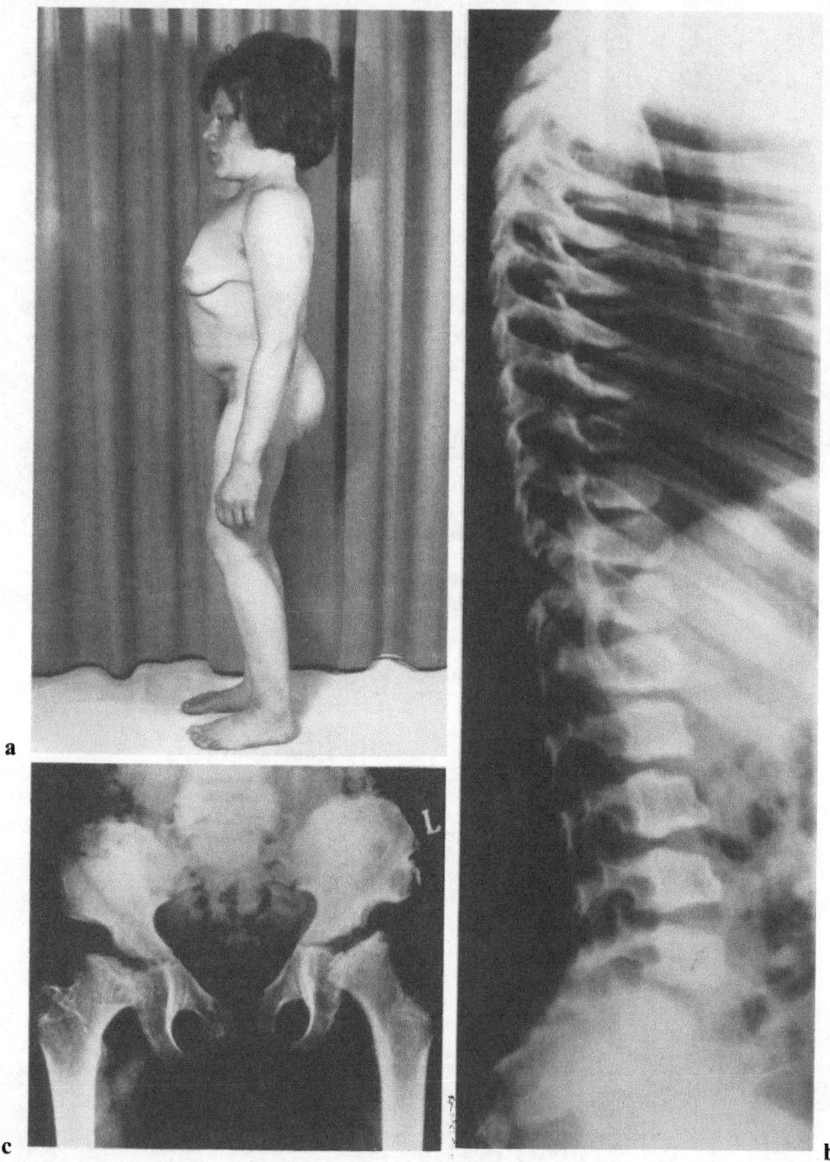

Abb. 42a–e. *Mukolipidose III*, leichte Verlaufsform. **a** 30 Jahre alte Patientin mit einer Körpergröße von 143 cm. Kurzrumpfiger Minderwuchs, starke Coxarthrose, fast normale Gesichtszüge, Hüftgelenks-Beugekontraktur, normale Intelligenz. **b** 6 Jahre: Im Thorakalbereich dorsale, lumbal ventrale Abflachung der Wirbelkörper. Etwas wellige Begrenzung der Deckplatten. **c** 4 Jahre: Schwere Becken- und Hüftkopfdysplasie, ähnlich wie bei der schweren Verlaufsform der Mukolipidose III (Abb. 41 d). **d** 6 Jahre: abgesehen von etwas vergröberter Trabekulierung normaler Befund. **e** 13 Jahre: Nur leichte Irregularität der Epiphysen der proximalen Phalangen

Insuffizienz und/oder Stenose der pathologisch veränderten Herzklappen äußern sich zunächst in lauten Herzgeräuschen und Herzvergrößerung, später in Zeichen zunehmender kardialer Insuffizienz. Die Kinder sind körperlich schwer behindert, haben jedoch guten Umweltkontakt und sind in speziellen Einrichtungen für Körperbehinderte bildungsfähig. Sie sterben nicht selten im 2. Lebensjahrzehnt.

Patienten mit der leichteren Verlaufsform entsprechen der ursprünglichen Beschreibung der Mukolipidose III (MAROTEAUX u. LAMY 1966). Leitsymptome sind Gelenkkontrakturen, besonders der Hüft- und Fingergelenke. An ein Karpaltunnelsyndrom ist bei entsprechender Symptomatik zu denken. Die Gesichtszüge können fast normal sein

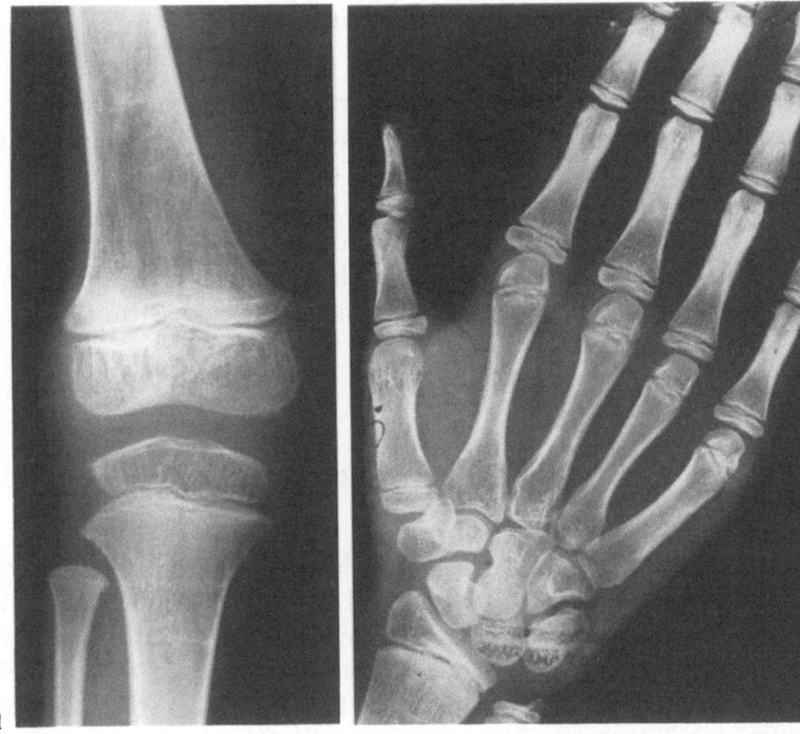

Abb. 42a–e

(Abb. 42a), werden mit zunehmender Krankheitsdauer nicht selten gröber mit schwer erscheinenden Lid- und Wangenfalten, dicken Lippen, breiter Nase. Thorakale Kyphose und lumbale Lordose sind verstärkt, der Rumpf verkürzt. Die Patienten können als Erwachsene eine Körperhöhe bis zu 160 cm erreichen. Sie leiden unter ihren Kontrakturen und der Hüftgelenksdysplasie mit schmerzhafter Coxarthrose. Angesichts der guten Allgemeinprognose sind prothetische Eingriffe indiziert. Herzklappenfehler sind regelmäßig vorhanden, führen vor allem zu Mitralstenose und Aorteninsuffizienz und sind für die verminderte Lebenserwartung der Patienten verantwortlich.

Röntgen: Patienten mit der schweren Verlaufsform der Mukolipidose III haben auch schwere Skelettveränderungen (Abb. 41 b–e). Der Schädel ist dabei vergleichsweise wenig betroffen. Die Wirbelkörper zeigen eine typisch ovoide Konfiguration und anteriosuperiore Hypoplasie am thorakolumbalen Übergang. Die Rippen sind paravertebral schmal, im übrigen breit. Beckenaufnahmen zeigen eine schwere Hypoplasie der unteren Iliakalabschnitte mit steilgestelltem Azetabulardach, ausladenden Beckenschaufeln, elongierten Scham- und Sitzbeinen und Schenkelhälsen. Die langen Röhrenknochen sind unregelmäßig begrenzt, submetaphysär schmal, im übrigen diaphysär erweitert. Die kurzen Röhrenknochen der Hand sind grotesk verunstaltet, diaphysär breiter als an ihren Enden. Bei der leichteren Verlaufsform ist wesentlich das Achsenskelett betroffen (Abb. 42 b–d). Die Deckplatten der Wirbelkörper sind wellig konturiert, ventral oder dorsal abgeflacht. Gelegentlich können sie freilich fast normal sein. Regelmäßig ist jedoch das Becken dysplastisch und unterscheidet sich kaum von dem der schweren Verlaufsform. Die Röhrenknochen sind kaum verändert. Dies gilt auch für die kurzen Röhrenknochen der Hand, die nur leichte epiphysäre Unregelmäßigkeiten, einen etwas verkleinerten Karpalraum mit proximal konvergierenden Fingerstrahlen und die durch Kontrakturen bedingte Fehlstellung aufweisen können (Kelly et al. 1975: Melhem et al. 1973).

T. Mukolipidose IV

Das Krankheitsbild wurde erstmals 1974 in Israel beschrieben (BERMAN et al. 1974). Ursache ist offensichtlich ein Defekt einer Gangliosid-spezifischen Neuraminidase (BACH et al. 1979b). Es ist charakterisiert durch die Kombination von Hornhauttrübungen mit psychomotorischer Retardierung (TELLEZ-NAGEL et al. 1976). Erstere können bereits im Säuglingsalter erkennbar sein; die psychomotorische Retardierung ist nur langsam progredient und die Patienten überleben ins Erwachsenenalter. Klinisch erkennbare Speicherphänomene und mesenchymale Ausfälle fehlen, das Skelett ist normal.

U. Salla Krankheit

Bei dieser jüngst in Finnland beschriebenen, offensichtlich autosomal rezessiv erblichen, im Kleinkindesalter sich manifestierenden Krankheit dominieren klinisch geistige Entwicklungsverzögerung, grobe Gesichtszüge, motorische Koordinationsstörung mit Ataxie und zunehmender Spastik (AULA et al. 1978). Lymphozyten zeigen Speichervakuolen. Röntgenaufnahmen zeigen eine verdickte Schädelkalotte. Möglicherweise handelt es sich ebenfalls um eine Störung im Neuraminsäure-Stoffwechsel (RENLUND et al. 1979).

Literatur

Arbisser AI, Donelly KA, Scott CI, Differante N, Singh J, Stevenson RE, Ayelesworth AS, Howell RR (1977) Morquio-like syndrome with beta-galactosidase deficiency and normal hexosamine sulfatase activity. Am J Med Genet *1*:195

Aula P, Raivio K, Autio S, Thoden CE, Rapola J, Koskela S-L, Yamashina I (1978) Four patients with a new lysosomal storage disorder (Salla disease). Monogr Hum Genet *10*:16

Autio S (1972) Aspartylglycosaminuria. J Ment Defic Res Monogr Series No I

Bach G, Zeigler M, Schaap T, Kohn G (1979) Mucolipidosis type IV: Ganglioside sialidase deficiency. Biochem Biophys Res Commun *90*:1341

Basner R, Figura K v, Grössl J, Klein U, Kresse H, Milekusch W (1979) Multiple deficiency of mucopolysaccharide sulfatases in mucosulfatidosis. Pediat Res *13*:1316

Beaudet AL, Differante NM, Ferry GD, Nichols BL, Mullins CE (1977) Variation in the phenotypic expression of β-glucuronidase deficiency. J Pediat *86*:388

Berman ER, Livni N, Shapira E, Merin S, Levij IS (1974) Congenital corneal clouding with abnormal systemic storage bodies. A new variant of mucolipidoses. J Pediat *84*:519

Blaw ME, Langer LE (1969) Spinal cord compression in Morquio-Brailsford disease. J Pediat *74*:593

Brill PW, Beratis NG, Kousseff BG, Hirschhorn K (1975) Roentgenographic findings in fucosidosis type 2. Am J Roentgenol *124*:75

Cantz M, Gehler J (1976) The mucopolysaccharidoses: Inborn errors of glycosaminoglycan catabolism. Hum Genet *32*:233

Cantz M, Gehler J, Spranger J (1977) Mucolipidosis I: Increased sialic acid content and deficiency of an alpha-N-acetylneuraminidase in cultured fibroblasts. Biochem Biophys Res Commun *74*:732

Cawson RA (1962) The oral changes in gargoylism. Proc Soc Med *55*:1066

Danes BS, Degnan M (1974) Different clinical and biochemical phenotypes associated with β-glucuronidase deficiency. Birth Defects *10*, no 12:251

Felding I, Hultberg B (1978) An atypical form of Sandhoff's disease. Case report and biochemical studies. Neuropaediatrie *9*:74

Fricker H, O'Brien JS, Vasella F, Gugler E, Mühlethaler JP, Spycher M, Wiesmann U, Herschkowitz N (1976) Generalized gangliosidosis: Acid β-galactosidase deficiency with early onset, rapid mental deterioration and minimal bone dysplasia. J Neurol *213*:273

Gardner DG (1971) The oral manifestations of Hurler's syndrome. Oral Surg *32:*46

Gardner D (1975) The dental manifestations of the Morquio syndrome (mucopolysaccharidosis IV): Am J Dis Child *129:*1445

Gardner RJM, Hay HR (1974) Hurler's syndrome with clear corneae. Lancet *II:*845

Gehler J, Cantz M, Tolksdorf M, Spranger J, Gilbert E, Drube H (1974) Mucopolysaccharidosis VII: β-glucuronidase deficiency. Humangenetik *23:*149

Gitzelmann R, Wiesmann UN, Spycher MA, Herschkowitz N, Giedion A (1978) Unusually mild course of β-glucuronidase deficiency in two brothers (mucopolysaccharidosis VII). Helv Paediat Acta *33:*413

Grossman H (1973) The Mucopolysaccharidoses and mucolipidoses. Prog Pediat Radiol *4:*495

Grossman H, Danes S (1969) Neurovisceral storage disease. Am J Roentgenol *103:*149

Guibaud P, Maire I, Goddon R, Teyssier G, Zabot MT, Mandon G (1979) Mucopolysaccharidose type VII par déficit en β-glucuronidase. Etude d'une famille. J Génét Hum *27:*29

Hasilik A, Waheed A, von Figura K (1981) Enzymatic phosphorylation of lysosomal enzymes in the presence of UDP-N-acetylglucosamine. Absence of the activity in I-cell fibroblasts. Biophys Res Commun *98:*761

Horrigan WD, Baker DH (1961) Gargoylism: a review of the roentgen skull changes with a description of a new finding. Am J Roentgenol *86:*472

Kampf JJP vd, Pelt JF v, Liem KO, Giesberts MAH, Niepoth LTM, Staalman R (1976) Clinical variability in Sanfilippo B disease: a report on six patients in two related sibships. Clin Genet *10:*279

Karpati G, Carpenter S, Eisan A, Solfe LS, Feindel W (1974) Multiple nerve entrapments: An unusual phenotypic variant of the Hunter syndrome (mucopolysaccharidosis II) in a family. Arch Neurol *33:*418

Kelly TE (1974) The mucopolysaccharidoses and mucolipidoses. Clin Orthop No 114, 116

Kelly TE, Thomas GH, Taylor HA, McKusick VA, Sly WS, Glaser JH, Robinow M, Luzzatti L, Espiritu C, Feingold M, Bull MJ, Ashenhurt EM, Ives EJ (1975) Mucopidosis III (Pseudo-Hurler polydystrophy): Clinical and laboratory studies in a series of 12 patients. Johns Hopkins Med J *137:*156

Kousseff BG, Beratis NG, Strauss L, Brill PW, Rosenfield RE, Kaplan B, Hirschhorn K (1976) Fucosidosis type 2. Pediatrics *57:*205

Kuriyama M, Okada S, Tanaka Y, Umezaki H (1980) Adult mucolipidosis with β-galactosidase and neuraminidase deficiencies. J Neurol Sci 46:245

Langer LO, Carey LG (1966) The roentgenographic features of the KS-mucopolysaccharidosis of Morquio (Morquio-Brailsford disease). Am J Roentgenol *92:*1

Lee FA, Donnell GN, Gwinn JL (1977) Radiographic features of fucosidosis. Pediat Radiol *5:*214

Lemaitre L, Remy J, Farriaux JP, Dhondt JL, Walbaum R (1978) Radiographic signs of mucolipidosis II or I-cell-disease. Pediat Radiol *7:*97

Leroy JG, Spranger JW, Feingold M, Opitz JM, Crokker AC (1971) I-cell disease. A clinical picture. J Pediat *79:*310

Lipson GJ (1977) Dysplasia of the odontoid process in Morquio's syndrome causing quadriparesis. J Bone Joint Surg [Am] *59:*340

Lowden LA, O'Brien JS (1979) Sialidosis: A review of human neuraminidase deficiency. Am J Hum Genet *31:*1

Magee KR (1950) Leptomeningeal changes associated with lipo-chondrodystrophy (gargoylism). Arch Neurol Psychiat *63:*282

Maroteaux P (1973) Un nouveau type de mucopolysaccharidose avec athétose et élimination urinaire de kératan sulfate. Presse Méd *14:*975

Maroteaux P (1974) Maladies osseuses de l'enfant. Flammarion, Paris

Maroteaux P, Lamy M (1966) La Pseudo-Polydystrophie de Hurler. Presse Méd *74:*2889

Maroteaux P, Lamy M, Foucher M (1963) La maladie de Morquio. Etude clinique, radiologique et biologique. Presse Méd *71:*2091

Maroteaux P, Humbel R, Strecker G, Michalski JC, Maude R (1978) Un nouveau type de sialidose avec atteinte rénale: La nephrosialidose. Arch Fr Pediat *35:*819

Matalon R, Deanching M (1977) The enzymic basis for the phenotypic variation of Hurler and Scheie syndromes. Pediat Res *11:*887

McKusick VA (1972) Heritable disorders of connective tissue, 4th ed. Mosby, St. Louis

McKusick VA (1978) The mucopolysaccharide storage diseases. In: Stanbury JB, Wyngaarden JB, Fredrickson DS (eds) The metabolic basis of interited disease 4th ed. McGraw Hill, New York, p 1282

McKusick VA, Neufeld E, Kelly T (1978) The mucopolysaccharide storage diseases. In: Stanbury JB, Wyngaarden JB, Fredrickson DS (eds) The metabolic basis of inherited disease. McGraw Hill, New York

Melhem R, Dorst JP, Scott CI, McKusick VA (1973) Roentgen findings in mucolipidosis III (Pseudo-Hurler polydystrophy). Radiology *106:*153

Neufeld DF, Liebaers J, Epstein CJ, Yatziv S, Milunsky A, Migeon BR (1977) The Hunter syndrome in females: is there an autosomal recessive form of iduronate sulfatase deficiency? Am J Hum Genet *29:*455

Neufeld EF (1974) The biochemical basis for mucopolysaccharidoses and mucolipidoses. In: Steinberg AG, Bearn AG (eds) Progress in medical genetics, vol 10, p 81 Grune & Stratton, New York

Neuhauser EBD, Griscom NT, Gilles FA, Crocker AC (1968) Arachnoid cysts in the Hurler-Hunter syndrome. Am J Roentgenol *11:*435

O'Brien JS (1975) Molecular genetics of G_{M_1}β-galactosidase. Clin Genet *8:*303

O'Brien JS (1978) G_{M_1}gangliosidosis. In: Stanbury JB, Wyngaarden JB, Fredrickson DS (eds) The metabolic basis of inherited disease. McGraw Hill, New York, p 845

O'Brien JS, Ho MW, Veath ML, Wilson JF, Myers G, Opitz JM, Zu Rhein GM, Spranger JW, Hartmann HA, Haneberg B, Grosse FR (1972) Juvenile G_{M_1}gangliosidosis: clinical, pathological, chemical and enzymatic studies. Clin Genet *3*:411

Pfeiffer RA, Kresse H, Bäumer N, Sattinger E (1977) Beta-glucuronidase deficiency in a girl with unusual clinical features. Eur J Pediatr *126*:155

Pilz H, Müller D, Sandhoff K, Ter Meulen V (1968) Tay-Sachssche Krankheit mit Hexosaminidase Defekt. Dtsch Med Wochenschr *93*:1833

Rampini SU (1976) Klinik der Mukopolysaccharidosen. Beiheft 74 „Klinische Pädiatrie". Enke, Stuttgart

Rampini S, Isler W, Baerlocher K, Bischoff A, Ulrich J, Plüss HJ (1970) Die Kombination von metachromatischer Leukodyxtrophie und Mucopolysaccharidose als eigenständiges Krankheitsbild (Mukosulfatidose). Helv Paediat Acta *25*:436

Rapin J, Goldfischer S, Katzmann R, Engel J, O'Brien JS (1978) The cherry-red macular spot-myoclonus syndrome. Ann Neurol *3*:234

Renlund M, Chester MA, Lundblad A, Aula P, Raivio O, Autio S, Koskela S-L (1979) Increased urinary excretion of free N-acetyl-neuraminic acid in thirteen patients with Salla disease. Europ J Biochem *101*:245

Russell DB (1949) Observations of the pathology of hydrocephalus. Medical Research Council Spec. Serv Monograph No 265. HM Stationary Office, London

Schafer IA, Powell DW, Sullivan JC (1971) Lysosomal bone disease. Pediat Res *5*:391

Sly WS, Quinton BH, McAlister WH, Rimoin DL (1973) β-glucuronidase deficiency: report of clinical, radiologic and biochemical features of a new mucopolysaccharidosis. J Pediatr *82*:249

Spence MW, Ripley BA, Embil JA, Tibbles JAR (1970) A new variant of Sandhoff's disease. Pediatr Res *8*:628

Spranger J (1972) The systemic mucopolysaccharidoses. Ergeb Inn Med Kinderheilkd NF *32*:165

Spranger J (1977) β-Galactosidase and the Morquio syndrome. Am J Med Genet *1*:207

Spranger J, Koch F, McKusick VA, Natzschka J, Wiedemann HR, Zellweger H (1970) Mucopolysaccharidosis VI (Maroteaux Lamy disease) Helv Paediat Acta *25*:337

Spranger J, Langer LO, Wiedemann HR (1974) Bone dysplasias. Fischer, Stuttgart

Spranger J, Gehler J, Cantz M (1976) The radiographic features of mannosidosis. Radiology *119*:401

Spranger J, Gehler J, Cantz M (1977) Mucolipidosis I – a sialidosis. Am J Med Genet *1*:21

Spranger J, Cantz M, Gehler J, Liebaers J, Theiss W (1978) Mucopolysacchridosis II (Hunter disease) with corneal opacities. Eur J Pediatr *129*:11

Stevenson RE, Taylor HA, Parks SE (1978) β-galactosidase deficiency: prolonged survival in three patients following early central nervous system deterioration. Clin Genet *13*:305

Tellez-Nagel U, Rapin J, Iwamoto J, Hohnson A, Norton W, Nitowsky H (1976) Mucolipidosis IV. Arch Neurol *33*:828

Troost J, Staal GEJ, Willense J, Heijden MCM van der (1977) Fucosidosis. Neuropädiatrie *8*:155

Vidailhet M, Neimann N, Grigon G, Hartemann P, Philippart M, Paysan P, Floquet J (1973) Maladie de Sandhoff (gangliosidose à G_{M_2} de type 2). Arch Fr Pédiatr *30*:45

Voelz C, Tolksdorf M, Freitag F, Spranger J (1971) Fucosidose. Monatsschr Kinderheilkd *119*:352

Worth HM (1966) Hurler's syndrome. A study of radiologic appearances in the jaws. Oral Surg *22*:21

Yatziv S, Erickson RP, Epstein CJ (1977) Mild and severe Hunter syndrome (mucopolysaccharidosis II) within the same sibship. Clin Genet *11*:319

Young JD, Harper PS (1979) Long-term complications in Hunter's syndrome. Clin Genet *16*:125

Yunis JJ, Lewandowski RC, Sanfilippo S, Tsai M, Foni I, Bruhl HB (1976) Clinical manifestations of mannosidosis. A longitudinal study. Am J Med *61*:841

Erwobene Osteopathien im Kindesalter

Von

I. GREINACHER

Mit 73 Abbildungen und 2 Tabellen

A. Einleitung

Eine Aufgliederung der kindlichen Osteopathien im Hinblick auf ätiopathogenetische Faktoren ist problematisch. Die möglichen Störungen, die sich am kindlichen, d.h. am wachsenden Skelett bemerkbar machen, sind sehr vielgestaltig. Gerade die neueren Erkenntnisse auf verschiedenen Grenzgebieten lassen eine kausalorientierte Einteilung in ernährungs- und stoffwechselbedingte Osteopathien, wie sie zunächst für dieses Kapitel des Handbuches konzipiert worden war, nicht mehr ratsam erscheinen. Während z.B. die Rachitis früher als eine vorwiegend exogene, ernährungsbedingte Erkrankung galt, weiß man heute, daß rachitische Veränderungen uneinheitliche Ursachen haben, und daß etwa bei der einfachen sog. Vitamin-D-Mangelrachitis die pathogenetisch wirksamen Faktoren Hormone sind (Man spricht heute vielfach vom „Vitamin-D-Hormon"). Es gibt rachitische Knochenveränderungen schwerster Art, die auf Substitution von Vitamin D in üblicher Dosierung nicht reagieren; mitunter kann eine echte Erbkrankheit mit Bindung an das X-Chromosom vorliegen.

Ein eigenes Kapitel über Hypo- bzw. Avitaminosen wurde nicht als sinnvoll erachtet; diese wurden vielmehr in die Erörterung der Ca- und P-Stoffwechselstörung einbezogen; Vitamin C wird heute als Faktor im Eiweißstoffwechsel angesehen und eine dementsprechende Einordnung vorgenommen.

Seit langer Zeit ist bekannt, daß Nephropathien auf das Knochensystem zurückwirken, wiederum im besonderen auf das wachsende Skelett. Des weiteren ergeben sich bei chronischen Nierenerkrankungen therapiebedingte Einflüsse auf das Knochensystem. Auch andere Organerkrankungen (Herz, Lunge und Nervensystem) wirken sich in teils spezifischer, teils unspezifischer Weise auf das röntgenologisch erfaßbare Knochenbild aus. Neue Gesichtspunkte betreffen Konsequenzen der ärztlichen Behandlung, d.h. therapiebedingte Veränderungen nicht etwa nur in der Wachstumszone des Skelettes, z.B. Folgen einer chronischen Dialysebehandlung oder einer Hormonbehandlung mit Nebennierenrindenpräparaten. Eine langzeitige antiepileptische Medikation ruft gelegentlich die sog. antiepileptische Rachitis hervor.

Zu den genannten Schwierigkeiten, die sich einer übersichtlichen Systematik entgegenstellen, kommen folgende Punkte hinzu. Das Kapitel der Osteopathien im Kindesalter ist Teil eines Gesamtwerkes, wobei bereits im Rahmen der Abhandlung der einzelnen Themen auf die Veränderungen am kindlichen Skelett eingegangen worden ist. Dies trifft vor allem zu für das große Thema der Knochenveränderungen bei Hämatopathien, so daß eine neuerliche Bearbeitung entfallen konnte. Bei der Übersichtseinteilung werden Hinweise angebracht, wo diese Darstellungen zu finden sind. Auch ein Teil der Speicherkrankheiten ist bereits in einem früheren Band enthalten und braucht nicht mehr aufgeführt zu werden. Die größte Schwierigkeit ergibt sich hinsichtlich der Röntgenbefunde bei komplexen Kohlenhydratstoffwechselstörungen. Diese früher unter der Bezeichnung Pfaundler-Hurler'sche Erkrankung oder Dysostosis multiplex oder auch Gargoylismus beschriebene Störung ist heute durch subtile biochemische Untersuchungen in ätiologisch unterschiedliche Enzymstörungen differenziert. Dankenswerterweise hat Herr Prof. SPRANGER, Mainz, hierfür seine reiche Erfahrung zur Verfügung gestellt. Auch für das Kapitel der renalen Osteopathien wäre es ohne Spezialisten kaum möglich gewesen, das vorhandene Schrifttum auszuwerten. Herr Professor Dr. MEHLS, Heidelberg, hat sich der Mühe unterzogen, aus seinem eigenen reichen Material und dem gesammelten Schrifttum eine übersichtliche Zusammenstellung vorzunehmen.

Es sei noch darauf hingewiesen, daß Begriffe aus der Erwachsenen-Röntgenologie in der Kinderheilkunde z.T. anders verstanden werden und sich hierdurch möglicherweise Mißverständnisse ergeben könnten: z.B. wird die Spätrachitis in der Kinderheilkunde für eine Vitamin-Mangelrachitis im 1. und 2. Lebensjahr gebraucht, wie wir sie zuweilen bei Kindern von Gastarbeitern auch heute noch antreffen. Auch der Begriff der Osteomalazie wird in der Kinderheilkunde durchweg als Symptom verstanden und nicht als eigenes Krankheitsbild.

Die hier vorgestellten Röntgenbilder stammen größtenteils aus dem eigenen Klinikarchiv. Es wurde Wert darauf gelegt, möglichst typische Röntgenbilder in genügender Anzahl zur Abbildung zu bringen. Auf zu spezielle biochemische und pathophysiologische Erörterungen wurde verzichtet, auch auf anatomisch-histologische Präparatedarstellung. Hierzu wird auf das Literaturverzeichnis verwiesen.

Anatomische Grundlagen

Die Unterteilung des Röhrenknochens in die drei Abschnitte: Epiphyse, Metaphyse und Diaphyse erscheint am wachsenden Skelett besonders auch im Hinblick auf einwirkende krankhafte Prozesse sehr wichtig (Skizze 1). Röntgenologisch ist die Darstellung bzw. der Zeitpunkt des Nachweises der einzelnen Epiphysenkerne für die Beurteilung des sog. Knochenalters wesentlich. Die zwischen Epiphyse und Metaphyse gelegene röntgenologisch unsichtbare Knorpelzone wird von RUBIN (1964) „Physe" genannt, von deutschsprachigen Autoren entsprechend der anatomischen Nomenklatur „Epiphysen-

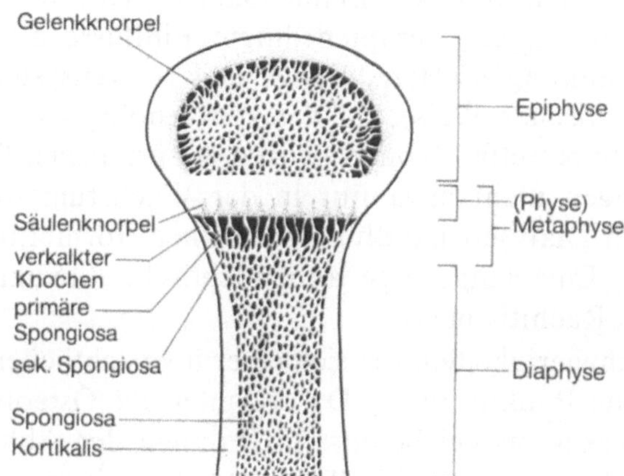

Skizze 1: Schema der Abschnitte am wachsenden Knochen (modifiziert nach SCHMID 1973)

fuge“ oder auch „Epiphysenplatte“; sie stellt die eigentliche Wachstumszone dar und gehört zur Metaphyse. Die röntgenologisch sichtbare Metaphyse ist die Knorpelknochengrenze und muß in jedem Fall bei der Beurteilung des kindlichen Skeletts analysiert werden. Die Diaphyse ist der Knochenschaft der Röhrenknochen, wobei die Röhre ein in ihrem Verlauf wechselndes Innenkaliber (Spongiosa) und eine nicht konstante Wandstärke (Kortikalis) besitzen kann. Auch dies ist bei der Diagnose von Knochenstörungen zu berücksichtigen.

Besonderheiten am wachsenden Skelett

Die metaphysären Aufhellungsbänder und Verdichtungslinien (WILLICH 1968)

Pathologische Prozesse spielen sich bevorzugt in hochaktiven Geweben ab. Im Säuglings- und Kleinkindesalter sind dies besonders die in den Metaphysen gelegenen Wachstumszonen. Hier wird man am ehesten Strukturveränderungen finden, wenn pathologische Vorgänge ablaufen. Zur Differenzierung der Osteopathien ist zu unterscheiden, ob eine Osteoporose oder eine Osteomalazie vorliegt. Die osteoporotische Veränderung tritt ein bei Störung des Eiweißstoffwechsels, die osteomalazische Veränderung bei Störung des Mineralstoffwechsels (SCHOBER 1961). Sowohl bei der osteoporotischen wie bei der osteomalazischen Form können metaphysäre Aufhellungsbänder entstehen, die sich jedoch strukturell unterscheiden und daher auf die Ätiologie schließen lassen. Die metaphysären Aufhellungsbänder sind quer verlaufende transparente Knochenzonen, die schon relativ früh eine Störung anzeigen können. Die von WILLICH (1968) herausgearbeiteten Kriterien zur Differenzierung der Knochenstruktur sind folgende: Beschaffenheit der Spongiosabälkchen, der Kortikalis, des Periosts und der Metaphysenendplatte. Bei der Osteoporose ist die Metaphysenendplatte scharf begrenzt, das darunter liegende Aufhellungsband rarefiziert, die Spongiosazeichnung scharf, die Kortikalis ebenfalls scharf begrenzt und zeigt normale Dicke, das Periost ist nicht verbreitert. Bei der Osteomalazie (z.B. Rachitis) ist die Metaphysenendplatte unscharf, ausgefranst, die Struktur der Spongiosabälkchen verwaschen, unscharf, die Kortikalis verdünnt und unscharf abgesetzt, das Periost eher verdickt. Eine scharfe Trennung zwischen Osteoporose und Osteomalazie im Röntgenbild des Skeletts, wie von WILLICH (1968) beschrieben, ist allerdings in vielen Fällen nicht möglich. Die genannten Kriterien können sich in überschneidenden Kombinationen finden. Eine Osteoporose bedeutet immer auch Hypomineralisation des Skeletts, umgekehrt bedeutet Osteomalazie nicht auch Osteoporose. Metaphysäre Aufhellungsbänder beim Neugeborenen, Säugling und Kleinkind kommen vor sowohl an den langen Röhrenknochen als auch an den platten Knochen (z.B. Beckenkamm und Hüftgelenkspfanne, Schulterblatt). Als Ursache ist möglich eine Dysvitaminose, andere Ernährungs- und Stoffwechselstörungen, endokrine Erkrankungen; bei Früh- und Neugeborenen sind solche Aufhellungsbänder zu finden, die teilweise durch intrauterine Schädigung hervorgerufen sein können, aber auch unspezifisch zu werten sind und nach etwa 3 Wochen schwinden. Aufhellungsbänder können auch Frühsymptom einer Säuglingsosteomyelitis sein (GIEDION 1960).

Metaphysäre Verdichtungslinien werden von einigen Autoren auch „Wachstumsstillstandslinien“ („growth-arrest-lines“) genannt. Da solche quer zum Knochenschaft verlaufenden verstärkt kalksalzhaltige Linien aber auch bei beschleunigtem Wachstum beobachtet werden, nennt CAFFEY (1973) sie „growth-lines“, Wachstumslinien (Exogene Ursachen, wie Schwermetallintoxikation, müssen ausgeschlossen werden). Nach der bereits genannten Studie von WILLICH (1968) anhand von zahlreichen Verlaufsserien zeigt sich mit Regelmäßigkeit, daß den Verdichtungslinien Aufhellungsbänder vorausgehen, d.h. daß zuerst die Periode der trophischen Störung der enchondralen Ossifikation sich manifestiert und dann die vermehrte Kalksalzeinlagerung durch die Osteoblasten mit der Verdichtungslinie folgt. Diese wandern mit der Zeit diaphysenwärts und sind mitunter in der Mehrzahl vorhanden, wenn ein Krankheitsrezidiv eingetreten ist. Aufhellungsbänder und Verdichtungslinien alterieren. Liegt eine osteomalazische Knochenstörung vor, kann, wie z.B. bei der Rachitis, eine metaphysäre Verdopplungslinie entstehen. Unter der Normalisierung der Spongiosa ist eine Knochendeformierung in Form einer Verbiegung möglich.

B. Stoffwechselstörungen

I. Ca-P-Stoffwechsel

1. Exogen

a) Vitamin-D-Mangelrachitis

Die Mangelrachitis war vor allem in sonnenarmen Ländern noch im letzten Jahrhundert eine sehr häufige Erkrankung. In England soll sie besonders bei Kindern unter 5 Jahren beobachtet worden sein. Erstmals beschrieben wurde sie ebenfalls in England um 1650. Bekannt ist sie bei uns unter dem Namen Englische Krankheit. Die günstige Wirkung von Lebertran war schon länger bekannt, die heilende Wirkung des UV-Lichtes wurde erst 1919 von HULDSCHINSKI (zit. nach PRADER, 1975) entdeckt. Die dabei wesentliche, zunächst noch unbekannte Wirksubstanz erhielt den Namen Vitamin D, bevor die Konstitution 1936 von WINDAUS (zit. nach PRADER 1975) et al. erstmals chemisch analysiert werden konnte.

Die Vitamin-D-Mangelrachitis muß unterschieden werden von allen anderen rachitischen Knochenveränderungen, denen ätiologisch und pathogenetisch verschiedenartige Prozesse zugrunde liegen. Der Vitamin-D-Mangelzustand im Säuglings- und frühen Kleinkindesalter bedeutet eine verminderte Kalzifikation im wachsenden Knorpel und Knochen. Im Hinblick auf das Alter dominiert die Zeit zwischen dem 6. und 18. Lebensmonat; eine Mangelrachitis, die im 2. und 3. Lebensjahr auftritt, wird i. allg. Spätrachitis genannt. Eine angeborene Rachitis ist zweifellos eine Rarität (MAXWELL et al. 1939, FORD et al. 1973). RUSSEL et al. 1974 beschreiben sogar einen Fall von fötaler Rachitis, die intrauterin diagnostiziert werden konnte. Die angeborene Rachitis entsteht am ehesten, wenn die Mutter während der Schwangerschaft an einer Osteomalazie leidet.

Die Hauptursache der Vitamin-D-Mangelrachitis ist eine Vitamin-D-arme Ernährung und eine ungenügende Zuwendung von UV-Strahlen des Sonnenlichts. Auf die mit diesem Krankheitsbild zusammenhängende umfangreiche klinische Problematik hat WIMBERGER 1925 hingewiesen, eine weitere Übersichtsarbeit stammt von HÖVELS (1962). Neben unbekannten konstitutionellen Faktoren bei den verschiedenen Individuen spielen auch eine Reihe von disponierenden Faktoren eine Rolle, wie Frühgeburt, schlechte Pflegebedingungen, Jahreszeit, Klima, Hautfarbe, möglicherweise auch geschlechtsgebundene Faktoren (v. SYDOW 1957). Chronische Hautaffektionen, wie Dermatitis und Ekzem, können einen prädisponierenden Faktor darstellen. Es sei in diesem Zusammenhang betont, daß heute die Mangelrachitis nicht nur bei Kindern von Gastarbeitern beobachtet wird, sondern immer wieder auch bei einheimischen Säuglingen. Möglicherweise spielen hier die obengenannten vererbten konstitutionellen Faktoren eine Rolle, die seit der Möglichkeit einer Therapie und Prophylaxe mit Vitamin D jetzt in der 2. oder 3. Generation eher vererbt werden können. Einen relativ großen Prozentsatz an florider Rachitis, nämlich 31%, fanden OPIE et al. (1975) in einer Untersuchungsstudie von 300 farbigen Kindern in Südafrika. Die Autoren glauben, daß die Mütter dieser Kinder selbst an einer subklinischen Vitamin-D-Mangelrachitis leiden. Auch HODGKIN et al. (1973) stellten eine hohe Frequenz an rachitischen Erkrankungen bei Kindern von nach England eingewanderten Indern fest.

Biochemie

Nach der biochemischen Analyse des Vitamin D 1936 von WINDAUS et al. (zit. nach PRADER 1975), hat die weitere Forschung gezeigt, daß der Körper bei genügend UV-Einwirkung nicht auf Vitamin-D-Zufuhr von außen angewiesen ist. Der Körper kann selbst 7-Dehydrocholesterol synthetisieren, dieses wird in der Haut mit Hilfe des Sonnenlichts in Cholecalciferol oder Vitamin D 3 umgewandelt. Das Vitamin D beeinflußt positiv die intestinale Kalziumresorption und Ca-Mobilisation im Knochen, sorgt direkt oder indirekt für die normale Verkalkung von neugebildeten Knochen. Unklar blieb zunächst, warum die Vitamin-D-Wirkung nur in vivo und nicht in vitro gelingt. Durch biochemische Arbeitsgruppen von DELUCA 1973 u. KODICEK 1974, wissen wir seit 1973, daß das exogen zugeführte oder in der Haut resorbierte Vitamin D in der Leber zu 25-Hydroxycholecalciferol (25-OH-D_3) hydroxyliert wird, während das nicht umgewandelte D_3 in der Muskulatur und im Fettgewebe gespeichert werden kann. 25-Hydroxycholecalciferol ist die wichtigste Transportform des Vitamin D und macht den größten Teil des im Blutserum nachgewiesenen biologisch aktiven Vitamin D aus. Eine weitere Hydroxylierung erfährt diese Verbindung jedoch in der Niere: 1,25-Dihydroxycholecalciferol (1,25-$(OH)_2$-D_3). Erst dieser Metabolit ist das am Endorgan angreifende Produkt. Damit hat das zweifach hydroxylierte Vitamin D_3 alle Eigenschaften eines Hormons: Es wird in einem einzigen Organ (Niere als endokrines Organ) gebildet, es wird in das Blut sezerniert und gelangt auf diese Weise zu dem entfernten Erfolgsorgan, vor allem Darm und Knochen (das sog. „-Vitamin-D-Hormon"). Durch bestimmte körpereigene Regulationsmechanismen wird die Synthese des 1,25-$(OH)_2$-D_3 dem jeweiligen Bedarf angepaßt, im Darm die Ca-Resorption und am Knochen der Neu- und Abbau geregelt. Gefördert wird die Synthese durch Parathyreoida-Hormon (DELUCA 1973; KODICEK 1974; RASMUSSEN 1972), das im Blut bei Hypokalzämie erhöht ist. Eine erniedrigte Phosphatkonzentration im Blut regt den Körper zur Mehrbildung von hydroxyliertem Vitamin D im Blut und in den Zellen der Nierentubuli an, wie dies die typische Konstellation bei Vitamin-D-Mangelrachitis ist (PRADER 1975).

Pathologisch-anatomisch steht bei der floriden Rachitis die Bildung von Osteoid anstelle von richtigem Knochengewebe in der Wachstumszone im Vordergrund. Die röntgenologisch nicht sichtbare Knorpelzone, von RUBIN (1964) „Physe" genannt, ist deutlich verbreitert. Im Knocheninnern kann die Tela ossea durch Osteoid ersetzt werden, d.h. die Knochenbälkchen sind von breiten Osteoidschichten eingesäumt (Osteomalazie). Auch die periostale Knochenneubildung ist betroffen, sie sucht zu kompensieren und ist überschießend, aber insuffizient. Es bilden sich periostale Osteophyten. Ist die Belastung zu groß und andererseits der pathologische Knochenumbau ungleichmäßig, können bandförmige Osteoidzonen durch den Knochen verlaufen und zu Grünholzfrakturen werden oder als sog. Pseudofrakturen erscheinen (Loosersche Umbauzonen oder Milkmann-Pseudofrakturen).

Klinisches Bild

Die allgemeinen Zeichen der Rachitis zeigen sich vorwiegend bei pastösen Säuglingen mit Mißlaunigkeit, Schwitzen am Hinterkopf, Muskelhypotonie, dadurch Froschbauch und Sitzbuckel, Anämie und Bewegungsarmut durch Knochenschmerzen. Als klinische Zeichen am Skelett werden im floriden Stadium die Kraniotabes gefunden, rachitischer Rosenkranz, Verdickung der Malleolen an Hand- und Fußgelenk (Marfanzeichen). Auch eine große, weit offene Fontanelle, d.h. ein verzögerter Schluß derselben und ein verspäteter Zahndurchbruch gilt als rachitisverdächtig. Spätfolgen sind Quadratschädel, Harrisonsche Furche (nicht Trichter- oder Hühnerbrust!). Folgen einer abgeheilten Rachitis sind weiterhin Beckendeformierung mit Coxa-vara-Stellung und rachitische O-Beine. Skoliosen der Wirbelsäule sind i. allg. nicht rachitischen Ursprungs. Unter den Laborbefunden sind im floriden Stadium die Verminderung der Serumphosphate und der starke Anstieg der alkalischen Phosphatase besonders hervorstechende Merkmale. Der Serumkalziumspiegel wird i. allg. im unteren Normbereich gehalten, solange ein reaktiver Hyperparathyreoidismus diese lebenswichtige Regulation sicherstellt. Im Urin wird bei florider Rachitis nicht nur wenig Kalzium und viel Phosphat ausgeschieden, sondern auch die Aminoacidurie steigt an. In der Abheilphase wird auch der Ca-Spiegel im Blut beeinflußt, d.h. er kann stark absinken, dann tritt gewöhnlich eine hypokalzämische Tetanie auf.

Röntgenbefunde
(EDEIKEN u. HODES 1975; MURRAY u. JACOBSON 1972; CAFFEY 1973)

Röntgenologisch nachweisbare Veränderungen sind vor allem und in erster Linie an der Stelle des stärksten Knochenwachstums zu erwarten, d.h. in der präparatorischen Verkalkungszone. Hier findet sich eine Unschärfe der metaphysären Begrenzung und eine Verbreiterung der Epiphysenfuge. Zunehmend bildet sich die typische Becherform aus, die Abschlußlinie wird noch unschärfer, es zeigt sich eine aufgelockerte bis besenreiserförmige Struktur. Diese Strukturauffälligkeit ist an den Stellen des schnellsten Wachstums, nämlich an der distalen Ulna- und Radiusmetaphyse und im Bereich des Kniegelenkes am deutlichsten zu finden. Für die röntgenologische Diagnose der floriden Rachitis wird man sich deswegen i. allg. an einer Röntgenaufnahme des Handgelenkes und des Kniegelenkes orientieren (Abb. 1 u. 2). Hier sollten auch die Kontrollen der Abheilung bzw. der Therapie erfolgen. LEFEBRE et al. (1960) beschreiben in einer ausführlichen Studie die metaphysären Veränderungen bei der Störung des Kalzium-Phosphatstoffwechsels durch Vitamin-D-Mangel.

Weitere metaphysäre Veränderungen sind röntgenologisch im Säuglingsalter auch an den relativ schnell wachsenden Vorderrippenenden zu entdecken. Hier ist die Becherform im *a.p.* Bild des Thorax zunächst wenig auffallend, eher im Seitbild zu erkennen.

Epiphysär äußert sich die floride Rachitis durch eine fehlende Mineralisation der Kerne, d.h. es liegt nur ein scheinbar verzögertes Auftreten der Ossifikationszentren vor. Die für das entsprechende Alter nicht vorhandenen Knochenkerne sind durch eine allgemeine Mineralisationsstörung bedingt und nicht im Sinne eines Mangels an Schilddrüsenhormon wie bei der Hypothyreose. Die bereits vorhandenen Epiphysen sind stark demineralisiert und haben eine pathognomonisch unscharfe Begrenzung.

Die diaphysäre Ossifikationsstörung ist charakterisiert durch Kalksalzarmut, wobei die feineren Knochentrabekel zuerst betroffen werden. Somit resultiert die für eine Diagnosestellung wichtige strähnige trabekuläre Knochenzeichnung. Durch die Verdünnung der Kortikalis werden die Randbegrenzungen der langen Röhrenknochen unscharf, ebenfalls ein wichtiges und vor allem in der Differentialdiagnose zu verwertendes Zeichen. In der Diaphyse treten an den am meisten belasteten Stellen Konturunterbrechungen auf, die bandförmig durch die Knochen verlaufende Osteoidzonen darstellen und symmetrisch auftreten, dann Loosersche Umbauzonen oder Milkmann-Pseudofrakturen genannt werden. Weiterhin können bei geringen Traumen leicht Grünholzfrakturen entstehen,

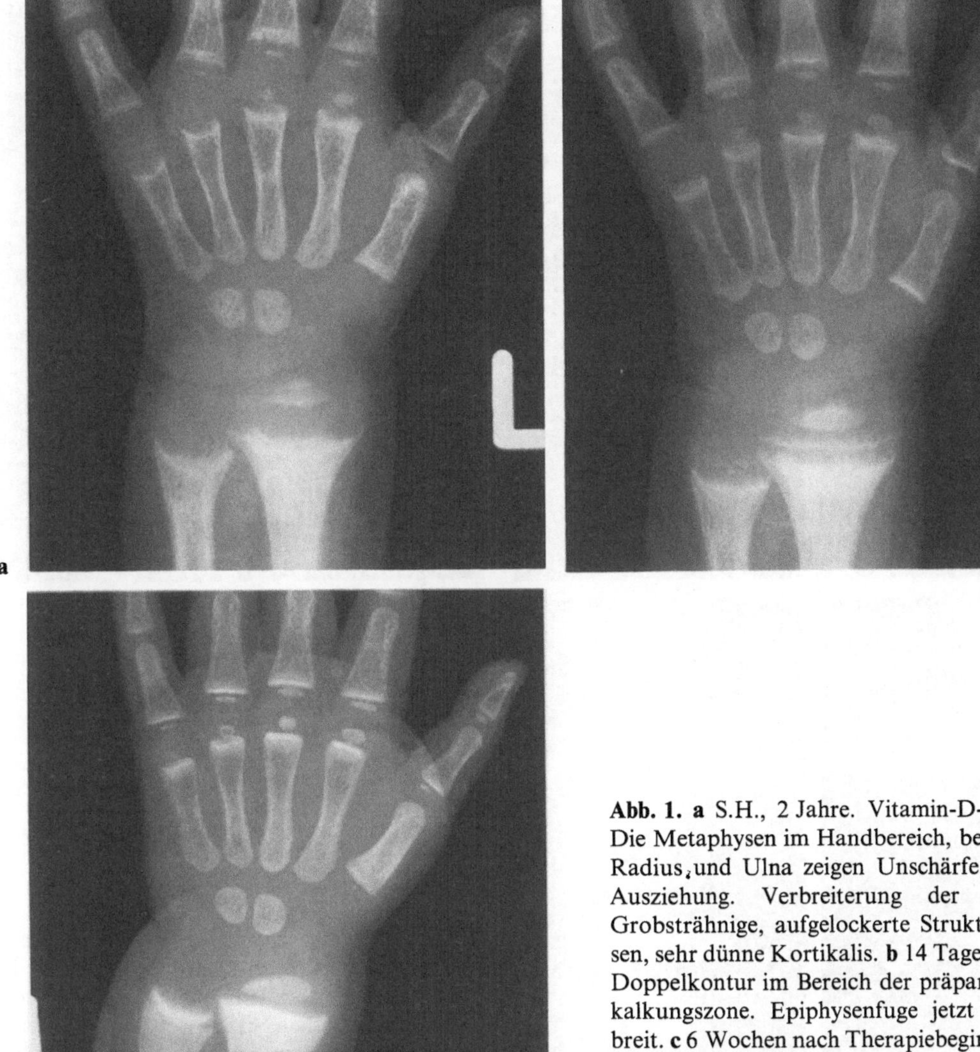

Abb. 1. a S.H., 2 Jahre. Vitamin-D-Mangelrachitis. Die Metaphysen im Handbereich, besonders distaler Radius und Ulna zeigen Unschärfe, becherförmige Ausziehung. Verbreiterung der Epiphysenfuge. Grobsträhnige, aufgelockerte Struktur der Diaphysen, sehr dünne Kortikalis. **b** 14 Tage nach Therapie: Doppelkontur im Bereich der präparatorischen Verkalkungszone. Epiphysenfuge jetzt wieder normal breit. **c** 6 Wochen nach Therapiebeginn: Im neugebildeten Knochen der Metaphyse besonders kontrastdichte, feinstrukturierte Knochenzeichnung. Epiphysen scharf, Metakarpal- und Phalangealepiphysen jetzt sichtbar

diese sind jedoch asymmetrisch (Abb. 3). Es handelt sich dabei um Kortikaliseinbrüche ohne Verletzung des Periosts, das gleich einer Rinde bei einem Weidenzweig eine Verschiebung der Frakturenden nicht zuläßt. Die periostale Osteoidbildung erfolgt entlang der meisten Diaphysen im Überschuß, so daß zarte Periostverdichtungen sich im floriden Stadium mehr oder weniger deutlich röntgenologisch nachweisen lassen. Am stärksten findet sich periostale Knochenneubildung wiederum an Stellen der stärksten Belastung, d.h. an den Unterextremitäten, vorwiegend an der Innenseite der Tibia. Im Ausheilungsstadium entsteht hier dann die Verdickung der Innenkortikalis und führt klinisch zum Bild der O-Beinstellung.

Während das klinisch so imponierende Zeichen der Kraniotabes als erstes an eine floride Rachitis denken läßt, ist eine Röntgenaufnahme des Schädels wenig oder überhaupt nicht ergiebig. Eine allgemeine Demineralisation der Schädelkalotte und ein verzögerter Schluß der Schädelnähte ist allenfalls zu beobachten. SWISCHUK et al. (1977) zeigen

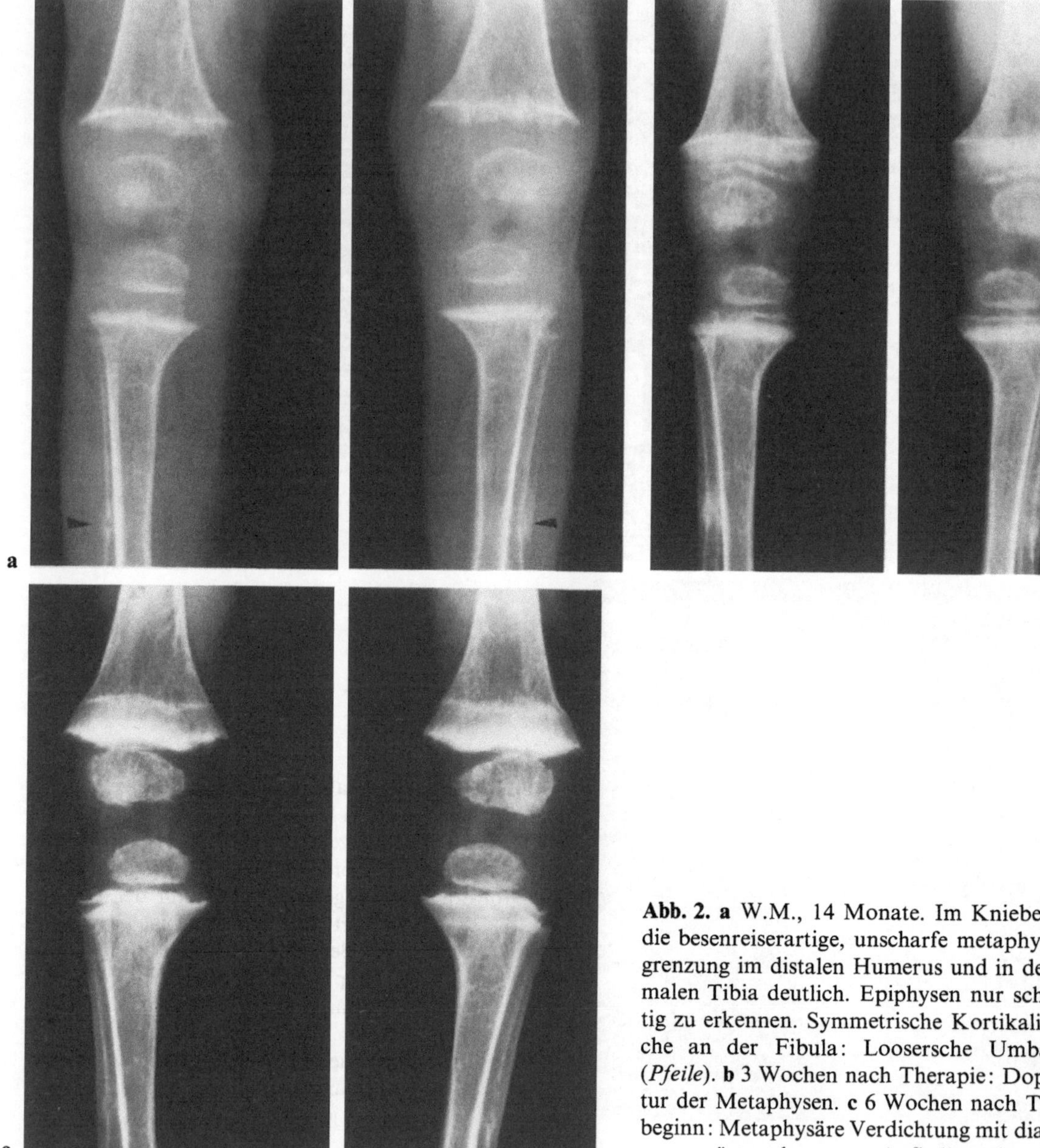

Abb. 2. a W.M., 14 Monate. Im Kniebereich ist die besenreiserartige, unscharfe metaphysäre Begrenzung im distalen Humerus und in der proximalen Tibia deutlich. Epiphysen nur schattenartig zu erkennen. Symmetrische Kortikaliseinbrüche an der Fibula: Loosersche Umbauzonen (*Pfeile*). **b** 3 Wochen nach Therapie: Doppelkontur der Metaphysen. **c** 6 Wochen nach Therapiebeginn: Metaphysäre Verdichtung mit diaphysenwärts gelegenem „Aufhellungsband"

allerdings in einer Studie von 5 eigenen rachitischen Fällen eine deutliche Demineralisation des Schädels. Diese Kinder werden durch Krämpfe auffällig, und deswegen wird eine Röntgenaufnahme des Schädels durchgeführt. Die Autoren glauben, daß sich aufgrund eines Schädelbildes die sich hinter den Krämpfen verbergende hypokalzämische Tetanie bei Rachitis diagnostizieren lasse. Die von den genannten Autoren angegebenen 80% Demineralisation des Schädels beziehen sich auf *alle* Formen der Rachitis. Die länger anhaltende und nicht behandelte Rachitis kann im Röntgenbild zur Symptomatik eines Druckschädels führen, d.h. zu einer verstärkten Innenreliefdarstellung (SWOBODA 1969).

An der Wirbelsäule finden sich auch beim starken Sitzbuckel röntgenologisch keine entsprechenden Veränderungen, wie SWOBODA betont und wie wir aus eigener Erfahrung ebenfalls bestätigen können. Über die resultierenden Verbiegungen der Wirbelsäule be-

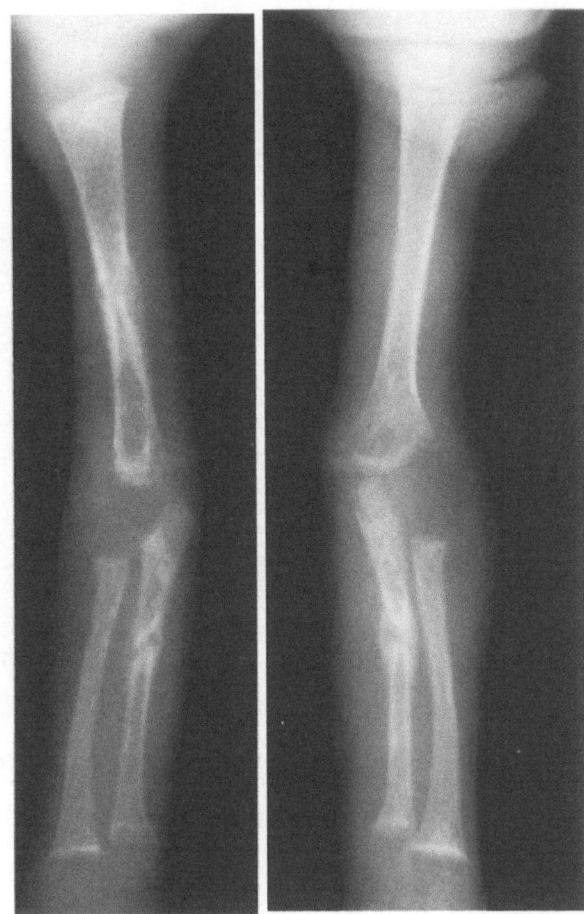

Abb. 3. K.R., 14 Monate. Oberextremitäten mit teils symmetrischen, teils asymmetrischen Grünholzfrakturen, zarter periostaler Begleitschatten längs der Diaphyse

steht unterschiedliche Ansicht: SEYSS (1951) beschreibt Skoliosen und Kyphosen nach frühkindlicher Rachitis. MAIER (1959) wiederum betont, daß rachitische Kyphosen möglich seien, Skoliosen aber nie beobachtet werden.

Das sog. Schulterblattzeichen bei florider Rachitis im Säuglingsalter wird von WEISS (1971) ausführlich dargestellt (Abb. 4). Im Bereich der Skapula ist besonders der Angulus inferior und der laterale Rand der Anteil mit dem breitesten Knorpelsaum. Somit ist in diesem Bereich auch am ehesten mit rachitischen Veränderungen zu rechnen. Allerdings wird dieser Befund meistens durch Zufall entdeckt. Sind die Säuglinge bei einer Thoraxaufnahme in der Babix fixiert und damit der größte Teil des Schulterblattes frei projiziert, kann man auch den inferioren Angulus gut erkennen. Normalerweise bildet der untere Rand der Skapula eine scharfe konvexe Begrenzung. Besteht jedoch eine floride Rachitis, kann diese Begrenzung von konvex bis zu konkav verändert werden. WEISS (1971) unterscheidet 3 Stadien: 1. Unscharfe Begrenzung im Knorpel-Knochenbereich des unteren Angulus. 2. Mit zunehmendem Schweregrad der Erkrankung wird der Angulus immer weniger abgrenzbar, er verläuft waagerecht, ja, kann eine nach unten konkave Begrenzung erhalten. Das schwerste Stadium 3: Wenn die Proliferation des Osteoids immer stärker wird und neuer Knochen sich nicht bildet, erscheint der untere Angulus wie abgesägt und eher borstenartig.

Ein weiteres röntgenologisches Zeichen bei der Vitamin-D-Mangelerkrankung wird von THOMAS u. GLASGOW (1978) bei sehr untergewichtigen Säuglingen als „Unterkiefermantelzeichen" (mandibular mantle-sign) beobachtet und beschrieben. Es handelt sich

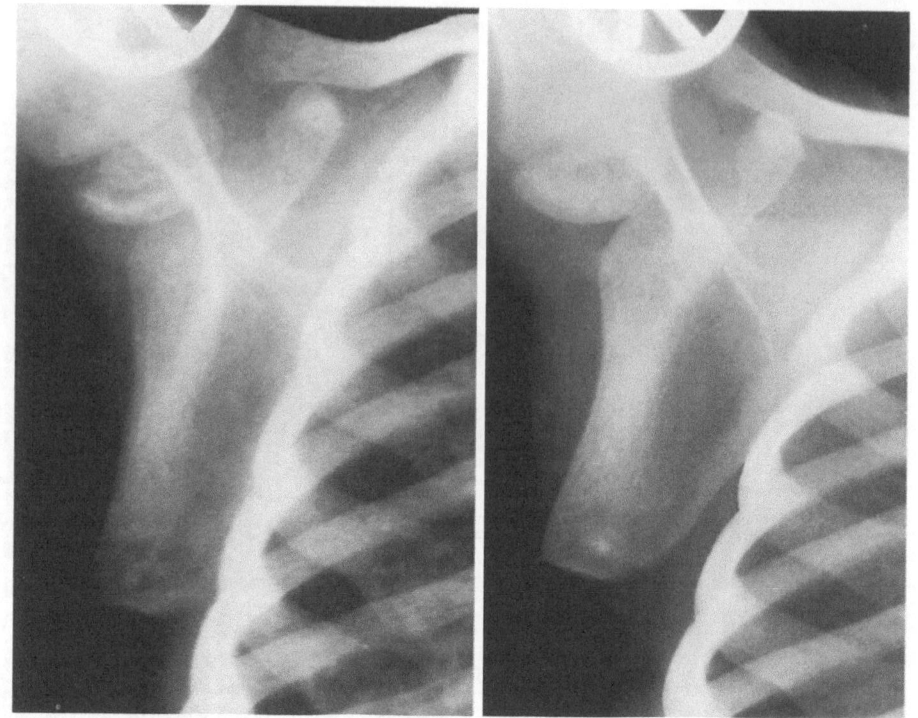

Abb. 4. a S.A., 2 Jahre 6 Monate. „Schulterblattzeichen" bei Vitamin-D-Mangelrachitis. Im knorpeligen Bereich des Angulus unregelmäßige aufgelockerte Struktur. **b** 2 Monate nach Therapie ist die Kontur des Angulus scharf, deutlich ist die submetaphysäre Aufhellungslinie zu erkennen

hierbei um Frühgeborene mit starker Untergewichtigkeit. Bei ihnen wurde im Alter zwischen 5 und 10 Wochen bei einer Röntgenaufnahme des seitlichen Gesichtsschädels periostale Knochenneubildung längs des Innenrandes der Mandibel gefunden. Bei einem Kind konnte auch am aufsteigenden Ast des Unterkiefers eine Doppelkontur als Zeichen der periostalen Knochenneubildung nachgewiesen werden. Bei all diesen Kindern mit Zustand nach Frühgeburt fanden sich auch andere typische röntgenologische Veränderungen sowie eine stark erhöhte alkalische Phosphatase im Serum.

Bei Röntgenbildern des knöchernen Thorax findet man u.U. auch Loosersche Umbauzonen an den Rippenverläufen, besonders dann, wenn es sich um Frühgeborene mit besonders schwerer Rachitis handelt.

Das Heilungsstadium der Rachitis unter der Substitutionstherapie mit Vitamin D zeigt röntgenologisch im Falle einer echten D-Mangelrachitis bereits nach 8–10 Tagen eine zarte Doppelkonturierung im Gebiet der präparatorischen Verkalkungszone. Die sog. rachitische Metaphyse lagert zunächst an ihrem epiphysären Ende Kalk ein, diaphysenwärts entsteht ein Aufhellungsband. Die während des floriden Stadiums verbreiterte Epiphysenfuge wird zur Normbreite reduziert. Die Metaphysenendplatte erscheint jetzt an der Stelle, die sie ohne rachitische Veränderung erreicht hätte. Es wird damit ein schnelles Längenwachstum des Schaftes vorgetäuscht. Wird die Heilung unterbrochen, kann von hier aus aufs neue osteoides Gewebe epiphysenwärts entstehen. Geht der Abheilungsvorgang jedoch ungestört weiter, finden wir im neugebildeten Knochen noch lange Zeit sichtbar eine besonders kontrastdichte, feinstrukturierte Knochenzeichnung, die sich von dem übrigen, mehr grobmaschigen Spongiosabild unterscheidet. Auch die becherförmige Begrenzung der Metaphyse schwindet langsam. Im weiteren Verlauf der Heilung fließen die beiden Doppellinien durch zunehmende Mineraleinlagerung ineinan-

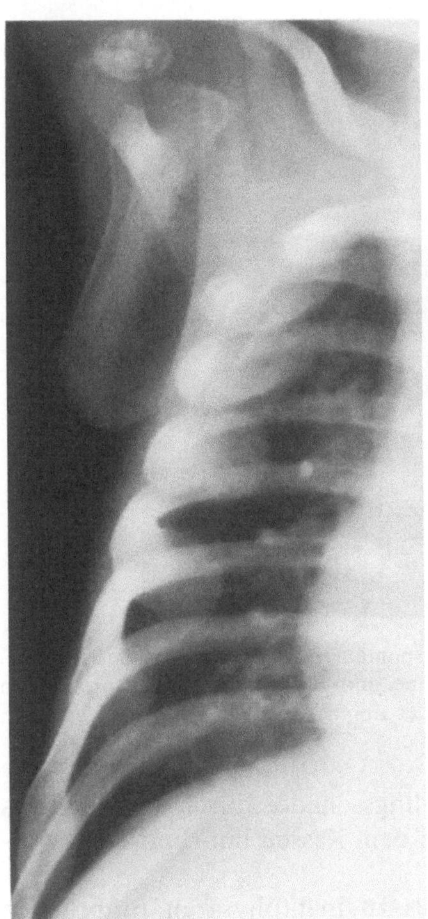

Abb. 5

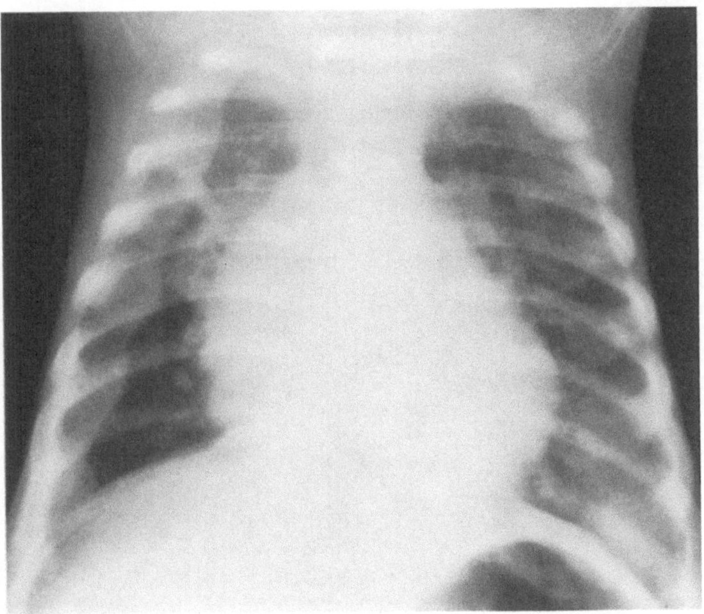

Abb. 6

Abb. 5. D.K., 13 Monate. Im Abheilungsstadium der Mangelrachitis Auftreibung der Vorderrippenenden: rachitischer „Rosenkranz"

Abb. 6. W.R., 9 Monate. Die Auftreibung der Vorderrippenenden ist so stark, daß eine Pleuritis vorgetäuscht wird: „Pseudopleuritis rachitica"

der und zeigen nach Monaten eine reguläre, linear verlaufende Verkalkungszone, wenn die Therapie ausreichend war. Diaphysenwärts kann eine Abbiegung entstehen, je nach Schweregrad und Dauer der primären floriden Rachitis. Mit den Heilungsvorgängen in der Metaphyse geht gleichzeitig das Sichtbarwerden der vorher nicht nachgewiesenen Epiphyse einher, und zwar mit einer Wachstumsgeschwindigkeit, die nur durch die Umwandlung des vorher als Osteoid vorhandenen, normal großen Kernes zu erklären ist.

Jetzt erkennt man auch röntgenologisch den klinisch bereits früher tastbaren Rosenkranz, der sich auf dem Röntgenbild als dicke knopfförmige Auftreibung der vorher becherförmig deformierten Vorderrippenenden darstellt. Mitunter sind die Auftreibungen so stark, daß sie aneinander stoßen und eine pleurale Verdichtung vortäuschen. Wir haben dann das Bild der sog. Pseudopleuritis rachitica vor uns (Abb. 5 u. 6). Es entsteht u.U. auch eine Thoraxdeformierung im Sinne eines Glockenthorax mit einer Einziehung im mittleren Anteil, der sog. Harrisonschen Furche. Nur der Glockenthorax ist Folge einer im Säuglingsalter durchgemachten Rachitis, Hühnerbrust und Trichterbrust sind angeborene Thoraxdeformitäten und nicht durch Vitamin-D-Mangel entstanden. Weitere Knochendeformierungen finden sich am Becken bzw. am Femurhals und den Hüftgelenken. Es entstehen durch die Umbauvorgänge das Bild der Coxa vara und der Abplattung des Beckens, das sog. plattrachitische Becken (Verkürzung der Linea innominata). Am Schädel tritt jetzt durch hyperostotische Verdichtung die Prominenz der Stirnbeinhöcker und der Scheitelbeinhöcker auf, der „Quadratschädel". Der plattrachitische Hinterkopf

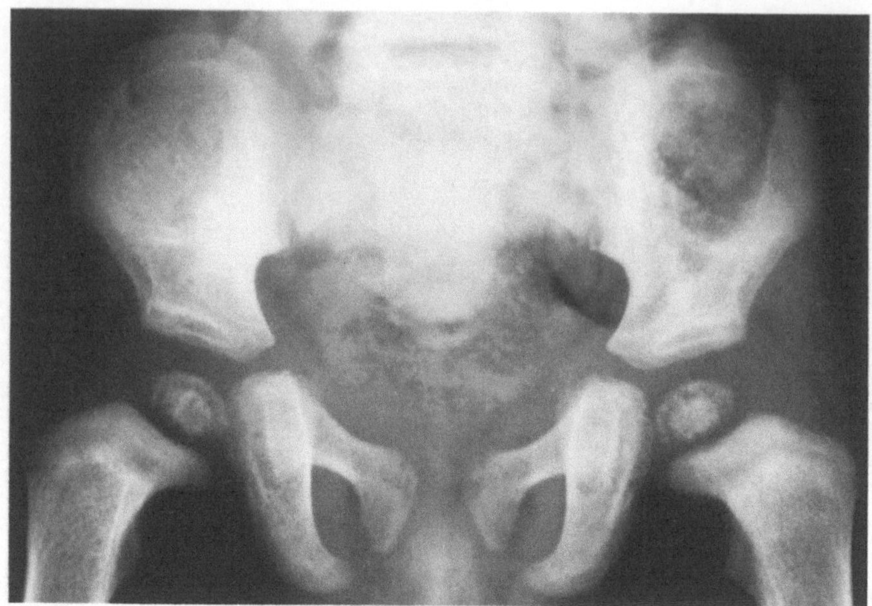

Abb. 7. St.A., $2^1/_2$ Jahre. Sog. „Spätrachitis" bereits in beginnender spontaner Abheilung, aber noch floride. Doppelkontur im Metaphysenbereich des Beckens (Hüftgelenkspfanne und Beckenkamm), des proximalen Femurs und auch gedoppelte Begrenzung der Epiphysen

kann entstehen, wenn der weiche kraniotabische Säuglingsschädel durch übermäßiges Schwitzen während der floriden Phase in Rückenlage auf dem Kissen hin- und hergeworfen wird.

Bei schweren Formen der floriden Rachitis kann es zu metaphysären Einbrüchen kommen, d.h. groben Unregelmäßigkeiten und größeren Grubenbildungen in der Metaphysenabschlußplatte. Diese sind auch in der Abheilphase noch längere Zeit nachweisbar.

Die sog. Spätrachitis wird unterschiedlich definiert, sollte aber auf die Fälle mit echter Vitamin-D-Mangelrachitis beschränkt bleiben, die noch nach dem 2. Lebensjahr besteht bzw. erkannt wird (Abb. 7 u. 8). Sie heilt unter der entsprechenden Substitutionstherapie aus, wobei auch erstaunlich viel der Knochendeformierung begradigt wird. Der heute noch in sehr vielen Lehrbüchern beschriebene sog. rachitische Zwerg ist mit größter Wahrscheinlichkeit heute nicht mehr unter die Vitamin-D-Mangelrachitis einzuordnen.

Therapie

Je nach Schweregrad und Alter des Patienten wird die Substitutionstherapie mit Vitamin D durchgeführt, gleichzeitig muß unter Kontrolle des Serumkalziums mit Kalkzufuhr behandelt werden, um die gefürchteten tetanischen Krämpfe in der Heilungsphase zu verhindern. Die Rachitisprophylaxe im 1. Lebensjahr mit täglichen kleinen Gaben wird heute in Mitteleuropa meist gut überwacht, eine Überdosierung ist wegen des beschriebenen Regelmechanismus nicht zu erwarten.

Differentialdiagnose

Die röntgenologischen Knochenveränderungen bei der echten Vitamin-D-Mangelrachitis sind von ähnlichen oder mitunter sogar gleichartigen Erscheinungen bei andern Rachitisarten nur mit Hilfe von klinischen und serologischen Daten zu differenzieren. In erster Linie müssen die familiäre Pseudomangelrachitis und die ebenfalls familiäre

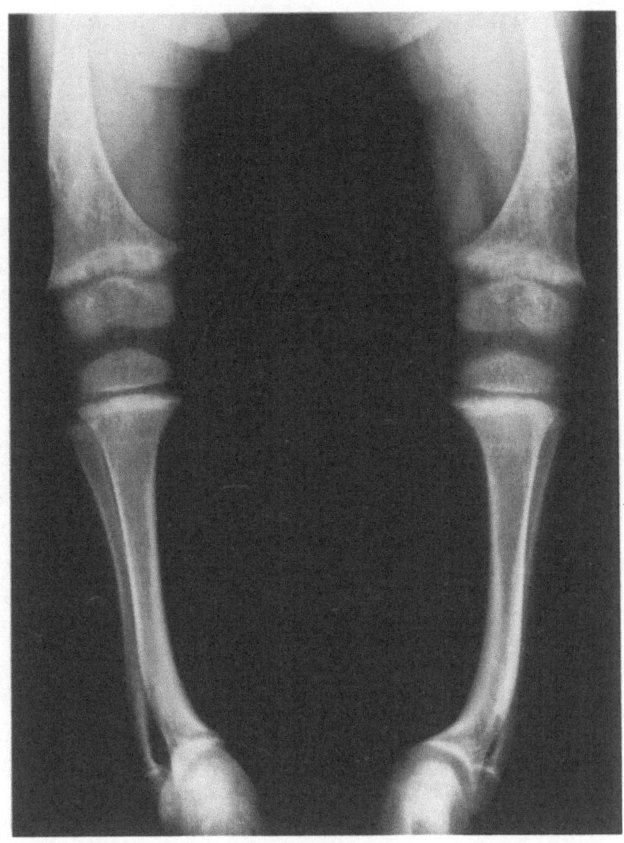

Abb. 8. P.D., 3 Jahre. „Spätrachitis", distale Femurmetaphysen unscharf, ausgefranst. Grobsträhnige Spongiosa diaphysenwärts, Deformierung besonders der distalen Tibia: Lange bestehender, nie therapierter Vitamin-D-Mangel

hypophosphatämische Vitamin-D-resistente Rachitis (Phosphatdiabetes) abgegrenzt werden. Auch die Rachitis antiepileptica hat andere Ursachen. Rachitische Veränderungen bei verschiedenen Malabsorptionsstörungen werden bei den entsprechenden Organen kurz behandelt. Alle Arten der sog. renalen Rachitis werden ebenfalls entsprechend dem Organ extra beschrieben. Desgleichen folgt eine kurze Beschreibung von Rachitis infolge eines Knochentumors (Prader et al. 1959). Der erbbedingten Hypophosphatasie liegt eine Enzymstörung zugrunde. Hier sind die Knochenveränderungen auch röntgenologisch zu unterscheiden. Generalisierte metaphysäre Osteodysplasien können jedoch mitunter zur Verwechslung Anlaß geben. Bei Fällen mit allgemeinem Vitaminmangel, d.h. vor allem Vitamin-D- und C-Mangel, kann die Abgrenzung von rachitischen und skorbutischen Knochenveränderungen Schwierigkeiten bereiten. Im allgemeinen gilt: eine strähnige trabekuläre Demineralisation mit unscharfer Begrenzung der Diaphyse spricht für eine Vitamin-D-Mangelerscheinung, während die Vitamin-C-Mangelveränderungen in einer glasigen Osteoporose mit messerscharfer Absetzung der Kortikalis bestehen. Hypothyreose und Rachitis sollen sich praktisch ausschließen (Ströder 1966), da hier nicht nur eine Hemmung des Längenwachstums vorliegt, sondern auch eine Besonderheit der intestinalen Kalzium-Aufnahme. Differentialdiagnostisch kommen entzündliche Veränderungen in Frage, die symmetrisch sein können, wie z.B. bei der Lues congenita und bei schweren Formen der septischen Osteomyelitis des jungen Säuglings.

b) Iatrogene Rachitis bei langzeitparenteral-ernährten Säuglingen

Die Zahl der Frühgeborenen und schwerstkranken sowie untergewichtigen jungen Neugeborenen, die über längere Zeit vollständig oder fast vollständig parenteral ernährt

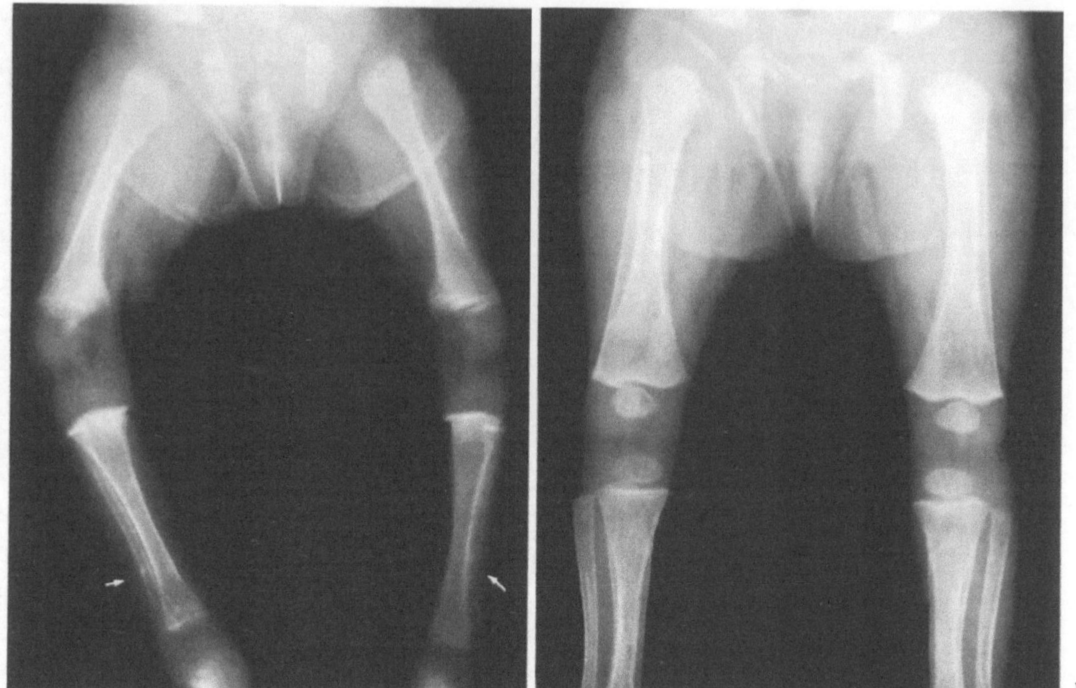

Abb. 9. a M.B. Ehemalige Frühgeburt, 3 Monate alt. Bis jetzt fast nur parenteral ernährt. Zeichen der floriden Rachitis mit becherförmiger Metaphyse im Kniebereich, zarte Periostschatten. Kortikalisinfraktion der distalen Fibula (*Pfeile*). **b** 2 Monate nach Vitamin-D-Substitution: Scharfe Metaphysenbegrenzung, noch strähnige Knochenstruktur, deutliche periostale Knochenneubildung an den Diaphysen

werden, nimmt immer mehr zu. Vitamin-D-Mangelzustände können sich einstellen durch zu wenig Zufuhr von Vitamin D (LEWIN et al. 1971), durch verminderte Resorption, z.B. bei nekrotisierender Enterokolitis (GUTSCHER u. CHESNEY 1978) oder durch essentiellen Fettmangel bei langzeit-total-parenteral-ernährten, meist untergewichtigen Säuglingen (CALDWELL et al. 1972). Auch bei den von TRÖGER et al. (im Druck) untersuchten langzeit-parenteral-behandelten, meist untergewichtigen Säuglingen, muß eine iatrogene Rachitis angenommen werden.

Röntgenbefund

Die rachitischen Veränderungen zeigen sich hier am ehesten anläßlich von Thoraxaufnahmen, die zur Kontrolle des Tubus oder des intravenösen Katheters durchgeführt werden. Stark ausgeprägte metaphysäre Aufhellungslinien am proximalen Humerus und nachfolgende becherförmige Deformierung der Knorpelknochengrenze in diesem Bereich oder am ventralen Rippenende, sind die ersten und alarmierenden Zeichen. Im übrigen sind röntgenologisch praktisch alle Veränderungen, wie auch bei der Vitamin-D-Mangelrachitis des älteren Säuglings beschrieben, zu finden (Abb. 9). Auffallend ist, daß zusätzlich meist noch Rippenfrakturen gefunden werden.

Differentialdiagnose

Obwohl der Vitamin-D-Mangel bei dieser sog. iatrogenen Rachitis die wichtigste Ursache darstellt, muß differentialdiagnostisch auch an einen Kupfermangel bei untergewichtigen Säuglingen gedacht werden. Röntgenologisch lassen sich die Ursachen nicht eindeutig differenzieren. In vielen Fällen kann eine Kombination von Vitamin-D-Mangel

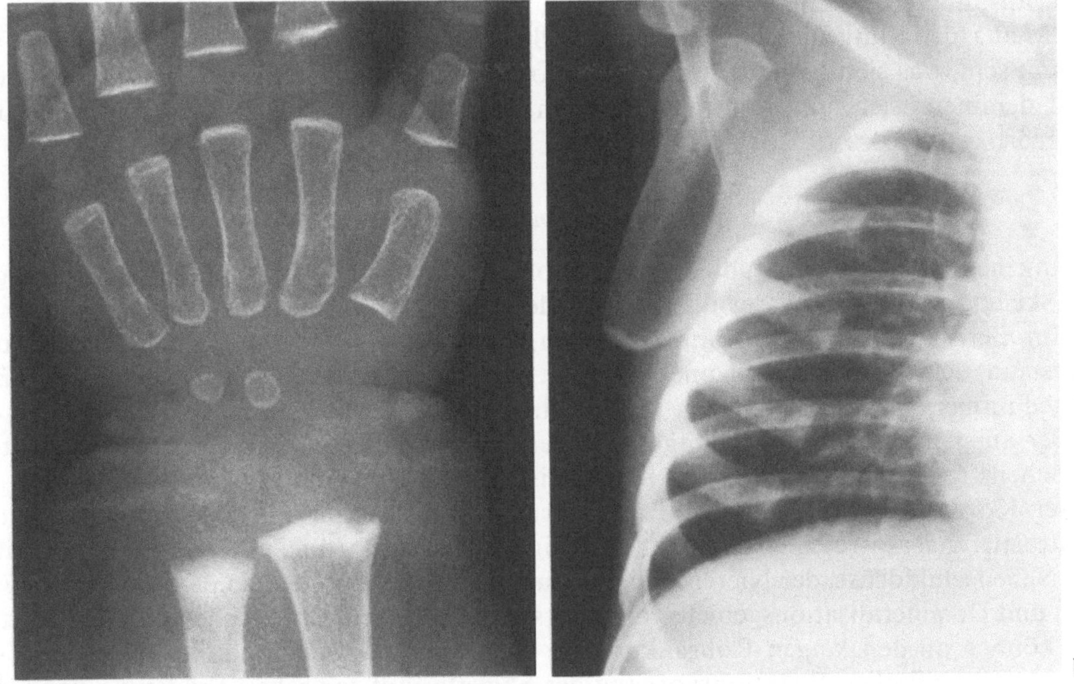

Abb. 10. a Z.S., 10 Monate. Vitamin-D-Überdosierung. Verstärkte Knochendichte in den Metaphysen, die auch verbreitert sind (distaler Radius und Ulna). **b** Dasselbe Kind: Verstärkte Kalkeinlagerung auch am Angulus der Skapula und der Vorderrippenenden

und Kupfermangel vorliegen (KARPEL u. PEDEN 1972), lediglich serologische Untersuchungen können die therapeutisch notwendigen Substitutionsbehandlungen beeinflussen.

c) D-Hypervitaminose

Durch die Möglichkeit, Vitamin D in beliebiger Menge zu erhalten und zu verabreichen, ist eine neue vom Menschen erzeugte Krankheit entstanden: die Hypervitaminose bzw. Intoxikation. Eine Vergiftung ist selten akut, meistens chronisch. Tägliche Dosisverabreichung von 250000 i.E. beim Säugling und Kleinkind können innerhalb von 3–9 Tagen zu schwerer Vergiftung, ja zum Tod führen (RUZICZKA 1952). Die klinischen Symptome im akuten Fall bestehen in Erbrechen mit Dehydratation, hohem Fieber, komatöse Zustände können auftreten, ebenso Krampfanfälle, abdominelle kolikartige Beschwerden und Knochenschmerzen. Bei der chronischen Intoxikation sind die ersten Symptome eine gewisse Mattigkeit, Appetitlosigkeit, später auch Nierensymptome mit Polyurie. Schwere Gedeihstörungen werden beobachtet (CREERY u. NEIL 1954). Möglicherweise besteht auch eine Beziehung zwischen einer Hypervitaminose D bei einer Mutter und der Hyperkalzämie des Säuglings (LOWE et al. 1967).

Durch zu hohe Gaben von Vitamin D wird die Resorption des Kalziums verbessert, es resultiert die Erhöhung des Serum-Ca, während das Serum-P zeitweise erniedrigt, zeitweise auch leicht erhöht sein kann. Die starke Hyperkalzämie hemmt die Tätigkeit der Parathyreoidea. Als Folge dieses sekundären Hypoparathyreoidismus ist die Osteoklastentätigkeit vermindert. Es erfolgt im Bereich der verkalkten Knorpelgrundsubstanz ein intensiver Kalkniederschlag, der sich röntgenologisch als verbreiterte und verstärkte metaphysäre Abschlußplatte zu erkennen gibt (Abb. 10a, b.) Verkalkungen erfolgen aber auch an anderen Orten, in den Nieren, in der Magenwand, in den Lungen sowie in der Media der Blutgefäße. In manchen Fällen kann auch die Osteoplastentätigkeit gehemmt sein, was sich besonders bei der endostalen Ossifikation auswirkt. Die Spongiosa wird demineralisiert und kontrastiert gegen die intensiv verkalkte Abschlußplatte und die Kortikalis (Ross 1952).

Röntgenbefunde

In einer ausführlichen Studie hat Swoboda 1952 die hauptsächlichsten Veränderungen am Skelett, aber auch die der dazugehörenden Weichteilverkalkungen beschrieben.

Im Bereich der langen Röhrenknochen finden sich verstärkte Mineraleinlagerung zuerst an den Diaphysenendzonen und im Bereich der Metaphysen. Solche Befunde sollten immer ein Warnsignal sein und an eine Vitamin-D-Überdosierung denken lassen. Außer an den Endzonen der langen Röhrenknochen findet sich aber auch verdichtete Knochenstruktur im Bereich der Kortikalis. Unter Umständen kann in Relation zu dieser Kortikalisverdickung eine Rarefizierung oder Demineralisierung der Spongiosa kontrastierend auftreten. Es scheint hier eine starke individuelle Regulation vonseiten der Nebenschilddrüse, der Nieren und des Darmes möglich zu sein, so daß Verdichtungslinien und Demineralisationsgebiete von unterschiedlicher Stärke vorliegen können. Weiterhin können an den langen Röhrenknochen auch Periostappositionen auftreten, wie wir sie als unspezifischen Reaktionsvorgang des Skelettes auf toxische Schädigung kennen.

Extreme Röntgenbefunde mit schwerster Osteosklerose am Skelett beschreibt De Wind (1961) bei einem $5^1/_2$jährigen Jungen, der mit extremen Dosen von Vitamin D behandelt wurde.

Im Bereich des Schädels sind praktisch keine Veränderungen zu finden, mit Ausnahme des von DeWind (1961) beschriebenen Falles mit extremer Osteosklerose auch im Schädel. Bei einer halbaxialen Aufnahme des Schädels kann mitunter jedoch eine Verkalkung der Falx cerebri entdeckt werden. Kalkeinlagerung im Bereich des Tentoriums ist ebenso beobachtet worden (Caffey 1973). Interessante Röntgenbilder sind bei Poznanski (1974) abgebildet: Die Röntgenaufnahme der Hand eines 4jährigen Kretins: noch keine Knochenkerne im Bereich der Handwurzel und auch keine Epiphysenverkalkung der Finger. Dafür sind die Enden der Knochen maximal verdichtet. 7 Monate nach Substitutionstherapie von Schilddrüsenhormon haben sich die Verdichtungslinien diaphysär verschoben, eine zusätzliche Knochenreifung ist unterdessen eingetreten.

Verlauf und Therapie

Nach Absetzen der Vitamin-D-Zufuhr ist die Rückbildungstendenz der Knochenveränderungen in nicht sehr fortgeschrittenen Fällen gut. Entscheidend für das Wohlergehen des Kindes wird sein, wie weit eine Nierenschädigung (Nephrokalzinose) eingetreten ist.

Differentialdiagnose

In erster Linie muß die idiopathische Hyperkalzämie abgegrenzt werden, wobei es im einzelnen sicher sehr schwierig sein kann, eine intrauterin erworbene Hyperkalzämie abzutrennen. Röntgenologisch sind in die Differentialdiagnose auch verbreiterte metaphysäre Verdichtungszonen und sklerosierte Diaphysen mit einzubeziehen. Die Osteopetrose, die Pykno-Dysostose, auch bestimmte Formen des Myxödems müssen differentialdiagnostisch genannt werden. Auch die Röntgenveränderungen beim Camurati-Engelmann-Syndrom können den Befunden bei einer Vitamin-D-Intoxikation ähneln. Dichte und breite

Diaphysenendzonen und vermehrte Kalkdichte in den Metaphysen finden sich auch bei anderen Intoxikationen wie Blei und Phosphor.

d) Rachitis antiepileptica

Die Therapie zerebraler Anfallsleiden erfordert stets eine Dauerbehandlung, wobei oft Kombinationen von mehreren Antiepileptika notwendig sind. Wegen zahlreicher bekannter unerwünschter Nebenwirkungen ist eine regelmäßige Überwachung der Patienten erforderlich. Zur Kontrolle des Entwicklungsstandes wurden Röntgenaufnahmen der Hand durchgeführt. Jedoch erst 1967 wurde von SCHMID und 1968 von KRUSE auf ossäre Veränderungen bei antiepileptischer Langzeitbehandlung aufmerksam gemacht. Eine große Anzahl weiterer Berichte über solche Veränderungen, die mit Hypokalzämie und Osteomalazie einhergehen, sind erschienen (DENT 1970; RICHENS 1970; BERGER 1970, 1973; LIFSHITZ 1973; SCHÜTZE 1973a u. b; LEONIDAS 1973; EXSS 1974; CHRISTIANSEN 1975; TOLMAN 1975; CROSLEY 1975; VARKEY 1973; SLOMIC 1973; YOUNG 1974). Über die Häufigkeit des Auftretens werden widersprüchliche Angaben gemacht. SCHMID (1967) und RICHENS (1970) diagnostizierten bei 15 bzw. 30% der länger als 1 Jahr anticonvulsiv behandelten Epileptiker eine Rachitis antiepileptica. Diese beiden Autoren beziehen allerdings auch die leichten Formen mit ein. BERGER (1973) und LUSSIER-LAZAROFF (1971) berichten nur von ganz vereinzeltem Auftreten, allerdings auch bei Erwachsenen.

Die Ursache dieser rachitischen Skelettveränderungen besteht wahrscheinlich in einer durch Barbiturate und Hydantoine induzierten Aktivierung mikrosomaler Enzyme in der Leber mit einem beschleunigten Umsatz von 25-Hydroxy-Cholecalciferol. KRAFT et al. (1973) nehmen an, daß es unter der Therapie mit Antikonvulsiva zu einer Verminderung des bestehenden Vitamin-D-Pools kommt über diese induzierte Aktivierung; und/ oder es besteht zusätzlich ein vermehrter Abbau über eine vermehrte biliäre Exkretion. Weitere Möglichkeiten sind auch die Annahme von zusätzlichen Faktoren, wie eine direkte Wirkung von Antikonvulsiva auf den intestinalen Vitamin D- und Kalziumtransport (FLURY 1972).

Hinsichtlich der Ätiologie ist eine Studie von LIFSHITZ u. MACLAREN (1973) interessant. In dieser Analyse von 288 Patienten wird bewiesen, daß nicht die Höhe der therapeutischen Dosis und nicht die Dauer der antiepileptischen Medikation für das Auftreten der antiepileptischen Rachitis verantwortlich ist, sondern wichtig ist, ob es sich dabei um bettlägerige, schwer geschädigte, stationäre Patienten handelt oder um ambulanzversorgte, die weniger den Kliniksinfekten ausgesetzt sind und durch Bewegungsfreiheit weniger Inaktivitätsosteoporose aufweisen.

Die klinischen Befunde entsprechen der einer Vitamin-D-Mangelrachitis. Zusätzlich kann aber hier durch eine Hypokalzämie vermehrt auftretende Krampfbereitschaft beobachtet werden. Serologische Kontrollen sind damit besonders wichtig.

Röntgenbefunde

In der Beschreibung von SCHMID (1967) wird die Osteopathie bei antiepileptischer Dauerbehandlung zunächst auf dem Röntgenbild des Schädels beobachtet. Durch eine Hyperplasie der Diploe zeigt sich eine grobporöse Auflockerung des Schädelknochens, besonders ausgeprägt im Bereich des Scheitelbeines. Gleichzeitig kommt es zu einer Verdünnung der Tabula interna und externa.

In schweren Fällen erkennt man an den Enden der langen Röhrenknochen, besonders im metaphysären Bereich, unregelmäßige, weitmaschige und relativ kalkarme Knochen-

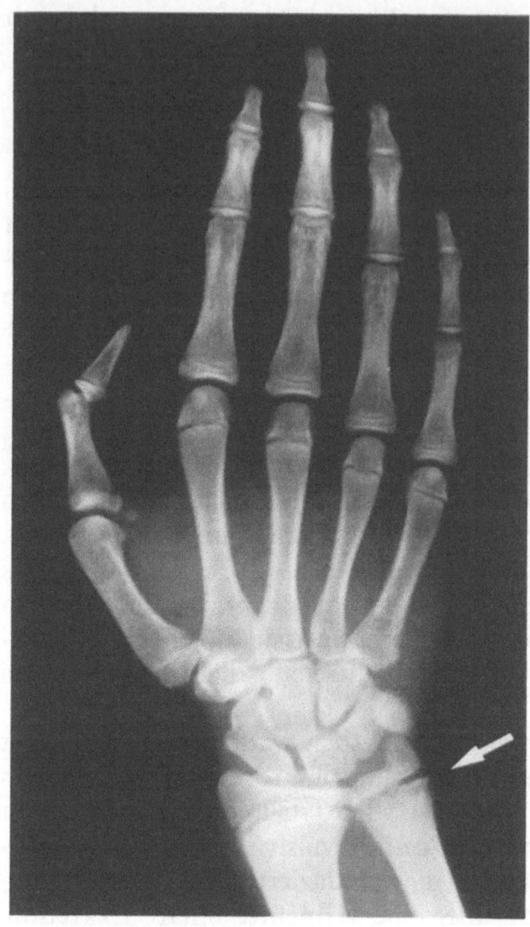

Abb. 11. H.J., 14 Jahre. Leichte Form der „Rachitis antiepileptica“. Metaphysäre aufgelockerte Struktur am distalen Radius und vor allem an der distalen Ulna (*Pfeil*)

struktur (Abb. 11). Auch eine vermehrte Längsstreifung im Metaphysen-Diaphysenbereich wird sichtbar; diese Zeichnung ist ähnlich, wie bei einer Osteopathia striata. Eine betonte Bildung von Querlinien kann hinzukommen. Diese veränderte Zone ist nach SCHMID (1974) 1–4 cm breit (Abb. 12).

Die schwersten Veränderungen der eigentlichen Rachitis antiepileptica führen zu einer rachitischen Osteomalazie, d.h. zu unregelmäßig verwaschenen Strukturen in den Gebieten der präpatorischen Verkalkungszone. Am deutlichsten ausgeprägt sind diese Veränderungen im Kniegelenksbereich, wobei eine Genua-valga-Stellung zu erheblichen Beschwerden führen kann.

LEONIDAS et al. (1973) beschreiben einen interessanten Fall, der durch extensive grobsträhnige Osteomalazie und Verbiegung des Femurs gekennzeichnet ist. Angeschuldigt werden für diese Veränderungen von den Autoren mehrere Faktoren, nämlich die antiepileptische Rachitis, der sekundäre Hyperparathyreoidismus, die Inaktivitätsosteoporose und möglicherweise auch Mikrotraumen.

Verlauf und Therapie

Die Antiepileptica-Rachitis spricht auf eine Behandlung mit Vitamin D gut an. Nach Ansicht von YOUNG u. FORBES (1974) ist die benötigte Vitamin-D-Dosis für eine wirksame Therapie der antiepileptischen Rachitis größer, als die bei der normalen Vitamin-D-Mangelrachitis, jedoch nicht notwendigerweise so hoch wie bei der Pseudovitaminmangel-

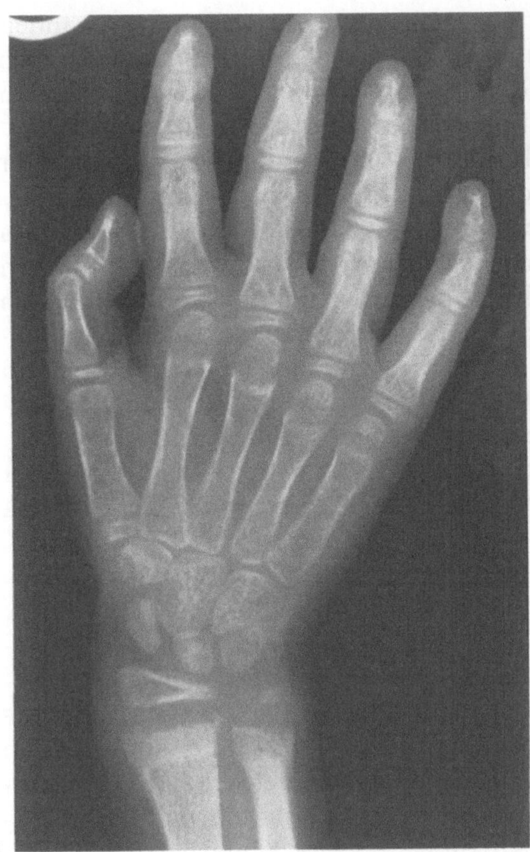

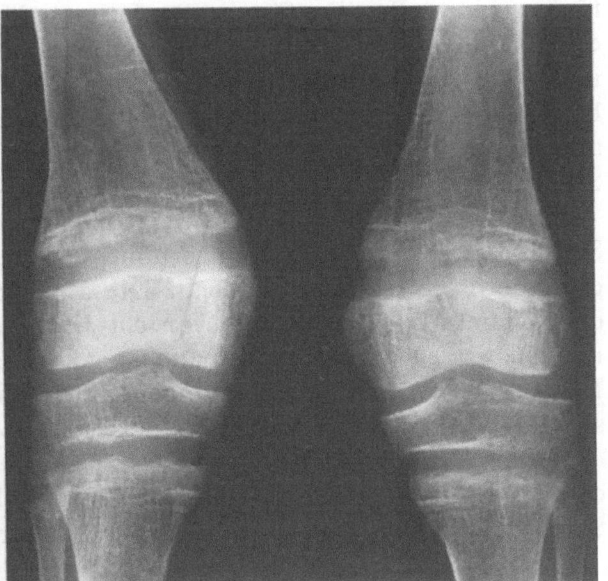

a b

Abb. 12. a W.K., 10 Jahre. Schwerste Form der „Rachitis antiepileptica“. Kind steht seit 9 Jahren unter antiepileptischer Therapie: Unschärfe der Metaphysen, Verbreiterung der Epiphysenfuge, grobsträhnige Knochenstruktur, verschmälerte Kortikalis. Längsstreifen von der Metaphyse in die Diaphyse, wie bei Osteopathia striata! **b** Dasselbe Kind: Im Kniebereich schwerste rachitische Veränderungen. (Dr. ROGGENKAMP, Städtische Kinderklinik, Dortmund)

rachitis oder bei der sog. Vitamin-D-resistenten Rachitis. Eine Prophylaxe mit täglichen kleineren Vitamin-D-Dosen ist anzuraten. Dadurch kann ein Rezidiv vermieden werden.

Differentialdiagnose

Die Diagnose der antikonvulsiven Rachitis ist in Kenntnis der Anamnese und der durchgeführten Therapie nicht schwer. Eine Abgrenzung gegenüber anderen Rachitisarten ist nur bedingt notwendig. Selbstverständlich können Malabsorption, Leber- oder Nierenerkrankungen additiv zu schweren rachitischen Veränderungen führen.

e) Tumor-Rachitis

Den ersten Fall von „Rachitis infolge Knochentumors“ beim Kind beobachteten PRADER et al. 1959. Es handelte sich um ein $11^1/_2$jähriges Mädchen, bei dem im Thoraxbereich ein großes „reparatives Riesenzellgranulom“ entdeckt wurde. Während beim Erwachsenen mehrere solcher Fälle beschrieben sind, ist die Anzahl der kindlichen Erkrankungen mit sog. „Tumor-Rachitis“ noch sehr klein. MONCRIEFF (1978) findet in einer Literaturstudie von insgesamt 16 veröffentlichten Fällen nur 3 im kindlichen Alter (PRADER 1959; POLLACK 1973; WILHOITE 1975), einen eigenen Fall im Alter von $8^1/_2$ Jahren fügt er hinzu. Bei den für die Rachitis als Ursache angenommenen Tumoren handelt es sich keineswegs nur um Knochentumoren, auch Weichteiltumoren kommen ursächlich infrage (Zusammenstellung von MONCRIEFF 1978). Schon PRADER et al. (1959) hatten bei dem von ihnen beobachteten Fall die Produktion eines „Rachitis erzeugenden Stoffes" angenommen, der vom Tumor gebildet wird. HARRISON (1973) nimmt aufgrund seiner Studien an, daß vom Tumor ein „phosphaturisches Hormon" gebildet wird.

Die serochemischen Werte entsprechen einer hypophosphatämischen Rachitis, P im Serum ist erniedrigt, im Urin erhöht. Ca-Werte im Serum sind normal, bzw. bis an die untere Normgrenze reichend. Die alkalische Phosphatase ist stark erhöht. Gegen eine Vitamin-D-Mangelrachitis spricht die fehlende Aminoacidurie. Normale Kreatinin- und Bikarbonatwerte sprechen auch gegen eine renale Ursache dieser Rachitis. Die von HARRISON (1973) und anderen angenommene humorale und vom Tumor gebildete Substanz soll eine normale tubuläre Rückresorption von Phosphat verhindern.

Klinisch sind die Symptome wie bei einer „Spätrachitis", jedoch liegt das Alter der Kinder zwischen dem 7. und 12. Lebensjahr. Ermüdbarkeit, gelegentliches Hinken, Schmerzen in den Beinen, besonders beim Treppensteigen werden beschrieben.

Röntgenbefunde

Typische röntgenologische Veränderungen wie bei einer floriden Vitamin-D-Mangelrachitis finden sich besonders im Bereich der Hand- und Kniegelenke. Nach MONCRIEFF (1978) ist der röntgenologische Befund in den distalen Enden des Femurs am stärksten ausgeprägt. Eindrucksvoll ist die bei PRADER et al. (1959) abgebildete Serie von Röntgenaufnahmen der Hand: Becherförmige Ausziehung an der distalen Radius- und Ulnametaphyse mit unregelmäßiger Begrenzung; strähnige, demineralisierte Knochenstruktur diaphysenwärts findet man hier in den Röntgenaufnahmen vor der Operation. Im Kniebereich ist die Demineralisierung im Sinne einer Osteomalazie fortgeschritten. Nach Behandlung – in diesem Falle nach Entfernen des Tumors – sind ohne weitere Vitaminzufuhr die Knochenstruktur und alle rachitischen Veränderungen ausgeheilt. Bereits 14 Tage postoperativ ist röntgenologisch in dieser Serie eine Besserung nachzuweisen.

Verlauf und Behandlung

Wie in den Fällen beim Erwachsenen ist die Resektion des Tumors anzustreben und damit auch die Abheilung der Knochenveränderung zu erreichen. In einigen Fällen ist die operative Entfernung des Tumors nicht möglich, es ist eine orale Gabe von hohen Dosen Vitamin D und Zufuhr von Phosphat notwendig, um die rachitischen Knochenveränderungen zu beeinflussen (MONCRIEFF 1978).

Differentialdiagnose

Zunächst muß die familiäre hypophosphatämische Rachitis ausgeschlossen werden, die bereits im 2. Lebensjahr beginnt. Die Pseudomangelrachitis ist klinisch und serologisch von der hier beschriebenen Tumorrachitis zu differenzieren. Die dort vorhandene Muskelhypotonie fehlt, auch der erniedrigte Plasma-Ca-Spiegel, eine Aminoacidurie ist bei der von FANCONI (1969) u. PRADER (1961) beschriebenen Pseudomangelrachitis vorhanden, nicht aber bei der Tumorrachitis. Renale Rachitis oder rachitische Veränderungen bei Malabsorption ist weiterhin abzugrenzen. Umgekehrt ist bei dem Vorliegen der klinischen und serologischen Zeichen der oben genannten Form der Rachitis nach einem Tumor zu suchen.

2. Hereditär

a) Familiäre hypophosphatämische Rachitis

Synonyma: X-chromosomale hypophosphatämische Rachitis, familiäre Vitamin-D-resistente Rachitis, familiäre Hypophosphatämie, primäre (genuine) Vitamin-D-resistente Rachitis, Phosphatdiabetes.

Die erste detaillierte Beschreibung der idiopathischen hypophosphatämischen Vitamin-D-resistenten Rachitis stammt von ALBRIGHT et al. (1937). Die Autoren stellen dabei die Hypothese auf, daß die Hypophosphatämie die Folge eines sekundären Hyperparathyreoidismus sei. Die primäre Ursache wird in einer endogenen Vitamin-D-Resistenz gesehen. FANCONI et al. kamen 1952 in einer wichtigen Publikation zu der Schlußfolgerung, daß die primäre Störung ein genetischer Defekt der Phosphatrückresorption im proximalen Nierentubulus ist. Deshalb wurde der Name Phosphatdiabetes vorgeschlagen. ARNAUD et al. (1971) wiesen mit Hilfe radioimmunologischer Bestimmungen eindeutig nach, daß die Parathormonkonzentration im Serum unbehandelter Patienten normal ist. Es besteht demnach kein Hyperparathyreoidismus. Der eigentliche Pathomechanismus ist bis heute noch nicht ganz geklärt bzw. umstritten: Neben der früher ausschließlich diskutierten primären Tubulopathie wird heute (SHORT 1973) eine zusätzliche Störung durch eine defekte Darmmukosa mit verminderter Kalzium- und Phosphatresorption angenommen. FANCONI (1972) u. PRADER (1975) vermuten eine Phosphattransportstörung nicht nur im proximalen Tubulus, sondern auch in der Dünndarmschleimhaut, im Knochen und möglicherweise auch in anderen Organen.

Die Vererbung des Phosphatdiabetes ist meist X-chromosomal dominant. Dabei weisen die hemizygot männlichen Patienten schwerere Krankheitszeichen auf, als die heterozygot weiblichen Patientinnen, die ein normales Allel im anderen X-Chromosom haben und so teilweise geschützt werden. Autosomal dominanter Erbgang soll nach BIANCHINE (1971) u. WINTERS (1960) möglich sein. STAMP et al. (1976) sowie PERRY et al. (1978) beobachteten Fälle mit autosomal rezessivem Vererbungsmechanismus. Ein relativ großer Teil der dominanten Fälle wird als Spontanmutation aufgefaßt.

Klinik

Die ersten Symptome werden meistens im 2. Lebensjahr festgestellt. Jedoch kann das Manifestationsalter schon um den 6. Lebensmonat liegen. In Kenntnis der Familienanamnese kann bei Probanden schon in den ersten Lebenstagen eine Hypophosphatämie nachweisbar sein, sie kann sich allerdings auch bis ins 2. Lebensjahr hinein verzögern. Klinisch fallen nach dem 1. Lebensjahr gewöhnlich als erstes die Verkrümmungen der Beine auf. O-Beinstellung, oder weniger häufig, X-Beine werden beobachtet. Im Gegensatz zur Vitamin-D-Mangelrachitis sind die Verkrümmungen an den Oberschenkeln meist stärker gegenüber den Unterschenkeln. Mit zunehmendem Alter wird die Verzögerung des Längenwachstums auffälliger. Eine Muskelhypotonie ist nicht zu erkennen, die geistige Entwicklung ist normal. Tetanie durch Hypokalzämie oder Krämpfe werden nie beobachtet, da Serum-Ca meist normal.

Bei den klinischen Untersuchungen können weitere Befunde erhoben werden wie: Harrisonsche Furche, Rosenkranz, Kraniosynostose, Dolichozephalie, verspätete Zahnung und/oder vorzeitiger Verlust der bleibenden Zähne.

Laborchemisch steht die Hypophosphatämie und die Hyperphosphaturie im Vordergrund. Die alkalische Phosphatase im Serum ist nur wenig erhöht. RASMUSSEN et al. (1973) fassen die heutige Erkenntnis über die Laborchemie beim Phosphatdiabetes in einigen Punkten zusammen:

1. Die Hypophosphatämie und eine verminderte tubuläre Rückresorption wird bei allen betroffenen Erkrankten nachgewiesen.
2. Die Parathormonkonzentration im Serum ist normal oder nur leicht erhöht bei allen unbehandelten Fällen.
3. Die 25-(OH)D_3-Konzentration im Serum ist normal.
4. Die verminderte intestinale Kalziumabsorption kann durch hohe Dosen von Vitamin D deutlich vermehrt werden.
5. Die defekte intestinale Phosphatabsorption kann durch Vitamin-D-Therapie teilweise korrigiert werden.
6. Knochenveränderungen finden sich bei den meisten, jedoch nicht bei allen Betroffenen. Dabei ist der Schweregrad der Knochenveränderungen nicht korrelierend mit der Stärke der Plasmaphosphaterniedrigung.

Röntgenbefunde

Schädel: Die klinisch schon beschriebene dolichozephale Schädelkonfiguration mit Abflachung der Schädelbasis ist auch im Röntgenbild nachweisbar und steht im Gegensatz zum Quadratschädel bei der Vitamin-D-Mangelrachitis (SCHMIDBERGER 1974) (Abb. 14 u. 18). Die Schädelkalotte kann sehr dünn sein, die Schädelnähte zu weit, im Sinne einer verzögerten Ossifikation. Selten kann auch einmal eine Kraniosynostose mit vorzeitigem Nahtschluß beobachtet werden.

Lange Röhrenknochen. Wir finden hier alle Zeichen von rachitischen Veränderungen mit besonders stark ausgeprägter, poröser, grobsträhniger, grobtrabekulierter Spongiosastruktur der Diaphysen. In manchen Fällen bestehen alle Zeichen einer ausgeprägten Osteomalazie. Die Kortikalis ist verdünnt und die Rarefizierung des Knochens nimmt zu in Richtung Submetaphyse und Metaphyse. Pseudofrakturen und inkomplette Frakturen im Sinne von Looserschen Umbauzonen werden beobachtet. Zum Unterschied zu der *Vitamin-Mangelrachitis* (Abb. 13) sind die rachitischen Knochenveränderungen meist in den Unterextremitäten stärker ausgeprägt, hier wiederum besonders deutlich im Kniebereich. Oberextremitäten und Hand zeigen mitunter weniger pathologische Knochenstrukturen. Die langen Röhrenknochen von Femur und Tibia weisen of eine laterale und/oder anteriore Verkrümmung mit einer vermehrten Knochendichte der Kortikalis an der konkaven Seite der Kurvatur auf (SILVERMAN u. CURRARINO 1960).

Echte Verdickungen der ganzen Kortikalis im Sinne von Osteosklerosen werden von PERRY (1978) u. STAMP (1976) u.a. beobachtet. Es handelt sich hier meist um etwas ältere Patienten.

Metaphysär zeigen sich die unregelmäßigen ausgefransten Begrenzungen und becherförmigen Ausziehungen, wie bei einer Vitamin-D-Mangelrachitis. Ein verbreiterter meta-epiphysärer Abstand wird beobachtet (Abb. 13).

Die Epiphysen sind ebenfalls stark demineralisiert und zeigen grobtrabekuläre Strukturen mit ganz unscharfer Abgrenzung. Epiphysiolysen im Hüftgelenk kommen vor.

Bei den von PERRY u. STAMP (1978) beobachteten Fällen finden sich auch extraskeletale Ossifikationen im Sinne von Verkalkungen im Bereich der intervertebralen Ligamente der LWS. Zusätzliche Verkalkungen von Muskelansätzen sind beschrieben. Bei der Myelographie ließen sich in den Fällen von PERRY u. STAMP (1978) Stenosen im Spinalkanal nachweisen.

Wirbelsäule. Auch hier ist eine Demineralisierung mit grober Knochenstruktur vorhanden. Später können auch Skoliosen auftreten. Insgesamt ist im Bereich der Wirbelkörper die grobmaschige Trabekelstruktur unterscheidend von der gewöhnlichen Rachitis

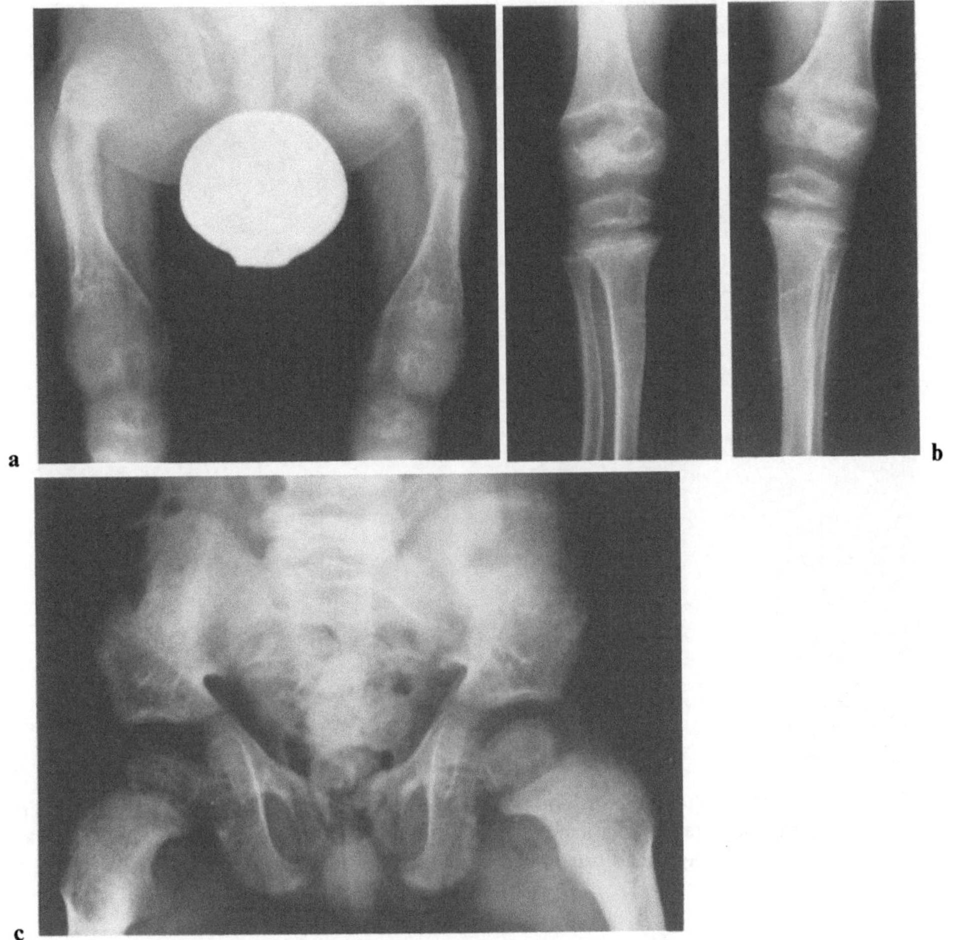

Abb. 13. a M.F. 4 Jahre. Extrem schwere Form des „Phosphatdiabetes". Diagnosestellung erst mit 4 Jahren. Am Oberschenkel extreme Verkürzung der Diaphysen durch maximales Osteoid in der Metaphyse. Loosersche Umbauzonen (beidseits gedoppelt!). **b** Dasselbe Kind, 2 Jahre nach sehr hohen Dosen von Vitamin D (1–2 mg täglich!). Im Kniebereich immer noch Zeichen wie bei florider Rachitis, Epiphysenfuge deutlich schmäler. **c** Dasselbe Kind. Auch in den Hüftgelenken Besserung der Veränderung, Doppelkonturen als Zeichen des Therapieerfolgs, noch deutlich grobsträhnige Knochenstruktur

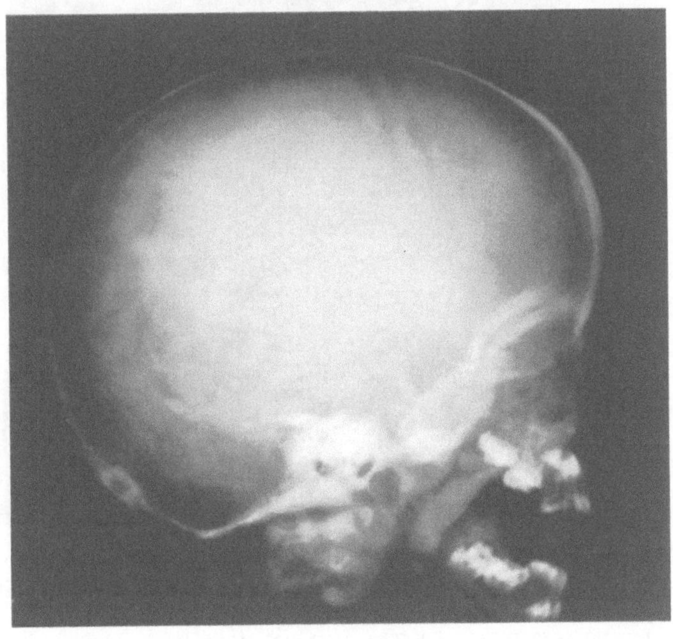

Abb. 14. Dasselbe Kind wie Abb. 13. Schädel im Alter von 4 Jahren: Dolichozephale Konfiguration, Kalotte dünn, unscharfe, leicht ausgeweitete Nähte. Mehrere Nahtknochen in der Lambdanaht

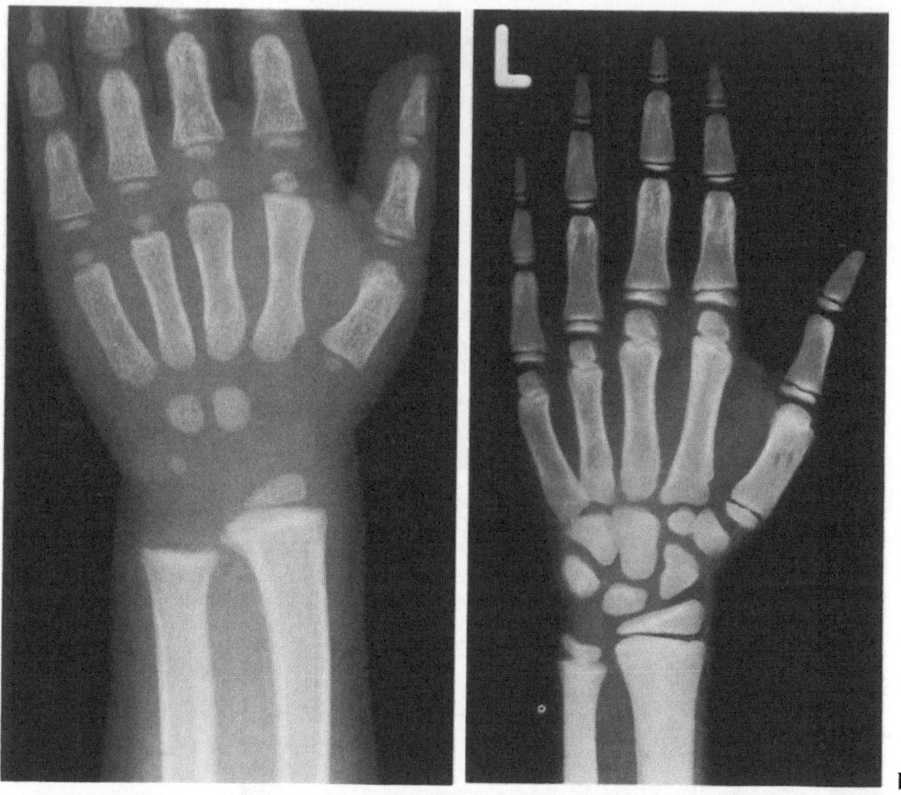

Abb. 15. a N.M., 2 Jahre. Hypophosphatämische Rachitis. Skelett der Hand zeigt nur geringe Veränderung, grobsträhnige Struktur, angedeutete Becherform der Metaphyse von Radius und Ulna. Kein Ossifikationsrückstand. **b** N.M., 9 Jahre. Unter Therapie jetzt nur noch minimale Vergröberung der Knochenstruktur, Knochenalter entspricht dem Lebensalter

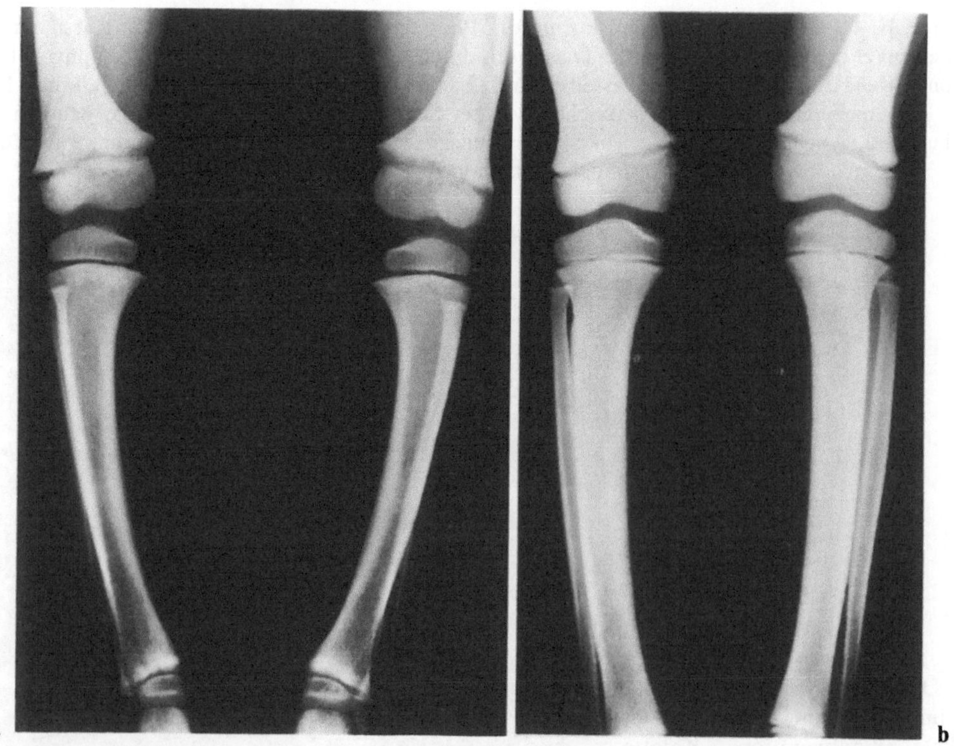

Abb. 16. a N.M., 4 Jahre. a) Bis jetzt keine Therapie bei hypophosphatämischer Rachitis. Verbiegung der langen Röhrenknochen, Verdickung besonders an der konkaven Seite der Kortikalis. An der distalen Femurmetaphyse ist medial der Spalt in der Epiphysenfuge breiter als lateral! Mäßige Ausziehung der medialen Metaphysen. **b** 7 Jahre (3 Jahre nach Therapie): Die Knochenverbiegung der Unterextremitäten ist deutlich rückläufig

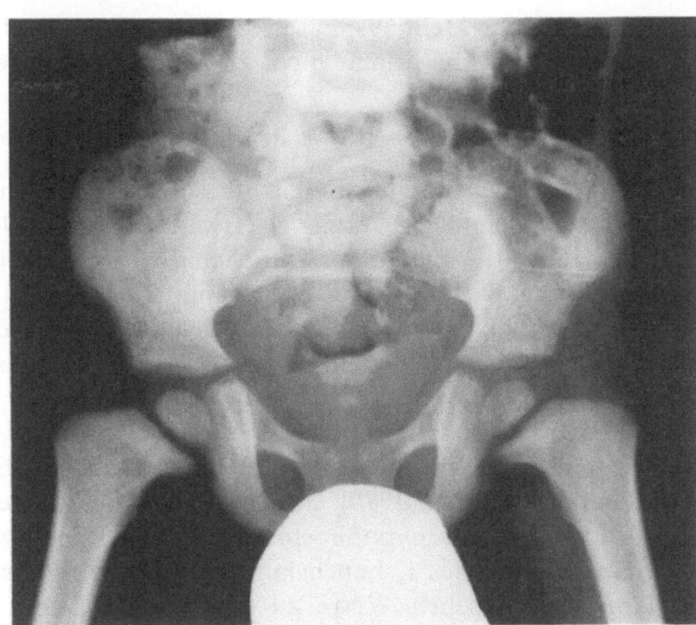

Abb. 17. N.M., 2 Jahre, dasselbe Kind wie Abb. 16. Am Becken nur geringe Strukturveränderung, Coxa vara-Stellung

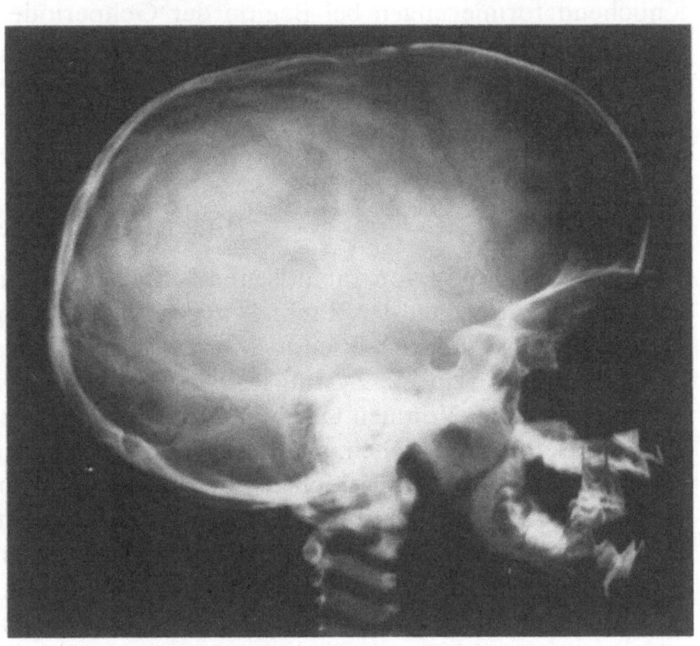

Abb. 18. N.M., 4 Jahre. Schädel normal bis leicht dolichozephal. Kalotte von normaler Knochendicke. Nähte im Normbereich

(FANCONI 1972). Diese osteomalazische Trabekelstruktur sistiert mitunter während der Behandlung.

Becken. In praktisch allen Fällen ist eine mehr oder weniger ausgeprägte Coxa vara vorhanden (Abb. 13c). Diese Deformierung im proximalen Oberschenkelknochen ist hauptsächlich durch die Verbiegung des Femurschaftes bedingt und weniger durch eine eigentliche Verbiegung des Schenkelhalses selbst (SILVERMANN 1967) (Abb. 17).

Sehr typisch für die Knochenveränderungen bei Phosphatdiabetes ist im Kniegelenk eine starke Verbreiterung der *medialen* Hälfte der distalen Femurepiphysenfuge (Abb. 16a, b). Diese mediale Epiphysenfugenverbreiterung persistiert oft für eine lange Zeit, selbst in der Abheilungsphase, wenn in anderen Gebieten die rachitischen Veränderungen schon geschwunden sind.

Während der Heilungsphase können subperiostale Knochenneuformationen in Erscheinung treten, die primär nicht zu beobachten waren.

Verlauf, Prognose, Therapie

Bei den unbehandelten Fällen schreitet die Knochenverbiegung fort, so daß ein beträchtlicher Kleinwuchs resultiert (HARRISON et al. 1966). Die Erwachsenengröße reicht von 130–160 cm. Außer dieser Knochenaffektion besteht jedoch auch im weiteren Verlauf keine klinisch pathologische Symptomatik. Insbesondere ist die geistige Entwicklung vollkommen normal. Die rachitischen und serologischen Veränderungen können nach der Pubertät verschwinden, in einigen seltenen Fällen kann beim Erwachsenen ein Rezidiv eintreten. Bei früh einsetzender Therapie mit hohen Dosen von Vitamin D mit oder ohne oraler Phosphatzufuhr (MCENRERI u. SILVERMAN 1972) können gute Ergebnisse erzielt werden. Selbst stärkste Beinverkrümmungen bilden sich bis zu einem gewissen Grad zurück (SCHOEN 1970). SCHMIDBERGER (1974) weist nachdrücklich darauf hin, daß beim Vorliegen der hypophosphatämischen Rachitis bei einem Elternteil die Kinder bereits zu Beginn des 1. Lebensjahres sorgfältig untersucht werden sollten. Insbesondere sind die serologischen Werte zu überprüfen. Dadurch kann die Therapie rechtzeitig einsetzen und ein ausreichendes Skelettwachstum erzielt werden. Insbesondere können Knochendeformierungen bei Beginn der Gehperiode vermieden werden. SCHMIDBERGER (1974) beschreibt ausführlich einen solchen frühtherapierten Verlauf. Bei nichtbehandelten Fällen mit schwersten Deformierungen der Unterextremitäten ist eine orthopädische Korrektur nötig. Wiederauftreten der Deformierung nach der Operation ist jedoch nicht ungewöhnlich (SILVERMAN 1960).

Differentialdiagnose

Bei Beobachtung von rachitischen Knochenveränderungen im 2. Lebensjahr müssen praktisch alle Formen der Rachitis gegeneinander abgegrenzt werden: Vitamin-D-Mangelrachitis (Spätrachitis), Pseudo-Mangelrachitis, renale Osteodystrophie, Fanconi-Syndrom, tubuläre Azidose, Zystinose. Die Differenzierung geschieht aufgrund der serochemischen Befunde. Von den Osteodysplasien ist am ehesten die metaphysäre Chondrodysplasie in Betracht zu ziehen, sie weist jedoch keine grobe Trabekelstruktur auf, es besteht keine Rarefizierung des Knochens, die blutchemischen Werte sind unauffällig.

SWISCHUK (1979) glaubt nach Durchsicht von Röntgenbildern von insgesamt 72 Patienten mit den verschiedensten Formen der Rachitis ein Schema aufstellen zu können, nach dem schon aufgrund des Röntgenbildes die Differentialdiagnose möglich sei. Ob dieses Schema sich bewähren wird, bleibt abzuwarten. In diesem Schema ist auch eine Abgrenzung von 2 Typen der hypophosphatämischen Rachitis angegeben. Bei dem Typ A handelt es sich um röntgenologisch nachweisbare rachitische Veränderungen nur an den Unterextremitäten. Diese Fälle benötigen angeblich täglich mehr Vitamin D, nämlich 100000 und 150000 E. Bei dem Typ B finden sich röntgenologisch nachweisbare rachitische Veränderungen im Kniebereich und an den distalen Metaphysen von Radius und Ulna. Nach den Erfahrungen von SWISCHUK (1979) sollen diese Fälle, die dem Typ B zugerechnet werden, täglich lediglich 40000 bis 50000 E benötigen.

b) Pseudo-Mangelrachitis

Die Pseudo-Mangelrachitis ist eine seltene Form der Vitamin-D-resistenten Rachitis. Das Krankheitsbild wurde 1961 von PRADER et al. gegen andere Rachitisformen abgegrenzt. Während beim Phosphatdiabetes die Hypophosphatämie im Vordergrund steht,

Tabelle 1. Hauptsächliche Unterscheidungsmerkmale zwischen Vitamin-D-Mangelrachitis, Pseudo-Mangelrachitis und Vitamin-D-resistenter Rachitis. (Modifiziert nach FANCONI, A. 1969)

	Vitamin-D-Mangelrachitis	Pseudo-Mangelrachitis	Resistente Rachitis (P-Diabetes)
Serum-Ca	erniedrigt oder normal	erniedrigt	normal
Serum-P	erniedrigt oder normal	erniedrigt oder normal	stark erniedrigt
Aminoacidurie	erhöht	erhöht	normal
Ursache	alimentär Vitamin-D-Mangel	Enzymdefekt	Membrantransportstörung für P
Beginn	1. Jahr	1. Jahr	2. Jahr
Genetik	–	autosomal rez.	(meist X-chrom. dominant
Vitamin-D-Therapie	Heilung (kleine Dosen)	Heilung (hohe Dosen)	Besserung (hohe Dosen)

ist bei der Pseudo-Mangelrachitis eine Tendenz zur Hypokalzämie vorhanden. Gleichzeitig liegt eine Hyperaminoazidurie vor. Von der banalen Vitamin-D-Mangelrachitis unterscheidet sie sich auch durch die Erblichkeit. FANCONI et al. (1969) schließen aufgrund der allerdings bis jetzt nur wenig bekannten und veröffentlichten Fälle auf einen autosomal rezessiven Erbgang. Mit diesem Attribut ist diese Stoffwechselkrankheit als „hereditäre Pseudo-Mangelrachitis" in die Literatur eingegangen (FANCONI 1969). Die Hauptunterschiede zwischen Vit.-D-Mangelrachitis, hypophosphatämischer Vitamin-D-resistenter Rachitis und der hereditären Pseudo-Mangelrachitis beziehen sich auf die klinischen und biochemischen Befunde und vor allem auf die unterschiedlich benötigte Vitamin-D-Therapie und die Therapie-Erfolge. Die frühesten Symptome treten innerhalb des 1. Lebensjahres auf. Als charakteristisch gelten Wachstumsverzögerung, muskuläre Hypotonie, besonders aber Zahnschmelzdefekte und hypokalzämische Krämpfe (MEHLS et al. 1971; KARPOUZAS et al. 1979). Tabelle 1 (nach A. FANCONI) soll die hauptsächlichsten Unterscheidungsmerkmale zwischen Mangelrachitis, Pseudo-Mangelrachitis und resistenter Rachitis darstellen.

Als Ursache der Erkrankung wird ein genetisch bedingter Enzymblock bei der Umwandlung von 25 Hydroxycholecalciferol in 1,25 Dihydroxycholecalciferol angenommen.

Röntgenbefunde

Röntgenologisch unterscheidet sich die Osteopathie der Pseudo-Mangelrachitis nicht von den rachitischen Veränderungen anderer Ursachen.

Verlauf und Therapie

Wie bei der Mangelrachitis führt auch die korrekte Behandlung bei der Pseudo-Mangelrachitis in Kenntnis des Krankheitsbildes und der speziellen, d.h. hochdosierten Vitamin-D-Therapie zur völligen Heilung. Es besteht nur eine relative Vitamin-D-Resistenz: Zur Heilung und Prophylaxe sind rund 100mal höhere Vitamin-D-Dosen als bei der Mangelrachitis notwendig. Bei Absetzen der Therapie kann die Rachitis rezidivieren, bzw. es kommt auch im Erwachsenenalter ohne Substitutionstherapie zur Osteomalazie. Im anglo-amerikanischen Schrifttum wird diese von der Vitamin-D-Dauermedikation abhängige Stoffwechselstörung „vitamin-D-dependency rickets" genannt.

c) Idiopathische Hyperkalzämie

Synonyma: Fanconi-Schlesinger-Syndrom, Elfengesicht-Syndrom, William-Beuren-Syndrom

Diese Stoffwechselstörung ist gekennzeichnet durch einen überhöhten Blutkalkspiegel. Man unterscheidet i. allg. eine schwere chronische und eine leichte Verlaufsform. Die Erkrankung wurde erstmals von LIGHTWOOD 1952 beschrieben. Aufgrund von mehreren eigenen Beobachtungen beschreiben ILLIG u. PRADER 1959 weitere Fälle. Sie unterscheiden neben der schweren und der leichten Form noch eine familiäre intermediäre Form. Auch FOLY et al. (1972) untersuchten ausführlich eine Familie, in der 11 Mitglieder über 4 Generationen hinweg eine „benigne, familiäre Hyperkalzämie" aufwiesen. Außer dieser offensichtlich vererbbaren Form sind die meisten Erkrankungen an Hyperkalzämie als sporadische Fälle anzusehen. Bei den leichteren Störungen kann eine relative Vitamin-D-Überdosierung bei gesteigerter Überempfindlichkeit von einer echten Überdosierung nicht unterschieden werden. Vitamin-D-Gaben können selbst bei leichten Fällen katastrophale Folgen haben (KREPLER et al. 1964). Die schwere Form der Krankheit ist aber sicher keine Folge von Vitamin-D-Intoxikation bzw. relativer Überdosierung (FANCONI et al. 1952). Die idiopathische Hyperkalzämie beruht auf einem noch ungeklärten endogenen Stoffwechselfehler, möglicherweise mit pathologisch vermehrter Kalziumabsorption im Darm als grundlegend pathologischem Faktor (HÖVELS et al. 1962). Nach Ansicht von FELLERS (1959) könnte ursächlich eine metabolische Störung im Vitamin-D-Abbau vorliegen.

Klinisches Bild

Kinder, die an dieser Stoffwechselstörung leiden, fallen durch einen besonderen Gesichtsausdruck auf: Hypertelorismus, breiter Nasenrücken, leicht mongoloide Stellung der Augenlidachsen, herunterhängende Oberlippe, hängende Mundwinkel und tiefer Ohransatz, meist auch eine mikrozephale Kopfkonfiguration. Die Kinder sehen wie kleine Elfen aus. Die ersten Krankheitszeichen treten selten vor dem 3. bis 6. Lebensmonat auf, dann wird ein allgemeines schlechtes Gedeihen beobachtet, auch die geistige Entwicklung ist rückständig, besonders in den schweren Fällen. Unterlänge bzw. Minderwuchs wird mit zunehmendem Alter registriert. Weiterhin fallen eine muskuläre Hypotonie auf, eine Blutdruckerhöhung kann vorhanden sein, Appetitlosigkeit und Erbrechen. In vielen Fällen ist die Erkrankung kombiniert mit einer supravalvulären Aortenstenose und/oder peripheren Pulmonalarterienstenose (BEUREN 1972; SUTCLIFFE 1965). Zahnanomalien können ebenfalls vorhanden sein. Im Serum ist eine Hyperkalzämie der wesentliche pathologische Befund, im Urin ist die Sulkowitsch-Probe positiv. Nach dem 1. Lebensjahr ist die Hyperkalzämie meist nicht mehr nachweisbar.

Röntgenbefunde

Die röntgenologisch nachweisbaren Veränderungen am Skelett sind identisch mit den Bildern bei der Vitamin-D-Überdosierung und lassen sich davon nicht abgrenzen. Besonders gut und eindrucksvoll lassen sie sich im Bereich der Wachstumszonen des Kniegelenkes erkennen: Übermäßige Kalkeinlagerungen in den Abschlußzonen der Metaphysen (Hypermineralisierungslinien) und submetaphysäre Kalksalzverminderungsbezirke als sog. „helle" Querbänder (ZEISEL 1961) sind hier zu beobachten. Umschriebene Periostappositionen können vorkommen. Unregelmäßige Abschlußplatten als Folge der Umbauzonen beschreibt FELLERS (1959), Osteosklerose im Bereich der Diaphysen ist in schweren Fällen nachgewiesen (LAMY 1958). Osteosklerose findet sich auch in den

Wirbelkörpern, im Becken, der Skapula; Klavikel und Rippen können mitbeteiligt sein. Im Bereich des Schädels zeigt die Basis eine besonders dichte Sklerose (die auch noch lange nach Absinken der Hyperkalzämie nachweisbar sein kann). Gelegentlich kommen bei den schwersten Formen der Hyperkalzämie auch Kraniostenose mit Zeichen des erhöhten Schädelinnendruckes vor. Diese können dann zu einer Kraniotomie Anlaß werden.

Verlauf und Behandlung

Bei den schweren Fällen tritt bald eine Nephrokalzinose auf, die in Zusammenhang mit der kardiovaskulären Komplikation zum Tode führen kann. Der Verlauf bei den leichteren Formen kann unter kalziumarmer Diät und Vitamin-D-freier Ernährung günstig beeinflußt werden, auch die Röntgenbefunde können sich zurückbilden. Das Wachstum bleibt allerdings unter der Altersnormgrenze, renale und kardiovaskuläre Folgen können bestehen bleiben, ebenso eine Debilität oder geistige Retardierung.

Differentialdiagnose

Alle Erkrankungen und Stoffwechselstörungen, die zur Osteosklerose führen, kommen differentialdiagnostisch aufgrund der Röntgenbefunde in Betracht. Insbesondere müssen Folgen einer möglichen Vitamin-D-Überdosierung ätiologisch ausgeschlossen werden, sowie auch eine Kalziumintoxikation. Sklerosen in verbreiterten Metaphysen und Diaphysensklerose, wie sie bei Osteopetrose, Pyknodysostose und Camurati-Engelmann-Syndrom zu finden sind, müßten ausgeschlossen werden. Dichte metaphysäre transversale Knochenbänder finden sich auch bei Intoxikation durch Schwermetall.

d) Hypophosphatasie

Die Erstbeschreibung dieser Enzymopathie geht auf RATHBUN zurück. Er analysierte 1948 dieses genetisch bedingte Krankheitsbild mit der starken Aktivitätsminderung der alkalischen Phosphatase im Serum und in zahlreichen Geweben. Die damit verbundenen Ossifikationsstörungen spielen sich in erster Linie an den metaphysären Verknöcherungszonen ab. Die niedrige Phosphataseaktivität läßt sich am leichtesten und vor allem im Serum nachweisen, aber auch in den Leukozyten. Ein weiteres biochemisches Charakteristikum ist die Ausscheidung von Phosphoäthanolamin im Urin.

Es handelt sich um eine hereditäre Stoffwechselstörung mit autosomal-rezessivem Erbgang. Allerdings wird auch von einigen Familien berichtet, bei denen eine autosomal-dominante Vererbung angenommen werden muß (SILVERMAN 1962). Deutlich unterschieden werden müssen bei dieser Erkrankung verschieden stark ausgeprägte Formen. Dabei finden sich in ein und derselben Familie Fälle mit leichten und Fälle mit schweren Formen. Es muß also angenommen werden, daß die verschiedenen Manifestationstypen zu ein und demselben genetischen Defekt gehören. Heterozygote Merkmalsträger sind beobachtet worden mit einer verstärkten Ausscheidung von Phosphoäthanolamin im Urin (MCPHERSON et al. 1972). Auch die als Pseudohypophosphatasie beschriebenen Fälle (SCRIVER u. CAMERON 1969; MEHES et al. 1972) gehören zur selben genetischen Einheit.

Klinisches Bild

Die verschieden stark und auch wechselnd ausgeprägten Manifestationstypen wurden von mehreren Autoren in 2 bzw. 3 Formen unterteilt (FRASER 1957; RATHBUN 1948; SPRANGER–LANGER–WIEDEMANN 1974). Anhand einer Sammelstudie von 24 Fällen aus

9 Kliniken wurde beim 13. Meeting der ESPR in Stockholm eine Unterteilung in 4 verschiedene Formen vorgenommen: 1. Letale, neonatal-frühinfantile Form, 2. schwere infantile Form, 3. spätmanifeste juvenile Form und 4. latente, meist asymptomatische Form (KOZLOWSKI et al. 1976).

1. Die letale Manifestation kann u.U. bereits intrauterin durch Röntgenuntersuchung diagnostiziert werden. In einigen Fällen kommt es zur Totgeburt mit stark verkürzten Knochen oder zum Tod, wenige Stunden nach der Geburt durch schwere Ateminsuffizienz. Auffallend ist bei diesen Kindern der weiche Schädel, der eine nur membranartige Kalotte mit wenigen Knocheninseln aufweist (NOLTE 1972; BESSLER 1972).

2. Das klinische Bild der schweren infantilen Form ähnelt zunächst dem Befund einer floriden Rachitis und deckt sich wohl mit einigen Fällen, die als angeborene Rachitis beschrieben wurden. Bei der Untersuchung kann man Verdickungen an den Knöcheln und am Handgelenk tasten, die an ein Marfanzeichen erinnern. Außerdem können Verdikkungen an den Vorderrippenenden einem rachitischen Rosenkranz entsprechen. Die Prognose wird hier durch die eingeschränkte Nierenfunktion und meist zunehmende Ateminsuffizienz bestimmt.

Die 3. Form ist die milde, erst später zu beobachtende Manifestation. Sie geht mit ungewöhnlich frühzeitigem Ausfall der Milchzähne einher, dazu kommen Knochenveränderungen leichten Grades an den unteren Extremitäten, es kann eine Frakturbereitschaft bestehen.

Die 4. latente, meist asymptomatische Form entdecken wir oft bei den Eltern unserer Patienten.

Eine ausführliche Beschreibung von 9 klinisch gut dokumentierten Fällen finden wir bei BURMEISTER u. MAYSER 1967, weitere Berichte stammen von CURRARINO (1973), sowie JUSTUS et al. (1974).

Röntgenbefunde

Auf die röntgenologisch erfaßbaren Veränderungen haben erstmals CURRARINO et al. 1957 aufmerksam gemacht. Die Skelettbefunde sind so vielseitig, daß lediglich die biochemischen Befunde und das Auftreten in ein und derselben Familie bzw. Nachkommenschaft beweisen kann, daß es sich tatsächlich um denselben Enzymdefekt handelt. Die Diagnose des *letalen Typs* der Hypophosphatasie ist zunächst eine rein röntgenologische: Im Schädel finden sich keine oder nur kleinste verkalkte Inseln in der ganzen Kalotte, die Verknöcherung der Basis und des Gesichtsschädels ist kaum ausgebildet (Abb. 19a). Die Rippen sind sehr kurz und dünn, die Wirbelkörper sind maximal hypoplastisch (Abb. 19b). Ebenso ist das Becken verkürzt, die Röhrenknochen an den Extremitäten sind extrem kurz oder weisen teilweise fehlende Ossifikation auf. Die irreguläre metaphysäre Knochenstruktur reicht meist streifig weit in die Diaphysen hinein. Auffallend sind weiterhin die sehr kleinen Schulterblätter. Die *infantile* Form zeigt röntgenologisch verspätete Verknöcherung der Kalotte oder – wie wir selbst beobachten konnten – sogar eine Rückbildung von Knochen an den Rändern einzelner Schädelschuppen. Dabei sind die Ränder zunehmend gezähnelt bzw. stark ausgefranst (Abb. 20a, b). An den langen Röhrenknochen reicht die zunächst vor allem metaphysär sich zeigende unregelmäßige Verknöcherung später weit in die Diaphyse hinein, so daß auch hier der Eindruck eines Knochenschwundes entsteht (Abb. 21a, b u. Abb. 22). Diese zunehmende Veränderung erweist sich u.U. todbringend, wenn die Rippenenden sich aufzulösen scheinen und die Elastizitätsminderung des knöchernen Thorax eine Ateminsuffizienz bewirkt (Abb. 23a–c). Bei der 3. *Form* der Hypophosphatasie ist das erstaunlichste röntgenologische Zeichen, das Vorhandensein einer prämaturen Synostose einer oder mehrerer

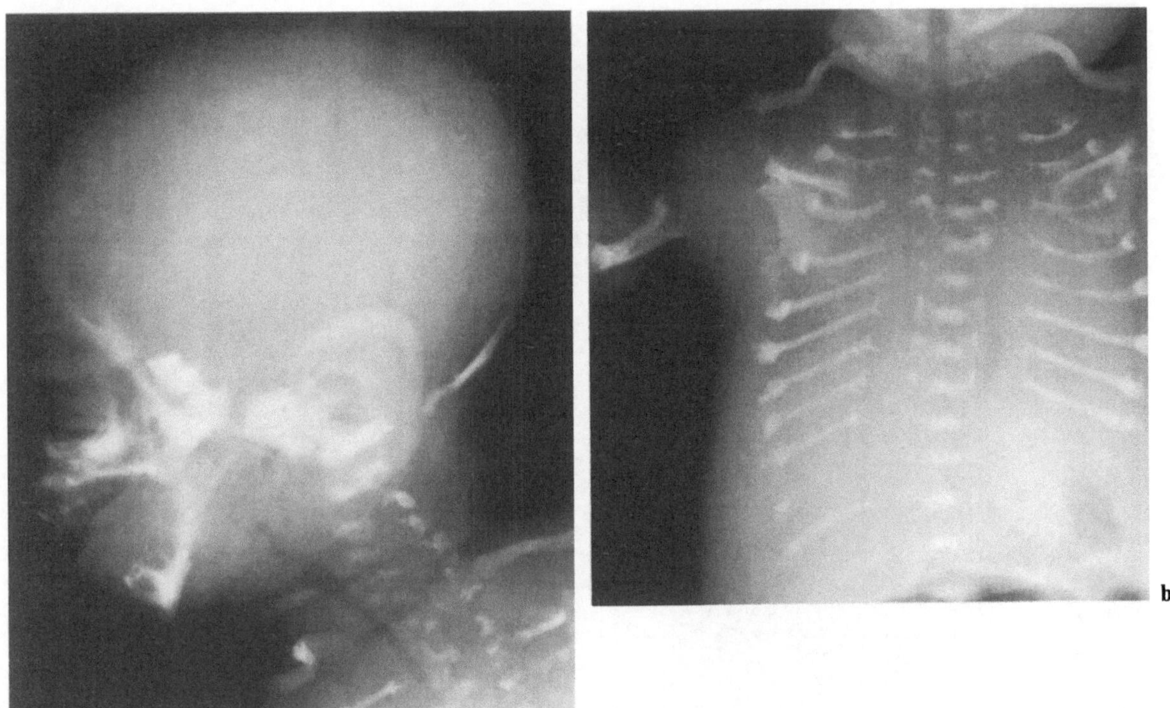

Abb. 19. a Hypophosphatasie, letale Form. Schädelkalotte zeigt nur in der Hinterhauptschuppe eine kleine verkalkte Insel, Verknöcherung im Gesichtsbereich ebenfalls reduziert (vordere Schädelgrube, Orbita). **b** Dasselbe Neugeborene post mortem. Rippen extrem kurz, Wirbelkörper hypoplastisch, Humerus nur stummelförmig mit ausgefransten Enden. Lunge nicht belüftet

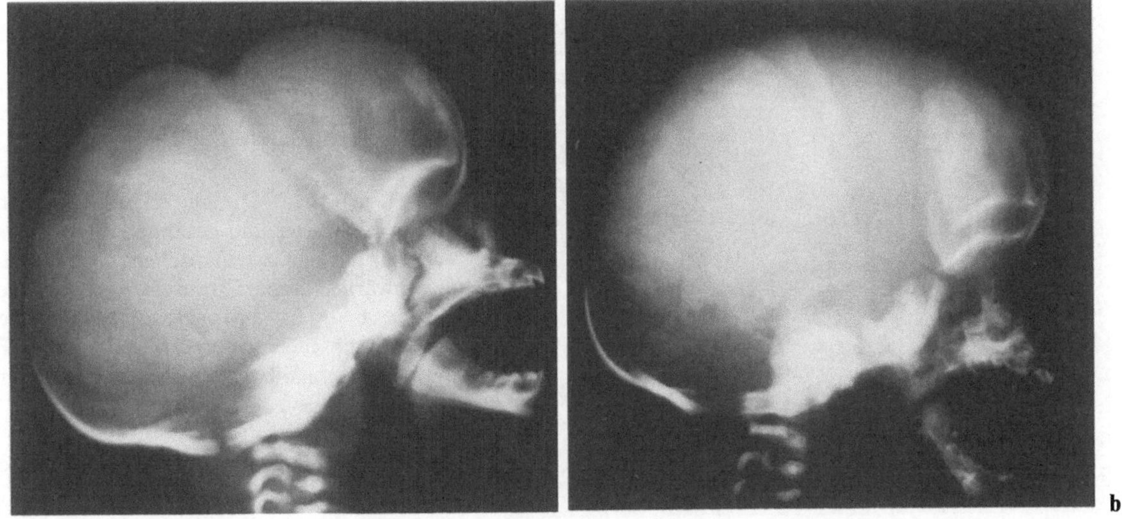

Abb. 20. a P.H., 7 Tage. Infantile Form der Hypophosphatasie. Dünne Schädelkalotte, Nähte noch nicht verbreitert. **b** P.H., jetzt 5 Monate alt. Starke Ausweitung der Nahtbereiche, teilweise durch Knochenschwund an den jetzt unregelmäßig gezackten Rändern der einzelnen Schuppen

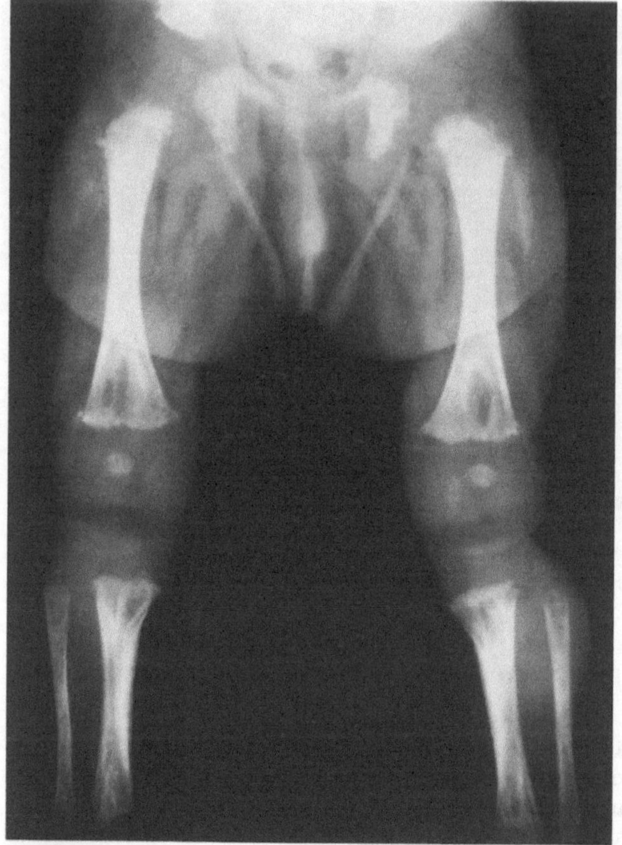

a

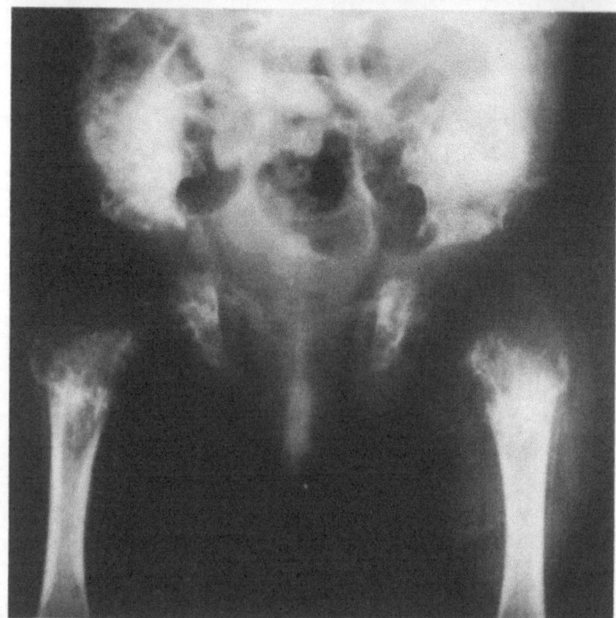

b

Abb. 21

Abb. 22

Abb. 21. a P.H., 3 Monate. Unterextremitäten mit aufgelockerter und gezähnelter metaphysärer Struktur mit osteolytischen Bezirken diaphysenwärts („scharf begrenzte Knochendefekte“). **b** P.H., 5 Monate. Der Knochenschwund schreitet weiter fort, proximaler Femur wie angeknabbert, Hüftgelenkspfanne ausgefranst

Abb. 22. P.H., 5 Monate. Oberextremität ebenfalls mit Knochenschwund von der Metaphyse zum Knochenschaft fortschreitend

Schädelnähte. Man kann hier röntgenologisch alle typischen Zeichen beobachten: Turmschädel, Ballonschädel, stark vermehrte Impressiones digitatae (Abb. 24). An den Röhrenknochen, am Becken und auch an der Handwurzel finden sich irreguläre Ossifikationen (Abb. 25–28), u.U. nur diskrete Defekte. Bei der 4., meist *latent* verlaufenden Form

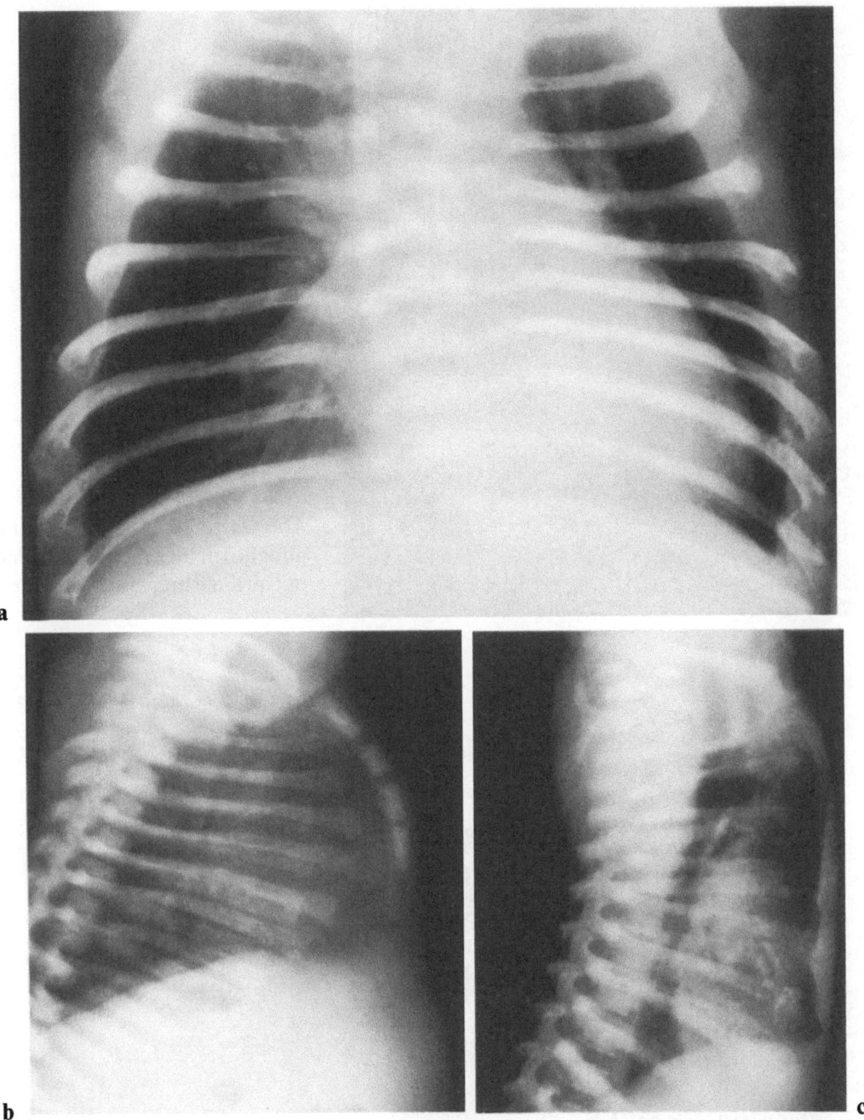

Abb. 23. a P.H., 5 Monate, Thorax ap. Auch hier Auflösung des Knochens an den Metaphysen = Vorderrippenenden. **b** P.H., Thorax seitlich im Alter von 6 Tagen: Tiefendurchmesser im Normbereich, keine Ateminsuffizienz. **c** P.H., 5 Monate. Tiefendurchmesser des Thorax durch weitere Verkürzung der Rippen verschmälert, Tod an Ateminsuffizienz

finden wir röntgenologisch bei der Suche nach Merkmalsträgern leichte Unregelmäßigkeiten der Verknöcherung in den Metaphysen oder in der Metaphysengegend (JARDON et al. 1970). Verbiegungen an den langen Röhrenknochen oder Neigung zu Frakturen können ebenfalls beobachtet werden. Gelegentlich findet man auch ektope Verkalkungen in den Wirbelsäulenbändern oder im Gelenkknorpel.

In der Sammelstudie von KOZLOWSKI et al. (1976) wird auf einen inkonstanten Befund aufmerksam gemacht, nämlich auf Spornbildungen an den langen Röhrenknochen von Fibula, Radius und Ulna. Diese mitunter bis ins Erwachsenenalter persistierenden spornartigen Knochenauswüchse an den Diaphysen ähneln den Veränderungen beim „Syndrom der gebogenen langen Röhrenknochen („syndrom of bowing of the long bones") und sind damit – wie die Autoren vermuten – nicht Folge des Enzymdefektes, sondern wie bei dem genannten Syndrom eine mechanische Deformierung.

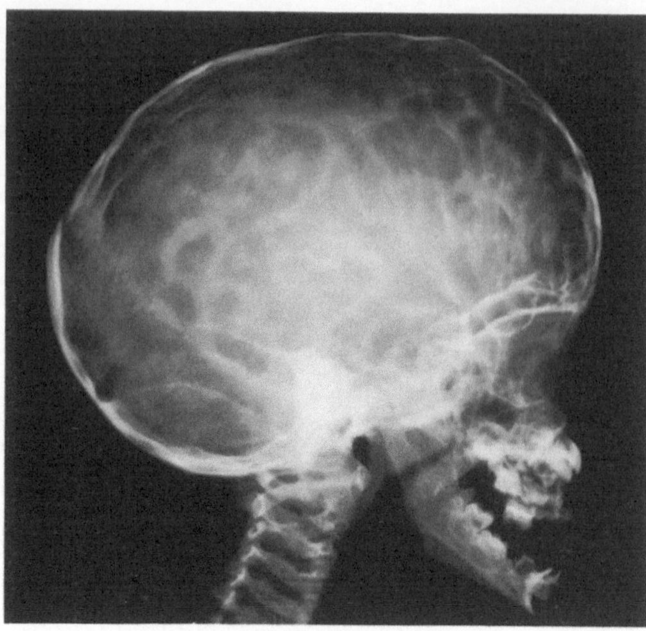

Abb. 24. E.B., 5 Jahre. Spätmanifeste, juvenile Form der Hypophosphatasie. Schädel mit prämaturer Synostose der Koronarnaht

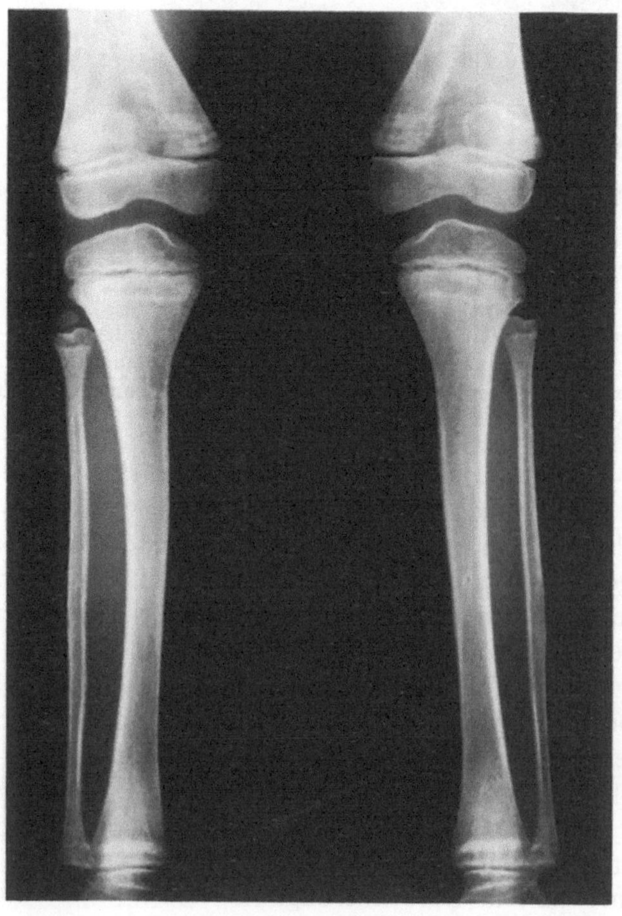

Abb. 25. Dasselbe Kind. Metaphysäre Defekte, besonders im Bereich des distalen Femurs, diskrete aufgelockerte Knochenstruktur auch an Tibia und Fibula

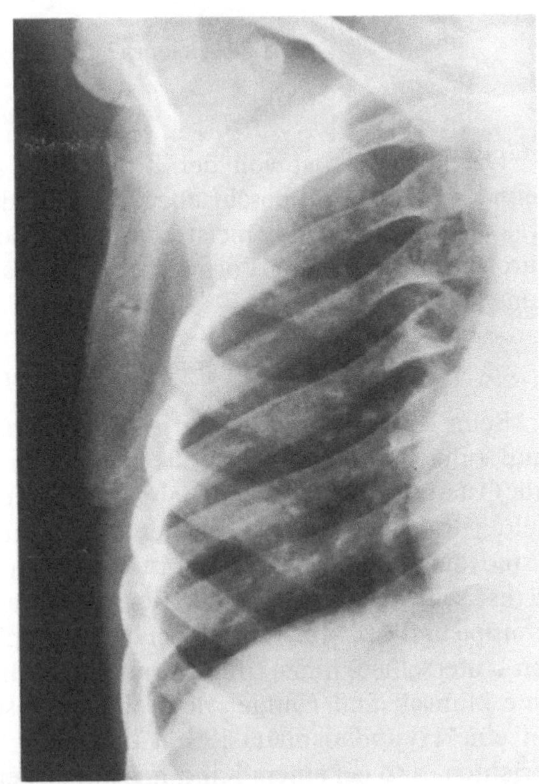

Abb. 26. Dasselbe Kind. Thorax: Unregelmäßige Verknöcherung an den Rippenenden und an der Skapula

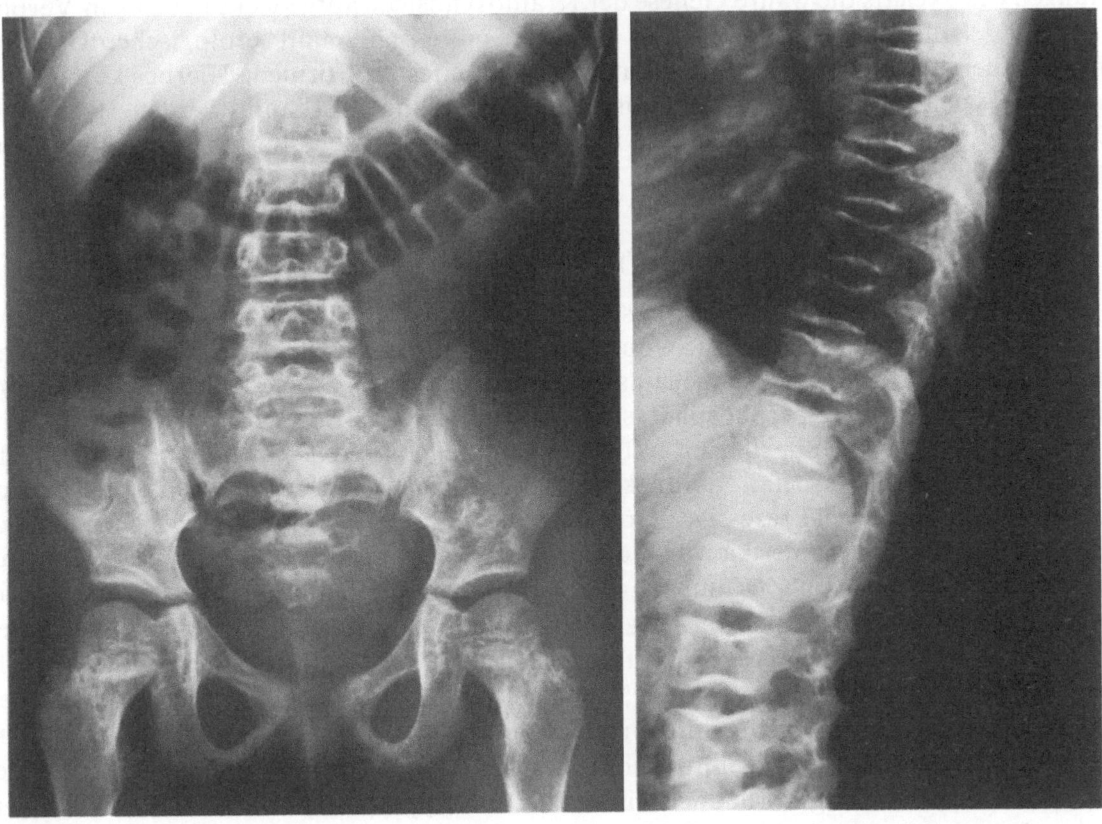

Abb. 27 **Abb. 28**

Abb. 27. Dasselbe Kind: Becken und WS: Unregelmäßige aufgelockerte Zeichnung des Knochens mit grober Trabekulierung. Verschmälerung der WK mit scharfer Kontur der Deckplatten

Abb. 28. Dasselbe Kind: Wirbelsäule seitlich: Verschmälerung der Wirbelkörper hier besonders deutlich. Eindellung der Deckplatten in der Wirbelkörpermitte ohne Einbrüche bei in allen Anteilen eher verdichteter Begrenzung. Grobe Trabekulierung

Verlauf und Therapie

Die Prognose ist von der Zuordnung zu den einzelnen Formen abhängig und hier beim klinischen Bild beschrieben. Verschiedene Therapien sind versucht worden (Burmeister u. Mayser 1967) meist symptomatisch, jedoch konnte sich keine Behandlungsart durchsetzen. Bei dem Vorliegen einer Kraniostenose wird eine Kraniotomie angezeigt sein.

Differentialdiagnose

Beim letalen Typ erscheint es besonders schwierig, eine Diagnose zu stellen. Hierbei muß zunächst die Osteogenesis imperfecta (dabei angeborene Frakturen) u.a. kongenitale Osteochondrodysplasien abgegrenzt werden. Eine röntgenologisch sichere Diagnose sollte jedoch noch durch biochemische Untersuchungen untermauert werden. Beim Typ 2 sind die klinischen – und mitunter auch die röntgenologischen – Veränderungen zunächst sehr verwandt mit der floriden Rachitis. Die ausgefransten Ränder der Schädelschuppe und der Metaphysen bei der Hypophosphatasie erbringen jedoch röntgenologisch den Unterschied, hinzukommen muß aber die serologisch niedrige alkalische Phosphatase. Eine klinisch und röntgenologisch manifeste prämature Synostose sollte in jedem Fall auf eine Hypophosphatasie hin abgeklärt werden. Aus eigener Erfahrung können wir berichten, daß bei einem Kind mit klinischem Turmschädel erst weitere Röntgenuntersuchungen des Skeletts die wahre Genese der Kraniosynostose aufgedeckt haben (in Verbindung mit der Blutchemie). Wichtig sind die röntgenologischen und serologischen Untersuchungen bei allen Verwandten der Kinder mit manifesten Formen. Hierbei können die latenten Typen und ihre diskreten Knochenveränderungen erkannt werden. In diesem Zusammenhang sei auch darauf hingewiesen, daß eine genetische Beratung aller Familienangehörigen wichtig ist.

e) Hyperphosphatasie

Synonyma: Kongenitale Hyperphosphatasie (Eyring u. Eisenberg 1968), Hyperostosis corticalis deformans juvenilis (Swoboda 1958), Familiäre Osteoektasie mit Makrokranium (Bakwin et al. 1964), Osteochalasia desmalis familiaris (Fanconi et al. 1964), chronische, idiopathische Hyperphosphatasie (Desai et al. 1973).

Es handelt sich hier um ein sehr seltenes Krankheitsbild, das durch mehrere Beobachtungen von Geschwisterbefall als Erbkrankheit definiert ist. Vermutlich handelt es sich dabei um eine autosomal rezessive Vererbung. Einzelfallbeschreibungen liegen nicht nur von Europa und Nordamerika vor, sondern auch aus Indien (Desai et al. 1973), aus Südamerika (Moreira in Zusammenarbeit mit Fanconi 1964) aus Israel (Jancu et al. 1978) und der Türkei (Eroglu u. Taneli 1977). Das wesentliche an diesem selbständigen Krankheitsbild ist eine starke Erhöhung der Phosphatase im Serum und zwar sowohl der alkalischen als auch der sauren. Knochenverdickungen am Schädel und an den Extremitätenknochen können dem Morbus Paget des Erwachsenen ähnlich sein. Thompson et al. (1969) konnten zeigen, daß histologisch jedoch deutliche Unterschiede zu der Erwachsenenerkrankung vorhanden sind. Bei der Hyperphosphatasie besteht der verdickte Knochen aus primitiven Trabekeln mit verstärktem Knochenab- und aufbau, wobei reichlich vaskularisiertes, lockeres Bindegewebe zwischen den Bälkchen eingelagert ist und eine richtige Kompakta nicht entstehen kann. Der verbliebene Knochenmarksbezirk ist durch diese Wucherung deutlich eingeengt. Durch diesen eigenartigen histologischen Befund erklären sich einige der Synonyma. Caffey (1973) hat vorgeschlagen, diese Störung kurz „Hyperphosphatasie“ zu benennen.

Klinisches Bild

Zunächst fällt eine beträchtliche Vergrößerung des Kopfumfanges auf, wobei die Physiognomie unauffällig ist. Schwellung und Verkrümmung der Extremitäten, besonders der Oberschenkel sind weitere typische klinische Erscheinungen. Meist liegt ein Minderwuchs vor, Schwerhörigkeit, Optikusatrophie und Blutdruckerhöhung können hinzukommen. Es besteht deutliche Neigung zu Spontanfrakturen. Schmerzhaftigkeit der befallenen Knochen (durch Mikrotraumen bedingt?). Muskelhypotonie, schütteres Haar, statomotorische Entwicklungsverzögerung, Anämie und Fieber sind fakultative klinische pathologische Befunde. Die geistige Entwicklung ist meist normal. Die hauptsächlichsten Laborbefunde sind die Erhöhung der alkalischen und sauren Phosphatase, Erhöhung der Harnsäure und der Leuzin-Aminopeptidase im Serum. Im Urin werden Hydroxyproline und Harnsäure vermehrt ausgeschieden. Letztere sollen nach den Untersuchungen von EYRING u. EISENBERG (1968) aus dem extrem schnellen Umsatz der periostalen Knochenbildung stammen.

Röntgenbefunde

Schädel. Während in den ersten 3 Lebensmonaten das Röntgenbild des Schädels noch unauffällig sein kann, wird in der Folgezeit bei klinisch auffallend großer Schädelkalotte die Verdickung der Frontal- und Parietalschuppen beobachtet (Abb. 29). Die Okzipitalschuppe ist meist normal dick (Frontal- und Parietalschuppe werden bindegewebig gebildet, die Okzipitalschuppe durch enchondrale Knochenbildung). Auch der Gesichtsschädel ist betroffen, besonders die ebenfalls bindegewebig gebildete Mandibel erscheint streifig und grobsträhnig. Abbildungen bei CAFFEY (1973b) zeigen allerdings auch Schädelaufnahmen mit Beteiligung aller Schädelschuppenanteile bei normaler Struktur des Gesichtsschädels. Im übrigen können auch Zonen von verminderter Knochendichte wechseln mit sklerotisch verdickten Bezirken.

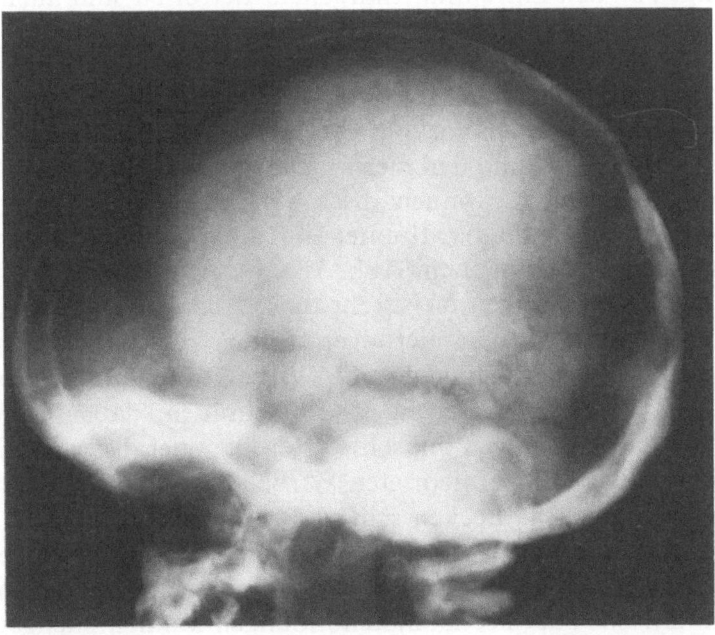

Abb. 29. D.T., 4 Jahre. Hyperphosphatasie. Große Schädelkalotte, Verdickung der Frontal- und Parietalschuppe, weniger ausgeprägt der Okzipitalschuppe. Schädelbasis ebenfalls verdickt und verdichtet. Ausweitung der Schädelnähte

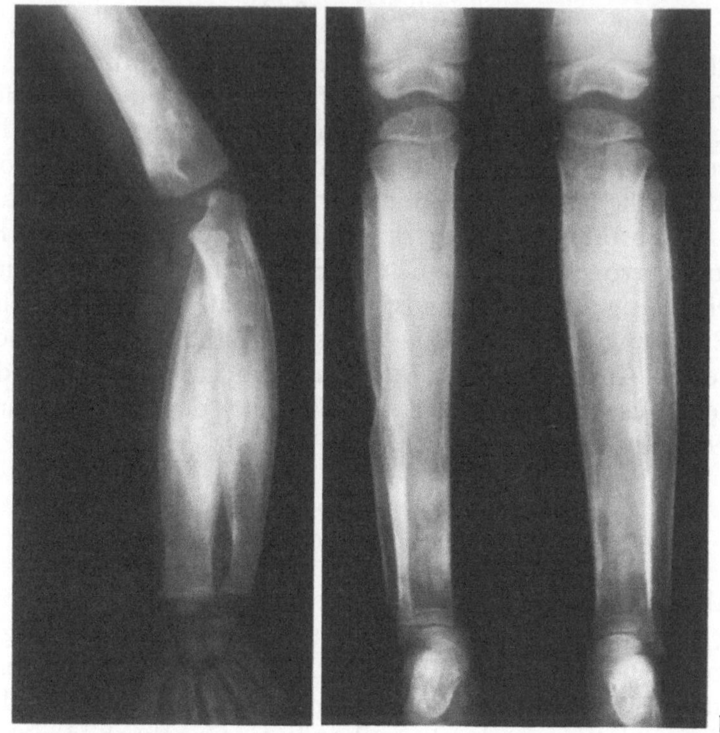

Abb. 30. a Dasselbe Kind. Oberextremität: Verbreiterung der langen Röhrenknochen, unregelmäßige, teils fleckige Verdickung der Kortikalis, zusätzliche periostale Knochenneubildung. **b** Unterschenkel und Kniebereich, Verbreiterung und unregelmäßige Verdickung wie an den Armen.

Die *langen Röhrenknochen* sind insgesamt verbreitert und sind auffällig durch ausgedehnte Verbiegungen an den Extremitätenknochen. Betroffen sind auch die kurzen Röhrenknochen mit einer insgesamten Ausweitung. In einigen Knochen und an einigen Stellen findet sich unregelmäßige Knochenstruktur, mit Verdickung der Kortikalis (Abb. 30a, b); in anderen Bezirken kann auch stark aufgelockerte Knochenstruktur mit längs ausgerichteten Trabekeln vorkommen. Meist sind die Diaphysen stärker betroffen gegenüber den Metaphysen und den meist nicht oder nur wenig beteiligten Epiphysen. Finden sich Verdichtungslinien, können diese als Folge von Mikrotraumen gedeutet werden (EYRING u. EISENBERG 1968). Mitunter sind auch innerhalb der Schaftmitte große längliche Kompaktainseln zu erkennen (Abb. 31a, b). Auf dem Röntgenbild des Thorax sind die Rippen in ihrer Gesamtheit meist sehr dick. Auch die Klavikel kann mitbeteiligt sein. Fortschreitende regressive Veränderungen werden auch im Bereich der Wirbelsäule beobachtet. Während in der Säuglingszeit die Wirbelkörper normal sein können, kann innerhalb von 3 Jahren die Veränderung so fortschreiten, daß alle Wirbelkörper eine typische bikonkave Form annehmen mit schwerster Demineralisierung. Die Zwischenwirbelabschnitte sind relativ zu den erniedrigten Wirbelkörpern eher ausgeweitet. Eine Skoliose kann sich entwickeln. Das Becken scheint bei allen in der Literatur beschriebenen Fällen weniger betroffen, lediglich die Gelenkspfanne ist dysplastisch, es kann zu Coxavara-Bildung kommen. Das ganze Skelett zeigt eine mehr oder weniger ausgeprägte Demineralisation. Zysten- oder Pseudozystenbildungen können nachgewiesen werden.

Entsprechend dem klinisch beobachteten frühen Zahnausfall kann bei Analyse des Zahnstatus eine schwere osteoklastische Resorption des Dentins und Ersatz der Pulpa durch Osteoid beobachtet werden (EYRING u. EISENBERG 1968)!

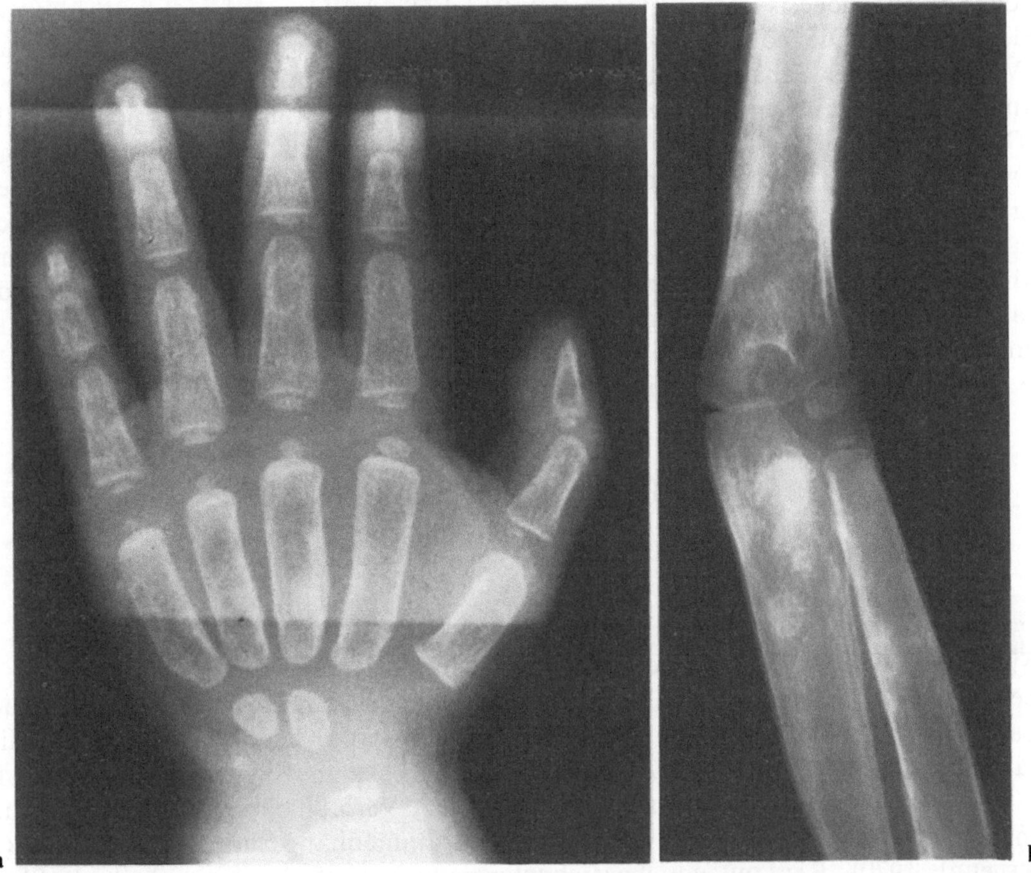

Abb. 31. a L.F., 2 Jahre. Hyperphosphatasie. Handskelett zeigt fleckige Knochenverdichtung in den Metakarpalia, nicht in den Phalangen, hier grobsträhnige Struktur, Epiphysen nicht beteiligt. **b** Dasselbe Kind: Ellenbogenbereich: Verbreiterung der Knochen mit unregelmäßigen, fleckigen verdickten Knocheninseln, angedeutete längs ausgerichtete Trabekel

Verlauf, Prognose und Therapie

Die Hyperphosphatasie zeigt i. allg. eine deutliche Tendenz zum Fortschreiten, in einigen Fällen jedoch war der Zustand stationär. Quoad vitam ist die Prognose nicht so schlecht, die Kinder sind organisch gesund. Da sie kaum mobilisiert werden können, ist die Gefahr größerer Frakturen gering. Die Prognose hinsichtlich eines eigenständigen Lebens ist jedoch sehr schlecht. Selbst mit Prothesen lassen sich nur geringe Fortbewegungsmöglichkeiten schaffen. Immerhin lernen einige der Kinder laufen. Die erreichbare Körpergröße bleibt auf etwa 120 cm beschränkt.

Seit einigen Jahren versucht man mit Thyreokalzitonin die Erkrankung günstig zu beeinflussen. Unterdessen liegen gute Ergebnisse vor (CAFFEY 1977; WHALEN et al. 1977; DUNN 1979). Langzeitbehandlung mit humanem Thyreokalzitonin scheint klinisch prompt anzusprechen. Die röntgenologischen Veränderungen im Bereich des Skelettes verbessern sich jedoch nur allmählich. Eine vollständige Normalisierung kann nur auf lange Sicht erwartet werden.

Differentialdiagnose

Die Osteogenesis imperfecta läßt sich durch serologische Untersuchungen leicht abgrenzen, obwohl nach Meinung von EYRING u. EISENBERG (1968) möglicherweise ein

Teil der als Osteogenesis imperfecta eingestuften Fälle der Hyperphosphatasie zugeordnet werden müssen. Die polyostotische fibröse Dysplasie hat mit der Hyperphosphatasie die Verdickung der Schädelkalotte gemeinsam, ist aber im übrigen Skelett nur wenig verändert und nicht in symmetrischer Form. Sie ist auch nicht mit einer solch generalisierten Demineralisation verbunden, wie dies bei der chronischen Hyperphosphatasie gefunden wird. Bei der Hyperostosis corticalis generalisata finden wir zwar auch eine Verdikkung des Knochens, jedoch keine Verbiegung, Frakturen wurden nicht berichtet. Verdikkung der Schädelkalotte und diaphysäre Dysplasie sind bei dem Camurati-Engelmann-Syndrom vorhanden. Zum Unterschied zur Osteoektasie ist hier jedoch die Knochendichte beträchtlich verstärkt. Verdickung der Kortikalis finden wir auch bei der infantilen kortikalen Hyperostose. Hier sind die Knochenveränderungen asymmetrisch, die Schädelkalotte ist meist nicht beteiligt. Keine allgemeine Demineralisation.

II. Eiweißstoffwechsel

1. Exogen

a) Säuglingsskorbut

Synonyma: Möller-Barlowsche Erkrankung, Infantiler Skorbut

Seit dem 16. Jahrhundert ist eine Mangelkrankheit bekannt, die durch Zitrusfrüchte, Kresse und Scharbockskraut u.a. behandelt werden kann. Es handelt sich um die C-Avitaminose, Skorbut. 1859–1862 wurden von Möller in Königsberg mehrere Fälle einer sog. „akuten Rachitis" mit sehr dramatischem Verlauf bei Säuglingen und jungen Kleinkindern beschrieben. Er sah damals den Zusammenhang zum Skorbut nicht (Meinecke et al. 1970). Barlow u.a. bezeichneten jedoch 1895 die Krankheit als Skorbut bei Kindern. In der Kinderheilkunde wird die C-Avitaminose i.allg. Möller-Barlowsche Erkrankung genannt.

Die Funktion der Ascorbinsäure oder besser des Ascorbinsäure-Dehydroascorbinsäuresystems besteht in der Beeinflussung des Nukleinsäure-, Eiweiß- und Aminosäurestoffwechsels. Für das wachsende Skelett ist die Einwirkung auf den Prolinstoffwechsel wichtig. Die Hydroxylation des Prolins ist von der Ascorbinsäure abhängig. Bei Mangelzuständen verliert der Organismus die Fähigkeit, in der amorphen Interzellularsubstanz Fibrillen oder kollagenes Gewebe zu bilden. Durch das Fehlen dieser interzellulären Stützsubstanzen entsteht eine abnorme Brüchigkeit der Blutgefäße und der Knochen. Die Odontoblasten degenerieren und werden atrophisch. Die Interzellularsubstanz der Zähne, das Dentin, wird verändert, es wird porös. Zähne lockern sich und können ausfallen. Im Bereich des Knochens liegen sowohl die Osteoblasten- als auch die Osteoklastentätigkeit und damit die Resorption der normal verkalkten provisorischen Verkalkungszone des Knorpels darnieder, was sich röntgenologisch als osteoporotische Aufhellung, besonders im Bereich der primären Spongiosa und als eine Verbreiterung der Epiphysenlinie kundgibt. Die bei Vitamin-C-Mangel oft beobachtete Anämie ist die Folge der gestörten Eisenresorption- und -utilisation bei fehlender Reduktion von Folsäure zu Tetrafolsäure. Die im Säuglings- und jungen Kleinkindesalter häufig vorhandenen Infekte verbrauchen zusätzlich Vitamin C, so daß die Manifestation der Erkrankung dadurch mitbedingt sein kann. Das Prädilektionsalter wird übereinstimmend mit 6. bis 18. Lebensmonat angegeben, in den ersten Lebensmonaten ist der Vitamin-C-Speicher meist ausreichend. Auch der Vitamin-C-Gehalt der Muttermilch (wenn die Mutter richtig ernährt ist) wirkt einem Vitamin-C-Mangel entgegen. In der Literatur finden sich einige wenige Angaben über Fälle unter 3 Monaten. Besonders wird ein Fall von Burns (1963) immer wieder zitiert.

Es handelt sich dabei um einen 8 Wochen alten Säugling mit röntgenologisch diagnostiziertem infantilem Skorbut. Nach CAFFEY (1973) ist dieser Fall jedoch nicht genügend dokumentiert und damit ist das Einwirken von Mikrotraumen wahrscheinlicher. Ein Fall von JACKSON u. PARK (1935) als angeborener Skorbut beschrieben, ist höchstens durch Anamnese und Histologie wahrscheinlich. Die Röntgenaufnahme wurde erst post mortem durchgeführt. HIRSCH et al. (1976) beschreiben bei einem 5 Tage alten Säugling einen neonatalen Skorbut. Die früh durchgeführten Röntgenaufnahmen der Unterextremitäten zeigen röntgenologisch alle Zeichen des Vitamin-C-Mangels, insbesondere aber ist der prompte Heilungsverlauf unter Substitutionstherapie beweisend für einen Vitamin-C-Mangel. Die Anamnese der Beduinenmutter führt zu der Annahme, daß sie während der Schwangerschaft schlecht und auch falsch ernährt war. Von DENNIS u. MERCADO (1956) kommt eine Mitteilung eines 16 Monate alten Kleinkindes, das wegen eines Neuroblastoms mit Aminopterin behandelt wurde. Etwa 6 Monate nach Therapiebeginn zeigten sich röntgenologisch am Skelett deutliche Zeichen wie bei Skorbut. Nach Gaben von hohen Dosen Vitamin C, aber auch Absetzen des Folsäureantagonisten verschwanden die Knochenveränderungen. Die mögliche antagonistische Wirkung des Aminopterins, auch auf den Vitamin-C-Metabolismus, wird diskutiert.

Zur Anamnese gehört nicht immer eine schlechte familiäre Situation, wie KRAUER-MAYER et al. (1968) betonen. Eine ungenügend oder fehlerhaft zubereitete Nahrung des jungen Säuglings und jungen Kleinkindes ist heute zwar sehr selten, jedoch noch möglich. OCKLITZ ist bei der Beschreibung seiner Fälle besonders der Ernährungsanamnese nachgegangen und fand heraus, daß überbesorgte Mütter Gemüse mitunter zweimal abgekocht hatten. Ernährung mit reiner Kuhmilch oder Kuhmilchverdünnung sowie ausschließliche Fütterung mit Büchsenmilch werden in diesen Anamnesen herausgestellt. Entgegen der Annahme, daß aufgrund der heutigen gebesserten Ernährung solche Fälle eigentlich der Vergangenheit angehören sollten, muß jedoch – auch aufgrund eigener Erfahrung aus den letzten Jahren – darauf hingewiesen werden, daß es den infantilen Skorbut noch gibt (YOUNG u. RUSSO 1979); in Sizilien, dem Land der Zitrusfrüchte, wurden in einer Klinik von 1955–1976 45 Säuglinge mit Möller-Barlow diagnostiziert (bei YOUNG u. RUSSO 1979 zitiert!). Ein breites Spektrum von Einweisungsdiagnosen in die Klinik ist bekannt.

Klinisches Bild

Zu den eigentlichen klinischen Zeichen gehören die Bewegungsarmut durch Schmerzen in den Extremitäten und Berührungsempfindlichkeit, beides hervorgerufen durch subperiostale Blutungen. Durch die Schonhaltung entsteht das sog. „Hampelmannphänomen" im Sinne einer reflektorischen Beugung der Extremitäten. Manche sprechen auch von einer Art „Froschstellung". Zu den allgemeinen Krankheitszeichen rechnet man schlechtes Gedeihen, Anämie, gelegentlich auch Haut- und Schleimhautblutungen. Eine Hämaturie kann vorhanden sein. Bei der klinischen Durchuntersuchung können palpable Weichteilschwellungen längs der langen Röhrenknochen auffallen (subperiostale Hämatome), am Thorax ist die Verdickung an der Knorpel-Knochengrenze sehr ausgedehnt und zeigt einen „Rosenkranz". Der skorbutische Rosenkranz ist meist wesentlich stärker ausgeprägt und deutlicher gegenüber dem rachitischen Rosenkranz. Am sternokostalen Übergang kann eine sog. „Bajonettabknickung" klinisch beobachtet werden. Die biochemische Sicherung der Diagnose ist nicht leicht. Ein erniedrigter Ascorbinsäurespiegel im Blut (normal 1 mg%) bringt am besten den Nachweis der Avitaminose. Die Überprüfung der Ascorbinsäureausscheidung ist weniger verläßlich, wird aber in den ersten Tagen nach Vitamin-C-Substitutionstherapie deutlich, wenn trotz hoher Vitamin-C-Gaben die Ausscheidung über einige Zeit nicht entsprechend ansteigt.

Röntgenbefunde

Die wesentlichsten röntgenologischen Befunde am Skelett sind Folgen der verminderten Zellaktivität, wobei sowohl die osteoplastische, wie auch die osteoklastische Aktivität der Zelle gestört ist. Die nicht zellulären Aktivitäten, wie die Kalkablagerung in der provisorischen Verkalkungszone und die interne Resorption der Kortikalis und Spongiosa sind nicht verändert. Das Frühzeichen der skorbutischen Veränderung ist eine allgemeine Osteoporose, insbesondere in den langen Röhrenknochen. Es entsteht eine verwaschene Struktur der Spongiosa. Die Trabekelstruktur des Knochens ist nicht mehr zu erkennen. Dies ist ein wesentliches Unterscheidungsmerkmal zur Knochenstruktur bei der Rachitis. Bei dem Skorbut kommt es zu einer Osteoporose mit Durchsichtigkeit, zu der sog. „milchglasartigen" Knochenzeichnung. Gleichzeitig resultiert eine starke Verdünnung der Kortikalis, wobei die Knochenränder scharf abgesetzt erscheinen (im Gegensatz zu den rachitischen Veränderungen). Die Verschmälerung der Kortikalis kann zu pathologischen Frakturen bzw. zu spontanen Knochenbrüchen führen, nach CAFFEY (1973) soll dies allerdings sehr selten auftreten. Als Folge der gestörten knorpeligen Verknöcherung tritt eine Verbreiterung der präparatorischen Verkalkungszone auf. Es entsteht hier die sog. „Trümmerfeldzone" (nach FRAENKEL 1903 u. 1908) durch die unregelmäßige, mitunter auch stark vermehrte Schattendichte in der Wachstumszone. Dieses Zeichen ist so pathognomonisch, daß es bei Nichtvorhandensein gegen das Vorliegen eines infantilen Skorbuts spricht (OCKLITZ 1956). Unterhalb der Trümmerfeldzone bzw. schaftwärts davon finden sich im fortgeschrittenen Stadium Aufhellungsbänder, die auch „Skorbutlinien" genannt werden. Spornbildungen an der Metaphysenabschlußzone sind durch Einkerbungen in diesem Bereich bedingt, wodurch sich kleinere Ausziehungen bilden, die die Schaftkontur überragen: „corner sign" (PARK, zitiert bei CAFFEY 1973; GREWART 1965; SPRAGUE 1976) (Abb. 33). An den Epiphysen zeigt sich ein für den infantilen Skorbut sehr charakteristischer Befund: Es entsteht eine scharfe, ringförmige, dichte Begrenzung mit einer ebenfalls milchglasartigen rarefizierten Mitte ohne Trabekelstruktur. Dieses Zeichen ist einer „Seifenblase" ähnlich und wurde zuerst von WIMBERGER (1925) beschrieben (Skizze 2). Es handelt sich um den sog. „Wimbergerschen-Ring" (im amerikanischen Schrifttum „Halo-ossification centre"). Im Bereich der Metaphyse kann es zur Zusammensinterung oder zu echten Einbrüchen kommen. Dieses kann zweierlei Folgen haben. 1. Die benachbarten Epiphysen invaginieren in die Metaphyse hinein. Röntgenologisch wird diese Veränderung besonders in der Heilungsphase sichtbar. SILVERMAN (1970)

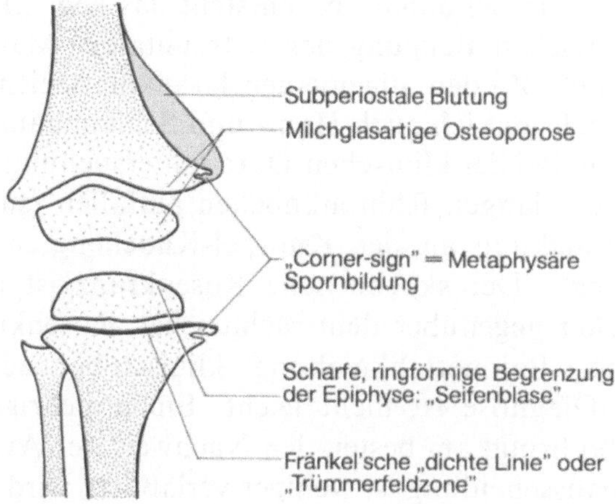

Skizze 2. Röntgenologische Zeichen beim infantilen Skorbut (modifiziert nach GREWAR 1965)

spricht von einer epiphysären Invagination und macht für die spätere schwere Deformierung Gefäßeinbrüche der ernährenden Arterie verantwortlich. SPRAGUE (1976) beschreibt solche symmetrischen Deformierungen im Bereich des distalen Femurs beidseits. Er nennt diese schwere Deformierung „gebecherte Metaphysen". 2. Die zweite Veränderung, die bei Metaphyseneinbrüchen auftreten kann, ist eine Lösung der dazugehörigen Epiphyse, so daß echte Epiphysenlösungen bzw. Epiphysenseparation resultieren können. Obwohl im Anfangsstadium solche Epiphysenseparation auch vorgetäuscht sein kann, gibt es echte Verschiebungen der Epiphyse, vor allem im distalen Femur, erkennbar allerdings erst in der Heilungsphase. Zu einem wesentlichen Röntgenbefund bei dem infantilen Skorbut gehört auch der Nachweis von subperiostalen Blutungen an den Diaphysen der langen Röhrenknochen (Abb. 32a–d). Diese Blutungen können auch in der Frühphase als Weichteilödem röntgenologisch nachgewiesen werden. Sie verkalken sehr bald und zeigen oft monströse Formen. Im Abheilungsstadium kann eine solche subperiostale Knochenneubildung längs des distalen Femurs so stark sein, daß der Knochen auf ein Mehrfaches seines primären Umfanges anwächst. Die kortikalen Hyperostosen bleiben auch nach Abheilung monatelang bestehen, werden aber letztlich vollständig resorbiert (Abb. 35a, b). Nach CAFFEY (1973) sind solche Knochenverdickungen nach Blutung auch im Bereich der Schädelkalotte, der Orbita und des Schultergürtels möglich. Außer an den langen Röhrenknochen zeigt sich die gestörte Ossifikation beim Möller-Barlow auch an der Knorpel-Knochengrenze der sternalen Rippenenden. Hier sind die „Trümmerfeldzonen" als stark schattengebende Auftreibung der Vorderrippenenden zu erkennen, es kommt zum skorbutischen Rosenkranz (Abb. 34). Er ist klinisch und röntgenologisch noch dadurch charakterisiert, daß das Sternum eingesunken ist, oft in den Sternochondralgelenken subluxiert, so daß eine schon klinisch zu beobachtende bajonettförmige Abknickung der Rippen zum Sternum hin resultiert. Eine extreme Seltenheit stellt die Beobachtung von MCLEAN (1968) dar, der bei einem 18 Monate alten Kleinkind Wirbelkörperbeteiligung beim infantilen Skorbut beobachtet hat. Eine Wirbelsäulenbeteiligung beim Erwachsenenskorbut ist ebenfalls beschrieben (JOFFE 1961 bei einem afrikanischen Stamm). Hier wurden Fischwirbelbildungen beobachtet, sowie starke Osteoporose und Kompression der Wirbelkörper mit resultierender „Vertebra plana" oder keilförmiger Deformierung einzelner Wirbelkörper durch die statische Belastung.

Die von MCLEAN (1968) abgebildeten Wirbelkörperveränderungen sind entsprechend, sie bestehen in Fischwirbelbildung, keilförmiger Deformierung und Verbreiterung der Zwischenwirbelscheiben. Dabei sind die Begrenzungen der Wirbelkörper sehr scharf, die zentrale Osteoporose entspricht einer milchglasartigen Durchsichtigkeit. Bei dem Kind handelt es sich um eine schwere Form des infantilen Skorbuts bei langer Anamnese von Vitamin-C-freier Kost.

Die oben beschriebenen röntgenologischen Veränderungen bei der Möller-Barlowschen Erkrankung entsprechen etwa den 10 Röntgenzeichen, die von KATO (1932) für diese Erkrankung angegeben werden. Er nimmt jedoch in seiner Studie kritisch Stellung zu all diesen röntgenologischen Veränderungen und glaubt, daß nur im Zusammenhang mit der Klinik die Diagnose gestellt werden kann. Das einzige Zeichen, das nach KATO (1932) absolut sicher und beweisend ist, ist die Verkalkung der subperiostalen Blutung im Heilungsstadium.

Ergänzend zu röntgenologischen Untersuchungen kann auch die Knochenszintigraphie herangezogen werden. Befunde von FRONT et al. (1978) liegen vor. Eine allgemeine Nuklidanreicherung im Knochen wird im Anfangsstadium beobachtet, wohingegen erst im Heilungsstadium längs des ganzen Röhrenknochens eine starke Aktivitätsanreicherung zu finden ist. Zur Differentialdiagnose kann die Szintigraphie sicher nur bedingt verwendet werden.

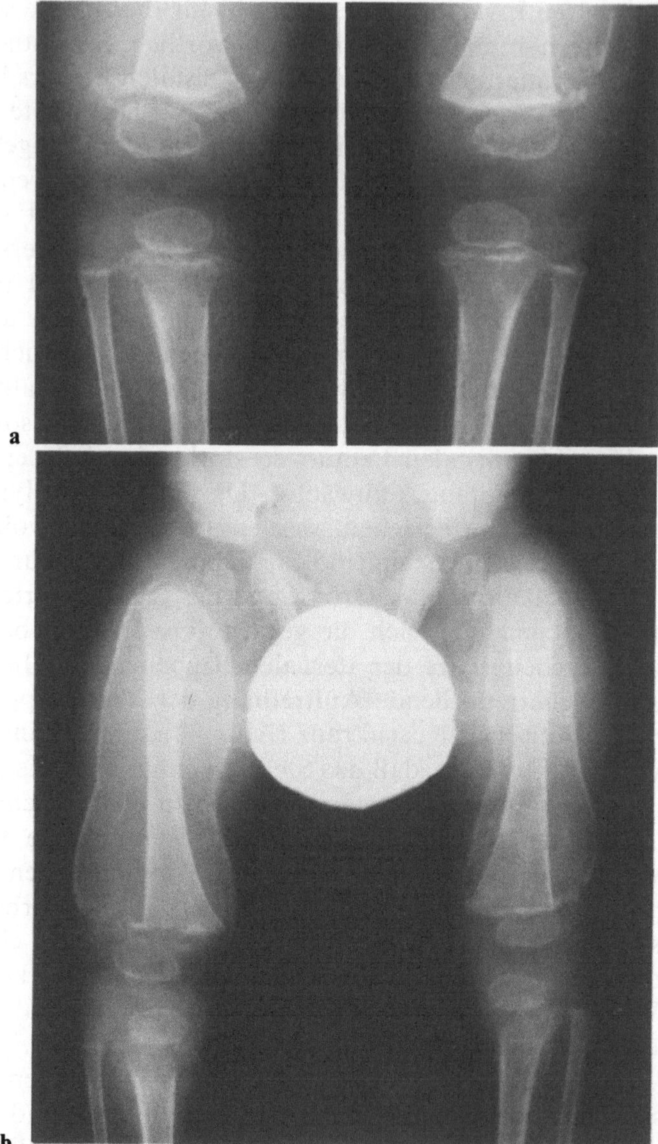

Abb. 32. a W.M., 9 Monate alt. Klinisch Schonhaltung der Beine. Epiphysen des Kniebereichs: „Seifenblasenphänomen", spornartige Ausziehung der Metaphysen, submeaphysäres Aufhellungsband an der proximalen Tibia. Beginnende Verkalkung nach subperiostaler Blutung im distalen Femur lateral. Milchglasartige Osteoporose mit scharfer Begrenzung der Kortikalis. **b** 1 Monat später: Schalenförmige periostale Knochenneubildung, Epiphysenseparation! **c** 1 Monat später: Periostale Verkalkung schreitet fort. **d** W.M., jetzt 12 Monate alt: Distaler Femur um ein mehrfaches des ursprünglichen Umfangs verdickt. Metaphyseneinbrüche in der proximalen Tibia beidseits

Verlauf und Therapie

Unter der Substitutionstherapie mit Vitamin C erholen sich die Kinder klinisch auffallend schnell. Auch röntgenologisch sind schon nach 1–2 Wochen Veränderungen am Skelett festzustellen, die eine beginnende Heilung erkennen lassen. Meist ist aber nach Jahren noch eine Restveränderung zu erkennen, wie aus Nachuntersuchungen von OKKLITZ (1956) hervorgeht, u.U. noch nach 10 Jahren. Eine orthopädische oder gar operative Behandlung ist aber in den allermeisten Fällen nicht indiziert, da metaphysäre Frakturen,

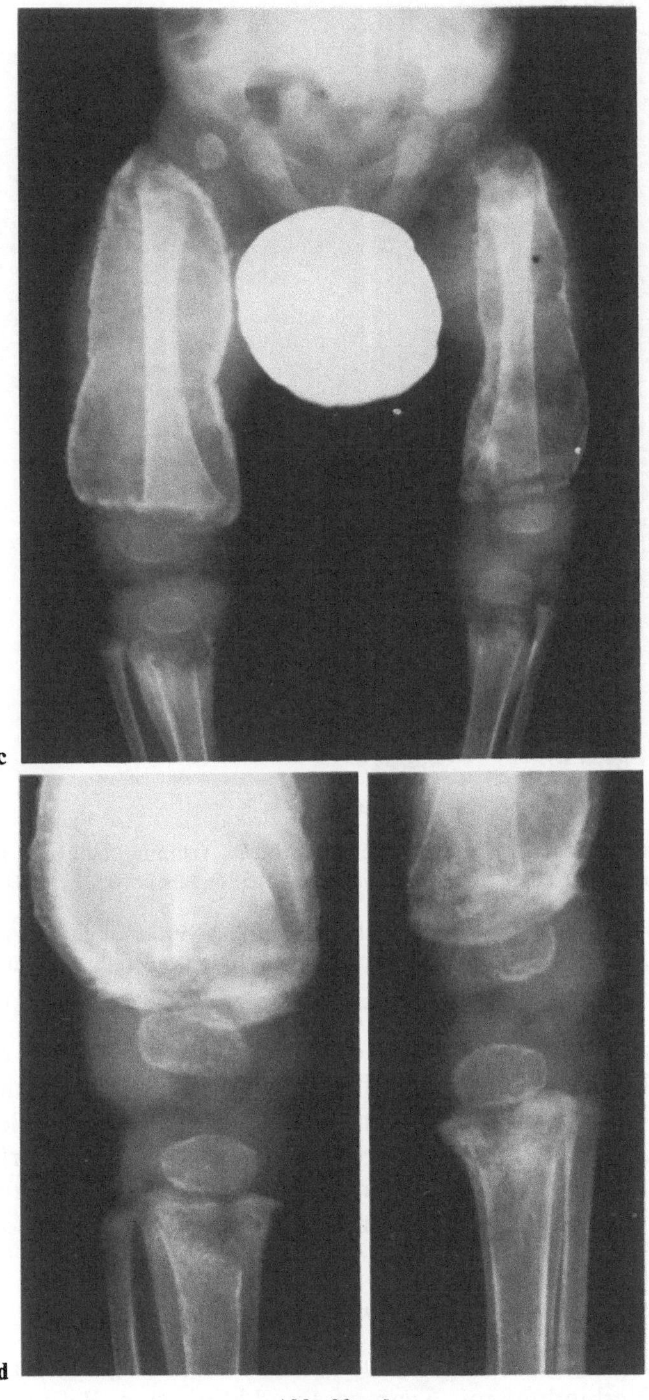

Abb. 32c, d

Epiphysendislozierung und auch subperiostale Verkalkungen normalisiert werden. Dauerdeformierungen sind sehr selten. Grob gezeichnete Querlinien, im Sinne von Wachstumslinien in der Diaphyse, finden sich später sehr häufig. Die zentralen Aufhellungen der scharf abgesetzten Epiphysen lassen sich noch lange nachweisen, besonders am distalen Femur, bis zu 11 Jahren bei einem Fall von McLean u. McIntosh (1928). Bei einigen sehr schweren Fällen, mit Eindellung in der Metaphyse und Invagination des Epiphysenkerns in die Metaphyse hinein, kann eine Verkürzung des gesamten Röhrenknochens

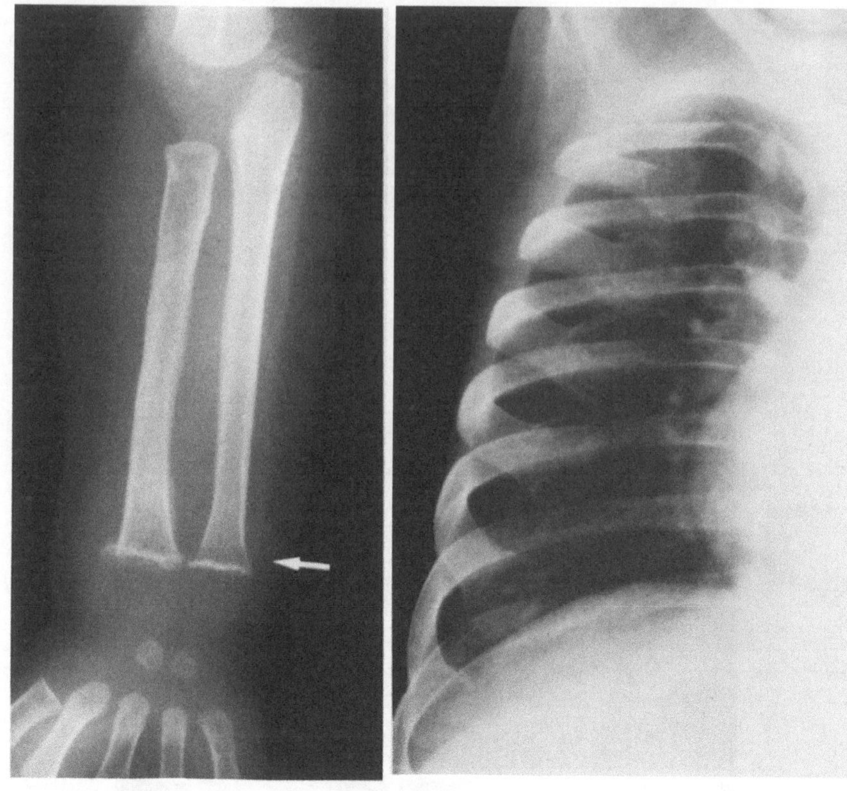

Abb. 33 Abb. 34

Abb. 33. M.W., 10 Monate. Unterarm bei infantilem Skorbut: „Trümmerfeldzone" am distalen Radius und Ulna, Spornbildung am Radius, submetaphysäres Aufhellungsband. (*Pfeil*) Glasige Osteoporose

Abb. 34. M.W., 10 Monate. „Skorbutischer Rosenkranz". Kolbige Auftreibung der Vorderrippenenden und glasige Osteoporose mit scharfer Begrenzung der Rippenverläufe

entstehen. Der Epiphysenkern kann sich dabei ausweiten und auch einseitig vergrößert wachsen. Eine solche Verkürzung ist selten, meist nur am distalen Femur. Ein Fall von SILVERMAN (1970) mit primärer Epiphysenseparation am distalen Femur und anschließendem Einwachsen der verbreiterten Epiphyse in die becherförmig deformierte Metaphyse hinein, führte zunächst zu einer Verkürzung des betreffenden Beines. Eine Verlaufskontrolle nach 22 Jahren zeigt nur noch eine minimale Differenz in diesem Bereich.

Differentialdiagnose

Die Abgrenzung zu anderen Knochenaffektionen des Säuglings und jungen Kleinkindes geschieht nur in Verbindung mit Anamnese und klinischem Befund. Die metaphysären spornartigen Ausziehungen und die subperiostalen Blutungen müssen von traumatisch entstandenen „corner-signs" beim sog. „Battered child-Syndrom" sorgfältig unterschieden werden. Außerdem gibt es spornartige metaphysäre Veränderungen, auch beim Kupfermangel, d.h. bei dem angeborenen Kupfermangel-Syndrom nach MENKES (1962) und beim Kupfermangel des Frühgeborenen und jungen Säuglings. Die zentralen Aufhellungen der Epiphysen sind nicht zu verwechseln mit dem sog. „Schwachzeichen der Lues" nach GRÄVINGHOFF bei der Lues connata. Querverlaufende Aufhellungs- und Verdichtungsbänder im Metaphysenbereich können auch bei der angeborenen Syphilis auftreten. Auf Knochenveränderungen, die denen beim infantilen Skorbut ähneln und

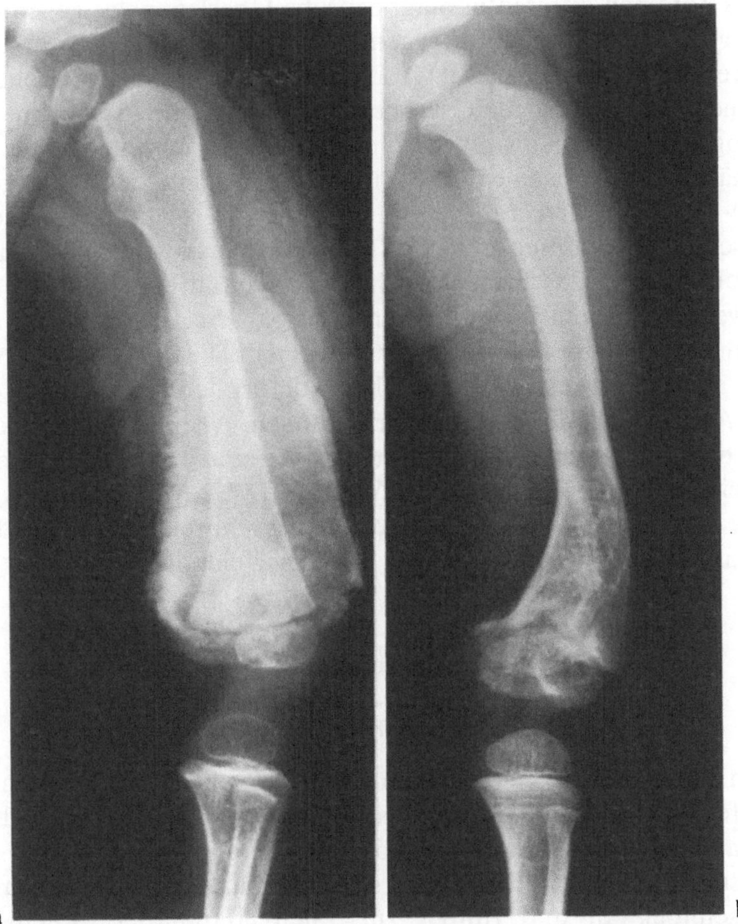

Abb. 35. a L.M., 8 Monate. Distaler Femur durch periostale Knochenneubildung nach subperiostaler Blutung um mehrfaches verdickt. Proximale Tibiaepiphyse mit „Wimberger Zeichen". **b** L.M., 26 Monate. Metaphyseneinbruch mit „Invagination" der benachbarten Epiphyse, dadurch z.Z. Verkürzung des Oberschenkels. Periostale Knochenneubildung resorbiert, leicht zusätzliche Verbiegung des distalen Femurs

bei der angeborenen Hypothyreose zu finden sind, weisen ENGESET et al. (1951) hin. Entzündliche Veränderungen im metaphysären Bereich können ohne Kenntnis der Klinik und Anamnese ebenfalls zu Verwechslungen Anlaß geben. CAFFEY (1973) weist darauf hin, daß die Endstadien von schwer verlaufenden C-Avitaminosen, die mit starken Metaphyseneinbrüchen einhergehen, in ähnlicher Weise auch bei der Achondroplasie und der chondroektodermalen Dysplasie zu finden sind. Abheilungsstadien der subperiostalen Verkalkungen, besonders wenn sie einseitig auftreten, können u.U. auch einen Tumor vortäuschen, wie OCKLITZ (1956) u. BRAILSFORD (1956) betonen. Eine eigene Beobachtung bei einem 7 Monate alten Säugling mit histologisch fälschlicherweise als Osteosarkom diagnostizierter tumoröser Weichteilschwellung am distalen Femur kann diese schwierige differentialdiagnostische Abgrenzung nur bestätigen. Das anschließend durchgeführte beweisende Röntgenbild mit den typischen Zeichen der Wimbergerschen Ringe in den Epiphysen und die milchglasartige Osteoporose der scharf abgegrenzten Diaphysen sicherte im Zusammenhang mit einer sorgfältigen Ernährungsanamnese und dem günstigen Verlauf nach Vitamin-D-Substitutionstherapie, die Diagnose eines infantilen Skorbuts. Schwierige differentialdiagnostische Abwägung kann bei einer seltenen Stoffwechselstörung, nämlich der Thyrosinosis auftreten (HUISMAN u. JONXIS 1957), wenn nur die gestörte Aminosäureausscheidung berücksichtigt wird.

In der Praxis kommen differentialdiagnostische Überlegungen gegenüber den Polyhypovitaminosen vor. Die Abgrenzung gegenüber einer reinen Vitamin-D-Mangelerkrankung ist unschwer durch die grobsträhnige Demineralisierung der Knochen bei der Rachitis gegenüber einer milchglasartigen Osteoporose beim infantilen Skorbut. Weitere wesentliche röntgenologische Kriterien sind zur Unterscheidung heranzuziehen. Das in früheren Zeiten jedoch häufige gemeinsame Vorkommen der beiden Erkrankungen, nämlich Vitamin-C- und D-Mangel, war gerade ein Grund für die relativ späte Identifizierung der Möller-Barlowschen Erkrankung mit dem Erwachsenenskorbut. (Die meisten Fälle von McLEAN u. McINTOSH (1928) hatten Rachitis und infantilen Skorbut.) Hinzu kommt, daß möglicherweise die Rachitis, die immer früher in Erscheinung tritt, den Organismus empfindlicher machen kann für Vitamin-C-Mangel. Die Halo-Zeichen der Epiphysen und vor allem auch das Aussehen der Thoraxdeformierung, ist hier ein wesentlicher Hinweis für die Abgrenzung der beiden Erkrankungen. Allerdings kann bei einer abheilenden Rachitis in der provisorischen Verkalkungszone eine Trümmerfeldzone vorgetäuscht werden. Auch eine relative oder absolute Vitamin-D-Überdosierung, wie sie früher oft Säuglingen und Kleinkindern beim Nichtgedeihen verabreicht wurden, kann durch eine verdichtete metaphysäre Abgrenzung einer Trümmerfeldzone ähneln.

2. Hereditär

a) Phenylketonurie (Fölling-Syndrom)

Die 1934 von FÖLLING beschriebene Phenylketonurie beruht auf einem rezessiv vererbbaren Enzymdefekt. Es handelt sich um das Fehlen der Phenylalaninhydroxylase. Durch diesen Enzymmangel ist die Umwandlung von Phenylalanin in Tyrosin gestört. Phenylalanin und einige seiner Abbauprodukte, wie Phenylbrenztraubensäure, sammeln sich vor dem Stoffwechselblock an und führen zur Phenylalaninämie, Phenylalaninurie und Phenylalaninketonurie (BICKEL u. BREMER 1967). Es lassen sich heute mindestens 6 Hyperphenylalaninämieformen beim Neugeborenen unterscheiden (RAMPINI 1973). Nur bei 2 Formen, der Phenylketonurie und der persistierenden Hyperphenylalaninämie bleibt die Störung des Phenylalaninstoffwechsels lebenslang bestehen. Beide sind autosomal rezessiv vererblich. Nur von der eigentlichen Phenylketonurie und ihren Veränderungen am wachsenden Skelett soll hier die Rede sein.

Klinik

Das äußere Erscheinungsbild ist auffällig: Die Kinder haben eine sehr helle bis weiße Hautfarbe, blonde Haare und blaue Augen (andere Augenfarben schließen die PKU nicht aus!). Die geistige Entwicklung ist verzögert bis zum oft vorhandenen schweren Schwachsinn. Die Mehrzahl der Kranken schwitzen stark und verbreiten einen muffigen, mäuseartigen Geruch, von einigen auch „Mausgeruch" genannt. Diese auffällige Schweißabsonderung kann die Diagnosestellung erleichtern. Ein hoher Phenylalaninspiegel im ZNS führt zu weiteren Symptomen wie Dystonie, Tremor, Koordinationsschwäche, bei einigen Patienten kann sich ein Krampfleiden entwickeln. Ausgesprochene Neigung der sonnenempfindlichen Haut zu Dermatiden und Ekzemen gehört zur Erkrankung.

Röntgenbefunde

Die Veränderungen am Skelett bei der Phenylketonurie werden oft deutlich im Bereich der Hand bzw. der distalen Radius- und Ulnametaphyse beobachtet. Hier finden sich

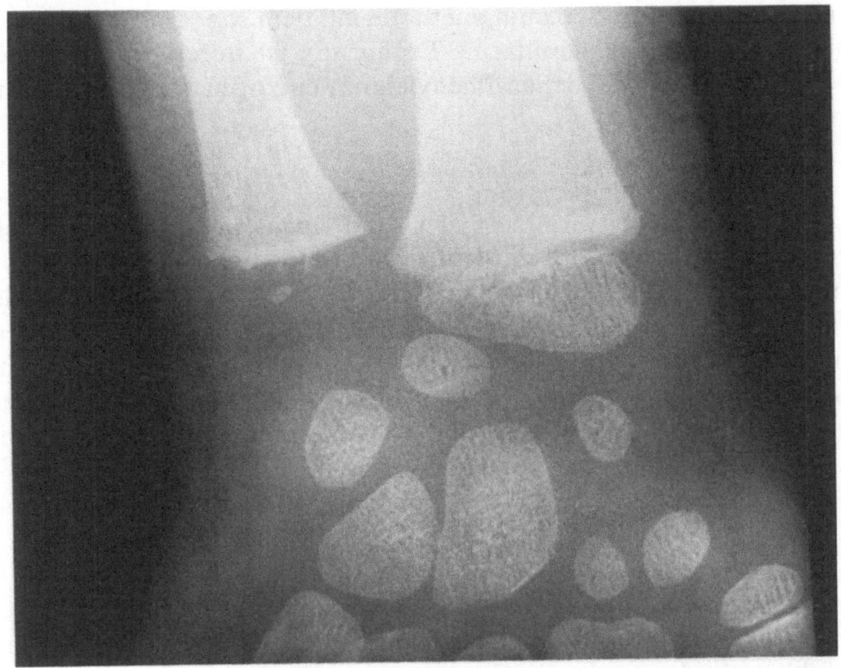

Abb. 36. 6 Jahre, Phenylketonurie, unbehandelt. „Spiculaebildung" an der distalen Ulnametaphyse, diaphysenwärts ausgerichtet. Knochenalter entspricht dem Lebensalter. (Prof. WILLICH, Röntgenabteilung der Universitäts-Kinderklinik, Heidelberg)

becherförmige Ausziehungen, mehr oder weniger ausgebildete säulenartige Verdickungen, die im Bereich der Metaphyse radiär in die Diaphyse hinein ausgerichtet sind. Eindrucksvoll ist mitunter eine ausgesprochene Spiculaebildung (FEINBERG 1962 u. FISCH 1972). Diese Spiculae sind von der Metaphyse aus in die Epiphyse hinein gerichtet (Abb. 36). Spiculae finden sich auch bei anderen Aminoacidurien (HOLT u. ALLEN 1967), haben aber bei der Phenylketonurie an Zahl und Größe die meiste Bedeutung (MURDOCH u. MOLNAU 1964; FEINBERG u. FISCH 1972). Die Spiculae setzen sich in die Streifenzeichnung der Metaphysen fort. Bei fortschreitender Verknöcherung verschmelzen die Spiculae im Knorpelbereich mit der normalen Ossifikation in der Wachstumsfuge. Das Knochenalter ist bei dieser Stoffwechselerkrankung normal bis gering retardiert, am übrigen Skelett finden sich keine weiteren Veränderungen (FARRIAUX et al. 1970).

Röntgenveränderungen unter der Behandlung

Zu den guten Erfahrungen, die bei der Behandlung der Phenylketonurie mittels einer spezifischen Diät gemacht wurden, gehört andererseits auch die Beobachtung über Mangelsymptome, die sich in Ossifikationsrückstand und Osteodystrophie bemerkbar machen (NITZ et al. 1971; DITTRICH 1965). Bei den Verlaufskontrollen der genannten Autoren wurden vorwiegend distaler Radius und Ulna röntgenologisch kontrolliert. Auch das Längenwachstum ist unter der Diät, besonders im Säuglings- und Kleinkindesalter verzögert. Jenseits des 2. Lebensalters soll sich die Diät nicht mehr nachteilig auswirken.

Verlauf und Therapie

Ohne Behandlung ist vor allem der Schwachsinn stetig fortschreitend. Eine früher einsetzende diätetische Therapie wird gefordert. Nach Früherkennung durch die heute durchgeführte Neugeborenen-Screeningmethode mit dem sog. Guthrie-Test ist eine solche Frühtherapie möglich. Phenylalaninarme Ernährung ist durch verschiedene im Handel befindliche Eiweißhydrolysate, denen Phenylalanin entzogen wurde, möglich und erfolgversprechend.

Differentialdiagnose

Die beschriebenen Skelettveränderungen und auch das klinische Erscheinungsbild sind nicht so sicher pathognomonisch, daß sie für eine Diagnose ausreichen. Die biochemischen Untersuchungen ergeben letztlich die Diagnose und unterscheiden auch die eigentliche Phenylketonurie von einer persistierenden oder nur transitorischen Hyperphenylalaninämie. Im allgemeinen gilt nur ein Phenylalaninspiegel im Serum von höher als 20 mg% als behandlungsbedürftig. Die genannten Röntgenveränderungen mit Spiculaebildungen an den distalen Radius- und Ulnametaphysen, können auch bei andern Stoffwechselstörungen vorhanden sein.

b) Homozystinurie

Die Homozystinurie ist eine angeborene Stoffwechselstörung im Abbau der schwefelhaltigen Aminosäure Methionin. Sie wurde erstmals von CARSON 1962 in Nordirland entdeckt, unabhängig davon durch GERRITSEN u. WAISMAN 1964 in USA beobachtet. Beide Patientengruppen wurden wegen geistiger Retardierung untersucht. Unterdessen weiß man allerdings, daß etwa ein Drittel der Patienten normale Intelligenz aufweisen. Es handelt sich bei dieser Stoffwechselentgleisung um eine Störung der Zystathioninsynthese, d.h. um einen Zystathionin-Synthasemangel. Als Folge des Stoffwechselblockes häufen sich Methionin und Homozystein bzw. dessen Oxidationsprodukt, das Homozystin an. Im Blut ist Homozystin erhöht, im Urin wird es vermehrt ausgeschieden. Durch den Mangel an Zystathioninsynthase kann auf der andern Seite der Blockade Zystein und Zystin nicht genügend gebildet werden. Bei Stoffwechselgesunden ist weder im Blut noch im Urin Homozystin nachweisbar (Tabelle 2).

Tabelle 2. Schematische Darstellung des Methioninabbaus und des Stoffwechselblocks bei Homozystinurie sowie der klinischen Auswirkungsmöglichkeiten (Modifiziert nach GRÖBE 1978)

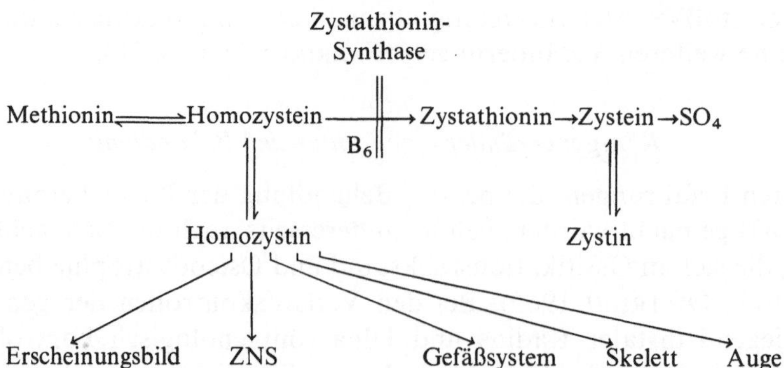

Die Ausscheidung von Homozystin im Urin ist ein Symptom, das auch durch andere Enzymdefekte bedingt sein kann; z.B. tritt auch bei einer Störung in der Rückgewinnung des Methionins aus Homozystein durch Mangel an N^5-Methyltetrahydrofolsäure-Homozystein – Methyltransferase oder Methylentetrahydrofolsäure-Reduktasemangel eine Homozystinurie auf. Die häufigste Störung ist jedoch die oben beschriebene Homozystinurie im eigentlichen Sinne. Bei der Homozystinurie handelt es sich um eine autosomal rezessive Vererbung.

Die klinischen Manifestationen betreffen im wesentlichen das äußere Erscheinungsbild, das zentrale Nervensystem, das Skelettsystem, Herz und Kreislauf und das Auge. Dabei ist nach heutigem Wissensstand anzunehmen, daß ein Teil der Veränderungen auf eine fundamentale Störung des Bindegewebes zurückzuführen ist, wobei diese Störung sich im Verlaufe der Krankheit weiter entwickelt. Die Patienten werden klinisch gesund geboren, die Krankheitszeichen können sich in jedem Lebensalter und mit unterschiedlicher Progredienz entwickeln, aber auch bei nahezu Symptomfreiheit stehen bleiben. Eine klinische Frühdiagnose ist in der Regel schwer. Beim ausgeprägten Krankheitsbild kann die Homozystinurie eine Blickdiagnose sein. Die Patienten sind häufig groß, haben dünnes, sehr hellblondes Haar (eine normale Haarfarbe schließt die Homozystinurie nicht aus!). Die Hände zeigen Arachnodaktylie. An der Haut, besonders der Wangen, fällt eine „wie angemalte“ Rötung auf. Diese ist meist durch Teleangiektasie bedingt. Cutis marmorata kommt im Bereich der Extremitäten vor. Die Symptome des ZNS äußern sich in geistiger Retardierung und Neigung zu zerebralen Krampfanfällen, wobei die Debilität bei etwa einem Drittel der Patienten fehlen kann. Psychische Verhaltensstörungen können hinzutreten, werden manchmal als Schizophrenie fehlgedeutet. Die krankhaften Veränderungen am Auge gehören zu den charakteristischsten Merkmale der Homozystinurie: Linsen(sub)luxation, Myopie, sekundäres Glaukom, Buphthalmus und Netzhautablösung. Konstantestes Zeichen ist die Linsenluxation, die in einzelnen Fällen erst im höheren Lebensalter auftreten kann. Thromboembolien gehören zu den typischen und auch dramatischsten Symptomen. Sie kommen in jedem Lebensalter vor und können venös, aber auch arteriell sein und sich in jeder Körperregion entwickeln. Intrakranielle Gefäßverschlüsse sind wohl die Ursache für die Vielzahl der ZNS-Komplikationen. Wichtig sind auch die arteriosklerotischen Veränderungen, mitunter schon bei Kleinkindern vorhanden.

Röntgenbefunde

Schädel: Sichere pathognomonische Veränderungen finden sich im Bereich der Schädelkalotte nicht. Beschrieben werden auffällige Einzelbefunde, wie Verdickung der Kalotte (McCarthy 1968), weite Diploeräume und starke Pneumatisation der Mastoidzell- und Sinusbereiche (McCarthy 1968; Kozlowski 1971; Perales 1972), sowie Verkalkungen der Dura (Brill 1974), Prognathie.

Wirbelsäule. Die allgemeine Skelettosteoporose ist im Bereich des Axialskeletts besonders deutlich. Hinzu kommen Abflachung der Wirbelkörper, diese kann mehr ventralbetont oder mehr dorsal sein, zusätzlich finden sich meist bikonkave Wirbelkörperdeformierung (Abb. 37). Mit zunehmendem Alter resultiert eine Kyphose oder Skoliose oder Kypho-Skoliose. Sehr häufig werden unregelmäßige Begrenzung der Deckplatten mit zentralen Kerbenbildungen oder einfach Deckplatteneinbrüche beobachtet. Diese sind nach Ansicht von Kozlowski und Perales (1972) möglicherweise durch Thrombosen der Arteria nutricia bedingt. Die einzelnen WS-Abschnitte scheinen unterschiedlich betroffen zu sein. Der HWS-Abschnitt ist meist normal, im Bereich der BWS sind D 4 bis D 10 am meisten alteriert, während die Osteoporose und Wirbelkörperdeformierung im Bereich der LWS weniger ausgeprägt ist (Schedewie et al. 1973). Neben den unterschiedlichen Wirbelkörperdeformierungen treten auch unterschiedlich starke Verbreiterung der Zwischenwirbelscheiben auf. Thoraxdeformierungen sind bekannt, Pectus excavatum und Pectus carinatum oder ein extrem schmaler Thoraxdurchmesser durch sternale Einziehungen sind nicht selten. Spondylolisthesis wird in 2 Fällen von Homozystinurie durch Morreels et al. (1968) beschrieben.

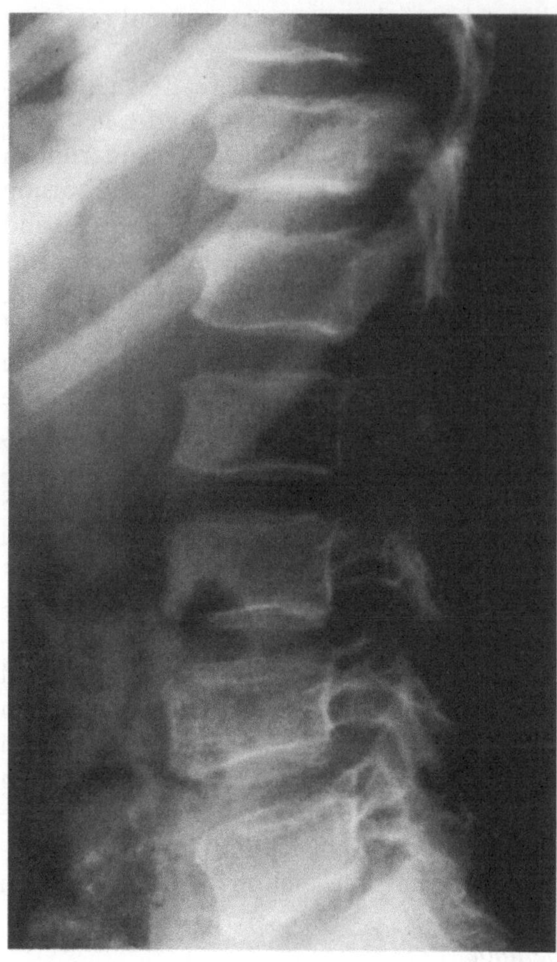

Abb. 37. 9 Jahre. Wirbelsäule bei Homozystinurie. Unterschiedliche Deformierung der Wirbelkörper, Abflachung mit angedeuteter Fischwirbelbildung, Endplatten teilweise eingedellt, vergrößerter dorsoventraler Durchmesser, beginnende Verbreiterung der Zwischenwirbelabschnitte. (Prof. WILLICH, Röntgenabteilung, Universitäts-Kinderklinik, Heidelberg)

Extremitäten. GAUDIER et al. (1969) bezeichnen die Skelettveränderungen bei der Homozystinurie erstmals als eine spondyloepimetaphysäre Osteodysplasie. Demzufolge sind außer den oben beschriebenen Veränderungen an der Wirbelsäule röntgenologisch pathologische Befunde vor allem an den Epiphysen und den Metaphysen der langen Röhrenknochen zu finden, weniger oder kaum sind pathologische Befunde der Diaphysen zu erkennen.

Hand. Die Osteoporose ist hier mäßig ausgeprägt, meist weniger stark als im Bereich der Wirbelsäule. Konstant beobachtet wird eine auffallende Vergrößerung des Capitatums und Hamatums, diese Knochenkerne im Bereich der Handwurzel sind dem Lebensalter entsprechend zu groß (Abb. 38, 39). Dagegen ist eine Retardierung der Reifung des Lunatums in den meisten Fällen nachweisbar. Die anderen Karpalknochen können eine starke Dissoziierung ihrer Verknöcherung aufweisen. Insgesamt aber ist im Mittel die Knochenreifung der Karpalknochen eher dem Lebensalter voraus. Arachnodaktylie ist kein konstantes Merkmal, auch die Vergrößerung des Metakarpalindex (Marfan-Index) ist meist, jedoch nicht immer zu beobachten. Manchmal kann man an Finger und/oder Zehen Akroosteolysen erkennen. Epiphysensklerose (Elfenbeinepiphysen), Pseudoepiphysen und Klinodaktylie, sowie Verschmelzung von Trapezium und Trapezoid werden gefunden, sind aber auch bei andern Osteopathien besonders bei einer Vielzahl anderer Stoffwechselstörungen möglich.

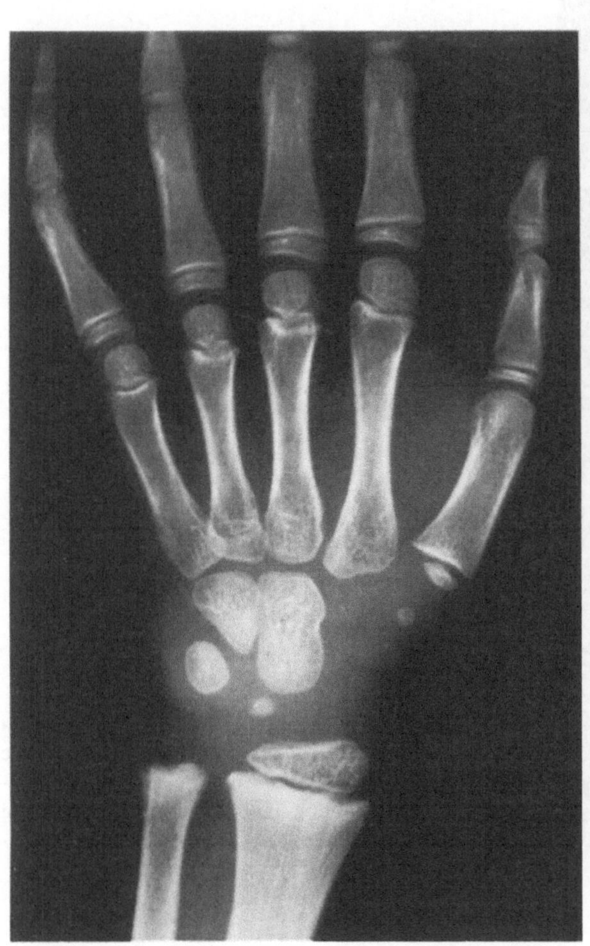

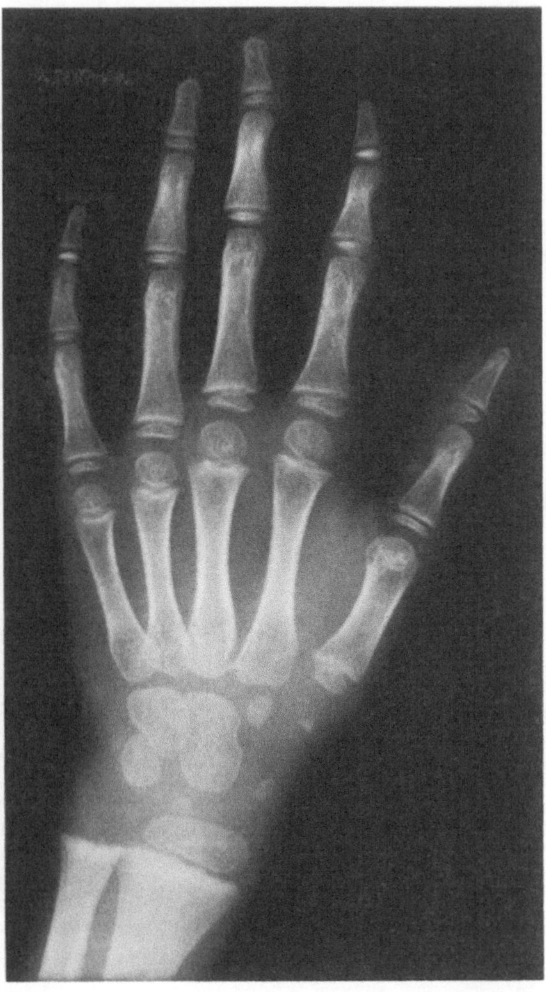

Abb. 38 **Abb. 39**

Abb. 38. $6^9/_{12}$ Jahre. Homozystinurie. Im Bereich der Handwurzel auffallend großes Os capitatum sowie deutliche Hypoplasie der ganzen proximalen Reihe der Karpalia. Unregelmäßige gekerbte Metaphysenendplatte. (Prof. WILLICH, Röntgenabteilung, Universitäts-Kinderklinik, Heidelberg)

Abb. 39. $7^7/_{12}$ Jahre. Mehrere inkonstante Befunde am Handskelett bei Homozystinurie: Epiphysäre Sklerose, Pseudoepiphyse am 1. Metakarpale distal, dissoziierte Ossifikation von Os trapecium und Os trapecoid, kleines Os lunatum. (Prof. WILLICH, Röntgenabteilung, Universitäts-Kinderklinik, Heidelberg)

Fuß. Außer mäßiger Osteoporose findet sich im Kollektiv von SCHEDEWIE et al. (1973) einmal ein verlängerter Kalkaneus, bei BRILL et al. (1974) einmal Verlängerung des Talus. Perodaktylie und Zapfenepiphysen sind ein ebenfalls nur selten beobachtetes Merkmal.

Lange Röhrenknochen; Epiphysen: Die meist porotischen Epiphysen können eine Verbreiterung aufweisen, abgeflacht erscheinen, selten wird Fragmentation oder Pseudozyste beobachtet. SCHEDEWIE et al. (1973) berichten von einer perthesartigen Deformierung der proximalen Femuriepiphyse bei einem 14jährigen Mädchen mit zusätzlicher starker Verkürzung des Schenkelhalses und damit Verkürzung des Beines.

Metaphysen. Hier finden sich die schwersten Veränderungen. An der distalen Radius- und Ulnametaphyse sind unregelmäßige Begrenzungen mit muldenförmigen oder kerbenartigen Einziehungen fast in allen Fällen zu erkennen. Dieser Befund läßt sich jedoch an den meisten andern Metaphysen nicht nachweisen. Spiculaebildungen finden sich

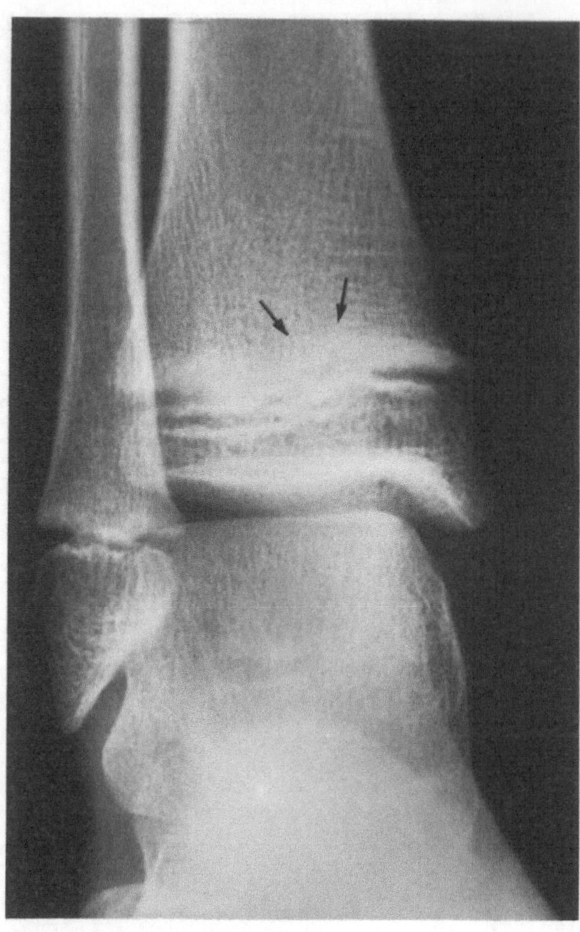

Abb. 40. 7 Jahre. Homozystinurie. Kleine umschriebene Eindellung an der distalen Metaphyse der Tibia (*Pfeile*). Verdichtung der Knochenstruktur in der Umgebung läßt vaskuläre Schädigung vermuten. (Prof. WILLICH, Röntgenabteilung, Universitäts-Kinderklinik, Heidelberg)

hauptsächlich an der distalen Ulnametaphyse, können am distalen Radius vorkommen; SCHEDEWIE et al. (1973) beschreiben minimale Spiculae auch an anderen Metaphysen (Abb. 40). Dieses sog. „Feinberg-Zeichen“ (HOLT u. ALLEN 1967) ist aber auch bei andern Aminoazidurien nachweisbar. Bei den Röntgenaufnahmen der Hand finden sich bemerkenswerte retikuläre, fast gitterartige Strukturen im distalen Radius, die allerdings nicht pathognomonisch für diese Stoffwechselstörung sind, sie kommen bei behandelten und unbehandelten Fällen vor.

Diaphysen. Das auffallendste Merkmal ist die exzessive Länge der langen Röhrenknochen. Eine Verbiegung wird weniger häufig beschrieben und scheint nur im Bereich des distalen Radius und Ulna aufzutreten (BRILL et al. 1974). Pathologische Frakturen können sich einfinden, in der Studie von MORREELS (1968) in knapp einem Viertel der Fälle.

Therapie

Die Behandlung ist auf eine Verminderung der pathologischen Aminosäurenkonzentrationen sowohl vor als auch nach dem Block ausgerichtet. Sie soll Organschädigungen verhindern bzw. rückgängig machen. Bei etwa der Hälfte der Fälle gelingt es durch Vitamin-B_6-Therapie die Normalisierung der Biochemie zu erreichen. Gleichzeitig mit dieser Pyridoxin-Gabe sollte mit Folsäure substituiert werden. Die Behandlung wird lebenslang benötigt. Bei den sog. Pyridoxin-resistenten Fällen ist eine diätetische Behand-

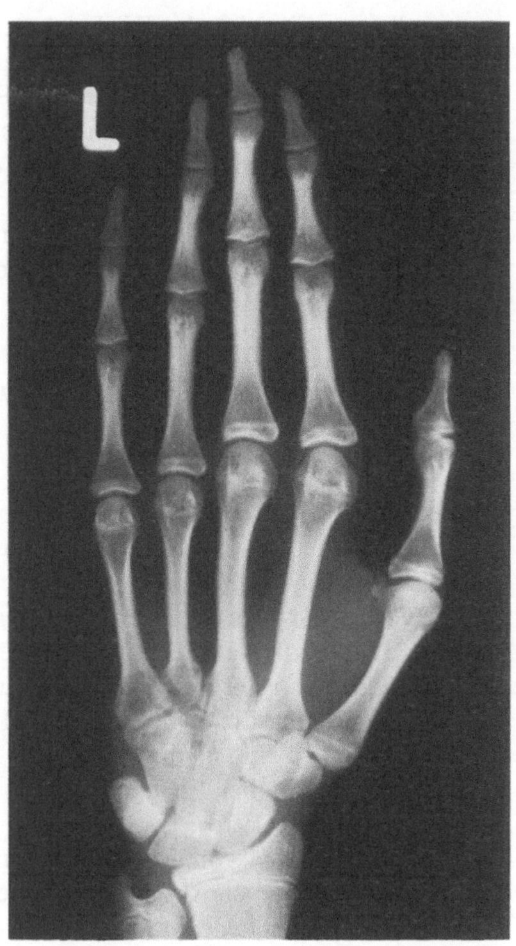

Abb. 41. 12 Jahre, Marfan-Index 10 (normal 5,4–7,9). Marfan-Index = Länge der Metakarpalia II-V dividiert durch Weite der Schaftmitte. Hier positives Marfanzeichen ohne Homozystinurie

lung nötig. Sie bezieht sich auf eine methioninfreie Diät. Gleichzeitig muß zur Vermeidung einer negativen Stickstoffbilanz mit L-Zystin therapiert werden. Bei konsequent behandelten Patienten kann eine Rückbildung aller klinischen Symptome bis zum völligen Verschwinden erreicht werden, wenn diese Behandlung nur rechtzeitig einsetzt (Gröbe u. Müller 1978). Zerebrale schwere Schädigungen durch Gewebsnekrosen infolge von thromboembolischen Gefäßverschlüssen sind selbstverständlich irreversibel.

Differentialdiagnose

In erster Linie muß die Homozystinurie gegenüber dem Marfan-Syndrom abgegrenzt werden. Die hauptsächlichsten klinischen Symptome gleichen sich. Nicht selten sind unter den Patienten, die als Marfan-Syndrom diagnostiziert wurden, Fälle, die sich durch laborchemische Untersuchungen als Homozystinurie-Kranke herausstellen. Es wird immer wieder betont, daß nach Möglichkeit bei jedem Marfan-ähnlichen Erscheinungsbild eine Homozystinurie auszuschließen ist. Letztere kann im Gegensatz zum Marfan-Syndrom therapeutisch angegangen werden. Die differentialdiagnostischen Abgrenzungen werden von Brenton et al. (1972) in einer Vergleichsstudie herausgearbeitet. Obwohl klinisch sehr ähnlich gilt doch, daß Arachnodaktylie (Abb. 41) und schwerste Skoliose beim Marfan häufiger vorkommen können, während die Verbreiterung der Epi- und Metaphysen an den langen Röhrenknochen für die Homozystinurie spricht. Die Osteoporose ist bei den Patienten mit Homozystinurie früher und ausgeprägter vorhanden und ist vor allem im Bereich der Wirbelsäule mit der Fischwirbelbildung und Wirbelkörperabflachung nachweisbar. Marfan-Patienten haben keine Osteoporose und können mitunter sehr hohe Wirbelkörper aufweisen. Geistige Retardierung und Thrombose finden sich vorwiegend bei der Homozystinurie, sind dagegen beim Marfan ungewöhnlich. Auch die Vererbung ist unterschiedlich: Homozystinurie zeigt einen autosomal rezessiven, das Marfan-Syndrom dagegen einen autosomal dominanten Erbgang. Nicht nur wegen der möglichen Therapie bei der Homozystinurie, sondern auch wegen des höheren thrombotischen Risikos sollte die Differenzierung durchgeführt werden (GRÖBE 1973).

III. Kupferstoffwechsel

1. Exogen

Kupfermangel-Syndrom bei Frühgeborenen und bei langzeitparenteraler Ernährung im frühen Säuglingsalter

Im Jahre 1964 berichteten CORDANO et al. über schwerkranke Säuglinge, die bei signifikant erniedrigten Serumkupferwerten u.a. ausgeprägte Knochendemineralisierung aufwiesen. GRISCOM et al. veröffentlichten 1971 ihre Beobachtungen bei unreif geborenen jungen Säuglingen, die etwa ab dem 7. Lebensmonat systemische Knochenveränderungen zeigten bei gleichzeitig nachgewiesenem Kupfermangel im Serum. Weitere Beobachtungen über Kupferdefizit bei Frühgeborenen kommen von AL RASHID u. SPRANGLER (1971), ASHKENAZI et al. (1973), SANN et al. (1978), während KARPEL u. PEDEN (1972) sowie HELLER et al. (1978) von Reifgeborenen langzeitparenteral ernährten jungen Säuglingen berichten, bei denen sie skorbutähnliche Knochenveränderungen fanden. Da das Neugeborene über ausreichende Kupferreserven verfügt, werden in den ersten Lebensmonaten ausgeprägte Mängel verhindert. Beim Früh- oder Unreifgeborenen kann ein Kupfermangel schon früher auftreten. Die Leber des Reifgeborenen enthält Kupferreserven, die es ihm erlauben, in den ersten 4 Lebensmonaten praktisch ohne eine Kupferzufuhr mit der Nahrung auszukommen, während beim Frühgeborenen die Kupferreserven der Leber entsprechend niedrig sind und eine orale Kupferaufnahme schon früher erforderlich ist. Dyspeptische junge Säuglinge oder mit dem Krankheitsbild der Malabsorption, sowie langzeitparenteral ernährte junge Säuglinge mit einem Serumkupferspiegel unter 7 µmol/l (SEELING et al. 1978) haben einen alimentären Kupfermangel. Die dabei auftretenden Symptome sind auf unterschiedliche Aktivitätseinbußen kupferhaltiger Enzyme zurückzuführen (SEELING et al. 1978). Röntgenologisch kann man eine systemische Osteopathie nachweisen, allerdings bleiben sicher viele Fälle unerkannt (YUEN 1979); die beschriebenen Fälle wurden meist auf einer Röntgenaufnahme des Thorax diagnostiziert, wenn wegen einer interkurrenten Pneumonie eine solche Untersuchung durchgeführt wurde.

Röntgenbefunde

Die systemischen Knochenveränderungen äußern sich zunächst in einer milchglasartigen Osteoporose mit Verdünnung der Kortikalis im Bereich der langen Röhrenknochen. In den Wachstumsbereichen ist das normale enchondrale Knochenwachstum stark gestört. Becherförmige Ausziehungen, und „corner sign“ (Abb. 42) finden wir an den Metaphysen. Epiphysenlösungen und periostale Knochenneubildung ohne vorangegangene subperiostale Blutungen werden beobachtet (GRISCOM et al. 1971). Pathologische Frakturen können vorkommen (YUEN 1979).

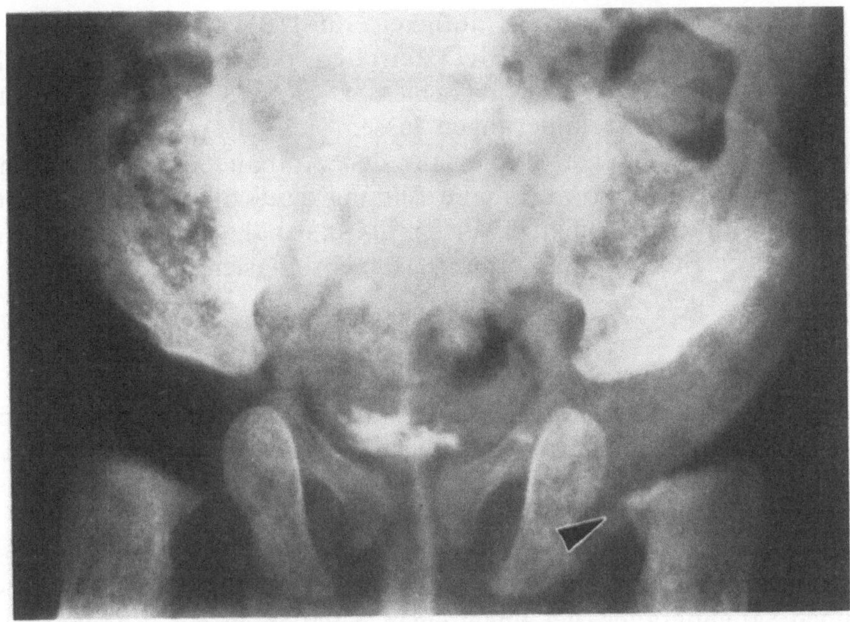

Abb. 42. H.C., 5 Monate. Beckenaufnahme einer ehemaligen Frühgeburt anläßlich eines i.v.P. Spornartige Ausziehung an der medianen, proximalen Femurmetaphyse (*Pfeil*). Im übrigen scharf begrenzte Knochenstruktur. Bis jetzt nur parenterale Ernährung, Serumkupferspiegel unter der Altersnorm

Durch Substitution des verminderten Kupfergehaltes mittels intravenöser Zufuhr regularisieren sich die röntgenologisch nachweisbaren Veränderungen. In der Heilungsphase ist ein erstaunliches Längenwachstum nachzuweisen, sowie eine Zunahme der Knochendicke und reichlich Wachstumslinien (CORDANO u. GRAHAM 1966).

Differentialdiagnose

In all den beschriebenen Fällen waren keine Hinweise für Entzündung, Vitamin D- oder Vitamin-C-Mangel vorhanden. Die in der Literatur beschriebenen Knochenveränderungen ähneln am ehesten denen bei kindlichem Skorbut, lassen sich jedoch durch die Serumuntersuchung differenzieren.

2. Hereditär

a) Menkes-Syndrom

Synonyma: Kinky-Hair-Syndrom, Trichopoliodystrophie.

MENKES et al. beobachteten und beschrieben 1962 ein X-chromosomal rezessives Erbleiden, das mit Minderwuchs, Haarveränderungen, fokalen Anfällen und Kleinhirndegeneration einhergeht. Die Verfasser glaubten, daß eine metabolische Störung vorliege, sie konnten den Defekt jedoch nicht genau bestimmen. Erst 1972 erkannten DANKS et al., daß es sich dabei um eine Kupfermangelerkrankung handelt. Es liegt eine Kupfermalabsorption zugrunde bzw. ein isolierter Defekt des Kupfertransportes. Die Mukosazellen der Dünndarmschleimhaut sind nicht fähig, das Kupfer vom Darm zum Blut zu transportieren. Außer dem Kupferspiegel, sind im Serum auch die Zöruloplasminwerte erniedrigt.

DANKS et al. (1972) schätzen die Häufigkeit auf 1:35000 Geburten für Australien. Würde diese Schätzung auch für die BRD zutreffen, dann wäre in der BRD mit etwa 2000 oder mehr Kranken zu rechnen (LEIBER u. HÖVELS 1974). Die klinischen und pathologisch-anatomischen Veränderungen lassen sich direkt oder indirekt als Folge des Kupfermangels erklären. Da Kupfer für den Aufbau des Keratins im Haar und des Elastins in den Gefäßen, sowie für die Bildung des Kollagens gebraucht wird, sind dementsprechend Veränderungen zu erwarten. DANKS et al. (1972) haben bei heterozygoten Genträgerinnen in Fibroblastenkulturen Metachromasien festgestellt.

Klinische Befunde

In den meisten Fällen sind die betroffenen Patienten Frühgeborene. Durch das typische Aussehen sind sie wie Geschwister ähnlich: Sie sind blaß, zeigen nur wenig Mimik, das Kopfhaar und die horizontal stehenden Augenbrauen sind hypoplastisch und haben eine eigenartige Kräuselung, d.h. sie sind in sich gedreht (kinky-hair oder steel-hair). Die Kinder sind dystroph, neigen zu Hypothermie. Als erstes aggravierendes Symptom gilt meist das Auftreten von generalisierten Krampfanfällen. Diese Konvulsionen sind schon im frühen Säuglingsalter (bei einem eigenen Patienten mit 2 Monaten) zu finden; sie sind therapieresistent und gehen mit Erbrechen einher. Zunehmender psychomotorischer Entwicklungsrückstand wird beobachtet. Myoklonien und schwere EEG-Veränderungen sowie pathologische Elektroretinogramme lassen sich nachweisen. HARCKE et al. (1977) fanden bei 4 Fällen mit Menkes' Syndrom 3mal Blasendivertikel. Eine Innervationsstörung der Blasenwand wird von den Verfassern angenommen.

Röntgenbefunde

Ausführliche Beschreibungen der röntgenologisch nachweisbaren Skelettveränderungen finden sich bei WESENBERG et al. (1969). STANLEY et al. stellten 1976 ihre Fälle aus London und Los Angeles zusammen. Eine gute tabellarische Aufschlüsselung zweier eigener Fälle und von 10 Fällen aus der Literatur geben KOZLOWSKI u. WALKER-SMITH (1973), während AHLGREN u. VESTERMARK (1977) 46 Fälle aus der Literatur analysieren. Pathologische Befunde lassen sich aufgrund dieser Literaturstudien reichlich finden (Abb. 43a–d).

Schädel. Das Auffallendste ist die große Anzahl von „Wormian-bones", d.h. Schaltknochen im Bereich der Lambdanaht, die schon auf Röntgenbildern des Neugeborenen zu erkennen sind (KOZLOWSKI u. WALKER-SMITH 1973; SINGH u. BRESMAN 1973). Mikrozephalie wird von WESENBERG et al. (1969) genannt. Eine dicke Schädelkalotte scheint sich auszubilden, wohingegen DORN et al. (1973) von einer dünnen Schädelkalotte berichten.

Rippen. Die Auftreibungen der Vorderrippenenden sind in allen beschriebenen Darstellungen zu finden, wurden bis jetzt allerdings erst ab einem Alter von 6 Monaten beobachtet.

Lange Röhrenknochen. Im Bereich der Metaphysen zeigen sich spornartige Ausziehungen bis zur „Fragmentation". Sie sind symmetrisch vorhanden und können bereits im Alter von 2 Tagen beobachtet werden (STANLEY et al. 1976). Die Metaphysen selbst sind verbreitert und unregelmäßig begrenzt. Auch von KOZLOWSKI u. MCCROSSIN (1979) wird von pathologischer Modellierung der Metaphyse im Neugeborenenalter berichtet. Er findet zu diesem Zeitpunkt zusätzlich eine pathologische Trabekulierung der Diaphy-

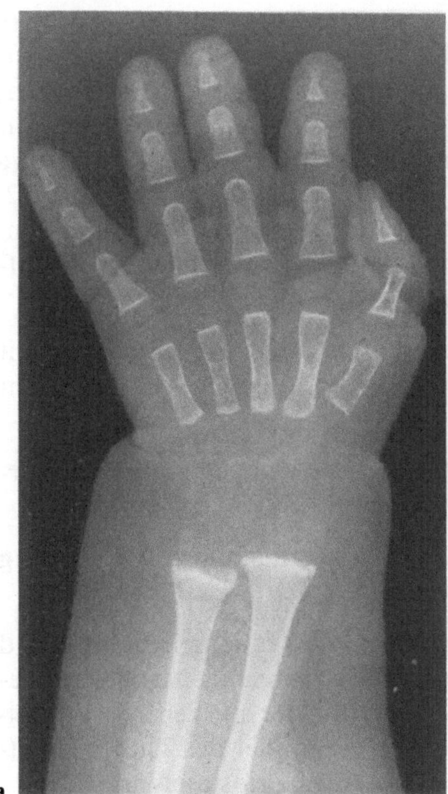

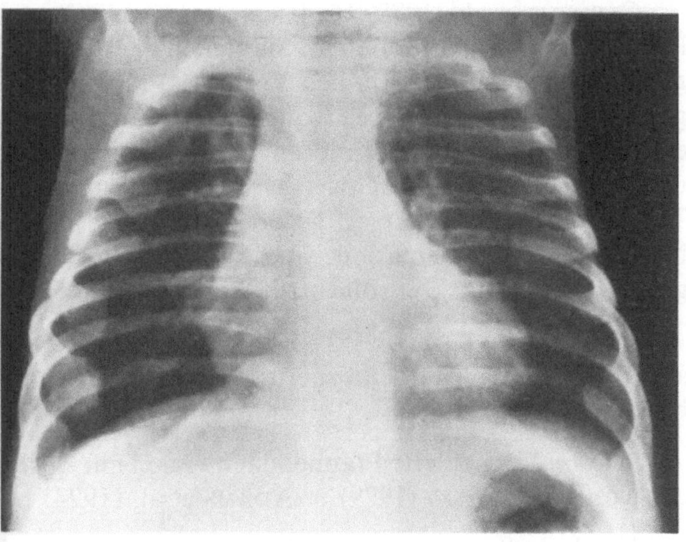

Abb. 43. a M.C., 3 Monate. Klinisch und serologisch alle Zeichen des Menkes-Syndroms. Handskelett: Kalkdichte verbreiterte Metaphysen, gewellte Kontur, spornartige Ausziehung. **b** M.C., 6 Monate. Thorax mit kolbigen Auftreibungen der Vorderrippenenden, Kontur der Knochen scharf

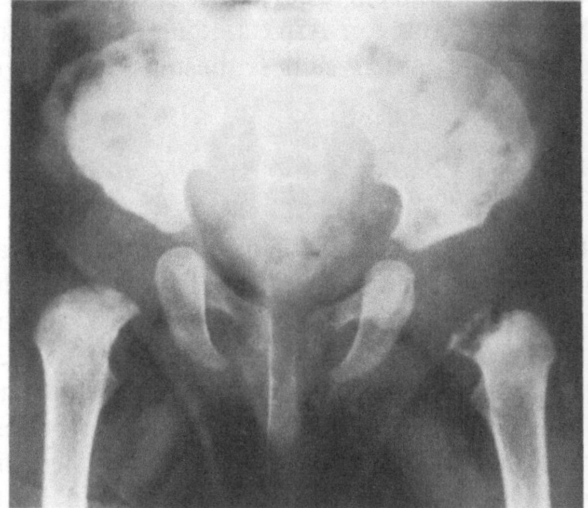

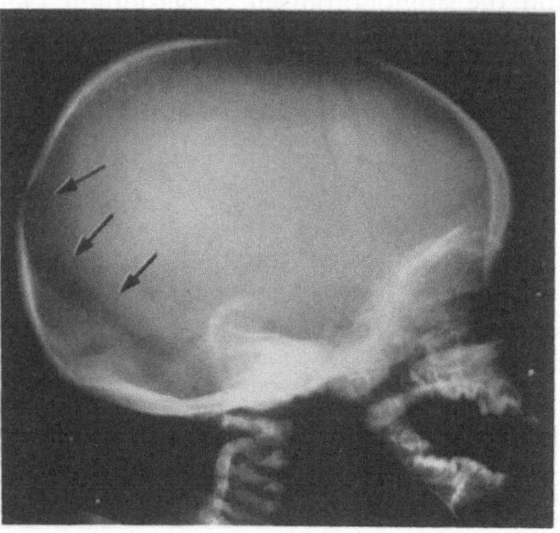

Abb. 43. c M.C., 7 Monate. Fragmentation der proximalen Femurmetaphyse links. **d** M.C., 10 Monate. Relativ dicke Schädelkalotte, große Anzahl von kleinen Schaltknochen im Bereich der Lambdanaht (*Pfeile*)

sen, die streifenartig aufgelockert sind und Veränderungen wie bei angeborenen Röteln entsprechen. Insgesamt ist eine mit dem Alter abnehmende Knochendichte der Diaphysen bemerkenswert. Die langen Röhrenknochen können sehr schmal werden und auch leichte periostale Knochenneubildungen aufweisen. Die Epiphysen, besonders im Kniegelenk, haben eine unregelmäßige Begrenzung, die distale Femurepiphyse kann konisch verändert sein (KOZLOWSKI u. MCCROSSIN 1979). Es besteht eine Retardierung des Knochenalters im Sinne von verzögerter Darstellung der einzelnen Knochenkerne bzw. der Epiphysen.

CAPESIUS et al. (1977) beobachteten einen Säugling mit Menkes-Syndrom 9 Monate lang (ab Alter von 3 Monaten). Sie stellen die röntgenologisch nachweisbaren Veränderungen an den Metaphysen in den Vordergrund. Anhand der Röntgenbilder des Ellenbogengelenkes sehen sie 2 Typen von metaphysären Störungen: Der 1. Typ bezieht sich auf eine becherförmige Deformierung der Metaphysen, sowie eine metaphysäre Verdichtung und röntgenologisch nachweisbare Veränderung des pathologischen Knorpels. Der 2. Typ erscheint als henkelartige oder auch spornartige Ausziehung an den Metaphysen, bekannt als Fragmentation. Diese Zweiteilung der metaphysären Veränderungen aufgrund der Verlaufskontrolle stellt zunächst eine eigene Hypothese der Verfasser dar.

Wirbelsäule. KOZLOWSKI (1979) fand in einem seiner Fälle eine Veränderung mit auffallend hohen Wirbelkörpern; diese Beobachtung wird von anderen Autoren nicht berichtet.

Becken. Vergrößerte Pfannendachwinkel mit Dislokation des proximalen Femurs werden von KOZLOWSKI (1979) u. ADAMS et al. (1974) beschrieben.

Hand. Außer der starken Retardierung der Ossifikation werden auch Verkürzung und Formveränderungen der Metakarpalia genannt.

Skapula und Klavikula. WESENBERG (1969) u. MAROTEAU (1974) beschreiben aufgrund ihrer Beobachtungen periostale Verdickungen in diesem Skelettbereich. Diese Veränderung an Schulterblatt und Schlüsselbein wird mit zunehmendem Alter stärker, wie WESENBERG (1969) in seinen 3 Fällen findet, und zwar zeigen die Röntgenbilder des Thoraxskelettes im Alter von 4 und 6 Monaten eine beträchtlich fortschreitende periostale Verdickung.

Außer den im Bereich des Skelettes röntgenologisch nachweisbaren Veränderungen sind die angiographisch dargestellten Gefäßverläufe extrem anormal. Es handelt sich um typische korkzieherartige Windungen, besonders gut von AHLGREN u. VESTERMARK (1977) an zerebralen Gefäßverläufen dargestellt. Sie lassen sich frühestens bei einem 1 Monate alten Säugling erkennen.

Verlauf, Prognose und Therapie

Eine Kupfersubstitutionstherapie wurde mehrfach versucht. Eine orale Kupfermedikation kann die intestinale Absorption nicht beeinflussen. Durch parenterale Kupferzufuhr können die Serumkupfer- und Zöruloplasminwerte normalisiert werden. Eine klinische Besserung konnte von WHEELER u. ROBERTS (1976) sowie von BUCKNALL et al. (1973) trotz Normalisierung der Kupferwerte nicht beobachtet werden. Es bleibt abzuwarten, ob bei sehr früher Diagnose und Therapie die neurodegenerativen Prozesse verhindert werden können. Es müßte sich jedoch um eine frühzeitig einsetzende parenterale Therapie handeln, bevor irreparable Schäden eingetreten sind. Die bis jetzt beobachteten Fälle starben im frühen Kindesalter.

Differentialdiagnose

Die röntgenologischen Veränderungen am Skelett, insbesondere an den langen Röhrenknochen mit den metaphysären spornartigen und becherförmigen Ausziehungen sind Befunde, wie wir sie beim sog. Battered child-Syndrom finden (ADAMS et al. 1974). Beim mißhandelten Kind, aber auch bei Patienten mit Menkes-Syndrom, sind zusätzliche subdurale Blutergüsse häufig und können damit die Unterscheidung erschweren. Die Familienanamnese oder die entsprechende familiäre Situation müssen zur Klärung beitragen. Eine Differenzierung gelingt durch die typischen klinischen Symptome; besonders das auffallend gekräuselte Haar (Pili torti) und die nicht therapeutisch zu beeinflussenden Krampfanfälle geben weitere Unterscheidungsmerkmale. Nur mit Vorbehalt können die metaphysären Veränderungen, die sich beim Battered child-Syndrom während des stationären Aufenthaltes zurückbilden, zur Differentialdiagnose herangezogen werden. Die becherförmigen Ausziehungen an den Metaphysen sind auch in die Differentialdiagnose zur Rachitis einzubeziehen. Spornartige metaphysäre Anhängsel finden sich weiterhin bei der Vitamin-C- Hypo- und Avitaminose. Die schon im Neugeborenenalter vorhandenen ausgeprägten Wormian bones am Schädeldach, vor allem in der Hinterhauptsschupe beim Menkes-Syndrom, finden sich auch bei der cleido-kranialen Dysplasie, und der Osteogenesis imperfecta. Die verminderte Knochendichte könnte auch Ausdruck von andern Stoffwechselstörungen sein, wie die verschwommene Struktur der Epiphysen, besonders im Kniebereich, zu anderen metabolischen Störungen passen würde. KOZLOWSKI (1979) betont die Ähnlichkeit der Bilder beim Menkes-Syndrom, bei der Zytomegalie und bei intrauteriner Rötelninfektion. Das diskrete Zeichen der hohen Wirbelkörper findet sich in ähnlicher, meist allerdings stärkerer Ausbildung auch bei einigen Chromosomenaberrationen.

b) Morbus Wilson

Die hepatolentikuläre Degeneration oder Wilsonsche Erkrankung ist eine erbliche Störung des Kupferstoffwechsels. Der Modus der Vererbung ist autosomal rezessiv. Die Symptome treten sehr selten schon im Kindesalter auf. Bei einem aus Chile berichteten Fall handelt es sich um ein Kind, bei dem die Manifestation (vorwiegend neurologischer Art) im Alter zwischen 3 und 5 Jahren auftrat (SPADA et al. 1968). Im allgemeinen zeigen sich die klinischen Symptome nach der Pubertät oder beim Erwachsenen, sobald die Kupferdepots umfangreich genug sind, um den Zellstoffwechsel zu verändern.

Klinisches Bild

Die hervorstechendsten klinischen Symptome beziehen sich auf Störungen des Nervensystems infolge einer progressiven Degeneration des Linsenkernes. Es treten Hyperkinesen auf, die sich als Wackeltremor und Choreoathetosen bis zum Bild der Torsionsdystonie äußern. Die Mimik wird starr, die Sprache undeutlich, die Intelligenz geht zurück. Eine Leberzirrhose ist im Kindesalter meist vorhanden, jedoch nicht das klinische Hauptsymptom. Diagnostisch wichtig ist der durch Kupfereinlagerungen bedingte Kayser-Fleischersche Kornealring in der Hornhautperipherie; er ist beim Kind nur mit der Spaltlampe festzustellen. Im weiteren Krankheitsverlauf kann die Kupferspeicherungskapazität in der Leber sich erschöpfen, es steigt dann der Kupferspiegel in den anderen Organen wie Nieren, Hirn und Erythrozyten an, das Kupfer löst eine Hämolyse aus, wobei der Mechanismus noch nicht geklärt ist.

Röntgenbefunde

Nach MINDELZUN et al. (1970) beziehen sich die Veränderungen am Skelett auf Osteomalazie, Spontanfrakturen, rachitischen Veränderungen, Fragmentation des Knochens, Osteoarthritis, Osteochondritis dissecans, Osteochondritis in der Wirbelsäule, lakunäre Osteolyse bzw. Pseudozysten des Knochens. Areale mit Osteosklerose werden zusätzlich beobachtet. Die meisten der hier beschriebenen röntgenologisch nachweisbaren Veränderungen finden sich beim jugendlichen Erwachsenen. Unter den von FINBY u. BEARN (1958) beobachteten Fällen sind 4 unter 20 Jahren (13, 16, 17 und 18 Jahre). SILVERBERG

u. GELLIS (1962) konnten 12 Patienten zwischen $7^3/_{12}$ und 14 Jahren mit Morbus Wilson beobachten, Knochenveränderungen sind hierbei nicht beschrieben. Auch bei den Erwachsenen-Fällen von MINDELZUN et al. (1970) sind über die Hälfte ohne oder nur mit milden Knochenveränderungen, so daß eine Rückwirkung auf das Skelett nur bei schwer verlaufenden Störungen anzunehmen ist. CAVALLINO u. GROSSMAN (1968) berichten von einem 8jährigen Kind, bei dem die rachitisartigen Röntgenveränderungen an Hand und Knie zunächst an eine Vitamin-D-resistente Rachitis denken ließen, bis die wahre Ätiologie der Erkrankung aufgeklärt werden konnte. Eine radiologische Studie von AKSOY et al. (1972) aus Istanbul bezieht sich auf eine Serie von 9 Patienten, wobei ein 11j. und ein 13jähriges Mädchen die jüngsten Patienten darstellen. Die Knochenveränderungen werden als Osteopenie und als grobsträhnige Knochenstruktur bezeichnet. Veränderungen im Sinne von rachitischen Metaphysen finden sich hierbei nicht. Osteoarthritische Veränderungen bei einem 14jährigen Mädchen fanden ROSENOER u. MICHELL (1959) unter seinen 10, im übrigen erwachsenen Patienten. In einer Zusammenstellung von FELLER u. SCHUMACHER (1972) werden 17 Patienten mit Morbus Wilson aufgelistet, wobei 6 unter 14 Jahren sind. Eine Demineralisation des Skeletts wird lediglich bei den älteren Knaben (9 und 12 Jahre) angegeben, jedoch keine weiteren typischen Knochenveränderungen. WALSHE (1962) berichtet von 25 eigenen Fällen mit Morbus Wilson, von denen 14 unter 14 Jahre sind. Einmal hat er Skelettveränderungen beobachtet und zwar im Sinne einer Osteochondritis dissecans im Knie, diese veränderte sich später im Sinne von rachitischen Zeichen. Eine Beobachtung aus Teheran wird von GHARIB et al. (1970) mitgeteilt: Bei einem 12jährigen iranischen Jungen wird zunächst eine Vitamin-D-resistente Rachitis diagnostiziert, aufgrund der rachitischen Veränderungen, die auf Vitamin-D-Therapie nicht ansprechen. Erst 4 Jahre später erkennt man die hepatolentikuläre Degeneration nach Wilson und sichert die Diagnose serologisch und bioptisch: Reichlich Kupferdepots in der Leber. Jetzt ist klinisch und röntgenologisch ein abstehendes Schulterblatt auffallend: das Flügelschlag-Zeichen.

Differentialdiagnose

Die Differentialdiagnose muß sich aufgrund der Röntgenbilder mit allen Formen der Rachitis auseinandersetzen, d.h. mit einer Vitamin-D-Mangelrachitis, einer renalen Osteodystrophie, auch eine hepatogene Rachitis muß ausgeschlossen werden. Die rachitisartigen Veränderungen am Knochen bei Morbus Wilson können u.U. bei der jetzt ätiologisch noch nicht restlos geklärten Pathogenese dieser Erbkrankheit als Teilfolge der Nieren- und Leberinsuffizienz angesehen werden. Möglicherweise erfolgt die Hydroxylierung des Vitamin D nur unvollständig. Bei den jugendlichen Patienten sind die besonders von ROSENOER u. MICHELL (1959) hervorgehobenen Wirbelkörperveränderungen mit milden keilförmigen Deformierungen und Unregelmäßigkeiten an den Abschlußplatten im Sinne einer Osteochondritis von einem Morbus Scheuermann zu unterscheiden. Stärkere artikuläre Beteiligungen – allerdings fast ausschließlich beim Erwachsenen – lassen differentialdiagnostische Überlegungen zu den rheumatischen Erkrankungen zu.

Auf der anderen Seite sollte nach WALSHE (1962) bei Kindern mit verlängerter Gelbsucht und/oder unklarer Hepatosplenomegalie auch an eine Wilsonsche Erkrankung gedacht werden.

C. Endokrinopathien

Einleitung

Eine große Anzahl endokriner Störungen hat Einfluß auf die Struktur des Knochens und sein Wachstum. So wirkt sich fast jede hormonelle Erkrankung in irgend einer Form auf das Längenwachstum aus. Dabei muß zwischen einem primären und einem sekundären Einfluß unterschieden werden, der durch die Veränderungen im intermediären Stoffwechsel verursacht wird. Einen primären Einfluß auf das Wachstum haben die Schilddrüsenhormone, das Wachstumshormon und die Androgene. Die Schilddrüsenhormone selbst steuern das Wachstum und die Knochenreifung nicht, sind jedoch grundlegende Voraussetzung für alle Wachstumsvorgänge. Andererseits bestehen sehr wesentliche Zusammenhänge mit dem anorganischen und organischen Knochenstoffwechsel, hier vorwiegend mit der Nebenschilddrüse und der Nebennierenrinde, so daß neben primären vor allem auch sekundäre Störungen des Knochenan- und abbaus zugrunde liegen können. Die meisten endokrinen Störungen lassen sich im Bereich des Handskelettes nachweisen. Hierzu muß jedoch betont werden, daß sowohl Strukturveränderungen wie auch numerische und metrische Abweichungen vielfach nicht spezifisch sind; sie können aber bei der Diagnosefindung hilfreich sein.

I. Schilddrüse

Die Glandula thyreoidea hat die Aufgabe, die Hormone Thyroxin und Trijodthyronin zu produzieren. Außerdem bilden die sog. „C-Zellen" der Schilddrüse das Kalzitonin. In den Schilddrüsenfollikeln wird Schilddrüsenhormon zu großen Eiweißmolekülen zusammengekoppelt und gespeichert. Unter dem Einfluß von thyreoidea-stimulierendem Hormon (TSH) werden Kolloidtröpfchen aus dem Follikelvolumen wieder in die Zelle phagozytiert und dann von diesem phagozytierten Thyreoglobulin Thyroxin und Trijodthyronin in der Zelle durch eiweißspaltende Fermente freigesetzt und in die Blutkapillaren abgegeben. Für die Hormonsynthese sind 5 Stufen notwendig, die durch Fermente katalysiert werden. Bei angeborenen Fermentdefekten kommt es zur Störung der Schilddrüsenhormonsynthese, was eine erniedrigte Thyroxinsekretion und vermehrte TSH-Stimulation zur Folge hat. Die vermehrte TSH-Stimulation führt zu einer Zellproliferation, die zunächst eine diffuse, später aber eine knotige Struma bedingt. Die Lokalisation des Enzymdefektes ist mit einfachen Mitteln lediglich beim Jodisationseffekt durch Perchloratgabe möglich. Eine weitere Differenzierung des Defektes ist für klinische Belange unerheblich, da die Therapie stets in der Substitution mit Schilddrüsenhormon besteht.

Für die routinemäßige Bewertung der Schilddrüsenfunktion hat die spezifische Bestimmung des Gesamtthyroxins heute die größte Bedeutung. Gegenüber der Untersuchung des proteingebundenen Jods (PBJ) ist die Unabhängigkeit von nicht hormonellem Jod und die verbesserte Aussagefähigkeit bei leichter Hypothyreose zu betonen. Die Bestimmung des Gesamtthyorxins ist entweder durch die kompetitive Proteinbindungsanalyse oder Radioimmunoassay mit spezifischen Antiseren möglich. Die RIA T3-Analyse tritt demgegenüber in ihrer Bedeutung bei pädiatrischen Patienten zurück. Ihr wichtigstes Anwendungsgebiet ist die Hyperthyreosediagnostik, wobei die isolierte T3-Hyperthyreose lediglich durch diese Methode zu erfassen ist. Aufgrund der hohen Proteinbindung der Schilddrüsenhormone im Serum lassen Veränderungen im Gesamthormonspiegel nur dann die Diagnose einer Schilddrüsenfunktionsstörung zu, wenn sie in Beziehung zu ihrer Bindung an die Transportproteine beurteilt werden. Zu diesem Zweck eignet sich der T3-in-vitro-Test oder die direkte Bestimmung des thyroxinbindenden Globulins. Weitere wertvolle Informationen über die Schilddrüsenfunktion liefert die Bestimmung des Thyreotropins (TSH). Die generelle Durchführung eines TSH-Screenings bei jedem Neugeborenen wird z.Z. angestrebt bzw. in einigen Ländern schon durchgeführt.

Funktionsstörungen der Schilddrüse können sich als Hypothyreose zeigen, d.h. durch eine unzureichende Versorgung der Körperzellen mit Schilddrüsenhormonen oder in einer Hyperthyreose, d.h. durch eine gesteigerte Produktion und Sekretion dieser Hormone. Da die Schilddrüse die Knochenentwicklung in hohem Maße beeinflußt und zwar speziell die enchondrale Ossifikation, wirken sich Funktionsstörungen am wachsenden Skelett aus.

1. Hypothyreose

Die unzureichende Versorgung des Körpers mit Schilddrüsenhormon kann angeboren oder auch erworben sein. Angeborene Ursachen sind die Schilddrüsenaplasie (Athyreose), Schilddrüsendysplasie durch ektope Schilddrüsengewebslage (Zungengrund, Ductus thyreoglossus, Retrosternalraum) und die Jodfehlverwertung (z.Z. sind 5 Typen eines Enzymdefektes bekannt). Die erworbene Schilddrüsenunterfunktion kann als primäre und sekundäre Hypothyreose auftreten. Bei der primären Hypothyreose liegt die Ursache im Bereich der Schilddrüse selbst. Die sekundäre Form ist durch einen Ausfall der TSH-Sekretion bedingt, wobei die Störung im Bereich des Hypophysenvorderlappens selbst liegen kann oder durch einen Ausfall der Produktion des Thyreoidea-releasing-Hormons des Hypothalamus verursacht wird.

In einzelnen Fällen von angeborener Hypothyreose ist eine autosomal rezessive Vererbung beschrieben (WARKANY 1971; MÄENPÄÄ 1972). Eine postnatal entstandene Hypothyreose spielt im Kindesalter eher eine untergeordnete Rolle. Prinzipiell sind auch hier idiopathische, entzündliche, neoplastische, postoperative oder medikamentös bedingte Formen der Hypothyreose möglich.

Klinisches Bild

Für die konnatale Hypothyreose wurde bisher eine Häufigkeit um 1:7000 angenommen. Bisherige Screeningprogramme im Ausland (Kanada, Schweiz, USA) zeigen, daß die Frequenz um 1:3000 liegt (KNORR 1978). Die klinische Diagnose wird häufig in den ersten entscheidenden Lebenswochen auch von Fachleuten nicht gestellt, da die klinischen Zeichen noch relativ spärlich sind (KÖNIG 1969). Ein eher hohes Geburtsgewicht, zusammen mit einem verlängerten Neugeborenenikterus geben erste wertvolle Hinweise, zumal, wenn eine Obstipation, eine Hypotonie der Muskulatur und eine trokkene Haut zusätzlich beobachtet werden. Das ausgeprägte Bild tritt je nach Schweregrad innerhalb der ersten Wochen bis Monaten auf: kretinoides Gesicht, struppiges Haar, große Zunge, Nabelbruch, verminderte geistige und körperliche Aktivität. Später wird das verzögerte Längenwachstum auffällig, wobei allerdings das Knochenalter meist stärker retardiert ist als das Längenalter. Der Zahndurchbruch ist verzögert, ebenso der Fontanellenschluß. Die lumbo-dorsale Kyphose ist nicht nur Folge der Muskelhypotonie, sondern auch Folge der keilförmigen Deformierung der Wirbelkörper. Eine Schilddrüsenvergrößerung ist in einigen Fällen tastbar vorhanden. Wichtig sind die blutchemischen Untersuchungen mit erniedrigtem T3 und T4, sowie erniedrigtem PBJ. TSH sowie Cholesterin sind erhöht. Auffallend ist, daß assoziierte angeborene Fehlbildungen beim Kretin sehr selten sind (WARKANY 1971). Im allgemeinen wird angenommen, daß Athyreose und Rachitis sich ausschließen, nach Beobachtungen von SIEGERT (1910, zitiert bei SWOBODA 1969) können beide Erkrankungen auch zusammentreffen.

Die postnatale Hypothyreose zeigt meist weniger ausgeprägte klinische Symptomatik gegenüber der konnatalen Form.

Röntgenbefunde

Durch die Hemmung der Knorpelproliferation bilden sich an den Wachstumslinien der langen Röhrenknochen nur kurze Knorpelsäulen aus. Diese sind im Gegensatz zu den enchondralen Osteodysplasien regelmäßig angeordnet; man bezeichnet diesen Zustand auch als „geordnete Knorpelruhe“ (SWOBODA 1969). Da auf der anderen Seite die präparatorische Verkalkung ausreichend ist, sind scharfe Abschlußplatten röntgenologisch zu erwarten. Unabhängig von der Ätiologie der Schilddrüsenunterfunktion, aber abhängig von Zeit und Dauer, führen quantitativer Schilddrüsenhormonmangel und qualitative Störungen in der Hormonsynthese im Prinzip zu den gleichen Ossifikationsstörungen (POZNANSKI 1974; ANDERSEN 1960).

Fetale Skelettentwicklung

Ein Schilddrüsenhormonmangel wirkt sich offensichtlich auf die Frucht nur wenig aus. Doch ist bereits intrauterin eine Wachstumsstörung möglich. Nach SWOBODA (1950) kann es zu einer Verzögerung des Knochenwachstums am dorsolumbalen Übergang der Wirbelsäule kommen. Wenn in solchen Fällen der Wachstumsdruck in den Wirbelkörpern nicht ausreicht und die von außen einwirkenden Biegungskräfte in utero stärker sind als die eigenen Kräfte zur Überwindung derselben, ist die Aufrichtung der Fruchtachse an ihrem Scheitelpunkt nicht möglich, so daß die sog. „Swobodawirbel“ entstehen. Dieser Befund wird allerdings nicht als spezifisch angesehen, er kommt auch bei anderen Systemerkrankungen des Skelettes vor. Außerdem wird die bereits intrauterine Entstehung dieser keilförmigen Wirbelkörper angezweifelt (ANDERSEN 1960; EVANS 1952).

Die postnatale Skelettentwicklung

Die im Neugeborenen-, Säuglings- und Kindesalter nachweisbaren Skelettveränderungen sollen entsprechend den einzelnen Skelettanteilen gesondert analysiert werden. Dabei muß beachtet werden, daß die normale Funktion der Schilddrüse darin besteht, Wachstum und Entwicklung des Skelettes zu fördern bzw. zu beschleunigen. Eine Unterfunktion der Hormonproduktion findet sich umsomehr und umso ausgeprägter am Skelett, je früher solche Unterfunktion beginnt, d.h. am extremsten bei der angeborenen Hypothyreose. Die Veränderungen müssen also da gesucht werden, wo zum Zeitpunkt des Eintritts der Funktionsstörung die Knochenkerne noch nicht verknöchert sind.

Epiphysen: Der röntgenologische Nachweis der Epiphysenkerne ist gegenüber der Altersnorm meist stark bis extrem verzögert (LERNET 1975). Bei der angeborenen Hypothyreose ist im Neugeborenenalter die Röntgenaufnahme des Kniebereiches indiziert. Hier sind beim ausgetragenen reifen Neugeborenen sowohl die distale Femurepiphyse wie auch die proximale Tibiaepiphyse in der Regel zu sehen, die distale Femurepiphyse wird im Mittel mit 5 mm Durchmesser angegeben. Das Vorhandensein dieses Kernes, nämlich der distalen Femurepiphyse, wurde schon 1819 von BECLARD als wichtigstes Reifezeichen des Neugeborenen angesehen, der Kern nach dem Erstbeschreiber als Beclardscher Knochenkern benannt. In 95–89% ist dieser Kern bei der Geburt röntgenologisch zu erkennen. Das Fehlen der proximalen Tibiaepiphyse beim Neugeborenen kann

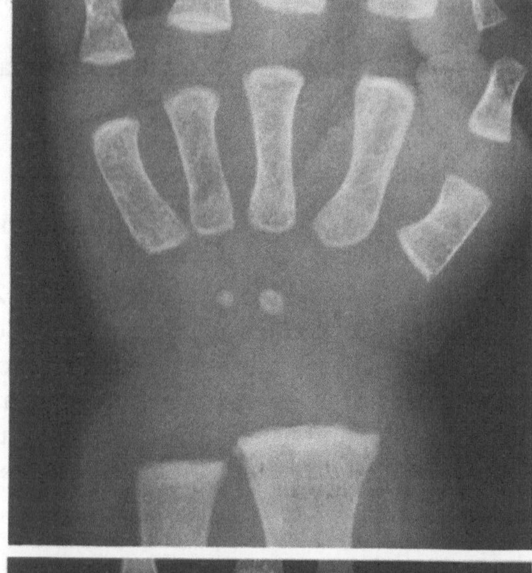

a

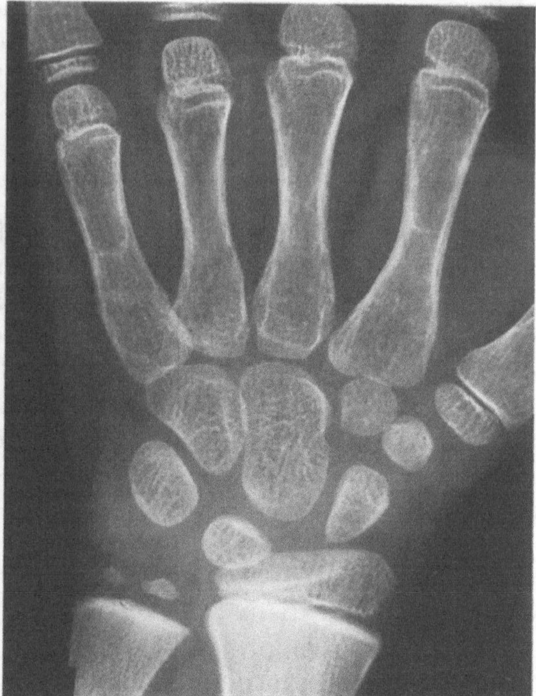

b

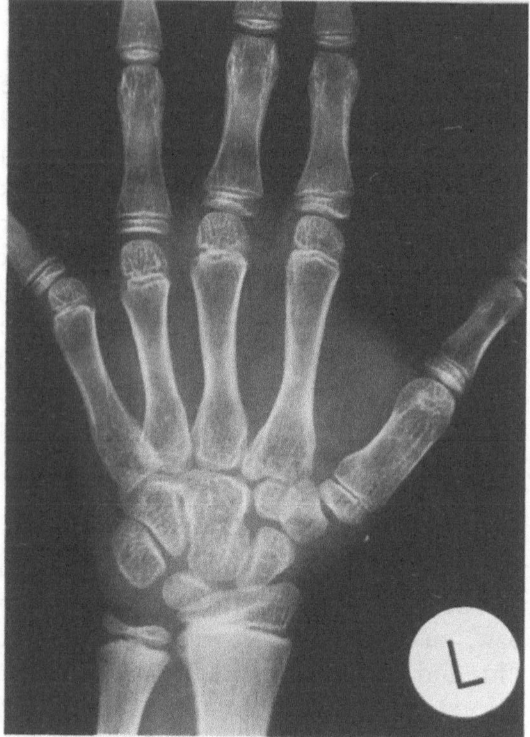

c

Abb. 44. a G.M., 4 Jahre. Schwere Form der angeborenen Hypothyreose, bis jetzt nicht behandelt. Von den Handwurzelknochen sind Os capitatum und Os hamatum gerade verknöchert, entspricht einem Knochenalter von 3–6 Monaten. Breite und sehr dichte Metaphysen. **b** G.M., jetzt 7 Jahre. Unter Therapie Aufholknochenwachstum. Distale Ulnaepiphyse multizentrisch. **c** G.M., 9 Jahre. Knochenalter jetzt an der oberen Normgrenze. Distale Ulnaepiphyse fast normalisiert

nur bedingt als Ossifikationsrückstand verwertet werden, da er nur in 77% der reifen Neugeborenen verknöchert ist. Mit Ausnahme der ersten 3 Lebensmonate verwendet man zur Knochenalterbestimmung bei Hypo- bzw. Athyreose die Röntgenaufnahme der ganzen Hand und zwar der linken. Hier im Bereich der Epiphysen der Finger, der Mittelhandknochen und des distalen Radius und Ulna sowie der Handwurzelknochen ist der Rückstand besonders eindrucksvoll zu demonstrieren (Abb. 44a–c). Das Knochenalter wird mit dem in Westeuropa und Nordamerika als Standardwerk verwendeten Atlas von GREULICH u. PYLE (1959) bestimmt (die komplizierteren und mitunter exakteren Bestimmungsmethoden nach TANNER u. WHITEHOUSE (1974) sind hierfür i. allg. nicht notwendig). MAROTEAUX findet bei Hypothyreoten auffallend viele Pseudoepiphysen im

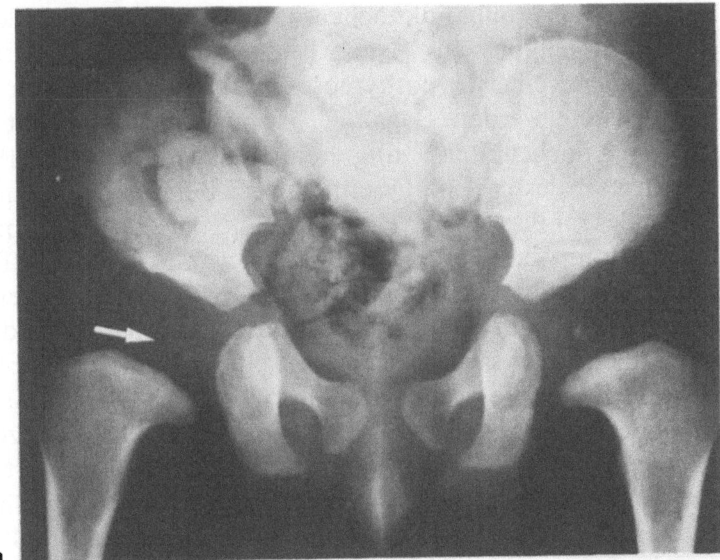
a

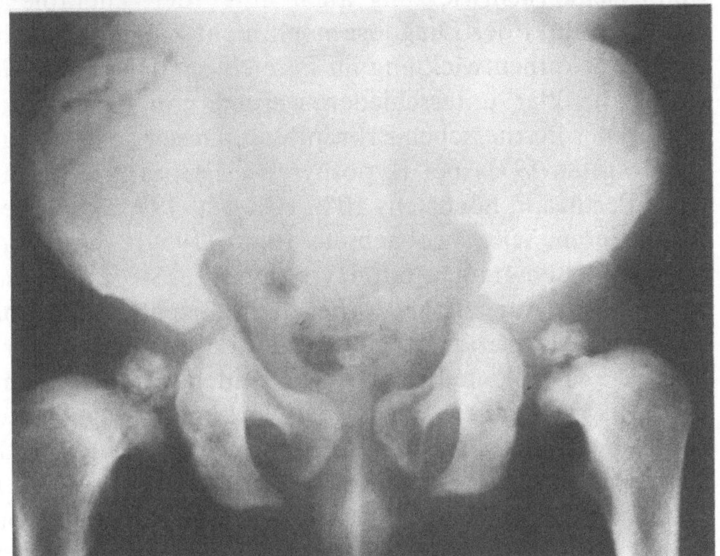
b

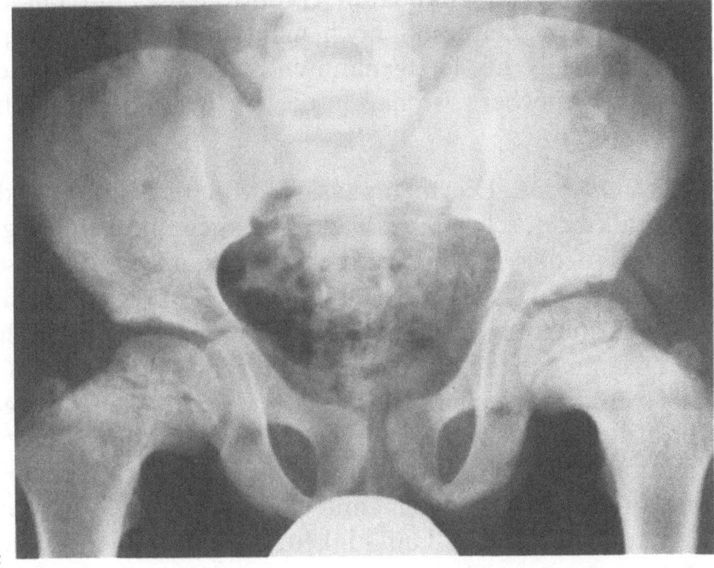
c

Abb. 45. a G.M., 4 Jahre. Schwerer Ossifikationsrückstand bei unbehandelter Hypothyreose, auch im Bereich des Beckens. Proximale Femurepiphysen nur stecknadelkopfgroß verknöchert, rechts dreifach „getüpfelt" (*Pfeil*). Das Pfannendach zeigt ebenfalls starken Rückstand der Knorpel-Knochenumwandlung. **b** G.M., 2 Monate nach Therapie: „Getüpfelte Epiphysen" bzw. „epiphysäre Dysgenesie". **c** G.M., 7 Jahre. Nach 3jähriger konsequenter Substitution gute Verknöcherung der Hüftköpfe. Leichte Verschmälerung der Epiphysen: angedeutete Coxa plana

Bereich der Mittelhandknochen, und CAFFEY (1973a) deutet diesen Befund als „atavistische Pseudoepiphysen". Nach POZNANSKI (1974), ANDERSEN (1960) u.a. Autoren kann die Diagnose einer Hypothyreose bei einem Kind mit normaler Knochenkernentwicklung nicht gestellt werden. Sogar bei Hypothyreose, die mit Pubertas präcox kombiniert ist, ist das Knochenalter i. allg. retardiert. POZNANSKI (1974) stellt einen 41 Jahre alten Kretin vor, dessen Epiphysenfugen im Bereich der Hand noch nicht geschlossen sind.

Außer im Bereich der Hand sind auch die anderen Epiphysenkerne in ihrer knöchernen Erscheinung verzögert. Diese Verzögerung ist sehr auffällig im Bereich der proximalen Femurepiphyse. Hier, aber auch an anderen verspätet verknöcherten Kernen, ist die Ossifikation häufig multizentrisch, d.h. „getüpfelt", so daß WILKINS (1941) diese Erscheinung als „epiphysäre Dysgenesie" beschrieben hat (Abb. 45a–c). Von anderen Autoren wird diese pathologische Ossifikation als Fragmentation bezeichnet. Im weiteren Verlauf, besonders unter der Therapie, verschwinden die multizentrischen Epiphysenformen. Sie bleiben aber oft noch einige Zeit irregulär und deformiert, um schließlich zu regularisieren, aber insgesamt als relativ schmale Femurköpfe im Sinne einer Coxa plana bestehen zu bleiben (CAFFEY 1973a). Besonders hervorzuheben ist, daß eine solche multizentrische Epiphysenkernentwicklung auch unter der Therapie entstehen kann, wenn der Kern zum Zeitpunkt der Diagnose noch nicht knöchern nachweisbar war. Die multizentrische Epiphysenkernentwicklung im Bereich der Hüfte, wo sie am häufigsten beobachtet wird, muß ganz klar unterschieden werden von der meist einseitigen Hüftkopfnekrose im Sinne einer Perthesschen Erkrankung. Dieser sog. „Pseudoperthes" (LASSRICH et al. 1955; GREINACHER 1971) bei Hypothyreose ist praktisch immer symmetrisch, wohingegen der echte Perthes in höchstens 10% (CAFFEY 1973a) doppelseitig vorhanden sein kann. Auf der anderen Seite beobachtete EBEL (1959) eine Kretinenhüfte bei einem 7jährigen unbehandelten Jungen mit Hypothyreose, wo nur einseitig die Epiphysenfragmentation nachweisbar war. Beim Vorliegen multizentrischer Epiphysen sind Voraufnahmen, die zum Vergleich herangezogen werden können, mitunter sehr wichtig: lediglich wenn nie eine gut ausgebildete Epiphyse vorhanden war, also nicht sekundär eine Nekrose eingetreten ist, sondern sich primär die Verknöcherung in mehreren Zentren ausgebildet hat, kann von einer Kretinenhüfte bzw. einem Pseudoperthes bei Hypothyreose oder einer „Osteochondropathia cretinoidea" gesprochen werden. Das Schema nach WILKINS (1941) erklärt sehr einfach und deutlich, wie eine solche getüpftelte Ossifikation entstehen kann (Skizze 3). Selbstverständlich sind bei erst später einsetzender Unterfunktion der Schilddrüse, also einer sekundären Hypothyreose, nur der oder die Knochenkerne beteiligt, die zu diesem Zeitpunkt noch nicht verknöchert sind, wie z.B. Patella oder Apophyse des Kalkaneus. Die letztgenannten Knochenkerne können aber auch normalerweise mehrkernig verknöchern, so daß in diesem Bereich ein solcher Befund mit Vorsicht bewertet werden muß.

Metaphysen. Die metaphysäre Abschlußplatte an den langen Röhrenknochen kann sehr kalkdicht, scharf abgesetzt, aber auch unregelmäßig begrenzt erscheinen. Der Kalkgehalt ist in dieser Zone vermehrt, er kann so dicht sein, wie bei einer Osteopetrose: metaphysäre Dysgenesie nach ROYER (1961). Eine weniger ausgeprägte, aber doch deutliche Verdichtung in der Metaphyse ohne Unregelmäßigkeit beobachtet EDEIKEN (1975) im Zusammenhang mit der Hypothyreose. POZNANSKI (1974) fand einmal ein ungewöhnliches Bild von einer metaphysären Sklerose mit ausgeprägtem ausgefranztem Verlauf der distalen Ulna- und Radiusmetaphyse, ähnlich einer abheilenden Rachitis. Diese Verdichtung der Metaphyse könnte durch das verminderte Knochenwachstum bei Hypothyreose im Zusammenhang mit einer relativen Überdosierung von Vitamin D gesehen werden, bzw. als eine Unfähigkeit, das vorhandene Vitamin D bei relativem Wachstumsrückstand zu verarbeiten (POZNANSKI 1974). Im Bereich der Hand ist bei unbehandelten

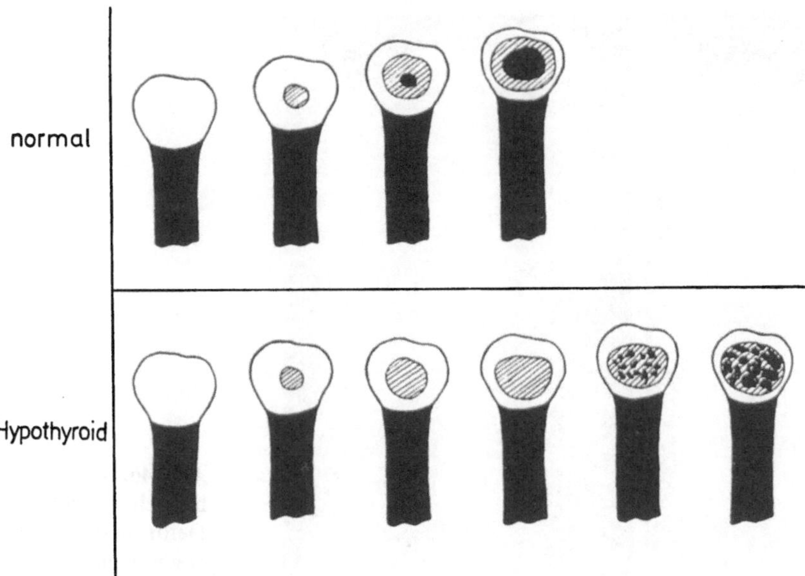

Skizze 3. Schematische Darstellung der Epiphysenkernentwicklung beim gesunden und beim hypothyreoten Kind: Bei Hypothyreose multizentrische Kernentstehung möglich. (Aus: WILKINS 1941)

Fällen eine relativ starke Verkürzung der Metakarpalia im Verhältnis zu den Fingerknochen erwähnenswert. Diese Verkürzung zeigt sich im sog. „Profilpattern" nach POZNANSKI (1974), besonders bei älteren Kretins. HERNANDEZ et al. (1979) fanden durch Messungen und Vergleich der Handaufnahmen beim primären Hypothyroidismus und beim Hypopituitarismus deutliche Unterschiede: während bei der Schilddrüsenunterfunktion die Knochenreifung stärker verzögert ist, handelt es sich beim hypophysären Minderwuchs mehr um einen Längenwachstumsrückstand. Dies wurde vergleichsweise an der Länge des zweiten Metacarpale gemessen, und die in Millimeter erhaltenen Werte auf das Alter bezogen. Dieses Metakarpallängenalter dividiert durch das erhaltene Phalangealskelettalter ergibt einen Wert, der bei der Hypothyreose signifikant höher liegt als bei Minderwuchs durch Hypophysen — oder Zwischenhirninsuffizienz.

Diaphysen. Die langen Röhrenknochen können auffallen durch eine sehr schmale und enge Knochenmarkshöhle, so daß röntgenologisch eine Verdickung der Kortikalis resultiert (CAFFEY 1973a). Diese Verdickung verschwindet unter der Therapie.

Wirbelkörper. Die bereits intrauterin möglichen WK-Veränderungen lassen sich postnatal im Säuglings- und Kleinkindesalter auf einer seitlichen Röntgenaufnahme der LWS nachweisen (Abb. 46a, b). Die Wirbelkörper sind meist - jedoch unterschiedlich stark - etwas abgeflacht mit einer mehr oder weniger deutlichen Höhenminderung (BAMATTER et al. 1947). Die Wirbelkörper am dorsolumbalen Übergang können eine keilförmige Deformierung aufweisen, am häufigsten ist der 2. LWK betroffen, so daß eine Kyphose resultiert. Dies ist zuweilen das erste klinische Zeichen, das den Eltern auffällt. Die Keilbildung kommt durch eine Unterentwicklung des antero-superioren Anteils des Wirbelkörpers zustande. Sind mehrere Wirbelkörper der LWS davon betroffen, so ist die Deformierung des 2. LWK fast immer am deutlichsten. Nach SWOBODA (1950) handelt es sich hierbei um einen fast regelmäßigen Befund, wobei der Grad der Ausbildung allerdings stark variieren kann. Die genannte Keilbildung wird von SWOBODA (1950) als bereits intrauterin bestehende Deformierung angesehen, während ANDERSEN (1960) solche Befunde erst im 6. Lebensmonat findet (frühestens nachgewiesen mit 4 Monaten).

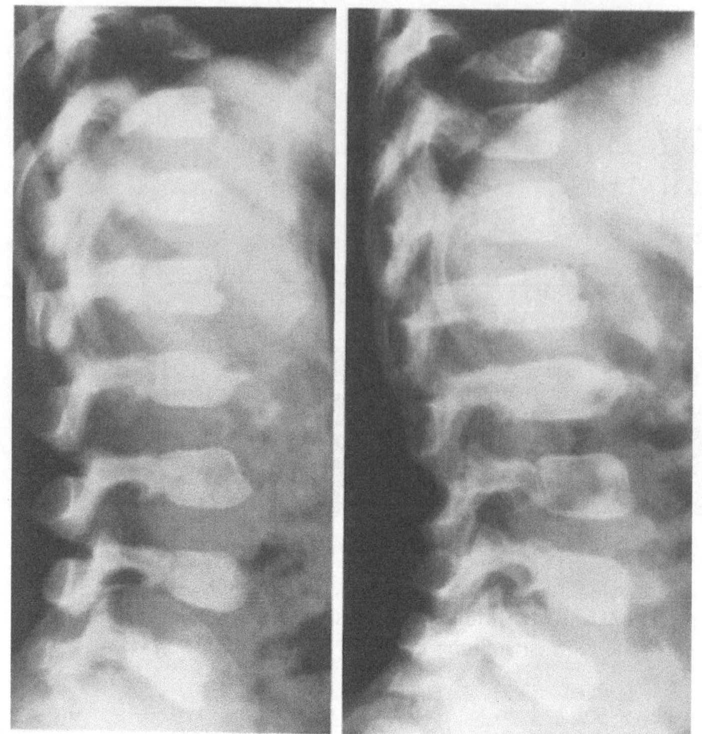

Abb. 46. a F.M., $3^1/_2$ Jahre. Unbehandelte angeborene Hypothyreose. Deformierung von L 2-5. Der 2. Lendenwirbelkörper zeigt einen ventralen Sporn, alle 3 LWK haben eine Hypoplasie des anterosuperioren Wirbelkörperbereichs. **b** F.M.: 6 Monate nach Therapie bereits deutliche Rückbildungstendenz der Deformierung

SWOBODA (1950) konnte eine ganze Reihe seiner Fälle mit LWS-Deformierung über längere Zeit beobachten und zeichnet aufgrund von Röntgenpausen den Entwicklungsablauf der Lendenwirbeldeformierung während der Schilddrüsensubtitutionsbehandlung nach. In seinen Fällen verschwinden diese Veränderungen unter der Therapie. CAFFEY (1973a) beobachtet jedoch ein Fortbestehen auch unter Behandlung. Zudem können auch bikonkave Formen der Lendenwirbelkörper resultieren. Ein weiterer pathologischer Befund im Bereich der Wirbelsäule bei Hypothyreose ist ein verzögerter Verschluß der medianen Wirbelbogenspalte im Sinne eines allgemeinen Ossifikationsrückstandes. Die Zwischenwirbelabschnitte sind eher verbreitert, was differentialdiagnostisch besonders zu vermerken ist. MAROTEAUX (1974) beschreibt das auffallend lange Offenbleiben der sog. Hahnschen Kanäle der Wirbelkörper. Durch die Veränderungen der Wirbelsäule, vor allem durch die Abflachung der Wirbelkörper, ist teilweise der Minderwuchs bei angeborener Hypothyreose bedingt.

Schädel: Die Röntgenaufnahme des Schädels zeigt Veränderungen wie bei allgemeiner Unreife der Schädelbasis und des Schädeldaches (Abb. 47). Während die Schädelkalotte relativ vergrößert ist, erscheint sie gleichzeitig auch verdickt durch eine verspätete Differenzierung der Tabula interna und externa (ROYER u. MEGEVAND 1954). Die Schädelnähte sind für das Alter zu weit offen, die Fontanellen ebenfalls zu weit, es können sich reichlich Schaltknochen (wormian bones), besonders in der Lambdanaht, finden. Eine auffallende Verdickung kann auch die Schädelbasis zeigen, sie wirkt u.U. so stark sklerosiert, daß an eine Marmorknochenkrankheit gedacht werden könnte (BELLINI u. NEVES 1956). Schon lange bekannt ist bei hypothyreoten Kindern die Vergrößerung der Sella. Eine reaktive Rückwirkung der Schilddrüsenunterfunktion auf die Hypophyse wird als Ursache diskutiert (SILVERMAN 1957). Neuerdings unterscheiden SWISCHUK u. SAWAR (1977) bei den Sellavergrößerungen 2 Formen: die Kirschen- und die Schüsselform. Zunächst ist beim Säugling und jungen Kleinkind die Sella ausgeweitet mit nach oben

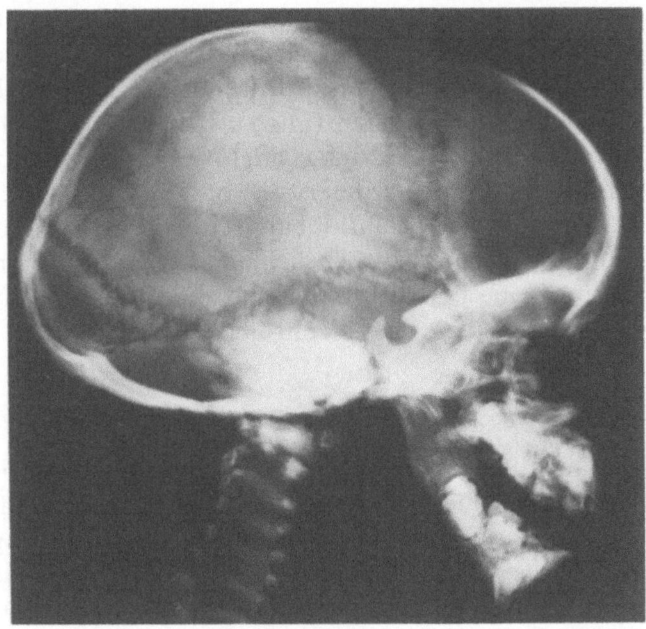

Abb. 47. G.M., 4 Jahre. Bei angeborener Hypothyreose auch im Schädelbereich Unreife der Verknöcherung: Relativ große Kalotte, verdickt durch fehlende Differenzierung in Tabula interna und externa, Schädelnähte für das Alter zu weit offen

gerichtetem Dorsum als Zeichen der Unreife. Es resultiert die „Schüsselsella". Beim älteren, nicht behandelten Kind wird die Form der Sella mehr rund, d.h. das Dorsum zeigt mehr nach ventral. Die Sella selbst ist deutlich vergrößert. Diese „Kirschenform" beim älteren Kind kann aber unter der Behandlung wieder kleiner werden, wie obengenannte Verfasser beweisen. Es entspricht der Annahme, daß ein „feedback" oder „rebound" der unterfunktionierenden Schilddrüse über die Vergrößerung der Hypophyse (bis zum Adenom) die Verformung der Sella bewirken kann.

Die Nasennebenhöhlen und die Mastoidzellen sind in der Pneumatisation deutlich verzögert (DREYFUS et al. 1950).

Eine Retardierung der Zahnentwicklung bei der angeborenen Hypothyreose ist ebenfalls bekannt. Nach PRADER u. PERABO (1952) sowie ANDERSEN (1960) ist die Retardierung der Zahnentwicklung vergleichsweise zum Rückstand des Längen- und Knochenalters weniger ausgeprägt. Für WILKINS (1952) ist die röntgenologisch nachweisbare Hypoplasie in den Zahnanlagen wesentlicher als der verspätete Zahndurchbruch, weil dieser auch durch andere Ursachen bedingt sein kann. Nach ANDERSEN (1960) ist besonders der Schmelz des Zahnes schlecht ausgebildet, ohne daß nachgewiesen werden könnte, daß Kinder mit primärer Hypothyreose mehr an Karies erkranken als der Durchschnitt. Im Röntgenbild des seitlichen Schädels kann mitunter auch die große Zunge beobachtet werden, die die ganze Mundhöhle ausfüllt. Bei Kindern mit Hypothyreose und tastbar vergrößerter Schilddrüse kann röntgenologisch eine prävertebrale Weichteilverschattung nachweisbar sein, die Trachea und Ösophagus umgeben bzw. einengen können (SILVERMAN 1960).

Verlauf und Therapie

Die Behandlung der Hypothyreose besteht in einer Dauersubstitution in der adäquaten Dosierung. Darunter lassen sich viele somatische Symptome kurieren, vor allem auch Längen- und Wachstumsrückstand sowie Knochenalterverzögerung. Mittels einer Röntgenaufnahme des Handskelettes kann die Wirkung der Therapie gut kontrolliert werden, jedoch sind damit die serologischen Kontrollen nicht zu ersetzen. Eine röntgenologische Überwachung der Therapie ist nach MAROTEAUX (1974) notwendig zur Vermeidung einer forcierten Medikation mit zu schneller Akzelleration und evtl. prämaturem Epiphysenschluß. Röntgenologisch nachweisbare Veränderungen, wie die Osteosklerose können sich unter Therapie gut zurückbilden. Die Wirbelkörperveränderungen können in manchen Fällen persistieren (SILVERMAN 1960). Im Heilungsstadium können an den großen Epiphysen durch Bildung ringförmiger Verdichtungen Befunde entstehen, die an den infantilen Skorbut erinnern (ENGESET et al. 1951).

Weniger gut beeinflußbar ist die psychosomatische Retardierung; hier ist der Zeitpunkt der Therapie wesentlich und der Grad der prätherapeutisch vorhandenen Hirnschädigung. Eine Überprüfung der Nierenfunktion unter der Therapie wird von MAROTEAUX (1974) angeregt, eine Nephrokalzinose kann sich in seltenen Fällen entwickeln.

Differentialdiagnose

Da alle Formen der Schilddrüsenunterfunktion sich am Skelett einheitlich, wenn auch unterschiedlich stark auswirken, trifft die differentialdiagnostische Abwägung auch auf alle diese Formen zu. Zunächst gilt Abgrenzung gegenüber dem hypophysären Zwergwuchs als vordringlich, zumal bei der hypophysären Störung durch den Defekt des HVL eine sekundäre Hypothyreose bestehen kann. SWOBODA u. ZWEYMÜLLER (1960) beschreiben solche Fälle, wobei gerade bei diesen die Dysplasie des Femurkopfes im Sinne einer Kretinenhüfte oder eines Pseudoperthes sehr ausgeprägt sein kann und häufig vorkommen soll (bei 3 von den 5 Fällen). Andererseits kann das Vorhandensein der multizentrischen Ossifikation der Epiphysen, besonders am proximalen Femur, mit einer aseptischen Knochennekrose im Sinne eines echten Perthes verwechselt werden (GREINACHER 1971). Im allgemeinen spricht eine doppelseitige epiphysäre Dysgenesie gegen einen echten Perthes (nach CAFFEE (1973a) in etwa 10% auch bilateral möglich). Epiphysäre Dysplasien am Femurkopf kommen in einer Reihe von generalisierten Skelettdysplasien vor und sollten diesen gegenüber abgegrenzt werden. Dies ist besonders wichtig, wenn starke Dysmorphie der Wirbelkörper vorhanden ist und eine Dysplasia spondyloepiphysaria congenita diskutiert werden muß. Weiterhin sind die epiphysären Veränderungen beim unbehandelten Hypothyreoidismus sehr ähnlich den Bildern bei den multiplen epiphysären Dysplasien (RIBBING 1937; FAIRBANK 1957). Die Verwechslung mit den getüpfelten Epiphysen bei der sog. Chondrodystrophia calcificans congenita ist weniger wahrscheinlich. Differentialdiagnostische Abgrenzungen sind nötig, wenn stark verdichtete metaphysäre Abschlußzonen vorliegen sowie Verdichtungen der Epiphysenränder, so daß metaphysäre Trümmerfeldzonen und epiphysäre Ringfiguren beim Skorbut vorgetäuscht werden können (ENGESET 1951). Eine multizentrische Entwicklung des Os naviculare kann einer aseptischen Knochennekrose im Sinne eines Morbus Köhler entsprechen (WILKINS 1953).

Nach WILKINS (1953), EDEIKEN (1975) u. POZNANSKI (1974) beweist eine Verzögerung der Epiphysenossifikation allein nicht eine hypothyreote Stoffwechsellage. Andererseits kann die Diagnose einer Hypothyreose nicht bei einer normalen Knochenentwicklung gestellt werden. Bei weit offenen Schädelnähten kann außer einer verzögerten Ossifikation, auch ein erhöhter Schädelinnendruck durch Raumforderung vorliegen. In ganz seltenen Fällen ist auch ein sog. psychosozialer Minderwuchs möglich (s.S. 152).

2. Hyperthyreose

Die Überfunktion der Schilddrüse im Kindesalter ist vergleichsweise zur Unterfunktion sehr selten (v. MÜHLENDAHL u. HELGE 1978). Meistens setzt die Symptomatik im

Pubertätsalter ein, häufiger bei Mädchen. Extrem selten ist eine Überfunktion im Kleinkindesalter nachweisbar. Dabei kann es sich um eine angeborene Hyperthyreose handeln, die mitunter erst nach der Neugeborenenzeit erkannt wird oder um eine erworbene Form bei vererbten Anlagen. Weiterhin gehören zu diesen Fällen auch Kinder, die wegen einer Hypothyreose langfristig überhohe Dosen von Thyreoidea Siccata erhalten haben (MENKING et al. 1972). Das Krankheitsbild der sog. transitorischen Neugeborenenthyreotoxikose ist zum Schluß noch zu diskutieren.

Klinisches Bild

Der Hyperthyreoidismus im Kindesalter unterscheidet sich nur wenig von dem des Erwachsenen. Schon vor Ausbruch der Erkrankung kann ein schnelles Körperwachstum festgestellt werden, die Menarche tritt gewöhnlich verfrüht ein. Die Diagnose wird mit biochemischen Untersuchungen gestellt. Die Therapie glückt nicht immer mit Thyreostatika, die Operation ist dann die Therapie der Wahl.

Röntgenbefund

Meist werden im Röntgenbild nur diskrete Veränderungen nachgewiesen, wie eine leichte Demineralisierung in den langen Röhrenknochen. Kleine Kortikaliseinbrüche, besonders an den Deckplatten der Wirbelkörper können vorhanden sein (SWOBODA 1969; MAROTEAUX 1974). Die Ossifikationsbeschleunigung ist in etwa der Hälfte der Fälle vorhanden, sie ist i. allg. nur geringgradig, kann aber auch mehrere Jahre betragen (MAROTEAUX 1974). Nach einer größeren Statistik von KÖNIG (1969) ist die Akzeleration höchstens 2–3 Jahre. Das Auftreten der einzelnen Knochenkerne ist insgesamt zwar beschleunigt, kann jedoch sehr dissoziiert sein. Eine Korrelation der Wachstumsbeschleunigung mit der Ossifikationsbeschleunigung braucht nicht zu bestehen (KÖNIG 1969). POZNANSKI (1974) beschreibt als sehr dezentes röntgenologisch nachweisbares Zeichen die sog. Plummer-Nägel, wobei allerdings die feinen Tüpfelungen der Fingernägel klinisch besser zu sehen sind als röntgenologisch nachweisbar. RIGGS (1972) berichtet von Zapfenepiphysen und rascher Verschmelzung derselben im Bereich der Phalangen, so daß Brachydaktylie einiger Metakarpalia und Mittel- und Endphalangen resultieren kann. Bei den von RIGGS (1972) beschriebenen Fällen stellte sich zudem eine Kraniosynostose ein. Auch andere Autoren (MENKING et al. 1972) berichten über Hyperthyreosen, die zu Kraniosynostose geführt haben und zwar sowohl bei angeborener Thyreotoxikose als auch bei überdosierter Substitutionstherapie von primären Hypothyreosen. BONAKDAPOUR et al. (1972) beschreiben einen Fall von angeborener Thyreotoxikose, bei dem bereits bei der Geburt 3 Karpalknochen der Hand röntgenologisch nachweisbar waren.

Bei der sog. transitorischen Neugeborenenthyreotoxikose kann die Diagnose ebenfalls mittels einer Röntgenaufnahme der Hand gesichert werden (Abb. 48). Die klinischen Symptome des Neugeborenen bestehen in einer starken Unruhe, Hyperaktivität, einer sehr frequenten Atmung und einer Tachykardie mit Frequenzen über 200/min. Damit liegt die Herzfrequenz im sog. kritischen Bereich. Ein Exophthalmus ist bei diesen Neugeborenen besonders eindrucksvoll. Ursache ist eine Hyperthyreose der Mutter, wobei sowohl TSH, Thyroxin und vor allem LATS (long-acting-thyroid stimulator) in den letzten 3 Schwangerschaftsmonaten via plazenta auf den Föten übergehen (ADAMS et al. 1964). Das LATS scheint die wesentliche Rolle bei der Hyperthyreose des Neugeborenen zu spielen, es hat eine Halbwertszeit von 6–18 Tagen (SUNSHINE et al. 1965). Dieses schwerwiegende und früher meist tödlich endende Krankheitsbild kann dann abgeklärt werden, wenn eine Röntgenaufnahme der Hand vorliegt: Sind bei der Geburt bereits

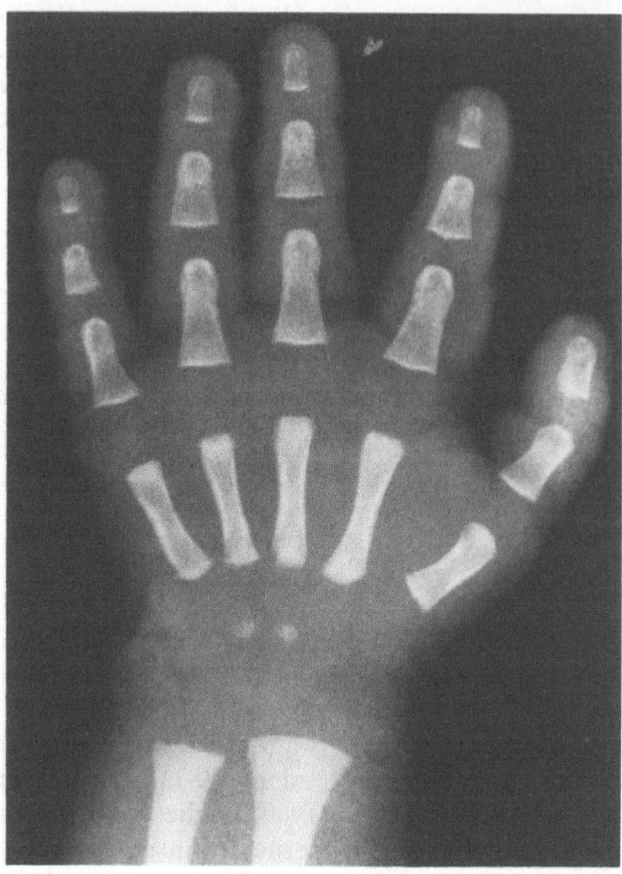

Abb. 48. S.A., 1 Tag alt. Neugeborenes mit angeborener Hyperthyreose. Os capitatum und Os hamatum bereits verknöchert!

Knochenkerne der Carpalia vorhanden, kann mit großer Sicherheit die Diagnose gestellt und entsprechend behandelt werden. Spezifische thyreostatische Behandlung – wie von einigen empfohlen – ist nicht unbedingt notwendig, gezielte Sedierung und Digitalisierung brachten in unserer Klinik einen Patienten nach 2 Monaten zu Normwerten zurück (EMMRICH u. MUDTLACK 1971). Angegeben wird eine Krankheitsdauer von 1–8 Monaten (JOB 1969).

II. Nebenschilddrüse

Die Parathyreoidea greift in den sehr komplizierten Mechanismus des Kalzium- und Phosphathaushaltes regulierend ein. Das Hormon der Nebenschilddrüse ist das Parathormon, dem als Antagonist das Thyreokalzitonin aus den T-Zellen der Schilddrüse gegenüber steht. Das Parathormon wirkt auf Nieren, Knochen und Darm, die chemische Struktur ist ein Polypeptid mit Molekulargewicht von ungefähr 8500. Die Eigenschaften des Hormons bewirken im Skelett eine Förderung der Knochenresorption, im Serum eine Erhöhung des Kalziumspiegels (über Darmresorption) und eine Senkung des Phosphatspiegels bei phosphaturischer Wirkung in der Niere. Durch Reiz zur Hormonsekretion wird allerdings dann eine Hypokalzämie resultieren. Die Regulation des Serum-Ca hat man sich als doppeltes Rückkopplungssystem vorzustellen: Ein Abfall des Serum-Ca stimuliert die Parathormonsekretion aus der Nebenschilddrüse und hemmt die Thyreokalzitoninsekretion aus der Schilddrüse, wodurch das Ca erhöht wird. Eine Hyperkalzämie führt zur Hemmung der Parathormonbildung und zur Förderung der Thyreokalzitoninbildung. Gleichzeitig steht dieses Rückkopplungssystem in Wechselwirkung mit dem Vitamin D.

Die Nebenschilddrüse nimmt unter den endokrinen Organen eine besondere Stellung ein, weil sie nicht unter der strengen Kontrolle von Hypothalamus und Hypophyse steht, sondern autonom funktioniert, indem sie ihre Hormonproduktion selber reguliert.

1. Hyperparathyreoidismus

Der primäre Hyperparathyreoidismus ist im Kindesalter selten, jedoch häufen sich in der letzten Zeit Einzelfallbeschreibungen. Adenom oder primäre Hyperplasie der Epithelkörperchen kommen ursächlich in Frage. PRATT et al. aus Boston beschreiben 1947 bei einem 10 Monate alten Säugling eine schwere Hyperplasie der Nebenschilddrüse, wobei alle 4 Drüsen mitbeteiligt waren, wie sich bei der Sektion herausstellte. Nach einer größeren Literaturzusammenstellung fanden MÜHLETHALER et al. (1967), daß die primäre Nebenschilddrüsenhyperplasie vorwiegend auf das Säuglingsalter beschränkt ist. Meist handelt es sich dabei um tödliche Ausgänge, wie auch bei dem von RANDALL (1963) beschriebenen und autoptisch bestätigten Fall. Mehrere Berichte liegen vor über angeborenen Hyperparathyreoidismus, der sich sekundär ausbildete bei mütterlichem Hypoparathyreoidismus (BRONSKI et al. 1968; LANDING et al. 1970; SANN et al. 1976; STUART et al. 1979; DU BOIS 1969). Über familiäres Auftreten von Hyperparathyreoidismus im Säuglingsalter referieren GOLDBLOOM et al. (1972). Sie berichten von zwei Schwestern, die im Säuglingsalter durch subtotale Parathyroidektomie gerettet werden konnten. In dieser Familie ließen sich 11 weitere Fälle mit sehr wahrscheinlichen Hyperplasien der Nebenschilddrüse nachweisen. Sie starben fast alle im Säuglingsalter. Die Verfasser nehmen einen autosomal rezessiven Erbgang bei dem Leiden in dieser Familie an. *Hyperparathyreoidismus* durch Nebenschilddrüsentumoren bei Kindern sind noch seltener und kommen meist zwischen dem 9. und 14. Lebensjahr vor, wie aus der zitierten Arbeit von MÜHLETHALER et al. (1967) ebenfalls hervorgeht. Es handelt sich hierbei praktisch durchweg um benigne Adenome und zwar aus Haupt-, Übergangs- oder wasserhellen Zellen bestehend. Eine Bevorzugung des weiblichen Geschlechtes wie beim Erwachsenen soll nicht beobachtet worden sein (FANCONI u. MIETH 1967). BORGMANN u. HASSE (1977) berichten von einem 13jährigen Mädchen mit primärem Hyperparathyreoidismus, wobei durch selektive Bestimmung des Parathormonspiegels in den einzelnen Halsabschnitten die Lokalisierung des vermuteten Nebenschilddrüsenadenoms präoperativ gelang. Die histologische Untersuchung des exstirpierten Epithelkörperchens ergab ein Adenom vom Hauptzelltyp. Der sekundäre Hyperparathyreoidismus ist beim Kind wesentlich häufiger als der primäre. Die sekundäre Form ist die kompensatorische Parathyroideahyperplasie, d.h. ein Anpassungsphänomen bei jeder nicht parathyreoideabedingten Hypokalzämie. Sie tritt vorwiegend als Folge einer renalen Insuffizienz auf, d.h. es handelt sich um eine *renale* Osteodystrophie und wird an dieser Stelle besprochen.

Klinisches Bild

Die klinische Symptomatologie des primären Hyperparathyreoidismus ist beim Kind wie beim Erwachsenen äußerst mannigfaltig. Im Kindesalter ist die Knochenbeteiligung meist wesentlich stärker als bei der sekundären Form. Als Ausdruck des Hyperkalzämiesyndroms findet sich in den meisten Fällen Müdigkeit, Anorexie, mangelnde Gewichtszunahme, Erbrechen und Obstipation. Oft stehen Muskel- und zentralnervöse Symptome im Vordergrund. Allgemeine Schwäche, Watschelgang, Muskelhypotonie, Konvulsionen,

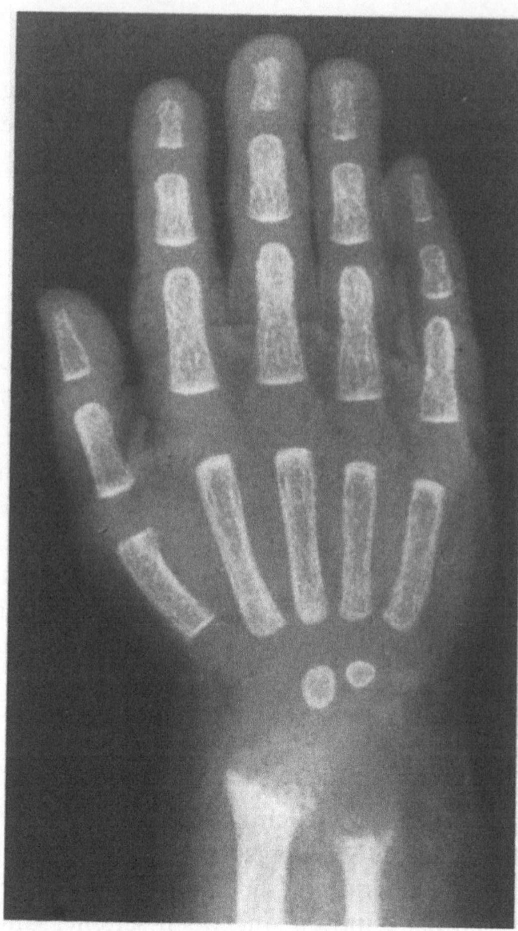

Abb. 49. O.C., 14 Monate. Hyperparathyreoidismus. Subperiostale Knochenresorption mit praktisch fehlender Kortikalis. Vermehrte Knochentransparenz durch allgemeine Demineralisation. Aufgelockerte Struktur auch an der Metaphyse von Radius und Ulna, während die Metaphysenlinien an den Karpalia und Phalangen eher scharf erscheinen

Paresen. Renale Zeichen können eine Polyurie, eine Polydipsie und manchmal auch eine Enuresis sein. Selten tritt im Kindesalter eine arterielle Hypertonie, Anämie und Erblindung auf. Biochemisch ist das Hauptsymptom die Hyperkalzämie kombiniert mit Hypophosphatämie. Pathologisch-anatomisch ist der Abbau von Knochengewebe mit Ersatz durch Bindegewebe zu finden. Dieser Vorgang wird als Fibroosteoklasie bezeichnet. Dabei können auch zystoide Bildungen entstehen. Vom quantitativen Verhältnis zwischen Osteoklasie einerseits und Fibrose andererseits hängen die von Fall zu Fall stark variablen Röntgenbefunde ab.

Röntgenbefunde

Am ganzen Skelett zeigt sich eine vermehrte Transparenz durch Demineralisation und eine strähnige Knochenstruktur durch die mehr oder weniger stark ausgeprägte Osteodystrophie. Die Kortikalis an den langen und kurzen Röhrenknochen wie auch die Alveolarkompakta der Zähne weisen die charakteristischen Resorptionslakunen auf, wie wir sie auch beim Erwachsenen finden. Das Fehlen der Lamina dura der Zahnalveolen ist zwar ein klassisches, aber diagnostisch wenig zuverlässiges Zeichen. Im Bereich der Hand sind die röntgenologischen Veränderungen am besten zu beobachten. Das Handskelett ist immer verändert, wenn überhaupt eine Knochenbeteiligung vorliegt (Abb. 49). Hier sehen wir die periostale Knochenresorption, wir finden zystische Läsionen, Demineralisation und Sklerose.

Im allgemeinen gilt, daß zystische Läsionen bei der primären Nebenschilddrüsenüberfunktion häufiger vorhanden sind gegenüber einer sekundären Form. Epiphysenseparation wird i.allg. bei der primären Schädigung nicht beobachtet. Zum Unterschied zu den rachitischen Knochenveränderungen, mit denen eine Verwechslung vorliegen kann (Wood et al. 1958), sind jedoch wenigstens beim jüngeren Kind die metaphysären Abschlußplatten relativ verdichtet. Sie können aber später ebenfalls transparent werden und mit sklerotischen Bezirken in den Metaphysen abwechseln. Die metaphysären Unregelmäßigkeiten finden sich vorwiegend am lateralen Rand des Femurs und Humerus sowie an den Phalangen und Metakarpalia. Die Epiphysen sind ebenfalls sehr transparent. An den Diaphysen hat Maroteaux (1974) Spontanfrakturen beobachtet, die zu Verbiegungen der langen Röhrenknochen führen können und nicht ganz selten sind. Auch die Struktur der Wirbelkörper und der Beckenknochen zeigt vermehrte Transparenz mit den lakunären Resorptionsmulden. Bikonkave Wirbelkörper werden beobachtet. Am Schädel sind stark aufgelockerte Strukturen selten (entgegen den Befunden beim Erwachsenen).

Insgesamt sind nur die ausgeprägten röntgenologischen Kriterien sicher diagnostisch zu verwerten. Im übrigen gelten sie als wenig spezifisch und für die Diagnosefindung unzuverlässig. Ratsam ist nach Weichteilverkalkungen zu suchen, die in den Nieren, Lunge, Magen, Herz und Gefäßen als metastatische Kalkeinlagerungen nachgewiesen werden können. Die klassische Ostitis fibrosa cystica von Recklinghausen findet sich verhältnismäßig selten im Kindesalter (Mühlethaler et al. 1967).

Verlauf und Therapie

Unbehandelt schreitet die Krankheit fort; meist sterben die Kinder an einer Niereninsuffizienz. Als Therapie kommt vor allem die operative Entfernung des Adenoms bzw. eine subtotale Resektion hyperplastischer Nebenschilddrüsen in Betracht. Behandlungsmöglichkeiten mit Thyreokalzitonin werden erprobt.

Differentialdiagnose

Die Diagnose der primären Überfunktion der Nebenschilddrüse ist im Kindesalter sehr schwierig zu stellen. Im Zusammenhang mit den Röntgenbefunden des Skelettes und der typischen biochemischen Situation kann sie jedoch von allen anderen Formen einer Hyperkalzämie abgegrenzt werden. Vor allem muß eine idiopathische Hyperkalzämie ausgeschlossen werden. Während Kortisontherapie die Hyperkalzämie beseitigt, gelingt dies im Falle eines Hyperparathyreoidismus nicht. Auch eine Vitamin-D-Intoxikation in ihrer schweren und fortgeschrittenen Form kann ähnliche Röntgenbefunde liefern; außerdem finden wir hierbei ebenfalls eine Hyperkalzämie und Nierenschäden. Schließlich sind noch Skeletterkrankungen mit diffuser Demineralisation auszuschließen wie etwa die Osteogenesis imperfecta oder die idiopathische juvenile Osteoporose. Auch schwerste Formen von Skelettbeteiligung bei Leukämie können durch leukämische Knocheninfiltrationen zur Verwechslung Anlaß geben. Hier ist jedoch zu bemerken, daß bei einer solchen generalisierten Knochenbeteiligung einer Bluterkrankung das Handskelett nicht oder nur wenig betroffen ist.

2. Hypoparathyreoidismus

a) Idiopathischer Hypoparathyreoidismus

Die Aplasie der Nebenschilddrüsen führt zum Krankheitsbild des chronischen idiopathischen Hypoparathyreoidismus. Die Nebenschilddrüseninsuffizienz kann aber auch als transitorische Funktionsschwäche auftreten. Sie ist von FANCONI (1967), und PRADER (1967) beschrieben und kommt im frühen Säuglingsalter vor. Nach etwa 4 Wochen ist dieser Zustand behoben, auch ohne Substitutionstherapie. Familiäres Auftreten von idiopathischen Nebenschilddrüsenunterfunktionen beobachteten KRUSE et al. (1977) sowie TAYBI et al. (1962). Hypoparathyreoidismus nach Strumektomie spielt im Kindesalter praktisch keine Rolle.

Klinisches Bild

Serologisch ist die Hypokalzämie in Verbindung mit Hyperphosphatämie charakteristisch. Ein absolut oder relativ erniedrigter Serum-Parathormonspiegel ist vorhanden. Damit kann eine andere Hypokalzämieform ausgeschlossen werden. Nach intravenöser Parathormonbelastung findet sich ein normaler Anstieg der Urinausscheidung von cAMP (damit Unterscheidungsmöglichkeit vom Pseudohypoparathyreoidismus). Im klinischen Verlauf werden tetanische aber auch epileptische Anfälle beobachtet. Bei unbehandelten Fällen ist das Mondgesicht bemerkenswert, Katarakt, Alopezie, Zahnausfall und Hautaffektionen können vorhanden sein. Kleinwuchs mit plumpen Händen und Füßen sowie Schwachsinn sind weitere Merkmale.

Röntgenbefund

Nicht immer müssen am Skelett röntgenologische Veränderungen nachweisbar sein. Nach MAROTEAUX können absolut normale Knochenstrukturen vorliegen. Bei der transitorischen Form des Neugeborenen und jungen Säuglings ist eine periostale Hyperostose vorhanden (FANCONI 1967). Diese ist am deutlichsten am Femur, Tibia und Humerus (ROYER 1961). Bei den größeren Kindern sind Verdichtungen der Knochenstruktur im ganzen Skelett eher zu finden. An den langen Röhrenknochen erkennt man zuweilen eine Verschmälerung der Kortikalis (MAROTEAUX 1974) trotz der Verdichtung. Auffallende Verdichtungsbänder in den metaphysären Bereichen können mit Aufhellungszonen abwechseln. Wirbelkörper und Becken können ebenfalls die genannten Verdichtungen zeigen. Manchmal kann eine Verminderung der Knochentrabekulation striaeartige Bilder ergeben. Am Schädel kann die Tabula interna minimal ausgebildet sein. Zerebrale Verkalkungen, meist kleinfleckig und symmetrisch im Bereich der Stammganglien, seltener des Kleinhirns und der Rinde können röntgenologisch nachweisbar sein (JOST 1972). Wie vielseitig die Veränderungen sein können, beweisen Mitteilungen von MATTHIEU et al. (1961), die osteomalazische Knochenveränderungen beobachteten. Auch andere Autoren (SPRANGER 1962; KOLB et al. 1962) beschreiben in Fällen von idiopathischem Hypoparathyreoidismus (und PHPT) pathologische Knochenstrukturen mit Demineralisation und subperiostaler Knochenresorption. Es handelt sich dabei um einen sekundären Hyperparathyreoidismus, der sich reaktiv einstellen kann.

Verlauf und Therapie

Die chronische Form führt unbehandelt zu Kleinwuchs und fortschreitendem Schwachsinn. Eine Dauertherapie mit D 3 kann die Hypokalzämie beheben und Folgeerscheinungen verhindern. Neuerdings werden auch synthetische Vitamin-D-Analoge verwendet.

Differentialdiagnose

Vitamin-D-Hypovitaminose, intestinale Malabsorption, Nephropathie, schwere Hypoproteinämie und Morbus Cushing müssen abgegrenzt werden.

b) Pseudohypoparathyreoidismus (hereditäre Osteodystrophie Albright) und Pseudo-Pseudo-Hypoparathyreoidismus

Klinisch und biochemisch sehr ähnliche Zustände wie beim Hypoparathyreoidismus finden wir beim PHPT. Es liegt hier jedoch keine Antwort auf intravenös verabreichten Parathyreoidextrakt vor (kein Ansteigen von zyklischem Adenosin-Monophosphat im Urin). Von ALBRIGHT (1952) wurde später auch der Pseudo-Pseudo-Hypoparathyreoidismus beschrieben als die normokalzämische Form des PHPT. Wahrscheinlich liegt sowohl dem PHPT als auch dem PPHPT die gleiche erbliche Veranlagung zugrunde nur mit verschieden starker Ausprägung. Beide Krankheitsbilder fand man in ein und derselben Familie (SPRANGER 1969; BRONSKI et al. 1958; FARRIAUX et al. 1976). Die Vererbung ist meistens autosomal dominant, kann aber auch X-chromosomal sein. Als Ursache wird eine „Endorganschwäche“ am Knochensystem und im Tubulusapparat der Niere für die Parathormonwirkung angenommen.

Klinisches Bild

Die ersten Symptome sind meistens tetanische oder andere Krampfanfälle, die schon früh, d.h. Ende des 1. Lebensjahres auftreten können. Geistige Retardierung, Wachstumshemmung, Adipositas, rundes Gesicht und kurze Tatzenhände lassen die Kinder untereinander sehr ähnlich erscheinen (GELLIS et al. 1977). Die Hypokalzämie und Hyperphosphatämie sind wie beim idiopathischen Hypoparathyreoidismus vorhanden, sie werden

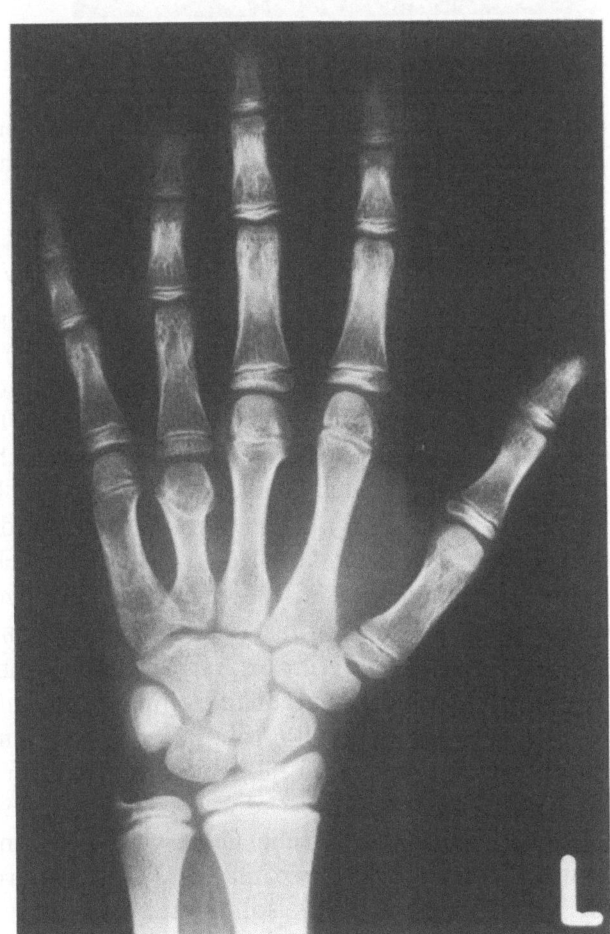

Abb. 50. R.K., 10 Jahre. Pseudohypoparathyreoidismus. Typische Verkürzung der Metakarpalia, besonders ausgeprägt am sehr kurzen 4. Mittelhandknochen. Endphalangen nur wenig unter der Normlänge

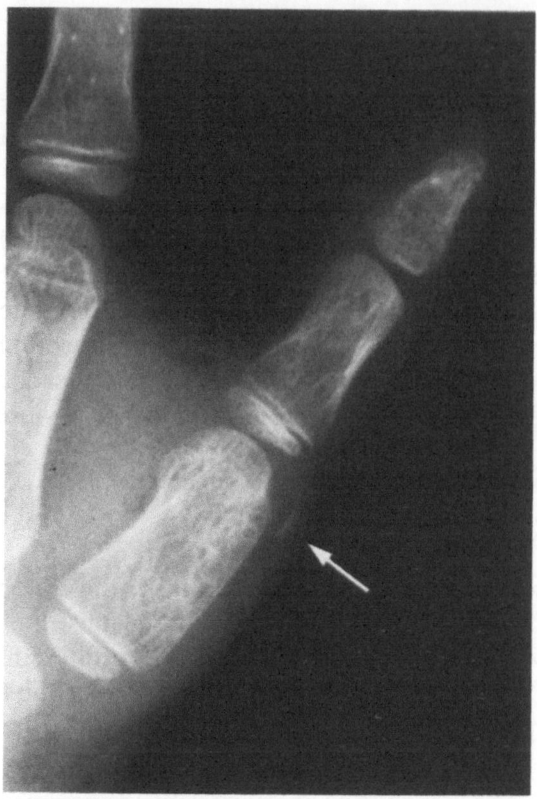

Abb. 51. M.N., 6 Jahre. Pseudohypoparathyreoidismus mit kurzem 1. Metakarpale und subkutaner Weichteilverkalkung

aber durch intravenöse Parathormoninjektionen nicht beeinflußt. Subkutane oder intramuskuläre Verkalkungen können palpabel sein; manchmal werden sie erst röntgenologisch aufgedeckt.

Röntgenbefunde

Entsprechend den äußeren Beobachtungen sind die stärksten Veränderungen im Bereich des Handskelettes nachweisbar (Abb. 50). Alle Röhrenknochen sind kurz. Häufig ist der 1., 4. und 5. Metakarpalknochen besonders und unproportioniert kurz, die Verschmelzung der Epiphysen ist hier vorzeitig erfolgt. Alle distalen Phalangen sind verkürzt, die 2. und 5. Mittelphalange können zusätzlich extrem verkürzt sein (STEINBACH et al. 1965). Im Bereich der Phalangen finden wir häufig Zapfenepiphysen (GIEDION 1967; POZNANSKI et al. 1977). Kleinere Exostosen werden manchmal gesehen. Hyperparathyreoidismus als eine sekundäre Reaktion auf den Hypoparathyreoidismus kann röntgenologisch beobachtet werden und zwar in Form von subperiostaler Knochenresorption an den Phalangen, an Radius oder Ulna (STEINBACH 1966; SPRANGER 1969, KOLB et al. 1962). Im Bereich der Hand sind Kalkeinlagerungen in der Haut oder in den Weichteilen möglich (Abb. 51). Röntgenaufnahmen des Fußskeletts zeigen ähnliche Veränderungen wie im Bereich der Hand (Abb. 52a, b). Die langen Röhrenknochen lassen eine normale Modellierung vermissen u.U. schon beim jungen Kind. In einigen Fällen ist eine verbogene Diaphyse besonders des Radius nachweisbar. Eine Röntgenaufnahme des Beckens kann mitunter eine symmetrische Coxa-vara-Deformierung aufdecken (Abb. 53). Beidseitige Epiphysenlösung des proximalen Femurs wurde beobachtet (STEINBACH 1966). Auch im Bereich des Beckens sollte intensiv nach Weichteilverkalkungen gesucht werden. Röntgenaufnahmen des Schädels zeigen eine verdickte Schädelkalotte oder ausgeweitete

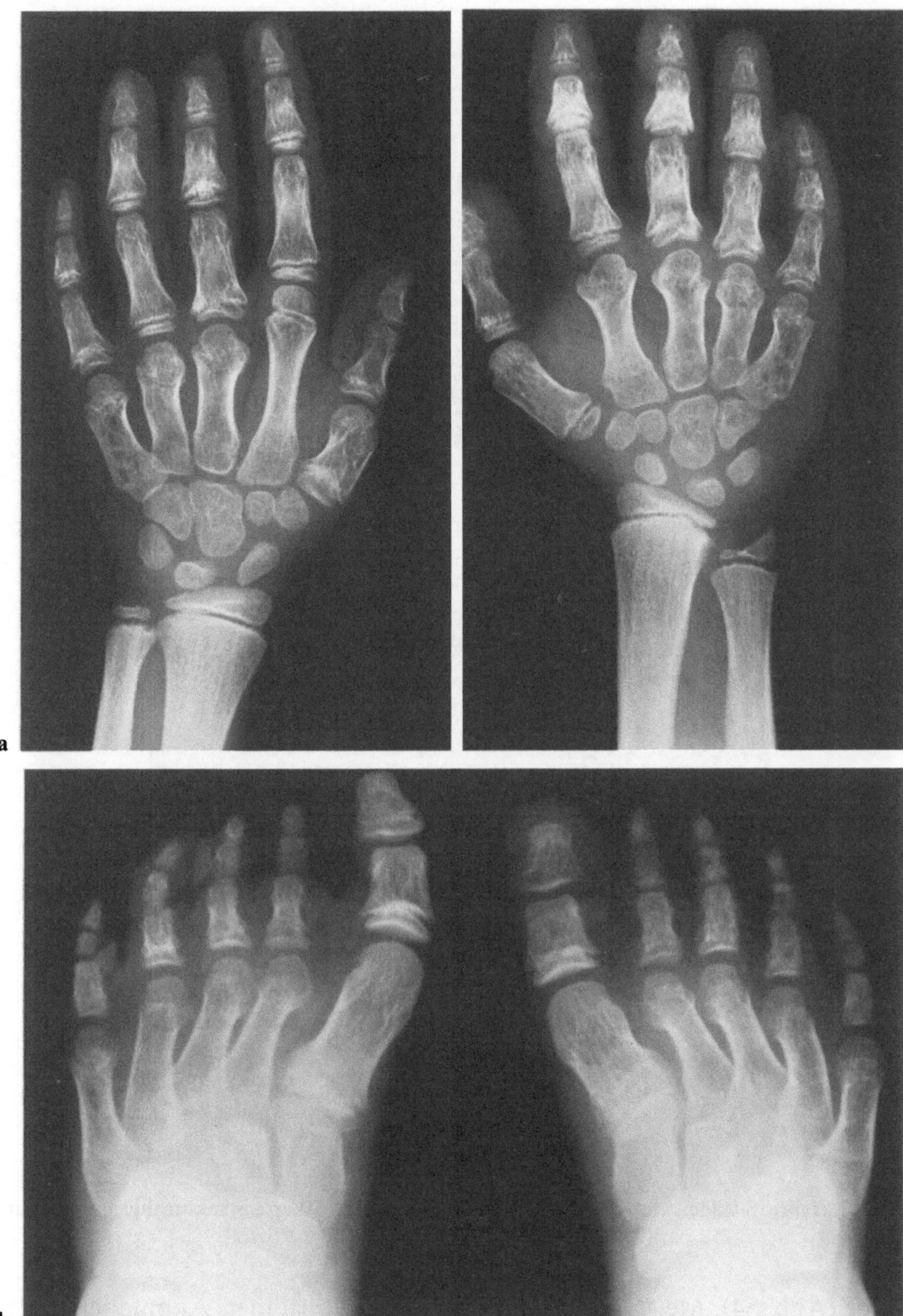

Abb. 52. a W.M., 12 Jahre. Pseudohypoparathyreoidismus. Beide Hände: Asymmetrische, besonders starke Deformierung im Handskelett mit Verkürzung der Metakarpalia (ausgenommen 2. Metakarpale rechts!), Verkürzung auch der Fingerknochen, am deutlichsten der Endglieder. Sehr reichlich „Zapfenepiphysen", aber deutlicher rechts zu links Unterschied (keine Zapfenepiphyse am 2. Finger rechts und am 1. Metakarpale links!). **b** W.M., 12 Jahre. Mittelfuß und Zehen sind ebenfalls asymmetrisch verkürzt und zeigen einige, nicht seitengleiche Zapfenepiphysen

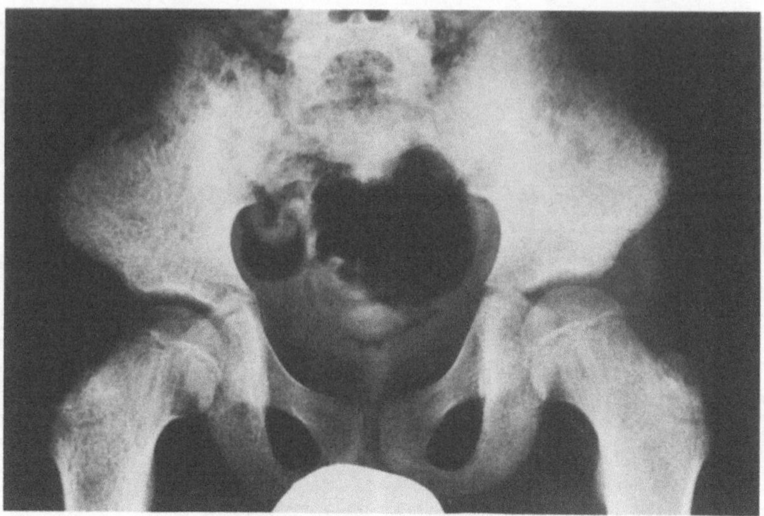

Abb. 53. W.M., 12 Jahre. Aufgelockerte grob trabekulierte Knochenstruktur wie bei sekundärem Hyperparathyreoidismus

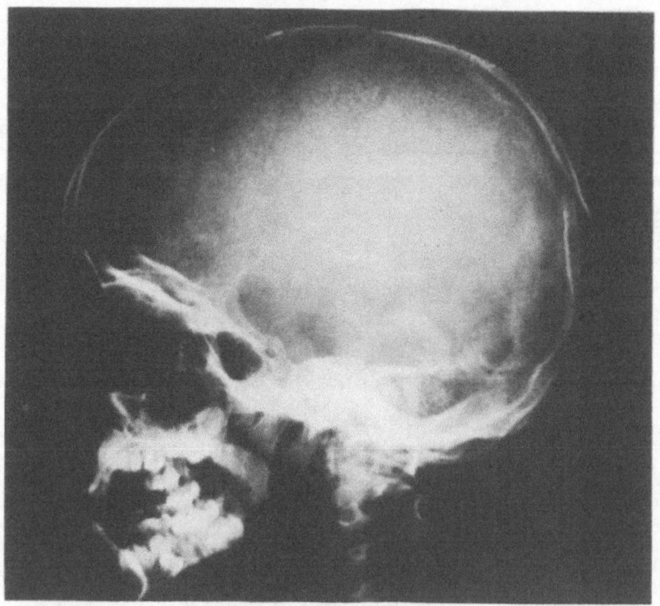

Abb. 54. W.M., 12 Jahre. Schädelkalotte ist nicht verdickt, eher aufgelockerte Struktur durch sekundären Hyperparathyreoidismus. Typisch ist die kleine Sella!

Diploeräume (Abb. 54). Meist wird eine kleine Sella beobachtet. Anomalien in der Zahnentwicklung sind möglich (STEINBACH et al. 1966).

Verlauf und Therapie

Der Natur der Krankheit entsprechend ist die lebenslange Verabreichung von blutkalziumerhöhenden Steroiden notwendig. Im allgemeinen werden hohe Dosen von Vitamin D 3 täglich verabreicht. Auch AT 10 steht als gleichwertiges Medikament zur Verfügung. Das Parathormon selbst ist sehr kostspielig, provoziert die Bildung von spezifischen Antikörpern und büßt nach und nach an pharmakologischer Effektivität ein. Laufende Kontrollen vor allem der renalen Kalziumausscheidung sind unabdingbar notwendig.

Differentialdiagnose

Da röntgenologisch das führende Symptom die Brachymetakarpie ist und gleichzeitig Minderwuchs besteht, wurde auch das Synonym brachymetakarpaler Zwergwuchs gebraucht. Er ist aber deutlich von anderen Krankheitsbildern, die mit Verkürzung der Hände einhergehen, zu unterscheiden, wie z.B. Gonadendysgenesie (TURNER-Syndrom), Exostosenkrankheit, Akrodysostose. Manche Autoren glauben, daß Akrodysostosis lediglich eine schwer verlaufende Form des normokalzämischen PPHPT ist (SPRANGER 1969; POZNANSKI 1977 u. GIEDION 1967). Schwierig kann eine Unterscheidung auch von den verschiedenen Formen der isolierten Brachydaktylie (Typ A und D sowie Typ E) sein. Genaue serologische Untersuchungen und der exogene Parathormontest können zur Unterscheidung herangezogen werden.

III. Hypophyse

Der Hypophysenvorderlappen hat eine direkte sowie verschiedene indirekte Wirkungen auf das Knochenwachstum. Die direkte Wirkung geht vom Wachstumshormon aus, das in den eosinophilen Zellen des HVL gebildet wird. Es ist ein reines anaboles Hormon und fördert das Knochenwachstum ohne wesentliche Wirkung auf die Skelettreifung. Das Wachstumshormon wird auch Somatotropin genannt (STH). Die indirekten Wirkungen des HVL gehen über andere endokrine Drüsen wie Schilddrüse, Nebennierenrinde und Keimdrüsen. Diese Drüsen werden vom Hypophysenvorderlappen (HVL) stimuliert durch das Thyreotropin (TSH), das adrenokortikotrope Hormon (ACTH) und das follikelstimulimulierende Hormon (FSH). Zudem bestehen bekanntlich enge funktionelle Beziehungen zwischen Hirnanhangsdrüse und Zwischenhirn, so daß organische Läsionen an der einen wie an der anderen Stelle eine hypothalamisch-hypophysäre Insuffizienz hervorrufen können.

1. Unterfunktion des HVL (Hypophysärer Minderwuchs)

Bei dem sog. hypophysären Minderwuchs (früher hypophysärer Zwergwuchs genannt) handelt es sich um eine keineswegs sehr seltene Form des Kleinwuchses. Grundsätzlich kann man dabei den familiären Typus von den häufigeren sporadischen Fällen unterscheiden. Bei den letzteren wird die Wachstumsverzögerung meist erst im 2.–3. Lebensjahr entdeckt (MAROTEAUX 1974). Eigenartigerweise ist zunächst noch genügend Wachstumshormon vorhanden, das Defizit kann bis zum 4. Lebensjahr ausbleiben. Ursächlich kommen verschiedene Prozesse in der Zwischenhirn-Hypophysen-Gegend in Frage. Narbenbildungen nach Geburtsverletzungen oder späteren Traumen, Zirkulationsschäden, Entzündungsfolgen oder Tumoren können die Insuffizienz des HVL bewirken. Eine geburtstraumatische Folge des Kleinwuchses kann bei bekannter Beckenendlage diskutiert werden. Dabei kann eine Schädigung des HVL resultieren oder bei Abriß des Hypophysenstiels eine Insuffizienz der ganzen Hypophyse.

Klinisches Bild

Die eher übergewichtigen Kinder haben eine Adipositas vom Gürteltypus, einen relativ großen Schädel, rundes Gesicht, kurze Hände und Füße (Akromikrie). Die sexuelle Reifung ist stark verzögert. Die 2. Dentition tritt verspätet ein. Bei durchschnittlicher Intelligenz zeigen die Kinder eine verminderte körperliche und geistige Aktivität.

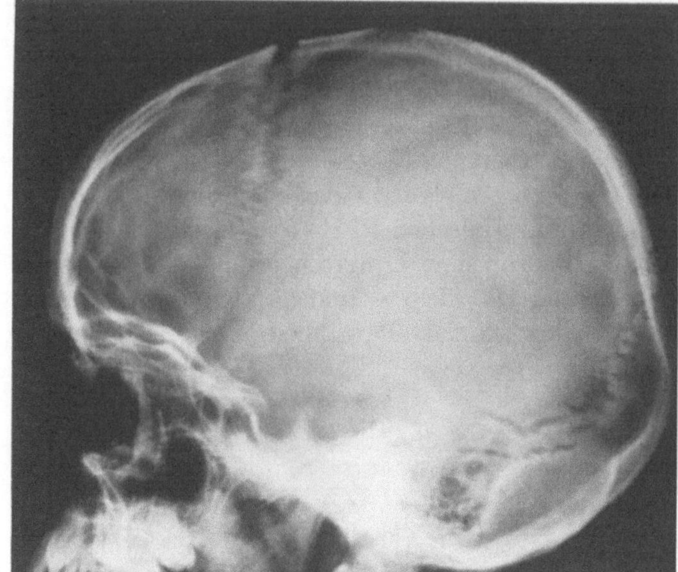

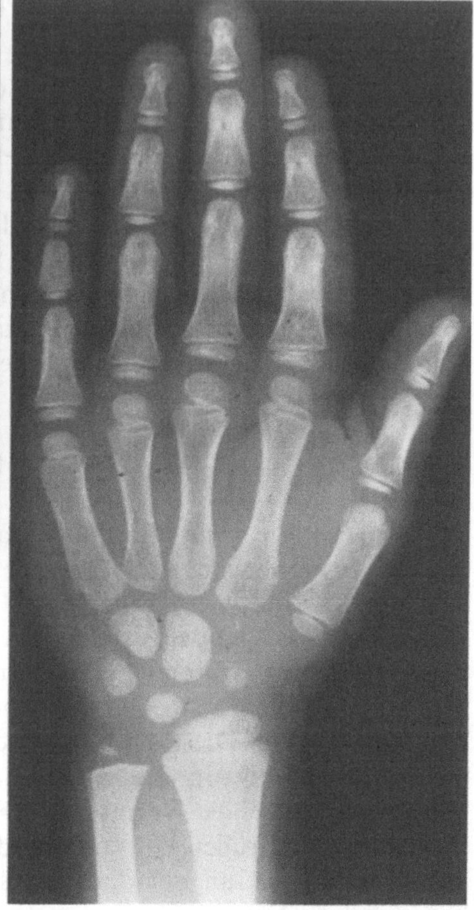

Abb. 55. a G.J., 10 Jahre. Hypophysärer Minderwuchs durch Zyste im HVL. Ausgeweitete Schädelnähte und Sella. **b** Starke Asynchronie der Knochenkernentwicklung, Knochenalter im Mittel etwa 5 Jahre

Röntgenbefunde

Radiologisch nachweisbare Veränderungen am Skelett sind wenig charakteristisch. Am auffallendsten ist ein Längendefizit der langen Röhrenknochen bei nur wenig retardiertem Knochenalter, wenn es sich um einen reinen Ausfall des Wachstumshormons handelt. Besteht jedoch eine kombinierte Insuffizienz auch der anderen Hormone, muß mit einer zusätzlichen Retardierung auch des Knochenalters gerechnet werden (Abb. 55a, b). So ist bei einer Röntgenaufnahme der Hand die Unterlänge der Handknochen deutlich, sie geht parallel mit dem allgemeinen Minderwuchs. Nach einer Studie von TRYGSTAD (1969), die 20 Kinder mit idiopathischem Hypopituitarismus umfaßt, besteht nur eine mäßige Knochenalterretardierung: „Das Knochenalter ist weniger zurück als das Längenalter". Nach Untersuchungen von KAPLAN et al. (1967) kann folgendes angenommen werden: Ist das Verhältnis Längenalter: Knochenalter 0,69, so entspricht dies einem isolierten Hyposomatotropismus. Ist das Verhältnis jedoch 1,28, würde diese Zahl mehr für einen Ausfall von kombinierten stimulierenden Hormonen des HVL sprechen. Weiterhin beobachtete KAPLAN, daß die Relation Knochenalter: Lebensalter 2:3 ergibt, wenn ein hypophysärer Minderwuchs vorliegt (durch Schädigung des ganzen HVL).

Im allgemeinen sind die Diaphysen der langen Röhrenknochen dünn, die Kortikalis zart. Im Bereich der Phalangen gibt RAPPAPORT (1969) eine diskrete Auffälligkeit an: Es handelt sich um sehr feine Unregelmäßigkeiten der Knochenbegrenzung an den Metaphysen, besonders an Grund- und Mittelglied der Phalangen. Die Metaphysen sehen

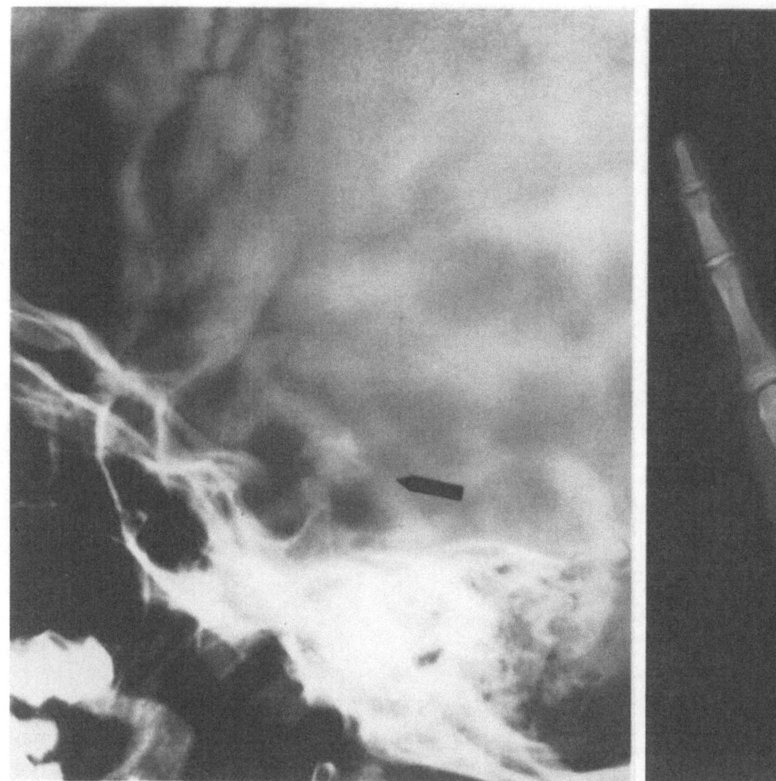
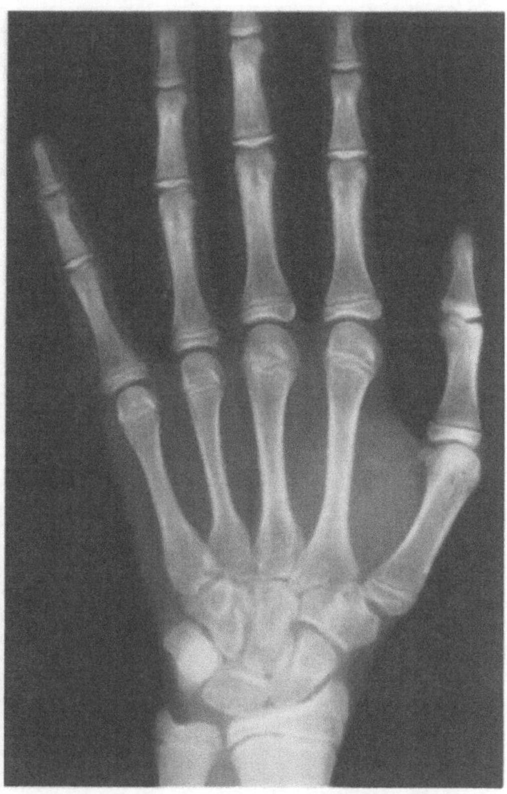

a b

Abb. 56. a D.G., 10 Jahre. Kraniopharyngeom, supraselläre Verkalkung. **b** D.G., 16 Jahre. Knochenalter etwa 13 Jahre. Seit 6 Jahren ist der Tumor im Hypophysenbereich bekannt

dann wie „angeknabbert" aus. Diese Veränderungen scheinen in etwa der Hälfte der Fälle vorhanden zu sein, sie sind – nach RAPPAPORT – allerdings besser nach dem 5. Lebensjahr zu erkennen. Am Schädel sind die röntgenologischen Veränderungen so diskret, daß sie nicht verwendet werden können. Allerdings kann die Ursache des hypophysären Minderwuchses auch ein Kraniopharyngeom sein, dann können wir am Schädelübersichtsbild die suprasellären Verkalkungen feststellen (Abb. 56a, b). Eine ausgeweitete Sella kann durch eine Zyste im Bereich der Hypophyse deformiert werden, was wiederum einen ätiologischen Hinweis ergeben kann. In Fällen mit einer zusätzlichen sekundären Schilddrüsenunterfunktion ist bei einer Röntgenaufnahme des Beckens eine epiphysäre Dysgenesie möglich (Abb. 57a, b). Ein solcher Fall aus Südafrika wird ausführlich von LOENING u. VINK 1970 beschrieben. JOB et al. (1972) fanden unter 31 Kindern mit hypophysärem Minderwuchs 18mal eine Verminderung des TSH und dabei in 5 Fällen eine Dysgenesie von einer oder mehreren Epiphysen.

Neuerdings gibt es auch Literaturhinweise (POZNANSKI u. STEPHENSON 1967; LARON et al. 1966; NEW et al. 1972), daß ähnliche röntgenologische und klinische Befunde vorliegen können bei Kindern mit normalen oder sogar leicht erhöhten Werten von Wachstumshormon. Für diesen Minderwuchs wurde der Ausdruck „pseudohypophysärer Minderwuchs" verwandt. Bei diesen Kindern ist das Knochenalter retardiert, die Knochen werden als dünn und zierlich beschrieben.

Verlauf und Therapie

Unbehandelt resultiert beim Ausfall des Wachstumshormons ein extremer Minderwuchs, wobei u.U. ein Ossifikationsrückstand mit offenen Epiphysenfugen bis ins hohe

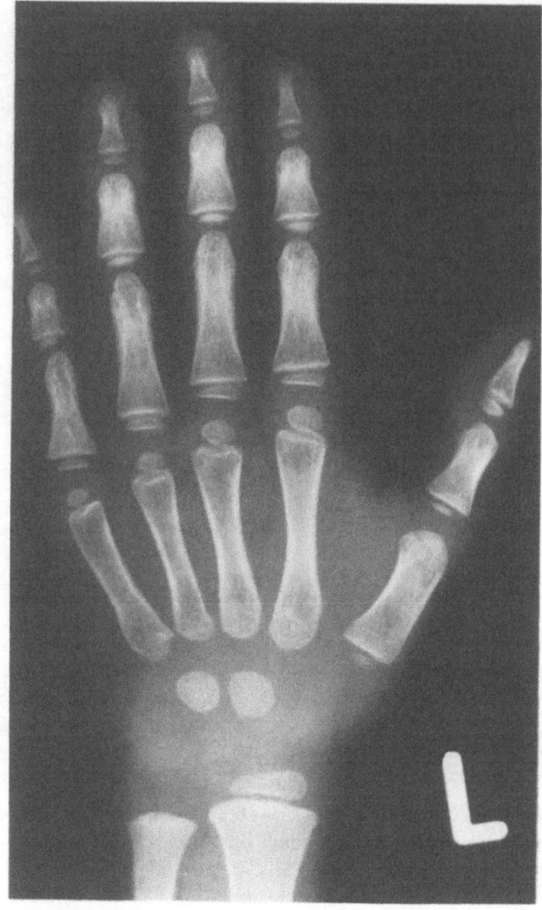

a

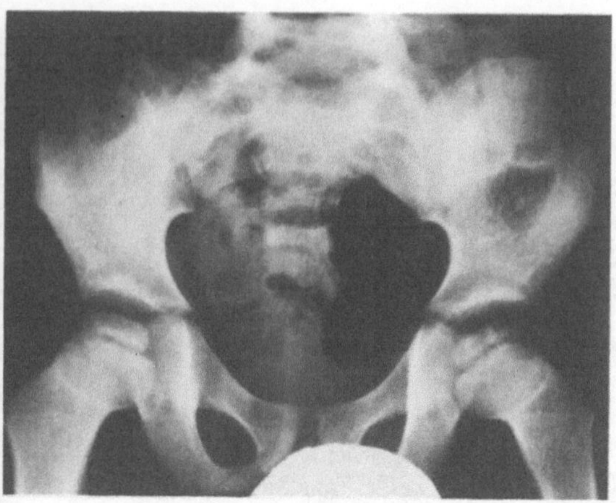

b

Abb. 57. a S.O., 7 Jahre. Knochenalter dissoziiert etwa $3^6/_{12}$ Jahre entsprechend. Geburtstraumatischer Abriß des Hypophysenstiels: Ausfall von Wachstumshormon, Gonatropin und Thyreotropin nachgewiesen. **b** Dasselbe Kind wie **a**: „Epiphysäre Dysgenesie" des proximalen Femurs. Bei sekundärer Hypothyreose ist die epiphysäre Störung der Verknöcherung im Becken besonders häufig

Erwachsenenalter bestehen bleiben kann (SWOBODA 1969). Eine Behandlung ist heute durch das allerdings sehr teure Wachstumshormon möglich. Zusätzliche Therapie mit Schilddrüsen-, Nebennierenrinden- oder gonadotropen Hormonen sind bei den Kombinationsformen indiziert.

Differentialdiagnose

Die Abgrenzung gegenüber allen Formen des Klein- bzw. Minderwuchses ist zu berücksichtigen. Röntgenologisch besteht besonders bei den Kombinationsformen häufig Übereinstimmung mit den Bildern bei Hypothyreose. Im allgemeinen ist aber hier die Ossifikation stärker beeinträchtigt gegenüber dem Längenwachstum. Der primordiale Minderwuchs ist dem reinen hyposomatotropen Minderwuchs äußerlich sehr ähnlich. Dabei entwickeln sich aber die Körperproportionen und auch die Ossifikation annähernd altersgemäß. Die Abgrenzung von Fällen des Minderwuchses bei chronischen Stoffwechselstörungen oder Organkrankheiten ist klinisch unmöglich. Sie gelingt nur bei der Anwendung der sehr aufwendigen endokrinen Spezialdiagnostik. Röntgenologisch lassen sich differentialdiagnostisch jedoch Kleinwuchsformen durch Osteodysplasien in der Regel gut abgrenzen.

2. Überfunktion des HVL

Synonyma: Akromegalie, hypophysärer Riesenwuchs, Gigantismus.

Ein Adenom des eosinophilen Anteils des HVL kann zu Überproduktion des Wachstumshormons führen, eine Verstärkung des Längen- und Dickenwachstums des

Knochens ist die Folge. Entsprechend dem Zeitpunkt des Auftretens führt eine Überfunktion des Wachstumshormons zu verschiedenen Ergebnissen: Im Kindesalter resultiert die vermehrte Hormonausschüttung in einem Gigantismus, ist aber extrem selten (TODD 1958). Im jugendlichen Alter kommt es zu verstärktem Wachstumsschub und Riesenwuchs mit akromegalen Veränderungen. Im Erwachsenenalter dagegen entstehen lediglich die Zeichen der Akromegalie.

Entsprechend dem geringen Einfluß des Wachstumshormons auf die Skelettreifung haben die meisten Kinder mit Gigantismus ein normales Knochenalter. Die Epiphysenfuge kann sich in einzelnen Fällen vorzeitig schließen, so daß dann, wie bei der Pubertas praecox, die definitive Größe unter dem Durchschnitt bleibt (SWOBODA 1969). Die Epiphysenfugen können aber auch offen bleiben bis ins Erwachsenenalter hinein und dann zu extremen Größen führen. Die Diagnose wird durch die quantitative Bestimmung des Wachstumshormons im Blut gestellt. Gleichzeitig kann ein erhöhter Serumphosphorspiegel vorliegen.

Röntgenbefunde

Im Bereich der Hand ist die normale Skelettreifung wichtig. Es kann zu einer Vergrößerung und Vergröberung der Struktur des Sesambeins am Metakarpophalangealgelenk des Daumens kommen, ein allerdings nicht ganz pathognomonisches Zeichen (POZNANSKI u. STEPHENSON 1967). Die Röhrenknochen der Hand zeigen zunächst verstärktes Längenwachstum, werden dann aber dicker und plumper. Verschiedene weitere sehr diskrete Zeichen im Bereich der Hand kommen vorwiegend bei der Akromegalie, d.h. im Erwachsenenalter vor (POZNANSKI u. STEPHENSON 1967). Am Schädel findet man die Zeichen des intra- bzw. supraselären Tumors, teilweise auch Vergrößerung des Unter- und Oberkiefers im Sinne der akromegalen Störung.

V. DRIGALSKI u. DIETHELM beschreiben 1937 an Hand einer eigenen Beobachtung regressive Skelettveränderungen bei hypophysärem Hochwuchs. Es handelt sich um einen 16jährigen hochwüchsigen Jugendlichen, bei dem an beiden Hüftgelenken eine starke Verkleinerung der Kopfepiphyse besteht. Eine Verbreiterung des Schenkelhalses und aufgelockerte Knochenstruktur in der Nähe der Epiphysenfuge ist zusätzlich zu erkennen. Das Röntgenbild ähnelt der juvenilen Osteochondritis coxae (Perthes). Gleichzeitig wird bei diesem Jugendlichen mit hypophysärem Hochwuchs erstmals eine Vergrößerung der Wirbelkörper beobachtet. Auch eine Knorpelwucherung an den Knorpelplatten aller Wirbelkörper ist erkennbar.

Verlauf und Therapie

Eine Behandlungsmöglichkeit besteht in Röntgenbestrahlung, gezielter Isotopentherapie und wenn möglich in einer operativen Entfernung des Tumors. Durch diese Therapie werden die röntgenologischen und biochemischen Befunde stark verändert (HURXTHAL 1961; SPENCE et al. 1972).

Differentialdiagnose

Obwohl die Skelettreifung bei der Überfunktion des HVL praktisch nicht verändert wird, ist es wichtig, die Skelettreifung zu bestimmen: Ist diese zu Beginn der Ausbildung des Gigantismus beschleunigt, kann eine vermehrte Produktion von Wachstumshormon durch ein Adenom ausgeschlossen werden.

Bei Kindern mit Übergröße und beschleunigter Skelettreifung müssen folgende differentialdiagnostische Überlegungen angestellt werden: Zerebraler Gigantismus, Lipodystrophie-Syndrom, u.U. auch Hyperthyreoidismus und konstitutioneller Hochwuchs. Eine interessante Beobachtung wird von POZNANSKI u. STEPHENSON (1967) berichtet. Sie beschreiben einen Jungen, der einen hypophysären Riesenwuchs hatte, bei gleichzeitig stark beschleunigtem Knochenalter. Diese beschleunigte Skelettreifung war bedingt durch einen gleichzeitig bestehenden Hodentumor.

IV. Nebennieren

Störungen des Nebennierenmarkes wirken sich auf den Stoffwechsel des Skeletts offensichtlich nicht aus. Umsomehr finden wir Veränderungen am Knochen bei Störungen der Nebennierenrindenfunktion. Bei der Überproduktion von Glukokortikoiden wird durch deren katabole Wirkung der Knochenbau erheblich beeinträchtigt: Es resultiert eine Demineralisation in mehr oder weniger stark ausgeprägter Form. Im allgemeinen wird dies heute durch exogene Anwendung bedingt, im Kindesalter sind primäre, endogene Ursachen des Hyperkortizismus sehr selten. Eine verstärkte Produktion des androgenen Hormons der Nebennierenrinde ist im Kindesalter garnicht so selten. Man beobachtet sie als angeborene Störung bei dem adrenogenitalen Syndrom (AGS). Die überaus starke Ossifikationsbeschleunigung steht dabei im Vordergrund und kann u.U. große diagnostische Bedeutung gewinnen.

Die Unterfunktion der Nebennierenrinde ist beim Kind ebenfalls selten, ein Morbus Addison durch tuberkulöse Erkrankung mit Insuffizienz der Nebennierenrinde ist als extreme Rarität anzusehen (EHRENGUT 1956). Bei einer solchen Erkrankung ist das Skelett einschließlich Längenwachstum nicht oder kaum beeinträchtigt.

1. Cushing-Syndrom

Das endogene Cushing-Syndrom, das durch einen Tumor der NNR oder durch eine Hyperplasie der NNR hervorgerufen wird, ist selten, kommt bei Mädchen häufiger vor als bei Knaben. Es entsteht Überproduktion des Glukokortikoids. Neben einer primären Störung der NNR, kann es sich auch um eine sekundäre Überproduktion handeln durch eine Störung im Hypothalamus oder durch ein basophiles Adenom oder eine hyaline Veränderung der basophilen Zellen des HVL mit Überproduktion von ACTH. Das Cushing-Syndrom entwickelt sich heute im Kindesalter jedoch viel häufiger durch eine Langzeitverabreichung von Kortisonpräparaten in hohen Dosen. Diese Therapie wird im Kindesalter u.a. in Fällen von Nephrose, Leukämie, rheumatischen Erkrankungen und Asthma bronchiale angewandt. Die Auswirkung auf das Skelett ist einerseits von Zeitdauer und Dosis der Medikation abhängig, aber auch von der Beziehung der Grundkrankheit zum Skelett. So kann es im Einzelfall schwierig sein, die primären Knochenveränderungen z.B. bei Polyarthritis oder Leukämie von den therapeutisch verursachten, d.h. von exogenen, medikamentös bedingten Veränderungen beim Cushing-Syndrom abzutrennen.

Klinisches Bild

Klinisch finden wir sowohl beim endogenen wie beim exogenen Cushing-Syndrom eine mitunter schwerste Adipositas mit Mondgesicht und „Nackenspeck". Die sog. Striae der Haut sind besonders deutlich im Bereich der Flanken zu erkennen. Blutdruck und Blutzucker sind erhöht, das Längenwachstum sistiert, Virilisierung ist nachweisbar als Zeichen einer verstärkten Androgenproduktion. Die Diagnose beim primären Cushing beruht auf der Urinanalyse: Wir finden eine vermehrte Ausscheidung von 17 Hydroxykortikoiden.

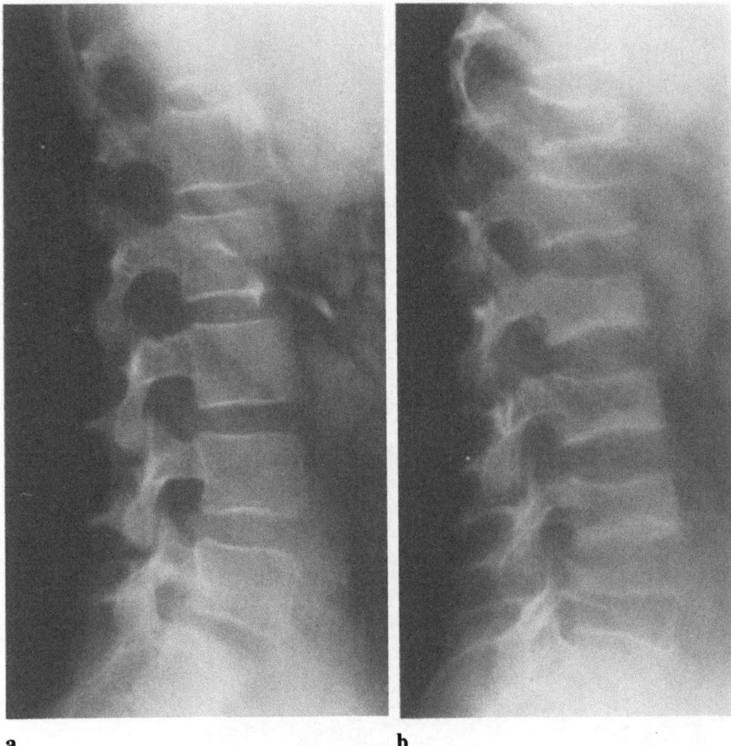

Abb. 58. a V.A., 12 Jahre. Adenokarzinom der Nebennierenrinde. Klinisch alle Zeichen des Morbus Cushing. Im Bereich der LWS ist die Osteoporose bei Diagnosestellung schon deutlich. **b** Dasselbe Kind 3 Monate nach Tumorentfernung: Die Osteoporose ist fortgeschritten, jetzt auch deutliche Fischwirbelbildung

Röntgenbefund

Röntgenologisch sind die Veränderungen am Skelett bei endogener und exogener Ursache identisch. Am hervorstechendsten ist die schwere bis schwerste Osteoporose des gesamten Skelettes, besonders aber im Bereich der Wirbelsäule und des Beckens. Die Wirbelkörper sind extrem transparent, sie sind abgeflacht und deformiert im Sinne von linsenförmiger Konkavität oder zu Platt- bzw. Fischwirbel umgeformt (Abb. 58a, b). Schmerzhafte Frakturen der Wirbelkörper können eintreten (MAROTEAUX 1974; MURRAY 1960; ZELLWEGER u. PRADER 1949). Auf die Verdichtung im Bereich der Wirbelkörperbegrenzung hat vor allem EDEIKEN (1975) hingewiesen. Die Knochenreifung ist retardiert (Abb. 59) oder in schweren Fällen sogar zum Stillstand gekommen (MAROTEAUX 1974; STRICKLAND et al. 1972). Auch die Schädelkalotte kann demineralisiert sein, die Schädelnähte sind ausgeweitet und die Fontanellen vergrößert; es können Befunde vorliegen, die einen erhöhten intrakraniellen Druck oder Hydrozephalus vortäuschen (CAFFEY 1973a; MATHEWS u. SHEPARD 1961). Die langen Röhrenknochen zeigen eine schwere Osteoporose, pathologische Frakturen können auftreten (CAFFEY 1973a). Pathologische Rippenfrakturen sind ebenfalls beobachtet worden.

Verlauf und Therapie

Beim endogenen Cushing-Syndrom kann sich nach erfolgreicher operativer Behandlung die Veränderung im Skelett zurückbilden. Bei exogener Ursache ist selbst nach Absetzen der Therapie eine Rückbildung nicht immer zu erwarten.

Differentialdiagnose

Alle Ursachen, die eine schwere Osteoporose bedingen, müssen abgegrenzt werden, in erster Linie die sog. idiopathische juvenile Osteoporose. Auch bei dieser sind besonders

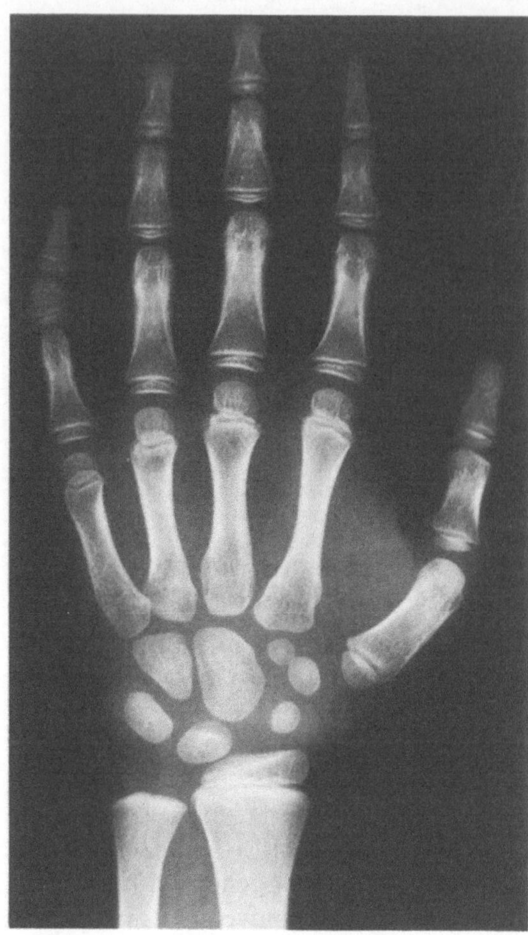

Abb. 59. H.M., 9jähriger Junge mit schwerem Asthma. 4 Jahre dyskontinuierlich Kortison-Behandlung. Minderwuchs und Retardierung des Knochenalters ($5^9/_{12}$ Jahre), die Brachymesophalangie 5 ist ein unspezifischer Befund

die Wirbelveränderungen sehr hochgradig. Ähnliche Bilder kommen bei der von Ebel (1961) beschriebenen Fischwirbelbildung im Wachstumsalter vor. Osteoporotische Skelettveränderungen können wir auch bei der Osteogenesis imperfecta finden, bei der Leukämie des Kindesalters mit schwerer Knochenbeteiligung und bei Osteoporose durch intestinale Störung, besonders intestinale Eiweißverluste.

2. Adrenogenitales Syndrom (AGS)

Eine Überproduktion des androgenen Hormons der Nebennierenrinde beruht im Kindesalter meist auf der angeborenen Hormonsynthesestörung in der Nebennierenrinde, wobei einerseits zu wenig Kortisol gebildet wird, andererseits zu viel Androgene. Diese Erkrankung ist autosomal rezessiv vererbbar. Kommt zusätzlich noch ein Mangel an Aldosteron hinzu, handelt es sich um das adrenogenitale Syndrom mit Salzverlust. Das AGS-Syndrom ist bereits in Band XIII/2 ausführlich beschrieben.

3. Morbus Addison

Die Unterfunktion der Nebennierenrinde ist im Kindesalter ausgesprochen selten. Die Auswirkung auf das Skelett ist in diesen seltenen Fällen ebenfalls sehr gering. Nach Maroteaux (1974) kann eine diskrete Rarefizierung des Knochens beobachtet werden.

V. Gonaden

Die Hormone der Keimdrüsen bewirken im Hinblick auf das kindliche Skelett in erster Linie die Knochenreifung. Während die Skelettentwicklung im frühen Kindesalter von Hypophyse und Schilddrüse abhängig ist, setzen später die Hormone der NNR und während der Pubertät die Gonaden ganz speziell diese Wirkung fort. Es ist bekannt, daß Knochen- und Längenwachstum eine sekundäre Folge der Reifungsvorgänge sind und der Zeitpunkt des Epiphysenschlusses abhängig ist von der körperlichen Reife. Die Hormone der Gonaden besitzen außerdem anabole Stoffwechseleffekte, d.h. die Osteoblastentätigkeit wird durch sie stimuliert. Der Knochen wird dadurch insgesamt kalkdichter und auch dicker.

1. Hypergonadismus

Eine primäre Überfunktion der Keimdrüsen ist beim Kind zwar selten, wird aber bei Tumoren der Ovarien oder Hoden (z.B. Leidig-Zelltumor) beobachtet. Sekundäre Überfunktion durch übergeordnete Zentren sind häufiger: Nebennierenrinden- und hypophysär-hypothalamische Stimulation. Das resultierende Krankheitsbild ist die Pubertas praecox. Zahlenmäßig überwiegt dabei das weibliche Geschlecht.

Röntgenbefunde

Spezifische Veränderungen am Skelett lassen sich nicht nachweisen, doch ist sowohl bei primärer als auch sekundär entstandener vorzeitiger Geschlechtsreife das Knochenalter beträchtlich, teilweise bis zu mehreren Jahren akzeleriert. Gleichzeitig tritt ein verfrühter Schluß der Epiphysen ein. Dabei ist das Längenalter deutlich weniger beschleunigt, d.h. auch im Bereich der Hand ist die Knochenlänge kaum oder wenig verstärkt, zum Unterschied vom akzelerierten Ossifikationsstand (PRADER u. PERABO 1952). Der Grad der Knochenalterakzeleration ist abhängig von der Dauer der hormonalen Überproduktionseinwirkung.

Differentialdiagnose

Die polyostotische fibröse Dysplasie oder McCune-Albright-Syndrom (ALBRIGHT et al. 1937) geht ebenfalls mit einer Pubertas praecox und einem beschleunigten Knochenalter einher und muß von dem reinen Hypergonadismus abgegrenzt werden. Bei diesem Syndrom sind jedoch die charakteristischen Zeichen des Grundleidens mit zystischen Knochenveränderungen selbst auf dem Röntgenbild der Hand gut erkennbar und damit zu unterscheiden. Gelegentlich kann auch eine Pubertas praecox mit retardiertem Knochenalter einhergehen. Bei Kindern mit schwerer Hypothyreose und entsprechender starker Knochenretardierung kann in seltenen Fällen eine Pubertas praecox vorhanden sein. Auch bei einigen Fällen von Morbus Down kann eine solche Diskrepanz vorliegen. Ein exogener Hypergonadismus ist heute auch iatrogen möglich. Bei Dauerbehandlung mit Androgenen, Östrogenen oder mit Anabolika, z.B. bei Kleinwuchs, Dystrophie oder verspätet einsetzender Pubertät müssen röntgenologisch die Knochenalterbestimmungen routinemäßig durchgeführt werden. In den letzten Jahren wird zunehmend bei Hochwuchs bzw. einer zu erwartenden Endgröße über 1,96 m beim Jungen und 1,80 m beim Mädchen die Pubertät vorzeitig therapeutisch eingeleitet. Auch hier muß die Therapie durch regelmäßige röntgenologische Bestimmung des Knochenalters kontrolliert werden.

2. Hypogonadismus

Ein angeborenes Fehlen der Keimdrüsen, also ein primärer Hypogonadismus, stellt eine extreme Rarität dar. Weniger selten ist ein sekundärer Hypogonadismus durch Ausfall des HVL. Beim primären Hypogonadismus ist die Skelettreifung stark retardiert, es handelt sich dabei um ein ganz unspezifisches Zeichen. Spezielle Veränderungen am Skelett lassen sich röntgenologisch nicht nachweisen.

3. Gonadendysgenesie

Die Dysgenesie der Keimdrüsen ist ein ziemlich häufiges Krankheitsbild. Es handelt sich dabei um eine Chromosomenaberration, wobei das Geschlechtschromosom die Konstellation X-O aufweist: das sog. Turner-Syndrom (bereits ausführlich in Band XIII/2 beschrieben einschließlich der dabei gefundenen Skelettveränderungen).

4. Idiopathische juvenile Osteoporose

Synonyma: Idiopathische transitorische Osteoporose (Fanconi 1966), Pubertätsfischwirbelkrankheit (Catel 1954).

Während sekundäre Osteoporose bzw. Demineralisation des Knochens bei verschiedenen Krankheiten im Kindesalter auftreten können, handelt es sich bei der idiopathischen juvenilen Osteoporose (IJO) um eine ausgesprochene Seltenheit in dieser Altersstufe. Die Ätiologie ist unbekannt, die Symptomatik tritt jedoch stets vor der Pubertät ein. Das männliche und weibliche Geschlecht ist gleich oft betroffen. Während die meisten Autoren (Spranger 1974) erbliche Faktoren ausschließen und alle Fälle als sporadisch ansehen, geben Taybi (1975) sowie McKusick (1975) eine mögliche autosomal rezessive Vererbung an. Die idiopathische juvenile Osteoporose als solche ist unabhängig von anderen Erkrankungen und heilt meist spontan. Die Diagnose kann eigentlich nur durch Ausschluß anderer Krankheitsursachen gestellt werden. Erstmals beschrieben wurde die IJO von Schippers (1938), später von Catel (1954). Dent u. Friedman haben 1965 insgesamt 11 Fälle zusammengestellt und einige Kriterien, besonders zur Unterscheidung von der Osteogenesis imperfecta angegeben:

1. Klinische und – soweit kontrolliert – röntgenologische Unauffälligkeit während der ersten Lebensjahre.
2. Das Manifestationsalter liegt zwischen dem 8.–12. Lebensjahr, d.h. 2 Jahre vor Einsetzen der Pubertät.
3. Akuter, meist auch schwerer Krankheitsbeginn.
4. Charakteristische röntgenologische Veränderungen am Skelett, insbesondere bei schweren Verlaufsformen.
5. Spontane Rückbildung.
6. Leere Familienanamnese und fehlende blaue Skleren.
7. Normaler Zahnstatus.

Aufgrund des von Dent et al. (1965) angegebenen Manifestationsalters sind im früheren Lebensalter auftretende Fälle eher unwahrscheinlich, aber nicht ausgeschlossen, wie Stöver et al. (1974) beobachten konnten. Auch Cumming (1970) berichtet von einem Mädchen, das bereits im Alter von 3 Jahren an einer IJO erkrankte. Spranger (1973) ist aufgrund einer eigenen Beobachtung ebenfalls der Meinung, daß der Beginn dieser

Erkrankung vor dem Schulalter liegen kann. Trotz zeitlichem Zusammenhang mit der Pubertät konnte bis jetzt eine endokrine Störung allerdings nicht nachgewiesen werden (Fanconi 1975). Eine vorübergehende Fehlleistung des Steroidstoffwechsels wird ebenfalls von Fanconi (1966) diskutiert.

Klinisches Bild

Die Beschwerden setzen akut ein mit starken Schmerzen durch eine Spontanfraktur oder Fraktur nach geringem Trauma. Oft sind auch plötzlich einsetzende Rückenschmerzen die ersten Symptome, röntgenologisch wird dann die Kompressionsfraktur eines oder mehrerer Wirbelkörper nachgewiesen. Gangunsicherheit, Haltungsverfall, Stauchungsschmerz der Wirbelsäule, nach Catel (1954) auch vorübergehende Sörungen der Reflexerregbarkeit sind weitere Symptome. Schmerzen im Knie- und Handgelenk beobachtete Gooding u. Ball (1969) bei ihren Patienten, bedingt durch gelenknahe metaphysäre Frakturen oder Infraktionen. Verlust der Körperlänge wird im Verlauf der Erkrankung nachgewiesen, Deformierung der langen Röhrenknochen in schweren Fällen, eine Kyphose oder Skoliose kann sich ausbilden. Auffallend ist bei der Durchsicht der einzelnen Fallbeschreibungen eine häufig vorhandene Adipositas. Entsprechend der Einteilung von Brenton u. Dent (1976) kann man 3 Schweregrade der Erkrankung unterscheiden: leicht, mittel und schwer. Diese Klassifikation wurde im Hinblick auf Klinik, Verlauf und Prognose vorgenommen. Die serologischen Befunde sind jeweils im Normbereich und zwar im Bezug auf Kalzium, Phosphor und alkalische Phosphatase. Auch die serologische Bestimmung der verschiedenen Hormone geben normale Befunde. Lediglich eine transitorische negative Bilanz für Kalzium wird von einigen Autoren festgestellt (Dent 1969; Stöver et al. 1974; Huang et al. 1978).

Nach den histologischen Befunden von Jowsey u. Johnson (1972), sowie Gooding u. Ball (1969) ist die Knochenmasse insgesamt stark vermindert. In quantitativen mikroradiologischen Untersuchungen fanden Jowsey u. Johnson (1972) sowie Cloutier et al. (1967), daß die Knochenneubildung nicht beeinträchtig ist, daß aber die Knochenresorption gegenüber gleichaltrigen Jugendlichen gesteigert ist und die nicht mineralisierten Osteoidsäume verschmälert sind. Diese zu Beginn der Erkrankung festgestellte gesteigerte Knochenresorption war in Fällen einer zweiten Biopsiemöglichkeit nach Abklingen der Erscheinungen wieder normalisiert.

Röntgenbefunde

Das hervorstechendste Merkmal im Röntgenbild ist die allgemeine Osteoporose, die sich in relativ kurzer Zeit entwickeln und extreme Grade erreichen kann. Bei nahezu allen Patienten ist die starke Beteiligung der Wirbelsäule beschrieben. Die Wirbelkörper weisen besonders im Bereich der Brust- und Lendenwirbelsäule deutliche osteoporotische Veränderungen auf. Einzelne oder mehrere Wirbelkörper sind höhengemindert, die Konturen der Endplatten sind eher dicht und scharf, das Zentrum des Wirbelkörpers jedoch hat eine verminderte Knochendichte und Trabekulierung (Abb. 60a–c). Die Höhenminderung führt oft zur Ausbildung von ausgeprägter Fischwirbelbildung, besonders im Bereich der LWS. Die Zwischenwirbelscheiben werden breiter und zeigen Konvexität. In schweren Fällen kann eine Unschärfe der vorderen Begrenzung des Wirbelkörpers beobachtet werden. Im Verlauf der Erkrankung können sich am Wirbelkörper Verschiebungen des Apophysenringes ausbilden, so daß stufenförmige Deformierungen an den Deckplatten entstehen. Nach schweren Kompressionsfrakturen und entsprechenden Umbauvorgängen kann es zu schwersten Deformierungen kommen (Jowsey u. Johnson 1972; Grubbauer

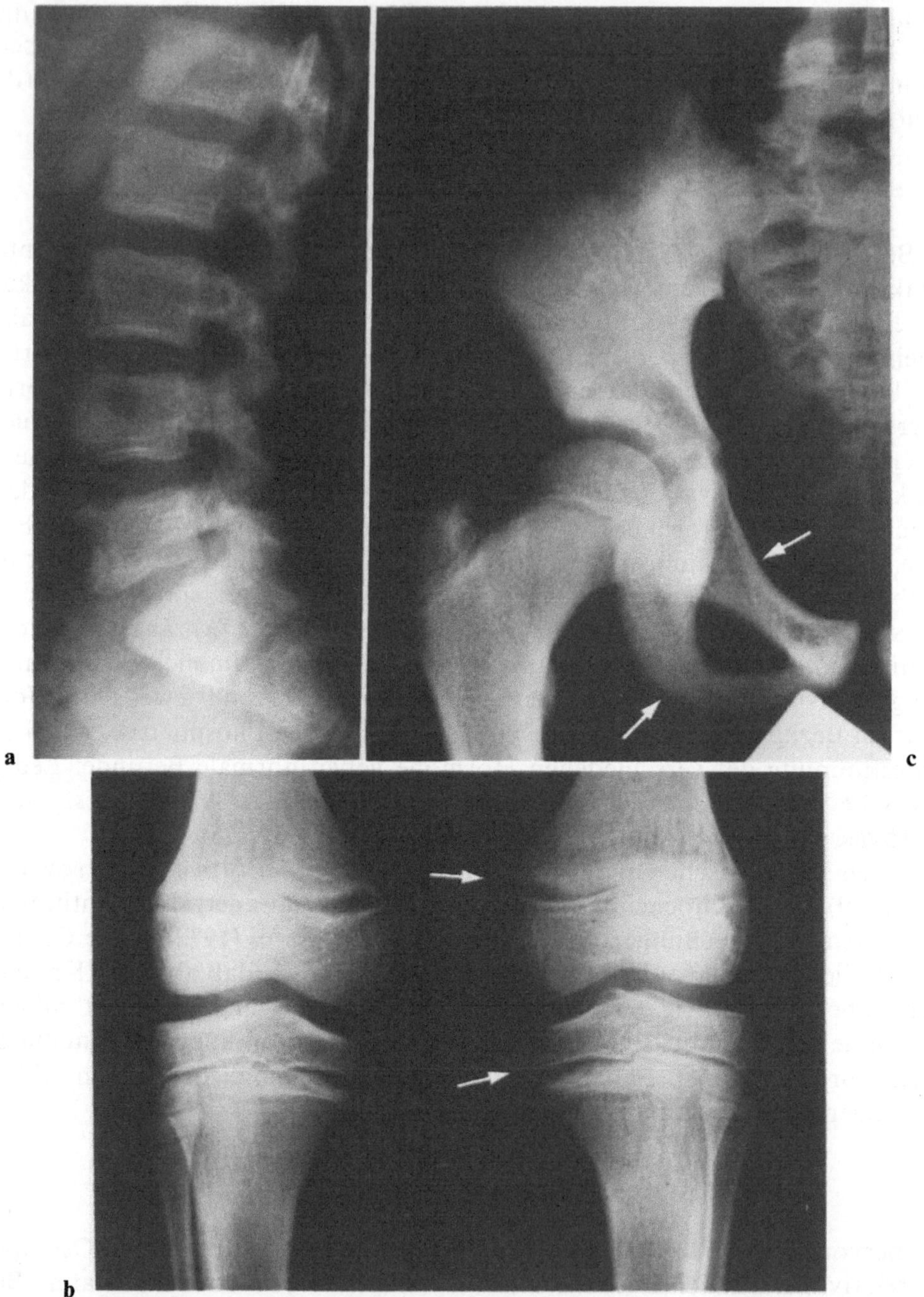

Abb. 60. a B.U., 10 Jahre. Idiopathische juvenile Osteoporose. Elektrolyte im Serum immer normal. Seitliche LWS: Höhenminderung der Wirbelkörper, Demineralisation deutlich, aber nicht extrem, „Geisterschatten" bereits erkennbar. Verbreiterung der Zwischenwirbelabstände mäßigen Grades. **b** Derselbe Junge wie **a**. Kniebereich mit auffälliger Auflockerung der Metaphysenstruktur besonders medial, jedoch kein Abrutschen der Epiphyse. **c** Derselbe Junge. Im Beckenbereich ist die Demineralisation und angedeutete Verminderung der Trabekulierung besonders im Sitz- und Schambeinast nachweisbar

et al. 1976; HOUANG et al. 1978; FAIRBANK 1951). Röntgenologische Verlaufskontrollen der Wirbelsäule im seitlichen Strahlengang zeigen in der spontan einsetzenden Heilungsphase eine Rekonstruktion der Wirbelkörper, insbesondere auch der Höhe, wobei als „Geisterschatten" der frühere Wachstumsstop noch erkennbar sein kann (SMITH 1979). Während sich im akuten Stadium eine Wirbelsäulenkyphose (Brustkyphose) und auch eine Skoliose bilden kann, ist bei leichten und mittelstarken Verlaufsformen eine vollständige Rückbildung durchaus möglich. Der Verlust an Wirbelkörperhöhe bzw. Körperlänge ist allerdings nur selten vollständig aufholbar.

Die Röntgenaufnahme des Beckens zeigt außer der allgemeinen Osteoporose die Ausbildung einer Kartenherzform. Bei medialem Abrutschen des Femurkopfes und nachfolgender Ausheilung entsteht eine Coxa vara. Abflachung des Femurkopfes wird beobachtet.

Am Schädel ist zum Unterschied zu den anderen Knochenerkrankungen mit Osteoporose bei der IJO nur eine minimale Veränderung vorhanden. Eine gewisse Unschärfe des Dorsum sellae kann vorkommen. Ganz wichtig ist im Hinblick auf die Differentialdiagnose das Fehlen von Schaltknochen („Wormian bones").

Der knöcherne Thorax zeigt in schweren Fällen außer der Osteoporose der Rippen auch Frakturen in diesem Bereich.

Die langen Röhrenknochen lassen außer einer Osteoporose auch eine Verminderung der Trabekulierung und eine starke Verdünnung der Kortikalis erkennen. Frakturen sind häufig vorhanden und treten charakteristischerweise eher metaphysär auf. Meist handelt es sich um Kortikaliseinbrüche, die Frakturlinien gehen selten quer durch den ganzen Knochen (HOUANG et al. 1978). Diese Frakturen sind auf dem Röntgenbild in der zweiten Ebene nur anterior oder posterior zu erkennen. Die Knochenbrüche verlaufen demnach meistens ohne Dislokation. Einige von ihnen können symmetrisch vorkommen, andere sind unilateral. Metaphysäre Frakturen am proximalen Femur können mit Abrutschen der Epiphyse einhergehen; in der Ausheilungsphase resultiert dann eine Verkürzung des Femurhalses mit Deformierung auch des Trochanter major (HOUANG et al. 1978; TEOTIA et al. 1979). Eine Coxa plana kann entstehen mit Verschmälerung der Epiphyse. Schwere Fälle mit metaphysären Frakturen im Kniebereich sind bekannt, dabei kann es sich um den distalen Femur oder die proximale Tibia handeln (LAPATSANIS et al. 1971). In solchen Fällen stellt sich nach Ausheilung eine X-Beinstellung ein. Auch am Humerus sind identische Verbiegungen beschrieben, mit resultierendem Humerus varus. Ebenfalls beteiligt können Hand- und Fußgelenke sein, in schweren Fällen mit resultierenden Deformierungen. Außergewöhnlich, aber möglich ist das Auftreten von Pseudarthrosen in Schaftmitte, obwohl gerade die Diaphysen nicht zu den häufigsten Frakturlokalisationen gehören. Im Bereich der Unterarme und der Unterschenkel ist bei Fraktur eines Knochens mit der Verbiegung auch des anderen Röhrenknochens zu rechnen (TEOTIA et al. 1979).

Die Bestimmung des Knochenalters nach den Tabellen von GREULICH u. PYLE (1959) ergibt stets eine altersgemäße Knochenreifung, in einem sehr schweren Fall von HOUANG et al. (1978) war das Knochenalter akzeleriert.

Verlauf und Therapie

Die Erkrankung kann sehr unterschiedlich verlaufen und in schweren Fällen zu Verkrüppelung führen. In jedem Falle kommt es aber zu einer spontanen Rückbildung der Osteoporose, oft auch zu spontaner Rückbildung der Wirbelsäulenveränderung mit teilweiser Rückgewinnung auch der Körperlängenminderung. Zur Spontanheilung kommt es nach 2–6 Jahren, in der Regel mit dem Abschluß der Pubertät. Eine wirksame Therapie ist nicht bekannt. Obwohl von vielen eine Kalzium- oder Vitamin-D-Medikation angegeben wird, ist bisher eine Beeinflussung des Verlaufs nicht gesichert. Je nach Schweregrad ist leichte krankengymnastische Behandlung angezeigt; eine Immobilisation sollte auch bei orthopädisch notwendigen Stützapparaten in keinem Falle propagiert werden.

Differentialdiagnose

Die Diagnose der IJO muß im wesentlichen durch Ausschluß einer sekundär entstandenen Demineralisation gestellt werden. Die wichtigste Abgrenzung muß zur Osteogenesis imperfecta, besonders der dominanten Tarda-Form erfolgen. Bei dieser sind die Frakturen des Knochenschaftes die häufigste Lokalisation eines Bruches; sie erstreckt sich regelmäßig auch über die ganze Breite des Knochens. Das wesentlichste Unterscheidungsmerkmal ist das Vorhandensein von „Wormian bones" im Schädel bei der OI. Blaue Skleren finden sich nie bei der IJO. Mitunter wird bei der OI eine Ausscheidung von Hydroxyprolin nachgewiesen, die wir bei der IJO nicht finden. Eine Abgrenzung gegenüber dem Morbus Cushing ist in jedem Falle nötig, durch biochemische Befunde jedoch leicht möglich. Bei der Stillschen Erkrankung können ebenfalls Osteoporose und metaphysäre Spontanfrakturen auftreten, besonders in Verbindung mit Kortisontherapie; hier sind die klinischen und röntgenologischen Bilder jedoch gut abgrenzbar. Osteoporose bei gelähmten Extremitäten nach Poliomyelitis oder bei Meningomyelozele lassen sich in Kenntnis der Anamnese und des gesamten Krankheitsbildes gut ausschließen. Immobilisation aus verschiedenen Gründen bedingen mitunter eine schwere sekundäre Osteoporose, die ohne Kenntnis der Vorgeschichte röntgenologisch nicht sicher zu unterscheiden ist. Eine „ungewöhnliche Form der idiopathischen Osteoporose", von FANCONI u. FANCONI 1975 beschrieben, geht mit Hyperkalziurie, Kleinwuchs und Schwachsinn einher. Sie ist durch eine konstitutionelle Störung der desmalen Ossifikation bedingt. Auch der Krankheitsverlauf bei der IJO kann differentialdiagnostisch verwertet werden, d.h. die vor der Pubertät einsetzende Erkrankung und die Spontanausheilung mit vor allem auch röntgenologisch nachweisbarer Besserung sind retrospektiv ein Beweis, daß es sich um eine IJO gehandelt hat.

D. Neurogene Osteopathien

Störungen des zentralen Nervensystems aus verschiedenen Ursachen wirken sich auch am wachsenden kindlichen Skelett in Form von Ossifikationsstörungen aus. Insbesondere finden wir gestörten Knochenbau bei der zerebralen Kinderlähmung (CP), sei es bei der sog. „minimal cerebral damage" oder bei der schwersten Form der zerebralen Tetraspastik. Bei Hemiplegien sind einseitige Veränderungen vorhanden. Weitere neuropathische Osteopathie-Ursachen sind die Folgen von Poliomyelitis, Querschnittslähmung nach Trauma oder Tumor oder bei Meningomyelozele. Charakteristische pathognomonische Veränderungen am Knochen gibt es nicht, insgesamt besteht das Bild der ausgeprägten Inaktivitätsatrophie des Knochens.

I. Immobilisationsosteopathie

Bei gelähmten Kindern verursacht die Inaktivität ein Überwiegen des Knochenabbaus, so daß es relativ rasch zu einer Strukturauflockerung in der Spongiosa kommt. Als Ursachen kommen in Frage: Geburtstraumatische zerebrale Paresen (sog. CP), Hirnschäden durch Infektion, Hydrozephalus oder Tumor, spinale Traumen und/oder Tumor, spinale Querschnittslähmung aus anderen Ursachen, Systemerkrankungen wie Arthrogryposis multiplex, tuberöse Sklerose, progressive Muskeldystrophie, iatrogene Immobilisation.

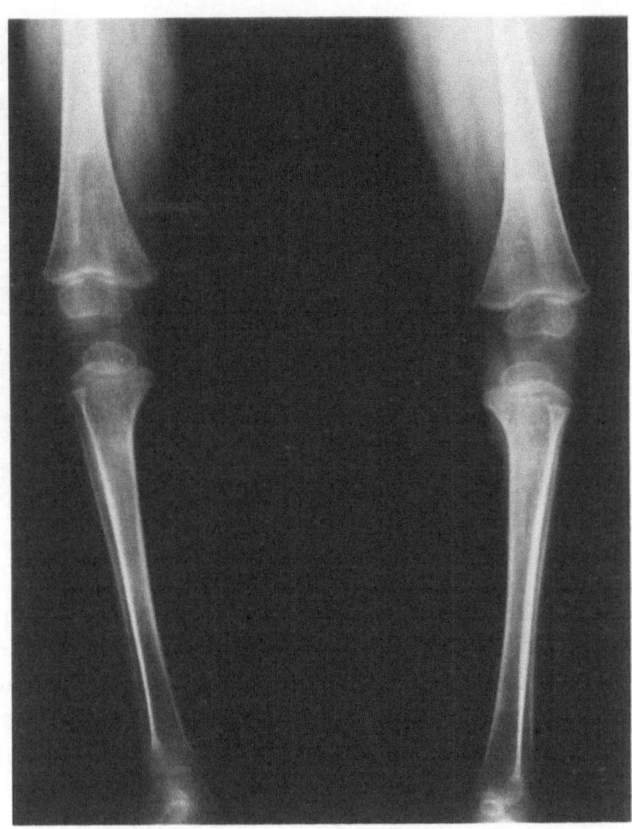

Abb. 61. M.A., 14 Monate. Zerebrale Parese nach Geburtstrauma. Schwere Demineralisation des Skeletts der Unterextremitäten durch Immobilisation. Metaphysen scharf begrenzt, submetaphysäres Aufhellungsband, Wachstumslinien. Frakturgefahr!

Röntgenbefunde

Die Knochendemineralisation ist abhängig von der Schwere des Grundleidens bzw. abhängig vom Gebrauch der Extremitäten, d.h. von der Bewegungsmöglichkeit des Patienten (Abb. 61). Es findet sich bei der CP ein deutlicher Minderwuchs mit Ossifikationsrückstand. An den Händen ist die Ossifikation mitunter dissoziiert, d.h. unterschiedlich ausgebildet in den Phalangen und in den Handwurzelknochen (FENDEL u. DORN 1967). Auf der anderen Seite kann bei solchen Kindern auch durchaus eine altersgemäße Verknöcherung vorliegen. Verschiedenste degenerative Stigmata lassen sich in unterschiedlicher Häufigkeit nachweisen, wie Pseudoepiphysen, Brachytelephalangie, Brachymesophalangie, die relativ häufig den 5. Strahl betrifft. Die Pseudoepiphysen kommen am häufigsten am 2., aber auch am 2. und 5. proximalen Metakarpale vor. Die Definierung der Pseudoepiphyse ist manchmal schwierig. Alle Variationen von ausgeprägter isolierter Epiphyse bis zu querverlaufenden Einkerbungen können vorkommen. Diese Pseudoepiphysen sind nur temporär vorhanden und verschmelzen später. Nach SCHMID (1957) sollen solche atypischen Ossifikationen besonders bei Kindern mit Dysplasien des ZNS, d.h. bei pränatalen, perinatalen oder frühen postnatalen Hirnschädigungen auftreten. Nach LEE u. GARN (1967) finden sich jedoch in einer großen longitudinalen Studie bei etwa 30% aller Kinder Pseudoepiphysen oder Kerben. Somit lassen sich solche Stigmata nur bedingt differentialdiagnostisch verwerten. Auch die im deutschen Schrifttum zu findenden sog. „Polstermetaphysen" (SCHMID u. MOLL 1960; BUTTENBERG 1967; WERNER 1971) werden weder in der anglo-amerikanischen Literatur genannt, noch sind sie in irgend einer Weise signifikant verwertbar.

Bei vergleichenden Knochenalterbestimmungen der rechten und linken Hand hemiplegischer Kinder ist die zu erwartende Retardierung auf der gelähmten Seite von FAWCITT (1964) in einer Studie von 200 Fällen nachgewiesen.

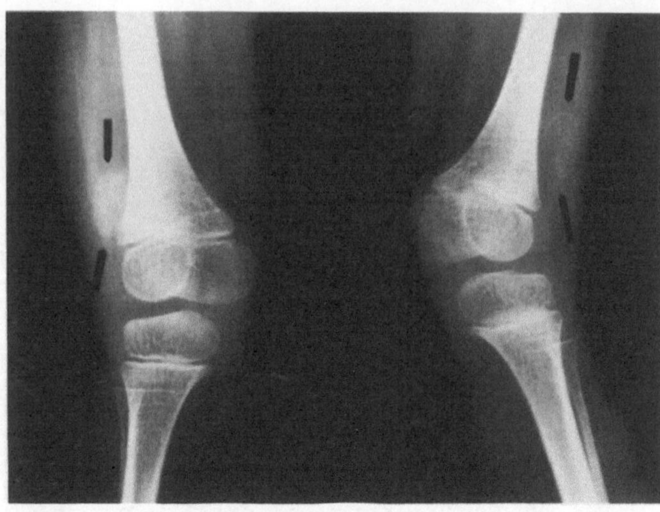

Abb. 62. K.S., 5 Jahre. Spastisches Kind: durch extremen Hypertonus des Musculus quadriceps ist die Patella beidseits nach kranial verlagert (*Pfeile!*)

Im Bereich des Kniegelenkes ist bei Kindern mit spastischer Paraplegie mit einer Verschiebung der Patella nach kranial zu rechnen (Abb. 62). Es ist dies die Folge von Muskelkontrakturen und Rigidität und nicht eine knöcherne Störung als solche (CAFFEY 1973a). Subluxationen im Hüftgelenk bei spastisch gelähmten Kindern, Coxa valga und u.U. auch Beinverkürzungen sind ebenfalls Folgen des Adduktorenspasmus oder der Kontrakturen (FAWCITT 1964).

II. Osteopathie bei Meningomyelozele (MMC)

Besonders bizarre Formen von Skelettveränderungen an den langen Röhrenknochen, vorwiegend an den Unterextremitäten, können sich bei Kindern mit MMC einstellen (GYEPES et al. 1965; TOSOVSKY et al. 1972; ZWAD u. EVERT 1976). Diese Veränderungen sind besonders bei nicht vollkommen paralysierten Patienten zu finden. Es handelt sich nicht eigentlich um eine Osteopathie, sondern um die besondere Reaktion des Knochens in schmerzunempfindlichen Extremitäten. Meist ist es die Antwort auf kleine, oft unbekannte Traumen im metaepiphysealen Abschnitt des Knochens. In der Heilungsphase erfolgt entsprechend der Lokalisation im Bereich der Wachstumszone eine überschießende Kallusbildung. Teilweise ist diese durch subperiostale Blutungen und periostale Knochenneubildung noch verstärkt (Abb. 63a, b). Nach GYEPES et al. (1965) kann man 3 Komponenten unterscheiden: 1. Unregelmäßige Begrenzung der oft sehr dichten und etwas verbreiterten Metaphyse. 2. Ausweitung der knorpeligen Epiphysenfuge bzw. „Physis“. 3. Subperiostale Knochenneubildung, die oft beträchtliche Ausmaße erreichen kann. Diese 3 genannten Knochenveränderungen finden sich gelenknahe und sind nicht nur als Folge einer wiederholten Mikrotraumatisierung zu deuten. Begünstigende Faktoren bei der Entstehung dieser Knochenveränderungen sind Sensibilitätsstörungen, Osteoporose, die besonderen statischen Verhältnisse und sicher auch trophische Störungen (ZWAD u. EVERT 1976). TOSOVSKI et al. (1972) sowie SCHNEIDER et al. (1978) beschreiben Fälle, bei denen zusätzlich eine Epiphyseolysis im proximalen Femur aufgetreten ist. Epiphysenseparationen werden auch im Bereich der Kniegelenke gefunden (SCHNEIDER et al. 1978). Die Kenntnis solcher ausgedehnten gelenknahen Knochenveränderungen ist differentialdiagnostisch besonders wichtig, weil von verschiedenen Autoren (GYEPES et al. 1965;

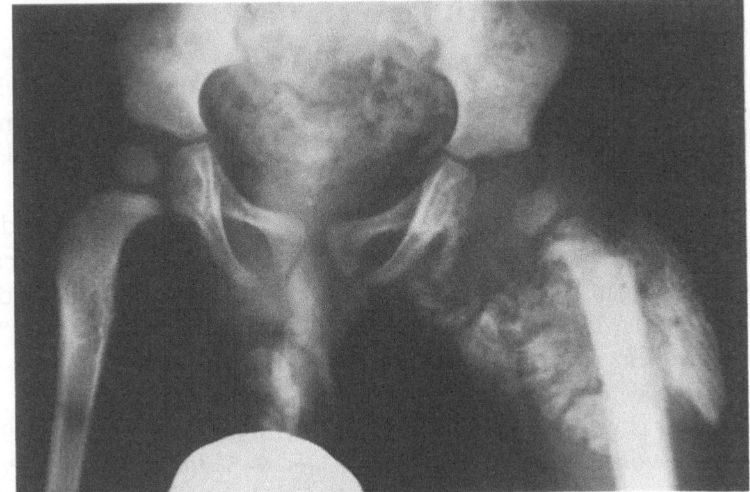

a

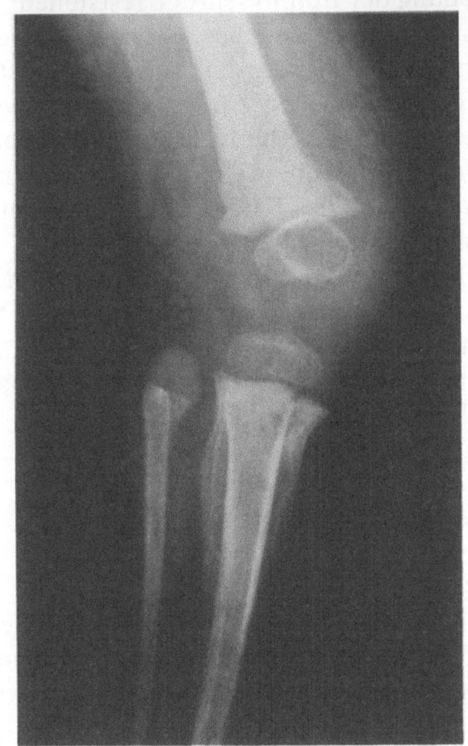

b

Abb. 63. a S.W., 2 Jahre. Meningomyelozele. Unbekanntes Trauma hat zur Gelenk- und subperiostalen Blutung geführt. In der Heilungsphase überschießende Knochenneubildung mit bizarren Formen, auch durch muskuläre Verkalkungen, als besondere Reaktionsform bei nicht vollständig paralysierten Kindern. **b** Dasselbe Kind mit 3 Jahren. Unbekanntes neues Trauma hat zur metaphysären Fraktur geführt. Jetzt überschießende periostale Knochenneubildung und leichte Epiphysenseparation im Kniegelenk

Tosovsky et al. 1972 u.a.) betont wird, daß nur in Kenntnis dieses besonderen Reaktionsmodus des Knochens bei MMC-Kindern eine Einweisungsdiagnose wie Malignom, Skorbut oder auch Battered-Child-Syndrom korrigiert werden kann. Nach den Studien von Gyepes et al. (1965) kann eine Immobilisation nicht allein für diese Veränderung verantwortlich sein, da vergleichsweise bei 50 untersuchten Kindern mit Poliomyelitis nie solche oder ähnliche röntgenologische Skelettbilder gefunden wurden.

III. Poliomyelitis

Skelettuntersuchungen bei Kindern, die eine Poliomyelitis durchgemacht haben, zeigen außer der zu erwartenden Inaktivitätsosteoporose im Bereich der gelähmten Extremitätenknochen auch noch weitere Besonderheiten. Nach HÄNNINEN et al. (1972) sollten zur Überprüfung des Skeletts Röntgenaufnahmen von Thorax, Becken, Hand und Fuß angefertigt werden. Im thorakalen Skelettanteil ist die oft sehr ausgedehnte Kyphose abhängig von der Schwere der Atemlähmung. Die kyphotische Deformierung der Wirbelsäule ist am deutlichsten am thorakolumbalen Übergang. Dadurch kann die Atemkapazität beträchtlich reduziert werden. Die Veränderung am Becken bezieht sich hauptsächlich auf Luxation oder Subluxation des Femurkopfes und/oder Hypoplasie des Femurknochens. Eine lumbale Skoliose kann zusätzlich bestehen. Deformierung im Bereich der Hand und des Fußes ist durch Kontrakturen bedingt. CURRARINO (1966) konnte bei Nachuntersuchungen von Kindern, die länger als 4–5 Jahre wegen Polio beobachtet werden konnten, eine vorzeitige Schließung der Epiphysenfuge feststellen. Diese vorzeitige Verknöcherung ist allerdings begrenzt auf die Knochen der betroffenen Glieder. Die Prädilektionsstellen sind die Metatarsalia (häufig der 4.), sowie der distale Femur und die proximale Tibia. Bei der vorzeitigen Fusion von Epi- und Metaphyse entsteht eine zentrale Eindellung in der Metaphyse, so daß die Epiphyse als Zapfenepiphyse in dieses Cavum einwächst. Die Metaphyse erscheint dann becherförmig deformiert: „Cupping der Metaphyse". Eine eindeutige Retardierung des Knochenalters scheint nicht zu bestehen, die Beobachtungen sind hier nicht einheitlich.

Eigenartige Rippenosteolysen bei Kindern, die durch Polio gelähmt sind, beobachtete AUGUSTIN (1962). Es handelt sich bei diesen Knochenveränderungen um Verschmälerung der dorsalen Rippenanteile und kleinere Aufhellungsbezirke in diesem Bereich. Möglicherweise sind es Folgen des Positivdruck-Respirators, denn bei nicht künstlich beatmeten Kindern fand derselbe Autor solche Veränderungen nicht.

IV. Kongenitale Analgie

Synonym: Kongenitale generalisierte Schmerzindifferenz.

Bei diesem Krankheitsbild handelt es sich um eine vollkommene Schmerzlosigkeit, die nicht durch Unterbrechung einer peripheren Nervenbahn oder einer Veränderung im Rückenmark bedingt ist. Deswegen nannten FANCONI u. FERRAZINI (1957) diese Erkrankung nicht Analgesie, sondern kongenitale Analgie. Genannte Autoren haben 1957 die in der Literatur bekannten Fälle zusammengestellt und eine ausführliche Beschreibung und Analyse von 3 eigenen Beobachtungen bei Kindern gegeben. Weitere Fallbeschreibungen mit Röntgenaufnahmen des Skelettes wurden von SILVERMAN u. GILDEN (1959); LAMY et al. (1958), MURRAY (1957) und THIEMANN (1961) veröffentlicht. Das Leiden ist eine angeborene, wahrscheinlich rezessiv vererbte Erkrankung, wobei folgende klinische Symptome auftreten können: Narben im Gesicht, an der Zunge, an Gesäß und Extremitäten (z.T. auch nach Verbrennungen), Neigung zu Hautinfektionen mit schlechter Heilungstendenz, Keratitis, dies meist durch Fremdkörper im Auge.

Röntgenbefunde

In den meisten Fällen finden sich Frakturen im gewöhnlichen Sinne, d.h. infolge von Makrotraumen. Solche Frakturen kommen oft in der Mehrzahl vor und treten als Skelettsymptom ganz in den Vordergrund. An besonders belasteten Stellen des Skelet-

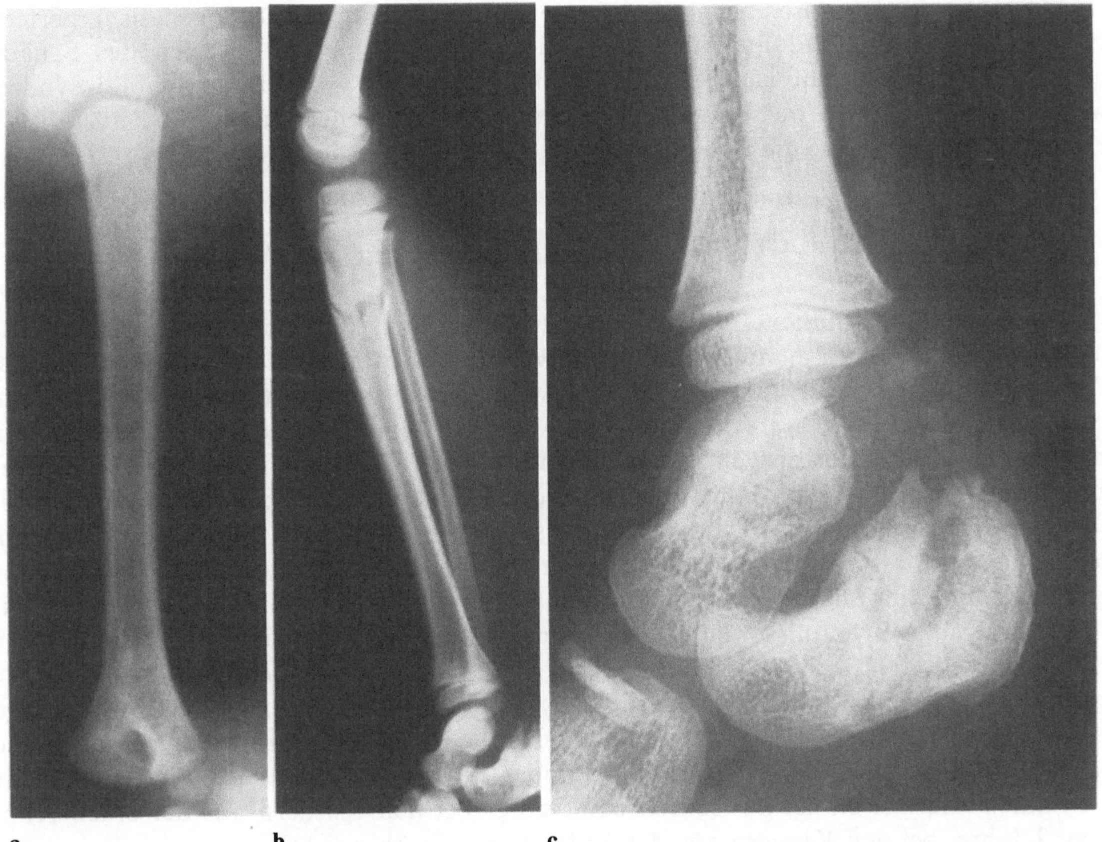

a b c

Abb. 64. a B.J., 4 Jahre. Kongenitale Analgie. Oberarm: Traumatische Epiphysenlösung am proximalen Humerus (atypische Stelle!). **b** Dasselbe Kind: Unterschenkel: Nicht schmerzhaft empfundene Fraktur an proximaler Tibia und **c** Kalkaneus. Klinisch starke Schwellung im Frakturbereich

tes können infolge von Mikrotraumen sog. Dauerfrakturen entstehen, die ins Gebiet der aseptischen Knochennekrosen gehören. In vielen Fällen kann man zusätzliche entzündliche Knochenaffektionen beobachten im Sinne von chronischen oder akuten Osteomyelitiden (Brodie-Abszesse). Epiphysenlösungen (Abb. 64a–c), Zerstörung der proximalen Femurepiphyse wie bei Morbus Perthes, Bildung von „Gelenkmäusen" im Kniegelenk, ausgesprochene malazische Knochenprozesse und Coxa-vara-Entstehung werden beschrieben.

Verlauf

Trotz des Fehlens der warnenden Schmerzempfindungen ist diese Anomalie mit einer normalen Lebensdauer vereinbar, z.T. infolge Regression der Störung, z.T. weil andere Empfindungsqualitäten und vor allem der Verstand als Ersatz einspringen.

Differentialdiagnose

Der kongenitalen Analgie verwandt ist die familiäre Dysautonomie (Riley-Day-Syndrom). Die davon betroffenen Kinder sind relativ schmerzindifferent, sie neigen deswegen ebenso zu Frakturen, und zeigen auch eine Anästhesie der Kornea. Charakteristisch für das Riley-Day-Syndrom ist jedoch das Fehlen der Tränensekretion beim Weinen sowie periphere vasomotorische Störungen und teilweise pathologische EEG-Befunde. Die meisten Fälle stammen aus jüdischer Familie (ASHKENAZI-Juden).

Differentialdiagnostisch wichtig ist auch eine Abgrenzung zur Osteogenesis imperfecta. Hier ist die Unterscheidung durch die vielen Nahtknochen im Bereich des Schädels möglich. Abgegrenzt muß das Krankheitsbild der KA auch vom Battered-Child-Syndrom werden, da bei beiden metaphysäre Fragmentation entstehen kann. Eine ausführliche klinische Untersuchung muß die Diagnose absichern.

V. Psycho-sozialer Minderwuchs

Das wachsende kindliche Skelett ist nicht nur anfällig gegenüber neurogenen Störungen. Seit einigen Jahren mehren sich die Hinweise im Schrifttum, daß auch psycho-soziale Faktoren sich hemmend auf das Knochenwachstum auswirken (Powell 1967; Silver 1967; Capitano 1969; De Levie 1970; Afshani 1973; Gloebl 1976). Der „Deprivationsminderwuchs" oder der „psycho-soziale Minderwuchs" gewinnt immer mehr an Bedeutung. Die klinischen Symptome sind Minderwuchs unter der 3. Perzentile mit einem Untergewicht, das auch im Bezug auf die bestehende Unterlänge unter der 3. Perzentile liegt. Meist wird statomotorische Retardierung beobachtet, jedoch kein Hinweis auf eine Systemerkrankung oder auf einen hypophysären Minderwuchs. Schlechte familiäre oder Umgebungsverhältnisse findet man bei gezielter Anamnese, sie sind allerdings meist nicht materieller Natur. Weiterhin gehört zum Wesen dieser Störung, daß alle Symptome reversibel sind, selbst wenn eine geringe hypophysäre Insuffizienz temporär vorliegen sollte. Das Alter dieser Kinder wird unterschiedlich angegeben. In einer retrospektiven Studie von Gloebl et al. (1976), die 43 Kinder mit psycho-sozialem Minderwuchs aus 2 Kliniken analysieren, ist das Durchschnittsalter bei den Kindern aus der einen Klinik etwa 2 Jahre, bei den Kindern aus der anderen Klinik über 6 Jahre.

Röntgenbefunde

Der auffallendste röntgenologische Befund ist die temporäre starke Ausweitung der Schädelnähte (Abb. 65a–c). Diese Separation meist aller Schädelnähte wird erst beobachtet nach einer gewissen Zeit des Aufholwachstums bzw. auch der psychischen Zuwendung. Dies geschieht erstaunlicherweise sehr oft während des klinischen Aufenthaltes oder einige Zeit, nachdem die Kinder zu Pflegeeltern gebracht werden. Unter gebesserter und veränderter Umgebung setzt offensichtlich ein beträchtliches Hirnwachstum ein, ohne daß ein krankhaft erhöhter Schädelinnendruck vorliegt. Nach einigen Monaten sind röntgenologisch ausgeweitete Schädelnähte nicht mehr zu erkennen, die Gewichts- und Kopfumfangskurve verläuft nach einem raschen Anstieg wieder in parallelen Linien. Auffallend ist, daß auch zu Beginn der klinischen Untersuchung leichte Weitstellung der Schädelnähte beobachtet werden konnte (Gloebl et al. 1976), d.h. ein Hirnwachstum hat bereits deutlich begonnen. Während des Aufenthaltes in der veränderten Umgebung jedoch ist als Zeichen des weiteren starken Hirnwachstums eine zusätzliche Separation der Schädelnähte evident. Ein anderes röntgenologisches Zeichen wird bei diesen Kindern im Bereich der Hand nachgewiesen. Eine mäßige Osteoporose kann vorliegen, meist aber ein stark verzögertes Knochenalter. Im Bereich des distalen Radius konnten vor allem Hernandez et al. (1978) reichlich Wachstumslinien beobachten, sog. „Park-Linien". Vergleichende Studien von Röntgenaufnahmen der Hand bzw. des distalen Radius bei Kindern mit hypophysärem Minderwuchs einerseits und bei psycho-sozialem Minderwuchs andererseits, haben Hernandez et al. (1978) durchgeführt. Sie kommen zu der Überzeugung, daß Wachstumslinien bei psycho-sozialem Minderwuchs sehr viel häufiger zu finden sind (Abb. 66). Damit kann dieses Zeichen in die differentialdiagnostischen Überlegungen miteingebaut werden. Das Vorhandensein der reichlichen Parkerschen

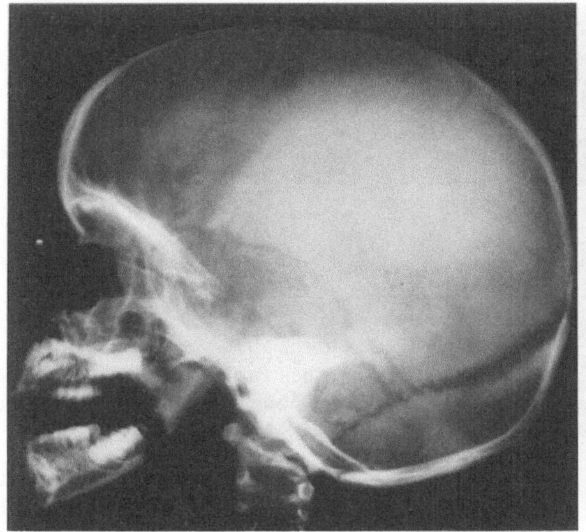

a

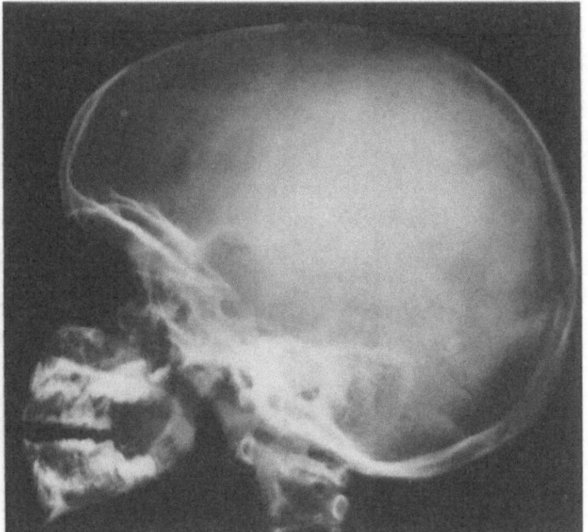

b

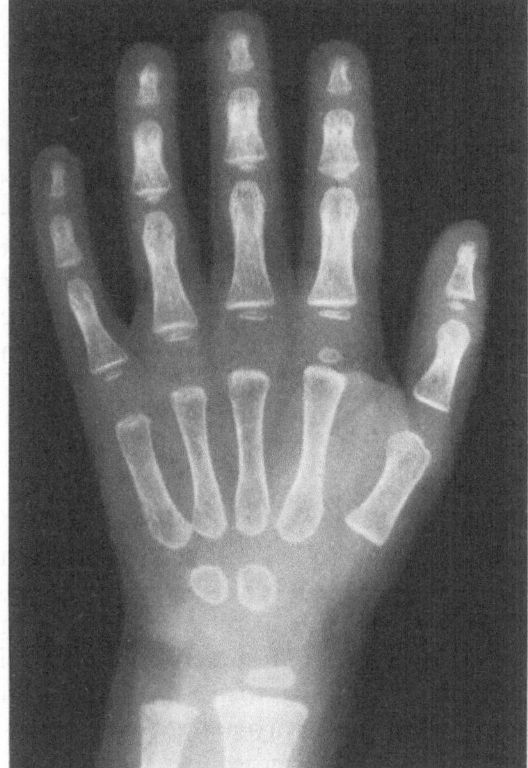

c

Abb. 65. a S.M., 5 Jahre. Vernachlässigtes Kind, 4 Wochen zuvor in veränderte gebesserte Umgebung gebracht. Entsprechend rasch einsetzendem Hirnwachstum ist eine Ausweitung der Schädelnähte nachweisbar, wie bei erhöhtem Schädelinnendruck. Zerebrale Diagnostik o.B. **b** Dasselbe Kind nach weiteren 6 Wochen in der gebesserten Umgebung. Aufholwachstum der Schädelkalotte, Nähte jetzt normal weit. **c** Handskelett desselben Kindes: Knochenalter 18 Monate (bei Lebensalter 5)

Wachstumslinien bei psycho-sozialem Minderwuchs erklären die Autoren damit, daß eine schwankende, ungünstige, ja feindliche soziale Umgebung diskontinuierlich einwirkt, während bei einer echten hypophysären Störung ein konstanter Defekt vorliegt.

Differentialdiagnose

In den meisten Fällen ist eine weitere zentrale Diagnostik zum Ausschluß des Tumors notwendig, wenn auch einige Autoren ausdrücklich darauf hinweisen, daß Pneumenzephalographie und zerebrale Angiographie in Kenntnis der Anamnese und Umwelt nicht indiziert sind.

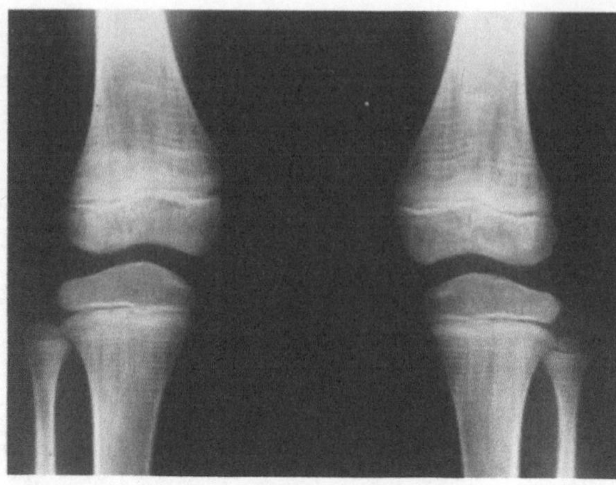

Abb. 66. H.J. Psychosozialer Minderwuchs. Knochenalter nicht wesentlich zurück. Viele Wachstumslinien im Kniebereich. Nicht spezifisch für dieses Syndrom, jedoch häufig beobachtet

E. Intestinale und hepatogene Osteopathien

Erkrankungen des Magen-Darm-Trakts, die mit Malabsorption einhergehen, pathologische Veränderungen der Leber und Gallengänge, aber auch die im Kindesalter sehr seltenen Pankreasaffektionen können sich auf das wachsende Skelett auswirken, umsomehr, je jünger das Kind ist. In diesem Abschnitt sollen Knochenveränderungen beschrieben werden, die durch meist komplexen Mangel an Aufbaustoffen des Skelettes bedingt sind, d.h. durch äußere oder innere Ursachen eine enterale Dystrophie bewirken. Aber auch angeborene und erworbene Lebererkrankungen mit Gallenrückstau sowie vererbte oder traumatisch entstandene Pankreasstörungen, die auf lange Sicht Veränderungen im Knochensystem bedingen können, sollen hier abgehandelt werden.

I. Intestinale Osteopathie

Im Kindesalter gibt es intestinale Malabsorptionskrankheiten bei den verschiedensten Ursachen. Der Häufigkeit nach steht an erster Stelle die Zöliakie, aber auch eine angeborene Lymphangiektasie kann als Ursache entdeckt werden. Eine schwere enterale Störung kommt bei spezifischer oder unspezifischer Lymphadenitis des Mesenteriums vor, bei chronischen Enteritisformen, z.B. durch Parasiten, bei Lymphangitis, bei allergischen Darmerkrankungen. Zunehmend wird auch im Kindesalter der Morbus Crohn beobachtet. Seit einigen Jahren muß mit iatrogenen Darmveränderungen gerechnet werden, bei Zuständen nach Radiatio oder bei Kindern mit sog. „Kurzdarmsyndrom". Es handelt sich dabei um Säuglinge und Kleinkinder mit angeborenen Mehrfachdarmstenosen bzw. Atresien und Zustand nach langstreckiger Dünn- und/oder Dickdarmresektion. Eine weitere äußere Ursache der intestinalen Dystrophie mit Mangel an Skelettaufbaustoffen finden wir in den endemischen Hungergebieten der Entwicklungsländer. Es handelt sich dabei um den als Kwashiorkor oder „malignant malnutrition" bezeichneten Zustand bei kombiniertem Protein- und meist auch Vitaminmangel.

Röntgenbefunde

Allgemeinröntgenologisch sind diese sekundären Knochenveränderungen am wachsenden Skelett zwar unterschiedlich stark ausgeprägt, es findet sich aber bei allen gemeinsam eine schwere Osteoporose. Dieser Osteoporose liegt eine verringerte Bildung von

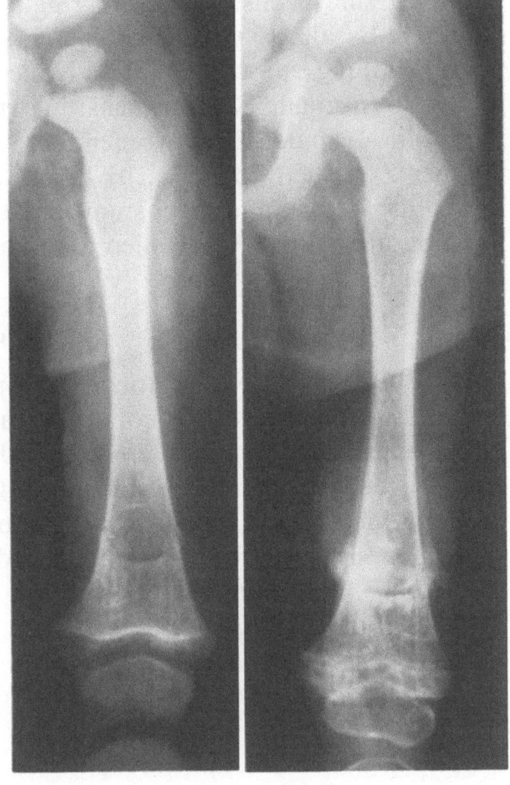

Abb. 67. a S.M., 23 Monate. Klinisch Verdacht auf Oberschenkelfraktur nach geringem Trauma. Röntgenologisch sind außer distaler Femurfraktur auch sog. „Jahresringe" zu erkennen, schwere Kalksalzarmut des Knochens, vor allem in Meta- und Epiphyse, auch besenreiserartige Struktur in der Wachstumszone. Erst jetzt wird die Zöliakie als Ursache des schlechten Gedeihens festgestellt. **b** Dasselbe Kind wie **a:** 2 Monate nach Diagnose und Therapie. Doppelkontur der Metaphyse, mäßige Kallusbildung und Periostreaktion im Frakturgebiet. Epiphyse besser begrenzt und sichtbar

Matrix zugrunde, d.h. eine Störung des Eiweißstoffwechsels. Es liegt kein zellulärer Osteoblastendefekt vor, sondern ein echter Grundsubstanzmangel infolge des Eiweiß-, meist auch Vitamin- und Mineraldefizits. Die Mineralarmut kann im Knocheninnern sehr hochgradig sein und kontrastiert gegenüber einer noch relativ kalkreichen Kortikalis. Auch im Bereich der metaphysären Abschlußzone ist die Begrenzung scharf, weil hier die Umbauvorgänge gehemmt sein können bzw. vollständig sistieren. Auch die Epiphysenkerne sind noch scharf umrandet und können so den Veränderungen bei Möller-Balowschen C-Hypo- und Avitaminose ähneln. (Siehe Einleitung!)

Eine deutlich verzögerte Knochenkernentwicklung liegt bei diesen Kindern vor. DREIZEN et al. (1964) untersuchten bei 102 Kindern mit chronischer Unterernährung das Auftreten der einzelnen Knochenkerne im Bereich der Hand. Alle Kinder zeigten einen deutlichen Ossifikationsrückstand, zudem folgte bei keinem der Probanden das Auftreten der einzelnen Knochenkerne der Reihenfolge nach, wie sie im Atlas von GREULICH u. PYLE (1959) angegeben wird. Eine gestörte Reihenfolge des Auftretens der Handwurzelknochen und der Epiphysen der Metakarpalia und Phalangen wurde auch in der Heilungsphase, d.h. beim sog. „Aufholwachstum" beobachtet. Sogar jahreszeitliche Schwankungen nehmen diese Autoren an mit stärkerer Wachstumsbeschleunigung im Sommer. Bemerkenswert ist, daß bei Mangelosteopathie durch den stark herabgesetzten Längenwachstumsimpuls selten eine Vitamin-D-Mangelrachitis gefunden wird.

Röntgenologisch nachweisbar sind bei intestinaler Osteopathie im distalen Radius- und Ulna- aber auch im Kniebereich die sog. Wachstumslinien, auch Wachstumsstillstandslinien genannt. Sie sind keineswegs charakteristisch für die intestinale Osteoporose und kommen auch bei anderen Ursachen von Längenwachstumsstillstand vor. Histologische Untersuchungen dieser Zonen von sistierender Knochenneubildung hat PARK (1964) in einer eingehenden Studie im Tierexperiment, aber auch beim menschlichen Knochen durchgeführt. Durch den Wachstumsstop kommt es zur Bildung von Wachstumslinien, die quer zur Wachstumsrichtung gelegen sind. Es handelt sich um eine transversal verlaufende Basalzone von Osteoblasten, die ohne Funktion sind. Setzt temporär eine klinische Erholung ein, wird zunächst Mineralisationsmaterial in der Nachbarschaft deponiert, bevor das normale Längenwachstum wieder einsetzt. Hierdurch entstehen die sog. „Transverse-lines" an den Diaphysenenden. Klinisch kommt es bei Mangelzuständen, z.B. auch bei der Zöliakie (Abb. 67a, b), zu miteinander abwechselnden Stadien von gehemmtem und normalem Längenwachstum. Röntgenologisch kann man diesen schubweisen Krankheitsverlauf an den Querlinien ablesen. Man hat den Vergleich mit den „Jahresringen" der Bäume gewagt.

Differentialdiagnose

Die Osteoporose der Hungerosteopathie der verschiedensten Ursachen ist von den übrigen generalisierten Osteoporosen abzutrennen. Hierzu sind anamnestische Angaben und wesentliche klinische Befunde (u.U. eine Dünndarmbiopsie) notwendig. Die Abgrenzung gegenüber einem reinen Vitamin-C-Mangel ist schwierig, zumal bei diesen Hungerosteopathien oft ein zusätzliches Vitamin-D-Defizit vorliegt. Ferner muß auch an eine Osteogenesis imperfecta gedacht werden, die jedoch aufgrund der dort vorliegenden reichlichen Schaltknochen abgegrenzt werden kann. Osteoporose bei Hämopathien ist röntgenologisch möglich, da in solchen Fällen der Knochenschwund nicht so gleichmäßig und ausgeprägt ist.

II. Osteopathien bei Pankreaserkrankungen

1. Pankreatitis

Fettnekrosen in Verbindung mit Pankreaserkrankungen sind zwar gewöhnlich auf die Bauchspeicheldrüse und Umgebung begrenzt, es ist aber bekannt, daß auch sozusagen metastatisch Nekrosen entstehen können, z.B. im Knochenmark. Solche Nekrosen in Verbindung mit Knochendestruktion werden beschrieben nach akuter und subakuter Pankreatitis, nach traumatischer Pankreatitis und nach Pankreaskarzinom (GERLE et al. 1965; ACHORD et al. 1966; SCARPELLI 1956). Bei Kindern ist das stumpfe Bauchtrauma die häufigste Ursache einer akuten Pankreatitis. In einigen Fällen mag ein echtes Unfallgeschehen vorausgegangen sein. Als Folge eines Autounfalls beschreibt SPERLING (1968) einen Fall, wohingegen Fahrradunfälle mit Sturz auf das Lenkrad sicher öfter zutreffen (IMMELMANN et al. 1964). Mehrere Veröffentlichungen liegen unterdessen vor, bei denen die Ursache einer akuten Pankreatitis im Kleinkindesalter eine echte Kindesmißhandlung darstellt (KEATING et al. 1972; SLOVIS et al. 1975; NEUER et al. 1977; SHACKELFORD 1977).

Die Pathogenese der lokalen Fettnekrosen im Knochenmark und die nachfolgende Entstehung von Osteolysen ist noch nicht ganz bewiesen (SHACKELFORD 1977), obwohl experimentell im Tierversuch solche Knochenläsionen reproduziert werden konnten. Ein erhöhter Lipasegehalt im zirkulierenden Blut könnte zu den Fettnekrosen im Knochenmark führen. Als alternative Hypothese wird vermutet, daß die Knochenläsion durch eine Ischämie hervorgerufen wird mit nachfolgender Knocheninfarzierung.

Klinisches Bild

Die klinische Symptomatologie der Knochenveränderungen nach Pankreatitis oder Pankreaspseudozyste kann ganz minimal sein, ja sogar fehlen. Eine Schwellung der umgebenden Weichteile ist manchmal vorhanden, Schmerz und Hautrötung, sogar Knotenbildung in diesem Bereich, Fieber und Eosinophilie wurde beobachtet (BOSWELL et al.

1973). Aber auch in Fällen von ausgedehnten röntgenologisch nachweisbaren Knochenläsionen kann eine Symptomlosigkeit vorliegen.

Röntgenbefunde

Nach SHACKELFORD (1977), KEATING et al. (1972) finden sich röntgenologisch nachweisbare Veränderungen 3–6 Wochen nach dem akuten Ereignis bzw. nach Eintritt des erhöhten Lipasewertes im Serum. Ein oder multiple osteolytische Herde in den Röhrenknochen, besonders der Hand und des Fußes sind nachweisbar, nie aber in den kurzen Knochen. Die Herde können wie ausgestanzt aussehen. Auch eine Zerstörung der Kortikalis ist zu beobachten. Periostreaktion ist ein zusätzlicher häufiger Befund, besonders bei Kindern (POZNANSKI 1974). Die röntgenologische Progression kann noch fortschreiten, auch bei klinischer Besserung. Gelegentlich sind zusätzliche osteosklerotische Bezirke zu erkennen. Entstehung von arthritischen Veränderungen ist beschrieben (MULLIN et al. 1968). Die Knochenveränderungen können letztlich vollkommen regenerieren, allerdings sind metaphysäre Residuen im Sinne von becherförmiger Deformierung noch nach einem Jahr u.U. zu beobachten, wie KEATING et al. (1972) in einem Fall nach 12monatiger Beobachtung dokumentieren konnten. Die Verlaufskontrollen mit guter röntgenologischer Dokumentierung von NEUER et al. (1977) zeigen nach 6 Monaten eine fast vollständige Heilung mit noch leichter Verdickung der langen Röhrenknochen.

Eine zweite Art von Knochenläsionen wurde von IMMELMANN (1964) bei Patienten mit chronischer Pankreatitis beschrieben. Es handelt sich um metaphysäre Veränderungen mit umschriebenen Kalkeinlagerungen intramedullär und um epiphysäre Veränderungen im Sinne von aseptischen Nekrosen. Diese Veränderungen sind aber nur beim Erwachsenen-Patienten beobachtet worden und scheinen im Kindesalter nicht vorzukommen.

Differentialdiagnose

Die Abgrenzung dieser Knochenerkrankungen gegenüber Osteolysen bei Osteomyelitis ist sehr wichtig. In manchen Fällen ist sicher in Unkenntnis einer vorhandenen Pankreaspseudozyste die Diagnosestellung erschwert. Eine intensive antibiotische Therapie könnte aber bei richtiger Kenntnis des Krankheitsbildes vermieden werden. Knochenveränderungen bei einer hämatologischen Erkrankung, wie z.B. bei der Sichelzellanämie, können durch entsprechende Untersuchungen klinisch ausgeschlossen werden.

Eine sehr schwierige differentialdiagnostische Entscheidung ergibt sich bei Kindern mit stumpfem Bauchtrauma im Rahmen einer Kindesmißhandlung und Entstehung einer akuten Pankreatitis. Hier ist die Zuordnung der Knochenveränderung erschwert, wenn nicht unmöglich. SLOVIS et al. (1975) berichten von 2 sehr jungen Kindern mit sog. „Battered-Child-Syndrom“ und Knochenläsionen. In seinem zweiten Fall war erst bei der Röntgenuntersuchung 6–8 Wochen nach dem Trauma die Diagnose einer zusätzlichen sekundären Knochenläsion bei Pankreatitis möglich. Bei nachgewiesener Pankreaspseudozyste sollte die Differentialdiagnose vor allem durch den zeitlichen Faktor des Auftretens der Knochenveränderungen bestimmt werden. Sind die Osteolysen erst 3–6 Wochen nach der Mißhandlung zu erkennen, würde dies im Sinne von intramedullären Nekrosen sekundär durch die Pankreatitis und nicht durch ein primäres Trauma auf das kindliche Skelett zu deuten sein.

2. Zystische Pankreasfibrose

Die angeborene zystische Pankreasfibrose oder Mukoviszidose kommt mit ihren 2 Hauptsymptomen, der vorwiegend pulmonalen und der vorwiegend intestinalen Form, aber auch kombiniert vor. Die intestinalen Krankheitszeichen sind durch mangelnde Fermentation der Nährstoffe bedingt, da die exogene Funktion des Pankreas vollkommen, oder häufiger partiell, fehlt und eine mangelhafte Verdauung verursacht. In erster Linie werden Fett und Eiweiße nicht aufgespalten, es kommt zur Dystrophie und Atrophie, eine Steatorrhö wird oft als erstes entdeckt. Die Auswirkung auf das wachsende Skelett ist die gleiche wie bei anderen intestinalen Malabsorptionssyndromen: Es stellt sich eine mehr oder weniger ausgeprägte Osteoporose ein, ein verzögertes Wachstum mit unterschiedlich stark retardierter Knochenkernentwicklung (DREIZEN et al. 1954). Es resultiert ein intestinaler Minderwuchs. Auch bei Kindern mit zystischer Pankreasfibrose ist wegen des verminderten Längenwachstums eine Vitamin-D-Mangelrachitis nur äußerst selten zu beobachten, wie ANDERSEN (1939), sowie HUBBARD et al. (1979) beschrieben haben.

3. Metaphysäre Chondrodysplasie und angeborene Pankreasinsuffizienz

Synonyma: Shwachman-Diamond-Syndrom, Metaphysäre Chondrodysplasie, Malabsorption, Neutropenie = MMN-Syndrom (SPRANGER - LANGER - WIEDEMANN 1974). Metaphysäre Dysostose und angeborene Pankreasinsuffizienz (GIEDION et al. 1968).

Dieses pancreatico-metaphysäre Syndrom wurde erstmals von SHWACHMAN et al. (1964) beschrieben. Sie beobachteten 3 Kinder, die nicht das typische Bild einer zystischen Prankreasfibrose aufwiesen. Es fehlte die Lungenbeteiligung, der Schweißtest war normal. In diesen Fällen wurden jedoch hämatologische Veränderungen wie Thrombozytopenie und Neutropenie nachgewiesen. Weitere Fallbeschreibungen folgten (BURKE et al. 1967; GIEDION et al. 1968; TAYBI et al. 1969; LÜCKING u. GRÜTNER 1972; McLENNAN u. STEINBACH 1974). Die letztgenannten Autoren beobachteten bei dem Symptomenkomplex eine damit kombinierte metaphysäre Dysplasie und Minderwuchs. Die Symptomeneinheit hat sehr wahrscheinlich keine kausal-pathogenetische Beziehung zur Pankreasinsuffizienz, die metaphysären Veränderungen können gelegentlich schon kurz nach der Geburt angedeutet beobachtet werden und verstärken sich im Kleinkindes- und Schulalter (STANLEY u. SUTCLIFFE 1973). Die Knochenveränderungen sind damit offensichtlich nicht Folge einer Malabsorption. Der eigentlich pathogenetische Mechanismus, der zu diesen Symptomen der Pankreasinsuffizienz, des metaphysären und hämatologischen Defekts führt, ist noch nicht geklärt. Infolge des Auftretens bei Geschwistern (GIEDION et al. 1968; STANLEY u. SUTCLIFFE 1973) wird eine autosomal-rezessive Vererbung angenommen.

Histologische und elektronenmikroskopische Untersuchungen von Knochenmaterial nach Beckenkammbiopsie bei einem 7jährigen Patienten mit MMN-Syndrom wurden von SPYCHER et al. 1974 durchgeführt. Ultrastrukturell fallen im Säulenknorpelbereich Chondrozyten auf, die nicht hypertrophiert, meist dilatiert oder kugelförmig aufgetrieben sind. Der Säulenknorpel selbst ist unvollständig ausgebildet und fehlt stellenweise. Die Verfasser glauben, daß durch eine ultrastrukturelle Studie die Unterscheidung zu anderen Skelettdysplasien möglich ist.

Klinischer Befund

Klinisch handelt es sich um ein Malabsorptionssyndrom mit Steatorrhö und Minderwuchs, das bereits im jungen Säuglingsalter beobachtet werden kann. Anatomische Mißbildungen, Pankreasfibrose, Zöliakie, Kohlenhydratspaltungs- und Resorptionsstörungen liegen nicht vor. Lediglich die Pankreasenzymbestimmungen als Ausdruck einer Insuffizienz der exogenen Funktion sind pathologisch. Deutlich wird die Diagnose, wenn eine zusätzliche konstante oder variable Neutropenie nachgewiesen wird. Die Leukozytenwerte können unter 1500/mm^3 abfallen. Da die Neutropenie meist nicht konstant, sondern zyklisch auftritt, ist eine häufige Kontrolle der Werte notwendig, um dieses Symptom zu finden. Kontrollen bis zu 6 Monaten, bei infektfreiem Zustand, sind notwendig. Gedeihstörungen und Infektanfälligkeit sind oft die ersten, aber sehr uncharakteristischen Symptome, die das komplexe Krankheitsbild aufdecken können. Kompliziert wird die Erkennung noch durch die Möglichkeit des Fehlens von Knochenveränderungen bei Vorhandensein der anderen Komponente. Die metaphysären Knochenveränderungen sind nach LÜCKING u. GRÜTNER (1972) in etwa einem Viertel der in der Literatur beschriebenen Fälle gefunden worden. Bei etwa einem Drittel der Patienten besteht ein Minderwuchs. Um eine besonders schwer verlaufende, ja letale Form des MMN-Syndroms handelt es sich bei den von DANKS et al. (1976) beschriebenen Geschwisterpaaren aus zwei Familien. Bei diesen 4 Kindern wurde schon bei der Geburt eine abnorme Kürze der Rippen beobachtet, klinisch und röntgenologisch wurde das zusätzliche Symptom der asphyxierenden Thoraxdystrophie beobachtet.

Röntgenbefunde

Das offensichtlich sehr breite Spektrum der Knochenabnormalitäten beim SHWACHMAN-Syndrom beschreiben vor allem STANLEY u. SUTCLIFFE (1973), sowie MCLENNAN u. STEINBACH (1974). Leichte bis mittelschwere Unregelmäßigkeiten im Metaphysenbereich finden sich am häufigsten am proximalen Femur, bei MCLENNAN u. STEINBACH (1974) in einem Fall schon mit 4 Monaten zu erkennen, gelegentlich werden sie erst im Alter von 4 Jahren aufgedeckt (LÜCKING u. GRÜTNER 1972). Unregelmäßige Knochenstruktur, symmetrisch, vorwiegend am Schenkelhals, und auch teils grobmaschige, teils sklerotische Spongiosazonen können ganz ausgeprägte Veränderungen bedingen, die dann in einer starken Coxa-vara-Stellung resultieren (SPRANGER 1974). Auch der Trochanter major kann in diese unregelmäßige Knochenstruktur miteinbezogen werden. Im Bereich des Beckens ist gelegentlich eine Verkürzung der Incisura ischiadica beobachtet worden (MCLENNAN 1974).

Metaphysäre Strukturunregelmäßigkeiten mit grobsträhniger Trabekeldarstellung ist auch im Kniebereich beschrieben, mit teilweise senkrecht tief in die Metaphyse reichenden Aufhellungszonen (Abb. 68a, b). Weitere metaphysäre Strukturanomalien finden sich zusätzlich in der distalen Ulna- und/oder Radiusmetaphyse, u.U. mit epi-metaphysären Knochenbrücken (GIEDION 1968). Beschrieben wird im Bereich der Hand auch eine beidseitige Verkürzung der Mittelphalange des 5. Fingers, eine Brachymesophalangie. Da dieses Zeichen aber insgesamt uncharakteristisch ist, kann es in solchen Fällen nicht bewertet werden.

Wirbelkörperdeformierungen im Sinne einer sog. Osteochondritis zeigen einige Fälle von GIEDION (1968) und auch von STANLEY (1973), sie sind am thorakolumbalen Übergang zu finden. STANLEY (1973) konnte einen seiner Fälle bis ins Alter von 32 Jahren verfolgen: Die WK-Veränderung zeigt jetzt eine mäßige keilförmige Deformierung des betroffenen Wirbels.

Rippenveränderungen werden zunächst als verbreiterte Vorderrippenenden auffallend. Verlaufskontrollen (Abb. 69a, b) zeigen jedoch auch hier eine unregelmäßige Knorpelknochengrenze. Mit zunehmendem Alter bilden sich hier dichte Zonen von Sklerosierung aus.

Das Knochenalter ist bei allen beschriebenen Fällen retardiert, besonders im Bereich der Handwurzel ist ein beträchtlicher Ossifikationsrückstand vorhanden.

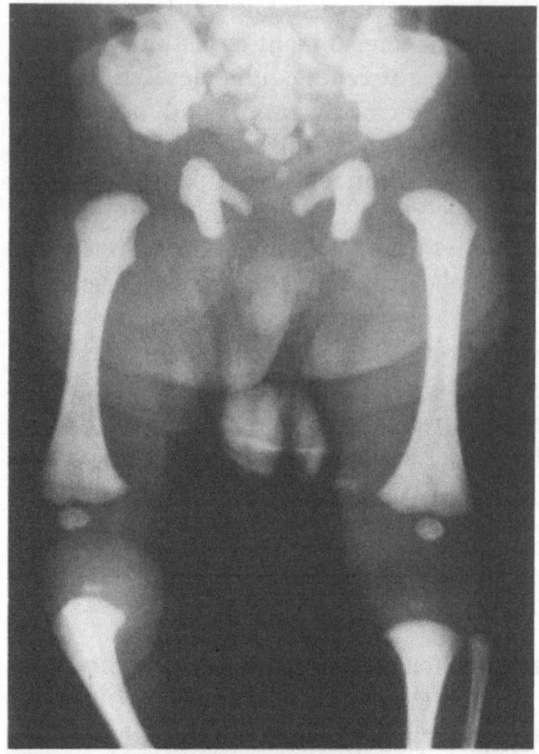

a

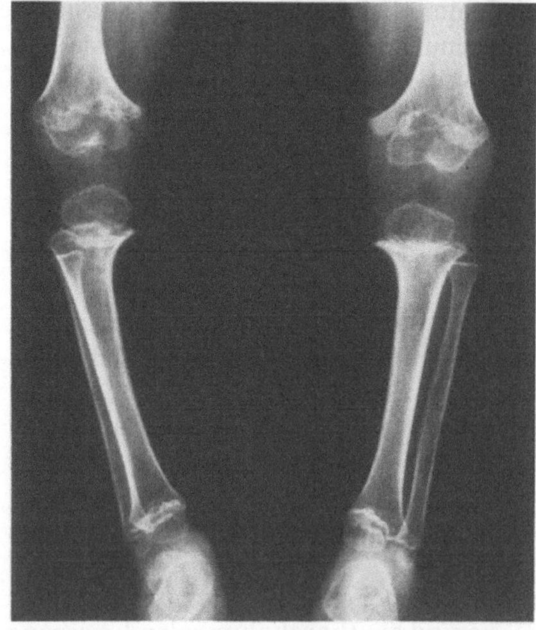

b

Abb. 68. a H.M., 3 Tage. Shwachman-Diamond-Syndrom. Unterextremitäten zeigen noch keine sichere pathologische Veränderung. **b** 30 Monate. Jetzt metaphysäre Unregelmäßigkeiten, Invagination der Epiphysen in den metaphysären Bereich, besonders im distalen Femur. Zunehmende Osteoporose

Verlauf und Prognose

Bei klinischen Zeichen von Steatorrhö, Minderwuchs und Knochenalterretardierung könnte möglicherweise öfters ein Shwachman-Syndrom entdeckt werden, wenn auch die frühen Zeichen einer unregelmäßigen Metaphyse beobachtet werden. Der Verlauf bei dieser Erkrankung ist sehr unterschiedlich. Die zunächst vorhandenen Gedeihstörungen und häufig auch auftretende unspezifische Infekte der oberen Luftwege können innerhalb der ersten 5 Lebensjahre zum Tode führen (SPRANGER 1974). Sehr häufig

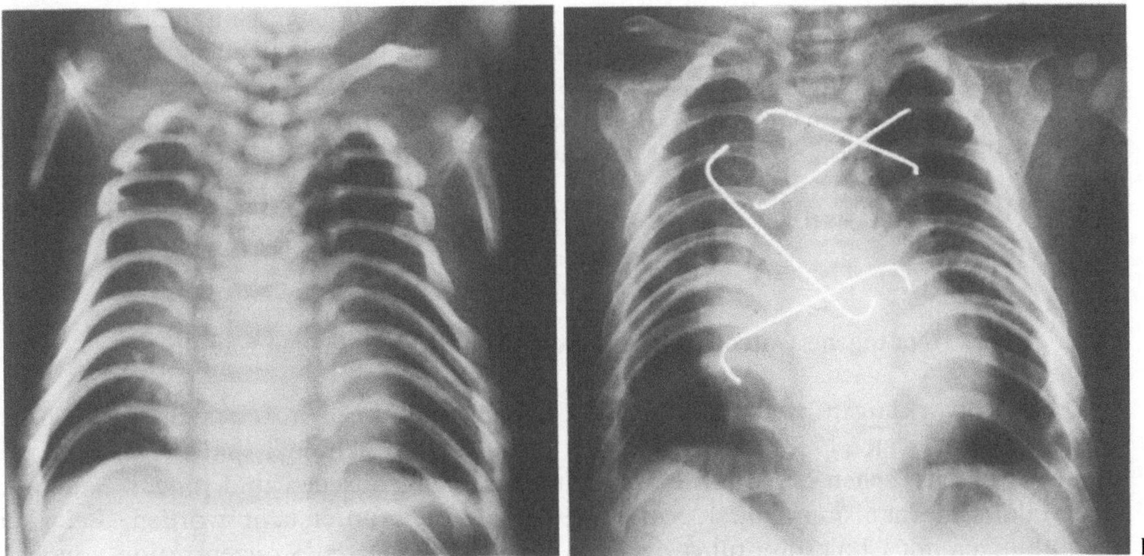

Abb. 69. a H.M., 10 Tage. Bereits bei der Geburt ist die Thoraxdeformierung im Sinne einer „asphyxierenden Thoraxdystrophie" klinisch und röntgenologisch sehr deutlich. **b** Schwere Ateminsuffizienz macht Operation notwendig. Spaltung des Sternums, durch Klammerung wird das Volumen des Thorax vermehrt. (6 Monate nach Operation)

aber kommt eine Spontanremission zustande (SHMERLING et al. 1969), die Patienten zeigen allerdings im Erwachsenenalter eine Infektschwäche und meist eine leichte Form der Malabsorption. Die röntgenologischen Veränderungen neigen ebenfalls zu einer spontanen Rückbildung, allerdings mit bleibendem Minderwuchs, mit resultierender Coxa vara und auch keilförmiger Deformierung der Wirbelkörper und Verschmälerung der Zwischenwirbelabschnitte.

Die besondere Verlaufsform mit dem zusätzlichen Symptom der sog. „asphyxierenden Thoraxdysplasie", von DANKS et al. (1976) beschrieben, ist aufgrund der pulmonalen Situation eine letale Form. Kinder mit MMN-Syndrom und dieser respiratorischen Insuffizienz sterben sehr früh, wenn nicht eine chirurgische rekonstruktive Thoraxoperation durchgeführt werden kann. Frühestens im 2. Lebensalter finden sich dann die weiteren Symptome der MMN-Erkrankung, wie wir selbst an einem Fall beobachten konnten.

Differentialdiagnose

Die Abgrenzung gegenüber anderen metaphysären Veränderungen ist vor allem mit Hilfe der zusätzlichen klinischen Symptome möglich. Die metaphysäre Chondrodysplasie Typ SCHMID und auch Typ JANSEN zeigen keine Neutropenie, keine Malabsorptionssymptome. Die metaphysäre Chondrodysplasie, McKusik-Typ, ist auch als Knorpel-Haar-Hypoplasie bekannt und weist entsprechende klinische Zeichen auf. Die metaphysäre Chondrodysplasie mit Thymolymphopenie, auch Schweizer-Typ bezeichnet, geht mit einer Agammaglobinämie einher.

III. Hepatogene Osteopathie

Osteodystrophie bei hepatobiliären Erkrankungen, d.h. als Folge einer länger bestehenden Cholestase im Erwachsenenalter ist bekannt. Knochenveränderungen als Komplikation der verschiedenen Gelbsuchtsformen beim Frühgeborenen, Säugling und Kleinkind sind ebenfalls beschrieben. Ursächlich kommen eine angeborene oder früh erworbene Hepatitis, oder angeborene Gallengangsatresie mit nachfolgender Leberzirrhose in Frage (GERSTENBERGER 1933; LAMY 1960; FRIES-HANSEN 1956; THOMAS 1974; GLASGOW 1976; KOBAYASHI 1974; KOOH 1979). Sehr seltene Berichte liegen über die sog. „familiäre, progressive, intrahepatische Cholestase" vor (BALLOW 1973; GRAY 1966; CLAYTON 1969; JUBERG 1966; WILLIAMS 1972; SATRAN 1969; TOUSSAINT 1966).

1. Hepatogene Osteopathie des Neugeborenen und jungen Säuglings

Die Rückwirkungen von chronischen Lebererkrankungen auf das Skelett werden von GERSTENBERGER (1933) und LUBOMIR (1961) als „Rachitis hepatica" bezeichnet. Bei der sog. klassischen hepatogenen Rachitis des Neugeborenen und jungen Säuglings ist der Pathomechanismus von KOOH (1979) neuerdings untersucht worden. Bei allen Erkrankungen mit Cholestase führt diese zu einer verminderten Konzentration von Gallensalzen im Darmlumen. Dadurch wird die Fettverdauung gestört und es kommt zur Steatorrhö. Die fettlöslichen Vitamine, insbesondere Vitamin D, werden nicht resorbiert und werden damit ausgeschieden. Bei den schwersten Formen der Cholestase, nämlich bei der angeborenen Gallengangsatresie, führt die orale Zufuhr von hohen Vitamin-D-Dosen nicht zum Erfolg, lediglich die parenterale Vitamin-D-Therapie bewirkt eine röntgenologisch nachweisbare Knochenheilung. Durch die Studie von KOOH (1979) wird bewiesen, daß die sog. hepatogene Rachitis auf einer intestinalen Malabsorption beruht und nicht auf einer Beeinträchtigung der hepatogenen Hydroxylierung des Vitamins, bei zusätzlichem schweren Defizit an Eiweiß. Die von SPIRER et al. (1973) früher vertretene Theorie, daß der Leberschaden eine Inaktivierung der Hydroxylase bewirkt, die dann für die Synthese des aktiven Vitamin-D-Metaboliten nicht mehr zur Verfügung steht, kann heute nicht mehr anerkannt werden.

Klinisches Bild

Die Ursachen der lang anhaltenden und meist sehr schweren Gelbsucht bei jungen Säuglingen kann durch eine angeborene Hepatitis oder durch eine Hypoplasie oder Atresie der intra- oder extrahepatischen Gallenwege bedingt sein. Da die Symptomatik oft klinisch und serologisch nicht eindeutig ist, kann die Diagnose erst nach einer Leberbiopsie gestellt werden.

Röntgenbefunde

Sehr ausführliche Röntgenabbildungen finden sich bei KATAJAMA et al. (1975) und bei THOMAS u. GLASGOW (1974). Während bei den von KATAJAMA (1975) beschriebenen 28 Kindern mit Gallengangsatresie 8 röntgenologisch nachweisbare Skelettveränderungen hatten, und diese frühestens im Alter von 5 Monaten beobachtet wurden, berichten THOMAS u. GLASGOW (1974) von Knochenveränderungen bereits im Alter von 3 Monaten. Am häufigsten wird bei den Skelettveränderungen eine schwere Kalksalzverminderung nachgewiesen, die z.T. mit einer exzessiven Verdünnung der Kortikalis und Schwund von Knochensubstanz einhergeht. Frakturen sowohl der Rippen wie auch der Extremitätenknochen werden beobachtet. Eine weitere häufige Beobachtung ist die unregelmäßige Begrenzung der Metaphysen und die becherförmigen Ausziehungen derselben (Abb.

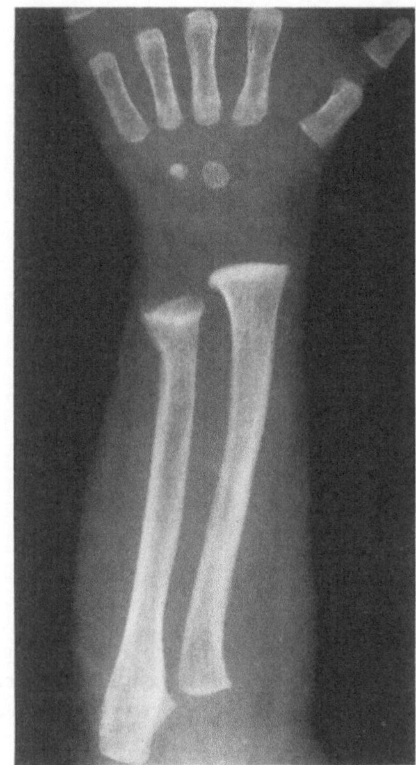

a

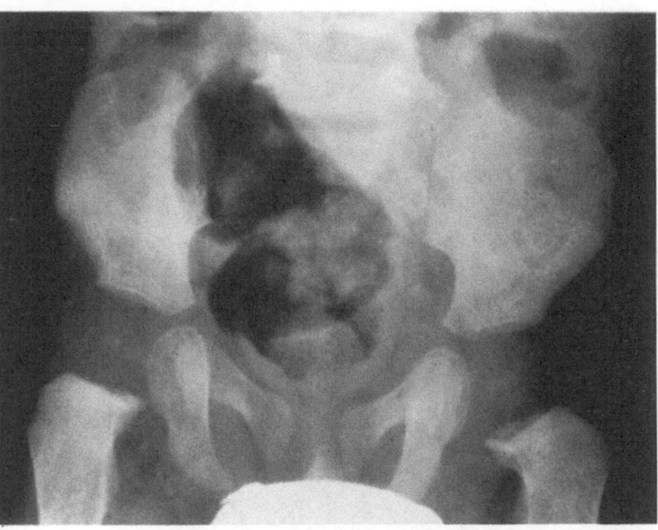

b

Abb. 70. a L.U., 8 Monate. Angeborene Hepatopathie, jetzt biliäre Zirrhose. „Hepatogene Rachitis", grobsträhnige Spongiosastruktur bei Osteomalazie, becherförmige Ausziehung der Ulna- und – weniger deutlich – Radiusmetaphyse. **b** Doppelkontur der Hüftpfanne, unregelmäßige Femurmetaphyse, eben beginnende Verknöcherung der Epiphysen

70a, b). Die zunächst diskreten Veränderungen können mit zunehmendem Alter wesentlich ausgeprägter werden, so daß außer einer durch Proteinmangel bedingten Osteoporose auch eine strähnige Osteomalazie resultieren kann. Erst durch parenterale Therapie mit Vitamin D sind Regularisierung der Metaphysen und Besserung der Osteopenie zu erkennen. Beim jungen Säugling werden auch längs der Diaphysen deutliche periostale Verdikkungen nachgewiesen, ähnlich denen bei der Vitamin-D-Mangelrachitis. Kortikale Hyperostose, möglicherweise nach subperiostaler Blutung, beobachteten BAKER et al. (1964) bei 2 ihrer insgesamt 9 untersuchten Fälle.

Verlauf und Prognose entsprechen den Möglichkeiten einer Therapie der Primärerkrankung.

Bei Lebererkrankungen im Kindesalter, die zur Zirrhose (Abb. 71) führen, sind ebenfalls Knochenveränderungen zu erwarten und auch nachgewiesen. In einem großen Übersichtsreferat berichten TENG et al. (1961a, b) von 26 Kindern mit verschiedensten Arten der Lebererkrankung (Glykogenspeicherkrankheit, Lebertumor, Leberzirrhose nach Hepatitis oder Pfortaderthrombose). Zwei Drittel dieser Kinder zeigen im Knochensystem eine Osteoporose, die nach Ansicht der Autoren durch systemisches Defizit von Protein bedingt ist. Bei einem Kind konnte nach Entfernung des Lebertumors eine Besserung der Osteoporose gefunden werden.

Differentialdiagnose

Die Abgrenzung zu anderen Formen der Malabsorption und zu der reinen Vitamin-D-Mangelrachitis oder zur Pseudorachitis läßt sich in Kenntnis der Grundkrankheit gut abschätzen.

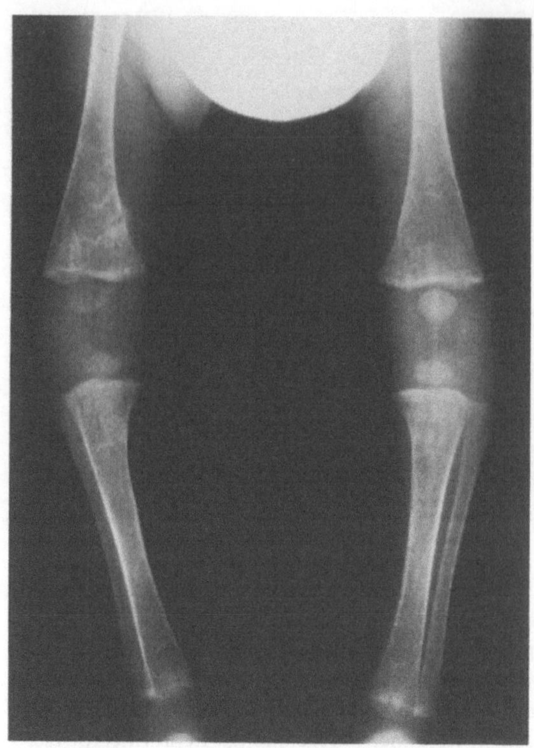

Abb. 71. T.D., 7 Monate. Angeborene Atresie der großen Gallenwege. Zustand nach Operation. Leberzirrhose. Deutliche Zeichen der hepatogenen Rachitis mit Spontanfraktur im rechten distalen Femur

2. Familiäre intrahepatische Cholestase

Synonyma: Progressive familiäre intrahepatische Cholestase. Byler-Disease.

Es handelt sich hier um eine autosomal rezessive Erkrankung, die mit einem starken Juckreiz, Malabsorption, Gelbsucht, Wachstumsrückstand und oft auch Ausbildung von Trommelschlegelfingern einhergeht. CLAYTON et al. (1969) beobachteten 7 Fälle in 4 Familien der „Amish-people". Bei dieser Bevölkerung besteht bekannterweise eine starke Inzucht und so sind auch die beschriebenen 7 Fälle vor 4 Generationen miteinander eng verwandt. In Kenntnis der oben angegebenen Literaturstellen kommt MCKUSICK (1975) zur Ansicht, daß das Krankheitsbild der familiären Cholestase in 2 verschiedenen Formen auftreten kann: Einer schweren Form, die früh letal endet und einer etwas gutartigeren Form.

Klinisches Bild

Früher Beginn der Erkrankung mit wechselnden Attacken von Gelbsucht, Hepatosplenomegalie, Minderwuchs, extrem starkem Juckreiz, Malabsorption, Tod zwischen 17. Monat und 8. Lebensjahr. Bei den von WILLIAMS et al. (1972) beschriebenen Fällen könnte es sich um einen Defekt im Gallensalzmetabolismus handeln.

Röntgenbefund

Bei all diesen Fällen wird auf röntgenologisch nachweisbare Skelettveränderungen nicht besonders eingegangen, jedoch werden rachitische Veränderungen praktisch in allen Fällen beschrieben. Bei einzelnen Patienten wurde ein extremer Kleinwuchs besonders betont, wie wir bei 2 eigenen Fällen (Geschwister) selbst beobachten konnten (Abb. 72).

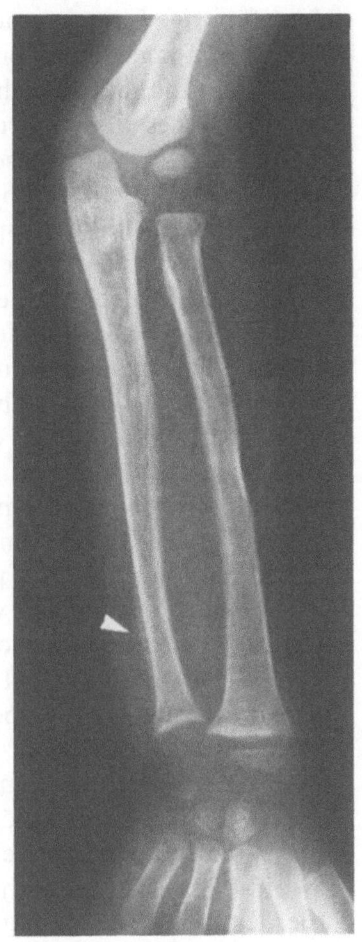

Abb. 72. H.K., 6 Jahre. Progressive familiäre intrahepatische Cholestase. Unterarm und Handgelenk. Bei klinischem Minderwuchs und starkem Ikterus röntgenologisch Osteomalazie, angedeutete Periostreaktion (*Pfeil*), Knochenalter ungefähr 3 Jahre

F. Kardio-pulmonale Osteopathie

Knochenveränderungen bei Herz- oder chronischen Lungenerkrankungen sind im Kindesalter nicht häufig zu beobachten. Sie können bei sehr dystrophen Kindern vorkommen, wenn primär ein schweres kongenitales Vitium oder chronische Erkrankungen des Respirationstraktes vorliegen. Es handelt sich dabei um die von BAMBERGER 1889 und 1891 erstmals beschriebene hypertrophe Osteoarthropathie. Gleichzeitig und unabhängig davon wurden von MARIE 1890 identische Beobachtungen als „Osteoarthropathie hypertrophiante pneumonique" veröffentlicht.

Synonyma: Marie-Bamberger-Syndrom, Hypertrophe Osteoarthropathie, Osteoperiostitis ossificans toxica, Periostitis hyperplastica.

Bei den von MARIE (1890) und BAMBERGER (1889, 1891) beschriebenen Fällen handelt es sich primär um schwere chronische Lungenerkrankungen, ein kombiniertes angeborenes Vitium oder Insuffizienz bei erworbenem Vitium. TAYBI (1975) gibt in seiner Zusammenstellung von röntgenologischen Syndromen als Ätiologie beim Marie-Bamberger-Syndrom auch andere Primärerkrankungen an: Mediastinale Veränderungen, Leber- und Magendarmerkrankungen, Schilddrüsenerkrankung, Thymustumor. Meist wird aber in der Literatur ätiologisch das Marie-Bamberger-Syndrom enger gefaßt. Nur die chronische, oft eitrige Lungen- und Pleuraerkrankung sowie schwere Vitien, kommen als Primärstörung in Frage. Nach einer Aufschlüsselung von CAVANAUGH (1965) seiner eigenen und in der Literatur beschriebenen Fälle im Hinblick auf die Grundkrankheit, findet sich im Kindesalter mehrmals auch eine schwere Tuberkulose, ein Vitium allerdings sehr selten. Dies ist insbesondere erstaunlich im Hinblick auf die große Häufigkeit der angeborenen Vitien. Nach CAFFEY (1973a) ist bei den heutigen Möglichkeiten einer Herztherapie eine hypertrophe Periostitis auch nicht zu erwarten. Von AMERI et al. (1978) wird von einem 11jährigen Jungen berichtet mit einem primären thorakalen Malignom. KAY et al. (1974) beobachteten einen Fall von hypertropher Osteoarthropathie bei einem Kind mit Morbus Hodgkin. GROSSMAN et al. (1964) analysierten ihre 18 Patienten mit teilweise sehr schwerer pulmonaler Beteiligung bei Mukoviszidose und fanden in 3 Fällen eine hypertrophe Osteoarthropathie.

Die pathogenetischen Zusammenhänge zwischen thorakaler Grundkrankheit und Knochenveränderung sind nach wie vor unklar. Als auslösende Ursache wurden früher Endotoxine vermutet, die im Rahmen der langanhaltenden Primärerkrankung auftreten können. Solche Toxine sind jedoch nie bei Menschen nachgewiesen worden (EDEIKEN 1975). Veränderungen der peripheren Durchblutung sind wahrscheinlicher und im Tierversuch auch beobachtet worden (HOLLING 1961). Er fand im Tierexperiment einen deutlich vermehrten Blutflow.

So ist MENDLOWITZ (1941) aufgrund seiner eigenen Untersuchungen der Ansicht, daß bei Überlastung des peripheren Blutkreislaufes der Blutflow von den Gefäßen des Knochenmarks nicht mehr aufgenommen werden kann und über die Gefäße der Gelenkkapsel und des Periosts umgeleitet werden muß.

Pathologisch-anatomisch entsteht zunächst ein Ödem und eine Verdickung des Periosts mit nachfolgender zelliger Infiltration. Anschließend wird das Periost abgehoben, Osteoid bildet sich an der inneren Schicht mit loser Anheftung an die Kortikalis. Wenn außerdem eine Verdickung und Ödem in der Synovialmembran entsteht und auch hier zellige Infiltration hinzukommt, kann es zur Degeneration des Gelenkknorpels kommen.

Klinischer Befund

Die ersten klinischen Symptome sind unklaren „rheumatoiden" Knochen- und Gelenkschmerzen vergleichbar und werden häufig auch als solche fehlgedeutet. Bei voll ausgeprägtem Krankheitsbild liegen symmetrische Verdickungen der Diaphysen der langen Röhrenknochen vor, infolge der starken periostalen Knochenneubildung. Die Unterarme sind dabei am häufigsten und am stärksten befallen, die langen Röhrenknochen der Unterextremitäten können ebenfalls verdickt sein. Gelenkschwellungen finden sich im Bereich der Hände und Füße, sie sind meist weniger ausgeprägt als bei der rheumatischen Polyarthritis. Ein weiteres deutliches klinisches Zeichen ist die Ausbildung von Trommelschlegelfingern und -zehen. Die klinischen Befunde der sicht- und tastbaren Extremitätenverdickung können mitunter – allerdings vorwiegend beim Erwachsenen beschrieben – bestehen, ehe die zugrundeliegende, noch asymptomatische Primärerkrankung erkannt ist (EDEIKEN 1975).

Röntgenbefunde

Über die ganze Länge der Diaphyse kann man periostale Begleitschatten finden, die z.T. beträchtliche Dicke erreichen können. Diese periostalen Knochenneubildungen sind fast immer symmetrisch, sie befallen vorwiegend Radius und Ulna (Abb. 73a, b), können sich aber auch an Tibia, Fibula, Metacarpalia, Metatarsalia, Phalangen und

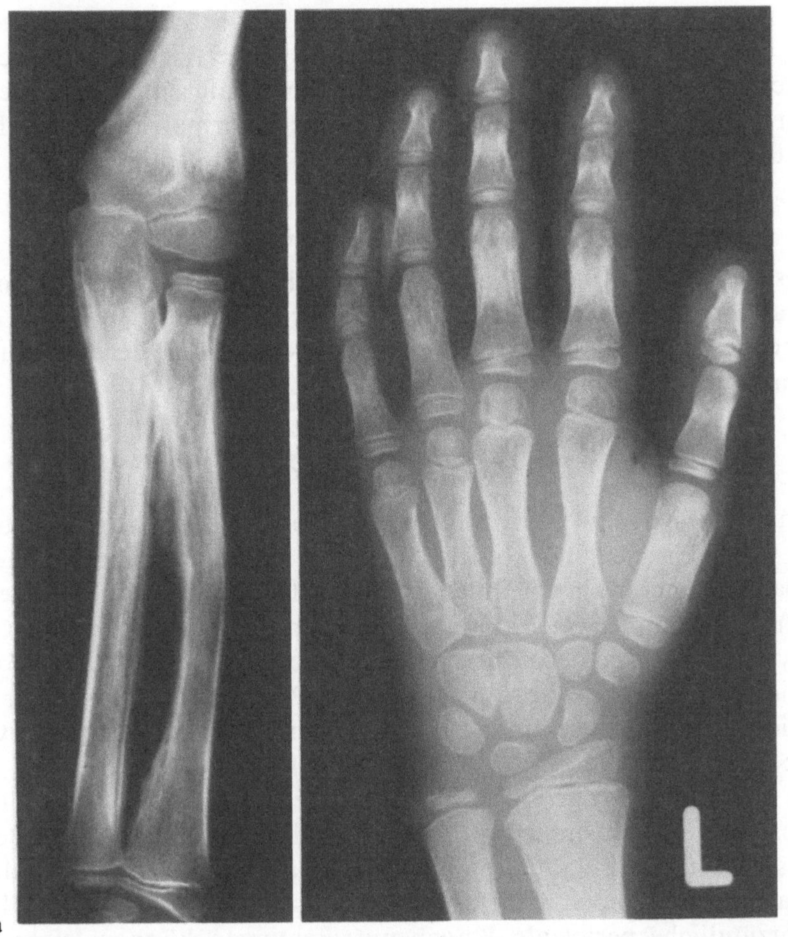

a b

Abb. 73. **a** H.P., 12 Jahre. Seit Kleinkindesalter (erworbene) Bronchiektasen. Klinisch schwere Kachexie. Unterarme beidseits verdickt. Radius und Ulna zeigen breite, unregelmäßige periostale Knochenneubildung. Konkavität des Radius stärker befallen als konvexe Seite. **b** Derselbe Junge: Bei klinisch ausgeprägten Trommelschlegelfingern röntgenologisch nur minimale Auftreibung der Endphalangen (Knochenalter 8 Jahre)

Femur ausbilden, sehr selten am distalen Humerus (CAVANAUGH 1965). Die terminalen Phalangen und die Knochen des Rumpfskelettes sind nur ganz selten mitbeteiligt. Im allgemeinen ist meist die Konkavität des Knochens, besonders am Unterarm und Unterschenkel, stärker verdickt. Die Begrenzung der schalenförmigen periostalen Auflagerung ist zunächst gut, und auch dünn, später werden sie dicker und verlaufen dann unregelmäßig und gewellt (MAROTEAUX 1974). An den Metacarpalia und Metatarsalia sind die klinisch beobachteten „Gelenkschwellungen" gelegentlich durch diese periostale Verdickung bedingt. Aufallend ist, daß die klinisch sehr ausgeprägten Trommelschlegelfinger röntgenologisch kaum eine Verdickung der Endphalangen erkennen lassen.

Im Verlauf der Erkrankung werden die Verdickungen der langen Röhrenknochen immer stärker. Der neugebildete Knochen ist dann von der alten atrophisch werdenden Kortikalis durch eine dünne Zone verminderter Knochendichte getrennt.

Knochenszintigraphie

Das Ganzkörperskelettszintigramm zeigt bei der Osteoarthropathia hypertrophicans, entsprechend dem klinischen und röntgenologischen Bild, die zu erwartende Aktivitätsanreicherung in den Regionen der periostalen Knochenneubildung (BIELER u. ALBRECHT 1971). Diese Untersuchung bringt bei den meist symmetrischen Knochenneubildungen im Kindesalter keine weiteren Hinweise, die für eine Differentialdiagnose zu verwenden wären, da in den Wachstumszonen zu dieser Zeit normalerweise noch beträchtliche Aktivität bestehen kann.

Verlauf und Therapie

Im Kindesalter ist die Rückbildung in Fällen mit operativer Behandlungsmöglichkeit der Grundkrankheit zu erwarten und auch beschrieben. Bei den heute allerdings sehr selten auftretenden Osteoarthropathien handelt es sich vorwiegend um therapeutisch nicht zu beeinflussende Grundkrankheiten.

Differentialdiagnose

Deutlich unterschieden werden muß die sekundäre hypertrophe Osteoarthropathie von der im Erwachsenenalter beobachteten familiären idiopathischen Form der Osteoarthropathie, einer wahrscheinlich autosomal dominant vererblichen Erkrankung (RIMOIN 1965). Beide können mit Hauterscheinungen einhergehen bzw. mit einer generalisierten Pachydermie (Pachydermoperiostitis). Nach CAVANAUGH (1965) sowie CAMP (1948) tritt die idiopathische Form erst nach der Pubertät auf, das Alter könnte damit zur Differenzierung zwischen sekundärer und primärer Osteoarthropathie verwendet werden. SCHÖNENBERG (1954) sowie CURRARINO (1961) haben jedoch solche Fälle auch bei Geschwistern im Kindesalter beobachtet. Die Abgrenzung gegenüber der infantilen kortikalen Hyperostose geschieht in erster Linie durch das Lebensalter. Der Beginn des CAFFEY-Syndroms liegt immer im Säuglingsalter, also zu einem Zeitpunkt, in dem eine hypertrophe Osteoarthropathie noch nicht in Erscheinung treten kann (CAFFEY 1952). Traumatische und entzündliche periostale Knochenverdickungen können leicht klinisch abgegrenzt werden. Nach Ansicht von CAFFEY (1952) handelt es sich möglicherweise bei mehreren der als hypertrophe pulmonale Osteoarthropathie beschriebenen Fälle um Hyperphosphatasien.

Literatur

Achord JL, Gerle RD (1966) Bone lesions in pancreatitis. Am J Dig Dis NS *2*:453–460

Adams DD, Lord JM, Stevely HAA (1964) Congenital thyrotoxicosis; Lancet *2*:497–499

Adams PCA, Strand RD, Bresman MJ, Lucky AW (1974) Kinky hair syndrom: serial study of radiological findings with emphasis on the similarity to the battered child syndrom. Radiology *112*:401–407

Afshani E, Osman M, Girdany BR (1973) Widening of cranial sutures in children with deprivation dwarfism. Radiology *109*:141–144

Ahlgren P, Vestermark S (1977) Menkes' kinky hair disease. Neuroradiology *13*:159–163

Aksoy M, Camli N, Dincol K, Erdem S, Akgün T (1972) Osseous changes in Wilson's disease. A radiologic study of nine patients. Radiology *102*:505–509

Albright F, Butler AM, Bloomberg E (1937a) Rickets resistant to vitamin-D therapy. Am J Dis Child *54*:529–547

Albright F, Butler AM, Hampton AO, Smith P (1937b) Syndrome characterized by osteitis fibrosa disseminata, areas of pigmentation and endocrine dysfunction, with precocious puberty. Report of five cases. N Engl J Med *216*:727–746

Albright F, Forbes AP, Henneman PH (1952) Pseudo-pseudohypoparathyreoidismus. Trans Assoc Am Physicians *65*:337–350

Al Rashid RA, Spangler J (1971) Neonatal copper deficiency. N Engl J Med *285*:841–843

Ameri MR, Alebouyeh M, Donner MW (1978) Hypertrophic osteoarthropathy in childhood malignancy. Am J Roentgenol *130*:992–993

Andersen DH (1939) Cystic fibrosis of the pancreas, vitamin A deficiency and bronchiectasis. J Pediat *15*:763–771

Andersen HJ (1960) Studies of hypothyroidism in children. Acta Paediatr Scand *50*, Suppl 125:7–17, 83–105, 145–150

Arnaud C, Maijer R, Reade T, Scriver RC, Whelan TD (1970) Vitamin D dependency: an inherited postnatal syndrome with secondary hyperparathyroidism. Pediatrics *46:*871–880

Arnaud C, Glorieux F, Scriver C (1971) Serum parathyroidhormone in x-linked hypophosphatemia. Science *173:*845–847

Ashkenazi A, Levin S, Djaldetti M, Fishel E, Benvenisti D (1973) The syndrome of neonatal copper deficiency. Pediatrics *52:*525–533

Augustin V, (1962) Eigenartige Osteolyse der Rippen bei durch Poliomyelitis schwer gelähmten Kindern. Fortschr Röntgenstr *97:*771–774

Baker DH, Harris RC (1964) Congenital absence of the intrahepatic bile ducts. Am J Roentgenol *91:*875–884

Bakwin H, Eiger M (1956) Fragile bones and macrocranium. J Pediatr *49:*558–564

Bakwin H, Golden A, Fox S (1964) Familial osteoectasia with macrocranium. Am J Roentgenol *91:*609–617

Ballow M, Margolis CZ, Schachtel B, Hsia YE (1973) Progressive familial intrahepatic cholestasis. Pediatrics *51:*998–1007

Bamatter F, Franceschetti A, Klein D (1947) Amélioration tardive d'un cas de nanisme athryoïdien congenital avec altération intrasellaire. Etude clinique et généalogique. Helv Paediatr Acta *2:*154–173

Bamberger E (1889) Bronchiektasie. Wien Klin Wochenschr *11:*226

Bamberger E (1891) Über Knochenveränderungen bei chronischen Lungen- und Herzkrankheiten. Z Klin Med *18:*193–217

Barlow T (1895) Der infantile Skorbut und seine Beziehungen zur Rachitis. Zentralbl Inn Med *16:*505–529

Béclard; zit. nach Lahm W (1928) Fortschr Röntgenstr *37:*34–38

Bellini MA, Neves J (1956) The skull in childhood myxedema: Its roentgen appearance. Am J Roentgenol *76:*495–498

Berger G, Munde B (1970) Knochenstrukturveränderungen bei antikonvulsiver Langzeitbehandlung. Dtsch Geswesen *25:*1548–1551

Berger G, Korth G, Munde B, Rupprecht E (1973) Rachitische Osteopathie durch Antikonvulsiva. Dtsch Geswesen *28:*1888–1893

Bessler W, Fanconi A (1972) Die Röntgensymptome der Hypophosphatasie. Fortschr Röntgenstr *117:*58–65

Beuren AJ (1972) Supravalvular aortic stenosis: a complex syndrome with and without mental retardation. Birth Defects *8:*45–56

Bianchine JW (1971) Familial hypophosphatemic rikkets showing autosomal dominant inheritance. Birth defects no *10:*287–293

Bickel H, Bremer HJ (1967) Über Phenylketonurie. Dtsch Med Wochenschr *92:*700–710

Bieler E, Albrecht H-J (1971) Das szintigraphische Bild der Ostéoarthropathie hypertrophiante. Nucl Med *10:*196–200

Bois R du, Farriaux JP, Maillard E, Maillard JP (1969) Hyperparathyroidisme primitif chez un nouveauné. Ann Radiol (Paris) *12:*407–412

Bonakdarpour A, Kirkpatrick JA, Renzi A, Kendall N (1972) Skeletal changes in neonatal thyrotoxicosis. Radiology 102:149–150

Borgmann V, Hasse W (1977) Primärer Hyperparathyreoidismus bei einem 13jährigen Mädchen mit ossärer und renaler Manifestation. Z Kinderchir *22:*222–231

Boswell SH, Baylin GJ (1973) Metastatic fat necrosis and lytic bone lesions in a patient with painless acute pancreatitis. Radiology *106:*85–86

Brailsford JF (1953) Some radiographic manifestations of early scurvy. Arch Dis Child *28:*81–86

Brenton DP Dow CJ, James JIP, Hay RL, Wynne-Davies R (1972) Homocystinuria and Marfan's syndrome: A comparison. J Bone Joint Surg [B] *54:*277–298

Brenton DP, Dent CE (1976) Idiopathic juvenile osteoporosis. In: Bickel H, Stern J (eds) Inborn errors of calcium and bone metabolism. MTP press, Lancaster, pp 222–238

Brill PW, Mitty HA, Gaull GE (1974) Homocystinuria due to cystathionine synthase deficiency: clinical-roentgenologic correlations. Am J Roentgenol *121:*45–54

Bronsky D, Kushner DS, Dubin A, Snapper J (1958) Idiopathic hypoparathyroidism and pseudohypoparathyroidism: case reports and review of the literature. Medicine (Baltimore) *37:*317–352

Bronsky D, Kiamko RT, Moncado R, Rosenthal JR (1968) Intra-uterine hyperparathyroidism secondary to maternal hypoparathyroidism. Pediatrics *42:*606–613

Bucknall WE, Haslam RHA, Holtzman NA (1973) Kinky hair syndrome: response to copper therapy. Pediatrics *52:*653–657

Burke V, Colebatch JH, Anderson CM, Simons MJ (1967) Association of pancreatic insufficiency and chronic neutropenia in childhood. Arch Dis Child *42:*147–157

Burmeister W, Mayser P (1967) Hypophosphatasie. Arch Kinderheilkd *175:*242–262

Burns RB (1963) The unusual occurence of scurvy in an 8 week old infant. Am J Roentgenol *89:*923–927

Buttenberg H (1967) Zur Bedeutung von Polstermetaphysen bei entwicklungsgestörten Kindern. Fortschr Röntgenstr *107:*786–790

Caffey J (1952) On some late skeletal changes in chronic infantile hyperostosis. Radiology *59:*651–657

Caffey J (1973a) Pediatric X-ray diagnosis, 6th edn, 2 vols. Lloyd-Luke, London

Caffey J (1973b) Familial hyperphosphatasemia with ateliosis and hypermetabolism of growing membranous bone: review of the clinical, radiographic and chemical features. In: Kaufmann HJ (ed) Progress in pediatric radiology: Intrinsic disease of bones, vol 4. Karger, New York, pp 438–468

Caffey J (1977) Therapeutic value of thyreocalcitonin. Am J Roentgenol *129*:175–176

Caldwell MD, Jonsson HT, Othersen HB (1972) Essential fatty deficiency in an infant receiving prolonged parenteral alimentation. J Pediatr *81*:894–989

Camp JD, Scanlan RL (1948) Chronic idiopathic hypertrophic osteoarthropathy. Radiology *50*:581–587

Capesius P, van Damme W, Touitou D, Reolon M (1977) The metaphyseal lesions of Menkes' syndrome – a case report. J Belge Radiol *60*:345–350

Capitano MA, Kirkpatrick JA (1969) Widening of the cranial sutures. A roentgen observation during periods of accelerated growth in patients treated for deprivation dwarfism. Radiology *92*:53–59

Carson NAJ (1962) Metabolic abnormalities detected in a survey of mentally backward individuals in Northern Ireland. Arch Dis Child *37*:505–513

Catel W (1954) Pubertätsfischwirbelkrankheit. Kinderaerztl Prax *22*:21–26

Cavallino R, Grossman H (1968) Wilson's disease presenting with rickets. Radiology *90*:493–494

Cavanaugh JJA, Holman GH (1965) Hypertrophic osteoarthropathy in childhood. J Pediatr *66*:27–40

Christiansen C, Røbro P, Nielsen Th (1975) Jatrogenic osteomalacia in epileptic children. A controlled therapeutic trial. Acta Paediatr Scand *64*:219–224

Clayton RJ, Iber FL, Ruebner BH, McKusick VA (1969) Byler disease: Fatal familial intrahepatic cholestasis in an Amish kindred. Am J Dis Child *117*:112–114

Cloutier MD, Hayles AB, Riggs BL, Jowsey J, Bickel WH (1967) Juvenile osteoporosis: Report of a case including a description of some metabolic and micrographic studies. Pediatrics *40*:649–655

Cordano A, Baertl JM, Graham GG (1964) Copper deficiency in infancy. Pediatrics *34*:324–336

Cordano A, Graham GG (1966) Copper deficiency, complicating severe chronic intestinal malabsorption. Pediatrics *38*:596–604

Creery W, Neil DW (1954) Idiopathic hypercalcaemia in infants with failure to thrive. Lancet *2*:110–114

Crosley CJ, Chee C, Berman PH (1975) Rickets associated with long-term anticonvulsant therapy in a pediatric outpatient population. Pediatrics *56*:52–57

Cumming WA (1970) Idiopathic juvenile osteoporosis. J Can Assoc Radiol *21*:21–26

Currarino G (1966) Premature closure of the epiphyses in the metatarsals and knees: A sequel of poliomyelitis. Radiology *87*:424–428

Currarino G (1973) Hypophosphatasia. In: Kaufmann HJ (ed) Intrinsic diseases of bones, vol 4. Karger, Basel New York, pp 469–494

Currarino G, Neuhauser EBD, Reyersbach GC, Sobel EH (1957) Hypophosphatasia. Am J Roentgenol *78*:392–419

Currarino G, Tierney RC, Giesel RG, Weihl C (1961) Familial idiopathic osteoarthropathy. Am J Roentgenol *85*:633–644

Danks DM, Campbell PE, Stevens BJ, Mayne V, Cartwright E (1972) Menkes' kinky hair syndrome. An inherited defect in copper absorption with widespread effects. Pediatrics *50*:188–201

Danks DM, Haslam R, Mayne V, Kaufmann HJ, Holtzapple PG (1976) Metaphyseal chondrodysplasia, neutropenia, and pancreatic insuffiency presenting with respiratory distress in the neonatal period. Arch Dis Child *51*:697–702

DeLévie M, Nogrady MB (1970) Rapid brain growth upon restoration of adequate nutrition causing false radiologic evidence of increased intracranial pressure. J Pediat *76*:523–528

DeLuca HF, Kleiner-Bosaller A (1973) Metaboliten von Vitamin-D als Hormon in der Regulation des Calcium- und Phosphatstoffwechsels. Monatsschr Kinderheilkd *121*:329–337

Dennis JM, Marcado R (1956) Scurvy following folic acid antagonist therapy. Radiology *67*:412–415

Dent CE (1969) Idiopathic juvenile osteoporosis. In: Bergsma D (ed) Birth defects; Original article series, vol V, no 4 National foundation – March of Dimes, New York, pp 134–139

Dent CE, Friedman M (1965) Idiopathic juvenile osteoporosis. QJMed *34*:177–210

Dent CE, Friedman M, Watson L (1968) Hereditary pseudo-vitamin D deficiency („Hereditäre Pseudomangelrachitis"). J Bone Joint Surg [B] *50*:708–719

Dent CE, Richens A, Rowe DJF, Stamp TCB (1970) Osteomalacia with long-term anticonvulsant therapy in epilepsy. Br Med J *4*:69–72

Desai MP, Joshi NC, Shah KN (1973) Chronic idiopathic hyperphosphatasia in an Indian child. Am J Dis Child *126*:626–628

DeWind LT (1961) Hypervitaminosis D with osteosclerosis. Arch Dis Child *36*:373–380

Dittrich JK (1965a) Zur Osteodystrophie infolge phenylalaninarmer Ernährung. Z Kinderheilkd *93*:1–11

Dittrich JK (1965b) Längen- und Skeletwachstum unter phenylalaninarmer Diät. Monatsschr Kinderheilkd *113*:318–320

Dorn G, Neuhäuser G, Heye D, Kielhorn A (1973) Das Kinky-Hair-Syndrom von Menkes. Klin Paediatr *185*:480–489

Dreizen S, Spirakis CN, Stone RE (1964) Chronic undernutrition and postnatal ossification. Am J Dis Child *108*:44–52

Dreizen S, Snodgrasse RM, Parker GS, Currie C, Spies TD (1954) Maturation of bone centers in hand and wrist of children with chronic nutrition failure. Am J Dis Child *87*:429–439

Dreyfus G, Fischgold H, Zara M, Frank LJ (1950) Absence des sinus craniens dans le myxoedeme congenital. Ann Endocrinol (Paris) *11*:423–426

Drigalski W von, Diethelm L (1937) Regressive Skeletveränderungen bei hypophysärem Hochwuchs. Klin Wschr *16*:628–632

Dunn V (1979) Familial hyperphosphatasemia: Diagnosis in early infancy and response to human thyrocalcitonin therapy. Am J Roentgenol *132*:541–545

Ebel Kl-D (1959) Die Systemerkrankungen des Skelets im Kindesalter. Klinik der Gegenwart, Bd VIII. Urban & Schwarzenberg, München Berlin, S 212

Ebel Kl-D (1961) Osteoporose und Fischwirbelbildung im Wachstumsalter. Zentralbl Neurochir *21*:24–33

Edeiken J, Hodes PJ (1975) Roentgen diagnosis of diseases of bone, 2 vol, 2nd Edn Williams and Wilkins Company, Baltimore

Ehrengut W (1956) Morbus Addison und Wachstum. Helv Paediatr Acta *11*:63–77

Emmrich P, Mutlak R (1971) Zum Krankheitsbild der sogenannten transitorischen Neugeborenenthyreotoxikose. Arch Kinderheilkd *183*:69–75

Engeset A, Imerslund O, Blystad W (1951) Skeletal changes resembling scurvy in infantile hypothyreosis before and after therapy. Acta Radiol *36*:1–11

Eroglu M, Taneli NN (1977) Congenital hyperphosphatasia (juvenile Paget's disease). Eleven years follow-up of three sisters. Ann Radiol *20*:145–150

Evans PR (1952) Deformity of vertebral bodies in cretinism. J Pediatr *41*:706–712

Exss R, Azubuike JC (1974) Die sogenannte Rachitis antiepileptica. Päd Praxis *14*:437–440

Eyring EJ, Eisenberg E (1968) Congenital hyperphosphatasia. A clinical, pathological, and biochemical study of two cases. J Bone Joint Surg [B] *50*:1099–1117

Fairbank HAT (1951) An atlas of general affections of the skeleton. ES Livingstone Ltd, Edinburgh, pp 91–105

Fanconi A, Fanconi G (1975) Eine ungewöhnliche Form von idiopathischer Osteoporose mit Hypercalciurie, Kleinwuchs und Schwachsinn. Helv Paediatr Acta *30*:79–88

Fanconi A, Mieth D (1967) Primärer Hyperparathyreoidismus bei einem 12jährigen Knaben. Helv Paediatr Acta *22*:160–167

Fanconi A, Prader A (1967) Transient congenital hypoparathyroidism. Helv Paediatr Acta *22*:342–359

Fanconi A, Prader A (1969) Die hereditäre Pseudomangelrachitis. Helv Paediatr Acta *24*:423–447

Fanconi A, Prader A (1972) Hereditäre Rachitisformen. Schweiz Med Wochenschr *102*:1073–1078

Fanconi A, Illig R, Poley JR, Prader A, Francillon M, Labhart A, Uehlinger E (1966) Idiopathische, transitorische Osteoporose im Pubertätsalter. Helv Paediatr Acta *21*:531–547

Fanconi A, Fischer JA, Prader A (1974) Serum parathyroidhormone concentrations in hypophosphataemic vitamin D resistant rickets. Helv Paediatr Acta *29*:187–194

Fanconi G, Girardet P (1952) Familiärer persistierender Phosphatdiabetes mit D-vitamin-resistenter Rachitis. Helv Paediatr Acta *7*:14–41

Fanconi G, Girardet P, Schlesinger B, Butler N, Black J (1952) Chronische Hypercalcämie, kombiniert mit Osteosklerose, Hyperazotämie und kongenitalen Mißbildungen. Helv Paediatr Acta *7*:314–349

Fanconi G, Ferrazini F (1957) Kongenitale Analgie (Kongenitale generalisierte Schmerzindifferenz). Helv Paediatr Acta *12*:79–115

Fanconi G, Moreira G, Uehlinger E, Giedion A (1964) Osteochalasia desmalis familiaris. Hyperostosis corticalis deformans juvenilis, chronic idiopathic hyperphosphatasia, Osteoectasia and macrocranium. Helv Paediatr Acta *19*:279–295

Farriaux JP (1976) Pseudohypoparathyroidism. Am J Dis Child *130*:780–781

Farriaux JP, Lhermine C, Cousin J, Fontaine C (1970) Étude radiologique du poignet dans la phénylcétonurie. A propos de 23 observations. Ann Pédiatrie *17*:474–480

Farriaux JP, Vainsel M, Six R (1976) Le pseudo-hypoparathyroidisme: Resultats complémentaires àpropos de 4 cas familiaux. Arch Fr Pediat *33*:445–449

Fawcitt J (1964) Skeletal changes in cerebral palsy children. A review of 200 cases. Ann Radiol *7*:466–471

Feinberg SB, Fisch RO (1962) Roentgenologic findings in growing bones in phenylketonuria. Radiology *78*:394–398

Feinberg SB, Fisch RO (1972) Bone changes in untreated neonatal phenylketonuric patients. A new radiographic observation and interpretation. J Pediat *81*:540–543

Feller ER, Schumacher HR (1972) Osteoarticular changes in Wilson's disease. Arthritis Rheum *15*:259–266

Fellers FX (1959) Idiopathic hypercalcemia of infancy and vitamin D metabolism. Helv Paediatr Acta *14*:483–489

Fendel H, Dorn U (1967) Carpometric studies in children with cerebral affections. Ann Radiol *10*:192–196

Finby N, Bearn AG (1958) Roentgenographic abnormalities of the skeletal system in Wilson's disease (hepatolenticular degeneration). Am J Roentgenol *79*:603–611

Flury W (1972) Osteomalazie nach langdauernder antiepileptischer Behandlung. Schweiz Med Wochenschr *102*:1333–1338

Fölling A (1934) Über Ausscheidung von Phenylbrenztraubensäure in den Harn als Stoffwechselanomalie in Verbindung mit Imbezillität. Hoppe Seylers Z Physiol Chem *227*:169–178

Foley TP Jr, Harrison HC, Arnaud CD, Harrison HE (1972) Familial benign hypercalcemia. J Pediatr *81*:1060–1067

Forbes GB, Bryson MF, Manning J, Amirhakimi CH, Reina JC (1972) Impaired calcium homeostasis in the infantile hypercalcemic syndrome. Acta Paediatr Scand *61*:305–309

Ford JA, Davidson DC, McIntosh WB, Fyfe WM, Dunnigan MG (1973) Neo-natal rickets in asian immigrant population. Br Med J *111*:211–212

Fraenkel E (1903/04) Untersuchungen über die Moeller-Barlowsche Krankheit. Fortschr Röntgenstr *7*:231–265

Fraenkel E (1908) Die Möller-Barlowsche Krankheit. Fortschr Röntgenstr *18* (Erg.Bd)

Fraser D (1957) Hypophosphatasia. Am J Med *22*:730–746

Fraser D, Kooh WS, Kind PH, Holick FM, Tanaka X, DeLuca FH (1973) Pathogenesis of hereditary vitamin D-dependant rickets. N Engl J Med *289*:817–822

Friis-Hansen B (1956) Neonatal hepatitis with osteomalacia. Acta Paediatr Scand *45*:376–381

Front D, Hardoff R, Levy J, Benderly A (1978) Bone scintigraphy in scurvy. J Nucl Med (New York) *19*:916–917

Gaudier B, Remy J, Nuyts JP, Caron-Pottreau CH, Bombart E, Foissac-Gegoux M-Ch (1969) Etude radiologique des signes osseuses de l'homocystinurie. Arch Fr Pediatr *26*:963–975

Gellis SS, Feingold M, Farriaux JP, Fontaine G (1977) Pseudohypoparathyroidism: Picture of the month. Am J Dis Child *131*:806–807

Gerle RD, Walker LA, Achord JL, Weens HS (1965) Osseous changes in chronic pancreatitis. Radiology *85*:330–337

Gerritsen T, Waisman HA (1964) Homocystinuria, an error in the metabolism of methionine. Pediatrics *33*:413–420

Gerstenberger HJ (1933) Rachitis hepatica. Monatsschr Kinderheilkd *56*:219–221

Gharib M, Moazzami R, Behbakht Gh (1970) Wilson's disease. Report of patient with osseous manifestation. Clin Pediatrics *9*:625–626

Giedion A (1960) Weichteilveränderungen und radiologische Frühdiagnose der akuten Osteomyelitis im Kindesalter. Fortschr Röntgenstr *93*:455–466

Giedion A (1967) Cone-shaped epiphyses of the hands and their diagnostic value. The tricho-rhino-phalangeal syndrome. Ann Radiol (Paris) *10*:322–329

Giedion A, Prader A, Hadorn B, Shmerling DH, Auricchio S (1968) Metaphysäre Dysostose und angeborene Pankreasinsuffizienz. Fortschr Röntgenstr *108*:51–57

Glasgow JFT, Thomas PS (1976) The osteodystrophie of prolonged obstructive liver disease in childhood. Acta Paediatr Scand *65*:57–64

Gloebl HJ, Capitano MA, Kirkpatrick JA (1976) Radiographic findings in children with psychosocial dwarfism. Pediatr Radiol *4*:83–86

Goldbloom RB, Gillis DA, Prasad M (1972) Hereditary parathyroid hyperplasia: a surgical emergency of early infancy. Pediatrics *49*:514–523

Gooding CA, Ball JH (1969) Idiopathic juvenile osteoporosis. Radiology *93*:1349–1350

Gray OP, Saunders RA (1966) Familial intrahepatic cholestatic jaundice in infancy. Arch Dis Child *41*:320–32

Grävinghoff W (1931) Über die Schwachzeichen der angeborenen Lues am Knochen. Jb Kinderheilkd *133*:189–221

Greinacher I (1971) Pseudoperthes. Radiologe *11*:300–302

Greulich WW, Pyle SI (1959) Radiographic atlas of skeletal development of the hand and wrist, 2nd Edn, Stanford University Press, Tanford, California, London, Oxford Press

Grewar D (1965) Infantile scurvy. Clin Pediatr (Phila) *4*:82–89

Griscom NT, Craig JN, Neuhauser EBD (1971) Systemic bone disease developing in small premature infants. Pediatrics *48*:883–895

Gröbe H (1973) Homozystinurie, klinisches Bild, Behandlung und Ergebnisse bei 8 Patienten. Dtsch Med Wochenschr *98*:1313–1319

Gröbe H, Müller KM (1978) Homozystinurie. Deutsches Ärztebl *43*:2485–2493

Grossman H, Denning CR, Baker DH (1964) Hypertrophic osteoarthropathy in cystic fibrosis. Am J Dis Child *107*:1–6

Grubbauer HM, Stögmann W, Wendler H (1976) Juvenile Osteoporose. Klin Paediatr *188*:353–358

Gutscher GR, Chesney RW (1978) Jatrogenic rickets as a complication of a total parenteral nutrition program. Clin Pediatr (Phila) *17*:817–819

Gyepes MT, Newbern DH, Neuhauser EBD (1965) Metaphyseal and physeal injuries in children with spina bifida and meningomyelocele. Am J Roentgenol *95*:168–177

Hänninen P, Wendelin H, Räsänen O, Panelius M (1972) Chronic respiratory paralysis. A clinical study of 12 patients in long-term respirator treatment after polyomyelitis. Acta Paediatr Scand [Suppl] *228*:1–32

Harcke HTh, Capitano MA, Grover WD, Valdes-Dapena M (1977) Bladder diverticula and Menkes' syndrome. Radiology *124*:459–461

Harrison HE (1973) Oncogenous rickets: possible elaboration by a tumour of a humoral substance inhibiting tubular reabsorption by phosphate. Pediatrics *52*:432–433

Harrison HE, Harrison HC, Lifshitz F, Johnson AD (1966) Growth disturbance in hereditary hypophosphatemia. Am J Dis Child *112*:290–297

Harrison HE, Harrison HC (1975) Rickets then and now. J Pediatr *87*:1144–1151

Haubrich R (1972) Klinische Röntgendiagnostik innerer Krankheiten, Bd 3. Springer, Berlin Heidelberg New York

Heller RM, Kirchner SG, O'Neill JA, Hough AJ, Howard L, Kramer SS, Green HL (1978) Skeletal changes of copper deficiency in infants receiving prolonged total parenteral nutrition. J Pediatr *92*:947–949

Hernandez RJ (1979) Size and skeletal maturation of the hand in children with hypothyroidism and hypopituitarism. Am J Roentgenol *133*:405–408

Hernandez RJ, Poznanski AK, Hopwood NJ, Kelch RP (1978) Incidence of growth lines in psychosocial dwarfs and idiopathic hypopituitarism. Am J Roentgenol *131*:477–479

Hirsch M, Mogle P, Barkli Y (1976) Neonatal scurvy. Report of a case. Pediatr Radiol *4*:251–253

Hodgkin P, Kay GH, Hine PM, Lumb GA, Stanbury SW (1973) Vitamin-D deficiency in Asians at home and in Britain. Lancet *II*, 167–172

Hövels O (1962) Die Vitamin-D-Mangelrachitis. Internist *3*:282–289

Hövels O, Stephan U (1962) Das Krankheitsbild der „idiopathischen" Hypercalcämie – eine chronische Vitamin-D-Intoxikation. Ergeb Inn Med Kinderheilkd *18*:116–195

Holling HE, Brodey RS, Boland HC (1961) Pulmonary hypertrophic osteoarthropathy. Lancet *II*, 1269–1274

Holt JF, Allen RJ (1967) Radiologic signs in the primary aminoacidurias. Ann Radiol *10*:317–321

Houang MTW, Brenton DP, Renton P, Shaw DG (1978) Idiopathic juvenile osteoporosis. Skeletal Radiol *3*:17–23

Hubbard S, Farrell PhM, diSant'Agnese PA (1979) 25-Hydroxycholecalciferol levels in patients with cystic fibrosis. J Pediatr *94*:84–86

Huisman THJ, Jonxis JHP (1957) Some investigations on the metabolism of phenylalanine and tyrosine in children with C-deficiency. Arch Dis Child *32*:77–81

Hurxthal LM (1961) Pituitary gigantism in a child five years of age: Effect of x-radiation, estrogen therapy and self-imposed starvation diet during an eleven-year period. J Clin Endocrinol Metab *21*:343–353

Jackson D, Park EA (1935) Congenital scurvy: Case report. J Pediatr *7*:741–753

Jacobs P (1975) Röntgenatlas der Hand. Springer, Berlin Heidelberg New York

Jancu ThC, Almagor G, Friedman E, Hardoff R, Front D (1978) Chronic familial hyperphosphatasemia. Radiology *129*:669–676

Jardon OM, Burney DW, Fink RL (1970) Hypophosphatasia in an adult. J Bone Joint Surg [Am] *52*:1477–1484

Illig R, Prader A (1959) Kasuistische Beiträge zur idiopathischen Hypercalcämie und Vitamin-D-Intoxikation. Helv Paediatr Acta *14*:618–646

Immelmann EJ, Bank S, Krige H, Marks JN (1964) Roentgenologic and clinical features of intramedullary fat necrosis in bones in acute and chronic pancreatitis. Am J Med *36*:96–99

Job JC (1969) Hyperthyroïdie juvénile et infantile. Pädiatrische Fortbildungskurse, Bd 25. Karger, Basel New York, S 51–66

Job JC, Lejeune C, Canlorbe P, Rossier A (1972) Le nanisme par insuffisance hypophysaire sporadique et idiopathique. Étude d'une serie de 31 cas. Arch Fr Pediat *29*:117–133

Joffe N (1961) Some radiological aspects of scurvy in the adult. Br J Radiol *34*:429–437

Jost R, Straub E (1972) Pseudohypoparathyreoidismus. Eine Übersicht zur Differentialdiagnose aus Anlass einer eigenen Beobachtung. Monatsschr Kinderheilkd *120*:319–324

Jowsey J, Johnson KA (1972) Juvenile osteoporosis: bone findings in seven patients. J Pediatr *81*:511–517

Juberg RC, Holland-Moritz RM, Henley KS, Gonzalez CF (1966) Familial intrahepatic cholestasis with mental and growth retardation. Pediatrics *38*:819–836

Justus J, Rupprecht E, Recknagel R, Justus B (1974) Morphologischer und klinischer Beitrag zur Hypophosphatasia congenita letalis. Kinderaerztl Praxis *42*:148–155

Kaplan SL, Goodman HG, Grumbach MM (1967) Isolated growth hormone deficiency in childhood. In: International Symposion on growth hormone, Milan 1967. Excerpta Medical Foundation. Int congr series No 142, pp 42–46

Karpel JT, Peden VH (1972) Copper deficiency in long-term parenteral nutrition. J Pediatr *80*:32–36

Karpouzas J, Papathanasiou-Klontza D, Xipolita-Zachariadu A, Benetos S, Matsaniotis N (1979) Pseudo-vitamin D deficiency ricktes: report of a case. Helv Paediatr Acta *34*:461–464

Katayama H, Suruga K, Kurashige T, Kimoto T (1975) Bone changes in congenital biliary atresia. Radiologic observation of 8 cases. Am J Roentgenol *124*:107–112

Kato K (1932) Critique of the roentgen signs of infantil scurvy. Radiology *18*:1096–1110

Kaufmann HJ (ed) (1973, 1976) Progress of pediatric radiology, vol 4. Intrinsic diseases of bones, vol 5. Skull, spine and contents. Karger, Basel München Paris New York Sydney

Kay JC, Rosenberg MA, Burd R (1974) Hypertrophic osteoarthropathy and childhood Hodgkin's disease. Pediatr Radiol *112*:177–178

Keating JP, Shackelford GD, Shackelford PG, Ternberg JL (1972) Pancreatitis and osteolytic lesions. J Pediatr *81*:350–353

Knorr D (1978) Frühdiagnostik der Hypothyreose bei Neugeborenen. Kinderarzt 9:441–444

Kobayashi A, Kawai S, Utsunomiya T (1974) Bone disease in infants and children with hepatobiliary disease. Arch Dis Child *49*:641–646

Kodicek E (1974) The story of vitamin D from vitamin to hormone Lancet *I*:325–327

König MP (1969) Die Hypothyreose im Kindesalter. Aus: Endokrinologische Probleme im Kindesalter. Päd Fortbildungskurse, Bd 25. Karger, Basel New York, S 40–50

Kolb FO, Steinbach HL (1962) Pseudohypoparathyroidism with secondary hyperparathyroidism and osteitis fibrosa. J Clin Endocrinol Metab *22*:59–69

Kooh SW, Jones G, Reilly BJ, Fraser D (1979) Pathogenesis of ricktes in chronic hepatobiliary disease in children. J Pediatr *94*:870–874

Kowalski R (1967) Roentgenologic studies of the alimentary tract in Kwashiorkor. Am J Roentgenol *100*:100–112

Kozlowski K, Goscinska Z (1971) Homocystinuria. Pol Rev Rad Nucl Med *XXXV*: 250–257

Kozlowski K, Walker-Smith JA (1973) Knochenveränderungen beim Menkes'-Syndrom. Radiol Diagn Berl *14*: 693–700

Kozlowski K, Sutcliffe J, Barylak A, Harrington G, Kemperdick H, Nolte K, Reinwein H, Thomas PS, Uniecka W (1976) Hypophosphatasia, review of 24 cases. Pediatr Radiol *5*: 103–117

Kozlowski K, McCrossin R (1979) Early osseous abnormalities in Menkes kinky hair syndrome. Pediatr Radiol *8*: 191–194

Kraft D, Schaefer K, Bochentin W, Herrath D von, Opitz A, Koeppe P (1973) Untersuchungen zum Calcium-Stoffwechsel bei antiepileptischer Therapie. Nervenarzt *44*: 150–154

Krauer-Mayer B, Olafsson A, Knüsel E, Kaufmann HJ (1968) Skorbut im Kindesalter. Eine in Vergessenheit geratene Krankheit. Schweiz Med Wochenschr *98*: 789–795

Krepler P, Breitfellner G, Zeitlhofer J (1964) Vitamin-D-Intoxikation und „idiopathische Hypercalcämie". Z Kinderheilkd *90*: 108–123

Kruse K, Offermann G (1977) Zur Klinik und Behandlung des familiären idiopathischen Hypoparathyreoidismus. Monatsschr Kinderheilkd *125*: 489–490

Kruse R (1968) Osteopathien bei antiepileptischer Langzeitbehandlung. Monatsschr Kinderheilkd *116*: 378–380

Lamy J, Carcin R, Jammet ML, Aussannaire M, Lambert A, Thiriez H, Grasset A (1958) L'analgésie généralisée congénitale. Arch Fr Pediatr *15*: 433–448

Lamy M, Nézelof C, Fauré C, Jammet ML, Aussannaire M (1958) La forme sévère de l'hypercalcémie idiopathique (à propos de deux observations anatomo-cliniques). Arch Fr Pediatr *15*: 1001–1023

Lamy M, Jammet ML, Nézelof C, Aussannaire M, Ricordeau G (1960) Ictère viral cirrhogène chez un nouveau-né. Lésions oseuses et pulmonaires. Arch Fr Pediatr *17*: 96–101

Landing BH, Kamoshita S (1970) Congenital hyperparathyroidism secondary to maternal hypoparathyroidism. J Pediatr *77*: 842–847

Lapatsanis P, Kavadias A, Vretos K (1971) Juvenile osteoporosis. Arch Dis Child *46*: 66–71

Laron Z, Pertzelan A, Mannheimer S (1966) Genetic pituitary dwarfism with high serum concentration of growth hormone. A new inborn error of metabolism? Isr J Med Sci *2*: 152–155

Lassrich MA, Prèvòt R, Schäfer KH (1955) Pädiatrischer Röntgenatlas. Thieme, Stuttgart

Lee MMC, Garn SM (1967) Pseudoepiphyses or notches in the non-epiphyseal end of metacarpal bones in healthy children. Anat Rec *159*: 263–272

Lefèbvre J, Michel JR, Royer P (1960) Les aspects radiologiques des altérations métaphysaires au cours des troubles métaboliques phosphocalciques. Ann Radiol *3*: 213–240

Leiber B, Hövels O (1974) Menkes-Syndrom. Monatsschr Kinderheilkd *122*: 176–177

Leonidas JC, Brill PW, Waldman N (1973) Antiepileptic therapy and rickets in children. Radiology *109*: 409–412

Lernet P (1975) Hypothyreose: Fehldiagnose und Folgen. Ein Fallbericht. Paediatr Paedol *10*: 81–87

Levin EJ (1956) Congenital biliary atresia with emphasis on the skeletal abnormalities. Radiology *67*: 714–722

Lewin PK, Reid M, Reilly BJ, Swyer PR, Fraser D (1971) Jatrogenic rickets in low-birth-weight infants. J Pediat *78*: 207–210

Lifshitz F, MacLaren NK (1973) Vitamin-D-dependent rickets in institutionalized mentally retarded children receiving longterm anticonvulsant therapy. A survey of 288 patients. J Pediatr *83*: 612–620

Lightwood LR (1952) Idiopathic hypercalcemia in infants with failure to thrive. Arch Dis Childh *27*: 302–312

Loening WEK, Vink AI (1970) The association of growth hormone deficiency and pituitary myxödema. Helv Paediatr Acta *25*: 114–118

Lowe CU, Coursin DB, Heald FP, Holliday MA, O'Brien D, Owen GM, Pearson HA, Scriver CR, Filer LJ Jr, Kline OL (1967) The relation between infantile hypercalcemia and vitamin-D. Public health implications in North America. Pediatrics *40*: 1050–1061

Lubomir P (1961) Rachitis hepatica? Kinderaerztl Praxis *9*: 383–387

Lücking T, Grütner R (1972) Exokrine Pankreasinsuffizienz, Neutropenie, metaphysäre Dysostose und Minderwuchs (Shwachman-Syndrom). Dtsch Med Wochenschr *97*: 902–906

Lussier-Lazaroff J, Fletcher RD (1971) Rickets and anticonvulsant therapy in children: a roentgenologic investigation. J Can Assoc Radiol *22*: 144–147

MacCarthy JMT, Carey MC (1968) Bone changes in homocystinuria. Clin Radiol *19*: 128–134

MacLean AD (1968) Spinal changes in a case of infantile scurvy. Br J Radiol *41*: 385–387

Mäenpää J (1972) Congenital hypothyroidism. Aetiological and clinical aspects. Arch Dis Child *47*: 914–923

Maier K (1959) Schwierigkeiten bei der Beurteilung frühkindlicher kyphotischer Zustandsbilder. Z Kinderheilkd *83*: 28–39

Marie P (1890) De l'ostéarthropathie hyperthrophiante pneumonique. Rev Méd (Paris) *10*: 1–36

Maroteaux P (1974) Maladies osseuses de l'enfant. Flammarion médicine-sciences. Paris

Mathews LBM, Shepard RH (1961) Raised intracranial pressure with triamcinolone. Lancet *I*: 75–78

Matthieu H, deMenibus ClH, Frédérich A, Lestradet H, Royer P (1961) L'hyperparathyroïdie chronique primitive avec lésions d'ostéomalacie. Ann Pediatr *17*: 153–161

Maxwell JP, Pi HT, Lin HAC, Kwo CC (1939) Further

studies in adults rickets (osteomalacia) and foetal rickets. Proc R Soc Med *32*:287–297

McEnery PT, Silverman FN (1972) Acceleration of growth with combined vitamin D-phosphate therapy of hypophosphatemic resistant rickets. J Pediatr *80*:763–774

McKusick VA (1975) Mendelian inheritance in man, 4th edn. Johns Hopkins University Press, Baltimore London

McLean S, McIntosh R (1928) Healing in infantile scurvy as shown by x-ray. Am J Dis Child *36*:875–930

McLennan TW, Steinbach HL (1974) Shwachman's syndrom: the broad spectrum of bony abnormalities. Radiology *112*:167–173

McPherson RJ, Kroeker M, Houston CS (1972) Hypophosphatasia. J Can Assoc Radiol *23*:16–26

Mehes K, Klujber L, Lassu G, Kaytar P (1972) Hypophosphatasia: screening and family investigations in an endogamous Hungarian village. Clin Genet *3*:60–66

Mehls O (1971) Pseudomangelrachitis. Monatsschr Kinderheilkd *119*:429–430

Meinecke R, Bannert N, Schmerse G (1970) Möller-Barlowsche Erkrankung. Z Orthop *108*:286–293

Mendlowitz M (1941) Measurements of blood flow and blood pressure in clubbed fingers. J Clin Invest *20*:113–121

Menkes JH, Alter M, Steigleder GK, Weakley DR, Sung JH (1962) A sex-linked recessive disorder with retardation of growth, peculiar hair, and focal cerebral and cerebellar degeneration. Pediatrics *29*:764–779

Menking M, Wiebel J, Schmid WU, Schmidt WT, Ebel KD, Ritter R (1972) Premature craniosynostosis associated with hyperthyroidism in 4 children. Monatsschr Kinderheilkd *120*:106–110

Mindelzun R, Elkin M, Scheinberg JH, Sternlieb J (1970) Skeletal changes in Wilson's disease. A radiological study. Radiology *94*:127–132

Möller JOL (1862) Zwei Fälle von akuter Rachitis. Königsber Med Jahrb *3*:135–149

Moncrieff MW, Brenton DP, Arthur LJH (1978) Case of tumour rickets. Arch Dis Child *53*:740–745

Morreels CL Jr (1968) The roentgenographic feature of homocystinuria. Radiology *90*:1150–1158

Mühlendahl KE v, Helge H (1978) Hyperthyreose im Kindesalter. Pädiat Praxis *20*:383–392

Mühlethaler JP, Schärer K, Antener J (1967) Akuter Hyperparathyreoidismus bei primärer Nebenschilddrüsenhyperplasie. Helv Paediatr Acta *22*:529–556

Müller B (1971) Hereditäre Pseudomangelrachitis Typ Prader, eine Vitamin D-refraktäre Rachitis. Pädiat Praxis *10*:205–210

Mullin GT, Caperton EM, Crespin SR, Williams RC (1968) Arthritis and skin lesions resembling erythema nodosum in pancreatic disease. Ann Intern Med *68*:75–87

Murdoch MM, Holman GH (1964) Roentgenologic bone changes in phenylketonuria: relation to dietary phenylalanine and serum alkaline phosphatase. Am J Dis Child *107*:523–532

Murray RO (1957) Congenital indifference to pain with special reference to skeletal changes. Br J Radiol *30*:2–6

Murray RO (1960) Radiological bone changes in Cushing's syndrome and steroid therapy. Br J Radiol *33*:1–19

Murray RO, Jacobson HG (1972) The radiology of skeletal disorders. Exercises in diagnosis, vol I and II reprinted. Churchill Livingstone, Edinburgh London

Neuer FS, Roberts FR, McCarthy V (1977) Osteolytic lesions following traumatic pancreatitis. Am J Dis Child *131*:738–740

Neuhauser EB, Griscom NT, Craig J (1972) An anonymous disease of bones of small premature infants: possibly copper or other trace elements deficiency. Ann Radiol (Paris) *15*:351 (abstract)

New MJ, Schwartz E, Parks GA, Landey S, Widemann E (1972) Pseudohypopituitary dwarfism with normal plasma growth hormone and low serum sulfation factor. J Pediatr *80*:620–626

Nitz J, Cobet G, Robbe K (1971) Osteodystrophie, Retardation und Duodenalschleimhautdiagnostik bei Phenylketonurie. Radiologe *11*:305–307

Nolte K, Schriebe G (1976) Zur Röntgendiagnostik der Hypophosphatasie vom letalen Typ. Radiologe *16*:283–285

Ocklitz HW (1956) Infantiler Skorbut. Monatsschr Kinderheilk *104*:343–352

Opie WH, Müller CJB, Kamfer H (1975) The diagnosis of vitamin D deficiency rickets. Pediatr Radiol *3*:105–110

Park EA (1964) The imprinting of nutritional disturbances on the growing bone. Pediatrics *33*:815–862

Park EA, Guild H, Jackson D, Bond M (1935) Recognition of scurvy with special reference to early x-ray changes. Arch Dis Child *10*:265–273

Parkin JM (1974) Spontaneous remission in a patient with pseudohypoparathyroidism. Arch Dis Child *49*:821

Perales FR (1972) Estudio radiológico de las alteraciones óseas en la homocistinuria. Radiologia *14*:383–392

Perry W, Stamp TCB (1978) Hereditary hypophosphataemic rickets with autosomal recessive inheritance and severe osteosclerosis. J Bone Joint Surg [Pr] *60*:430–434

Pollack JA, Schiller AL, Crawford JD (1973) Rickets and myopathy cured by removal of a non-ossifying fibroma of bone. Pediatrics *52*:364–371

Powell GF, Brasel JA, Blizzard RM (1967) Emotional deprivation and growth retardation simulating idiopathic hypopituitarism. Clinical evaluation of the syndrome. N Engl J Med *276*:1271–1278

Poznanski AK (1974) The hand in radiologic diagnosis. Saunders, Philadelphia London Toronto

Poznanski AK, Stephenson JM (1967) Radiographic

findings in hypothalamic acceleration of growth associated with cerebral atrophy and mental ratardation (cerebral gigantism). Radiology *88*:446–456

Poznanski AK, Werder EA, Giedion A (1977) The pattern of shortening of the bones of the hand in PHP and PPHP – A comparison with brachydactyly E, Turner syndrome, and acrodysostosis. Radiology *123*:707–718

Prader A (1975) Neues über Vitamin D: Stoffwechsel, aktive Endprodukte, analoge Verbindungen, therapeutische Ausblicke. Helv Paediatr Acta *30*:109–208

Prader A, Perabo F (1952) Körperwachstum, Knochen- und Zahnentwicklung bei endokrinen Erkrankungen des Kindesalters. Helv Paediatr Acta *7*:517–529

Prader A, Illig R, Uehlinger E, Stalder G (1959) Rachitis infolge Knochentumors. Helv Paediatr Acta *14*:554–565

Prader A, Illig R, Heierli E (1961) Eine besondere Form der primären Vitamin D-resistenten Rachitis mit Hypocalcämie und autosomal dominantem Erbgang: die hereditäre Pseudomangelrachitis. Helv Paediatr Acta *16*:452–468

Pratt EL, Geren BB, Neuhauser EBD (1947) Hypercalcemia and idiopathic hyperplasia of the parathyroid glands in an infant. J Pediatr *30*:388–399

Rampini S (1973) Die kongenitalen Störungen des Phenylalaninstoffwechsels. Schweiz Med Wochenschr *103*:537–546

Randall C, Lauchlan SC (1963) Parathyroid hyperplasia in an infant. Am J Dis Child *105*:364–367

Rappaport R, Rybak M (1969) Aspects radiologiques irréguliers des métaphyses des doigts chez des enfants atteints d'insuffisance hypothalamo-hypophysaire. Arch Fr Pediatr *26*:1135–1144

Rasmussen H, Wong M, Bickle D, Goodman DBP (1972) Hormonal control of the renal conversion of 25-hydroxycholecalciferol to 1,25-dihydroxycholecalciferol. J Clin Invest *51*:2502–2504

Rasmussen H, Anast C (1978) Familial hypophosphatemic (vitamin D-resistant) rickets and vitamin D-dependent rickets. In: Stanbury JB, Wyngarden JB, Frederickson DS (eds) The metabolic basis of inherited disease, 4th edn. McGraw-Hill, New York, pp 1537–1562

Rathbun JC (1948) „Hypophosphatasia", new development anomaly. Am J Dis Child *75*:822–831

Ribbing S (1937) Studien über hereditäre, multiple Epiphysenstörungen. Acta Radiol [Suppl] (Stockh) *34*:

Richens A, Rowe DJF (1970) Disturbance of calcium metabolism by anticonvulsant drugs. Br Med J *4*:73–76

Riggs W Jr, Wilroy RS Jr, Etteldorf JN (1972) Neonatal hyperthyroidism with accelerated skeletal maturation. Radiology *105*:621–625

Riley CM, Day RL (1949) Central autonomic dysfunction with defective lacrimation: Report of five cases. Pediatrics *3*:468–481

Rimoin DL (1965) Pachydermoperiostosis (idiopathic clubbing and periostosis). Genetic and physiologic considerations. N Engl J Med *272*:923–931

Rosenoer VM, Michell RC (1959) Skeletal changes in Wilson's disease. (Hepato-lenticular degeneration). Br J Radiol *32*:805–809

Ross SG (1952) Vitamin D intoxication in infancy. A report of four cases. J Pediatr *41*:815–822

Royer P (1961) La dysgénesie métaphysaire et la périostose localisée au cours de l'hypothyreoïdie infantile. Ann Pediatr *37*:917–920

Royer P, Megevand A (1954) Les anomalies squelettiques du myxoedème congénitale et leur valeur diagnostique. Arch Fr Pediatr *9*:125–140

Rubin Ph (1964) Dynamic classification of bone dysplasias. Year book medical publishers inc. Chicago

Rupprecht E (1974) Die verschiedenen Formen der Hypophosphatasie und ihre Röntgensymptomatik. Radiol Diagn (Berl) *15*:805–815

Russel JGB, Hill LF (1974) True fetal rickets. Br J Radiol *47*:732–734

Ruziczka O (1952) Schäden nach Vitamin D-Überdosierung. Wien Klin Wochenschr *64*:964–971

Sann L (1977) Congenital rickets. Acta Paediatr Scand *66*:323–327

Sann L, David L, Thomas A, Frederich A, Chapuy MC, François R (1976) Congenital hyperparathyroidism and vitamin D deficiency secondary to maternal hypoparathyroidism. Acta Paediatr Scand *65*:381–385

Sann L, David L, Galy G, Romanx-Monier M (1978) Copper deficiency and hypocalcemic rickets in a small-for-date infant. Acta Paediatr Scand *67*:303–307

Satran L, Sharp HL, Schenken JR, Krivit W (1969) Fatal neonatal hepatic steatosis: a new familial disorder. J Pediatr *75*:39–46

Scarpelli DG (1956) Fat necrosis of bone marrow in acute pancreatitis. Am J Pathol *32*:1077–1088

Schedewie H, Willich E, Gröbe H, Schmidt H, Müller KM (1973) Skeletal findings in homocystinuria: a collaboration study. Pediatr Radiol *1*:12–23

Schippers JC (1938) Over een geval van „spontane" algemeene osteoporose biy een klein meisje. Maandschr Kindergeneesk *8*:108–117

Schmid F (1957) Das Handskelet bei frühinfantilen Affektionen des Zentralnervensystems. Fortschr Röntgenstr *86*:239–245

Schmid F (1967) Osteopathien bei antiepileptischer Dauerbehandlung. Fortschr Med *85*:381–382

Schmid F (1973) Pädiatrische Radiologie, Bd 1. Springer, Berlin Heidelberg New York

Schmid F, Moll H (1960) Atlas der normalen und pathologischen Handskeletentwicklung. Springer, Berlin Göttingen Heidelberg

Schmidberger H, Grubbauer HM, Holger H (1974) Die familiäre primäre Vitamin-D-resistente Rachitis (Phosphatdiabetes). Fortschr Röntgenstr *120*:200–209

Schneider R, Goldman AB, Bohne WHO (1978) Neuropathic injuries to the lower extremities in children. Radiology *128*:713–718

Schober R (1961) Die diffusen „osteoporotischen" Erkrankungen des Skeletsystems. Radiologe *1*:203–214

Schoen EJ, Reynolds JB (1970) Severe familial hypophosphatemic rickets. Normal growth following early treatment. Am J Dis Child *120*:58–61

Schönberg H (1954) Zum Krankheitsbild der Osteo-Arthropathie hypertrophiante (Pierre-Bamberger). Z Kinderheilkd *74*:388–405

Schütze I, Fischer HU (1973) Zur Frage der Häufigkeit rachitischer Knochenveränderungen unter antikonvulsiver Behandlung. Kinderaerztl Prax *41*:71–76

Schütze I, Salomon B, Thal W (1973b) Ausgeprägte Rachitis unter antiepileptischer Dauermedikation. Kinderaerztl Prax *41*:76–80

Scriver CR (1970) Vitamin D dependency. Pediatrics *45*:361–363

Scriver CR, Cameron D (1969) Pseudohypophosphatasia. N Engl J Med *281*:604–606

Seeling W, Seeling J, Ahnefeld FW, Dick W, Grünert A (1978) Spurenelemente in der parenteralen Ernährung. In: Ahnefeld FW, Bergmann H, Burri C, Dick W, Halmagyi M, Rügheimer E (Hrsg) Grundlagen der Ernährungsbehandlung im Kindesalter. Springer, Berlin Heidelberg New York, S 117–141

Seyss R (1951) Zur Röntgenologie der kindlichen Wirbelsäule. Fortschr Röntgenstr *74*:434–440

Shackelford PG (1977) Osseous lesions and pancreatitis. Am J Dis Child *131*:731–732

Shmerling DH, Prader A, Hitzig WH, Giedion A, Hadorn B, Kühn M (1969) The syndrom of exocrine pancreatic insufficiency, neutropenia, metaphyseal dysostosis and dwarfism. Helv Paediatr Acta *24*:547–575

Short EM, Binder JH, Rosenberg LE (1973) Familial hypophosphatemic rickets: defective transport of inorganic phosphate by intestinal mucosa. Science *179*:700–702

Shwachman H, Diamond LK, Oski FA, Khaw KT (1964) The syndrome of pancreatic insufficiency and bone marrow dysfunction. J Pediatr *65*:645–663

Sibert GR, Moffat WMW (1973) Hereditary pseudovitamin D deficiency rickets in a Pakistani infant. Arch Dis Child *48*:814–816

Siegert F (1910) Myxödem im Kindesalter. Ergebn Inn Med Kinderheilkd *6*:601–645

Silver HK, Finkelstein M (1967) Deprivation dwarfism. J Pediatr *70*:317–324

Silverberg M, Gellis SS (1962) The liver in juvenile Wilson's disease. Pediatrics *30*:402–413

Silverman FN (1957) Roentgen standards for size of the pituitary fossa from infancy through adolescence. Am J Roentgenol *78*:451–460

Silverman FN (1970) Recovery from epiphyseal invagination. Sequel to an unusual complication of scurvy. J Bone Joint Surg [Am] *52*:384–390

Silverman FN, Gilden JJ (1959) Congenital insensivity to pain; neurologic syndrome with bizarre skeletal lesions. Radiology *72*:176–190

Silverman FN, Currarino G (1960) Roentgen manifestations of hereditary metabolic diseases in childhood. Metabolism *9*:248–283

Silverman JL (1962) Apparent dominant inheritance of hypophosphatasia. Arch Intern Med *110*:191–198

Sinclair RJG, Kitchin AH, Turner RWD (1960) The Marfan-Syndrome. QJ Med *53*:19–46

Singh S, Bresman MJ (1973) Menkes' kinky-hair syndrome, lower copper levels in the blood, hair, and urine. Am J Dis Child *125*:572–578

Slomic A, Szöts F (1973) Rachitisme ostéomalacique sévère provoqué par des drogues antiépiléptiques. Ann Radiol *16*:413–415

Slovis TL, Berdon WE, Haller JO, Rosen L (1975) Pancreatitis and the battered child syndrome. Am J Roentgenol *125*:456–461

Smith R (1979) Idiopathic juvenile osteoporosis. Am J Dis Child *133*:889–891

Soriano RJ, Einhorn A, Stark H, Edelmann MC Jr (1966) Deficiency-type rickets due to decreased sensivity to vitamin D. J Pediatr *68*:227–236

Spada RG, Maccioni AS, Oxman SV (1968) Enfermedad de Wilson. Rev Chil Pediatr *39*:190–194

Spence HJ, Trias EP, Raiti S (1972) Acromegaly in a $9^1/_2$ year-old boy. Pituitary function studies before and after surgery. Am J Dis Child *123*:504–506

Sperling MA (1968) Bone lesions in pancreatitis. Australas Ann Med *17*:334–340

Spirer Z, Heiman I, Shorr S, Ziurkovsky Z, Bogair N (1973) Rickets and protracted neonatal obstructive jaundice. Helv Paediatr Acta *28*:437–442

Sprague PL (1976) Epiphyseo-metaphyseal cupping following infantile scurvy. Pediatr Radiol *4*:122–123

Spranger JW (1969) Skeletal dysplasias and the eye: Albright's hereditary osteodystrophy. Birth Defects *5*, no 4:122–129

Spranger J (1973) Disskuss. Bemerkung X. Jahrestagung der Gesellschaft für Pädiatrische Radiologie, Hamburg

Spranger JW, Langer LO, Wiedemann H-R (1974) Bone dysplasias. Fischer und Saunders, Stuttgart Philadelphia

Spycher MA, Giedion A, Shmerling DH, Rüttner JR (1974) Electron microscopic examination of cartilage in the syndrome of exocrine pancreatic insufficiency, neutropenia, metaphyseal dysostosis and dwarfism. Helv Paediatr Acta *29*:471–479

Stamp TCB, Baker LRJ (1976) Recessive hypophosphataemic rickets, and possible aetiology of the „vitamin D-resistant" syndrome. Arch Dis Child *51*:360–365

Stanley P, Sutcliffe J (1973) Metaphyseal chondrodysplasia with dwarfism, pancreatic insufficiency and neutropenia. Pediatr Radiol *1*:119–126

Stanley Ph, Gwinn JL, Sucliffe J (1976) The osseous abnormalities in Menkes' syndrome. Ann Radiol *19*:167–172

Steinbach HL, Noetzli M (1964) Roentgen appearance of the skeleton in osteomalacia and rickets. Am J Roentgenol *91*:955–972

Steinbach HL, Rudhe U, Jonsson M, Young DA (1965) Evolution of skeletal lesions in pseudohypoparathyroidism. Radiology *85*:670–676

Steinbach HL, Young DA (1966) The roentgen appearance of pseudohypoparathyroidism (PH) and pseudopseudohypoparathyroidism (PPH). Differentiation from other syndromes associated with short metacarpals, metatarsals, and phalanges. Am J Roentgenol *97*:49–66

Stöver B, Ball F, Walther A (1974) Idiopathische juvenile Osteoporose. Fortschr Röntgenstr *121*:435–444

Stoop WJ, Schraagen JCM, Tiddens WMAH (1967) Pseudovitamin D-deficiency rickets. Report of four new cases. Acta Paediatr Scand *56*:607–616

Strickland AL, Underwood LE, Voina SJ, French FS, Van Wick JJ (1972) Growth retardation in Cushing's syndrome. Am J Dis Child *123*:207–213

Ströder J (1966) Hypothyreose und Rachitis. Arch Kinderheilkd *173*:105–109

Stuart Ch, Aceto Th, Kuhn JP, Terplan K (1979) Intrauterine hyperparathyroidism. Am J Dis Child *133*:67–70

Sunshine P, Kusumoto H, Kriss JP (1965) Survival time of circulating long-acting thyroid stimulation in neonatal thyrotoxicosis: implications for diagnosis and therapy of the disorder. Pediatrics *36*:869–876

Sutcliffe J (1965) Severe infantile hypercalcaemia and stenosis of major arteries (abstract). Ann Radiol *8*:277–278

Swischuk L, Hayden CK (1977) Seizures and demineralisation of the skull. A diagnostic presentation of rickets. Pediatr Radiol *6*:65–67

Swischuk LE, Sarwar M (1977) The sella in childhood hypothyroidism. Pediatr Radiol *6*:1–3

Swischuk LE, Hayden CK Jr (1979) Rickets: a roentgenographic scheme for diagnosis. Pediatr Radiol *8*:203–208

Swoboda W (1950) Anguläre, dorsolumbale Kyphose als unbekanntes Skeletzeichen beim angeborenen Myxödem. Fortschr Röntgenstr *73*:740–749

Swoboda W (1952) Die Röntgensymptomatik der Vitamin D-Intoxikation im Kindesalter. Fortschr Röntgenstr *77*:534–545

Swoboda W (1958) Hyperostosis corticalis deformans juvenilis. Ungewöhnliche generalisierte Osteopathie bei zwei Geschwistern. Helv Paediatr Acta *13*:292–312

Swoboda W (1969) Das Skelet des Kindes. Thieme, Stuttgart

Swoboda W, Zweymüller E (1960) Über den thyreotopen Defekt bei dem sogenannten hypophysären Zwergwuchs. Helv Paediatr Acta *15*:533–551

Sydow G v (1957) Active rickets in a twin brother, the twin sister being healthy. Acta Paediatr (Stockh) *46*:497–502

Tanner JM, Whitehouse RH, Marshall WA, Healy MJR, Goldstein H (1975) Assement of skeletal maturity and prediction of adult height (TW2 Method). Academic press, London New York San Francisco

Taybi H (1975) Radiology of syndromes. Year book medical publishers, Chicago

Taybi H, Keele D (1962) Hypoparathyroidism: A review of the literature and report of 2 cases in sisters, one with steatorrhoe and intestinal obstruction. Am J Roentgenol *88*:432–442

Taybi H, Mitchell AD, Friedman GD (1969) Metaphyseal dysostosis associated syndrome of pancreatic insufficiency and blood disorders. Radiology *93*:563–571

Teng CT, Daeschner CW Jr, Singleton EB, Rosenberg HS, Cole VW, Hill LL, Brennan JC (1961 a) Liver diseases and osteoporosis in children. Clinical observations. J Pediatr *59*:684–701

Teng CT, Daeschner CW, Singleton EB, Rosenberg HS (1961) Liver diseases and osteoporosis in children. J Pediatr *59*:703–708

Teotia M, Teotia SPS, Singh RK (1979) Idiopathic juvenile osteoporosis. Am J Dis Child *133*:894–900

Thiemann HH (1961) Analgia congenita (angeborene universale Schmerzindifferenz). Arch Kinderheilkd *164*:255–262

Thomas PS, Glasgow JFT (1974) Bone disease in infants with prolonged obstructive jaundice. Pediatr Radiol *2*:125–132

Thomas PS, Glasgow JFT (1978) The "mandibular mantle", – a sign of rickets in very low birth weight infants. Br J Radiol *51*:93–98

Thompson RC Jr, Gaull GE, Horwitz SJ, Schenk RK (1969) Hereditary hyperphosphatasia. Studies of three siblings. Am J Med *47*:209–219

Todd RM (1958) Acromegaly in a girl of 8 years. Arch Dis Child *33*:49–54

Tolman KG, Jubiz W, Sannella JJ, Madsen JA, Belsey RE, Goldsmith RS, Freston JW (1975) Osteomalacia associated with anticonvulsant drug therapy in mentally retarded children. Pediatrics *56*:45–51

Tosovsky V, Stryhal F, Kolihova E (1972) Knochenveränderungen bei Meningomyelocele. Z Kinderchir *11*:253–257

Toussaint W, Gros H (1966) Familiärer Ikterus durch intrahepatische Cholestase. Z Verdau-Stoffwechselkr *26*:23–31

Troeger J, Stopfkuchen H, Scheunemann W (im Druck) Die Rachitis des Frühgeborenen: Röntgenologische Früherkennung

Trygstad O (1969) Human growth hormone and hypopituitary growth retardation. Acta Paediatr Scand *58*:407–419

Varkey K, Raman PT, Baktaviziam A, Taori GM

(1973) Osteomalacia due to phenytoin sodium. A case report with review of literature. J Neurol Sci *19*:289–295
Walshe JM (1962) Wilson's disease. Arch Dis Child *37*:253–256
Warkany J (1971) Congenital malformations. Year book medical publishers, Chicago
Weiss A (1971) The scapular sign in rickets. Radiology *98*:633–636
Werner J (1971) Zur Knochenkernentwicklung bei Spastikern. Beitr Orthop *18*:90–93
Wesenberg RL, Gwinn JL, Barnes GR (1969) Radiological findings in the kinky-hair syndrome. Radiology *92*:500–506
Whalen JP, Horwith M, Krook L (1977) Calcitonin treatment in hereditary bone dysplasia with hyperphosphatasemia: a radiographic and histologic study of the bone. Am J Roentgenol *129*:29–35
Wheeler EM, Roberts PF (1976) Menkes' steely hair syndrome. Arch Dis Child *51*:269–274
Wilhoite DR (1975) Aquired rickets and solitary bone tumor: the question of a causal relationship (abstract). Clin Orthop *109*:210–211
Wilkins L (1941) Epiphyseal dysgenesis associated with hypothyroidism. Am J Dis Child *61*:13–25
Wilkins L (1953) The diagnosis and treatment of endocrine disorders in childhood and adolescence. Charles C Thomas publisher, Springfield Illinois
Williams CN, Kaye R, Baker L, Hurwitz R, Senior JR (1972) Progressive familial cholestatic cirrhosis and bile acid metabolism. J Pediatr *81*:493–500
Willich E (1968) Quantitative Strukturverschiebungen in der Metaphyse des Säuglings: Aus klinisch-röntgenologischer und histologischer Sicht. Ann Radiol *11*:341–350
Wimberger HCh (1925) Klinisch-radiologische Diagnostik von Rachitis, Skorbut und Lues congenita im Kindesalter. Ergebn Inn Med Kinderheilkd *28*:264–370
Winters RW, Graham JB (1960) Multiple genetic mechanisms in vitamin D-resistant rickets. Pediatrics *25*:932–934
Wood BSB, George WH, Robinson AW (1958) Parathyroid adenoma in a child presenting rickets. Arch Dis Child *33*:46–48
Wynne-Davies R, Fairbank TJ (1976) Fairbank's atlas of general affections of the skeleton. Churchill Livingstone, New York
Young LW, Forbes GB (1974) "Antiepileptic therapy"-rickets, roentgenologic implications. Ann Radiol *17*:375–383
Young LW, Russo A (1979) Scurvy: Almost historic, but not quite. Am J Dis Child *133*:323–324
Yuen P (1979) Copper deficiency in a low birthweight infant. Arch Dis Child *54*:553–555
Zeisel H (1961) Die leichte Form der idiopathischen Hypercalcaemie des Säuglings. Arch Kinderheilkd *163*:16–25
Zellweger HK, Prader A (1949) Ein Fall von M. Chushing bei einem 12jährigen Mädchen. Helv Paediatr Acta *4*:43–53
Zwad H-D, Evert W (1976) Atypische traumatische Skeletveränderungen bei Kindern mit Myelomeningozelen. Z Kinderchir *18*:411–417

Renale Osteopathien*

Von

O. MEHLS und H.-C. OPPERMANN

Mit 49 Abbildungen und 3 Tabellen

A. Einleitung

Das gleichzeitige Vorkommen von Niereninsuffizienz und Skeletterkrankung ist seit dem letzten Jahrhundert bekannt (LUCAS 1883; FÖRSTER 1887). Während LUCAS (1883) noch die Masturbation als Ursache der Knochenveränderungen vermutete, wurde diese von FÖRSTER (1887), CAMERON (1918), BARBER (1921, 1926) und PARSONS (1927) als sog. *„renale Rachitis"* erkannt. Dieselben Autoren beschrieben auch erstmals die typischen klinischen Zeichen wie vermindertes Wachstum und Reifung des Skeletts, Auftreibungen der Gelenke und Deformitäten der langen Röhrenknochen.

Das Krankheitsbild der Rachitis konnte um die Jahrhundertwende nur klinisch und morphologisch definiert werden. Erst die Entdeckung (MCCOLLUM 1922), biochemische Darstellung (ASKEW et al. 1931) und Synthese (WINDAUS et al. 1935) des Vitamin D schufen die Voraussetzungen für eine kausale Klassifizierung der verschiedenen Rachitisformen. Man erkannte sehr bald, daß die *renale Rachitis* nicht durch Vitamin D in üblicher Dosierung zu behandeln war. ALBRIGHT et al. (1937b) prägten den Begriff der *Vitamin D-resistenten Rachitis.* Durch die Arbeiten von DE TONI (1933, 1956), LIGHTWOOD et al. (1935, 1953), BUTLER et al. (1936), ALBRIGHT et al. (1937b), ALBRIGHT u. REIFENSTEIN (1948), DENT (1952), LOWE et al. (1952), BURNETT et al. (1964) und vieler anderer konnten verschiedenartigste renaltubuläre Störungen als Ursache der Vitamin-D-resistenten Rachitis bzw. Osteomalazie definiert werden. Übergeordneter pathogenetischer Faktor ist nach heutiger Auffassung der *tubuläre Phosphatverlust* mit nachfolgender Hypophosphatämie. Übersichten über Osteopathieformen bei Tubulopathien finden sich in den Werken von MANKIN (1974a), STANBURY et al. (1978), SORIANO (1978) sowie von HARRISON u. HARRISON (1979).

Den tubulären Funktionsstörungen als Ursache von Skelettveränderungen wurden glomeruläre Erkrankungen bzw. die *glomeruläre Insuffizienz* gegenübergestellt. Der Begriff „glomeruläre Insuffizienz" wird heute nicht mehr benutzt, da man weiß, daß jede Art von globaler Niereninsuffizienz unabhängig von der Nierengrundkrankheit zu Skelettveränderungen führt. Die Gesamtheit der Skelettveränderungen, die im Rahmen einer chronischen Niereninsuffizienz auftreten können, bezeichnet man als *„renale Osteodystrophie"* (LIU u. CHU 1934). Diese Bezeichnung löste alle früheren wie renaler Zwergwuchs, renaler Infantilismus, renale Rachitis und renaler Hyperparathyreoidismus ab.

---

* Mit Unterstützung der Deutschen Forschungsgemeinschaft (Me 466/4)

Die feingewebliche Analyse der renalen Osteodystrophie begann in den ersten Jahrzehnten unseres Jahrhunderts. CAMERON (1918), HAMPERL u. WALLIS (1933) wie auch GILMOUR (1947) beschrieben bei niereninsuffizienten Kindern feingewebliche Skelettveränderungen im Sinne der *Osteomalazie*. ALBRIGHT et al. (1937a) fanden hingegen, daß die Skelettveränderungen bei ihren niereninsuffizienten Patienten vergleichbar waren mit denen bei primärem Hyperparathyreoidismus. Die histologischen Untersuchungen von GINZLER u. JAFFE (1941), von FOLLIS u. JACKSON (1943) sowie von FOLLIS (1950, 1953) belegten, daß *Ostitis fibrosa* und Osteomalazie in wechselnder Ausprägung regelmäßig nebeneinander zu finden sind.

Seit Anwendung der Hämodialyse und Nierentransplantation zur Behandlung der chronischen Niereninsuffizienz hat die renale Osteodystrophie zunehmend klinisches und theoretisches Interesse gefunden. In den letzten Jahren erschien eine Reihe ausgezeichneter Übersichtsarbeiten, die sich mit Osteopathie und Wachstumsstörung bei Niereninsuffizienz beschäftigen (STANBURY 1967; MANKIN 1974a; 1974b; BEALE et al. 1976; BALSAN 1976; STICKLER 1976; CHAN 1976; BROYER et al. 1977; Lewy u. NEW 1978; HOLLIDAY 1978; AVIOLI u. TEITELBAUM 1976; MEHLS et al. 1978a, 1980).

Der vorliegende Beitrag beschäftigt sich mit den morphologischen Skelettveränderungen, die durch primäre oder sekundäre Nierenerkrankungen hervorgerufen werden. In erster Linie erfolgt eine Darstellung der Röntgensymptome, wobei der Versuch unternommen wird, den Röntgensymptomen die zugrundeliegenden feingeweblichen Skelettveränderungen zuzuordnen.

Nicht abgehandelt werden sollen Skelettveränderungen, die assoziiert mit renalen Erkrankungen auftreten, ohne durch diese bedingt zu sein, wie z.B. die metaphysäre Chondrodysplasie bei Nephronophthise (ROBINS et al. 1976), das Nail-Patella-Syndrom in Kombination mit glomerulären Basalmembranveränderungen (PLACIOS 1967; BENNETT et al. 1973) oder die multizentrische Osteolyse in Verbindung mit interstitieller Fibrose und vaskulären Nierenveränderungen (BENNETT et al. 1980).

B. Krankheitsbilder

I. Renale Osteodystrophie

1. Pathophysiologie

Die urämische Osteopathie wird hervorgerufen durch Störungen des Vitamin-D-Stoffwechsels in der Niere und durch Entwicklung eines sekundären Hyperparathyreoidismus. Nach dem derzeitigen Wissensstand erfolgt die Umwandlung von 25-Hydroxycholecalciferol (25-OHD_3) (PONCHON u. DE LUCA 1969) zu 1,25 Dihydroxycholecalciferol (1,25-$(OH)_2D_3$) (HOLICK et al. 1971) in den Tubuluszellen der Nierenrinde (FRASER u. KODICEK 1970). Die Bildung von 1,25-$(OH)_2D_3$ wird durch die 1-Alpha-Hydroxylase reguliert (FRASER u. KODICEK 1970; DE LUCA 1979). Erniedrigte Serumkalzium- (BOYLE et al. 1972; HOLICK et al. 1972), niedrige Serum-1,25-$(OH)_2D_3$-Spiegel (TANAKA u. DE LUCA 1974), niedrige Serumphosphat- (TANAKA u. DE LUCA 1974) und hohe Serumparathormonspiegel (FRASER u. KODICEK 1973) stimulieren die Bildung von 1,25-$(OH)_2D_3$, während hohe Serumkalziumspiegel (BOYLE et al. 1973) und hohe 1,25-$(OH)_2D_3$-Spiegel (LARKINS et al. 1975; DE LUCA 1975), hohe Serumphosphat- (DE LUCA 1975) und niedrige Serumparathormonspiegel (DREZNER et al. 1976) die Aktivität der 1-Alpha-Hydroxylase

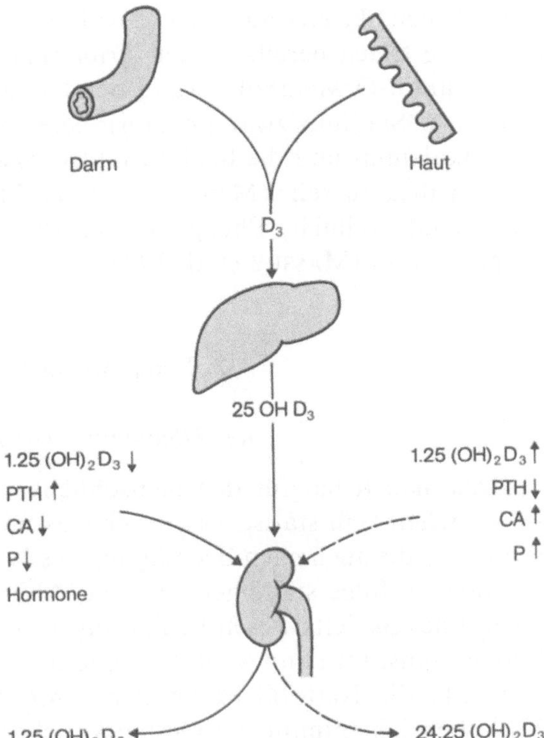

Abb. 1. Schematische Darstellung der Metabolisierung von Vitamin D_3 → = Aktivierung der 1α-Hydroxylase; – – – > = Hemmung der 1α-Hydroxylase

herabsetzen (s. Abb. 1). Im letzten Fall wird statt 1,25-$(OH)_2D_3$ 24,25-$(OH)_2D_3$ gebildet (HOLICK et al. 1972). Unter den heute bekannten Vitamin-D-Metaboliten scheint 1,25-$(OH)_2D_3$ der wirksamste zu sein. Seine Hauptaufgabe ist die Bereitstellung von Kalzium und Phosphor zur Knochen-Neubildung und -Mineralisation. Dies geschieht durch Förderung der Phosphor- (WALLING 1977) und Kalziumabsorption im Darm (MARTIN u. DE LUCA 1969) und Mobilisation von Kalzium und Phosphor aus dem Altskelett (GARABEDIAN et al. 1974). 24,25-$(OH)_2D_3$ ist wesentlich schwächer wirksam, scheint jedoch in Kombination mit anderen Vitamin-D-Metaboliten ebenfalls die Mineralisation des Knochens fördern zu können (BORDIER et al. 1977).

Infolge progredienter Parenchymzerstörung ist die *Bildung von 1,25*$(OH)_2D_3$ in der Niereninsuffizienz *gestört*. Trotz normaler 25-OHD_3-Spiegel und erhöhter Parathormonspiegel sind die 1,25$(OH)_2D_3$-Spiegel im Serum erniedrigt (HAUSSLER et al. 1977).

Bei niereninsuffizienten Patienten sind die Serumkalziumspiegel (REISS et al. 1970), insbesondere die des ionisierten Kalziums (MALLUCHE et al. 1978) vermindert. Dies ist einerseits Folge der verminderten, Vitamin-D-abhängigen Kalziumabsorption aus dem Darm, andererseits Folge des Phosphatstaus durch die verminderte Phosphatausscheidungsfähigkeit der Niere (SLATOPOLSKY u. BRICKER 1973; SLATOPOLSKY et al. 1975). Die erniedrigten Serumkalziumspiegel ihrerseits sind Ursache für die gesteigerte Parathormonsekretion (*sekundärer Hyperparathyreoidismus*) (REISS et al. 1969). Die Einwirkung von Parathormon auf das Skelett ist in der Urämie eingeschränkt, da die gleichzeitig vorhandene Osteomalazie den Knochen gegenüber Parathormon schützt (*Parathormonresistenz,* MASSRY et al. 1975).

Pathogenetisch ist die Osteopathie im Terminalstadium der Niereninsuffizienz durch die beschriebene Vitamin-D-Stoffwechselstörung und den sekundären Hyperparathyreoidismus hinreichend erklärt. Es ist jedoch noch ungeklärt, wodurch es bereits in den Anfangsstadien der Niereninsuffizienz zu erhöhten Serumparathormonspiegeln und feingeweblichen Skelettveränderungen (Reiss et al. 1964; Mehls et al. 1975b) kommt. Möglicherweise treten bereits in den *Frühstadien der Niereninsuffizienz* Regulationsstörungen der Vitamin-D-Metabolisierung der Niere auf. Die Serum-1,25-$(OH)_2D_3$-Spiegel liegen in diesem Stadium zwar im Normbereich, scheinen in Bezug auf die relativ niedrigen Serumkalzium- und die hochnormalen bzw. erhöhten Parathormonspiegel jedoch inadäquat niedrig zu sein (Massry et al. 1977). Die Regulationsstörung könnte durch eine erhöhte intrazelluläre Phosphatkonzentration bei noch normalen Serumphosphatspiegeln ausgelöst sein (Massry et al. 1977).

2. Feingewebliche Skelettveränderungen

a) Allgemeine Aspekte des Knochenumbaus

Das Skelett hat für den menschlichen Körper vornehmlich Stützfunktion. Dennoch ist Knochen kein statisches Gewebe, es unterliegt vielmehr starken *dynamischen Umbauprozessen,* die auch nach Beendigung des Wachstums und nach Schluß der Epiphysenfugen anhalten. Infolge ständiger An- und Abbauvorgänge auf feingeweblicher Ebene ist das Alter eines Skeletts wesentlich geringer als das chronologische Alter des entsprechenden Individuums. Im Kindes- und Jugendalter übertrifft der Knochenanbau den Knochenabbau, d.h. die Nettobilanz zwischen An- und Abbauvorgängen ist positiv. Nach dem 20. Lebensjahr nimmt die Gesamtknochenmasse des Skeletts kontinuierlich ab, da nun der Knochenabbau den Knochenanbau übertrifft. Entsprechend findet man im Kindes- und Jugendalter eine positive Kalzium- und Phosphatbilanz, während diese im Erwachsenenalter negativ wird.

b) Spongiosaumbau

Der Umbauprozeß an der Spongiosa hat *sequentiellen Charakter* (Frost 1966, 1973; Rasmussen u. Bordier 1974). Unter dem Einfluß von Parathormon werden pluripotente Osteoprogenitorzellen aktiviert (Ritz et al. 1977a). Diese Zellen wandeln sich in Osteoklasten um und resorbieren einen Teil der Spongiosatrabekel. An gleicher Stelle lagern Osteoblasten anschließend unverkalktes Osteoid ab. Die Osteoidmineralisation beginnt 10 Tage später. Der Teil der Trabekeloberfläche, an dem Knochenan- und -abbau stattfinden, wird als aktive Trabekeloberfläche bezeichnet. Der geschilderte Umbauprozeß läuft nach einer strengen *zeitlichen Ordnung* ab, seine Gesamtdauer beträgt beim Adoleszenten ca. 120 Tage (Abb. 2). Da die Umbaugeschwindigkeit des Skeletts im Säuglings- und Kleinkindesalter wesentlich höher liegt als im Erwachsenenalter, müssen die geschilderten Umbauvorgänge entweder innerhalb kürzerer Zeit (Umbausequenz kürzer als 120 Tage) oder an mehreren Orten gleichzeitig (Vergrößerung der aktiven Trabekeloberfläche) ablaufen.

Mehrere Hormone wie Wachstumshormon, Schilddrüsenhormon, Sexualhormone und Parathormon steigern die Skelettumbaugeschwindigkeit (Ritz et al. 1977a). *Parathormon* aktiviert die Osteoprogenitorzellen und somit die Umbauvorgänge an der endostalen Oberfläche. Es verstärkt sowohl die osteoklastäre Resorption als auch den osteoblastären Neuanbau. Da die Anbauvorgänge im Kindesalter gegenüber den Abbauvorgängen überwiegen, ist die Bilanz unter dem Einfluß von Parathormon zwangsläufig positiv, solange lamellärer Knochen gebildet wird. Unter übermäßiger Parathormoneinwirkung kommt es zum Auftreten von sog. *Faserknochen,* gleichzeitig wird der sequentielle Charakter des Knochenumbaus aufgehoben. Die Osteoblasten lagern ihre Kollagenfasern nun nicht mehr wie üblich streng gerichtet zentripetal zur trabekulären Oberfläche hin ab, sondern

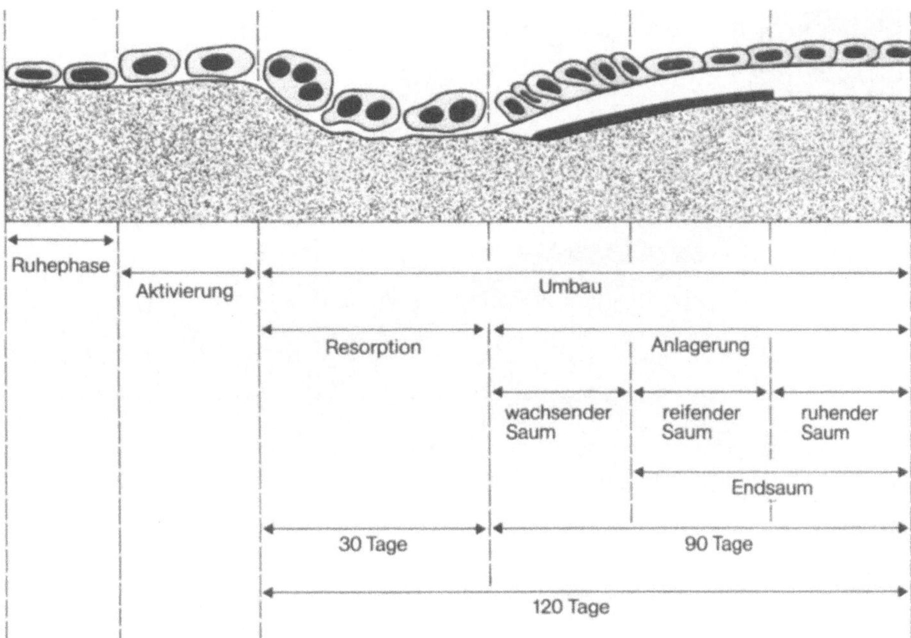

Abb. 2. Schematische Darstellung des Spongiosaumbaus. Knochenresorption und nachfolgende Apposition erfolgen nach einer strengen zeitlichen Ordnung. (Aus RITZ et al. 1977a)

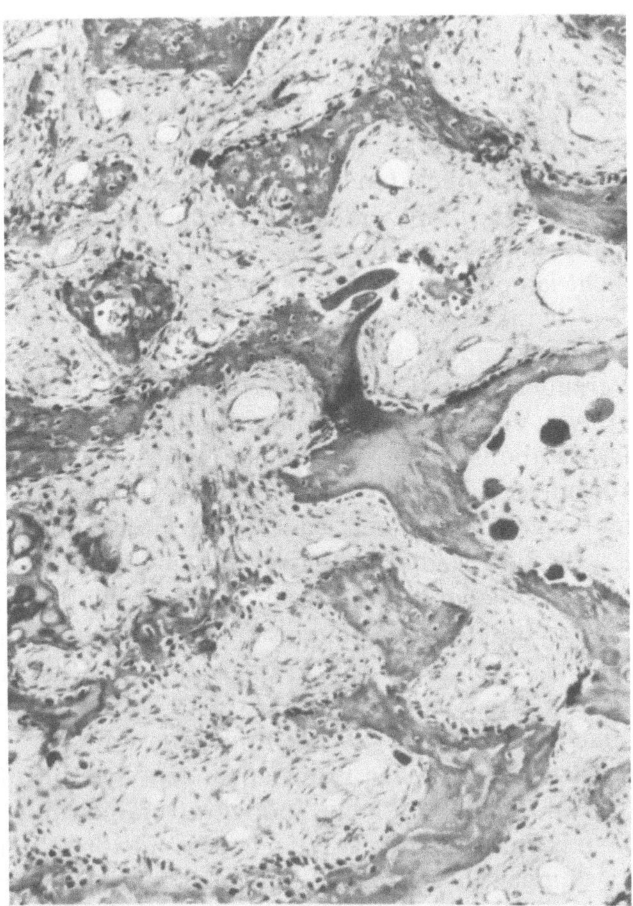

Abb. 3. Ostitis fibrosa. Entkalkter Schnitt. Färbung nach Masson Goldner, Mikrophotographie, ×110. Distale Femurmetaphyse eines 8jähr. Kindes mit obstruktiver Uropathie, terminale Niereninsuffizienz; Dichtes fibröses Gewebe, metaplastische Neubildung von Geflechtknochen. Keine trajektorielle Ausrichtung des Geflechtknochens. (Aus RITZ et al. 1977a)

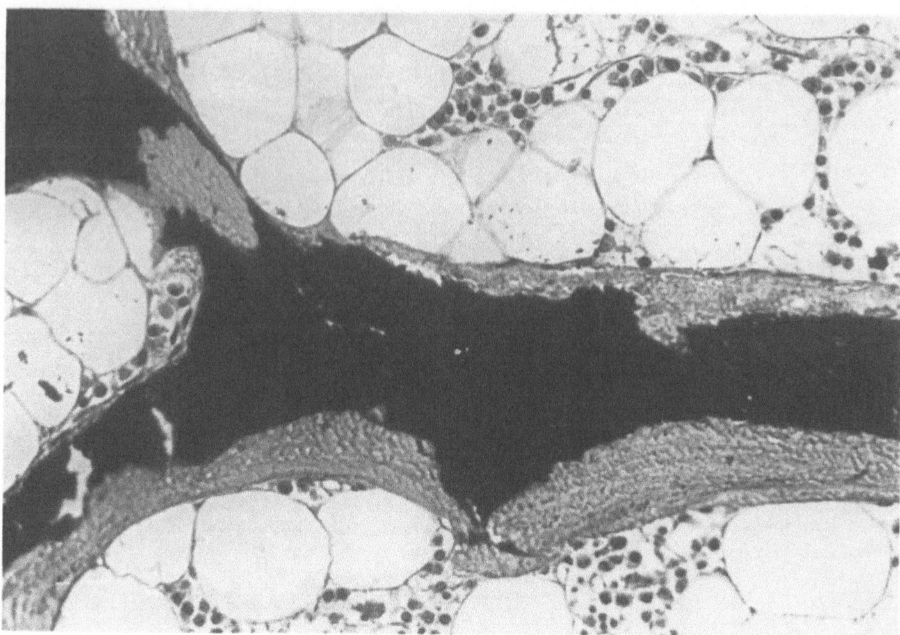

Abb. 4. Renale Osteomalazie. Unentkalkter Schnitt, Färbung nach Krutsay, Mikrofotographie, ×131. Beckenkammspongiosa eines Patienten mit terminaler Niereninsuffizienz. Bizarre Konturen des gut mineralisierten, prämorbiden Altskeletts nach osteoklastärer Oberflächenresorption. Darüber breite Säume unverkalkten Osteoids mit noch erkennbarer lamellärer Struktur; angrenzend Fettzellen des Knochenmarks, keine Endostfibrose

auch zentrifugal in den Knochenmarksraum (RITZ et al. 1977a). Hierdurch entsteht die sog. *Endostfibrose* (Abb. 3). Unter dem verstärkten Einfluß von Parathormon ändern die Osteoblasten auch die Kollagenstruktur der neugebildeten Knochenmatrix. Statt des normalen, lamellären Osteoids bilden sie unregelmäßig strukturiertes *Faserosteoid* und *Faserknochen*. Obwohl Faserknochen auch ohne Hilfe von Vitamin D mineralisieren kann (GARNER u. BALL 1966; RITZ et al. 1973), ist er aufgrund seiner ungeordneten, nicht lamellären Faserstruktur als *mechanisch minderwertig* anzusehen.

Charakteristisch für die feingeweblichen Veränderungen bei renaler Osteopathie sind nicht nur Endostfibrose und Faserknochen (*Ostitis fibrosa*), sondern auch osteomalazische Veränderungen (*Osteomalazie*) (STANBURY u. LUMB 1962; STANBURY 1967). Das Fehlen aktiver Vitamin-D-Metabolite infolge Vitamin-D-Mangels oder ungenügender Vitamin-D-Metabolisierung ist Ursache für die unzureichende Mineralisation und Akkumulation von unverkalktem Osteoid (Abb. 4). Eine Osteoidvermehrung ist bei erhöhter Knochenumbaugeschwindigkeit jedoch nicht in jedem Fall Ausdruck eines Mineralisationsdefektes, da die Osteoidbildungsrate unter dem verstärkten Einfluß von Parathormon gegenüber der Norm bereits erhöht ist (RITZ et al. 1977a).

Die gesteigerten Spongiosaumbauvorgänge führen einerseits zu lokaler Untermineralisation, andererseits zur Vermehrung der Knochenmatrix (*Osteosklerose*) (GARNER u. BALL 1966; MEHLS et al. 1973b, 1975b). Die Dynamik der Umbauvorgänge läßt sich anhand von *Beckenkammbiopsien* gut verfolgen. Bei systematischen Untersuchungen findet man bereits in den Frühstadien der Niereninsuffizienz (Kreatinin-Clearance um 50 ml/min × 1,73 m^2) deutliche Spongiosaveränderungen (MALLUCHE et al. 1974, 1975, 1976; MEHLS et al. 1975b). Diese nehmen mit fortschreitender Niereninsuffizienz zu.

Feingewebliche Skelettuntersuchungen sind mit Momentaufnahmen zu vergleichen. Die Übereinstimmung zwischen feingeweblichen Befunden und gleichzeitig dokumentier-

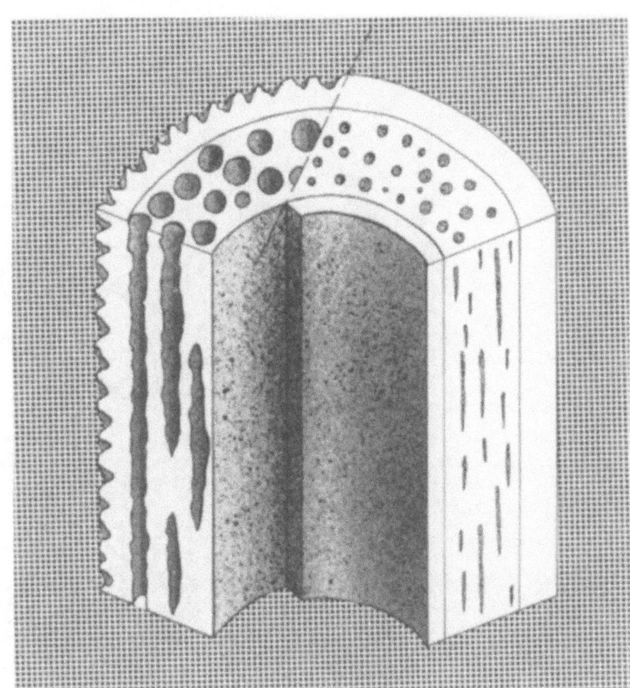

Abb. 5. Schematische Darstellung der urämiebedingten Kortikalisveränderungen. Zustand bei Urämie: *linke Seite;* Normalzustand: *rechte Seite.* Die erosive Zerstörung der präformierten Kortikalis durch Transformation in fibröses Gewebe erfolgt an drei Oberflächen: endostal, entlang der Haversschen Kanäle und periostal. Die Folgen sind subperiostale Resorptionsdefekte (Spiculae), Längsstreifen der Kompakta und endostale Verschmälerung der Kortikalis. (Aus MEHLS et al. 1973a)

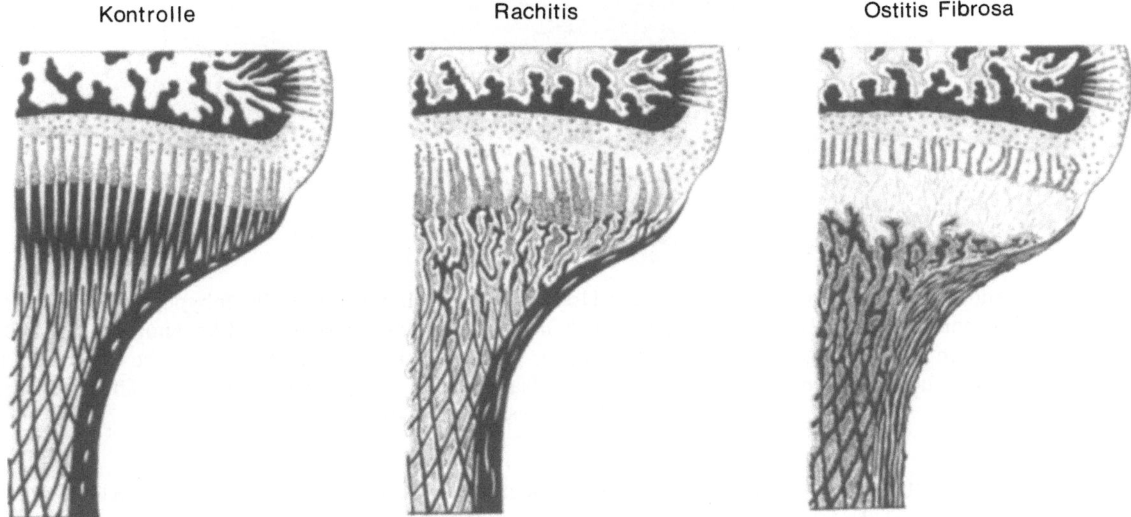

Abb. 6. Schematische Darstellung der feingeweblichen Veränderungen im Wachstumszonenbereich bei Urämie. *Links:* Normale Wachstumszone, *Mitte:* Veränderungen bei Vitamin-D-Mangelrachitis, *Rechts:* Veränderungen bei Urämie. Die röntgenologisch sichtbare Verbreiterung der Wachstumsfuge beruht bei Vitamin-D-Mangelrachitis hauptsächlich auf der Verbreiterung der Wachstumsknorpelschicht, insbesondere der Persistenz von degenerativen Knorpelzellen. Die Trabekel der Primär- und Sekundärspongiosa (*schwarz*) sind unregelmäßig geformt und mit Säumen aus unverkalktem Osteoid (*weiß*) belegt. – In der Urämie wird die röntgenologisch sichtbare Verbreiterung der Wachstumsfuge durch resorptive Defekte im Bereich der Primär- und Sekundärspongiosa hervorgerufen. Diese werden durch fibröses Gewebe und metaplastischen Geflechtknochen ersetzt (Ostitis fibrosa). Im Gegensatz zur Vitamin-D-Mangelrachitis ist die Knorpelzone schmal. Die verbleibenden Spongiosatrabekel sind bizarr geformt und mit osteoiden Säumen belegt. Der Knochenmarksraum wird in zunehmendem Maße von fibrösem Gewebe eingenommen. (Aus MEHLS et al. 1980)

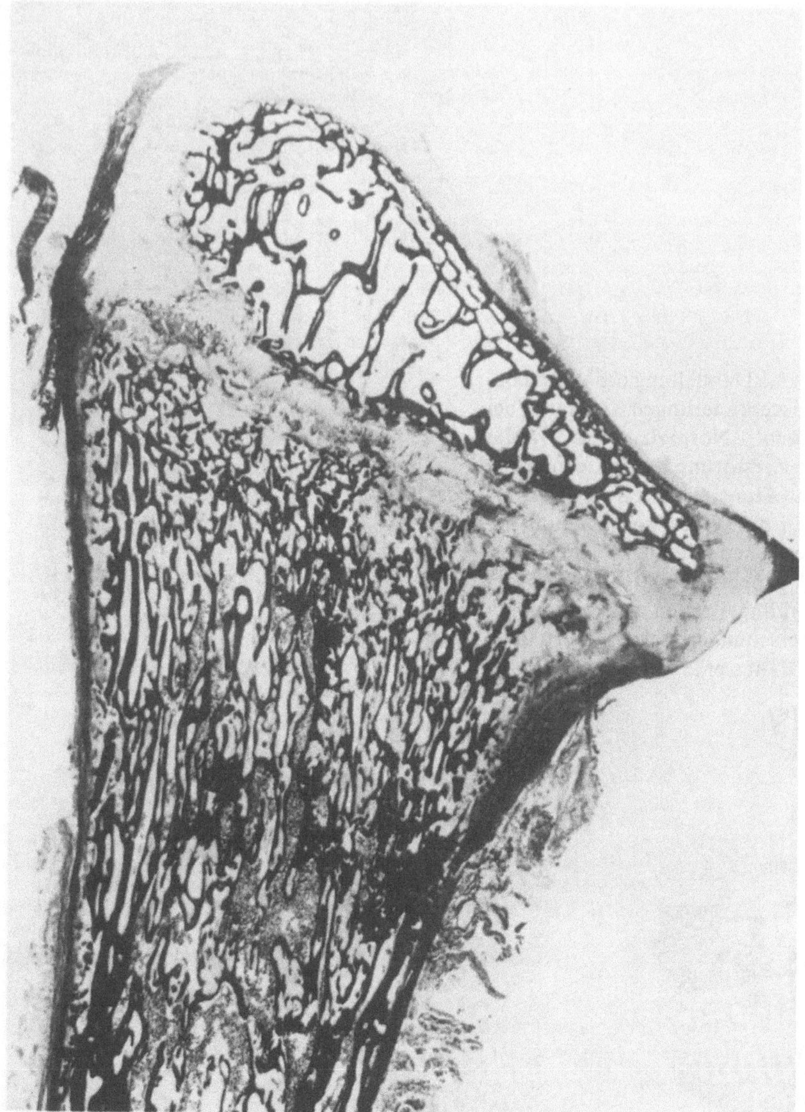

Abb. 7. Veränderungen der Wachstumszone in der Urämie. 10jähr. Mädchen mit Nierenhypoplasie, Tod durch terminale Niereninsuffizienz. Rechter distaler Radius. Unentkalkter Knochenschnitt. Mikrophotographie, Masson-Goldner-Färbung ×5. Enge, unregelmäßige Form der Wachstumsknorpelschicht. Erhebliche fibroosteoklastäre Destruktion der primären und sekundären Spongiosa und der metaphysären Kortikalis an der ulnaren Seite. (Aus KREMPIEN et al. 1974)

ten röntgenologischen Veränderungen des Skeletts ist nicht sehr groß (PRAGER et al. 1977b; FERRAN et al. 1977; DEBNAM et al. 1977; RITZ et al. 1978). Dies ist nicht weiter erstaunlich, wenn man bedenkt, daß röntgenologisch nicht der Knochenumbau an sich sichtbar gemacht wird. Knochenumbau wird erst dann röntgenologisch erkennbar, wenn An- und Abbauvorgänge bereits erfolgt sind. Am besten scheinen die Röntgensymptome „subperiostale Resorption" und „periostale Knochenneubildung" mit den feingeweblichen Charakteristika der „Ostitis fibrosa" zu korrelieren.

c) Veränderungen des kortikalen Knochens

Der normale Umbau der Kortikalis erfolgt durch Resorption und Neubildung von Osteonen. Dieser Vorgang ist so gestaltet, daß an der periostalen Oberfläche ständig

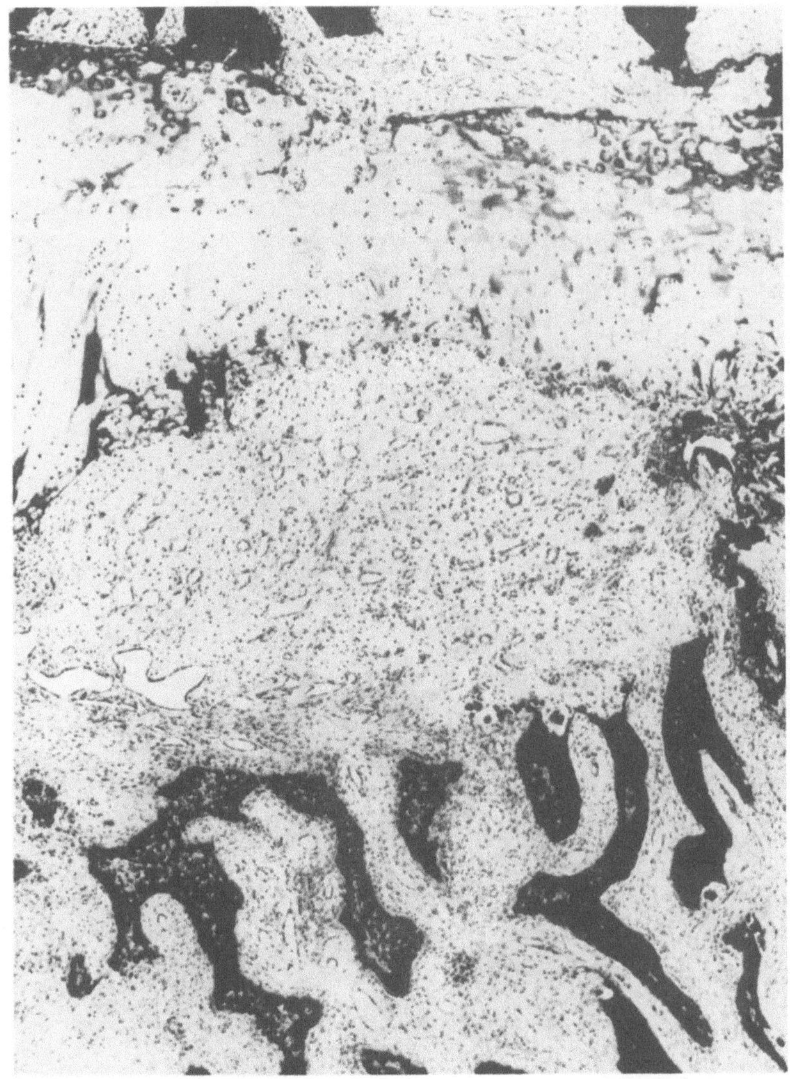

Abb. 8. Detailaufnahme aus Abb. 7. Mikrophotographie, Masson-Goldner-Färbung ×40. Große zystische Resorptionshöhlen unterhalb des Wachstumsknorpels infolge exzessiver Chondroklastenaktivität. Die Knorpelschicht ist an dieser Stelle verschmälert. Die Höhle ist ausgefüllt durch dichtes fibröses Gewebe mit atypischen sinusoidalen Gefäßen. Fehlende Gefäßinvasion des Knorpels. (Aus KREMPIEN et al. 1974)

neuer Knochen angebaut wird, während an der endostalen Oberfläche eine Nettoresorption resultiert. Dies führt zur kontinuierlichen Vergrößerung der Röhrenknochendurchmesser einerseits und zur Erweiterung der Markhöhle andererseits (STEENDIJK 1971).

In der Urämie wird der Knochenumbau durch die erhöhte Parathormonsekretion sowohl an der periostalen Seite als auch entlang der Haversschen Kanäle und an der endostalen Oberfläche verstärkt (s. Abb. 5). An der *periostalen Oberfläche* resorbieren Osteoklasten die Kortikalis senkrecht zur Knochenoberfläche in zentripetaler Richtung und bilden hierdurch regelrechte „Bohrlöcher". Hierbei wird der ehemals gut mineralisierte Knochen durch untermineralisierten Geflechtknochen und Fasergewebe ersetzt (RITZ et al. 1973a, 1974). Im *Kortikalisinneren* erweitern die Osteoklasten die Haversschen Kanäle. Auch hier wird gut mineralisierter lamellärer Knochen durch fibröses Gewebe ersetzt. Die verstärkten Umbauvorgänge an der *endostalen Oberfläche* führen zu einer verstärkten Nettoresorption und Spongiosierung der Kompakta.

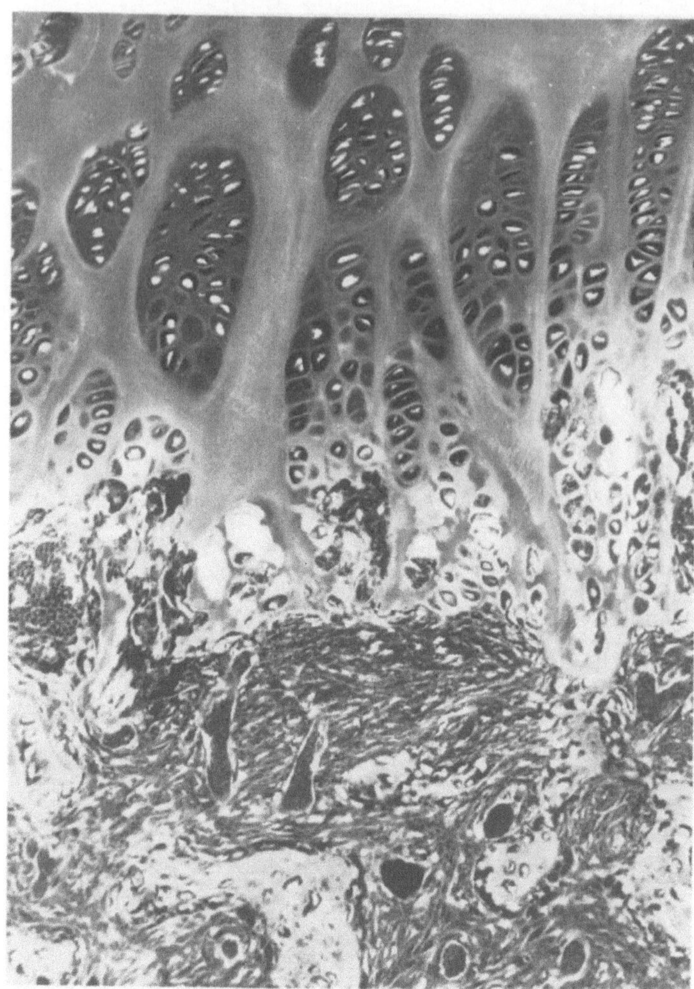

Abb. 9. Distale Femurmetaphyse. Gleicher Patient wie Abb. 7 u. 8. Mikrophotographie, Masson-Goldner-Färbung × 125. Irreguläre Anordnung der proliferierten Wachstumsknorpelzellen in Zellbündeln. Anstelle der Primärspongiosa sieht man dichtes fibröses Gewebe. Dazwischen Inseln von metaplastisch entstandenem Geflechtknochen. (Aus KREMPIEN et al. 1974)

d) Veränderungen im Bereich der Wachstumszonen

Im Bereich der Wachstumszonen ist der Knochenumbau bereits normalerweise besonders intensiv (s. Abb. 6). Die Wachstumsknorpelzellen verkalken nach einer Phase der Proliferation und Degeneration im Bereich der sog. präparatorischen Verkalkungszone. Verkalktes Chondroosteoid wird analog dem obenbeschriebenen Spongiosaumbau in die primäre Spongiosa und weiter in die sekundäre Spongiosa umgewandelt. Hierbei werden jeweils vier Bälkchen der Primärspongiosa in ein Bälkchen der Sekundärspongiosa transformiert (RUBIN 1969).

In der Urämie ist die *Transformation des Wachstumsknorpels* in die Primär- und Sekundärspongiosa gestört. Bei unseren Untersuchungen im Terminalstadium der Niereninsuffizienz (KREMPIEN et al. 1974) fand sich eine *Verschmälerung* der *Wachstumsknorpelzone* (Abb. 7). Hierbei war die Zone des degenerativen Knorpels unregelmäßig ausgebildet und z.T. von Chondroklasten vollständig resorbiert (Abb. 8). Wir sahen keine Akkumulation von unverkalktem Chondroosteoid. In der präparatorischen Verkalkungszone war kein Mineralisationsdefekt nachweisbar. Die Knochenbälkchen der Primär- und teilweise auch der Sekundärspongiosa waren durch fibröses Gewebe und Geflechtknochen weitgehend ersetzt (Abb. 9). Durch diese Umbauvorgänge werden die Verbindungen zwischen Wachstumsknorpelsäulen und Primärspongiosabälkchen zerstört, die gegenseitige Verankerung von Epi- und Metaphyse gelockert und somit die Voraussetzungen für ein Abgleiten der Epiphysen (*urämische Epiphysenlösung*) geschaffen.

Die feingeweblichen metaphysären Veränderungen bei renaler Osteodystrophie unterscheiden sich in charakteristischer Weise von den Veränderungen, die man normalerweise bei einer *Vitamin-D-Mangel-Rachitis* antrifft (Abb. 6) (PARK 1939; HAMPERL 1944). Bei der Rachitis ist die *Wachstumsknorpelzone*, insbesondere die Zone des proliferativen Knorpels üblicherweise *verbreitert*. Unterhalb dieser Zone kommt es zur Akkumulation von unverkalktem Chondroosteoid. Während die Verbreiterung der Wachstumszonen im Röntgenbild bei der Rachitis im wesentlichen durch die Verbreiterung der Knorpelschicht und die Akkumulation von Chondroosteoid hervorgerufen wird, geschieht dies bei der renalen Osteodystrophie durch die Strukturauflösung der Primär- und Sekundärspongiosa, während die Wachstumsknorpelschicht selbst schmal bleibt.

3. Klinik

Die urämische Osteopathie führt bei Kindern in wesentlich kürzerer Zeit zu klinischen Symptomen als bei Erwachsenen. Diese können sich besonders im Säuglings- und Kleinkindesalter innerhalb weniger Monate einstellen. Tabelle 1 zeigt eine Gegenüberstellung

Tabelle 1. Klinische Symptome bei dialysierten Kindern und Erwachsenen mit renaler Osteopathie. (Aus: MEHLS et al. 1973b)

	Kinder $n=82$	Erwachsene $n=292$
Kleinwuchs (<3. rd Perzentile)	26,8%	–
Skelettdeformität	19,6%	1%
Knochenschmerzen	12,2%	19,8%
Frakturen	0	1%
Pseudogicht	0	19,5%
Weichteilverkalkungen	0	19,8%
Konjunktivale Verkalkungen	14,6%	13,1%

der klinischen Symptome vergleichbarer Kollektive von kindlichen und erwachsenen Dialysepatienten (MEHLS et al. 1973b). Im Säuglingsalter gleichen die Symptome denen der Rachitis. Man findet *metaphysäre Auftreibungen* an den distalen Enden von Radius und Ulna, Tibia und Fibula sowie den sternalen Rippenenden (Rosenkranz). Unabhängig vom Alter treten im fortgeschrittenen Stadium der Erkrankung *Skelettdeformitäten* auf. Sie betreffen im Gegensatz zur Vitamin-D-Mangel-Rachitis i. allg. nicht die Diaphysen, sondern die *Metaphysen* der langen Röhrenknochen. Art, Ausmaß und Richtung der Biegungsdeformität sind von statischer Belastung und Muskelzugrichtung abhängig.

Verbiegungen der distalen Unterschenkel nach plantar sind typische Manifestationen bei kriechenden Säuglingen. X-Beine stellen die häufigsten Deformitäten im Kleinkindes- und Schulalter dar. Daneben werden Deviationen der Füße nach fibular und Deviationen der Hände nach ulnar (Abb. 10a, b) beobachtet.

Durch exzessive Akroosteolyse und subperiostale Resorption kann es zum Zusammensintern der Endphalangen und zur Ausbildung von sog. *Pseudotrommelschlegelfingern* kommen (Abb. 10a, b). *Knochenschmerzen* werden ausschließlich im tragenden Achsenskelett angegeben. Erstaunlicherweise führen auch ausgeprägte Deformitäten häufig nicht zu funktionellen Bewegungseinschränkungen oder Schmerzen (MEHLS et al. 1975a).

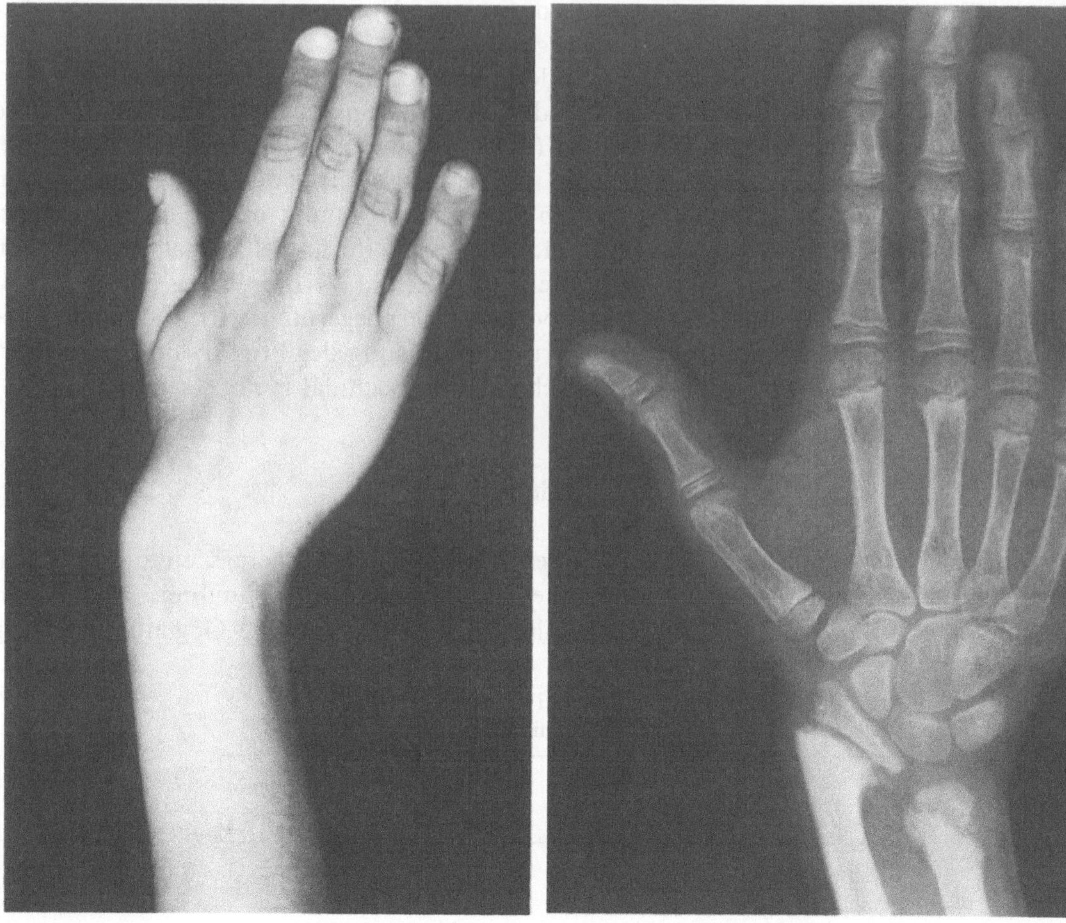

Abb. 10a, b. Rechte Hand eines 12jähr. Knaben mit Oligomeganephronie, Serumkreatinin 10 mg-%. Ulnare Deviation der rechten Hand **a**, infolge Abgleitens von Radius und Ulnaepiphyse (Epiphysiolyse) und Mikrofrakturen im Metaphysenbereich **b**. Pseudotommelschlegelfinger infolge Akroosteolysen der Endphalangen. (aus MEHLS et al. 1975a)

Bei vielen Kindern mit ausgeprägter Osteopathie findet man gleichzeitig eine Muskelhypotonie (*Myopathie*) als Folge der renalen Vitamin-D-Stoffwechselstörung. Diese kann alleinige Ursache für einen *Watschelgang* sein. Differentialdiagnostisch muß bei dieser Symptomatik jedoch auch an eine urämische Femurkopfepiphysenlösung (s. S. 206) gedacht werden. Tastbare periartikuläre und schmerzhafte synoviale *Weichteilverkalkungen,* die bei Erwachsenen zu Beginn der Dialyseära häufig auftraten, werden bei Kindern unter vergleichbaren Dialysebedingungen praktisch nie gesehen (RITZ et al. 1977b). Sofern die Niereninsuffizienz bereits in der Säuglingszeit vorhanden ist, werden regelmäßig Störungen der Zahnbildung, insbesondere *Zahnschmelzdefekte* beobachtet (CADENAT et al. 1977; PETER-BARON et al. 1980).

Nach eigenen Erfahrungen ist die Osteopathie am stärksten bei Patienten mit *kongenitalen Nephropathien* (obstruktive Uropathie, Nierenhypoplasie) ausgeprägt, wobei die schwersten Veränderungen bei Kindern mit Oligomeganephronie beobachtet wurden. Der Ausprägungsgrad der Osteopathie dürfte jedoch weniger auf die Art der Grunderkrankung als auf den frühzeitigen Beginn, die Dauer der Erkrankung und den Grad der Azotämie zurückzuführen sein (MEHLS et al. 1980).

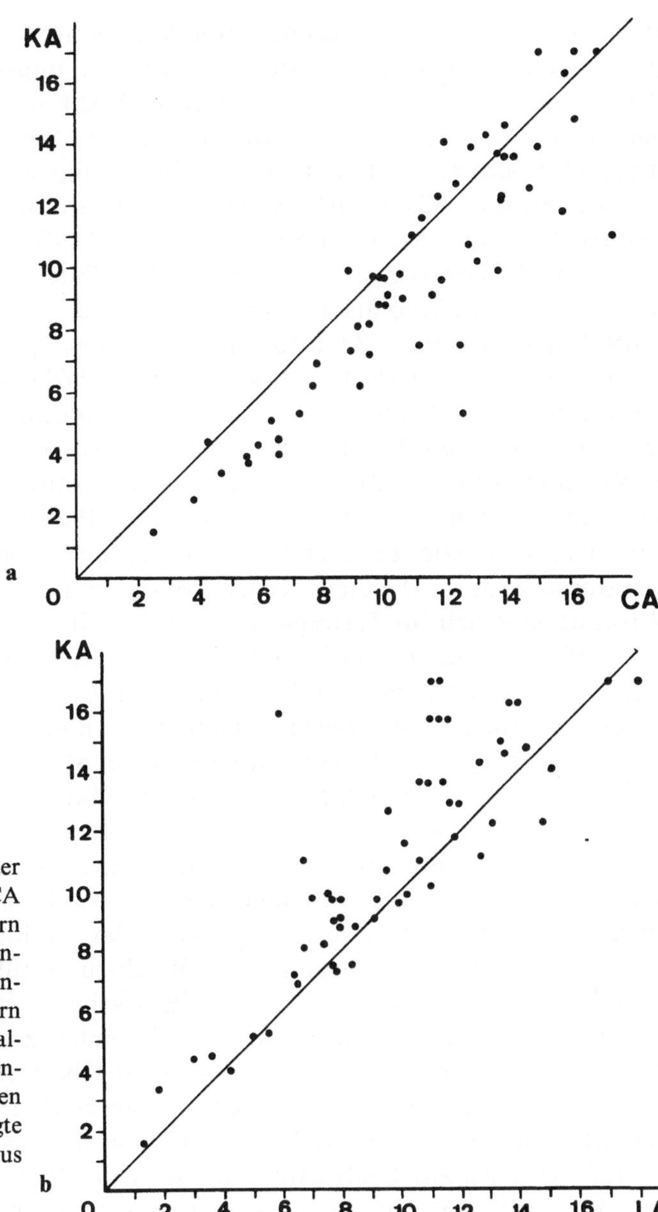

Abb. 11a, b. Beziehung zwischen Knochenalter (KA in Jahren) und chronologischem Alter (CA in Jahren) von 46 niereninsuffizienten Kindern ohne Dialysebehandlung **a**. Deutliche Verminderung des Knochenalters gegenüber dem Längenalter. Setzt man bei den gleichen Kindern das Knochenalter in Beziehung zum Längenalter **b**, so zeigt sich, daß das Knochenalter gegenüber dem Längenalter deutlich vorangeschritten ist. Die Bestimmung des Knochenalters erfolgte nach der Methode TANNER et al. 1975. (Aus RITZ et al. 1977c)

4. Wachstum

Die meisten Kinder mit chronischer Niereninsuffizienz wachsen mit stark verminderter Geschwindigkeit. Da das Längenalter weiter hinter dem chronologischen Alter zurückbleibt als das Knochenalter (Abb. 11a, b) (BETTS u. WHITE 1976; RITZ et al. 1977c, MEHLS et al. 1978a), verlieren niereninsuffiziente Kinder von Jahr zu Jahr einige Zentimeter ihrer theoretisch erreichbaren endgültigen Körperlänge. Eine Aussage über die prospektive Endgröße niereninsuffizienter Kinder ist daher mit den üblichen Bestimmungsmethoden unzulässig, da diese alle eine normale Relation von Längenzunahme und Knochenreifung voraussetzen (BAYLEY u. PINNEAU 1952; GREULICH u. PYLE 1959; TANNER et al. 1975).

Im Terminalstadium der Niereninsuffizienz ist ein Drittel aller Kinder *minderwüchsig* (Körperlänge unterhalb der 3. Perzentile der Altersnorm) (GILLI 1975; SCHÄRER et al.

1976). Die *Ursachen* des verminderten Wachstums bei Niereninsuffizienz sind mannigfaltig. Als entscheidende Faktoren werden u.a. ungenügende *Kalorien- und Eiweißzufuhr* (CHANTLER u. HOLLIDAY 1973), *Azidose* (WEST u. SMITH 1956; COOKE et al. 1960) und *hormonelle Störungen* wie Insulinresistenz (LINDSAY et al. 1968), verminderte Somatomedinproduktion etc. (SAENGER et al. 1974; MEHLS et al. 1978a) angesehen.

Die *urämische Osteopathie* kann schon frühzeitig, u.U. vor Sichtbarwerden röntgenologischer Veränderungen (DENT et al. 1961) Einfluß auf die Wachstumsgeschwindigkeit haben. Beide Komponenten der urämischen Osteopathie, Vitamin-D-Stoffwechselstörung und Hyperparathyreoidismus, scheinen hierbei von Bedeutung zu sein. Für den direkten Einfluß der *Vitamin-D-Metabolisierungsstörung* spricht u.a. die Beobachtung, daß auch bei der Pseudomangelrachitis (PRADER et al. 1961) eine Verminderung der Wachstumsgeschwindigkeit beobachtet wird. Bei der Pseudomangelrachitis liegt wie bei der renalen Osteodystrophie ein Defekt der 1-Hydroxylierung von Vitamin D in der Niere vor (FRASER u. KODICEK 1970, 1973). Im Tierexperiment kann das Wachstum in der Urämie durch Vitamin D stimuliert werden (MEHLS et al. 1978b). Auch bei Kindern im Frühstadium der Niereninsuffizienz kann im Einzelfalle eine Verbesserung der Wachstumsgeschwindigkeit durch Vitamin D erzielt werden (MEHLS et al. 1978a). Eine entsprechende Vitamin-D-Wirkung läßt sich im Terminalstadium der Niereninsuffizienz nicht nachweisen (MEHLS et al. 1978a). Über die Wirkung von 1,25-$(OH)_2D_3$ liegen widersprüchliche Untersuchungen vor. CHESNEY et al. (1977) konnten durch 1,25-$(OH)_2D_3$ bei 4 Kindern eine Wachstumssteigerung erzielen, nachdem Vitamin D_3 zuvor keine entsprechende Wirkung gezeigt hatte. Die Ergebnisse von CHESNEY et al. konnten von anderen Autoren allerdings nicht bestätigt werden (BULLA et al. 1979; MALEKZADEH et al. 1979).

Vermehrte Parathormonsekretion sollte theoretisch zu einer Wachstumssteigerung führen, da auch Patienten mit Pseudohypoparathyreoidismus und Ostitis fibrosa eine erhöhte Wachstumsgeschwindigkeit haben (PARFITT 1977). Exzessiv erhöhte Serumparathormonspiegel führen jedoch zu einer Zerstörung der Architektur der Wachstumszonen (s. Abb. 7, 8) und dadurch zwangsläufig zum Wachstumsstillstand.

Die chronische *Hämodialysebehandlung* scheint einen nur geringen oder keinen Einfluß auf das Wachstum niereninsuffizienter Kinder zu haben (BROYER et al. 1974, 1979). Zwar wachsen Kinder im ersten Dialysejahr besser als im letzten Jahr vor Beginn der Dialysebehandlung (GILLI 1975; CHANTLER et al. 1979), die Wachstumsgeschwindigkeit verringert sich jedoch bei vielen Patienten ab dem 3. Dialysejahr (GILLI 1975).

Im Vergleich zur Dialysetherapie führt die *Nierentransplantation* zwar zu einer geringen Verbesserung, jedoch zu keiner Normalisierung der Wachstumsgeschwindigkeit (MEHLS et al. 1978a; CHANTLER et al. 1979).

5. Röntgensymptome

Röntgenuntersuchungen machen urämiebedingte Knochenveränderungen auf *Organebene* sichtbar, während die Veränderungen auf Gewebs- und Zellebene nur durch histologische Untersuchungen erfaßt werden können. Jeder Knochen besteht aus mehreren heterogenen Einheiten, die unterschiedliches Alter und Geometrie aufweisen und unterschiedlichen mechanischen Belastungen ausgesetzt sind. Die Antwort des Knochens auf hormonale Reize – und damit das Sichtbarwerden der Veränderungen im Röntgenbild – hängt in erster Linie von der *lokalen Umbaugeschwindigkeit* an den jeweiligen Knochenabschnitten ab. Dies erklärt die sehr viel eindrucksvolleren röntgenologischen Veränderungen im metaphysären Bereich von Röhrenknochen gegenüber Veränderungen im diaphysären Bereich. Auch das frühzeitige und häufige Auftreten subperiostaler Resorptionszonen an typischen Prädilektionsstellen läßt sich so erklären. Normalerweise findet man Resorptions- und Umbauvorgänge dort, wo Spannung und Zug (Sehnen und Bänder) auf das Skelett einwirken. An eben diesen Stellen werden die Umbauvorgänge bei urämischer Osteopathie verstärkt, so insbesondere an den Phalangen (Biegungsdehnung bei Greifbewegungen), an den Akromioklavikulargelenken, an den Symphysen, an den Schenkelhälsen, am proximalen Humerus, an der proximalen Tibia etc.

Skelettveränderungen sind im *Säuglings- und Kleinkindesalter* wegen der hohen Umbaugeschwindigkeit des Skeletts rascher und in stärkerer Ausprägung zu erwarten als im späteren Kindes- und Jugendalter. Nach eigenen Beobachtungen können hochgradige Röntgenveränderungen im Säuglings- und Kleinkindesalter innerhalb weniger Wochen auftreten (MEHLS et al. 1975a). Man muß aber auch bei Schulkindern und Jugendlichen mit der Entwicklung erheblicher Röntgensymptome innerhalb weniger Monate rechnen.

Röntgenkontrolluntersuchungen sollten daher bei niereninsuffizienten Kindern alle 6 Monate erfolgen, auch wenn bei vorangegangenen Untersuchungen keine Röntgensymptome sichtbar waren. Geröntgt werden sollte immer der gleiche Skelettabschnitt, am besten das Handskelett, um vergleichbare Aussagen treffen zu können. Das Zeitintervall für Wiederholungsuntersuchungen soll auf 3 Monate verkürzt werden, sofern bereits Röntgensymptome der renalen Osteodystrophie sichtbar sind. In diesem Fall sollten auch andere Skelettabschnitte, insbesondere solche mit hoher statischer und mechanischer Belastung (Beckenskelett) in die Untersuchung miteinbezogen werden.

a) Röntgentechnik

Ausgeprägte renal bedingte Skelettveränderungen lassen sich bereits bei Anwendung einer normalen Routineröntgentechnik nachweisen. Zur Früherfassung und Verlaufsbeobachtung der renalen Osteopathie ist jedoch eine Verfeinerung der Untersuchungstechnik unbedingte Voraussetzung.

Die erste Forderung betrifft die Verwendung eines *folienlosen, feinkörnigen Industriefilms*. Mit diesem kann man sowohl die Veränderungen an der Spongiosa als auch an der Kortikalis und den Wachstumszonen gut erfassen. Die Darstellung der Skelettveränderungen läßt sich durch die Anwendung der *Mammographietechnik* bei Handskelettaufnahmen noch wesentlich verbessern. Hierdurch gelingt es insbesondere, die Kortikalisveränderungen optimal abzubilden (PRAGER et al. 1977a; FISCHER 1979).

Sind die Voraussetzungen für eine Mammographietechnik nicht gegeben, empfiehlt es sich, Handskelettaufnahmen mit der nachfolgenden *Röntgentechnik* anzufertigen: Folienloser Film (X-omat MA, Kodak PE 4006), 0,6 mm Fokus, 50 cm FFA, 38 KV, 38 mAs, 13 msec. (große Kinder) bzw. 36 KV, 32 mAs, 10 msec. (kleine Kinder). Alternativ kann man die Röntgenfilm-Folien-Kombination TRIMAX-Alpha 2 Folie (einseitig beschichtet, Firma 3M) verwenden. Die Belichtungsdaten setzen sich hierbei wie folgt zusammen: 38 KV, 6,4 mAs, 20 msec. Auch mit dieser Technik lassen sich Handskelettaufnahmen mit guter Bildqualität erzielen. Gleichzeitig hat man den Vorteil einer erheblichen Strahlendosisreduzierung. Unabhängig von der jeweils angewandten Untersuchungstechnik sollte die *Röntgenbildanalyse* immer mit *Lupentechnik* (8fache Vergrößerung) vorgenommen werden, um die Knochenstruktur im Detail besser beurteilen zu können (MEEMA u. SCHATZ 1970; MEEMA et al. 1972; MEEMA 1973). Unseres Erachtens ersetzt die Lupenbetrachtung die anderenorts empfohlene röntgenologische Vergrößerungstechnik (WEISS 1972; CALENOFF u. NORFRAY 1973); sie läßt sich zudem in jeder Röntgenabteilung praktizieren. Von einigen Autoren (WOLFE 1969; SMITH u. JUNOR 1977; PETERS et al. 1977) wird zur Röntgendiagnostik der renalen Osteopathie die *Xero-Radiographie* empfohlen. Der Vorteil dieser Methode liegt darin, daß sie gleichzeitig eine Beurteilung der Knochenfeinstruktur und des Weichteilgewebes erlaubt. Sie ermöglicht außerdem ein subtiles Studium der Knochenrandkonturen ohne Lupenbetrachtung.

Nachteil der Xero-Radiographie ist die relativ hohe Strahlenbelastung. Darüber hinaus sind nur wenige Radiologen vertraut mit dieser Methode, die jedoch in der UDSSR weit verbreitet ist (DOLECZKY et al. 1978). Wir selbst haben mit der Xero-Radiographie keine Erfahrung. Nach unserem Wissen sind bisher keine systematischen Untersuchungen bei urämischen Kindern vorgenommen worden.

Die *Knochenszintigraphie* spielt in der Diagnostik der renalen Osteopathie eine nur untergeordnete Rolle. Bei *Erwachsenen* läßt sich mit geeigneten osteotropen Radiopharmaka eine semiquantitative Aussage über gesteigerte Umbauraten im Rahmen der renalen Osteopathie machen (CREUTZIG et al. 1974; HERMANN u. GAHL 1976).

Bei *Kindern* mit renaler Osteopathie ist die Aussagekraft der Knochenszintigraphie deutlich eingeschränkt. Dies erklärt sich dadurch, daß die Isotopenanreicherung bei renaler Osteopathie hauptsächlich an den Orten erfolgt, an denen bereits normalerweise die höchste Knochenumbaurate zu verzeichnen ist (Metaphysen).

b) Veränderungen der Kortikalis

Subperiostale Resorptionen beruhen auf resorptiver Zerstörung der äußeren Generallamelle und des darunterliegenden kortikalen Knochens. Die osteoklastischen „Bohrlöcher" (s.S. 189) verlaufen senkrecht zur Knochenoberfläche (RITZ et al. 1973), so daß im Röntgenbild Konturaufrauhungen in Form von *Spiculae* erscheinen. Die Resorptionshöhlen werden durch fibröses Gewebe und untermineralisierten Geflechtknochen ausgefüllt. Damit liegt den subperiostalen Resorptionen kein eigentlicher Substanzverlust, sondern ein Knochenumbau zugrunde (RITZ et al. 1973). Spiculae lassen sich am eindrucksvollsten an der Kortikalis der Mittelphalangen (Abb. 12a, 17a) nachweisen. Im Gegensatz zu erwachsenen Urämikern, bei denen die Radialseiten der Mittelphalangen II und III am stärksten betroffen sind (PUGH 1951; RITZ et al. 1975; JENSEN u. KLINGER 1977), werden die Spiculae bei Kindern an Radial- und Ulnarseiten aller Phalangen gesehen. Im Bereich der Ansatzstellen von Sehnen, Muskeln und Bändern treten z.T. großflächige, muldenförmige Kortikalisdefekte auf, innerhalb derer bei Lupenbetrachtung ebenfalls Spiculae nachweisbar sind. Prädilektionsstellen für ausgedehnte Kortikalisdefekte sind: Proximaler Humerus (Abb. 13), Ulnarseiten von distalen Radius- und Ulnametaphysen (Abb. 14, 27), Schenkelhälse („rotten fence post sign" TEALL 1928; Abb. 15a), Schambein- und Sitzbeinäste, distale Femurabschnitte (Abb. 29) sowie die proximalen Tibiainnen- und Vorderseiten (Abb. 16). Akroosteolysen an den Finger- (Abb. 10, 12a, 17a) und Zehenendgliedern (Abb. 18) und die Auflösung der Laminae durae (Abb. 19) (FEIST 1970; PRAGER et al. 1978; PETER-BARON et al. 1980) beruhen ebenfalls auf fibroosteoklastärem Umbau der Kortikalis.

An den sternalen (SCHWARTZ et al. 1977) und den akromialen (TEPLICK et al. 1974) Klavikularenden (Abb. 20a) sowie auch im Bereich der Sakroiliakalgelenke und der Symphyse (Abb. 21) kann man *subchondrale Resorptionszonen* finden (HAUSWALDT u. WOLF 1974; RESNICK u. NIWAYAMA 1976).

Lokale kortikale Substanzdefekte, wie sie Abb. 26 zeigt, sind nur ausnahmsweise zu finden. Ihre formale Pathogenese ist unklar.

Der innere Knochenumbau entlang der Haversschen Kanäle führt normalerweise zu kleinen Röntgenveränderungen, da abgebaute Osteone sofort durch neue, gut mineralisierte Matrix ersetzt werden. Die verstärkte osteoklastäre Aktivität bei Ostitis fibrosa führt zur Erweiterung der Haversschen Kanäle und deren Auffüllung mit fibrösem Gewebe und Geflechtknochen. Radiologisch erscheint in dieser Phase eine *Längsstreifung*

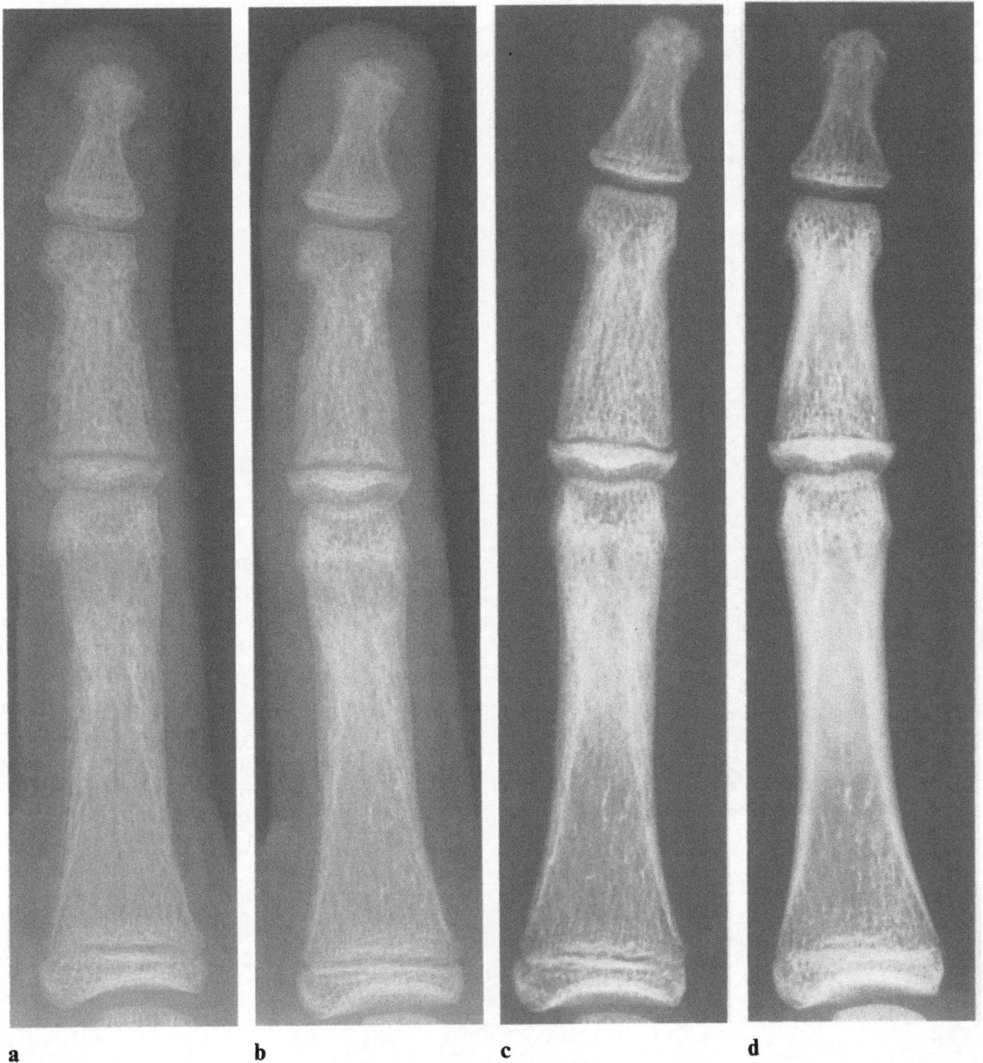

Abb. 12a–d. Mittelfinger eines 12jähr. Mädchens mit Oligomeganephronie, Serumkreatinin 11,2 mg-% vor **a**, 1 Monat **b**, 3 Monate nach **c** und 15 Monate nach **d** Beginn der Vitamin-D-Therapie. Ausgeprägte Akroosteolyse mit Auflösung der Generallamelle der Endphalanx, ausgeprägte periostale Resorptionen mit Spiculaebildung im Bereich der Kortikalis aller abgebildeten Phalangen. Starke Spongiosierung der Kompakta. Die Grenze zwischen Kortikalis und Spongiosa ist insbesondere an der Mittelphalanx nicht mehr erkennbar. Vergröberung der gesamten Spongiosastruktur. Die einzelnen Trabekel erscheinen plump und verbreitert. – 3 Monate nach Beginn der Vitamin-D-Therapie ist die Generallamelle an allen Phalangen wieder sichtbar, die Grenze zwischen Spongiosa und Kortikalis wird wieder wahrnehmbar. Deutliche Längsstreifung der Kompakta an der Grundphalanx. – 1 Jahr später Normalisierung der Skelettstruktur, glatte Begrenzung der Kompakta nach außen, scharfe Abgrenzung auch zum Markraum hin. Die einzelnen Spongiosatrabekel sind wesentlich feiner gezeichnet, im mittleren Diaphysenbereich ist praktisch keine Spongiosastruktur mehr erkennbar

der Kompakta (MEEMA u. MEEMA 1973). Wiederum stellt sich der Knochenumbau im Röntgenbild als Substanzdefekt dar.

Längsstreifung der Kompakta ist kein pathognomonisches Zeichen der renalen Osteodystrophie. Sie wird bei allen Zuständen mit hoher Knochenumbaugeschwindigkeit beobachtet, so bei Hyperthyreose, primärem Hyperparathyreoidismus und Akromegalie (VILLANUEVA et al. 1966; MEEMA u. SCHATZ 1970; MEEMA u. MEEMA 1973). Sie kann sogar im Rahmen des physiologischen pubertären Wachstumsschubes zu sehen sein. Die Längsstreifung ist am häufigsten an den Grundphalangen (s. Abb. 22), in fortgeschrittenen

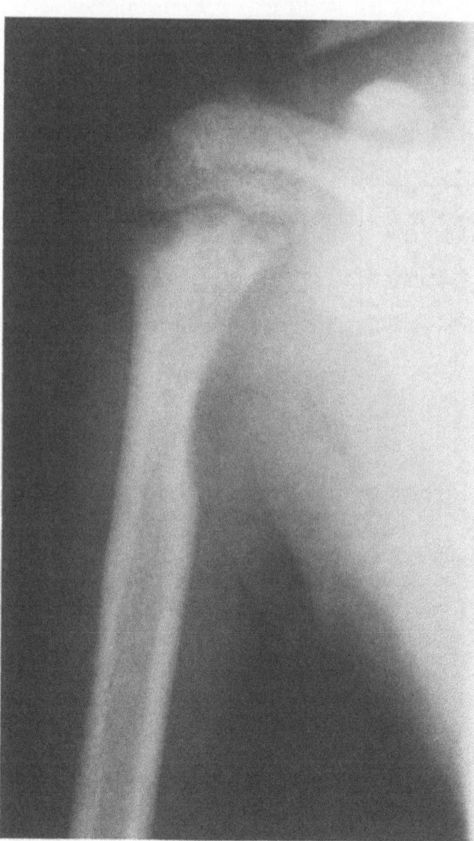

Abb. 13. Rechter Humerus eines 7jähr. Mädchens mit Oligomeganephronie, Serumkreatinin 6 mg-%. Ausgeprägte muldenförmige kortikale Erosion an der Innenseite des proximalen Humerus (Ansatzstelle des M. teres major). Geringere Erosion an der Außenseite der Humerusdiaphyse. Deutliche Aufhellungszonen auch im Spongiosabereich (Wachstumszone) der proximalen Humerusmetaphyse. (Aus MEHLS et al. 1973a)

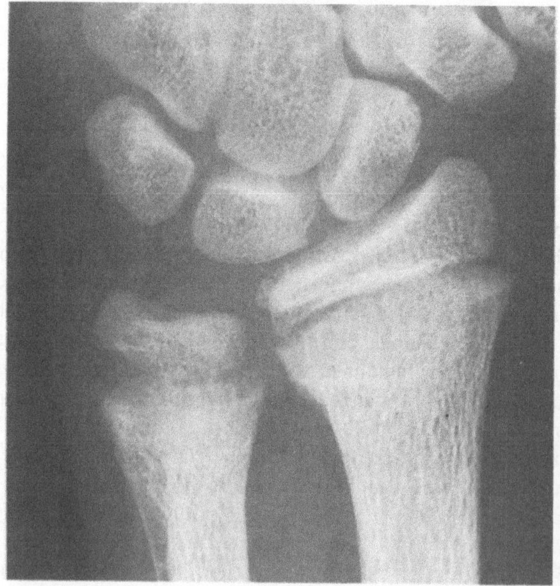

a

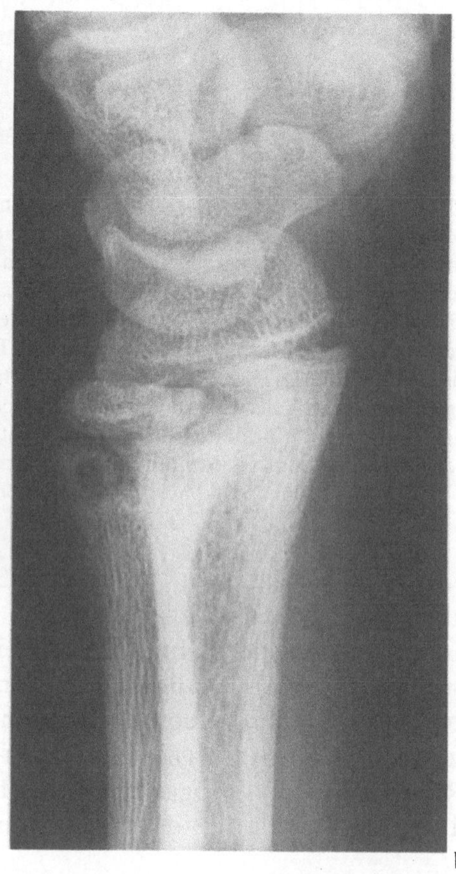

b

Abb. 14a, b. Linkes Handgelenk eines 16jährigen Knabens mit Nephronophthise im Stadium der terminalen Niereninsuffizienz. Beginnendes Abgleiten der Radiusepiphyse nach ulnar **a** und dorsal **b**. Unregelmäßige Struktur der Radius- und Ulnametaphysen mit großen „zystischen" Defekten. Ausgeprägte subperiostale Resorption der lateralen Kortikalis der Ulna. Grobe unscharfe Spongiosatrabekel in den abgebildeten Bereichen von Radius und Ulna

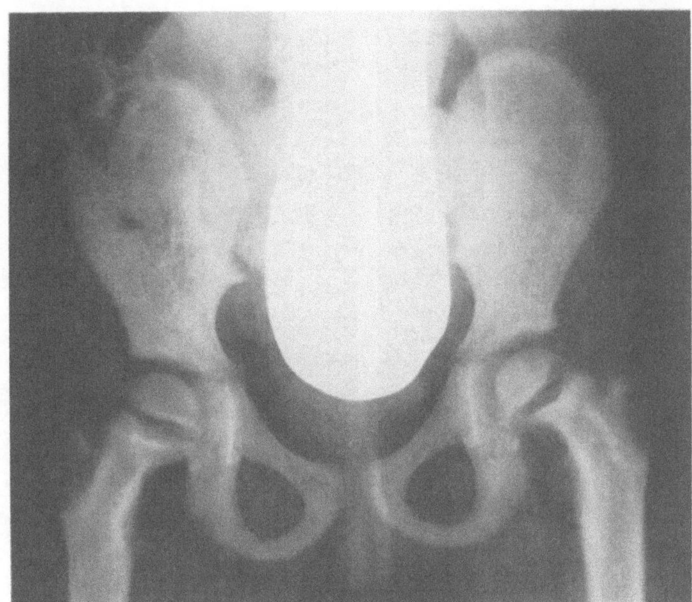

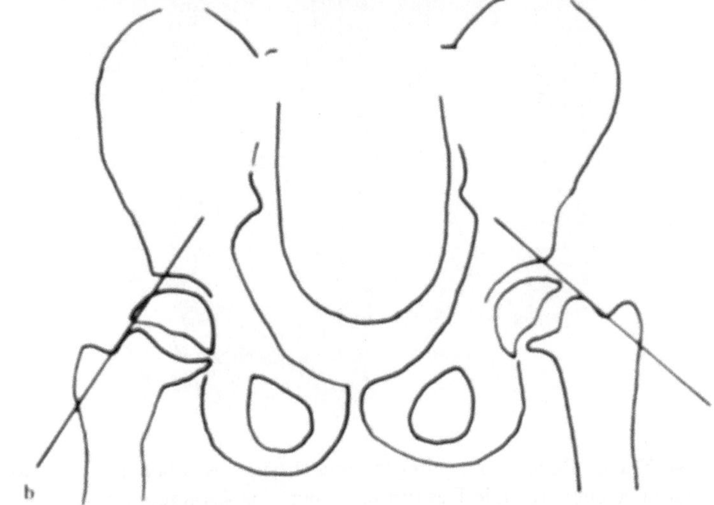

Abb. 15a, b. Beckenübersichtsaufnahme eines 7jähr. Mädchens mit Nierenhypoplasie (Serumkreatinin 7,3mg-%). Schwere epiphysäre Veränderungen des Femurhalses mit Abgleiten der linken Femurkopfepiphyse nach medial. „Wollig-unscharfe" Zeichnung der Metaphysenspongiosa unterhalb der Metaphysenendplatten. Subperiostale Resorptionszonen entlang der Femurhälse („rotten-fence-post" sign). Das Abgleiten der linken Femurkopfepiphyse zeigt sich deutlich beim Anlegen einer Tangente an den lateralen Schenkelhals (s. Schema **b**). Die Tangente schneidet den Femurkopf nicht wie auf der „gesunden" rechten Seite

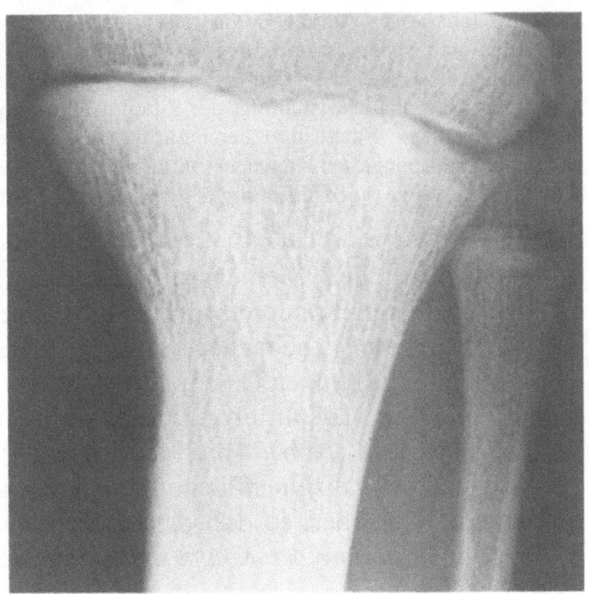

Abb. 16. Proximale Tibia eines 13jähr. Knaben mit Oligomeganephronie, seit 1 Monat chronische Hämodialysebehandlung. Muldenförmige kortikale Resorption im Bereich der proximalen medialen Tibiakante (Ansatzstelle des tibialen Kollateralbandes und des Musculus popliteus)

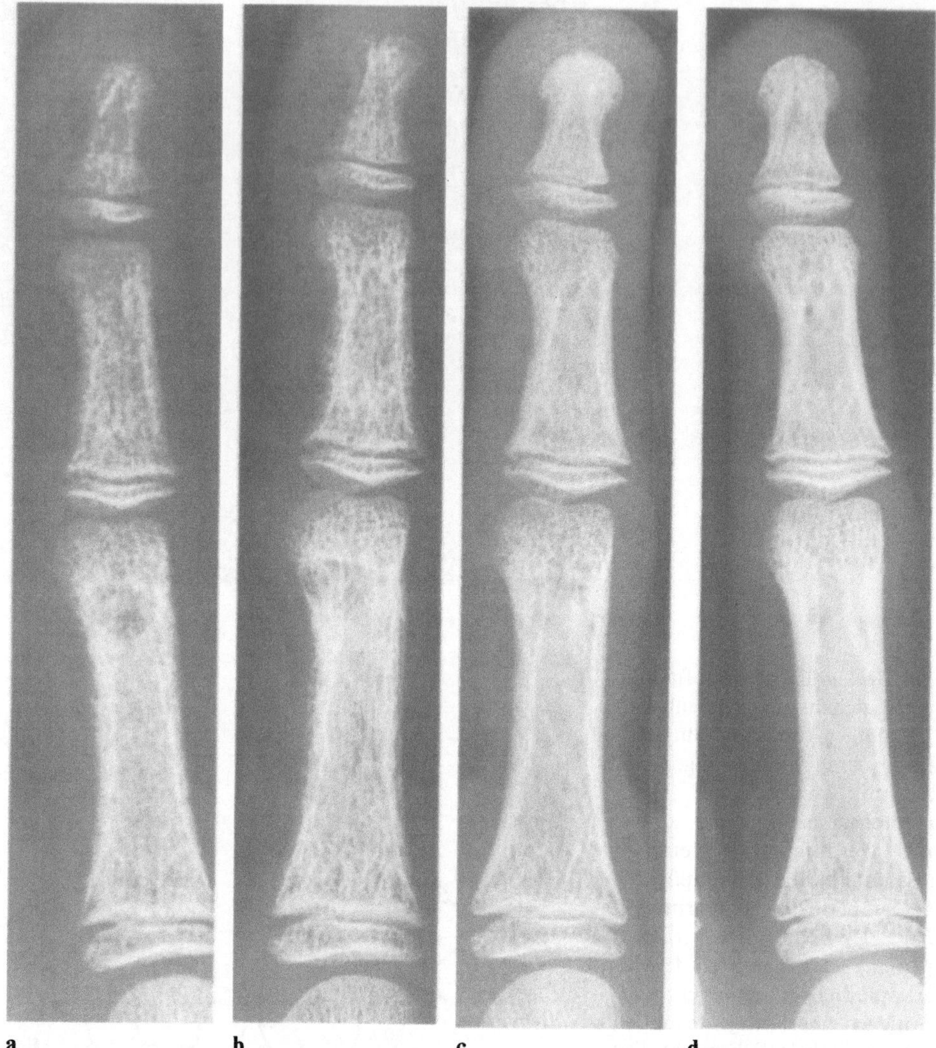

Abb. 17a–d. Rechter Zeigefinger eines 12jähr. Knaben mit Oligomeganephronie, Serumkreatinin 7,3 mg-%. Deutliche subperiostale Resorptionszonen, insbesondere an der Medialseite der Mittelphalanx. „Verwaschene" Zeichnung der Spongiosa. Fleckförmige Spongiosararefizierung in der distalen Grund- und Mittelphalanx **a**. Nach 1 Jahr **b** trotz Vitamin-D-Therapie mit einer Dosis bis zu 100000 IE/Tag kein Ausheilen der Osteopathie. Kortikalis- und Spongiosazeichnung gegenüber der Voraufnahme schärfer, Spongiosatrabekel jedoch verdickt, Spongiosastruktur weiterhin deutlich pathologisch. Ausgeprägte Akroosteolyse und kortikale Spiculaebildung. Die äußere Grundlamelle ist infolge der Vitamin-D-Therapie fast überall sichtbar. Längsstreifung der Kompakta der Grundphalanx. Nach subtotaler Parathyreoidektomie, 8 Monate später **c** weitgehende Normalisierung der kortikalen und spongiösen Knochenstruktur. Abheilung der Akroosteolyse. Nach weiteren 9 Monaten **d** vollständige Normalisierung des Röntgenbildes und dichte, scharf abgesetzte Kortikalis.

Fällen auch an den Metacarpalia zu sehen. Tritt die Längsstreifung der Kompakta in Kombination mit anderen röntgenologischen Symptomen der renalen Osteodystrophie auf, darf sie dieser zugeordnet werden. Erscheint sie als Einzelsymptom, ist ein Zusammenhang mit der renalen Osteopathie eher fraglich. Bei schwerer Ausprägung der Osteopathie kann die Aufsplitterung der Kompakta an der Kortikalis aller Röhrenknochen erkennbar werden (Abb. 14b, 29a u. 32a).

An der Kortikalisinnenfläche greifen resorptive kortikale und spongiöse Umbauprozesse ineinander über, so daß die Grenze zwischen Kortikalis und Spongiosa unscharf wird *(Spongiosierung der Kompakta)* (Abb. 12a, 23).

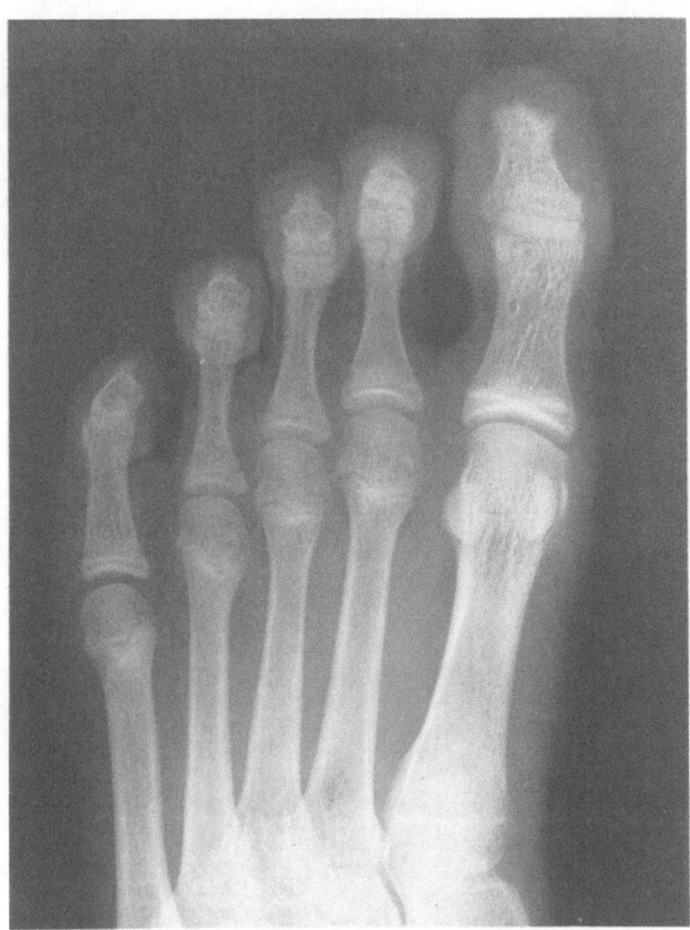

Abb. 18. Vorderfuß einer 12jähr. Patientin mit Oligomeganephronie, seit 2 Wochen chronische Hämodialysebehandlung. Fortgeschrittene Akroosteolysen an allen Zehen-Endgliedern

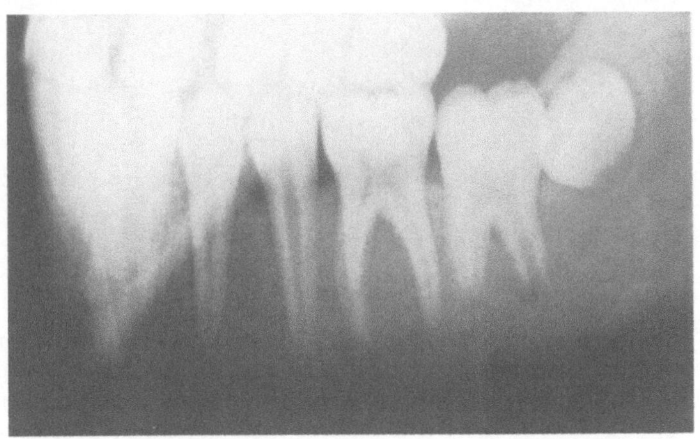

Abb. 19. Linker Unterkiefer eines 12jähr. Knaben mit obstruktiver Uropathie zu Beginn der Hämodialysebehandlung. Vollständige Auflösung aller Laminae durae infolge fibroosteoklastärer Resorption

c) Spongiosa

Die *volumetrische Dichte* der Spongiosa ist in der Urämie *erhöht* (KREMPIEN et al. 1972; MEHLS et al. 1975b). Die einzelnen *Trabekel* sind plump, bizarr geformt, stellenweise untermineralisiert und in vermehrtem Umfang mit Osteoidsäumen belegt (RITZ et al. 1973a, 1973b) (Abb. 4). Sie erscheinen daher im Röntgenbild *vergröbert* und *unscharf konturiert*. Dies ist am besten im Bereich der Metaphysen der langen Röhrenknochen (Abb. 14), an den Phalangen (Abb. 12, 17), den Wirbelkörpern (Abb. 24) und der

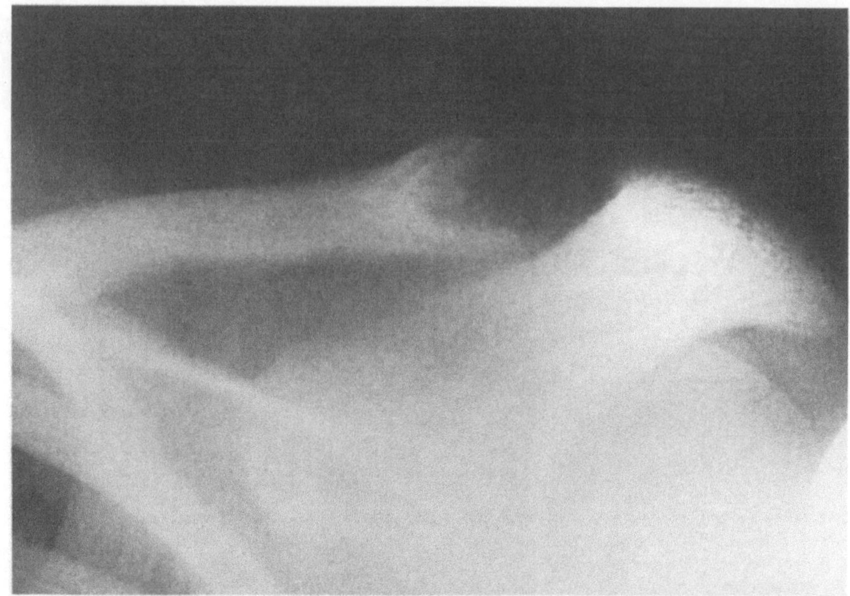

a

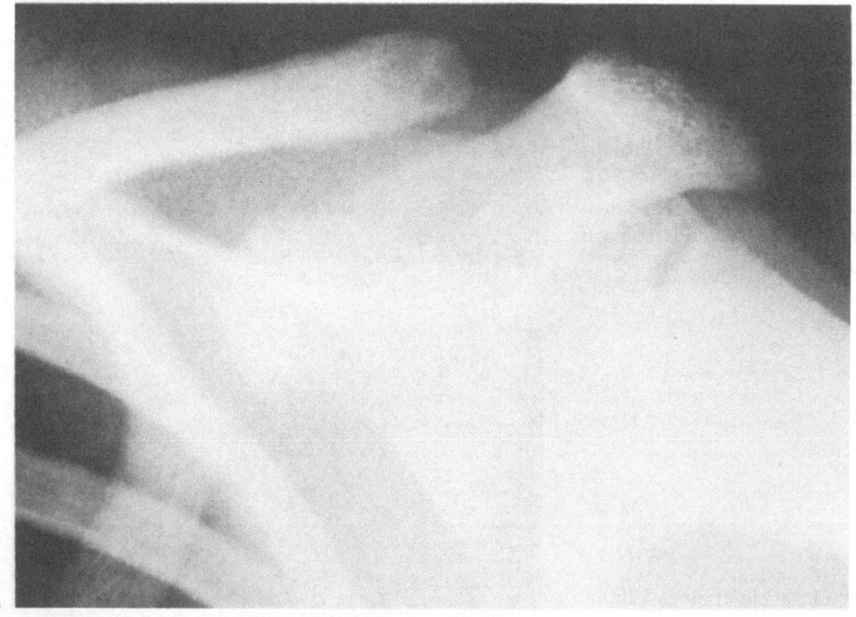

b

Abb. 20a, b. Linke Klavikula eines 9jähr. Mädchens mit Nierenhypoplasie, Serumkreatinin 10,2 mg-%. Ausgeprägte subchondrale Resorptionszonen am lateralen Klavikulaende vor (**a**) und 3 Monate nach (**b**) Beginn der Vitamin-D-Therapie. Bereits nach kurzer Behandlungsdauer glatte Begrenzung des lateralen Klavikulaendes, auch die äußeren Konturen des Korakoids sind schärfer gezeichnet

Schädelkalotte zu sehen. Im Gegensatz zur Dichtezunahme der metaphysären Sponiosa findet man im Bereich der Diaphysen oft eine *fleckförmige Rarefizierung* der Spongiosa (MEHLS et al. 1973a; PARFITT 1977). Diese tritt sowohl an den distalen Enden der Phalangen (Abb. 17a, 27) als auch in den Diaphysen der langen Röhrenknochen auf.

Spongiosazysten (Braune Tumoren) werden wesentlich seltener als beim primären Hyperparathyreoidismus beobachtet (ROSE 1964; FELTS et al. 1965; RITZ et al. 1973a; PARFITT 1977). Wahrscheinlich stellt die Osteoidvermehrung in der Urämie einen Schutz

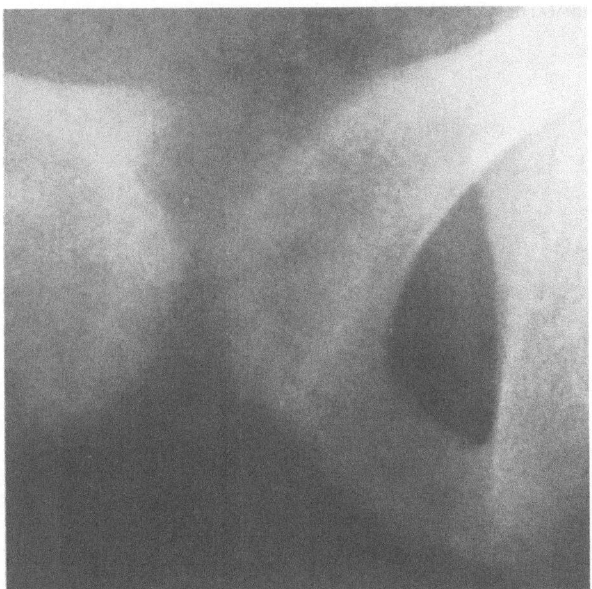

Abb. 21. Symphysenfuge eines 11jähr. Mädchens mit Nephronophthise, Serumkreatinin 8,9 mg-%. Deutliche subchondrale Resorptionszonen an beiden Schambeinästen, hierdurch unregelmäßig begrenzte, „erweiterte" Symphysenfuge

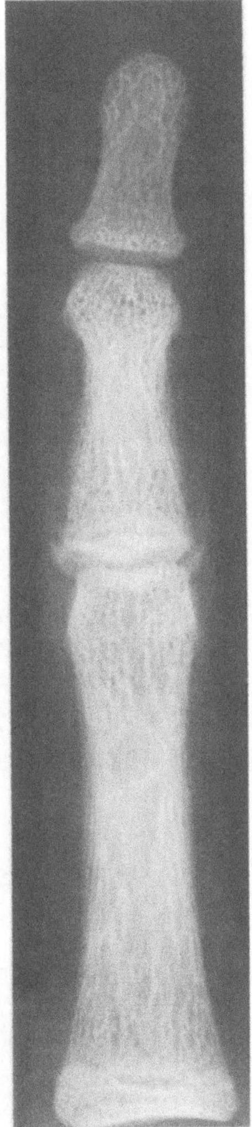

Abb. 22. Mittelphalanx eines 13jähr. Mädchens mit Oligomeganephronie, Serumkreatinin 14 mg-%. Seit 2 Jahren Vitamin-D-Therapie; noch deutliche subperiostale Resorptionszonen im Bereich der Mittelphalanx. Längsstreifung der Kompakta der Grundphalanx. Dichte, vergröberte Spongiosastruktur

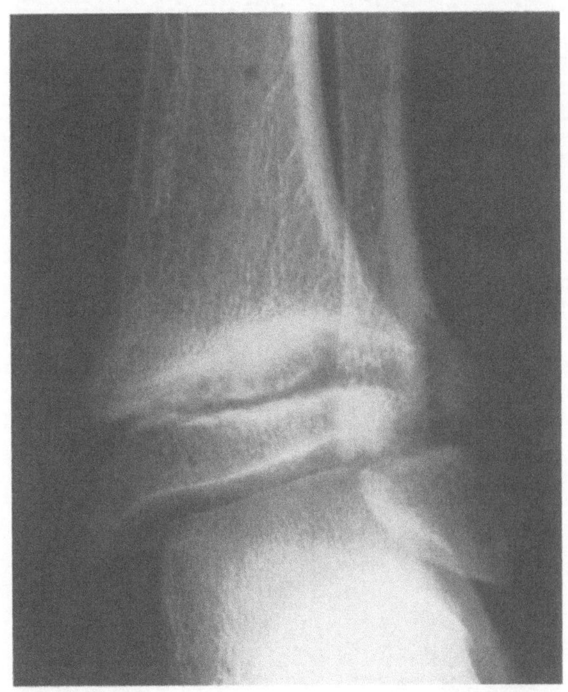

Abb. 23. Oberes Sprunggelenk eines 13jähr. Knaben mit Nierenhypoplasie, Serumkreatinin 9,2 mg-%. Vitamin-D-Therapie seit 3 Monaten. – „Kleinzystische" Aufhellungszonen im Bereich der Primär- und Sekundärspongiosa der distalen Tibiametaphyse. Verdünnung und Spongiosierung der medialen Tibiakortikalis. Looser-Zone im Bereich der lateralen distalen Fibulametaphyse

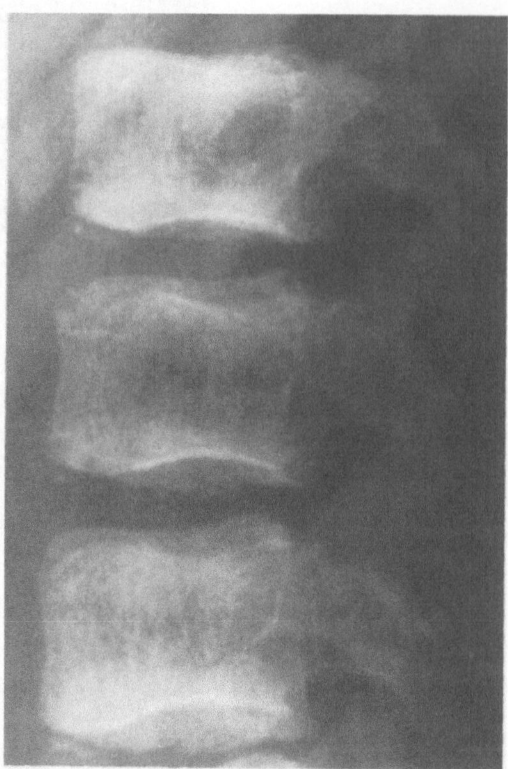

Abb. 24. Lumbale Wirbelkörper eines 13jähr. Knaben mit Nierenhypoplasie, Serumkreatinin 9,2 mg-%. Gleicher Patient wie Abb. 10. Strähnige, verwaschene Zeichnung der Wirbelkörperspongiosa, wobei die vertikal verlaufenden Spongiosatrabekel verdickt erscheinen, während die horizontal verlaufenden Spongiosaquersepten kaum zu sehen sind. Angedeutete Dreischichtung („rugger-jersey-spine")

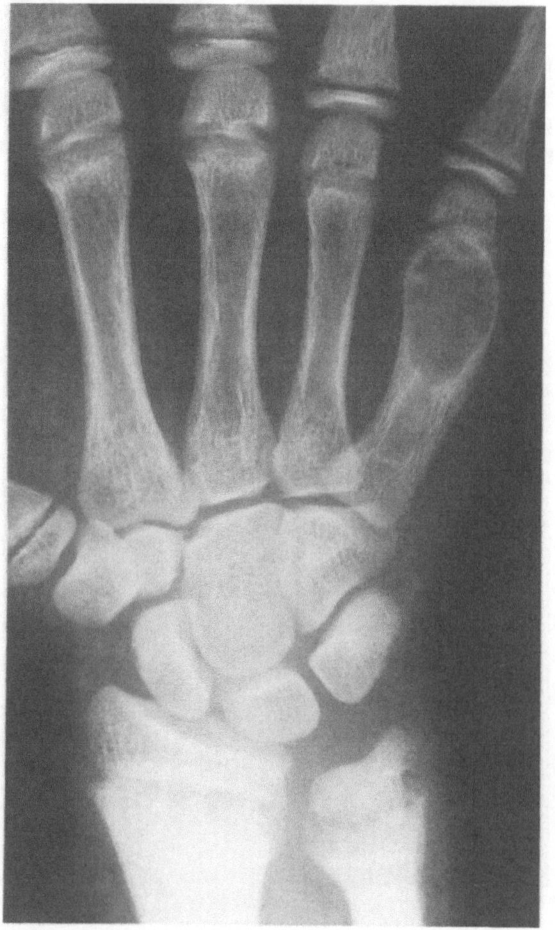

Abb. 25. Linke Mittelhand eines 16jähr. Knaben mit Nierenhypoplasie, Serumkreatinin 8,1 mg-%. Spongiosazyste (Brauner Tumor) mit Auftreibung des fünften Mittelhandknochens. Deutliche Zeichen der renalen Osteodystrophie im Bereich der Wachstumszonen

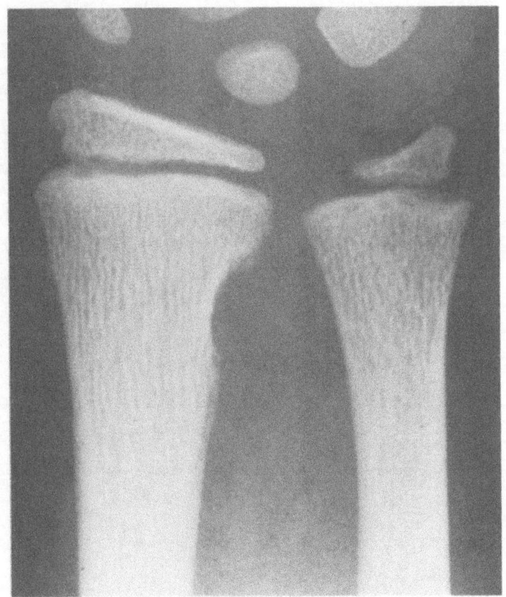

Abb. 26. Distaler rechter Unterarm eines 11jähr. Mädchens mit Oligomeganephronie, Serumkreatinin 6,2 mg-%. Kortikaler Substanzdefekt im Bereich des distalen Radius. Der Substanzdefekt entstand unter laufender Vitamin-D-Therapie. Durch die Vitamin-D-Therapie konnten die metaphysären Aufhellungszonen unterhalb der Metaphysenendplatte röntgenologisch zum Verschwinden gebracht werden. Noch deutlich vergröberte Spingiosastruktur

gegenüber der osteoklastären Wirkung von Parathormon dar. Wir selbst haben bei über 200 Kindern mit chronischer Niereninsuffizienz nur 3mal Spongiosazysten beobachten können und zwar im Metakarpalbereich (s. Abb. 25), im Metaphysenbereich der proximalen Tibia bzw. im Metaphysenbereich des distalen Femurs.

d) Wachstumszonen

Die röntgenologisch erkennbaren Veränderungen der Wachstumszonen von Röhrenknochen wurden bisher allgemein als Rachitis gedeutet (Fraser u. Salter 1958; Swoboda 1969). In der Tat sind die *metaphysären Aufhellungszonen* wie beim primären Hyperparathyreoidismus (Wood et al. 1958; Rayasuria et al. 1964; Lomnitz et al. 1966; Kirkwood et al. 1972; Parfitt 1977) nicht von einer Vitamin-D-Mangel-Rachitis zu unterscheiden. Bei dieser werden die Aufhellungszonen üblicherweise durch eine Verbreiterung der Wachstumsknorpelschicht und in weit geringerem Maße durch Akkumulation von unverkalktem Osteoid im Bereich der Primärspongiosa hervorgerufen (Park 1939). Im Gegensatz hierzu beruhen die Aufhellungszonen bei renaler Osteodystrophie auf fibroosteoklastären Resorptionsdefekten im Bereich der Metaphysenspongiosa (Krempien et al. 1974; Mehls et al. 1973a). Die Knorpelschicht selbst ist nicht verbreitert, oft sogar verschmälert. Es ist daher unzulässig, aus Röntgenbildern urämischer Kinder eine Rachitis zu diagnostizieren bzw. Rückschlüsse auf den Schweregrad eines evtl. vorhandenen Mineralisationsdefektes zu ziehen.

Die Strukturveränderungen im Bereich der Primär- und Sekundärspongiosa können als *„wollig-unscharf“* (Abb. 27). *„wabenförmig“*, *„besenreiserartig ausgefranst“* (Abb. 42a, b) oder auch als *„zystische Aufhellungen“* (Abb. 23, 27) charakterisiert werden. Bei allen schweren Metaphysenveränderungen sieht man gleichzeitig *kortikale Resorptionsdefekte*. An den distalen Radius- und Ulnametaphysen sind diese vorwiegend an der Ulnarseite zu erkennen (Abb. 14, 27).

Während sich die *Rachitis* hauptsächlich an den *schnellwachsenden* Abschnitten der Röhrenknochen manifestiert (proximale Tibia-, distale Femur-, distale Radius- und distale Ulnametaphysen), werden die metaphysären Veränderungen bei *renaler Osteodystrophie* infolge des verstärkten Knochenumbaus unter dem Einfluß von Parathormon *auch* an

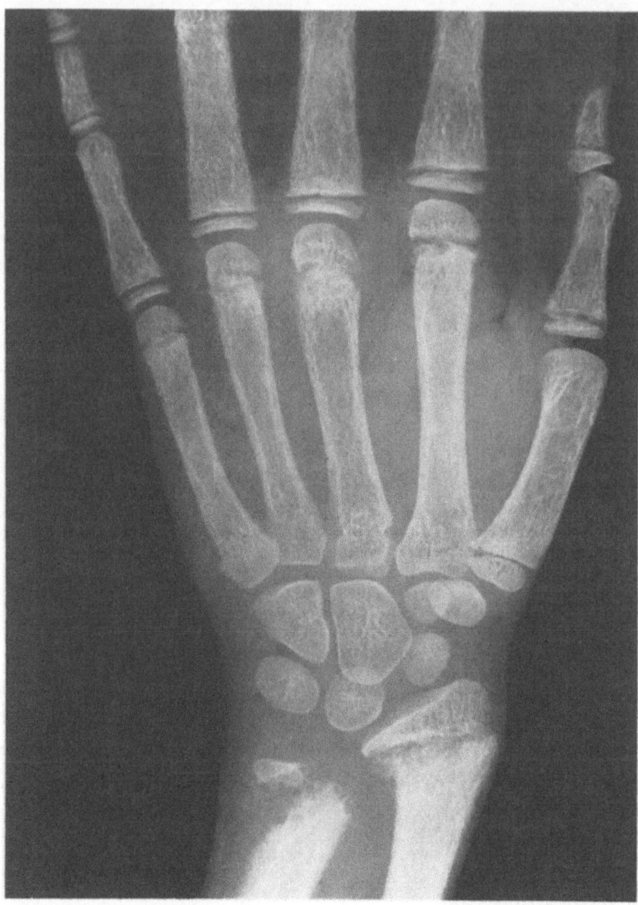

Abb. 27. Linke Hand eines 11jähr. Mädchens mit Nierenhypoplasie, Serumkreatinin 12 mg-%. Ausgeprägte urämische Osteopathie. Epiphysenlösung der distalen Radius- und Ulnaepiphyse. Abgleiten der Epiphysen zur ulnaren Seite. „Kleinzystische" Aufhellungen unterhalb der Metaphysenendplatte des Radius. Besenreiserartige Ausfransungen des distalen Ulnaendes. Kortikale Resorptionsdefekte an den Lateralseiten der distalen Radius- und Ulnametaphysen. Akroosteolyse am Strahl I erkennbar. (Aus MEHLS et al. 1973a)

den normalerweise *langsamer wachsenden* Knochenabschnitten (proximale Femur- und distale Tibiametaphyse) beobachtet (DENT 1973; MEHLS et al. 1973a).

Die *Epiphyse* zeigt aufgrund ihrer relativ geringen Umbaugeschwindigkeit keine gröberen Strukturveränderungen. Nur ausnahmsweise kann man kortikale Resorptionsdefekte an der medialen Kante der Radiusepiphyse erkennen (Abb. 14a, 26).

e) Urämische Epiphysenlösung

Die urämische Epiphysenlösung stellt die schwerste Komplikation der renalen Osteodystrophie dar (BRAILSFORD 1933; SHEA u. MANKIN 1966; CATELL et al. 1971, KIRKWOOD et al. 1972; MEHLS et al. 1975a; FLOMAN et al. 1975; GOLDMAN et al. 1978). Wie erwähnt, besteht bei urämischen Kindern eine Störung der Umwandlung des unregelmäßig proliferierten Säulenknorpels in die metaphysäre Spongiosa (s.S. 190). Infolge der Zusammenhangsdurchtrennung zwischen Wachstumsknorpel und Knochen kann es unter dem Einfluß von Scherkräften zum Abgleiten der Epiphyse kommen. Hierbei handelt es sich um einen *metabolisch induzierten,* später mechanisch verstärkten Umbauvorgang an der Wachstumszone. Die urämische Epiphysenlösung unterscheidet sich von der idiopathischen Epiphysiolysis capitis femoris juvenilis insofern, als die Gleitebene im dichten Fasergewebe *unterhalb* des Säulenknorpels (KREMPIEN et al. 1974) liegt und die Lösung nicht primär durch eine Fissur *innerhalb* der degenerativen Knorpelschicht (LACROIX et al. 1951; PONSETI u. MCCLINTOCK 1956; TAILLARD 1964) eingeleited wird. Die *Lokalisation* einer Epiphysenlösung hängt von mechanischen Scherkräften, statischer Belastung

Tabelle 2. Lokalisation der urämischen Epiphysenlösung. (Aus: MEHLS et al. 1975a)

Patient	Alter Jahre	Oberer Humerus	Distaler Radius	Distale Ulna	Proximaler Femur	Distaler Femur	Distale Tibia
1	$2^{6}/_{12}$	−	−	−	+	+	+
2	$3^{7}/_{12}$	−	−	−	+	+	−
3	$7^{7}/_{12}$	+	+	+	+	−	−
4	$8^{0}/_{12}$	−	+	+	+	−	−
5	$9^{11}/_{12}$	−	+	+	+	−	−
6	$12^{3}/_{12}$	+	+	+	+	−	−
7	$12^{3}/_{12}$	−	+	−	−	−	−
8	$12^{4}/_{12}$	−	+	+	+	−	−
9	$12^{6}/_{12}$	+	+	+	−	−	−
10	$13^{0}/_{12}$	−	+	+	−	−	−
11	$5^{7}/_{12}$	−	+	+	+	−	−
12	$16^{0}/_{12}$	−	+	+	−	−	−

+ = Epiphysenlösung; − = Keine Epiphysenlösung

(CHUNG et al. 1976) und vom Alter (MEHLS et al. 1975a) der Patienten ab (Tabelle 2). Bei *Kleinkindern* findet man vorzugsweise Lösungen der proximalen und distalen Femurepiphysen, nicht jedoch der distalen Radius- und Ulnaepiphysen. Bei *älteren Kindern* sind vorzugsweise die oberen Femur- und/oder distalen Radius- und Ulnaepiphysen betroffen. Muskuläre und mechanische Scherkräfte bestimmen Richtung und Intensität der Epiphysendislokation. Bei ausgeprägter Osteodystrophie kann sich auch noch bei Jugendlichen und Erwachsenen (NORFRAY et al. 1975) eine *Coxa vara* entwickeln. Diese verstärkt wiederum das Risiko der Femurkopflösungen. Distale Radius- und Ulnaepiphysen gleiten i. allg. nach ulnar und dorsal ab (s. Abb. 14, 27), während die Femurkopfepiphysen nach medial und kaudal disloziert werden (s. Abb. 15, 28). Distale Femur- und Tibiaepiphysen gleiten bei kriechenden Kleinkindern zur Beugeseite ab (s. Abb. 29), während die distale Tibiaepiphyse bei älteren Kindern mit aufrechtem Gang nach lateral abgleiten kann.

Bei Verdacht auf urämische Epiphysenlösungen sollte der betreffende Knochenabschnitt stets in *zwei Ebenen* geröntgt werden. Zur Darstellung der Femurkopfepiphysen sollten daher immer *Axialaufnahmen* (LAUENSTEIN) (Abb. 28) angefertigt werden (KLEIN et al. 1951).

f) Frakturen

Frakturen lassen sich sinnvoll einteilen in traumatische, pathologische und Stress-Frakturen.

Traumatische Frakturen werden bei renaler Osteodystrophie nicht häufiger als bei gesunden Kindern beobachtet. Auch *pathologische Frakturen* infolge Knochenzysten, Brauner Tumoren (ROSE 1964; FELTS et al. 1965) oder lokaler krankheitsbedingter „Knochenschwächen" stellen ein seltenes Ereignis dar. Selbst *Looser-Zonen* (LOOSER 1920) werden im Gegensatz zum Erwachsenenalter (STANBURY 1967) bei Kindern nur ausnahmsweise gefunden (s.S. 212).

Häufiger ist hingegen das Auftreten von *Stress-Frakturen* (TATLER et al. 1973; PARFITT 1977). Diese sind als Endresultat rezidivierender unterschwelliger Mikrotraumata aufzufassen. Man findet sie vorwiegend in mechanisch- und/oder gewichtsbelasteten Skelettabschnitten, z.B. an den Metatarsalknochen (s. Abb. 30). Manchmal werden sie auch an weniger belasteten Skelettabschnitten, z.B. an den Rippen angetroffen (s. Abb. 31). Die

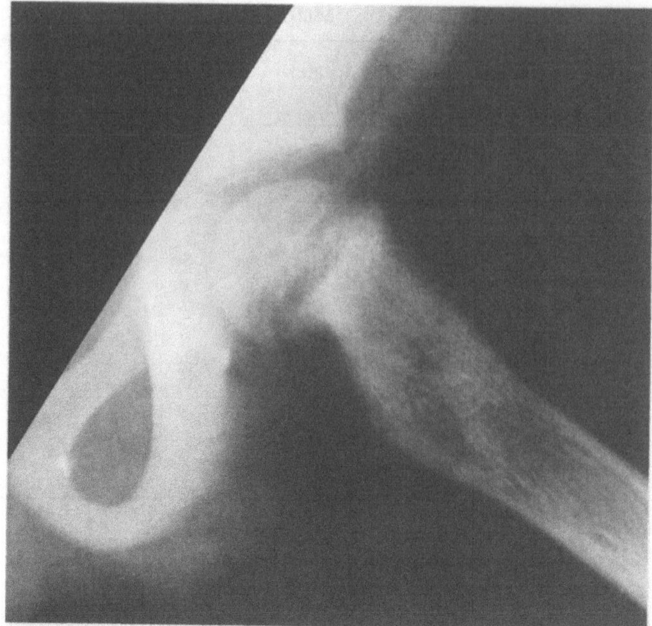

Abb. 28. Linkes Hüftgelenk (Axialaufnahme in Lauenstein Position) eines 8jähr. Mädchens mit Oligomeganephronie, Serumkreatinin 6,2 mg-%. Urämische Epiphysenlösung des Femurkopfes, Abgleiten des Kopfes in mediokaudale Richtung. Als Zeichen der schweren Osteopathie subperiostale Resorptionszonen am Sitzbeinast und Schenkelhals. Vergröberte Spongiosastruktur im Femurhals- und Schaftbereich. (Aus MEHLS et al. 1975a)

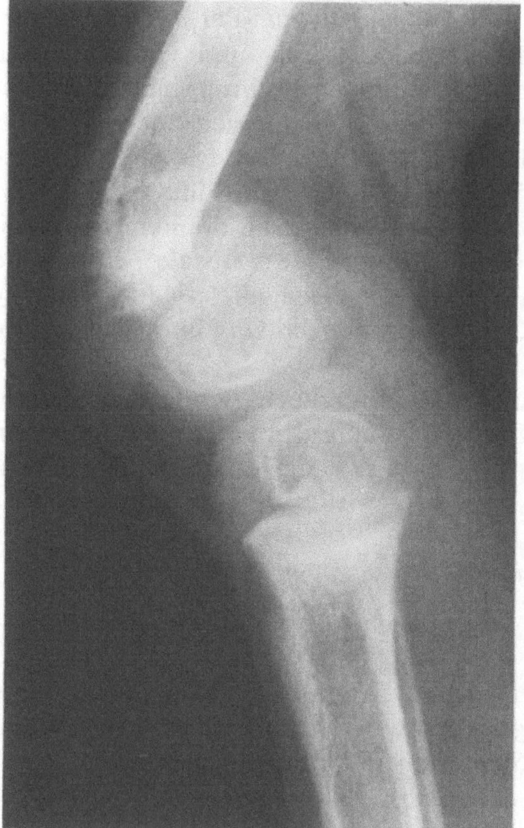

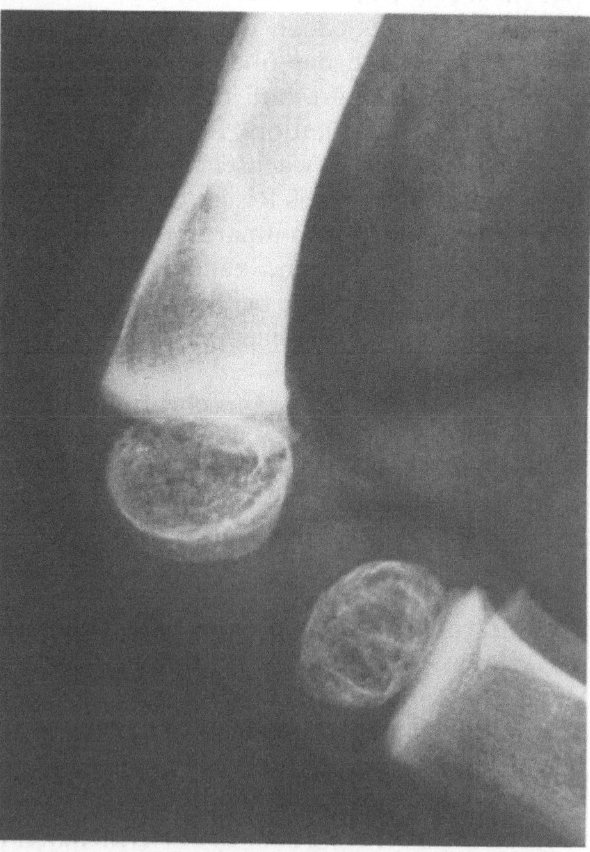

b

Abb. 29a, b. Seitliche Ansicht des rechten Knies eines $2^1/_2$jähr. Knaben mit obstruktiver Uropathie, CCR 20 ml/min × 1,73 m². Dislokation der distalen Femurepiphyse nach dorsal infolge urämischer Epiphysenlösung und zusätzlicher metaphysärer Infraktion. Großflächige subperiostale kortikale Erosion im Bereich der vorderen proximalen Tibia. Längsstreifung der Femur- und Tibiakortikalis (**a**). – 7 Monate später (**b**) nach Vitamin-D-Therapie und Korrekturosteotomie (Keilosteotomie am Übergang von Femurmetaphyse und Diaphyse) deutliche Abheilung der Osteopathie. Glatt begrenzte Metaphysenendplatten mit erhöhter Knochendichte im Bereich der Primär- und Sekundärspongiosa. Rückbildung der subperiostalen Resorptionszonen im Bereich der Tibia

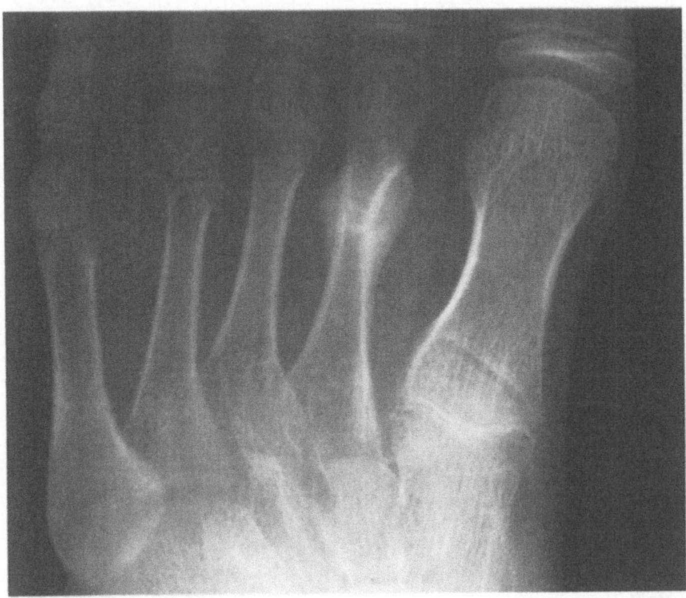

Abb. 30. Vorfuß eines 12jähr. Knaben mit Oligomeganephronie, chronische Hämodialysebehandlung. Streßfraktur im Bereich des Metacarpale II mit deutlicher Kallusbildung.

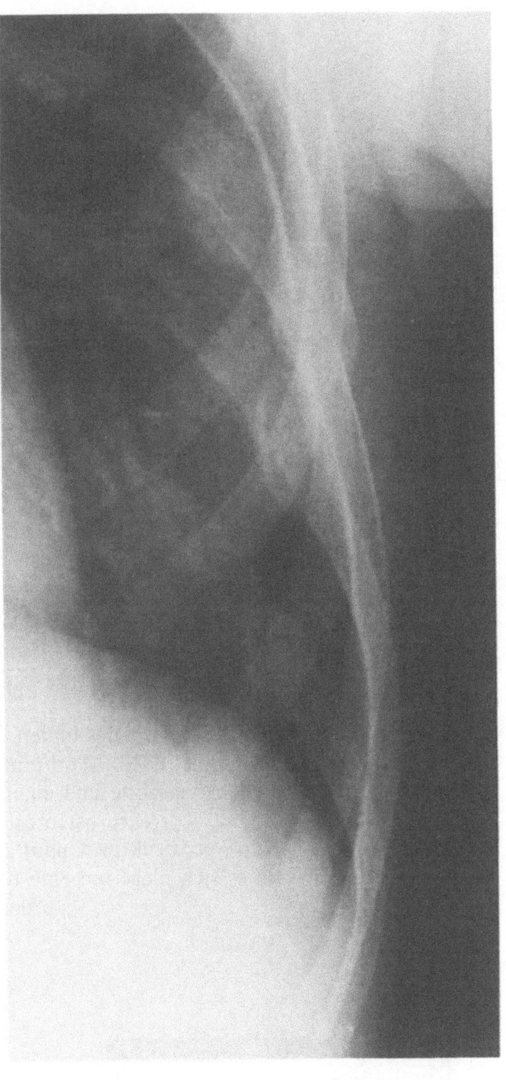

Abb. 31. Linke laterale Thoraxwand einer 16jähr. Patientin mit obstruktiver Uropathie, Hämodialysebehandlung seit 4 Jahren. Spontane Rippenserienfraktur bei Dialyseosteopenie

ersten radiologisch nachweisbaren Veränderungen sind haarfeine Aufhellungslinien im Frakturbereich. Diese werden oft nicht gefunden bzw. übersehen. Meist wird die Fraktur erst aufgrund subperiostaler Kallusbildung diagnostiziert.

Metaphysäre Frakturen sind typisch für die renale Osteodystrophie. Ihre Ursachen sind intensiver Umbau der metaphysären Spongiosa und ausgeprägte subperiostale Resorptionen der metaphysären Kortikalis. Unter mechanischer und/oder statischer Belastung kann es schließlich zu Instabilität und Frakturen kommen. Hierdurch wird die Epiphyse zusammen mit der intakten Wachstumszone vom Schaft getrennt (Abb. 32a). Die Dislokation der Epiphyse aufgrund einer metaphysären Fraktur kann oberflächlich gesehen mit einer urämischen Epiphysenlösung verwechselt werden. Sie sollte von dieser jedoch streng getrennt werden, da die Epiphysenlösung primär ein atraumatisches Ereignis darstellt. Metaphysäre Frakturen und Epiphysengleiten können auch gemeinsam beobachtet werden (KIRKWOOD et al. 1972) (s. Abb. 29).

Prädilektionsorte metaphysärer Frakturen sind: *Schenkelhälse* (DAVIES u. FRIEDMAN 1966; BRAVO et al. 1967; FINE et al. 1972; NORFRAY et al. 1975; PARFITT 1977), *distale Femur- und Tibiametaphysen* sowie *distale Radius- und Ulnametaphysen*. Metaphysärer Knochenumbau, Mikrotraumata und Mikrofrakturen sind auch die Ursachen für meta-

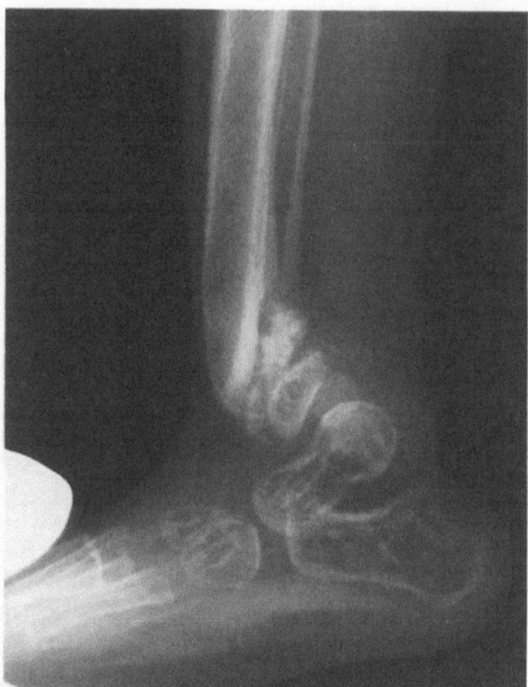
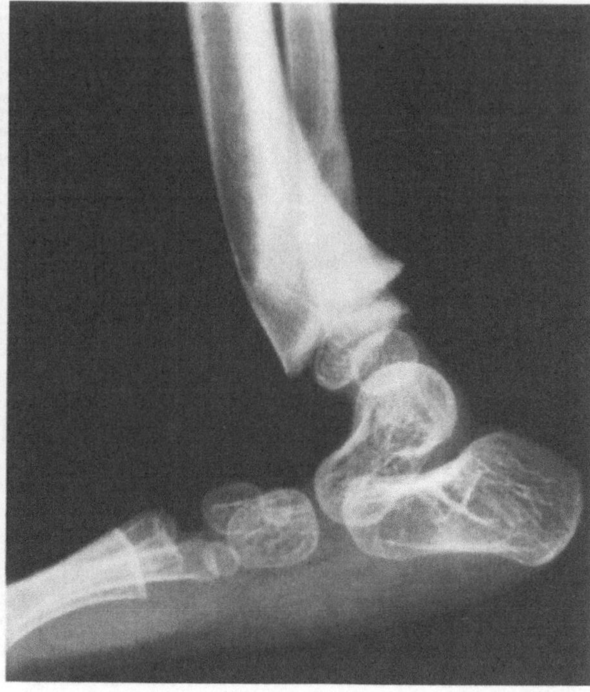

Abb. 32a, b. Seitliche Aufnahme des linken distalen Unterschenkels und Sprunggelenks eines $2^1/_2$jähr. Knaben mit obstruktiver Uropathie, CCR 20 ml/min × 1,73 m². Metaphysäre Fraktur der Tibia. Die distale Tibiametaphyse ist mit der Wachstumszone und einem Teil der Metaphyse nach dorsal disloziiert **a**. – 7 Monate nach Vitamin-D-Therapie und Korrekturosteotomie weitgehende Beseitigung der metaphysären Deformität **b**. Wiederherstellung der Metaphysenstruktur. Unauffällige Metaphysenendplatte und regelrechte Epiphysenposition. Dies macht deutlich, daß es sich nicht um eine urämische Epiphysenlösung, sondern um eine metaphysäre Fraktur handelte. (Aus MEHLS et al. 1976a)

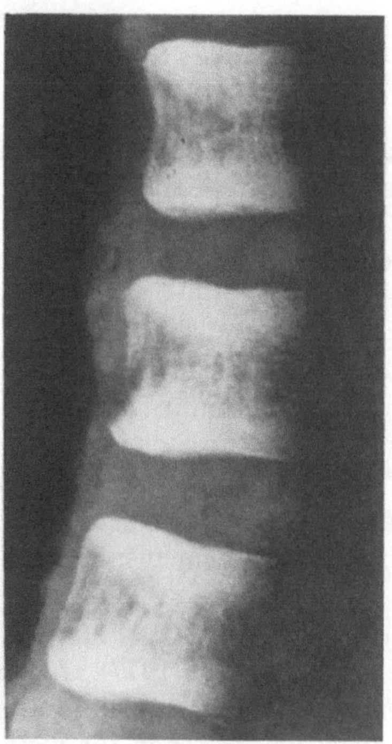

Abb. 33. Sakrale Wirbelkörper einer 10jähr. Patientin mit Oligomeganephronie. Postmortale Röntgenaufnahme. Dreischichtung der Wirbelkörper („rugger-jersey-spine“) durch Osteosklerose der deckplattennahen Spongiosabschnitte

physäre Infraktionen im Bereich der distalen Femurkondylen. Direkte Folgen sind *X-Beine,* die als häufigste Skelettdeformität bei renaler Osteodystrophie beobachtet werden (BARBER 1926; LIRENMAN et al. 1968; TATLER et al. 1973).

In den *Wirbelkörpern* können die zentralen, horizontal verlaufenden Spongiosatrabekel mit zunehmender Krankheitsdauer schwinden (RITZ et al. 1973), obwohl in den deckplattennahen Abschnitten eine Osteosklerose anzutreffen ist („rugger jersey spine", DENT u. HODSON 1954) (s. Abb. 23, 33). Die Wirbelkörper werden hierdurch zunehmend mechanisch instabil. Unter besonderen Belastungen, z.B. bei Krampfanfällen, können Wirbelkörperinfraktionen entstehen (TSCHÖPE et al. 1973).

g) Skelettmineralsalzgehalt und Osteomalazie

Der Mineralsalzgehalt des Skeletts ist eine komplexe Größe. Er wird bestimmt durch die absolute *Knochenmasse* einerseits und durch den *Mineralisationsgrad* der einzelnen Skelettabschnitte andererseits. Abnahme und Zunahme der Knochenmasse, Unter- und Übermineralisation können sowohl zu Lasten des *kortikalen* als auch des *spongiösen* Knochens erfolgen.

Die Spongiosadichte im Skelett urämischer Kinder erfährt durch Umbauvorgänge *örtlich unterschiedliche* Veränderungen. So ist die volumetrische Dichte der Beckenkammspongiosa (MEHLS et al. 1975b), der metaphysären Spongiosa langer Röhrenknochen (KREMPIEN et al. 1977) und der Wirbelkörperspongiosa (KAYE et al. 1964) vermehrt. Im Gegensatz dazu erscheint die Spongiosa im Bereich der *Diaphysen* aufgrund radiologischer Untersuchungen rarefiziert.

Mikroradiographische Untersuchungen (RITZ et al. 1977a) belegen die Untermineralisation einzelner Spongiosatrabekel bzw. einzelner Kortikalisosteone. Bei eigenen *radiodensitometrischen Untersuchungen* an den distalen Metaphysen von Radius und Ulna fanden wir eine Verminderung des Mineralsalzgehaltes von Kortikalis und Spongiosa gegenüber der Altersnorm (MEHLS et al. 1976b). Da urämische Kinder minderwüchsig sind, darf der Mineralsalzgehalt nicht auf alterskorrigierte Kontrollwerte bezogen werden. Bei Korrektur auf das Längenalter zeigte sich, daß der Mineralsalzgehalt der Kortikalis tatsächlich leicht herabgesetzt war, während der Mineralsalzgehalt der Spongiosa gegenüber dem Normalkollektiv keine Abweichung aufwies. Demgegenüber fanden CHESNEY et al. (1977, 1978) mit ähnlicher Methode eine deutliche Herabsetzung des Mineralsalzgehaltes bei einigen Patienten in ihrem Kollektiv.

Ganzkörper-Kalziummessungen mittels Neutronenaktivierung ergaben, daß der Ganzkörperkalziumgehalt bei Urämie i. allg. nicht herabgesetzt ist (CHESNUT et al. 1973; LETTERI et al. 1974; LETTERI u. COHN 1977). Eine Verminderung des Ganzkörperkalziumgehaltes wird nur dann beobachtet, wenn die orale Kalziumzufuhr über lange Zeit inadäquat ist oder die Kalziumkonzentration im Dialysebad zu niedrig gewählt wird.

Das urämische Skelett unterscheidet sich demnach von einem gesunden Skelett nicht so sehr im Gesamtmineralsalzgehalt als vielmehr in der *Änderung der Feinstruktur* und in der *quantitativen Umverteilung der Mineralien.* Es ist schwierig, wenn nicht unmöglich, den Mineralsalzgehalt des Skeletts allein aufgrund von Röntgenbildern richtig zu beurteilen. Bekanntlich kann erst eine Änderung des Mineralsalzgehaltes um 30–50% röntgenologisch mit einiger Sicherheit wahrgenommen werden (HEUCK u. v. BABO 1974). Sehr häufig werden strukturelle Veränderungen als Änderungen des Mineralsalzgehaltes fehlinterpretiert. So wird beispielsweise die vergröberte, unscharfe metaphysäre Spongiosazeichnung zu unrecht als „Rarefizierung" oder „Mineralsalzverlust" gedeutet.

Die röntgenologische Diagnose der *Osteomalazie* gestaltet sich ähnlich schwierig. Obwohl die Osteomalazie eine wesentliche Komponente der renalen Osteodystrophie darstellt und feingeweblich immer nachgewiesen werden kann, gibt es kaum ein Röntgensymptom, das für eine Osteomalazie beweisend ist. Alle bisher beschriebenen Röntgensymptome, einschließlich der Aufhellungen im Bereich der Wachstumszonen, werden auch beim primären Hyperparathyreoidismus gefunden (STEINBACH et al. 1961; CHEVROT et al. 1978). Spezifische Hinweise für eine Osteomalazie sind nur die sog. *Looser-Zonen* (Abb. 23, 48) (STEINBACH u. NOETZLI 1964; PARFITT 1977). Diese werden bei urämischen Kindern wesentlich weniger häufig beobachtet als bei niereninsuffizienten Erwachsenen. Selten, und bisher ungeklärt, ist das Auftreten einer Vitamin-D-resistenten Osteomalazie bei niedrigen Serumparathormonspiegeln (COBURN et al. 1978). Wahrscheinlich handelt es sich hierbei um die Folgen von Aluminiumnitoxikationen (COBURN, pers. Mitteilung).

h) Osteopenie

Üblicherweise wird der Verlust von Knochenmasse bei urämischen Patienten als Osteoporose beschrieben. Nach NORDIN (1973) ist *Osteoporose* als ein klinisches Syndrom definiert, das durch verstärkten endostalen Umbau hervorgerufen wird, das ganze Skelett einheitlich befällt und zu einer symptomatischen Erkrankung (Frakturen) führt. *Osteopenie* ist hingegen eine quantitative Reduktion der Knochenmasse. Diese Definitionen sollten stets beachtet werden, da die verschiedenen Skelettabschnitte gerade in der Urämie keine homogenen Veränderungen erfahren.

In der Urämie kann es zwar zur Verschmälerung der Kortikalis kommen, i. allg. findet man jedoch gleichzeitig eine Vermehrung der Spongiosamasse. Auf diese Weise bleibt die Gesamtknochenmasse im wesentlichen unverändert (MEEMA et al. 1972, 1977). Eine Osteopenie im eigentlichen Sinne, d.h. Verschmälerung der Kortikalis bei *gleichzeitiger* Rarefizierung der Spongiosa, wird bei urämischen Patienten ohne Dialysebehandlung i. allg. nicht beobachtet. Tritt sie dennoch auf, steht sie im Zusammenhang mit vorangegangener Steroidtherapie, renalem Eiweißverlust nephrotischer Patienten, zu niedriger Eiweißzufuhr (MASCHIO et al. 1974), Katabolismus oder längerdauernder Immobilisation. Gelegentlich wird eine echte Osteopenie bei dialysierten Patienten beobachtet (s.S. 218).

j) Osteosklerose

Metaplastische Knochenneubildung ist ein bekanntes Phänomen beim primären Hyperparathyreoidismus (TEMPLETON et al. 1962). Entsprechend ist die *lokale Osteosklerose* bei renaler Osteodystrophie als Folgeerscheinung des sekundären Hyperparathyreoidismus aufzufassen. Sie betrifft die *Spongiosa* und erscheint vornehmlich an Orten, an denen normalerweise bereits eine dichte Spongiosastruktur besteht (MEHLS et al. 1973b). Feingeweblich liegt der Osteosklerose eine Matrixzunahme einzelner Spongiosatrabekel zugrunde (s.S. 186). Zusätzlich wird metaplastisch Geflechtknochen neu gebildet. Dieser kann auch ohne Anwesenheit von Vitamin D verkalken (GARNER u. BALL 1966).

Prädilektionsorte der lokalen Osteosklerose sind in erster Linie die Wirbelkörper, vornehmlich im Lumbalbereich (Abb. 33) (ZIMMERMANN 1962; LALLI et al. 1963; CRAWFORD et al. 1954; PARFITT 1977). Seltener kann die Osteosklerose auch an den Metaphysen der langen Röhrenknochen (Abb. 29), dem Beckenskelett und der Schädelkalotte nachgewiesen werden. Relativ häufig sieht man die Sklerosierung einzelner oder mehrerer Metakarpalepiphysen (eigene Beobachtung).

Im Bereich der Metaphysen der langen Röhrenknochen fällt *röntgenologisch* zunächst eine Verdickung und Dichtezunahmen der longitudinal verlaufenden Spongiosatrabekel auf. Später kann der betreffende Knochenabschnitt homogen dicht, ähnlich dem Bild der Osteopetrose, erscheinen (Abb. 32b). In den Wirbelkörpern betrifft die Sklerosierung vornehmlich die proximale und distale deckplattennahe Spongiosa. Hierdurch erscheint

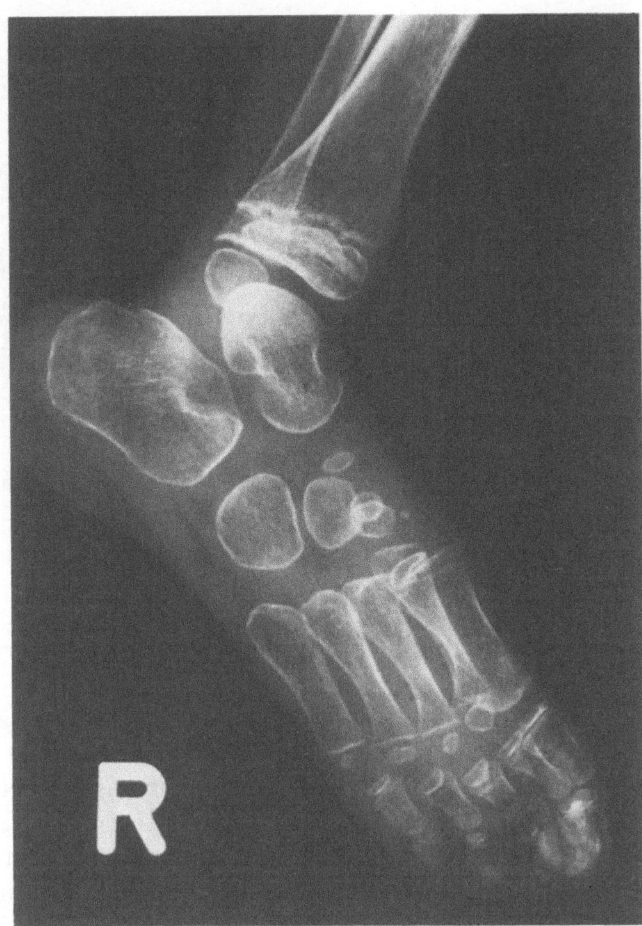

Abb. 34. Skelett des rechten Fußes eines 5jähr. Knaben mit steroidresistentem nephrotischen Syndrom, terminale Niereninsuffizienz, Serumkreatinin 8,6 mg-%. Vitamin-D-Therapie seit mehreren Monaten. Typische Zeichen der Osteoporose, Verdünnung der Kortikalis sämtlicher Skelettabschnitte, jedoch scharfe Kortikalisbegrenzung (sog. Rahmenstruktur)

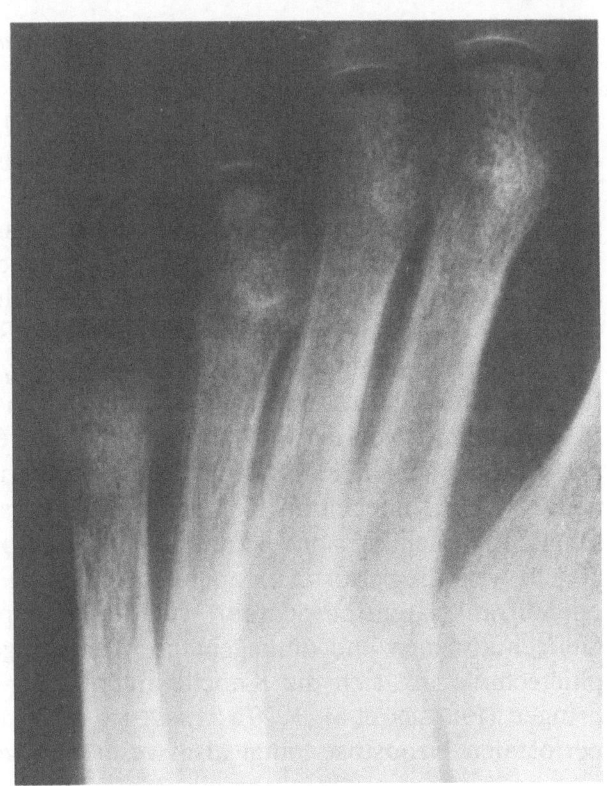

Abb. 35. Metatarsalia II–IV einer 17jähr. Patientin mit obstruktiver Uropathie, funktionstüchtiges Nierentransplantat seit 6 Monaten, zuvor 4 Jahre Hämodialysebehandlung. Persistierender Hyperparathyreoidismus nach Transplantation. Periostale Knochenneubildung (Neoostose) im Bereich der Metatarsalia II–IV. Der subperiostal gelegene, hier bereits gut mineralisierte neugebildete Knochen ist von der Kortikalisaußenfläche durch eine feine Aufhellungszone getrennt

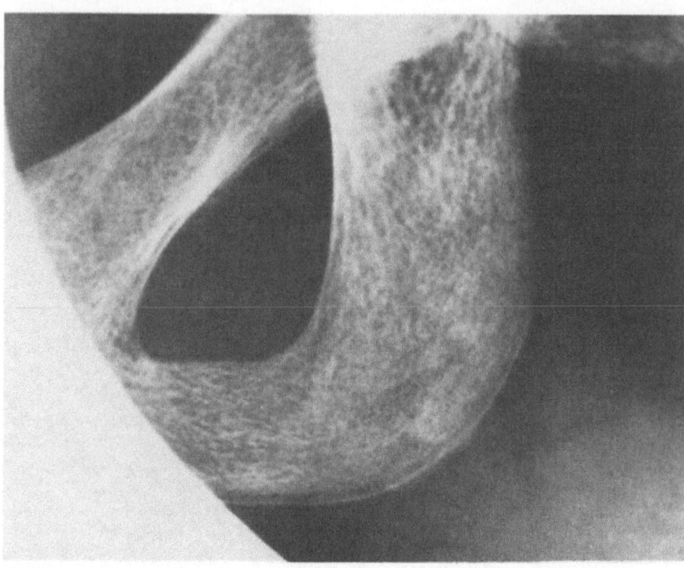

Abb. 36. Sitzbein einer 17jähr. Patientin 6 Monate nach Nierentransplantation. Gleiche Patientin wie Abb. 35. Periostale Knochenneubildung entlang der distalen Außenkontur des Sitzbeins. Strähnige Spongiosazeichnung infolge ausgeprägter Osteodystrophie während der chronischen Dialysebehandlung

die typische Dreischichtung der Wirbelkörper („rugger-jersey-spine", DENT u. HODSON 1954) (Abb. 33).

Die urämische Osteosklerose scheint im Kindesalter wesentlich häufiger vorzukommen als im Erwachsenenalter. So fanden VALVASSORI u. PIERCE (1964) eine Osteosklerose bei nur 12 von 280 Patienten mit chronischer Niereninsuffizienz, HAUST et al. (1964) hingegen bei 12 von 27 niereninsuffizienten Kindern. Die Häufigkeit der Osteosklerose scheint unter Dialysebehandlung abzunehmen. Zu Beginn der Dialysebehandlung sahen wir eine Wirbelkörperdreischichtung bei 7 von 16 untersuchten Kindern, nach einer Dialysedauer von mehr als 2 Jahren bei nur noch 2 der selben Kinder.

k) Periostale Knochenneubildung (periostale Neoostose)

Periostale Knochenneubildungen werden beim primären Hyperparathyreoidismus häufiger beschrieben (STEINBACH et al. 1961; HEUCK u. v. BABO 1974; PARFITT 1976b). Bei renaler Osteodystrophie wurden sie erstmals von HEATH u. MARTIN (1970) mitgeteilt. Der Begriff *periostale Neoostose* stammt von MEEMA et al. (1974). Hiermit bezeichnet man eine juxtakortikale, vom Periost ausgehende Knochenneubildung. Während das Knochenwachstum an der Kortikalisoberfläche normalerweise in *zentrifugaler* Richtung erfolgt, lagern die Osteoblasten unter dem Einfluß von Parathormon direkt unterhalb des Periosts Knochenmatrix in *zentripetaler* Richtung ab. Dabei handelt es sich nach eigenen Untersuchungen vorwiegend um *metaplastisches Gewebe* (Fasergewebe und Geflechtknochen) (RITZ et al. 1973). Überstürzte periostale Knochenneubildung kann den Periostschlauch von der Kortikalisoberfläche regelrecht abheben. Die Mineralisation des periostal gebildeten Knochens beginnt direkt unterhalb des Periosts. Hierdurch ist der neugebildete Knochen im Röntgenbild anfangs von der Kortikalisoberfläche durch eine schmale Aufhellungszone getrennt (s. Abb. 17, 35, 36, 37a–c).

Oft wird die periostale Knochenneubildung erst unter Vitamin-D-Therapie oder nach Nierentransplantation sichtbar, weil der Transparenzunterschied zwischen neugebildetem Geflechtknochen und umliegendem Weichteilgewebe zu gering ist. Mittels Mammographietechnik läßt sich die Knochenneubildung jedoch relativ frühzeitig zur Darstellung bringen (PRAGER et al. 1977a; FISCHER 1979). Die *Häufigkeit* der radiologisch erfaßten periostalen Neoostose hängt also wesentlich von der angewandten Röntgentechnik ab.

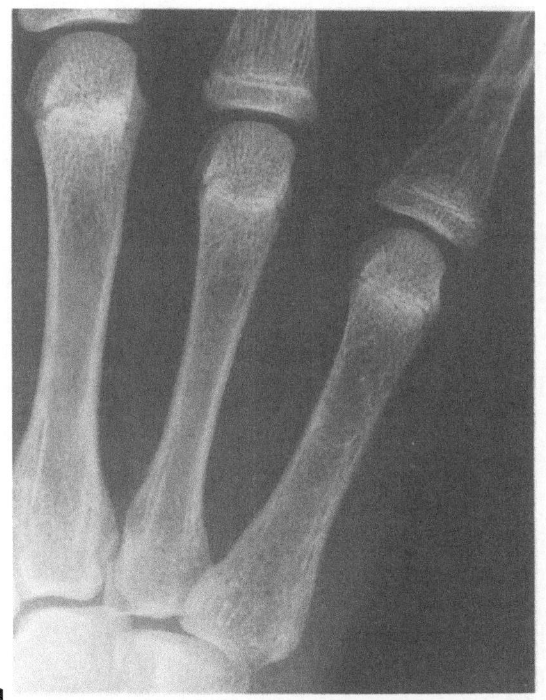
a

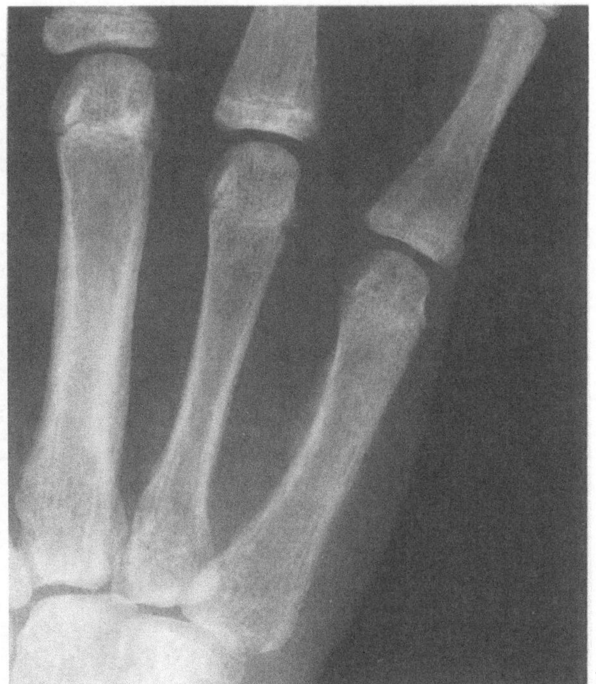
b

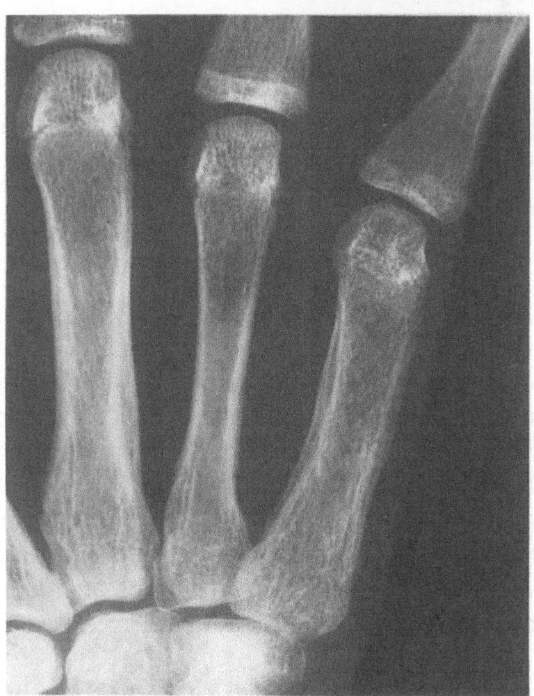
c

Abb. 37a–c. Metacarpaliae III–V der rechten Hand einer 17jähr. Patientin mit obstruktiver Uropathie. Gleiche Patientin wie Abb. 35 u. 36. Periostale Knochenneubildung an den Metakarpaldiaphysen III–V. Untersuchung unmittelbar vor (**a**), 6 Monate nach (**b**) und 12 Monate nach (**c**) Nierentransplantation. Deutliche periostale Knochenapposition an allen Metakarpalknochen.

Prädilektionsstellen periostaler Neoostosen sind: Metacarpalia (Abb. 37a–c), Metatarsalia (Abb. 35), Tibia- und Femurschaft, Becken (Abb. 36), seltener auch Radius, Ulna und Humerus (Meema et al. 1974; Bosnjakovic u. Heuck 1979).

l) Extraossäre Verkalkungen

Als extraossäre Verkalkungen bezeichnet man Kalziumphosphatablagerungen verschiedenster kristalliner Strukturen innerhalb parenchymatöser Organe *(Herz, Lunge,*

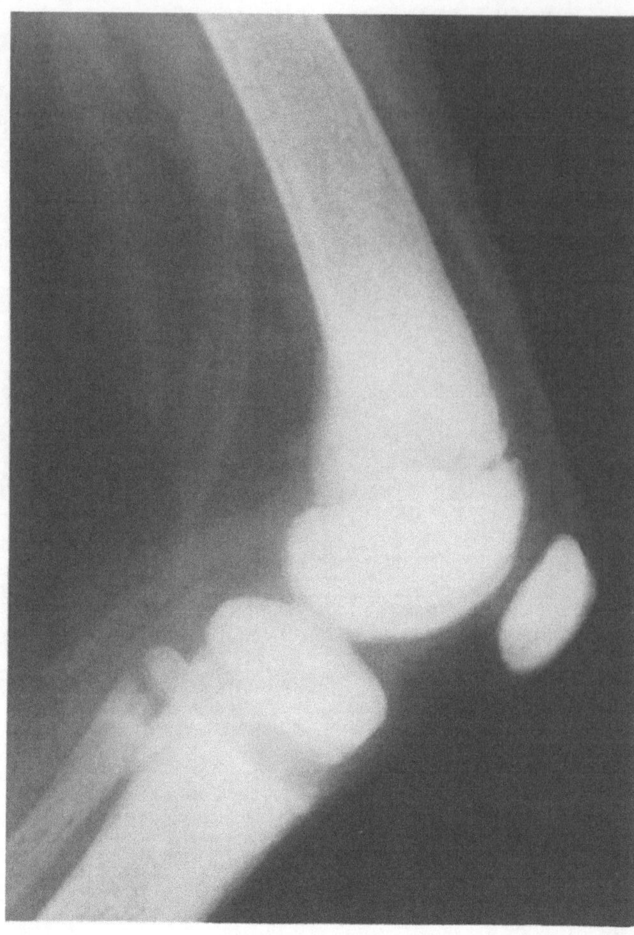

Abb. 38. Linkes Kniegelenk einer 10jähr. Patientin mit Oxalose, Hämodialysebehandlung seit 3 Jahren. Mediaverkalkung der Arteria poplitea

Muskel) oder in Weichteilgeweben *(Gelenkkapsel, periartikulär, Gefäße, Haut)*. Bisher wurden 2 verschiedene Typen der Kalziumphosphatablagerungen identifiziert (Le Geros et al. 1973; Alfrey et al. 1976a; b). Bei den viszeralen Verkalkungen wurde ein hoher Anteil von *Magnesium* und *Pyrophosphat* gefunden, während die übrigen Verkalkungen üblicherweise aus *Hydroxylapatitkristallen* bestehen. Die *Pathogenese* der Kalksalzablagerungen ist nicht endgültig geklärt. Periartikuläre und vaskuläre Verkalkungen sind wahrscheinlich Folge des erhöhten Ionenproduktes von Kalzium und Phosphor im Serum urämischer Patienten (Alfrey et al. 1968; Ritz et al. 1977b). Dagegen scheinen viszerale Verkalkungen unabhängig von der Höhe des Kalzium-Phosphationenproduktes aufzutreten. Hier ist die Hypermagnesiämie möglicherweise der entscheidende pathogenetische Faktor.

In der Frühära der Hämodialysebehandlung sah man extraossäre Verkalkungen bei erwachsenen Patienten relativ häufig (Parfitt 1969; Sobbe et al. 1969; Greenfield 1972). Lefke et al. (1971) gaben die Häufigkeit von Gefäßverkalkungen nach 3jähriger Dialysezeit mit 72% an, Tatler et al. (1973) nach einer Dialysezeit von 9 Jahren mit 83%. In Folge besserer Kontrolle der Serumphosphatspiegel beträgt die Häufigkeit in neueren Studien nur noch 10% (Ritz et al. 1977b). Die Frequenz parenchymatöser Verkalkungen konnte durch Erniedrigung des Kalzium-Phosphationenproduktes hingegen nicht gesenkt werden (Smith u. Stanton 1963; Parfitt 1976a; Slovis et al. 1977; Ritz et al. 1977b).

Extraossäre Verkalkungen werden bei niereninsuffizienten Kindern wesentlich seltener angetroffen als bei erwachsenen Patienten (Andersen u. Schlesinger 1942; Mehls et al.

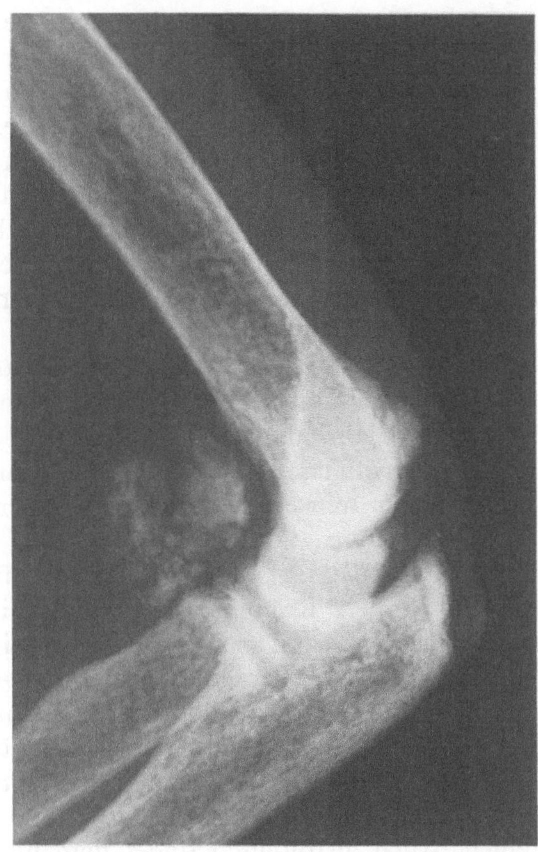

Abb. 39. Linkes Ellbogengelenk einer 11jähr. Patientin mit Oxalose, Hämodialysebehandlung seit 4 Jahren. Tumoröse gelenknahe Weichteilverkalkung in der Ellenbeuge

1973b). Bei vergleichbaren Dialysebedingungen und vergleichbaren Serumwerten für Kalzium, Phosphor und Parathormon wurden vaskuläre Mediaverkalkungen (Abb. 38) bei weniger als 1% der kindlichen, jedoch bei 20% der erwachsenen Dialysepatienten gefunden (RITZ et al. 1977b). Röntgenologisch sichtbare Kalksalzablagerungen in anderen Organen stellen im Kindesalter eine Rarität dar (SLOVIS et al. 1977) (Abb. 39). Trotz fehlender röntgenologischer Nachweise wurden bei feingeweblichen Untersuchungen parenchymatöser Organe, insbesondere der Lunge, Kalksalzablagerungen nachgewiesen (MCLACHAN et al. 1968; RITZ et al. 1977b).

m) Dialyseosteopathie

In den frühen Jahren der chronischen Hämodialysetherapie wurden bei Erwachsenen ausgeprägte Skelettveränderungen beschrieben. Mit zunehmender Dialysedauer nahm auch der Schweregrad der Osteopathie zu (TATLER et al. 1973). Spätere Untersuchungen zeigten, daß die sog. „*Dialyseosteopathie*" in erster Linie auf eine zu geringe Kalziumkonzentration im Dialysebad zurückzuführen war. Nach Korrektur dieses Fehlers und der allgemeinen Verbesserung der Dialysetechnik nahm die Frequenz schwerer Osteopathien unter Dialysebehandlung drastisch ab.

Durch die Dialyse werden die Serumphosphatspiegel und die Serumparathormonspiegel gesenkt (FOURNIER et al. 1971). Die Kalziumbilanz kann bei einer Dialysatkonzentration von 3,5 mval/l und einer ausreichenden oralen Kalziumsubstitution an den dialysefreien Tagen positiv gestaltet werden. Eine gute Dialysetherapie kann die Ausprägung einer Osteopathie mildern, nicht jedoch beseitigen oder verhindern. Schwere Komplikationen wie urämische Epiphysenlösungen werden unter Dialysebehandlung wesentlich seltener beobachtet als vor Dialysebehandlung (MEHLS et al. 1975a). Feingewebliche Knochenveränderungen und röntgenologische Manifestationen unter Dialysetherapie unterscheiden sich prinzipiell nicht von den entsprechenden Veränderungen vor Dialysebeginn.

Im Ausnahmefall kann auch heute noch die sog. *Dialyseosteopenie* (Abnahme der Knochenmatrix pro Knochenvolumeneinheit; PARFITT 1972) angetroffen werden. Ihre Frequenz unterliegt starken regionalen Schwankungen. Die *Pathogenese* der Veränderungen ist zum gegenwärtigen Zeitpunkt nicht völlig geklärt. Man vermutet u.a., daß die Art des Dialysatwassers einen erheblichen Einfluß auf die Ausprägung der Erkrankung hat, da eine Osteopenie in Zentren mit deionisiertem Dialysatwasser praktisch nicht gesehen wird (SIMPSON et al. 1976; PARFITT 1977). Wir haben die Dialyseosteopenie bei 2 Patienten mit Heimdialysebehandlung beobachten können. Beide Patienten wurden länger als 4 Jahre dialysiert.

Die betroffenen Kinder werden klinisch auffällig durch starke *Knochenschmerzen* im tragenden Achsenskelett. Diese nehmen von distal nach proximal zu. Charakteristisch ist das Auftreten von *Spontanfrakturen,* die manchmal auch asymptomatisch bleiben können. *Prädilektionsstellen* für Spontanfrakturen sind Metatarsalia, Rippen (Abb. 31), seltener größere Röhrenknochen und Wirbelkörper. Die Abheilung der Frakturen geschieht verzögert mit meist geringer, wenig mineralisierter Kallusformation.

Der geringe Ausprägungsgrad *röntgenologischer Veränderungen* steht im Gegensatz zur Schwere des klinischen Krankheitsbildes. Man findet eine deutliche Verdünnung der Kortikalis sowie eine Transparenzminderung in den gelenknahen Abschnitten der Röhrenknochen. Die üblichen röntgenologischen Zeichen der renalen Osteodystrophie wie subperiostale Resorptionszonen und metaphysäre Aufhellungszonen können ganz fehlen. Auch histologisch findet man nicht den aufgrund der klinischen Symptomatik erwarteten Schweregrad von Osteomalazie und Ostitis fibrosa (PARFITT 1977).

Ausnahmsweise kann man bei einigen Dialysepatienten, vornehmlich Kleinkindern, ausgeprägte Zeichen der *Osteomalazie* infolge Hypophosphatämie beobachten. Sofern diese Patienten nicht einseitig ernährt werden und keine phosphatbindenden Medikamente einnehmen, muß als Ursache eine intestinale Phosphatmalabsorption in Verbindung mit starkem Phosphatverlust ins Dialysat angenommen werden (AHMED et al. 1976, 1977).

n) Transplantationsosteopathie

Eine erfolgreiche Nierentransplantation beseitigt die Ursachen der renalen Osteodystrophie. Die Rückbildung des sekundären Hyperparathyreoidismus erfolgt normalerweise innerhalb von Wochen bis Monaten (HEHRMANN et al. 1980) in Abhängigkeit vom Hypertrophiegrad der Nebenschilddrüsen vor Transplantation (WILSON et al. 1965). Auch ausgeprägte röntgenologische Zeichen der renalen Osteodystrophie bilden sich innerhalb weniger Wochen bis Monate vollständig zurück (HAMPERS et al. 1969; BRICKER et al. 1969; FINE et al. 1972, PIERIDES et al. 1975). Die Mineralsalzdichte des Skeletts nimmt nach Transplantation leicht zu oder bleibt gegenüber dem Zustand vor Transplantation unverändert (GRIFFITHS et al. 1977).

Bei exzessiver Hypertrophie der Nebenschilddrüsen vor Transplantation kann der Hyperparathyreoidismus auch nach Transplantation über Jahre bestehen bleiben und so eine Normalisierung des Skelettbefundes verhindern (DAVID et al. 1973). Bei unserer Patientin, deren Skelettbefunde in den Abb. 35–37 dargestellt sind, waren die Serumparathormonspiegel noch 1 Jahr nach Nierentransplantation bei normaler Transplantatfunktion erhöht. Der persistierende Hyperparathyreoidismus verursachte eine exzessive periostale Knochenneubildung.

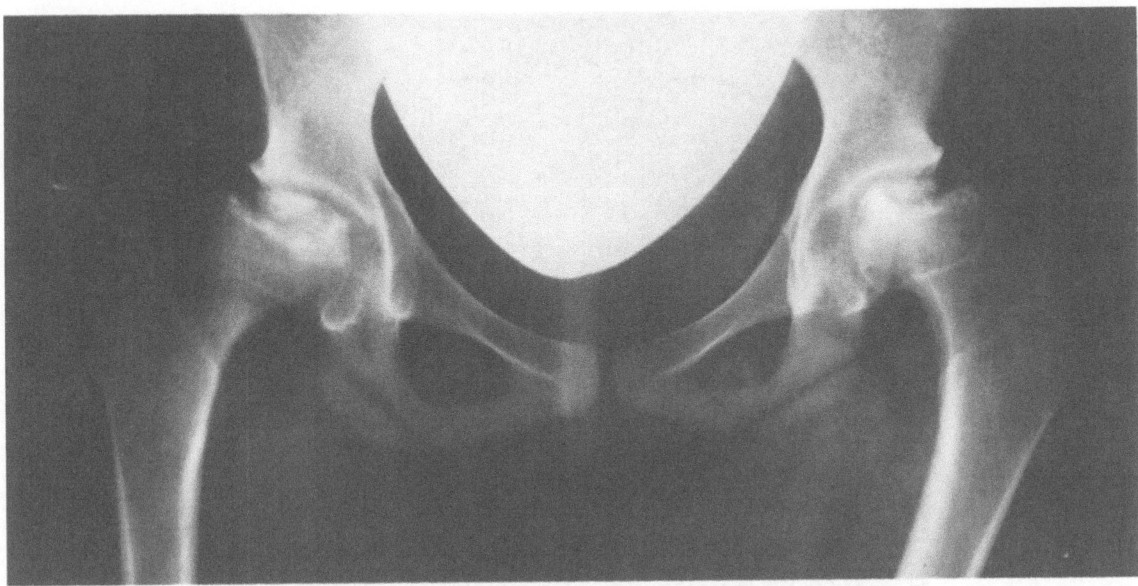

Abb. 40. Beckenübersichtsaufnahme einer 14jähr. Patientin mit Oligomeganephronie, Nierentransplantation vor 18 Monaten. Hüftkopfnekrosen beiderseits als Folge der Behandlung mit Steroiden und Zytostatika

Die Nierentransplantation führt einerseits zur Ausheilung der renalen Osteodystrophie, sie ist andererseits die Ursache für neu auftretende Skelettveränderungen. Diese lassen sich in 3 Gruppen unterteilen:

1. In Abhängigkeit von Höhe und Dauer der immunsuppressiven Therapie (Kortikoide und Zytostatika) kann sich eine *Osteoporose* mit all ihren Komplikationsmöglichkeiten entwickeln. Eine röntgenologische Unterscheidung von der oben erwähnten Dialyseosteopenie kann im Einzelfalle schwierig sein. So haben wir bei einem unserer Patienten mit Dialyseosteopenie Spontanfrakturen der Metatarsalia 6 Monate nach Transplantation gesehen.

2. Bei ca. 6% der Kinder mit Nierentransplantation werden *aseptische Knochennekrosen* in erster Linie als Folge der Steroidtherapie beobachtet (Levine et al. 1977; Uittenbogaart et al. 1978). Prädilektionsstellen für Knochennekrosen sind Femurköpfe (Abb. 40) und knienahe Metaphysen. Es ist noch ungeklärt, inwieweit die renale Osteodystrophie per se zur späteren Femurkopfnekrose prädisponiert. Uittenbogaart et al. (1978) glauben einen Zusammenhang ausschließen zu können. Wir haben andererseits mehrmals Femurkopfnekrosen bei urämischen Kindern *ohne* Kortikoidbehandlung *vor* Nierentransplantation gesehen (Mehls et al. 1981) (s. Abb. 41). Die Entstehung von Knochennekrosen scheint unabhängig von der verabreichten Kortikoiddosis zu sein (Uittenbogaart et al. 1978). Der Zeitpunkt ihres Auftretens nach Nierentransplantation ist variabel und liegt zwischen 3 und 30 Monaten. Zur rechtzeitigen Erfassung der Femurkopfnekrosen sollten daher bei geringster klinischer Symptomatik neben einer Beckenübersichtsaufnahme auch Axialaufnahmen der Hüftgelenke (Lauensteinposition) angefertigt werden.

3. Wenige Patienten entwickeln nach Transplantation trotz normaler Serumparathormonspiegel eine persistierende Hypophosphatämie (Moorhead et al. 1974). Die Ursache hierfür ist eine tubuläre Schädigung bzw. eine Fehlregulation tubulärer Funktionen in der Transplantatniere (Parfitt 1977; Better 1980). So wurde nach Transplantation u.a. das Auftreten eines Fanconi-Syndroms (Vertuno et al. 1974) und einer renaltubulären Azidose (Wilson u. Siddiqui 1973) beobachtet. Ohne therapeutische Maßnahmen kann sich bei den betroffenen Patienten eine *hypophosphatämische Rachitis* entwickeln.

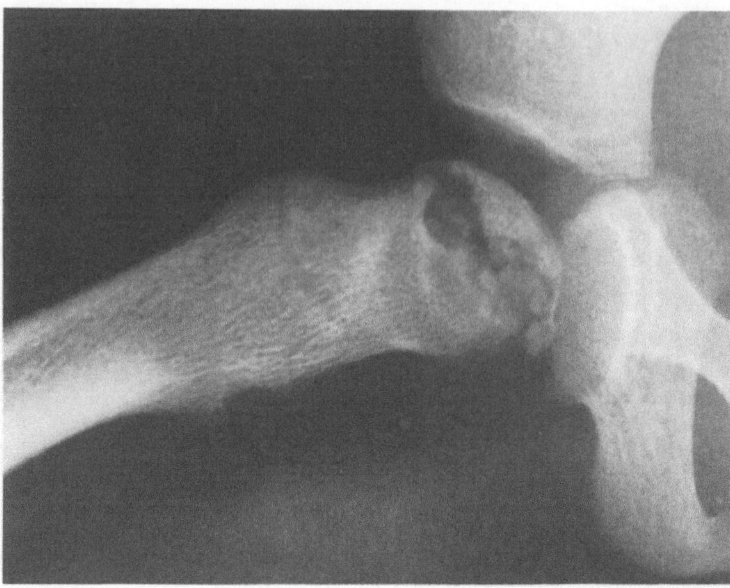

Abb. 41. Rechtes Hüftgelenk einer 11jähr. Patientin mit Oligomeganephronie, Serumkreatinin 5,8 mg-%. Hüftkopfnekrose. Keine vorangegangene Steroidmedikation. Vor 3 Jahren ausgeprägte renale Osteodystrophie, weitgehend röntgenologische Abheilung unter Vitamin-D-Therapie. Während der letzten $1^1/_2$ Jahren unregelmäßige Vitamin-D-Einnahme (Aus MEHLS et al. 1981)

6. Therapie der renalen Osteodystrophie

Eine adäquate Therapie der renalen Osteodystrophie besteht in der Reduktion der enteralen Phosphatabsorption durch *Aluminiumhydroxydgaben,* ausreichender oraler *Kalziumzufuhr* und in der Verabreichung von *Vitamin* D bzw. aktiver Vitamin-D-Metaboliten. Die Höhe der Vitamin-D-Zufuhr ist abhängig vom Alter der Patienten und vom Schweregrad der röntgenologischen Veränderungen. Sie liegt zwischen 10000 und 100000 I.E. Vitamin D_3/Tag (MEHLS 1975; MEHLS et al. 1976a, 1980) bzw. 0,5 und 3,0 µg 1,25-$(OH)_2$ Vitamin D_3 bzw. 1 Alpha-OH Vitamin D_3 (CHAN et al. 1977).

Erstes röntgenologisch wahrnehmbares Anzeichen eines Therapieerfolges ist die Remineralisation subperiostaler Resorptionszonen und metaphysärer Aufhellungszonen. Hierbei vollzieht sich die Abheilung an Kortikalis und Wachstumszone ohne zeitliche Dissoziation. Die Remineralisation erfolgt bei der Abheilung superiostaler Resorptionszonen zunächst direkt unterhalb des Periostschlauches. Dieser Vorgang kann im Röntgenbild wie eine periostale Neoostose imponieren und ist von dieser manchmal nicht zu trennen (Abb. 14a). Im Metaphysenbereich wird die Metaphysenendplatte zusehends besser erkennbar und zeigt eine zunehmend glatte Begrenzung (Abb. 42a–c). Gleichzeitig nimmt die Spongiosastruktur an Dichte und Schärfe zu. Geschwindigkeit und zeitliche Dauer des Abheilungsprozesses sind abhängig vom Grad der Niereninsuffizienz, Ausprägungsgrad der renalen Osteodystrophie und Höhe der Vitamin-D-Dosis.

In günstigen Fällen vollzieht sich die röntgenologische Rückbildung der subperiostalen Resorptionszonen innerhalb weniger Wochen (Abb. 12). Im gleichen Zeitraum stellen sich auch die Metaphysenendplatten wieder scharfbegrenzt dar (Abb. 42a–c). Bis zur Normalisierung der Spongiosastruktur vergehen in der Regel ca. 6 Monate (MEHLS et al. 1976a).

Ist innerhalb von 4 Wochen keine deutliche Besserung der Röntgensymptome erkennbar, muß die Vitamin-D-Dosis gesteigert werden. Kommt es auch unter hochdosierter

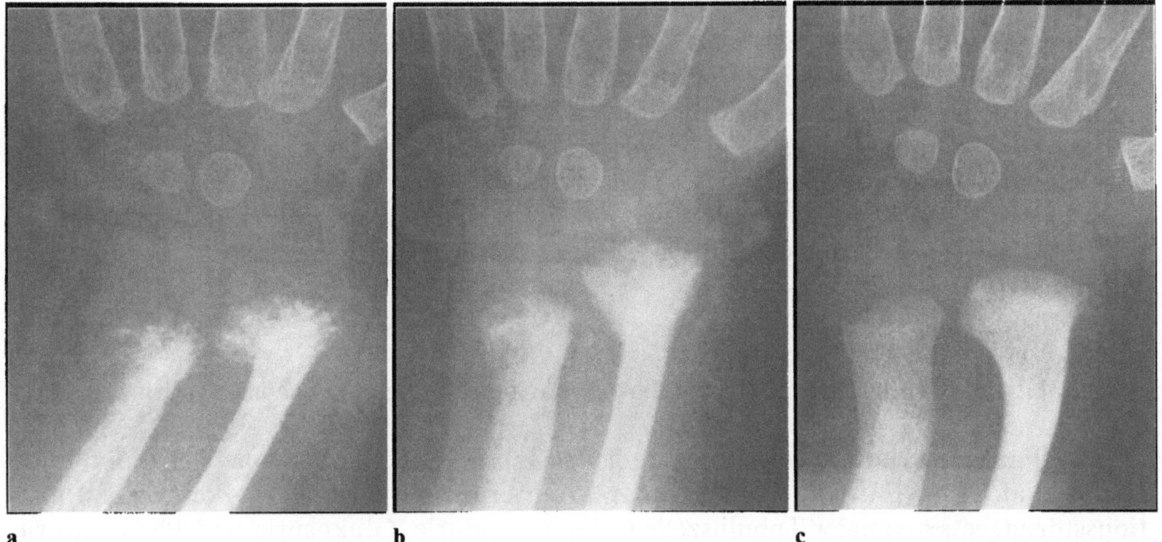

Abb. 42a–c. Linkes Handgelenk eines $2^1/_2$jähr. Knaben mit obstruktiver Uropathie, CCR 15 ml/min/1.73 m^2. Schwere renale Osteodystrophie mit besenreiserartigen Ausfransungen der distalen Metaphysenenden von Radius und Ulna (**a**), 5 Wochen nach Beginn der Vitamin-D-Therapie (**b**) deutliche Besserung des Röntgenbefundes, nach $2^1/_2$ Monaten (**c**) fast glatte Begrenzung der Metaphysenendplatten

Vitamin-D-Therapie zu keinen deutlichen Veränderungen im Röntgenbild, ist eine *subtotale Parathyreoidektomie* indiziert (MEHLS et al. 1976a). Nach Parathyreoidektomie erfolgt die Abheilung der röntgenologisch nachweisbaren Veränderungen innerhalb weniger Wochen (Abb. 17a–d).

Operative Korrekturen sollten entgegen anderslautenden Empfehlungen (SHEA u. MANKIN 1966; CATELL et al. 1971; GOLDMAN et al. 1978) grundsätzlich erst nach ausreichender Besserung der metabolischen Störung durch Vitamin D und/oder Parathyreoidektomie erfolgen (MEHLS et al. 1976a). Dies gilt ganz besonders für die urämische Epiphysiolyse des Femurkopfes. Der Versuch der Stabilisierung des Femurkopfes durch chirurgische Drahtung oder Nagelung ohne vorherige Beseitigung der metabolischen Störung birgt die Gefahr des Mißerfolges und der Verschlechterung der Gesamtsituation in sich. Im metaplastischen fibrösen Gewebe des Schenkelhalses ist eine Fixation von Nägeln und Drähten nicht garantiert. Zur Verhinderung sekundärer arthrotischer Schäden soll bei stärkerer Fehlstellung des Femurkopfes nach Therapie der metabolischen Störung eine Aufrichtungsosteotomie nach IMHÄUSER (1961) durchgeführt werden.

II. Osteopathien bei renal tubulären Störungen

Renal tubuläre Funktionsstörungen können auch ohne globale Niereninsuffizienz Skelettveränderungen zur Folge haben. Hierbei ist es von untergeordneter Bedeutung, ob die tubulären Funktionsstörungen durch *primär renale Erkrankungen* bedingt sind, wie z.B. bei der familiären Hypophosphatämie (s. Kap. 2, GREINACHER), durch *Stoffwechselkrankheiten* oder durch *extrarenale Ursachen,* wie z.B. Intoxikationen (BRODEHL 1978). Es gibt tubuläre Funktionsstörungen verschiedenartigster Ausprägung, angefangen von isolierten, nur eine einzige Funktion betreffenden Defekten bis zu komplexen Störungen sehr vieler Transportsysteme. Entscheidend für die Entstehung einer metabolischen Osteopathie ist die Störung der Phosphatrückresorption. Die histologischen und röntgenologischen Skelettveränderungen entsprechen damit im Prinzip den Bildern der hypophosphatämischen Rachitis. Variationen des morphologischen Erscheinungsbildes können jedoch durch die jeweils auslösende Grundkrankheit auftreten.

Bei manchen Stoffwechselkrankheiten, wie z.B. der Zystinose, entwickelt sich im Verlauf der Erkrankung eine globale Niereninsuffizienz. Dementsprechend wandelt sich auch der Charakter der Skelettveränderungen, wobei in zunehmendem Maße das Bild der renalen Osteodystrophie sichtbar wird. Bei anderen tubulären Erkrankungen können z.B. Frakturen und Osteopenie infolge Immobilisation der Patienten im Vordergrund stehen.

1. Überwiegende proximal tubuläre Funktionsstörungen (Fanconi-Syndrom)

Das Fanconi-Syndrom (eigentlich de Toni-Debré-Fanconi-Syndrom; (de Toni 1933; Debré et al. 1934; Fanconi 1936) ist charakterisiert durch die Folgen komplexer Funktionsstörungen proximaler Tubuluszellen: Aminoazidurie, Glukosurie und Phosphaturie. Bei manchen Patienten kommt es zum renalen Verlust weiterer Substanzen wie Bikarbonat, Kalzium und Kalium. Mögliche metabolische Folgeerscheinungen sind Hypophosphatämie, Rachitis, Minderwuchs, Azidose und Dehydratation. Das Syndrom kann *angeboren* oder *erworben, idiopathisch* oder *symptomatisch* auftreten (s. Tabelle 3).

Tabelle 3. Klassifikation des De Toni-Debré – Fanconi Syndroms (nach Brodehl et al. 1976)

1. Renal
   a) Idiopathisch:
   b) Renal mit assoziierten prärenalen Stoffwechselstörungen: Zystinose, Glykogenose, Lowe-Syndrom
2. Prärenal (symptomatisch)
   a) Angeborene Stoffwechselstörungen: Galaktosämie, Fruktoseintoleranz, Tyrosinämie, Ornithinämie, Wilsonsche Erkrankung
   b) Erworben: Multiples Myelom, nephrotisches Syndrom, Nierentransplantation
   c) Intoxikationen: Schwermetalle, Maleinsäure, Lysol, Tetrazyklin

Wie bereits erwähnt, stehen die Skelettveränderungen im direkten Zusammenhang mit der Hypophosphatämie (Kyle et al. 1954; Harrison 1957; Silverman u. Currarino 1960; Leaf 1966; Soriano et al. 1968; Bergstrom u. Gardner 1969; Brodehl 1976, 1978; Harrison u. Harrison 1979). Nach neueren Erkenntnissen wird als additiver pathogenetischer Faktor eine renale Regulationsstörung der $1,25\text{-(OH)}_2$Vitamin D_3-Bildung diskutiert (Brewer et al. 1977).

a) Zystinose

Die Zystinose ist eine autosomal rezessiv vererbte Stoffwechselkrankheit (Seegmiller 1973; Schneider et al. 1978). Der ursächliche enzymatische Defekt ist bisher unbekannt. Folgen der metabolischen Störung sind Ablagerungen von Zystinkristallen in den Lysosomen der Granulozyten und den Retikuloendothelialzellen mehrerer Organe (Patrick u. Lake 1968; Schulman u. Bradley 1970a, b; Schulman et al. 1969, 1970). Vornehmlich betroffen sind Leber, Niere, Milz, Schilddrüse, Knochenmark, Kornea und Konjunktiva. Im Knochenmark werden die intrazellulären Zystinablagerungen sehr früh gefunden (Harrison u. Harrison 1979), sie verursachen jedoch keine mechanische oder metabolische Störung an der Knochenmatrix (Schulz u. Delling 1973). Die Zystinablagerungen

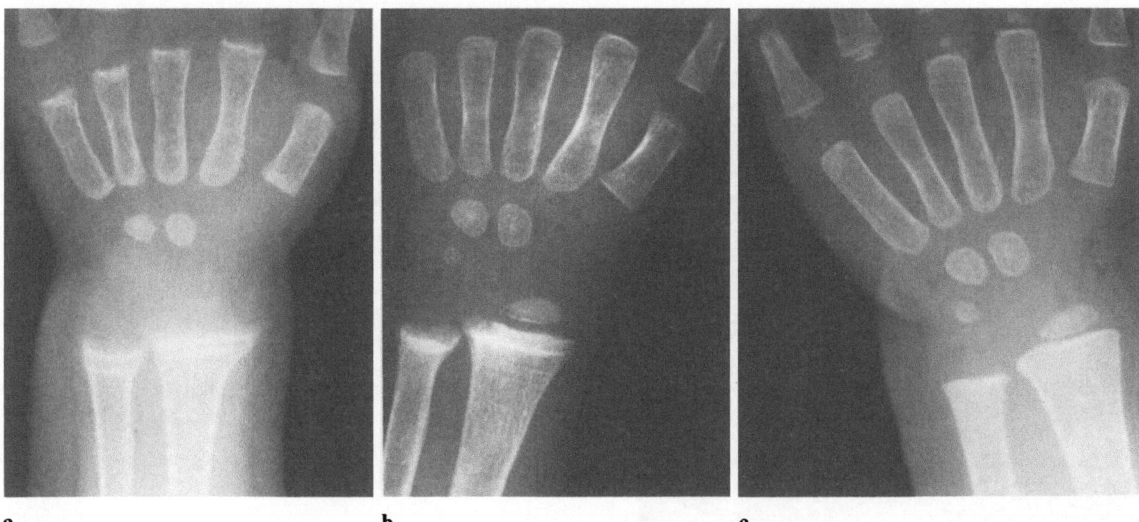

a b c

Abb. 43a–c. Linke Handwurzel eines 16 Monate alten Knaben mit Zystinose ohne globale Niereninsuffizienz. Deutliche Zeichen der hypophosphatämischen Rachitis im Bereich der distalen Wachstumszonen von Radius und Ulna sowie der Metacarpalia II–IV (**a**). Nach 1 Jahr deutliche Besserung des Befundes unter Vitamin-D-Therapie und Phosphatsubstitution (**b**). Fast vollständige radiologische Ausheilung durch Erhöhung der Vitamin-D-Dosis nach weiteren 4 Monaten (**c**). Deutlich sichtbare Wachstumsstillstandslinien im Bereich des distalen Radius

im Knochenmark haben somit auch keinen Einfluß auf die Röntgenmorphologie der Skelettveränderungen.

In der Niere führen die Zystinablagerungen meist noch im Säuglingsalter zum Fanconi-Syndrom mit Phosphatverlust und hypophosphatämischer Rachitis. Durch Zufuhr von Vitamin D_3 (ca. 25000 E/Tag) oder aktiven Vitamin-D-Metaboliten (ETCHES et al. 1977) bei gleichzeitiger oraler Phosphatsubstitution kann die Rachitis röntgenologisch zur Ausheilung gebracht werden.

Die Patienten entwickeln i.allg. während des 1. Lebensjahrzehnts, manchmal bereits im 2. Lebensjahr (SCHNEIDER et al. 1978) eine fortschreitende globale Niereninsuffizienz. Ausprägungsgrad und Charakter der renalen Skelettveränderungen sind von vielen Faktoren wie Alter der Patienten, Stadium der Erkrankung und Art der Therapie abhängig. Anfänglich finden sich *rachitische Veränderungen* im Bereich der Wachstumszonen (Abb. 43), verbunden mit einer Vergröberung und Unschärfe der trabekulären Architektur (LOOSER 1944; ASTLEY et al. 1952; TEALL 1954; MOLL u. SCHMID 1958; SILVERMAN u. CURRARINO 1960; GEIGER 1970).

In schweren Fällen können *Frakturen* und *Pseudofrakturen* beobachtet werden (ASTLEY et al. 1952; TEALL 1954; SILVERMAN u. CURRARINO 1960). Manchmal kommt es zu *kolbenartigen Auftreibungen an den Schaftenden* der langen Röhrenknochen (FANCONI 1945; SILVERMAN u. CURRARINO 1960). Typisch, wenn auch nicht pathognomonisch ist das Erscheinen von zahlreichen *metaphysären Wachstumsstillstandslinien* (Abb. 43a–c, Abb. 44) unter Vitamin-D-Therapie (SILVERMAN u. CURRARINO 1960; GEIGER 1970). Mit fortschreitender Erkrankung entwickelt sich zunehmend das Bild der *renalen Osteodystrophie*. Patienten mit Zystinose scheinen zu extraossären *Weichteilverkalkungen* in Kutis und Subkutis zu neigen (KUNZE 1976).

Das *Knochenalter* der Patienten ist bei fortschreitender Erkrankung stärker retardiert als bei Niereninsuffizienz anderer Genese. Wahrscheinlich wird die Skelettreifung durch eine sich entwickelnde Hypothyreose infolge Zystinablagerung in der Schilddrüse zusätzlich gehemmt (CHAN et al. 1970; GRÜNEBAUM u. LEBOWITZ 1977).

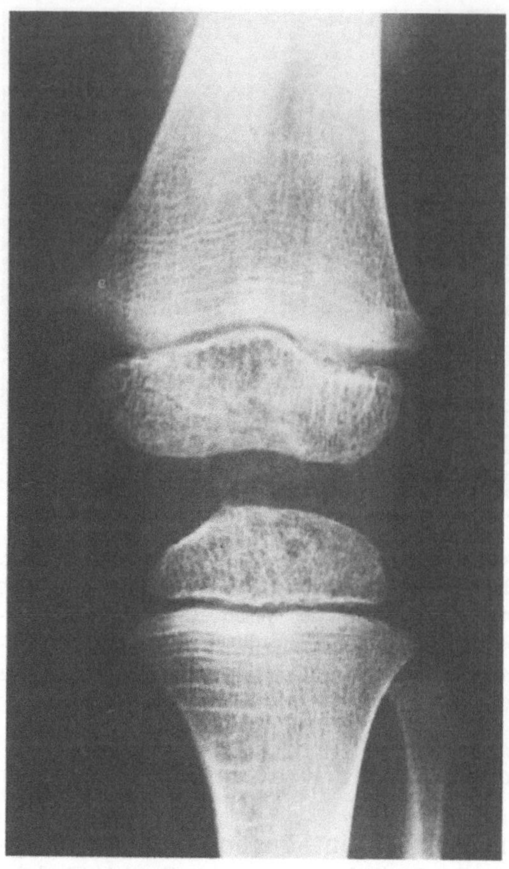

Abb. 44. Linkes Kniegelenk eines 4jähr. Knaben mit Zystinose. Vitamin-D-Therapie seit Geburt. Keine Zeichen einer floriden Rachitis. Multiple Wachstumsstillstandslinien im Bereich von Femur und Tibia

Mehrere Patienten mit Zystinose wurden inzwischen erfolgreich transplantiert (LUCAS et al. 1969; HAMBRIDGE et al. 1969; MAHONEY et al. 1970; BRIGGS et al. 1972; LAWSON et al. 1975; MALEKZADEH et al. 1977). Ein Wiederauftreten des Fanconi-Syndroms wurde bisher nicht beobachtet, obwohl Zystinkristalle auch im Nierentransplantat abgelagert werden. Hierbei handelt es sich lediglich um die Folgen des Einschwemmens zystinhaltiger körpereigener Zellen in das Transplantat ohne negative Auswirkungen auf die Transplantatfunktion. Nach gelungener Transplantation bilden sich die Symptome der renalen Osteopathie innerhalb von Wochen bis Monaten vollständig zurück.

b) Tyrosinämie

Die Tyrosinämie ist eine noch ungeklärte Stoffwechselkrankheit; sie wird autosomal rezessiv vererbt (MEDES 1932; BABER 1956; MEDES 1966; WOOLF 1966a, b). Die Krankheit tritt in Europa nur sporadisch auf, während sie bei Frankokanadiern mit einer Inzidenz von 0,67/1000 Geburten gesehen wird (LAROCHELLE et al. 1967; SCRIVER et al. 1967). Sie ist biochemisch charakterisiert durch erhöhte Tyrosinkonzentrationen im Plasma und Tyrosinablagerungen in verschiedenen Körpergeweben. Im Vordergrund der klinischen Erscheinungen stehen voranschreitende Leberschädigung mit Übergang in Zirrhose, hypophosphatämische, Vitamin D resistente Rachitis und Wachstumsstörungen. Die Patienten sterben frühzeitig infolge ihrer Leberzirrhose (LA DU u. GJESSING 1978). Die rachitischen Symptome sind ungewöhnlich stark ausgeprägt (LAROCHELLE et al. 1967; PRIVE 1967; NÜTZENADEL et al. 1972). Dies beruht möglicherweise auf einer Addition der renal bedingten Hypophosphatämie und den Folgen der hepatischen Störung

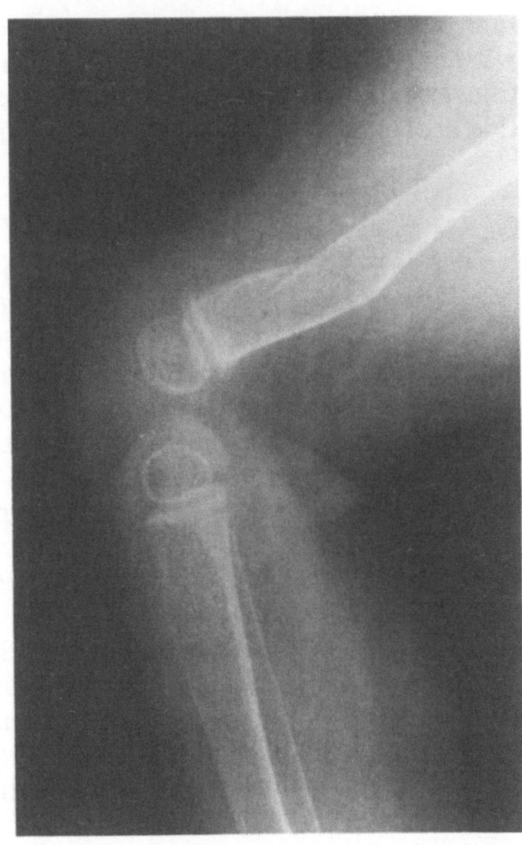

Abb. 45. Rechter distaler Femur mit Kniegelenk eines 12 Monate alten Knaben mit Lowe-Syndrom. Diffuse Osteoporose, Fraktur im dia-metaphysären Übergangsbereich des distalen Femuranteils

der Hydroxylierung von Vitamin D_3 in der Leber. Systematische Untersuchungen der 25-(OH)Vitamin D_3-Spiegel im Serum liegen bisher jedoch nicht vor. Röntgenologische Symptome der renalen Osteodystrophie werden nicht beobachtet, da die Patienten üblicherweise keine globale Niereninsuffizienz entwickeln.

c) Lowe-Syndrom (Okulo-zerebro-renales Syndrom)

Das okulo-zerebro-renale Syndrom (Lowe et al. 1952) ist eine angeborene X-chromosomal vererbte Stoffwechselkrankheit, die zu körperlichem und geistigem Entwicklungsrückstand, Katarakt, Muskelhypotonie und renaltubulären Störungen führt. Als Ursache des Syndroms wird eine Störung im Glutaminstoffwechsel vermutet (McInnes et al. 1976). Die tubulären Störungen umfassen Proteinurie, Aminoazidurie und Glukosurie, während renaltubuläre Azidose und Phosphatverlust meist in den Hintergrund treten.

Entsprechend zeigen nur etwa ein Drittel aller Patienten die röntgenologischen Zeichen der *hypophosphatämischen Rachitis* (8 von 25 Patienten in der Arbeit von Chan et al. 1957, 21 von 70 Patienten in der Übersichtsarbeit von Abassi et al. 1968). Die rachitischen Symptome können durch Vitamin D in hoher Dosierung, orale Phosphatzufuhr, Azidoseausgleich (Harrison u. Harrison 1979) und insbesondere durch Kontraktion des Extrazellulärvolumens (van Biervliet et al. 1975) zur Ausheilung gebracht werden. Fast ebenso häufig wie rachitische Symptome beobachtet man eine *Osteopenie* (Bickel u. Thursby-Pelham 1954; Debré et al. 1955; Dent u. Harris 1956; Lefebvre et al. 1957; Silverman u. Currarino 1960; Abassi et al. 1968) (Abb. 45). Sie ist wahrscheinlich das Resultat der Immobilisation der Patienten infolge Muskelhypotonie, Blindheit und schwerster zerebraler Schädigung (Harrison u. Harrison 1979). Durch Vitamin D- und Phosphatzufuhr kann keine Besserung erzielt werden. In schweren Fällen treten *Frakturen* auf, während osteomalazische Skelettdeformitäten nur ausnahmsweise beobachtet werden (SILVERMAN u. CURRARINO 1960). Bei einem Patienten wurden Coxa plana und Mikrognathie beobachtet (SILVERMAN u. CURRARINO 1960).

d) Wilsonsche Erkrankung

Die Wilsonsche Erkrankung (WILSON 1912) ist ein autosomal rezessives Erbleiden (SASS-KORTSACK 1965; DASTUR et al. 1968; CAVALLINO u. GROSSMAN 1968; MINDELZUN et al. 1970; SASS-KORTSACK u. BEARN 1978). Infolge Synthesestörung des Zäruloplasmins kommt es zu vermehrter Kupferaufnahme und -ablagerung in Gehirn und Leber. Dies führt zur Linsenkerndegeneration und Leberzirrhose. Die renalen Tubuluszellen werden möglicherweise analog einer Schwermetallvergiftung direkt durch Kupferablagerungen geschädigt (CHISHOLM et al. 1955).

Skelettveränderungen werden bei Morbus Wilson häufig beschrieben (FINBY u. BEARN 1958; ROSENOER u. MITCHELL 1959; ROSENOER 1961; MORGAN et al. 1962; CAVALLINO u. GROSSMAN 1968; MINDELZUN et al. 1970; AKSOY et al. 1972; FELLER u. SCHUMACHER 1972). Eine *Vitamin-D-resistente Rachitis* wird nur selten beobachtet (CAVALLINO u. GROSSMAN 1968). Beim Auftreten rachitischer Symptome muß daher zunächst an eine Vitamin-D-Mangel-Rachitis gedacht werden (HOSHUA 1973). Charakteristischer und häufiger ist das Auftreten von *Osteopenie* und *Frakturen*. Spontanfrakturen wurden erstmals im Jahre 1918 mitgeteilt (FINBY u. BEARN 1958). Rund ein Drittel aller Patienten mit Morbus Wilson weisen Knochenbrüche auf (CHAN et al. 1957; FENG 1957; BOUDIN u. PÉPIN 1961). Osteopenie und Frakturen scheinen die Folgen von Immobilisation, Leberfunktionsstörungen, Penicillaminüberdosierung und möglicherweise von noch weiteren, bisher unbekannten Faktoren zu sein. ROSENOER (1961) konnte bei 10 von 12 Patienten eine *Osteochondritis* der Wirbelsäule, speziell der Dornfortsätze, nachweisen. Die Vermutung, daß es sich hierbei um eine direkte toxische Kupferschädigung handelt (WOOLF 1966a, b), wurde bisher nicht belegt.

e) Hereditäre Fruktoseintoleranz

Die hereditäre Fruktoseintoleranz wird autosomal rezessiv vererbt (CHAMBERS u. PRATT 1956; FROESCH et al. 1957; FROESCH 1978). Die Ursache dieser Erkrankung ist ein Enzymdefekt der Fruktose-1-Phosphat-Aldolase. Ihre Aktivität beträgt weniger als 10% der Norm (NORDMANN et al. 1968; SHAPIRA et al. 1968). Genuß von Fruktose führt zu Hypoglykämien und Leberschäden, gelegentlich werden Fanconi-Syndrom (MORRIS 1968a, b; GARTY et al. 1974) und tubuläre Azidose (MORRIS 1968a, b) beobachtet. möglicherweise beruht die ausgeprägte Hypophosphatämie nicht allein auf der renaltubulären Störung, sondern auch auf der Bindung von Phosphat an Fruktose in der Leber (LELONG et al. 1962; MILHAUD 1964). Eine röntgenologisch manifeste *hypophosphatämische Rachitis* wird nur sehr selten beobachtet.

Die Behandlung der hereditären Fruktoseintoleranz besteht in einer Elimination der Fruktose aus der Nahrung. Hierdurch können auch die Symptome des Fanconi-Syndroms und der hypophosphatämischen Rachitis rückgängig gemacht werden.

f) Glykogenose

Die Glykogenose Typ I beruht auf einem autosomal rezessiv vererbten (VAN CREFELD 1961; HERS 1964; SIDBURY 1965; ALEPA et al. 1967) Fehlen der Glukose-6-Phosphatase

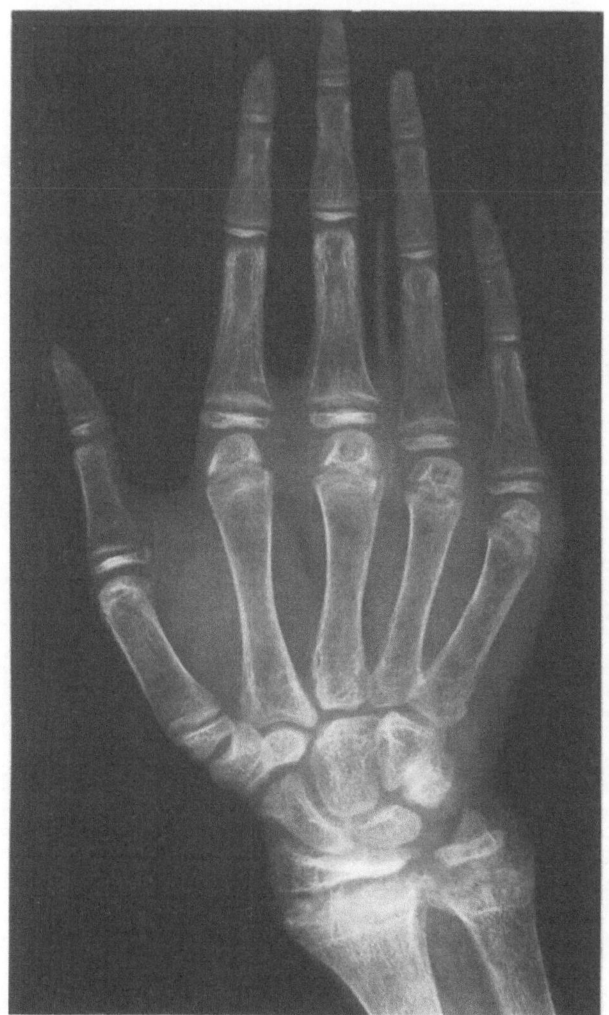
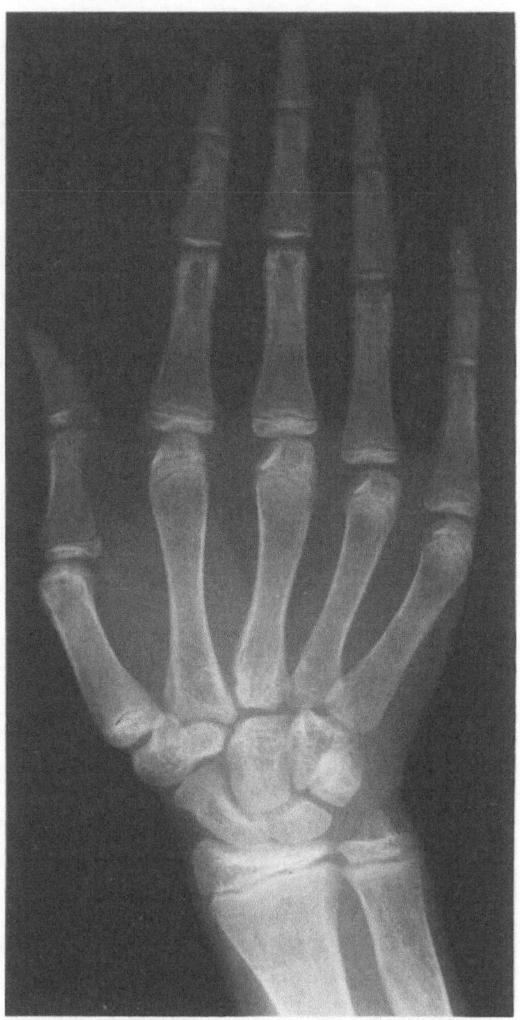

a b

Abb. 46a, b. Rechtes Handskelett einer 14jähr. Patientin mit idiopathischem Fanconi-Syndrom ohne globale Niereninsuffizienz. Deutliche Zeichen der hypophosphatämischen Rachitis im Bereich der distalen Wachstumszonen von Radius und Ulna (**a**). Nach 8 Monaten (**b**) weitgehende Abheilung der rachitischen Veränderungen unter Vitamin-D-Therapie und Phosphatzufuhr

in Leber (Cori u. Cori 1952), Niere, Dünndarmschleimhaut, Thrombozyten und Zellen des retikuloendothelialen Systems. Klinische Leitsymptome sind Hypoglykämie, Hepatomegalie und Minderwuchs. Ein Fanconi-Syndrom wird nur gelegentlich beobachtet (Fanconi u. Bickel 1949; Rotthauwe et al. 1963; Odièvre 1966; Lampert u. Mayer 1967; Lampert et al. 1967; Bauer 1968; Brodehl et al. 1969). Führendes Röntgensymptom bei Glykogenose mit Fanconi-Syndrom (Fanconi u. Bickel 1949) ist die *Osteopenie,* während rachitische Zeichen nur ausnahmsweise beobachtet werden (Brodehl 1976).

g) Idiopathisches Fanconi-Syndrom

Man bezeichnet ein Fanconi-Syndrom als idiopathisch, wenn es durch keine der bekannten endogenen oder exogenen Faktoren erklärt werden kann. Die tubulären Störungen variieren in Ausmaß und Stärke von Patient zu Patient. Neben Aminoazidurie, Glykosurie und Hypophosphatämie findet man meist eine renaltubuläre Azidose und eine erhöhte Wasserclearance. Folgen sind hypophosphatämische Rachitis, Minderwuchs und drohende Dehydration. Eine globale Niereninsuffizienz wird normalerweise nicht

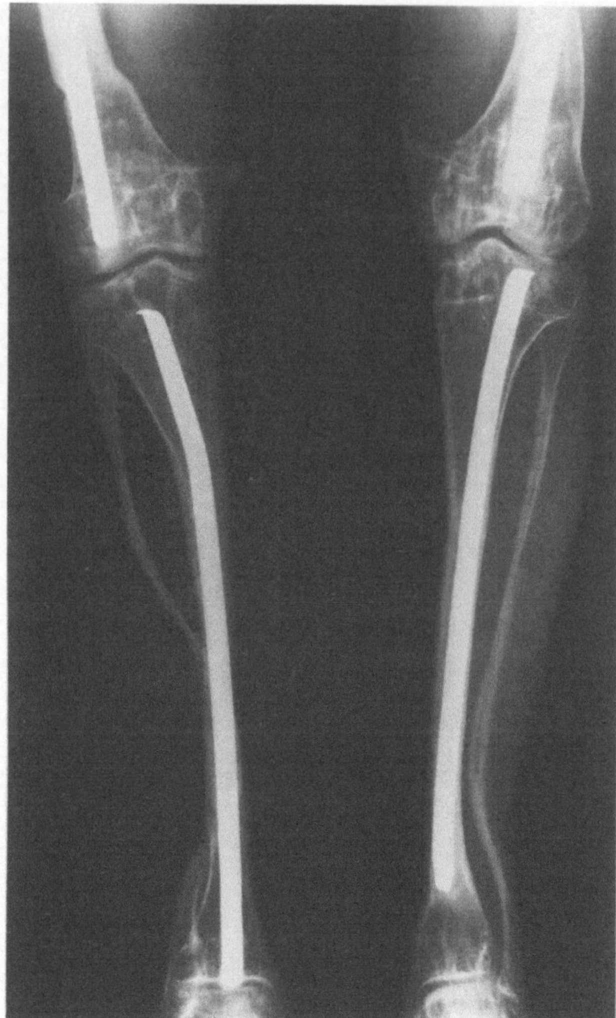

Abb. 47

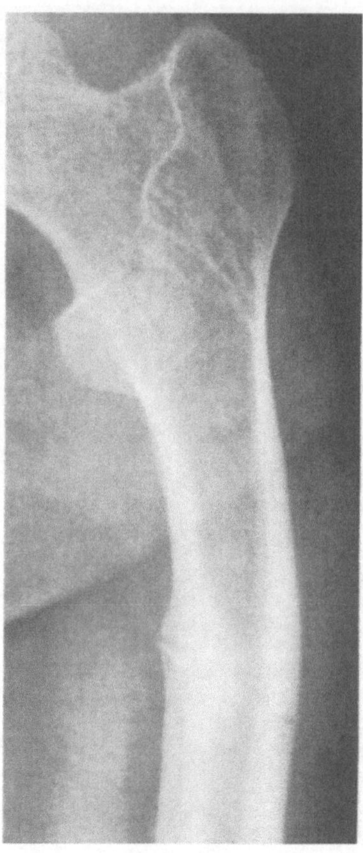

Abb. 48

Abb. 47. Knie und Unterschenkel einer 22jähr. Patientin mit idiopathischem Fanconi-Syndrom, geringe Einschränkung der Nierenfunktion (CCR 60 ml/min × 1.73 m²) infolge Vitamin-D-Intoxikation. Schwerste osteomalazische Deformitäten im Bereich aller abgebildeten Skelettabschnitte. Looser-Zonen im proximalen Anteil der linken Fibula. Küntscher-Nägel zur Stabilisation aller tragenden langen Röhrenknochen. Loosersche Umbauzone im proximalen Anteil des Femurs

Abb. 48. Linker proximaler Femur einer 20jähr. Patientin mit idiopathischem Fanconi-Syndrom. Ausgeprägte seit 2 Jahren bestehende Looser-Zone. Gleiche Patientin wie Abb. 47

beobachtet. Tritt sie dennoch auf, ist sie i. allg. Folge einer iatrogenen Vitamin-D-Intoxikation. Das Wiederauftreten des idiopathischen Fanconi-Syndroms nach Nierentransplantation (BRIGGS et al. 1972) deutet auf eine mögliche extrarenale Ursache der Erkrankung.

Die histologischen und röntgenologischen Skelettveränderungen entsprechen denen der *hypophosphatämischen Rachitis* (Abb. 46a, b); je nach Schweregrad und Dauer der Erkrankung können außerdem fortschreitende *Demineralisation, Frakturen* und *Pseudofrakturen* (Abb. 47, 48) sowie erhebliche *Skelettdeformitäten* (Abb. 47) auftreten.

Die *Behandlung* der Rachitis besteht in oraler Zufuhr von Phosphat, Azidoseausgleich, Vitamin-D-Therapie (10–30000 IE/Tag) und Einschränkung des Extrazellulärvolumens (HARRISON u. HARRISON 1979).

h) Idiopathische renale Hyperkalziurie

Die idiopathische renale Hyperkalziurie mit Minderwuchs ist eine sehr seltene Erkrankung. Bisher wurden 32 Patienten in der Literatur mitgeteilt (TIEDER u. STARK 1979); 15 der 32 Patienten hatten eine floride *Rachitis* (GENTIL et al. 1962; DENT u. FRIEDMAN 1964; DELUCA u. GUZZETTA 1965; MARGOLIS 1966; JEUNE et al. 1967; SORET et al. 1970; ROYER et al. 1962a, b; TIEDER u. STARK 1979). Bei den meisten Patienten bestand nicht nur eine Hyperkalziurie, sondern auch eine *Hypophosphatämie,* die als die Ursache der rachitischen Skelettveränderungen angesehen werden muß. Die Krankheit wird wahrscheinlich autosomal rezessiv vererbt.

2. Überwiegend distal tubuläre Funktionsstörungen

a) Distal tubuläre Azidose (Butler-Albright-Syndrom)

Die distal tubuläre Azidose (BUTLER et al. 1936; ALBRIGHT et al. 1946) wird auch als klassische renaltubuläre Azidose oder als renaltubuläre Azidose Typ I bezeichnet. Zur Unterscheidung dieser Erkrankungsform von der transienten Form der distal tubulären Azidose (Lightwood-Syndrom; LIGHTWOOD 1935; LIGHTWOOD et al. 1936) wird heute mehr und mehr die Bezeichnung permanente distal tubuläre Azidose bevorzugt (SELDIN u. WILSON 1978). Bei dieser Erkrankung gelingt es der Niere nicht, einen adäquaten pH-Gradienten zwischen distal tubulärer Flüssigkeit und Blutkompartment herzustellen. Die Krankheit tritt meist sporadisch auf, ein autosomal dominanter Erbgang scheint jedoch möglich (HUTH et al. 1960; RICHARDS u. WRONG 1972; SELDIN u. WILSON 1978).

Ganz selten werden die Patienten bereits im 1. Lebensjahr auffällig durch Gedeihstörung, Erbrechen, Anorexie, Polyurie und Dehydratation. In der Regel wird die Krankheit jedoch nicht vor dem 3. Lebensjahr diagnostiziert. Die Entwicklung einer Nephrokalzinose ist ein nahezu konstantes Symptom. Skelettveränderungen, insbesondere *Osteomalazie* mit Knochenschmerzen und *pathologischen Frakturen* sind typisch für Adoleszente und Erwachsene. Bei jüngeren Kindern findet man meist nur eine *Retardierung des Knochenalters* und eine gewisse *Skelettdemineralisation.* Bei Kleinkindern unter 2 Jahren wurden bisher keine pathologischen Skeletttröntgensymptome mitgeteilt (SORIANO 1978).

Die Ursache der beschriebenen Skelettveränderungen ist nicht endgültig geklärt. Einige Autoren glauben, daß die Azidose zu einer zunehmenden Demineralisation des Knochens und zur Hyperkalziurie führt (LEMANN et al. 1966). Es ist jedoch wesentlich wahrscheinlicher, daß die Azidose über einen bisher unbekannten Mechanismus die Phosphatrückresorption in der Niere vermindert (HARRISON u. HARRISON 1941; ROYER et al. 1962a, b; HARRISON u. HARRISON 1979). Patienten mit Skelettbeteiligung haben jedenfalls immer eine Hypophosphatämie und eine verminderte tubuläre Phosphatrückresorption. Ein sekundärer Hyperparathyreoidismus als Ursache des renalen Phosphatverlustes konnte nur bei wenigen Patienten (DRINKARD et al. 1969; COE u. FIRPO 1975) nachgewiesen werden.

Die Behandlung der distal tubulären Azidose besteht in der Zufuhr von Alkali in ausreichender Menge. Hierdurch kann die Azidose vollständig ausgeglichen werden, gleichzeitig wird das renale Phosphatleck beseitigt. Allein durch die Gabe von Alkali ohne zusätzliche Vitamin-D-Therapie (HUGUENIN et al. 1974) kann das Wachstum normalisiert und die Rachitis geheilt werden (MCSHERRY et al. 1973; MCSHERRY u. MORRIS 1978) (Abb. 49a, b).

Danksagung: Wir danken Frl. B. Freyer und Frl. R. Greiffenhagen für ihre ausgezeichnete Sekretariatshilfe.

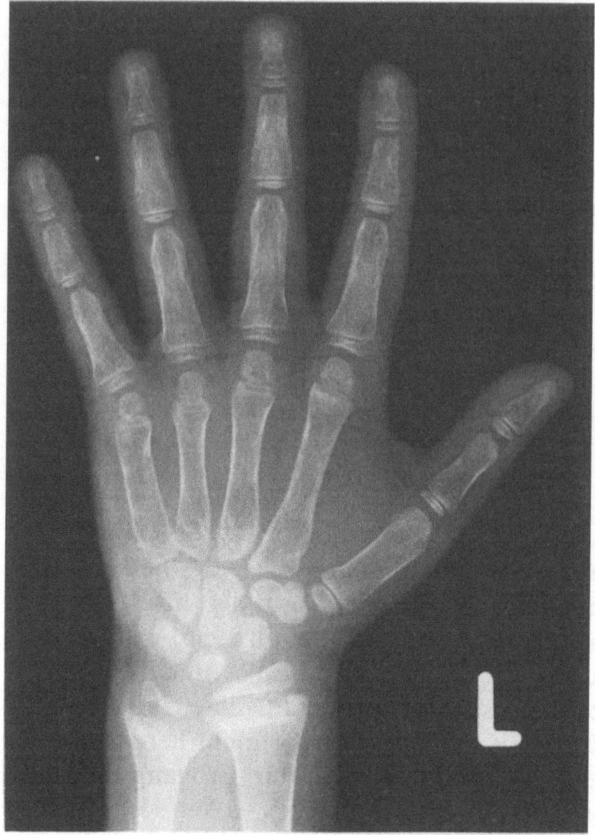

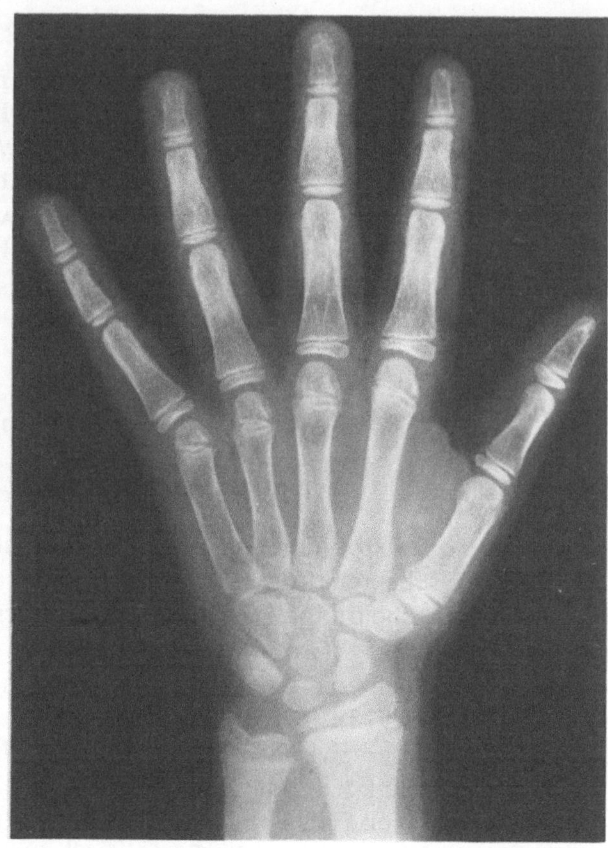

Abb. 49a, b. Linksseitiges Handskelett einer 10jähr. Patientin mit distal tubulärer Azidose. Deutliche Zeichen der hypophosphatämischen Rachitis im Bereich der Wachstumszonen von Radius und Ulna (**a**). 9 Monate nach Einleitung einer Alkalitherapie (**b**) spontaner Anstieg des Serumphosphats von 2,4 mg-% auf 4,8 mg-% und Ausheilung der rachitischen Veränderungen

Literatur

Abassi V, Lowe CU, Calgagno PL (1968) Oculo-cerebro-renal syndrome. Am J Dis Child *115*:145

Agus ZS, Goldberg M (1972) Pathogenesis of uremic osteodystrophy. Radiol Clin North Am *10*:545

Ahmed KY, Wills MR, Skinner RK, Varghese Z, Meinhard E, Baillod A, Moorhead JF (1976) Persistent hypophosphataemia and osteomalacia in dialysis patients not on oral phosphate-binders: response to dihydrotachysterol therapy. Lancet *2*:439

Ahmed KY, Varghese Z, Meinhard E, Baillod RA, Skinner RK, Wills MR, Moorhead JF (1977) Hypophosphaturia and osteomalacia in hemodialysis patients not taking phosphate binders. In: Massry SG, Ritz E (eds) Phosphate metabolism. Plenum, New York

Aksoy M, Camli N, Dincot K, Erdem S, Akgün T (1972) Osseous changes in Wilson's disease – A radiologic study of nine patients. Radiology *102*:505

Albright F, Drake TG, Sulkowitch HW (1937a) Renal osteitis cystica. Report of a case with discussion of metabolic aspects. Bull Johns Hopkins Hosp *60*:377

Albright F, Butler AM, Bloomberg E (1937b) Rickets resistant to vitamin D therapy. Am J Dis Child *54*:529

Albright F, Burnett CH, Parson W, Reifenstein EC, Roos A (1946) Osteomalacia and rickets: the various etiologies met in United States with emphasis on that resulting from a special form of acidosis: the therapeutic implications for each etiological subgroup and the relationship between osteomalacia and Milkman's syndrome. Medicine (Baltimore) *25*:399

Albright F, Reifenstein EC (1948) The parathyroid glands and metabolic bone disease. Williams and Wilkins, Baltimore

Alepa FP, Howell RR, Klinenberg JR, Seegmiller JE (1967) Relationships between glycogen storage disease and tophaceous gout. Am J Med *42*:58

Alfrey AC, Jenkins D, Groth CG, Schorr WS, Gecelter L, Ogden SA (1968) Resolution of hyperparathyreoidism, renal osteodystrophy and metastatic calcification after renal homotransplantation. N Engl J Med *279*:1349

Alfrey AC, Solomons C, Ciricillo J, Miller N (1976a) Evidence for abnormal pyrophosphate metabolism in uremia. J Clin Invest *57*:692

Alfrey AC, Solomons C, Ciricillo J, Miller N (1976b) Bone pyrophosphate in uremia and its association with extraosseous calcification. J Clin Invest *57*:700

Andersen DH, Schlesinger ER (1942) Renal hyperparathyroidism with calcification of the arteries in infancy. Am J Dis Child *63*:102

Askew FA, Bourdillon RB, Bruce HM, Jenkins RGC, Webster TA (1931) The distillation of vitamin D. Proc R Soc Lond [Biol] *107*:76

Astley R, Teall CG, Bickel H (1952) The radiology of Lignac-Fanconi disease. Acta Paediatr (Suppl 90, part IV) *41*:98

Avioli LV, Teitelbaum SL (1976) The renal osteodystrophies. In: Brenner BM, Rector FC Jr (eds) The kidney, vol 2. Saunders, London

Baber MD (1956) A case of congenital cirrhosis of the liver with renal tubular defects akin to those in the Fanconi syndrome. Arch Dis Child *31*:335

Ball J, Garner A (1966) Quantitative observations on mineralised and unmineralised bone in chronic renal azotaemia and intestinal malabsorption syndrome. J Path Bact *91*:545

Balsan S (1976) Renal osteodystrophy. In: Liebermann E (ed) Clinical nephrology. Lippincott, Philadelphia Toronto

Barber H (1921) Renal dwarfism. Q J Med *14*:205

Barber H (1926) Renal dwarfism. A study of the course of the disease from seventeen cases. Guys Hosp Rep *76*:307

Bauer B (1968) Debré-De Toni-Fanconi Syndrom mit Glykogenose der Leber. Klin Wochenschr *46*:317

Bayley N, Pinneau SR (1952) Tables for predicting adult height from skeletal age: revised for use with the Greulich-Pyle hand standard. J Pediatr *40*:423

Beale MG, Salcedo JR, Ellis D, Rao D (1976) Renal osteodystrophy. Pediatr Clin North Am *23*:873

Bennett WM, Musgrave JE, Campbell RA, Elliot D, Cox R, Brooks RE, Lovrien EW, Beals RK, Porter GA (1973) The nephropathy of the nail-patella syndrome. Clinicopathologic analysis of 11 kindred. Am J Med *54*:304

Bennett WM, Houghton DC, Beals RC (1980) Nephropathy of idiopathic multicentric osteolysis. Nephron *25*:135

Bergstrom WH, Gardner LI (1969) Metabolic disorders with osseous lesions. In: Nelson WE, Vaughan VC, McKay RJ (eds) Textbook of Pediatrics. Saunders, Philadelphia

Better OS (1980) Tubular dysfunction following kidney transplantation. Editorial review. Nephron *25*:209

Betts PR, White RHR (1976) Growth potential and skeletal maturity in children with chronic renalinsufficiency. Nephron *16*:325

Bickel H, Thursby-Pelham DC (1954) Hyperaminoaciduria in Lignac-Fanconi disease, in galactosemia and in an obscure syndrome. Arch Dis Child *29*:224

Biervliet JPGM van, Donckerwolcke RAMG, Stekelenburg GJ van (1975) Sodium chloride restriction and extracellular fluid volume contraction in hyperphosphaturic vitamin D resistant rickets in the Lowe syndrome. Helv Paediatr Acta *30*:365

Bordier P, Ryckwaert A, Marie P, Miravet L, Norman A, Rasmussen H (1977) Vitamin D metabolites and bone mineralization in man. In: Norman AW, Schaefer K, Coburn JW, DeLuca HF, Fraser D, Grigoleit HG, Herrath D von (eds) Vitamin D: biochemical, chemical and clinical aspects related to calcium metabolism. de Gruyter, Berlin

Bosnjakovic S, Heuck F (1979) Röntgenmorphologie der Periostregion bei Osteopathien. Radiologe *19*:307

Boudin G, Pépin B (1961) Osteoarticular changes in hepatolenticular degeneration in Wilson's disease. In: Walshe JM, Cumings JN (eds) Some current concepts. Blackwell, Oxford

Boyle IT, Miravet L, Gray RW, Holick MF, DeLuca HF (1972) The response of intestinal calcium transport to 25-hydroxy and 1,25-dihydroxy vitamin D in nephrectomized rats. Endocrinology *90*:605

Boyle IT, Omdahl JL, Gray RW, DeLuca HF (1973) The biological activity and metabolism of 24, 25-dihydroxyvitamin D_3. J Biol Chem *248*:4174

Brailsford JF (1933) Slipping of epiphysis of the head of the femur. Its relation to renal rickets. Lancet *1*:16

Bravo JF, Herman JH, Smyth CJ (1967) Musculoskeletal disorders after renal homotransplantation. A clinical and laboratory analysis of 60 cases. Ann Int Med *66*:87

Brewer ED, Tsai H, Morris C (1977) Fanconi syndrome and its relationship to vitamin D. In: Norman et al. (eds) Vitamin D; Biochemical, chemical and clinical aspects to calcium metabolism. de Gruyter, Berlin

Bricker NS, Slatopolsky E, Reiss E (1969) Cylcium, phosphorus and bone in renal disease and transplantation. Arch Int Med *123*:543

Briggs WA, Kominami N, Merrill JP, Wislon RE (1972) Kidney transplantation in Fanconi syndrome. N Engl J Med *286*:25

Brodehl J (1976) Tubular Fanconi syndromes with bone involvement. In: Bickel H, Stern J (eds) Inborn errors of calcium and bone metabolism. MTP Press, Lancaster

Brodehl J (1978) The Fanconi syndrome. In: Edelmann CM Jr (ed) Pediatric kidney disease vol II. Little Brown, Boston

Brodehl J, Gellissen K, Hagge W (1969) The Fanconi syndrome in hepato renal glycogen storage disease. In: Peters GG, Roch-Ramel F (eds) Progress in nephrology. Springer, Berlin Heidelberg New York

Broyer M, Kleinknecht C, Loirat C, Marti-Henneberg C, Roy MP (1974) Growth in children treated with long-term hemodialysis. J Pediatr *84*:642

Broyer M, Kleinknecht C, Gagnadoux MF, Dartois AM (1977) Growth in uremic children. In: Strauss J (ed) Pediatric nephrology, vol IV. Garland, New York

Broyer M, Kleinknecht C, Gagnadoux MF, Marti-Henneberg C, Dartois AM, Kermanach C, Ponliquen M, Degoulet P, Usberti M, Roy MP (1979) La croissance chez l'enfant traité par dialyse chronique. In: Grünfeld JP (ed) Actualités néphrologiques de l'Hôpital Necker. Flammarion, Paris

Bulla M, Delling G, Offermann G, Ziegler R, Benz G, Lühmann H, Sanchez D, Reutter A, Severin M (1979) Renal bone disorders in children. Therapy with Vitamin D_3 or 1,25 dihydroxycholecalciferol. Proc Eur Dial Transplant Assoc *16*:644

Burnett CH, Dent CH, Harper CH, Warland BJ (1964) Vitamin D-resistant rickets: Analysis of twenty-four pedigrees with hereditary and sporadic cases. Am J Med *36*:222

Butler AM, Wilson JL, Faber S (1936) Dehydration and acidosis with calcification at renal tubules. J Pediatr *8*:489

Cadenat H, Combelles R, Fabert G, Clouet M (1977) Calcification du systeme dentaire sous dialyse. Rev Stomatol Chir Maxillofac *78*:491

Calenoff L, Norfray J (1973) Magnification digital roentgenography: A method for evalution renal osteodystrophy in hemodialyzed patients. Am J Roentgenol *118*:282

Cameron HC (1918) Case of osteomalacia and infantilism with renal deficiency. Proc R Soc Med *2*:22

Catell HS, Levin S, Kopitz S, Lyune ED (1971) Reconstructive surgery in children with azotemic osteodystrophy. J Bone Joint Surg *53*:217

Cavallino R, Grossman H (1968) Wilson's disease presenting with rickets. Radiology *90*:493

Chambers RA, Pratt RTC (1956) Idiosyncrasy to fructose. Lancet *2*:340

Chan AM, Lynch MJG, Bailey JD, Ezrin C, Fraser D (1970) Hypothyroidism in cystionosis. A clinical, endocrinologic and histologic study involving sixteen patients with cystinosis. Am J Med *48*:678

Chan JCM (1976) Renal osteodystrophy in children. Clin Pediatr (Phila) *15*:996

Chan JCM, Oldham SB, De Luca HF (1977) Effectiveness of 1-hydroxyvitamin D_3 in children with renal osteodystrophy associated with hemodialysis. J Pediatr *90*:820

Chan Y-C, Chin CC, Tsou HW (1957) Clinical observations on twenty-five cases of hepatolenticular degeneration. Chin J Neurol Psychiat *3*:45

Chantler C, Donckerwolcke RA, Brunner FP, Bryngerg H, Hathway RA, Jacobs C, Selwood NH, Wing AJ (1979) Combined report on regular dialysis and transplantation in Europe 1978. Proc Eur Dial Transplant Assoc *16*:74

Chantler S, Holliday MA (1973) Growth in children with renal disease with particular reference to the effects of calorie malnutrition, a review. Clin Nephrol *1*:230

Chesney RW, Mazess RB, Rose PG, Jax DK (1977) Bone mineral status measured by direct photon absorptiometry in childhood renal disease. Pediatrics *60*:864

Chesney RW, Mazess RB, Rose PG, Jax DK, DeLuca HF (1978) Bone mineral status in childhood renal disease. Am J Roentgenol *131*:544

Chesnut CH, Nelp WB, Denney JD, Sherrard DJ (1973) Measurement of total body calcium (bone mass by neutron activation analysis): applicability to bone wasting disease. In: Frame B, Parfitt AM, Duncan H (eds) Clinical aspects of metabolic bone disease. Excerpta Medica, Amsterdam

Chevrot A, Pallardy G, Ledoux-Lebard G (1978) Skeletal manifestations of hyperthyroidism. J Radiol Electrol Med Nucl *59*:29

Chisholm JJ Jr, Harrison HC, Eberlein WR (1955) Amino-aciduria hypophosphatemia, and rickets in lead poisoning. Am J Dis Child *89*:159

Chung SMK, Batterman SC, Brighton CT (1976) Shear strength of the human femoral capital epiphyseal plate. J Bone Joint Surg [Am] *58*:94

Coburn JW, Brickmann AS, Sherrard DJ, Singer FR, Wong FGC, Baylink DJ, Norman AW (1978) Renal osteodystrophy and its relation to vitamin D: identification of a mineralising defect unrelated to vitamin D. In: Copp DH, Talmage RV (eds) Endocrinology of calcium metabolism. Excerpta Medica, Amsterdam

Coe FL, Firpo JJ (1975) Evidence for mild reversible hyperparathyreoidism in distal renal tubular acidosis. Arch Intern Med *135*:1485

Cooke RE, Boyden DG, Haller E (1960) The relationship of acidosis and growth retardation. J Pediatr *57*:326

Cori GT, Cori CF (1952) Glucose-6-phosphatase of the liver in glycogen storage disease. J Biol Chem *199*:661

Crawford T, Dent CE, Lucas P, Martin NH, Nasim JR (1954) Osteosclerosis associated with chronic renal failure. Lancet *2*:981

Creutzig H, Vick H, Freyschmidt J, Vykoupil K, Bahlmann J (1974) Renale Osteopathie bei terminaler Niereninsuffizienz und Dialysebehandlung. Szintigraphische Untersuchung. In: Nephrologie in Klinik und Praxis, Bd *4*, S 185. Dustri, München

Creveld S van (1961) Clinical course of glycogen storage disease. Chemi Weekblad *57*:445

Dastur DK, Manghani DK, Wadia NH (1968) Wilson's disease in India. I. Geographic, genetic and clinical aspects in 16 families. Neurology *18*:21

David DS, Sakai S, Brennan BL, Riggio RR, Cheigh J, Stenzel KH, Rugin AL, Sherwood LM (1973) Hypercalcemia after renal transplantation. Long-term follow up data. N Engl J Med *289*:398

Davies DR, Friedman M (1966) Complications after parathyroidectomy. Fractures from low calcium and magnesium convulsions. J Bone Joint Surv [Br] *48B*:117

Debnam JW, Bates ML, Kopelman RC, Teitelbaum SL (1977) Radiological/pathological correlations in uremic bone disease. Radiology *125*:653

Debré R, Marie J, Cleret F, Messimy R (1934) Rachitisme tardif coexistent avec une néphrite chronique et une glycosurie. Arch Méd Ent *37*:597

Debré R, Royer P, Lebstradet H, Straub W (1955) L'insuffisance tubulaire congenitale avec arriération mentale, cataracte et glaucome (syndrome de Lowe). Arch Fr Pediatr *12*:337

DeLuca HF (1975) Minireview: regulation of vitamin D metabolism. Life Sci *17*:1351

DeLuca HF (1979) Vitamin D. Metabolism and function. Springer, Berlin Heidelberg New York

DeLuca R, Guzzetta F (1965) L'ipercalciuria idiopatica infantile. Pediatria (Napoli) *73*:613

Dent CE (1952) Rickets and osteomalacia from renal tubule defects. J Bone Joint Surg [Br] *35*:266

Dent CE (1973) In: Frame B, Parfitt AM, Duncan H. (eds) Clinical aspects of metabolic bone disease. Excerpta Medica, Amsterdam, p 464

Dent CE, Hodson CJ (1954) General softening of bone due to metabolic causes. II. Radiological changes associated with certain metabolic bone disease. Br J Radiol *27*:605

Dent CE, Harris H (1956) Hereditary forms of rickets and osteomalacia. J Bone Joint Surg [Br] *38*:204

Dent CE, Harper Ch M, Philpott GR (1961) The treatment of renal glomerular osteodystrophy. Q J Med *117*:1

Dent CE, Friedman M (1964) Hypercalciuric rickets associated with renal tubular damage. Arch Dis Child *39*:240

Doleczyky SJ, Filipkin MA, Chutoretzky MB, Samoilowitsch EF (1978) Electroroentgenography in the pediatrie. Medicina, Moskau

Drezner MK, Neelon FA, Haussler M, McPherson HT, Lebovitz HE (1976) 1,25-Dihydroxycholecalciferol deficiency: the probable cause of hypocalcemia and metabolic bone disease in pseudohypoparathyroidism. J Clin Endocrinol Metab *42*:621

Drinkard JP, Lee DNB, Gonick HC (1969) Parathormone (PTH) and 47 calcium kinetics changes with alkali treatment of renal tubular acidosis (RTA). In: Proceedings of the Third Annual Meeting of the American Society for Nephrology, p 17

Etches P, Pickering D, Smith R (1977) Cystinotic rickets treated with vitamin D metabolites. Arch Dis Child *52*:661

Fanconi G (1936) Der frühinfantile nephrotisch-glykosurische Zwergwuchs mit hypophosphatämischer Rachitis. Jahrb Kinderheilk *147*:299

Fanconi G (1945) Weitere Beiträge zur Cystinkrankheit. Helv Paediatr Acta *1*:183

Fanconi G, Bickel H (1949) Die chronische Aminoaciduria (Aminosäurendiabetes oder nephrotisch-glukosurischer Zwergwuchs) bei der Glykogenose und der Cystinkrankheit. Helv Paediatr Acta *4*:359

Feist JH (1970) The biologic basis of radiologic findings in bone disease. Recognition and interpretation of abnormal bone architecture. Radiol Clin North Am *8*:183

Feller ER, Schumacher HR (1972) Osteoarticular changes in Wilson's disease. Arthritis Rheum *15*:259

Felts JH, Whitley JE, Anderson DD, Carpenter HM, Bradshaw HH (1965) Medical and surgical treatment of azotemic osteodystrophy. Ann Intern Med *62*:1772

Feng Y-K (1957) Wilson's disease. Report of 10 cases. Chin Med J [Engl] *75*:631

Ferran JL, Luciani JC, Meunier P, Dumas R (1977) Ostéodystrophie rénale de l'enfant. – Confrontations radio-histologiques. J Radiol Electrol Med Nucl *58*:173

Finby N, Bearn AG (1958) Roentgenographic abnormalities of the skeletal system in Wilson's disease (hepatolenticular degeneration). Am J Roentgenol *79*:603

Fine RN, Isaacson AS, Payne V, Grushkin CM (1972) Renal homotransplantation. J Pediatr *80*:243

Fischer E (1979) Die Weichteilveränderungen der Finger bei der rheumatischen Polyarthritis. Ergebnisse nach Weichstrahlaufnahmen in 3 Ebenen. Radiologe *19*:119

Floman Y, Yosipovitch Z, Licht A, Viskoper RJ (1975) Bilateral slipped upper femoral epiphysis. A rare manifestation of renal osteodystrophy – case report with discussion of its pathogenesis. Isr J Med Sci *11*:15

Förster R (1887) Über Schrumpfnieren im Kindesalter. Z Kinderheilkd *26*:38

Follis RH Jr (1953) Skeletal changes associated with hyperparathyroidism. Bull Johns Hopkins Hosp *92*:405

Follis RH Jr, Jackson DA (1943) Renal osteomalacia and osteitis fibrosa in adults. Bull Johns Hopkins Hosp *72*:232

Follis RM (1950) Renal rickets and osteitis fibrosa in children and adolescents. Bull Johns Hopkins Hosp *78*:593

Fournier AE, Arnaud CD, Johnson WJ, Tailor WF, Goldsmith RS (1971) Etiology of hyperparathyroidism and bone disease during chronic hemodialysis. II. factors affecting serum immunoreactive parathyroid hormone. J Clin Invest *50*:599

Fraser DR, Salter RB (1958) The diagnosis and management of the various types of rickets. Pediatr Clin North Am *26*:417

Fraser DR, Kodicek E (1970) Unique biosynthesis by kidney of a biologically active vitamin D metabolite. Nature *228*:764

Froesch ER (1978) Essential fructosuria, hereditary fructose intolerance, and fructose-1-diphosphatase deficiency. In: Stanbury JB, Wyngaarden JB, Frederickson DS (eds) The metabolic basis of inherited disease. Mc Graw Hill, New York St Louis San Francisco

Froesch ER, Prader A, Labhart A, Stuber HW, Wolf HP (1957) Die hereditäre Fructoseintoleranz, eine bisher nicht bekannte kongenitale Stoffwechselstörung. Schweiz Med Wochenschr *87*:1168

Frost HM (1966) The bone dynamics in osteoporosis and osteomalacia. Charles C Thomas, Springfield, Ill

Frost HM (1973) Bone remodelling and its relationship to metabolic bone disease. Charles C Thomas, Springfield Ill

Garabedian M, Tanaka Y, Holick MF, DeLuca HF (1974) Response of intestinal calcium transport and bone calcium mobilization to 1,25-dihydroxyvitamin D_3 in thyreoparathyroidectomized rats. Endocrinology *94*:1022

Garner A, Ball J (1966) Quantitative observations on mineralized and unmineralized bone in chronic renal azotemia and intestinal malabsorption syndrome. J Path Bact *91*:545

Garty R, Copper M, Tabachnik E (1974) The Fanconi syndrome associated with hepatic glycogenosis and abnormal metabolism of galactose. J Pediatr *85*:821

Geiger H (1970) Röntgenologische Befunde bei Cystinose. Fortschr Röntgenstr *113*:711

Gentil Cl, Habib R, Le Tan Vinh CJ, Gabilan JC, Courtecuisse V, Alagille D, Lelong M (1962) Nanisme avec rachitisme, hypercalciurie et proteinurie. Ann Pediatr *38*:165

Gilli G (1975) Therapie der Wachstumsstörungen bei chronischer Niereninsuffizienz. Monatsschr Kinderheilkd *123*:772

Gilmour JR (1947) The parathyroid glands and skeleton in renal disease. Oxford Medical Publications, London

Ginzler AM, Jaffe HL (1941) Osseous findings in chronic renal insufficiency in adults. Am J Pathol *17*:293

Goldman AB, Lane JM, Salvati E (1978) Slipped capital femoral epiphyses complicating renal osteodystrophy: a report of three cases. Radiology *126*:333

Greenfield GB (1972) Roentgen appearance of bone and soft tissue changes in chronic renal disease. Am J Roentgenol *116*:749

Greulich WW, Pyle SI (1959) Radiographic atlas of skeletal development of the hand and wrist, 2nd edn. Standford University Press, Standford

Griffiths HJ, Zimmermann RE, Lazarus M, Lowrie E, Gottlieb MN, Philips E, Pomerantz K (1977) The long-term follow-up of 195 patients with renal failure: A preliminary report. Radiology *122*:643

Grünebaum M, Lebowitz RL (1977) Hypothyroidism in cystinosis. Am J Roentgenol *129*:629

Hambridge KM, Goodmann SI, Wolravenes PA, Mauer SM, Brettschneider L, Penn I, Storzl TE (1969) Accumulation of cystine following renal homotransplantation for cystinosis. Pediatr Res *3*:364

Hamperl H (1944) Lehrbuch der pathologischen Anatomie. Springer, Berlin

Hamperl H, Wallis U (1933) Renale Rachitis und renaler Zwergwuchs. Virchows Arch [Pathol Anat] *288*:119

Hampers CL, Katz AI, Wilson RE, Merrill JP (1969) Calcium metabolism and osteodystrophy after renal transplantation. Arch Int Med *124*:282

Harrison HE (1957) The varieties of rickets and osteomalacia associated with hypophosphatemia. Clin Orthop *9*:61

Harrison HE, Harrison HC (1941) The effects of acidosis upon the renal tubular reabsorption of phosphate. Am J Physiol *134*:781

Harrison HE, Harrison HC (1979) Disorders of calcium and phosphate metabolism in childhood and adolescence. Saunders, Philadelphia

Haussler MR, Hughes MR, Pike JW, McCain TA (1977) Radiology and receptor assay for 1,25 dihydroxy vitamin D: biochemical, physiologic and clinical applications. In: Schaefer K, Coburn JW, DeLuca HF, Fraser D, Grigoleit HG, Herrath D v (eds) Vit D, biochemical, chemical and clinical aspects. De Gruyter, Berlin, p 473

Hauswaldt C, Wolf G (1974) Zeichen der renalen Osteopathie auf der Thorax-Übersichtsaufnahme. Röfo *120*:186

Heath DA, Martin DJ (1970) Periosteal new bone formation in hyperparathyreoidism associated with renal failure. Br J Radiol *43*:515

Hehrmann R, Tidow G, Offner G, Krohn HP, Hesch RD, Pichelmayer R (1980) Plasma-Parathormon nach Nierentransplantation. Ein empfindlicher Parameter zur Beurteilung der postoperativen Transplantatfunktion. Klin Wochenschr *58*:249

Hermann HJ, Gahl G (1976) Knochenszintigraphie bei der renalen Osteopathie. Nucl Med *15*:223

Hers HG (1964) Glycogen storage disease in advances in metabolic disorders. In: Levin R, Luft R (eds). Academic, New York

Heuck F, Babo H v (1974) Röntgenbefunde bei primärem Hyperparathyreoidismus. Radiologe *14*:206

Holick MF, Schnoes HK, DeLuca HF (1971a) Identification of 1,25-dihydroxycholecalciferol, a form of vitamin D_3 metabolically active in the intestine. Proc Natl Acad Sci USA *68*:803

Holick MF, Schnoes HK, DeLuca HF, Gray RW, Boyle IT, Suda T (1972) Isolation and identification of 24,25-dihydroxychole-calciferol: a metabolite of vitamin D_3 made in the kidney. Biochemistry *11*:4251

Holliday UA (1978) Metabolism and growth in children with kidney insufficiency. Kidney Int *14*:299

Hoshua GE (1973) Hepatolenticular degeneration (Wilson's disease) and rickets in children. Indian J Med Res *61*:1876

Huguenin M, Schacht R, David R (1974) Infantile rickets with severe proximal renal tubular acidosis, responsive to vitamin D. Arch Dis Child *49*:955

Huth EJ, Webster GD, Elkinton JR (1960) The renal excretion of hydrogen ion in renal tubular acidosis. III. An attempt to detect latent cases in a family;

comments on nosology, genetics and etiology of the primary disease. Am J Med *29*:586

Illig G, Prader A (1961) Primäre Tubulopathien: II. Ein Fall von idiopathischem Gluko-Amino-Phosphat-Diabetes (De Toni-Debre-Fanconi Syndrom). Helv Paediatr Acta *16*:622

Imhäuser S (1961) Therapie der Epiphysenlösung unter Zugrundelegung ihrer Pathogenese. Verh Dtsch Orthop Ges *49*:241

Jensen PS, Klinger AS (1977) Early radiographic manifestations of secondary hyperparathyreoidism associated with chronic renal disease. Radiology *125*:645

Jeune M, Gilly R, Hermier M, Frederich A, Collombel C, Raveau J (1967) L'hypercalciurie idiopathique de l'enfant. Pediatrie *22*:17

Kaye M, Pritchard JE, Halpenny GW, Light W (1964) Bone disease in chronic renal failure with particular reference to osteosclerosis. Medicine (Baltimore) *39*:157

Kirkwood JR, Ozonoff MB, Steinbach HL (1972) Epiphyseal displacement after metaphyseal fracture in renal osteodystrophy. Am J Roentgenol *115*:547

Klein A, Joplin RJ, Reidy JA, Hanelin J (1951) Roentgenographic features of slipped capital femoral epiphyses. Am J Roentgenol *66*:361

Krempien B, Ritz E, Beck U, Keilbach H (1972) Micromorphometric and microradiographic studies with correlations to serum parathyroid hormone and calcitonin levels. Virchows Arch [Pathol Anat] *357*:257

Krempien B, Mehls O, Ritz E (1974) Morphological studies on pathogenesis of epiphyseal slipping in uremic children. Virchows Arch [Pathol Anat] *362*:129

Krempien B, Ritz E, Mehls O, Herrath D v (1977) Experimentelle und pathologisch-anatomische Untersuchungen zur urämischen Wachstumsstörung. In: Schulz W, Gessler U, Delling G (eds) Knochenveränderungen bei Niereninsuffizienz. Dustri, München

Kunze WP (1976) Nephropathische Cystinose, Hyperparathyreoidismus und Kalkmetastasen. Dtsch Med Wochenschr *101*:545

Kyle LH, Merony MH, Freemann HE (1954) Study of the mechanism of bone disease in hypophosphatemic glycosuric osteomalacia. J Clin Endocrinol Metab *14*:365

Lacroix P, Verbrugge J (1951) Slipping of the upper femoral epiphyses. J Bone Joint Surg [Am] *22*:371

La Du BN, Gjessing LR (1978) Tyrosinosis and tyrosinemia. In: Stanbury JB, Wyngaarden JB, Frederickson DS (eds) The metabolic basis of inherited disease. McGraw Hill, New York

Lalli AF, Lapides J (1963) Osteosclerosis occuring in renal disease. Am J Roentgenol *93*:924

Lampert F, Mayer H (1967) Glykogenose der Leber mit Galaktoseverwertungsstörung und schwerem Fanconi-Syndrom. Z Kinderheilkd *98*:133

Lampert F, Mayer H, Tocci PM, Nyhan WL (1967) Fanconi syndrome in glycogen storage disease. In: Nyhan WL (ed) Amino acid metabolism and genetic variation. McGraw Hill, New York

Larkins RG, McAuley SJ, McIntyre I (1975) Inhibitors of protein and RNA synthesis and 1,25-dihydroxycholecalciferol formation in vitro. Mol Cell Endocrinol *2*:193

Larochelle J, Mortezai A, Belanger M, Trembleay M, Claveau JC, Aubin G (1967) Experience with 37 infants with tyrosinemia. Can Med Assoc J *97*:1051

Lawson RK, Talwalkar YB, Hodges CV (1975) Renal transplantation in cystinosis. J Urol *113*:552

Leaf A (1966) The syndrome of osteomalacia, renal glycosuria, aminoaciduria and increased phosphate clearance (the Fanconi syndrome). In: Stanbury JB, Wyngaarden JB, Frederickson DS (eds) The metabolic basis of inherited disease. McGraw Hill Book, New York

Lefebvre G, Biserte G, Woillez M, Traisnel M, Gosselin J, Combaud A (1957) Étude clinique, génétique et biologique du syndrome de Lowe-Bickel. Pediatrie *12*:527

Lefke M, Siebert HG, Friedmann G (1971) Röntgenologische Veränderungen bei Calciumstoffwechselstörungen im Terminalstadium der Niereninsuffizienz. Dtsch Med Wochenschr *96*:283

Le Geros RZ, Contiguglia SR, Alfrey AC (1973) Evidence for two types of calcium phosphate deposits in uremia. Calcif Tissue Res *13*:173

Lelong M, Alagille D, Gentil C, Colin J, Tupin J, Bouguier J (1962) Cirrhose hépatique et tubulopathie par absence congenitale de l'aldolase hépatique: intolérance héréditaire au fructose. Bull Soc Méd Hôp (Paris) *113*:58

Lemann J Jr, Litzow JR, Lennon EJ (1966) The effects of chronic acid loads in normal man; further evidence for the participation of bone mineral in the defense against chronic metabolic acidosis. J Clin Invest *45*:1608

Letteri JM, Ellis KJ, Orofino DP, Ruggieri S, Asad SN, Cohn SH (1974) Altered calcium metabolism in chronic renal failure. Kidney Int *6*:45

Letteri JM, Cohn SH (1977) Total body neutron activation analysis in the study of mineral homeostasis in chronic renal disease. In: David DS (ed) Calcium metabolism in renal failure and nephrolithiasis. Wiley & Sons, New York

Levine E, Erken EH, Price HI, Meyers AM, Solomon L (1977) Osteonecrosis following renal transplantation. Am J Roentgenol *128*:985

Lewy JE, New MI (1978) Growth in children with renal failure. Am J Med *58*:65

Lightwood R (1935) Calcium infarction of the kidneys in infants. Arch Dis Child *10*:205

Lightwood R, McLagan NF, Williams JG (1936) Persistent acidosis in an infant. Cause not yet ascertained. Proc R Soc Med *29*:1431

Lightwood R, Payne WW, Black JA (1953) Infantil renal acidosis. Pediatrics *12*:628

Lindsay RM, Boyle JT, Luke RG, Kennedy AC (1968) The endocrine status of regular dialysis patient. Proc Eur Dial Transplant Assoc *5*:230

Lireman DS, Price JDE, Lavener RW, Müller HS (1968) Renal osteodystrophy during hemodialysis for chronic renal failure. Can Med Assoc J *99*:668

Liu SH, Chu HI (1943) Studies of calcium and phosphorous metabolism with special reference to pathogenesis and effect of dihydrotachysterol (At 10) and iron. Medicine (Baltimore) *22*:103

Lomnitz E, Sepulveda L, Stevenson C, Barzalatto J (1966) Primary hyperparathyroidism stimulating rickets. J Clin Endocrinol Metab *26*:309

Looser E (1920) Über pathologische Formen von Infraktionen und Callusbildungen bei Rachitis und Osteomalazie und anderen Knochenerkrankungen. Zentralbl Chir *47*:1470

Looser R (1944) Ein Fall von Cystinspeicherung mit renalem Zwergwuchs und Rachitis. Ann Paediatr *163*:251

Lowe CU, Terrey M, McLachlan EA (1952) Organic aciduria, decreased renal ammonia production, hydrophthalmos and mental retardation. Am J Dis Child *83*:165

Lucas RC (1883) On a form of late rickets associated with albuminuria, rickets of adolescents. Lancet *1*:993

Lucas ZJ, Kempson RL, Palmer J, Korn D, Cohn RB (1969) Renal allotransplantation in man. II. Transplantation in cystinosis, a metabolic disease. Am J Surg *118*:159

Mahoney CP, Striker GE, Hickman RO, Manning GB, Marchioro ThL (1970) Renal transplantation for childhood cystinosis. N Engl J Med *283*:397

Malekzadeh MH, Neustein HB, Schneider JA, Pennisi AJ, Ettenger RB, Uittenbogaart ChH, Kogut MD, Fine RN (1977) Cadaver renal transplantation in children with cystinosis. Am J Med *63*:525

Malekzadeh MH, Ettenger RB, Pennisi AJ, Warshaw BL, Uittenbogaart CH, Fine RN (1979) Treatment of renal osteodystrophy in children with $1.25(OH)_2$ D_3. Proceedings of the Fourth Workshop on Vit D, Berlin (abstract)

Malluche HH, Ritz E, Hodgsen M, Kutschera J, Krause G, Seiffert U, Gatti A, Lange HP (1974) Skeletal lesions and calcium metabolism in early renal failure. Proc Eur Dial Transplant Assoc *11*:443

Malluche HH, Ritz E, Kutschera J, Krause G, Werner E, Gatti A, Seiffert U, Lange HP (1975) Calcium metabolism and impaired mineralisation in various stages of renal insufficiency. In: Norman AW, Schaefer K, Grigoeit HG, Herrath D v, Ritz E (eds) Vitamin D and problems related to uremic bone disease. de Gruyter, Berlin

Malluche HH, Ritz E, Lange HP, Kutschera J, Hodgsen M, Seiffert U, Schoeppe W (1976) Bone histology in incipient and advanced renal failure. Kidney Int *9*:355

Malluche HH, Werner E, Ritz E (1978) Intestinal absorption of Ca in incipient and advanced renal failure. Min Electrol Metab *1*:263

Mankin HJ (1974a) Rickets, osteomalacia and renal osteodystrophy, part I. J Bone Joint Surg [Am] *56*:101

Mankin HJ (1974b) Rickets, osteomalacia and renal osteodystrophy, part II. J Bone Joint Surg [Am] *56*:352

Margolis A (1966) Idiopathic hypercalciuria in children. Pediatr Pol *41*:823

Martin D, DeLuca HF (1969) Calcium transport and the role of vitamin D. Arch Biochem Biophys *134*:139

Maschio G, Bonucci E, Mioni G, Di Angelo A, Ossi E, Valvo E, Lupo A (1974) Biochemical and morphological aspects of bone tissue in chronic renal failure. Nephron *12*:437

Massry SG, Stein R, Garty J, Arieff AJ, Coburn JW, Norman AW (1975) The role of 1.25-dihydroxycholecalciferol in the skeletal resistance to the calcemic actions of parathyroid hormone in uremia. In: Norman AW (ed) Vitamin D and problems related to uremic bone disease. De Gruyter, Berlin

Massry SG, Ritz E, Verberckmoes R (1977) Role of phosphate in the genesis of secondary hyperparathyroidism of renal failure. Nephron *18*:77

McCollum EV, Simmonds N, Becker JE, Shipley PG (1922) Studies on experimental rickets. XXI. An experimental demonstration of the existence of a vitamin which promotes calcium deposition. J Biol Chem *53*:293

McInnes RR, Shih VE, Erbe RW (1976) Metabolic abnormalities in Lowe syndrome fibroblasts. Pediatr Res *10*:368

McLachan MSF, Wallace M, Senefiratne G (1968) Pulmonary calcification in renal failure. Report of three cases. Br J Radiol *41*:99

McSherry E, Sebastian A, Morris RC Jr (1973) Correction of impaired growth in children with classic renal tubular acidosis by sustained correction of the acidosis. Clin Res *21*:700

McSherry E, Morris RC Jr (1978) Attainment and maintenance of normal stature with alkali therapy in infants and children with classic renal tubular acidosis. J Clin Invest *61*:509

Medes G (1932) A new error of tyrosine metabolism: tyrosinosis. The intermediary metabolism of tyrosine and phenylalanine. Biochem J *26*:917

Medes G (1966) Tyrosinosis. In: Gjessing LR (ed) Symposium on Tyrosinosis. In Honour of Dr. Medes G, 2.–3. June 1965. Universitetsforlaget, Oslo

Meema HE (1973) The combined use of morphometric and microradioscopic methods in the diagnosis of metabolic bone disease. Radiolog *13*:111

Meema HE, Schatz DL (1970) Simple radiologic demonstration of cortical bone loss in thyreotoxicosis. Radiology *97*:9

Meema HE, Rabinovich S, Meema S, Lloyd GJ, Oreopoulos DG (1972) Improved radiological diagnosis of azotemic osteodystrophy. Radiology *102*:1

Meema HE, Meema S (1973) Microradioscopic bone structure of the hand in thyreotoxicosis, renal osteodystrophy and acromegaly. In: Frame B, Parfitt AM, Duncan H (eds) Clinical aspects of metabolic bone disease. Excerpta Medica, Amsterdam

Meema HE, Oreopoulos DG, Rabinovich S, Husdan H, Rapoport H (1974) Periostal new bone formation (periosteal neostosis) in renal osteodystrophy. Radiology *110*:513

Meema HE, Harrison JE, McNeill KG, Oreopoulos DG (1977) Correlations between peripheral and central skeletal mineral content in chronic renal failure patients and in osteoporotics. Radiology *1*:169

Mehls O (1975) Therapie der urämischen Osteopathie. Monatsschr Kinderheilkd *123*:774

Mehls O, Ritz E, Krempien B, Willich E, Bommer J, Schärer K (1973a) Roentgenological signs in the skeleton of uremic children. An analysis on the anatomical principle underlying the roentgenological changes. Pediatr Radiol *1*:183

Mehls O, Krempien B, Ritz E, Schärer K, Schüler HW (1973b) Renal osteodystrophy in children on maintenance hemodialysis. Proc Eur Dial Transplant Assoc *10*:197

Mehls O, Ritz E, Krempien B, Gilli G, Link K, Willich E, Schärer K (1975a) Slipped epiphyses in renal osteodystrophy. Arch Dis Child *50*:545

Mehls O, Ritz E, Krempien B, Gilli G, Schärer K (1975b) Slipped epiphyses in renal osteodystrophy. In: Norman AW (ed) Vitamin D and problems related to uremic bone disease. De Gruyter, Berlin

Mehls O, Ritz E, Parsch K, Gilli G, Schärer K, Bommer J (1976a) Therapeutische Erfahrungen bei urämischer Epiphysenlösung. Klin Wochenschr *54*:405

Mehls O, Broyer M, Wesch H (1976b) Quantitative Mineralsalzmessung des kindlichen urämischen Skeletts mit Hilfe der Photonabsorptionsdensitometrie. Couvoisiere B, Donath A (eds). Editions Médicine et Hygiene, Genf, p 7

Mehls O, Ritz E, Gilli G, Kreusser W (1978a) Growth in renal failure. Nephron *21*:237

Mehls O, Ritz E, Gilli G, Wangdak T, Krempien B (1978b) Effect of vitamin D on growth in experimental uremia. Am J Clin Nutr *31*:1927

Mehls O, Ritz E, Kreusser W, Krempien B (1980) Renal osteodystrophy in uremic children. In: Clinics in endocrinology and metabolism, vol 9. Saunders, London, p 151

Mehls O, Ritz E, Oppermann HC, Guignard IP (1981) Femural head necrosis in uremic children without steroid treatment and transplantation. J. Ped 99:926–929

Milhaud G (1964) Téchnique nouvelle de mise en évidence d'erreurs congénitales en métabolism chez l'homme. Argent Bras Endocr *13*:49

Mindelzun R, Elkin M, Scheinberg IH, Sternlieb I (1970) Skeletal changes in Wilson's disease; a radiological study. Radiology *94*:127

Moll H, Schmid F (1958) Radiologische Grundzüge der atypischen Rachitisformen. Z Kinderheilkd *80*:469

Moorehead JF, Wills MR, Ahmed K, Baillod RA, Varghese Z, Tatler GLV (1974) Hypophosphataemic osteomalacia after cadaveric renal transplantation. Lancet *1*:694

Morgan HG, Stewart WK, Lowe KG, Stowers JM, Johnstone JH (1962) Wilson's disease and the Fanconi syndrome. QJ Med NS *31*:361

Morris RC Jr (1968a) An experimental renal acidification defect in patients with hereditary fructose intolerance. I. Its resemblance to renal tubular acidosis. J Clin Invest *47*:1389

Morris RC Jr (1968b) An experimental renal acidification defect in patients with hereditary fructose intolerance. II. Its distinction from classical renal tubular acidosis: its resemblance to the renal acidification defect associated with the Fanconi syndrome of children with cystinosis. J Clin Invest *47*:1648

Nordin BEC (1973) Osteoporosis. J Clin Endocrinol Metab *2*:155

Nordmann Y, Shapira F, Dreyfus JC (1968) A structurally modified liver aldolase in fructose intolerance: immunological and kinetic evidence. Biochem Biophys Res Commun *31*:884

Norfray J, Calenoff L, Del Greco F, Krumlovsky FA (1975) Renal osteodystrophy in patients on hemodialysis as reflected in the bony pelvis. Am J Roentgenol *125*:352

Nützenadel W, Lutz P, Bickel H (1972) Tyrosinose: primäre und sekundäre biochemische Veränderungen. Z Kinderheilkd *113*:193

Odievre M (1966) Glycogénose hépato-rénale avec tubulopathie complex. Rev Int Hepatol *16*:1

Parfitt AM (1969) Soft-tissue calcification in uremia. Arch Intern Med *124*:544

Parfitt AM (1972) Renal osteodystrophy. Orthop Clin North Am *3*:681

Parfitt AM (1976a) The actions of parathyroid hormone on bone: Relation to bone remodeling and turnover, calcium homeostasis, and metabolic bone disease. Part IV and IV parts: The state of the bones in uremic hyper-parathyroidism – the mechanisms of skeletal resistance to PTH in renal failure and pseudohypoparathyroidism and the role of PTH in osteoporosis, osteopetrosis and osteofluorosis. Metabolism *25*:1157

Parfitt AM (1976b) The action of parathyroid hormone on bone. Part III of IV parts: PTH and osteoblasts, the relationship between turnover and bone loss, and the state of bones in primary hyperparathyreoidism. Metabolism *25*:1033

Parfitt AM (1977) Clinical and radiographic manifestations of renal osteodystrophy. In: David DS (ed) Calcium and metabolism in renal failure and nephrolithiasis. John Wiley & Sons, New York, pp 145

Park EA (1939) Observations on the pathology of rickets with particular reference to the changes at the cartilage shaft junctions of the growing bones. Bull NY Acad Med *15*:495

Parsons LG (1927) The bone changes occuring in renal and coeliac infantilism and their relationship to rickets. I. Renal rickets. Arch Dis Child *2*:1

Patrick AD, Lake BD (1968) Cystinosis: Electron-microscopic evidence of lysosomal storage of cystine in lymph-node. J Clin Pathol *21*:571

Peter-Baron U, Mehls O, Komposch G (1980) Strukturveränderungen der Hartsubstanzen im dentoalveolären Bereich bei Kindern mit Niereninsuffizienz. Fortschr Kieferorthop *41*:594–601

Peters PE, Osmers F, Müller H, Loew H (1977) Möglichkeiten der Früherkennung der renalen Osteopathie mit Hilfe der Xeroradiographie der Hände. In: Schulz W, Gessler U, Dalling G (Hrsg) Nephrologie in Klinik und Praxis, Bd 4. Dustri, München

Pierides AM, Ellis HA, Peart KM, Simpson W, Uldall PR, Kerr DNS (1975) Assessment of renal osteodystrophy following renal transplantation. Proc Eur Dial Transplant Assoc *11*:481

Placios E (1967) Hereditary osteo-onychodysplasia: The nail-patelle syndrome. Am J Roentgenol *101*:842

Ponchon G, De Luca HF (1969) The role of the liver in the metabolism of vitamin D. J Clin Invest *48*:1273

Ponseti IV, McClintock R (1956) The pathology of slipping of the upper femoral epiphyses. J Bone Joint Surg [Am] *38*:71

Prader A, Illig R, Heierli E (1961) Eine besondere Form der primären Vitamin D-resistenten Rachitis mit Hypocalciämie und autosomal dominantem Erbgang. Helv Paediatr Acta :452

Prager PJ, Krause KH, Ritz E, Schmidt-Gayk H (1977a) Handskelettaufnahmen in Mammographietechnik bei Patienten unter antiepileptischer Medikation. Röfo *126*:371

Prager PJ, Ritz E, Bommer J, Krempien B, Malluche HH, Schnurr H (1977b) Wert und Grenzen der Röntgenskelettdiagnostik bei renaler Osteopathie; histologisch-röntgenologische Vergleichsuntersuchungen. In: Schulz W, Gessler U, Delling G (Hrsg) Knochenveränderungen bei Niereninsuffizienz. Dustri, München

Prager P, Singer R, Ritz E, Krempien B (1978) Diagnostischer Stellenwert der Lamina dura dentium beim sekundären Hyperparathyreoidismus. Röfo *129*:2, 237

Prive L (1967) Pathological findings in patients with tyrosinemia. Can Med Assoc J *97*:1054

Pugh GD (1951) Subperiostal resorption of bone: A roentgenographic manifestation of primary hyperparathyreoidism and renal osteodystrophy. Am J Roentgenol *66*:577

Rasmussen H, Bordier P (1974) Physiological and cellular basis of metabolic bone disease. Williams & Wilkins, Baltimore

Rayasuria K, Peiris OA, Ratnaike UT, Fonseka CP (1964) Parathyroid adenomas in childhood. Am J Dis Child *107*:442

Reiss E, Canterbury JM, Bilinsky RF (1964) Measurement of parathyroid hormone in renal failure: Etiology and toxic manifestation. Ann Int Med *61*:73

Reiss E, Canterbury JM, Kanter A (1969) Circulating parathyroid hormone concentration in chronic renal insufficiency. Arch Int Med *124*:417

Reiss E, Canterbury JM, Bercovitz MA, Kaplan EL (1970) The role of phosphate in the secretion of parathyroid hormone in man. J Clin Invest *49*:2146

Resnick D, Niwayama G (1976) Subchondral resorption on bone in renal osteodystrophy. Radiology *118*:315

Richards P, Wrong OM (1972) Dominant inheritance in a family with familial renal tubular acidosis. Lancet *2*:998

Ritz E, Krempien B, Mehls O, Malluche HH (1973) Skeletal abnormalities in chronic renal insufficiency and under maintenance hemodialysis (anatomical analysis). Kidney Int *4*:116

Ritz E, Malluche H, Bommer J, Mehls O, Krempien B (1974) Metabolic bone disease in patients on maintenance haemodialysis. Nephron *12*:393

Ritz E, Prager P, Krempien B, Bommer J (1975) Röntgenologische Veränderungen des Skeletts bei Urämie. Nier Hochdruckkrankh *4*:109

Ritz E, Malluche HH, Krempien B, Mehls O (1977a) Bone histology in renal insufficiency. In: David DS (ed) Calcium metabolism in renal failure and nephrolithiasis. John Wiley & Sons, New York, p 197

Ritz E, Mehls O, Bommer J, Schmidt-Gayk H, Fiegel P, Reitinger H (1977b) Vascular calcifications under maintenance hemodialysis. Klin Wochenschr *55*:375

Ritz E, Mehls O, Krempien B, Gilli G, Udes H, Harendza W (1977c) Skeletal growth in uremia. In: Massry SG, Ritz E (eds) Phosphate metabolism. Plenum Press, New York

Ritz E, Prager P, Krempien B, Bommer J, Malluche HH, Schmidt-Gayk H (1978) Skeletal X-ray findings and bone histology in patients on hemodialysis. Kidney Int *13*:316

Robins DG, French TA, Chakera TMH (1976) Juvenile nephronophthisis associated with skeletal abnormalities and hepatic fibrosis. Arch Dis Child *51*:799

Rodriguez-Soriano J (1971) The renal regulation of acidbase balance and the disturbances noted in renal tubular acidosis. Pediatr Clin North Am *18*:529

Rodriguez-Soriano J, Boichis H, Stark H, Edelmann CM Jr (1967) Proximal renal tubular acidosis: A defect in bicarbonate reabsorption with normal urinary acidification. Pediatr Res *1*:81

Rose GA (1964) The radiological diagnosis of osteoporosis, osteomalacia and hyperparathyroidism. Clin Radiol *15*:75

Rosenoer VM (1961) Bone changes in Wilson's disease. In: Walshe JM, Cumings JN (eds) Wilson's disease. Some current concepts. Blackwell, Oxford, p 245

Rosenoer VM, Mitchell RC (1959) Skeletal changes in Wilson's disease (hepatolenticular degeneration). Brit J Radiol *32*:805

Rotthauwe HW, Fichsel H, Heldt HW, Kirsten E, Reim M, Schmidt E, Schmidt FW, Weseman W (1963) Glykogenose der Leber mit Aminoacidurie und Glukosurie. Klin Wochenschr *41*:818

Royer P, Lestradet H, Nordmann R, Mathieu H, Rodriguez-Soriano J (1962a) Etudes sur quatre cas d'acidose tubulaire chronique idiopathique avec hypocitraturie. Sem Hop Paris (Ann Pediatr) *38*:808

Royer P, Mathieu H, Gerbeaux S, Frederich A, Rodriguez-Soriano J, Dartois AM, Cuisinier P (1962b) L'hypercalciurie idiopathique avec nanisme et atteinte renale chez l'enfant. Ann Pediatr *38*:147

Rubin P (1969) Dynamic classification of bone dysplasia. New Book Medical Publishers, Chicago

Saenger P, Wiedemann W, Schwartz E, Korth-Schmitz S, Lewy JE, Riggio RR, Rubin AL, Stenzel KH, New MI (1974) Somatomedin and growth after renal transplantation. Pediatr Res *8*:163

Sass-Kortsak A (1965) Copper metabolism. Adv Clin Chem *8*:1

Sass-Kortsak A, Bearn AG (1978) Hereditary disorders of copper metabolism. In: Standbury JB, Wyngaarden JB, Frederickson DS (eds) The metabolic basis of inherited disease. Mc Graw Hill, New York

Schärer K, Chantler C, Brunner FP, Gurland HJ, Jacobs C, Selwood NH, Spies G, Wing AJ (1976) Combined report on regular dialysis and transplantation of children in Europe, 1975. Proc Eur Dial Transplant Assoc *13*:59

Schneider AJ, Schulman JD, Seegmiller JE (1978) Cystinosis and the Fanconi syndrome. In: Stanbury JB, Wyngaarden AB, Frederickson DS (eds) The metabolic basis of inherited disease. Mc Graw Hill, New York St Louis San Francisco, p 1660

Schulman JD, Bradley KH, Seegmiller JE (1969) Cystine: Compartmentalization within lysosomes in cystinotic leucocytes. Science *166*:1152

Schulman JD, Wong V, Olson WH, Seegmiller JE (1970) Lysosomal spite of crystalline deposits in cystinosis as shown by ferritin uptake. Arch Pathol *90*:259

Schulman JD, Bradley KH (1970a) Cystinosis: Selective induction of vacuolation in fibroblasts by L-cysteine-D-penicillamine disulfide. Science *169*:595

Schulman JD, Bradley KH (1970b) Metabolism of aminoacids, peptides, and disulfides in the lysosomes of fibroblasts cultured from normal individuals and those with cystinosis. J Exp Med *132*:1090

Schulz A, Delling G (1973) Bone disease in two cases of cystinosis. Histomorphometric analysis of the Vitamin D effect. Beitr Pathol *150*:43

Schwartz EE, Lantieri R, Teplick JG (1977) Erosion of the inferior aspect of the clavicle in secondary hyperparathyreoidism. Am J Roentgenol *129*: 291

Scriver CR, Silverberg M, Clow CL (1967) Hereditary tyrosinemia and tyrosyluria. Clinical report on four patients. Can Med Assoc J *97*:1047

Seegmiller JE (1973) Cystinosis in lysosomes and storage diseases. Hers HG, Hoof V van (eds). Academicum, New York

Seldin DW, Wilson JD (1978) Renal tubular acidosis. In: Stanbury JB, Wyngaarden JB, Frederickson DS (eds) The metabolic basis of inherited disease, 4th edn. Mc Graw Hill, New York

Shapira F, Nordmann Y, Dreyfus JC (1968) La Lésion biochimique de l'intolérance héréditaire au fructose. Détection immunologique d'une aldolase modifiée. Rev Fr Etud Clin Biol *13*:267

Shea D, Mankin HJ (1966) Slipped capital femoral epiphyses in renal rickets. J Bone Joint Surg [Am] *48*:349

Sidbury JB (1965) The genetics of the glycogen storage diseases. Prog Med Genet *4*:31

Silverman FN, Currarino G (1960) Roentgen Manifestation of Hereditary Metabolic Disease in Childhood. Metabolism *9*:248

Simpsin W, Ellis HA, Kerr DNS, Mc Elroy M, Mc Nay RA, Peart KN (1976) Bone disease in long-term hemodialysis: the association of radiological with histological abnormalities. Br. J Radiol *49*: 105

Slatopolsky E, Bricker NS (1973) The role of phosphorus restriction in the prevention of secondary hyperparathyreoidism in chronic renal disease. Kidney Int *4*:141

Slatopolsky E, Hruska K, Rutherford WE (1975) Current concepts of parathyroid hormone and Vitamin D metabolism: perturbations in chronic renal disease. Kidney Int [Suppl] *2*:90

Slovis TL, Chand N, Shanovas TO, Fleischmann LE, Brough AJ (1977) Pulmonary calcification in a child with renal failure. Pediatr Radiol *6*:112

Smith FW, Junor BJR (1977) Xeroradiography of the hand in patients with renal osteodystrophy. Br J Radiol *50*:261

Smith JC, Stanton A (1963) Nodular pulmonary calcification in renal failure. Am Rev Respir Dis *100*:723

Sobbe A, Siedek M, Sodomann CP, Düx A (1969) Metastatic calcification in chronic hemodialysis. Röfo *110*:851

Soret R, Dalous A, Fabre J, Rochiccioli P, Ghisoli J, Fabre MTh (1970) Hypercalciurie idiopathique avec nanisme. Arch Fr Pediatr *27*:161

Soriano JR (1978) Renal tubular acidosis. In: Edelmann CH (ed) Pediatric kidney disease, vol II. Little Brown, Boston

Soriano JR, Houston IB, Boichis H (1968) Calcium and phosphorus metabolism in the Fanconi syndrome. J Clin Endocrinol Metab *28*:1555

Stanbury JB, Wyngaarden JB, Frederickson DS (1978) The metabolic basis of inherited disease. Mc Graw Hill, New York

Stanbury SW (1967) Bony complications of renal disease. In: Black DAK (ed) Renal disease. Blackwell Scientific, Oxford

Stanbury SW, Lumb GA (1962) Metabolic studies of renal osteodystrophy. I. Calcium, phosphorus and nitrogen metabolism in rickets, osteomalacia and hyperparathyreoidism complicating chronic uremia and the osteomalacia of the adult Fanconi syndrome. Medicine (Baltimore) *41*:1

Steendijk R (1971) Metabolic bone disease in children. Clin Orthop *77*:247

Steinbach HL, Gordan G, Eisenberg E, Crane JT, Silverman S, Goldman L (1961) Primary hyperparathyreoidism: a correlation of roentgen, clinical and pathological features. Am J Roentgenol *86*:329

Steinbach HL, Noetzli M (1964) Roentgen appearance of the skeleton in osteomalacia and rickets. Am J Roentgenol *91*:955

Stickler GB (1976) Growth failure in renal disease. In: Symposium on Pediatric Nephrology. Chan JCM (ed) Pediatr Clin North Am *23*:885

Swoboda W (1969) Das Skelett des Kindes. Thieme, Stuttgart

Taillard W (1964) Anatomie und Pathophysiologie der Epiphysiolysis capitis femoris. In: Die Epiphysiolysis capitis femoris, vol 21. Documenta Geigy, Basel, p 15

Tanaka Y, De Luca HF (1973) The control of 25-hydroxy vitamin D metabolism by inorganic phosphorus. Arch Biochem Biophys *154*:566

Tanner JM, Whitehouse RH, Marshall WA, Healy MJR, Goldstein H (1975) Assessment of skeletal maturity and prediction of adult height (TW2 method). Academic Press, London

Tatler GLV, Baillod RA, Varghese J, Young WB, Farrow S, Wills MR, Moorhead JB (1973) Evolution of bone disease over 10 years in 135 patients with terminal renal failure. Br Med J *4*:315

Teall CG (1928) Radiological study of bone changes in renal infantilism. Br J Radiol *1*:49

Teall CG (1954) Some observations on the radiology of Lignac-Fanconi disease and renal infantilism. Br J Radiol *27*:618

Templeton AW, Jaconette JR, Ormond RS (1962) Localized osteosclerosis in hyperparathyreoidism. Am J Roentgenol *88*:955

Teplick JG, Eftekhari F, Haskin ME (1974) Erosion of the sternal ends of the clavicles. Radiology *113*:323

Tieder M, Stark H (1979) Forme familiale d'hypercalciurie idiopathique avec nanisme, atteinte osseuse et rénale chez l'enfant. Helv Paediatr Acta *34*:359

Toni G de (1933) Remarks on the relations between renal rickets (renal dwarfism) and renal diabetes. Acta Paediatr *16*:479

Toni G de (1956) Renal rickets with phospho-glucoamino renal diabetes. De-Toni-Debré Fanconi syndrome. Ann Paediatr (Basel) *187*:42

Tschöpe W, Ritz E, Bommer J, Krempien B, Andrassy K, Mehls O (1973) Wirbelkörperprolaps bei Dialyse-Osteopathie. Dtsch Med Wochenschr *98*:1471

Uittenbogaart CH, Isaacson AS, Stanley P, Pennisi AJ, Malekzadeh MH, Ettenger RB, Fine RN (1978) Aseptic necrosis after renal transplantation in children. Am J Dis Child *132*:765

Valvassori GE, Pierce RH (1964) Osteosclerosis in chronic uremia. Radiology *82*:385

Vertuno LL, Preuss HG, Argy WP Jr, Schreiner GE (1974) Fanconi syndrome following homotransplantation. Arch Intern Med *133*:302

Villanueva AR, Ilnicki L, Duncan E (1966) Bone and cell dynamics in osteoporosis: a review of measurements by tetracycline bone labelling. Clin Orthop *49*:135

Walling MW (1977) 1,25 Dihydroxyvitamin D_3 and intestinal phosphate absorption. In: Norman AW, Schaefer K, Coburn JW, DeLuca HF, Fraser DR, Grigoleit HG, Herrath D von (eds) Vitamin D: biochemical, chemical and clinical aspects related to calcium metabolism. De Gruyter, Berlin, p 321

Weiss A (1972) Technique for demonstrating fine detail in bones of hands. Clin Radiol *23*:185

Weller M, Edeiken J, Hodes PhJ (1968) Renal osteodystrophy. Am J Roentgenol *104*:354

West CD, Smith WC (1956) An attempt to elucidate the cause of growth retardation in renal disease. Am J Dis Child *91*:460

Wilson DR, Siddiqui AA (1973) Renal tubular acidosis after kidney transplantation. Natural history and significance. Ann Int Med *79*:352

Wilson RE, Bernstein DS, Murray JE, Moore FD (1965) Effects of parathyroidectomy and kidney transplantation on renal osteodystrophy. Am J Surg *110*:384

Wilson SAK (1912) Progressive lenticular degeneration; a familial nervous disease associated with cirrhosis of the liver. Brain *34*:295

Windaus A, Lettre H, Schenck F (1935) 7-Dehydrocholesterol. Ann *520*:98

Wolfe JN (1969) Xeroradiography of the bones, joints and soft tissue. Radiology *93*:583

Wood BSB, Gerorge WH, Robinson AW (1958) Parathyroid adenoma in a child presenting as rickets. Arch Dis Child *33*:46

Woolf LI (1966a) Inborn hepato-renal dysfunction. In: Gjessing LR (ed) Symposium on Tyrosinosis. In Honour of Dr. Grace Medes, 2.–3. June 1965. Universiteitsforlaget, Oslo, pp 82

Woolf LI (1966b) Renal tubular dysfunction. Thomas, Springfield

Zimmermann HB (1962) Osteosclerosis in chronic renal disease. – Report of 4 cases associated with secondary hyperparathyroidism. Am J Roentgenol *88*:1152

Hormonale Osteopathien im Erwachsenenalter

Von

SUSANNE BOSNJAKOVIC-BÜSCHER, H. ELLEGAST, F. HEUCK

Mit einem Beitrag zur Pathophysiologie der renalen Osteopathie,
von H.W. SCHNEIDER

Mit 143 Abbildungen und 20 Tabellen

A. Einleitung

Zahlreiche Erkrankungen und äußere Einwirkungen sowie metabolische und hormonale Faktoren wirken auf das Skelett als biologische Einheit, das nicht nur stützende und blutbildende Funktion hat, sondern als Organ des Stoffwechsels ein großes Mineraldepot darstellt, das vorwiegend Kalzium, Phosphat und Karbonat enthält. Durch seinen hohen Kalksalzgehalt ist der Knochen als einziges Gewebe des Körpers ohne Hilfsmittel mit konventionellen Röntgenuntersuchungsmethoden gut zu beurteilen. Seit Anfang der sechziger Jahre kommen zunehmend quantitative radiologische Untersuchungsmethoden zur Anwendung, die einmal der Erkennung mikro- und makromorphologischer Strukturveränderungen und zum anderen der Erfassung von Änderungen des Kalksalzgehaltes im Knochen dienen. Daß die generalisiert auftretenden Umbauprozesse in verschiedenen Skelettabschnitten in unterschiedlichem Maße in Erscheinung treten, hängt von der Hämodynamik der Knochendurchblutung, von der physiologischen Knochenumbaurate und von den statischen Kräften in dem einzelnen Knochen als Bauelementen des Stützgerüstes ab. Die einzelnen Faktoren, die den ständigen Knochenumbau und damit die Struktur und die Zusammensetzung des Knochens kontrollieren, sind noch weitgehend unbekannt (VAUGHAN 1975). Als gesichert gilt, daß von den bekannten inneren Regulationsmechanismen das *Wachstumhormon,* das *Schilddrüsenhormon* und die *adrenokortikalen Androgene* den *Knochenstoffwechsel,* die *Nebenschilddrüsenhormone, Vitamin-D-Metaboliten* und *Kalzitonin* den *Mineralstoffwechsel* regulieren. Da der Knochen als Mineraldepot dient, wirken sich Störungen des Kalziumstoffwechsels auf die Mineralisation des Knochens aus. Vitamin A und Vitamin C greifen ebenfalls in den Knochenstoffwechsel ein. Eine große Rolle in der physiologischen Knochentransformation scheint das Kalzitonin, welches die Knochenresorption hemmt, zu spielen.

Im Verlauf des menschlichen Lebens verändert das Skelett seine Form und Masse ganz erheblich. Die Ursachen liegen in zellulären Prozessen, die in ihrer Ätiologie noch weitgehend unbekannt sind. Eine ganz wesentliche Rolle in der Beeinflussung der Knochenzellen kommt den Hormonen und Vitaminen zu.

Für die Art der manifest werdenden, endokrinen Skeletterkrankungen ist der Zeitpunkt des Einwirkens der hormonellen Störung hinsichtlich des Alters des Organismus bzw. der Skelettreife von entscheidender Bedeutung. Zum Beispiel wirkt sich die Schilddrüsenunterfunktion im Wachstumsalter ganz anders als beim Erwachsenen nach Schluß der Epiphysenfugen aus. Sicherlich ist in vielen Fällen die hormonelle Dysregulation nur *ein* Faktor, der neben Vererbung, Anlage, Milieu, beruflicher Exposition, Ernährung, interkurrenten Erkrankungen und der statischen Belastung zu einer lokalen oder generalisierten ossären Manifestation führt. Die dadurch bedingte Mannigfaltigkeit von Knochen- und Gelenkveränderungen macht eine Zuordnung, außer bei den klassischen endokrinen Osteopathien wie dem (primären und sekundären) Hyperparathyreoidismus oft problematisch.

Die Schwierigkeiten einer Früherkennung von generalisierten Osteopathien sind in der mehr oder weniger diffusen Ausbreitung dieser systemischen Knochenveränderungen begründet. Zur Strukturanalyse und zur Objektivierung diskreter morphologischer Veränderungen im makroskopischen und mikroskopischen Bereich des Knochens kommen quantitative radiologische Methoden zur Anwendung. So kann die Dynamik des pathologischen Knochenprozesses am lebenden Menschen mit Hilfe der Röntgenuntersuchung unter Ausnutzung aller spezialdiagnostischen Verfahren erfaßt werden. Dabei sind radiologische Verlaufsstudien von besonderem klinischem Wert, die auch durch wiederholte Biopsien und histologische Untersuchungen des pathologischen Prozesses nicht ersetzt werden können, denn das einmal entnommene Knochenmaterial steht für Verlaufsbeobachtungen nicht mehr zur Verfügung, und am Entnahmeort entwickeln sich reaktive Veränderungen.

B. Hypophysär-dienzephale Osteopathien Hypophyse – Hypothalamus

Die *Hypophyse* ist mit ihrer zentralen Rolle im endokrinen Geschehen ein sehr kompliziertes, durch Stimulation und Hemmung indirekt oder direkt auf andere hormonproduzierende Drüsen oder den intermediären Stoffwechsel wirkendes System, in dem noch nicht alle Funktionen erforscht sind.

Der *Hypothalamus* stellt als ein Teil des Zwischenhirns das Koordinations- und Regulationszentrum für die meisten lebenswichtigen Vorgänge dar, in dem es über die Freisetzung von Releasing- bzw. Inhibiting-Hormonen die Ausschüttung der Hypophysenvorderlappenhormone steuert.

Die ca. 1,6 g schwere und im Durchmesser höchstens 1 cm große Hypophyse des erwachsenen Menschen ist aus 2 Anteilen, der Neurohypophyse und der Adenohypophyse, aufgebaut, die sich entwicklungsgeschichtlich, morphologisch und funktionell grundsätzlich unterscheiden. Den Hormonen Vasopressin und Oxytozin der *Neurohypophyse,* eines Abkömmlings des Dienzephalons, obliegt die Osmo- und Volumenregulation der Körperflüssigkeiten. Die aus dem ektodermalen Mundbuchtepithel durch Einstülpung (Rathkesche Tasche) entwickelte epitheliale *Adenohypophyse* weist alle Merkmale einer endokrinen Drüse auf. Sie besteht aus 3 Abschnitten:

1. *Hypophysenvorderlappen* – Pars distalis, welcher die Hauptmasse der Adenohypophyse bildet und vollständig intrasellär liegt.
2. *Zwischenlappen* – Pars intermedia, der entwicklungsgeschichtlich zur Pars distalis der Adenohypophyse gehört und zwischen dieser und dem Hinterlappen der Neurohypophyse ebenfalls intrasellär liegt.
3. *Trichterlappen* – Pars proximalis oder Pars infundibularis, der dem Infundibulum der Pars proximalis der Neurohypophyse ventral anliegt und von dem Diaphragma sellae bis zum Boden des Dienzephalons reicht. Häufig liegt der Trichterlappen dem Boden des Dienzephalons noch breitbasig auf.

Im Hinblick auf die Entwicklung des Skelettes und die Knochenumbauvorgänge sind folgende über „Inhibiting oder Releasing Faktoren" freigesetzten *Hypophysenvorderlappenhormone* von Bedeutung (Abb. 1):

1. *Wachstum- oder Wuchshormon* – Somatotropes Hormon – Somatotropin (STH). Es wird von der Mehrheit der azidophilen Zellen im nicht graviden und nicht laktierenden menschlichen Individium synthetisiert. Die

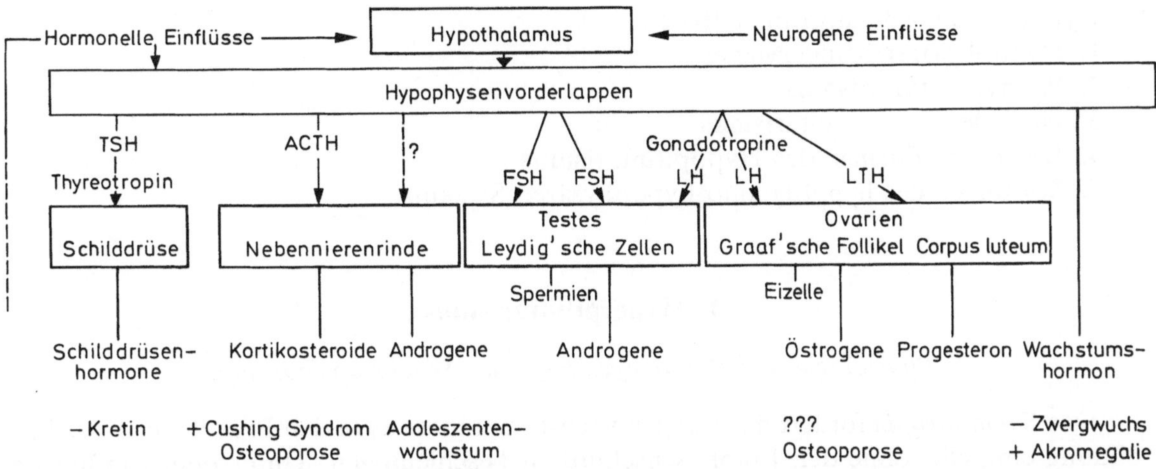

Abb. 1. Einflüsse von Hypothalamus, Hypophysenvorderlappen und endokrinen Organen auf Skelettwachstum und Knochenumbauprozesse. (Nach WILKINS 1965)

Ausschüttung des STH erfolgt durch im Hypothalamus gebildete, hemmende (growth inhibiting hormone = GIH = Somatostatin) oder durch stimulierende Hormone (growth releasing hormone – GRH).

2. *Thyreotrophin* = TSH. Die Ausschüttung des von den thyreotropen Zellen gebildeten Hormons wird über das Thyreotropin-Releasing-Hormon gesteuert. Das Schilddrüsenhormon hemmt über einen Rückkopplungsmechanismus die Sekretion von TSH.

3. *Adrenokortikotropes Hormon* – ACTH. Wie das Thyreoidea-stimulierende Hormon wird es wahrscheinlich von den basophilen Zellen produziert. Die ACTH-Ausschüttung wird durch ein Kortikotropin-Releasing-Hormon (CRH) aus dem Hypothalamus stimuliert. Die Entfernung der Nebennieren führt bei fehlender Rückkopplung zur Hypertrophie der ACTH-Zellen.

Das melanozytenstimulierende Hormon (MSH) weist eine Aminosäuresequenz auf, die zum Teil mit der des ACTH identisch ist. Daraus erklärt sich eine gewisse melanozytenstimulierende Wirkung des ACTH, die mit einer verstärkten Pigmentierung der Haut z.B. bei Nebennierenrindeninsuffizienz (Addison-Krankheit) sowie in der Gravidität durch die gleichzeitige Überproduktion von ACTH und MSH in der Hypophyse vorkommt.

4. *Die gonadotropen Hormone,* Luteinisierungshormon (LH) und Follikelstimulierendes Hormon (FSH), stimulieren und regulieren das Wachstum sowie die inkretorische und exkretorische Funktion der Gonaden. Die Synthese des in den basophilen Zellen gebildeten LH und FSH wird durch das Luteinisierung-Releasing-Hormon (LRH) stimuliert. Östrogene hemmen die Hormonausschüttung.

Die durch TSH, ACTH und die gonadotropen Hormone ausgelösten Wirkungen auf das Skelett werden im Zusammenhang mit der Funktion der jeweils stimulierten Drüsen besprochen. Das *Somatotropin* ist das einzige der Hypophysenvorderlappenhormone, welches nicht direkt von anderen endokrinen Drüsen abhängig ist. Die vom Hypophysenvorderlappen gesteuerten innersekretorischen Organe haben einen maßgebenden Einfluß auf den Metabolismus des Skelettsystems während der Entwicklung und auf die fortdauernde Transformation des Knochens im Erwachsenenalter. Bei Hypophysenerkrankungen sind die vorkommenden Skelettveränderungen nicht nur von der Art der jeweiligen Erkrankung (Über- oder Unterfunktion), sondern vom Stand der Skelettreife, in welchem die Störung wirksam wird, abhängig.

Erkrankungen der Hypophyse und des hypothalamo-hypophysären Systems

I. Hyperpituitarismus
1. Akromegalie
2. Riesenwuchs – Gigantismus
3. Partieller Riesenwuchs

II. Hypophysenvorderlappeninsuffizienz
1. Hypophysärer Minderwuchs
2. Panhypopituitarismus
3. Partieller Hypopituitarismus
4. Besondere Formen des Hypopituitarismus
5. Störungen des hypothalamo-hypophysären Systems.

I. Hyperpituitarismus

Physiologie und Pathophysiologie des Wachstumshormons

Das *Somatotropin* fördert das Längenwachstum, indem es in den Prozeß der Knochenbildung eingreift, ohne den Epiphysenschluß zu beschleunigen. Unter dem Einfluß des Wachstumshormons wird die Teilungsfähigkeit der Osteoblasten gesteigert und in den Epiphysenfugen werden Knorpel- und Knochenlamellen gebildet.

Experimentell konnten PUTNAM et al. (1930) an Hunden die Wirkung der Hypophysenvorderlappenextrakte im Sinne eines vermehrten Längenwachstums und einer Knochenhypertrophie beweisen. DAUGHADAY u. KIPNIS (1966) haben unter dem Einfluß des Wachstumshormons in Knorpelzellkulturen einen gesteigerten Einbau von Tritiummarkiertem Thymidin in die Desoxyribonukleinsäuren und später eine vermehrte Mitoserate nachgewiesen. Eine erhöhte Mitoserate findet sich auch im Pankreas, in der Darmschleimhaut, der Nebennierenrinde, der Leber und im Fettgewebe (MURAKAVA u. RABEN 1968). Die Feststellung, daß nach Hypophysektomie die Proliferation und die Reifung des Epiphysenknorpels sistieren, die Epiphysenplatte dünner wird und die Gefäße aus dem Markraum verschwinden und selbst der metaphysäre trabekuläre Knochen ohne Ersatz resorbiert wird, läßt die normale Wirkung des Wachstumshormons auf die Knochenbildung erkennen. Jedoch scheint nicht das Wuchshormon allein, sondern ein Proteinpolysaccharidkomplex den biochemischen Effekt am Knochen zu erzielen, denn die alleinige Gabe von Wuchshormon stimuliert die Knorpelbildung nur wenig, sie wird erst durch die Zugabe von *Somatomedin* verstärkt (SALMON 1971; DAUGHADAY 1971).

Nach neueren Erkenntnissen setzt das Wuchshormon eine zweite Substanz, das Somatomedin, früher als Sulfation bezeichnet, in der Leber und Niere frei. TANNER (1972) nimmt an, daß das Somatomedin die Sensitivität des hypothalamischen Releasing-Faktors ändert.

Morphometrische Untersuchungen und Knochenmineralsalzbestimmungen führten HARRIS et al. (1972) bei Hunden, die mit bovinem Wuchshormon behandelt wurden, durch. Sie fanden eine verminderte endostale Knochenresorption sowie eine vermehrte endostale und periostale Knochenneubildung und damit eine Nettozunahme der Knochenmasse. Der Einbau von Mineralsalzen in den Knochen stieg um 21–41% an. Bei keinem der Hunde zeigten sich die Symptome der Akromegalie oder eines Diabetes mellitus. KOSKINEN et al. (1975) und ESCHBERGER et al. (1977) stellten eine günstige Beeinflussung der Frakturheilung durch Wachstumshormon fest, ohne überschießende Kallusbildungen. Experimentell konnte kein Unterschied in der Festigkeit einer Fraktur mit und ohne Wachstumshormongabe festgestellt werden.

Die überschießende Produktion von Somatotropin (und Somatomedin) führt bei Erwachsenen zur Wiederaufnahme des Knorpelwachstums und zu enchondraler Verknöcherung an jenen Skelettabschnitten, an denen sich ruhender Knorpel befindet und noch eine Wachstumsmöglichkeit besteht.

1. Akromegalie

a) Ätiologie und Pathogenese

Die Akromegalie ist eine Krankheit, die wie die übrigen endokrinen Störungen – mit Ausnahme des Diabetes mellitus und der Schilddrüsenfunktionsstörung – relativ selten vorkommt. GOLDBERG u. LISSER (1942) haben 1606 Akromegalie-Fälle gesammelt. Alle Rassen und Geschlechter sind gleichermaßen betroffen. Am häufigsten tritt die Erkrankung im 3. und 4. Lebensjahrzehnt auf. SÖNKSEN et al. (1967) fanden sie öfters bei Frauen in der 2. und 5. Dekade. Das familiäre Vorkommen der Akromegalie ist umstritten. Gegen eine hereditäre Komponente spricht das Auftreten der Akromegalie bei nur einem von eineiigen Zwillingen.

Die Störung beruht auf einer nach Abschluß des Wachstums einsetzenden Überproduktion von Somatotropin (STH). Der vermehrten Hormonbildung liegt meist ein tumoröses Wachstum der wuchshormonproduzierenden eosinophilen Zellen im Hypophysenvorderlappen zugrunde. Ob es eine Akromegalie durch hypothalamische Regulationsstörungen gibt, ist noch ungewiß (PRADER u. ZACHMANN 1978). Die Tumoren müssen nicht vom Hypophysenvorderlappen ausgehen, sondern können sich, der entwicklungsgeschichtlichen Entstehung des Hypophysenvorderlappens entsprechend, aus versprengtem Epithel im Gebiet des Rachendaches und der Keilbeinhöhle entwickeln. Dabei reichen die tumorösen Veränderungen von einer Zellhyperplasie bis zur eigentlichen Tumorbildung mit entsprechender Hypophysenvergrößerung. In der Regel handelt es sich um benigne Adenome, die jedoch mit zunehmender Expansion die Schädelbasis und das Keilbein zerstören und zu einer Visusabnahme und Gesichtsfeldausfällen mit einer typischen bitemporalen Hemianopsie, die in 40% der Akromegalen beobachtet wird, führen können. Ein primäres Karzinom der Hypophyse und ein malignes chromophobes Adenom haben ROWE u. JONES (1966) und NEWTON et al. (1962) beschrieben. Ganz selten findet sich eine ektopische STH-Produktion mit einer paraneoplastischen Akromegalie, z.B. bei einem Lungenkarzinom (STEINER et al. 1968; SÖNKSEN et al. 1976).

b) Histomorphologische und mikroradiographische Befunde

Bereits ERDHEIM (1931) beschrieb eine hochgradige Reduktion der Knochenmasse bei lange bestehender Akromegalie. Zahlreiche kinetische Studien am Knochen haben gezeigt, daß bei der Akromegalie der Kalziumumsatz im Skelett gesteigert und die Knochenbildungs- und Knochenresorptionsrate erhöht sind (BONI u. MARCHETTI 1960; RAMSER et al. 1966; VILLANUEVA et al. 1966; BELL u. BARTTER 1967; ROELFSEMA et al. 1970; RIGGS et al. 1972).

Das *Mikroradiogramm* der Tela ossea spiegelt ein annäherndes Gleichgewicht von Anbau und Abbau im Zusammenhang mit der Knochentransformation wider. Quantitative Analysen der Mikroradiogramme lassen ein leichtes Überwiegen der Apposition in den Randzonen eines Knochens z.B. der Rippenkortikalis vermuten (JOWSEY 1977). Im subperiostalen Bereich sind Anbauvorgänge erkennbar, doch kommen Unregelmäßigkeiten in der Mineralisation der Tela ossea vor. Nach eigenen Untersuchungen finden sich häufig Osteone mit unvollständiger oder verminderter Mineraleinlagerung (sog. low density-Osteone), die vor allem in der Kompakta auftreten (Abb. 2). Die Spongiosa weist eine Strukturauflockerung mit inhomogener Dichte der Kitt- oder Zementlinien auf (Abb. 3) (ALOIA et al. 1972). Insgesamt kann das Kalksalzmosaik des Knochengewebes sehr bunt sein, da regionale, punktuelle Mineralisationsdefekte auftreten. Es finden sich gewisse Parallelen zu der Mosaikstruktur des Knochens im mikroradiographischen Bild, wie sie bei Morbus Paget auftritt, der relativ zahlreiche und sehr dichte Kitt- und Zementlinien erkennen läßt. Die quantitative Auswertung der Mikroradiogramme ergab eine deutliche Verminderung der Tela ossea und eine Abnahme der relativen Osteozytendichte in der Spongiosa. Diese Befunde stimmen mit den quantitativen radiologischen Untersuchungen von DOYLE u. PENNOK (1976) überein, die eine normale oder etwas verminderte Gesamtknochenmasse fanden, obgleich ein deutlicher periostaler Kno-

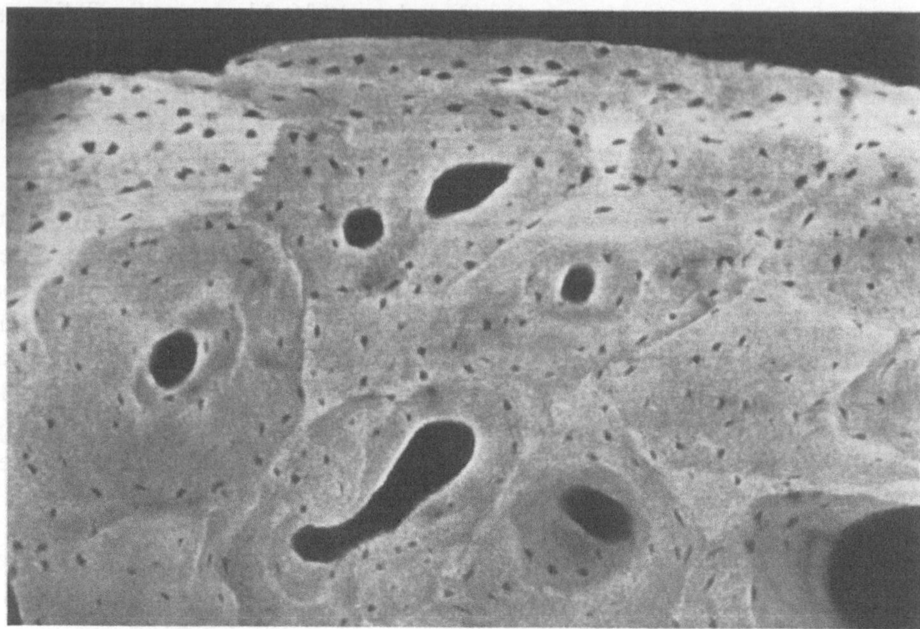

Abb. 2. Akromegalie. Mikroradiogramm der Diaphysenkompakta mit unregelmäßiger, zum Teil geringer Mineralisation der Osteone. Hohe Mineralkonzentration der Schaltlamellen (Vergr. ×125

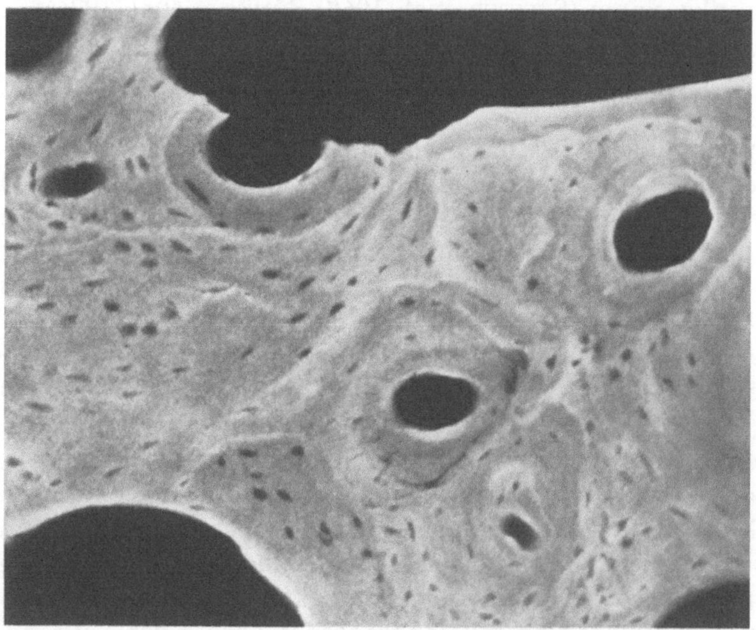

Abb. 3. Akromegalie. Mikroradiogramm der Spongiosa mit inhomogener Dichte der unregelmäßigen Kitt- und Zementlinien. Vergr. ×125

chenanbau bei Akromegalie erfolgt. Die Zunahme der Schichtdicke von Kompakta und Kortikalis ist charakteristisch. Es konnte eine gute Korrelation zwischen der Menge des Wachstumshormons und der Knochentransformation festgestellt werden. Weitere systematische Analysen der Tela ossea im mikroradiographischen Bereich sind erforderlich, um die noch unvollkommenen Kenntnisse zu fundieren.

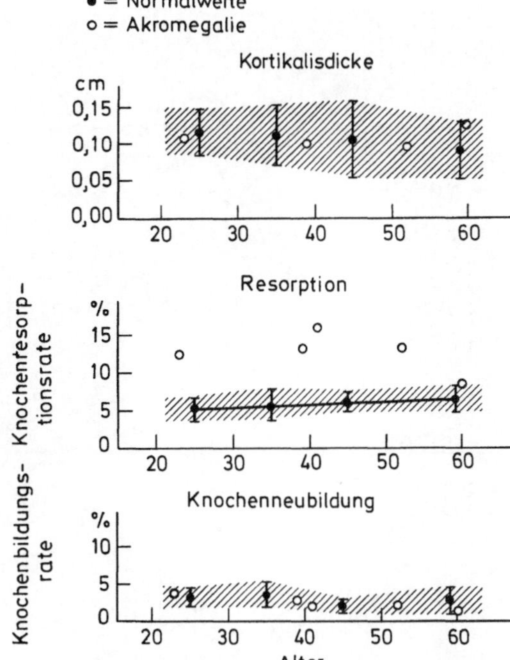

Abb. 4. Die Analyse des Knochenbiopsiematerials zeigt, daß die Kortikalisdicke und die Knochenbildungsrate im Normbereich liegen, während die Knochenresorptionsrate erhöht ist (nach ALOIA et al. 1972)

ALOIA et al. (1972) stellten mit Hilfe der quantitativen Mikroradiographie an Beckenkammbiopsien bei normaler Kortikalisdicke und normaler Knochenbildungsrate eine erhöhte Knochenresorption fest (Abb. 4). Die Veränderungen sind ähnlich denen, die bei der Postmenopausenosteoporose gefunden werden. Bei den angeführten Bestimmungen ist allerdings die periostale Knochenneubildung nicht berücksichtigt worden.

Bei der mikromorphologischen Untersuchung der Beckenkammspongiosa fand DELLING (1975) verplumpte und verbreiterte Spongiosabälkchen mit einer im oberen Normbereich liegenden Volumendichte. Bei ungefähr der Hälfte der Fälle bestand eine Stimulation der Knochenneubildung mit Zunahme der mit Osteoblasten besetzten osteoiden Säume und in nahezu allen Fällen war die Knochenresorption gesteigert. Die Howshipschen Lakunen waren jedoch nur flach ausgebildet und die mehrkernigen Osteoklasten langgestreckt bis mittelgroß. DELLING (1975) betont, daß das Fehlen einer Endostfibrose gegen das Vorliegen eines wiederholt diskutierten Hyperparathyreoidismus spricht.

Nach Entfernung des Hypophysenadenoms und Normalisierung des Wachstumshormonspiegels werden unterschiedliche Veränderungen an der Beckenkammspongiosa beobachtet. In der Regel ist der Knochenanbau vermindert. Die von MONTZ et al. (1973) postoperativ durchgeführte Kalzium 47-Kinetik zeigte eine Reduktion des Knochenumsatzes. Die Knochenresorption bleibt postoperativ erhöht, so daß es nach erfolgreicher Therapie der Akromegalie zur Entwicklung einer Osteoporose kommt, da der Knochenanbau reduziert wird, aber die osteoklastäre Resorption erhöht bleibt. Die damit einhergehende Reduktion der Knochenmasse ist eine Erklärung für die häufige Beobachtung einer Osteoporose bei Akromegalie (ERDHEIM 1931; ALBRIGHT u. REIFENSTEIN 1948; REMAGEN 1965; SERRE et al. 1970), wobei es sich um Spätformen, sog. „ausgebrannte“ Akromegalien, handelt.

c) *Radiologische Befunde*

Die Akromegalie führt zu einer *Größenzunahme aller Organe* und Gewebe, von denen das *Skelett* besonders betroffen ist. Dabei fällt dem Radiologen die Aufgabe zu, eine Verdachtsdiagnose zu äußern oder einen klinischen Verdacht durch gezielte Röntgenuntersuchungen zu erhärten und durch quantitative radiologische Methoden zu objektivieren.

Die äußerlich sichtbaren Verunstaltungen bei Akromegalen beruhen auf Weichteilveränderungen des Gesichtes, der Hände und Füße (Pachyakrie). Die breiten wulstigen Nasenflügel, die supraorbitalen Wülste, die verdickten Lippen und die Makroglossie sowie die Progenie und die großen Ohren führen zu dem für die Akromegalie charakteristischen Aussehen (Abb. 5). Durch die diffuse Hyperostosis sowie die Größenzunahme

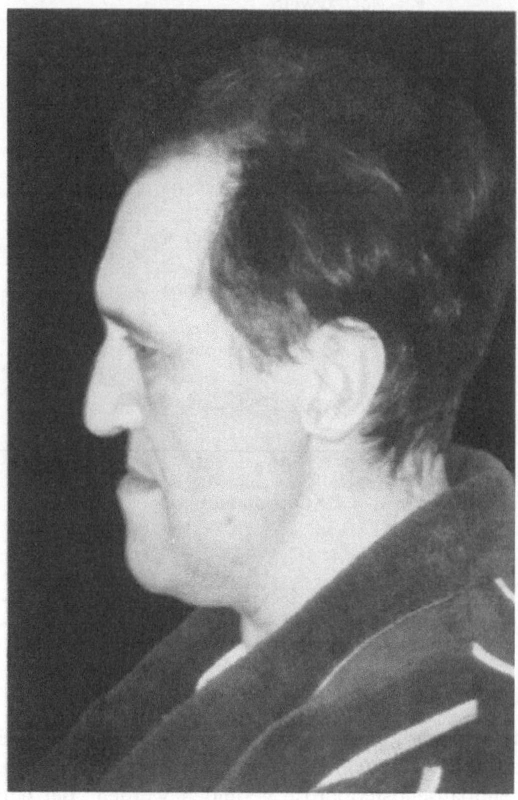

Abb. 5. 47jähr. Mann mit Akromegalie. Charakteristische supraorbitale Wülste und Progenie

Tabelle 1. Häufigkeit der akromegalen Symptome. (Nach DAVIDOFF 1926)

Vergrößerung der Akren	100%
Sellavergrößerung	93%
Kopfschmerz	87%
Mensesanomalien	87%
Amenorrhö	73%
Grundumsatzerhöhung	70%
Sehstörungen	62%
Hyperhidrosis	60%
Hypertrichosis	53%
Hautpigmentierungen	46%
Gewichtszunahme	39%
Abnahme der Libido	38%
Asthenie	33%
Parästhesien	30%
Niedriger Blutdruck (weniger als 120 mm Hg systolisch)	30%
Polyphagie	28%
Hautfibrome	27%
Glykosurie	25%
Polydipsie	25%
Struma	25%
Diabetes	12%
Abnahme der Körperbehaarung	7%
Galaktorrhö	4%
Unterentwicklung der Brüste	4%

der Stirnhöhle nimmt der Schädeldurchmesser zu, so daß den Patienten der Hut nicht mehr paßt. Die häufigsten klinischen Symptome wurden von DAVIDOFF (1926) zusammengestellt (Tabelle 1).

Mitteilungen über Skelettveränderungen Akromegaler finden sich schon im alten medizinischen Schrifttum (VIRCHOW 1889; PIERE-MARIE 1890). Von großer Wichtigkeit sind die Darstellungen von J. ERDHEIM, vor allem seine 1931 erschienene Monographie: „Die Lebensvorgänge im normalen Knorpel und seine Wucherung bei Akromegalie". Seither griffen mehrere Autoren dieses Thema von röntgendiagnostischer Seite her auf (CURSCHMANN 1905/06; FORLINI 1931; DE LANGEN u. ZAINAL 1932; ATKINSON 1933; WAKELEY u. ATKINSON 1938; SCHINZ 1933; CHESTER u. CHESTER 1940; GILMORE u. MAHAN 1947; GÜNTHER 1952; WEISSENBACH 1952; RAMBERT 1953; FINLAY 1954; JACKSON 1957; STEINBACH, FELDMAN u. GOLDBERG 1959; LANG u. BESSLER 1961; ŠILINKOVA-MALKOVA 1963; JULIANI et al. 1970; HOFELDT et al. 1973; ERBE et al. 1975).

Tabelle 2. Knochenumbauprozesse bei Akromegalie

1. Periostale Knochenneubildung (Röhrenknochen, Schädelkalotte)
2. Perichondrales Wachstum (Rippen, Gelenke)
3. Fibroostosen (Sehnen- und Bandansätze an den kurzen Röhrenknochen und am Becken)
4. Osteoporose (Wirbelsäule, Rippen, Röhrenknochen)
5. Größenzunahme der pneumatisierten Höhlen
6. Pseudozysten

Folgende Umbauprozesse bestimmen die Skelettveränderungen bei Akromegalie:

1. *Periostale Knochenneubildungen* führen zu charakteristischen Verplumpungen und Verdickungen der Röhrenknochen sowie zu Formveränderungen der Wirbel und der Schädelkalotte.

2. Das wiedereinsetzende *perichondrale Wachstum* des Gelenkknorpels und der Bandscheiben verursacht die sog. *akromegale Osteoarthropathie.*

3. An allen Knochen, insbesondere an den kurzen Röhrenknochen und am Becken entstehen durch *Ossifikation der faserknorpeligen Ansatzzonen von verdickten Sehnen und Bändern* bizarre *Fibroostosen* (DIHLMANN 1973), die Beschwerden verursachen und eine Arthrose vortäuschen können.

4. Die in manchen Skelettabschnitten auftretende *Osteoporose* mit Rarefizierung der Spongiosa und verschmälerter Kortikalis der Wirbelkörper, der Schambeine, des lateralen Klavikulaabschnittes, der Ulna und Fibula, am hinteren Rippenabschnitt, in geringem Grade an den Mittelhandknochen, intensiver an den Mittelfußknochen und vor allem an den Grundgliedern der Zehen sowie am Os parietale (ŠILINKOVA-MALKOVA 1963; ŠILINKOVA-MALKOVA u. KOLBEL 1970; ERBE et al. 1975) läßt sich in fortgeschrittenen Fällen mit einem Hypogonadismus (durch Ausfall der gonadotropen Hormone bei Hypophysentumor) erklären.

5. *Endostale Resorption* einerseits und *periostaler Knochenanbau* andererseits führen zu einer *Vergrößerung der Nasennebenhöhlen* vor allem der Stirnhöhle und der Mastoidzellen.

6. Bei 60 von 80 Patienten mit Akromegalie fanden JULIANI et al. (1970) kleine von einem zarten Sklerosesaum umgebene *Pseudozysten* in den handgelenkbildenden Knochen und in den Basen der Mittelhandknochen, von denen die Autoren annehmen, daß es sich um kleine Inseln aus Knorpelgewebe handelt, die sich von dem umgebenden spongiösen Knochen durch eine Kortikalis abgrenzen.

Szintigraphisch findet man entsprechend der gesteigerten Knochenneubildung eine Anreicherung von knochenaffinen Isotopen im Skelett (BESSLER 1978).

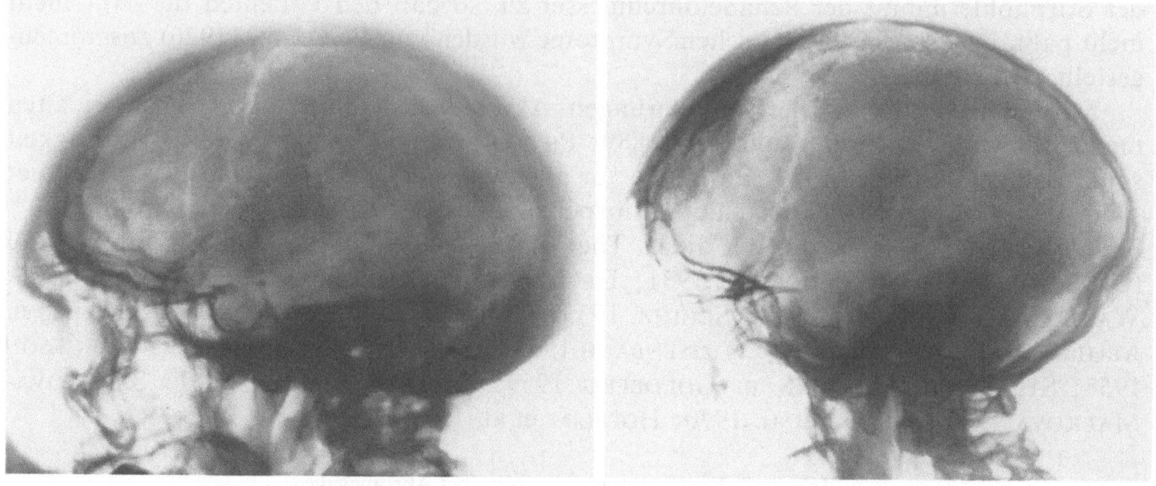

Abb. 6. a 45jähr. Frau. Akromegalie mit diffuser Hyperostose. Vergrößerte Sella. **b** 49jähr. Frau. Akromegalie mit Hyperostosis frontalis interna. Selladestruktion

α) Schädel

Neben den bereits erwähnten charakteristischen Veränderungen der Gesichtszüge treten typische Verformungen am Schädelskelett auf (s. Bd. VII/1, S. 313). Bei 90% der Akromegalie-Patienten ist die Sella turcica infolge des expansiven Wachstums des Hypophysentumors erweitert (Schüller 1907; Lang u. Bessler 1961; Langfeld 1968). Neben den in keinem direkten Verhältnis zu dem Schweregrad des klinischen Bildes stehenden Sellaveränderungen sind die Schädelproportionen verändert (Moore 1952; Anton 1972). Die Schädelkalotte ist vor allem bei Frauen verdickt, manchmal exzessiv, entweder durch eine *diffuse Hyperostosis* (Abb. 6a), häufiger in Form einer *nodulären Hyperostosis frontalis* interna (Abb. 6b) oder einer *Nahthyperostose*. Selbst bei älteren Frauen bleibt die Tabula interna dick und sklerotisch. Diese Beobachtung steht allerdings im Gegensatz zu den Mitteilungen von Moore (1952), der eine Sklerose nur ausnahmsweise beobachtet hat. Er berichtete über einen Fall, bei dem eine Verdünnung der Schädelkalotte vorlag. (Von der Hyperostose bei Akromegalie ist die akromegaloide Hyperostose ohne Hypophysentumor und Sellavergrößerung abzugrenzen). Eine *lokalisierte Hyperostosis* stellt die Akzentuierung der Supraorbitalbögen dar. Der häufig bei Akromegalen zu findende Okzipitalsporn gilt nicht als pathognomonisch. Eindrucksvoll ist die oft erhebliche *Zunahme der Pneumatisation* der Stirnhöhle und der Warzenfortsätze, die den äußeren Gehörgang einengen können. Mit der Verdickung der Größenzunahme des Unterkiefers und des Kieferwinkels kommt es zu einer Progenie (keine Prognathie!) und zur Dehiszenz der Zähne im Unterkiefer, die noch durch den Druck der großen Zunge (Makroglossie) und den Druck des Oberkiefers verstärkt wird (Abb. 7) (Korfhaus 1955).

Als *Troell-Junet-Syndrom* wird ein Symptomenkomplex bezeichnet, bei dem neben akromegalen Veränderungen eine toxische Struma und eine diffuse Hyperostose des Schädeldaches sowie ein Diabetes mellitus vorliegen. Histologisch geht die Hyperostosis beim Troell-Junet-Syndrom mit einer disseziierenden Osteoklasie der Kompakta und einer Osteolyse der Spongiosa einher.

β) Wirbelsäule

Grundlegende Kenntnisse der Wirbelveränderungen Akromegaler, die durch *periostale Knochenappositionen, perichondrale Knochenneubildungen* und *Knochenresorption* gekenn-

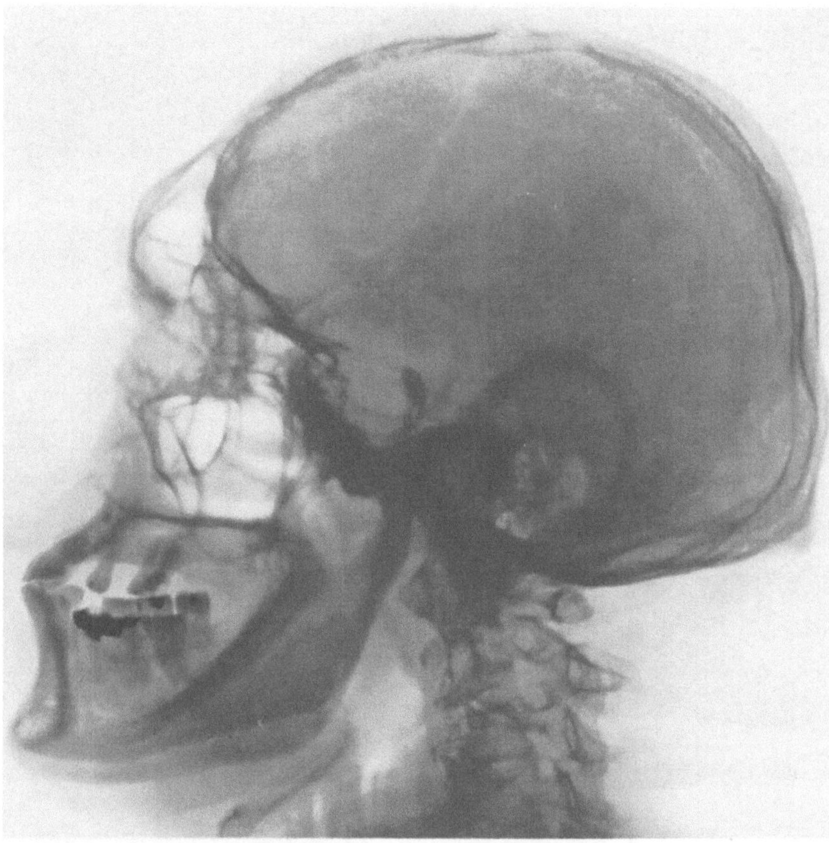

Abb. 7. Schädel eines 40jähr. Patienten mit Akromegalie. Vergrößerte exkavierte Sella. Vergrößerter Schädeldurchmesser und vergrößerter Gesichtsschädel durch Größenzunahme des Unterkiefers und des Kieferwinkels mit Progenie und mäßiger Dehiszenz der Zähne im Unterkiefer. Betonter Orbitawulst. Wulstige Lippen und Nase, kleiner Okzipitalsporn. Vergrößertes Hyoid als Folge perichondralen Wachstums

zeichnet sind, verdanken wir J. ERDHEIM (1931), VIRCHOW (1889), VON RECKLINGHAUSEN (1890), ARNOLD (1891, 1894) und PIERE-MARIE (1890). Diese pathognomonischen Wirbelsäulenveränderungen führen zu Rückenschmerzen, die oft erster Anlaß für den Patienten sind, einen Arzt aufzusuchen. Nach ATKINSON (1933) treten die Wirbelsäulenveränderungen in der Hälfte der Fälle auf, wobei zu 83,6% die mittleren und unteren Brustwirbelkörper betroffen sind. In den übrigen Fällen zeigen sich neben Veränderungen an der Brustwirbelsäule Knochenappositionen an den ersten Lendenwirbelkörpern (ŠILINKOVA-MALKOVA 1963; JAFFE 1972). Die als „squatty shape" bezeichnete Wirbelkörperform wird durch eine Zunahme des Längen- und Breitendurchmessers infolge einer unterschiedlich dicken mantelförmigen periostalen Knochenneubildung, die eine Höhenreduktion (Platyspondylie) vortäuscht, hervorgerufen (Makrospondylie, Akrospondylie). Oft läßt sich im Röntgenbild deutlich die ehemalige Randkortikalis abgrenzen (Abb. 8). Im Grund- und Deckplattenbereich ist die Grenze zwischen ursprünglicher Randkortikalis und angebautem Knochen häufig durch eine Kerbe gekennzeichnet. Das vom Perichondrium ausgehende Wachstum der Bandscheiben führt zu einer Erhöhung des Intervertebralraumes (ERDHEIM 1931; STEINBACH et al. 1959). Da es sich jedoch um einen minderwertigen hyalinen Knorpel mit Neigung zur Verknöcherung handelt, werden die degenerativen Bandscheibenveränderungen beschleunigt und durch hormonelle Stimulation der perichondralen Ossifikation bilden sich hyperostotische spondylotische Knochenappositionen, die allerdings keine Tendenz zur Brückenbildung zeigen, sondern entweder parallel

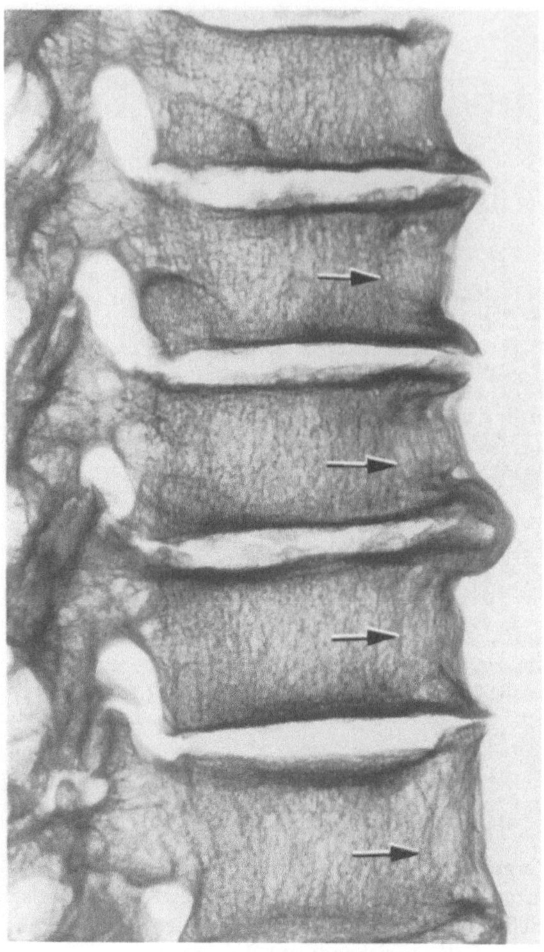

Abb. 8

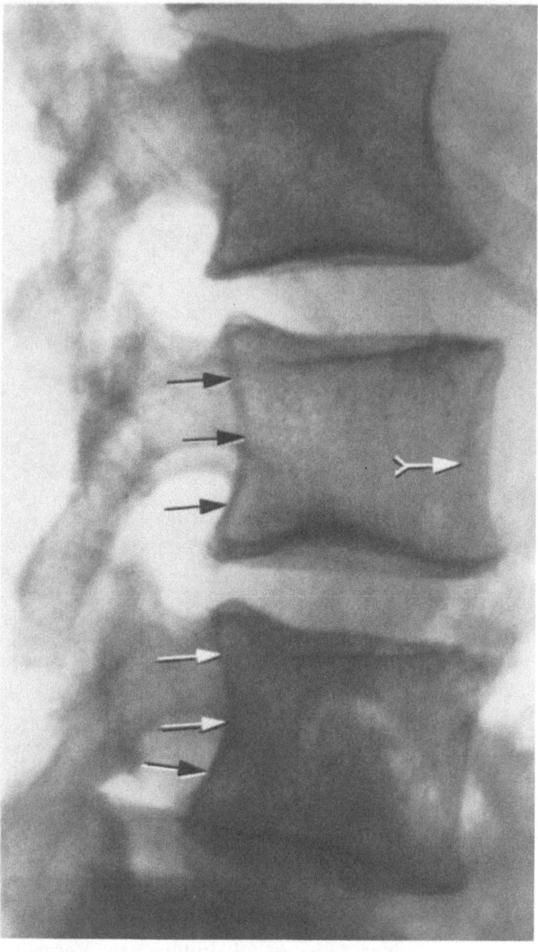

Abb. 9

Abb. 8. Brustwirbelsäulenpräparat bei Akromegalie. Vortäuschung einer Höhenminderung der Wirbelkörper (Platyspondylie) durch mantelförmige Knochenapposition mit Zunahme des Wirbelkörperdurchmessers. Ehemalige Kortikalis →. Hyperostotische spondylotische Randappositionen. (Sammlung Prof. UEHLINGER, Pathologisches Institut der Univ. Zürich)

Abb. 9. 59jähr. Frau. Lendenwirbelsäule bei Akromegalie. Betont konkave Begrenzung der dorsalen Wirbelkontur (→) (Scalloping). Periostale Knochenapposition am 3. Lendenwirbelkörper. Ehemalige Kortikalis (↣)

zur Abschlußplatte oder divergierend wachsen. Die betonte konkave Begrenzung der dorsalen Lendenwirbelkörperkontur wird als „scalloping“ (Abb. 9) bezeichnet (STUBER u. PALACIOS 1971). Da das „scalloping“ der Wirbelkörper auch bei intraspinalen Tumoren, Neurofibromatose und einigen kongenitalen Skeletterkrankungen vorkommt (STEINBACH et al. 1959; STUBER u. PALAKIOS 1971), wird als eine Ursache des „scalloping“ bei Akromegalie eine Gewebehypertrophie im Spinalkanal, die zur Druckatrophie der dorsalen Wirbelkontur führt, diskutiert (FREYSCHMIDT 1980). Die Spongiosa der Wirbelkörper ist meist grobmaschig. Eine hypogonadale Komponente, die bei einem großen Prozentsatz von Akromegalen auftritt, kann eine osteoporotische Wirbelkörperverformung mit *Keil-, Platt- oder Flachwirbeln* verursachen, so daß eine thorakale Kyphose oder Kyphoskoliose entsteht. Bei 351 (ca. 60%) von 584 Akromegalen fand ATKINSON (1933) eine Kyphose, 82mal (ca. 13%) eine Kyphoskoliose. Die Häufigkeit der Wirbelsäulenveränderungen wurde von ERBE et al. (1975) aufgeschlüsselt (Tabelle 3).

Tabelle 3. Häufigkeit der Wirbelsäulenveränderungen bei Akromegalie. (Nach ERBE et al. 1975)

72%	Spondylophyten
67%	Kyphose und Kyphoskoliose
59%	erweiterte Intervertebralräume
51%	Zunahme des Sagitaldurchmessers der Wirbelkörper
25%	„Scalloping"

Infolge der Kyphose der Brustwirbelsäule und der Längenzunahme der Rippen, welche ihrerseits wieder die Kyphose verstärkt, erhält der Thorax ein faßförmiges Aussehen.

γ) Rippen

An der Knorpel-Knochen-Grenze der Rippen bleibt wie an den knorpelüberzogenen Gelenkflächen verknöcherungsfähiger Knorpel zurück. Unter der erhöhten Somatotropinwirkung geht die Verknöcherung des Knorpels so vor sich, daß der neugebildete Knochen den Knorpel hülsenartig umgibt. Röntgenologisch kommen gabelzinkenartige Verknöcherungen, von ERDHEIM (1931) als „akromegaler Rosenkranz" bezeichnet, zur Darstellung. E. FISCHER (1955) fand, daß die für jedes Geschlecht charakteristische Verkalkungsform des Rippenknorpels bei Akromegalen gestört ist. Der Rippenknorpel zeigt bei diesen Patienten zentrale zapfen- bis bandförmige getüpfelte oder der Wucherung des Knorpels entsprechend ungeordnete Verkalkungen (Abb. 10). Als charakteristisch

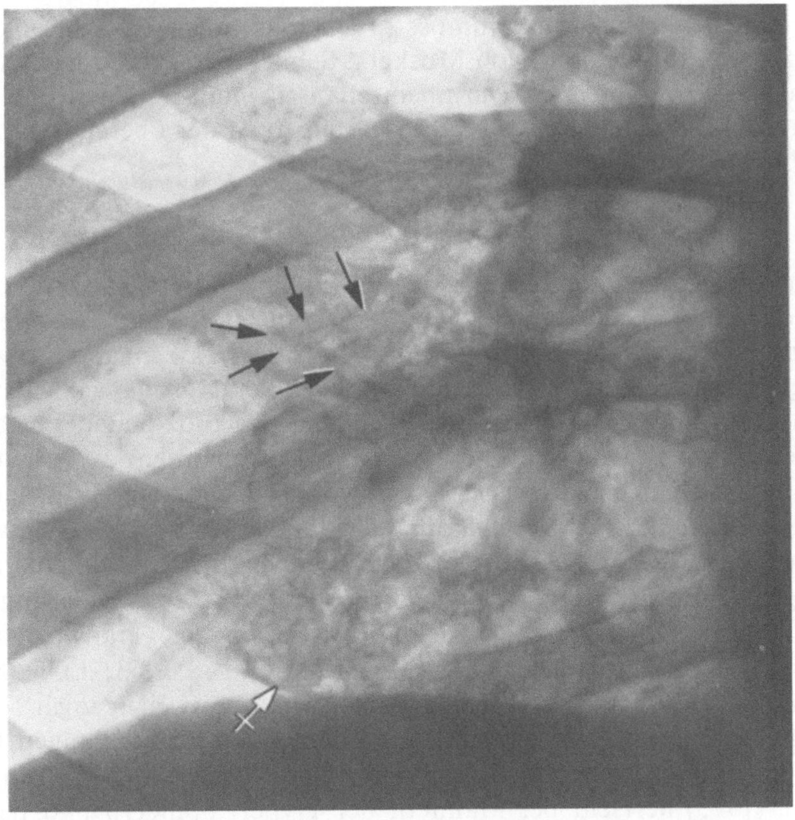

Abb. 10. 47jähr. Mann. Akromegalie. Verplumpung und gabelzinkenartige Verknöcherung des knorpelnahen Rippenabschnittes (→). Fleckförmige Verkalkung des Rippenknorpels (↛)

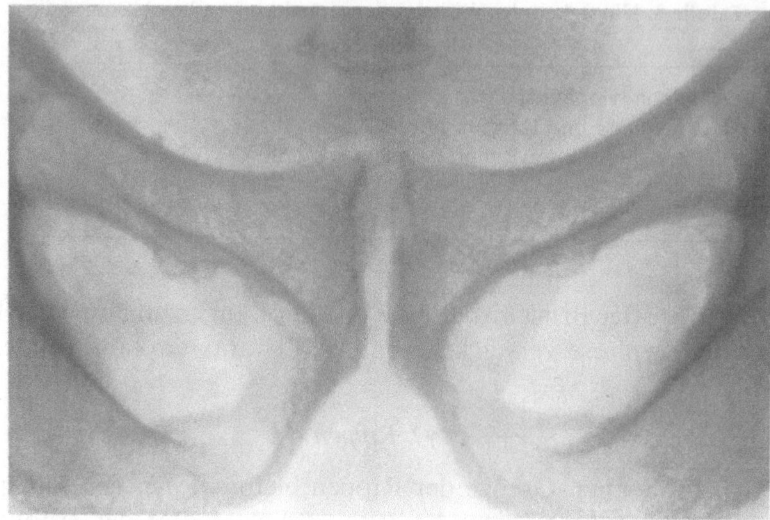

Abb. 11. 57jähr. Mann. Akromegalie. Metaplastische exostosenförmige Sehnenansatzverknöcherung am Unterrand des oberen Schambeinastes. Kleine Spornbildung an der oberen Symphysenbegrenzung. Hypostose des unteren Schambeinastes

stellte FISCHER (1970) eine Verlängerung des hinteren Anteiles des Sulcus costae am dorsalen Rippenabschnitt mit höckrig-sklerosierter Kontur fest.

δ) *Becken*

Durch hormonelle Stimulation kommt es zur enchondralen Ossifikation der faserknorpeligen Ansatzzone (Fibroostosen) von Muskeln, Sehnen und Bändern (DIHLMANN 1973). Bei Frauen fallen die ausladenden Darmbeinschaufeln und die Verschmälerung des Os pubis (Hypostose) mit schnabelartigen Spornbildungen an der oberen Symphysenbegrenzung auf (Abb. 11).

ε) *Extremitäten*

Die Röhrenknochen sind durch periostale Knochenneubildungen verdickt, plump und grob strukturiert. Die Vergrößerung des Hand- und Fußskelettes und die Weichteilverdikkung erinnern an Tierpranken und werden daher als „Tatzenhand" bezeichnet. Der Prozessus unguicularis zeigt eine büschelförmige Verdickung oder eine Ankerform. An den Sehnenansätzen und an den Christae, vor allem der proximalen Phalangen, bilden sich nicht selten exostosenartige Verknöcherungen (Fibroostosen) aus. ERBE et al. (1975) unterscheiden an der Hand einen *Hypertrophietyp* (Abb. 12) mit einer säulenartigen hyperostotischen Verdickung der Metakarpalia und der Phalangen bei gleichzeitiger Weichteilverdickung und einen *wulstigen Typ* (Abb. 13a), bei dem Randosteophyten an den Metakarpo-Phalangeal- und Interphalangealgelenken, die ohne Verschmälerung des Gelenkknorpels eine Arthrose vortäuschen, sowie eine büschelförmige Transformation des Nagelkranzes im Vordergrund stehen (BALLMANN 1926; WEISS 1963; ELLEGAST 1971). In diesem Fall sind die Diaphysen der Metakarpalia normal, bisweilen sogar schmal (Hypostose). Die büschelartigen („tuffting") Veränderungen der Endphalangen fanden LANG u. BESSLER (1961) als charakteristisches Symptom bei Männern. In dem Krankengut von ERBE et al. (1975) herrscht bei Männern der Hypertrophietyp und bei Frauen der wulstige Typ vor. Zum Nachweis von Strukturveränderungen vor allem am Handskelett eignet sich die Lupenbetrachtung des Röntgenbildes, von MEEMA u. SCHATZ (1970) als

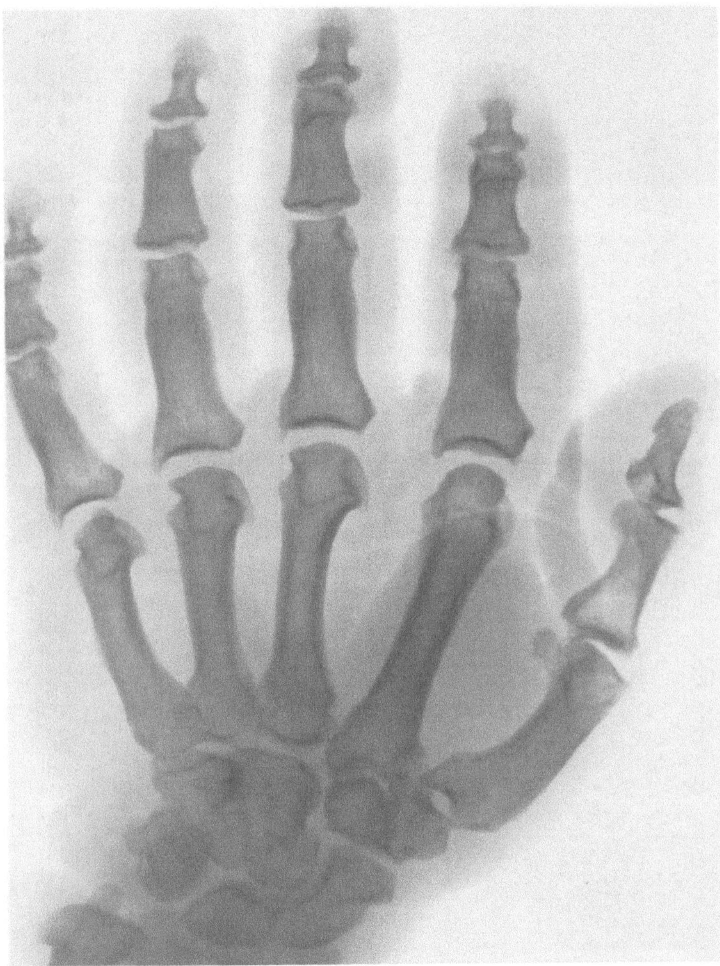

Abb. 12. 47jähr. Mann. Akromegalie. Säulenartige hyperostotische Verdickung der Metakarpalia und Phalangen (*Hypertrophie-Typ*) und Weichteilverdickung. Osteophyten an den Basen der Grundphalangen

Mikroradioskopie bezeichnet (s. Bd. V/1). Mit dieser einfachen Methode läßt sich in vielen Fällen der Akromegalie eine mäßige *intrakortikale Lamellierung der Diaphysenkompakta* an den Mittelhandknochen, ähnlich der bei Hyperparathyreoidismus, nachweisen. Die periostale Apposition, der Anbau an den Prozessus unguiculares und metaplastische Ossifikationen sowie Strukturveränderungen der Knochen lassen sich mit der direkten Vergrößerungstechnik sehr gut darstellen und beurteilen (Abb. 13b).

Ellegast (1971) beobachtete bei einem 35jährigen Akromegalen eine säulenartige Verdichtung und Verdikkung der Röhrenknochen, die an eine chronische Osteomyelitis erinnerte.

Am Fuß sind die Nagelfortsätze vergrößert, End- und Mittelphalangen verdickt, die Basen verbreitert und die Grundphalangen eher verschmälert (Kellgren et al. 1952). Wagner u. Schaaf (1963) fanden einen signifikanten *Größenunterschied der Sesambeine* am Köpfchen des 1. Mittelhandknochens von Akromegalen im Vergleich mit Kontrollgruppen (Sesamoidindex s. S. 259).

ζ) Gelenke

Die Ursache für die *akromegale Osteoarthropathie* liegt in der lebhaften Proliferation eines minderwertigen, zur Degeneration mit Rißbildungen und Ulzerationen neigenden

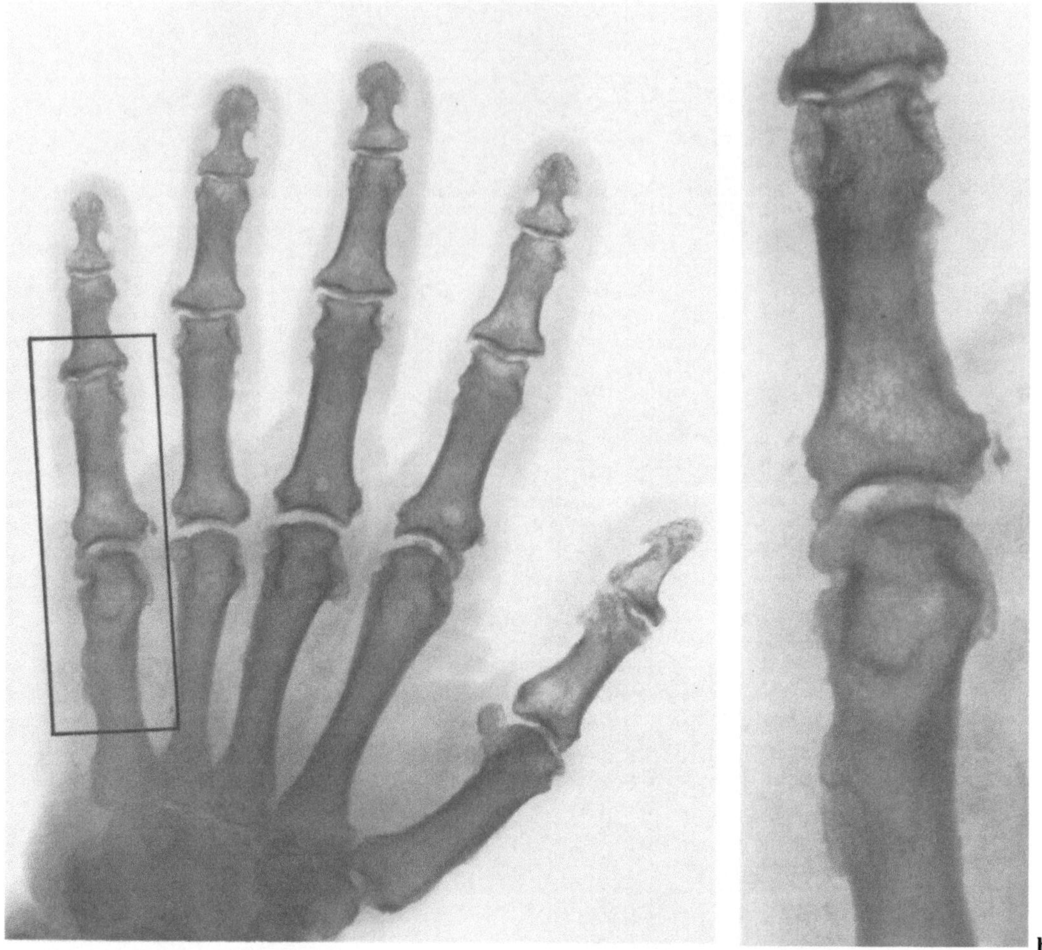

Abb. 13. a 73jähr. Frau. Akromegalie. Fibroostosen am 5. Mittelhandknochen und Osteophyten an den Basen der Grund- und Mittelphalangen, welche eine Arthrose vortäuschen. Hypertrophie des Gelenkknorpels mit erweitertem „Gelenkspalt". Büschelförmige Transformation des Nagelkranzes (*wulstiger Typ*). Pseudozysten in den Basen des 2. und 3. Fingergrundgliedes. **b** Ausschnittsvergrößerung

Gelenkknorpels. Eine Hypertrophie der Gelenkkapsel und periartikuläre metaplastische Verknöcherungen (Abb. 14, 15) komplizieren die Arthrose (REMAGEN 1965). BLUESTONE et al. (1971) fanden in 52% der Fälle ein Karpaltunnelsyndrom.

FISCHER (1978) berichtete über eine 60jährige Patientin, bei der eine gut abgrenzbare kappenartige Knochenneubildung am Hüft- und Oberarmkopf aus dem Gelenkknorpel ohne degenerative Gelenkveränderung entstanden ist. Selten tritt eine lokalisierte Chondrokalzinose auf (JENSEN u. PUTMAN 1975).

d) Radiologische Befunde nach therapeutischen Maßnahmen

Die *Therapie* der Akromegalie besteht in der operativen Entfernung oder strahlentherapeutischen Ausschaltung des Hypophysenadenoms möglichst unter Schonung der normalen Hypophysenfunktion. Nach erfolgreicher Behandlung der Akromegalie mit Normalisierung des Wachstumshormonspiegels im Serum sind die Weichteilveränderungen rückbildungsfähig, die *morphologischen Knochenveränderungen jedoch nicht*. Die histomorphologische Feststellung, daß der Knochenanbau nach Entfernung des Tumors in

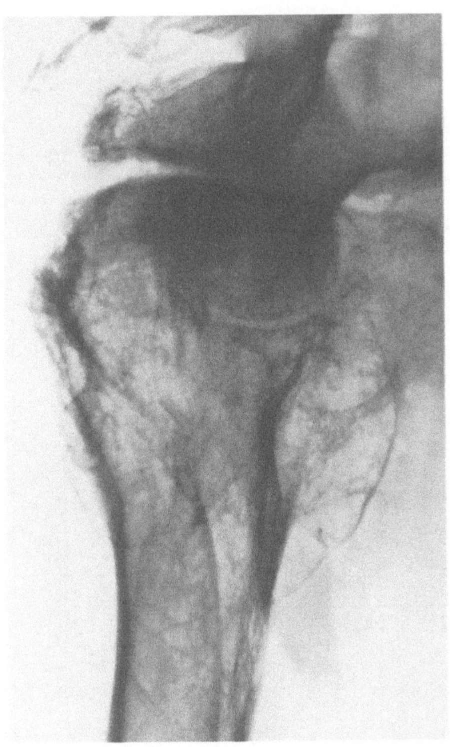

a

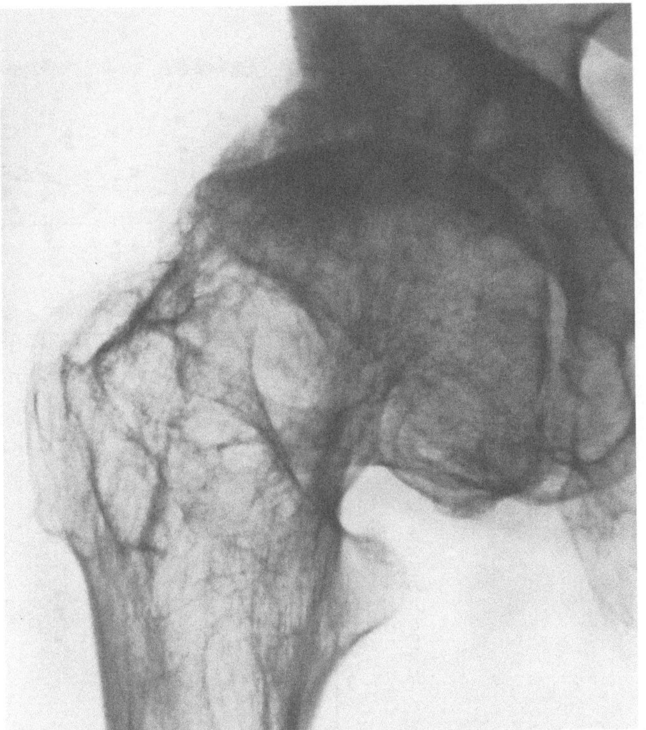

b

Abb. 14. a, b. 75jähr. Frau. Akromegale Osteoarthropathie **a** des Schultergelenkes. Starke Verplumpung des Oberarmkopfes durch reichlich periostale und fibroostotische Knochenappositionen. **b** des Hüftgelenkes. Verplumpung und Vergrößerung des Hüftkopfes durch periostale Knochenappositionen

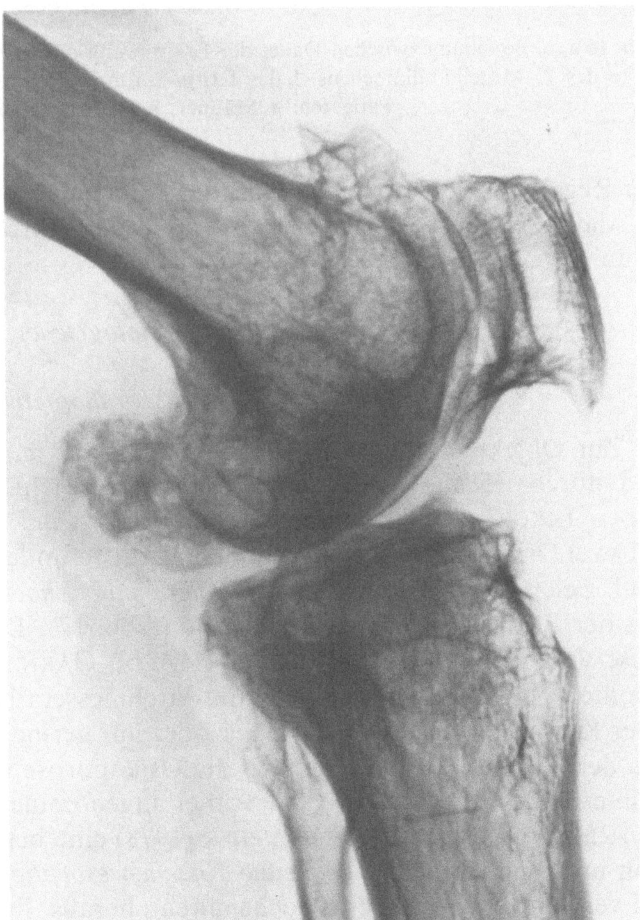

Abb. 15. 62jähr. Frau. Akromegale Osteoarthropathie des Kniegelenkes mit Osteophyten an den Femurkondylen und an der Patella. Exzessive metaplastische Knochenneubildung im Bereich der Fabella

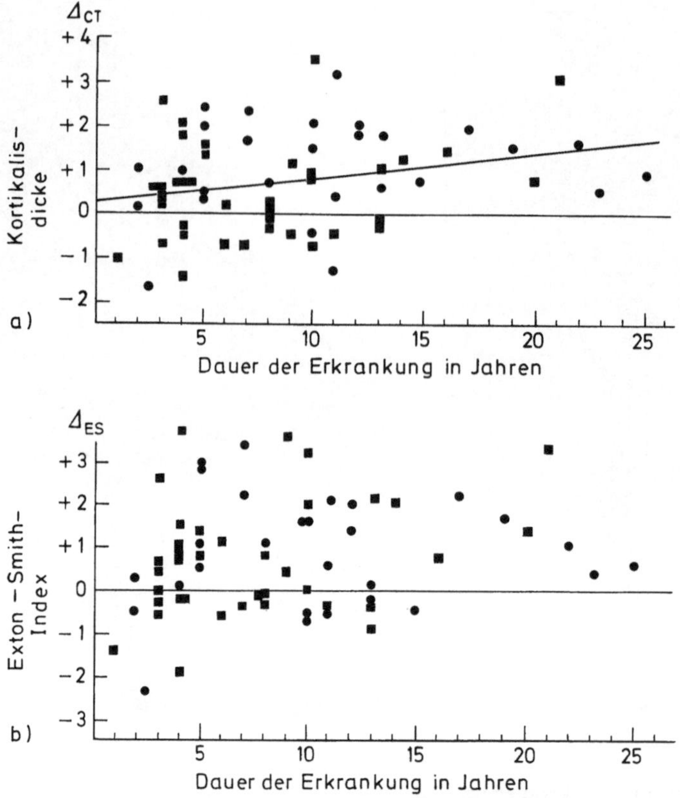

Abb. 16 a, b. Beziehung zwischen Dauer der Erkrankung und Abweichung von Normalwerten **a** der Kortikalisdicke des 2. Mittelhandknochens, **b** des Exton-Smith-Index des 2. Mittelhandknochens bei 65 akromegalen Patienten. ● Männer, ■ Frauen. (Nach IKKOS et al. 1974)

der Regel reduziert wird, während die Knochenresorption erhöht bleibt, läßt den Schluß zu, daß sich nach erfolgreicher Therapie der Akromegalie eine *Osteoporose* entwickeln kann.

e) Ergebnisse spezieller radiologischer Untersuchungsmethoden

α) Morphometrie

Zur Objektivierung und Quantifizierung der im makroskopischen Bereich liegenden und durch *Abbau- und Anbauvorgänge* verursachten *Form- und Strukturveränderungen* haben IKKOS et al. (1974) die *Kortikalisdicke am 2. Mittelhandknochen* bestimmt und bei zwei Drittel der Patienten erhöhte Werte gefunden (Abb. 16). Der innere Durchmesser blieb gleich, der äußere nahm durch *periostale Knochenneubildung* zu, wobei die Zunahme mit der Erkrankungsdauer korrelierte (Abb. 17). Das Geschlecht war ohne Einfluß auf diese Veränderungen. Auch DOYLE (1967b), GARN et al. (1971) und RIGGS et al. (1972b) konnten eine Zunahme des Gesamtdurchmessers bei nur wenig veränderter Kortikalis oder Kompaktadicke und normaler oder nur gering erhöhter Knochenmasse nachweisen. Bei der Akromegalie ist demnach die Osteoporose nicht typisch und somit besteht auch kein erhöhtes Frakturrisiko, wie früher angenommen. Durch Messungen am Handskelett von 25 Akromegalen fand DEQUEKER (1978) eine beträchtliche periostale Knochenapposition und eine vermehrte *endostale Knochenresorption!* Nur in wenigen Fällen stellte sich ein vermehrter endostaler Knochenanbau heraus. DEQUEKER et al. (1978) haben nicht nur Messungen am Handskelett, sondern auch an den Fingerweichteilen von 25 Akromegalen

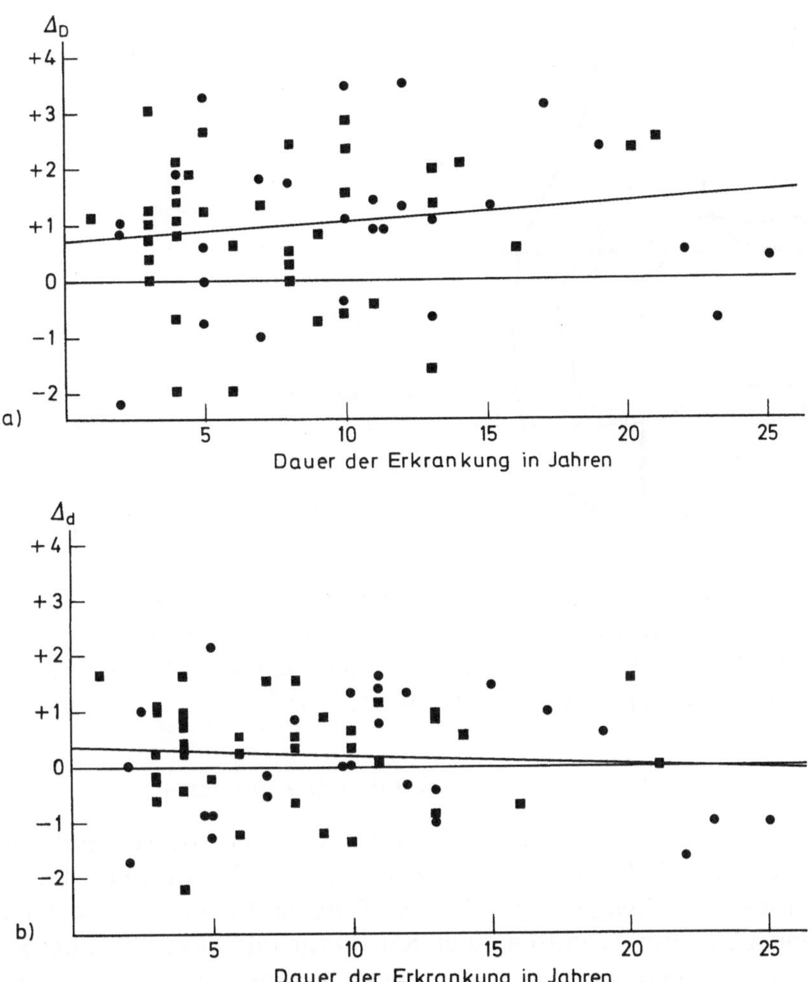

Abb. 17. Beziehung zwischen Dauer der Erkrankung und Normalwerten **a** des äußeren, **b** des inneren Durchmessers des linken 2. Mittelhandknochens bei 65 akromegalen Patienten. ● Männer, ■ Frauen. (Nach IKKOS et al. 1974)

und 400 Kontrollpersonen vorgenommen: die Meßergebnisse an den Weichteilen sind stark von Alter und Geschlecht abhängig, wobei sich die Dicke der Weichteile und der Gesamtdurchmesser mit zunehmendem Alter bei beiden Geschlechtern erhöht. Der *Weichteilindex* (Verhältnis des Phalanxdurchmessers zum Gesamtdurchmesser des Fingers) bleibt unbeeinflußt. Um Akromegale von Normalen zu unterscheiden, eignet sich die Bestimmung des gesamten Fingerdurchmessers. Bei den übrigen Messungen, der Weichteilindex eingeschlossen, überschneiden sich die Werte von Akromegalen mit denen normaler Kontrollpersonen, und die biologische Streubreite der Normalwerte schränkt die Möglichkeit der Früherkennung ein. Bei Messungen der *Fersenweichteildicke* (heel-pad Index) von Akromegalen wurden Werte über 23 mm bei Frauen und über 25 mm bei Männern (STEINBACH u. RUSSELL 1964; GONTICAS et al. 1969; KHO et al. 1970) ermittelt (Abb. 18).

KLEINBERG et al. (1966) haben zur Objektivierung der Skelettveränderungen den „*Sesamoidindex*" ermittelt. Dieser Index ist definiert als das Produkt in Millimeter aus Höhe, Breite und Durchmesser des Sesambeines am Metakarpophalangealgelenk I. Die Indexwerte bei Akromegalen variieren nach den Messungen verschiedener Autoren (LIN u. LEE 1971; ANTON 1972; ERBE et al. 1975) zwischen 16 und 63 mm mit einem mittleren

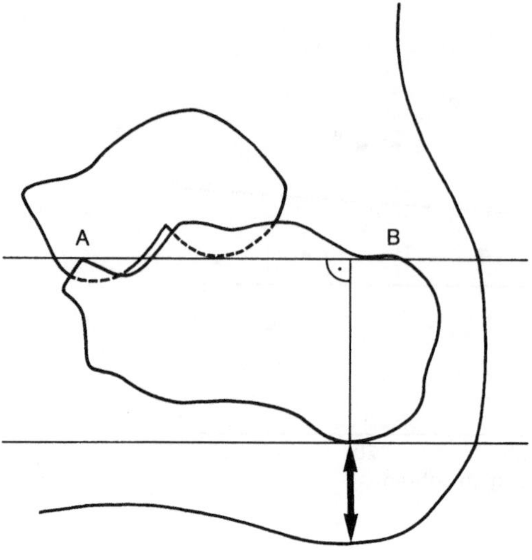

Abb. 18. Bestimmung der Fersenweichteildicke. (Nach KHO et al. 1970)

Wert von 33 mm. Bei den Kontrollgruppen reicht der Index von 6,25–33 mm (STEINBACH et al. 1959). Für das männliche Geschlecht gilt 29 mm als oberste Norm. Da die Werte in den Gruppen der Akromegalen und Normalen sich jedoch stark überschneiden, ist die Wertigkeit des Sesamoidindex gering (DUNCAN 1975).

β) Röntgen- und Gamma-Densitometrie

Die Meinung, daß die Akromegalie mit einer Osteoporose vergesellschaftet ist (ALBRIGHT u. REIFENSTEIN 1948; BELL u. BARTTER 1967; DAUGHADAY 1968; SERRE et al. 1970), bedarf auf Grund *röntgenologischer und Gamma-densitometrischer Kalksalzbestimmungen* in einigen Skelettabschnitten einer Korrektur oder Einschränkung, denn DOYLE (1967c) fand bei 53 Akromegalen densitometrisch einen normalen Mineralgehalt im distalen Drittel der Ulna. RIGGS et al. (1972b) und DEQUEKER et al. (1978) konnten mit Hilfe der Photonenabsorptionsmethode mit ^{125}J nach der Methode von CAMERON und SÖRENSON einen erhöhten Mineralgehalt feststellen.

γ) Neutronen-Aktivierungsanalyse

NELP et al. (1972a) sowie ALOIA et al. (1972) haben mit der Neutronen-Aktivierungsanalyse bei 8 von 10 akromegalen Patienten ein um 9% höheres Gesamtkalzium errechnet. Nur bei 2 Patienten mit einem erniedrigten Gesamtkalzium mußte eine Osteoporose angenommen werden.

2. Riesenwuchs – Gigantismus

Eine vor Abschluß des Knochenwachstums einsetzende tumoröse Entwicklung der eosinophilen somatotropin-bildenden Zellen im Hypophysenvorderlappen führt zu einem beschleunigten Skelettwachstum. Die Folge ist ein *Hoch- oder Riesenwuchs* – Gigantismus. Von *Gigantismus* spricht man bei einer Körperhöhe von über 190 cm, wenn keine familiäre Disposition vorliegt. Je mehr Wachstumszonen bereits geschlossen sind, desto unproportionierter ist das Wachstum und desto mehr akromegale Züge treten in Erscheinung. Da der präpuberale Hyperpituitarismus mit einem Hypogonadismus durch Verdrängung der Gonadotropin produzierenden Zellen im Hypophysenvorderlappen vergesellschaftet

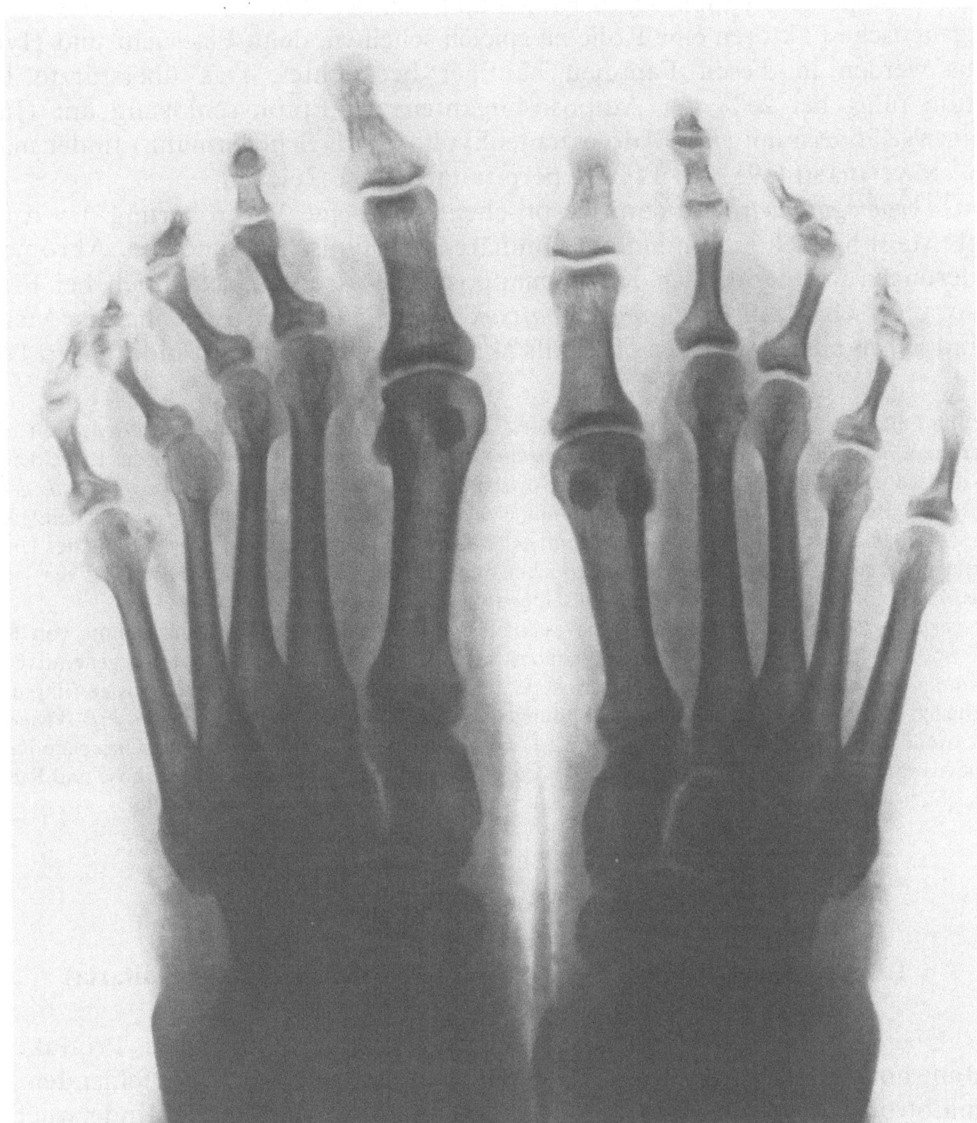

Abb. 19. Angiodysplastischer partieller Riesenwuchs bei Klippel-Trenaunay-Weber-Syndrom der linken unteren Extremität

ist, mischen sich hypogonadale Züge mit akromegalen Zeichen. Dem hypophysären Riesenwuchs liegen die gleichen pathophysiologischen Veränderungen wie der Akromegalie zugrunde. Auch die Stoffwechselbefunde sind dieselben. Das STH ist im Serum erhöht, desgleichen das anorganische Phosphat. Es kann ein Prädiabetes, selten ein manifester Diabetes vorliegen.

Im Laufe der Jahre kommen zu den Symptomen der Überproduktion des Wachstumshormons auch diejenigen der zunehmenden Insuffizienz der gonadotropen Hormone hinzu.

Über regressive Skelettveränderungen bei hypophysärem Riesenwuchs berichteten VON DRIGALSKI u. DIETHELM (1937).

Die kausale *Therapie* besteht wie bei der Akromegalie in der Entfernung des Tumors durch Operation oder Bestrahlung. Anschließend ist häufig eine Hormonsubstitution notwendig.

In die Gruppe der hypophysären Riesen läßt sich der *Adiposo-Gigantismus* einordnen, wobei genetische Faktoren eine Rolle zu spielen scheinen, denn Fettsucht und Hypogenitalismus werden in diesen Familien häufiger beobachtet. Das überstürzte Längenwachstum führt bei 20% der Adiposo-Giganten zur Epiphysenlösung am Hüftkopf. Bei jungen Männern mit einer Adoleszentenkyphose (M. Scheuermann) findet man nach Hepp u. Matthiash (1957) in 14% hyperpituitaristische Zeichen.

Von *Akromegaloiden* wird dann gesprochen, wenn eine Vergröberung des Aussehens vorliegt. Meist handelt es sich um ein familiäres genotypisches Syndrom. Akromegaloide Veränderungen mit periostalen Knochenappositionen treten gelegentlich bei Frauen in der Schwangerschaft auf (*Schwangerschaftsakromegalie*). Nach Enzephalitis, Meningitis, Lues und Syringomyelie wurden ebenfalls akromegaloide Skelettveränderungen beobachtet.

Für die Differentialdiagnose sei die *generalisierte Hyperostose* oder *akromegaloide Osteose* mit oder ohne Pachydermie, ein vorwiegend das männliche Geschlecht befallendes rezessives, monohybrides Erbleiden genannt, das sich in der Pubertät manifestiert und langsam fortschreitet. Auch bei der *Hyperostosis corticalis generalisata familiaris* (van Buchem) handelt es sich nicht um eine endokrine Störung, sondern wahrscheinlich um ein Erbleiden. Ähnlich wie bei der Akromegalie kommt es zu einer Verplumpung und Vergrößerung des Unterkiefers sowie einer starken Verdickung der Schädelknochen mit erheblicher Sklerose. Ebenso sind die langen und kurzen Röhrenknochen, die Klavikula und die Rippen von der Hyperostose betroffen.

Der *partielle Riesenwuchs* stellt ein rezessives Erbleiden dar. Neben der Größenzunahme von Körperabschnitten findet sich an der Knochenstruktur zunächst kein Befund, doch können später degenerative Veränderungen an den benachbarten Gelenken und periostale Appositionen auftreten. Angiodysplasien führen ebenfalls zum partiellen Riesenwuchs: Es gehören Mißbildungen im lymphatischen System, wie das *F.P-Weber-Syndrom* mit arteriovenösen Fisteln und Riesenwuchs und das von Klippel-Trenaunay (1900) beschriebene Krankheitsbild „Naevus variqueux osteohypertrophique“, das durch die Trias naevus flammeus, Varikose und Riesenwuchs gekennzeichnet ist, dazu (Abb. 19).

II. Hypophysenvorderlappeninsuffizienz

1. Hypophysärer Minder- oder Zwergwuchs (Nanosomia pituitaria)

Der Überfunktion des Hypophysenvorderlappens mit vermehrter Produktion des Wachstumshormons ist die Unterfunktion mit einer mangelhaften oder fehlenden Bildung des somatotropen Hormons, aus dem der hypophysäre Zwerg- oder Minderwuchs resultiert, gegenüberzustellen. Neben dem isolierten Wachstumshormonmangel mit verzögertem Längenwachstum kommen häufiger Kombinationen mit gestörter thyreotroper, adenokortikotroper oder gonadotroper Funktion und entsprechender Störung der Knochenentwicklung vor.

Beim *hypophysären Zwergwuchs* ist durch ein verzögertes Erscheinen und Wachsen der postnatalen Ossifikationszentren das Wachstum insgesamt retardiert, und es kommt früh zu einem Wachstumsstillstand. Dabei bleiben die Schädelnähte, Epiphysenfugen und Synchondrosen offen (s. Kap. 2 Greinacher in diesem Band; Abb. 20). Ein klassisches Beispiel für die Skelettveränderungen bei einem erwachsenen hypophysären Zwerg hat Erdheim (1916) beschrieben: der 140 cm große Mann hatte kleine, wohlproportionierte und normal strukturierte Knochen, obwohl der Wachstumsrückstand nicht an allen Knochen gleich war. Während die Schädelnähte weit offen, die Beckenkammapophysen noch nicht voll ausgebildet und mehrere Epiphysen nicht verschmolzen waren, konnten an der Wirbelsäule, den Rippen und den Röhrenknochen nur Reste der Wachstumszonen festgestellt werden (Abb. 21).

Histologisch ist der metaphysäre Abschnitt der Wachstumszone von Knochen umgeben, so daß eine enchondrale Ossifikation nicht mehr möglich ist und die bestehenden

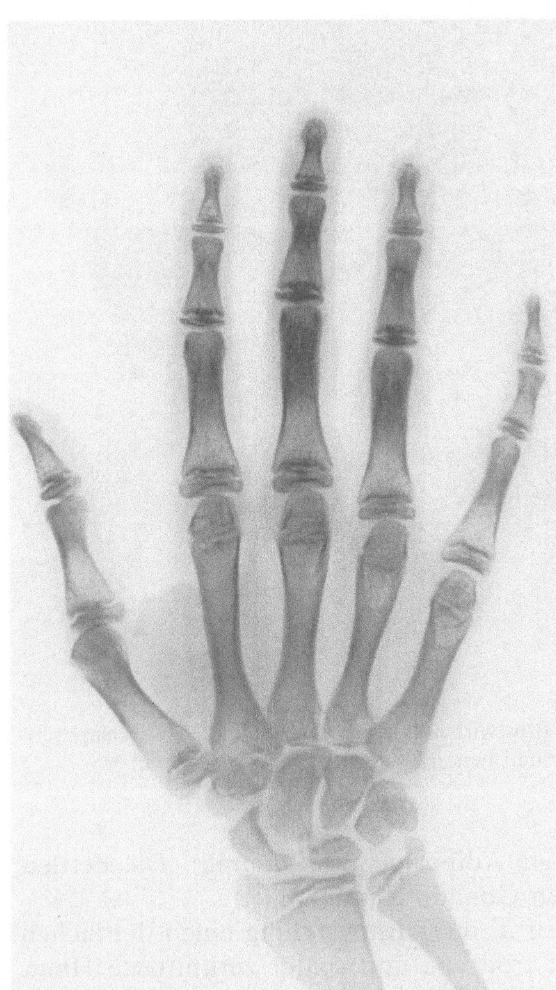
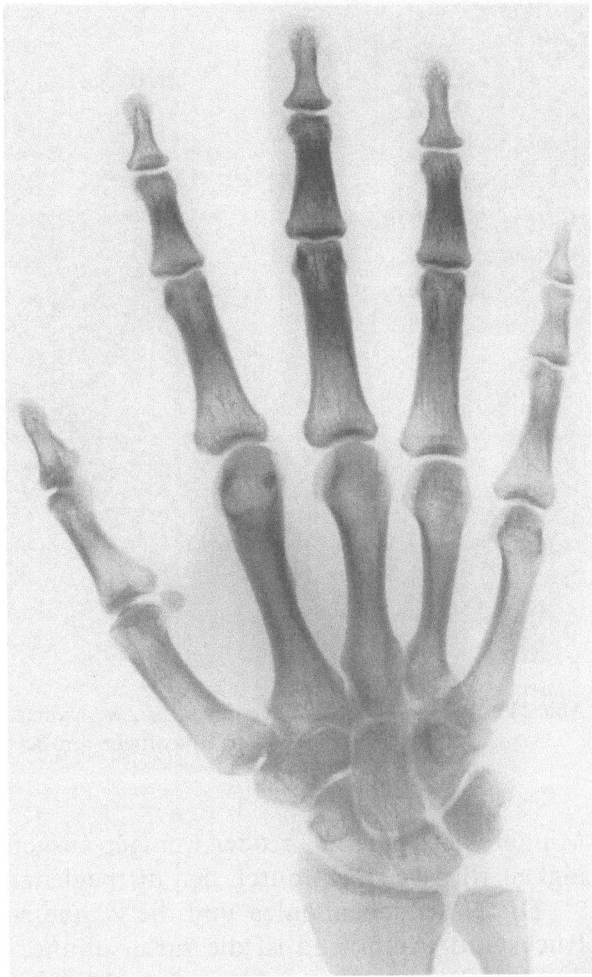

Abb. 20. 25jähr. Mann. Hypophysärer Zwergwuchs. Knochenalter des Handskelettes ca. 14 Jahre. Schmale Kompakta und feinmaschige Spongiosa. Daneben das Handskelett eines gleichaltrigen normal entwickelten Mannes

Epiphysen funktionslos werden. Allmählich können die Epiphysenfugen verschwinden. Im Falle eines von PRIESEL (1920) beschriebenen hypophysären Zwerges, der 91 Jahre alt wurde, waren zuletzt alle Epiphysen geschlossen.

JAFFÉ (1972) beschreibt eine 49jährige knapp 120 cm große Frau, bei der an den langen Röhrenknochen die Epiphysen- und Knorpelzonen völlig verschwunden waren, aber am Beckenkamm, den Sitzbeinhöckern und den Dornfortsätzen der Wirbel die Apophysen persistierten.

Der Zustand des Skelettes ist dem des Kretins sehr ähnlich, nicht ganz so ausgeprägt, da die Wachstumsstörung beim Kretin schon früher, nämlich kurz nach der Geburt beginnt, während sich bei hypophysären Zwergen das retardierte Wachstum erst im 2. oder 3. Lebensjahr manifestiert. Die nach Abschluß des Wachstums erreichte Größe beträgt 100–140 cm. Nicht selten findet man eine *Osteoporose* mit *pathologischen Frakturen.* Auch *perthesartige Hüftkopfnekrosen* sind beschrieben worden, insbesondere wenn der Wachstumshormonmangel mit einer Unterfunktion anderer Hypophysenvorderlappenhormone kombiniert ist. Wahrscheinlich durch den Ausfall der Wirkung des Wachstumshormons auf den Kohlehydratstoffwechsel findet sich beim hypophysären

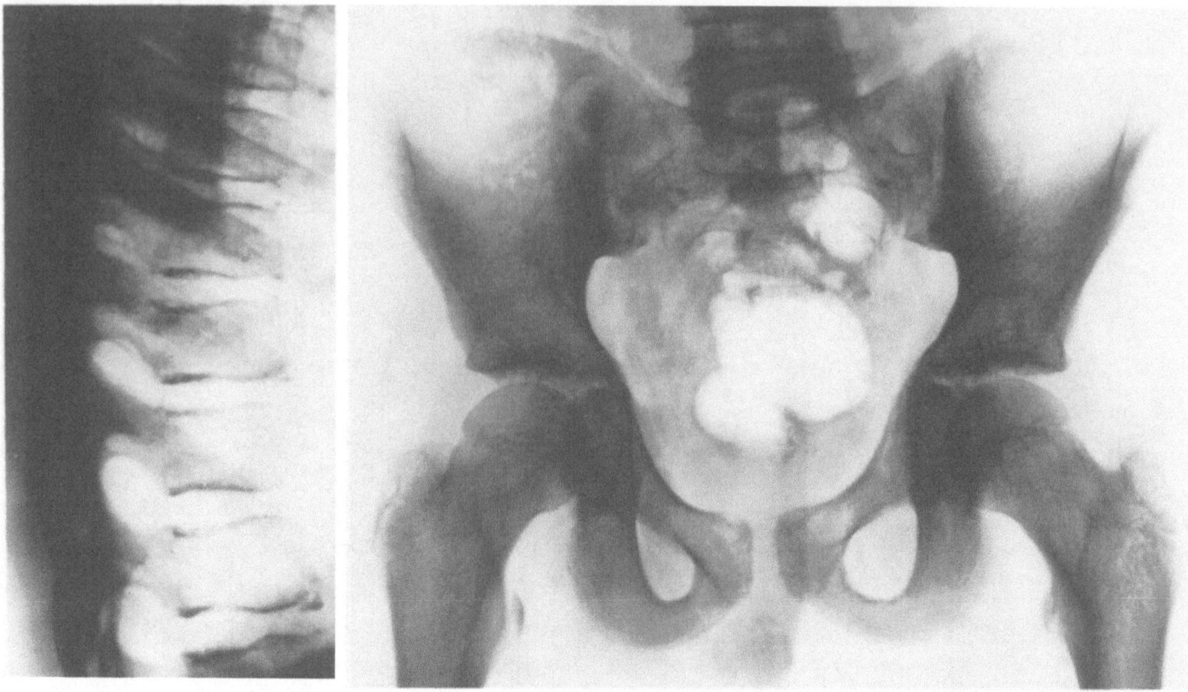

Abb. 21 a, b. 25jähr. Mann. Hypophysärer Zwergwuchs. **a** Brustwirbelsäule mit persistierenden Wirbelapophysen. **b** Persistierende Epiphysenfugen am Becken und Femur (Knochenalter ca. 14 Jahre)

Minderwuchs eine mehr oder weniger ausgeprägte Adipositas des Stammes. Die Fettleibigkeit wird verstärkt durch den oft begleitenden Gonadotropinmangel.

Die Nasennebenhöhlen und die Zähne zeigen in ihrer Entwicklung einen deutlichen Rückstand. Auffallend ist die zarte, dünne, oft trockene und später zerknitterte Haut, die den Patienten ein greisenhaftes Aussehen verleiht, das im Kontrast zur kindlichen Körpergröße steht.

2. Panhypopituitarismus

Der *Ausfall des gesamten Hypophysenvorderlappens* beim Erwachsenen wird als *Panhypopituitarismus* oder Simmondssche Krankheit bezeichnet. Die häufigsten Ursachen sind die postpartale Nekrose (Sheehan-Syndrom) und die Destruktion der Hypophyse durch einen Tumor. In reinster Form stellt sich die Hypophyseninsuffizienz heute nach therapeutischer Hypophysektomie dar. Die hypothalamisch bedingte sog. tertiäre Hypophyseninsuffizienz mit Ausfällen des hypothalamo-hypophysären Reglerkreises sind von der hypophysär bedingten Insuffizienz schwer zu unterscheiden.

Während SHEEHAN (1954) noch bei 100 von 1 Million Menschen mit einer postpartalen Hypophyseninsuffizienz rechnete, hat WIESENDANGER (1959) bei 235 Patientinnen mit Blutverlust über 1 l während der Geburt kein Sheehan-Syndrom beobachtet. SCHNEEBERG et al. (1960) fanden bei 4 von 35 Patientinnen mit Geburtsschock hypophysäre Ausfälle. Bei der akuten Hypophysennekrose können erste Symptome nach Wochen auftreten. Allerdings sind Hypophysennekrosen oft terminale Komplikationen, die als Begleiterscheinung bei Tumorerkrankungen, Tuberkulose, Lues, M. Boeck und Mykosen auftreten. *Hypophysentumoren* sind prä- und postoperativ die häufigste Ursache für einen Pan- oder partiellen Hypopituitarismus. Das weibliche Geschlecht ist mit 65% bevorzugt

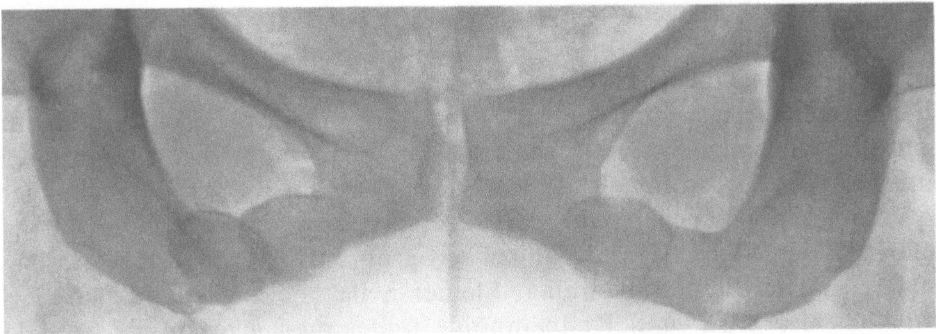

Abb. 22. 30jähr. Frau. Sekundärer Hypopituitarismus. Symmetrische Verdickung und Verdichtung der Syndesmosis ischiopubica. (Beobachtung von ELLEGAST)

und erkrankt im 3. und 4. Lebensjahrzehnt am häufigsten. Das Krankheitsbild und die Symptome entwickeln sich oft erst im Verlauf vieler Jahre (weißer Addison). Müdigkeit und Verlangsamung stehen im Vordergrund, bei Frauen treten Menstruationsstörungen mit Amenorrhö, bei Männern Impotenz auf. Hypoglykämien sollen Frühsymptome sein. Die psychischen Veränderungen können von der Antriebsschwäche und dem depressiven Verstimmungszustand bis zur Psychose reichen. Auffallende Blässe durch Pigmentmangel bedingt, Kollapsneigung sowie Adynamie werden im Gesamtbild als weißer Addison bezeichnet. Der Zusammenbruch der endokrinen Regulation führt zum hypophysären Koma mit Erbrechen, Bradykardie, Hypotonie, Hypothermie und Hypoglykämie. Die Kahlheit des Körpers mit spärlicher Sekundärbehaarung läßt die Patienten älter aussehen. Zur Abmagerung kommt es erst terminal. Die Diagnose wird durch radioimmunologische Hormonbestimmungen gestellt.

Jahre nach intensiver Strahlentherapie wurden Ausfälle der Hypophysenfunktion beobachtet (FUKS et al. 1976).

Nur bei länger bestehender Hypophysen-, Gonaden- und Nebennierenrindeninsuffizienz ist makromorphologisch zunächst am Stammskelett, später am übrigen Skelett eine *Osteoporose* festzustellen. Am Schädel wurden eine Hyperostosis frontalis interna und Nahthyperostose beobachtet. Bei der Anorexia nervosa oder postpubertären Magersucht, die ausschließlich das weibliche Geschlecht befällt, kann es zu Hyperostosen am Schädel kommen. ELLEGAST (1971) beobachtete bei zwei Patientinnen mit Hypopituitarismus eine symmetrische Verdickung und Verdichtung der Syndesmosis ischiopubica (Abb. 22).

3. Partieller Hypopituitarismus

Bei chromophoben Hypophysenadenomen und nach therapeutischer Hypophysektomie ist die partielle Hypophyseninsuffizienz häufiger als der Panhypopituitarismus. Am häufigsten tritt der *hypogonadotrope Hypogonadismus* oder *sekundäre hypophysäre Hypogonadismus* auf. Selten ist die sekundäre Hypothyreose und die isolierte sekundäre Nebennierenrindeninsuffizienz.

Beim sekundären hypopituitären Hypogonadismus können Wirbelveränderungen im Sinne einer Adoleszentenkyphose bzw. eines M. Scheuermann, Epiphysenlösungen, Randleistenstörungen, eine Spina bifida oder Übergangswirbel sowie eine Spondylolisthesis, X-Beine u.a. gefunden werden. HEPP u. MATTHIASH (1957) entdeckten unter 183 Fällen von Adoleszentenkyphose 11% hypopituitär-hypogonadale Entwicklungsstörungen.

4. Störungen des hypothalamo-hypophysären Systems

Solche Störungen sind von der Hypophysenvorderlappeninsuffizienz schwer abzugrenzen. Neben sekundären symptomatischen und reversiblen Wachstumsstörungen auf Grund schwerer Allgemeinerkrankungen und Unterernährung sowie ungünstigen sozialen Bedingungen (sog. Blechtrommelsyndrom) können traumatische Einwirkungen auf die Hypophyse und Meningoenzephalitiden irreversible Hypophysenvorderlappenstörungen hervorrufen. Neben Schädelveränderungen mit grobporiger Diploe, Enostosen, Nahthyperostosen mit verstärktem Innenrelief, kleiner Sella – eventuell mit sog. Sellabrücke und Anomalien der Stirn- und Keilbeinhöhle findet man gelegentlich am Skelett eine grobmaschige Spongiosa und frühzeitig Spondylopathien und Arthrosen.

Die verschiedenen endokrin bedingten Adipositas-Formen wie das Fröhlich-Syndrom (Dystrophia-adiposo-genitalis) mit Minderwuchs, postenzephalitisch oder posttraumatisch entstandene hypothalamo-hypophysäre Störungen, die mit einer Fettsucht einher-

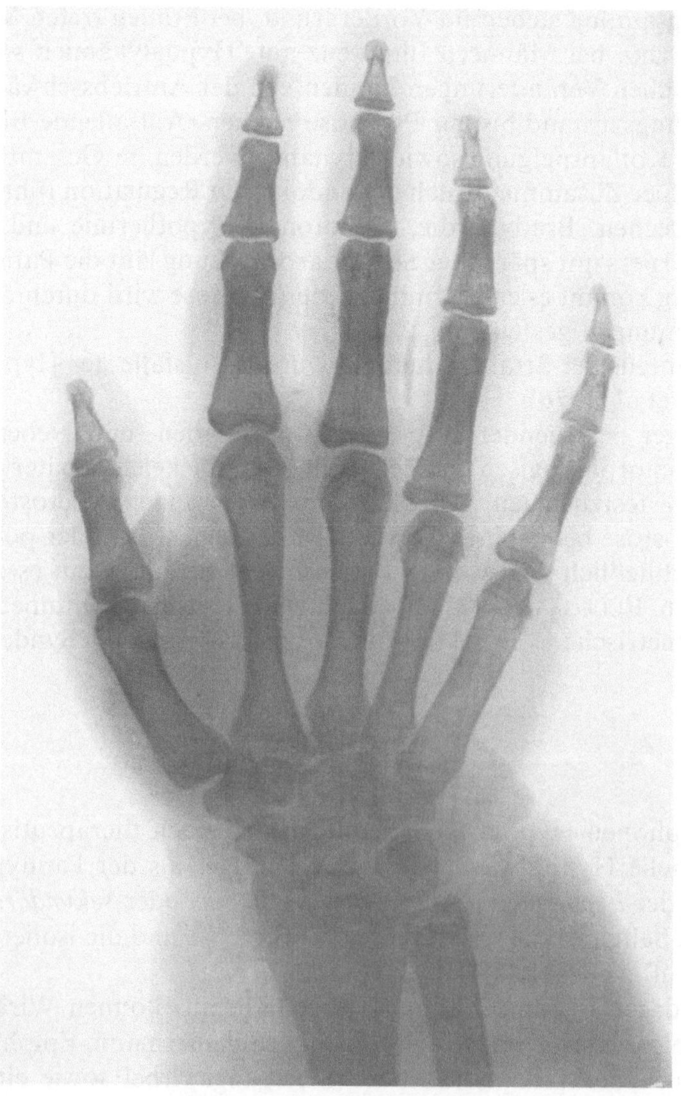

Abb. 23. 16jähr. Mann. Hypothalamo-hypophysäre Störung mit Minderwuchs und Fettsucht. Osteoporose mit verschmälerter Schaftkompakta und reduzierter feinmaschiger Spongiosa

gehen, einzelne seltene Syndrome, das Cushing-Syndrom und die Hypothyreose sowie der Diabetes mellitus gehen nach längerem Bestehen mit einer Osteoporose einher (osteoporotische Fettsucht) (Abb. 23). Allerdings sind die alimentär bedingten Fettsucht-Formen wesentlich häufiger als die endokrinen. Wenig weiß man bisher über die Möglichkeit einer Resistenz der peripheren Rezeptoren bei normaler Wachstumshormonsekretion. Eine solche Ursache soll für den Kleinwuchs der Pygmäen in Betracht kommen. Ferner könnte ein Mangel der Zwischensubstanz Somatomedin die Ursache sein (VAN DEN BRANDE 1974). Bei *isoliertem Somatomedinmangel,* einem autosomal rezessiven Leiden, ist ein Wachstum durch Substitution mit somatotropem Hormon nicht zu erreichen (TANNER 1972). Es gibt viele pathologisch Kleinwüchsige, bei denen die Ursache des Minderwuchses ungeklärt bleibt (primordialer Zwergwuchs). Ein Minderwuchs ist als Folge zahlreicher Stoffwechselstörungen wie Diabetes mellitus, chronischen Lebererkrankungen, Vitamin-D-Mangelerkrankungen, Nierenschädigung und bei Systemerkrankungen bekannt.

Als Ergebnis einer *Fehlsteuerung im hypophysär-hypothalamischen System* gilt das *Albright-Syndrom des weiblichen Geschlechtes,* das durch die Trias echte Pubertas praecox, fibröse Knochendysplasie und segmentär mit den Knochenveränderungen auftretende hellbraune Pigmentflecke der Haut charakterisiert ist. Zudem besteht meist eine Hyperthyreose und eine diabetische Stoffwechsellage. Während die fibröse Knochendysplasie nicht so selten ist, wird das Albright-Syndrom in Europa wenig beobachtet.

Zwei Krankheiten sollen noch erwähnt werden, welche mit hypophysären Störungen einhergehen, aber zu den kongenitalen erblichen Erkrankungen gehören:

Das *Laurence-Moon-Bardet-Biedlsche Syndrom* ist eine durch einen Gendefekt bedingte rezessive Erbkrankheit mit Retinitis pigmentosa, Sehstörungen, Fettsucht, Hypogenitalismus und Intelligenzschwäche. Am Skelett findet man multiple Mißbildungen wie Turmschädel, Wirbelfehlbildungen, überzählige Rippen, Brachy- und Polydaktylie, X-Beine sowie kongenitale Herz- und Nierenveränderungen. NEUMANN u. THOMAS (1961) beschrieben dabei eine enchondrale Dysostose als Leitsymptom.

Das *Marfan-Syndrom* ist gekennzeichnet durch dysharmonische Wachstumsstörungen mit überlangen, schmächtigen Extremitäten, durch Augenstörungen wie Luxation oder Ektopie der Linse und durch überstreckbare Gelenke bei schmächtig entwickelter Muskulatur. Skoliosen und Scheuermannsche Erkrankungen werden bei diesem familiären, dominant vererbbaren Leiden beschrieben.

C. Thyreogene Osteopathien – Schilddrüse

Wirkung der Schilddrüsenhormone auf den Knochen

Während das Somatotropin (STH) für die Längenwachstumsrate des Knochens verantwortlich ist, kontrolliert das *Thyroxin* in Abhängigkeit von dem im Hypophysenvorderlappen gebildeten *„thyreostimulating hormone" (TSH)* die *Differenzierung und Reifung von Knorpel- und Knochengewebe. Das proportionierte Knochenwachstum ist nur durch das Zusammenwirken von somatotropem Hormon und thyreotropem Hormon bzw. Thyroxin gewährleistet.*

Die ausschließliche Substitution hypophysektomierter Ratten mit Thyroxin führt zu einem frühzeitigen Schluß der Epiphysen, die Substitution thyreoidektomierter Ratten nur mit Somatotropin zu einer vermehrten Proliferation des Epiphysenknorpels mit Zellhypertrophie. Die Mineralisation bleibt aus. Die vermehrte Thyroxinausschüttung bewirkt beim Menschen eine Akzeleration der Knochenbildung und des Knochenwachstums. Zu wenig Thyroxin verhindert demzufolge die normale Knochenbildung und das Knochenwachstum (VAUGHAN 1975).

I. Hyperthyreose

1. Ätiologie und Pathogenese

Die Hyperthyreose entsteht durch eine Erkrankung der Schilddrüse selbst oder durch Regulationsstörungen, die direkt oder indirekt vom hypothalamo-hypophysären System ausgehen. Hyperthyreosen, die nach einer Enzephalitis auftreten, lassen an eine hypothalamische Genese denken.

Das gehäufte familiäre Auftreten einer Hyperthyreose weist auf Gen-bedingte Störungen hin. Frauen erkranken ungefähr 5mal häufiger als Männer.

2. Pathophysiologie, histomorphologische und mikroradiographische Befunde

Die schädliche Wirkung der Schilddrüsenüberfunktion auf das Skelett wurde von VON RECKLINGHAUSEN (1891) in einer Festschrift betont. Bei den Knochenveränderungen handelt es sich i. allg. um eine *Osteoporose,* die nur in einzelnen fortgeschrittenen Fällen mit einer *Fibroosteoklasie* und mit *Osteomalazie-ähnlichen Umbauvorgängen* kombiniert ist (ASKANAZY u. RUTISHAUSER 1933; FOLLIS 1953; UEHLINGER 1957; VITTALI 1970; MEUNIER et al. 1972; DELLING 1975). Selbst bei schweren Fällen von M. Basedow und toxischem Adenom werden nicht regelmäßig Skelettveränderungen beobachtet. Dementsprechend sind die Mitteilungen über histologische Befunde der thyreogenen Osteopathie unterschiedlich.

Eine histologisch-mikroradiographische Analyse des Knochens zeigt den verstärkten Knochenumbau mit deutlichem Überwiegen der Resorptionsvorgänge (Tabelle 4), so daß die makromorphologisch im Röntgenbild nachweisbare osteoporotische Strukturauflockerung verständlich wird. Im Tierversuch konnte nachgewiesen werden, daß durch hohe Gaben von Thyroxin sowohl die Resorption als auch die Knochenneubildung stark angeregt werden und das Resultat dieser gesteigerten Transformation letztlich einen Substanzverlust an Tela ossea ergibt. Es handelt sich offensichtlich um eine direkte Einwirkung des Thyroxins auf den Knochen, da die Veränderungen auch nach Ausschaltung des Parathormons und des Kortisons auftreten. Wahrscheinlich sind die Osteoklasten dem Hormon gegenüber etwas empfindlicher als die Osteoblasten. Die subperiostalen Zonen weisen keine Resorptionsvorgänge oder eine lokal stärkere Demineralisation auf, wie sie beim Hyperparathyreoidismus gefunden wird (s.S. 283). Das Kalksalzmosaik der Tela ossea ist unregelmäßig mit einer Betonung der low density-Osteone, an denen auch osteoide Säume von normaler Dicke gefunden werden können (Abb. 24). Daraus

Tabelle 4. Knochenumbaurate bei Hyperthyreose (Mittelwerte ± Standardabweichung). (Nach JOWSEY 1977)

	Anzahl	Knochenneubildung % Fläche	Knochenresorption % Fläche	Osteoid-Dicke µm
Kontrollpersonen (Alter 25–50 J.)	26	2.0 ± 1.1	3.5 ± 0.9	16.1 ± 2.4
Hyperthyreose (Alter 25–53 J.)	8	5.0 ± 3.3	10.2 ± 1.7	13.5

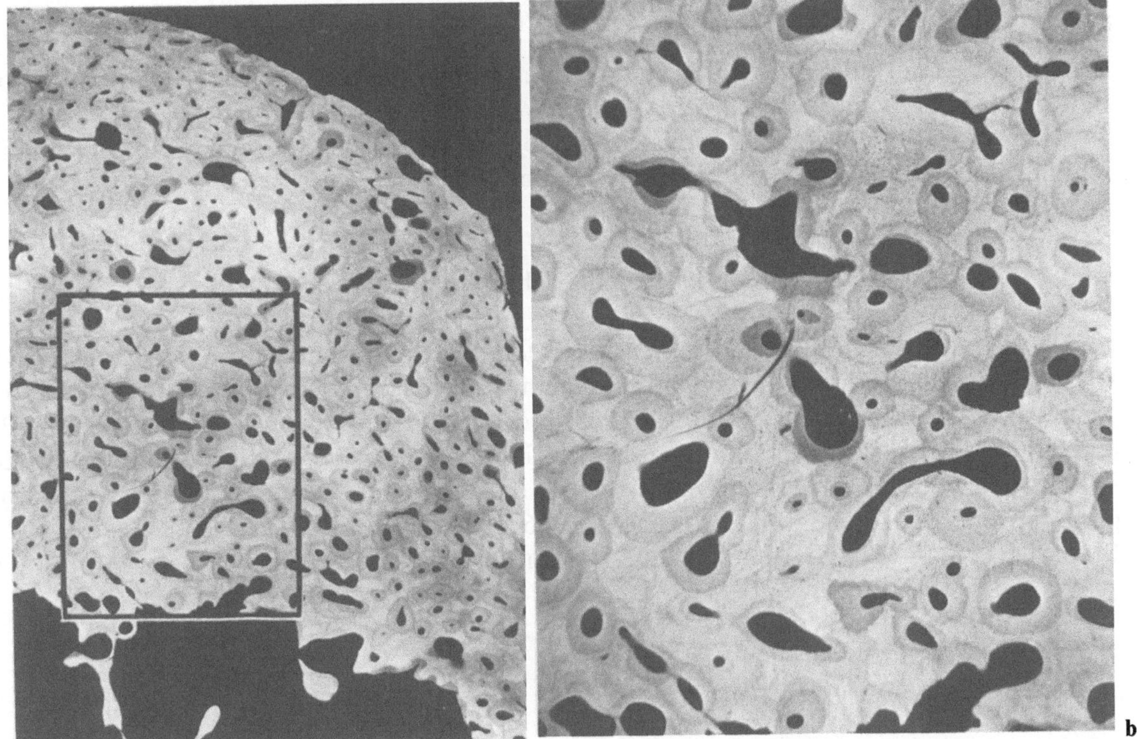

Abb. 24. a Mikroradiogramm der Femur-Diaphysen-Kompakta einer 62jährigen Patientin mit Hyperthyreose. Aufgelockerte Knochenstruktur mit „low density Osteonen" durch intraossäre „Spongiosierung". Vergr. ×8. **b** Ausschnitt aus **a**. Vergr. ×14

darf jedoch nicht auf eine besondere Form der Osteomalazie geschlossen werden; es handelt sich um eine verstärkte Transformation des Knochengewebes wie sie in anderer Form auch nach Verletzungen beobachtet werden kann (JOWSEY u. DETENBECK 1969; JOWSEY 1977). Der Flächenanteil der Tela ossea ist deutlich vermindert und die Zahl der Osteozyten herabgesetzt. Es finden sich vereinzelte Mineralisationsdefekte, Howshipsche Resorptionslakunen und niedrig mineralisierte Osteone bei einem sonst weitgehend normalen mikroradiographischen Bild. Es ist bekannt, daß die Hyperthyreose mit einem sehr blanden Hyperparathyreoidismus kombiniert vorkommen kann, und daß auch umgekehrt Zeichen der Hyperthyreose bei einem Hyperparathyreoidismus auftreten können (JOWSEY 1977).

Ebenso wie die Pathogenese der Knochenveränderungen so ist auch der Mechanismus des Kalziumstoffwechsels noch nicht geklärt. Trotz negativer Kalziumbilanz (ADAMS u. JOWSEY 1967) findet man Hypokalzämien, Hyperkalzämien und normale Serumkalziumwerte. Gewöhnlich liegt eine Hyperkalziurie vor. PARFITT u. DENT (1970) haben mehrere Ursachen für die Hyperkalzämie bei Hyperthyreose diskutiert:

1. erhöhter Knochenumsatz bei Immobilisation
2. erhöhter Knochenumsatz mit reduzierter renaler Kalziumausscheidung
3. Nebenniereninsuffizienz
4. gleichzeitig bestehender primärer Hyperparathyreoidismus
5. sekundärer Hyperparathyreoidismus
6. Potenzierung der Parathormonwirkung durch Schilddrüsenhormone
7. Kalzitoninmangel
8. Potenzierung der Vitamin D-Wirkung durch Schilddrüsenhormone.

Ein Kalzitoninmangel besteht nach Ansicht mehrerer Autoren (BAXTER u. BONDY 1966; ADAMS u. JOWSEY 1967; NORDIN et al. 1967; PARFITT u. DENT 1970; SACK 1973; MONTZ et al. 1974) nicht. Eine direkte Wirkung des Thyroxins auf die Knochentransformation ist noch nicht bewiesen (ADAMS u. JOWSEY 1967).

Über eine thyreogene Osteodystrophie bei inkretorisch aktivem, feinfollikulärem Schilddrüsenadenom hat UEHLINGER (1957) berichtet.

3. Radiologische Befunde

Das Röntgenbild der *thyreotoxischen Osteopathie* entspricht dem einer *Osteoporose*. Die strukturellen Veränderungen sind durch eine grobmaschige Transformation der Spongiosa der Wirbelkörper, des Handskelettes und der Beckenknochen gekennzeichnet. Bei langdauernder Erkrankung kann die erhöhte Knochenresorption mit Verminderung der Tela ossea zu Spontanfrakturen, insbesondere Kompressionsfrakturen an den Wirbelkörpern führen (ELLEGAST 1963; MEGLIOLI 1966; FRASER et al. 1971; IKKOS et al. 1971; MEUNIER et al. 1972; ZWEYMÜLLER u. JESSERER 1973). Nach Ansicht von MURRAY u.

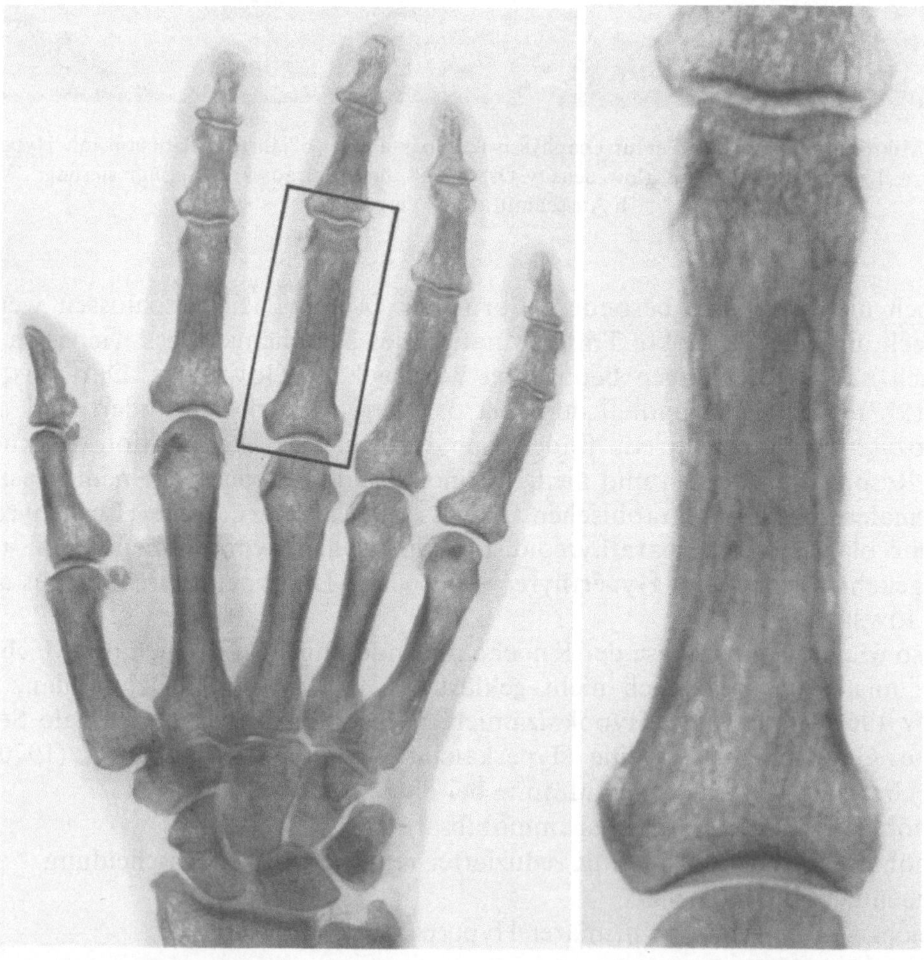

Abb. 25 a, b. 59jähr. Frau. Hyperthyreose. **a** Rechte Hand mit verschmälerter und lamellierter Schaftkompakta der Phalangen und Mittelhandknochen sowie grobmaschiger Rarefizierung der spongiösen Knochenstruktur. **b** Vergrößerung des 3. Fingergrundgliedes. Die Transformation von Kortikalis und Kompakta ist noch deutlicher erkennbar

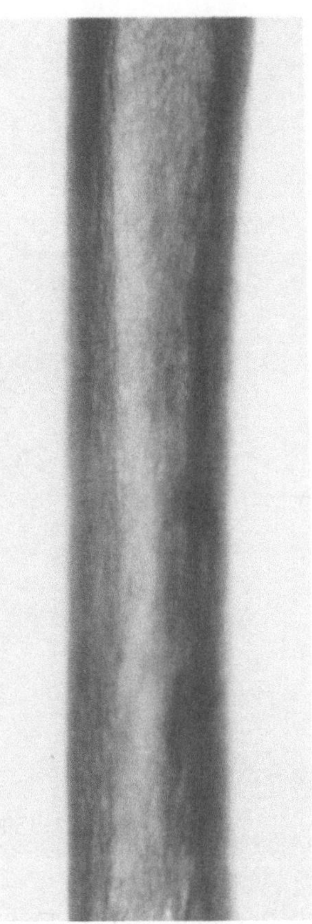

Abb. 26. Ausschnitt des mittleren Femurdiaphysenabschnittes einer 57jähr. Frau mit Hyperthyreose. Deutlich erkennbar ist die von endostal erfolgte osteoklastäre Resorption mit Lamellierung der Schaftkompakta

JACOBSON (1979) führt die Osteoporose mit gesteigerter Osteoklastenfunktion nur in schweren Fällen zu Wirbelfrakturen.

Zwischen der Schwere der Thyreotoxikose und der Ausbildung von Knochenveränderungen besteht keine erkennbare Beziehung, ebensowenig in der weiteren Entwicklung der Veränderungen. Die in der Literatur angegebenen Zahlen für das Vorkommen pathologischer Skelettveränderungen bei Thyreotoxikose schwanken zwischen 2,4% (WILLIAMS u. MORGAN 1940) über 8% (MEUNIER et al. 1972), 20% (SCHINZ 1939), 50% (NIELSEN 1952; STEYER 1952) bis 73% (MEEMA u. SCHATZ 1970). Letztere fanden in den Röntgenaufnahmen des Knochens auf *feinzeichnender Folie* oder mit Hilfe der *Mikroradioskopie* bei 73% der hyperthyreoten Patienten eine *Lamellierung der Kompakta* des 2. Mittelhandknochens als Zeichen der intrakortikalen *osteoklastären Resorption* (Abb. 25). Lamellierung und Verschmälerung der Kompakta sind außerdem an Humerus, Femur, den Rippen und der Klavikula nachweisbar (Abb. 26). Im superiostalen Bereich findet man keine Zeichen der Knochenresorption (SNAPPER 1949; UEHLINGER 1957).

Bei der Strukturanalyse des Schädels fanden STEYER (1952) und GHISLANZONI (1953) in 40% eine Verdünnung der Kalotte und eine grobporige Diploespongiosa. Die Osteoporose der Schädelkalotte betrifft das Os parietale und temporale, nie das Os occipitale. Eine Verwechslung mit Malignom-Metastasen ist bei gelegentlich auftretenden fleckigen Strukturauflockerungen möglich (ELLEGAST 1963; MEINECKE 1964) (Abb. 27).

Auf ausgeprägte Verkalkungen des Tracheal- und Rippenknorpels haben MEUNIER et al. (1972) bei Hyperthyreose-Patienten hingewiesen.

Entsprechend der vermehrten Knochentransformation bei länger bestehender *Hyperthyreose* findet man *szintigraphisch* eine *Anreicherung osteotroper Substanzen* im Skelett

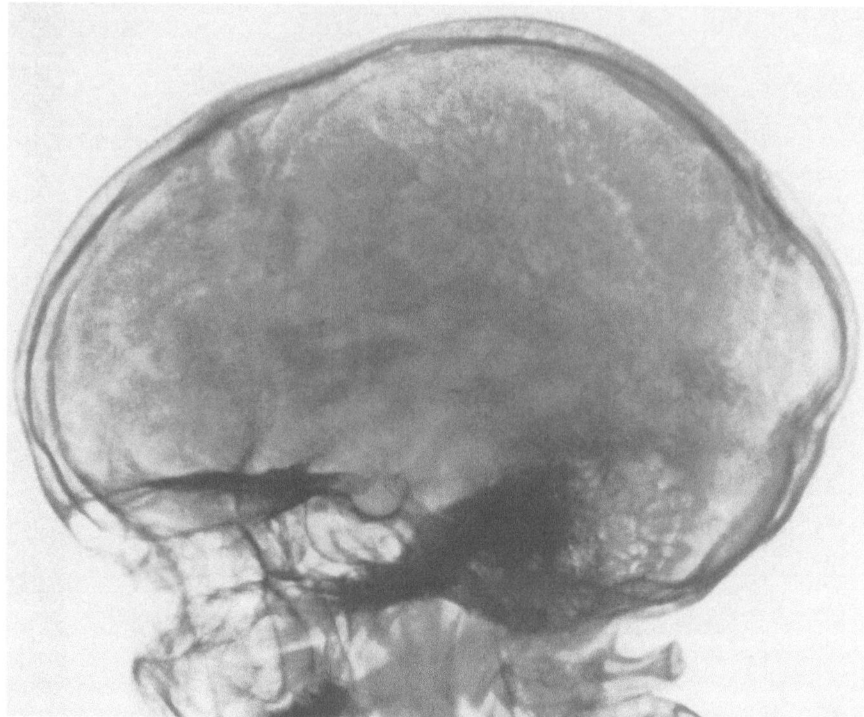

Abb. 27. 15jähr. Knabe. Hyperthyreose. Grobmaschige bis fleckige Diploespongiosa

(BESSLER 1973). Die Mehrbelegung im Skelett spiegelt den erhöhten Knochenumbau, bestehend aus gesteigerter Knochenresorption und einem reaktiven Knochenanbau, wider. Die Ablagerung von ^{85}Sr kann mit Hilfe von Impulsratenmessungen quantifiziert werden (Szintimetrie). ANTTONEN et al. (1973) stellten eine Beziehung zwischen dem Grad der Hyperthyreose und den uptake-Werten fest. Nach erfolgreich behandelter Hyperthyreose waren die uptake-Werte wieder normal.

4. Radiologische Befunde nach therapeutischen Maßnahmen

Zur Behandlung der Hyperthyreose und Thyreotoxikose bieten sich Thyreostatika, Operation oder Radio-Jod-Therapie je nach Alter des Patienten und Genese der hyperthyreoten Stoffwechsellage an. Die Beseitigung der Schilddrüsenüberfunktion und damit die Normalisierung der Transformation hat gewisse reparative Veränderungen am Knochen zur Folge. In erster Linie lassen die heftigen Schmerzen nach. Zu einer Restitutio ad integrum kommt es jedoch nicht. Das Frakturrisiko scheint sogar erhöht zu sein (SNAPPER 1949; ZWEYMÜLLER u. JESSERER 1973). Während ZWEYMÜLLER u. JESSERER (1973), MONTZ et al. (1974) nach Hyperthyreose-Behandlung keine Änderung der Knochenstruktur im Kalkaneus feststellen konnten, fanden SMITH et al. (1973) eine reparative Transformation der Knochenstruktur bei den medikamentös und chirurgisch behandelten Frauen bis zum 40. Lebensjahr. Dagegen blieb bei den mit ^{121}J behandelten Patientinnen – es handelte sich vorwiegend um Frauen über 50 Jahre – die Osteoporose bestehen (FRASER et al. 1971). Bei den mit ^{121}J behandelten Männern war vor und nach Behandlung eine Osteoporose oder Demineralisation festzustellen. Eine von MEINECKE (1964) bei Hyperthyreose-Patienten festgestellte vermehrte Diploevenenzeichnung war nach Behandlung rückläufig (Abb. 28).

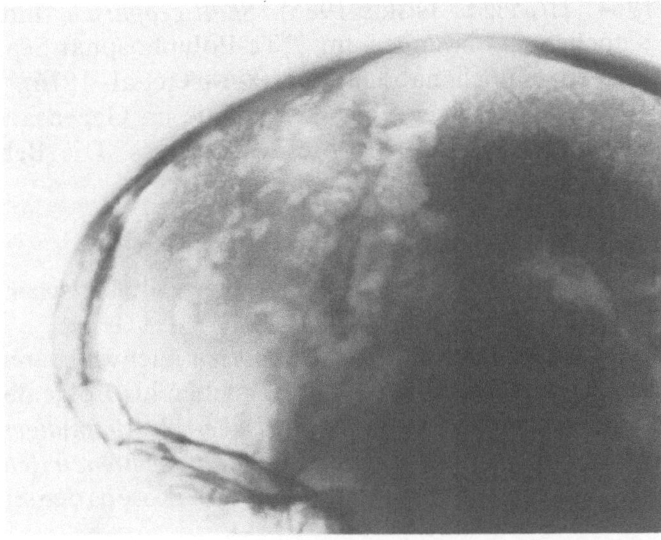

a

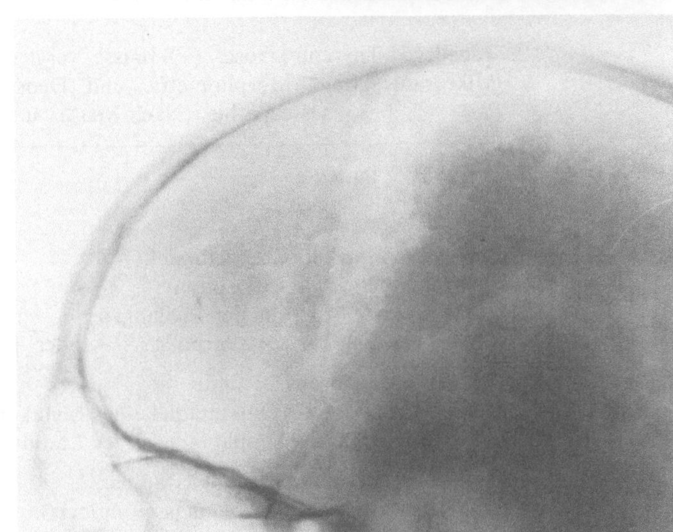

b

Abb. 28 a, b. 49jähr. Patient **a** Grobporige Diploespongiosa mit stark hervortretenden Diploevenenkanälen. **b** Kontrolle 2 Jahre nach Schilddrüsenoperation. Regression der Strukturauflockerungen. Die Diploevenenzeichnung kommt nicht mehr so stark zur Darstellung

5. Thyreo-hypophysäre Akropachie

Unregelmäßige Periostproliferationen an den Diaphysen der Mittelhandknochen und Phalangen der Hand, weniger am Fuß, nach *Hyperthyreose-Behandlung* hat erstmals HÖGLER (1920) beschrieben. THOMAS (1933) hat für die periostalen Proliferationen bei Schilddrüsenerkrankungen den Begriff „Akropachie" gebraucht. Das klinische Bild, das wenige Monate oder viele Jahre nach der Behandlung einer Hyperthyreose auftritt, zeichnet sich durch eine Schwellung der Extremitäten mit Trommelschlegelfingern und prätibialen Ödemen sowie einem Exophthalmus aus. *Ätiologisch* wird eine humerale oder *autoimmunologische Genese* diskutiert (MALKINSON 1963; HÖFER u. OGRIS 1965). Im Gegensatz zu den sehr uniformen Appositionen entlang der Diaphysen bei hypertropher Osteoarthropathie sind die Knochenproliferationen bei der Akropachie unregelmäßig und asymmetrisch. Bei Befall des Daumens und Zeigefingers sind die radialen Seiten, am 5. Finger die ulnare Seite, bevorzugt. Hin und wieder kommen Veränderungen an Ulna, Radius sowie Tibia und Fibula (THOMAS 1933; GIMLETTE 1960) vor. Selten tritt die thyreoide Akropachie bei hyperthyreoter Stoffwechsellage auf (SCANLON u. CLEMETT

1964; Höfer u. Ogris 1965). *Szintigraphisch* findet man entsprechend den periostalen Knochenneubildungen im ^{99}Tc-Polyphosphat-Scan eine Anreicherung in den entsprechenden Knochenabschnitten (Seigel et al. 1976).

Histologisch zeigt die Akropachie im Gegensatz zur hypertrophen Osteoarthropathie eine feine noduläre Fibrose des Periosts. Die Behandlung der Akropachie erfolgt mit Steroiden und Schilddrüsenhormonen.

6. Ergebnisse spezieller radiologischer Untersuchungsmethoden

Der Grad der *mikroradioskopisch* nachweisbaren *Lamellierung* in der Schaftkompakta der Phalangen und Mittelhandknochen als Folge der osteoklastären Resorption korreliert signifikant mit den *densitometrischen Bestimmungen* des Knochenmineralgehaltes im Radius (Abb. 29) aber nicht mit der *morphometrisch* ermittelten Kortikalisdicke (Meema 1978) (Tabelle 5). Bei den Thyreotoxikosepatienten liegt die *kombinierte Kortikalisdicke*

Tabelle 5. Thyreotoxikose. Ergebnisse vergleichender Untersuchungen der Mikroradioskopie, Morphometrie und Densitometrie bei thyreotoxischer Osteopathie. (Nach Meema u. Meema 1972)

Anzahl der Patienten	22
Altersgruppen	20–50
1. Mikroradioskopische Befunde	
a) Subperiostale Resorption	keine
b) Betonte Streifung der Phalangen	ja
c) Streifung der Metakarpalia (++ oder +++)	73%
2. Morphometrische Befunde	
a) Verminderte Kompaktadicke des Metakarpale	9%
b) Verminderte Kompaktadicke des Radius	5%
3. Densitometrische Befunde (Radius)	
a) Verminderte Knochenmasse (mg/cm^2)	36%
b) Verminderte Knochendichte (mg/cm^3)	68%

zwar unter dem Mittelwert von normalen Patienten, aber nur selten außerhalb der normalen Streuung, so daß der Kompaktadickenmessung nach Meema bei der Erfassung knöcherner Umbauvorgänge hyperthyreoter Patienten kein diagnostischer Wert zukommt (Abb. 30 u. 31). In einem Kollektiv von 133 Patienten mit Hyperthyreose, von denen 16 Patienten ein toxisches Adenom hatten, konnten Koutras et al. (1973) mit dem am 2. Mittelhandknochen errechneten *Exton-Smith-Index* ebenfalls keine signifikante Reduktion der Knochenmasse bei den männlichen oder weiblichen Hyperthyreosepatienten feststellen. Erst mit *zunehmender Dauer der Krankheit* ist eine *Abnahme der Knochenmasse* nachweisbar. Pathologische Werte wurden im Durchschnitt bei Männern nach 7,3 Jahren und bei Frauen nach 4,6 Jahren gefunden. Das bestätigt die Erfahrung von Murray u. Jacobson (1979), wonach die unbehandelte Hyperthyreose erst nach vielen Jahren zu einer Osteoporose führt. Eine Beziehung zwischen dem Barnett-Nordin-Index und den Schilddrüsenfunktionsparametern konnten Kopczynska et al. (1973) bei 30 Patienten mit einer Schilddrüsenüberfunktion nicht feststellen. Der abnehmende Barnett-Nordin-Index hängt ihrer Meinung nach nicht mit der Dauer der Erkrankung, sondern mit dem hohen Alter der Patienten zusammen.

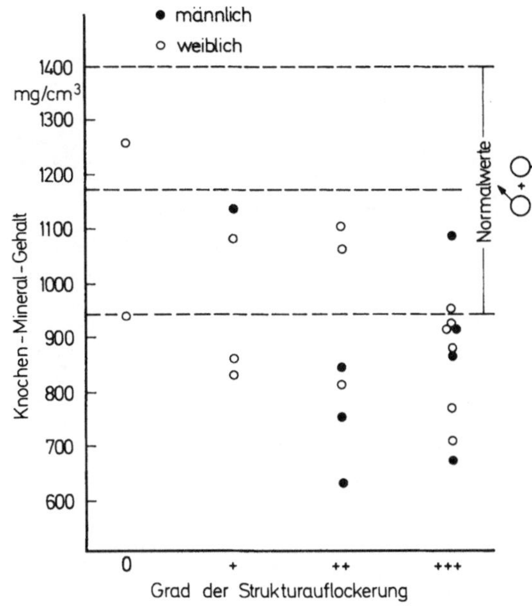

Abb. 29. Gegenüberstellung der Ergebnisse der mikroradioskopisch festgestellten streifigen Stukturauflockerungen der Metakarpalknochen (Gradeinteilung: 0, +, ++, +++) und des densitometrisch bestimmten Mineralgehaltes im proximalen Radiusdiaphysenabschnitt bei Patienten mit Thyreotoxikose. (Nach MEEMA u. MEEMA 1972)

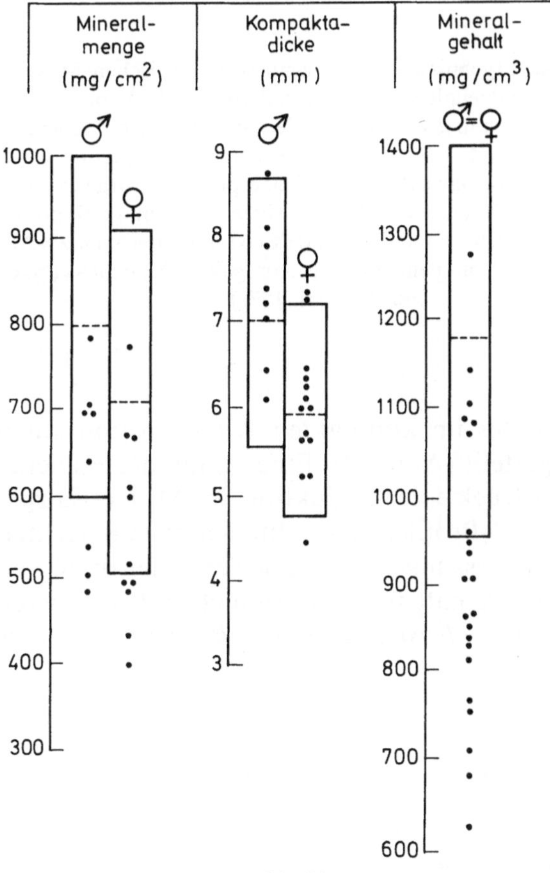

Abb. 30

Abb. 30. Meßwerte des Knochenmineralgehaltes (Flächenwerte und Volumenwerte) und der kombinierten Kompaktadicke in der proximalen Radiusdiaphyse von 22 Patienten mit Thyreotoxikose. Die Rechtecke zeigen die Streubreite der Normalwerte, die unterbrochene Linie die Mittelwerte an (Nach MEEMA u. MEEMA 1972)

Abb. 31. Meßresultate der kombinierten Kompaktadicke der Diaphyse des 2. Mittelhandknochens bei 22 Patienten mit Thyreotoxikose. Die Rechtecke zeigen die Streubreite der Normalwerte, die unterbrochene Linie die Mittelwerte an (Nach MEEMA u. MEEMA 1972)

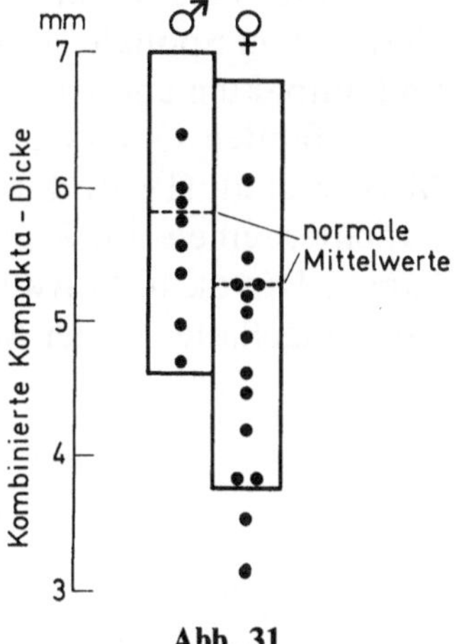

Abb. 31

Röntgendensitometrische Bestimmungen an der Kompakta des 3. Mittelhandknochens mit einer Aluminiumtreppe sowie *Gammaabsorptionsmessungen* mit ^{125}J am spongiösen Knochen des distalen Radiusabschnittes haben FRASER et al. (1971) bei Hyperthyreosepatienten vorgenommen und im Vergleich mit gesunden Kontrollpersonen unabhängig

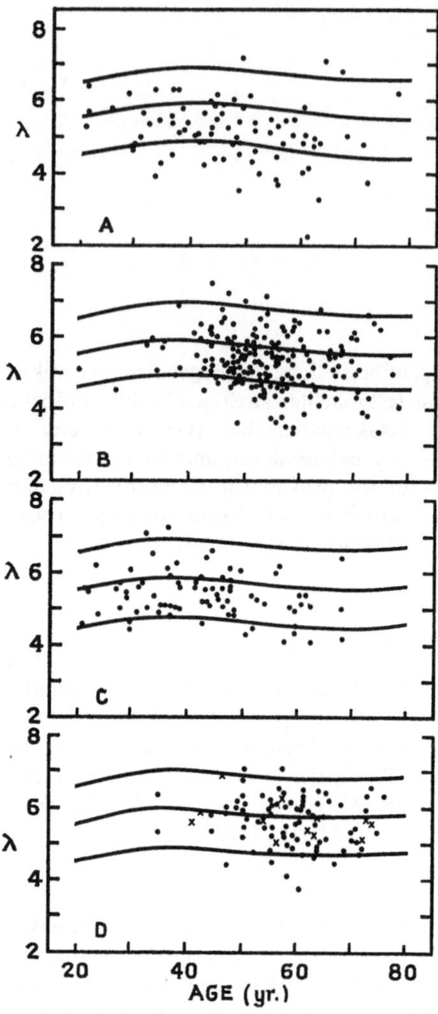

Abb. 32 a–d. Ergebnisse der röntgendensitometrischen Messungen des Mineralgehaltes des 3. Mittelhandknochens bei Frauen mit Schilddrüsenüberfunktion im Vergleich mit den Meßergebnissen bei gesunden Frauen. **a** Unbehandelte Thyreotoxikose. **b** Thyreotoxikose nach Radio-Jod-Therapie. **c** Chirurgisch oder medikamentös behandelte Thyreotoxikose. **d** Primäre Hypothyreose unbehandelt (×) und behandelt (●) mit Thyroxin. λ = Mineralgehalt pro Volumeneinheit des kompakten Knochens (Nach FRASER et al. 1971)

vom Alter eine Verminderung des Mineralgehaltes im kompakten Knochen und einen Verlust von Spongiosa im distalen Radius festgestellt (Abb. 32). Eine verminderte Dichte im kompakten und spongiösen Knochen als Ausdruck einer Reduktion des Mineralsalzgehaltes fanden GREHN et al. (1973) mit einem ^{125}J-Profilscanner. Im Kalkaneus stellten MONTZ et al. (1974) durch Gammatransmissionsmessungen bei 80% der hyperthyreoten Patienten einen um 8–25% verminderten Mineralgehalt fest. Zu ähnlichen Ergebnissen kamen HEUCK u. SCHMIDT (1960) mit Hilfe *Röntgendensitometrischer Bestimmungen* des Mineralgehaltes in der Schenkelhalsspongiosa.

II. Hypothyreose

1. Erwachsenenkretin

Beim Erwachsenen mit angeborener oder in früher Kindheit erworbener Hypothyreose (endemischer Kretin, Erwachsenenkretin) mit geistiger und sexueller Retardierung findet man einen *disproportionierten Minderwuchs* mit *langem Oberkörper* und *kurzen Extremitäten*. Einige Epiphysenfugen vor allem am Becken und Sternum bleiben bis in das Erwachsenenalter offen. Der Schädel ist gekennzeichnet durch eine Brachyzephalie mit kurzer

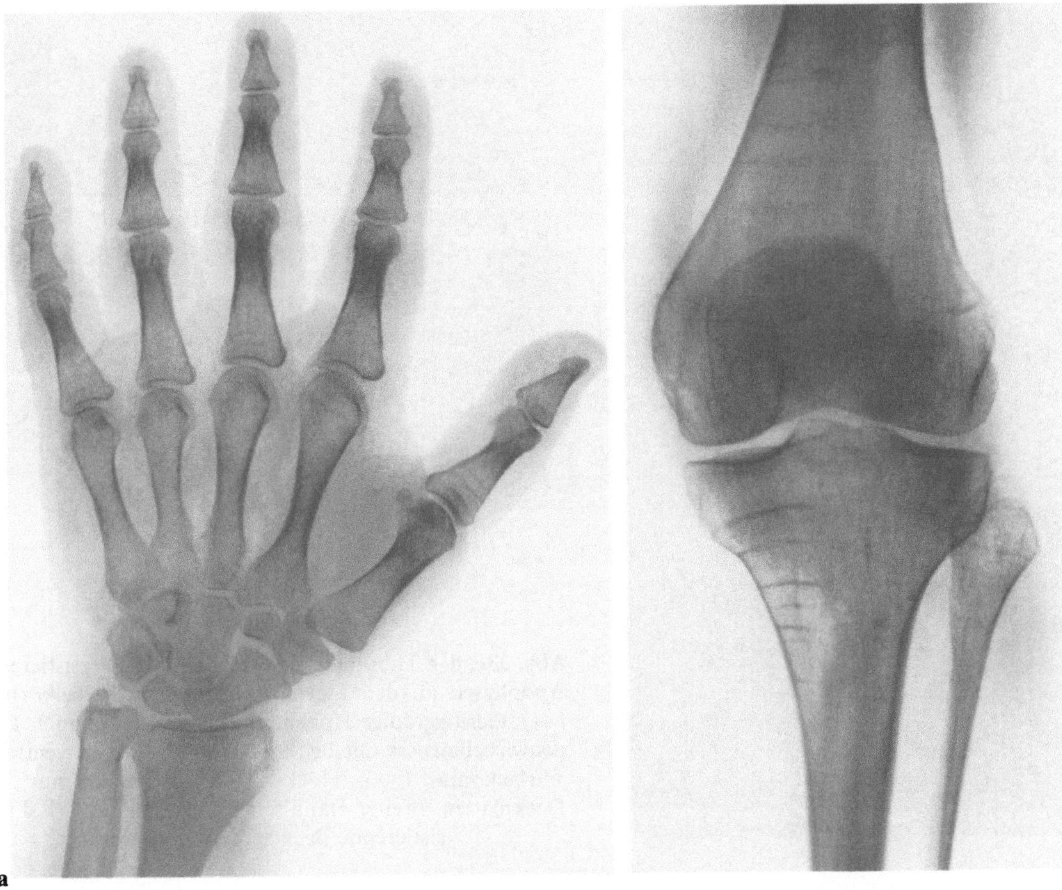

Abb. 33 a–d 30jähr. Frau mit primärer Hypothyreose bei Zungengrundstruma. **a** Linke Hand. Kurze plumpe Mittelhandknochen und Phalangen. Die gestörte Ossifikation hat zahlreiche Wachstumslinien hinterlassen. Die distale Radiusepiphysenfuge ist noch nicht geschlossen. Osteoporose mit verschmälerter Schaftkompakta und rarefizierter spongiöser Knochenstruktur. **b** Linkes Kniegelenk. Zahlreiche Wachstumslinien im distalen Femur und proximalen Tibiaabschnitt als Folge der Ossifikationsstörung im Wachstumsalter

Schädelbasis, eingezogener Nasenwurzel und hypoplastischem Nasenbein, steilem Clivus und dicker, dichter Schädelkalotte bei verschmälerter Diploe. Im Bereich der noch offenen Fontanellen ist die Schädelkalotte oft papierdünn. Die Pneumatisation, insbesondere der Stirn- und Keilbeinhöhlen, sowie des Warzenfortsatzes bleibt aus. Es bestehen Zahnanomalien mit Retention der Zähne und eine Prognathie, gelegentlich mit vergrößertem Unterkieferwinkel (BORG et al. 1975). Im Verhältnis zu dem Kleinwuchs des Körpers ist die Sella meist vergrößert. Typisch sind die Veränderungen der *Wirbelsäule* mit flachen, breiten Wirbelkörpern (Platyspondylie – bullet shaped) infolge des gestörten apophysären Knochenwachstums. Die Zwischenwirbelräume sind auffallend hoch; aus den mißgestalteten, zum Teil hypoplastischen Wirbeln resultiert früh eine Kyphose oder Kyphoskoliose. Bei hypoplastischen Halswirbelkörpern oder Deformierungen des 1. und 2. Lendenwirbelkörpers muß im Erwachsenenalter immer an eine Hypothyreose gedacht werden (MIDDLEMASS 1959). Die Verschmelzung der Wirbelbögen erfolgt ebenfalls verspätet oder es bleibt eine mediane Spalte erkennbar. BORG et al. (1975) fanden eine Pseudoluxation zwischen Atlas und Dens. Charakteristisch ist die deutliche Persistenz des Hahnschen Kanales (Abb. 33). Die verspätete und unregelmäßige Ossifikation führt zu „kretinoiden epiphysealen Dysgenesien der Röhrenknochen“. Mittelhand- und Mittelfußknochen sind kurz. Das Auftreten mehrerer Ossifikationsherde mit ausbleibender Synostose führt zu zwei-

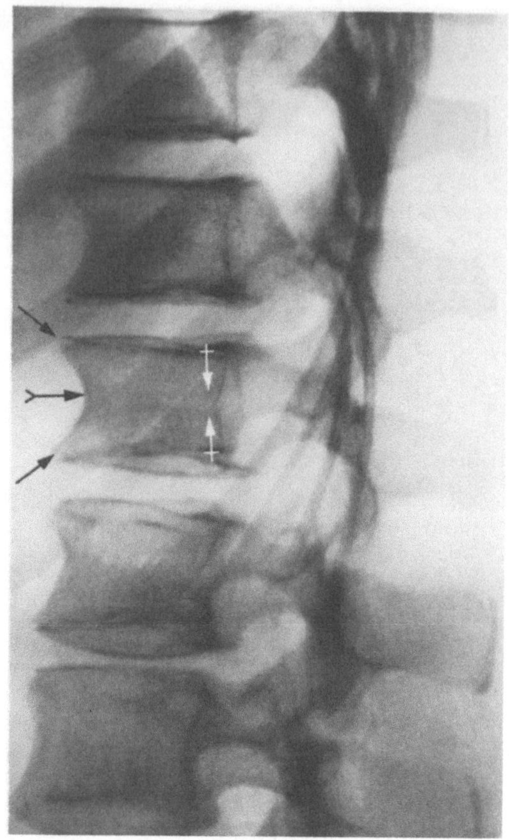
c

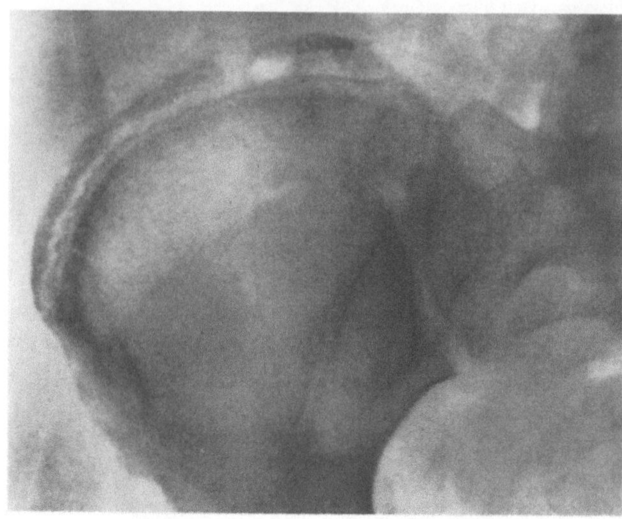
d

Abb. 33c, d. c Thorakolumbaler Übergang. Persistierende Apophysen an den Dornfortsätzen und Wirbelkörpern (→). Geringgradige Höhenminderung des 1. und 2. Lendenwirbelkörpers mit betonter Konkavität der ventralen Wirbelkontur (↣). Höckrig konturierte Grund- und Deckplatten. Breiter Hahn'scher Gefäßkanal (↔). **d** Persistierende Beckenkammapophyse

oder dreigeteilten Handwurzelknochen (Hammer 1963). Polytope enchondrale Dysostosen mit Partition, Hypoplasie, Dysplasie und Aplasie von Handwurzelknochen können differentialdiagnostische Schwierigkeiten bereiten (Glauner u. Marquardt 1965). Abgrenzungen zur Chondrodystrophie, zum rachitischen Zwergwuchs und zum Zustandsbild nach Skorbut sind nicht immer möglich.

Hypoplastische deformierte Femurköpfe in Subluxationsstellung mit dysplastischem Schenkelhals bei steilgestellter und flacher Hüftpfanne führen früh zu schweren *degenerativen Gelenkveränderungen* (Abb. 34). Dabei erinnert die Coxarthrose mit flachem deformiertem Hüftkopf, Coxa vara und einem Trochanterhochstand gelegentlich an das Bild einer Perthesschen Erkrankung, in deren Pathogenese die Schilddrüsenfunktion keine Rolle spielen soll. Fragmentierte Hüftkopfkerne können sich bei fehlender Fusion loslösen und freie Gelenkkörper im Sinne einer Osteochondrosis dissecans bilden. Wie an der Hüfte gibt es auch Dysplasien am Humeruskopf und -hals. Die langen Röhrenknochen sind gewöhnlich etwas verkürzt und die Kortikalis vor allem an der Tibia verdickt.

Als *extraossale Komplikation* treten *Gefäßverkalkungen,* eine Nephrokalzinose oder Verkalkungen der Speicheldrüsen, der Stammganglien, gelegentlich auch eine Chondrokalzinose auf (Komar u. Gabrielsen 1967; Borg et al. 1975; Vaughan 1975).

2. Hypothyreose im Erwachsenenalter

Die nach Abschluß des Wachstums auftretende *idiopathische (primäre) Hypothyreose* sowie die *sekundären Hypothyreosen* als Folge eines operativen Eingriffes, einer Strahlen-

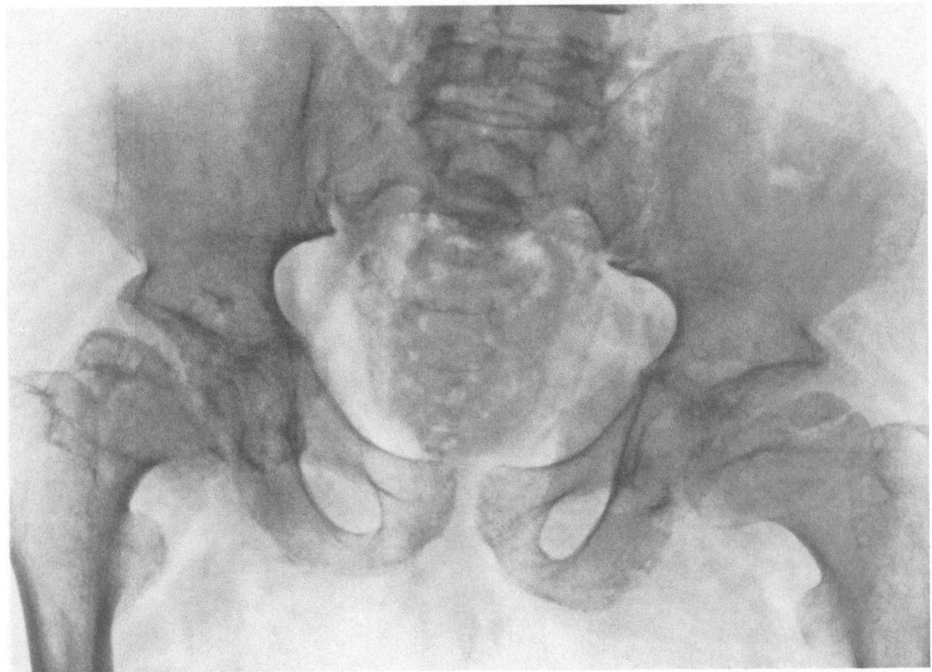

Abb. 34. 44jähr. Mann. Kretin-Hüfte. Fortgeschrittene arthrotische Veränderungen an beiden Hüftgelenken mit abgeflachten stark deformierten Hüftköpfen infolge gestörter Ossifikation der mehrfach angelegten Hüftkopfkerne. Kurzer plumper Schenkelhals. Trochanterhochstand. Persistierende Sitzbeinapophysen und Y-Fuge

behandlung oder Radio-Jod-Therapie und im Rahmen einer hypothalamo-hypophysären Störung, z.B. nach einer Enzephalitis, können bei *erniedrigtem Knochenumsatz* die Entwicklung einer *Osteoporose* begünstigen. DELLING (1975) fand *histologisch* auf ein Minimum reduzierte Osteoblasten- und Osteoklastenzahlen mit einem extrem reduzierten Knochenumsatz. VITTALI (1970) bezweifelt den Einfluß der Hypothyreose auf die Entstehung einer Osteoporose, denn ebenso wie sich aus dem sehr niedrigen Knochen-turn-over eine Osteoporose entwickeln kann, wäre nach seiner Ansicht auch die Entstehung einer Osteosklerose verständlich.

ALSLEV (1958) hat 27 Patienten mit einer Hypothyreose im Erwachsenenalter zwischen 20 und 70 Jahren einem Kollektiv von 151 Patienten mit verschiedenen inneren Krankheiten gegenübergestellt. Die Patienten mit einer Unterfunktion der Schilddrüse wiesen nicht häufiger Osteopathien und Arthropathien auf als die gleichaltrige Gruppe mit anderen Krankheiten.

Bei Erwachsenen mit erworbener Hypothyreose fand CURSCHMANN (1925) Zeichen einer Osteomalazie, was PAHLKE et al. (1960) am bioptischen Material bestätigt haben, während im Röntgenbild die Osteoporose überwiegen soll (Abb. 35). KLEIN (1963) fand röntgenologisch Zeichen einer Osteopathie.

3. Ergebnisse spezieller radiologischer Untersuchungsmethoden

Röntgen- und gammadensitometrisch konnten HEUCK u. SCHMIDT (1960), FRASER et al. (1971), GREHN et al. (1973) keine signifikanten Änderungen der Knochendichte vor und nach Behandlung von primären Hypothyreosen feststellen.

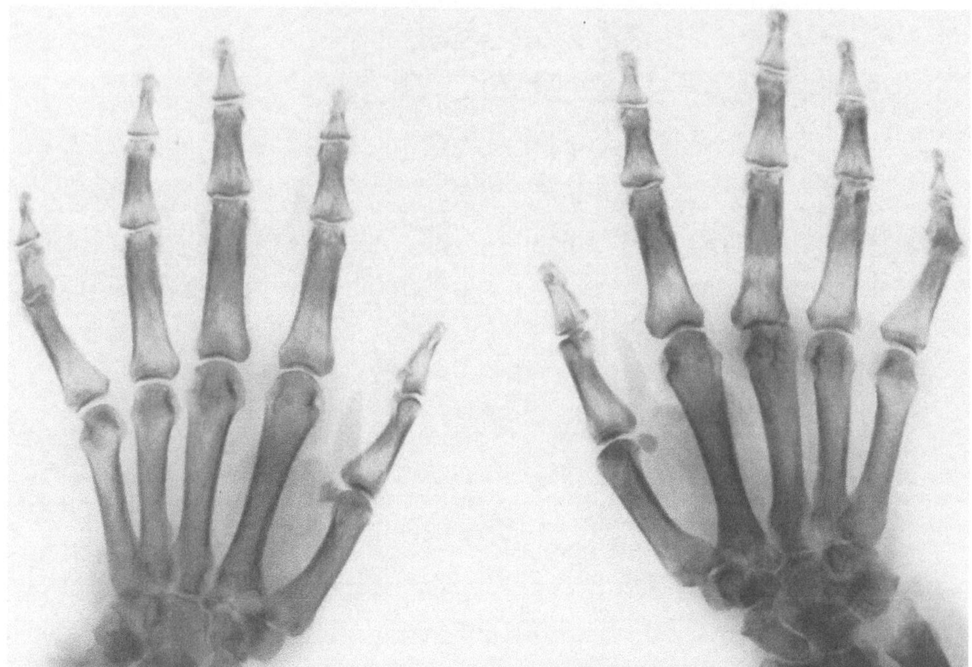
a

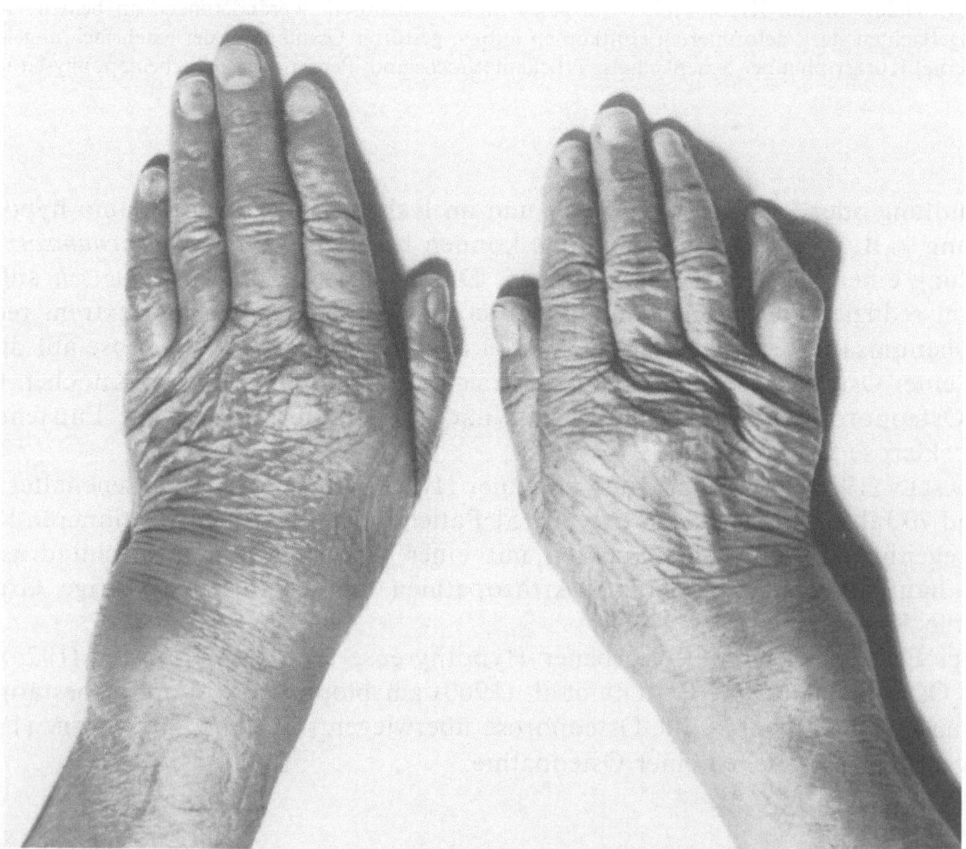
b

Abb. 35 a, b 67jähr. Frau. Postoperative Hypothyreose nach Schilddrüsenresektion **a** Handskelett. Osteoporotische Strukturauflockerung der Spongiosa und verschmälerte Schaftkompakta. **b** Myxödem am Unterarm

D. Parathyreogene Osteopathien – Nebenschilddrüse

Die 1880 von SANDSTRÖM entdeckten 4 linsengroßen, in der Schilddrüse gelegenen oder in unterschiedlicher Position dorsal der Schilddrüse anliegenden lebenswichtigen inkretorischen Drüsen weisen im Zusammenspiel der Hormone eine gewisse Selbständigkeit auf. Ein Einfluß des Hypophysenvorderlappens auf die *Nebenschilddrüse* und die Sekretion von *Parathormon,* das in den Hauptzellen der Drüsen gebildet wird, konnte bisher nicht nachgewiesen werden.

Das Nebenschilddrüsenhormon steuert den Kalzium- und Phosphatstoffwechsel, indem es die renale Kalziumreabsorption und die intestinale Kalziumresorption (Hyperkalzämiefaktor) reguliert. Außerdem hat das Parathormon einen ganz wesentlichen Einfluß auf den Knochenstoffwechsel, da es die Kalziummobilisierung aus dem Knochen fördert und durch Aktivierung der Osteoklasten den Knochenabbau beschleunigt.

Eine *vermehrte Produktion von Parathormon (Hyperparathyreoidismus)* führt zu einer *erhöhten Mobilisierung von Kalzium aus dem Knochen* (Hyperkalzämie). Gleichzeitig ist die Phosphatausscheidung über die Niere gesteigert (Hypophosphatämie). Eine *Aktivierung von Osteoklasten* hat einen *beschleunigten Knochenabbau* zur Folge.

Die *Unterfunktion der Epithelkörperchen (Hypoparathyreoidismus)* hat umgekehrt einen *verlangsamten Knochenabbau* mit entsprechender *Kalziumretention im Knochen* (Hypokalzämie) und eine Hemmung der Phosphatausscheidung (Hyperphosphatämie) zur Folge.

Über das von dem Parathormon gesteuerte „Funktionsdreieck: Niere-Darm-Skelett" (UEHLINGER 1956) s. Abschnitt D.2a. „Pathophysiologie der renalen Osteopathie" von H. SCHNEIDER, S. 306–314.

I. Hyperparathyreoidismus (HPT)

Aus der Fülle der klinischen, pathophysiologischen und pathoanatomischen Publikationen über ossäre Veränderungen bei Hyperparathyreoidismus sollen nur einige grundlegende Arbeiten erwähnt werden:

1864 hat ENGEL das Krankheitsbild der „Osteodystrophia fibrosa generalisata", wie es später genannt wurde, in seiner Dissertation unter der Bezeichnung „über einen Fall zystoider Entartung des gesamten Skelettes" beschrieben. Die Engländer verlegen die Erstbeschreibung des Krankheitsbildes in die Jahre 1743 und 1756 und verbinden damit die Namen CADWALADER und BEVAN. Über die von RECKLINGHAUSEN (1891) in seiner klassischen Arbeit: „Die fibröse oder deformierende Ostitis, die Osteomalazie und die osteoplastische Karzinose in ihren gegenseitigen Beziehungen" beschriebenen 7 Fällen steht heute fest, daß 4 eine monostotische bzw. polyostotische Form eines Morbus Paget, 2 eine polyostotische fibröse Dysplasie und nur ein Fall fragliche Skelettveränderungen im Sinne eines primären Hyperparathyreoidismus aufwiesen. Nachdem GLEY u. COHN (1891) experimentell den Beweis lieferten, daß durch Entfernung der Epithelkörperchen ein Krampfzustand (Tetanie) eintritt, stellten MCCOLLUM u. VOEGTLIN (1909) nach Nebenschilddrüsenexstirpation eine Verminderung des Blutkalziumgehaltes fest. ASKANAZY (1904), SCHLAGENHAUFER (1915) und GÖDEL (1925) fanden bei der Obduktion von Patienten mit einer Ostitis fibrosa Nebenschilddrüsenvergrößerungen. Durch die operative Entfernung eines Epithelkörperchentumors erzielte MANDL (1925) eine Besserung bzw. Rückbildung der Skelettveränderungen. Die Auffassung ERDHEIMS (1906), wonach die Epithelkörperchentumoren eine Folge der Knochenerkrankung sei, ist nicht widerlegt, solange die Ätiologie der Parathyreoideaadenome nicht geklärt ist.

Pathogenese der verschiedenen Formen des HPT

Pathogenetisch kommen als Ursache für eine vermehrte Parathormonsekretion ein oder mehrere benigne *Nebenschilddrüsenadenome* in Betracht. Selten besteht eine Hyperplasie aller Parathormondrüsen. Noch seltener erfolgt die Hormonproduktion von einem Karzinom der Nebenschilddrüsen oder seinen hormonaktiven Metastasen. Pathophysiologisch handelt es sich entweder um eine idiopathische Nebenschilddrüsenerkrankung (*primärer Hyperparathyreoidismus*) oder um eine Reaktion der Nebenschilddrüsen auf eine Störung des Kalzium-Phosphat-Stoffwechsels (*sekundärer Hyperparathyreoidismus*), wie sie bei chronischer Niereninsuffizienz besteht. Klinisch kann dementsprechend ein primärer und ein sekundärer Hyperparathyreoidismus unterschieden werden. Entwickelt sich bei terminaler Niereninsuffizienz unter Dialysebehandlung oder nach Nierentransplantation aus dem sekundären, regulativen Hyperparathyreoidismus durch Progredienz der bereits bestehenden Hyperplasie der Epithelkörperchen ein isoliertes Adenom, so liegt ein *tertiärer oder autonomer Hyperparathyreoidismus* vor (BOCK 1957; ST. GOAR 1963). Ein *quartärer Hyperparathyreoidismus* entsteht definitionsgemäß infolge einer durch einen primären Hyperparathyreoidismus erworbenen, irreversiblen glomerulo-tubulären Niereninssufizienz. Pathophysiologisch entspricht diese Situation der des sekundären Hyperparathyreoidismus bei Niereninsuffizienz (KEATING 1961). Als *quintärer Hyperparathyreoidismus* wird analog der Entstehung des tertiären renalen Hyperparathyreoidismus die Entwicklung eines autonomen Nebenschilddrüsenadenoms bezeichnet. Voraussetzung für die Entwicklung eines quartären und quintären Hyperparathyreoidismus ist die Entfernung des primären Adenoms (KUHLENCORDT u. LOZANO-TONKIN 1973). Der sekundäre und quartäre Hyperparathyreoidismus sind gekennzeichnet durch eine Hyperphosphatämie, Hypokalzämie und Hypokalziurie, wohingegen beim tertiären und quintären Hyperparathyreoidismus die Serumkalziumwerte in den Normbereich ansteigen. Im Gegensatz zu der selten faßbaren quartären und quintären Form des Hyperparathyreoidismus kommt der regulative (sekundäre) und autonome renale (tertiäre) Hyperparathyreoidismus, der Häufigkeit terminal niereninsuffizienter Patienten entsprechend, oft vor. Ob die ätiologische Zuordnung zu den Begriffen quartärer und quintärer Hyperparathyreoidismus im klinischen Gebrauch immer gelingt, sei dahingestellt (Tabelle 6).

Tabelle 6. Pathogenese der verschiedenen Formen des Hyperparathyreoidismus (HPT)

Parathyreoidektomie
↓
Nebenschilddrüsenadenom → primärer HPT → quartärer HPT → quintärer (autonomer) HPT

Chronische Niereninsuffizienz → sekundärer (regulativer) HPT → tertiärer (autonomer) HPT

1. Primärer Hyperparathyreoidismus (HPT)

a) Ätiologie und Pathogenese des primären HPT

Dem primären Hyperparathyreoidismus liegen ein oder mehrere *Adenome* oder eine *Hyperplasie* der Nebenschilddrüsen mit einer vermehrten Parathormonausschüttung zugrunde. Die Folge ist eine Störung der Kalzium- oder Phosphat-Homöostase mit Hyperkalzämie und Hypophosphatämie. Während die Ätiologie der Nebenschilddrüsenadenome noch unbekannt ist – ERDHEIM (1906) hat den Knochen als Ort der primären Erkrankung betrachtet –, werden als Ursache der Hyperplasie Störungen der Kalziumhomöostase z.B. während der Schwangerschaft und Laktation oder bei intestinalen Malabsorptionen als prädisponierende Faktoren diskutiert. Der primäre Hyperparathyreoidismus kann Teil einer *pluriglandulären Erkrankung* sein, wobei 2 Typen unterschieden werden: Bei *Typ 1* ist der primäre Hyperparathyreoidismus mit einem Hypophysenadenom und einem Inselzelladenom vergesellschaftet. Bei *Typ 2* tritt der primäre Hyperparathyreoidismus mit einem medullären Schilddrüsenkarzinom und einem Phäochromozytom manchmal auch zusammen mit einem Nebennierenadenom in Erscheinung (STEINER et al. 1968; KRANE u. POTTS 1977).

BOEY et al. (1975) fanden unter 119 Patienten mit primärem Hyperparathyreoidismus in 17,5% Hinweise für das Vorliegen einer multiplen endokrinen Adenomatose. Im Krankengut von KUHLENCORDT u. KRUSE (1977) lag die Häufigkeit unter 3%. BOONSTRA u. JACKSON (1965) berichten über das familiäre Auftreten eines Hyperparathyreoidismus. Mit zunehmender Kenntnis des Krankheitsgeschehens, verbesserten laborchemischen Untersuchungen und radioimmunologischen Analysen wird die Diagnose häufiger und früher gestellt. Für die Gesamtbevölkerung haben DAMBACHER et al. (1970) die Morbidität mit 1:100000 veranschlagt. BOONSTRA u. JACKSON (1971) fanden bei routinemäßigen Serumkalziumbestimmungen von 50000 Krankenhauspatienten 50 Patienten mit einem primären Hyperparathyreoidismus, wobei in einem Drittel der Fälle die Hyperkalzämie asymptomatisch blieb. Eine Erkrankungshäufigkeit bei Erwachsenen von 1:1000 haben RITZ et al. (1973a) und KRANE u. POTTS (1977) und KEATH et al. (1980) gefunden. Frauen sind doppelt so häufig wie Männer betroffen (ALBRIGHT u. REIFENSTEIN 1948; MULLER 1969; JAFFE 1972; HEUCK u. VON BABO 1974). Im Krankengut von KUHLENCORDT u. KRUSE (1977) bestand sogar ein Verhältnis von 3:1. Das Manifestationsalter liegt zwischen 40 und 60 Jahren, wobei die Diagnose bei Frauen meist später als bei Männern gestellt wird.

Grundlegende Arbeiten über den Hyperparathyreoidismus als einer primär endokrinen Erkrankung, in deren Folge generalisierte Skelettveränderungen und Nierensteine nur ein Teil der zahllosen klinischen Befunde und Symptome sind, stammen von JAFFE (1933) und ALBRIGHT et al. (1934a). Nierenkonkremente oder eine Nephrokalzinose fand COPE (1960) bei 57%, BARTLETT u. COCHRAN (1964) bei 50–60%, GENANT et al. (1973a) bei 50%, HORN (1973) bei 80% und KISTLER (1976) bei 63% der Patienten. Dies bedeutet, daß 2–6% der Patienten mit Kalziumsteinen einen primären Hyperparathyreoidismus haben. Als Begleiterkrankungen treten außerdem Ulcera duodeni, Pankreatitiden, Arthropathien, Gallenblasensteine und Psychosyndrome auf (ROGERS et al. 1947; HELLSTRÖM 1962a, b; SELLE et al. 1972; BRÜNNER u. ROTHMUND 1973). Von COPE et al. (1957), MIXTER et al. (1962), TURCHI et al. (1962), FROSCH et al. (1965), GOEBELL et al. (1967) und TISHLER (1967) wird die Koinzidenz des Hyperparathyreoidismus mit einer Pankreatitis in 7% der Fälle angegeben. Bei der Parathyreoitoxikose oder dem Hyperkalzämiesyndrom steigt sie auf 34%, dabei kommt es zu Kalziumniederschlägen in sämtlichen Organen und Geweben. Die klinischen Leitsymptome bei 230 Patienten mit operativ gesichertem primärem Hyperparathyreoidismus hat COPE (1960) zusammengestellt (Tabelle 7). Über 4 Patienten mit Zollinger-Ellison-Syndrom bei Hyperparathyreoidismus berichten LAMERS et al. (1974). ARNOLD (1940), SMITH u. COOKE (1940) machen auf das gehäufte Auftreten von Thrombosen bei akutem Hyperparathyreoidismus aufmerksam. Zum Verständnis der klinischen Symptomatologie und der pathophysiologischen Veränderungen haben BARTELHEIMER (1956), COPE (1960), HELLSTRÖM (1962), JESSERER (1962a), HAAS (1965), KUHLENCORDT et al. (1968/73/77), DAMBACHER et al. (1970), KLOTZ et al. (1970) und BINSWANGER u. WERNLEY (1978) beigetragen (Tabelle 8).

b) Histomorphologische und mikroradiographische Befunde

Der Hyperparathyreoidismus ist als Folge einer vermehrten Parathormonwirkung bereits in sehr frühem Stadium durch eine *erhöhte Transformation* und einen *Knochenabbau* im Mikroradiogramm zu erkennen. Sehr umfassende histologische, histomorphome-

Tabelle 7. Klinische Leitsymptome bei 230 Patienten mit operativ gesichertem primärem Hyperparathyreoidismus. (Nach COPE 1960)

	Anzahl	%
Nephrolithiasis	130	57
Skeletterkrankung	63	27
Ulcus pepticum	19	8
Pancreatitis	4	2
Hypertonus	3	1
Müdigkeit	4	2
Verwirrtheit	2	1
Zentralnervöse Störungen	3	1
Zufallsbefund	2	1
	230	100

Tabelle 8. Symptomatologie bei primärem Hyperparathyreoidismus. (Nach BINSWANGER u. WERNLEY 1978)

Klinische Hinweise
Nierenkolik, kalziumhaltiges Konkrement
Polyurie, Polydipsie
Kreuz- und Gliederschmerzen
Thorakale Kyphose, Stauchungsfalten am Rumpf
Spontanfrakturen
Trommelschlegelfinger
Ober- oder Unterkiefertumor (Epulis)
Anorexie, Meteorismus, schubartiger Oberbauchschmerz oder Dyspepsie
Therapierefraktäres Ulcus ventriculi oder duodeni
Erbrechen nach Milch-Alkali-Therapie
Rezidivierende Pankreatitis
Cholelithiasis
Asthenie, muskuläre Adynamie
Müdigkeit, Unwohlsein, Kopfschmerz
Depression, Reizbarkeit, Aggressivität
Verwirrung, Halluzinationen
Somnolenz, Apathie, Koma mit Hyperpyrexie
Bandkeratitis, subkonjunktivale Verkalkungen
Gicht Hyperurikämie, Pseudogicht

trische und mikroradiographische Ergebnisse am Skelett bei primärem Hyperparathyreoidismus liegen von UEHLINGER (1956a), STANBURY (1962/68), JOWSEY (1964), BELANGER et al. (1965/69), GEROK (1968), LINDENFELSER et al. (1971–1973), MEUNIER et al. (1971), OLAH (1973), RASMUSSEN u. BORDIER (1973a, b), KRUSE et al. (1973), DELLING et al. (1974–1978), HEUCK (1963, 1969, 1974, 1976) und vielen anderen vor. Das makroskopische Röntgenbild zeigt den Verlust der weniger belasteten Spongiosabälkchen und Lamellen, einen endostalen Abbau der Diaphysenkompakta und eine Verschmälerung der Kortikalis, später auch subperiostale Entkalkungen und Resorptionsvorgänge. Das *Mikroradiogramm* spiegelt die *Intensität der Transformation der Tela ossea* wider und deckt nicht nur den *Verlust an Tela ossea,* sondern auch *regionale Mineralisationsstörungen* auf. Diese Befunde sind abhängig vom Schweregrad und der Dauer der hormonellen Störung des Knochenstoffwechsels selbst. Es konnte ein Zusammenhang zwischen der Dynamik des Knochenumbaues und der Höhe des Parathormonspiegels im Blut festgestellt werden.

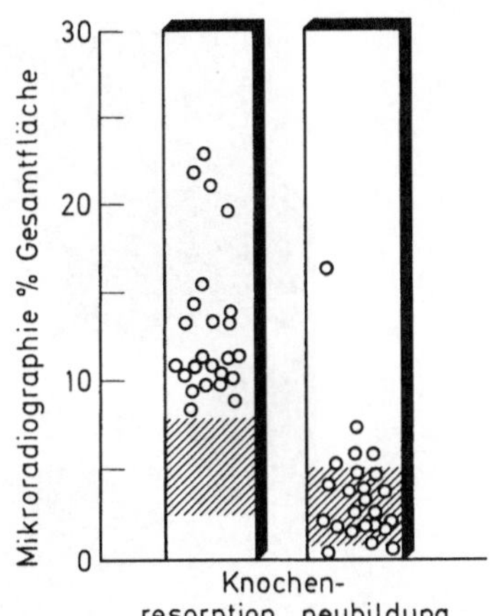

Abb. 36. Mikroradiographische Befunde von Beckenkammbiopsien bei Patienten mit primärem Hyperparathyreoidismus. Während die Knochenresorption bei allen Patienten erhöht ist, findet sich nur bei einem Drittel eine erhöhte Knochenneubildung. (Nach JOWSEY 1977)

Bei einem Überwiegen der *Knochenresorption* (osteoklastäre Resorption) sind Strukturauflockerungen und ein Verlust der normalen Architektur und Kontur der Bauelemente des Knochens die Folge, während ein *starker Knochenanbau* zu *Spongiosklerosen* und ungewöhnlichen *pseudotumorösen Knochenneubildungen* führen kann. Die *Hyperostose* ist in ihren pathogenetischen Zusammenhängen noch nicht geklärt. Die frühere Annahme, daß die erhöhte Kalzitoninsekretion eine Rolle spielt, konnte nicht bestätigt werden. Die Sklerose scheint vielmehr durch das Parathormon selbst induziert zu werden (KALU et al. 1970). Ein Anstieg der Zahl der Osteoklasten in Abhängigkeit vom Parathormonspiegel im Blut ist regelmäßig festzustellen (JOWSEY 1977), was auf eine Steigerung der Resorptionsvorgänge um das 3–4fache des Normalen schließen läßt (Abb. 36). Daneben ist bei einem Drittel der Patienten gleichzeitig der Knochenanbau erhöht. Die quantitative Bestimmung der Transformation mit mikromorphometrischen und elektronischen Methoden ergibt im Vergleich zum gesunden Knochengewebe eine Reduktion von Tela ossea bei Verminderung der relativen Osteozytendichte des Knochengewebes (HEUCK u. SAACKEL 1972–1973).

Ein bemerkenswerter mikroradiographischer Befund ist die unregelmäßige Dichte der Tela ossea als Ausdruck einer *Mineralisationsstörung*. Es finden sich große Areale mit niedriger Kalksalzkonzentration, insbesondere im kompakten Knochen der Diaphysen, aber auch in den spongiösen Bauelementen eines Knochenabschnittes. Die *Mineralisationsdefekte* sind fleckig-landkartenartig verteilt und unscharf begrenzt. In unmittelbarer Nachbarschaft können *hochmineralisierte Zonen* vorkommen, die meist bandförmig, seltener flächenhaft ausgebildet sind. Es finden sich ferner als Ausdruck der osteomalazischen Komponente *vermehrt Osteoidsäume* im Bereich der niedrig mineralisierten Osteone oder der Grenzbezirke der Spongiosabälkchen. Mit geeigneter Aufnahmetechnik können in den osteoiden Säumen diskrete unregelmäßige, oft diffuse oder feinfleckige Kalkeinlagerungen nachgewiesen und eine unscharfe Grenzzone zum normal mineralisierten Knochengewebe, die sog. *Demarkationszone,* dargestellt werden (HEUCK 1976). Bandförmige Mineralisationsdefekte neben Kitt-Linien oder Grenzzonen eines Osteons werden im Schrifttum auch als „begrabene Osteoidsäume" bezeichnet. Auch hier ist bemerkenswert, daß sich in unmittelbarer Nachbarschaft dieser Veränderungen Bezirke einer hohen Mineralkonzentration in der Tela ossea nachweisen lassen. Es kann angenommen werden, daß dieses bunte Kalksalzmosaik bei Hyperparathyreoidismus durch regionale Störungen und Unterschiede des Mineralstoffwechsels im Knochengewebe selbst zustande kommt. Neben dem Einfluß des Stoffaustausches zwischen Blut- und Gewebsflüssigkeit kann den Knochenzellen, insbesondere den *Osteozyten eine wichtige regulierende Funktion* in dem Hartgewebe Knochen zugeordnet werden.

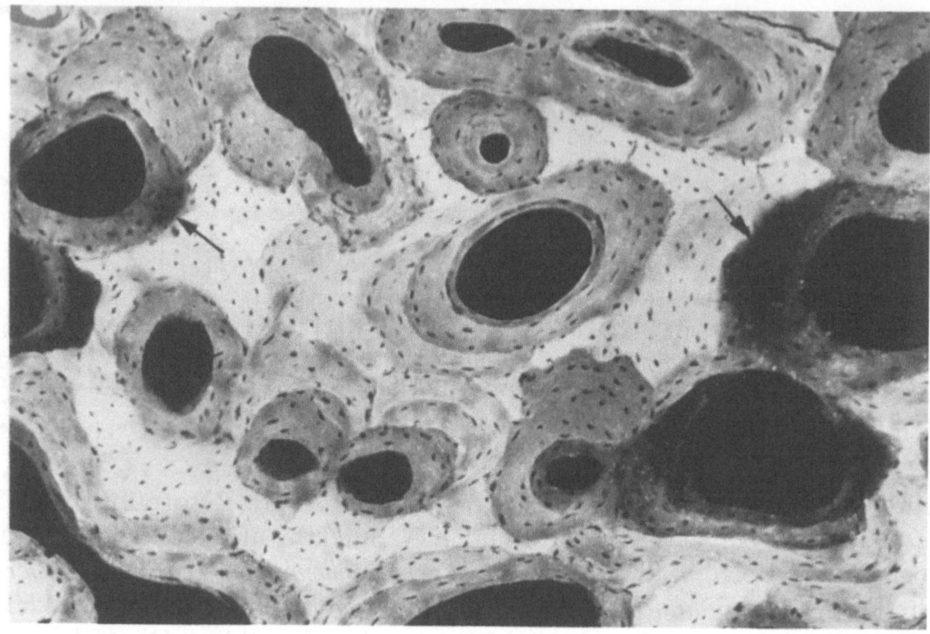

Abb. 37. Mikroradiogramm der Femur-Diaphysen-Kompakta eines 60jährigen Mannes mit primärem Hyperparathyreoidismus. Unterschiedliche Mineralisation der Osteone und Zeichen des vermehrten Knochenumbaus (→). Vergr. ×100

So haben die großen *Osteozytenlakunen* in der Tela ossea besonderes Interesse gefunden. Von MEUNIER et al. (1971, 1975) sind Messungen der Osteozytenlakunen im gesunden Knochengewebe und bei Hyperparathyreoidismus vorgenommen worden. Sie fanden Normalwerte von 48,3 ± SD 4,8 μ^2, während in der Tela ossea bei Hyperparathyreoidismus ein Anstieg der Fläche auf 68,3 ± SD 9,5 μ^2 festgestellt werden konnte. Die *periosteozytäre Demineralisation oder Kalziolyse* (BOHATIRCHUK 1966) kann stark ausgeprägt und ungleichmäßig entwickelt sein, wie eigene Untersuchungen gezeigt haben (Abb. 37). Diese mikroradiographischen Befunde einer periosteozytären Demineralisation sind lange Zeit umstritten gewesen, konnten jedoch von zahlreichen Autoren eine Bestätigung erfahren (BELANGER et al. 1967, 1969, 1971; BAUD u. AUIL 1971; BAND 1962; CAMERON 1969; REMAGEN et al. 1968 u.a.). Als Folge der periosteozytären Demineralisation kann durch aktive Mitwirkung der Osteozyten im regionalen Stoffwechsel eine periosteozytäre Osteolyse auftreten, der die Resorption von Tela ossea folgt (Abb. 38). Neben der marginalen Resorption des Knochengewebes durch Osteoklasten kann diese Form der Knochenresorption bei Hyperparathyreoidismus und der renalen Osteopathie, also der sekundären Form dieser hormonalen Osteopathie, häufig nachgewiesen werden. Die von JOWSEY (1977) geäußerte Ansicht, daß sich der sekundäre Hyperparathyreoidismus von der primären Form dadurch unterscheiden lasse, daß bei der renalen Osteopathie nur selten eine periosteozytäre Demineralisation und Osteolyse vorkomme, ist durch die eigenen Untersuchungen widerlegt worden. Im floriden Stadium der durch Parathormonwirkung induzierten Transformation des Knochens sind die Befunde des sekundären Hyperparathyreoidismus mit den Befunden der primären Form mikroradiographisch absolut identisch. In diesem Zusammenhang ist es bemerkenswert, daß sich in Randzonen des Knochengewebes neben periosteozytärer Demineralisation und Osteolyse auch ein Zusammentreten von Osteozyten zu Konglomeraten nachweisen läßt, die im histologischen Vergleich von mehrkernigen Osteoklasten nicht unterschieden werden können. Diese Regionen zeigen den charakteristischen Befund der *Resorptionslakunen* (Howshipschen Lakunen),

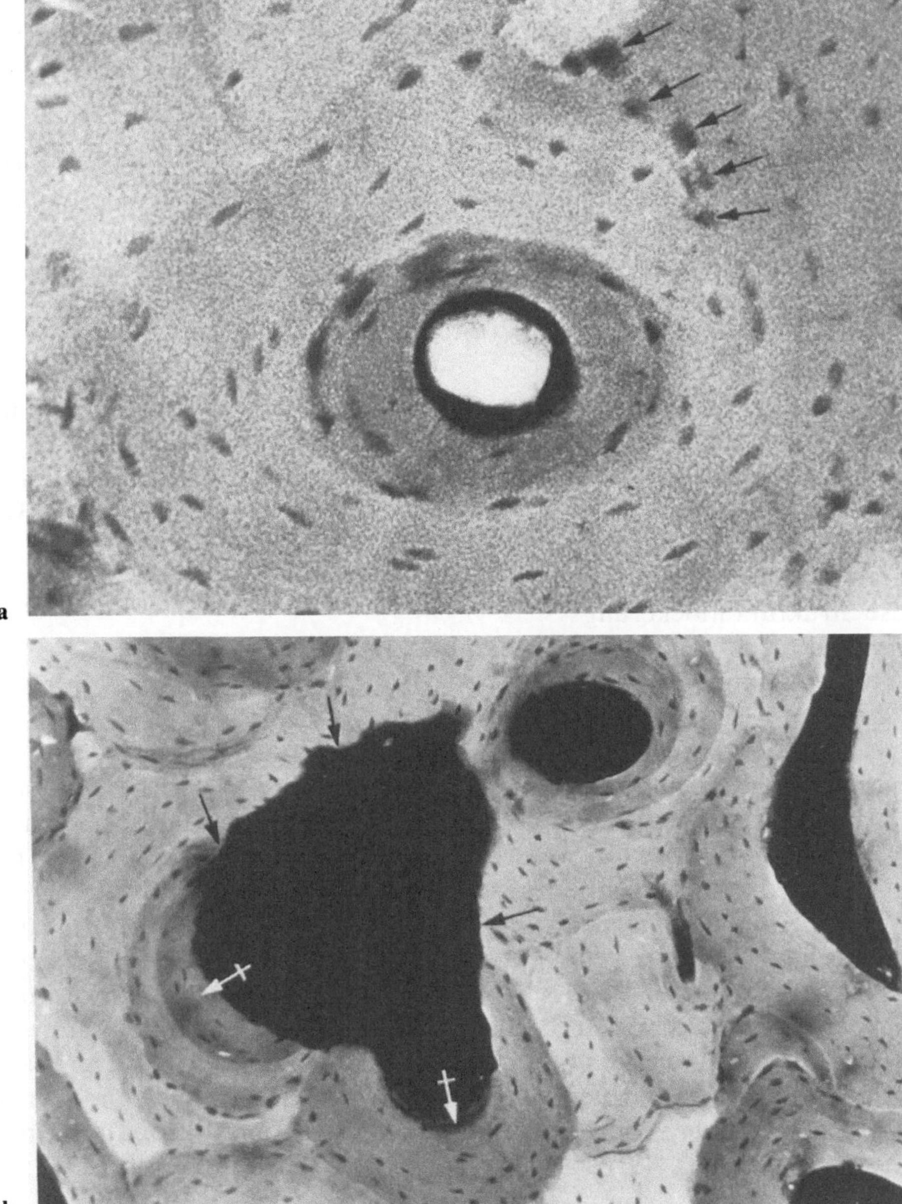

Abb. 38. a Umschriebene periosteozytäre Osteolyse (→). Vergr. ×200. **b** Resorptionslakunen (→) neben regionalen osteoiden Säumen als Ausdruck eines umschriebenen Anbaus (↔) bei primärem Hyperparathyreoidismus. Vergr. ×125

die auch in der Mitte eines kompakten Knochenareals der Diaphysen gefunden werden können. Es wird vermutet, daß sich in diesen Regionen *Pseudozysten oder Braune Tumoren*, wie sie vor allem bei primärem Hyperparathyreoidismus auftreten, entwickeln können.

Eine Zunahme von *fibrösem Bindegewebe*, welches sich von endostal in den Markraum ausdehnt, ist charakteristisch für den Hyperparathyreoidismus und bei der sekundären Form dieser hormonellen Systemerkrankung besonders ausgeprägt (Endostfibrose).

Ein durch Parathormongabe tierexperimentell induzierter Hyperparathyreoidismus kann sich nach Absetzen der Medikation sehr rasch zurückbilden und wie OLAH et al.

(1970) und ZICHNER (1970) nachgewiesen haben, durch Gabe des Antagonisten Kalzitonin innerhalb kurzer Zeit ausheilen, so daß eine normale Knochenstruktur resultiert.

c) Radiologische Befunde

Hormonell induzierte Umbauprozesse am Skelett treten immer generalisiert auf. Die makromorphologischen Befunde sind im Röntgenbild erst in fortgeschrittenen Stadien erkennbar. Aus den unterschiedlichen histologischen und pathologisch-anatomischen Befunden ergeben sich verschiedene Formen morphologischer Skelettveränderungen. Mit Hilfe qualitativer und quantitativer radiologischer Strukturanalysen gelingt es, die heute viel häufiger gestellte Verdachtsdiagnose zu erhärten und/oder die Krankheit bereits im Frühstadium zu erkennen.

Je nach Dauer der Erkrankung können folgende bei 15–95% der Patienten in Erscheinung tretende Skelettveränderungen (PUGH 1951; DENT u. HODSON 1954; COPE 1960; TISHLER 1967; KAISER u. KROSCH 1970; SILINKOVA-MALKOVA u. PACOVSKY 1971; MEFFERT u. WEBER 1972; SHOTEMOR et al. 1973; KRUSE et al. 1973; GENANT et al. 1973b; HEUCK u. VON BABO 1974) röntgenologisch unterschieden werden:

1. diffuse Entkalkung
2. diffuse Strukturauflockerung
3. subperiostale und endostale Demineralisation und Resorption
4. Strukturverdichtung
5. Pseudozysten
6. Skelettdeformierungen.

Während histologisch-mikroradiographisch an der Tela ossea bereits früh Folgen der Parathormonwirkung in Form von Mineralisationsdefekten und osteoklastären Resorptionsherden nachweisbar sind, werden solche Frühveränderungen in den makroskopischen Dimensionen des Röntgenbildes nicht feststellbar sein. So muß der Mineralverlust des Knochens ca. 30% betragen, um im Röntgenbild erkannt werden zu können. Mit densitometrischen Methoden kann bereits eine 5–10%ige Verminderung der Kalksalzkonzentration im Gesamtvolumen des Knochens erfaßt werden. Der Nachweis der mit der Entkalkung der Tela ossea einhergehenden diskreten Knochenumbauprozesse in der Spongiosa und Diaphysenkompakta gelingt mit Hilfe der Feinstfokusvergrößerungstechnik, der Weichstrahlenaufnahmetechnik (Mammographie-Technik) und der Lupenbetrachtung des Röntgenbildes, von MEEMA u. SCHATZ (1970) als Mikroradioskopie bezeichnet (GENANT 1973; MEEMA 1973; HEUCK u. VON BABO 1974; WEISS 1974; NORFRAY et al. 1975).

Bei längerdauernder Störung der Knochentransformation mit zunehmender *Lamellierung* oder *Spongiosierung der Kompakta* kommt es zu lokalen *Entkalkungen in den subperiostalen Zonen* der Kortikalis und Kompakta. Sie verleihen der Kontur des Knochens in den diaphysären Abschnitten ein *sägeblattartiges Aussehen.* Die endostale Entkalkung und zunehmende *Endostfibrose* führen zu einer *Verschmälerung der Kompakta von endostal* her (Abb. 39). Die Grenzfläche von kompaktem und spongiösem Knochen wird unschärfer, die Kompakta selbst schmäler und aufgelockert. Durch die verwaschene rarefizierte Spongiosa und die lamellierte oder spongiosierte Kompakta erhält der Knochen ein wolliges Aussehen (woven bone) (Abb. 40).

Akroosteolysen entstehen in peripheren Knochenabschnitten (Endphalanx und Nagelkranz) durch Resorptionsvorgänge, wobei der hochmineralisierte Knochen durch ein schlecht mineralisiertes Faserosteoid ersetzt wird. Daß es sich nicht um Knochendefekte handelt, sondern die Knochenmatrix in allen Fällen erhalten bleibt, beweist die sehr rasche Wiederherstellung der Knochenstruktur und Remineralisation nach erfolgreicher

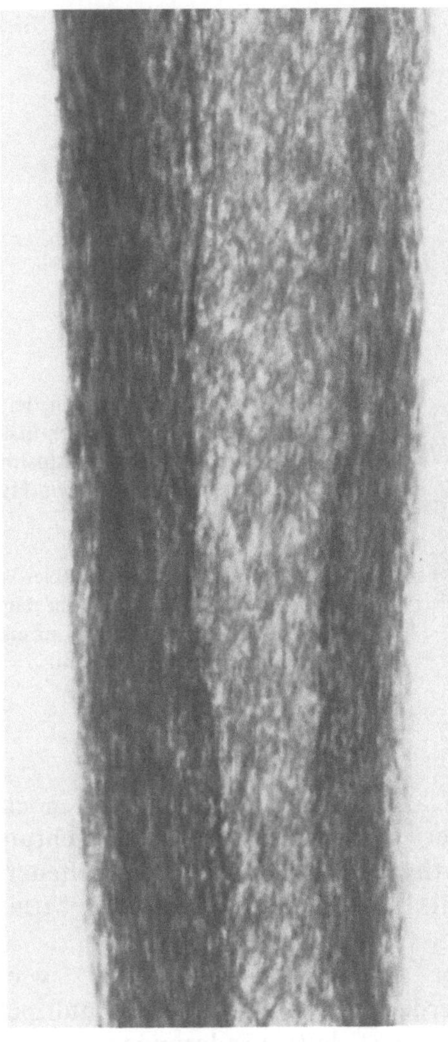

Abb. 39

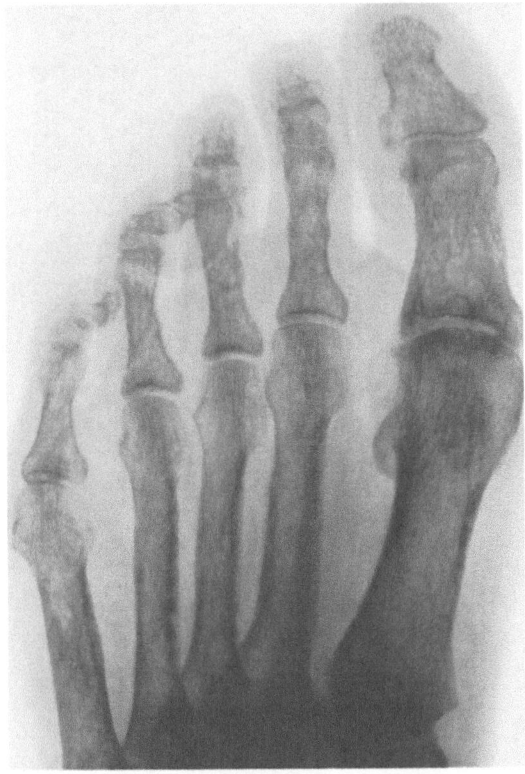

Abb. 40

Abb. 39. Tibiaschaft. Lamellierung der Kompakta. Unscharfe endostale Grenzfläche

Abb. 40. 44jähr. Frau mit primärem Hyperparathyreoidismus. „Wollige" Struktur der Mittelfußknochen und Phalangen

Therapie. Analoges gilt für die subchondralen Umbauvorgänge, die zu charakteristischen *Pseudoerweiterungen* der straffen Gelenke führen.

Der osteoklastäre Abbau von Spongiosa und Kompakta und Ersatz durch schlecht mineralisierten Faserknochen (disseziierende Fibroosteoklasie) erfolgt auf Kosten der mechanischen Festigkeit des Knochens. Infolge statischer Belastung des „minderwertigen Knochens" treten *Formveränderungen* mit Verbiegungen und *Ermüdungsfrakturen* (Abb. 41) auf.

Hyperostosen oder fälschlich auch Osteosklerosen genannt, die in sehr unterschiedlichem Grade und Ausmaß durch *umschriebene* (Abb. 42) oder *diffuse Mineralisation des Osteoids* in Erscheinung treten, sind in ihren pathogenetischen Zusammenhängen noch nicht klar. Unter anderem wird eine reaktive Steigerung der Osteoblastentätigkeit und die Wirkung eines Gegenhormons diskutiert.

Die von Doyle (1966a+b) angenommene erhöhte Kalzitoninsekretion (Kalzitonin hemmt die Knochenresorption) als Ursache der Sklerose (Foster et al. 1966) konnte durch experimentelle Untersuchungen von Kalu et al. (1970) und Walker (1971) nicht bestätigt werden. Da auch nach Schilddrüsenentfernung noch eine „Sklerose" auftritt, muß das Parathormon selbst die Hypermineralisation verursachen. Möglicherweise wirkt

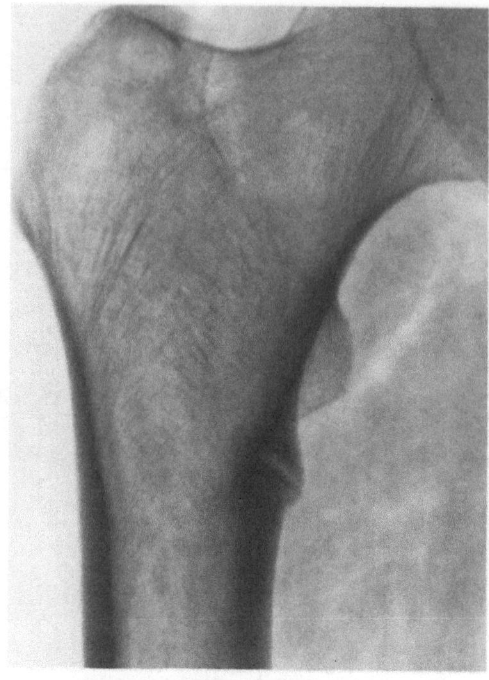

Abb. 41

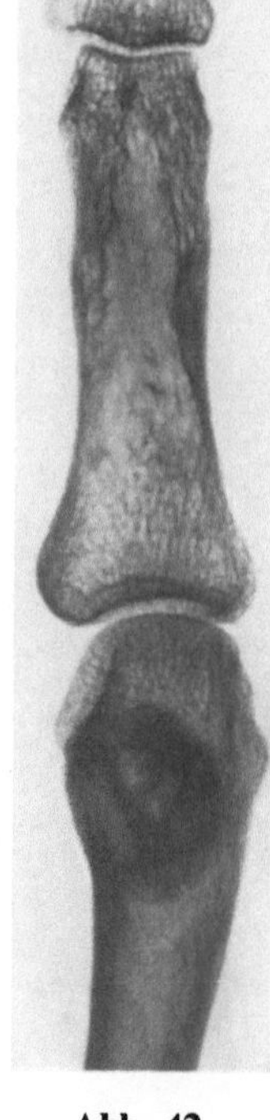

Abb. 42

Abb. 41. Ermüdungsfraktur an der medialen Seite des proximalen Femurschaftes infolge beschleunigter Transformation der Tela ossea bei primärem Hyperparathyreoidismus

Abb. 42. Umschriebene Osteosklerose im Mittelhandknochen und in der Grundphalanx bei unbehandeltem primärem Hyperparathyreoidismus

das Parathormon als eine anabole Substanz. Die reaktive Mineralisation des Knochens tritt generalisiert oder lokalisiert in Form fleckiger oder bandförmiger Verdichtungen auf. Osteosklerosen sind bei primärem Hyperparathyreoidismus wesentlich seltener als bei renaler Osteopathie (DENT 1955; TEMPLETON et al. 1962; EDEIKEN et al. 1967; MURRAY u. JACOBSON 1979).

Osteoklastome, Pseudozysten, „Braune Tumoren“ oder *„Riesenzelltumoren“,* wie sie wegen ihres histologischen Aufbaus bezeichnet werden, treten solitär oder multipel in fast allen Knochen auf und gelten als charakteristische Skelettveränderungen bei primärem Hyperparathyreoidismus. Sie haben der klassischen Form der von VON RECKLINGHAUSEN beschriebenen Erkrankung den Namen „Osteodystrophia fibrosa generalisata“ gegeben. Die zystischen Gebilde sind unterschiedlich groß, zum Teil gekammert. Große Pseudozysten wölben die Kortikalis vor oder durchbrechen sie und ziehen benachbarte Knochen und/oder Weichteile in Mitleidenschaft (Abb. 43). So kommt es zu Druckatrophien und Verbiegungen der relativ weichen und kalkarmen Knochen. Bei *Spontanfrakturen* besteht wegen der schlechten Heilungstendenz die Gefahr einer Pseudarthrosenbildung. In der Wirbelsäule sind Osteoklastome selten (SIU et al. 1977; FREYSCHMIDT u. HEHRMANN 1978), können jedoch zu Rückenmarkskompressionen führen. Im Kieferknochen sind sie oft erstes Zeichen eines primären Hyperparathyreoidismus – so auch in einer eigenen Beobachtung – (BIEDERMANN u. WINIKER-BLANCK 1970; OPDEBEECK u. BOSSUYT 1975). Röntgenologisch gelingt die Differenzierung der Riesenzelltumoren in den Kieferknochen gegenüber resorptiven Riesenzellgranulomen (Riesenzellepulis) und primären Riesenzellgeschwülsten kaum (EDEIKEN u. HODES 1967; JAFFE 1972; DAHLIN 1978).

Histologisch sind die Braunen Tumoren durch eine Anhäufung von *mehrkernigen Riesenzellen,* die den Osteoklasten sehr ähnlich und von diesen manchmal nicht zu unterscheiden sind, gekennzeichnet. In den Riesenzellgranulomen finden sich Hämosiderin und Blutungen aus reichlich vaskularisiertem Bindegewebsstroma, so daß die Bezeichnung

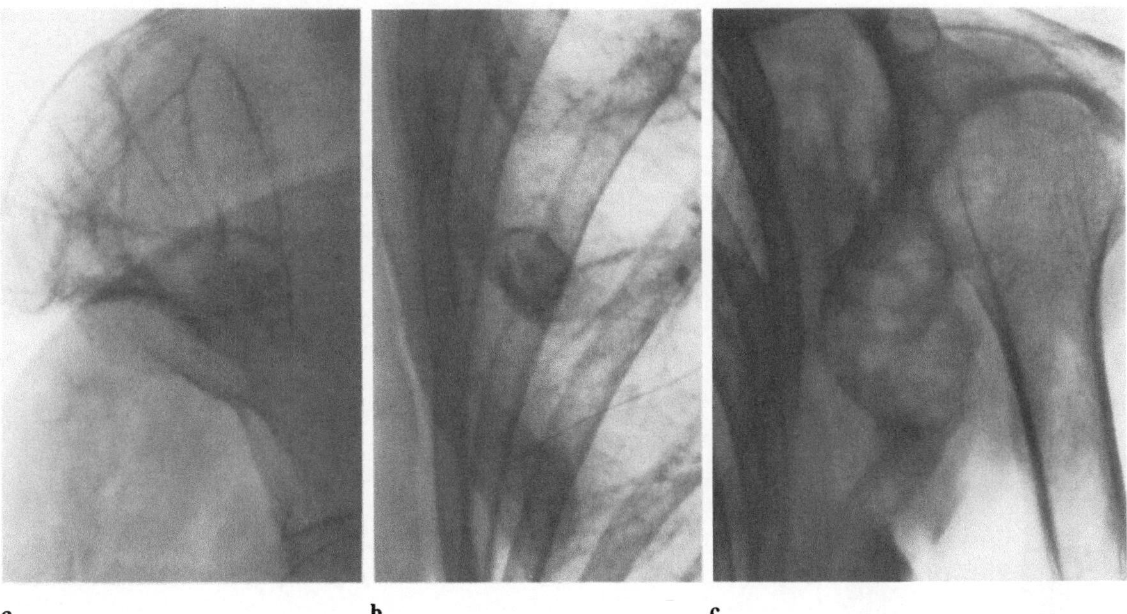

Abb. 43. a–c Osteoklastome. **a** Gekammerte Pseudozyste in der Beckenschaufel mit geringer Vorwölbung der Beckenkammkortikalis. **b** Pseudozyste in den Rippen mit kolbiger Auftreibung nahe der Knorpel-Knochen-Grenze. **c** Auftreibung des lateralen Scapularandes durch gekammerte unscharf begrenzte Pseudozyste

„Braune Tumoren" berechtigt erscheint. In Serienbildern hat KROOK (1969) die Entstehung von Zysten im lockeren Bindegewebe des Knochens gezeigt. Die Zysten reichen von mikroskopisch kleinen bis zu Riesenzysten und entstehen aus einer Degeneration oder Gewebenekrose bzw. aus einer Blutung in das lockere Bindegewebe. Die Abgrenzung gegenüber pathogenetisch andersartigen Knochenzysten ist histologisch und röntgenologisch (DAHLIN 1978) oft nicht möglich. Frauen entwickeln wesentlich häufiger Pseudozysten als Männer.

Szintigraphisch sind im Skelett von Patienten mit primärem Hyperparathyreoidismus sehr unterschiedliche Aktivitätsanreicherungen zu finden (Abb. 44), die von Speicherdefekten bis zu einer vermehrten Aktivitätsbelegung reichen (RICH 1957; FRASER et al. 1960; DYMLING 1964; ROSENTHALL u. KAYE 1975; WIEGMANN et al. 1977; HEUCK u. ZUM WINKEL 1980). Patienten, bei denen präoperativ eine Aktivitätsanreicherung festzustellen war, zeigten postoperativ eine verminderte Aktivitätsbelegung in den entsprechenden Skelettabschnitten (SY 1974; HERMANN u. GAHL 1976). Eine starke Anreicherung von ^{85}Sr in der Schädelkalotte ohne röntgenologisch nachweisbare strukturelle Veränderungen fanden FREY et al. (1976).

Bei vergleichenden Untersuchungen der ^{99m}Tc-Skelettszintigraphie mit röntgen- und gammadensitometrischen Verfahren stellt sich die *Knochenszintigraphie* als *eine sehr empfindliche Untersuchungsmethode* heraus, *die noch vor der Densitometrie und der Röntgenbildanalyse pathologische Befunde aufzeigt* (KRISHNAMURTHY et al. 1977).

α) *Schädel*

Die Schädelkalotte zeigt neben fleckig granulärer und grobporiger Auflockerung der Diploespongiosa eine verwaschene Grenze zu Tabula interna und externa, so daß eine Differenzierung der Schichten kaum noch möglich ist. Die Schädelkalotte erhält ein mattglasähnliches Aussehen (ground-glass-appearance) (Abb. 45). Treten fleckförmige

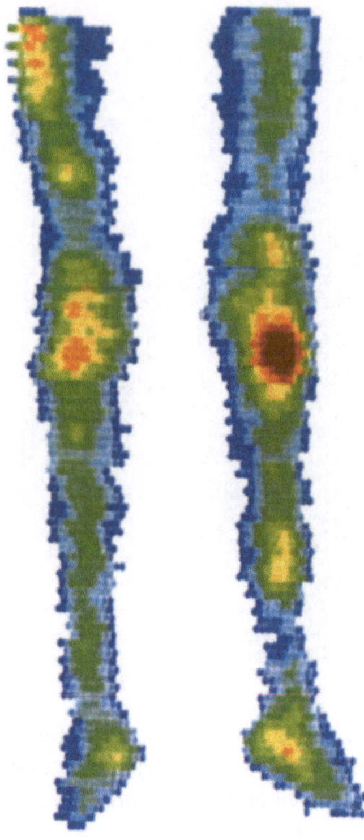

Abb. 44. Knochenszintigramm mit herdförmiger Aktivitätsanreicherung im Bereich von Pseudozysten in den unteren Extremitätenknochen. (Mit freundlicher Genehmigung von Prof. Dr. SCHOEN, Radiologische Klinik Katharinenhospital, Stuttgart)

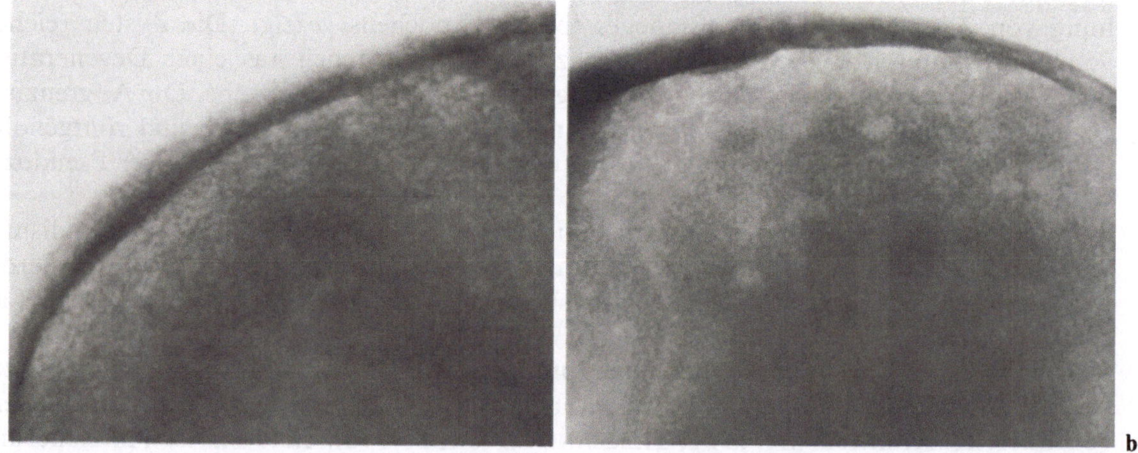

Abb. 45 a, b. Schädelkalotte bei primärem Hyperparathyreoidismus. **a** Grobporige Diploespongiosa mit unscharfen Konturen der Tabula interna und externa. **b** Aufgelockerte Diploespongiosa mit einzelnen herdförmigen Verdichtungen. Eine Verwechslung mit osteoplastischen Metastasen ist möglich

Verdichtungen inmitten der aufgelockerten Struktur auf, so spricht man von einer *granulären Atrophie* oder „pepper-spot-skull" (Abb. 46). Eine Verwechslung der Skleroseherde mit osteoplastischen Metastasen ist möglich (COHEN et al. 1970; MEEMA 1974).

Am *Gesichtsschädel* treten neben der diffusen Entkalkung und Transformation Veränderungen im Bereich der Zahnalveolen auf, die zu einem *„Schwund" der Lamina dura der Alveolarfortsätze* führen. Während viele Autoren (ALBRIGHT et al. 1934; STROCK 1941; WERNLY 1952; BARTELHEIMER 1956; SCHMITT-ROHDE 1962; FEIST 1970; PHILIPP 1972; DEPLANTE u. LEJEUNE 1975) die Entkalkung der Alveolarfortsatzkortikalis als ein

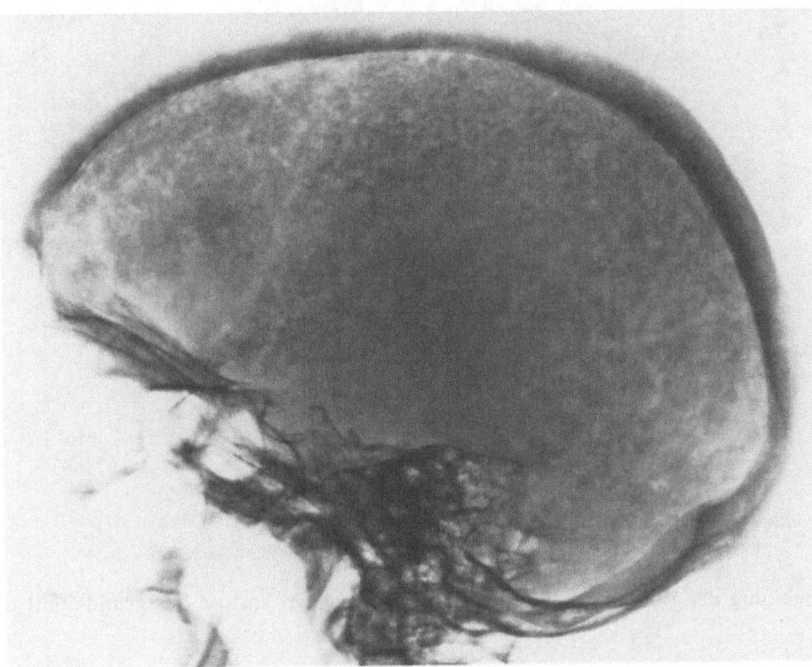

Abb. 46. Grobgranuläre fleckförmige Knochenstruktur (pepper-spot-skull) bei primärem Hyperparathyreoidismus

wertvolles diagnostisches Zeichen für den primären Hyperparathyreoidismus angeben, halten KEATING u. COOK (1945), BRABAND et al. (1965), BARTLETT u. COCHRAN (1964); DIHLMANN u. MÜLLER (1969); BERRY (1973); PRAGER et al. (1970) sowie MURRAY u. JACOBSON (1979); KUHLENCORDT et al. (1981) den diagnostischen Stellenwert der Röntgenuntersuchung der Kieferalveolarfortsätze für die Feststellung eines Hyperparathyreoidismus von nur geringer Bedeutung, da partielle resorptive Veränderungen bei Morbus Cushing, Rachitis, Osteomalazie sowie Zahn- und Kieferaffektionen zu finden sind. Ähnlich den Umbauprozessen der Lamina dura alveolaris kommt es zu einer Entkalkung der Kortikalislamelle an den Nasennebenhöhlen (s. Abb. 82a) (WERNLY 1942; ELLEGAST u. JESSERER 1958). Nach operativer Entfernung des hormonproduzierenden Adenoms sind die Veränderungen weitgehend rückbildungsfähig. In 10–15% der Fälle wurden von MURRAY u. JACOBSON (1979) subperiostale Umbauvorgänge am Dorsum sellae festgestellt. In besonders schweren Fällen ermöglicht die Erweichung des Knochens an der Schädelbasis die Entwicklung einer basilären Impression (Konvexobasie) mit entsprechenden neurologischen Erscheinungen (ELLEGAST 1963).

β) Stammskelett

Bandförmige Sklerosen der grund- und deckplattennahen spongiösen Wirbelabschnitte führen in fortgeschrittenen Stadien der Krankheit zu einer charakteristischen *Dreischichtung der Wirbelkörper* (Abb. 47), welche als „rugger jersey spine" oder „sandwich-Wirbel" bezeichnet werden (DENT 1955; GEROK 1968). Durch Formveränderungen entstehen *kyphoskoliotische Verkrümmungen* der Wirbelsäule. Umbauzonen mit Deformierung der Rippen und des Sternum führen zu einer Glockenthoraxbildung. Das Becken kann infolge *Looserscher Umbauzonen* am Scham- und Sitzbein eine „Kartenherzform" annehmen. An den Sehnen- und Muskelansätzen treten *spicula-ähnliche oder muldenförmige „Usuren"* in Erscheinung. Eine *Pseudoerweiterung der Iliosakralgelenke* und der *Symphyse* sind

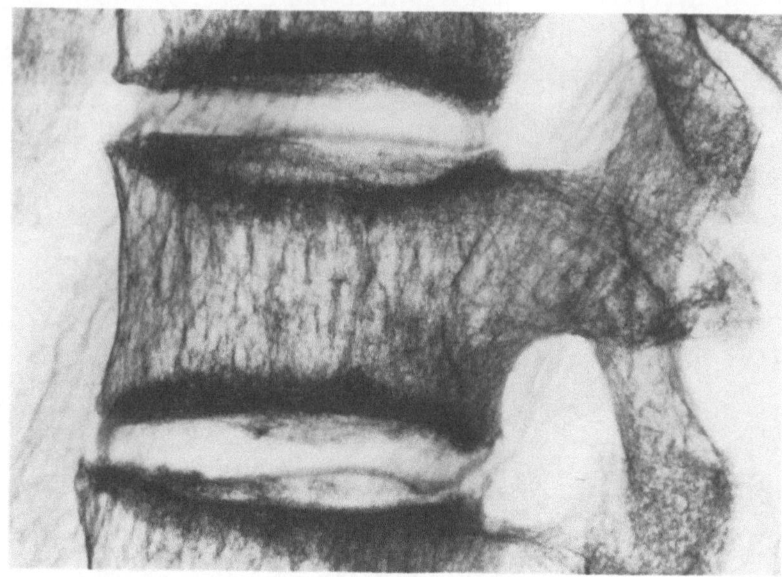

Abb. 47. Dreischichtung der Wirbelkörper durch bandförmige Hyperostose der grund- und deckplattennahen Spongiosa

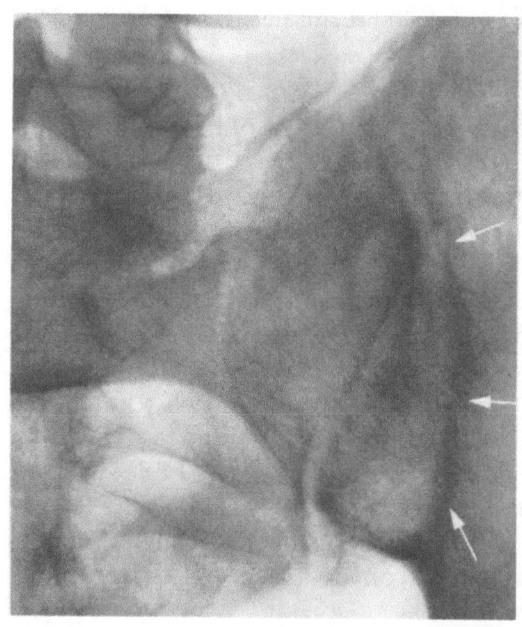

a

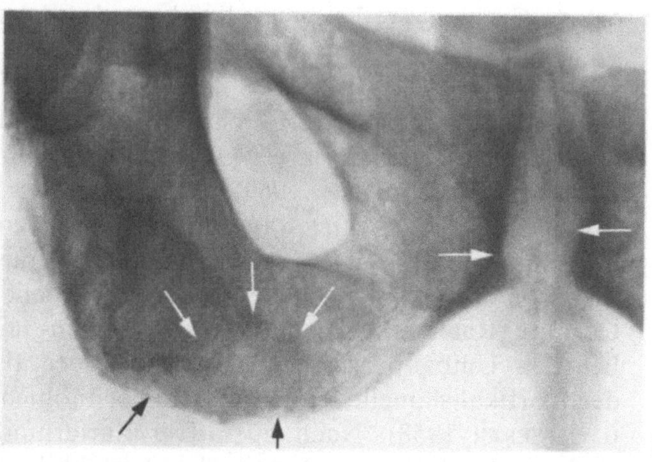

b

Abb. 48. a Primärer Hyperparathyreoidismus. Pseudoerweiterung der Sakroiliakalgelenke infolge subchondraler Demineralisations- und Resorptionsprozesse. **b** Subtendinöse „Usuren" am Sitz- und Schambein. Pseudoerweiterung der Symphyse durch subchondrale Demineralisation (→)

Folge subchondraler Demineralisations und Resorptionsprozesse (Abb. 48). Nicht selten findet man unterschiedlich große einkammrige oder mehrkammrige *Osteoklastome* in der Beckenschaufel (s. Abb. 43a).

γ) Extremitäten

Bevorzugt treten *Osteoklastome* in den Beckenschaufeln, im Hüftkopf, Schenkelhals, Trochanter, Schambein, in den kniegelenkbildenden Knochenabschnitten, im Kalkaneus, in der Klavikula und der Skapula sowie in den distalen Radius- und Rippenabschnitten auf. Im Bereich der langen Röhrenknochen entstehen zunächst pseudozystische Aufhellungen mit unscharfen Konturen. Später bildet sich manchmal eine unvollständige *Rand-*

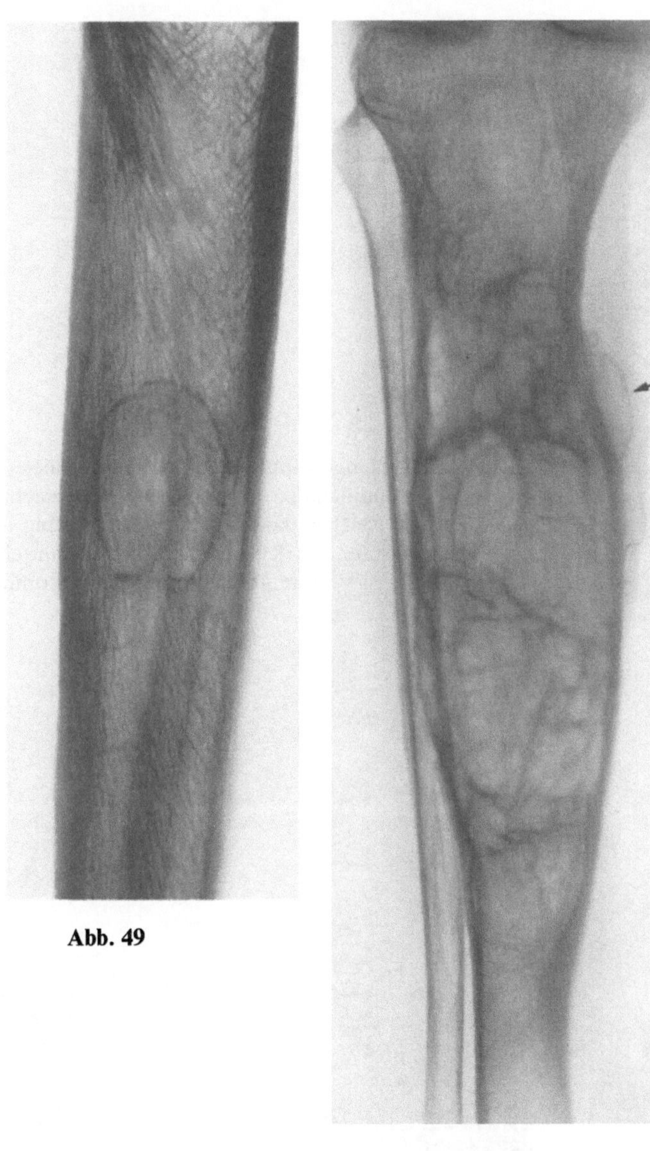

Abb. 49

Abb. 50

Abb. 49. Pseudozyste im Femurschaft mit Randkortikalis bei primärem Hyperparathyreoidismus

Abb. 50. Ausgedehnte gekammerte Pseudozysten mit kolbiger Deformierung des Tibiaschaftes. Die Kortikalis ist z.T. papierdünn (→). Frakturgefahr!

kortikalis (Abb. 49) aus. Mit der Größenzunahme der Pseudozysten entstehen wabige oder seifenblasenähnliche Strukturen und eine Auftreibung der Kortikalis (Abb. 50). Auf die Beeinträchtigung benachbarter Organe und Knochen wurde bereits hingewiesen (Abb. 51). Spontanfrakturen sind nicht selten erster Hinweis für das Vorliegen einer *generalisierten Knochenerkrankung*. Die richtige Diagnose ist oft allein auf Grund des Röntgenbildes möglich, wenn bei der Bildanalyse den feinen strukturellen Umbauprozessen im gesamten Skelett Beachtung geschenkt wird. Neben den Pseudozysten sind die von endostal her *aufgelockerte* und *verschmälerte Schaftkompakta* sowie *subperiostale Umbauvorgänge* mit Spiculae oder einem sägeblattähnlichen Aussehen der Diaphysenkompakta der Mittelhandknochen und Phalangen vorwiegend an der radialen Seite pathogno-

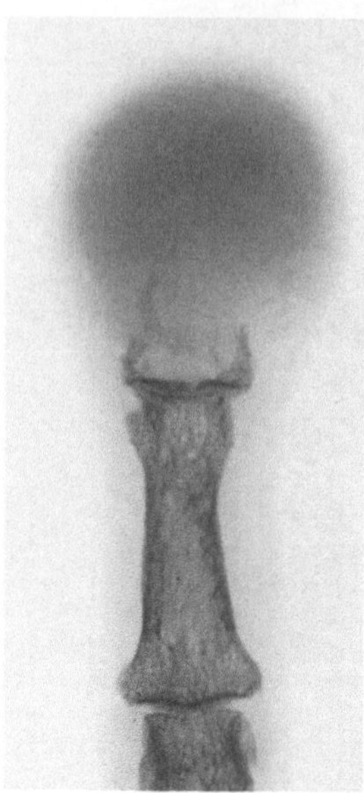

Abb. 51. Ungewöhnliche Lokalisation eines „Braunen Tumors" in der Endphalanx mit Kortikalisunterbrechung und Weichteil-Tumor, welcher das Fingerendglied kolbig auftreibt. Subchondrale Usuren am Köpfchen des Fingermittelgliedes. Verschmälerte aufgelockerte Schaftkompakta

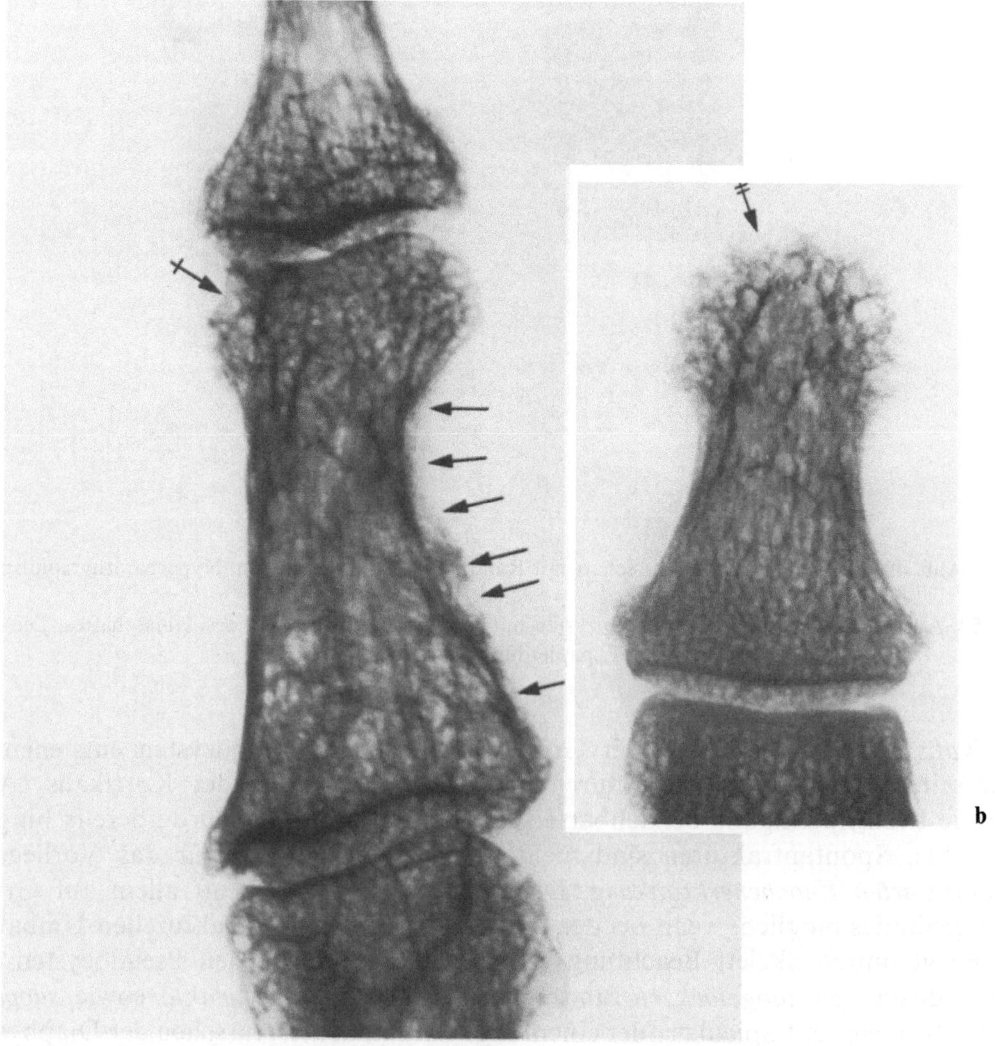

Abb. 52. a Kleinfingermittelphalanx mit muldenförmiger subperiostaler Demineralisation (Periostlamelle →) Subtendinöse Usur (+→). **b** Endphalanx mit Akroosteolyse (++→) bei prim. HPT

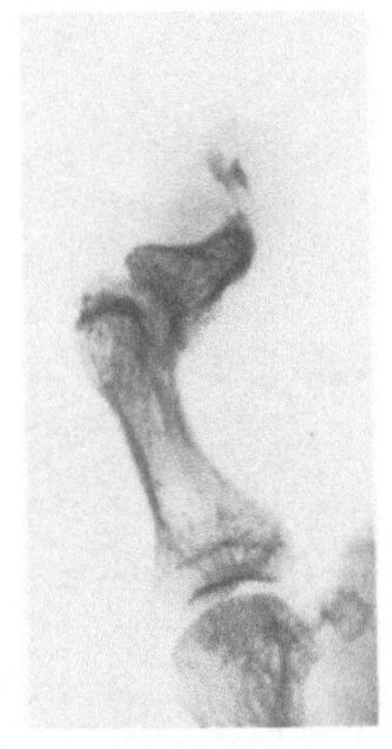

Abb. 53. Pseudodefekt im distalen Abschnitt der Daumenendphalanx mit typischer Stauchung des Fingergliedes (Pseudo-clubbing)

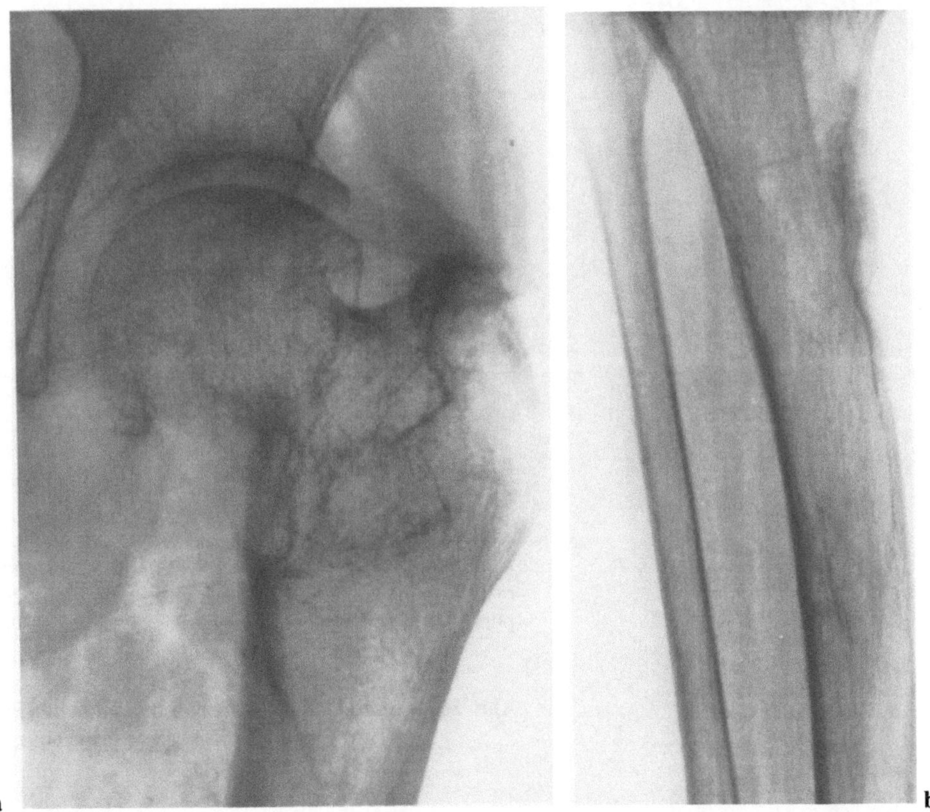

Abb. 54 a, b. Typische Lokalisation der subperiostalen Entkalkung und Resorption bei primärem Hyperparathyreoidismus **a** an der medialen Seite der Schenkelhalskortikalis und des Trochanter minor. **b** an der medialen Seite des proximalen Tibiaschaftes

monisch. Der Nachweis diskreter Strukturveränderungen läßt sich unter Zuhilfenahme der direkten *Vergrößerungstechnik* (Abb. 52) oder der *Lupenbetrachtung* des Röntgenbildes verbessern (MEEMA 1973; GENANT 1973; HEUCK u. VON BABO 1974; WEISS 1974; NORFRAY et al. 1975; LAEMMLE et al. 1977). Akroosteolysen entstehen durch Resorptionsvorgänge am Nagelkranz. Pseudodefekte im mittleren Drittel der distalen Phalanx führen zu Stauchungen des Endgliedes und Pseudotrommelschlegelfingern oder „pseudo clubbing" (Abb. 53).

Insertionsdystrophien findet man häufig am Ansatz der Achillessehne, der Plantaraponeurose, am Processus styloideus ulnae und radii, an der medialen Seite des proximalen Humerus-, Femur- und Tibiaschaftes (Abb. 54 u. 55), am Trochanter minor und an

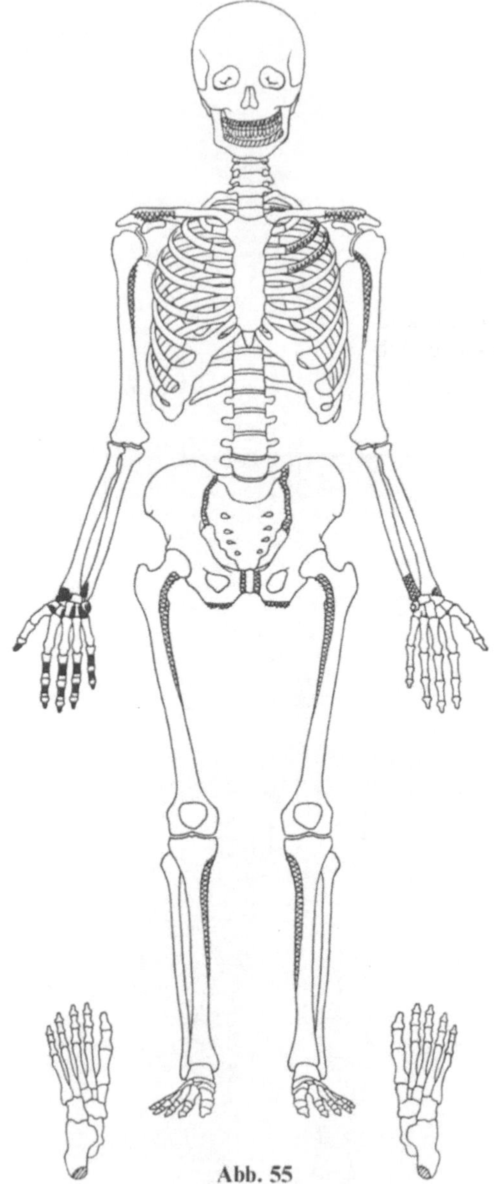

Abb. 55

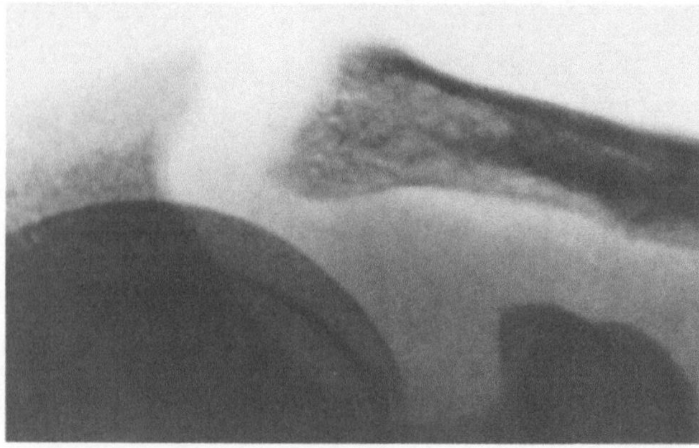

Abb. 56

Abb. 55. Subperiostale, subchondrale und marginale Demineralisationsherde und Osteolysen am Skelett bei primärem Hyperparathyreoidismus, die *neben* den bekannten Veränderungen an den Phalangen auftreten

Abb. 56. Primärer Hyperparathyreoidismus mit Pseudoerweiterung des Akromioklavikulargelenkes

den Rippen. MURRAY u. JACOBSON (1979) haben auf zarte „Arrosionen" an den Sesambeinen und einen reduzierten Abstand des Sesambeins zum Köpfchen des 1. Mittelhandknochens aufmerksam gemacht. Analog den Pseudoerweiterungen der Syndesmosen am Bekken kommt es zu Pseudoerweiterungen am Schultereckgelenk mit unscharfer Begrenzung der Gelenkkonturen (Abb. 56).

δ) Extraossale Befunde

Als Folge der Störung des Mineralstoffwechsels insbesondere der Hyperkalzämie sind mit zunehmender Dauer der Erkrankung *Kalziumphosphatablagerungen in verschiedenen Geweben* sowohl pathologisch-anatomisch als auch röntgenologisch nachweisbar (WALSCH u. HOWARD 1947; VIX 1964; RYCKEWAERT et al. 1966; LIEVRE u. KURC 1966; TISHLER 1967; DIHLMANN u. MÜLLER 1970; SILINKOVA-MALKOVA u. BALCAR 1973; JAFFE 1972).

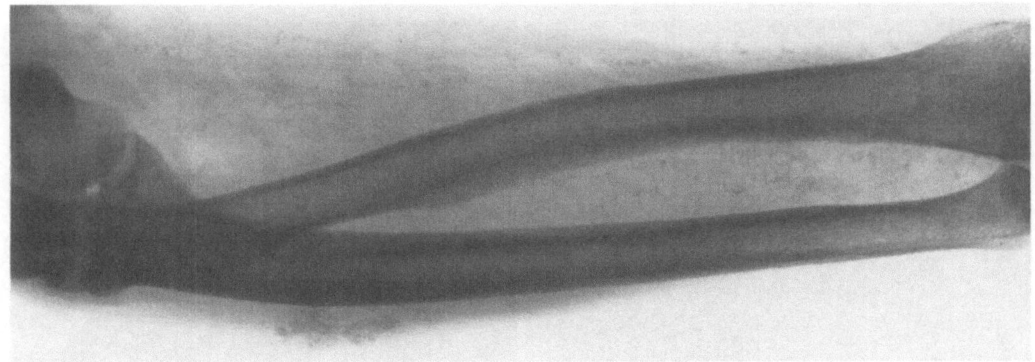

Abb. 57. Mediaverkalkung der kleinen Arterien am Unterarm und schollige subkutane Kalkablagerung bei prim. HPT

Mit der *Xeroradiographie* sind umschriebene Strukturveränderungen sowie Weichteilverkalkungen durch Konturverstärkung in Grenzbereichen gut zu erfassen (PETERS et al. 1974).

Periartikuläre Verkalkungen und *Gefäßverkalkungen* können ganz erhebliche Ausmaße annehmen (Abb. 57). Die bei der Hyperparathyreotoxikose oder dem akuten Hyperkalzämie-Syndrom auftretenden Kalziumniederschläge in der Lunge, im Herzen und in den übrigen parenchymatösen Organen sind im konventionellen Röntgenbild oft schwer erkennbar (Abb. 58). Eine *Chondralkalzinose* fanden SANY et al. (1977) bei 3,9%, DODDS u. STEINBACH (1968) bei 18% und PRITCHARD u. JESSOP (1977) bei 32% ihrer Patienten mit primärem Hyperparathyreoidismus. Besonders betroffen sind Knie- und Handgelenke. Meniskusverkalkungen treten mit 3 bzw. 4:1 bevorzugt bei Frauen auf. Erörterungen zur Pathophysiologie der Chondrokalzinose oder Pseudogicht findet man bei AITKEN et al. (1964), VIX (1964), RYCKEWAERT et al. (1966), KUHLENCORDT et al. (1971a), JENSEN u. PUTMAN (1975).

d) Radiologische Befunde nach therapeutischen Maßnahmen

Die *Therapie* des primären Hyperparathyreoidismus besteht in der operativen Entfernung des parathormonproduzierenden Tumors. Entscheidend für den postoperativen Verlauf und die Prognose ist die Nierenfunktion, die bei länger bestehender Störung der Kalziumphosphathomöostase zunehmend eingeschränkt ist. Besteht zum Zeitpunkt der Parathyreodektomie bereits eine glomeruläre Funktionsstörung, kann sich postoperativ ein kompensatorischer oder regulativer quartärer und quintärer Hyperparathyreoidismus entwickeln. Für die Beurteilung des Therapieerfolges sind radiologische Kontrolluntersuchungen neben den klinischen, laborchemischen und immunologischen Untersuchungsmethoden ein wichtiger Indikator.

Postoperative Röntgenkontrollen zeigen bei den diffusen Formen eine „Normalisierung" der Transformationsvorgänge mit *Remineralisation der Tela ossea und Rekonstruktion der Spongiosaarchitektur*. Die subperiostalen und subchondralen Demineralisations- und Resorptionszonen sowie Akroosteolysen erfahren eine weitgehende Rekonstruktion. Eine Restitutio ad integrum der Strukturen ist jedoch selten festzustellen. Die Ossifizierungsvorgänge können über die bloße Reparation hinausgehen und zu grobgranulären Verdichtungen führen, die am *Schädel* ein *pagetähnliches Bild* hervorrufen (HELLSTRÖM 1931; GUTMAN u. PARSONS 1938). Bei den über Jahre dauernden reparativen Prozessen werden die *„Braunen Tumoren"* von der Peripherie durch einen ungeordneten zum Teil *hochmineralisierten Knochen* (Eburnisation) ersetzt (Abb. 59 u. 60) (CZITOBER et al. 1971).

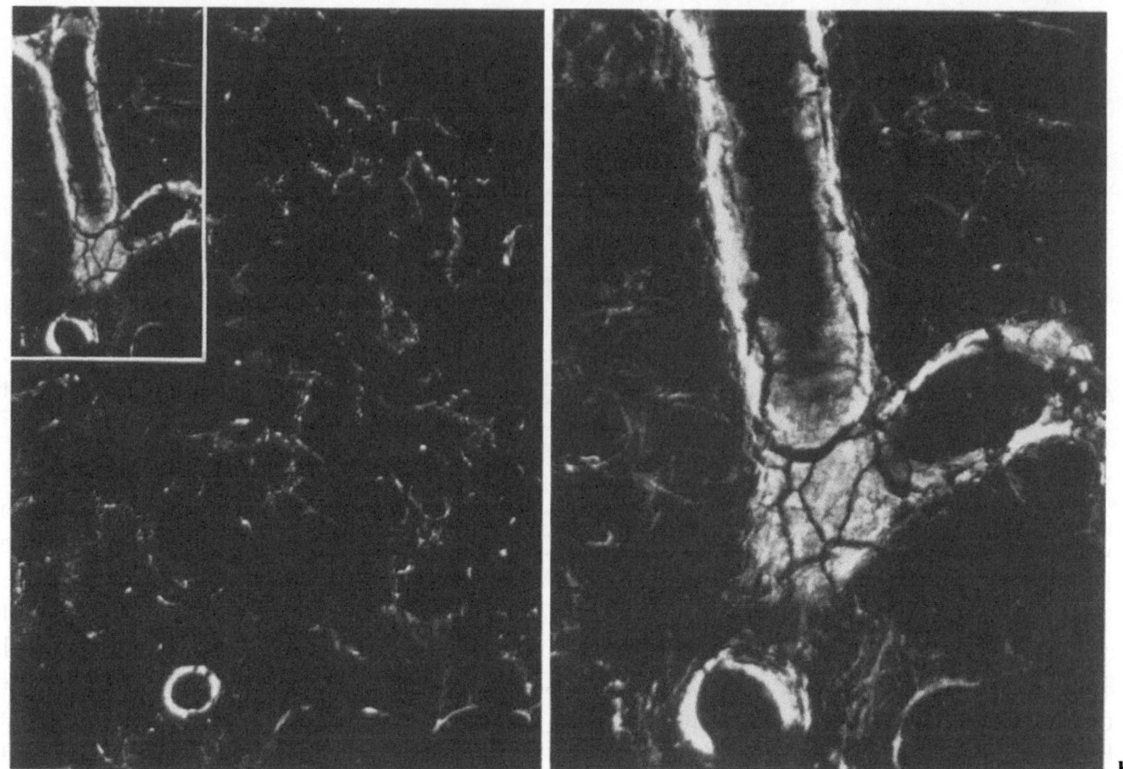

Abb. 58 a, b. Mikroradiographie eines Lungenpräparates einer 42jähr. Frau. Kalziumphosphatniederschläge im Interstitium, in den Gefäßen und Bronchiolen bei akutem Hyperkalzämie-Syndrom (Tuffsteinlunge)

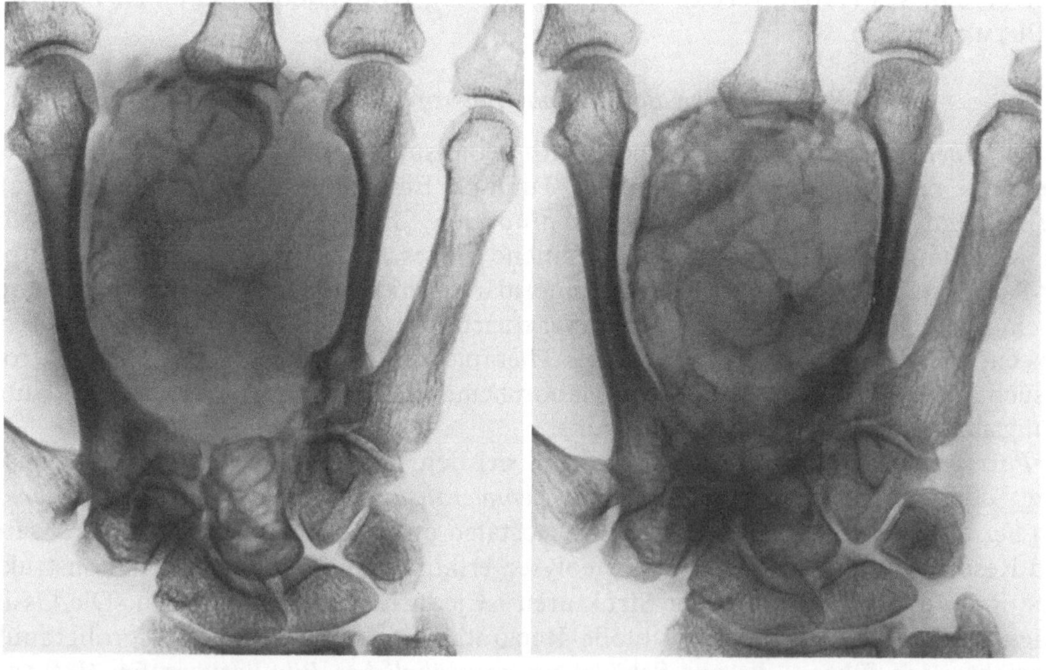

Abb. 59. a Großer Brauner Tumor des 3. Mittelhandknochens, welcher zu Druckatrophien und geringer Verbiegung der benachbarten Mittelhandknochen geführt hat. Gekammerte Pseudozyste im Os capitatum. **b** 2 Jahre nach operativer Entfernung eines solitären Nebenschilddrüsenadenoms ist eine deutliche Rekalzifikation und Reossifikation des großen „Braunen Tumors" und der Pseudozysten im Os capitatum eingetreten. Um den kleiner gewordenen „Braunen Tumor" hat sich eine Kortikalis gebildet

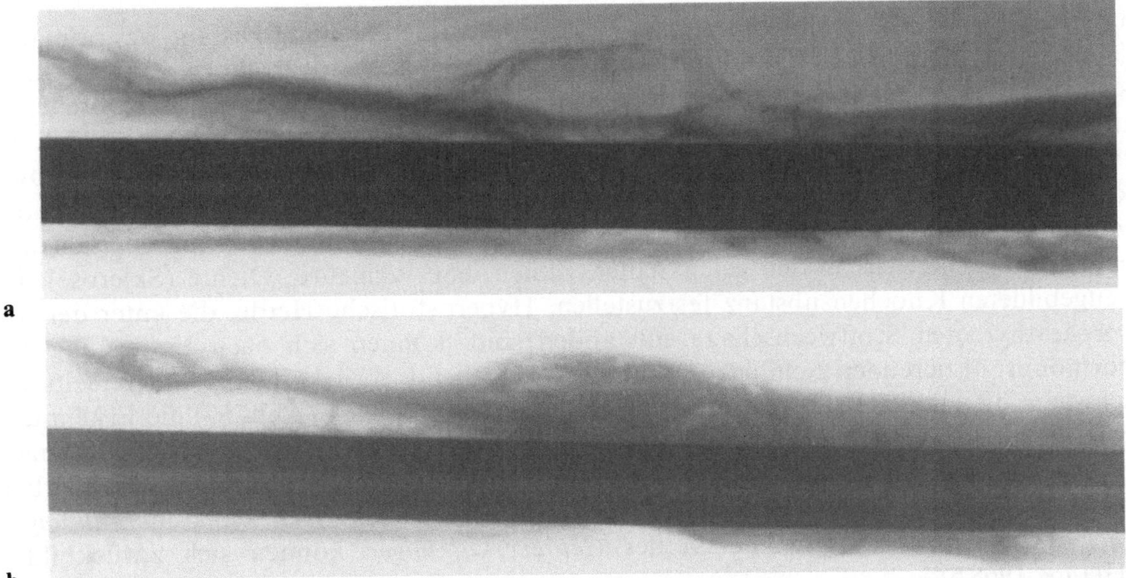

Abb. 60. a Mehrere kortikale blasenartige Osteoklastome im Femurschaft. Zustand nach Marknagelung wegen der Gefahr einer pathologischen Fraktur. **b** 1 Jahr nach operativer Entfernung eines Nebenschilddrüsenadenoms ist es zu einer überschießenden Mineralisation (Eburnisation) der Pseudozysten gekommen. Einzelne Zysten weisen einen verbreiterten Sklerosierungssaum of (Defektheilung)

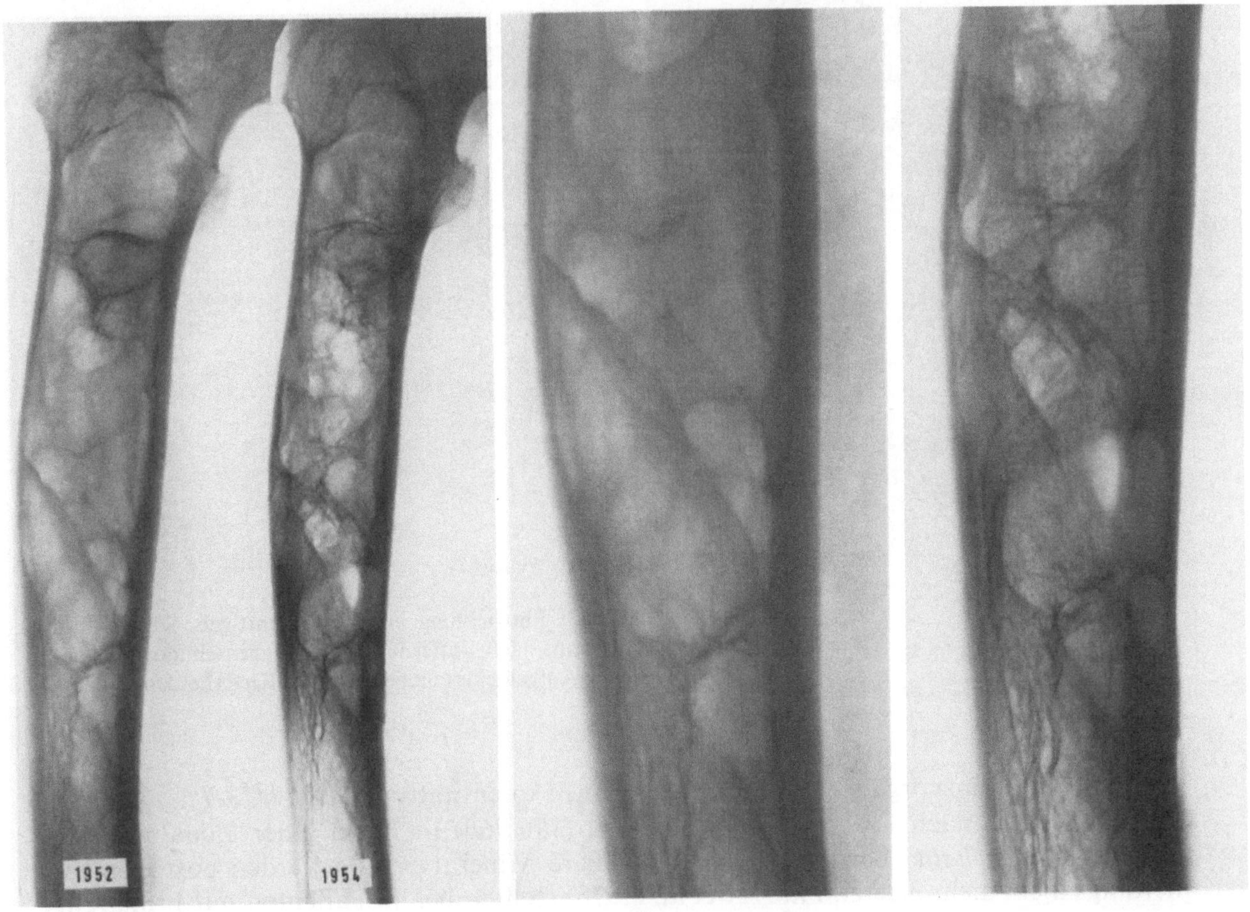

Abb. 61 a–c. a Pseudozysten im rechten Femur. **b** Defektheilung der Pseudozysten mit hyperostotischer Komponente und Zunahme der Dicke der Diaphysenkompakta. **c** Ausschnitt aus **a** und **b** Grobe Strukturen und atypische Spongiosa im Markraum der Femurdiaphyse vor und nach Behandlung des prim. HPT

Überschießende Reparation mit *Hyperostosen* sind für den Heilungszustand des primären Hyperparathyreoidismus charakteristisch (REYNOLDS 1972). In größeren Zysten bilden sich dicke, dichte Bälkchen im Sinne einer atypischen Spongiosa und ein verbreiterter unregelmäßig sklerosierter Randsaum aus (Abb. 61) (BARTLETT u. COCHRAN 1964). Es tritt eine narbige Defektheilung auf (HEUCK u. VON BABO 1974). An den *Synchondrosen* kommt es von der Peripherie her zur Knochenneubildung, welche zu weitgehender oder vollständiger Ankylosierung der Iliosakralgelenke und der Symphyse führen (EDEIKEN et al. 1967). Dabei ist in den gelenknahen Zonen eine vermehrte Dichte (Sklerose) der neugebildeten Knochensubstanz festzustellen. Hyperostotische Herde, die unter der hyperparathyreoten Stoffwechsellage entstanden sind, können sich nach Entfernung des hormonproduzierenden Schilddrüsentumors weitgehend zurückbilden. Andererseits erschweren die lokalen osteosklerotischen Knochenneubildungen (Abb. 62) die Erkennung eines Rezidivs, so daß längere röntgenologische und klinische Verlaufsbeobachtungen ratsam sind. Irreversibel sind die deformierenden Skelettveränderungen wie Fischwirbelbildung, Thoraxdeformitäten und Extremitätenverbiegungen. *Heterotope Verkalkungen oder Kalkmetastasen* einschließlich der *Gefäßverkalkungen* können sich zurückbilden (HEUCK 1968b).

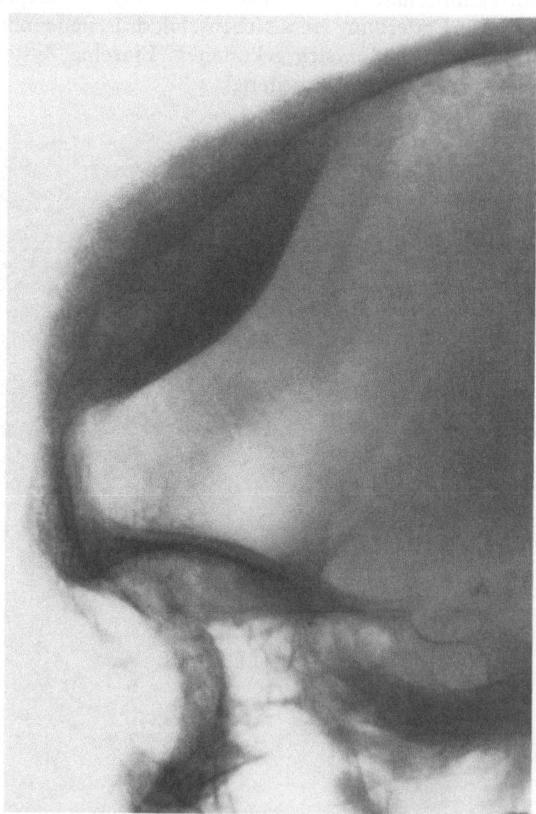

Abb. 62. Entwicklung eines osteomartigen Tumors des Stirnbeins nach Entfernung eines Nebenschilddrüsenadenoms. Aufgelockerte Kortikalis der Kieferhöhlen und Orbitae

Die Reparationsvorgänge am Knochen können quantitativ mit der *^{125}J-Photonenabsorptionsmethode* nach CAMERON u. SOERENSON (1965/66) in Form einer Zunahme des *Knochenmineralgehaltes* bewiesen werden. Größere Mineralverluste werden postoperativ allerdings nicht mehr ersetzt. PARFITT et al. (1978) stellten bei 45 Patienten mit primärem Hyperparathyreoidismus im Radiusschaft 17 Monate postoperativ nur eine mittlere Zunahme des Mineralgehaltes von 1% fest. In dem Patientengut von RINGE et al. (1978) wurde ein mittlerer Anstieg des Mineralgehaltes von 4% im Radius und 5,1% in der

Ulna im Mittel nach 22 Monaten gemessen. In fortgeschrittenen Fällen mit schwerem Verlust der Knochenmasse war auch 4–5 Jahre postoperativ keine Normalisierung festzustellen.

Die *radiologischen, morphometrischen* und *quantitativen Untersuchungen* nach Entfernung eines Nebenschilddrüsentumors sind zur Beurteilung des therapeutischen Erfolges und der Prognosen unerläßlich, „Rezidive" haben ihre Ursache oft in einem nicht entfernten Zweitadenom oder in einer atypischen Lage der Nebenschilddrüsenadenome. Mit echten Neuerkrankungen ist nur in 1% der Fälle zu rechnen (MULLER 1975).

e) Ergebnisse spezieller radiologischer Untersuchungsmethoden

Die charakteristischen morphologischen Veränderungen des Knochens im Röntgenbild wie grobmaschig verwaschene spongiöse Knochenstruktur, Auflockerung der endostalen Knochenfläche, Lamellierung der Schaftkompakta, subperiostale Umbauzonen und Akroosteolysen, Strukturaufhellungen und -verdichtungen dürfen nicht darüber hinwegtäuschen, daß es sich hierbei bereits um fortgeschrittene Veränderungen handelt und histomorphologisch viel früher Störungen des Knochenan- und -abbaues festzustellen sind. Zur *Früherkennung und Objektivierung* generalisierter Osteopathien einschließlich zur Kontrolle therapeutischer Maßnahmen dienen spezielle radiologische qualitative und quantitative Methoden, die eine „zerstörungsfreie Substanzanalyse" (HEUCK 1980) hinsichtlich der Mineralisation oder eines Verlustes der Knochenmasse erlauben.

α) Vergrößerungstechnik

Wiederholt wurde von MEEMA (1973), GENANT (1973), HEUCK u. VON BABO (1974), WEISS (1974), NORFRAY et al. (1975) auf die Möglichkeit hingewiesen, mit Feinfokus und *direkter Vergrößerung, feinzeichnender Folien* (Mammographie-Technik) und der *Lupenbetrachtung des Röntgenbildes* diskrete *Strukturveränderungen* erfassen zu können. So haben CALENOFF u. NORFRAY (1973), WEISS (1974) und LAEMMLE et al. (1977) mit Hilfe der Vergrößerungstechnik den Nachweis *subperiostaler Resorptionszonen* und einer Lamellierung der Kortikalis verdoppelt.

β) Morphometrie

Während die intrakortikale osteoklastäre Resorption und subperiostale Veränderungen durch verbesserte visuelle Röntgenbildanalysen erfaßt werden, gelingt der Nachweis der endostalen Resorption, welche mit einer Vergrößerung der Markhöhle und einer Verschmälerung der Kompakta einhergeht, mit *morphometrischen Untersuchungsmethoden* an den Röhrenknochen. Wegen seiner konstanten Form und glatten Kontur ist der 3. Mittelhandknochen für Messungen am besten geeignet. Die *Morphometrie* wurde in der klinischen Radiologie zur Beurteilung der Osteopathien von verschiedenen Arbeitskreisen eingesetzt (MEEMA 1963, 1964, 1973, 1977b; MEEMA u. MEEMA 1969, 1972, 1973, 1975, 1976; MEEMA et al. 1978a; KUHLENCORDT et al. 1967; ANTON 1969; VIRTAMA u. HELELÄ 1969; FISCHER u. HAUSSER 1970; GENANT et al. 1973a; GRYFE 1973; HEUCK 1973 u.v.a.). MEEMA u. MEEMA (1972) nahmen morphometrische Messungen am proximalen Radius in Supinationsstellung vor. Neben einem altersbedingten Abbau der Kompaktadicke stellte sich ein vermehrter Knochenverlust nicht nur im Radius, sondern auch am 2. Mittelhandknochen heraus. Zu den selben Ergebnissen kamen SHAPIRO et al. (1973) und GENANT et al. (1973a), die ihre Meßergebnisse am Radius und Metakarpale II bei Patienten mit primärem Hyperparathyreoidismus zu den Normalwerten, die von

GARN (1970) ermittelt worden waren, in Beziehung setzten. Eine Verminderung des Knochengewebsvolumens war in allen Fällen deutlich (Abb. 63). GRYFE (1973) fand bei vergleichenden Bestimmungen des Kompaktaindexes von hyperparathyreoten Patienten und einem Normalkollektiv eine Verschiebung des Indexes bei 17,8% der Frauen und 13,6% der Männer.

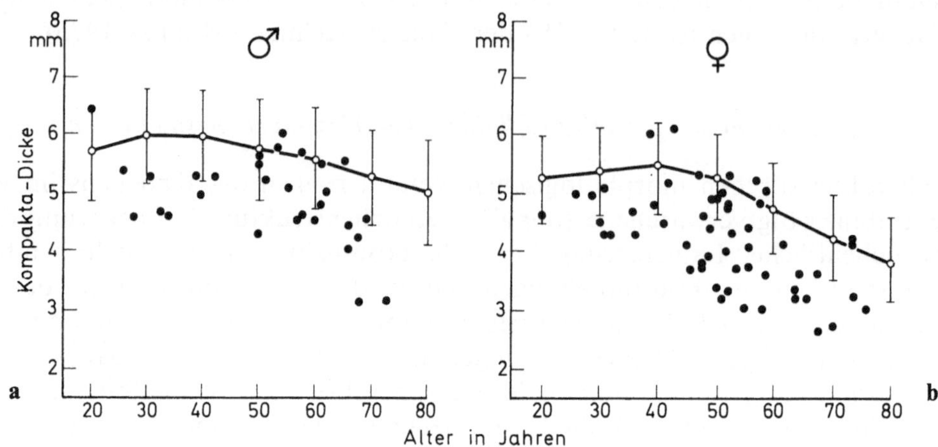

Abb. 63 a, b. Kombinierte Kompaktadicke des Metakarpale II bei Männern **a** und Frauen **b** mit primärem Hyperparathyreoidismus. Normalwerte von GARN (1970). (Nach GENANT et al. 1973)

γ) *Röntgen- und Gamma-Densitometrie*

Der *Mineralverlust* der Tela ossea kann mit Hilfe *densitometrischer Meßmethoden* quantitativ erfaßt werden. Während im Röntgenbild Mineralverluste des Knochens von ca. 30% erkennbar sind, lassen sich mit Röntgen- und gammadensitometrischen Methoden bereits Kalksalzverluste im Gesamtvolumen des Knochens von 5–10% nachweisen (HEUCK 1960). Allerdings sind die bisher entwickelten Methoden für den Routineeinsatz noch nicht geeignet.

Röntgenspektrophotometrische Knochenmineralgehaltsbestimmungen haben DALEN u. HJERN (1974) bei 10 Patienten mit primärem Hyperparathyreoidismus vorgenommen. Die Patienten zeigten radiologisch keinerlei Skelettveränderungen. Der präoperativ bestimmte Knochenmineralgehalt war im distalen Radius- und Ulnaabschnitt, im Kalkaneus und in der Kompakta des Femurschaftes niedrig. Nach der Parathyreoidektomie stieg der Knochenmineralgehalt signifikant an.

Nach der von CAMERON u. SOERENSON (1963) angegebenen Methode der *Gammastrahlendensitometrie* mit ^{125}J fanden FORLAND et al. (1968) bei 75% der Patienten mit primärem Hyperparathyreoidismus einen Knochenabbau. Nach Parathyreoidektomie war bei einem Teil der Patienten eine Besserung festzustellen. Ebenfalls einen schweren Knochenabbau bei primärem Hyperparathyreoidismus konstatierten HOSAIN et al. (1970) durch Messungen des linearen Absorptionskoeffizienten mit der ^{125}J-Isotopen-Methode an beiden Mittelhandknochen. Vergleichende Untersuchungen von 11 Patienten mit primärem Hyperparathyreoidismus und 34 Dialysepatienten mit sekundärem Hyperparathyreoidismus über einen längeren Zeitraum ergaben nach RINGE et al. (1974) einen durchschnittlichen Mineralverlust im Radius von 24,8% bei primärem Hyperparathyreoidismus, während die Meßergebnisse beim sekundären Hyperparathyreoidismus unabhängig von der Art der Hämodialyse sehr unterschiedlich ausfielen. GENANT et al. (1973a) konnten bei 87 Patienten mit *primärem Hyperparathyreoidismus* in 45% einen *erniedrigten Mineralge-*

halt messen. Bei gleichzeitiger Anwendung der Bestimmung der Kortikalisdicke ergaben sich bei insgesamt 65% pathologische Befunde. Röntgenologisch waren nur in 10% der Fälle Skelettveränderungen festzustellen (Abb. 64).

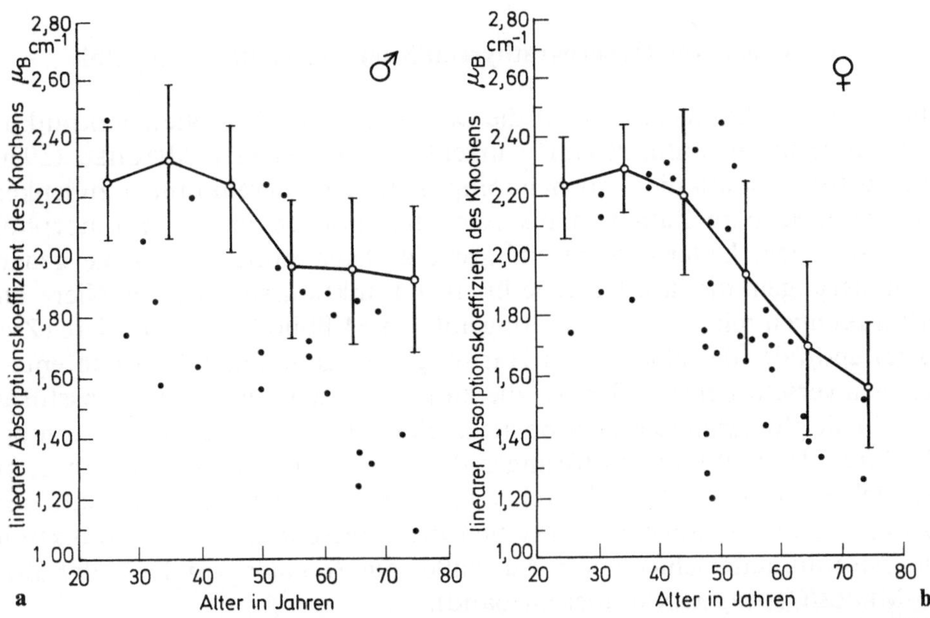

Abb. 64 a, b. Bestimmung des linearen Absorptions-Koeffizienten im Metakarpale II mit der ^{125}J-Isotopen-Methode. **a** Streubreite der Normalwerte und Meßergebnisse bei Männern mit primärem Hyperparathyreoidismus. **b** Normalwerte und Meßergebnisse bei Frauen mit primärem Hyperparathyreoidismus. (Nach GENANT et al. 1973)

f) Differentialdiagnose

Die Diagnose des primären Hyperparathyreoidismus in seiner klassischen Form und vollen Ausprägung bereitet keine Schwierigkeiten. Da jedoch auch weniger fortgeschrittene Fälle in die Klinik gelangen, kann der frühzeitige Nachweis eines Hyperparathyreoidismus problematisch werden, zumal es Sonderformen wie den normokalzämischen und hypokalzämischen Hyperparathyreoidismus gibt. Die Diagnose setzt sich schließlich aus einem Mosaik von Einzelbefunden, die anamnestische und klinische Daten, laborchemische Parameter, insbesondere Parathormonbestimmungen und radiologische Befunde einschließlich quantitativer radiologischer Untersuchungsergebnisse beinhalten, zusammen. Differentialdiagnostisch kommen die *polyostotische fibröse Dysplasie* = Jaffe-Lichtenstein, der *Morbus Paget*, das *Plasmozytom* und *osteolytische* und *osteoplastische Skelettmetastasen* sowie *paraneoplastische Hyperkalzämiesyndrome* mit und ohne Skelettmetastasen, der *Pseudohypoparathyreoidismus*, Knochenveränderungen nach *Natrium-Fluorid-Therapie*, die *Osteomyelofibrose*, das *medulläre Schilddrüsenkarzinom mit sekundärem Hyperparathyreoidismus* (DAMBACHER et al. 1965; BAY 1969; SEIFFERT u. ALTENÄHR 1969) sowie eine *Histiozytose* in Betracht. Auch verschiedene *primäre Knochentumoren* müssen in Erwägung gezogen werden (DAHLIN 1978; MURRAY u. JACOBSON 1979). Bei den diffusen osteopenischen Formen des Hyperparathyreoidismus sind in die differentialdiagnostischen Überlegungen eine schwere *Osteoporose anderer Genese,* bei den überwiegend osteomalazischen Formen *Vitaminn D-Mangelerkrankungen* sowie *enterale* und *renale Osteopathien* mit einzubeziehen. Ektopische Verkalkungen kommen nicht nur bei primärem und sekundärem Hyperparathyreoidismus, sondern auch bei dem seltenen *Milch-Alkali-Syndrom* vor (BURNETT et al. 1949; PORTWICH 1963).

Über Pseudo-Hyperparathyreoidismus und paraneoplastische Osteopathien durch ektopische Produktion von Parathormon oder parathormonähnlichen Substanzen bei verschiedenen Neoplasien s. Kap. 7 Heuck in diesem Band.

2. Sekundärer Hyperparathyreoidismus – Renale Osteopathie

Nachdem bereits Lucas (1883) auf die Beziehung zwischen Nierenerkrankungen und Knochenveränderungen aufmerksam gemacht hat, ist es erst Mitchel (1930) wieder gelungen, das Interesse auf die Knochenkomplikationen Nierenkranker zu lenken. Seither sind eine unübersehbare Zahl von histomorphologischen und makromorphologischen Berichten erschienen. Unter den Begriff „renale Osteopathie" fallen die generalisierten Skelettveränderungen, die ihre Ursache in einer Funktionsstörung der Niere haben. Die Nierenerkrankungen reichen von den kongenitalen Mißbildungen der Niere (Zystenniere, Hypoplasie) und/oder der ableitenden Harnwege (Megaureter) bis zu den entzündlichen Erkrankungen verschiedenster Genese, die zu kompletten Nierenfunktionsstörungen, bei denen sowohl die glomeruläre Filtration als auch die tubuläre Rückresorption beeinträchtigt sind, führen. Partialfunktionsstörungen der Nieren sind meist angeborene, manchmal erbliche Defekte, die bei längerem Bestehen in einer allgemeinen Niereninsuffizienz enden. Auf den wachsenden Organismus wirkt sich die eingeschränkte Nierenfunktion in einer Wachstumsstörung unterschiedlichen Ausmaßes aus (renaler Minder- oder Zwergwuchs s. Kap. 3 Mehls/Oppermann in diesem Band).

Da die *renale Osteopathie* die häufigste *generalisierte hormonale Knochenerkrankung* ist, gibt es entsprechend umfangreiche Grundlagenforschungen, auf denen unser heutiges Wissen basiert (Erdhem 1907; Albright et al. u. Lichtenstein 1934, 1937, Albright u. Reifenstein 1948), Follis u. Jackson 1943; Uehlinger 1953, 1956; Stanbury 1957, 1968, 1972; Bartelheimer 1967; Jowsey et al. 1969; Kuhlencordt et al. 1971a; Kuhlencordt u. Kruse 1977, 1980; Dambacher et al. 1972; Ritz et al. 1971b, c, d, e, 1972a, b, 1973c, e, 1974, 1979; Binswanger 1975). Die Lebenserwartung der terminal niereninsuffizienten Patienten nimmt zwar durch die vielfältigen modernen Behandlungsmethoden zu, aber die Probleme der auftretenden Stoffwechselstörungen und Skelettveränderungen sind noch weitgehend ungeklärt (von Babo u. Heuck 1974; Schmidberger 1974; Ritz et al. 1979; Kuhlencordt u. Kruse 1980; u.v.a.).

a) Pathophysiologie der renalen Osteopathie

Von

H.W. Schneider (S. 306–314)

α) Kalzium- und Phosphathomöostase

Der Zusammenhang zwischen Nierenerkrankung, Veränderungen des Kalzium- und Phosphatmetabolismus, Hyperplasie der Nebenschilddrüsen und nachfolgender Knochenerkrankung ist seit langem bekannt (Pappenheimer u. Wilens 1935; Pappenheimer 1936; Albright et al. 1937). In den letzten Jahren hat das Interesse an diesen Veränderungen stark zugenommen, da viele Patienten mit chronischer Niereninsuffizienz und vor allem jene unter langjähriger chronisch intermittierender Dialysebehandlung an renaler Osteopathie leiden. Dennoch bleiben auf dem Gebiet des Parathormon- und Vitamin D-Stoffwechsels viele Fragen offen, deren Beantwortung erst eine individuelle, pathophysiologisch begründbare, präventive und kurative Therapie zulassen.

Die Kalzium- und Phosphathomöostase als Ergebnis von Ionenbewegungen zwischen Extrazellulärraum, Intrazellulärraum, Knochen, Darm und Niere wird im wesentlichen von 3 Substanzen reguliert (RASMUSSEN u. BORDIER 1974):

1. dem Parathormon
2. dem Kalzitonin
3. dem Vitamin D und seinen Metaboliten.

Im Folgenden soll vor Erörterung pathophysiologischer Zusammenhänge auf die physiologischen Wirkungen der genannten Substanzen eingegangen werden.

Parathormon (PTH) wird im endoplasmatischen Retikulum der Nebenschilddrüsenzelle aus Vorstufen zum intakten 1-84 Peptid synthetisiert und in weitere Hormonfragmente zerlegt. N-terminale Fragmente weisen biologische Aktivität auf, C-terminale Fragmente sind biologisch inaktiv, gehen jedoch möglicherweise mit spezifischen Rezeptoren Interaktionen ein (BERSON u. YALOW 1971; MCINTOSH et al. 1975; NORMAN et al. 1975; HEHRMANN et al. 1976). Die wesentliche Funktion des Parathormons liegt in der Aufrechterhaltung der Konzentration des ionisierten Kalziums im Extrazellulärraum. Ein Anstieg der Serumkonzentration von PTH führt am Knochen zur Resorption durch ausgereifte Osteozyten (osteozytische Osteolyse) (BORDIER et al. 1973), gleichzeitig kommt es auch zu osteoklastischer Knochenresorption durch Erhöhung der Zahl und der Aktivität der Osteoklasten (RASMUSSEN u. BORDIER 1974). Im Gegensatz zur osteozytischen Osteolyse findet sich für die Zahl der Osteoklasten in Knochenbiopsien eine positive Korrelation zur Höhe des Parathormonspiegels (BORDIER et al. 1973). Die normale Reaktion von Osteozyten und Osteoklasten auf physiologische Änderungen des Serum-PTH-Spiegels bedarf der Anwesenheit von Vitamin D und scheint durch hohes Serum-Kalzium und niedriges Serum-Phosphat potenzierbar (RASMUSSEN u. BORDIER 1974).

An der Niere wirkt PTH über eine Verminderung der tubulären Reabsorption von Phosphat (DIAZ-BUXO 1975). Die Kalzium-Reabsorption wird im proximalen Tubulus vermindert, im distalen Tubulus jedoch erhöht, was zu einer Zunahme der tubulären Gesamtreabsorption für Kalzium führt (DIAZ-BUXO 1975). Die Kalzium-Gesamtausscheidung nimmt jedoch infolge PTH-Wirkung zu, da die „filtered load" erhöht ist (DIAZ-BUXO 1975). PTH stimuliert die renale Synthese von 1-25 $(OH)_2$-Vitamin D (DE LUCA 1975), davon unabhängig ist als weiterer Stimulus die Hypophosphatämie bekannt (TANAKA u. DE LUCA 1973; BAXTER u. DE LUCA 1976). Die Erhöhung der intestinalen Kalzium-Absorption nach PTH-Gabe stellt wahrscheinlich keinen direkten PTH-Effekt dar, sondern wird über die Veränderungen der Vitamin D-Synthese an der Niere gesteuert (GARABEDIAN et al. 1974).

Kalzitonin ist ein Peptidhormon aus 32 Aminosäuren und wird in den C-Zellen der Schilddrüse gebildet (PARTHEMORE 1975). Die physiologische Bedeutung des Kalzitonins ist bislang nicht restlos geklärt. Eine der sicher belegten Wirkungen des Kalzitonins ist die Verhinderung und Korrektur von abnormen Anstiegen der Kalzium-Konzentration in der Extrazellulärflüssigkeit (PARTHEMORE 1975). Dies geschieht durch Verminderung der Zahl der Osteoklasten sowie durch Suppression der Proliferation der Mesenchymalzelle zum Osteoklast (RASMUSSEN u. BORDIER 1974). Außerdem wird die Umwandlungsrate von Osteoklasten zu Osteoblasten erhöht und die osteozytische Osteolyse inhibiert (RASMUSSEN u. BORDIER 1974).

An der Niere führt Kalzitonin zur Abnahme der tubulären Reabsorption von Phosphat, wobei dieser Effekt der Phosphaturie an Größe und Geschwindigkeit der PTH-Wirkung deutlich nachsteht (FRAME et al. 1973). Die proximal tubuläre Kalzium-Reabsorption wird durch Kalzitonin vermindert, am distalen Tubulus findet im Gegensatz zu PTH keine Erhöhung der Reabsorption statt, so daß eine effektive Kalziurie resultiert (FRAME et al. 1973). Ob Kalzitonin die renale Synthese von 1-25 $(OH)_2$-Vitamin D in vivo inhibiert, ist nicht restlos geklärt, in-vitro-Untersuchungen ergaben gegensätzliche Ergebnisse (RASMUSSEN et al. 1972; LARKINS et al. 1974).

Vitamin D wird mit der Nahrung zugeführt oder unter Einwirkung von UV-Licht in der Haut aus 7-Dehydrocholesterin gebildet. Vitamin D wird dann in den Mikrosomen der Hepatozyten durch eine 25-Hydroxylase zu 25-(OH)-Vitamin D hydroxyliert (De Luca 1974), welches die wesentliche Transportform des Vitamins darstellt (Avioli 1972). Die Steuerung der 25-Hydroxylierung scheint durch Produkthemmung, der täglichen Aufnahme von Vitamin D und der UV-Exposition zu erfolgen (De Luca 1974, Haddad u. Stamp 1974). Der zweite Hydroxylierungsschritt erfolgt ausschließlich in den Mitochondrien der proximalen Tubulusepithelien (De Luca 1974), wobei durch eine 1-Hydroxylase der biologisch aktive Metabolit 1-25 $(OH)_2$-Vitamin D gebildet wird (De Luca 1974, 1975). Weiterhin kann bei ausgeglichener Kalzium-Bilanz in der Niere statt 1-25 $(OH)_2$-Vitamin D der bislang als weitgehend inaktiv betrachtete Metabolit 24-25 $(OH)_2$-Vitamin D gebildet werden (De Luca 1978), wobei 1-25 $(OH)_2$-Vitamin D möglicherweise selbst die renale 24-Hydroxylase stimuliert (De Luca 1976, 1978). Die Steuerung, ob in der Niere die 1-Hydroxylase oder die 24-Hydroxylase aktiviert wird, ist sehr komplex an den Vitamin D-Bestand des Organismus gekoppelt (Evans 1975; Mc Intyre et al. 1975). PTH-Erhöhung stimuliert die 1-Hydroxylase (Mc Intyre et al. 1975), Hypokalziämie wirkt gleichsinnig, jedoch wahrscheinlich über PTH-Mediation (Neer 1975). Davon unabhängig führt die Hypophosphatämie zur Stimulation der 1-25 $(OH)_2$-Vitamin D-Synthese, während Hyperphosphatämie suppressiv wirkt (De Luca 1975).

Die Vitamin D-Wirkung am Zielorgan, der Knochenzelle und der intestinalen Mukosazelle erfolgt entsprechend dem Wirkungsmechanismus der Steroidhormone (De Luca 1978) durch Bindung an einen zytoplasmatischen Rezeptor, gefolgt von nukleären Reaktionen in Form von Bildung spezifischer Messenger RNS, die ihrerseits die Synthese spezifischer Proteine auslöst (De Luca 1978).

In-vitro-Experimente schienen auf einen direkten Effekt von 25 (OH)-Vitamin D und 1-25 $(OH)_2$-Vitamin D auf die Knochenresorption ohne Anwesenheit von PTH hinzuweisen (Trummel et al. 1969). Neuere Untersuchungen mit physiologischen Dosen von Vitamin D erbrachten keinen sicheren Effekt (Neer 1975). Vielmehr scheint Vitamin D nötig zu sein, um eine optimale Stimulation der osteozytischen Osteolyse und der Osteoklasten durch PTH zu ermöglichen (Rasmussen u. Bordier 1974). Der Effekt des Vitamin D auf die Knochenneubildung ist bislang nicht befriedigend geklärt. In frühen Stadien des Vitamin D-Mangels kommt es zu einer Verminderung der Osteoidbildung (Rasmussen u. Bordier 1974), bei langdauerndem Vitamin D-Mangel stellt sich jedoch eine erhöhte Osteoidbildung durch Vermehrung der Osteoblasten ein (Osteomalazie) (Rasmussen u. Bordier 1974). Vitamin D scheint wesentlich für den Reifungsprozeß des ossären Kollagens zu sein, da in Tierversuchen mit nicht rachitischen, parathyreoidektomierten Ratten die abnorme Knochenkollagenreifung und Mineralisation durch Gabe von 25 (OH)-Vitamin D unabhängig vom Parathormon normalisiert werden konnte (Russell u. Avioli 1975). Von besonderem Interesse ist die Beobachtung, daß 1-25 $(OH)_2$-Vitamin D den Mineralisationsdefekt am rachitischen Knochen nicht beseitigt, während durch 25 (OH)-Vitamin D und 24-25 $(OH)_2$-Vitamin D eine Heilung der Osteomalazie eintrat (Bordier et al. 1977; Peacock et al. 1979).

Vitamin D erhöht in allen Dünndarmsegmenten die aktive Kalzium-Resorption (Henning 1977) unabhängig von der Höhe des Phosphatspiegels (Rasmussen u. Bordier 1974). 1-25 $(OH)_2$-Vitamin D stimuliert auch die intestinale Phosphatabsorption (Chen et al. 1974), im Duodenum Kalzium-abhängig, im Jejunum und Ileum Kalzium-unabhängig (De Luca et al. 1975). Der Transport von Kalzium vom Darmlumen in die Mukosazelle erfolgt über Diffusion und durch Bindung an ein spezifisches Transportprotein, dessen Synthese Vitamin D-abhängig ist (Wassermann u. Taylor 1966).

An der Niere führen Vitamin D und seine aktiven Metaboliten zu einer Erhöhung

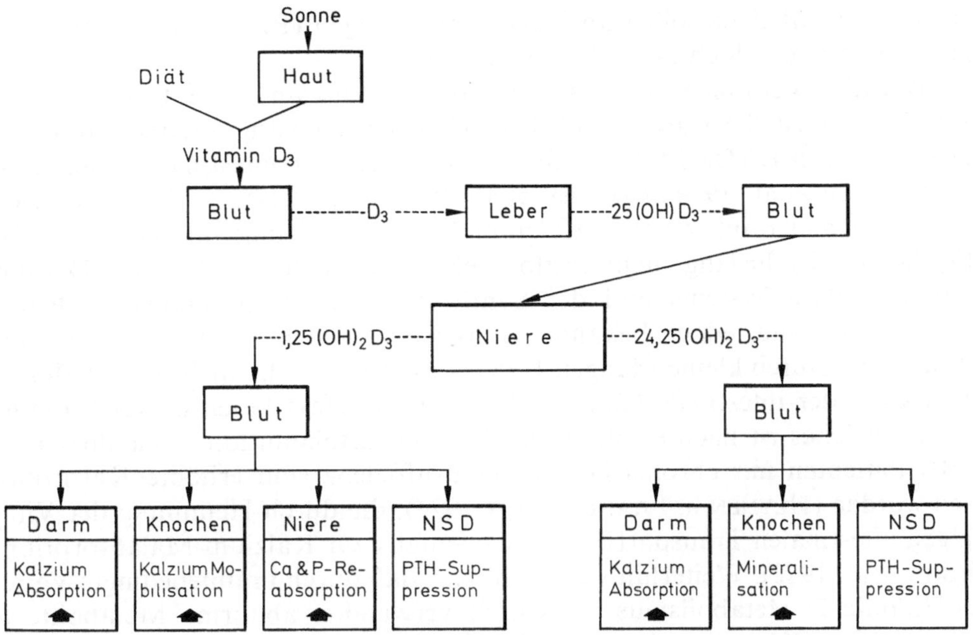

Abb. 65. Schematische Darstellung des Vitamin-D-Metabolismus und der Wirkungsorte von 1,25 $(OH)_2$ D_3 sowie 24,25 $(OH)_2$ D_3

der tubulären Kalzium- und Phosphatreabsorption (PUSCHETT et al. 1972, 1974). Neuere Untersuchungen zeigten, daß nach Steigerung der intestinalen Kalzium-Absorption durch 1-25 $(OH)_2$-Vitamin D eine Hyperkalziurie auftritt, wogegen dieser Effekt nach 24-25 $(OH)_2$-Vitamin D nicht zu beobachten ist (KANIS et al. 1978). Dies würde bedeuten, daß 24-25 $(OH)_2$-Vitamin D neben der Heilung der Osteomalazie auch zu einer stärker positiven Kalzium-Bilanz führen könnte als 1-25 $(OH)_2$-Vitamin D. 24-25 $(OH)_2$-Vitamin D wird in der Niere zu dem höherpolaren Metaboliten 1-24-25 $(OH)_3$-Vitamin D weiter metabolisiert, der sich in Tierversuchen auf die Heilung der Osteomalazie als weniger wirksam als Vitamin D erwies und auch die intestinale Kalzium-Absorption und die Knochenresorption geringer zu stimulieren vermochte als 1-25 $(OH)_2$-Vitamin D (PARKER et al. 1974). 1-25 $(OH)_2$-Vitamin D vermag die Nebenschilddrüsen direkt zu hemmen (SHEN et al. 1975) und verbindet damit den Regelkreis der Kalzium-Homöostase vom Vitamin-D-Stoffwechsel zum Parathormon (Abb. 65).

β) Pathophysiologische Überlegungen zur Entstehung der renalen Osteopathie

Malabsorption von Kalzium und Vitamin-D-Stoffwechselstörung

Eine Verminderung der intestinalen Kalzium-Absorption tritt frühzeitig im Verlaufe einer Niereninsuffizienz auf (SCHÄFER et al. 1970; MALLUCHE et al. 1978), wobei wahrscheinlich ausschließlich der Vitamin D-abhängige, aktive Kalzium-Transport im Duodenum und oberen Jejunum betroffen ist (PARKER et al. 1974; BRICKMAN et al. 1974). Die in weiter distal gelegenen Darmabschnitten stattfindende Vitamin-D-unabhängige, passive Kalzium-Aufnahme scheint intakt (AVIOLI 1972; BRICKMAN et al. 1974).

Experimentelle Untersuchungen zeigen, daß die Niereninsuffizienz nicht nur die zellulären Kalzium-Transportvorgänge beeinflußt (RITZ 1970), sondern daß im wesentlichen Veränderungen des Vitamin-D-Stoffwechsels mit verminderter Bildung des aktiven Metaboliten 1-25 $(OH)_2$-Vitamin D eine Rolle spielen (MASSRY et al. 1973; GRAY et al. 1974; LLACH et al. 1975). Die Serumspiegel von 1-25 $(OH)_2$-Vitamin D bei Patienten mit initialer Niereninsuffizienz sollen im Normbereich liegen (RITZ et al. 1979), diese ersten Messungen bedürfen jedoch noch der Bestätigung.

Die sukzessive Verminderung des Nierenparenchyms im Verlaufe einer chronischen Niereninsuffizienz ist die wahrscheinlichste Ursache der verminderten Produktion von 1-25 $(OH)_2$-Vitamin D (DE LUCA 1975) mit der Folge der intestinalen Kalzium-Malabsorption (PARKER et al. 1974; COBURN et al. 1973; BRICKMAN et al. 1974). Die genaue zelluläre Ursache der intestinalen Kalzium-Transportstörung infolge 1-25 $(OH)_2$-Vitamin-D-Mangels ist bislang nicht restlos geklärt, Defekte des Vitamin-D-stimulierten intestinalen ATPase Systems und der Synthese des Kalzium-bindenden Proteins bei Niereninsuffizienz sind jedoch bekannt (AVIOLI et al. 1969, AVIOLI 1972, KOWARSKI u. SCHACTER 1973). Durch kleine Mengen 1-25 $(OH)_2$-Vitamin D, nicht jedoch durch dessen Vorstufen kann der intestinale Kalzium-Absorptionsdefekt beseitigt werden (BRICKMAN et al. 1974), gleiches ist nach erfolgreicher Nierentransplantation feststellbar (HAUSSLER 1975). Bei Patienten mit chronischer Niereninsuffizienz sind erhöhte Kalzitoninspiegel gemessen worden (HEYNEN u. FRANCHIMONT 1974), die durch Hemmung der Vitamin-D-abhängigen intestinalen Transportvorgänge ebenfalls zur Kalzium-Malabsorption beitragen (OLSON et al. 1972). Weiterhin wäre denkbar, daß durch urämiebedingte Veränderungen des Vitamin-D-Metabolismus strukturell verwandte, abnorme Metabolite gebildet werden, die 1-25 $(OH)_2$-Vitamin D an den Bindungsstellen der Zielorgane kompetetiv hemmen (AVIOLI et al. 1968, GRAY et al. 1974). Diese Vorstellung wird durch die Erhöhung der intestinalen Kalzium-Aufnahme nach Gabe von Dihydrotachysterol, einer Substanz, die strukturell dem 1-25 $(OH)_2$-Vitamin D sehr ähnlich ist, gestützt (KAYE u. SAGAR 1972, DE LUCA 1973).

Unbehandelte Urämiker zeigen niedrigere Serumspiegel von 25 (OH)-Vitamin D (OFFERMANN et al. 1974), zwischen Serum-Kalziumspiegeln und den gemessenen 25 (OH)-Vitamin-D-Werten besteht eine positive Korrelation (BAYARD et al. 1973). Zwar werden als Ursache der erniedrigten 25 (OH)-Vitamin-D-Spiegel die diätetische Restriktion und die ungenügende Sonnenlichtexposition bei Patienten mit fortgeschrittener Niereninsuffizienz diskutiert (RITZ u. JANTZEN 1969), nach neueren Untersuchungen scheint jedoch auch ein Defekt des in den Mikrosomen der Leberzellen gelegenen Cytochrom P-450 Enzymsystems vorzuliegen (LEBER u. SCHÜTTERLE 1972). Da auch 25 (OH)-Vitamin D beim Anephriker die Serum-Kalzium-Spiegel zu erhöhen vermag (COUNTS et al. 1975), scheint die renale Hydroxylierung für die biologischen Wirkungen an Knochen und Darm nicht obligat zu sein. Die Beseitigung des Mineralisationsdefektes am Skelett urämischer Patienten (Osteomalazie) gelingt auffälligerweise nicht durch Gabe von 1-25 $(OH)_2$-Vitamin D (PEACOCK et al. 1979; PRIOR et al. 1979), während 25 (OH)-Vitamin D und auch 24-25 $(OH)_2$-Vitamin D diesen Effekt aufweisen (BORDIER et al 1977). Eine Beziehung zwischen der Höhe der 25 (OH)-Vitamin D-Spiegel und der Häufigkeit des Auftretens einer Osteomalazie besteht nicht (OFFERMANN et al. 1976), auffällig erscheint jedoch die Beobachtung, daß Patienten mit ausgeprägter Osteomalazie deutlich niedrigere PTH-Spiegel aufweisen als Patienten mit dem üblichen Bild einer renalen Ostitis fibrosa (SHEN et al. 1975; OFFERMANN et al. 1976).

Sekundärer Hyperparathyreoidismus und Parathormon-Resistenz

Die Hyperplasie der Nebenschilddrüsen infolge des gestörten Metabolismus der bivalenten Ionen Kalzium und Magnesium ist eine bei allen Patienten mit chronischer Niereninsuffizienz zu findende Veränderung (PAPPENHEIMER u. WILENS 1935; STANBURY u. LUMB 1966; MASSRY et al. 1968; REISS u. CANTERBURY 1971). Es wird angenommen, daß diese Hyperplasie infolge des Absinkens der Plasmaspiegel des ionisierten Kalziums entsteht

(Stanbury u. Lumb 1962). Ein wesentlicher Faktor bei der Entstehung der anfänglich transitorischen Hypokalziämie ist die Phosphatretention, die vorübergehend und möglicherweise unentdeckt bereits in der Frühphase der Niereninsuffizienz auftritt (Bricker et al. 1969). Diese transitorische Hyperphosphatämie führt zu zeitweiliger Hypokalziämie, die ihrerseits die Nebenschilddrüsen stimuliert. Als Ergebnis der erhöhten PTH-Sekretion kommt es zu einem Abfall der tubulären Phosphatreabsorption mit der Folge der Normalisierung von Serum-Phosphat- und Serum-Kalzium-Spiegeln als Ausdruck einer neuen Gleichgewichtssituation (Reiss et al. 1970; Bricker 1972; Llach et al. 1977). Im Verlaufe zunehmender Einschränkung der Nierenfunktion soll sich dieser Mechanismus wiederholen und so die Entwicklung des sekundären Hyperparathyreoidismus triggern (Bricker 1972). Daneben kommt es zu zunehmender Kumulation von PTH und PTH-Fragmenten (Freitag et al. 1978), da beim Gesunden 50–60% des Hormons über die Nieren inaktiviert wird (Hruska et al. 1973).

Für diese „trade off" Hypothese (Bricker 1972) sprechen experimentelle Untersuchungen an Hunden (Slatopolsky et al. 1971, 1972), bei denen durch Reduktion der Phosphatzufuhr entsprechend der Einschränkung der Nierenfunktion eine Erhöhung der Parathormonspiegel vermieden werden konnte. Die Langzeitbeobachtung an urämischen Hunden mit reduzierter Phosphataufnahme zeigte niedrigere Parathormonspiegel als bei urämischen Hunden mit normaler Phosphatzufuhr (Rutherford et al. 1977); erstere waren jedoch im Vergleich zum Kontrollkollektiv noch immer deutlich erhöht. Die verbliebene parathyreoidale „Überstimulation" ließ sich durch Gabe von 25 (OH)-Vitamin D beseitigen (Rutherford et al. 1977).

Andererseits zeigten Versuche an parathyreoidektomierten, mit Vitamin D behandelten Tieren eine Adaptation der renalen Phosphatausscheidung an den Grad der Niereninsuffizienz ohne Anwesenheit endogenen Parathormons (Reaven 1975; Tröhler et al. 1976). Dieser Adaptationsmechanismus war weiterhin unabhängig von der Höhe der Kalzium- und Kalzitonin-Spiegel (Reaven 1975; Tröhler et al. 1976) und ließ sich selbst bei Vitamin D-Mangeltieren nachweisen (Steele u. De Luca 1976).

Bei Hämodialysepatienten fanden einige Autoren eine klare Korrelation zwischen Serum-Phosphat und Parathormonspiegeln (Fournier et al. 1971; Slatopolsky et al. 1978), andere wiesen darauf hin, daß bei Patienten mit chronischer Niereninsuffizienz die Parathormonspiegel immer erhöht sind, gleichgültig ob die Serum-Kalzium- und Serum-Phosphatwerte erniedrigt, normal oder erhöht gemessen werden (Berson u. Yalow 1966; Reiss et al. 1968; Reiss u. Canterbury 1971; Coburn et al. 1972; Massry et al. 1972).

Untersuchungen an Patienten mit beginnender Niereninsuffizienz zeigten neben erniedrigten Serum-Kalzium-Spiegeln auch erniedrigte Phosphatspiegel (Better et al. 1967; Massry et al. 1973), ein Befund, der sich mit der „trade off" Hypothese des Phosphatstaues als Ursache des sekundären Hyperparathyreoidismus nicht in Einklang bringen läßt.

Bei Patienten mit geringer Niereninsuffizienz besteht eine ossäre Resistenz gegenüber der Kalzium mobilisierenden Wirkung von endogenem als auch exogen zugeführtem PTH (Massry et al. 1973; Llach et al. 1975). Im klinischen Versuch an Patienten mit initialer Niereninsuffizienz konnte gezeigt werden, daß nach EDTA Infusion die Spiegel des nicht chelierten Kalziums trotz überschießendem PTH-Anstieg steiler als beim Kontrollkollektiv abfielen und einen verzögerten Wiederanstieg aufwiesen (Llach et al. 1977). Diese Befunde zeigen auch, daß die bereits in der Frühphase der Niereninsuffizienz am Skelett bestehende Resistenz gegenüber der kalziämischen Wirkung von PTH (Massry et al. 1973) nicht durch biologisch inerte PTH-Fragmente vorgetäuscht ist, da an der Niere eine adäquate Reaktion demonstriert werden konnte (Massry et al.

1973; LLACH et al. 1975). Möglicherweise ist die PTH-Resistenz selbst eine direkte Folge des sekundären Hyperparathyreoidismus am Knochen, da nachgewiesen werden konnte, daß bei Patienten mit unterschiedlichen Graden der Niereninsuffizienz die kalziämische Wirkung von exogen zugeführtem PTH invers mit der in Resorption befindlichen Knochenoberfläche korreliert war (MASSRY et al. 1973). Weiterhin wird diskutiert, daß das vermehrte Osteoidvolumen die zur Resorption zur Verfügung stehende Knochenoberfläche vermindert (JOWSEY 1972) und außerdem das durch PTH mobilisierte Kalzium wie ein Schwamm aufsaugt (STANBURY 1973). Diese Vorstellung der internen Redistribution von Kalzium blieb jedoch nicht unwidersprochen, da bei Patienten mit initialer Niereninsuffizienz trotz bestehender ossärer PTH-Resistenz nur eine sehr geringe Erhöhung des Osteoidgehaltes des Skeletts gefunden wurde (MALLUCHE et al. 1976).

Interessanterweise läßt sich die PTH-Resistenz beim urämischen Patienten durch Gabe von 1-25 $(OH)_2$-Vitamin D beseitigen (BRICKMAN et al. 1975), eine Beobachtung, die den Schluß zuläßt, daß bei Niereninsuffizienz ein Mangel an aktivem 1-25 $(OH)_2$-Vitamin D besteht (BRICKMAN et al. 1974a).

Einen weiteren Faktor für die Entstehung der ossären Resistenz gegenüber der Kalzium mobilisierenden Wirkung von PTH könnte die Refraktärität des ossären Adenylzyklase Systems darstellen, da experimentell ein refraktärer Zustand bei Normalpersonen nach Zufuhr hoher Konzentration von exogenem, bovinem PTH erzeugt werden konnte (TOMLINSON et al. 1974). Die Erhöhung der Serumspiegel von Kalzitonin bei chronischer Niereninsuffizienz (ISAAC et al. 1975) könnte ebenfalls zur Entstehung der PTH-Resistenz beitragen, sofern gesichert ist, daß die erhöhten Kalzitoninspiegel zumindest teilweise biologisch aktive Hormonfragmente repräsentieren (Abb. 66).

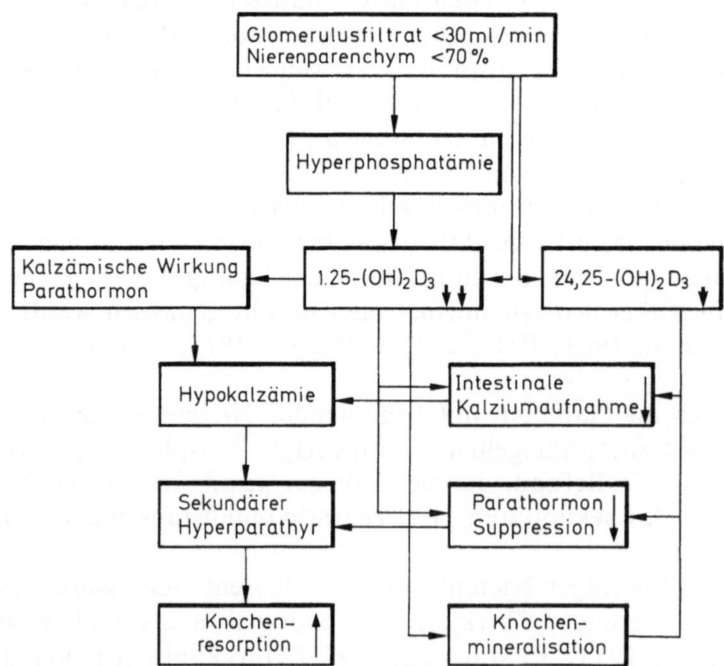

Abb. 66. Schematische Darstellung der Pathogenese der urämischen Osteopathie

Weitere Faktoren, die zur Entwicklung der renalen Osteopathie beitragen

Azidose: Die systemische Azidose führt zu einer Verminderung der tubulären Kalzium-Reabsorption (LEMANN et al. 1967) und verändert den Kollagenstoffwechsel (FINLAYSON et al. 1964; AVIOLI 1973). Bei metabolischer Azidose dient der Knochenmineralsalzgehalt als wichtiges Pufferreservoir, da nachgewiesen werden konnte, daß bei der Umwandlung von Hydroxylapatitkristallen zu zirkulierenden Kalzium- und Phosphationen aus dem Extrazellulärraum H^+ Ionen in stöchiometrischem Verhältnis entfernt werden (KILDEBERG et al. 1969). Diese Vorstellung ist vereinbar mit dem Nachweis einer niedrigen Knochenbikarbonatkonzentration bei chronisch niereninsuffizienten Patienten (PELLEGRINO u. BILTZ 1965; KAYE et al. 1970) und der Zunahme der Knochenresorption durch Ammoniumchlorid-induzierte Azidose im Tierversuch (BARZEL u. JOWSEY 1969). Trotzdem scheint die urämische Azidose bei der Entwicklung der renalen Osteopathie nur eine untergeordnete pathogenetische Bedeutung zu haben, die von den Einflüssen des Vitamin D und Parathormonstoffwechsels weit übertroffen wird (RELMAN 1968; COCHRAN u. NORDIN 1969; RITZ et al. 1972).

Heparin: Patienten mit chronischer Niereninsuffizienz werden im Rahmen der Hämodialysebehandlung intermittierend heparinisiert. Heparin führt zu einer Mobilisation von Kalzium und Phosphat aus dem Knochen mit der Folge einer zunehmenden Demineralisation. Ursächlich wird eine Heparin-induzierte Enzymhemmung intraossär diskutiert (GOLDHAPER 1965; JAFFE u. WILLIS 1965; SCHUSTER et al. 1969). Im Extrazellulärraum kann es durch Erhöhung des Kalzium-Phosphat-Produktes zu Weichteilverkalkungen kommen (KORZ u. BRASS 1971).

Veränderungen der Dünndarmschleimhaut bei Niereninsuffizienz

Histologisch konnte bei Patienten mit fortgeschrittener Niereninsuffizienz eine deutliche Jejunitis mit Zottenatrophie nachgewiesen werden (SAMIZADEH 1980). Dies wird als urämiebedingte Proliferationshemmung des Dünndarmepithels interpretiert und erklärt den hohen Anteil von pathologischen Resorptionstests (Laktosetoleranztest, Fettresorptionstest, Eisenresorptionstest) bei Patienten mit fortgeschrittener Niereninsuffizienz (SPERSCHNEIDER et al. 1976).

Magnesium: Zwischen dem intrazellulären Magnesiumgehalt und der Höhe der Parathormonspiegel besteht eine enge, positive Korrelation (SAMIZADEH et al. 1978) im Sinne eines rückgekoppelten Regulationssystems. Demnach könnten die bei niereninsuffizienten Patienten erhöht gemessenen Magnesiumspiegel (MANSOURI et al. 1970) zu einer Parathormonstimulation führen, die additiv zu den bereits diskutierten Einflüssen des Kalzium- und Phosphatstoffwechsels wirken könnte.

γ) Morphologische Klassifizierung der renalen Osteopathie

Aus den oben beschriebenen pathophysiologischen Überlegungen geht hervor, daß es sich bei der „renalen Osteopathie" um ein polyätiologisches Krankheitsbild handelt (SHERRARD et al. 1974; RITZ et al. 1979). Die frühesten histologischen Veränderungen am Knochen sind die Zeichen des sekundären Hyperparathyreoidismus mit vermehrter Oberflächenresorption (ELLIS 1973). Mit zunehmender Schwere des sekundären Hyperparathyreoidismus kommt es zur Fibroosteoklasie (Ostitis fibrosa) mit stark erhöhtem Knochenumsatz, wobei infolge der irregulären Kollagenproduktion das Bild des „woven bone" entsteht (RITZ et al. 1976). Diese Kollagenbündel können durch amorphe Kalziumphosphat-Ablagerungen zur Osteosklerose führen, wobei die mechanische Stabilität vermindert ist (RITZ et al. 1976).

Die Osteomalazie ist als Mineralisationsdefekt des Osteoids definiert, üblicherweise liegt eine Vermehrung unmineralisierten Osteoids vor (FROST u. MEUNIER 1977). Der wesentliche Faktor bei der Entstehung der Osteomalazie scheint die Vitamin D-Stoffwechselstörung des Patienten zu sein (Stanbury 1972c), wobei jedoch andere Faktoren, wie Alter, Art und Dauer der Grunderkrankung sowie die Medikation eine Rolle spielen. Da auch bei hohem Knochenumsatz eine Vermehrung unmineralisierten Osteoids gefunden wird, müssen Oberfläche, Volumen und Breite der Osteoidsäume neben der Beurteilung der Mineralisationsfront mit Hilfe der Tetrazyklinmarkierung zur Diagnosestellung herangezogen werden (Frost u. Meunier 1977).

Patienten mit fortgeschrittener Niereninsuffizienz zeigen knochenhistologisch meistens die Zeichen sowohl der Fibroosteoklasie als auch der Osteomalazie, obwohl häufig eine der beiden Läsionen vorherrschend ist (Ritz et al. 1976). Bei Patienten mit überwiegender Osteomalazie findet sich überdurchschnittlich häufig ein Verlust an Knochenmasse (Osteopenie) durch zunehmenden Abbau der Spongiosa (Delling u. Lühmann 1979).

Anhand der genannten Kriterien unter Einbeziehung der Aktivität des Knochenumbaues und der Knochenmasse läßt sich die renale Osteopathie histologisch in verschiedene Typen untergliedern (Delling u. Lühmann 1979). Dies ist insofern von Bedeutung, als die verschiedenen Typen der renalen Osteopathie therapeutisch ein unterschiedliches Vorgehen erfordern (Schulz 1979).

Zusammenfassend kann die Entwicklung der renalen Osteopathie auf folgende, sich teilweise ergänzende und miteinander in Verbindung stehende Faktoren zurückgeführt werden:
1. auf die Hyperphosphatämie,
2. auf die Entwicklung eines sekundären Hyperparathyreoidismus,
3. auf die ossäre Resistenz gegenüber der Kalzium-mobilisierenden Wirkung von PTH und schließlich
4. auf die Veränderungen des Vitamin D-Stoffwechsels mit Ausbildung eines Vitamin D-Mangel-ähnlichen Bildes.

b) Histomorphologische und mikroradiographische Befunde

Bei einer chronischen Niereninsuffizienz unter konservativer oder unter Dialysebehandlung sind histopathologisch immer Knochenumbaustörungen zu finden (Ammann 1962; Jowsey et al. 1969; Robinson 1969; Sarnsethsiri et al. 1969; Krempien et al. 1972c; Ritz et al. 1973c; von Babo u. Heuck 1974; Sherrard et al. 1974; Meunier et al. 1975). Der morphologische Befund der pathologischen Veränderungen ist starken Schwankungen ausgesetzt, wobei keine Korrelation zwischen dem Grad der Niereninsuffizienz und dem Ausmaß der Osteopathie besteht (Binswanger et al. 1971). In der von Delling (1975) vorgenommenen Klassifikation der histologischen Befunde bei renaler Osteopathie in 3 Typen sind die isoliert und in Verbindung miteinander vorkommenden Faktoren, die zum Knochenumbau führen, berücksichtigt.

Typ 1 zeigt eine gesteigerte osteoklastäre Resorption als Ausdruck des sekundären Hyperparathyreoidismus ohne Zeichen einer Mineralisationsstörung.

Typ 2 ist durch eine Mineralisationsstörung (Osteomalazie) ohne erhöhte Knochenresorption gekennzeichnet.

Typ 3, die typische renale Osteopathie, besteht aus einer Kombination von gesteigerter osteoklastärer Resorption und einer Mineralisationsstörung.

Von 726 Beckenkammbiopsien zeigten 69% des Krankengutes von Delling (1977) eine Kombination von osteoklastärer Resorption und Knochenmineralisationsstörungen, während nur 2% eine reine osteoklastäre Resorption und 29% eine überwiegende Osteomalazie bzw. Mineralisationsstörung boten.

Die gesteigerte Parathormonsekretion bewirkt eine vermehrte osteoklastäre Resorption mit tiefen Howshipschen Lakunen und großen mehrkernigen Osteoklasten sowie

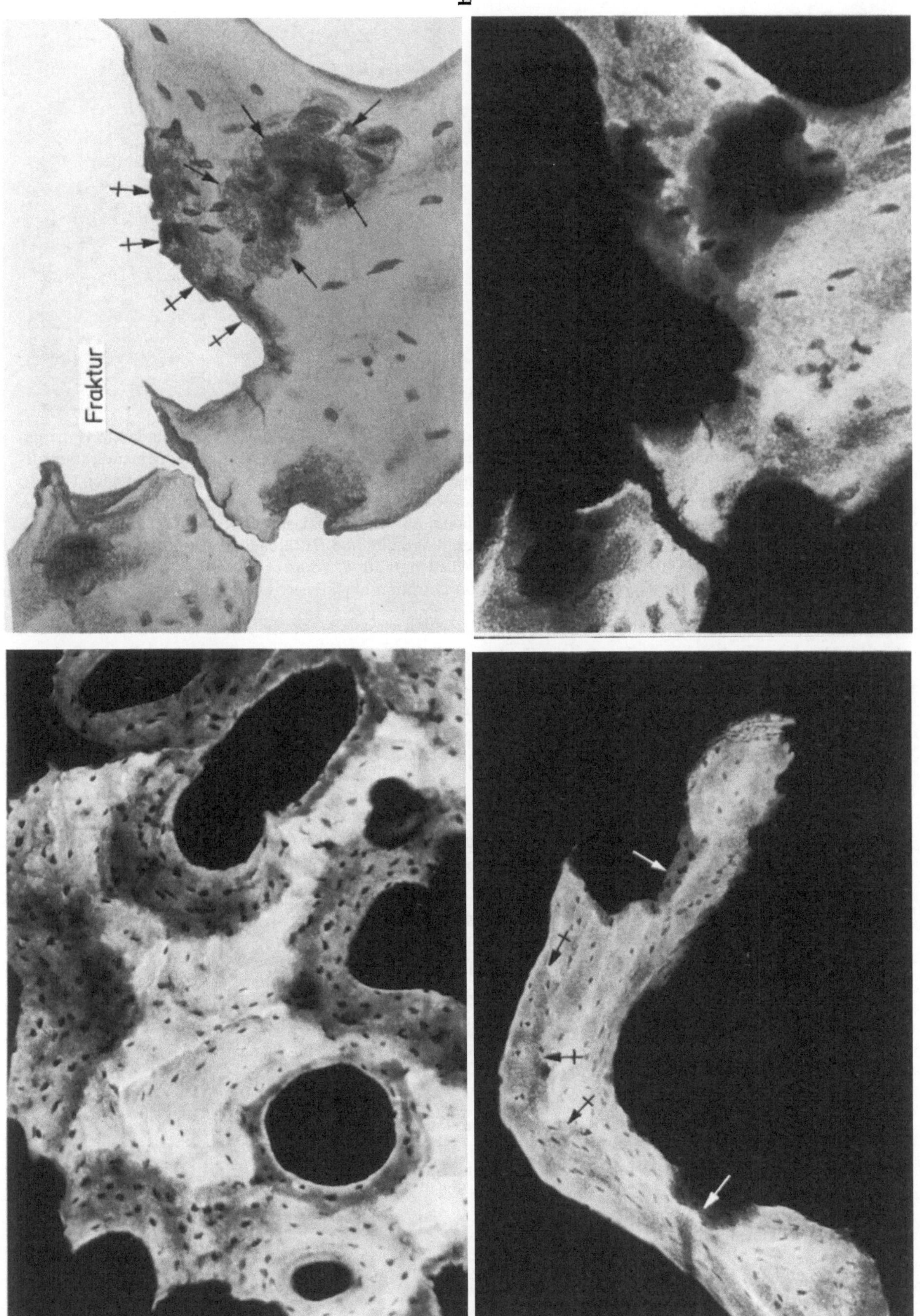

Abb. 67a–c

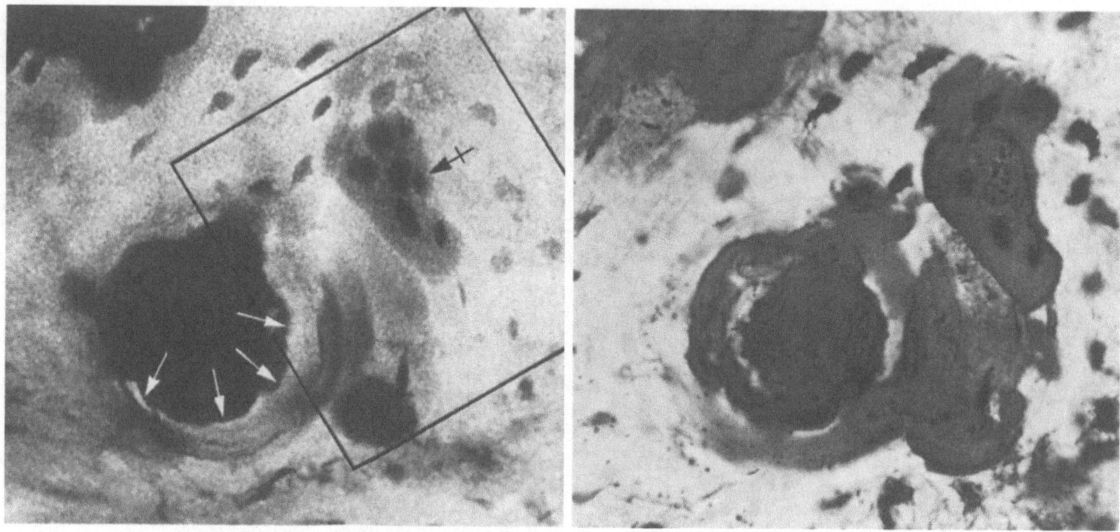

d

Abb. 67a–e. Mikroradiogramm unentkalkter Knochendünnschliffe (50 μ Schichtdicke) bei sekundärem Hyperparathyreoidismus. **a** Femur-Diaphysen-Kompakte mit unregelmäßiger Mineralkonzentration, Mineralisationsdefekten, Howshipschen Lakunen und osteoiden Säumen nebeneinander in derselben Knochenregion. Vergr. ×125. **b** Osteozytäre Osteolysen (→) in einem Spongiosabälkchen neben osteoklastärem Abbau (↛) in Howshipschen Lakunen. Mikrofraktur. Vergr. ×150. **c** Spongiosa mit osteoklastären Resorptionszonen (→) und inhomogener Mineraldichte (↛). Vergr. ×100. **d** Mikroradiogramm und Histologie. Periosteozytäre Demineralisation (↛) und lakunärer Abbau (→). Vergr. ×150. **e** Ausschnitt aus **d**. Vergr. ×500. Mit Hilfe der Mikrodensitometrie kann die Mineralkonzentration objektiviert werden

eine Faservermehrung entlang des Endostes. Letztere soll in direkter Korrelation zur Serumparathormonkonzentration stehen (DUURSMA et al. 1972).

Als Zeichen der Osteomalazie findet man eine Zunahme der Oberflächenausdehnung des Osteoids (Hyperostoidose). Dabei ist der prozentuale Anteil der Gesamtosteoidoberfläche als auch die Oberflächendichte des Gesamtosteoids für die Diagnose der Mineralisationsstörung ein wichtiger Parameter.

Der mikroradiographische Befund des sekundären Hyperparathyreoidismus oder der renalen Osteopathie zeigt im akuten Stadium die bei der primären Form beschriebenen Veränderungen (Tabelle 9) nicht selten in etwas stärkerer Ausprägung, so daß ein sehr buntes Bild und ein unregelmäßiges Kalksalzmosaik resultieren. Die Strukturauflockerungen können deutlicher werden, die Mineralisationsdefekte sind unregelmäßiger und ausgedehnter, vor allem in den subperiostalen Regionen. Eine osteozytäre Demineralisation und Osteolyse findet sich regelmäßig und ist abhängig von dem Parathormonspiegel im Blut. Besonders bemerkenswert ist das gehäufte Vorkommen sehr hochmineralisierter Zonen im Knochen, die flächenhaft bandförmig oder im umschriebenen periosteozytären Gewebsareal auftreten können (Abb. 67).

Tabelle 9. Mikroradiographische Befunde bei renaler Osteopathie

Mineralisationsstörung mit Mineralisationsdefekten und Spongiosklerosen
Vermehrt osteoide Säume
Osteoklastäre Resorption
Osteozyten Lakunen
Pseudozysten
Osteoklastärer Knochenanbau
Faserosteoid und Faserknochen

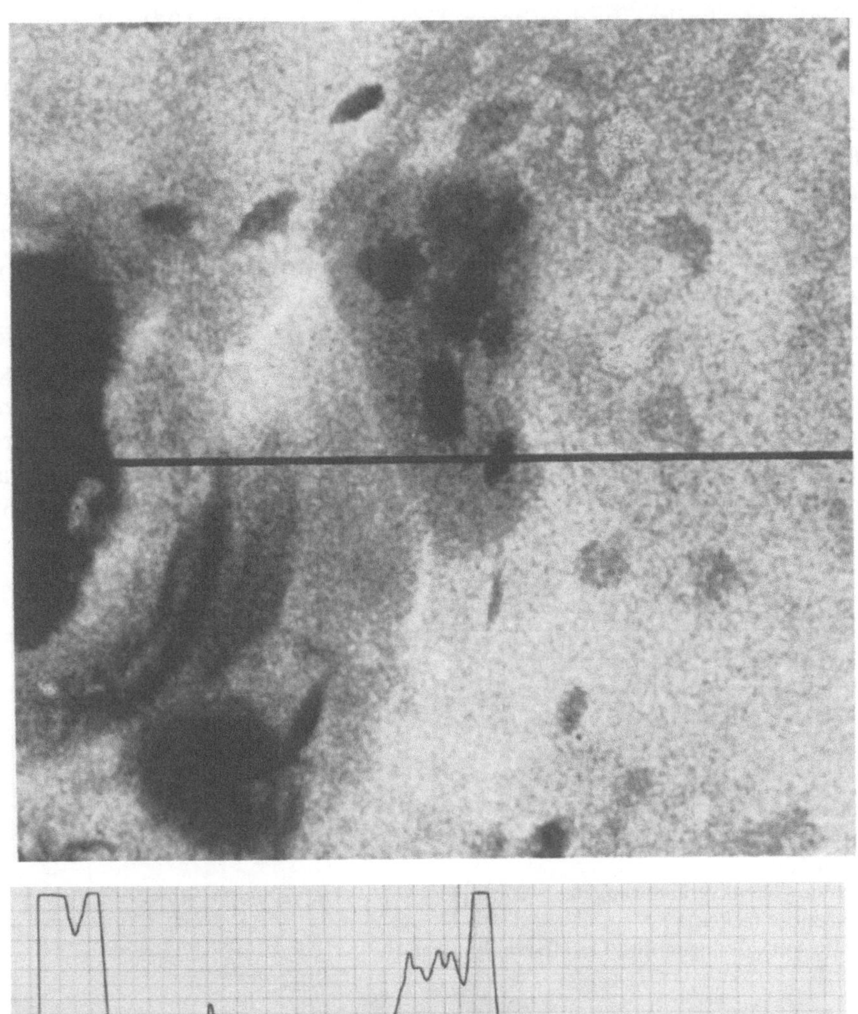

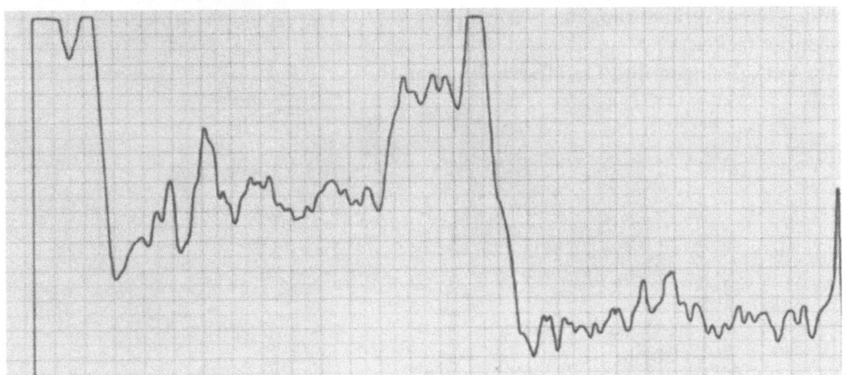

Abb. 67e

c) Radiologische Befunde

Die Formen der Skelettveränderungen bei Niereninsuffizienten unter Dialysebehandlung oder konservativer Behandlung unterscheiden sich nicht. Ausbreitung und Schwere der Strukturveränderungen sind allerdings sehr individuellen Schwankungen unterlegen. Im allgemeinen ist mit zunehmender Dialysedauer ein Fortschreiten der Demineralisation mit einer Zunahme der Knochenumbauvorgänge festzustellen. Daß die Angaben über die Häufigkeit einer renalen Osteopathie bei terminal niereninsuffizienten oder dialysierten Patienten sehr differieren, liegt sowohl an den unterschiedlichen therapeutischen Maßnahmen als auch an den verschiedenen Bewertungsmaßstäben der Untersucher, den

Röntgenaufnahmetechniken und anderen Faktoren (HÄFNER 1971; BAGON u. BRUNFAUT 1974). RITZ et al. (1971a) sowie KRÖPELIN u. WEISS (1973) betonen, daß bei sorgfältiger Bildanalyse in 70–80% Veränderungen am Skelett zu finden sind. Somit stellt die Röntgenuntersuchung des Skelettes niereninsuffizienter Patienten eine wertvolle und unentbehrliche Ergänzung für Verlaufskontrollen dar.

Entsprechend dem histomorphologisch nachweisbaren Knochenumbau, der in unterschiedlichem Maße aus einer *Kombination von Fibroosteoklasie und Osteomalazie sowie Osteoporose und Osteosklerose* besteht, findet man morphologisch im Röntgenbild eine *Auflockerung der spongiösen und kompakten Knochenstruktur* (disseziierende Fibroosteoklasie), *subperiostale und subchondrale Demineralisationsherde,* eine *Rarefizierung der spongiösen Knochenstruktur* und *diffuse oder herdförmige Hyperostosen.* Im Gegensatz zum primären Hyperparathyreoidismus treten bei renaler Osteopathie auch *periostale Knochenneubildungen* auf (Tabelle 10). DOYLE et al. (1972) haben bei der Gegenüberstellung der histologischen und radiologischen Befunde der Knochenresorption von Patienten mit chronischer Niereninsuffizienz eine gute Übereinstimmung gefunden (Abb. 68).

Tabelle 10. Knochenumbauprozesse bei renaler Osteopathie

1. Verschmälerung und Lamellierung der Schaftkompakta
2. Wollige Auflockerung der spongiösen Knochenstruktur
3. Subperiostale und subchondrale Demineralisations- und Resorptionsprozesse
4. Akroosteolysen
5. Osteomalazie mit Looserschen Umbauzonen
6. Hyperostose
7. Periostale Knochenneubildungen
8. Pseudozysten
9. Deformierende Gelenkveränderungen
10. Chondrokalzinose (selten)
11. Periartikuläre Verkalkungen und Gefäßverkalkungen

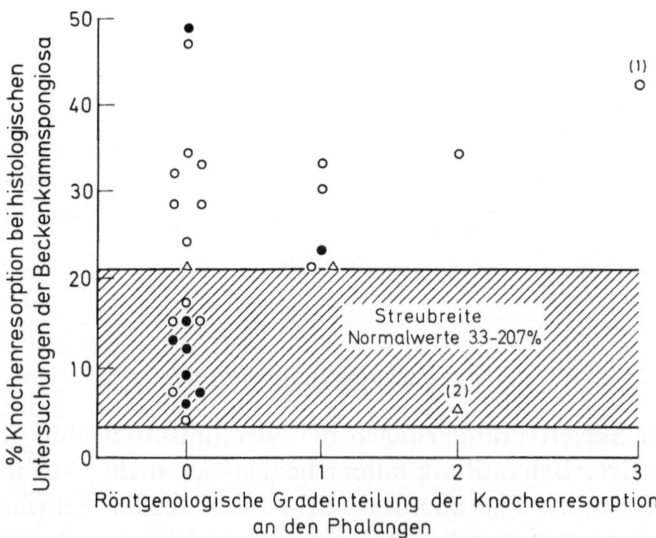

Abb. 68. Gegenüberstellung der histologischen und radiologischen Befunde von Knochenresorption bei 27 Patienten mit chronischer Niereninsuffizienz. ○ Vor und während Dialysebehandlung. ● Nach Nierentransplantation (Minimum 6 Monate). △ Nach subtotaler oder totaler Parathyreoidektomie. (1) 1. Biopsie bei einer Patientin mit Niereninsuffizienz und Skelettveränderungen. (2) 2. Biopsie derselben Patientin 1 Jahr nach totaler Parathyreoidektomie. (Nach DOYLE et al. 1972)

Die radiologischen Befunde werden durch das Überwiegen der Fibroosteoklasie im Sinne des Hyperparathyreoidismus geprägt und sind mit denen bei primärem Hyperparathyreoidismus identisch. Erstes makromorphologisches Zeichen der *disseziierenden Fibroosteoklasie* ist die durch Erweiterung der Haversschen Kanäle hervorgerufene *Aufblätterung, Lamellierung* oder *Spongiosierung der Kompakta und Kortikalis*. Dabei ist die Kompakta von der endostalen Fläche her aufgelockert und unscharf begrenzt. Der Umbau der *Spongiosa* tritt in Form einer *aufgelockerten „wolligen" wabigen und verwaschenen Trabekelstruktur* in Erscheinung (Abb. 69). Mit fortschreitender Transformation des Knochens und Ersatz der Trabekelstruktur durch Faserknochen entwickeln sich kleine *pseudozystische Aufhellungen*. Durch *subperiostale und subchondrale Demineralisation* und Resorption entstehen die für den primären und sekundären Hyperparathyreoidismus als pathognomonisch geltenden *Spiculae* oder Zähnelung der Diaphysen, die *Akroosteolysen* und die *Pseudoerweiterung* der Syndesmosen. Durch amorphe Ablagerungen von Kalziumphosphat in dem neugebildeten Faserknochen kommt es zu *isolierten oder generalisierten Hyperostosen* oder *Spongiosklerosen*. Bei der in 8% auftretenden generalisierten Form sind Hände und Füße ausgenommen. Die Hyperostosis ist gekennzeichnet durch eine grobmaschige aber sehr dichte spongiöse Knochenstruktur unter Bevorzugung der Wirbelsäule und des Beckens (Abb. 70).

Periostale Knochenneubildungen (periostale Neostose) treten nur bei reaktivem Hyperparathyreoidismus, aber nicht bei primärem Hyperparathyreoidismus auf (FAIRBANK 1951; WOLFF u. DENKO 1958; HEATH u. MARTIN 1970; EUGENIDIS 1970, 1972; DOYLE

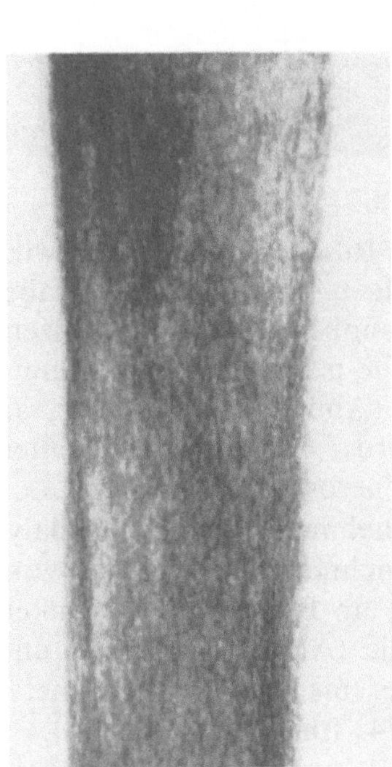

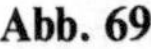

Abb. 69

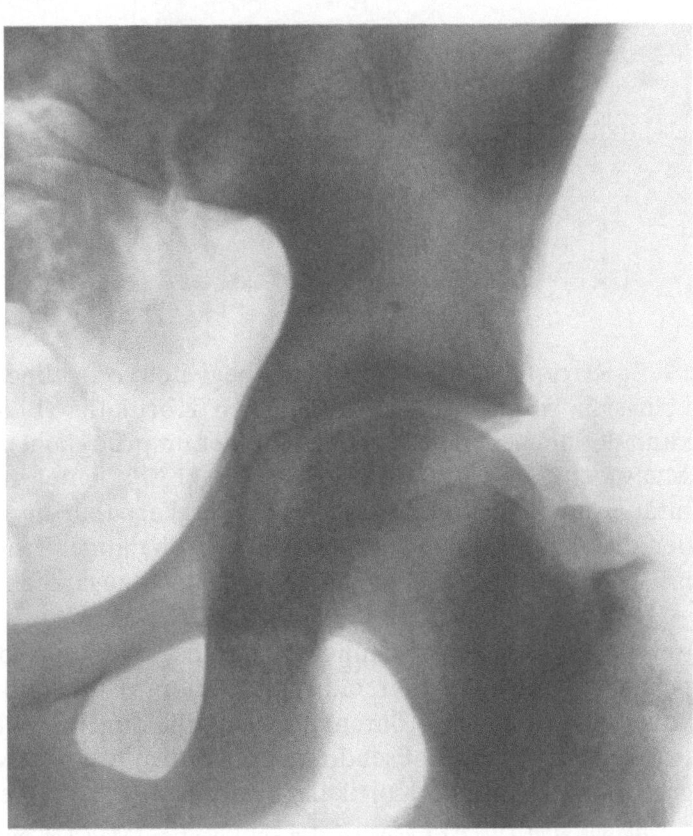

Abb. 70

Abb. 69. Präparat eines Tibiaschaftes bei renaler Osteopathie mit Spongiosierung der Kompakta und aufgelockerter endostaler Grenzfläche. Verwaschene, z.T. aufgelockerte, z.T. verdichtete spongiöse Trabekelstruktur

Abb. 70. Diffuse Spongiosklerose des Beckenskelettes unter Dialysebehandlung

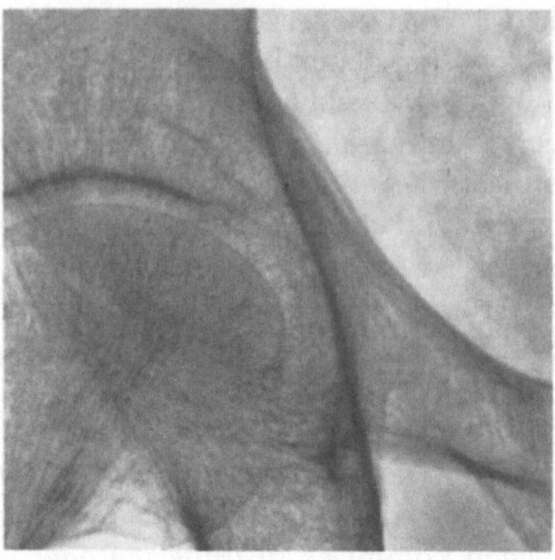

Abb. 71

Abb. 71. Periostale Knochenneubildung am Os pubis bei renaler Osteopathie unter Dialysebehandlung

Abb. 72 a, b. Renale Osteopathie mit Pseudozysten unter Dialysebehandlung. **a** Pseudozysten im Oberarmkopf und Tuberculum majus mit unscharfer Randsklerose. **b** Pseudozyste mit zarter Randsklerose und diskreter Kortikalisvorwölbung im handgelenknahen Radiusabschnitt. Zähnelung durch subperiostale Demineralisation am Prozessus styloideus radii

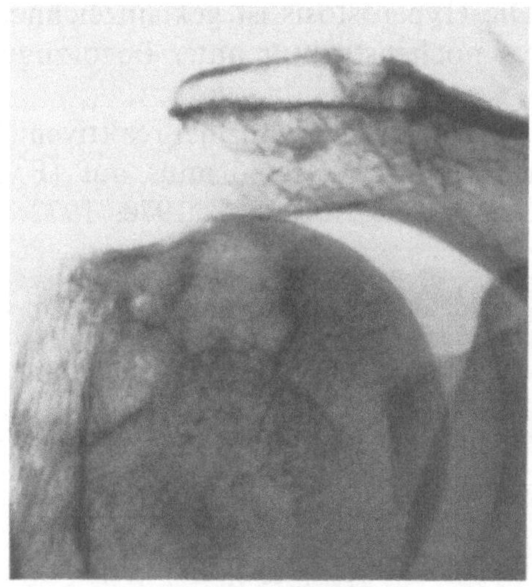

a

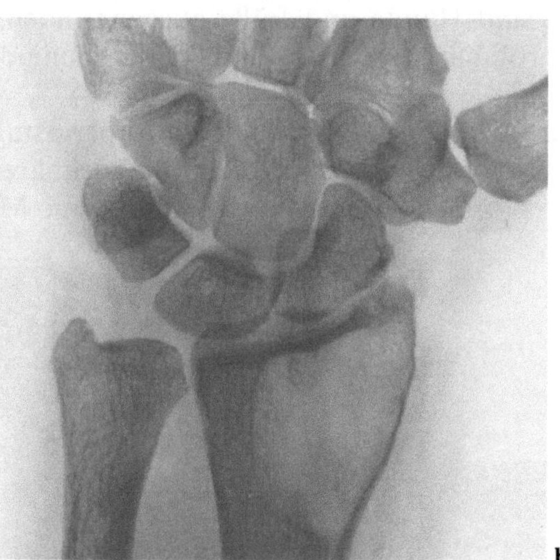

b

Abb. 72

1972; RITCHIE et al. 1975). Sie sind begleitet von subperiostalen Resorptionen und entwikkeln sich parallel zur ursprünglichen Kortikalis (BOSNJAKOVIC u. HEUCK 1979). Dabei kann der neugebildete Knochen mit der ursprünglichen Knochenoberfläche verschmelzen. MEEMA et al. (1974) fanden bei 10 von 117 Patienten (8,5%) eine periostale Knochenneubildung an den Metatarsalia und Metakarpalia, am Becken (Abb. 71), am Femur, an der distalen Tibia, an Radius, Ulna, Phalangen und Humerus; 9 dieser 10 Patienten mit periostaler Knochenneubildung zeigten zusätzlich eine Hyperostose.

Pseudozystenbildungen oder *Braune Tumoren* entstehen zunehmend häufig bei dialysierten Patienten mit sekundärem Hyperparathyreoidismus, nehmen aber nie das vom primären Hyperparathyreoidismus bekannte Ausmaß an. Die im Becken, im Schenkelhals, in den langen Röhrenknochen, Phalangen, Metakarpalia (Abb. 72), Schädel und Rippen auftretenden Pseudozysten können wenige Millimeter bis mehrere Zentimeter groß werden und die Kortikalis auftreiben (PFEIFFLE et al. 1974; IDELSON et al. 1974).

BROWN et al. (1977) berichteten über ein 17jähriges Mädchen mit 8 Braunen Tumoren bei Niereninsuffizienz mit sekundärem Hyperparathyreoidismus. LINDENFELSER et al. (1974) beobachteten das Auftreten eines Braunen Knochentumors bei sekundärem Hyperparathyreoidismus am Daumenendglied. Die Entstehung fiel zeitlich mit der therapeutisch induzierten Normalisierung des zuvor jahrelang erhöhten Serumphosphatspiegels zusammen. Daraus schließen LINDENFELSER und seine Mitarbeiter, daß die phosphatbindende Medikation bei der renalen Osteopathie das Entstehen Brauner Tumoren begünstigt.

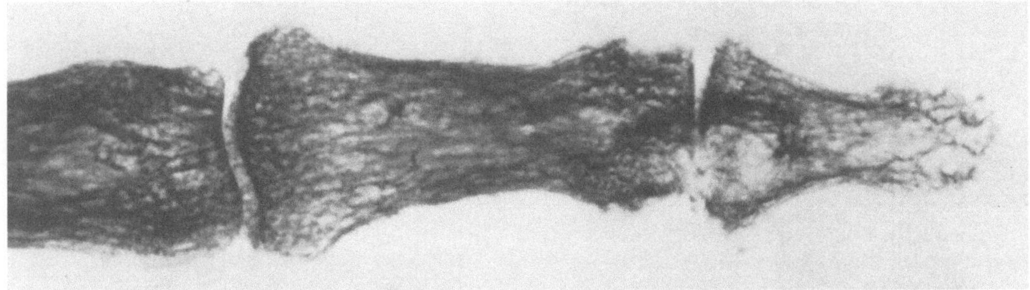

Abb. 73. Deformierung des Fingerendgelenkes durch subchondrale Entkalkungsherde und subperiostale gelenknahe „Usuren". Aufgelockerte, verschmälerte und endostal unscharf begrenzte Diaphysenkompakta. Verwaschene Spongiosa bei sekundärem Hyperparathyreoidismus

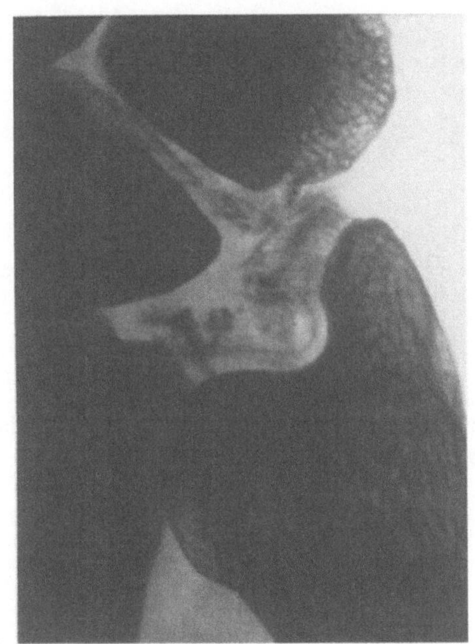

a

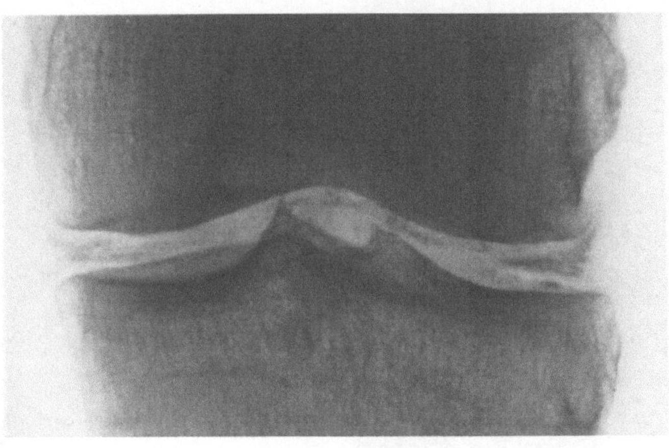

b

Abb. 74. a, b. Chondrokalzinose **a** am Handgelenk **b** des Innen- und Außenmeniskus bei tertiärem Hyperparathyreoidismus

Deformierende *Gelenkveränderungen,* die rheumatischen Destruktionen ähnlich sind, werden durch Usuren, subchondrale Zysten und periartikuläre Verkalkungen verursacht Abb. 73) (BYWATERS et al. 1963; RYKEWAERT et al. 1966; GRAVELLE 1970).

Die *Chondrokalzinose* (Pseudogicht, Pyrophosphatarthropathie, Kristall-synovitis) wird nur in sehr fortgeschrittenen Fällen unter Dialysebehandlung (tertiärer Hyperparathyreoidismus) beobachtet (Abb. 74).

Ektopische Verkalkungen haben 20–30% der niereninsuffizienten Patienten (RITZ et al. 1973; KRÖPELIN u. WEISS 1973). Die feinschaligen bis grobscholligen Verkalkungen (Abb. 75) der Sehnenansätze, Bänder und Kapseln von kleinen und großen Gelenken, am Sitzbeinhöcker und am Trochantermassiv (Abb. 76, 77) stehen in Korrelation mit der Höhe des Kalziumphosphatspiegels. Sie können zu schmerzhaften Bewegungseinschränkungen führen (LEVIN u. GENOVESE 1950; JOHNSON et al. 1967; ALFREY et al. 1968; PARFITT et al. 1969; KUHLENCORDT et al. 1970, 1971; HERBERT et al. 1941; SILINKOVA-MALKOVA u. PACOVSKY 1971; DOYLE 1972; HEUCK 1972; RITZ et al. 1973; KRÖPELIN u. WEISS 1973; BAGON u. BRUNFAUT 1974). Über monströse pseudotumoröse ektopische Verkalkungen berichten CHRISTENSEN et al. (1951), BARTON u. REEVES (1961), REQUADT

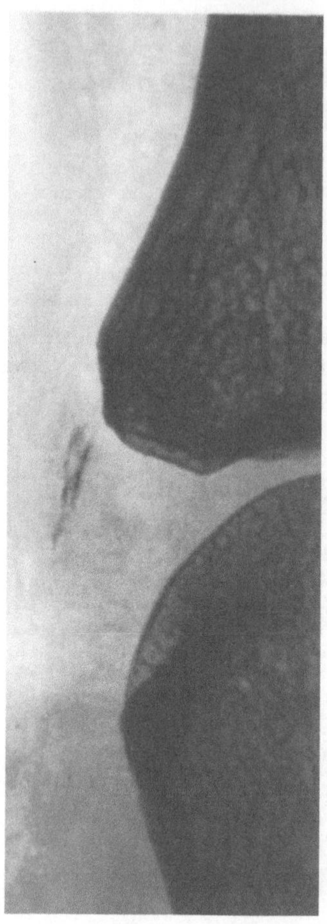

Abb. 75. Zarte Kapselverkalkung am Kleinfingergrundgelenk bei sekundärem Hyperparathyreoidismus

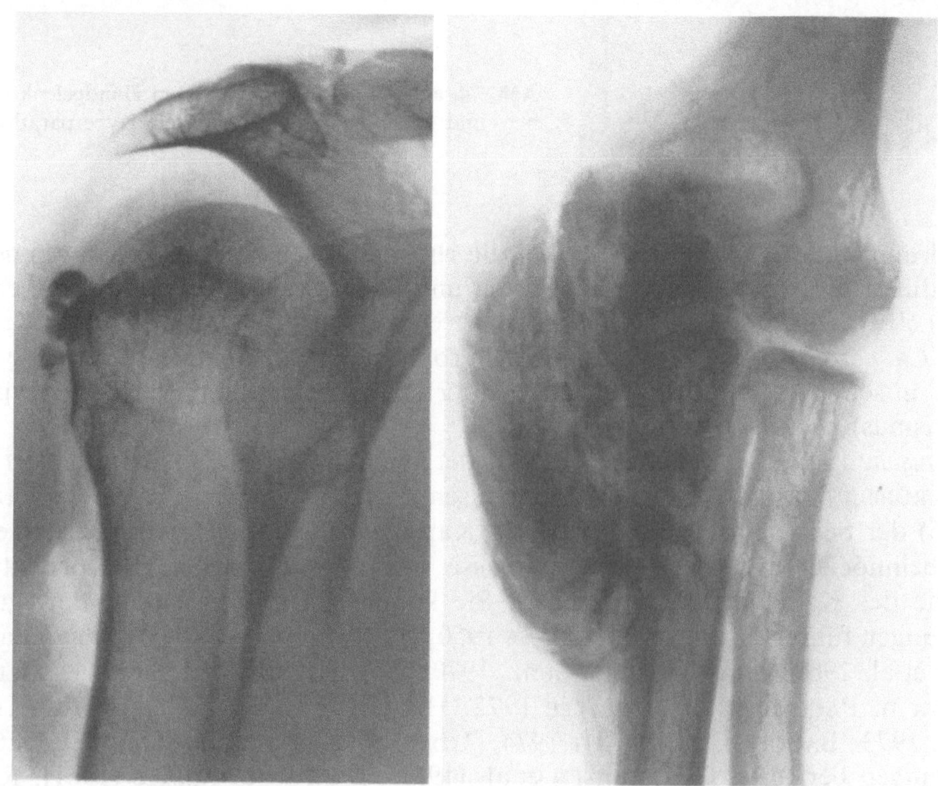

Abb. 76a, b

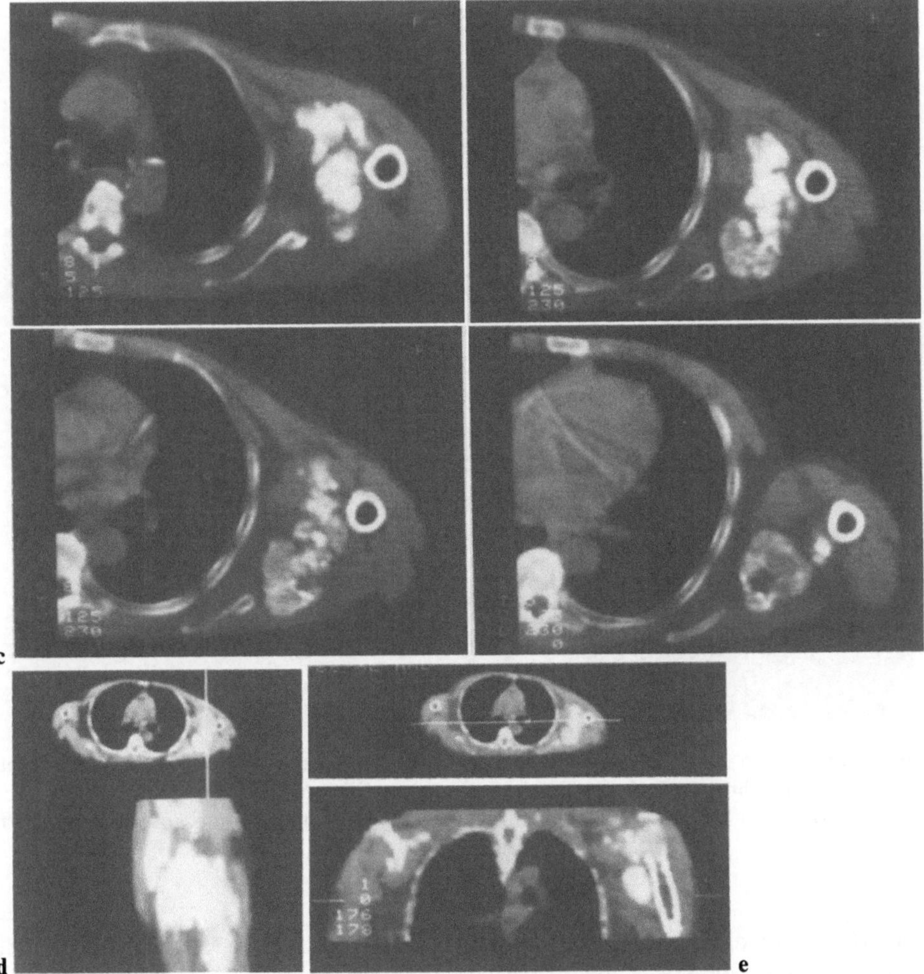

Abb. 76a–e. Periartikuläre Kalkablagerung. **a** 40jähr. Mann mit chronischer Niereninsuffizienz und renaler Osteopathie. Knotige periartikuläre Verkalkungen am Schultergelenk. **b** 19jähr. Mann mit chronischer Niereninsuffizienz und tertiärem Hyperparathyreoidismus unter Dialysebehandlung. Monströse periartikuläre Kalkansammlung im Bereich des Ellbogengelenkes. Die „Schichtung" entsteht durch Hydroxylapatit- und Lipoidablagerungen in den Septen der Muskulatur. **c–e.** 52jähriger Mann mit chronischer Niereninsuffizienz und tert. HPT. Die Röntgen-Computertomographischen Querschnittsbilder des Thorax (**c**) und die rekonstruierten Sekundärschnitte (**d**+**e**) in verschiedenen Ebenen erlauben eine subtile topographische Zuordnung der Verkalkungen

(1968), Schreyer (1968), Wagner u. Vent (1975). Der Entstehung dieser gekammerten und monströsen kalkmilchhaltigen Pseudozysten liegt meist eine Vitamin-D-Intoxikation bei chronischer Niereninsuffizienz zugrunde (Abb. 76b). Die kalkmilchhaltigen Pseudozysten sind von einem zellreichen Gewebe, das überwiegend aus Fibroblasten, Histiozyten sowie Fremdkörperriesenzellen besteht, umgeben. Unklar ist, welcher Mechanismus zu den Verkalkungen Anlaß gibt. Möglicherweise sind es primäre Kalkablagerungen in der Zelle, die sekundär zur Zellnekrose führen (Wagner u. Vent 1975). Die Röntgen-Computertomographie erschließt die 3. Ebene dieser kalkhaltigen Pseudozysten und gibt präzise Information über die Topographie dieser ungewöhnlichen Kalkniederschläge in Schleimbeuteln und Muskelsepten (Abb. 76c–e).

Autoptisch wiesen Kuzela et al. (1977) bei 79% der dialysierten und 44% der nichtdialysierten Patienten Verkalkungen in den parenchymatösen Organen wie Niere, Milz, Nebenniere, Leberpforte, Pankreas, Lunge und Herz nach. Makromorphologisch sind

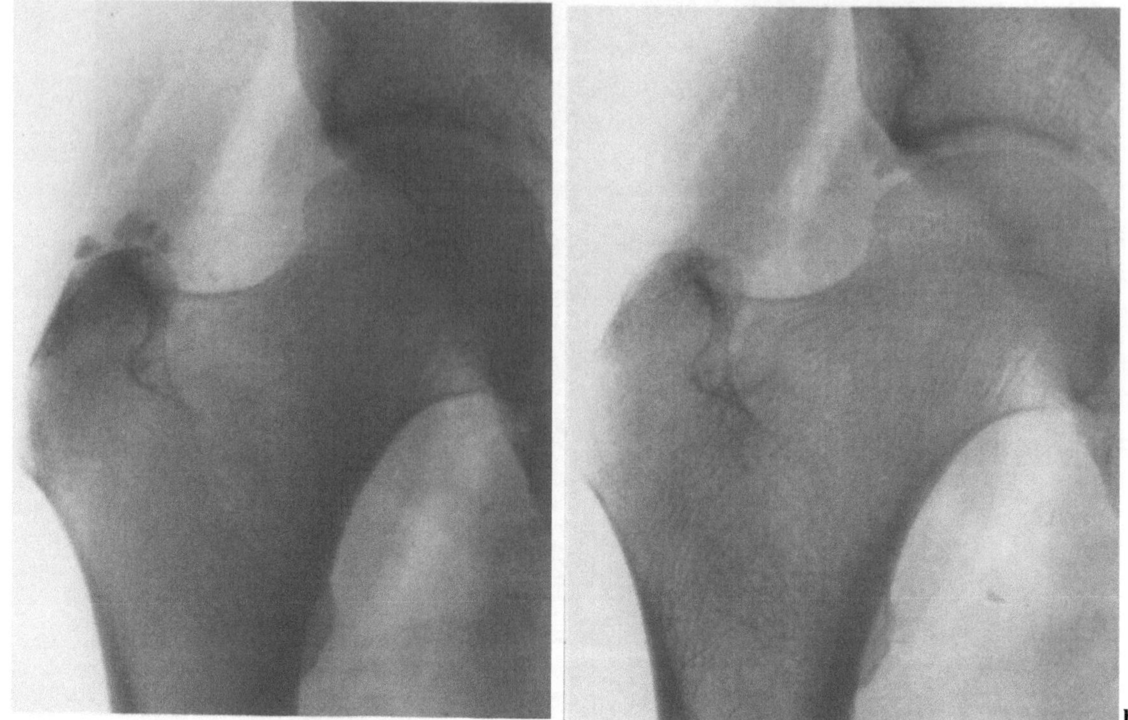

Abb. 77 a, b. 34jähr. Mann unter Dialysebehandlung wegen terminaler Niereninsuffizienz. **a** Metaplastische Knochenneubildung der Sehnenansätze am Trochanter major (Fibroostose). **b** Nach 3 Jahren haben sich die Fibroostosen am Trochanter major zurückgebildet. Neue Fibroostosen sind am Kapselansatz am Pfannendach aufgetreten

nur bei ca. 10% der chronisch niereninsuffizienten Patienten Kalziumablagerungen in den inneren Organen, in den Konjunktiven (red-eye-Syndrom) und im subkutanen Gewebe röntgenologisch identifizierbar (DRESKIN u. FOX 1950; SCHMITT-ROHDE 1962; KRÖPELIN u. WEISS 1973).

Wie die periartikulären Verkalkungen sind auch die segmentären *Mediaverkalkungen* (Mönckeberg) der *großen und kleinen Arterien* (Abb. 78, 79, 80) oft früher als Skelettveränderung nachweisbar und sollen vom Serumphosphatspiegel abhängig sein (NORDIN 1958; KUHLENCORDT et al. 1971; PARFITT et al. 1971; BAGON u. BRUNFAUT 1974; NORFRAY et al. 1975). Die Häufigkeit der Gefäßverkalkungen gibt KRÖPELIN (1973) mit 18%, RITZ u. KREMPIEN (1973) mit 34% an. BARTH u. PRECHTEL (1980) fanden Mediaverkalkungen der Mammaarterien bei niereninsuffizienten Patientinnen nicht häufiger als bei altersentsprechend gesunden Frauen.

Die charakteristischen Veränderungen am Skelett niereninsuffizienter Patienten sind in Tabelle 11 wiedergegeben.

α) Schädel

Am Schädel bewirken das *Nebeneinander von Aufhellungs- und Verdichtungsherden* bei insgesamt sehr *grobporiger Diploespongiosa* und unscharfer Begrenzung der Tabula interna und externa das Bild des pepper-spot-skull (Abb. 81, 82) (WOLFF u. DENKO 1958; ELLIS u. HOCHSTIN 1960; TEMPELTON et al. 1962; DOYLE 1972). Bei langdauernder Erkrankung nimmt die Dicke der Schädelkalotte zu, die Konturen der Tabula interna und externa verwaschen mehr und mehr. Die Schädelkalotte erhält ein milchglasartiges Aussehen (ground-glass-appearance). Allmählich entsteht eine *diffuse Strukturverdichtung.*

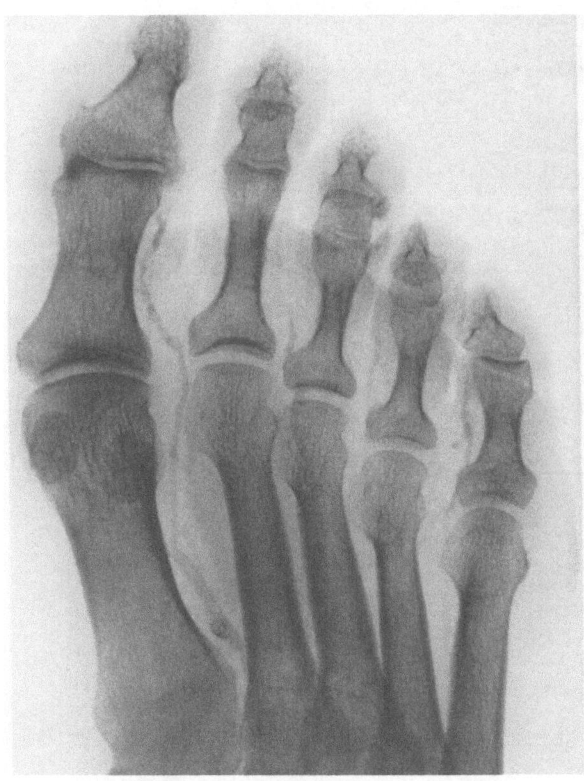

Abb. 78

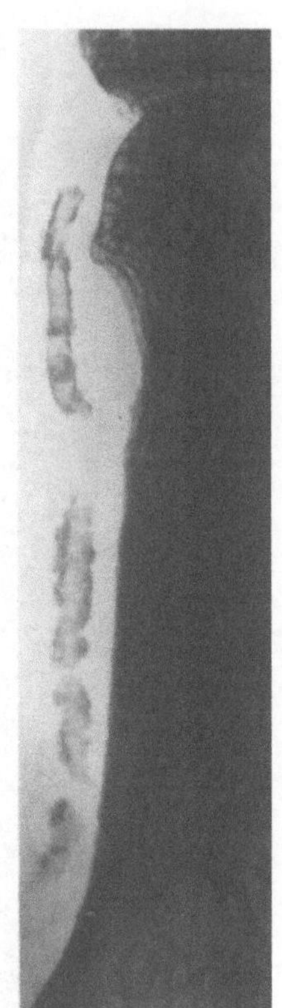

Abb. 79

Abb. 78. Mediaverkalkungen der Mittelfuß- und Phalangealarterien eines 37jähr. Mannes mit terminaler Niereninsuffizienz unter Dialysebehandlung

Abb. 79. 47jähr. Mann mit chronischer Niereninsuffizienz unter Dialysebehandlung. Mediaverkalkung der Digitalarterien

Tabelle 11. Typische Skelettveränderungen bei niereninsuffizienten Patienten. (Nach RITZ et al. 1975)

Schädel	Grobporige Knochenatrophie (pepper spot skull) Mattglasphänomen (ground glass appearance)
Schulter	Pseudoerweiterung des Akromioklavikulargelenks (Akroosteolyse des lateralen Schlüsselbeingelenks)
Hand	Subperiostale Resorptionszonen (Radialseite Mittelphalanx II) Längsstreifung der Kortikalis Kompaktaverschmächtigung und -einbeziehung in den Spongiosaraum Akroosteolyse der Endphalangen Grobfleckige Spongiosararefizierung
Wirbelsäule	Deckplattenosteosklerose (rugger jersey spine)
Becken	Pseudoerweiterung der Sakroiliakalgelenke Pseudoerweiterung der Symphyse Subperiostale Resorptionszone am Corpus ossis ischii
Tibia	Subperiostale Resorptionszonen am medialen Tibiakopf

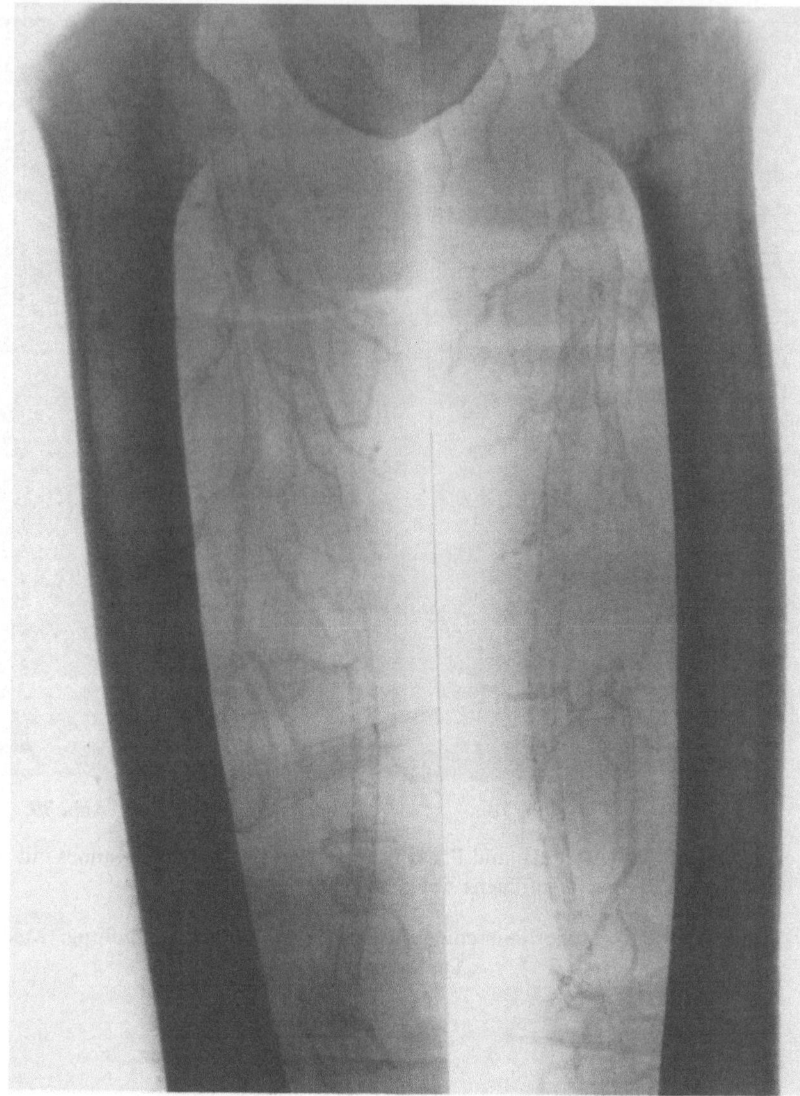

Abb. 80. Patient wie Abb. 79. Ausgedehnte Mediaverkalkung der Arteria femoralis und ihrer Seitenäste

Gelegentlich kommt es zu einer *umschriebenen Hyperostose* und Spongiosklerose des Stirnbeins. Die resorptiven Prozesse an der Kortikalis der Alveolarfortsätze und ihre Dignität sind bei den röntgenologischen Befunden des primären Hyperparathyreoidismus (S. 292) erörtert.

β) Wirbelsäule

Auf Routinethoraxaufnahmen stellten HAUSWALDT u. WOLFF (1974) in 36–48% Strukturauflockerungen der Spongiosa und der Kompakta an der Klavikula und an den Wirbelkörpern fest.

Von den hyperostotischen Veränderungen entfallen 80% auf die Wirbelsäule, 59% auf das Becken, 33% auf die Rippen und 24% auf den Schädel (EUGENIDIS 1970/72). Extremitäten und Gesichtsschädel sind selten betroffen. Je höher der Knochenumsatz, desto mehr hyperostotische Herde treten auf. Bei der klassischen *Dreischichtung der*

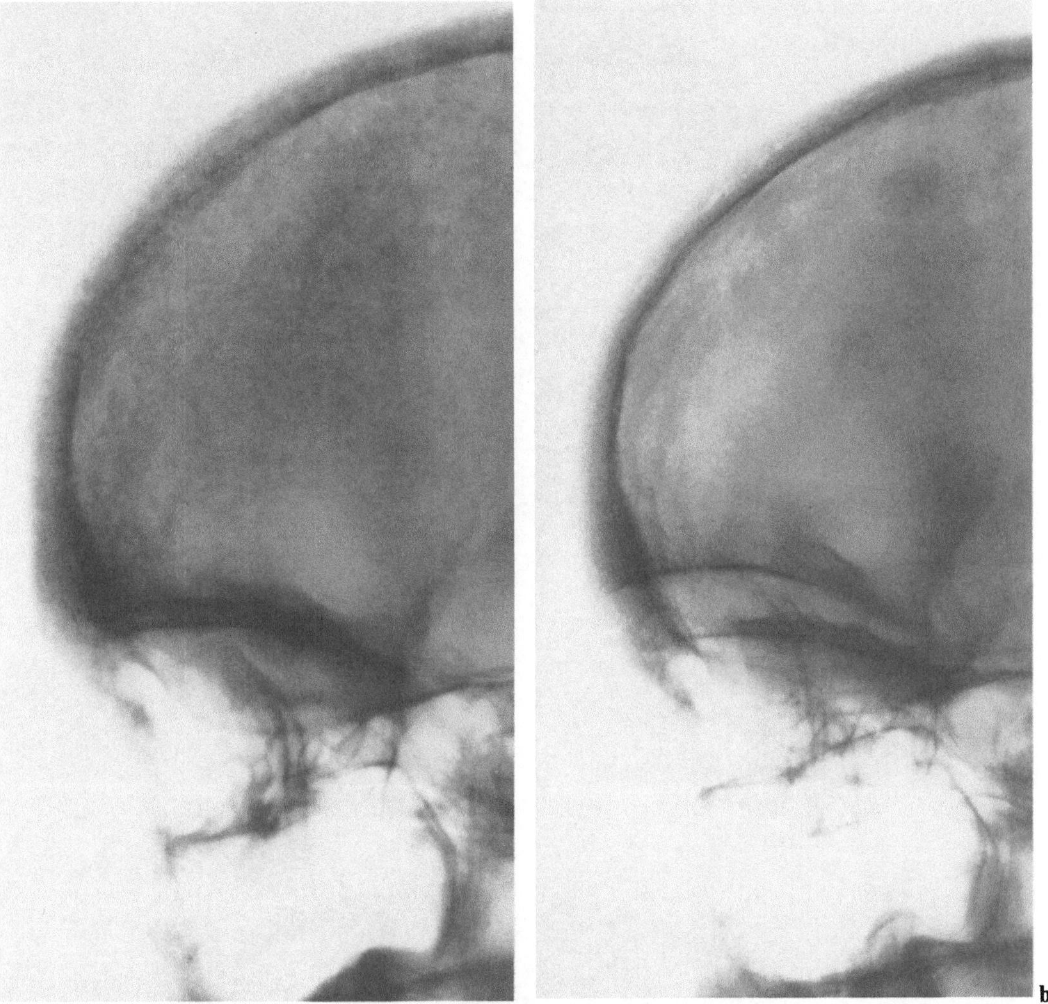

Abb. 81 a, b. Verlauf einer renalen Osteopathie unter Dialysebehandlung. **a** Grobporige Diploespongiosa mit unscharfer Begrenzung von Tabula interna und externa (pepper-spot-skull). **b** Bis auf einzelne herdförmige Verdichtungen Normalisierung der Diploespongiosa

Wirbel (Abb. 83) (rugger-jersey-spine oder sandwich-Wirbel) sind die grund- und deckplattennahen Wirbelkörperabschnitte von der „Sklerose" betroffen, während der mittlere Wirbelkörperabschnitt von dem hyperostotischen Knochenumbau ausgeschlossen ist. Vielmehr spielt eine osteoporotische und osteomalazische Komponente in diesem Abschnitt des Wirbelkörpers bei der Entstehung von Keil- und Fischwirbelbildungen mit kyphoskoliotischer Verformung der Wirbelsäule eine Rolle (DAVIS 1953; DENT u. HODSON 1954; BEVERIDGE et al. 1959; ELLEGAST 1961; ZIMMERMANN 1962; AITKEN 1964; LALLI u. LAPIDES 1965; JOWSEY et al. 1967; GEROK 1968; KAYE et al. 1970; EUGENIDIS 1972).

Die Hyperostose ist bei reaktivem Hyperparathyreoidismus (sekundär, tertiär und quartär) häufiger als bei primärem Hyperparathyreoidismus (WILLS et al. 1961; DOYLE 1972). Die „Dreischichtung" der Wirbelspongiosa bei renaler Osteopathie kann im Computer-Tomogramm erfaßt und im Sekundärschnitt rechnerisch in der 3. Bildebene reproduziert werden (Abb. 84) (HEUCK u. REISER 1980). Außerdem besteht die Möglichkeit die relative Knochendichte zu bestimmen.

a

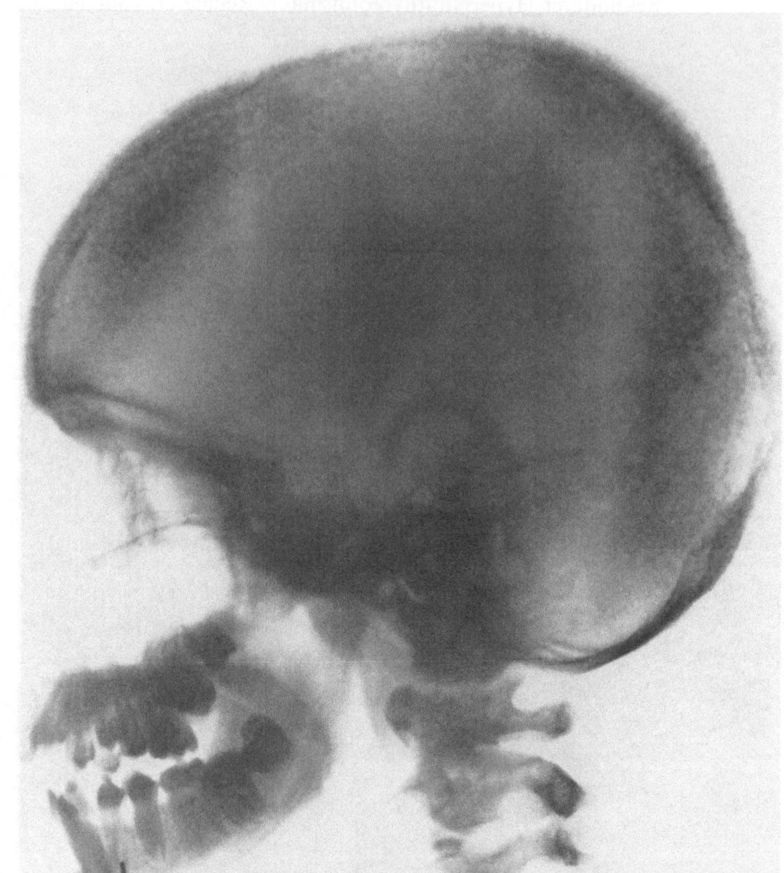

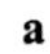

b

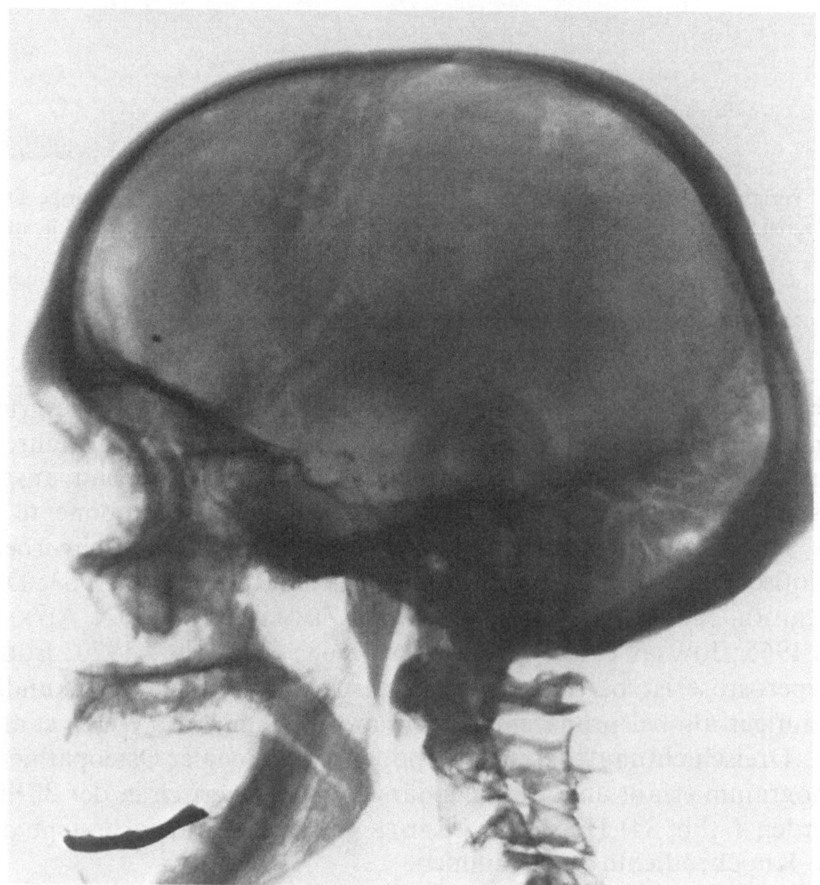

Abb. 82 a, b

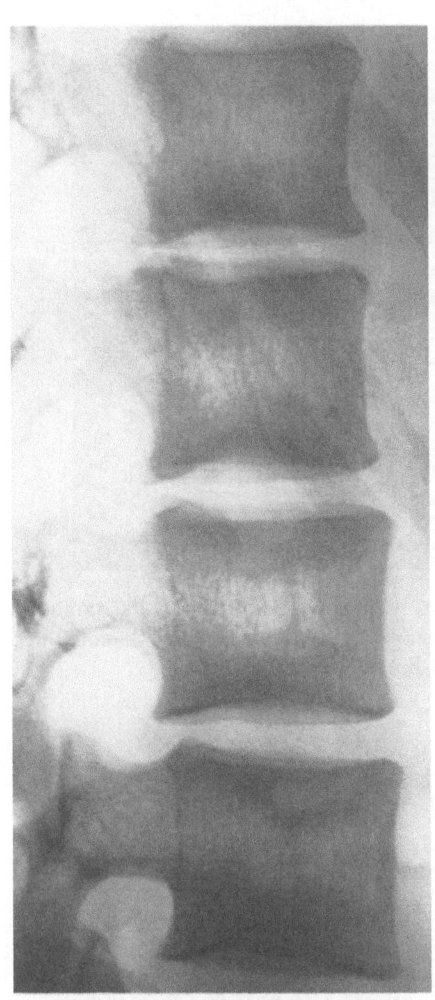
a

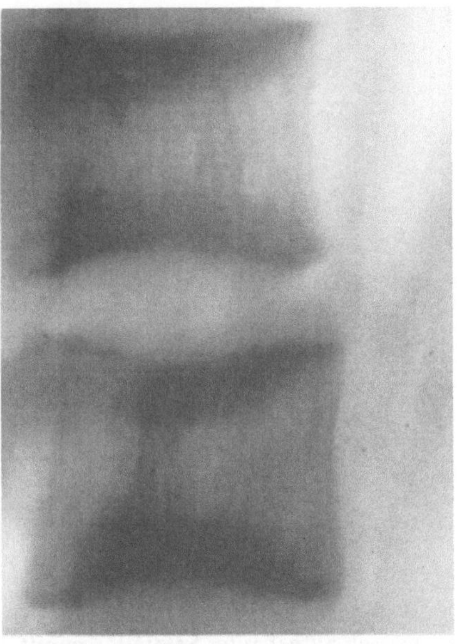
b

Abb. 83. a Lendenwirbelsäule bei renaler Osteopathie mit charakteristischer „Dreischichtung“ der Wirbelkörper durch bandförmige Sklerose der subchondralen spongiösen Knochenabschnitte. Im mittleren Abschnitt der Wirbel ist eine „hypertrophe Atrophie“ der vertikalen Knochenbälkchen erkennbar. Schmorlsches Knorpelknötchen im Deckplattenbereich von LWK 4. **b** 19jähr. junger Mann mit chronischer Niereninsuffizienz und renaler Osteopathie. Tomogramm eines Lendenwirbelkörpers. Subchondrale bandförmige Sklerose. Der mittlere Wirbelabschnitt zeigt eine verwaschene aufgelockerte spongiöse Knochenstruktur

γ) Becken

Die *osteomalazischen Veränderungen* treten in Form einer äußerst grobmaschigen und ungeordneten Knochenstruktur am Stammskelett in Erscheinung und begünstigen eine „rachitische“ *Kartenherzform des Beckens* (Abb. 85). *Loosersche Umbauzonen* als Ausdruck der Osteomalazie fanden Ritz, Krempien et al. (1973) nur in 1% der Fälle. Prädilektionsorte für Umbauzonen mit Deformierung und Frakturen sind Rippen (Abb. 86), Sitz- und Schambeinast, Innenseite des Schenkelhalses und proximaler Femurschaft (Abb. 87), lateraler Rand der Scapula und die Mittelfußknochen, selten die

---

Abb. 82 a, b. Renale Osteopathie. **a** Kleinfleckige Strukturverdichtungen und Aufhellungen der Schädelkalotte mit verwaschener Begrenzung der Tabula interna und externa (pepper-spot-skull). Entkalkung der Kortikalis der Nasennebenhöhlen und der Lamina dura der Alveolarfortsätze. Subperiostale Entkalkung des Dorsum sellae. **b** Diffuse Hyperostose der Schädelkalotte einer 70jähr. Frau mit chronischer Niereninsuffizienz

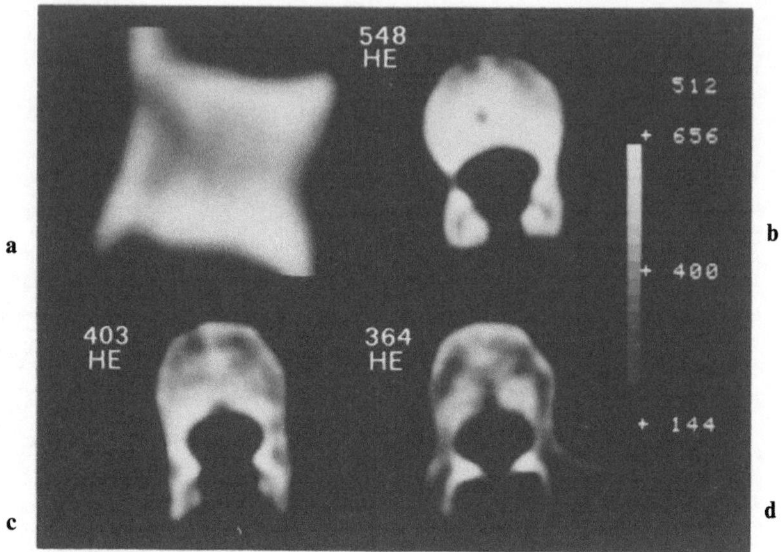

Abb. 84. a Rechnerisch aufgebauter Sekundärschnitt des 2. Lendenwirbelkörpers. **b–d** Computertomographische Erfassung der „Dreischichtung" der Wirbelspongiosa einer 45jähr. Frau mit renaler Osteopathie. Dichtemessungen in Hounsfield-Einheiten (H.E.)

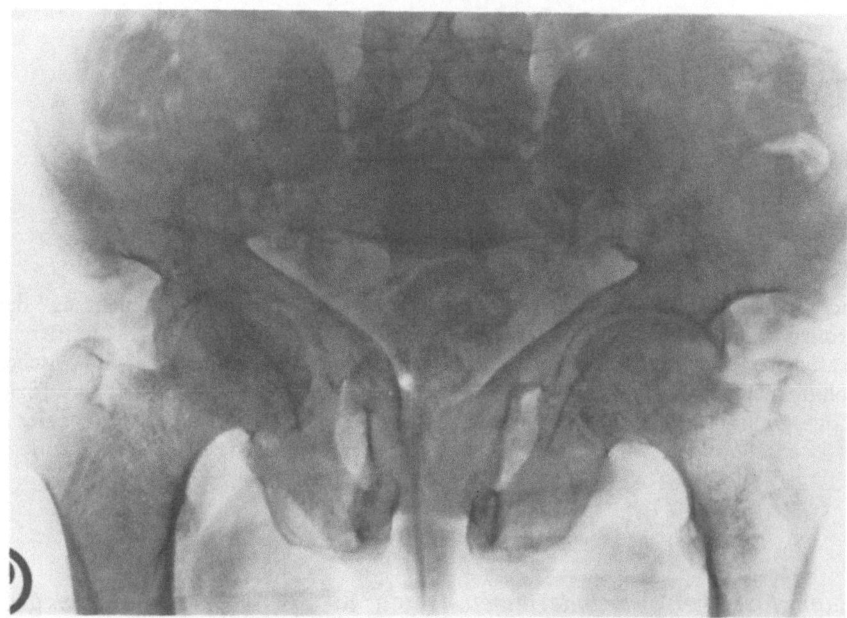

Abb. 85. „Rachitische" Kartenherzform des Beckens bei renaler Osteopathie mit Looserschen Umbauzonen am oberen und unteren Schambeinast beidseits

Mittelhandknochen (Abb. 88) (Binswanger u. Uehlinger 1966; Kröpelin 1973; von Babo u. Würz 1973; Simpson et al. 1972/73; Norfray et al. 1975). Durch die Knochenerweichung kann es zu einer Protrusio azetabuli, zur Coxa vara, Genua valga, selbst zu Deformierungen des Kiefergelenkes kommen (Ryckewaert 1966; Dick u. Jones 1973; Platts et al. 1973; Norfray et al. 1975). Ganz selten findet man Loosersche

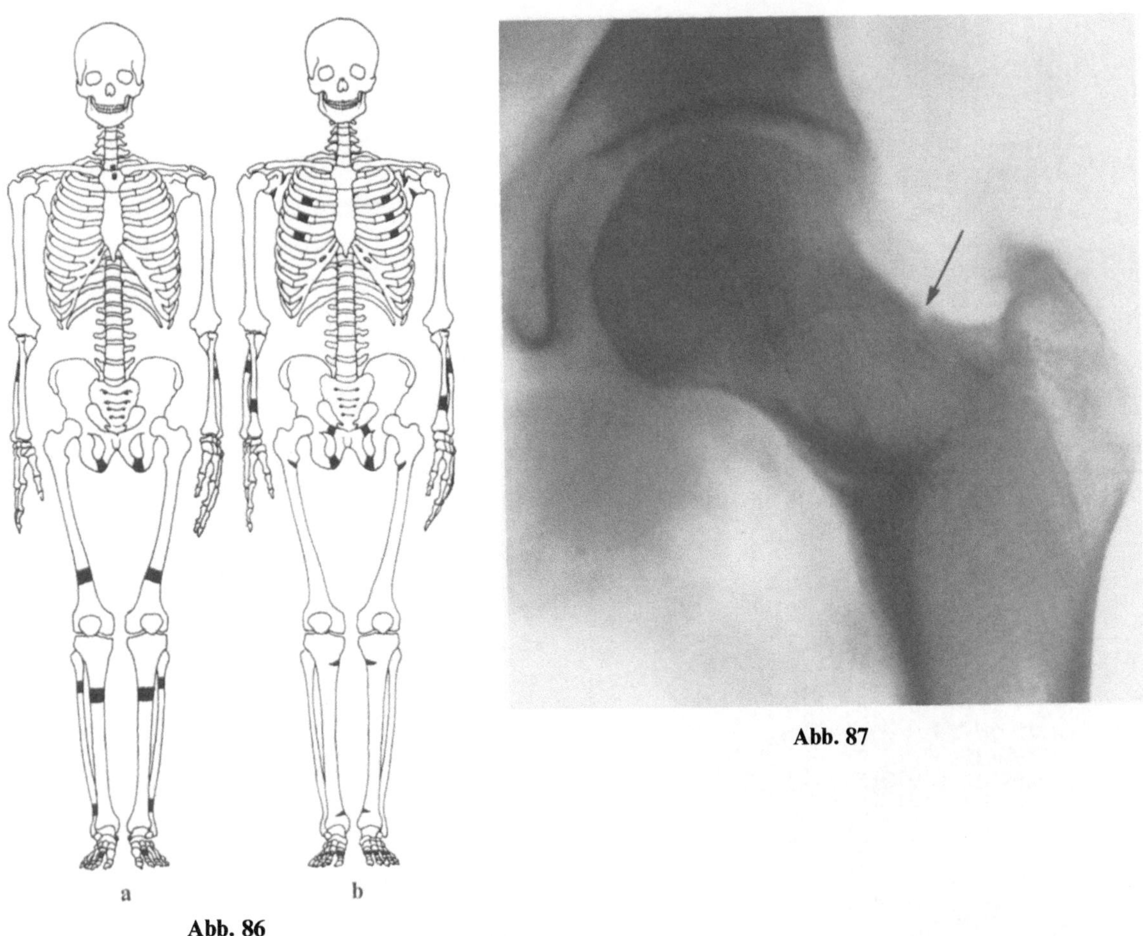

Abb. 86

Abb. 87

Abb. 86a, b. Häufigste Lokalisation **a** von Dauerbrüchen, **b** von Umbauzonen. (Nach UEHLINGER 1959)

Abb. 87. Tomographie des Schenkelhalses mit Looserscher Umbauzone an der medialen Seite des Schenkelhalses. Durch die beschleunigte Transformation des Knochens kommt es zu einem bandförmig angeordneten Osteoidknochen, der von einer Sklerosezone umgeben ist. Infraktion der lateralen Seite des Schenkelhalses (→)

Umbauzonen an den Dornfortsätzen (BARTELHEIMER 1956) oder an der Schädelbasis (ELLEGAST 1961).

Histologisch handelt es sich um einen hyperplastischen Osteoidkallus, der kleinste Knochennekrosen, Knorpelkallusfragmente und kapillarreiches fibröses Mark enthält (UEHLINGER 1956).

Bei der renalen Osteopathie und anderen hormonellen Osteopathien mit gesteigertem Knochenumbau treten Umbauprozesse an den Skelettabschnitten, die mechanischen Belastungen ausgesetzt sind, auf. Dies sind die straffen Gelenke wie das Sakroiliakalgelenk, die Symphyse (Abb. 89) und das Akromioklavikulargelenk (Abb. 90) (SCHINZ 1939; PUGH 1951; JESSERER 1952; BARTELHEIMER 1956; SCHMITT-ROHDE 1956; ELLEGAST 1958; JOHNSON u. GRAHAM 1967; KATZ et al. 1969; COHEN u. COHEN 1970; VON BABO u. WÜRZ 1972; KREMPIEN et al. 1972; TEPLICK et al. 1974; RESNICK u. NIWAYAMA 1976). Pseudoerweiterungen der Iliosakralgelenke wurden von KRÖPELIN u. WEISS (1973) bei 69% der

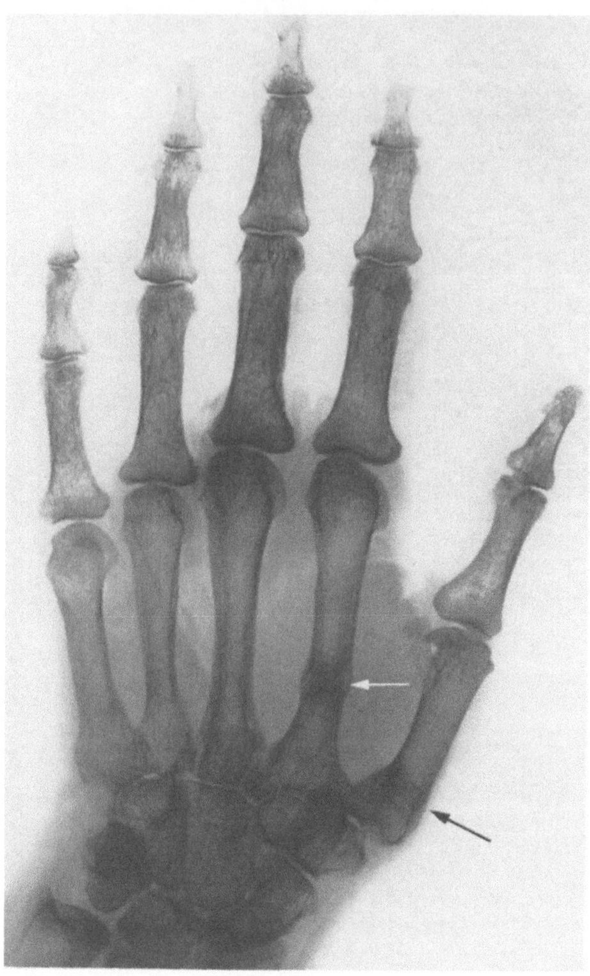

Abb. 88. Loosersche Umbauzonen am 1. und 2. Mittelhandknochen bei renaler Osteopathie (→)

niereninsuffizienten Patienten gefunden. DIHLMANN u. MÜLLER (1973) geben einen Einblick in die feingeweblichen Veränderungen an den Kreuz-Darmbein-Gelenken, wie sie sich bei sehr fortgeschrittenen Fällen des primären und sekundären Hyperparathyreoidismus manifestieren. Sie sind durch Demineralisation und Resorption der subchondralen Grenzlamelle sowie der gelenknahen spongiösen Knochenstruktur gekennzeichnet. Dabei ist die disseziierende Fibroosteoklasie im subchondralen Bereich des Os ilium ausgeprägter als am Os sacrum. Der nekrotische sakroiliakale Gelenkknorpel wird durch ein faserreiches Bindegewebe ersetzt. Makromorphologisch gleicht die Pseudoerweiterung der Iliosakralgelenke bei Hyperparathyreoidismus der bei ankylosierender Spondylitis, Tuberkulose und Gicht. Später treten umschriebene Kalziumphosphatablagerungen im Bereich des zerstörten und verschmälerten Sakroiliakalgelenkes auf. Nur in weniger fortgeschrittenen Fällen mit noch intaktem Gelenkknorpel kommt es nach erfolgreicher Therapie des Hyperparathyreoidismus zu einer weitgehenden Restitutio ad integrum. Dies gilt auch für die Pseudoerweiterung der Symphyse und die Insertionsdystrophie am Tuber ossis ischii.

δ) Schulter

Die *Pseudoerweiterung des Akromioklavikulargelenkes* durch resorptive Prozesse am distalen Klavikulaabschnitt aber auch am Akromion gelten als pathognomonisch für

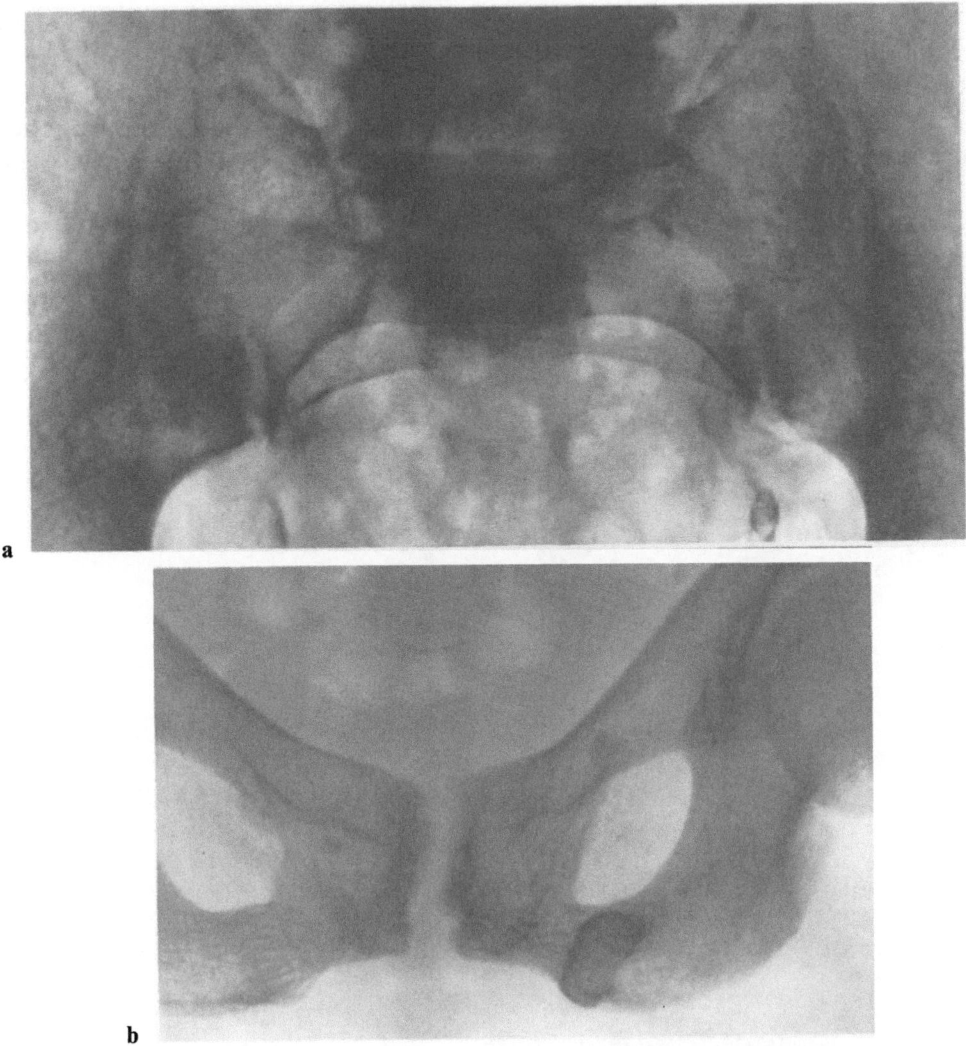

Abb. 89. a Pseudoerweiterung der Iliosakralgelenke eines 45jähr. Patienten mit renaler Osteopathie bei chronischer Niereninsuffizienz. Massive Mediaverkalkung der Beckenarterien. **b** Pseudoerweiterung der Symphyse durch subchondrale Entkalkung einer 60jähr. Patientin mit chronischer Niereninsuffizienz unter Dialysebehandlung. Loosersche Umbauzone am unteren Schambeinast links

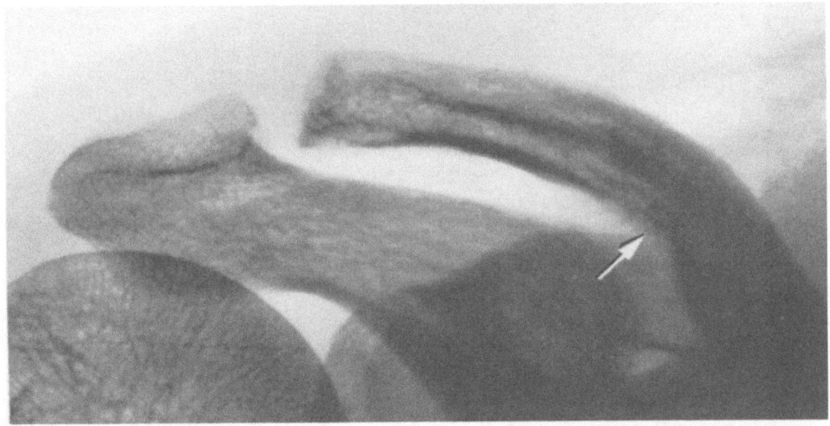

Abb. 90. Pseudoerweiterung des Akromioklavikulargelenkes durch subchondrale Entkalkung. Subperiostale Entkalkung am Sehnenansatz des Ligamentum coracoclaviculare am Unterrand der Klavikula (→)

den primären und sekundären Hyperparathyreoidismus. Nach erfolgreicher Behandlung ist eine Restitutio ad integrum möglich. Sklerosierungen und eine Verschmälerung des Gelenkknorpels als Spätschäden an den Akromioklavikulargelenken haben PAVLICA u. VIGLIETTA 1975; RESNICK u. NIWAYAMA 1976 beobachtet. An der Inserationsstelle des Ligamentum coracoclaviculare am *Unterrand der Klavikula* findet man bei geeigneter Projektion fast immer „Usuren" (SCHWARTZ 1977).

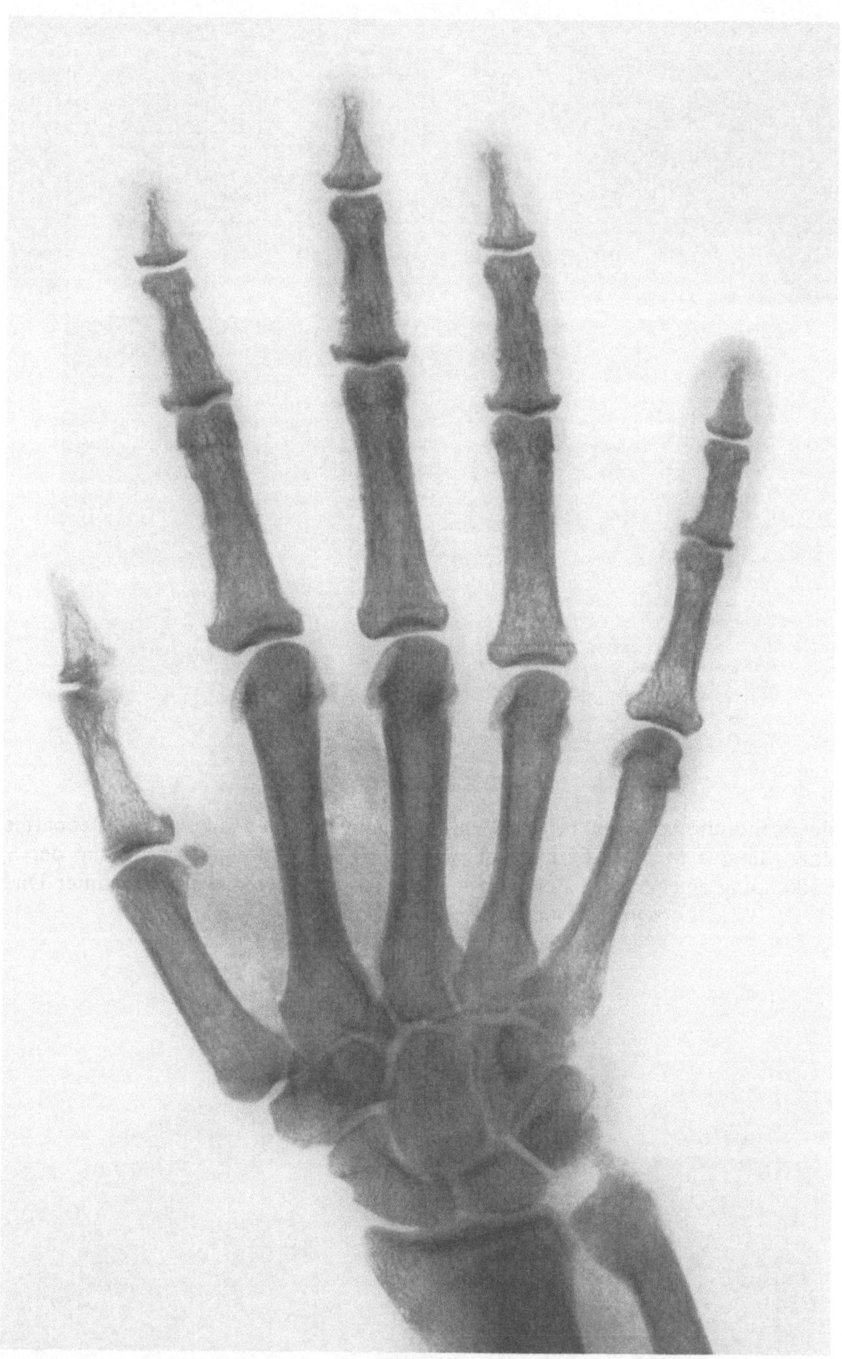

Abb. 91. 18jähr. Frau mit schwerer renaler Osteopathie. Ungeordnete Transformation der Spongiosa und Kompakta mit aufgehobener Begrenzung von Kompakta und Spongiosa. Subperiostale Demineralisation und Resorption an Dia- und Metaphyse der Phalangen. Die radiale Seite ist bevorzugt. Muldenförmige Vertiefung der Kompakta am Kleinfingermittelglied. Akroosteolysen. Loosersche Umbauzone an der Ulna

ε) Extremitäten

Neben der diffusen Störung der Transformation des Knochengewebes mit aufgelockerter Spongiosa, verschmälerter und lamellierter Schaftkompakta kommt es zu umschriebenen Transformationsstörungen mit *Entkalkung* der Tela ossea und einer *vermehrten Resorption im subperiostalen Bereich* mit typischer Lokalisation. Auf subperiostale „Usuren" an der Mittelphalanx wurde erstmals von CAMP u. OCHSNER (1931), später von ALBRIGHT, DRAKE und SULKOVITSCH (1937) aufmerksam gemacht. Die Zähnelung (lace-like) der Diaphysenkompakta der Finger, von denen die *radiale Seite der Mittelphalanx des 2. und 3. Fingers* bevorzugt wird, gilt als krankheitsspezifisch (Abb. 91). Es folgen resorptive Prozesse an der ulnaren Seite des Daumengrundgliedes und an der radialen Seite der Kleinfingerphalangen (BOSERT u. SCHULZ 1978). Diese sehr empfindlichen und röntgenologisch sicheren Zeichen eines Hyperparathyreoidismus findet man nicht nur an den Phalangen, sondern auch an den Mittelhand- und Mittelfußknochen. Mit der direkten oder indirekten Vergrößerungstechnik (Mikroradioskopie) gelingt es in nahezu allen Fällen, Abweichungen von der normalen Form, Kontur und Struktur der Fingerknochen

Tabelle 12. Röntgenbefunde auf Vergrößerungsaufnahmen von Fingerknochen bei Patienten mit renaler Osteopathie. (Nach CALENOFF u. NORFRAY 1973)

Bezeichnung	Röntgenologisches Bild	
Normal	Kompakta:	Gleichmäßige Dichte, höchste Breite zum Köpfchen hin
	Periostale Oberfläche:	Scharf und gut erkennbar
	Endostale Oberfläche:	Etwas wellig und im Kopfgebiet in Spongiosa übergehend
	Trabekel:	Sind zum Phalanxende hin zahlreicher. Primäre und sekundäre können unschwer differenziert werden. Relativ scharfe Konturen
Osteomalazie (beginnend)	Kompakta:	Intakt und so breit wie normal
	Trabekel:	Ausreichend vorhanden, aber zusammen mit der Kompakta ergeben sie ein verschwommenes Bild wie Milchglas (überschießendes Osteoid)
Osteomalazie	Kompakta:	Dünn und teilweise resorbiert, die Grenzen der verbliebenen Kompakta sind nicht gut zu erkennen
	Trabekel:	Alle vorhanden, aber wie mit einem „Nebelfilm" bedeckt
Ostitis fibrosa	Kompakta:	Vollständig zerstört. Durchgehend Milchglas-Bild. Spiculae der Kompakte liegen direkt neben den Weichteilen

nachzuweisen (Tabelle 12) (CALENOFF u. NORFRAY 1973; GENANT 1975; MEEMA 1973/1978). Subperiostale „Arrosionen" entstehen außerdem an den Sesambeinen, an der distalen Metaphyse von Ulna und Radius, an der medialen Seite der proximalen Metaphyse von Humerus (Abb. 92), Femur und Tibia sowie an den Rippen, von denen die 3. und 4. Rippe dorsolateral und meist unilateral bevorzugt werden (NOETZKI u. STEINBACH 1962). Die bei Frauen über 40 Jahren häufiger als bei Männern auftretenden subperiostalen Resorptionen werden von RITZ et al. (1973) mit einer durch Ausfall der Östrogene erhöhten Osteoklastentätigkeit in Zusammenhang gebracht. Mit fortschreitender Resorption entstehen muldenförmige Vertiefungen der Diaphysenkompakta (Abb. 93). Ungeklärt ist, warum die radiale Seite der Mittelphalangen bevorzugt betroffen wird. Die Entstehung der subtendinösen Usuren läßt sich mit mechanischen Faktoren im Bereich der Muskel- und Sehnenansätze erklären. Prädilektionsort für einen osteoklastären Abbau an den Röhrenknochen ist der Übergang von Meta- zu Diaphyse, nämlich dort, wo während des Skelettwachstums durch Abbau des metaphysären Knochens von außen diese Region ihre typische Gestalt erhält (Abb. 94), z.B. an der medialen Seite

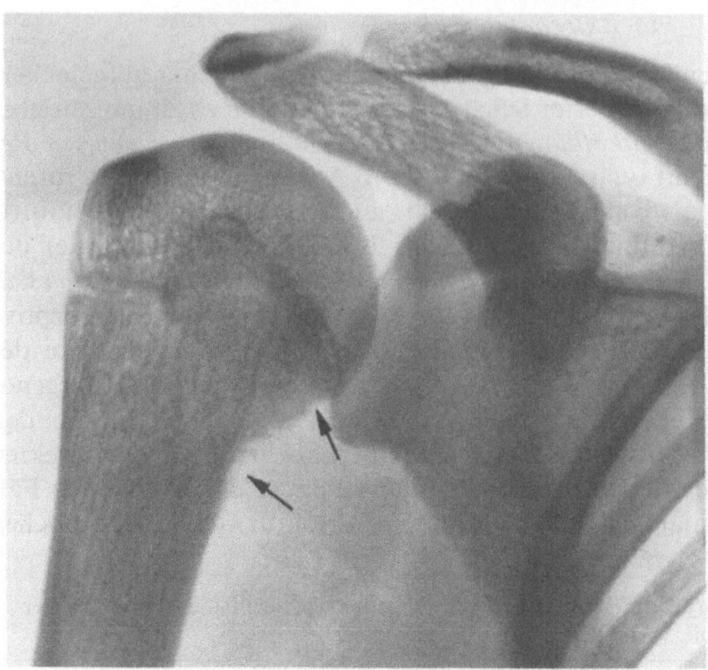

Abb. 92. Sekundärer Hyperparathyreoidismus mit subperiostaler Entkalkung und Resorption an der medialen Seite des proximalen Metaphysen- und Diaphysenabschnittes des Humerus bei chronischer Niereninsuffizienz

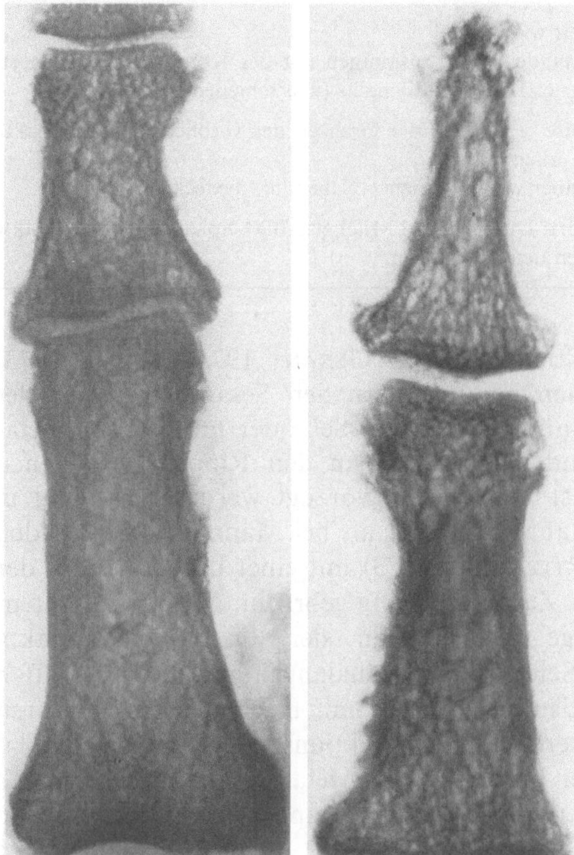

a b

Abb. 93. a Renale Osteopathie mit muldenförmiger Vertiefung am distalen Abschnitt der Diaphysenkompakta. Verschmälerte und aufgelockerte Schaftkompakta. Ungeordnete Spongiosa. **b** Sägeblatt- oder spiculaeartige Konturierung der radialen Seite der Mittelphalanx durch subperiostale Demineralisation und Resorption. Verschmälerte von endostal her aufgelockerte Schaftkompakta. Wollige Spongiosa. Akroosteolysen

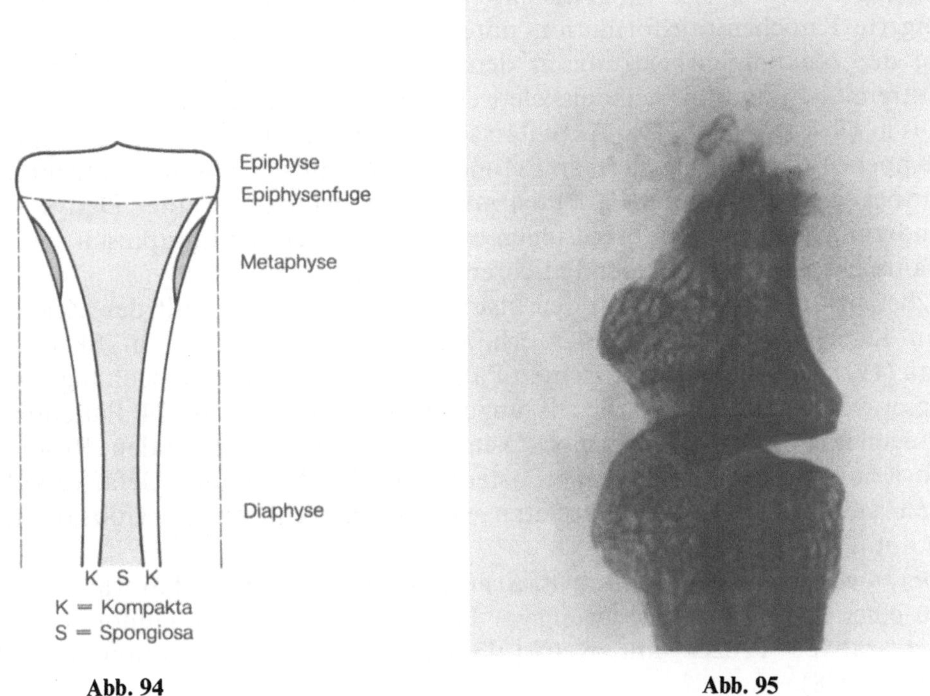

Abb. 94 **Abb. 95**

Abb. 94. Subperiostale Demineralisation im metaphysären Bereich. (Nach RITZ et al. 1975)

Abb. 95. Akroosteolyse des Daumenendgliedes unter langjähriger Dialysebehandlung

des proximalen Humerusmetaphysenabschnittes und des proximalen Tibiametaphysenabschnittes.

Eine Demineralisation und Resorption am Nagelkranz, die mit girlandenartigen Usuren beginnt, führt bei Fortschreiten des Prozesses und Verschmelzung der Resorptionsherde zu mutilationsähnlicher Verkürzung der Endphalangen. Die *Akroosteolysen* (Abb. 95) und die gelegentlich auftretenden bandförmigen Resorptionen im mittleren Abschnitt der Endphalanx sind für den primären und sekundären Hyperparathyreoidismus charakteristisch und gelten als pathognomonisch (MURRAY u. JACOBSON 1979).

d) Szintigraphische Befunde

Der gesteigerte Knochenumbau spiegelt sich in einer vermehrten Aktivitätsablagerung von knochenaffinen Isotopen im Skelett wider. Dabei ist die Intensität der Anreicherung ein Maß für die Aktivität des Umbauprozesses. Als knochensuchendes Isotop wird das kurzlebige ^{99m}Tc Poly- oder Pyrophosphat sowie ^{99m}Tc Diphosphonat oder Methylendiphosphonat mit einer Halbwertszeit von 6 h dem relativ langlebigen, mit einer erhöhten Strahlenbelastung einhergehenden, ^{85}Sr (Halbwertszeit = 65 Tage) vorgezogen.

Übersichtsarbeiten über *Skelett-Szintigraphie bei chronisch niereninsuffizienten Patienten* haben SY u. MITTAL (1975), ROSENTHALL u. KAYE (1975/76), HOLMER (1977), KRISHNAMURTHY et al. (1977), KOSTAMIS et al. (1978) vorgelegt. Sie fanden eine *vermehrte Aktivität* im Sternum, in der Wirbelsäule und symmetrisch im Schädelskelett, an den Schultergelenken, im Becken, im distalen Femur- und Tibiaabschnitt sowie in der Patella und in den Finger- und Mittelhandknochen. Die erhöhte Aktivitätsaufnahme in den Knochen der unteren Extremitäten und im Beckenskelett wird von RITZ et al. (1973), KREUTZIG et al. (1974), FICK et al. (1974), HERRMAN et al. (1976), DE GRAAF et al. (1978) auf eine gesteigerte Knochentransformation unter statischer Belastung zurückgeführt. Die Symmetrie der Nuklidmehrbelegung in den peripheren Abschnitten der oberen und unteren Extremitäten und im Schädelskelett erlaubt eine Differenzierung gegenüber Skelettmetastasen (FOGELMAN 1977). Aktivitätsanreicherungen in den Rippen und an den Knorpel-Knochen-Grenzen erinnern an Befunde bei Rachitis. Während röntgenomorphologisch nur bei einem Drittel der Patienten mit Niereninsuffizienz unter Dialyse-Behandlung Veränderungen am Skelett festzustellen waren, fand sich szintigraphisch eine erhöhte Aktivitätsanreicherung bei 90% der Patienten (OLGAARD et al. 1976).

Eine Übereinstimmung zwischen den histologischen Befunden mit den Zeichen eines vermehrten Knochenumbaus und der erhöhten Tracerablagerung im Skelett fanden NEYER et al. (1978) bei niereninsuffizienten Patienten. Die Laboruntersuchungen erwiesen sich in dieser vergleichenden Studie als unzuverlässig. Bei 10 von 24 Patienten waren Veränderungen im Sinne einer renalen Osteopathie mit subperiostalen Resorptionen, periostalen Knochenneubildungen, Akroosteolysen, Weichteil- und Gefäßverkalkungen radiologisch nachweisbar. 23 der Patienten wiesen eine erhöhte Aktivitätsanreicherung im Skelett auf.

Pseudozysten fallen szintigraphisch als *Speicherdefekte* auf. Nach Parathyreoidektomie kann es zu einer Aktivitätsanreicherung im Bereich der „Braunen Tumoren" kommen, die den reparativen Prozeß mit Reossifikation und Remineralisation widerspiegelt (BROWN et al. 1978).

^{99m}Tc reichert sich auch in Weichteilverkalkungen an. SY et al. (1977) begründen dies mit einer insgesamt reduzierten Aufnahme von ^{99m}Tc im Skelett durch eine verminderte Blutversorgung des Knochens bei niereninsuffizienten Patienten.

e) *Radiologische Befunde nach therapeutischen Maßnahmen*

Der Verlauf, die Ausbreitung und die Lokalisation der morphologischen Veränderungen am Skelett bei chronisch Niereninsuffizienten sind einmal von der Grundkrankheit bestimmt, zum anderen großen individuellen Unterschieden unterworfen. Durch diätetische, medikamentöse und/oder Dialysebehandlung wird versucht, die renale Osteopathie zu verhindern oder zu bessern. Allerdings ist nur in den wenigsten Fällen unter Dialyse eine Besserung oder ein Sistieren der renalen Osteopathie festzustellen. Mit zunehmender Dialysedauer nehmen die knöchernen Umbauprozesse unter der Entwicklung eines sekundären oder eines autonomen, tertiären Hyperparathyreoidismus zu. Die unterschiedlichen Verlaufsformen der Osteopathie sind selbst unter Berücksichtigung der verschiedenen Dialysearten und der individuellen medikamentösen Behandlung nicht geklärt. Sicher ist die Dauer der Niereninsuffizienz vor der Dialysebehandlung von Bedeutung, auch die Grundkrankheit spielt eine Rolle. Trotz gut eingestelltem Serumphosphatspiegel und Kalziumsubstitution sowie Vitamin D-Behandlung zeigen 61% der Dialysepatienten zunehmende subperiostale und endostale Resorptionen (VON BABO u. WÜRZ 1973; LEHMAN u. SCHREIBER 1976; JENSEN u. KLIGER 1977; SCHNEIDER et al. 1978). Um die an der Entstehung der renalen Osteopathie entscheidenden Komponenten, nämlich die gestörte Vitamin D-Stoffwechsellage und die gestörte Kalziumphosphathomöostase zu beseitigen, ist eine Nierentransplantation am geeignetsten. Die Heilungsvorgänge am Skelett werden leider durch die erforderliche immunsuppressive Behandlung mit Kortikosteroiden nach der Nierentransplantation beeinträchtigt.

Eine *Rückbildung* der *kortikalen und subperiostalen Veränderungen* sowie der *Weichteil- und Gefäßverkalkungen* (Abb. 96) unter Dialyse, Vitamin D-Behandlung, Parathyreoidek-

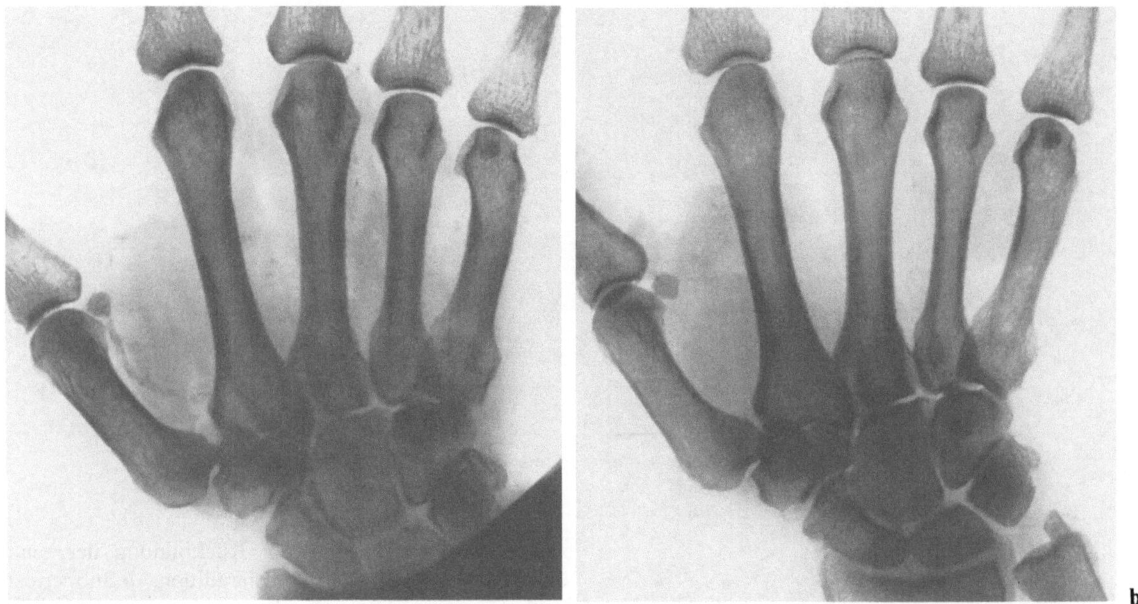

Abb. 96 a, b. 57jähr. Patientin mit Rückbildung der Gefäßverkalkungen unter Dialysebehandlung. **a** Mediaverkalkung der Mittelhandarterien. **b** Rückbildung der Gefäßverkalkungen nach 3jähr. Dialysebehandlung

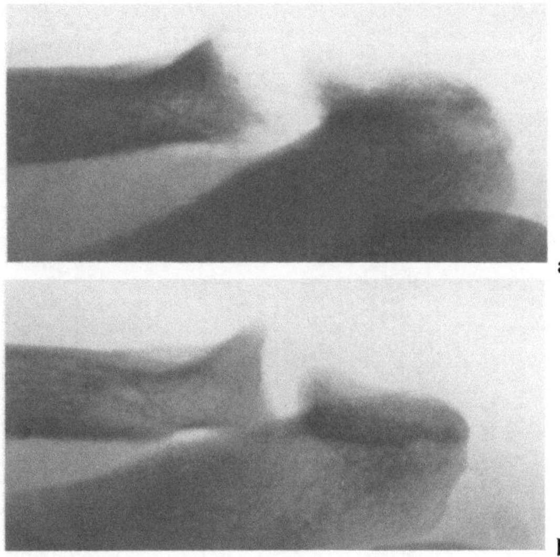

Abb. 97 a, b. 20jähr. Mann mit terminaler Niereninsuffizienz. Rückbildung der renalen Osteopathie unter Dialysebehandlung. **a** Pseudoerweiterung des Akromioklavikulargelenkes. **b** Reossifikation und Remineralisation des distalen Klavikulaabschnittes nach 3jähr. Dialysebehandlung

tomie und/oder Nierentransplantation bis zu einer Normalisierung haben Ritz et al. (1968); Stanbury, Lumb et al. (1969); Katz et al. (1969); Kuhlencordt et al. (1970/71); Doyle (1972); Eugenidis (1972); Lehman u. Schreiber (1976); Bosnjakovic u. Heuck (1979/80) festgestellt (Abb. 97, 98, 99). Dagegen fanden von Babo u. Würz (1974), Herman u. Krohs (1976) und viele andere ein Fortschreiten der Knochenumbauprozesse unter Langzeitdialyse (Abb. 100).

Die *Chondrokalzinose* ist irreversibel. Nach Parathyreoidektomie kann sie sogar fortschreiten und gelegentlich manifestiert sie sich erst postoperativ (Glass u. Grahame 1976).

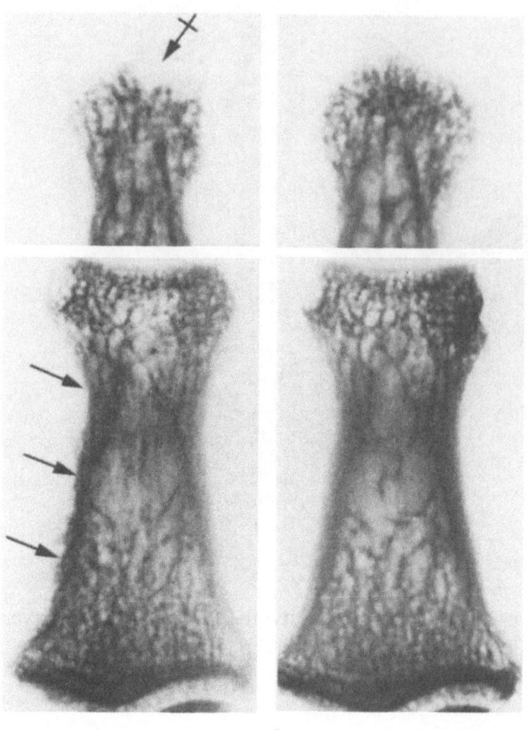

Abb. 98 a, b. 25jähr. Mann. Rückbildung der renalen Osteopathie unter Dialysebehandlung. **a** Subperiostale Entkalkung an den Diaphysen der Phalangen (→). Akroosteolysen (⇸). **b** 3 Jahre nach Dialysebehandlung Remineralisation und Reossifikation. Die endostale Grenzfläche und die Knochenbälkchen sind schärfer konturiert, die spongiöse Knochenstruktur geordneter

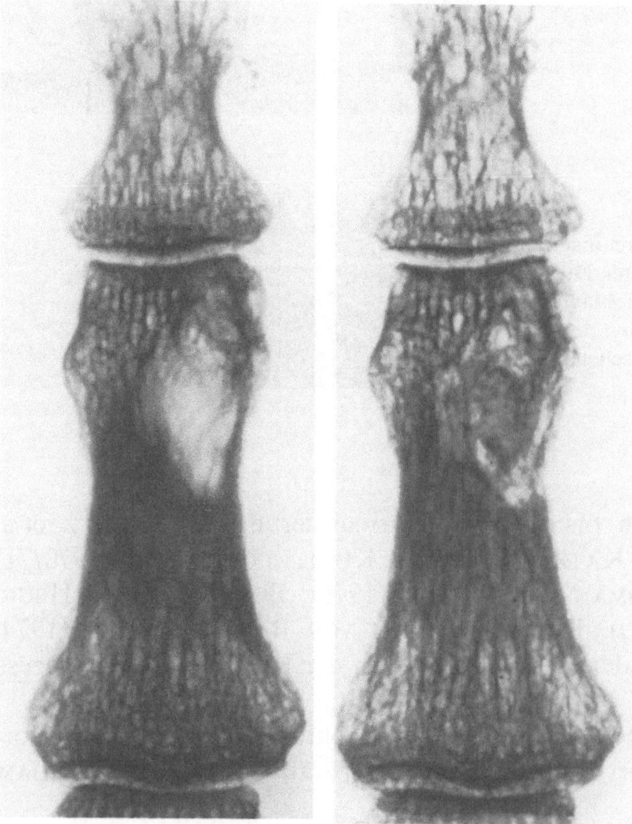

Abb. 99. a Pseudozyste im 3. Mittelhandknochen bei tertiärem Hyperparathyreoidismus (1975). **b** Eburnisation des Osteoklastoms nach operativer Entfernung der Nebenschilddrüse (1978)

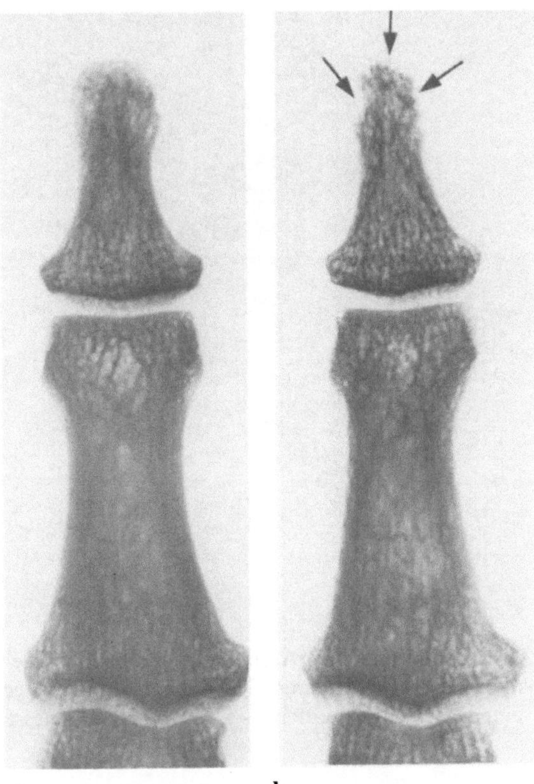

Abb. 100 a, b. 25jähr. Frau mit terminaler Niereninsuffizienz. Unter Dialysebehandlung Entwicklung eines sekundären Hyperparathyreoidismus mit Akroosteolysen (→)

f) Radiologische Befunde nach Nierentransplantation

Nach erfolgreicher Nierentransplantation wird eine Rückbildung der renalen Osteopathie erwartet und bei der Mehrzahl der Patienten sind nach Nierentransplantation Heilungsprozesse am Knochen festzustellen (ALFREY et al. 1968; VAN DER HOFT u. COLEMAN 1972; CARROLL et al. 1973; AVIOLI 1978; HANLEY u. SCHERWOOD 1978; HALL et al. 1969; HUFFER et al. 1975). Die Normalisierung der Knochentransformation wird jedoch durch die notwendige immunsuppressive Behandlung mit Steroiden negativ beeinflußt. HUFFER et al. (1975) fanden bei allen nierentransplantierten Patienten histologisch eine gesteigerte Knochenresorption und Mineralisationsdefekte infolge eines nach Nierentransplantation persistierenden Hyperparathyreoidismus. In einzelnen Fällen waren die resorptiven Vorgänge und damit die Reduktion der Knochenmasse nach Nierentransplantation noch ausgeprägter als zuvor.

Die deletäre Wirkung der *Kortikosteroide* im Rahmen der *immunsuppressiven Behandlung nach Nierentransplantation* hat MURRAY (1961) erkannt. GRIFFITHS (1974) überblickt 225 nierentransplantierte Patienten. Bei 44% traten Knochenveränderungen auf: 25% entwickelten *Hüftkopfnekrosen* und 10% Knochennekrosen an anderen Orten. Subperiostale Resorptionen wurden in rund 21%, Osteosklerosen in knapp 1% und pathologische Frakturen bei 13% der Patienten gefunden. Hinzu kamen Braune Tumoren, Osteomyelitis, Osteopenie und Periostitis. Prädilektionsort aseptischer Knochennekrosen nach Nierentransplantation sind *gewichttragende* spongiöse Knochenabschnitte, also der Femurkopf (Abb. 101), es folgen Tibiakopf und Femurkondylen, Talus, Kuboid und Oberarmkondylen (LEVINE et al. 1977). Ein Patient aus dem Krankengut von MOREAU et al. (1975) wies an 6 verschiedenen Knochen Osteonekrosen auf. Bei Befall der Femur- und Tibiakondylen kann die Osteonekrose eine *Osteochondrosis dissecans* vortäuschen. NIELSEN et al. (1979) fanden bei 11% von 195 Patienten im Mittel 23 Monate nach

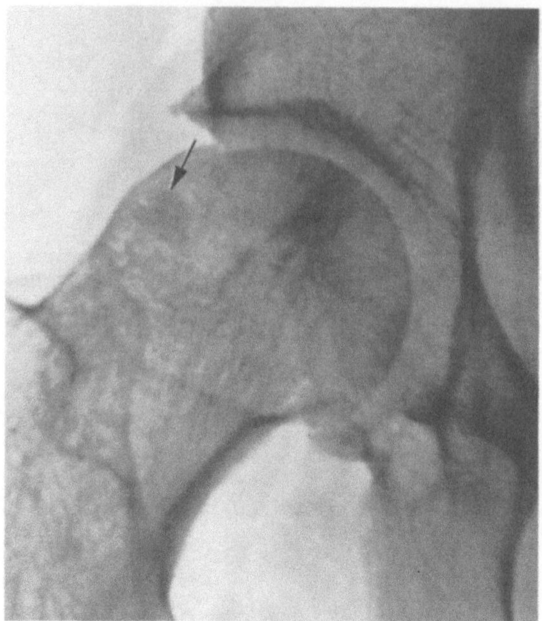
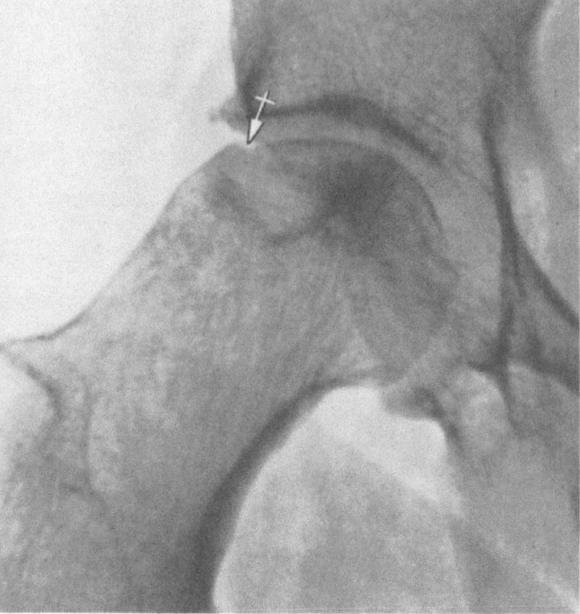

Abb. 101. 44jähr. Frau. Aseptische Hüftkopfnekrose rechts. 13 Monate nach Nierentransplantation unter immunsuppressiver Behandlung. Die Zielaufnahmen zeigen den subkortikalen nekrotischen „Aufhellungsherd" mit einem kleinen Sequester (→). Die Kortikalis des Hüftkopfes ist im kraniolateralen Anteil eingebrochen (↔)

Nierentransplantation eine aseptische Knochennekrose. Die Dialysedauer vor der Transplantation war bei den Patienten mit aseptischen Knochennekrosen signifikant länger als bei den übrigen Nierenempfängern. Die Serumphosphatwerte waren meist reduziert und das Parathormon im Serum der Nierenempfänger erhöht.

Durch die Entwicklung einer *Osteoporose* als Folge der Kortikosteroid-Therapie kommt es leicht zu Schenkelhals-, Rippen-, Wirbel-, Schambeinast- und Mittelfußfrakturen (Andresen u. Nielsen 1981). Doyle (1972) fand nach Nierentransplantation bei allen Frauen, aber nur bei 50% der Männer einen erniedrigten Mineralgehalt.

Nach Doyle (1972), David et al. (1973), Klee et al. (1975), Peterson (1978) sind *Gefäß- und periartikuläre Verkalkungen,* die nach Nierentransplantationen auftreten, fast ein sicheres Indiz für eine Hyperkalzämie und die Entwicklung eines sekundären Hyperparathyreoidismus.

Zur Überwachung von Dialyse-Patienten und als Verlaufsbeobachtung nach Nierentransplantation hat sich die Erstellung eines „Skelettstatus", der sich auf die von der Osteopathie am häufigsten betroffenen Skelettabschnitte (Schädel, Hände, Füße, Akromioklavikulargelenke, Wirbelsäule, Becken) beschränkt, in 6monatigen Intervallen bewährt. Neben der morphologischen Bildanalyse sind quantitative Messungen zur Überwachung und Kontrolle der Behandlungsergebnisse bei schweren Osteopathien geeignet (Heuck 1970; Doyle 1972; Ritz et al. 1972; Dequeker et al. 1973; Krokowski et al. 1973; Meema et al. 1973; von Babo u. Heuck 1974).

g) Ergebnisse spezieller radiologischer Untersuchungsmethoden

α) Morphometrie

Die Morphometrie, die Störungen der Transformation mit endostaler Knochenresorption objektivieren und quantifizieren hilft, wurde von verschiedenen Arbeitskreisen eingesetzt (Kuhlencordt et al. 1967; Anton 1969; Meema u. Meema 1972; Genant et al.

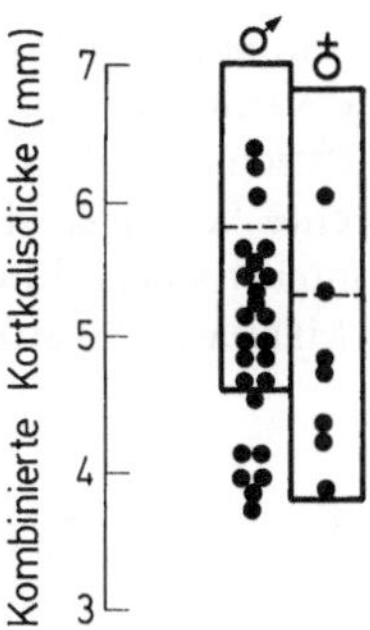

Abb. 102. Kombinierte Kortikalisdicke des 3. Mittelhandknochens bei 32 Patienten mit chronischer Niereninsuffizienz. Die Rechtecke zeigen die Streubreite der Normalwerte, die unterbrochene Linie die Mittelwerte an. (Nach MEEMA u. MEEMA 1972)

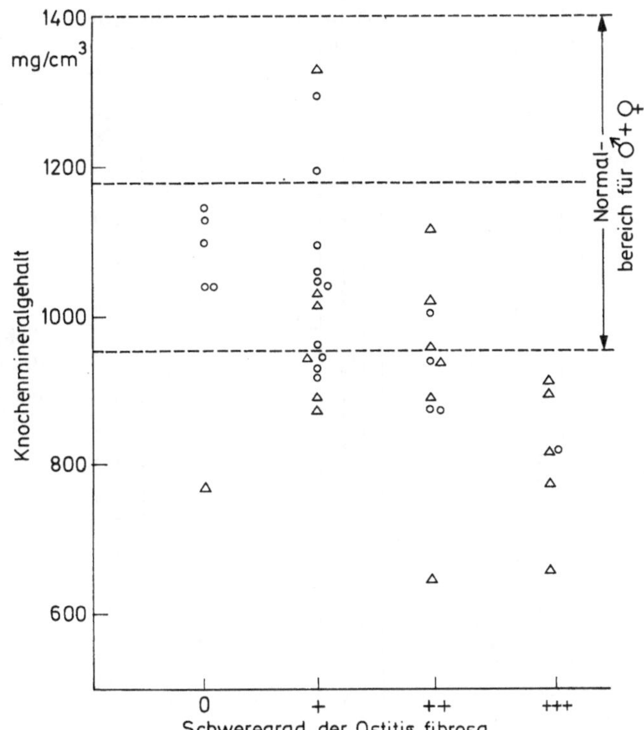

Abb. 103. Knochenmineralgehalt in der proximalen Radiusdiaphyse, verglichen mit dem Grad der Knochenfibrose im Beckenkamm bei Patienten mit Niereninsuffizienz ($n=38$), die mit oder ohne Dialyse behandelt wurden. (Nach MEEMA et al. 1973)

1973 u.v.a.). Für Messungen eignet sich besonders der 3. Mittelhandknochen wegen seiner konstanten Form und glatten Kontur (Abb. 102). MEEMA u. MEEMA (1972) nahmen morphometrische Messungen am proximalen Radius in Supinationsstellung vor. Neben einem altersbedingten Abbau der Kompaktadicke stellt sich ein vermehrter Knochenverlust bei Patienten mit renaler Osteopathie nicht nur am proximalen Radiusschaftabschnitt, sondern auch am 2. Mittelhandknochen heraus. Als Meßort am proximalen Radius wurde ein Kompaktabezirk gewählt, der um den 2,4fachen Durchmesser des Radiusköpfchens nach distal liegt und eine Meßzone von ungefähr 5 mm Breite herangezogen, in dem zuerst Umbauvorgänge auftreten. Eine Verminderung des Knochengewebsvolumens war in allen Fällen deutlich (Abb. 103). Zur Früherkennung von Knochenumbauprozessen ist das Metakarpale II bei Männern der empfindlichere Knochen, bei Frauen der proximale Radiusschaftabschnitt. Mit zunehmender Dialysedauer ist auch ein Abfall des Barnett-Nordin-Indexes festzustellen (DOYLE 1966; RITZ et al. 1973; BOSERT u. SCHULZ 1978).

Ebenfalls von MEEMA (1971) stammen vergleichende histologische, mikroradioskopische, morphometrische sowie densitometrische Untersuchungen bei terminal niereninsuffizienten Patienten (Abb. 104). Während histologisch in 95% eine renale Osteopathie nachweisbar war, gelang röntgenologisch ohne Einsatz der Mikroradioskopie nur in 47%, mit der Mikroradioskopie in 73% der Nachweis von Skelettveränderungen. Subperiostale Resorptionen an den Phalangen waren am häufigsten. Eine verminderte Knochendichte fand sich in 47% und eine verminderte Knochenmasse in 32%. Die Gegenüberstellung der Befunde von Mikroradioskopie, Morphometrie und Densitometrie bei renaler Osteopathie verdeutlichen den hohen Aussagewert der einzelnen Untersuchungsmethoden (Tabelle 13). Bei umfangreichen Messungen der einfachen Kortikalisdicke an den *Rippen* und der *Klavikula* stellten FISCHER u. HAUSSER (1970) einen Knochengewebsverlust bei verschiedenen generalisierten Skeletterkrankungen u.a. auch bei chronischer Nephritis fest (Abb. 105).

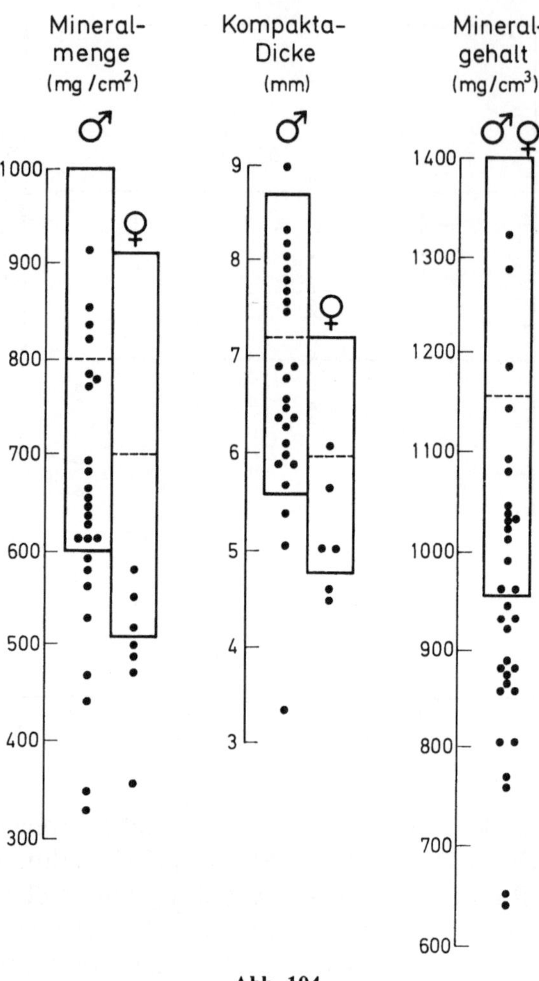

Abb. 104

Abb. 104. Ergebnisse kombinierter morphometrisch-densitometrischer Untersuchungen der proximalen Radiusdiaphyse bei 32 Patienten mit chronischer Niereninsuffizienz. Die Rechtecke zeigen die Streubreite der Normalwerte, die unterbrochene Linie die Mittelwerte an. (Nach MEEMA u. MEEMA 1972)

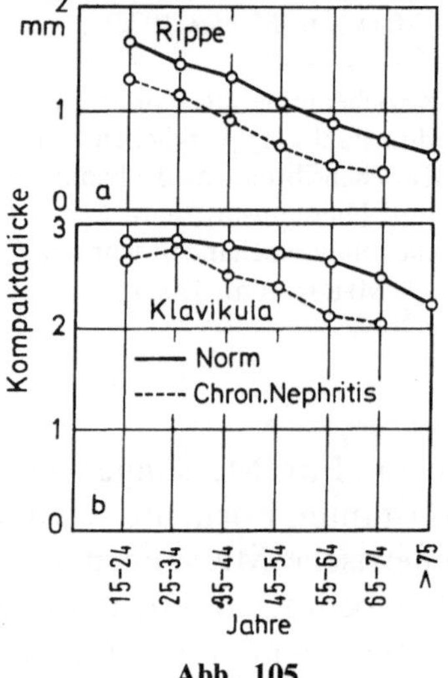

Abb. 105

Abb. 105. Meßwerte der einfachen Kompakta-Dicke der 4. und 5. Rippe (Mittelwerte) und der Klavikula bei chronischer Niereninsuffizienz, aufgetragen mit den Normalwerten. (Nach FISCHER u. HAUSSER 1970)

Tabelle 13. Ergebnisse verschiedener Untersuchungen: Mikroradioskopie, Morphometrie und Densitometrie bei renaler Osteopathie. (Nach MEEMA u. MEEMA 1972)

	Chronische Niereninsuffizienz
Anzahl der Patienten	32
Altersgruppen	19–51
1. Mikroradioskopische Befunde	
a) Subperiostale Resorption	53%
b) Betonte Streifung der Phalangen	ja
c) Streifung der Metacarpalia (++ oder +++)	16%
2. Morphometrische Befunde	
a) Verminderte Kompaktadicke des Metakarpale	22%
b) Verminderte Kompaktadicke des Radius	16%
3. Densitometrische Befunde (Radius)	
a) Verminderte Knochenmasse (mg/cm²)	38%
b) Verminderte Knochendichte (mg/cm³)	53%

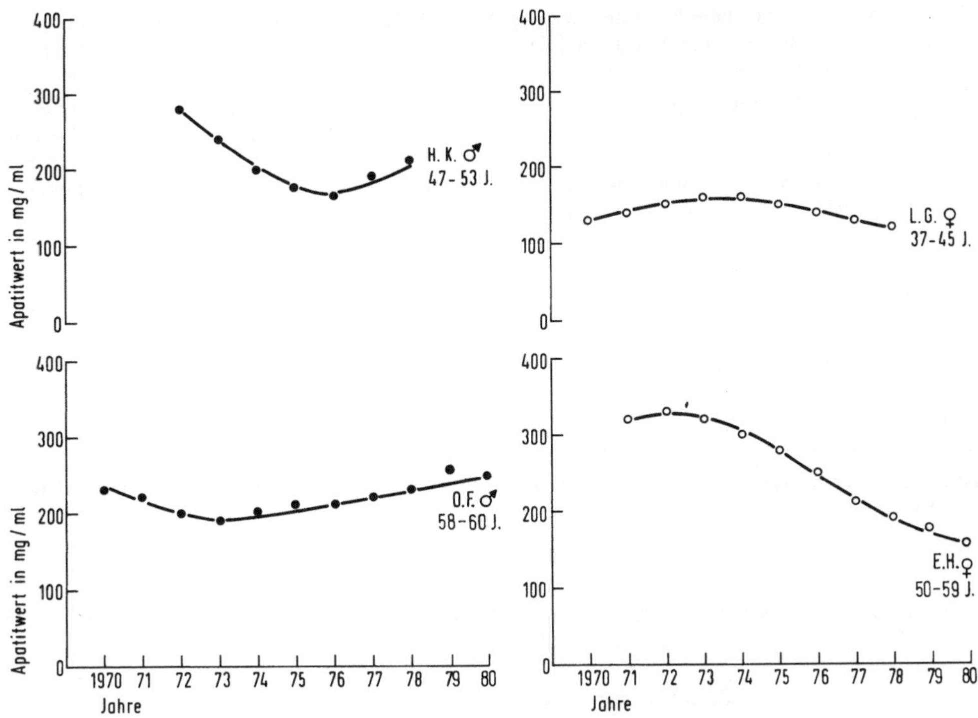

Abb. 106. Langzeitbeobachtungen des Mineralgehaltes in der Kalkaneusspongiosa bei Patienten mit renaler Osteopathie unter Dialysebehandlung

β) Röntgenabsorptionsdensitometrie

Für die Röntgenabsorptionsdensitometrie zur Bestimmung des Hydroxylapatitgehaltes sind spongiöse Knochen geeignet. Bei einer großen Zahl Nierenkranker fanden RITZ et al. (1973) eine gute Korrelation zwischen röntgenologisch nachweisbaren Veränderungen am Skelett und einer Abnahme des Knochenmineralgehaltes in der Spongiosa des Kalkaneus, der Reduktion des Knochengewebsvolumens (Kortikalis-Index) in der Diaphysenkompakta und der Höhe des Parathormonspiegels. Sowohl der Kortikalisindex als auch der Mineralgehalt des Kalkaneus fielen mit zunehmender Dialysedauer ab. Im eigenen Krankengut konnte bei fast der Hälfte der dialysierten Patienten ein *Fortschreiten der Demineralisation* mit einer entsprechenden Zunahme der Veränderungen der Knochenstruktur festgestellt werden. Ein Drittel zeigte gleichbleibende Hydroxylapatitwerte im Kalkaneus und die Hälfte einen unveränderten Skelettstatus. Nur bei einzelnen Patienten wurde eine rückläufige Tendenz der Knochenentkalkung mit Rückbildung der Umbauvorgänge beobachtet (Abb. 106 u. Tabelle 14) (VON BABO u. WÜRZ 1972; HEUCK 1978).

Vergleichende *Schwärzungsmessungen mit einer Aluminium-Skala* zur Mineralgehaltsbestimmung des Knochens bei 23 Dialyse-Patienten sowie eine visuelle Röntgenbildanalyse und Beckenkammbiopsien wurden von GIERTLER et al. (1976) durchgeführt. Mit zunehmender Dauer der Dialysebehandlung waren bei allen Patienten morphologische Veränderungen nachweisbar. Die Spongiosierung des kompakten Knochens an den Phalangen stellt sich als ein verläßliches Zeichen der renalen Osteodystrophie heraus. Eine gute Übereinstimmung zeigen die morphologischen Messungen und die Resultate der Knochenmineralbestimmung bei der Gegenüberstellung mit klinischen und laborchemischen Untersuchungen (RITZ et al. 1973) (Tabelle 15).

Tabelle 14. Ergebnisse vergleichender Untersuchungen (Rö-Befunde – Hydroxylapatit im Kalkaneus) bei 44 terminal niereninsuffizienter Patienten unter Dialysebehandlung. Beobachtungszeit 4–10 Jahre (M: 6,4 J.)

	Röntgenologische Befunde				Hydroxylapatit im Kalkaneus Röntgendensitometrische Bestimmung			
	Gleichbleibend	Verschlechterung	Besserung	Wechselnd	Gleichbleibend	Verschlechterung	Besserung	Wechselnd
♀ $n=19$, 20–59 J. (M = 44,2 J.)	10	8	0	1	4	7	1	7
♂ $n=25$, 34–70 J. (M = 48,2 J.)	9	8	1	7	7	9	2	7

Übereinstimmung der röntgenologischen Befunde mit den Hydroxylapatitbestimmungen bestand bei 9 Frauen (47%) und 16 Männern (63%)

Tabelle 15. Beziehung zwischen Röntgensymptomen und Serum-Parathormon, Skelettmineralgehalt und Kompakta-Dicke. (Nach RITZ et al. 1973)

	Positiver Röntgenbefund	Negativer Röntgenbefund	p
	Schädelosteoporose		
Serum-PTH [a]	1931 ± 223	$1001 \pm 48{,}1$	$0{,}10 < p < 0{,}05$
Mineralgehalt [b]	$136 \pm 8{,}54$	$176 \pm 7{,}76$	0,05
Barnett-Index	$0{,}467 \pm 0{,}0117$	$0{,}51 \pm 0{,}0084$	0,05
	Akromioklavikulargelenkerweiterung		
Serum-PTH	2393 ± 386	$1237 \pm 88{,}8$	0,05
Mineralgehalt	$153 \pm 16{,}9$	$170 \pm 7{,}55$	N.S.
Barnett-Index	$0{,}473 \pm 0{,}017$	$0{,}505 \pm 0{,}075$	$0{,}10 < p < 0{,}05$
	Extraossale Verkalkungen		
Serum-PTH	2013 ± 476	$1315 \pm 95{,}8$	0,05
Mineralgehalt	$143 \pm 10{,}5$	$180 \pm 7{,}89$	0,05
Barnett-Index	$0{,}502 \pm 0{,}016$	$0{,}493 \pm 0{,}074$	N.S.

[a] pg-Äq bovines PTH/ml
[b] mg Hydroxylapatit/ml Knochenvolumen

γ) *Gamma-Absorptionsdensitometrie*

Nach der von CAMERON u. SÖRENSON (1963) angegebenen Methode der *Gammaabsorptionstechnik* zur direkten Messung des Knochenmineralgehaltes wurden zahlreiche Untersuchungen und entsprechende Meßergebnisse bei *chronisch Niereninsuffizienten* und Patienten mit *primärem Hyperparathyreoidismus* vorgelegt, u.a. von SCHUSTER et al. (1969); ATKINSON et al. (1970, 1973), KUHLENCORDT u. RINGE et al. (1973, 1974, 1977, 1978), GENANT et al. (1973), GRIFFITHS et al. (1973), BANZER et al. (1974), DIAMOND et al. (1976), MAYOR et al. (1976), OVERTON et al. (1976), PARFITT (1976), SAMIZADEH et al. (1977), TONGAARD et al. (1977), RICKERS et al. (1978). Alle Arbeitsgruppen fanden bei den *chronisch niereninsuffizienten* Patienten einen deutlich *erniedrigten Mineralgehalt* im Knochen, wobei die Bestimmungen im distalen Radiusabschnitt, im distalen Femur, in der Kalkaneusspongiosa und nach einer von BÖRNER et al. (1969) angegebenen Meßmethode im

Tabelle 16. Einteilung von 98 Hämodialyse-Patienten (43 Frauen, 55 Männer) in 3 Gruppen, mit normalem erniedrigtem und erhöhtem Radiusmineralgehalt bei einem zugrunde gelegten Normbereich von +/− 8,4%. (Nach KUHLENCORDT u. RINGE 1978)

Hämodialyse	Anzahl	Mineralgehalt	Anzahl	%	Mittlerer Mineralgehalt (%)
	98	↔	51	52,0	− 1,0
		↓	40	40,8	−20,4
		↑	7	7,2	+10,9
♀	43	↔	24	55,7	− 0,5
		↓	13	30,3	−17,9
		↑	6	14,0	+10,8
♂	55	↔	27	49,1	− 1,4
		↓	27	49,1	−21,6
		↑	1	0,8	+12,0

Tabelle 17. Verhalten des Mineralgehaltes der Radiusdiaphyse bei 72 Dialyse-Patienten. Mit zunehmender Dialysedauer zeigt sich eine deutliche Abnahme des Mineralgehaltes. Der mittlere Mineralverlust nach 15 Monaten beträgt 2,5%. (Nach KUHLENCORDT u. RINGE 1978)

Kontroll-zeitspanne (Monate)	Anzahl	Mittlere Kontrollzeit (Monate)	Mittelwerte erste Messung (%)	Mittelwerte letzte Messung (%)	Differenz (%)
6–30	72	15,2	− 8,6	−11,1	−2,5
6–11	31	9,1	− 9,1	− 9,5	−0,4
12–17	21	14,2	− 6,3	−10,2	−3,9
18–30	20	25,4	−10,3	−14,9	−4,6

Fingerskelett vorgenommen wurden. Am besten reproduzierbar waren die Meßwerte im distalen Abschnitt des Radius. Bei 98 dialysierten Patienten stellten KUHLENCORDT u. RINGE (1978) in ca. 50% normale, in 40% erniedrigte und in 10% erhöhte Werte des Mineralgehaltes im Radius (Tabelle 16) fest. Mit zunehmender Dauer der Dialysebehandlung war in den meisten Fällen eine Abnahme des Mineralgehaltes festzustellen (Tabelle 17). Im Durchschnitt sank der Mineralgehalt in 15 Monaten um 2,5% ab.

Zu ähnlichen Ergebnissen kamen EVENS et al. (1969) und BOYD (1963, 1976) (Abb. 107). Einen Mineralverlust in der Kalkaneusspongiosa von durchschnittlich 30% und maximal 50% fanden BANZER u. SCHNEIDER (1973) bei 39 von 44 Patienten mit terminaler Niereninsuffizienz unter Dialysebehandlung (Abb. 108). Eine deutliche Verminderung der Knochendichte im kompakten Knochen des Fingerskelettes bei Langzeitdialyse erhielten RITZ et al. (1972, 1973). Die Verlaufsbeobachtungen bei chronisch Nierenkranken zeigten einen Verlust des Mineralgehaltes im Femurschaft bei Peritonealdialyse von 17% pro Jahr, während er bei Hämodialyse nur 6% pro Jahr betrug (ATKINSON et al. 1970). SAMIZADEH (1976) stellte eine lineare Beziehung zwischen der Dauer der chronischen Niereninsuffizienz und der Reduktion des Knochenmineralgehaltes fest. Keine Beziehung konnte zwischen dem Typ der renalen Erkrankung und dem Mineralgehalt gefunden werden. MEEMA et al. (1972) haben die *densitometrischen Meßergebnisse* und die Werte der *kombinierten Kortikalisdicke* bei einer Gruppe niereninsuffizienter

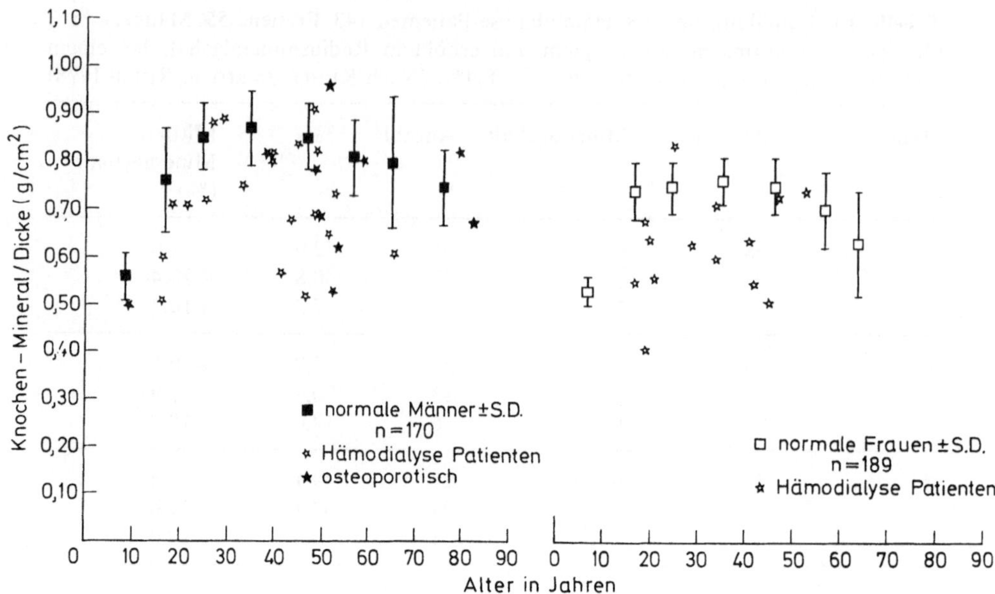

Abb. 107. Mineralgehalt im distalen Radius bei 37 Dialyse-Patienten beiderlei Geschlechts, bestimmt nach der Methode von Cameron und Sörensen mit ^{125}J. Die meisten Werte liegen unterhalb der Streubreite der Norm. (Nach BOYD 1976)

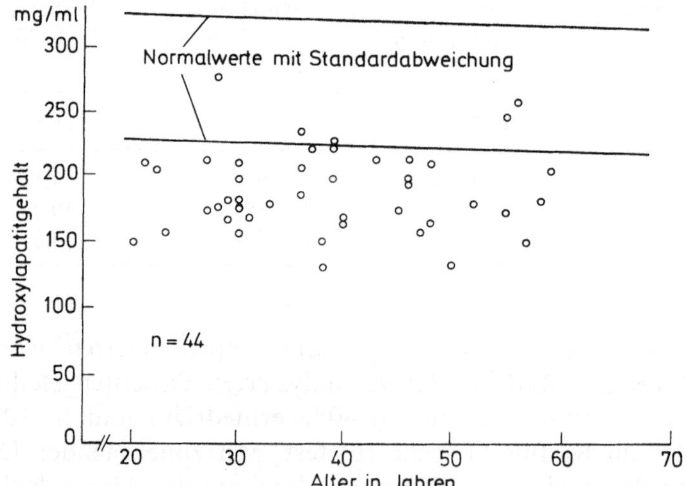

Abb. 108. Absinken des Knochenmineralgehaltes in der Kalkaneusspongiosa bei 44 Dialyse-Patienten. (Nach BANZER u. SCHNEIDER 1973)

Patienten mit und ohne *hyperostotische Knochenveränderungen* verglichen: Bei den Patienten mit Hyperostose lagen die Werte der kombinierten Kortikalisdicke höher als bei den nicht-hyperostotischen Patienten, während der Knochenmineralgehalt in beiden Gruppen ähnlich war. Entsprechend lagen die Werte der Knochenmineraldichte in der Gruppe der Patienten mit Hyperostose niedriger als in der anderen Gruppe (Tabelle 18).

Vergleichende Untersuchungen zwischen *Röntgenstrahlendensitometrie* und *Gammastrahlenabsorptionsdensitometrie* zur Knochenmineralbestimmung wurden von MEEMA et al. (1976) an Patienten mit chronischer Niereninsuffizienz vorgenommen und eine gute Übereinstimmung gefunden. CAMERON et al. (1977) halten die Photonenabsorptionstechnik für die serienmäßige Überwachung der Knochen bei Dialysepatienten vor und

Tabelle 18. Knochenmineralgehalt, Knochenmasse und kombinierte Kortikalisdicke im proximalen Radiusschaft bei Patienten mit und ohne Hyperostose. (Nach MEEMA et al. 1972)

Meßergebnisse im proximalen Radius	Mit Hyperostose		Ohne Hyperostose	
	Nr.	Mittelwerte	Nr.	Mittelwerte
Knochenmineralgehalt (mg/cm³)	14	881,9[a] ± 168,8	18	1027,3[a] ± 135,4
Knochenmasse (mg/cm²)				
Männer	10	623,3 ± 163,0	15	657,7 ± 145,2
Frauen	4	509,0 ± 118,7	3	517,7 ± 61,4
Kombinierte Kortikalisdicke (mm)				
Männer	10	7,15 ± 1,03	15	6,46 ± 1,28
Frauen	4	5,59 ± 0,68	3	4,87 ± 0,28
Knochendurchmesser (mm)				
Männer	10	14,0 ± 1,2	15	14,2 ± 1,4
Frauen	4	10,8 ± 0,5	3	11,0 ± 1,0

[a] Signifikante Abweichung für $P < 0{,}025$

nach Parathyreoidektomie und Nierentransplantation geeigneter als morphologische Untersuchungen, da die Reproduzierbarkeit mit der Absorptionsmethode leichter sei und trotz niedrigem Knochenmineralgehalt die Röntgenbilder unauffällig sein können. GRIFFITHS et al. (1977) stellten bei den meisten Frauen unter Dialysebehandlung einen konstanten Knochenmineralgehalt fest, wohingegen 44% der Männer einen Verlust aufwiesen.

Nach Nierentransplantationen besserte sich der Knochenmineralgehalt nur in einigen Fällen. Nach Parathyreoidektomie nimmt er nur bei der Hälfte der Frauen und bei 34% der Männer zu.

LINDERGARD et al. (1977) fanden bei 4 von 10 Patienten mit terminaler Niereninsuffizienz nach Parathyreoidektomie vorübergehend ein weiteres Absinken des Knochenmineralgehaltes. Später stieg er bei allen Patienten an. An 4 differenten Orten (Radius bds. und Tibia bds.) nahmen MUJAGIC et al. (1977) densitometrische Untersuchungen mit einer ^{125}J Quelle bei 15 chronisch niereninsuffizienten Patienten unter konservativer Behandlung, 46 Patienten unter Hämodialysebehandlung und 20 Patienten nach Nierentransplantationen, vor. Nur bei den konservativ behandelten Patienten mit Niereninsuffizienz unterschied sich der Knochenmineralgehalt nicht signifikant von dem des gesunden Menschen. Von den hämodialysierten Patienten zeigten 61% der Frauen und 53% der Männer einen niedrigen Knochenmineralgehalt. Besonders niedrige Werte wurden bei 5 Frauen, die beidseits nephrektomiert waren, gefunden. Nach Nierentransplantation zeigten alle Frauen und nur 50% der Männer erniedrigte Werte. Außerdem wurde eine Korrelation zwischen dem Knochenmineralgehalt und Serumparametern wie Kalzium, Phosphor, alkalische Phosphatase, Kreatinin und der Dauer der renalen Insuffizienz sowie Dialysebehandlung oder Steroidmedikation gefunden.

δ) Neutronenaktivierungsanalyse

CATTO et al. (1973) kontrollierten die renale Osteopathie von 13 Dialyse-Patienten über 26 Wochen mit 3 verschiedenen radiologischen Methoden. Die *Röntgenuntersuchungen* ergaben in 15% pathologische Veränderungen. Mit der *Photonenabsorptionsmessung* am Radius zeigten 77% einen Mineralverlust, der in der Kontrollzeit 3,8% betrug.

Mit der regionalen *Neutronenaktivierungsnalayse* zur *Gesamtkalziumbestimmung* der Hand fand sich bei 93% eine Verminderung des Mineralgehaltes, der in der Kontrollzeit um 10,8% abnahm. Eine gute Übereinstimmung zeigten die Resultate der Neutronenaktivierungsanalyse zur Gesamtkalziumbestimmung mit den Meßresultaten der Röntgendensitometrie und der Photonenabsorptionsdensitometrie im Untersuchungsgut von HARRISON et al. (1974).

MEEMA et al. (1977) haben die Ergebnisse der *Teilkörperkalziumbestimmung* mit der *Neutronenaktiveriungsanalyse* mit radiologischen Ergebnissen der Knochenmineralbestimmung, der Dichtemessung und morphometrischer Messungen am proximalen Radius bei 3 Gruppen von Patienten: 1. normalen, 2. osteoporotischen und 3. chronisch-niereninsuffizienten Patienten in Beziehung gesetzt. Der Knochenmineralgehalt im Radius korrelierte am besten mit der Neutronenaktivierungsanalyse bei Gesunden, relativ gut bei osteoporotischen Patienten und wenig gut bei chronisch-niereninsuffizienten Kranken. Die Untersuchungsergebnisse bei Stoffwechselerkrankungen, die mit einer hohen und unterschiedlichen Umbaurate in der Spongiosa einhergehen, erfordern daher eine kritische Interpretation (WILSON 1973; COHN et al. 1974, 1975).

Teilkörperkalziumbestimmungen mit Hilfe der Neutronenaktivierungsanalyse (als Neutronenquelle dient Californium (^{252}Cf), die im eigenen Arbeitskreis in Zusammenarbeit mit dem Kernforschungsinstitut Karlsruhe durchgeführt wurden, ließen bei niereninsuffizienten Patienten, welche einer Hämofiltration über ca. 2 Jahre unterzogen wurden, keine eindeutige Tendenz der Kalziumab- oder -zunahme im Unterarm und in der Hand (SCHNEIDER et al. 1979; SEILER 1980) erkennen.

ε) Röntgen- und Isotopen-Computer-Tomometrie

Die Möglichkeiten der *Röntgen-Ganzkörper-Computer-Tomometrie* und der *Isotopen-Computer-Tomometrie* zur quantitativen Bestimmung des Mineralgehaltes in den bekannten hierzu geeigneten Skelettregionen versprechen einen Fortschritt auf diesem Gebiet. Eine *quantitative Analyse* der *Spongiosa* und *Kompakta* beider Unterarmknochen mit Hilfe der *Röntgen-Computer-Tomographie* haben LANGE et al. (1978) vorgenommen und den Vorteil der Methode, der in der getrennten Bestimmung der Mineralisation von spongiösen und kortikalen Knochenanteilen besteht, betont. Aufgrund ihrer Messungen stellten sie fest, daß die *Demineralisation* im Alter vor allem die Kortikalis und bei *renaler Osteopathie* chronisch dialysierter Patienten vor allem die *Spongiosa* betrifft. Die Reproduzierbarkeit des Verfahrens wird mit einem Variationskoeffizienten von 5% angegeben.

Mit dem Verfahren der *Isotopen-Computer-Tomometrie* konnten ELSÄSSER u. RÜEGSEGGER (1976) deutliche Unterschiede in der Mineralkonzentration der Unterarmknochen, insbesondere im spongiösen Bereich, bei Patienten mit einer chronischen Nierenerkrankung oder hormonellen Störungen im Vergleich mit gesunden Menschen feststellen. Die Meßgenauigkeit wird mit $\pm 2\%$ bei Bestimmung in spongiösen Knochen angegeben. Nicht unerheblich ist die unterschiedliche Strahlenbelastung, die mit der Isotopen-Computer-Tomometrie ca. 2 mrad und mit der Röntgen-Computer-Tomographie ca. 1 rad (RÜEGSEGGER 1979) beträgt.

ζ) Opto-elektronische Strukturanalyse des Röntgenbildes

Eine quantitative Strukturanalyse der Spongiosa zur Objektivierung makroskopischer Veränderungen des Knochens aus dem Röntgenbild wurde gemeinsam mit dem Institut für Physikalische Elektronik der Universität Stuttgart mit Hilfe von opto-elektronischen Methoden der Bildverarbeitung versucht. Dabei wird das Röntgenbild über ein Fernseh-

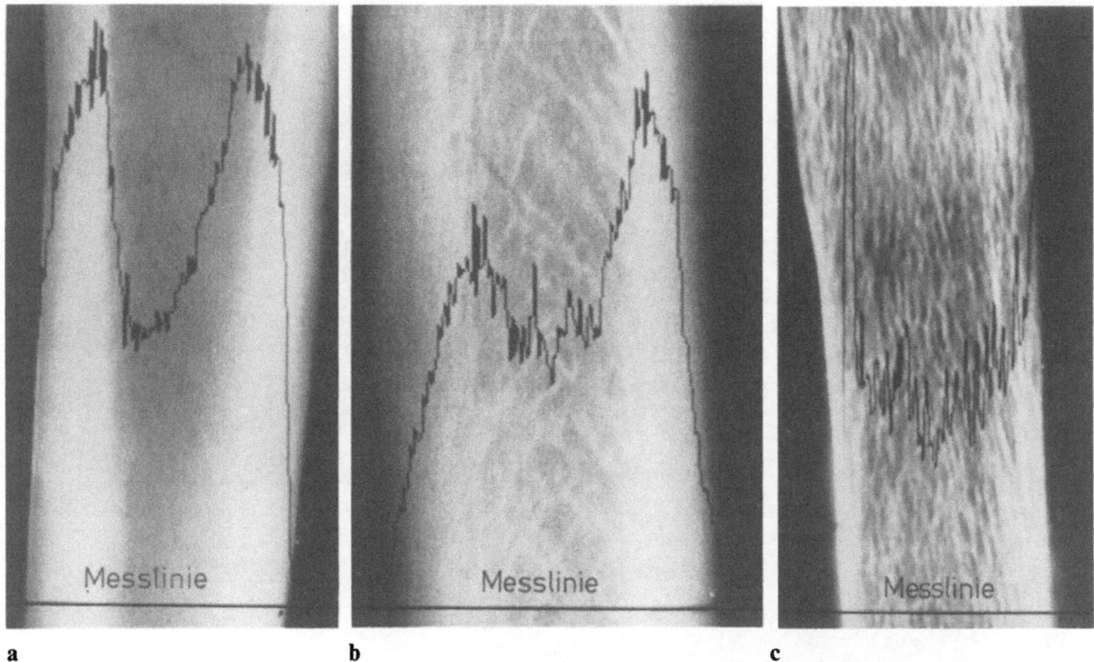

a b c

Abb. 109 a–c. Zeilenscan der Diaphysenkompakta des Femur. **a** 40jähr. gesunde Frau. **b** 57jähr. Mann mit chronischer Niereninsuffizienz. **c** 63jähr. Frau mit Kortison-induzierter Osteoporose

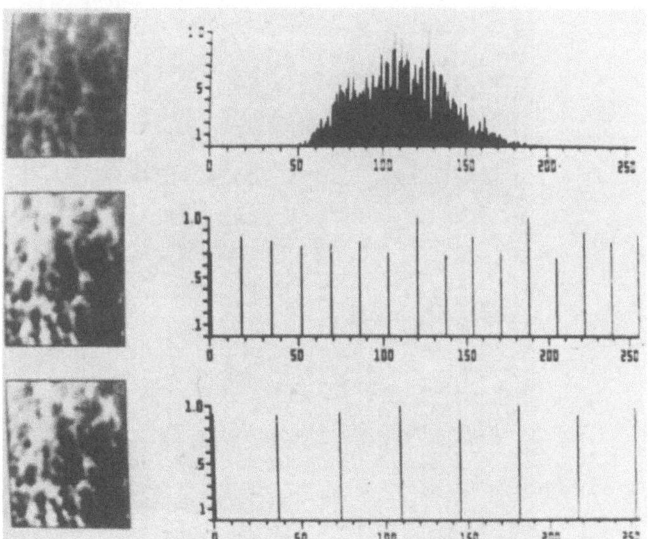

Abb. 110. Grauwerthistogramm eines Bildausschnittes und Äquivalisierung in 16 bzw. 8 Graustufen

bild mit Hilfe eines digitalen Bildspeichers und einem Prozeßrechner analysiert. Folgende Möglichkeiten der elektronischen Bildverarbeitung stehen zur Verfügung:

1. Zeilenscan
2. Grauwerthistogramm
3. Fourier-Transformation

Mit dem *Zeilenscan* wird das Röntgenbild entlang einer Schnittlinie, die senkrecht zur Achse des Knochens gewählt wird, elektronisch abgetastet. Das Zeilensignal gibt *Informationen über die Schichtdicke und die Struktur der Kompakta.* Aus diesem Grauwertverlauf (Zeilenscan) können automatisch dieselben Merkmale bestimmt werden, wie sie sich bei der semiquantitativen Morphometrie ermitteln lassen (Abb. 109).

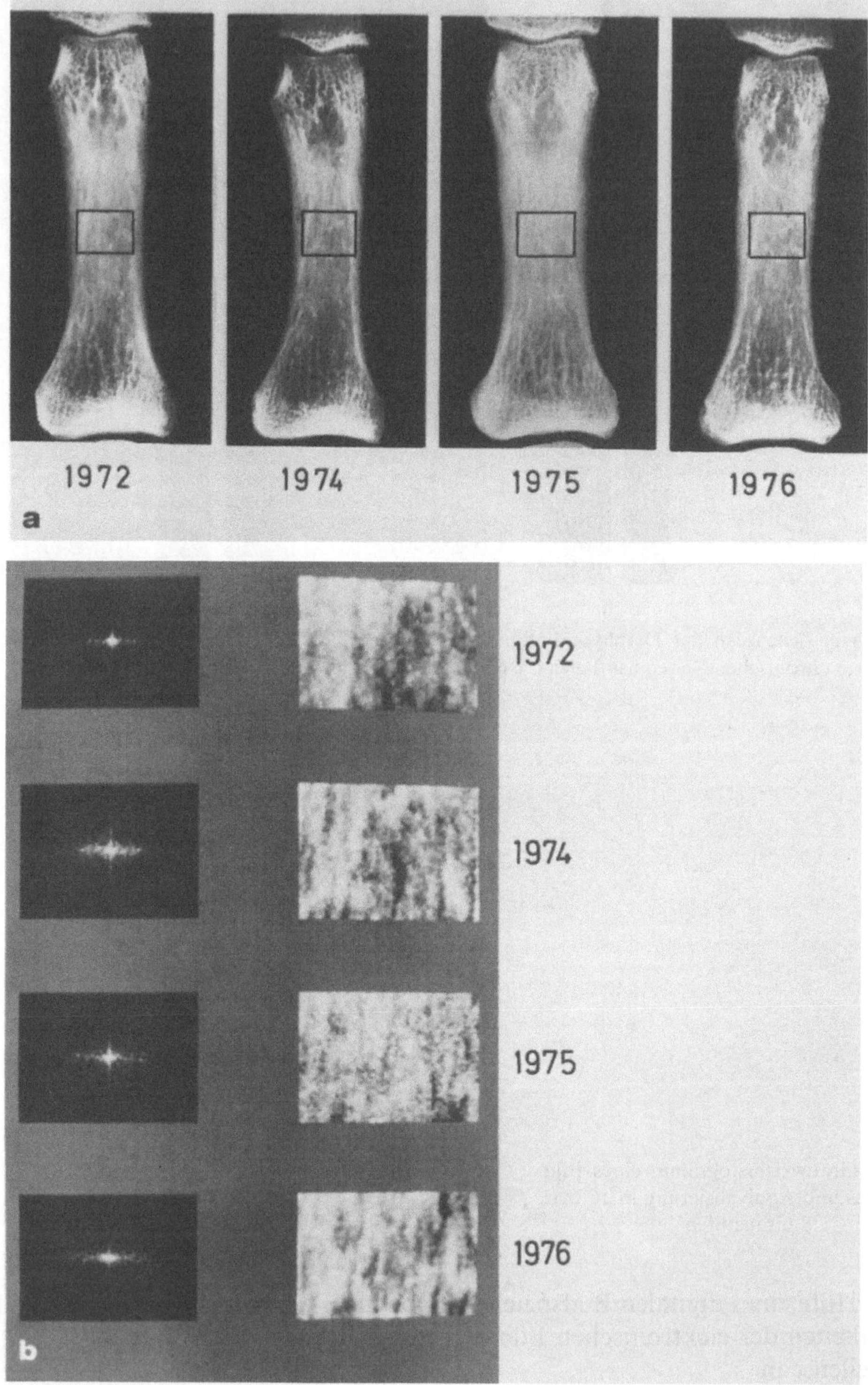

Abb. 111 a, b. Fourier-Transformation. **a** Verlauf einer renalen Osteopathie (3. Finger, Grundglied) mit Ausschnitt zur Strukturanalyse. **b** *Rechts:* rechnerisch homogenisierter Bildausschnitt. *Links:* Ortsfrequenzspektrum des Bildausschnittes. Die Ausdehnung der Spektren ist ein Maß für die Strukturauflockerung des kompakten Knochens

Im sog. *Histogramm* wird die *Häufigkeitsverteilung von Grauwerten* in einem definierten Bildausschnitt ermittelt. Durch *Äquivalisation* oder Reduktion des Grauwerthistogramms auf 16 bzw. 8 Graustufen wird gezeigt, daß die relevante Struktur voll erhalten bleibt und das Verfahren somit von unterschiedlichen Belichtungsparametern und den variablen Entwicklungsprozessen des Röntgenbildes unabhängig ist (Abb. 110).

Ein Rechenprozeß (*Fourier-Transformation*) ermittelt das Spektrum der Strukturen eines definierten Röntgenbildausschnittes. Das Verfahren ist ebenfalls weitgehend unabhängig von Aufnahmeparametern wie Belichtung, Entwicklung und anderen Faktoren. Das durch Fourier-Transformation gewonnene Bild ermöglicht die *Strukturdichte* und die *Ausrichtung von Strukturen* zu *quantifizieren.* Die Fourier-Transformation eines normalen kompakten Knochens und der Kompakta bei renaler Osteopathie läßt eine Zunahme der Ortsfrequenzen um den Mittelpunkt bei der renalen Osteopathie erkennen. Im pathologisch-anatomischen Befund und im Röntgenbild entspricht dieses Ergebnis einer Strukturauflockerung des kompakten Knochens. Die Ausrichtung des Spektrums entlang der Senkrechten deutet im Röntgenbild die parallele Orientierung der Bildelemente, eine Lamellierung, an. Größere Intensitäten, symmetrisch auf beiden Seiten des Mittelpunktes, bedeuten im Röntgenbild periodisch wiederkehrende Strukturen in der Vorzugsrichtung (Abb. 111) (BOSNJAKOVIC u. HEUCK 1978; HEUCK et al. 1980).

Die Auswahl geeigneter Zonen von spongiösen Knochen des menschlichen Skelettes ist begrenzt. Femurhals und Femurkopf sind wegen zu starker Weichteilüberlagerung, die stark kontrast- und auflösungsvermindernd wirken, nicht geeignet, obwohl sich gerade diese Skelettregion, in der sich wegen der mechanischen Dauerbeanspruchung Knochenumbauprozesse bemerkbar machen, für die Diagnostik gut eignen würde. Ohne größere Probleme für die praktische Durchführung von solchen Untersuchungen sind die Skelettregionen von Fuß und Hand. Es wurden daher die gelenknahen Knochenabschnitte der Metakarpalia zur Bildanalyse herangezogen. Allerdings wird es erst mit der Erstellung von Bilddatenbanken möglich sein, eine quantitative Strukturbeschreibung mit diesem Verfahren vornehmen zu können oder Informationen zu erhalten, die mit der visuellen Auswertung nicht möglich sind.

3. Angeborene Nierenfunktionsstörungen

Über die im Wachstumsalter auftretenden Knochenveränderungen und Wachstumsstörungen bei *angeborenen tubulären Nierenfunktionsstörungen* s. Kap. 3 MEHLS/OPPERMANN in diesem Band. Im Erwachsenenalter findet man bei diesen Stoffwechselstörungen mit partiell eingeschränkter Nierenfunktion außer einem renalen Minder- oder Zwergwuchs am Skelett eine ausgeprägte oft grobsträhnige *Osteoporose* sowie *osteomalazische Veränderungen* mit verwaschener Knochenstruktur und Neigung zu *Spontanfrakturen* und *Looserschen Umbauzonen.*

a) Phosphatdiabetes des Erwachsenen

Entsprechend der sich bereits im 2. Lebensjahr bemerkbar machenden vitaminresistenten Rachitis oder dem Phosphatdiabetes, einem X-chromosomal dominanten Erbleiden gibt es eine *Vitamin D-resistente Osteomalazie des Erwachsenen* (Phosphatdiabetes des Erwachsenen), die durch ein Nichtansprechen auf physiologische Vitamin D-Dosen gekennzeichnet ist. JESSERER (1968) bezeichnet die Vitamin D-Mangel-Osteomalazie des Erwachsenen als pseudo-hypovitaminotische Osteomalazie und wirft die Frage auf, ob es sich nicht um eine Spätmanifestation der genuinen Vitamin D-resistenten Rachitis handelt, die sich erst durch das Hinzutreten einer unbekannten Noxe bei genetisch verankerter Enzymopathie manifestiert. Röntgenologisch sind die *Knochenstrukturen* etwas

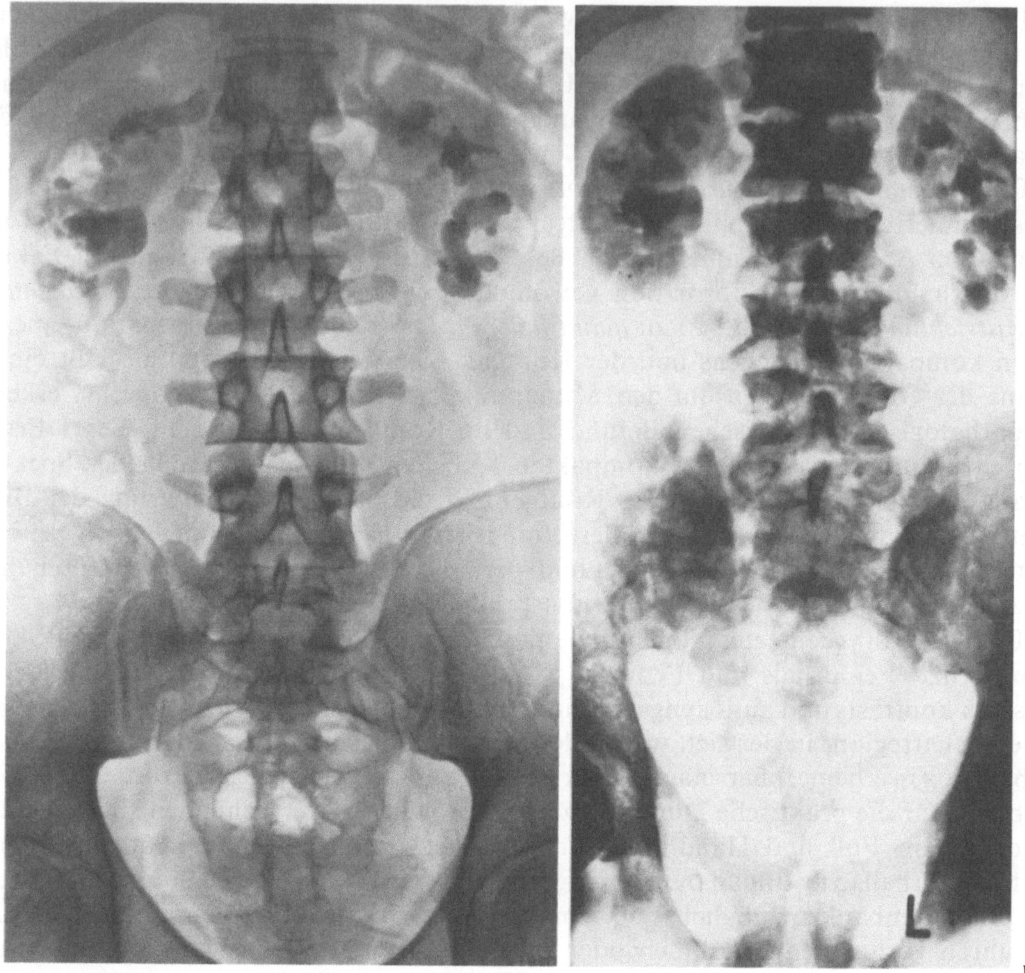

Abb. 112 a, b. 21jähr. Mann mit Oxalose. **a** Oxalatausgußsteine im Nierenbecken beidseits. Oxalatpräzipitationen im Nierenparenchym (1976). **b** 3 Jahre später (1979) extreme Oxalatinkrustation des Nierenparenchyms beidseits. Fleckförmige Oxalatpräzipitationen im Skelett

verdichtet und *verwaschen, Loosersche Umbauzonen* treten nicht nur an den Rippen, Schambeinästen oder Schenkelhälsen, sondern auch an der Skapula, Mandibula, den Mittelhand- und Mittelfußknochen auf (JACKSON et al. 1958; FRAME u. SMITH 1958; ELLIOT 1955; ELLEGAST 1961).

Klinisch bestehen Gliederschmerzen und eine *Wirbelsäulenverkrümmung*. Deformierungen der langen Röhrenknochen und des Beckens sind selten.

Laborchemisch liegt eine Normo- oder geringe Hypokalzämie, eine Hypophosphatämie und eine Vermehrung der alkalischen Phosphatase vor. Eine Hyperphosphaturie ist Folge einer verminderten tubulären Phosphatrückresorption und eine Hypokalziurie entsteht durch eine verringerte intestinale Kalziumresorption.

Prognose und Verlauf sind von der entsprechenden Vitamin D-Dosierung abhängig. Klinisch und röntgenologisch kann eine Besserung eintreten.

b) Fanconi-Syndrom des Erwachsenen

Bei der *glukosurischen Osteopathie* oder dem *Fanconi-Syndrom des Erwachsenen* werden neben hereditären Anomalien der proximalen Tubuli Schädigungen durch Noxen

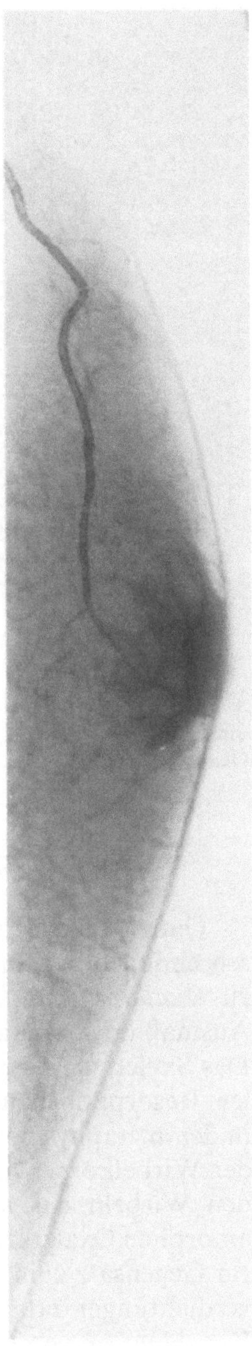

Abb. 113. Mammographie des Patienten wie **Abb. 112.** Oxalatniederschläge in der Arteria mammaria

wie Blei, Kadmium, Wismuth und Kupfer (Wilsonsche Erkrankung) oder Medikamente diskutiert (KUHLENCORDT 1958; SARRE 1967; JESSERER 1968). Männer sind häufiger als Frauen betroffen. Röntgenologisch besteht zunächst nur eine *diffuse Osteoporose* des Skelettes mit einer *Wirbelsäulenkyphose*. Später treten Zeichen einer *Osteomalazie* hinzu. *Klinisch* typisch ist ein Watschelgang, der bis zur Gehunfähigkeit führt. Es besteht eine Normo- oder geringe Hypokalzämie, eine Hypophosphatämie und relative Hyperphosphaturie, eine Glukosurie und renale Azidose.

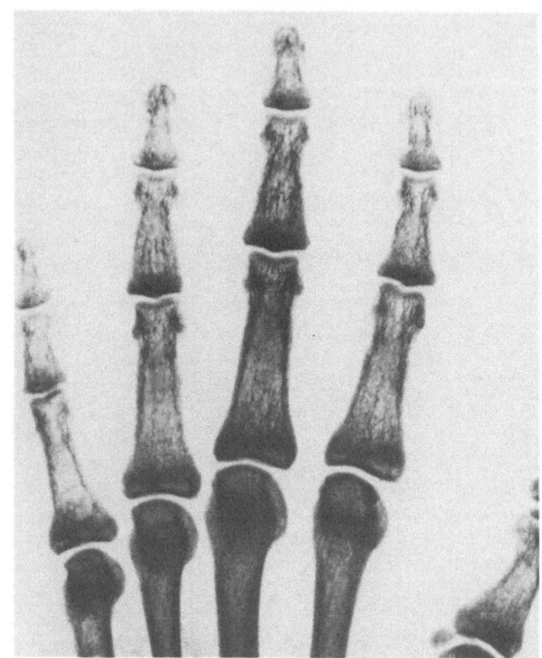

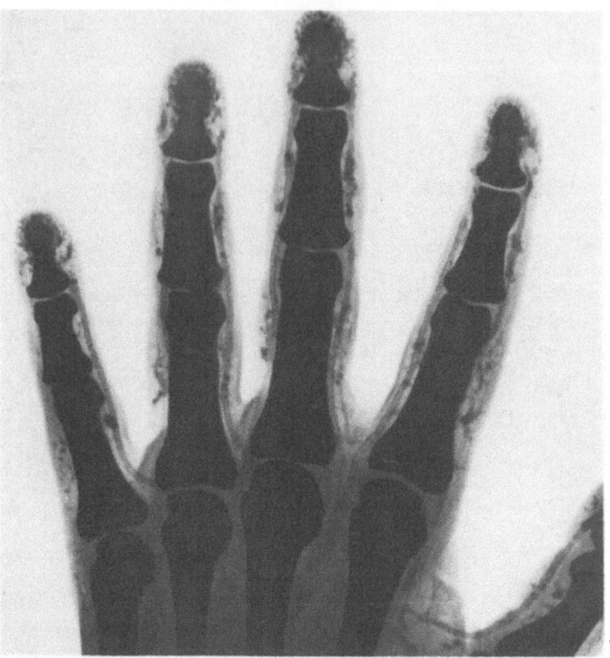

Abb. 114 a, b. Linke Hand des Patienten wie **Abb. 112. a** Renale Osteopathie mit typischen subperiostalen Strukturauflockerungen. Bandförmige Oxalatdepositionen in den metaphysären Knochenabschnitten. **b** Extreme Oxalatniederschläge in den Hand- und Fingerarterien bis in die Endaufzweigung (Weichteilaufnahme mit Mammographietechnik)

c) Oxalose

Ganz andersartige morphologische Umbauvorgänge am Skelett finden bei der primären endogenen *Oxalose* mit sekundärem Hyperparathyreoidismus statt. Hier kommt es zu *Oxalatpräzipitationen* in den parenchymatösen Organen, in einem ungewöhnlichen Ausmaß im subkutanen Gewebe, in den Gefäßwänden und im Knochen (Abb. 112–114). Das Skelett zeigt neben den bekannten Veränderungen wie Akroosteolysen, subperiostalen Resorptionen und pseudozystischen Aufhellungen *bandförmige Oxalatniederschläge* in den metaphysären Knochenabschnitten und in den markreichen mittleren Abschnitten der Wirbelkörper mit grund- und deckplattennahen Demineralisationszonen, so daß an den Wirbeln das *umgekehrte Bild der „Dreischichtung"* entsteht. Anhäufungen von amorphen Oxalatkristallen im Markraum des Knochens führen zu einer „Osteosklerose". Im Gegensatz zum Hyperparathyreoidismus ist auch das Handskelett von den Strukturverdichtungen erfaßt. Die ungewöhnlichen Skelettveränderungen setzen sich aus einer Kombination von renaler Knochendystrophie, sekundärem Hyperparathyreoidismus und einer generalisierten Oxalatdeposition zusammen (HUG u. MIHATSCH 1975).

II. Hypoparathyreoidismus

1. Ätiologie und Pathogenese

Der seltene oder *primäre idiopathische Hypoparathyreoidismus* tritt familiär (BARWICH 1974) oder in Verbindung mit pluriglandulären Syndromen bzw. Autoimmun-Endokrinopathien zusammen mit einer primären Nebennierenrindeninsuffizienz oder einer Hypothyreose auf. Frauen sind häufiger betroffen. Häufigste Ursache für einen *sekundären Hypo-*

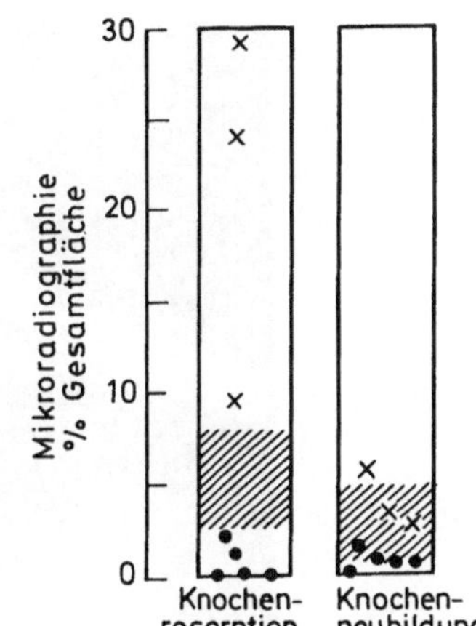

Abb. 115. Mikroradiographische Befunde von Beckenkammbiopsien bei Patienten mit Hypoparathyreoidismus (●) und Pseudohypoparathyreoidismus (×). (Nach JOWSEY 1977)

parathyreoidismus sind Strumektomie und Kehlkopfoperationen sowie eine intensive Strahlentherapie der Schilddrüse. Ein Defizit an Parathormon nach Exstirpation eines Nebenschilddrüsenadenoms ist meist nur vorübergehend zu beobachten. *Klinisch* äußert sich der Hypoparathyreoidismus in einer Tetanie, Linsentrübung und trophischen Störungen der Haut, Haare und Nägel. Biochemisch stellt er das Spiegelbild des primären Hyperparathyreoidismus mit niedrigem Serumkalzium und hohem Serumphosphor dar.

2. Pathophysiologie und Histomorphologie

Am Skelett wirkt sich der Mangel an Parathormon in einem *verlangsamten Knochenumbau* aus, wobei aus einem Mißverhältnis zwischen dem nur gering *verminderten Knochenanbau* und der sehr *stark reduzierten Knochenresorption* (Abb. 115) eine *Spongiosklerose* resultiert. Dabei wirkt sich die Retention des Kalziums im Skelett negativ auf die Kalziumhomöostase aus. Im einzelnen sind die Auswirkungen der Nebenschilddrüseninsuffizienz auf die Kalziumhomöostase noch nicht restlos geklärt (DYMLING 1964; HAAS 1965).

Histologisch und *morphometrisch* liegt die Zahl der Osteoklasten weit unter dem Normbereich (Parathormon = Osteoklastenaktivator). Durch die fehlende Stimulation des Parathormons auf die Osteoblasten ist ihre Zahl sowie die Oberflächenausdehnung des Osteoids reduziert (HAAS et al. 1969; DELLING 1975). Die Kortikalis und die Spongiosabälkchen sind verdickt.

3. Radiologische Befunde

Nur bei sehr lang andauernder primärer oder sekundärer Unterfunktion der Nebenschilddrüse kommt es zu einer *Hyperostose oder Osteosklerose* unterschiedlicher Lokalisation und Ausdehnung. Dabei betrifft die Sklerose vorwiegend die spongiösen Wirbelkörper (HURXTHAL et al. 1976). An der Schädelkalotte fällt eine Verdickung der Tabula interna auf (Abb. 116). Bei den seltenen generalisierten Formen liegt eine Periostose und Endostose vor. Gelegentlich tritt eine „hypertrophe Atrophie" (UEHLINGER 1965) mit zahlenmäßig verminderten, im Durchmesser jedoch verdickten Spongiosabälkchen auf (Abb. 117). In solchen Fällen kann es zu Frakturen kommen. Neben der Verdickung der Schädelkalotte erkennt man oft *symmetrische Gefäß- und Stammganglienverkalkungen,* die an Gliome, Verkalkungen bei tuberöser Hirnsklerose, Toxoplasmose und Sturge-Weber-Krankheit erinnern. Eine Osteomalazie bei chronischem Hypoparathyreoidismus

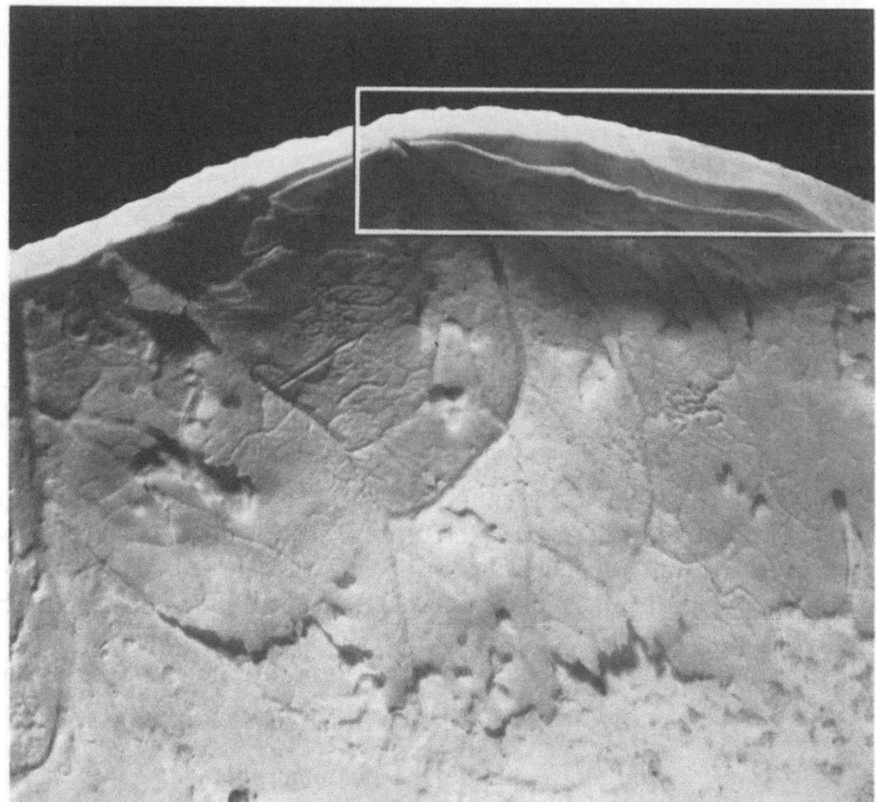

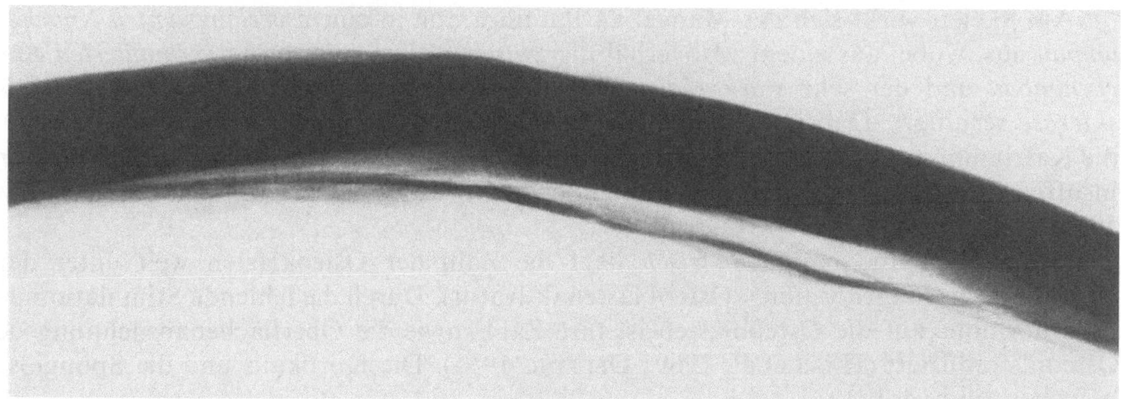

b

Abb. 116 a, b. Hyperostose und Osteosklerose der Schädelkalotte sowie lamelläre periostale Knochenneubildung an der Tabula interna. **a** Ausschnitt aus der Schädelkalotte. **b** Röntgenbild des Präparates

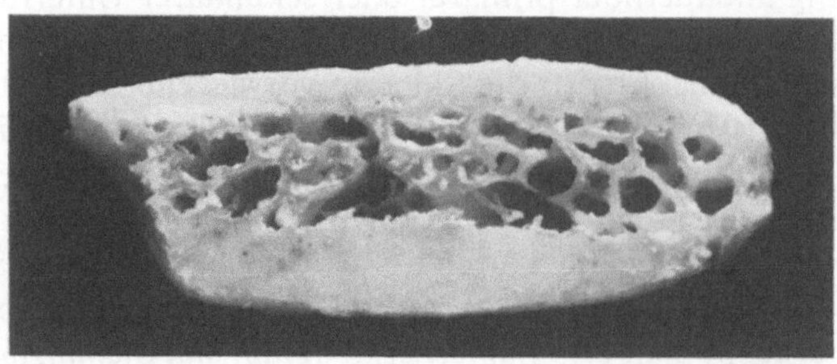

Abb. 117. Knochenpräparat aus der Schädelkalotte einer 62jähr. Frau mit Hypoparathyreoidismus nach mehrmaliger Struma-Resektion. Verdickung der Tabula interna und externa sowie Hypertrophie der Diploespongiosa

fanden MATHIEU et al. (1961). Häufig werden unabhängig oder abhängig von der Osteopathie schmerzhafte Arthropathien an der Wirbelsäule, Iliosakral-, Hüft- und Kniegelenken beobachtet, wobei neben den Knochenappositionen exostosenartige Osteophyten, Kapsel-, Sehnen- und Weichteilverkalkungen auftreten. BÜSCHER (1948) schlug daher die Bezeichnung „Osteo-Arthropathia parathyreopriva skleroticans" vor. Ob eine während des Wachstums einsetzende Nebenschilddrüseninsuffizienz zu einem Minderwuchs („hypoparathyreotischer Minderwuchs" nach JESSERER 1959) führt, ist umstritten. SCHWARZ (1964) rechnet diese Fälle zum Pseudohypoparathyreoidismus.

III. Pseudohypoparathyreoidismus (PHP) und Pseudo-Pseudohypoparathyreoidismus (PPHP)

1. Pathogenese und Ätiologie

Beide Erkrankungen haben nichts mit einer Nebenschilddrüseninsuffizienz zu tun. Die Nebenschilddrüsenfunktion ist nicht herabgesetzt, sondern infolge einer Nichtansprechbarkeit der Endorgane Niere und Skelett auf das Parathormon sogar gesteigert (AURBACH 1969; MCDONALD 1972). Bei dem *Pseudo-(PHP)* und *Pseudo-Pseudohypoparathyreoidismus* (PPHP) handelt es sich um einen *genetisch bedingten Mangel* (inborn error of metabolism) *eines spezifischen phosphatübertragenden Enzyms, der Adenylzyklase, im Knochen und Nierengewebe.* Die Adenylzyklase ist über die Freisetzung von 3,5-Adenosinmonophosphat für die biologische Wirkung des Parathormons verantwortlich. Während die Gabe von Parathormon bei Gesunden und auch bei Patienten mit idiopathischem und sekundärem Hypoparathyreoidismus zu einer vermehrten Urinausscheidung von zyklischem Adenosinmonophosphat führt, geschieht dies nicht bei Patienten mit Pseudohypoparathyreoidismus. Pseudo- und Pseudo-Pseudohypoparathyreoidismus unterscheiden sich voneinander darin, daß beim Pseudohypoparathyreoidismus eine Hyperphosphatämie und reaktive Hypokalziämie bestehen, während Kalzium und Phosphor im Falle eines Pseudo-Pseudohypoparathyreoidismus normal sind. Der Pseudohypoparathyreoidismus mit tetanischen Anfällen und Katarakt scheint die schwerere Verlaufsform, der Pseudo-Pseudohypoparathyreoidismus mit normalen Serummineralkonzentrationen die leichtere Form zu sein. Frauen erkranken doppelt so häufig wie Männer, dennoch ist der X-chromosomale Erbgang noch nicht bewiesen. Eine umfassende Arbeit über den Pseudo- und Pseudo-Pseudohypoparathyreoidismus liegt von SCHWARZ (1964) vor, der 13 eigene Fälle bei bis dahin im Schrifttum der Welt 150 bekannten Fällen analysierte. Nach Zahlenangaben von SCHWARZ ist der Pseudo- und Pseudo-Pseudohypoparathyreoidismus häufiger als der idiopathische Hypoparathyreoidismus.

2. Klinische und radiologische Befunde

Die angeborene Störung im Phosphatstoffwechsel wirkt sich *hemmend* auf die *epiphysäre Ossifikation* aus und ist Ursache für den *Minderwuchs* mit kurzen Extremitäten (Brachymetapodie) und die teils kurzen deformierten Phalangen. Außer einer Verkürzung der Mittelhandknochen (I, IV und V) (Tabelle 19) und Mittelfußknochen (V) durch einen vorzeitigen Epiphysenschluß kommt es zur Entrundung und Deformierung der Gelenkköpfe und Auftreibungen der epiphysennahen Skelettabschnitte mit Hüftdysplasien, hypoplastischen Tibiaköpfen und Femurkondylen, die zu schweren Deformierungen und Arthrosen führen können. Auch Madelungsche Deformitäten werden beschrieben.

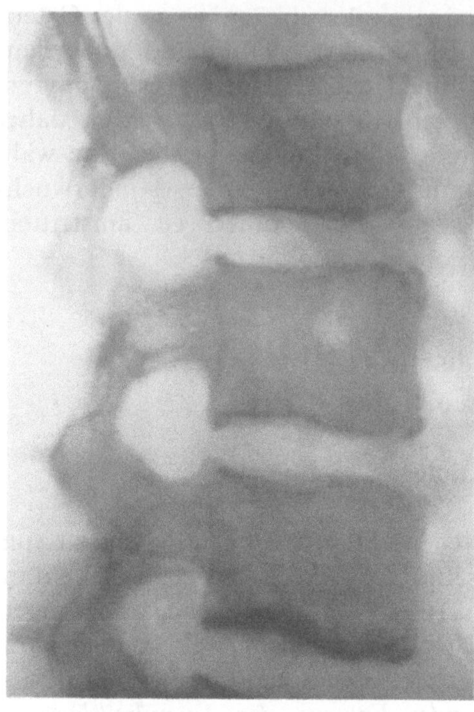

Tabelle 19. Verkürzung der Mittelhandknochen bei Pseudohypoparathyreoidismus. (Nach SCHWARZ 1964)

Metakarpale	I	II	III	IV	V
affiziert in	7	6	18	36	32 Fällen

Tabelle 20. Klinische Symptomatik bei Pseudo-Pseudohypoparathyreoidismus (41 Patienten, 27 weiblich und 14 männlich). (Nach SCHWARZ 1964)

Kleinwuchs (unter 155 cm)	= 73%
Brachymetakarpie	= 85%
Rundgesicht	= 90%
Oligophrenie	= 66%
Weichteilverkalkungen	= 34%
Katarakt	= 15%

Abb. 118. 18jähr. Mann. Pseudohypoparathyreoidismus. Wellige Begrenzung der Grund- und Deckplatten der Lendenwirbelkörper

Im Erwachsenenalter weisen die Wirbelkörper eine wellige Begrenzung der Grund- und Deckplatten auf (Abb. 118).

Kleinwuchs, ein charakteristisches Rundgesicht mit undifferenzierten Gesichtszügen und Skelettanomalien sind obligate Befunde bei Pseudo- und Pseudo-Pseudohypoparathyreoidismus. Beide Erkrankungen werden daher am besten durch die Bezeichnung „brachymetakarpaler Kleinwuchs“ charakterisiert (Tabelle 20). Die radiologisch beim PHP auftretenden Zeichen eines Hyperparathyreoidismus mit *Osteoporose,* d.h. einer *Verschmälerung und Auflockerung der Kompakta* sowie einer *Rarefizierung der Spongiosa,* lassen sich dadurch erklären, daß die Hypokalzämie eine vermehrte Parathormonproduktion, welche auch radioimmunologisch nachweisbar ist, auslöst. Radiologisch faßbar ist die *Osteoporose* und *osteoklastäre Resorption* jedoch nur bei ca. 10% der Patienten (FANCONI et al. 1964; SCHWARZ 1964). Bei den wenigen histologisch untersuchten Fällen von PHP besteht eine unterschiedlich ausgeprägte Fibroosteoklasie (OLAH 1973; SPECH u. OLAH 1974; DELLING 1975). ALBRIGHT (1952) hat auf eine immer wieder zu beobachtende erhöhte Knochendichte hingewiesen.

Nach SCHWARZ (1964) kommen Stammganglienverkalkungen besonders häufig bei idiopathischem Hypoparathyreoidismus (28%) und PHP (48%) vor. Dagegen sind die xeroradiographisch gut erfaßbaren Weichteilverkalkungen ein spezifisches Symptom des PHP und PPHP (PALVELGYI u. PENTEK 1977). Sie fehlen beim idiopathischen und sekundären Hypoparathyreoidismus. Unklar ist die Ursache dieser ektopischen Verkalkungen. Die Hypokalzämie und Hyperphosphatämie allein können nicht die Ursache sein, da sie auch beim PPHP vorkommen.

STÖGMANN u. OSER (1974) stellten bei einem 16jährigen Mädchen mit PHP und dessen Mutter mit PPHP einen typischen Kleinwuchs, kurze Extremitäten und Weichteilverkalkungen fest. Die Tochter wies radiologisch außerdem eine schwerste Osteoporose und eine Osteodystrophia fibrosa als Zeichen des sekundären Hyperparathyreoidismus, eine fehlerhafte Dentition sowie massive Stammganglienverkalkungen, wie man sie bei primärem oder idiopathischem Hypoparathyreoidismus findet, auf. Die Schädelkalotte zeichnete sich durch eine Verdikkung der feinporig schwammig aufgelockerten Diploe und einer verschmälerten Tabula interna und externa

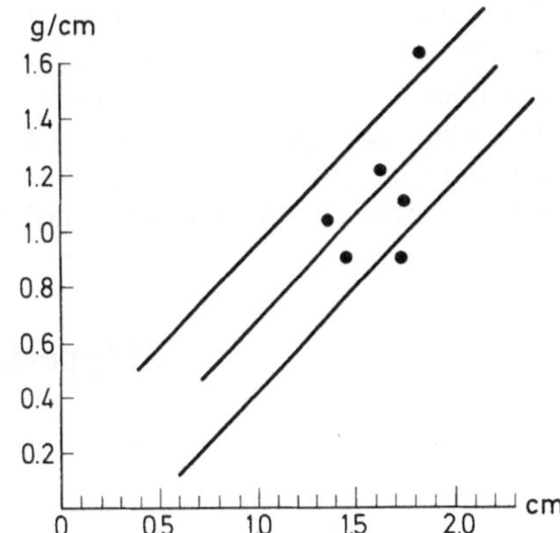

Abb. 119. Mineralgehalt im Radius bei 5 Patienten mit verschiedenen Formen von Hypoparathyreoidismus (nach EVENS et al. 1969). Die Werte liegen meist im Normbereich. Ein Wert ist gering erhöht, einer gering erniedrigt bei negativer Kalziumbilanz

aus. An der Brust- und Lendenwirbelsäule hatte die Osteoporose zu einer bikonkaven Verformung der Wirbelkörper bei grobmaschiger Spongiosastruktur geführt. An den Extremitäten waren außer der schweren Osteoporose Wachstumslinien im Sinne einer vorübergehenden Ossifikationsstörung festzustellen. ABLOW et al. (1977) stellten 2 Patienten mit PHP und PPHP sowie geistiger Retardierung vor. Am Skelett stehen periphere Dysostosen und eine Hypoplasie der Nase (Stupsnase) im Vordergrund.

3. Ergebnisse spezieller radiologischer Untersuchungsmethoden bei Hypoparathyreoidismus und Pseudohypoparathyreoidismus

An Patienten mit primärem Hypoparathyreoidismus stellten EVANS et al. (1969) mit der Photonen-Absorptionsmethode am Radius einen normalen Mineralgehalt fest, während er beim sekundären Hypoparathyreoidismus und beim Pseudohypoparathyreoidismus infolge Sklerosierungen erhöht war (Abb. 119).

ELSASSER (1977) hatte Gelegenheit einen $7^1/_2$jährigen Knaben mit Hypoparathyreoidismus und Malabsorption zu untersuchen und fand mit der Gamma-Computer-Tomometrie keine Änderung der Spongiosadichte. Die Krankheit manifestierte sich lediglich in einer vergrößerten Querschnittsfläche der Unterarmdiaphysen.

E. Adreno-kortikotrope Osteopathien – Nebenniere

Die *Nebenniere* besteht morphologisch aus 2 Einheiten, der *Rinde* und dem *Mark*. Die vom Mesoderm abstammende *Rinde* produziert *Steroide* und das *Mark*, das neuroektodermaler Herkunft ist, *Katecholamine*. An der ca. 80% des Gesamtvolumens ausmachenden Rinde sind 3 Zonen, die *Zona glomerulosa* unter der Organkapsel als Produktionsstätte der *Mineralokortikoide*, der *Zona fasciculata*, die die *Sexualhormone* und *Glukokortikoide* synthetisiert und der *Zona reticularis*, deren Aktivität weitgehend von der *Keimdrüsenfunktion* abhängig ist. Die Dreischichtigkeit der Rinde kann durch verschiedene Ursachen gestört werden. So tritt eine *regressive Transformation* mit Verschmälerung der Zona fasciculata im Zusammenhang mit einer Kortisonbehandlung oder im Anschluß an eine Hypophysektomie auf, während eine *progressive Transformation*, bei der das Rindengewebe weitgehend das Aussehen der Zona fasciculata annimmt, durch ACTH herbeigeführt werden kann.

Aktive, aus der *Nebennierenrinde* in das Blut abgegebene Hormone sind vorwiegend Kortisol und Androgene sowie in kleinen Mengen das Mineralokortikoid Aldosteron. Wichtigster physiologischer Regulator für die

Produktion und Sekretion der Glukokortikoide und Androgene ist das im Hypophysenvorderlappen gebildete ACTH. Im Gegensatz zur Schilddrüse und zum Nebennierenmark kann die Nebennierenrinde produzierte Hormone nicht speichern, sondern mit der ACTH-Ausschüttung werden momentan vermehrt Glukokortikoide und Androgene produziert und in das Blut abgegeben. Das Mineralokortikoid Aldosteron ist weitgehend unabhängig von dem ACTH-Spiegel und wird von anderen Faktoren gesteuert. Ein erhöhter ACTH-Spiegel führt zur Hypertrophie und ein erniedrigter ACTH-Spiegel zu einer Atrophie der Nebennierenrinde.

I. Hyperkortisonismus – Cushing-Syndrom

1. Ätiologie und Pathogenese

Dem *Cushing-Syndrom* mit vermehrter Ausschüttung von Kortikosteroiden, insbesondere von Kortisol liegen *autonome Nebennierenrindenadenome, Karzinome* oder eine beidseitige *Nebennierenrindenhyperplasie* zugrunde. Letztere kann durch eine Störung des hypothalamo-hypophysären Regulationsmechanismus oder ein *basophiles Adenom der Adenohypophyse* mit vermehrter ACTH-Ausschüttung (M. Cushing) und schließlich durch einen *ektopischen ACTH-bildenden Tumor* z.B. ein medulläres Schilddrüsenkarzinom (MORSE et al. 1967; EVERTZ u. PFEIFFER 1970; KEUSCH, BINSWANGER, DAMBACHER u. FISCHER 1977) ausgelöst werden. Eine übermäßige oder anhaltende Zufuhr von Kortisol und seinen Derivaten sowie von ACTH bewirkt ebenfalls ein Cushing-Syndrom.

2. Klinisches Bild

Klinisch ist das Cushing-Syndrom gekennzeichnet durch das rot-livide Vollmondgesicht mit Karpfenmund und Doppelkinn, kissenförmige Fettpolster am Nacken (Büffelhöcker) sowie eine Stammfettsucht mit rot-lividen Striae. Im Kontrast zu diesen Fettansätzen stehen die mageren Extremitäten. Eine Akne ist beim endogenen Cushing-Syndrom wesentlich häufiger als bei exogenem Hyperkortisonismus. Zum Vollbild des Cushing-Syndroms gehört ferner ein Diabetes mellitus und ein Hypogonadismus, der durch sekundären Gonadotropinmangel bedingt ist. Frauen sind 3–4mal häufiger als Männer betroffen und altersmäßig werden die 3. und 4. Dekade bevorzugt. Über Cushing-Erkrankungen im Kindesalter s. Kap. 2 GREINACHER in diesem Band.

3. Pathophysiologie, histomorphologische und mikroradiographische Befunde

Die durch Kortison induzierte erhöhte Transformation der Eiweiße in Kohlehydrate (Steroid-Diabetes) führt zu einem Proteinmangel und damit zu einer Störung des Aufbaus der organischen Knochenmatrix (SISSONS 1956; FROST 1963; NORDIN 1964). Gleichzeitig stimuliert Kortison den Knochenumbau und aktiviert selektiv die ein- und mehrkernigen Osteoklasten (UEHLINGER 1973). Dabei ist der genaue Angriffspunkt der Hormone an der Knochenzelle noch nicht geklärt. Die Kombination von *ungenügender Knochenbildung* und *verstärktem Knochenabbau,* die sowohl die Spongiosa als auch die Kompakta betreffen, beschleunigen die Entwicklung der *Osteoporose*.

Im rötgenmorphologischen Bild des Hyperkortisonismus oder Cushing-Syndroms sowie bei länger dauernder Kortison-Anwendung kann eine deutliche allgemeine Strukturauflockerung mit Verminderung von Knochengewebe festgestellt werden. Im menschlichen Skelett ist ebenso wie im Tierexperiment der Verlust an Knochengewebe abhängig von der Schwere des Krankheitsbildes, insbesondere der Dauer der Einwirkung von

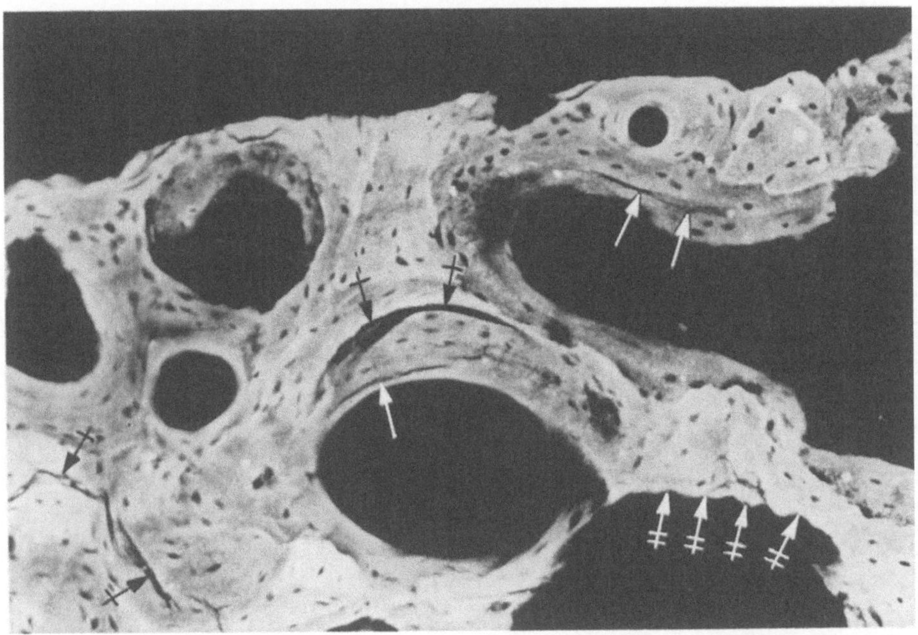

Abb. 120. Das Mikroradiogramm der Spongiosa bei behandeltem Hyperkortisonismus zeigt strukturelle Auflockerungen der Tela ossea mit Mineralisationsdefekten des umgebauten Knochens. Dazwischen „begrabene Osteoidsäume“ (→). Zement- und Kitt-Linien, Mikrofrakturen (↦) und osteoklastärer Abbau (⇸). Vergr. ×125

Kortikosteroiden – eine Feststellung, die auch im Hinblick auf therapeutische Maßnahmen von Bedeutung ist. Nach einer Behandlung des Morbus Cushing oder nach Absetzen der Kortison-Medikation kann es zu einer vollständigen Normalisierung der gestörten Transformation des Knochengewebes kommen. Das histologisch-*mikroradiographische Bild* dokumentiert nicht nur den *Verlust an Knochensubstanz*, sondern auch die *Inhomogenität der Mineralkonzentration* neben Anzeichen einer *vermehrten Knochenresorption durch Osteoklastenaktivität*, die durch *Howshipsche Lakunen* erkennbar wird (Abb. 120). Es findet sich eine größere Zahl niedrig-mineralisierter Osteone und in der Tela ossea bandförmige Mineralisationsdefekte, die bei dem vorliegenden patho-genetischen Mechanismus nicht sicher als „begrabene Osteoidsäume“ betrachtet werden können (JOWSEY u. RIGGS 1977). Die Zahl der Osteozyten kann vermindert sein. Es wird vermutet, daß *Kortison* infolge seiner hemmenden Wirkung auf die intestinale Kalziumresorption und die tubuläre Kalziumrückresorption in der Niere sekundär die *Parathormonsekretion anregt*, so daß eine vermehrte *Osteoklastenaktivität* einsetzt. In besonders schweren Fällen können eine *periosteozytäre Demineralisation* und vereinzelt auch *osteozytäre Osteolysen* gefunden werden (DELLING 1975). Die Zahl und die Schichtdicke der Osteoidsäume nimmt deutlich ab und einige Autoren sind der Ansicht, daß hierin die verminderte Knochenneubildung zum Ausdruck kommt (FROST et al. 1961; JOWSEY u. RIGGS 1970). Mit Hilfe von Fluorgaben konnte eine Stimulation der verminderten Osteoblastentätigkeit erreicht werden.

4. Radiologische Befunde

Häufiger als durch eine Überproduktion von Kortikosteroiden wird eine Osteoporose durch exogene Kortison-Zufuhr (STRICKLAND 1954; ELLEGAST 1966) hervorgerufen. Bereits von CUSHING (1932) wurde die *Osteoporose* als vorherrschendes Symptom des Hyper-

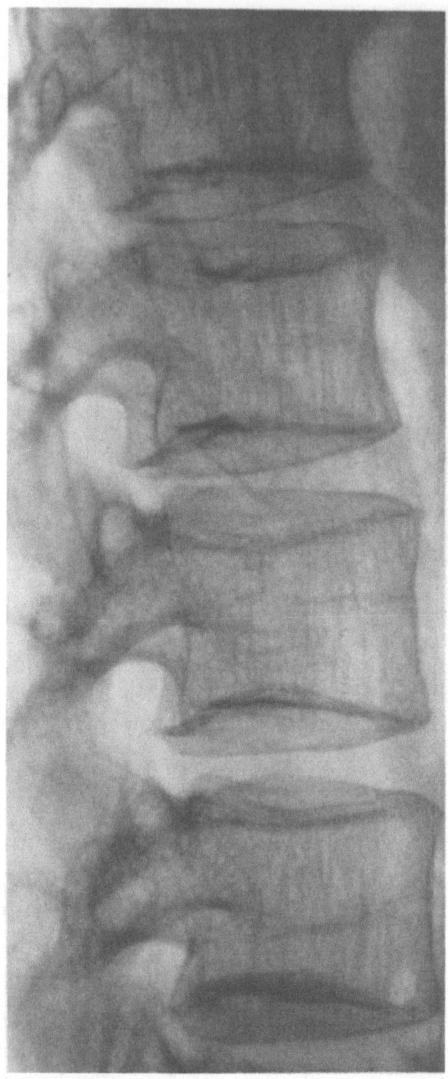

Abb. 121. 47jähr. Mann. Morbus Cushing. Lendenwirbelsäule. Rarefizierung der spongiösen Knochenstruktur mit Betonung der vertikal ausgerichteten Knochenbälkchen. Ballonierung der Grund- und Deckplatten. Schmorlsches Knorpelknötchen mit sklerosiertem Randsaum im dorsalen Abschnitt der Grund- und Deckplatte von L 2

kortisonismus beschrieben. Bereits 2 Jahre nach Einführung der Kortison-Therapie berichtete Sprague (1950) über die röntgenologische Manifestation einer Osteoporose. In der Folge mehrten sich die Berichte über die in jedem Alter auftretenden Skelettveränderungen unter Kortison-Therapie (Demartini et al. 1952; Curtis et al. 1954; Murray 1961 u.a.). Unabhängig von der Ursache (endogen oder exogen) des Hyperkortisonismus sind die röntgenmorphologischen Veränderungen am Skelett sehr gleichförmig. Von den Auswirkungen der Osteoporose ist die Wirbelsäule am stärksten betroffen, dann folgen die Rippen, das Beckenskelett und der Schädel (Askanazy u. Rutishauser 1932; Albright et al. 1948). Über eine Ausnahme bei der die Wirbelsäule radiologisch völlig normal erschien, während sich an Rippen, Becken, Oberschenkel, Mittelfuß und Mittelhandknochen Dauerbrüche zeigten berichtet Ellegast (1965). Soffer et al. (1961) fanden bei 450 Cushing-Fällen eine Osteoporosehäufigkeit von 58%. Nach den Untersuchungen von Gallagher et al. (1973) haben sogar 85% der Patienten mit endogenem Cushing-Syndrom und alle Patienten bei exogener Steroidzufuhr eine unterschiedlich schwere regionale oder diffuse Osteoporose. Nach Nordin (1973) soll bei einer exogenen Hormonzufuhr von 15 mg Prednisolon täglich bzw. einer äquivalenten Dosis eines anderen Steroids

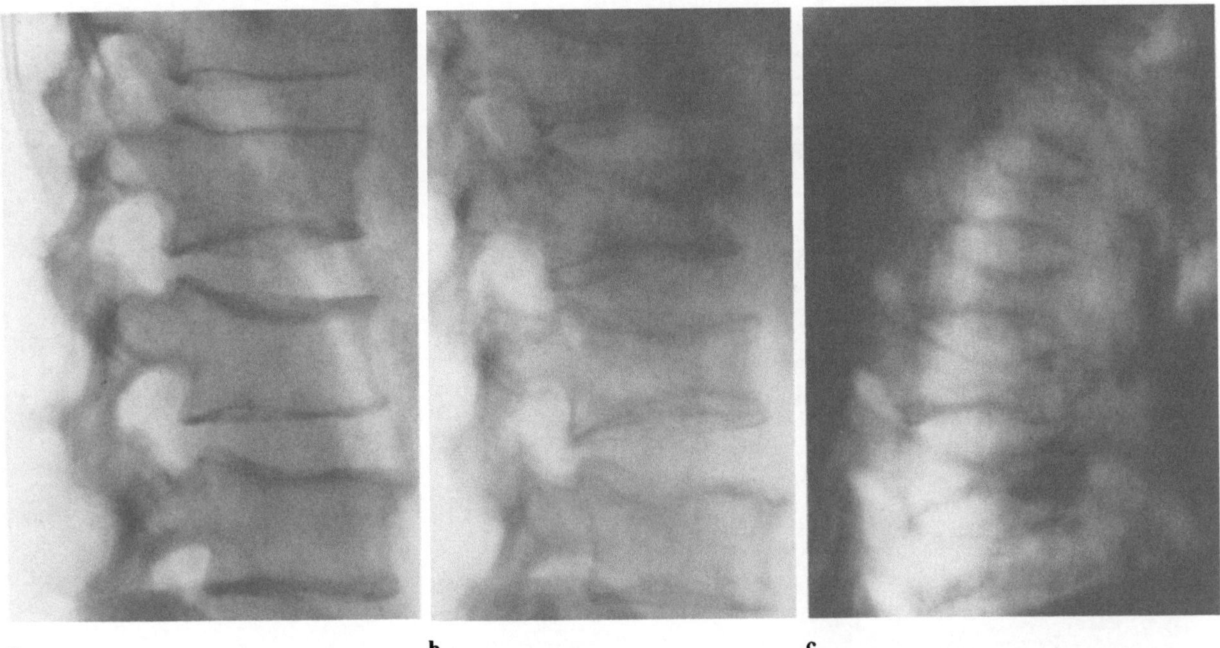

Abb. 122 a–c. 33jähr. Mann mit Cushing-Syndrom bei Nebennierenadenom. Zunehmende Entkalkung der Wirbelspongiosa. **a** Flachbogige Impression der Grund- und Deckplatten der Lendenwirbel. **b** Höhenminderung der Wirbelkörper durch zunehmende Zusammensinterung der Wirbel. In den deckplattennahen Spongiosaabschnitten ist die Knochenstruktur infolge Kompression relativ dicht. **c** Brustwirbelsäule mit Fischwirbelbildung. Zunahme des Tiefendurchmessers der Wirbelkörper durch die Kompression der Wirbel

die Grenze für eine Osteoporoseentwicklung liegen. Bei fast 25% der Patienten mit endogenem und einem Drittel der Patienten mit exogenem Hyperkortisonismus entstehen Wirbel-, Rippen- und Becken- sowie Schenkelhalsfrakturen. Röntgenologisch sieht man sämtliche Stadien der *Wirbelsäulenosteoporose,* die von UEHLINGER (1958) in klassischer Weise beschrieben wurden: beginnend mit der vermehrten Strahlenabsorption und dem deutlichen Hervortreten der Hahnschen Gefäßkanäle sowie der rahmenförmigen Kontrastierung der Endplattenkortikalis bis hin zur Rarefizierung und Vertikalausrichtung der Spongiosabälkchen (Abb. 121) und schließlich zu Formveränderungen der Wirbelkörper mit Keil-, Platt- und Fischwirbelbildungen, die schließlich zur osteoporotischen Kyphose und Kyphoskoliose führen (Abb. 122). Thorakal bilden sich Keilwirbel, lumbal eher bikonkave Wirbelformen durch zentrale Impression der Grund- und Deckplatten bei gut erhaltenem Turgor des Nucleus pulposus der Bandscheibe aus. Dabei können die Intervertebralräume höher als die Wirbel sein (Abb. 122c). Sehr häufig kommt es zu pathologischen Frakturen an den Rippen (Hustenfrakturen), vorwiegend in der vorderen Axillarlinie. Ferner treten Frakturen an den statisch belasteten Knochen, wie Scham-Sitzbeinast (Abb. 123), Schenkelhals und proximale Oberschenkeldiaphyse auf. Am Bekken kann die Osteoporose zu einer Protrusio acetabuli führen (Abb. 124). Nach Spontanfrakturen ist eine *„überschießende minderwertige Callusbildung“* (Kugelkallus, cottonwool-like, Pseudokallus) für den Hyperkortisonismus kennzeichnend und unterscheidet die Cushing-Osteoporose von der senilen Osteoporose (STRICKLAND 1954; WANG et al. 1956; UEHLINGER 1958; COPLEMAN 1959; MERONEY 1959; MURRAY 1961; ELLEGAST 1966/74). *Histologisch* besteht der Pseudokallus aus *verkalktem ungeordneten Faserknochen (*UEHLINGER 1958; DIHLMANN 1965). Als Pseudokallusbildung nach Wirbelfrakturen werden auch die von MUSSHOFF u. MÜLLER (1964) sowie DIHLMANN (1965) beschriebenen

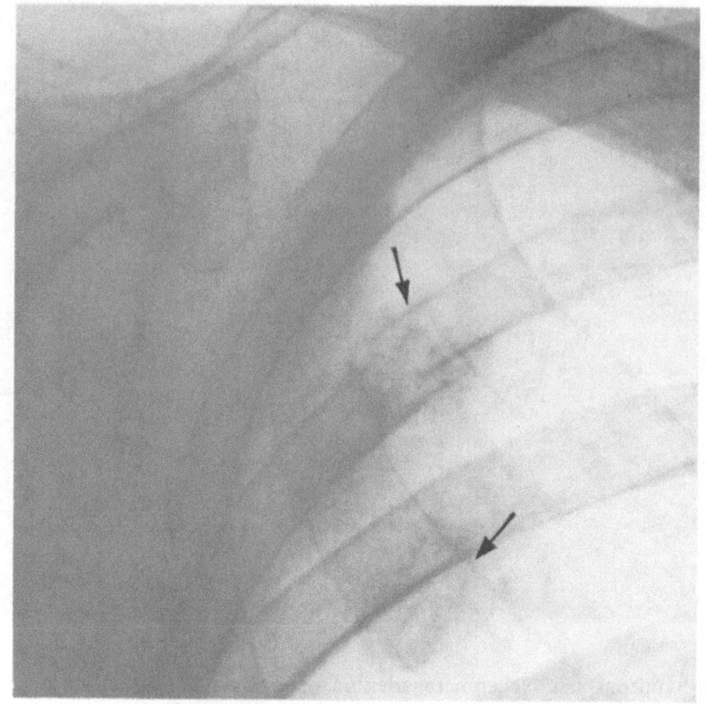
a

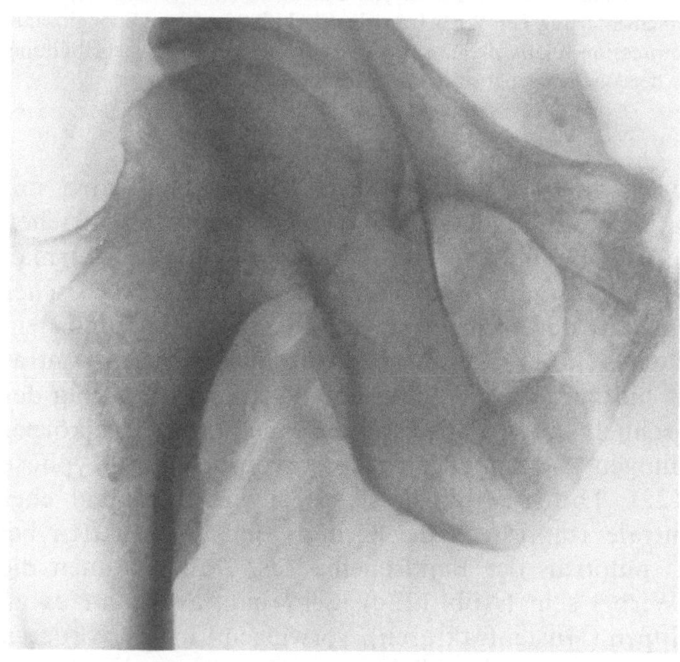
b

Abb. 123 a, b. 43jähr. Patient mit Cushing-Syndrom. **a** Rippenfrakturen mit überschießender Kallusbildung (Kugelkallus). **b** Untere Schambeinast-Fraktur mit Kugelkallus

bandförmigen samtartigen Verdichtungen der Wirbelkörper bei Steroidosteoporose gedeutet (Abb. 125).

An der *Schädelkalotte* findet man außer der diffusen Entkalkung gelegentlich auch eine fleckige Knochenstruktur als Ausdruck einer gestörten Transformation (Abb. 126) die an Metastasen erinnert (ELLEGAST 1974).

Auch bei makromorphologisch fehlenden Zeichen einer Osteoporose der *langen Röhrenknochen* besteht eine erhöhte Knochenbrüchigkeit (Osteopsathyrose). Wegen ihrer Symptomarmut werden Frakturen mitunter übersehen (JESSERER 1965/67). Sie entstehen

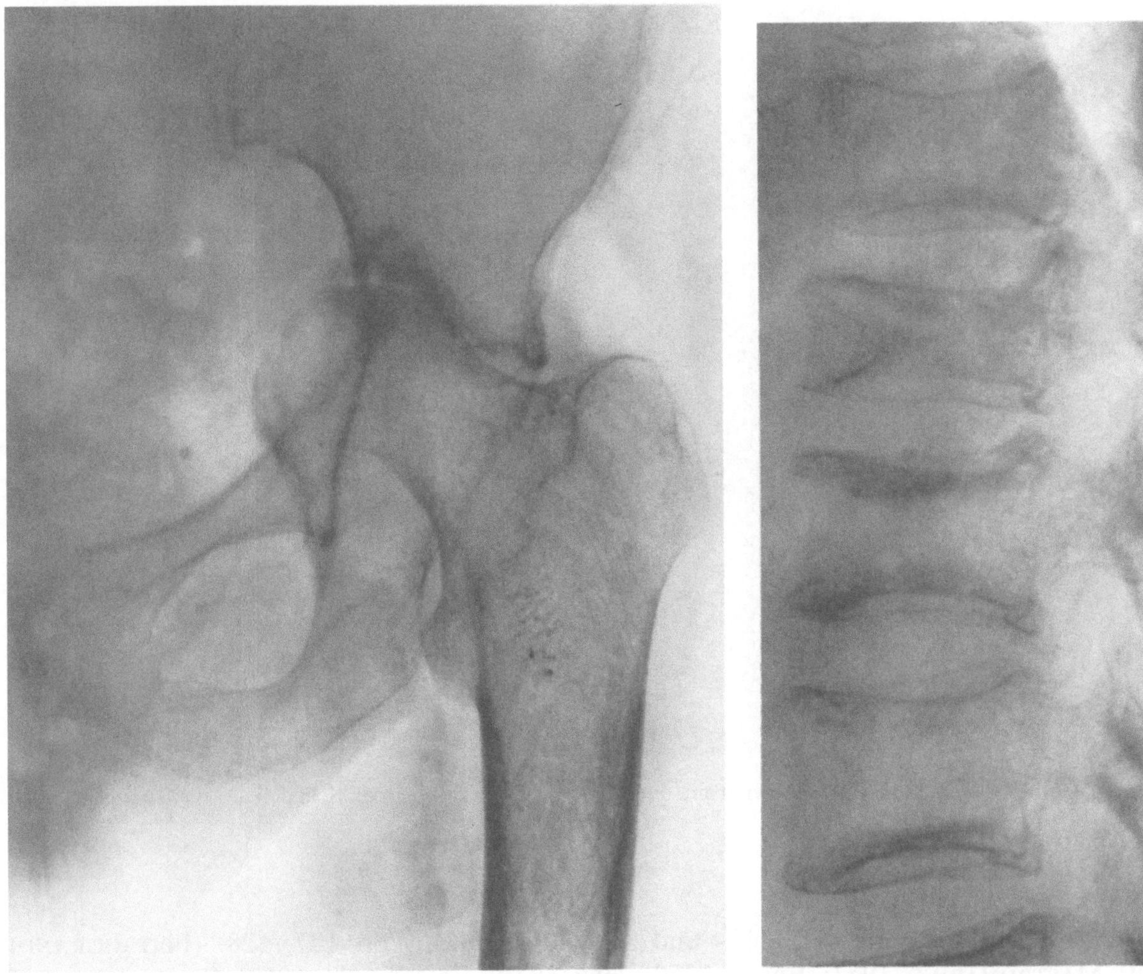

Abb. 124 **Abb. 125**

Abb. 124. 60jähr. Patientin mit Hyperkortisonismus. Schwere Osteoporose mit Protrusio acetabuli und Fraktur des Pfannenbodens

Abb. 125. 61jähr. Patientin. Medikamentöser Cushing mit pathologischen Frakturen der Brust- und Lendenwirbelkörper. Pseudokallusbildung in den grund- und deckplattennahen Wirbelabschnitten mit „samtartiger" Verdichtung der Knochenstruktur

vermutlich nicht nur aufgrund einer Rarefizierung der Knochenmatrix, sondern durch eine Minderwertigkeit des unter Kortison gebildeten Stützgewebes (ELLEGAST u. SCHMOLLER 1974). Die Brüche heilen mit einer abnorm reichen Kallusbildung aus.

Zystoide Aufhellungen in den Diaphysen der großen Röhrenknochen werden nur selten und bei lang bestehendem Hyperkortisonismus beobachtet. BOLLET et al. (1955) machen auf Periostreaktionen bei langfristiger Steroid-Therapie aufmerksam.

5. Aseptische Knochennekrosen

Eine typische Skelettveränderung, die bei der *immunsuppressiven Behandlung* verschiedener *autoimmunologischer Erkrankungen* und nach *Nierentransplantation* eine zunehmende Rolle spielt, sind *aseptische Knochennekrosen* mit nachfolgender *deformierender*

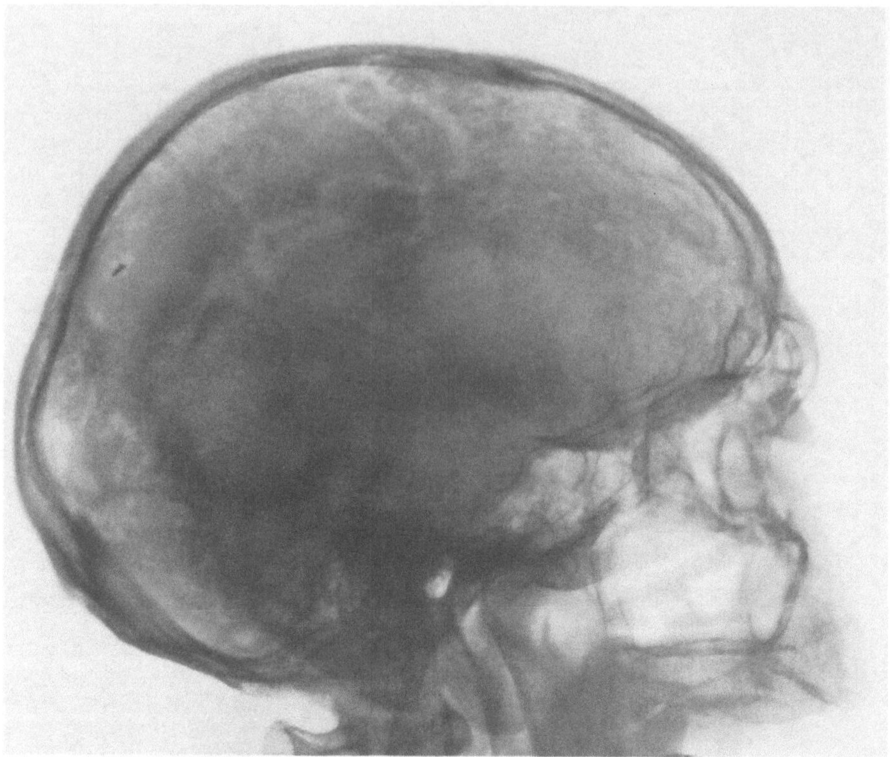

Abb. 126. 47jähr. Patient. Cushing-Syndrom. Fleckige Knochenstruktur der Schädelkalotte. Osteoporotisches Dorsum sellae

Arthrose, insbesondere der Hüft- und Schultergelenke (Abb. 127, 128) (PIETROGRANDE u. MASTROMARINO 1957; FROST 1960; HEIMAN u. FREIBERGER 1960; SWEETMAN et al. 1960; HARNAGEL 1962; STEIERBERG u. DUTHIE 1962; BOCKSENBAUM u. MENDELSON 1963; MADELL u. FREEMAN 1964; FREIBERGER u. SWANSON 1965; ELLEGAST 1965; DIHLMANN 1965; MAURER 1965; HEUCK 1966; BESSLER 1969/79; MARTEL u. SITTERLEY 1969; FISCHER et al. 1971; LAURENT et al. 1973; SOLOMON 1973, JESSERER 1974). KLÜMPER et al. (1967) fanden bei einer Zusammenstellung aus der Literatur aseptische Femurkopfnekrosen nach Kortikosteroidbehandlung bei zwei Dritteln der Männer und einem Drittel der Frauen. Alle Patienten hatten 40 mg Kortison oder eine kortisonähnliche Substanz täglich über eine Periode von 9–24 Monaten erhalten. Für die Entstehung der aseptischen Knochennekrosen sollen vaskuläre Prozesse im Sinne einer kortisoninduzierten Pan- und Periarteriitis mit Durchblutungsstörung ein entscheidender pathogenetischer Faktor sein (COSGRIFF et al. 1950/51; JOHNSON et al. 1959). UEHLINGER (1964) nimmt ursächlich ein periarterielles und perivenöses Marködem mit Gefäßkompressionen an. FROST (1961) hält die Depression der Osteoblastenaktivität für entscheidend.

Schmerzen treten häufig vor radiologisch nachweisbaren Veränderungen auf. Im Tomogramm sind bereits 2–3 Monate nach den ersten klinischen Symptomen *strukturelle Veränderungen in Form bandförmiger oder keilförmiger Aufhellungen und Verdichtungen* meist im kraniolateralen bzw. kranioventralen Quadranten des Femurkopfes festzustellen, weil diese Hüftkopfsegmente den höchsten mechanischen Belastungen ausgesetzt sind und von Endästen der Arteria capitis femoris versorgt werden. Die erhöhte Knochendichte kommt einmal dadurch zustande, daß der von der Blutzufuhr abgeschnittene Knochen nicht wie die Umgebung an dem Entkalkungsprozeß teilnehmen kann, zum anderen

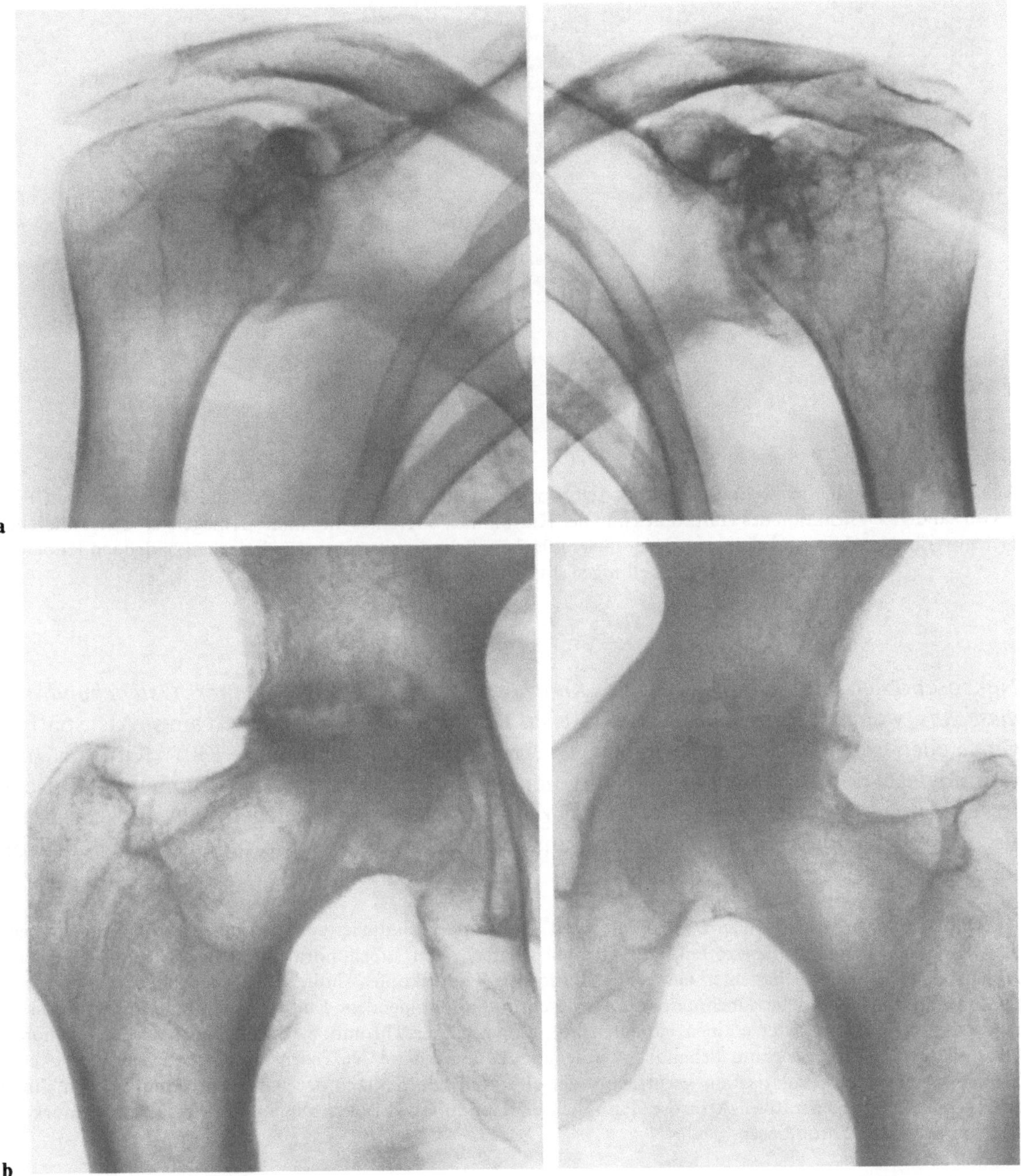

Abb. 127 a, b. 50jähr. Patientin. **a** Schwere deformierende Arthrose an beiden Schultergelenken infolge aseptischer Knochennekrose des Humerus und **b** des Femurkopfes nach mehrjähriger Kortisonmedikation

entstehen durch das Zusammensintern nekrotischer Knochenbälkchen Strukturverdichtungen.

Mit Einsetzen der Resorptionsvorgänge bilden sich durch Abtransport der nekrotischen Knochenanteile *zystenförmige Defekte*, die von einem unscharfen *Sklerosierungs- oder Demarkationssaum* umgeben sind (LINDENFELSER et al. 1974). Durch einsprossende Gefäße und neugebildeten grobmaschigen Knochen (woven bone) werden die Defekte allmählich ausgefüllt. An statisch belasteten Arealen bricht der Gelenkknorpel in die

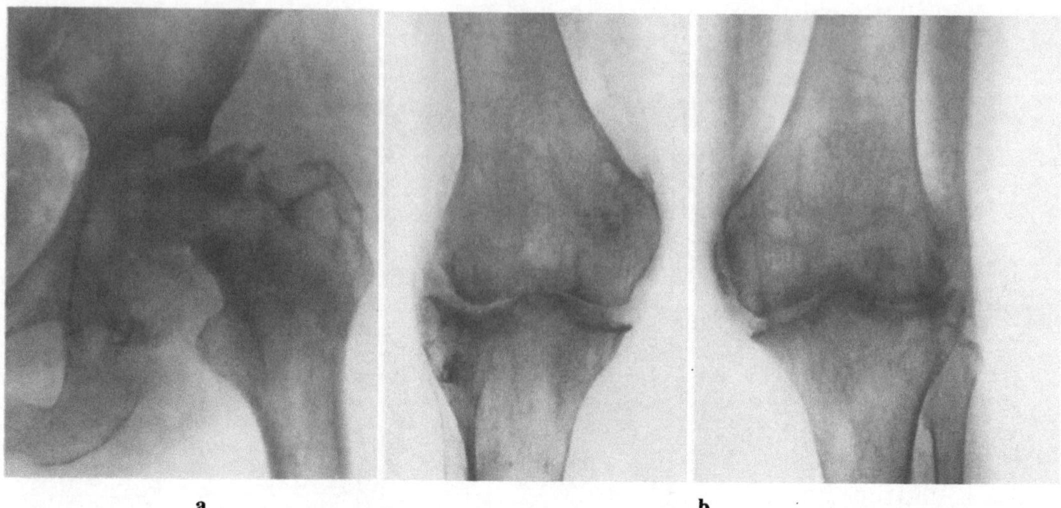

Abb. 128 a, b. 69jähr. Frau. Sog. Kortison-Arthropathie. Seit 14 Jahren Kortikosteroid-Therapie wegen PcP. **a** Vollständige Destruktion des Hüftkopfes und der Hüftpfanne. **b** Rechtes und linkes Kniegelenk. Deformierende Gelenkveränderungen mit Inkongruenz der Gelenkflächen. Schwere Osteoporose der gelenkbildenden Knochen. Zystoide Aufhellungen im medialen Femurkondylus rechts

Nekrosehöhlen ein (rim sign). Die *Knocheninfraktionen ähneln einer Osteochondrosis dissecans,* wenn sie von einem *osteolytischen Demarkationshof* umgeben sind. Als Spätfolgen stellen sich schwere deformierende Arthrosen ein (Abb. 129, 130). Klinisch und radiologisch erinnern die rasch progredienten Gelenkdestruktionen an neuropathische Erkrankungen vom Typ des *akuten Charcot-Gelenkes,* denn gelegentlich sind die aseptischen Knochennekrosen nicht schmerzhaft, da das Schmerzempfinden durch Kortison herabgesetzt ist.

CRUESS (1977) berichtet über 95 Patienten mit kortikosteroidinduzierten avaskulären Knochennekrosen: 91mal war der Femurkopf betroffen, 49 Patienten zeigten einen subchondralen osteolytischen Defekt ohne Kollaps der Kortikalis, 4 Patienten eine Sequestration des Femurkopfes ähnlich der Osteochondrosis dissecans und 38 Patienten klassische subchondrale Osteolysen mit nachfolgendem Einbruch der Kortikalis. MILGRAM u. RILLEY (1976) beobachteten einen Patienten mit idiopathischer Thrombozytopenia purpura, der mit hohen Dosen Kortison über 10 Jahre behandelt wurde und 18 avaskuläre Nekrosen an 12 Knochen entwickelte. Trotz spontaner Revaskularisation verursachte der subchondrale Kollaps der Knochen Symptome im Sinne einer sekundären degenerativen Arthrose. Pathologisch anatomische Studien zeigten am resezierten Femurkopf keine intravasalen Thrombosen.

Bei der Anwendung *intraartikulärer Kortison-Instillationen* besteht außer der Gefahr einer steroidinduzierten infektiösen Arthritis oder Osteomyelitis durch Suppression der körpereigenen Abwehr die Möglichkeit einer sich rasch progredient entwickelnden Knorpel- und Knochendestruktion. Die *Kortison-Arthropathie* führt über eine Instabilität des Gelenkes zur Inkongruenz der Gelenkflächen mit schweren Deformierungen. Die statischen Belastungen ausgesetzten Hüft- und Kniegelenke sind am häufigsten betroffen. Eigenartigerweise bleiben die Sprunggelenke verschont. Dabei ähneln die Gelenkveränderungen denen bei rheumatischen Arthritiden. Wie bei vielen Osteopathien sind auch bei Hyperkortisonismus Veränderungen im Bereich der Iliosakralgelenke beschrieben worden, die nicht als chronisch entzündlich oder primär degenerativ angesehen, sondern als Folge eines Umbaues in einer stark druck- und zugbeanspruchten Gelenkregion gedeutet werden.

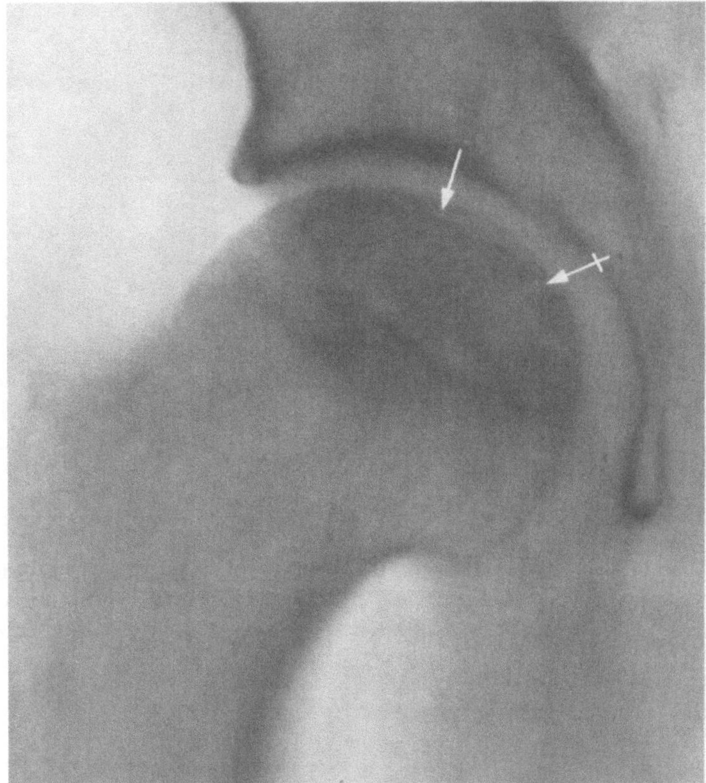

a

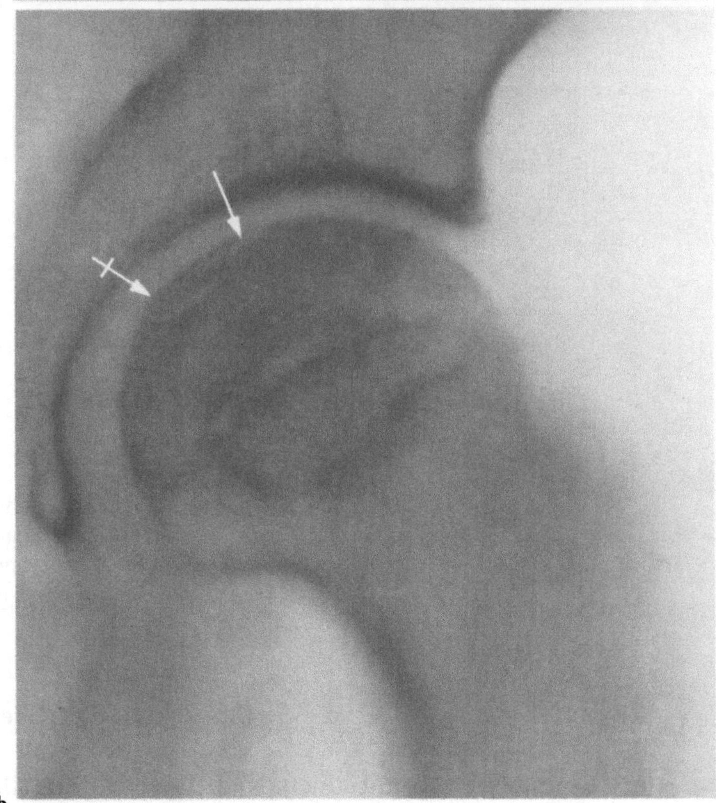

b

Abb. 129 a, b. 32jähr. Mann mit kortisoninduzierter Hüftkopfnekrose beidseits. Die Tomogramme zeigen die herdförmige zystische Umwandlung des Femurkopfes, wobei die „Zysten" von einem zarten Sklerosierungssaum umgeben sind. Subkortikal zeichnet sich ein schmaler Osteolysesaum ab (→). Die Hüftkopfkortikalis ist mehrfach frakturiert (↔)

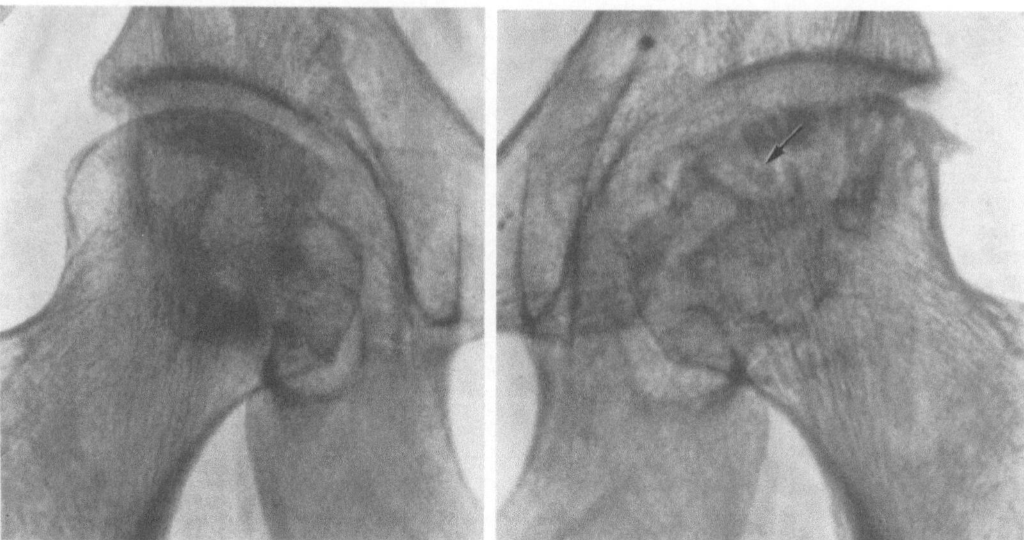

Abb. 130. 41jähr. Mann mit Hüftkopfnekrose beidseits. Rechts sind die Nekrosehöhlen von einem breiten Sklerosierungssaum umgeben. Deformierende Coxarthrose links infolge Zusammensinterung des von Nekroseherden durchsetzten Hüftkopfes. In den Nekroseherden sind einzelne Knochensequester erkennbar (→)

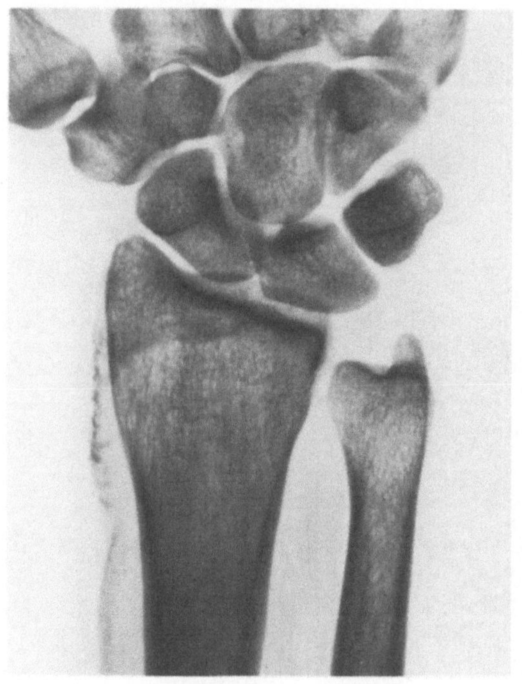

Abb. 131. 35jähr. Patientin mit Morbus Cushing. Faszienverkalkungen an der radialen Seite des handgelenknahen Unterarmabschnittes. (Beobachtung von ELLEGAST, Radiolog. Inst. Landeskrankenhaus Salzburg)

6. Extraossale Befunde

Im Zusammenhang mit überschießender Kallusbildung und Dauerfrakturen weist ELLEGAST (1965) auf *parossäre Verkalkungen*, die an eine Myositis ossificans erinnern (Abb. 131). ELLEGAST stellte bei einer 40jährigen Patientin mit Morbus Cushing ausgedehnte Verkalkungen und periartikuläre stippchenartige Kalkablagerungen an den Fingern fest. Die Genese dieser Weichteilverkalkungen ist nicht geklärt. Eine vermehrte

„Kalkfängereigenschaft" des Bindegewebes wird von ELLEGAST (1965) diskutiert. Häufig treten auch massive Gefäßverkalkungen auf (JESSERER 1971).

7. Radiologische Befunde nach therapeutischen Maßnahmen

Soweit es sich um einen endogenen Hyperkortisonismus handelt, besteht die Therapie der Wahl in der operativen Entfernung des hormonproduzierenden Tumors. Nach Beseitigung des Tumors entsteht eine *„hypertrophe Atrophie"* (UEHLINGER 1965) mit einer grobmaschigen Knochenstruktur, wobei die zahlenmäßig verminderten Knochenbälkchen stark verdickt sind. Wirbeldeformierungen sind irreversibel. Dagegen zeigt der Pseudokallus im Frakturenbereich zunehmende Kalksalzeinlagerungen und eine Normalisierung der Knochenstruktur.

8. Szintigraphische Befunde

In der Regel findet man bei den verschiedenen Formen der Osteoporose szintigraphisch eine *erhöhte Aktivität* im Skelett, die durch eine gesteigerte Osteogenese als Folge der vermehrten Knochenresorption entsteht (BESSLER 1969/73/79; FEINE u. ZUM WINKEL 1969; HEUCK u. ZUM WINKEL 1980). Die Nuklidablagerung im Skelett erhöht sich, wenn Mikro- oder Makrofrakturen hinzukommen. Frische Wirbelfrakturen sind hinsichtlich der Aktivitätsanreicherung von älteren Frakturen gut abzugrenzen, da letztere nach einem Zeitraum von ca. 2 Jahren keine erhöhte Aktivitätsanreicherung mehr aufweisen. Im Bereich von Frakturen mit überschießender Kallusbildung bleibt eine gesteigerte Radioaktivitätsbelegung nach abgeschlossener Frakturheilung noch lange bestehen. Interessant sind die von BESSLER (1973) erhobenen szintigraphischen Befunde bei Steroid-Osteoporose, wonach im Vergleich zum Cushing-Syndrom nur eine relativ geringe Radio-Strontium-Aufnahme trotz schwerer morphologischer Skelettveränderungen im Röntgenbild erfolgte.

Zur *Früherkennung von aseptischen Knochennekrosen* ist die Skelettszintigraphie eine große Hilfe, da es bereits früh wegen des gesteigerten Knochenumbaues in der Umgebung der Nekrosen zu einer vermehrten Nuklidbelegung kommt (Abb. 132).

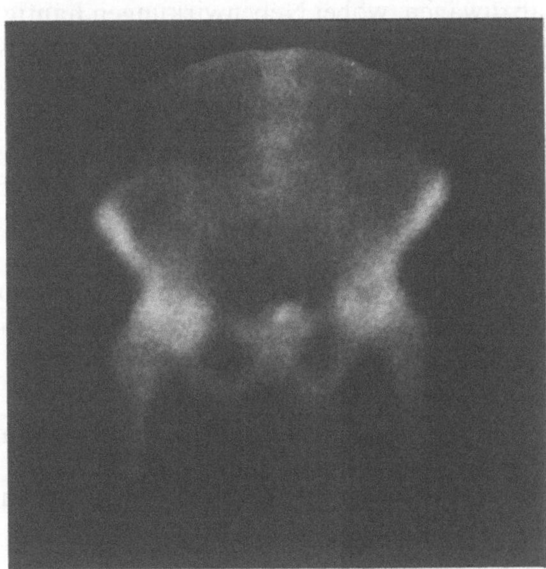

Abb. 132. Knochenszintigramm mit ^{99m}Tc. Erhöhte Aktivitätsanreicherung in beiden Hüften bei Hüftkopfnekrose beidseitig. Patient wie Abb. 129. (Mit freundlicher Genehmigung von Prof. Dr. SCHOEN, Radiologische Klinik Katharinenhospital Stuttgart)

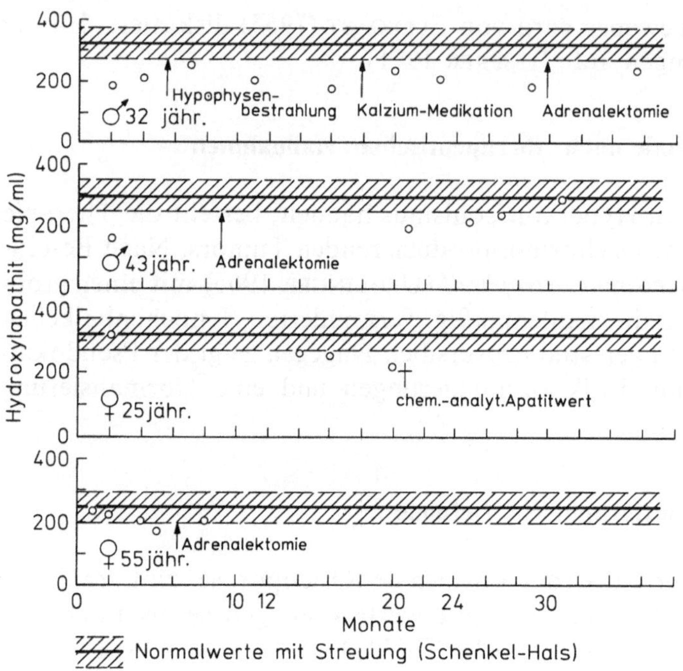

Abb. 133. Verlaufskontrolle der Apatitwerte in der Schenkelhalsspongiosa bei Patienten mit Cushing-Syndrom. (Nach HEUCK 1968)

9. Ergebnisse spezieller radiologischer Untersuchungsmethoden

Mit den bekannten quantitativen radiologischen Untersuchungsverfahren läßt sich die Reduktion der Knochenmasse (Morphometrie) und die Demineralisation (Röntgen- und Gammadensitometrie, Neutronenaktivierungsanalyse) objektivieren und quantifizieren (HEUCK u. SCHMIDT 1960; FRASER 1962; HEUCK 1965/68; STRESEMANN u. KROKOWSKI 1967; EVENS et al. 1969; SCHUSTER et al. 1971; CHESTNUT et al. 1973; SCHNEIDER et al. 1973/74; COHN et al. 1974; DALEN et al. 1974; DEQUEKER et al. 1976; ZANZI et al. 1976; ALOIA et al. 1977; DEDING et al. 1977; MEEMA et al. 1977).

Bei der Kortison-Therapie sind Vorteile und Nachteile der Behandlung gegeneinander abzuwägen, wobei Nebenwirkungen häufig in Kauf genommen werden müssen. So kommt den morphometrischen und densitometrischen Meßmethoden zur Objektivierung und Quantifizierung der Steroidosteoporose mit Knochenabbau, Demineralisation und der Gefahr pathologischer Frakturen und Deformierungen der Wirbelsäule sowie für Verlaufsbeobachtungen besondere Bedeutung zu. Verlaufskontrollen des Apatitwertes in der Schenkelhalsspongiosa hat HEUCK (1968) bei Patienten mit Cushing-Syndrom vorgenommen und nach operativer Entfernung einen Anstieg der Kalksalzkonzentration im Gesamtknochen festgestellt (Abb. 133).

Nach Absetzen der Kortison-Medikation ist in einzelnen Fällen ein Anstieg der Mineralkonzentration festzustellen (BJÖRK 1965).

II. Adrenogenitales Syndrom (AGS)

Das adrenogenitale Syndrom umfaßt alle Nebennierenstörungen, die eine *Überproduktion von androgenen Nebennierenrindensteroiden* verursachen.

1. Ätiologie und Pathogenese

Dem *kongenitalen AGS* liegt eine rezessiv erbliche *Enzymopathie* mit verminderter Kortison-Bildung infolge 21- oder seltener 11-Beta-Hydroxylasemangel zugrunde. Die über den Rückkoppelungsmechanismus durch Kortisol-Mangel ausgelöste vermehrte ACTH-Ausschüttung führt zu einer Nebennierenrindenhyperplasie mit erhöhter *Androgenbildung* in der Zona retikularis. Über kongenitales AGS und erworbenes AGS im Kindesalter s. Bd. XIII/2.

Die Ursache des *erworbenen AGS* ist fast immer ein androgenbildender *Nebennierenrindentumor,* seltener eine erworbene Hyperplasie der Nebennierenrinde. Die Tumoren kommen vorwiegend bei Frauen vor. *Klinisch* steht die zunehmende *Virilisierung* und sekundäre Amenorrhö im Vordergrund. Bei einem Teil der Fälle handelt es sich nicht eigentlich um ein erworbenes AGS, sondern um eine leichte Form des kongenitalen 21-Hydroxylasedefektes. Differentialdiagnostisch kommen die verschiedenen Formen des Hirsutismus, androgenproduzierende Ovarialtumoren (Arrhenoblastom) sowie das Stein-Leventhal-Syndrom in Frage.

Zu dem Begriff des AGS gehören nicht nur Störungen mit einer Überproduktion von Androgenen, sondern auch Störungen mit Östrogen-Überproduktion. Diese feminisierenden Nebennierenrindentumoren bei Männern sind jedoch sehr selten. Oft handelt es sich um Karzinome der Nebennierenrinde.

2. Mikromorphologische und radiologische Befunde

Mikroradioskopisch wurde von GORDAN (1963) und RIGGS (1965) eine verminderte Knochenresorption bei Patienten mit hormonaktiven Nebennierenrindentumoren festgestellt. Fischer u. Nowakowski (1956) beobachteten bei einem 27jährigen Mann mit AGS eine fortgeschrittene prämature Verkalkung des Rippenknorpels mit gelenkähnlicher Spaltbildung.

Makromorphologisch ist im Erwachsenenalter die vermehrte Androgenproduktion auf das Skelett wenig eindrucksvoll. Da nicht selten bei Nebennierenrindentumoren Mischformen von Virilismus und Cushing-Syndrom gefunden werden, herrschen radiologisch die Symptome des Cushing-Syndroms in Form einer Osteoporose vor.

III. Aldosteronismus – Conn-Syndrom

Über die Wirkung des in der Nebennierenrinde gebildeten *Mineralokortikoids Aldosteron* auf das Knochengewebe und die Skelettreifung ist nichts bekannt.

IV. Unterfunktion der Nebenniere – Morbus Addison

Die Unterfunktion der Nebennierenrinde, als Morbus Addison bezeichnet, ist selten. Neben der primären oder idiopathischen Nebennierenatrophie kommt ätiologisch eine durch verschiedene infektiöse Erkrankungen (Tuberkulose, Histoplasmose, Blastomykose, Kokzidioidomykose, Echinococcus alveolaris und Lues) in Betracht. Die Pigmentation der Haut ist das augenfälligste Symptom. Eine Hyperkalzämie entsteht wahrscheinlich durch eine vermehrte Kalziummobilisation aus dem Skelett, da die hypokalzämische Wirkung des Kortisols fehlt. So kann es zu einer *Verknöcherung des Ohrknorpels* kommen (Abb. 134). Kalksalzbestimmungen im Knochen bei Morbus Addison liegen bisher nicht vor.

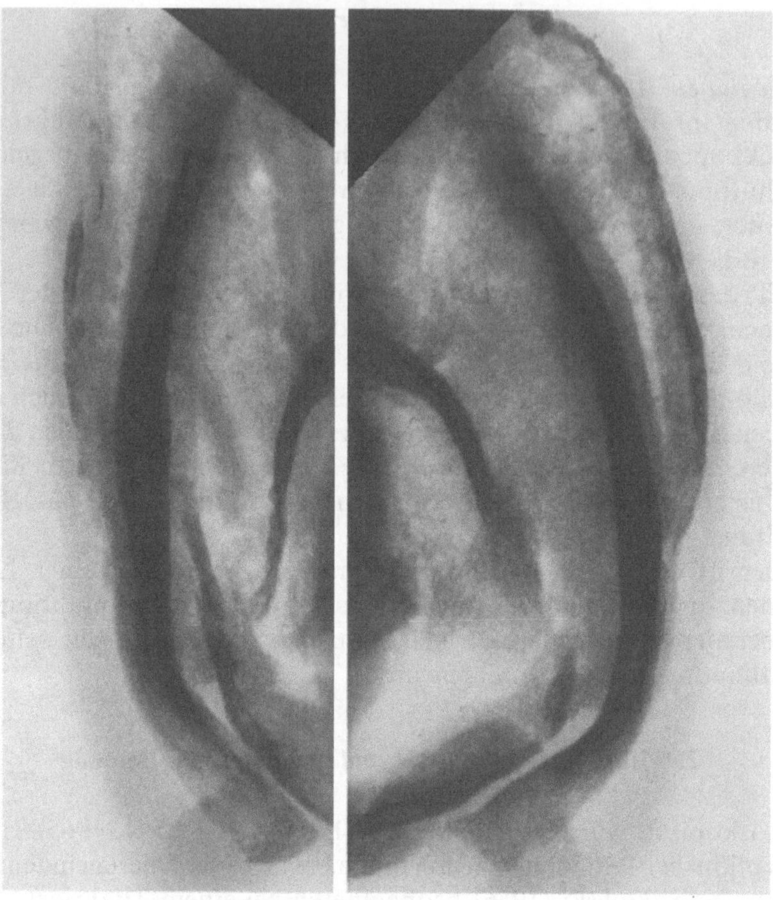

Abb. 134. 61jähr. Mann mit Morbus Addison. Verknöcherung des Ohrknorpels beidseits, wobei sich eine Art spongiöser Struktur entwickelt hat

F. Gonadotrope Osteopathien – Gonaden

Die *Steuerung* der Keimdrüsenfunktion von *Testes* und *Ovar* erfolgt zentral vom *hypothalamo-hypophysären System* über die *gonadotropen Hormone des Hypophysenvorderlappens.* Die testikulären Androgene und Östrogene werden in den Leydigschen Zellen des Interstitiums gebildet. Das wichtigste *Androgen* ist das *Testosteron,* das die Entwicklung der sekundären männlichen Geschlechtsmerkmale beeinflußt, eine anabole Stoffwechselwirkung hat sowie bestimmte Stufen der Spermiogenese, Wachstum und Funktion der Prostata und Samenblasen fördert.

Im *Ovar* werden die *Sexualsteroide Gestagene, Androgene und Östrogene* gebildet, wobei die Menge der gebildeten Sexualhormone in den verschiedenen Lebensabschnitten sehr unterschiedlich und während der Geschlechtsreife außerdem vom menstruellen Zyklus abhängig ist.

I. Hypergonadismus

Eine *vermehrte Androgen- oder Östrogenproduktion* kann 1. durch gonadotropinausschüttende chromophobe Hypophysenvorderlappentumoren, 2. durch östrogen- oder androgenproduzierende Ovarial- oder Hodentumoren und 3. durch ektopische gonadotropinbildende Tumoren z.B. Lungentumoren oder Hepatome ausgelöst werden. Bei den Ovarialtumoren sind östrogenproduzierende Tumoren (z.B. Granulosazelltumor) von androgenproduzierenden Tumoren (Arrhenoblastome, virilisierende Lipoidzelltumoren oder Gonadoblastome) zu unterscheiden. Mit einer Virilisierung einhergehende Ovarial-Tumoren sind außerdem das Pseudomuzin-Zystom, das Adeno-Ca., der Brenner-Tumor und der Krukenberg-Tumor. Selten kommen thyroxinproduzierende Ovarialtumoren (Struma ovarii) vor. Sie führen in 10% zu einer Thyreotoxikose.

Im Erwachsenenalter lösen *die sexualhormonproduzierenden Hormone keine Knochenveränderungen* aus.

II. Hypogonadismus

1. Männlicher Hypogonadismus

Die inkretorische oder sekretorische *Unterfunktion der Testes* wird als *Hypogonadismus* (Eunuchismus, Eunuchoidismus) bezeichnet.

Man unterscheidet den primären oder hypergonadotropen vom sekundären oder hypogonadotropen Hypogonadismus. Der *primäre (hypergonadotrope) Hypogonadismus* des Mannes wird durch eine angeborene Anorchie oder Atrophie der Hoden, verschiedene Erbleiden und exogene Schäden der Hodenfunktion (Entzündung, Kastration) ausgelöst. Einen Begleithypogonadismus findet man bei Urämikern, bei Myxödem, nach Östrogentherapie und bei Mangel- oder Unterernährung einschließlich Alkoholismus und Leberzirrhose.

Eine Sonderstellung unter den primären Hypogonadismusformen nimmt das *Klinefelter-Syndrom* mit einer Chromosomenaberration (Trisomie XXY) ein. Neben einer Tubulusatrophie ist auch die Funktion der Leydigschen Zellen gestört. FSH und LH sind je nach Störung der Testosteronproduktion mehr oder weniger erhöht.

Im Erwachsenenalter besteht konstant eine Testisatrophie. Körperbau und sekundäre Geschlechtsmerkmale entsprechen denen des Eunuchoiden mit Großwuchs und Langbeinigkeit, spärlicher Sekundärbehaarung und geringer Gynäkomastie. Die Mehrzahl der Klinefelter-Patienten sind leicht oligophren.

Zu den *sekundären (hypogonadotropen)* Formen des *Hypogonadismus* zählen Störungen des hypothalamo-hypophysären Systems mit Panhypopituitarismus, partieller Hypophyseninsuffizienz oder isoliertem Gonadotropinausfall (idiopathischer Eunuchismus = Kallmann-Syndrom). Äußerlich unterscheiden sich diese Menschen nicht von denen mit primärem Hypogonadismus. Häufig ist die Hypophyseninsuffizienz mit anderen Mißbildungen wie Kryptorchismus, Hasenscharte und Taubheit vergesellschaftet. Die Kombination des hypogonadotropen Eunuchismus mit Anosmie wird als Kallmann-Syndrom (Abb. 135) oder olfaktogenitales Syndrom bezeichnet. Diesen Patienten fehlt infolge einer Agenesie oder eines Defektes des Nervus olfactorius das Geruchsvermögen. Als *tertiär* wird der *hypothalamisch* bedingte *Hypogonadismus* bezeichnet. PRADER, LABHART und WILLI (1956) haben ein entsprechendes Syndrom mit Adipositas, Kleinwuchs, Kryptorchismus und Oligophrenie sowie zahlreiche Mißbildungen einschließlich Skoliose und Hüftgelenksanomalien beschrieben.

a) Radiologische Befunde

Knochenwachstum und Skelettreife werden durch Testosteron maßgebend beeinflußt. Ein *präpuberaler Hypogonadismus* führt zu einem *Hochwuchs* mit einem *verzögerten Epi-*

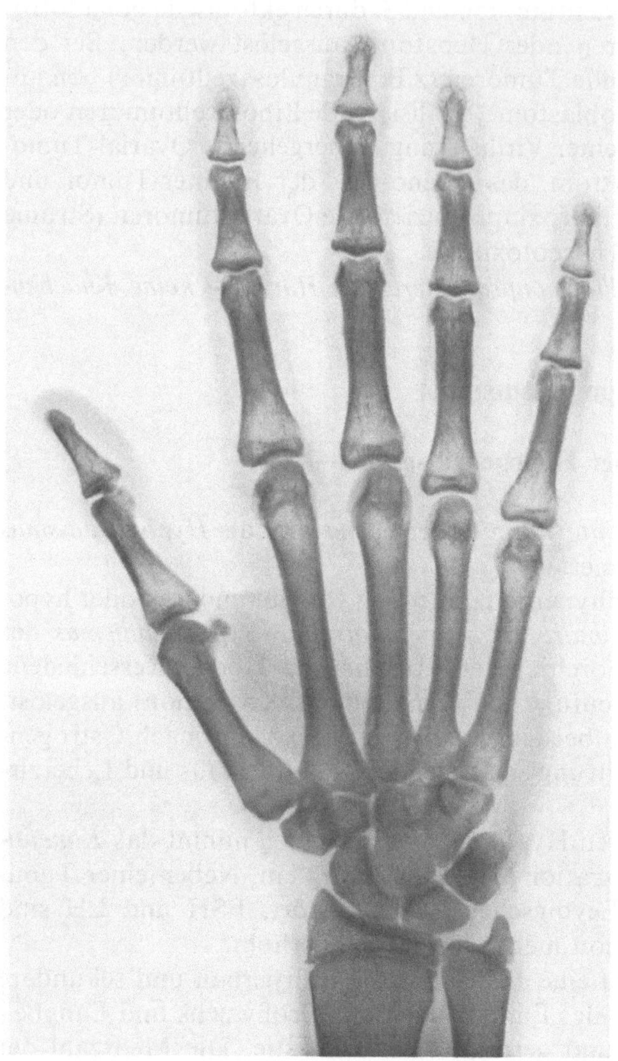

Abb. 135. 29jähr. Mann. Hypogonadotroper Eunuchismus mit Anosmie (Kallmann-Syndrom). Hochwuchs und große schlanke Hand mit verzögertem Epiphysenschluß. Osteoporose mit Rarefizierung der spongiösen Knochenbälkchen

physenfugenschluß und *langen Röhrenknochen.* Die offenen Epiphysenfugen bleiben im Gegensatz zum hypophysären und thyreogenen Minderwuchs funktionell intakt, so daß *ein Wachstum bis ins hohe Alter möglich ist.* Im Verhältnis zum Rumpf sind die oberen und unteren Extremitäten sehr lang und der Schädel ist klein, so daß ein „Stehriese" und „Sitzzwerg" entsteht. Das Becken kann sowohl männlich eng als auch ausladend breit, weiblich, sein. Der Ausfall des Testosterons mit seiner anabolen Stoffwechselwirkung kann, muß aber nicht zur *Osteoporose* führen. Das mag daran liegen, daß die Androgene der Nebennierenrinde den Ausfall kompensieren. Die Gonadotropine sind immer erhöht.

Beschreibungen über *Osteoporose* bei hypogonadalen Männern liegen von NOVAKOWSKI (1952), SCHMORL u. JUNGHANNS (1959), BARNETT u. NORDIN (1961) vor. NOVAKOWSKI (1952) stellte bei 26 Hypogonadalen 10mal eine Osteoporose fest. UEHLINGER (1958) konnte bei 31 Männern, die im Krieg die Hoden verloren hatten, keine Osteoporose feststellen. Er schloß daraus, daß für die Manifestation einer Osteoporose außer dem Gonadenausfall noch ein zweiter Faktor notwendig ist. Im Röntgenbild wird die Osteoporose zuerst an der *Wirbelsäule,* am *Becken* und an den *Rippen* ersichtlich. Sie ist gekennzeichnet durch eine Rarefizierung der spongiösen Knochenbälkchen, die auffallend dünn

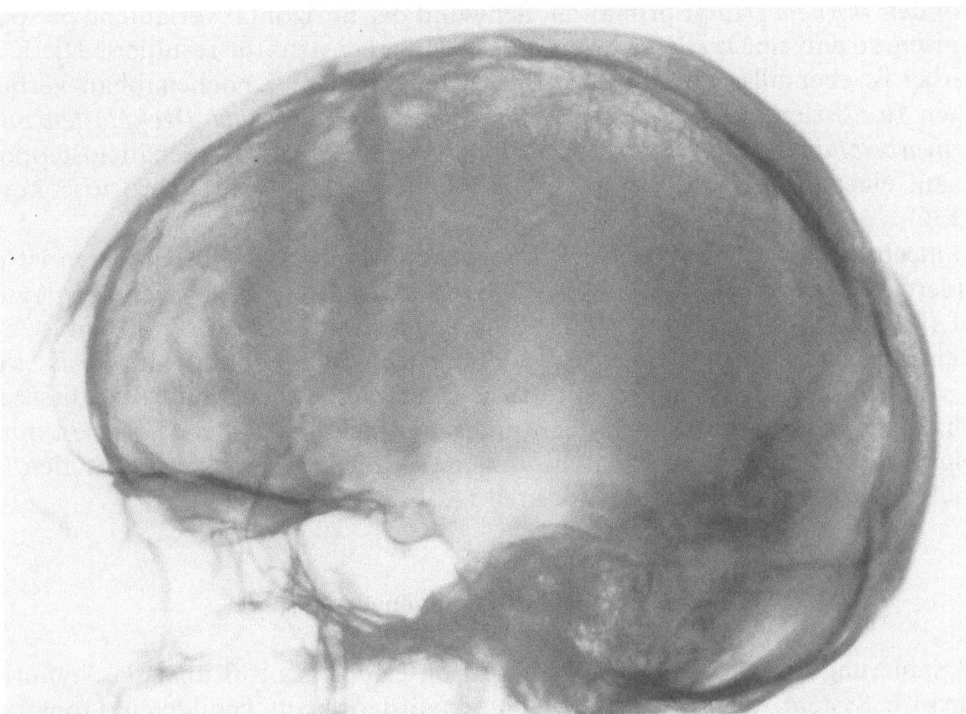

Abb. 136. 25jähr. Mann mit hypogonadalem Hypogonadismus. Osteoporose der Schädelkalotte mit grobmaschiger Diploespongiosa und Verdünnung der scharf konturierten Tabulae. Nahthyperostose und geringe Hyperostosis frontalis interna. Kleine Sella

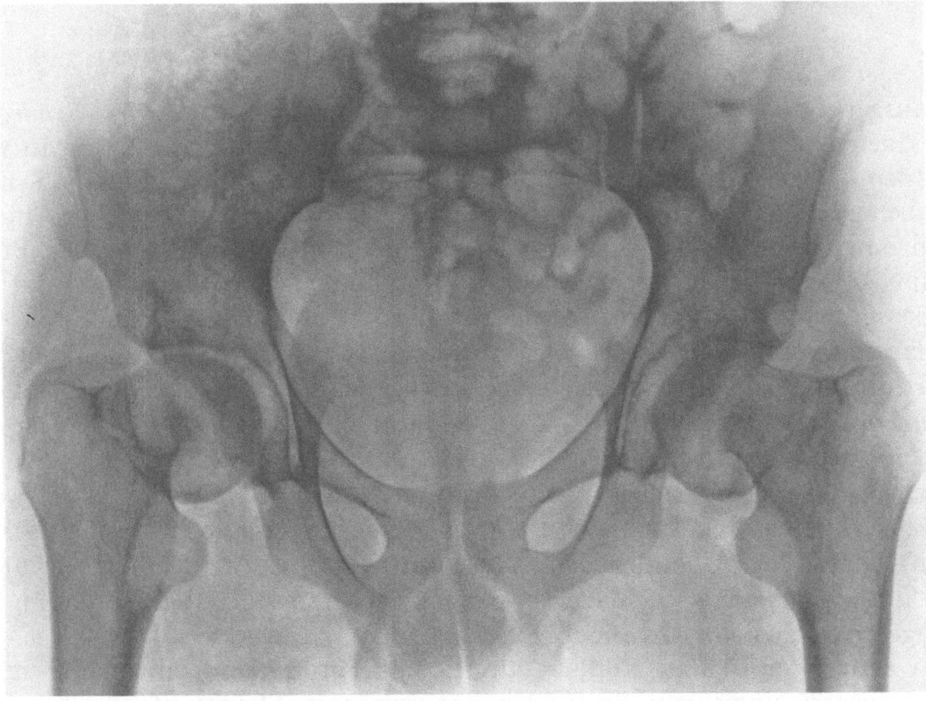

Abb. 137. 17jähr. Mann mit hypogonadotropem Hypogonadismus. Schenkelhalsfraktur beidseits als Folge der Osteoporose

sind. An den *Wirbeln* erfolgt primär ein Schwund der horizontal verlaufenden Spongiosatrajektorien, so daß eine *vertikale Streifung* der Knochenstruktur resultiert. Die Kortikalis der Wirbel ist ebenfalls verdünnt. Als Folge der mit dem Knochenabbau verbundenen statischen Insuffizienz kommt es zu *Einbrüchen der Grund- und Deckplatten mit Fisch- und Keilwirbelbildungen,* die schließlich zur *Kyphose* führen. Die Schädelosteoporose ist häufig mit einer Hyperostosis frontalis interna und einer Nahthyperostose kombiniert (Abb. 136).

Die mechanische Belastbarkeit der Knorpel und Knochen von Kastraten ist deutlich vermindert. Bei Schwerbelastungen der *Wachstumsfugen* treten sehr leicht *Epiphysenlösungen* auf (Ogden u. Southwick 1977). Eine Scheuermannsche Erkrankung, Coxa vara und Genua valga, aseptische Nekrosen, Übergangswirbel, Spondylolisthesis, sämtliche Grade von Hüftgelenksdysplasien, Protrusio acetabuli, Osteochondrosis dissecans und Sakroiliakalveränderungen werden überdurchschnittlich häufig bei Menschen mit *gestörter Gonadenfunktion* gefunden. Bagatelltraumen führen zu Schenkelhals-, distalen Radius-, proximalen Oberarm- und Rippenfrakturen (Abb. 137).

2. Weiblicher Hypogonadismus

Die Steuerung der weiblichen Sexualfunktion erfolgt zentral über das hypothalamo-hypophysäre System, das die im Hypophysenvorderlappen gebildeten Gonadotropine FSH, LH und ICSH freisetzt. Ursachen für Störungen der Ovarialfunktion können 1. im hypothalamo-hypophysären System im Sinne eines *hypogonadotropen Hypogonadismus,* 2. in einer *ovariellen Dysfunktion* (Hypoplasie, Dysgenesie, Agonadismus usw.) und 3. in einer *Störung der Uterusfunktion* liegen. Bekannt ist das von Stein u. Leventhal (1935) beschriebene *Syndrom,* bestehend aus Sterilität, Amenorrhö, Hirsutismus, Adipositas und vergrößerten zystischen Ovarien.

a) Gonadendysgenesie

Eine ausgeprägte Gonadendysgenesie findet man beim *Ullrich-Turner-Syndrom.* Diesen Individuen fehlt ein X-Chromosom (Karyotypus = XO). Der Phänotypus ist weiblich. Die Gonaden sind jedoch rudimentär angelegt und funktionslos. Die klinische Symptomatik ist gekennzeichnet durch Kleinwuchs, Hypogonadismus und primäre Amenorrhö. Das Syndrom ist häufig assoziiert mit einer Reihe von Mißbildungen wie Pterygium colli, Sphinx-Gesicht, tief ansetzenden Ohren, Lymphödeme der Hände und Haut, Wirbel- und Rippenmißbildungen mit einem schildförmigen Thorax, Brachymetakarpie, Brachymesophalangie, Cubita valga, Aortenisthmusstenose, Mikrogenie, Hufeisennieren und anderen Fehlbildungen. Viele Anomalien betreffen das Skelett. *Radiologisch* findet man eine *Osteoporose* (Leszczynski 1962; Zarubrina et al. 1971) mit *Rarefizierung der Tela ossea* und *grobsträhniger spongiöser Knochenstruktur.* Im Gegensatz zu den übrigen Osteoporoseformen fehlen die Querbälkchen nicht. In der Pubertät bleibt das Skelettwachstum meistens zurück. Der Kleinwuchs wird auf eine fehlende Ansprechbarkeit des Knorpelwachstums ähnlich der Chondrodystrophie zurückgeführt. An der Wirbelsäule zeigen sich früh *Scheuermann-artige Veränderungen* mit einer *Kyphose,* die sich später im Rahmen der Östrogenmangelosteoporose noch verstärkt.

Palma et al. (1967) haben 37 Patientinnen mit Turner-Syndrom und 13 mit reiner Gonadendysgenesie untersucht. Sie fanden eine verzögerte Skelettreife in allen Altersstufen beider Patientengruppen. Bei den jüngeren Patientinnen war sie weniger ausgeprägt als bei den älteren. Daraus läßt sich schließen, daß die Skelettreife im Zusammenhang

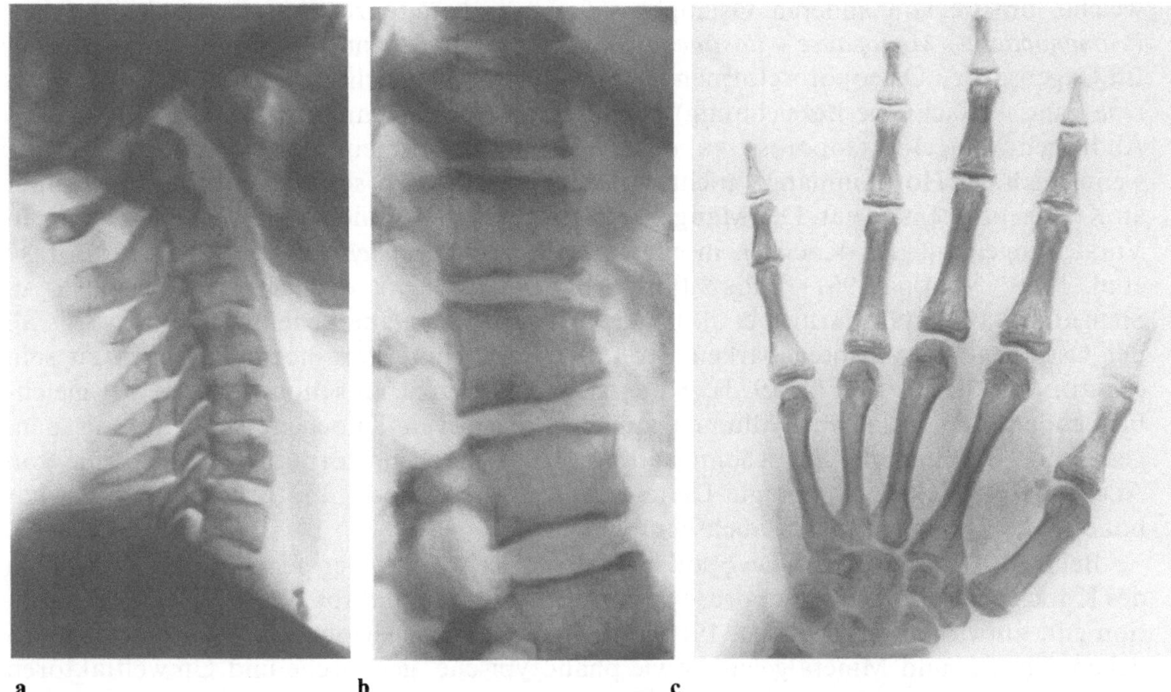

Abb. 138 a–c. 23jähr. Frau. Ullrich-Turner-Syndrom mit Kleinwuchs. **a** Halswirbelsäule mit persistierenden Apophysen. **b** Lendenwirbelsäule mit persistierenden Apophysen und scheuermannartigen Veränderungen einschließlich Keilwirbelbildung. **c** Linke Hand mit verzögertem Epiphysenschluß an den Röhrenknochen. Zeichen der Osteoporose mit Rarefizierung der spongiösen Knochenstruktur. Brachymetakarpie 4 und 5

mit dem Mangel an Sexualhormonen steht. Eine Diskrepanz in der Knochenreife verschiedener Skelettabschnitte wird mit dem unterschiedlichen Ausmaß des Knochenwachstums der einzelnen Skelettabschnitte in der Pubertät erklärt (Abb. 138). Unter Hormonsubstitutionen kommt es zu einer altersentsprechenden Skelettreife.

Über Turner-Syndrom und Gonadendysgenesie im Kindesalter s. Bd. XIII/2.

Vom Turner-Syndrom abgegrenzt werden muß die *reine Gonadendysgenesie* mit normalem Längenwachstum oder einem Hochwuchs vom eunuchoiden Typ. Der Karyotypus ist XX oder XY. Bei normalem weiblichen Genitale sind die Gonaden nur rudimentär angelegt und funktionslos. *Minderwuchs oder Dysmorphiemerkmale* finden sich fakultativ bei den *gemischten Gonadendysgenesien,* d.h. bei Individuen mit intersexuellem Genitale, die auf der einen Seite einen Hoden, auf der anderen Seite eine rudimentäre oder fehlende Gonade haben. Im Falle des *Lorain-Lewis-Syndroms* entsteht erst nach der Pubertät durch Somatotropinmangel ein Minderwuchs.

Während beim Stein-Leventhal-Syndrom mit sekundärer Amenorrhö der *Knochenmineralgehalt* normal ist, haben Patientinnen mit primärer Amenorrhö, Gonadendysgenesie oder -hypogenesie, testikulärer Feminisierung und adrenogenitalen Syndromen einen erniedrigten Knochenmineralgehalt (RISCH et al. 1975). Im Röntgenbild sind kaum strukturelle Veränderungen festzustellen.

b) Erworbener Hypogonadismus (Östrogen-Androgen-Mangel)

Der im Laufe des physiologischen Alterungsprozesses sowie nach operativen oder strahlentherapeutischen Eingriffen an den weiblichen Gonaden auftretende Östrogen- und Androgen-Mangel verursacht einen generalisierten Knochenverlust, eine *Osteoporose,* welche, um sie von anderen Osteoporoseformen abzugrenzen, mit den „Adjektiven" *Prämenopause-, Menopause-, Postmenopause-, Involutions-* und *präsenil* versehen wurde. Im Gegensatz zu Osteoporoseformen mit unbekannter Ursache, die als *primäre Osteoporose* (eine unglückliche Bezeichnung) bezeichnet werden, rechnet man die Östrogen- und Androgen-Mangel-Osteoporose zu den sekundären Formen mit bekannter Ursache, wenngleich der Hormonmangel nicht der einzige Faktor zu sein scheint, der ein Defizit an Knochen zur Folge hat. Der Mangel an Geschlechtshormonen wirkt sich nach heutigen Vorstellungen auf den Knochen in einer *gesteigerten Knochenresorption* aus (LINDQUIST et al. 1960; NORDIN 1961; FROST 1961; HIOCO 1966; PAK et al. 1969; SILBERBERG u. SILBERGERG 1971; GALLAGHER et al. 1973; JOWSEY 1977). Dabei scheint durch den Ausfall der Östrogene die Ansprechbarkeit der Osteoklasten auf Parathormon erhöht zu sein (NORDIN 1970; RIGGS et al. 1973). So entsteht ein Defizit an Knochenmasse bei gleichbleibendem Gesamtknochenvolumen mit einer negativen Knochenbilanz, die aus dem gestörten Verhältnis der Knochenneubildung zur Knochenresorption herrührt. Die von ALBRIGHT et al. (1941 c) geprägte Definition der Osteoporose „too little bone, but what bone there is, is normal" gilt auch heute noch.

Bei der *Osteoporoseentstehung* soll auch *Heparin,* welches vermehrt in den Mastzellen des Knochenmarkes bei Osteoporose vorkommt und als Kofaktor für die Knochenresorption gilt, mitwirken (GOLDHABER 1965). Auch Ernährungsgewohnheiten mit unterschiedlichem Eiweiß- und Mineralgehalt sowie phänotypische, genetische und Umweltfaktoren beeinflussen die Osteoporosefrequenz (PATERSON 1974).

Eine Unterscheidung zwischen einer altersbedingten physiologisch auftretenden Osteoporose und einer unter pathologischen Bedingungen zum Beispiel nach Ovariektomie auftretenden Osteoporose ist nicht möglich. Ausführliche Arbeiten über Zusammenhänge zwischen Menopause und Osteoporose, Osteoporose nach Ovariektomie und Osteoporose bei ovariellen Dysgenesien liegen von AITKEN et al. (1973), Brown et al. (1974), PATERSON (1974), KROKOWSKI (1974, 1975, 1976), KUHLENCORDT u. KRUSE (1980) vor.

α) Histomorphologische und mikroradiographische Befunde

Der Ausfall von Östrogenen hat im Knochenumbau durch ein Überwiegen der Resorption gegenüber der Neubildung von Tela ossea ein Defizit zur Folge, das als Osteoporose im Röntgenbild erkennbar wird. Das mikroradiographische Übersichtsbild läßt eine Verminderung der Zahl der Bälkchen und Lamellen im spongiösen Teil des Knochens erkennen, während die Kompakta der Diaphysen oder die Kortikalis deutlich verschmälert und aufgelockert sind (JOWSEY 1977). Es ist ein Verlust an Knochengewebssubstanz aufgetreten, größere Lakunen und im Aufbau befindliche Osteone kommen vor. Die Mineralkonzentration ist diesem Befund entsprechend ungleichmäßig, es finden sich low-density-Osteone und Mineralisationsdefekte im Bereich der Tela ossea unregelmäßig verteilt. Eine periosteozytäre Demineralisation und Osteolyse ist nur ganz vereinzelt zu erkennen. Unregelmäßig verteilt und mehr zufällig kommen Zonen hoher Dichte oder Mineralkonzentration vorwiegend in Form der breiteren Kitt- oder Zementlinien vor. Das histologisch-mikroradiographische Bild zeigt kaum Abweichungen vom Normalbefund (Abb. 139), da das Kalksalzmosaik der noch vorhandenen Tela ossea keine eindeutig krankhaften Veränderungen aufweist (JOWSEY et al. 1965; HEUCK 1965, 1969, 1976).

β) Radiologische Befunde

Rund 30% der Frauen entwickeln nach einem Ausfall der Geschlechtshormone eine *Osteoporose.* Der Knochenabbau findet zuerst im *Stammskelett* und dann in den kurzen

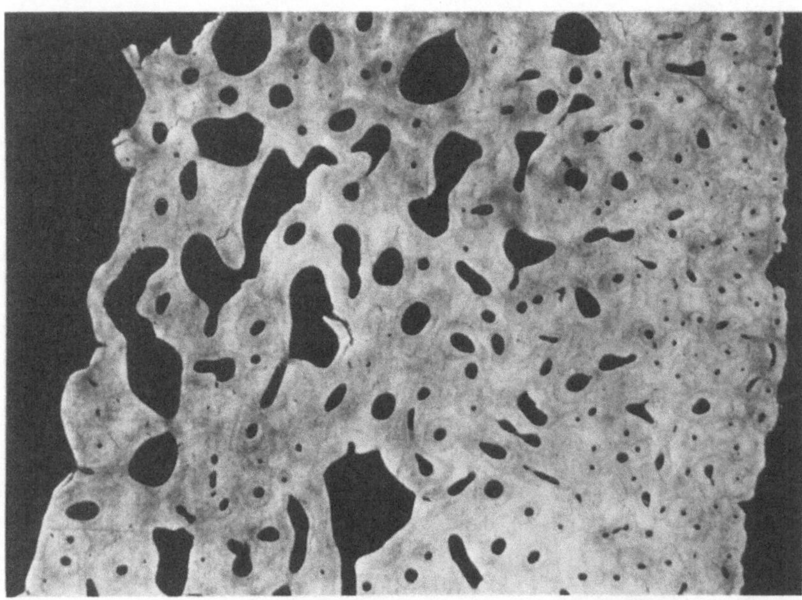

Abb. 139. Mikroradiogramm der proximalen Femur-Diaphyse eines 85jährigen Mannes. Die Diaphysenkompakta ist zum Markraum hin lakunenartig aufgelockert und verschmälert. Das Kalksalzmosaik zeigt mikroradiographisch keinen eindeutig pathologischen Befund. Vergr. ×10

und langen Röhrenknochen statt. Dabei erfolgt der Abbau des kortikalen Knochens langsamer als der des spongiösen Knochens. Ein Substanzverlust der Tela ossea in den Wirbeln ist im Röntgenbild als strukturelle Veränderung erst erkennbar, wenn ungefähr ein Drittel des Knochengewebes geschwunden ist (BABAIANTZ 1947). Im Röntgenbild manifestiert sich die Atrophie des Knochens in einer *Rarefizierung und Verschmälerung der Spongiosabälkchen und Lamellen.* Da zunächst die nichttragenden horizontalen Bälkchen abgebaut werden, resultiert eine *vertikale Streifung der Wirbelspongiosa.* Ein weiteres Beispiel für diesen „gezielten" Knochenabbau ist der Schenkelhals, in dem die gewichttragenden Trajektorien der Spongiosa lang erhalten bleiben. SINGH et al. (1970, 1972) haben aus der Spongiosaarchitektur des Schenkelhalses ein brauchbares Raster für die Diagnose und Gradeinteilung der Osteoporose erarbeitet. Die durch den Verlust an Knochengewebe herabgesetzte statische Belastbarkeit des Skelettes wird zunächst dadurch kompensiert, daß die stärker belasteten und verbliebenen Spongiosabälkchen und Lamellen hypertrophieren (Abb. 140). UEHLINGER (1948) hat den Begriff „Hypertrophie in der Atrophie" geprägt. Trotzdem oder bei ausbleibender Apposition von Knochengewebe kommt es zu Mikrofrakturen im spongiösen Knochen, die schließlich zu Infraktionen oder zur Zusammensinterung der Wirbelkörper führen. Bei intaktem Nucleus pulposus verursacht der Turgor der Bandscheiben durch seinen Druck auf den nachgiebigen porotischen Wirbelkörper die charakteristische bikonkave Fischwirbel- oder Bisquitform. Während die unteren Brustwirbelkörper und die Lendenwirbelkörper zu Fischwirbelbildungen neigen, entstehen im mittleren Brustwirbelsäulenabschnitt wegen der physiologischen Kyphose der Brustwirbelsäule und dem dadurch bedingten erhöhten statischen Druck auf den vorderen Wirbelkörperabschnitt die ventro-dorsale Keilwirbelform. Bei schweren Wirbelsäulen-Osteoporosen kann der bikonvexe Intervetebralraum höher als der zusammengesinterte stark strahlentransparente Wirbelkörper werden. Die verkalkte Aortenwand oder die Bandscheiben sind strahlenundurchlässiger als das Knochengewebe des Wirbels (Abb. 141). Mit der Höhenreduktion der Wirbelkörper vor allem im Lendenwirbelsäulenbereich nähern sich die Dornfortsätze und entwickeln sklerosierte Schlifffflächen

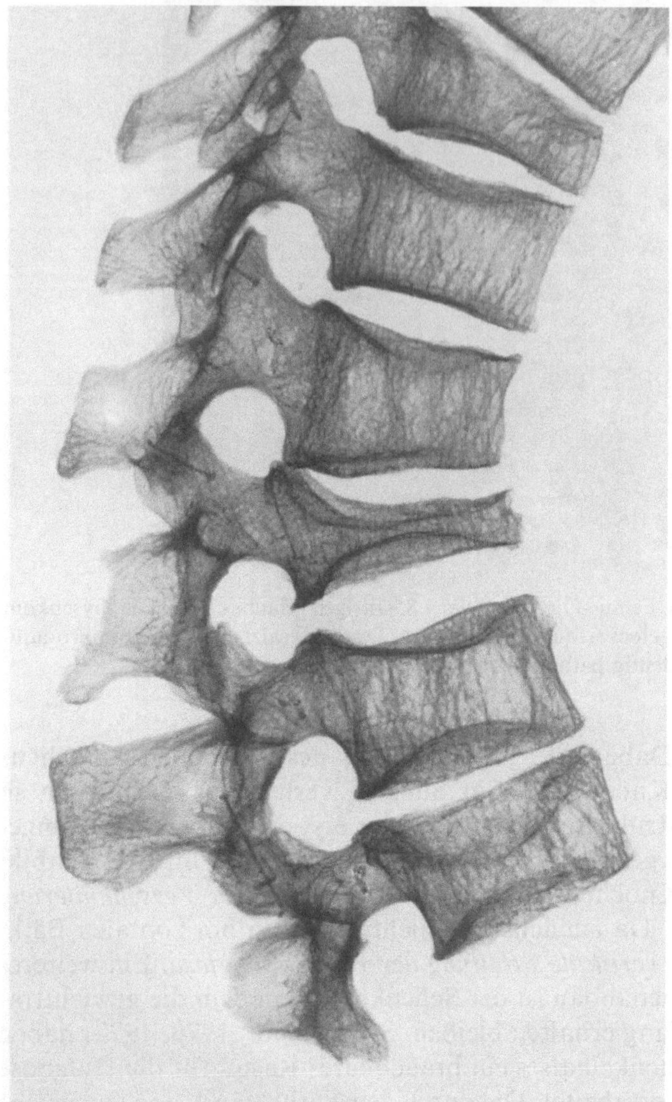
a

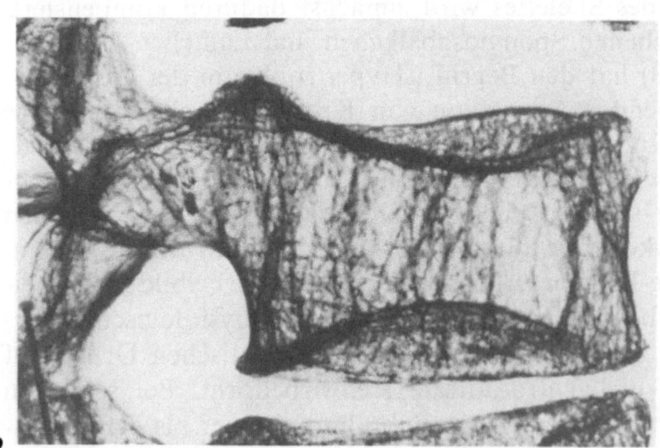
b

Abb. 140. a Osteoporotische Kyphose mit Keil- und Plattwirbel der Brustwirbelsäule und Fischwirbelform der Lendenwirbelsäule. **b** Vergrößerter Lendenwirbelkörper mit imprimierter Grund- und Deckplatte. Rarefizierung der spongiösen Knochenstruktur mit Hypertrophie der vertikalen Knochenbälkchen („hypertrophe Atrophie"). (Präparat aus der Sammlung Prof. Dr. E. UEHLINGER, Path. Institut der Universität Zürich)

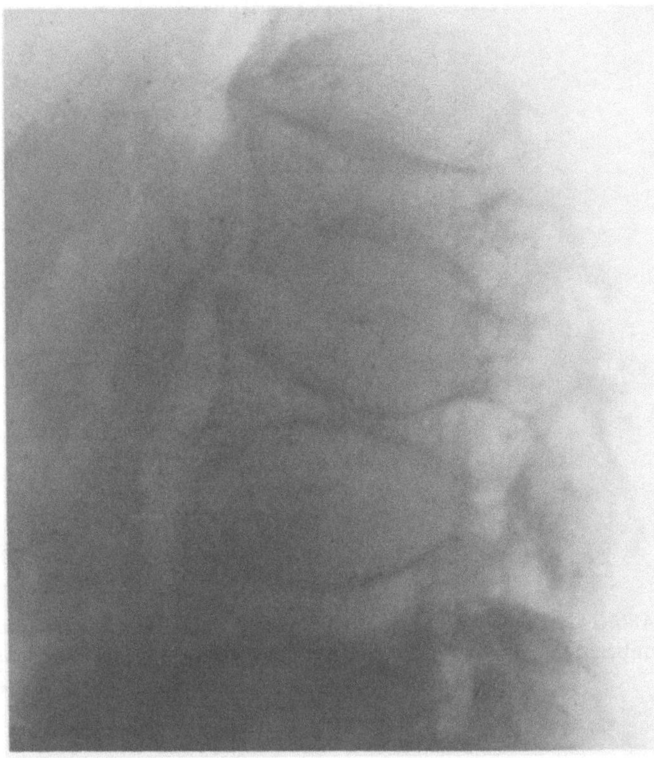

Abb. 141. Involutionsosteoporose. Lendenwirbelsäule mit bikonkaver Verformung der Wirbelkörper und bikonvexer Form der verbreitert erscheinenden Bandscheiben, welche strahlenundurchlässiger sind als die Wirbel

(Arthrosis interspinosa Baastrup). An der Halswirbelsäule kommen kaum porotisch bedingte Höhenminderungen der Wirbelkörper vor.

Am *Beckenskelett* wird die Spongiosa grobmaschig transformiert. Bagatelltraumen führen infolge der erhöhten Porosität des Knochens leicht zu Schenkelhalsfrakturen, Frakturen an Humerus, Radius und Rippen.

Eine Atrophie der *Schädelkalotte* entwickelt sich nur bei schweren Osteoporosen im Senium mit Verschmälerung der Tabula externa im Bereich des Os parietale.

An den *Röhrenknochen* erfolgt der Knochenabbau der Kompakta von der endostalen Fläche her, wobei jedoch die Grenze zwischen Spongiosa und Kompakta scharf bleibt.

γ) Szintigraphische Befunde

Eine verstärkte Aktivitätsaufnahme bei durch Östrogen-Mangel verursachten Knochenatrophien wurde von Bessler (1967) nachgewiesen. Wertet man diese Befunde, wie dies Bessler (1978) folgerichtig tut, als Folge einer verstärkten Osteogenese bei Osteoporose, so entstehen Zweifel an den bisherigen Vorstellungen, nach denen die Osteoporose Ausdruck einer vermehrten Knochenresorption ist und den Vorgängen der Knochenneubildung keine Beachtung geschenkt wird. Die Aktivitätsaufnahme im Knochen erhöht sich, wenn es zu Mikro- oder Makrofrakturen kommt. Die Skelett-Szintigraphie kann zur Differenzierung zwischen älteren und frischen Frakturen herangezogen werden, da ältere Frakturen nach einem Zeitraum von 2 Jahren keine erhöhte Impulsrate gegenüber der Umgebung aufweisen.

Bei einer im Sinne der hypertrophen Atrophie veränderten Struktur der Wirbelkörper wird keine vermehrte Aktivitätsanreicherung gefunden. Aus dieser Beobachtung läßt sich der Schluß ziehen, daß der Knochenumbauprozeß abgeklungen oder abgeschlossen ist.

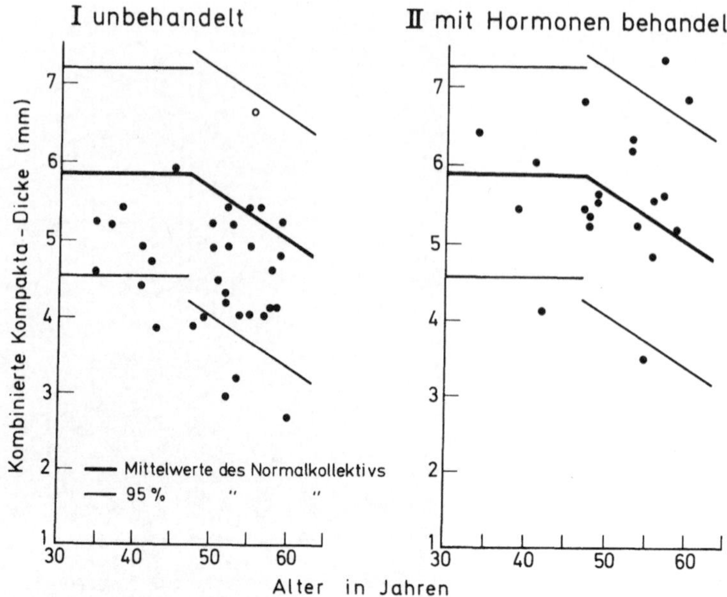

Abb. 142. Ergebnisse vergleichender Messungen der kombinierten Kompaktadicke im proximalen Radius bei unbehandelten und mit Hormonen behandelten Frauen nach Ovariektomie; aufgetragen mit den Normalwerten und ihrer Streubreite. (Nach MEEMA u. MEEMA 1968)

δ) Ergebnisse spezieller radiologischer Untersuchungsmethoden

Mit Hilfe *morphometrischer Bestimmung* der Kortikalisdicke an verschiedenen Röhrenknochen (BARNETT u. NORDIN 1960; MEEMA u. MEEMA 1968, 1974; ANTON 1969; HERMANUTZ et al. 1977) sowie mit der *visuellen Strukturanalyse* der Trajektorien der Spongiosa im Schenkelhals und proximalen Femurschaftabschnitt (SINGH et al. 1972) erhält man Hinweise auf das Vorliegen einer Osteoporose. Die Ergebnisse morphometrischer Untersuchungsmethoden stimmen weitgehend mit Röntgen- und gammadensitometrischen Knochenmineralgehaltsbestimmungen überein (DALEN et al. 1974; ALOIA et al. 1977; MEEMA u. MEEMA 1974). Bei Frauen, die vor Eintritt der natürlichen Menopause einer Ovariektomie unterzogen worden waren, liegt die kombinierte Kompakta-Dicke in den Mittelhandknochen (HORSMAN u. SIMPSON et al. 1977) und die kombinierte Kompakta-Dicke im proximalen Radius (MEEMA u. MEEMA 1968; HERMANUTZ et al. 1977) im unteren Normbereich oder darunter (Abb. 142). Der Mineralgehalt in den peripheren und den zentralen spongiösen Knochenabschnitten ist um ca. 18% (DALEN et al. 1974) erniedrigt. Im kompakten Knochen bleibt der Mineralgehalt im Normbereich. Bei mit Östrogen substituierten ovariektomierten Frauen sind die Meßergebnisse günstiger (Abb. 143). DEQUEKER et al. (1977) fanden bei Frauen, die über 3–13 Jahre Kontrazeptiva eingenommen haben, eine signifikant höhere Knochenmasse als bei Kontrollpersonen.

Durch neuere Untersuchungsmethoden wie Neutronenaktivierungsnanalyse (MEEMA 1974; ALOIA et al. 1977) und Mineralgehaltsbestimmung durch die Röntgen- und Gamma-Computertomometrie (ELSÄSSER u. RÜEGSEGGER 1976; HERMANUTZ et al. 1977; ETTINGER et al. 1979; REVAK 1980) halten die Bemühungen, eine demineralisierende Skeletterkrankung in einem früheren Stadium zu erfassen, an.

Änderung des Knochenmineralgehaltes bei ovariektomierten Frauen (24 bis 48 Jahre alt) haben Pamela JENSEN et al. (1979) vorgelegt. Die Ergebnisse der kombinierten Kortikalisdicken-Bestimmung des 2. Mittelhandknochens links, der Gammaabsorptionsmessung an der Radiusdia-metaphyse beidseits und Röntgen-Computer-tomographische Be-

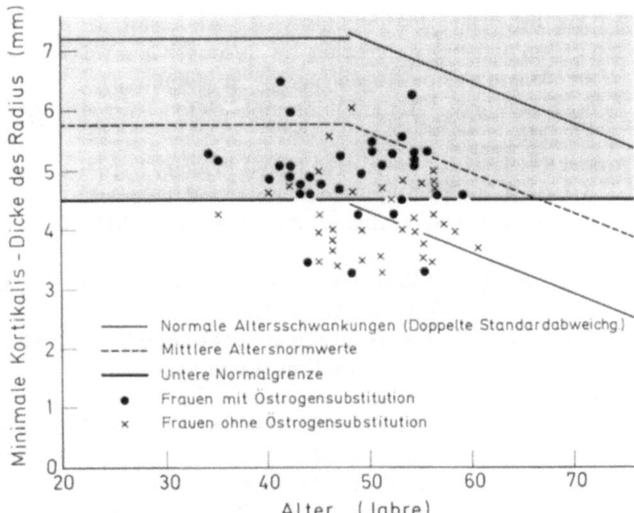

Abb. 143. Minimale kombinierte Kortikalisdicke des Radius bei Frauen nach Ovarien-Exstirpation mit und ohne Östrogen-Substitution. (Nach HERMANUTZ et al. 1977)

stimmung des Knochenmineralgehaltes am 1. und 2. Lendenwirbelkörper werden gegenübergestellt. Computertomographisch ist ein durchschnittlicher Verlust des Knochenmineralgehaltes nach 6 Monaten von 1,7% und nach 12 Monaten von 6,7% (±4% Genauigkeit) ermittelt worden. Die Patientinnen, die Östrogene erhielten, zeigten eine Abnahme des Knochenmineralgehaltes um nur 1,6% nach einem Jahr. Nach Meinung der Untersucher ist die Röntgen-Computer-Tomographie der empfindlichste Indikator für die Erfassung einer Änderung des Knochenmineralgehaltes.

Literatur

Abderhaiden E (1903) Familiäre Cystindiathese. Hoppe Seylers Z Physiol Chem *38*:557

Ablow RC, Hsia YE, Brandt IK (1977) Acrodysostosis coinciding with pseudohypoparathyroidism and pseudo-pseudo-hypoparathyroidism. Am J Roentgenol *128*:95–99

Achenbach W, Böhm A (1953) Skeletveränderungen bei parathyreogenen Tetanien. Fortschr Roentgenstr *79*:95–103

Acheson RM (1959) Brachymetacarpal dwarfism. Lancet *I*:525–

Acheson RM, Zampa GA (1961) Skeletal maturation in ovarian dysgenesis and Turner's syndrom. Lancet *I*:917–920

Adam A, Ritchie D (1954) Hyperparathyroidism with increased bone density in the areas of growth. J Bone Joint Surg [Br] *36*:257–260

Adams JE, Davies M (1977) Paravertebral and peripheral ligamentous ossification: an unusual association of hypoparathyroidism. Postrad Med J *53*:167–172

Adams P, Jowsey J (1967) Bone and mineral metabolism in hyperthyroidism: an experimental study. Endocrinology *81*:735

Adams PH, Jowsey J, Kelly PJ, Riggs L, Kinney VR, Jones JD (1967) Effects of hyperthyroidism on bone and mineral metabolism in man. J Med *36*:1–15

Adler C-P (1979) Primäre und reaktive Periostveränderungen. Zur Pathologie des Periostes. Radiologe *19*:293–306

Agati G, Juliani G, Molinatti GM (1968) Skeletal alteration in acromegaly. Symp. Ossium, London

Aguzzi P, Tarchini R, De Paoli S (1975) Iperparatiroidismo secondario: su un caso di necrosi asettica dei condili mandibolari. Riv Radiol *15*:95–97

Aida M, Hanew K, Tano T (1976) Responsiveness of growth hormone release in acromegalics after irradiation or hypophysectomy. Tohoku J Exp Med *120*:91–96

Aird EGA, Pierides AM (1977) Photon absorptiometry of bone after successful renal transplantation. Br J Radiol *50*:350–356

Aitken JM, Anderson JB, Horton PW (1973a) Seasonal variations in bone mineral content after the menopause. Nature *241*:59–60

Aitken JM, Gordon S, Anderson JB, Hart DM, Lindsay R, Horton PW, Smith CB, Smith D, Shimmins J (1973b) Seasonal variations in calcium and phosphorus homeostasis in man. In: Frame, Parfite Clinical aspects of metabolic bone disease. Duncan (eds) Excerpta Medica, Amsterdam

Aitken JM, Hart DM, Lindsay R, Anderson JB (1973c) Factors influencing the responsivness of the skeleton to oestrogen therapy in woman after oophorectomy. Acta Endocrinol (Kbh) Suppl *177*:116

Aitken RE, Kerr JL, Lloyd HM (1964) Primary hyperparathyroidism with osteosclerosis and calcification in articular cartilage. Am J Med *37*:813–820

Albanese AA (1977) Bone loss: Causes, detection and therapy. Curr Top Nutr Dis *1*:203

Albers DD (1974) Conservative treatment of oral bony lesions of hyperparathyroidism. Report of a case. Oral Surg *38*:209–216

Albright F (1941) The parathyroids physiology and therapeutics. JAMA *117*:527–533

Albright F (1947) The effect of hormones on osteogenesis in man. In: Pincus G (ed) Recent progress in hormone research, vol 1. Academic Press, New York, p 293

Albright F (1947) Osteoporosis. Ann Intern Med *27*:861

Albright F, Ellsworth R (1929) Studies in the physiology of the parathyreoid glands. J Clin Invest *7*:183

Albright F, Baird PC, Cope O, Bloomberg E (1934a) Studies on physiology of parathyroid glands IV. Renal complications of hyperparathyroidism. Am J Med Sci *187*:49–65

Albright F, Aub JC, Bauer W (1934b) Hyperparathyroidism: A common and polymorphic condition as illustrated by 17 proved cases from one clinic. JAMA *102*:1276–1287

Albright F, Butler A, Hampton A, Smith P (1937a) Syndrome characterized by osteitis fibrosa disseminata, areas of pigmentation and endocrine dysfunction with precocious puberty in females. N Engl J Med *216*:727–746

Albright F, Drake TG, Sulkowitch HW (1937) Renal osteitis fibrosa cystica. Report of case with discussion of metabolic aspects. Johns Hopkins Med J *60*:377

Albright F, Scoville B, Sulkowitch HW (1938) Syndrome characterized by osteitis fibrosa disseminata, areas of pigmentation and a gonadal dysfunction. Endocrinology *22*:411–421

Albright F, Blomberg E, Smith P (1940) Post-menopausal osteoporosis. Trans Assoc Am Physicans *55*:298

Albright F, Parson W, Bloomberg E (1941) Cushing's syndrome interpreted hyperadrenocorticism leading to hypergluconeogenesis; results of treatment with testerone propionate. J Clin Endocrinol *1*:375

Albright F, Burnett CH, Cope O, Parson W (1941b) Acute atrophy of bone (osteoporosis) simulating hyperparathyroidism. J Clin Endocrinol *1*:711–716

Albright F, Smith PH, Richardson AM (1941c) Postmenopausal osteoporosis. J Am Assoc *116*:2465

Albright F, Reifenstein EC (1948) Parathyroid glands and metabolic bone disease. Williams and Wilkins, Baltimore

Albright F, Forbes AP, Henneman PH (1952) Pseudopseudohypoparathyroidism. Trans Assoc Am Physicians *65*:337

Alffram PA (1964) An epidemiologic study of cervical and trochanteric fractures of the femur in an urban population. Acta Orthop Scand [Suppl] 65

Alfrey AC, Jenkins D, Gloth CG, Schorr WS, Gecelter L, Ogden DA (1968) Resolution of hyperparathyroidism, renal osteodystrophy and metastatic calcification after renal homotransplantation. N Engl J Med *279*:1349–1356

Alhava EM (1974) Correlations of histological, radiological and gamma transmission methods in evaluating osteoporosis in patients with fractured hips. Ann Clin Res *6*:241–245

Aloia JF, Roginsky MS, Jowsey J, Dombrowski CS, Shukla KK, Cohn SH (1972) Skeletal metabolism and body composition in acromegaly. J Clin Endocrinol Metab *35*:543

Aloia JF, Ellis K, Zanzi J, Cohn StH (1975) Photon absorptiometry and skeletal mass in the treatment of osteoporosis. J Nucl Med *16*:196

Aloia JF, Vaswani A, Atkins H, Zanzi J, Ellis K, Cohn S (1977) Radiographic morphometry and osteopenia in spinal osteoporosis. J Nucl Med *18*:425–431

Alslev J (1958) Über Osteo- und Arthropathien bei der erworbenen Hypothyreose des Erwachsenen. Vortrag Nordwestdeutsche Gesellschaft für Innere Medizin, Hannover, 23. Januar 1958

Altmann F (1930) Hypophysärer Zwergwuchs bei einem weiblichen Individuum. Beitr Pathol Anat *85*:205

Amman C (1962) Renale Fibroosteoclasie und Osteomalacie bei interstitieller Nephritis. Virchows Arch [Pathol Anat] *353*:46–62

Anderson IA, Miller A, Kenny AP (1952) Osteomalacia and renal Glucosuria in adults. Metabolic investigation of a case with particular reference to its relation to the Fanconi-Syndrome and to treatment. J Med NS *21*:33–62

Anderson WW, Mann JB, Kenyon N, Ferrell JJ, Hills GA (1963) Subtotal parathyroidectomy in azotemic renal osteodystrophy N Engl J Med *268*:575

Anger K (1977) Möglichkeiten und Grenzen einer quantifizierenden Knochenszintigraphie. Med Welt *28*:61

Andresen J, Nielsen HE (1980) Renal osteodystrophy in non-dialysed patients with chronic renal failure. Acta Radiol [Diagn] (Stockh) *21*:803

Andresen J, Nielsen HE (1981) Osteonekrosen oder Spontanfrakturen nach Nierentransplantation. Ein Vergleich radiologischer Veränderungen. Radiologe *21*:480–484

Anger K, Feine U, Küper K, Müller-Schauenburg W (1977) Die quantitative Auswertung der Ganzkörper-Skelettszintigraphie. Eine Methode zur Erhöhung der Aussagekraft. 13. Tagg. Ges. Nukl. Med. Kopenhagen 1975. Schattauer, Stuttgart

Anger K, Küper K (1980) Die quantitative Ganzkörper-Skelettszintigraphie. III Klinische Bedeutung für die Diagnostik von Skelettmetastasen Skelett-Systemerkrankungen und Gelenkerkrankungen. Nucl Med *19*:108

Ansell G (1958) Complications of adrenocortical therapy; a radiologic survey. J Fac Radiologists *9*:113–126

Anton HC (1969) With of clavicular cortex in osteoporosis. Br Med J *104*:409

Anton HC (1972) Hand measurements in acromegaly Clin Radiol *23*:445

Anttonen V-M, Karjalainen P, Raunio H, Holopainen T (1973) Uptake of radioactive ^{85}Sr by the spine in patients with untreated and treated hyperthyroidism. Ann Clin Res *45*:225–230

Arfi S, Moreau F, Heuclin C, Kreis H, Paolaggi JB, (1975) L'ostéonécrose aseptique de la transplantation rénale. A propos de 29 cas. Rev Rhum Mal Osteoartic *42*:167

Arho P (1972) Skin thickness and collagen content in some endocrine, connective tissue and skin diseases. A roentgenographic and biochemical study. Acta Derm Venereol (Stockh) *52*:48

Aristizabal S, Caldwell WL, Avila J, Mayer EG (1977) Relationship of time dose factors to tumor control and complications in the treatment of Cusching's disease by irradiation. Int J Radiat Oncol Biol Phys *2*:47–54

Arkless R, Graham CB (1967) An unusual case of brachydactyly. Peripheral dysostosis? Pseudo-pseudo-hypoparathyroidism? Cone epiphyses? Am J Roentgenol *99*:724–735

Armanet M (1942) Présentation de 4 observations d'osteitis fibrokystique. Lyon Chir *37*:226–234

Arnaud CD (1973) Hyperparathyroidism and renal failure. Kidney Int *4*:89

Arnold J (1891) Akromegalie, Pachyakrie oder Ostitis. Beitr Pathol Anat *10*:1–80

Arnold J (1894) Weitere Beiträge zur Akromegaliefrage. Virchows Arch [Pathol Anat] *135*:1–78

Arnold JS (1960) Quantitation of mineralization of bone as an organ and tissue in osteoporosis. Clin Orthop *17*:167–175

Arnold JS (1970) Focal excessive endosteal resorption in aging and senile osteoporosis. In: Barzel (ed) Osteoporosis. Grune & Stratton, New York

Arnold JS, Khedkar N, Barnes WE (1978) Use of whole-body retention of Tc-99m-diphosphonate in the diagnosis of metabolic bone disease. J Nucl Med *19*:1273

Arnold W (1940) Epithelkörperchentumor mit allgemeiner Calcinose. Virchows Arch *906*:427

Askanazy M (1901) Beiträge zur Knochenpathologie, in Chemische und medicinische Untersuchungen (Festschrift für M. Jaffe). Vieweg und Sohn, Braunschweig

Askanazy M (1904) Über Ostitis deformans ohne osteoides Gewebe. Arb Path Anat Inst Tübingen *4*:389–422

Askanazy M (1932) Über Ostitis fibrosa von Recklinghausen und Ostitis deformans Paget. Schweiz Med Jb 62:107–125

Askanazy M, Rutishauser E (1933) Die Knochen der Basedowkranken. Ein Beitrag zur latenten Osteodystrophia fibrosa. Virchows Arch [Pathol Anat] *291*:653–681

Astley R (1958) Radiology of endocrine disorders. II. Hypothyroidism in Children. Br J Radiol *31*:346

Atkins D, Peacock M (1972) The effect of oestrogens on parathyroid hormone mediated bone resorption in tissue culture. J Endocrinol *55*:Pross Soc Endocr 128 meeting.

Atkins D, Zanelli JM, Peacock M, Nordin BEC (1972) The effect of oestrogens on the response of bone to PTH in vitro. J Endocrinol *54*:107

Atkinson FRB (1933) Acromegaly. Endocrinology *17*:201–202 London, John Bale, Sons & Danielson Ltd

Atkinson PJ, West RR, Parsons FM, Reed GW (1970) Loss of skeletal calcium by patients on maintenance dialysis. Br Med J *3*:490

Atkinson PJ, Hancock DA, Acharya VN, Parsons FM, Procter ED, Reed GW (1975) Changes in skeletal mineral in patient on prolonged maintenance dialysis. Br Med J *4*:519–522

Atkinson PJ, Parsons FM, Reed GW, Hancock DA (1973b) Changes in skeletal mineral in patients with renal failure. Internat Conf Bone Mineral Measurment Chicago/Ill

Auerbach GD, Potts JT, Chase LR, Melson GL (1969) Polypeptides hormones and calcium metabolism. Am Intern Med *77*:1243

Avioli LV (1972a) Intestinal absorption of calcium. Arch Intern Med *129*:345

Avioli LV (1972b) Vitamin D, the kidney and calcium homeostasis. Kidney Int *2*:241–246

Avioli LV (1973) Collagen metabolism, uremia and bone. Kidney Int *4*:105–115

Avioli LV (1978a) Renal osteodystrophy. In: Avioli LV (ed) Metabolic bone disease, vol II. Academic Press, New York San Francisco London

Avioli LV, Birge S, Won Lee S, Slatopolsky E (1968) The metabolic fate of Vitamin D_3-^{3}H in chronic renal failure. J Clin Invest *47*:2239–2252

Avioli LV, Birge SJ, Slatopolsky E (1969a) The nature of vitamin D resistance of patients with chronic renal disease. Arch Intern Med *124*:451–454

Avioli LV, Scott S, Lee SW, De Luca HF (1969b) Intestinal calcium absorption: nature of defect in chronic renal disease. Science *166*:1154

Baastrup CI (1923) „The acute bone atrophy" and its roentgen picture. Acta Radiol (Stockh) *2*:364

Babaiantz L (1947) Les ostéoporoses. Radiol Clin *16*:291–322

Babaiantz L (1948) Die atrophischen Osteopathien. J Radiol Electrol *29*:333

Babo H von, Würz HA (1973) Die renale Osteopathie im Röntgenbild und Mikroradiogramm. Dtsch Röntgenkongreß 1972. Thieme, Stuttgart, S 38

Babo H von, Heuck F (1974) Hormonal bedingte Knochenveränderungen bei der renalen Osteopathie. Untersuchungen über die Makro-. u. Mikrostruktur des Knochens. Radiologe *14*:225–231

Baganz HM, Bayley WL (1961) Systemic lupus erythematosus complicated by avascular necrosis of the hip. Del Med J *33*:34

Bagon J, Brunfaut C (1974) Ostéodystrophie et calcinose dans l'insuffisance rénale chronique traitée par hémodialyse itérative. J Radiol Electrol Med Nucl *55*:35

Bahlmann J, Gisbertz A, Creutzig H, Vykoupil H (1974) Untersuchungen über die urämische Osteopathie bei Dialyse und Transplantation unter Einbeziehung der Knochenszintigraphie. Verh Dtsch Ges Inn Med *80*:736

Bahner Friedrich (1965) Zur Pathogenese des endokrinen Zwergwuchses. In: Wachstumshormon und Wachstumsstörungen. Das Cushing-Syndrom. 11. Symposium der Gesellschaft für Endokrinologie 1964. Springer, Berlin Heidelberg New York

Bailey GL, Griffiths HJL, Mocelin AJ, Gundy DH, Hampers CL, Merrill JP (1972) Avascular necrosis of the femoral head in patients on chronic hemodialysis. Trans Am Soc Artif Intern Organs *18*:401

Bailey RR, Stokes A (1978) Bone mineral content of patients on Hemodialysis and following renal Transplantation. In: IV Int Conf on Bone Meas, Toronto

Bakwin H, Gorman WF, Ziegra SR (1950) Pseudohypoparathyroid tetany. J Pediat *36*:567–576

Baldursson H, Evans EB, Dodge W, Jackson WT (1969) Tumoral calcinosis with hyperphosphatemia. A report of a family with incidence in four siblings. J Bone Joint Surg [Am] *51*:913–925

Ball J, Garner A (1966) Mineralization or woven bone in osteomalacia. J Pathol Bact *91*:563

Ball JH, Johnson JW, Hampers CL, Merrill JP (1973) The many facets of secondary hyperparethyroidism. Arch Intern Med *131*:746–749

Ballmann E (1926) Über Gelenkstörungen bei Akromegalie. Med Klin *22*:1237–1238

Balz G (1970) Evaluating the mineral content of bone without photometric measurement. Symposium Ossium, London. Livingstone, Edinburgh London

Balz G, Birkner R, Schmitt-Rohde JM (1957) Über die calcipenischen Osteopathien und ihre Diagnostik mit Hilfe eines besonderen Röntgenverfahrens. II. Teil. Ärztl Wochenschr *12*:233

Bánki Z (1967) Kortison-Schädigungen zur Zeit der Ossifikation. Fortschr Roentgenstr *107*:809–810

Banzer D, Schneider U, Hauser KP, Knoop H (1974a) Radiologischer Nachweis der renalen Osteopathie unter Dauerdialyse. Dtsch Med Wochenschr *99*:48–51

Banzer D, Schneider U, Kraft D (1974) Special application of a transmission scanner for bone Mineral determination in normal and osteoporotic rats. Symposium on Bone Mineral Determinations Stockholm/Studsvik 27–29 May 1974b

Banzer DH, Schneider U, Wegener OH (1977a) Photonabsorptiometry and C.T. Scanning in Determination of Bone Mineral Content. C.T. Symposium Heidelberg

Banzer DH, Schneider U, Wegener O-H, Risch WD (1977) Computertomometrie des Wirbelknochens – Untersuchungen zur Mineralgehaltsbestimmung im Achsenskelett. 58. Tag. Dtsch Röntgen-Gesellschaft Münster 1977b

Banzer D, Schneider U, Wegener OH, Oeser H, Pleul O (1979) Quantitative Mineralsalzbestimmung im Wirbelkörper mittels Computertomographie. Fortschr Roentgenstr *130*:77–80

Barelli J, Seyss R (1952) Ein Fall von fibröser Dysplasie des Skeletsystemes (Lichtenstein-Jaffé) bei einem $5^1/_2$jährigen Knaben. Kinderheilkd *7*:204–209

Barnett E, Nordin BEC (1960) The radiological diagnosis of osteoporosis. A new approach. Clin Radiol *11*:166

Barnett E, Nordin BEC (1961) Radiological assessment of bone density. Br J Radiol *34*:683–692

Barr DP, Bulger HA (1930) The clinical syndrome of hyperparathyroidism. Am J Med Sci *179*:449–476

Barr SE, Taylor EF, Rabkin B, (1960) Pseudopseudohypoparathyroidism. Arch Int Med *105*:492

Bartelheimer H (1949) Klinisches Bild, Entstehung und heutige Bedeutung der universellen calcipriven Osteopathien. Klin Wochenschr *27*:521

Bartelheimer H (1950) Entkalkungsosteopathien bei Niereninsuffizienz. Berl Med Z *1*:25/26

Bartelheimer H (1956) Klinik und Differentialdiagnose des Hyperparathyreoidismus, besonders der Knochenveränderungen. Verh Dtsch Ges Inn Med *62*:447

Bartelheimer H (1957) Zur Klinik und Röntgenologie der systemartigen kalzipenischen Osteopathien. Dtsch Med Wochenschr *82*:1400–1405

Bartelheimer H (1966) Zur metabolischen Osteologie. Internist (Berlin) *7*:551–552

Bartelheimer H, Schmitt-Rhode JM (1956) Osteoporose als Krankheitsgeschehen. Ergebn Inn Med Kinderheilkd, NF *7*:454

Bartelheimer H, Frischte H, Kuhlencordt H, Schneider F, Zukschwerdt L (1965) Auffindung eines Nebenschilddrüsenadenoms erst nach szintigraphischer Darstellung mit 75-Se-Methionin. Klin Wochenschr *43*:854–856

Bartelheimer H, Kuhlencordt F (1967) Primärer, sekundärer, tertiärer Hyperparathyreoidismus. Med Klin *92*:821

Bartelheimer H, Kuhlencordt F (1968) Die Therapie des primären, sekundären und tertiären Hyperparathyreoidismus. Münch Med Wochenschr *110*:1993–1997

Bartels EC, Haggart GE (1938) Osteoporosis in hyperthyroidism. N Engl J Med *219*:373–378

Barth V, Prechtel K (1981) Pathologie und Radiologie der Brustdrüsenerkrankungen. In: Zuppinger A, Hellriegel W (Hrsg) Handbuch der medizinischen

Radiologie, Bd XIX/II. Springer, Berlin Heidelberg New York

Bartlett NL, Cochran DQ (1964) Reparative processes in primary hyperparathyroidism. In: Lodwick GS (ed) Symposia in radiology for the orthopaedic surgeon. Saunders, Philadelphia London

Barton DL, Reeves RJ (1961) Tumoral calcinosis. Report of three cases and review of the literature. Am J Radiol *86*:351–358.

Barwich D (1974) Familiär vorkommender Hypoparathyreoidismus. Med Klin *69*:2029–2032

Barzel US (1977) The changing face of hyperparathyroidism. Hosp Pract *12(11)*:89–94

Barzel U, Jowsey J (1969) The effects of chronic acid and alkali administration on bone turnover in adult rats. Clin Sci *36*:517

Bateson EM, Chandler S (1965) Nephrocalcinosis in cretinism. Br J Radiol *38*:581–584

Batzenschlager A (1959) Les ostéopathies endocriniennes. Presse Med *67*:1358–1360

Batzenschlager A, Reville P, Weil-Bousson M, Philippe E (1962) Hypercorticisme thérapeutique prolongé avec atrophie surrénalienne, ostéoporose géneralisée et lithiase rénale. Sem Hop Paris *38*:3835

Baud C-A (1957) Radiographies et microradiographies osseuses quantitatives. Rev Suisse Méd *46*:329–331

Baud CA, Langer B, Mach RS Siebenthal J de, Tupling MR (1969) Effects of prolonged thyrocalcitonin administration in human senile osteoporosis. Abstracts Calcitonin-Symp, London, p 54

Bauer GCH (1971) Diagnosis of skeletal system disease. In: Nuclear medicine. Blahd WH (ed) McGraw-Hill, New York

Bauer GCH, Carlsson A, Lindquist B (1958) Use of isotopes in clinical studies of skeletal metabolism. In: Fellinger K, Vetter H (Hrsg) Radioaktive Isotope in Klinik und Forschung, Bd 3. Urban & Schwarzenberg, München Berlin

Bauer W, Albright F, Aub JC (1930) A case of osteitis fibrosa cystica (osteomalacia?) with evidence of hyperactivity of the parathyroid bodies. Metabolic study II. J Clin Invest *8*:229

Baxter JD, Bondy PK (1966) Hypercalcaemia of thyreotoxicosis. Anh Intern Med *65*:429

Baxter LA, DeLuca HF (1976) Stimulation of 25-hydroxyvitamin D_3-1-a-hydroxylase by phosphat depletion. J Biol Chem *251*:3158–3161

Bay V (1969) Der autonome und regulative Hyperparathyreoidismus. Enke, Stuttgart

Bayard F, Bec P, Ton That H, Louvet JP (1973) Plasma 25-hydroxycholecalciferol in chronic renal failure. Eur J Clin Invest *3*:447

Baylink DJ, Hurxthal LM (1963) Assessment of adrenocortical function. Postgrad Med *33*:20

Baylink DJ, Vose GP, Dotter WE, Murythal LM (1964) Two new methods for the study of osteoporosis and other metabolic bone diseases. Lahey Clin Found Bull *13*:217–227

Bebe M (1974) Acro osteolyse essentielle, anomalies squelettiques congenitales et nephropathie chronique avec insuffisance renale (maladie de Julien Marte et M Derot). Sem Hop Paris *50*:537–552

Beck JS, Nordin BEC (1960) Histological assessment of osteoporosis by iliac crest biopsy. J Pathol *80*:391–397

Bélanger LF (1969) Osteocytic osteolysis. Calc Tiss Res *4*:1–12

Bélanger LF (1971) Osteocytic resorption: In: Bourne GH (ed) The biochemistry and physiology of bone III, 2nd edn. Academic Press, New York London

Bélanger LF, Rasmussen H (1967) Inhibition of osteocytic osteolysis by thyrocalcitonin and some antigrowth factors. In: Talmage RV, Bélanger LF (eds) Parathyroid Hormone and Thyrocalcitonin. Excerpta medica Found, Amsterdam

Bélanger LF, Robichon J, Migicovsky BB, Copp DH, Vincent J (1963) Resorption without osteoclast (osteolysis). In: Sognnanes RF (ed) Mechanism of hard tissue destruction. Am Ass Advanc Sci Publ No 75, Washington DC 1963

Bélanger LF, Semba T, Tolnai S, Copp HD, Krook L, Gries C (1965) The two faces of resorption. Proceedings of the 3rd European Symposium on Calcified Tissues 1965, Davos, Springer, Berlin Heidelberg New York pp 1–10

Bell GH, Dunbar O, Beck JS (1967) Variations in strength of vertebrae with age and their relation to osteoporosis. Calc Tiss Res *1*:75–86

Bell NH, Gerard ES, Bartter FC (1963) Pseudohypoparathyreoidism with osteitis fibrosa cystica and impaired absorption of calcium. J Clin Endocrinol Metab *23*:759–772

Bell NH, Bartter FC (1967) Studies on ^{45}Ca-metabolism in acromegaly. J Clin Endocrinol Metab *27*:178

Belloni L (1946) Osteomalacie, Looserzonen und schleichende Frakturen an Dornfortsätzen. Schweiz Med Wochenschr *76*:1107–1109

Belzier A (1975) Der Nachweis der „Thyreogenen" Osteopathie mit Hilfe moderner Photonenabsorptionstechnik. Schweiz Med Wochenschr 105:304

Benda CE (1947) Mongolism and cretinism. William Heinemann, London

Benda L, Deutsch E (1951) Nebenwirkungen und Komplikationen der Cortisonbehandlung. Wien Klin Wochenschr *63*:643–647

Bennet JG, Maffly RH, Steinbach HL (1959) The significance of bilateral basal ganglia calcification. Radiology *72*:368–378

Bentley G, Goodfellow JW (1969) Disorganisation of the knees following intraarticular hydrocortisone injections. J Bone Joint Surg *51*:498

Bercu BB, Kramer SS, Bode HH (1976) A useful radiologic sign for the diagnosis of Turner's syndrome. Pediatrics *58*:737–739

Bergerhoff W (1963) Röntgenologische Schädelmessung. In: Diethelm L (Hrsg) Handbuch der Medizin. Radiologie, Bd VII/1. Röntgendiagnostik des

Schädels. Springer, Berlin Göttingen Heidelberg, S 102–118
Berghan R, Schlicke CP (1961) Parathyroid adenoma. Survey of cases recorded over a thirteen year period in a community of 250.000. Northw Med *60*:787–791
Bergmann H, Friedenberg RM (1970) Hyperparathyroidism. NY State J Med *70*:2019–2021
Bernard J, Laval-Jeantet M (1962) L'épaisseur relative de la corticale du tibia, application à l'évaluation des ostéoporoses et des ostéoscleroses Presse Méd *70*:889–890
Bernier A (1944) Les osteodystrophies d'origine rénale: Etude systématique du squelette dans 138 cases de maladies rénales. Helv Med Acta *11*:961–1010
Bernstein DS, Sadowsky N, Hegsted DM, Guri CD, Stare FJ (1966) Prevalence of osteoporosis in high and low fluoride areas in North Dakota. JAMA *198*:499
Berry HM Jr (1973) The lore and the lure o' the lamina dura. Radiology *109*:525–528
Berson SA, Yalow RS (1966) Parathyroid hormone in plasma in adenomatous hyperparathyroidism, uremia, and bronchogenic carcinoma Science *154*:907
Berson SA, Yalow RS (1971) Clinical applications of radioimmunoassay of plasma parathyroid hormone. Am J Med *50*:623
Bessler W (1967) Röntgenologische und szintigraphische Befunde am alternden Skelett. Praxis *56*:1243–1251
Bessler W (1968) Skeletal scintigraphy as an aid in practical x-ray diagnosis. Am J Roentgenol *102*:899
Bessler W (1969a) Röntgenologische, autoradiographische und szintigraphische Befunde bei Femurkopfnekrose. Röfo *110*:214–223
Bessler W (1969b) Skelettszintigraphie mit Radiostrontium. In: Glauner R, Rüttimann A, Thurn P, Viamonte M, Vogler E (Hrsg) Ergebn d Med Radiologie II. Thieme, Stuttgart
Bessler W (1969) Veränderter Mineralgehalt des Knochens im Röntgenbild und Szintigramm. Radiologe *9*:154
Bessler W (1971) Roentgenographic and scintigraphic findings in idiopathic aseptic necrosis of the femoral head. In: Zinn WM (ed) Idiopathic ischemic necrosis of the femoral head in adults. Thieme, Stuttgart, pp 145–151
Bessler W (1973) Szintigraphische Untersuchungen bei Skelettsystemerkrankungen. Radiologe *13*:117–124
Bessler W (1975) Die Skelettszintigraphie. Ihre diagnostischen Möglichkeiten und Indikation im Vergleich zur Röntgenuntersuchung. Schweiz Med Wochenschr *105*:175–180
Bessler W (1978) Szintigraphische Untersuchungen von Knochen und Gelenken. In: Hundeshagen H (Hrsg) Handbuch Med Radiologie Bd XV/2. Springer, Berlin Heidelberg New York
Bessler W (1979a) Skelettszintigraphie. In: Schinz HR, Baensch WE, Frommhold W, Glauner R, Uehlinger E, Wellauer J (Hrsg) Lehrbuch der Röntgendiagnostik, Bd II. Teil 1, Skelett. Thieme, Stuttgart
Bessler W (1979b) Allgemeine Röntgensymptomatik des pathologischen Skelettes. In: Schinz HR, Baensch WE, Frommhold W, Glauner R, Uehlinger E, Wellauer J (Hrsg) Lehrbuch der Röntgendiagnostik, Bd II, Teil 1, Skelett. Thieme, Stuttgart
Bessler W, Fanconi A (1972) Die Röntgensymptome der Hypophosphatasie. Beobachtungen bei 2 Brüdern mit maligner neonataler Verlaufsform. Fortschr Roentgenstr *117*:58–65
Better OS, Kleeman CR, Gonick HC, Varrady PD, Maywell MH (1967) Renal handling of Ca, Mg and Pi in chronic renal failure. Isr J Med Sci *3*:60–70
Better OS, Garty J, Brautbar N, Barzilai D (1969) Diminished functional parahyroid reserve following treatment for hyperthyroidism. Isr J Med Sci *5*:419–422
Bettge S, Feige G (1953) Ein Beitrag zur Pathogenese und Therapie der renalen Osteopathie (renale Rachitis). Fortschr Roentgenstr *78*:689
Beuren AJ, Apitz J, Stoermer J, Kaiser B (1966) Vitamin D-hypercalcämische Herz- und Gefäßerkrankungen. Monatsschr Kinderheilkd *114*:457–470
Beveridge B, Vaughan BF, Walters MNI (1959) Primary hyperparathyroidism and secondary renal failure with osteosclerosis. J Fac Radiol (London) *10*:197–200
Beyer W, Luschnitz E, Seyde M (1967) Außergewöhnlich starke Gefäßverkalkungen bei sekundärem Hyperparathyreoidismus. Radiol Diagn (Berl) *8*:205–213
Biben RL, Gordan GS (1955) Familial hypogonadotropic eunuchoidism. J Clin Endocrinol Metab *15*:931
Bickel H, Smellie JM (1952) Cystine storage disease with aminoaciduria. Lancet *I*:1093
Bickel H, Stern J (1976) Inborn errors of calcium and bone metabolism. MTP-Press, Lancaster
Bickel H, Saar HS, Astley R, Douglas AA, Finch E, Harris H, Harvey CC, Hickmans EM, Philpott MG (1952) Cystine storage disease with aminoaciduria and dwarfism (Lignac-Fanconi-disease). Acta Paediatr Scand *42*:237
Biedermann F, Winiker-Blanck E (1970) Riesenzellgeschwulst des Unterkiefers als erstes Symptom eines primären Hyperparathyreoidismus. Fortschr. Roentgenstr. *112*:117–119
Bierich JR (1965) Ätiopathogenese und Klinik des hypophysären Zwergwuchses. In: Wachstumshormon und Wachstumsstörungen. Das Cushing-Syndrom. 11. Symposium der Gesellschaft für Endokrinologie 1964. Springer, Berlin Heidelberg New York
Bilezikian JP, Connor TB, Aptekar R, Freijanes J, Aurbach GD, Porchas WN, Wells S, Decker JL

(1973) Pseudogout after parathyroidectomy. Lancet *1*:445–446

Binswanger U (1975) Die renale Osteopathie. Schweiz Med Wochenschr *105*:1683

Binswanger U, Fischer JA (1974) Response of immunoreactive parathyroid hormon to intravenous phosphate infusion in primary hyperparathyroidism. Klin Wochenschr *52*:30–32

Bois R du, Delcambre B, Delesalle J (1969) Elementary radiologic images of primary hyperparathyroidism (of Recklinghausen). J Radiol Electrol *50*:429–430

Bolam M (1935) Calcinosis; with report of case of calcinosis universalis. Br J Dermatol *47*:340–351

Bonakdarpour A, Kirkpatrick JA, Renzi A, Kendall N (1972) Skeletal changes in neonatal thyrotoxicosis. Radiology *102*:149–150

Bonavita JA, Dalinka MK (1980) Shoulder erosions in renal osteodystrophy. Skeletal Radiol *5*:105–108

Bonavita JA, Dalinka MK, Schumacher HR (1980) Hydroxyapatite deposition disease. Radiology *134*:621–625

Boni V, Marchetti PG (1960) Aspetti microradiografici dell'osso acromegalico. Arch Putti Chir Organi Mov *13*:165–168

Boonstra CE, Jackson CE (1965) Hyperparathyroidism detected by routine serum calcium analysis. Ann Intern Med *63*:468–474

Boonstra CE, Jackson CE (1971) Serum calcium survey for hyperparathyroidism. Am J Clin Pathol *55*:523–530

Boonstra CE, Jackson CE (1971) Serum calcium: survey for hyperparathyroidism: results in 50,000 clinic patients. Am J Clin Pathol *55*:523–6

Bordet S, Devriendt A (1958) Dysplasie fibreuse polyostosique en syndrome d'Albright. Acta Paediatr Belg *12*:21–36

Bordier PJ (1974) Histologische Aspekte des Knochenumbaus. Triangle *12*:85–92

Bordier PHI, Tun Chot S (1972) Quantitative histology of metabolic bone disease. Clin Endocrinol Metab *1*:197–215

Bordier PJ, Arnaud C, Hawker C, Tun-Chot S, Hioco D (1973) In: Frame B, Parfitt AM, Duncan H (eds) Clinical aspects of metabolic bone diseases. Excerpta Medica, Amsterdam, p 222

Bordier Ph, Ryckewaert A, Marie P, Miravet L, Norman A, Rasmussen H (1977) In: Norman AW, Schaefer K, Coburn JW, De Luca HF, Fraser D, Grigoleit HG, Herrath D v (eds) Vitamin D-Biochemical, chemical and clinical problems related to calcium metabolism. De Gruyter, Berlin, pp 897–909

Borg SA, Fitzer PM, Young LW (1975) Roentgenologic aspects of adult cretinism. Two case reports and review of the literature. Am J Roentgenol *123*:820–828

Borm D (1961a) Diagnostik des primären Hyperparathyreoidismus. Dtsch Med Wochenschr *86*:1541

Borm D (1961b) Hypernephroides Carcinom der linken Niere mit Zeichen eines primären Hyperparathyreoidismus. Endokrinologie *41*:291–297

Borm D (1962) Postoperative Verläufe bei primärem Hyperparathyreoidismus. Chirurg *33*:57–61

Borm D, Portwich F (1964) Primärer Hyperparathyreoidismus und Pankreatitis. Zentralbl Chir *89*:340

Bosert W, Schulz W (1978) Ausmaß, Schweregrad und Verlaufsbeobachtung der renalen Osteopathie mittels Mikroradiographie der Handkortikalis. Nieren und Hochdruckkrankh *2*:52–61

Bosnjaković S, Heuck F, Reinhardt E (1978) Auswertung des Röntgenbildes hormonaler Osteopathien mit opto-elektronischen Methoden. 9. Ungar. Röntgenkongreß Budapest 1978

Bosnjaković S, Heuck F (1979) Röntgenmorphologie der Periostregion bei Osteopathien. Radiologe *19*:307–316

Bosnjakovic S, Heuck F (1980) Radiologische Untersuchungsmethoden bei generalisierten Skeletterkrankungen. Pharmakotherapie *3*:155–163

Bothe FA, Simpson HM, Rowntree LG (1942) Traumatic and spontaneous fractures in exophthalmic goiter. Surg, Gynec & Obst, *75*:357

Boulay GH du, Gammal TEi (1966) The classification, clinical value and mechanism of sella turcica changes in raised intracranial pressure. Br J Radiol *39*:422–442

Bourne GH (ed) (1971)The biochemistry and physiology of bone, vol III, 2nd edn. Academic Press, New York London

Boyce D, Jowsey J (1966) Measurements of osteoid tissue in primary hyperparathyroidism. Mayo Clin Proc *41*:836–838

Boyd JD, Stearns G (1941) Late rickets resembling the Fanconi-syndrome. Am J Dis Child *61*:1012

Boyd RM (1973/1976) Bone mineral content in vivo-photon absorptiometry. Proceedings 1st Workshop on Bone Morphometry. Univ of Ottawa Press, Ottawa/Kanada

Boyd RM, Cameron EC, McIntosh HW, Walker VR (1974) Measurement of bone mineral content in vivo using photon absorptiometry. Can Med Assoc J *111*:1201–1205

Boyde A (1972) Scanning electron microscope studies of bone. In: Bourne GH (ed) The biochemistry and physiology of bone, vol 1. Academic Press, New York

Boyde A, Hobdell MH (1969) Scanning electron microscopy of lamellar bone. Z Zellforsch *93*:213

Braband H (1961) Metaphysär-epiphysäre Veränderungen als Ausdruck renaler Funktionsstörungen. Fortschr Roentgenstr *94*:693

Braband H, Cockshott WP, Evans KT (1965) Die röntgendiagnostische Bedeutung der Lamina dura des Zahnes. Fortschr Roentgenstr *102*:447–453

Brady LW, Croll MN (1977) Clinical uses of bone scanning. Skeletal Radiol *1*:161

Brahic J, Delmont J, Chamlian A, Brusquet Y (1962) A case of aseptic osteonecrosis of both femur heads during supplementary cortison-like treatment for

Sheehan's disease. Marseille Méd *99*:730; zit. bei Freiberger (1965)

Brandé JL van den, Caju MVL du, Visser HKA, Shopman W, Hackeng WHJ, Degenhart HJ (1974) Primary somatomedin deficiency. Arch Dis Child *49*:297

Branicki J (1963) Gigantism of bones. Pol Tyg Lek *8*:179–183

Braunsteiner H (1965) Gefahren und Nebenwirkungen der Steroidtherapie. Med Welt *39*:2229

Breitling G, Hineß R (1971, 1973) Probleme der Dickenmessung. Densitometrie in der Radiologie, Symp. Hrsg. von Heuck F. Thieme, Stuttgart

Breuel HP, Hesch R-D, Henning HV, Emrich D (1975) Osteoporose-Diagnostik durch Messung der 125-J-Absorption am Finger. Radiologe *15*:251–255

Breuel HP, Hesch RD, Henning HV, Luig H, Emrich D (1973) Osteoporose-Diagnostik mit einem J^{125}-Profilscanner bei renaler Osteopathie. Klin Wochenschr *51*:767–768

Bricker N (1970) Renal osteodystrophy. Therapy based on mechanism. J Am Med Wom Assoc *211*:97–101

Bricker NS (1972) On the pathogenesis of the uremic state: An exposition of the „trade-off" hypothesis. N Engl J Med *286*:1093–1098

Bricker NS, Slatopolsky E, Reiss E, Avioli LV (1969) Calcium, Phosphorus and bone in renal disease and transplantation. Arch Intern Med *123*:543

Brickman AS, Coburn JW, Massry SG, Normann AW (1974a) 1,25-dihydroxyvitamin D_3 in normal man and patients with renal failure. Ann Intern Med *80*:161

Brickman AS, Coburn JW, Rowe PH, Massry SG, Norman AW (1974b) Impaired calcium absorption in uremic man: evidence for defective absorption in the proximal small intestine. J Lab Clin Med *84*:791

Brickman AS, Jowsey J, Sherrard DJ, Friedman G, Singer FR, Baylink DJ, Maloney N, Massry SG, Norman AW, Coburn JW (1975) In: Norman AW, Schaefer K, Grigoleit HG, Herrath D v, Ritz E (eds) Vitamin D and problems related to uremic bone disease. De Gruyter, Berlin, pp 241–247

Brickner Ph, Lyous MW, Landau SJ (1961) Cushing's syndroms associated with nonendocrine neoplasms. Am J Med *31*:632–639

Briggs WA, Hampers CL, Merrill P, Hager EB, Wilson RE, Birtch AG, Murray JE (1972) Aseptic necrosis in the femur after renal transplantation. Ann Surg *175*:282

Britton DC, Thompson MH, Johnston IDA, Fleming LB (1971) Renal function following parathyroid surgery in primary hyperparathyroidism. Lancet *II*:74–75

Brocher JEW (1966) Osteoporosen. In: Schinz HR, Baensch WE, Frommhold W, Glauner R, Uehlinger E, Wellauer J (Hrsg) Lehrbuch der Röntgendiagnostik, Bd III. Thieme, Stuttgart

Brocher JEW, Willer H-G (1980) Differentialdiagnose der Wirbelsäulenerkrankungen, 6. Aufl. Thieme, Stuttgart

Brodehl J (1976) Tubular Fanconi Syndromes with bone involvement. Proceedings of the 12th Symposium of the Society for the Study of inborn Errors of Metabolism. MTP-Press, Lancaster

Brookfield RW, Rubin EL, Alexander MK (1955) Osteosclerosis in renal failure. J Fac Radiologists *7*:102–108

Brown CL, Ginsburg JW (1940) Osteoporosis associated with extensive metastatic calcification and chronic renal disease. Arch Path *30*:108

Brown DM, Jowsey J, Bradford DS (1974) Osteoporosis in ovarian dysgenesis. J Pediat *84*:816–820

Brown TW, Genant HK, Hattner RS, Orloff S, Potter DE (1977) Multiple brown tumors in a patient with chronic renal failure and secondary hyperparathyroidism. Am J Roentgenol *128*:131–134

Brown WT, Lyons KP, Winer RL (1978) Changing manifestations of brown tumors on bone scan in renal osteodystrophy. J Nucl Med *19*:1146

Brünner H, Rothmund M (1973) Primärer Hyperparathyreoidismus, Pankreatitis und Cholelithiasis. Dtsch Med Wochenschr *98*:426–429

Buchmann AI, Cagan EM (1957) Zur klinisch-röntgenologischen Diagnostik der hyperparathyreoiden Osteodystrophie. Chirurgija *33*:49–54

Buckerfield JP (1971) Primary hyperparathyroidism causing bony swelling in the endentulous jaw: a case report. Br Dent J *131*:497–499

Buckle DM (1970) Hyperparathyroidism in chronic renal failure. Lancet *II*:234

Buckle R (1974) Ectopic PTH syndrome, pseudohyperparathyroidism; Hypercalcaemia of malignancy. J Clin Endocrinol Metab *3*:237–251

Budy AM, Urist MR, McLean FC (1952) The effect of estrogens on the growth apparatus of the bones of immature rats. Am J Pathol *28*:1143

Büchner H (1961) Die Indikation zur direkten Röntgenvergrößerung bei Knochenaufnahmen. Radiologe *1*:222–229

Büll U (1977) Problematik der Knochenszintigraphie. Med Welt *28*:68

Büscher B (1948) Osteo-Arthropathia parathyreopriva scleroticans. Röntgenpraxis *17*:252

Bunker ML, Meema S (1965) Loss of compact bone due to menopause. Obstet Gynecol *26*:333

Burden RP (1971) Familial hyperparathyroidism. Proc R Soc Med *64*:1067–1068

Burke G, Silverstein GE (1969) Hypothyroidism after treatment with sodium iodide J 131. Incidence and relationship to antithyroid antibodies, long-acting thyroid stimulator (LATS), and infiltrative ophthalmopathy. JAMA *210*:1051–1058

Burkholder TM, Braund RR (1947) Massive Calcinosis with chronic renal Insufficiency due to polycystic Kidneys: A case report J Urol *57*:1001

Burmeister H, Rafii MR (1974) Klinische, diagnostische und morphologische Aspekte bei primärem Hyperparathyreoidismus. Med Klin *69*:379

Burnell JM, Teubner E, Wergedal JE, Sherrard DJ (1974) Bone crystal maturation in renal osteodystrophy in humans. J Clin Invest *53*:52–58
Burnett CH, Commons RR, Albright F, Howard JE (1949) Hypercalcemia without hypercalcuria or hyperphosphatemia, calcinosis and renal insufficiency. N Engl J Med *240*:787–794
Byers PD, Smith R (1971) Quantitative histology and bone in hyperparathyroidism. Q J Med *40*:471–486
Bywaters EGL (1972) Calcium pyrophosphate deposition in synovial membrane. Ann Rheum Dis *31*:219–221
Bywaters EGL, Dixon AStJ, Scott JT (1963) Joint lesions of hyperparathyroidism. Ann Rheum Dis *22*:171–187
Calenoff L, Norfray J (1973) Magnification digital roentgenography: a method for evaluating renal osteodystrophy in hemodialyzed patients. Am J Roentgenol *118*:282
Cameron DA (1963) The fine structure of bone and calcified cartilage. Clin Orthop *26*:199
Cameron DA (1969) The ultrastructural basis of resorption. Calc Tiss Res *4*:279
Cameron JR, Sørenson JA (1963) Measurement of bone mineral in vivo: an improved method. Science *142*:230–232
Cameron JR, Sørenson JA (1965/66) Bone mineral measurement by improved photon absorption technique. In: Progress in development of methods on bone densitometry. NASA Sci Techn Inf Div Washington DC
Cameron EC, Boyd RH, Luk D (1977) Cortical thickness measurements and photon absorptiometry for determination of bone quantity. Cand Med Assoc J *116*:145–147
Camp JD (1932) Osseous changes in hyperparathyroidism. JAMA *99*:1913–1917
Camp JD, Ochsner HC (1931) The osseous changes in hyperparathyroidism associated with parathyroid tumor. Radiology *17*:63–69
Campbell JE, Tam ChS, Sheppard RH (1977) Brown tumor of hyperparathyroidism induced with anticonvulsant medication. J Can Assoc Radiol *28*:73–76
Caner JEZ, Decker L (1964) Recurrent acute arthritis in chronic renal failure treated with periodic hemodialysis. Am J Med *36*:571
Caniggia A, Gennari D (1972) Sites and modes of action of an estrogen-gestagen combination on calcium and phosphate metabolism in postmenopausal osteoporosis. Clin Orthop *85*:184
Caroll RNP, Aung T, Williams ED, Shackman R (1969) Osteodystrophy and renal substitution. Proc Eur Dial Transplant Assoc *VI*:276–281
Carroll RNP, Williams ED, Aung T, Yeboah E, Shackman R (1973) The effects of renal transplantation on renal osteodystrophy. Proc Xth Congr of the European Dialysis and Transplant Association. Pitman Publ Corp, New York, pp 446–454
Carstens M (1949) Die Selladiagnostik. Fortschr Roentgenstr *71*:257–272
Carstensen E (1952) Ein kasuistischer Beitrag zum angeborenen umschriebenen Riesenwuchs. Aerztl Wochenschr *7*:205–207
Casati A (1926) Die senilen Schädelveränderungen im Röntgenbild. Fortschr Roentgenstr *34*:335–342
Castleman B, Mallory TB (1935) Pathology of the parathyroid gland in hyperparathyroidism: Study of 25 cases. Am J Pathol *11*:1–72
Castleman B, Mallory TB (1937) Parathyroid hyperplasia in chronic renal insufficiency. Am J Pathol *13*:553–574
Casuccio C (1962) Concerning osteoporosis. J Bone Joint Surg *443*:453
Catto GRD, McIntosh JAR, MacDonald AF, MacDonald M (1973) Hemodialysis therapy and changes in skeletal calcium. Lancet *I*:1150–1153
Catto GR, McIntosh JA, MacLeod M (1973) Partial body Neutron activation analysis in vivo: A new approach to the investigation of metabolic bone disease. Phys Med Biol *18*:508–517
Cellina M, Bronzini A (1942) L'osteopatia ipertiroidea. Arch Pat Clin Med *23*:56–78
Chandler GN, Wright V (1958) Deleterious effect of intraarticular hydrocortisone. Lancet *II*:661
Chandler GN, Jones DT, Wright V, Hartfall SJ (1959) Charcot's arthropathy following intra-articular hydrocortisone. Br Med J *1*:952–953
Charkes ND (1971) Diagnosis of skeletal system disease. In: Blahd WH (ed) Nuclear medicine. McGraw-Hill, New York
Chatterjee SN, Friedler RM, Berne TV, Oldham SB, Singer FR, Massry SG (1976) Persistent hypercalcaemia after successful renal transplantation. Nephron *17*:1
Chauveau J (1926) L'ostéite fibro-géodique. Maladie osseuse de Recklinghausen. Ann Pathol Anat Norm Méd Chir *3*:243–270
Chaykin LS, Frame B, Sigler JW (1969) Spondylitis: A clue to hypoparathyroidism. Ann Int Med *70*:995–1000
Chen TC, Castillo L, Korycka-Dahl M, De Luca HF (1974) Role of vitamin D metabolites in phosphate transport of rat intestine. J Nutr *104*:1056–1060
Chester AC, Diamond LH, Smith RE, Bachtell RS, Colbert C (1978) Radiographic photodensitometry and maintenance hemodialysis. In: IV. Int Conf on Bone Meas, Toronto 1978
Chester W, Chester EM (1940) The vertebral column in acromegaly. Am J Roentgenol *44*:552–557
Chiari H (1950) Über multiple Exostosenbildung an der Wirbelsäule bei Akromegalie. Wien Klin Wochenschr *62*:473–476
Chigot PL, Ficat C (1973) La main hyperparathyroidienne. Etude radiologique. Rev Chir Orthop *59*:309–319
Ching Tseng Teng, Nathan M (1960) Primary hyperparathyroidism. Am J Roentgenol *83*:716
Chodack P, Derman H, Kantrowitz AR (1962) Prima-

ry hyperparathyroidism and coexistent parathyroid hyperplasia secundary to independent renal lesion. NY Sc J Med *62*:3615–3627

Christensen WR, Liebmann C, Sosman MC (1951) Skeletal and periarticular manifestations of hypervitaminosis D. Am J Roentgenol Rad Therapy *65*:27–41

Christensson T (1976) Familial hyperparathyroidism. Ann Intern Med *85*:614–5

Christensson T, Hellström K, Wengle B (1977) Blood pressure in subjects with hypercalcaemia and primary hyperparathyroidism detected in a health screening programme. Eur J Clin Invest *7*:109–13

Christiansen C, Baastrup P, Transbol I (1978) Decreased bone mass in lithium-treated manic depressive patients – HPT. In: IV. Int Conf on Bone Meas, Toronto

Claireaux AE (1953) Renal osteodystrophy. J Pathol Bact *65*:291–306

Clark O, Taylor S (1972a) Persitent and recurrent hyperparathyroidism. Br J Surg *59*:555–558

Clark OH, Taylor S (1972b) Osteoclastoma of the jaw and multiple parathyroid tumors. Surg Gynecol Obstet *135*:188–192

Clay RD, Darmady M, Hawkins M (1953) The nature of the renal lesion in the Fanconi-syndrome. J Pathol Bact *65*:551

Clergeau-Gueritault S (1973) Vergleichende rasterelektronenmikroskopische Untersuchungen über die Lamina dura interna. Dtsch Zahnaerztl Z *28*:333–336

Clerkin EP, Haas HG, Mintz DH, Meloni CR, Canary JJ (1964) Osteomalacia in Thyreotoxicosis. Metabolism *13*:161

Coburn JW, Koppel MH, Brickman AS, Massry SG (1972) Study of intestinal absorption of calcium in patients with renal failure. Kidney Int *3*:264

Cocchi U (1964) Krankheiten des Skelettsystems. In: Becker PE (Hrsg) Humangenetik, Bd II. Thieme, Stuttgart

Cochran M, Nordin BEC (1969) Role of acidosis in renal osteomalacia. Br Med J *2*:276–279

Cochran M, Bulusu L, Horsman A, Stasiak L, Nordin BEC (1973) Hypocalcaemia and bone disease in renal failure. Nephron *10*:113–140

Codaccioni JL, Jaquet Ph (1971) Hyperthyroidie paranéoplasique avec T.S.H. plasmatique élevée. Ann Endocrinol (Paris) *32*:553–556

Cohen MEL, Diamond I (1953) Leontiasis ossea, slipped epiphyses, and granulosa cell tumor of testis with renal disease. Report of a Case with Autopsy Findings. Arch Pathol *56*:488–500

Cohen MEL, Cohen GF, Ahad V, Kaye M (1970) Renal osteodystrophy in patients on chronic hemodialysis. A roentgenological study. Clin Radiol *21*:124–134

Cohn SH, Ellis KJ, Caselnova AC, Asad SN, Letteri JM (1975) Correlation of radial mineral content with total body calcium in chronic renal failure. J Lab Clin Med *86*:910–919

Cohn SH, Ellis KJ, Goldsmith NF (1976) Validity of the absorptiometric measurement of bone mineral content of the radius. 3rd Internat Conf Bone Mineral Measurement, New Orleans 1976. Am J Roentgenol *126*:1286–1287

Cohn SH,Shukla KK,Fairchild RG (1972) Design and calibration of a "broadbeam" 238 Pu, Be source for total body neutron activation analysis. Int J Nucl Med Biol *13*:487–492

Cohn SH, Ellis KJ, Zanzi I, Letteri JM, Aloia J (1973) Correlation of radial bone mineral content with total body calcium. In: Internat. Conf. on Bone Mineral Measurement, Chicago/Ill. US Dept Health, Education, Welfare

Cohn SH, Ellis KJ, Wallach S, Zanzi I, Atkins HL, Aloia JF (1974)a) Absolute and relative deficit in total skeletal calcium and radial bone mineral in osteoporosis. Int Nucl Med Biol *15*:428–435

Cohn SH, Shukla KK, Ellis KJ (1974b) A multivariate predictor for total body calcium in man based on activation analysis. Int J Nucl Med Biol *1*:131–134

Colbert CH (1972) The osseous system. An overview. Invest Radiol *7*:223–239

Collip JP (1925) The extraction of a parathyroid hormone which will prevent or control parathyroid tetany and which regulates the level of blood calcium. J Biol Chem *63*:395

Compere EL (1930) Bone changes in hyperparathyroidism. Surg *50*:783–794

Comroe BI, Chamberlin GW, Sunderman FW (1939) Interstitial calcinosis; report of case and review of literature. Am J Roentgenol Rad Therapy *41*:749–757

Conte N, Scandellari C, Macri C, Ferlin G (1967) La cinètica del Ca^{45} nell'ipoparatiroidismo familiare. Acta Isot (Padova) *7*:315–323

Conticas SK, Ikkos DG, Stergiou LH (1969) Evaluation of the diagnostic value of heelpad thickness in acromegaly. Radiology *92*:304–307

Cook PB, Nassim JR, Collins J (1959) The effects of thyrotoxicosis upon the metabolism of calcium, phosphorus and nitrogen. Q J Med *28*:505

Cooper CW, Hirsch PF, Toverud SU, Munson PL (1967) An improved method for the biological assay of thyrocalcitonin. Endocrinology 81, *3*:610–616

Cope O (1960) Hyperparathyroidism: Diagnosis and management. Am J Surg *99*:394–403

Cope O (1966) The story of hyperparathyroidism at the Massachusetts General Hospital. N Engl J Med *274*:1174–1182

Cope O, Culver P, Mixter CG, Nardi SL (1957) Pancreatitis. A diagnostic clue to hyperparathyreoidism. Ann Surg *145*:857

Copeland M (1950) Bone disease with osteoporotic or malacic changes. South Surg *16*:677

Cosgriff SW (1951) Thromboembolic complications associated with ACTH and cortisone therapy. JAMA *147*:924–926

Cosgriff SW, Diefenbach AF, Vogt W Jr (1950) Hypercoagulability of blood associated with ACTH and cortisone therapy. Am J Med *9*:752–756

Counts SJ, Baylink DJ, Shen FH, Sherrard DJ, Hickman RO (1975) Vitamin D intoxication in an anephric child. Ann Intern Med *82*:196

Courey WR, Pfister RC (1972) The radiographic findings in renal tubular acidosis. Analysis of 21 cases. Radiology *105*:497–503

Courvoisier B, Garcia Pascual B, Gasser AD (1977) Diagnostik und Therapie der diffusen Knochenatrophien. Orthopäde *6*:4–8

Crawford T, Dent CE, Lucas P, Martin NH, Nassim JR (1954) Osteosclerosis associated with chronic renal failure. Lancet II:981–988

Creutzig H, Kluge R, Gisbertz A (1972) Zur Diagnostik von Skelettveränderungen bei Dauerdialysierten und Nierentransplantierten durch die Knochenszintigraphie. 10. Jahrestagg Ges f Nuklearmed Freiburg 1972

Creutzig H, Vick H, Freyschmidt J, Vykoupil K, Bahlmann J (1974) Renale Osteopathie bei terminaler Niereninsuffizienz und Dialysebehandlung. II. Szintigraphische Untersuchungen. 7. Symp d 4. Med Klinik Nürnberg über Knochenveränderungen bei Niereninsuffizien. Nov 1974

Creyx M, Levy J, Daurios J (1948) Deux cas d'osteose thyroidienne. Sem Hop Paris *24*:2819–2823

Cronqvist St (1961) Renal osteonephropathy. Acta Radiol (Stockh) 55:17–31

Cruess RL (1977) Cortisonic induced avascular necrosis of the femoral head. J Bone Joint Surg *59*:300–317

Cruess RL Blennerhassett J, MacDonald FR, MacLean LD, Dossetor J (1968) Aseptic necrosis following renal transplantation. J Bone Joint Surg [Am] *50*:1577

Cunliffe WJ,Black MM, Hall R, Johnston IDA, Hudgson,Shuster S, Gudmundsson TV, Joplin GF, Williams ED, Woodhouse NJY, Galante L, MacIntyre I (1968) A calcitonin-secreting thyroid carcinoma. Lancet *II*:63

Curschmann H (1905/06) Über regressive Knochenveränderungen bei Akromegalie. Fortschr Roentgenstr *9*:83–92

Curschmann H (1927) Endokrine Krankheiten. Steinkopf, Dresden

Curschmann H (1928) Die Hypothyreose der Erwachsenen, in Hirsch's Handbuch der inneren Sekretion, Bd 3. Leipzig, S. 71

Curtis JR, Wing AJ, Estwood JB, Smith EKM, Wardener HE de, (1968) The control of metabolic bone diseases by maintenance hemodialysis. Proc Eur Dial Transplant Assoc *V*:300–304

Curtis LE, Feller AE, (1942) Hyperthyroidism with calcinosis and secondary to renal disease. Ann Int Med *17*:1005

Curtis PH Jun, Clark WS, Herndon ChH (1954) Vertebral fractures resulting from prolonged cortisone and corticotropin therapy. JAMA *156*:467–469

Cushing EH (1937) "Club fingers" and hypertrophic pulmonary osteoarthropathy. Int Clin *2*:200–205

Cushing H (1912) The pituitary body and its disorders. Lippincott Co, Philadelphia

Cushing H (1932) Basophil adenomas of pituitary body and their clinical manifestations. Bull Johns Hopkins Hosp *50*:137

Cusmano JV, Baker DH, Finby N (1956) Pseudohypoparathyroidism. Radiology *67*:845–853

Czitober H, Keminger K, Lechner G, Pokieser H, Umek H, Zaunbauer W (1971) Skeletveränderungen vor und nach Operation bei primärem Hyperparathyreoidismus. Fortschr Roentgenstr *115*:85–92

Daele F van, Steen C van (1954) Un cas de dysplasie fibreuse polyostosique de Jaffé-Lichtenstein associée à une puberté precoce (syndrome d'Albright). Acta Paediat Belg *8*:89–97

Dahlem R, Stöcker H (1976) Knochenszintigraphie in der Diagnostik und Behandlung von Erkrankungen des Skelettsystems. Therapiewoche *26*:178–184

Dahlin DC (1978) Bone Tumors. Thomas, Springfield (Ill)

Dahlmann J (1955) Zur Kenntnis der Albright Disease. Fortschr Roentgenstr *82*:723–740

Dahs W (1929) Klinische Konstitutionspathologie in der Orthopaedie an Hand von 2 Fällen kretinogener Wachstumsstörung. Z Orthop Chir *52*:452–464

Dalén H, Hjern B (1974) Bone mineral content in patients with primary hyperparathyroidism without radiological evidence of skeletal changes. Acta Endocrinol (KbH) *75*:297–304

Dalén N, Lamke B (1974) Grading of osteoporosis by skeletal roentgenology and bone scanning. Acta Radiol (Stockh) *15*:177–186

Dalén N, Lamke B, Wallgren A (1974) Bone mineral losses in oophorectomized women. J Bone Joint Surg [Am] *56*:1235–1238

Dalén N, Hallberg D, Lamke B (1975) Bone mass in obese subjects. Acta Med Scand *197*:353–355

Dambacher MA (1968) Klinik und Stoffwechseldiagnostik der Osteoporose. Dtsch Med Wochenschr *93*:698–700

Dambacher M, Vittali HP, Bottermann P Schwarz K (1965) Die Differentialdiagnose hypercalciämischer Osteopathien. Verh Dtsch Ges Inn Med *71*:890

Dambacher MA, Vittali HP Scriba PC, Schwarz K (1967) Histologisch-morphometrische, blutchemische und röntgenologische Untersuchungen bei Hyperthyreosen. In: 12. Symp Dtsch Ges Endokrinologie. Springer, Berlin Heidelberg New York

Dambacher MA, Olah AJ Else B, Guncaga J, Haas HG (1970) Der primäre Hyperparathyreodismus. Mkurse ärztl Fortbild *11*:446–453

Dambacher MA, Steiger U, Haas HG (1971) Osteoporose. Neue Aspekte der Pathophysiologie und der Therapie. Med Klin *66*:33

Dambacher MA, Girard J, Haas HG(1972a) Die Vitamin-D-„Hormone". Neue Erkenntnisse über Stoffwechsel und Therapie. Internist *13*:125

Dambacher MA, Scriba PC, Haas HG (1972b) Epithelkörperchen und metabolische Osteopathien. Teil IB der Endokrinologie der Praxis. Schwarz K, Scriba PC (Hrsg). Lehmann, München

Dambacher MA, Guncaga J, Haas HG (1972c) Die Hypercalciämie. Schweiz Med Wochenschr *102*:1126–1131

Dambacher MA, Rösli A, Haas HG (1973) Der primäre Hyperparathyreoidismus und die renale Osteodystrophie – klinische Probleme. Deutscher Röntgenkongreß Stuttgart 1972. Thieme, Stuttgart

Dambacher MA, Haas HG, Lauffenburger Th, Olah AJ (1977) Die medikamentöse Therapie der Osteoporose. Therap Umsch Rev Therapeut *34*:655

Dambacher MA, Fischer JA (1979) Zur Differentialdiagnose der Osteoporose. Z Orthop *117*:239–246

Danforth W, Humphrey HA (1958) Hypertrophic osteoarthropathy and pretibial myxedema associated with graves disease. J Clin Endocrinol Metab *18*:1302–1307

Danowski TS, Lasser EG Wechsler RL (1960) Calcification of the basal ganglia in postthyroidectomy hypoparathyroidism. Metabolism *9*:1064–1065

Daughaday WH (1968) Adenohypophysis. Textbook of endocrinology. Saunders, Philadelphia London Toronto

Daughaday WH (1971) Regulation of skeletal growth by sulphation factor. Adv Intern Med *17*:237–263

Daughaday WH, Kipnis DM (1966) The growth – promoting and anti-insulin actions of somatotropin. Recent Prog Horm Res *22*:49

Dauphine RT, Riggs BL, Scholz DA (1975) Back pain and vertebral crush fractures: an unemphasized mode of presentation for primary hyperparathyroidism. Ann Intern Med *83*:365-7

Daves ML, Gould DM (1957) Roentgen findings in patients with high serum calcium. Radiology *68*:48

David M, Madjar JJ, Floret D (1977) Osteodystrophie d'Albright type II et hypothyroidie par deficit en TSH. A propos d'une observation chez l'enfant. Arch Fr Pediatr *34*:108–129

Davidoff LM (1926) Studies in Acromegaly. III. The Anamnesis and symptomatology in one hundred Cases. Endocrinology *10*:1133

Davidson JK (1976) Aseptic necrosis of bone. Excerpta Medica, Amsterdam Oxford

Davies DR, Dent CE, Willcox A (1956) Hyperparathyroidism and steatorrhoe. Br Med J *II*:1133–1137

Davies DR, Friedman M (1966) Complications after parathyreoidectomy. J Bone Joint Surg [Br] *48*:117

Davies DR, Dent CE Watson L (1968) Tertiary hyperparathyroidism. Brit Med J *3*:395

Davis J (1953) The osseous radiographic findings of chronic renal insufficiency. Radiology *60*:406

Davis Me, Strandjord NM, Lanzl IH (1966) Estrogens and the aging process: the detection, prevention and retardation of osteoporosis. JAMA *196*:219–224

Deák P, Fried L (1960) Über die einzelnen Formen der endostalen Hyperostose. Radiol Diagn (Berl) *1*:73–79

Debman JW, Bates ML, Koplman RC, Teitelbaum SL (1977) Radiological/Pathological correlations in uremic bone disease. Radiology *125*:653

Dechaume, M, Albeaux-Fernet M, Gelinet M, Payen J (1954) A propos d'une observation de syndrome d'Albright. Presse Méd (Paris) 1787–1789

Décourt J, Bartheme J, Michard JP (1960) Rémission spontanée soudaine d'une hyperparathyroidie sévère et ancienne. Bull Soc Med Hôp Paris *76*:1109

Décourt J, Masmontell F, Guillaumin ChO (1942) Sur un cas d'ostéose fibro-kystique du typ Recklinghausen avec hypocalcémie, origine carentielle probable. Bull Soc Med Hôp Paris *58*:201–203

Deding A, Tougaard L, Jensen MK, Rodbro P (1977) Bone changes during prednisone treatment. Acta Med Scand *202*:253–255

Degen CE (1962) Die Behandlung mit Corticoiden und Butazolidin als Ursache der Osteoporose. Med Welt *13*:2285

Graaf P de, Schicht M, Pauwels EKJ, Velde J te, Graaf J de (1978) Bone scintigraphy in renal osteodystrophy. J Nucl Med *19*:1289–1296

Langen CD de, Zainal (1932) Osseous changes in acromegaly. Genesk Tijdsch v Nederl-Indie *72*:807–809

Delling G (1972) Quantitative Auswertung von Skelettveränderungen bei chronischer Hämodialyse. Verh Dtsch Ges Pathol *56*:436–438

Delling G (1974) Endokrine Osteopathien. Verh Dtsch Ges Pathol *58*:176–192

Delling G (1975) Endokrine Osteopathien. Morphologie, Histomorphometrie und Differentialdiagnose. Fischer, Stuttgart

Delling G (1977) Bone cells as well as bone remodeling surfaces in renal bone disorders and their changes after therapy. – A quantitative analysis. In: Norman AW (eds) Vitamin D. Biochemical, chemical and clinical aspects related to calcium metabolism. de Gruyter, Schäfer K, Coburn JW, De Luca HF, Fraser D, Grigoleits HG, Herrath D, Berlin New York

Delling G, Schäfer A, Schleicher HJ, Ziegler R (1970) The effect of calcitonin on diffuse atrophy of bone in the rat. Calcif Tissue Res *6*:143–150

Delling G, Koch I (1971) Calcitoninaktivität im Tumor und Serum beim medullären Schilddrüsencarcinom. 17. Symp Dtsch Ges Endokrin. Hamburg 1971. Acta Endocrinol (Kbh) *152*:88

Delling G, Schulz A, Stahnke N, Nowakowski H (1972) Histomorphometric investigation of cancellous bone in acromegaly. Acta Endocrinol (Kbh) *173*:101

Delling G, Donath K (1973) Morphometrische, elektronenmikroskopische und physikalisch-chemische Untersuchungen über die experimentelle Osteoporose bei chronischer Acidose. Virchows Arch [Pathol Anat] *358*:321–330

Delling G, Schulz A (1973) Bone changes in Hypercalcitonism (medullary carcinoma of the thyroid). 10th Europ Symp Calc Tiss, Hamburg 1973

Delling G, Drenkhahn D, Niedermeyer W, Ravens G, Vollnberg W (1973) Bone remodelling in chronic hemodialysis. 9th Europ Symp Calc Tiss, Baden 1972. Czitober, H, Eschberger J (Hrsg) Facta-Publikation, Wien, S 101–104.

Delling G, Ziegler R, Schulz A (1976) Bone cells and structure of cancellous bone in primary hyperparathyroidism. – A histomorphometric and electromicroscopic study. Calcif Tissue Res Suppl *21*:278–283

Delling G, Schulz A (1978) Histomorphometrische und ultrastrukturelle Skelettveränderungen beim prim. Hyperparathyreoidismus. Therapiewoche *28*:3646–3654

Delling G, Lühmann H (1979) Morphologie und Histomorphometrie der renalen Osteopathie. In: Renale Osteopathie, Henning Symposium. Thieme, Stuttgart, S 22

Demartini F, Grokoest AW, Ragan Ch (1952) Pathological fractures in patients with rheumatoid arthritis treated with cortison. JAMA *149*:750–752

Denney JD, Sherrard DJ, Nelp WB, Chesnut ChH, Baylink DJ (1973) Total body calcium and longterm calcium balance in chronic renal disease. J Lab Clin Med *82*:226–240

Dent CE (1952) Rickets and osteomalacia from renal tubular defects. J Bone Joint Surg [Br] *34*:266

Dent CE (1955) Idiopathic osteoporosis. Proc R Soc Med *48*:574

Dent CE (1957) Pain in some metabolic bone diseases not due to steatorrhoe or renal failure. Proc R Soc Med *50*:377

Dent CE, Hodson CJ (1954) General softening of bone due to metabole causes. Radiological changes associated with certain metabolic bone diseases. Br J Radiol *27*:605–618

Dent CE, Friedman M (1965) Idiopathic juvenile osteoporosis. Q J Med (NS) *34*:177

Dent CE, Watson L (1966) Hyperparathyroidism and sarcoidosis. Br Med J *1*:646–649

Dent CE, Harper CM, Philpot GR (1961) The treatment of renal-glomerular osteodystrophy. Q J Med *30*:1–31

Dent E, Stamp TC (1971) Hypophosphataemic osteomalacia presenting in adults. Q J Med *40*:180

Dent E, Stamp TC (1978) In: Aviolo LV, Krane StM (eds) Metabolic bone disease, vol 1. Academic Press, New York, pp 237–305

Deplante JP, Lejeune E (1975) Signes osseux radiologiques de l'hyperparathyroidie primitive. Ann Radiol (Paris) *18*:689

Dequeker J (1971) Periosteal and endosteal surface remodelling in pathologic conditions. Invest Radiol *6*:260–265

Dequeker J (1972) Bone loss in normal and pathological conditions. Leuven Univ Press, Leuven

Dequeker J, Franssen R, Borremans A (1971) Relationship between peripheral and axial osteoporosis and osteoarthrosis. Clin Radiol *22*:74–77

Dequeker J, Roh YS, Gautama K (1973/1976) Evaluation of the femoral trabecular pattern grading system, its value in spinal osteoporosis and femoral neck fracture. In: Proceedings 1st Workshop on Bone Morphometry. Univ of Ottawa Press, Ottawa/Canada

Dequeker J, Muylder E de, Ferin J (1977) The effect of long term lynestrenol treatment on bone mass in cycling women. Contraception *15*:717–723

Dequeker J, Geussens P, Proft G de, Nijs J (1978) Bone-mass and soft-Tissue Measurements in Acromegaly. In: IV. Int Conf on Bone Meas, Toronto 1978

Diamantis KI (1964) Über generalisierte Verkalkungen der Gelenkknorpel. Radiologe *4*:13–17

Diamond LH, Smith R, Pierce L (1976) Bone mineral analysis in renal osteodystrophy. Am J Roentgenol *126*:1291

Diamond MT (1959) The syndrome of exophthalmos, hypertrophic osteoarthropathy and localized myxedema: A review of the literature and report of a case. Ann Intern Med *50*:206–213

Diaz-Buxo JA (1975) Effects of parathyroid hormone on renal function. Mayo Clin Proc *50*:537–540

Dick R, Jones DN (1973) Temporo-manidbular joint changes in patients undergoing chronic haemodialysis. Clin Radiol (Edinb) *24*:72–76

Diethelm L, Gerok W, Kümmerle F, Pabst K, Hennekeuser HH (1969) Primärer Hyperparathyreoidismus infolge multipler, ektopisch und dystopisch gelegener Epithelkörperchenadenome. Dtsch Med Wochenschr *94*:2593–2597

Dihlmann W (1965) Glukocorticoidnebenwirkungen am Stütz- und Gleitgewebe. Fortschr Roentgenstr *103*:308–314

Dihlmann W (1973) Röntgen – wer? wie ? wann? Bd 3. Gelenke – Wirbelverbindungen. Thieme, Stuttgart

Dihlmann W (1978) Die ankylosierende Spondylitis (Morbus Bechterew). In: Frommhold W, Gerhardt P (Hrsg) Entzündliche und degenerative Erkrankungen der Gelenke und der Wirbelsäule. Klinisch-radiologisches Seminar, Bd 3. Thieme, Stuttgart

Dihlmann W (1967/1978) Röntgendiagnostik der Iliosakralgelenke und ihrer nahen Umgebung. Thieme, Stuttgart

Dihlmann W (1979) Entzündliche Gelenkerkrankungen. In: Schinz HR, Baensch WE, Frommhold W, Glauner R, Uehlinger E, Wellauer J (Hrsg) Lehrbuch der Röntgendiagnostik, Bd II, Teil 1, Skelett. Thieme, Stuttgart

Dihlmann W (1981) Hyperparathyreoidismus und Discus intervertebralis. Fortschr Roentgenstr *135*:353

Dihlmann W, Müller G (1969) Iliosacralveränderungen als Frühsymptom des Hyperparathyreoidismus; Beitrag zur Differentialdiagnose der Spondylitis ankylopoetica. Fortschr Roentgenstr *111*:558–565

Dihlmann W, Cen M, Sturm W (1972) Über die Diaphysenmanschette an den Grundphalangen der Zehe. Fortschr Roentgenstr *117*:350

Dihlmann W, Müller G (1972) Pseudo-Bechterew-Befunde beim Hyperparathyreoidismus bzw. bei der renalen Osteopathie. Z Rheumaforsch *31*:401–408

Dihlmann W, Müller G (1973) Sacroiliacalbefunde beim Hyperparathyreoidismus (Röntgenologie, Histomorphologie). Radiologe *13*:160

Dodds WJ, Steinbach HL (1968) Primary hyperparathyroidism and articular cartilage calcification. Am J Roentgenol *104*:884–892

Dollerup E (1964) Chemical analysis and microradiographic investigations on bone biopsies from cases of osteoporosis and osteomalacia as compared with normal. I. Calcium, phosphorus, and nitrogen content of normal and osteoporotic human bone. In: Blackwood HJJ (ed) Bone and tooth. Pergamon Press, Oxford

Donath A, Indermühle P, Baud R (1974) Mineralométrie osseuse, mesurée par l'absorption des photons d'une source d'125 J. Rapport de la méthode évalué sur la base de plus de 4000 déterminations. Radiol Clin Biol *43*:393–400

Donohoe JF, Freany R, Muldowney FP (1969) Osteomalacia in ureterosigmoidostomy. Ir J Med Sci *II*:523–531

Dor JH, Jouve-Fournier P (1960) Aspects radiologiques trompeurs de la maladie osseuse de Recklinghausen. J Radiol Electrol Med Nucl *41*:690–694

Dow EC, Stanbury JB (1960) Strontium and calcium metabolism in metabolic bone diseases. J Clin Invest *39*:885

Doyle FH (1961) Radiological assessment of bone density. III. Ulnar bone mineral concentration in metabolic bone diseases. Br J Radiol *34*:698

Doyle FH (1966a) Quantitative bone changes in hyperparathyroidism. J Physiol (Lond) *184*:61–64

Doyle FH (1966b) Some quantitative radiological observations in primary and secondary hyperparathyroidism. Br J Radiol *39*:161–167

Doyle FH (1967a) Radiology of the skeleton in endocrine diseases. Proc R Soc B *60*:1131

Doyle FH (1967b) Nonparathyroid endocrine bone disease. Proc R Soc Med *60*:1131

Doyle FH (1967c) Radiologic assessment of endocrine effects on bone. Radiol Clin North Am *5*:289

Doyle FH (1970) Age-related bone changes in women. In: Progress in methods of bone mineral measurement. US Dept Health, Education, Welfare Washington, DC 1968/1970

Doyle FH (1972) Involutional osteoporosis. Clin Endocrinol Metabol *1*:143–167

Doyle FH (1972a) Radiological patterns of bone disease associated with renal glomerular failure in adults. Br Med Bull *28*:220–224

Doyle FH, Foster GV (1970) Calcitonin and the skeleton. Symposium ossium. Livingstone, Edinburgh London

Doyle FH, Aung T, Carroll RNP, Williams ED, Shackmann R (1972) Bone resorption in chronic renal failure. A comparison of radiological and histological assessment. Br Med Bull *28*:225–226

Doyle FH, Pennock JM (1976) Simple measurements and indices of bone mass. In: Proc 1st Workshop Bone Morphometry 1973. Univ Ottawa Press, Ottawa/Canada

Dreskin EA, Fox TA (1950) Adult renal osteitis fibrosa with metastatic calcifications and hyperplasia of one parathyroid gland. Arch Intern Med *86*:533–557

Dreyfus G, Fischgold H, Zara M Frank LJ (1950) Absence des sinus craniens dans le myxedème. Ann Endocrinol (Paris) *11*:423–426

Drigalsky W, Diethelm L v (1937) Regressive Skeletveränderungen bei hypophysärem Hochwuchs. Klin Wochenschr *16*:628–632

Drukker W, Haagsma-Schouten WAG, Alberts C, Baarda B (1970) Report on regular dialysis treatment. In Europe VI, 1970. Proc Eur Dial Transplant Assoc *VII*:3

Drury MI, Loughlin SO, Sweeny EC, Merriman A, Timoney FJ (1971) Idiopathic hypoparathyroidism – a report of four cases. Isr J Med Sci *140*:513–522

Dubois EL, Cozen L (1960) Avascular bone necrosis associated with systemic lupus erythematosus. JAMA *174*:966

Dulce HJ (1975) Biochemistry of bone diseases. In: Kuhlencordt F, Kruse H-P (eds) Calcium metabolism, bone and metabolic bone diseases. Springer, Berlin Heidelberg New York

Dumler F, Vulpetti AT, Guise ER Jr, Levin NW (1977) ^{18}F-Scintigraphy in the early diagnosis of osteonecrosis of the femoral head in chronic hemodialysis and transplantation. Clin Nephrol *8*:349–353

Duncan H, Landeros O, Epker B, Frost HM (1966) Measurements of bone dynamics in seven patients with salicylate-treated rheumatoid arthritis. Arthritis Rheum *9*:424

Duncan JG (1956) Radiological manifestations of hyperparathyroidism. Proc R Soc Med *49*:283–286

Duncan ThR (1975) Validity of the sesamoid index in the diagnosis of acromegaly. Radiology *115*:617–619

Duperrat B, Pringuet R, Puissant A (1961) Ostéonécrose des têtes fémorales au cours d'un traitement cortisonique pour erythrodermie pré-mycosique. Bull Soc Franç Derm Syph *71*:344

Duursma SA, Visser WJ, Nijo LA (1972) A quantitative histological study of bone in 30 patients with renal insufficiency. Calcif Tissue Res *9*:216–225

Dymling JF (1964) Calcium kinetics in osteopenia and parathyroid disease. Acta Med Scand *175*:408

Dymling J-F (1966) Studien des Knochenmineralstoffwechsels bei der Osteoporose mittels radioaktiv markierter Substanzen. Internist J *7*:578

Eastwood JB, Bordier PhJ, Wardener HE (1973) Some biochemical, histological, radiological, and clinical features of renal osteodystrophy. Kidney Int *4*:128–140

Edeiken J, Hodes PJ, Caplan CH (1966) New bone production and periosteal reaction. Am J Roentgenol *97*:708–718

Edeiken J, Hodes PJ, Libshitz HI, Weller MH (1967) Bone ischaemia. Radiol Clin North Am *5*:515–529

Edeiken J, Hodes PJ (1973) Roentgen diagnosis of diseases of bone, 2nd edn. Williams Wilkins, Baltimore

Edström G (1961) Destruction of the hip joint as in rheumatoid arthritis during long-term steroid therapy. Acta Rheum Scand *7*:151

Eger W (1947) Epithelkörperchen und generalisierte Knochenerkrankungen. Verh Dtsch Ges Pathol 1944. Fischer, Jena, S 246

Eger W (1955) Zur Histologie, Physiologie und Pathologie der Epithelkörperchen. Mater Med Nordmark *7*:3–35

Eger W (1956) Der experimentelle Hyperparathyreoidismus. Verh Dtsch Ges Inn Med *62*:403

Eger W (1962) Allgemeine morphologische Physiologie und Pathologie unter Berücksichtigung calzipenischer Osteopathien. Internist *3*:267–306

Eger W (1965) Pathologische Anatomie der Osteoporose unter Berücksichtigung der Mineralstoffwechselvorgänge im Knochengewebe. Verh Dtsch Ges Inn Med, 71. Kongr. Bergmann, München, S 533

Eilbert R (1973) In vivo calcium determination by proton activation analysis. In: Internat Conf Bone Mineral Measurement, Chicago/III. 1973, US Dept Health, Education, Welfare

Eipe J, Johnson SA, Kiamko RT, Bronsky D (1968) Hypoparathyroidism following 131J therapy for hyperthyroidism. Arch Intern Med *121*:270–272

Eisalo A (1956) Multiple Myelome, Parathyreoidismus simulierend. Ann Med Int Fenn *45*:203–208

Eisenhardt L, Thompson KW (1939) Brief consideration of present status of so-called pituitary basophilism, with a tabulation of verified cases. Yale J Biol Med *11*:507–522

Eisenstadt WS, Cohen EB (1955) Osteoporosis and compression fractures from prolonged cortisone and corticotropine therapy. Ann Allergy *13*:252

Eisler F (1919) Röntgenbefund bei malacischen Knochenerkrankungen. Wien Klin Wochenschr *32*:605–606

Ellegast HH (1958) Die malazischen, pseudomalazischen und porotischen Erkrankungen des Skelettsystems. Wien Klin Wochenschr *70*:136–140

Ellegast HH (1959) Das Röntgenbild tubulär bedingter Osteopathien bei Erwachsenen. Wien Klin Wochenschr *71*:280

Ellegast HH (1961) Zur Röntgensymptomatologie der Osteomalazie. Radiol Austriaca *11*:85–114

Ellegast HH (1962a) Zur Röntgenologie der Wirbelsäulenveränderungen bei endocrinen Störungen. Wien Klin Wochenschr *74*:254–258

Ellegast HH (1962b) Über Sakroiliakalveränderungen bei „ossipenischen" Osteopathien und Dyshormonien. Wien Klin Wochenschr *74*:797–801

Ellegast HH (1963) Osteopathien. Sekundäre, systemisierte Osteopathien bei endokrinen und metabolischen Störungen. Handbuch d Med Radiologie, Bd VII/1. Springer, Berlin Heidelberg New York

Ellegast HH (1965a) Knochen- und Gelenkveränderungen bei Hypercorticismus und iatrogenem Hypercortisonismus. Verh Dtsch Ges Inn Med *71*:873–876

Ellegast HH (1965) Skelettveränderungen bei Morbus Cushing und bei iatrogenem Hypercortisonismus. XI. Internat Congr Radiol 1965b Excerp Med Internat Congr Series

Ellegast HH (1966b) Das Röntgenbild der Cortisonschäden. Wien Klin Wochenschr *78*:747

Ellegast HH (1966b) Die Radiologie der Osteopathien und Arthropathien beim Cushing-Syndrom und nach Glukokortikoidtherapie. Radiol Clin (Basel) *35*:1–13

Ellegast HH (1971) Endokrine Osteopathien. Roentgenblaetter *24*:405–411

Ellegast HH (1973) Allgemeine Röntgenologie der Osteopathien. Radiologe *13*:147–154

Ellegast HH (1974) Röntgendiagnostik degenerativer Wirbelsäulenerkrankungen. In: Frommhold W, Gerhardt P (Hrsg) Klinisch-radiologisches Seminar, Bd 3. Thieme, Stuttgart

Ellegast H, Jesserer H (1958) Der röntgenologische Aspekt der renalen Osteopathie. Fortschr Roentgenstr *89*:450–459

Ellegast HH, Schmoller HJ (1974) Skelettveränderungen beim Cushing-Syndrom. Radiologe *14*:243–251

Elliot A (1955) Advanced vitamin D resistant osteomalacia with Looser-Milkman's syndrome. Acta Med Scand *152*:195

Ellis FR, Holesh S, Ellis JW (1972) Incidence of Osteoporosis in vegetarians and omnivores. Am J Clin Nutr *25*:555

Ellis HA (1973) Azotemic renal osteodystrophy: a quantitative study on iliac bone. J Clin Pathol *26*:83–101

Ellis HA, Peart KM (1973) Azotaemic renal osteodystrophy: A quantitative study on iliac bone. J Clin Pathol *26*:83–101

Ellis K, Hochstim RJ (1960) The skull in hyperparathyroid bone disease. Am J Roentgenol *82*:732–742

Elsasser U (1977) Quantifizierung der Spongiosadichte an Röhrenknochen mittels Computer-Tomographie. Diss ETH Zürich

Elsasser U, Exner GU, Prader, A, Ruegsegger P (1978) Gamma-Ray CT for selective analysis of trabecular and compact bone: Effects of treatment with estrogen, testosterone and growth hormone in children. In: IV. Int Conf on bone Meas, Toronto 1978

Elsasser U, Rüegsegger P, Anliker M (1979) Bone densitometry using computed tomography. Br J Radiol *52*:14–23 (part 1), 24–28 (part 2)

Elson MW (1961) The syndrome of exophthalmos, hypertrophic osteoarthropathy and pretibial myxedema. Am J Roentgenol *85*:114–118

Emmrich J, Reisert PM (1967) Das Röntgenbild der Osteopathien endokriner Genese. Roentgenblaetter *20*:1–13

Enderlin F (1975) Primärer und sekundärer Hyperparathyreoidismus aus chirurgischer Sicht. Therapiewoche *48*:7285

Engel G (1864) Über einen Fall von cystoider Entartung des gesamten Skeletes. Inaug Diss Gießen

Engler N (1969) Zur intraartikulären Kortikoidtherapie. Beitr Orthop Traumatol *16*:454

Engström A (1970) Microradiography of normal bone. In: Diethelm (Hrsg) Handbuch d Med Radiologie, Bd IV/1. Springer, Berlin Heidelberg New York

Erbe W, Stephan G, Böttcher H (1975) Das Muster der Skelettveränderungen bei der Akromegalie. Fortschr Roentgenstr *122*:317

Erdheim J (1903) Zur normalen und pathologischen Histologie der Gll. thyreoidea, parathyreoidea und Hypophysis. Beitr Pathol Anat *33*:158

Erdheim J (1904) Über Schilddrüsenaplasie bei Kretinismus, Geschwülste des Ductus thyreoglossus. Über einige menschliche Kiemenderivate. Beitr Pathol Anat *35*:366

Erdheim J (1906) Tetania parathyreopriva. Mitt Grenzgeb Med Chir *16*:632–744

Erdheim J (1907) Über Epithelkörperchenbefunde bei Osteomalacie. Sitzungsbericht d Akad Wissensch Wien. Math Naturw *116*:311–370

Erdheim J (1916) Nanosomia pituitaria. Beitr Pathol Anat *62*:302

Erdheim J (1931a) Die Lebensvorgänge im normalen Knorpel und seine Wucherung bei Akromegalie. Springer, Berlin

Erdheim J (1931b) Über Wirbelsäulenveränderungen bei Akromegalie. Virchows Arch [Pathol Anat] *281*:197–296

Erdheim J (1935) Die pathologisch-anatomischen Grundlagen der hypophysären Skelettveränderungen. Fortschr Roentgenstr *52*:234–245

Erdheim J (1936) Biologie der Schwangerschaftszellen und ihre Beziehung zum Skelett. Frankfurt Z Pathol *49*:452–478

Eschberger J, Schmidt A, Hartenstein H (1977) Vergleichende Mineraldichteuntersuchungen im menschlichen Skelett. Acta Med Austriaca *4/4*: 138–140

Esselstyn LB, Popowniak KL (1971) Parathyroid surgery in the treatment of renal osteodystrophy and tertiary hyperparathyroidism. Surg Clin North Am *51*:1211–1217

Ettinger B, Genant H, Gordan GS, Cann CHE (1979) Bone determination in oophorectomized women. Int Workshop on Bone and Soft Tissue Densitometry using. Computed Tomography, San Francisco, Cal 1979

Eugenidis N (1970) Renal osteosclerosis associated with periosteal new bone formation (thesis). Basel

Eugenidis N, Olah AJ, Haas HG (1972) Osteosclerosis in hyperparathyroidism. Radiology *105*:265

Evans IMA (1975) Feedback regulation of 25-hydroxycholecalceferol metabolism by vitamin D_3. Clin Sci Mol Med *48*:227–230

Evarts CM, Phalen GS (1971) Osseous avascular necrosis associated with renal transplantation. Clin Orthop *78*:330

Evens RG, Asburn W, Bartter FC (1969a) Strontium 85 scanning of a "brown tumour" in a patient with parathyroid carcinoma. Br J Radiol *42*:224–225

Evens RG, Pak ChYC, Ashburn W, Bartter FC (1969b) Clinical investigation in metabolic bone disease. Quantitative measurements of bone mineral. Invest Radiol *4*:364–369

Evertz W, Pfeiffer EF (1970) Cushing's syndrome following ectopic neoplastic production of corticotropin. Horm Metab Res *2*:213–220

Exner GU, Prader A (1979) Bone densitometry using computed tomography. Part I: Selective determination of trabecular bone density and other bone mineral parameters. Normal values in children and adults. Br J Radiol *52*:14–23

Exner GU, Prader A, Elsasser U, Anliker M (1979) Bone densitometry using computed tomography. Part II: Increased trabecular bone density in children with chronic renal failure. Br J Radiol *52*:24–28

Exton-Smith AN, Millard PH, Payne PR, Wheeler EF (1969) Method for measuring quantity of bone. Lancet *II*:1153–1157

Fairbank HAT (1927) General diseases of the skeleton. Br J Surg *15*:120–142

Fairbank HAT (1935) Generalized diseases of skeleton. Proc R Soc Med Clin Sect I *28*:611

Fairbank T (1951) An atlas of general affections of the skeleton. Livingstone, Edinburgh

Falconer MA, Cope CL, Robb Smith A (1942) Fibrous dysplasia of bone with endocrine disorders and cutaneous pigmentation. Q J Med *11*:121–154

Fanconi A, Fischer JA (1976) Parathyroid hormone in hereditary diseases of mineral metabolism. In: Bickel A, Stern J (eds) Inborn errors of calcium and bone metabolism. MTP, Lancaster Baltimore, pp 52

Fanconi A, Mieth D (1967) Primärer Hyperparathyreoidismus bei einem 12jährigen Knaben. Helv Paediatr Acta *22*:160–169

Fanconi A, Heinrich HG, Prader A (1964) Klinischer und biochemischer Hypoparathyreoidismus mit radiologischem Hyperparathyreoidismus. Helv Paediatr Acta *19*:181–206

Fanconi G (1953) Chronische Hypercalcaemie kombiniert mit Osteosklerose, Hyperazotämie, Minderwuchs und kongenitalen Mißbildungen. Helv Paediatr Acta *7*:314–349

Fanconi G (1956) Nebenschilddrüsen, Knochen und Nieren mit besonderer Berücksichtigung der Nieren. Verh Dtsch Ges Inn Med *62*:423

Fanconi G (1974) Multifaktorielle Betrachtungsweise des kindlichen Kleinwuchses. Verkappte Hypothyreose, normokalzämische Hyperkalziurie, Hypocholesterinämie. Helv Paediatr Acta *29*:505–522

Fanconi G, Girardet P (1952) Familiärer persistierender Phosphatdiabetes mit Vitamin D resistenter Rachitis. Helv Paediatr Acta *7*:14–41

Fanconi G, Prader A (1953) Renaler Zwergwuchs. Schweiz Med Wochenschr *83*:186

Fanconi G, Wallgren A (1967) Lehrbuch der Pädiatrie. Schwabe, Basel

Fassbender CW, Hipp EG, Hühn EA (1968) Die Bedeutung nuklearmedizinischer Methoden in der Diagnostik von Erkrankungen der Knochen und Gelenke. Fortschr Med *86*:693

Feinblatt J, Belanger LF, Rasmussen H (1970) Effect of phosphate infusion on bone metabolism and parathyroid hormone action. Am J Physiol *218*:1624–1631

Feine U, Winkel K zum (1978) Nuklearmedizinische Szintigraphische Diagnostik, 2. Aufl. Thieme, Stuttgart

Feist JH (1970) The biologic basis of radiologic findings in bone disease. Radiol Clin North Am *8*:183–206

Feix C, Teichmann V (1958) Beitrag zur Röntgendiagnostik der Hyperfunktionssyndrome der Nebennieren. Cas Lek Cesk *97*:889–893

Felitti VJ, McAfee LL (1968) Recovery from symptoms in pseudohypoparathyroidism. Johns Hopkins Med J *123*:271–275

Ferlin G, Conte N (1968) Sr^{85} bone scintigraphy in Von Recklinghausen's disease. Acta Isot (Padova) *8*:113–123

Ferrero V, Cucco G (1930) Contributo allo studio del morbo di v. Recklinghausen. Arch Ital Chir *26*:649–690

Ferronie A, Spina F, Scaccianoce M (1954) Malattia di Jaffe-Lichtenstein e malattia di Albright. Acta Neurol (Napoli) *9*:693–718

Fields ML, Greenberg BH, Burkett LL (1967) Roentgenographic measurement of skin and heel-pad thickness in the diagnosis of acromegaly. Am J Med Sci *254*:528–533

Finby N, Archibald M (1963) Skeletal abnormalities associated with gonadal dysgenesis. Am J Roentgenol *89*:1222–1235

Fine RN, Rosoff L, Grushkin CM, Donnell GN (1970) Total parathyroidectomy in the treatment of renal osteodystrophy. J Pediatr *76*:32–40

Fink ChW, Ferguson JL, Smiley JD (1967) Effects of hyperthyroidism and hypohypothyroidism on collagen metabolism. J Lab Clin Med *69*:950

Finlay JM, MacDonald RI (1954) Acromegaly. Can Med Assoc J *71*:345

Finlayson GR, Smith JG Jr, Moore MJ (1964) Effects of chronic acidosis on connective tissue. JAMA *187*:659

Fischer E (1955) Verhaltensformen der Rippenknorpel. Fortschr Roentgenstr *82*:474–481

Fischer E (1979) Fibroostosen – arthrotische Knochenapposition. Persönliche Mitteilung

Fischer E (1970) Rippenveränderungen bei der Akromegalie. Fortschr Roentgenstr *112*:789

Fischer E, Hausser D (1970) Kompaktadicke von Rippen und Schlüsselbein. Einfluß demineralisierender Erkrankungen. Med Klin *65*:1212–1216

Fischer E, Nowakowski N (1956) Gelenkähnliche Spaltbildungen in verkalkten Rippenknorpeln bei adrenogenitalem Syndrom. Fortschr Roentgenstr *84*:57–61

Fischer DE, Bickel WM, Holley KE (1969) Histologic demonstration of fat emboli in aseptic necrosis associated with hypercortisonism. Mayo Clin *44*:252

Fischer DE, Bickel WH (1971) Corticosteroid-induced avascular necrosis. A clinical study of seventy-seven patients. J Bone Joint Surg [Am] *53*:859

Fischer JA (1972) Knochenstoffwechselstörungen. Pathogenese und Diagnose. Z Orthop *110*:280–292

Fischer MS (1978) An unusual bone change in acromegaly. Skeletal Radiol *3*:137

Fisette J, Desmons M (1967) Radiologic manifestations of primary and secondary hyperparathyroidism in the adult. J Belge Radiol *50*:349–356

Flechter EF, James JH, Morgan DB (1963) Bone disease in chronic renal failure. Q J Med *32*:321

Fleisch H (1973) Physiologie und Pathophysiologie des Knochens. Deutscher Röntgenkongreß Stuttgart 1971. Thieme, Stuttgart

Fletcher PD, Scopp IW, Hersh RA (1977) Oral manifestations of secondary hyperparathyroidism related to long term hemodialysis therapy. Oral Surg *43*:218–226

Fletcher RF, Jones JH, Morgan DB (1963) Bone disease in chronic renal failure. Q J Med *32*:321

Flury W (1972) Osteopathien bei chronischer Niereninsuffizienz und unter Langzeitdialyse. Ther Umsch *29*:554

Fogel M, Kallay K, Nyul-Thoth P, Tomory I, Virag S (1964) Beiträge zur klinischen und radiologischen Diagnose des Hyperparathyreoidismus. Radiol Diagn (Berl) *5*:429

Fogelman I, Bessent RG, Boyle JT (1977a) Skeletal uptake of Tc-99 m HEDP in primary hyperparathyreoidism. J Nucl Med *18*:1040

Fogelman I, McKillop JH, Greig WR, Boyle IT (1977b) Pseudofracture of the ribs detected by bone scanning. J Nucl Med *18*:1236–1237

Fogelman I, McKillop JH, Boyle IT, Greig WR (1977) Absent kidney sign associated with symmetrical and uniformly increased uptake of radiopharmaceutical by the skeleton. Eur J Nucl Med *2/4*:257–259

Fogelman I, Bessent RG, Turner JG, Citrin DL, Boyle IT, Greig WR (1978a) The role of bone scanning and quantification of skeletal uptake of radiopharmaceutical in metabolic bone disease. In: Radioaktive Isotope in Klinik und Forschung, Bd 13, S 57. Egermann, Wien

Fogelman I, Bessent RG, Turner JG, Citrin DL, Boyle JT, Greig WR (1978b) The use of whole-body retention of 99m-Tc-diphosphonate in the diagnosis of metabolic bone disease. J Nucl Med *19*:270

Fogelman I, Citrin DL, Mazess R (1978c) The development and validation of measurement of 24-hour bone uptake of ^{99m}Tc HEDP as an index of metabolic bone disease. In: IV. Int Conf on Bone Meas, Toronto

Fogelman I, McKillop JH, Bessent RG, Lain T, Boyle, Turner JG, Greig WR (1978d) The role of bone scanning in osteomalacia. J Nucl Med *19*:245–248

Follis RH Jr (1950) Renal rickets and osteitis fibrosa in children and adolescents. Bull Johns Hopkins Hosp *87*:593–615

Follis RH Jr (1951) Pathology of osseous changes in Cushing's syndrome in infants and in adults. Bull Johns Hopkins Hosp *88*:440–455

Follis RH (1953) Skeletal changes associated with hyperthyroidism. Bull Johns Hopkins Hosp *92*:405

Follis RH (1954) Diseases particularly of bone, associated with derangements of calcium and phosphorus metabolism. Metabolic interrelations. 5. Conf Macy Foundation 1954, p 196

Follis RH, Jackson D (1943) Renal osteomalacia and ostitis fibrosa in adults. Bull Johns Hopkins Hosp *72*:232

Fong PL, Jackson B, Tucker WG, Lawrence JR, Dymock RB (1979) Progressive Osteosclerosis associated with renal failure due to primary oxalosis. A case report. Australas Radiol *23*:259

Fontaine R, Warter P, Muller JN, Stoll G, Gandar P (1954) Osteite fibro-geodique disseminée à prédominance unilaterale avec pigmentations cutanées et puberté precoce Syndrome d'Albright. J Radiol Electrol *35*:893–897

Fordham CC, Williams TFr (1963) Brown tumor and secondary hyperparathyroidism. N Engl J Med *269*:129

Forland M, Strandjord NM, Paloyan E, Cox A (1968) Bone density studies in primary hyperparathyroidism. Arch Intern Med *122*:236–242

Forlini E (1931) Über einige röntgenologische Eigenartigkeiten des Skelettes bei einem akromegalen Riesen. Athena (Roma) *3*:5

Foster GV, Baghdiantz A, Kumar MA, Slack E, Soliman HA, McIntyre J (1964) Thyroid origin of calcitonin. Nature *202*:1303

Foster GV, Joplin GF, McIntyre I, Melvin KEW(1966) Wirkung von Thyrokalzitonin beim Menschen (Effect of thyrocalcitonin in man). Med Klin *61*:13

Fourman P (1963) Kalziumstoffwechsel und Knochenkrankheiten. Thieme, Stuttgart

Fournier A, Bordier P, Weil B, Safar M, Idatte J-M (1971a) Physiopathologie de l'ostéodystrophie rénale. Chez les insuffisants rénaux non dialysés. Presse Méd *45*:2017

Fournier A, Johnson WJ, Taves DR, Beabout JW, Arnaud C, Goldsmith R (1971b) Etiology of hyperparathyroidism and bone disease during chronic hemodialysis. I. Association of bone disease with potentially etiologic factors. II. Factors affecting serum immunoreactive parathyroid hormone. J Clin Invest *50*:592–599

Fournier A, Arnaud CD, Johnson WJ, Taylor WF, Goldsmith RS (1971) Etiology of hyperparathyroidism and bone disease during chronic hemodialysis. J Clin Invest *50*:599–605

Fournier A, Tun Chot S, Bedrossian J, Sionest JG, Idatte M, Bordier PH (1972) Effect of phosphate binding agents on bone remodelling in patients on regular haemodialysis. Europ Dialysis Transplant Assoc 9th Conference, pp 126–141

Fournier A, Isemein L, Tabau R (1961) Images osseuses de l'hypercorticisme thérapeutique. J Radiol Electrol *42*:198–200

Frame B, Nixon RK (1970) Bone marrow factors in osteoporosis. In: Barzel US (ed) Osteoporosis. Grune and Stratton, New York, pp 238–250

Frame B, Foroozanfar F, Patton RB (1970) Normocalcemic primary hyperparathyroidism with osteitis fibrosa. Ann Intern Med *73*:253–257

Frame B, Hanson CA, Frost HM, Block M, Arnstein AH (1972) Renal resistance to parathyroid hormone with osteitis fibrosa "Pseudohypohyperparathyroidism". Am J Med *52*:311–321

Frame B, Parfitt AM, Duncan H (eds) (1973) Clinical aspects of metabolic bone disease. Excerpta Medica, Amsterdam

Frank M, Nathan P, Lazebnik J, Vries A de (1968) Clinical experience with hyperparathyroidism in sixty patients, fifty-one of them having urolithiasis. Urol Int *23*:315–325

Frantz AG, Rabkin MT (1964) Human growth hormone. Clinical measurement response to hypoglycemia and suppression by corticosteroids. N Engl J Med *271*:1375

Frantz AG, Rabkin MT (1965) Effects of estrogen and sex difference on secretion of human growth hormone. J Clin Endocrinol Metab *25*:1470

Fraser DR, Kondicek E (1970) Unique biosynthesis by kidney of a biologically active vitamin D-metabolite. Nature *228*:764

Fraser R (1962) The problem of osteoporosis. Critical review. J Bone Joint Surg *443*:485

Fraser R, King BJ (1964) Disease of bone and the parathyroid gland. In: Thompson RHS, King EJ (eds), Biochemical disorders in human disease. Churchill, London

Fraser R, Harrison M, Ibbertson K (1960) The rate of calcium turnover in bone. Q J Med *29*:85

Fraser R, Harrison M, Jones E (1960) Tracer studies of bone metabolism in man using stable strontium and Ca^{47}. In: Fellinger K, Höfer R (Hrsg) Radioaktive Isotope in Klinik und Forschung. Bd 4. Urban & Schwarzenberg, München Berlin

Fraser SA, Smith DA, Wilson GM (1970) Effet des troubles thyroidiens sur le métabolisme et la densité osseuse. Actualités Endocrinologiques 11° serie.

Expansion Scientifique Francaise, Paris, pp 219–227

Fraser SA, Anderson JB, Smith DA, Wilson GM (1971) Osteoporosis and fractures following thyreotoxicosis. Lancet *1*:981–983

Fredensborg N, Hilsson BE (1977) Cortical index of the femoral neck. Acta Radiol Ser Diagn *18*:492

Freedman GS, Schiff M, Zager Ph, Jones D, Hausman M (1975) The temporal and pathological significance of perfusion failure following renal transplantation. Radiology *114*:649–654

Freeman AG (1958) Gross digital clubbing and exophtalmic ophthalmoplegia in thyroid disorders. Lancet *1*:57–60

Freer S, Wills MR (1970) Panhypopituitarism, chronic renal failure and osteomalacia. Br J Clin Pract *24/8*:343–345

Freiberger RH, Swanson GE (1965) Aseptic necrosis of the femoral heads after high-dosage corticosteroid therapy. NY State J Med *65*:800

Freitag J, Martin KJ, Hruska KA, Anderson Ch, Conrades M, Ladenson J, Klahr S, Slatopolsky E (1978) Impaired parathyroid metabolism in patients with chronic renal failure. N Engl J Med *298*:29–32

Frey FJ, Jonutis AJ, Bergstein Z, Hodler J, Flury W (1976) Radiologische, biochemische und klinische Aspekte der urämischen Osteopathie von Langzeitdialysepatienten. Schweiz Med Wochenschr *106*:1438

Frey KW, Sonntag A, Scheybani M Sch, Krauss O, Fuchs P (1967) Knochen-Szintigraphie mit Strontium 85. Vergleichende Untersuchungen zwischen Röntgendiagnostik und Szintigraphie. Fortschr Roentgenstr *106*:206–215

Freyer B (1959) Über Wachstumstörung des Skeletsystems durch strahleninduziertes infantiles Myxödem. Fortschr Roentgenstr *91*:305–311

Freyschmidt J (1979) Röntgenzeichen der renalen Osteopathie In: Hesch R, Hermann R-D (Hrsg) Renale Osteopathie. Thieme, Stuttgart

Freyschmidt J (1980) Knochenerkrankungen im Erwachsenenalter. Springer, Berlin Heidelberg New York

Freyschmidt J (1980) Röntgendiagnostik der Osteopathien. Roentgenblaetter *33*:163–176

Freyschmidt J, Hehrmann R (1978) Primärer Hyperparathyreoidismus als Differentialdiagnose von schweren Skelettdestruktionen. Roentgenblaetter *31*:495–502

Friedenberg RM, Sayegh V (1960) Advanced skeletal changes in hyperparathyroidism. Am J Roentgenol *83*:743–747

Frosch B, Wanke M, Barth P, Wegener K (1965) Hyperparathyreotische Krise mit Pankreatitis und subakuter Leberdystrophie. Dtsch Med Wochenschr *90*:1039–1042

Frost HM (1960) Presence of microscopic cracks in vivo in bone. Henry Ford Hosp M Bull *8*:25–35

Frost HM (1961 a) Presence of microscopic cracks in vivo in bone. Henry Ford Hosp M Bull *9*:97

Frost HM (1961 b) Postmenopausal osteoporosis: a disturbance in osteoclasia. J Am Geriatr Soc *9*:1078

Frost HM (1963) Bone remodeling dynamics. Thomas, Springfield (III)

Frost HM (1966) Bone dynamics in osteoporosis and osteomalacia. Thomas, Springfield (III)

Frost HM (1969) Tetracycline-based histologic analysis of bone remodeling. Calcif Tissue Res *3*:211–237

Frost HM (1973) Bone Remodeling and its Relationship to Metabolic Bone Diseases, Thomas, Springfield (Ill)

Frost HM, Meunier PJ (1977) Histomorphometry of trabecular bone. I+II in bone histomorphometry, 2nd Internat. Workshop, Lyon (ed) Meunier PJ. Société de la Nouvelle Imprimerie Fornié, Toulouse, pp 361–381

Frost HM, Villanueva AR (1961) Human osteoblastic activity: III. Effect of cortisone on lamellar osteoblastic activity. Henry Ford Hosp M Bull *9*:97–99

Frost HM, Villanueva AR, Ramser JR, Ilnicki L (1966) Knochenbiodynamik bei 39 Osteoporose-Fällen, gemessen durch Tetracyclinmarkierung. Internist *7*:572

Fry L (1962) Pseudohyperparathyroidism with carcinoma of bronchus. Br Med J *1*:301

Fuks Z, Glatstein E, Marsa GW, Bagshaw MA, Kaplan HS (1976) Long-term effects of external radiation on the pituitary and thyroid gland. Cancer *37*:1152

Fusi G (1954) Considerazioni sull iperparatiroidismo in nephropatic Studio biochimico e radiologico. Radiol Med (Torino) *40*:551–574

Gabetti DC (1942) Osteodistrofia fibroso-cistica a localizzazioni multiple con carattere creditaria famigliare. Arch Sci Med (Torino) *74*:1–59

Gabriele OF (1968) The empty sella syndrome. Am J Roentgenol *104*:168–170

Gallagher JC, Nordin BEC (1972) Treatment with oestrogens of primary hyperparathyroidism in post-menopausal women. Lancet *1*:503

Gallagher JC, Bulusu L, Nordin BEC (1973) Oestrogenic hormones and bone resorption. Excerpa Medica, International Congress Series No. *270*, pp 266–273

Gallagher JC, Horsman A, Aaron J (1973) Corticosteroid osteoporosis. Clin Endocrinol Metabol *2*:355–368

Garabedian M, Tanaka Y, Holick MF, Luca HF de (1974) Response of intestinal calcium transport and bone calcium mobilization to 1,25-dihydroxy-vitamin D_3 in thyroparathyroidectomized rats. Endocrinology *94*:88

Garn SM (1970) The earlier Gain and the later Loss of cortical bone. Thomas, Springfield (III)

Garn SM, Pao EN, Rihl ME (1964) Compact bone in Chinese and Japanese. Science *143*:1439–1440

Garn SM, Rohman CG, Wagner B (1967) Bone loss as a general phenomenon in man. Fed Proc *26*:1729

Garn SM, Poznanski AK, Nagy JM (1971) Bone measurement in the differential diagnosis of osteopenia and osteoporosis Radiology *100*:509–518

Garn SM, Poznanski A, Mayor G, Pottenger J (1978) Comparison of radiogrammetric and absorptiometric measurements in bone-losing patients with and without subperiostial resorption. In: IV. Int Conf on Bone Meas, Toronto 1978

Garner A, Ball J (1966) Quantitative observations on mineralized and unmineralized bone in chronic renal azotemia and intestinal malabsorption syndrome. J Pathol Bact *91*:545

Garusi GF (1964) Hyperostosis of the vault of the skull in acromegaly. Am J Roentgenol *91*:988–995

Gaucher A, Hiriet C, Robert J, Naoum A, Kessler M, Straub J (1974) Les osteonecroses des transplantes renaux. Interet de la scintigraphie dans leur depistage. Rev Rhum Mal Osteoartic *41*:759–765

Geiger H (1970) Röntgenologische Befunde bei Cystinose. Fortschr Roentgenstr *113*:711

Gekle D (1969) Übersichten Thyreocalcitonin. Monatsschr Kinderheilkd *117*:473

Gekle D, Kossmann K (1968) Der Einfluß von Thyreocalcitonin auf die Phosphatreabsorption der Niere (Mikropunktionsuntersuchung). Monatsschr Kinderheilkd *116*:308

Genant HK (1973) Primary hyperparathyroidism: The utility of conventional roentgenography, bone densitometry and fine detail radiography. Radiology *109*:513–524

Genant HK, Heck LL, Lanzl LH Rossmann K, Horst J van der, Paloyan E (1973) Primary hyperparathyroidism. A comprehensive study of clinical biochemical and radiographic manifestations. Radiology *109*:513–524

Genant HK, Horst J van der, Lanzl LH, Mall JC, Doi K (1973) Skeletal demineralization in primary hyperparathyroidism. Internat Conf Bone Mineral Measurement, Chicago (1973b) DHEW Publ No (NIH) 75–683, pp 177–194

Genant HK, Doi K, Rossmann K, Williams JR (1973) Fine-detail skeletal radiography: Theoretical and practical considerations. In: Proceedings Ist Workshop on Bone Morphometry. Ottawa/Canada Univ of Ottawa Press 1973c

Genant HK, Baron JM, Straus FH, Paloyan E, Jowsey J (1975a) Osteosclerosis in primary hyperparathyroidism. Am J Med *59*:104–113

Genant HK, Doi K, Mall JC (1975) Optical versus radiographic magnification for fine detail skeletal radiography. Invest Radiol *10*:160–172

Genant HK, Doi K, Mall JC (1976) Comparison of nonscreen techniques (Medical versus industrial film) for fine-detail skeletal radiography. Invest Radiol *11*:486–500

Genant HK, Boyd D (1977) Quantitative bone mineral analysis using dual energy computed tomography. Invest Radiol *12*:545

Genant HK, Doi K (1977) High-resolution radiographic techniques for the detection and study of skeletal neoplasms. In: Ranninger K (Hrsg) Handbuch der medizinischen Radiologie, Bd V/6. Springer, Berlin Heidelberg New York

Genant HK, Boyd DP, Rosenfeld D, Abols Y, Cann CE (1978) Quantitative Bone Mineral Analysis using CT International Workshop on Bone Mineral Measurement and Soft Tissue Densitometry Using Computed Tomography. San Francisco, California, June 7–9, 1979

Gennari C (1969) Cortisonwirkung auf Kalkresorption im Doppelblindversuch geprüft. Minerva Med *60*:1599

Gennari C (1970) Correlations between radiological, histological and metabolical findings in osteoporosis, osteomalacia and Paget's disease. Nippon Acta Radiol *30*:385–390

Gentile RJ, Skinner HL, Ahsburn LL (1941) The parathyroid glands malignant tumor with osteitis fibrosa cystica. Surg *10*:793–810

Genuth SM, Sherwood LM, Vertes V, Leonards JR (1970) Plasma parathormone, calcium and phosphorus in patients with renal osteodystrophy undergoing chronic hemodialysis. J Clin Endocrinol Metab *30*:15

Gerok W (1968) Nephrokalzinose. In: Bock HE, Gerok W, Hartmann A (Hrsg) Klinik der Gegenwart, Bd III. Neufassung November 1968

Gerok W (1968) Renale Osteodystrophie. In: Bock E, Gerok W, Hartmann A (Hrsg) Klinik der Gegenwart, Bd III. Neufassung November 1968

Ghigo M, Caporale A (1967) Quadri radiological dell osteonicrosi asettica della testa femorale nell adulto. Radiol Med (Torino) *53*:456–471

Ghislanzoni F (1953) Osteopatia di ipertiroidismo. Arch Radiol (Napoli) *28*:416–428

Gibson R (1961) Brachymetacarpal dwarfism or pseudo-pseudohypoparathyroidism with mental defect in siblings. Can Med Assoc J *85*:70

Giermanski A, Tavlas N, Smolik R (1959) Ein Fall von Milkman-Syndrom bei Hyperfunktion der Nebenschilddrüsen (polnisch) Przegl Lek Ser 2, *15*:146–150

Giertler R, Trux F, Pfann B, Schuler U, Meister H, Großmann J (1976) Vergleichende morphologische und radiologische Verlaufsbeobachtungen am Skelettsystem von Dialysepatienten. Z Urol Nephrol *69*:869–876

Gilmore HJ, Mahan TK (1947) A case of acromegaly presenting specific roentgenographic changes. Radiology *48*:50–53

Gilmour JR (1947) The parathyroid glands and skeleton in renal disease. Oxford Medical Publications, London

Gimlette TM (1960) Thyroid acropachy. Lancet *1*:22–24

Ginzler AM, Jaffe HL (1939) Osseous findings in chronic renal insufficiency in adults. Arch Pathol *27*:798

Ginzler AM, Jaffe HI (1941) Osseous findings in chronic renal insufficiency in adults. Am J Pathol *17*:293–302

Glancy JJ (1967) Some radiological aspects of acromegaly. Aust Radiol *11*:226

Glass JS, Graheme R (1976) Chondrocalcinosis after parathyroidectomy. Ann Rheum Dis *35*:521–525

Glauner R, Marquardt W (1956) Röntgendiagnostik des Hüftgelenkes. Thieme, Stuttgart

Gleason DC, Pötchen EJ (1967) The diagnosis of hyperparathyreoidism. Radiol Clin North Am *5*: 277

Glenn F, Mannix H Jr (1968) Diagnosis and prognosis of Cushing's syndrome Surg Gynecol Obstet *126*:765

Gley und Cohn, 1891 1964 zit aus Lehrbuch der Inneren Medizin, Bd I, Erkrankungen der Epithelkörperchen, Reinwein H. Thieme, Stuttgart (1964)

Goebell H, Horn H-D, Bode CH (1967) Primärer Hyperparathyreoidismus und exkretorische Pankreasfunktion. I. Bicarbonat- und Enzymsekretion im Secretin-Pancreozymintest. Verhandlungen der Dtsch. Ges. für innere Medizin, 73. Kongreß 1967

Goebell H, Horn HD, Bode CH, Gossmann HH (1970a) Primärer Hyperparathyreoidismus und exokrine Pankreasfunktion. Klin Wochenschr *48*:810–819

Goebell H, Bode CH, Horn HD (1970b) Einfluß von Secretin und Pankreozymin auf die Calciumsekretion im menschlichen Duodenalsaft bei normaler und gestörter Pankreasfunktion Klin Wochenschr *48*:1330–1339

Gödel A (1925) Epithelkörperchentumoren bei tumorbildender Ostitis Fibrosa. Wien Klin Wochenschr *9*:246–250

Goffin R, Racher Ch de (1956) Ostéite fibro-kystique généralisée de Recklinghausen par adénome parathyroidien. Acta Chir Belg *55*:444–457

Golan J, Shapira Y, Ben Hur N, Dollberg L (1976) Bone formation from periosteal grafts. An investigation of the possible effect of calcitonin. J Surg Res *21*:339–344

Goldberg MB, Lisser H (1942) Hypogonadism in acromegaly. Clinics (Philadelphia) *1*:644

Goldhaber P (1965) Bone resorption factors, cofaktors and giant vacuole osteoclasts in tissue culture. In: Gaillard PJ, Talmage RV, Budy AM (eds) University of Chicago Press, Chicago London

Goldhaber P (1965) Heparin enhancement of factors stimulating bone resorption in tissue culture. Science *147*:407–411

Goldhamer K (1934) Osteodystrophia fibrosa unilateralis. Fortschr Roentgenstr *49*:456–481

Goldsmith NF, Johnston JO, Ury H, Vose G, Colbert C (1971) Bone-mineral estimation in normal and osteoprotic women. A comparability trial of four methods and seven bone sites. J Bone Joint Surg [Am] *53*:83–100

Goldsmith NF, Johnston JO, Picetti G, Garcia C (1973) Bone mineral in the radius and vertebral osteoporosis in an insured population. A correlative study using ^{125}J photon absorption and miniature roentgenography. J Bone Joint Surg [Am] *55*:1276–1293

Goldsmith RS, Ceccarelli FE (1963) Diagnosis of occult hyperparathyroidism by a new rapid calcium infusion test. J Urol *89*:487

Goldsmith RS, Furzyfer J, Jonson WJ, Fournier AE, Arnaud Cl D (1971) Control of secondary hyperparathyroidism during long term hemodialysis. Am J Med *50*:692–699

Gonticas SK, Ikkos DG, Stergiou LH (1969) Evaluation of the diagnostic value of heelpad thickness in acromegaly. Radiology *92*:304–307

Gonzales FM, Pabico RC, Walker-Brown H, Maner JF, Schreiner GE (1963) Further experience with the use of routine intermittent hemodialysis in chronic renal failure. Trans Am Soc Artif Intern Organs *9*:11

Gordan GS (1979) Prevention of age-related bone loss. Internat. Workshop on Bone and Soft Tissue Densitometry using Computed Tomography San Francisco, Cal, 1979

Gordan GS, Picchi I, Roof BS, Soika CV (1973) Postmenopausal osteoporosis. Am Fam Physician *8*:75

Gordan DA, Little HA (1973) Arthropathy of hemochromatosis without hemochromatosis. Arthritis Rheum *16*:305–312

Gordon HE, Coburn JW, Pasaro E (1972) Surgical management of secondary hyperparathyroidism. Arch Surg *104*:520–526

Gould EP (1918) The bone changes occurring in von Recklinghausen's disease. QJM *11*:227

Graaf P de, Schicht M, Pauwels EKJ, Velde J te, Graaf J de (1978) Bone scintigraphy in renal osteodystrophy. J Nucl Med *19*:1289–1296

Grahame R, June Sutor D, Mitchener MB (1971) Crystal deposition in hyperparathyroidism. Ann Rheum Dis *30*:597–604

Grau H, Dellmann H-D (1958) Über tierartliche Unterschiede der Epithelkörperchen unserer Haussäugetiere. Z Mikrosk Anat Forsch *61*:192

Gravelle IH (1970) Articular manifestations of hyperparathyroidism. In: Symposium Ossium. Livingstone, Edinburg London

Gray D, Boyle I, Luca HF de (1971) Vitamin D metabolism: the role of kidney tissue. Science *172*: 1232

Gray RW, Weber HP, Dominguez JH, Lemann J Jr (1974) The metabolism of vitamin D_3 and 25-hydroxyvitamin D_3 in normal and anephric humans. J Clin Endocrinol Metab *39*:1045

Green RC, Boyd JA (1959) Rickets secondary to chronic hyperchloremic acidosis in ureterosigmoidostomy. Arch Intern Med *103*:807–813

Greenberg PB, Doyle FH, Fisher MT, Hillyard CJ, Joplin GF, Pennock J, MacIntyre I (1974) Treatment of Paget's disease of bone with synthetic human calcitonin. Am J med *56*:867

Greenfield GB (1972) Roentgen appearance of bone and soft tissue changes in chronic renal disease. Am J Roentgenol *116*:749–757

Greenfield GB (1975) Radiology of bone diseases. Lippincott, Philadelphia Toronto

Greenfield MA, Graven JD, Wishko DS, Huddleston Ph D, Friedman R, Stern R (1975) The modulus of clasticity of human cortical bone: an in vivo measurement and its clinical implications. Radiology *115*:163–166

Grehn S, Seybold K, Reiners Chr, Börner W, Moll E (1973) Veränderungen der Skelettmineralisation durch Schilddrüsenerkrankungen, Messung von Knochendichte und -dicke mit einem J125-Profilscanner. Med Klin *68*:306–309

Greineder H (1959) Die typischen Weichteil- und Skelettveränderungen bei der Hypoparathyreose. Fortschr Med *77*:357

Griboff SI, Herrmann MD, Smelina A, Moss J (1954) Hypercalcemia secondary to bone metastases from carcinoma of the breast. J Clin Endocrinol Metab *14*:378–388

Griebel L, Grehn S, Reiners Chr, Börner W, Moll E, Klütsch K (1972) Skelettmineralgehalt bei Dialysepatienten. Strahlenabsorptionsmessung mit einem 125J-Profilscanner. Vortr 2. Walldorfer Arbeitstreffen über Probleme des Kalzium-Stoffwechsels bei Niereninsuffizienz 1972

Griffith EG, Stonemidge JB, Lehmann JF (1973) Current methods of in vivo measurement of osteoprosis. Am J Phys Med *52*:75–91

Griffith GC, Nichols GR, Asher JD, Flanagan B (1965) Heparin osteoporosis. JAMA *193*:85–88

Griffiths HJ (1976) Radiology of renal failure. Saunders, Philadelphia

Griffiths HJ, D'Orsi CJ, Zimmerman RE (1972) Use of ^{125}J photon scanning in the evaluation of bone density in a group of patients with spinal cord injury. Invest Radiol *7*:107–111

Griffiths HJ, Ozer H (1973) Changes in the medial half of the clavicle – new sign in renal osteodystrophy. J Can Assoc Radiol *24*:334–336

Griffiths HJ, Zimmerman RE, Baily G (1973a) Photon absorptiometry in renal failure. Internat Cong Bone Mineral Measurement Chicago III

Griffiths HJ, Zimmerman RE, Bailey G, Snyder R (1973b) The use of photon absorptiometry in the diagnosis of renal osteodystrophy. Radiology *109*:277–281

Griffiths HJ, Ennis JT, Bailey G (1974) Skeletal changes following renal transplantation. Radiology *113*:621

Griffiths HJ, Zimmerman RE,Lazarus M, Lowrice E, Gottlieb MN, Phillips E, Pomerantz K (1975) The long term follow up of 195 patients with renal failure a preliminary report Radiology *122*:643

Griffiths HJ, Zimmerman RE (1978) The clinical application of bone mineral analysis. Skeletal Radiol *3*:1–9

Grimelius L, Johansson H, Lindquist B, Wibell L (1972) Tertiary hyperparathyroidism occurring during a renal transplantation programme: Report and discussion of three cases. J Pathol *108*:23–33

Grimelius L, Johannson H, Lindquist B, Thoren L, Werner J (1973) Normocalcemic primary hyperparathyroidism. Acta Chir Scand *139*:42–44

Gronsfeld W (1929) Über einen Fall von Dystrophia adiposogenitalis mit allgemeiner Osteoporose durch Hypophysenerkrankung. Z Orthop Chir *52*:102–109

Grossmann J, Grossmann P (1968) Knochenveränderungen bei urämischen Kindern Radiol Diagn (Berl) *9*:407

Grossmann I, Schmidt UJ, Brüschke G, Töpelmann I (1970) Röntgenologische Möglichkeiten zur Bestimmung der Knochendichte. Dtsch Gesundh-Wes *25*:1984–1990

Großmann I, Töpelmann I, Lahrtz H, Schmidt UJ (1973) Zur differentialdiagnostischen Abgrenzung der Osteoporose im Alter von pathologischen Mineralmangelzuständen. Z Alternsforsch *27*:373–377

Grossmann I, Mühlbach R, Fichtner S, Mühlbach B, Kawa B, Töpelmann I (1977) Ergebnisse einer Reihenuntersuchung zur quantitativen Bestimmung des Mineralgehaltes im Skelett. Beitr Orthop Traumatol *24*:3

Grunebaum M (1977) The serendipitous diagnosis of mild hypothyroidism during childhood. A roentgenographic approach. Am J Dis Child *131*:675–677

Gryfe CI (1973) Bone loss in primary hyperparathyroidism. Can Med Assoc J *109*:479–482

Gsell C (1950) Chronische idiopathische Tetanie (mit Psoriasis) (hypoparathyreoider Kretinismus). Dtsch Med Wochenschr *75*:1117–1121

Günther H (1952) Skelettdeformation bei Akromegalie Nachweis und Deutung. Endokrinologie *29*:176–189

Guglielmo R di, Paoletti M (1954) Osteofibrosi generalizzata da carcinoma mammario metastatizzante. Nuntius Radiol (Firenze) *20*:203–219

Guichard A, Mourgues G de, Creyssel R, Grozel R (1959) Epithélioma parathyreoidien sécrétant avec ostéose parathyreoidienne et tumeur à myeloplases. Presse Méd *67*:1060–1063

Guinet P, Tourniaire (1976) La reaction hypophysaire thyreotrope avec agrandissement de la selle turcique cours de l'hypothyreoidie peripherique. Lyon Med *236*:549–562

Gutman AB, Parsons WB (1938) Hyperparathyroidism simulating or associated with Paget's disease. Ann Intern Med *12*:13

Haas HG (1964) Die Therapie des Hypoparathyreoidismus. Dtsch Med Wochenschr *89*:2383–2384

Haas HG (1965) Die Diagnose des primären Hyperparathyreoidismus. Dtsch Med Wochenschr *91*:1455
Haas HG (1966a) Die Abklärung von Knochenkrankheiten. Internist, *7*:558
Haas HG (1966b) Calcitonin-Thyreocalcitonin. Schweiz Med Wochenschr *96*:361
Haas HG (1966c) Knochenstoffwechsel und Parathyreoidea-Erkrankungen. Thieme, Stuttgart
Haas HG (1966d) Metabolic criteria for primary hyperparathyroidism. Helv Med Acta *33*:91–107
Haas HG (1968) Hyperparathyreoidismus. In: Nebenschilddrüse und endokrine Regulationen des Calciumstoffwechsels; Spontan-Hypoglykämie; Glucagon. 14. Symp der DG für Endokrinologie S 16. Springer, Berlin Heidelberg New York
Haas HG (1973) Generalisierte Osteopathien – Fragen des Internisten an den Radiologen. Radiologe *13*:94–96
Haas HG, Canary JJ, Kyle LH, Meyer R, Schaaf M (1963) Skeletal calcium retention in osteoporosis and in osteomalacia. J Clin Endocrinol Metab *23*:605–614
Haas HG, Olah AJ, Dambacher M (1968) Hypoparathyreoidismus. Dtsch Med Wochenschr *93*:6
Haas HG, Dambacher MA, Guncaga J, Lauffenburger T (1971b) Renal effects of calcitonin and parathyroid extract in man. Studies in hypoparathyroidism. J Clin Invest *50*:2689
Haas HG, Dambacher MA, Olah AJ (1971b) Calcitonin. Forschung und Klinik. Internist *12*:205–210
Haas HG, Dambacher MA, Gunĉaga Th, Lentner Ch (1972) Fragen der Calcitonin-Forschung. Klin Wochenschr *50*:2–11
Haas HG, Dambacher MA, Guncaga J (1973) Klinische Erfahrungen mit der Fluortherapie der Osteoporose. Therapiewoche *23*:3999–4002
Haber P, Uhlir H, Willvonseder R (1977) Wertigkeit der Photonenabsorptionsmessung bei der Beurteilung der Knochendichte. Acta Med Austriaca *4*:140–143
Habermann ET, Cristofaro RL (1970) Avascular necrosis of bone as a complication of renal transplantation. Semin Arthritis Rheum *6*:189–206
Habighorst LV, Schmidt KJ, Kutzner J, Brod KH, Wolf R (1969) Szinitgraphie von Skeletterkrankungen mit 99m Tc-Eisen (II) Komplex – erste Ergebnisse. Nuklearmedizin *8*:211
Haddad HM, Wilkins L (1959) Congenital Anomalies associated with gonadal aplasia. Pediatrics *23*:885–902
Haddad JG, Stamp TCB (1974) Circulating 25-hydroxyvitamin D in man. Am J Med *57*:57–62
Hafner E (1971) Die radiologische Verlaufskontrolle der renalen Osteopathie bei Dialysepatienten. Roentgenblaetter *24*:184
Hahn TJ, Boisseau VC, Avioli LV (1974) Effect of chronic corticosteroid administration on diaphyseal and metaphyseal bone mass. J Clin Endocrinol Metab *39*:274–282
Hahn FJ (1978) Corticosteroid osteopenia. Arch Intern Med *138*:882
Hahn TJ, Boisseau VC, Aviolo LV (1976) Effect of chronic corticosteroid administration on diaphyseal and metaphyseal bone mass. J Clin Endocrinol Metab *39*:274–282
Hahn TJ, Halstead LR, Haddad JG Jr (1977) Serum 25-hydroxyvitamin D concentrations in patients receiving chronic corticosteroid therapy. J Lab Clin Med *90*:399–404
Hall MC, Hume DM (1968) Bone changes in patients with renal transplants. Am Med Wom Ass *23*:1040–1047
Hall MC, Elmore SM, Bright RW, Pierce JC,Hume DM (1969) Skeletal complications in a series of human renal allografts. JAMA *208*:1825–1829
Haller J (1966) Östrogentherapie. Fortschr Med *84*:697
Halper H (1952) Calcinosis with description of case of calcinosis circumscripta. Br J Radiol *25*:584–588
Hamed M (1974) Acromegaly with laryngeal manifestations AIN Shams Med J *25*:565–567
Hamilton EBD (1972) Hyperparathyroidism with chondrocalcinosis and periarticular calcification. Proc R Soc Med *65*:1013
Hammer B (1963a) Zur Differentialdiagnose des primären Hyperparathyreoidismus. Radiol Austriaca *14*:89–107
Hammer B (1963b) Beitrag zur hypothyreotischen Skeletwuchsstörung. Radiol Austriaca *14*:235–237
Hamperl H, Wallis K (1933) Über renalen Zwergwuchs ohne und mit renaler Rachitis. Ergebn Inn Med Kinderheilkd *45*:589
Hanley DA, Sherwood LM (1978) Secondary hyperparathyroidism in chronic renal failure. Patho-Physiology and treatment. Med Clin North Am *62*:1319–1339
Hannon RC, Limas C, Cigtay OS, Twigg HL (1975) Bone and joint involvement in primary amyloidosis. Can Assoc Radiol *26*:112–115
Hannon RR, Shorr E, McClellan WS, Bois EF du (1930) A case of osteitis fibrosa cystica with evidence of hyperactivity of the parathyroid bodies. J Clin Invest *8*:215–227
Hanselmayer H, Pogglitsch M, Schmidberger H (1974) Kalzifikationen in der Bindehaut und Hornhaut bei chronischer Niereninsuffizienz und Hämodialyse. Klin Monatsbl Augenheilkd *164*:98
Harbison JB, Nice CM (1971) Familial pachydermoperiostitis presenting as an acromegaly like syndrome. Am J Roentgenol *112*:532
Harnagel EE (1962) Prolonged steroid therapy and accelerated joint destruction. Am Practit *13*:480
Harrington KD, Murray WR, Kountz SL, Belzer FO (1971) Avascular necrosis of bone after renal transplantation. J Bone Joint Surg *53*:203
Harris WH, Heaney RP (1969) Effect of growth hormone on skeletal mass in adult dogs. Nature *223*:403

Harris WH, Heaney RP (1970) Skeletal renal and metabolic bone disease. Little, Brown, Boston

Harris WH, Heaney RP, Jowsey J, Cockin J, Akins C, Graham J, Weinberg EH (1972) Growth hormone: the effect on skeletal renewal in the adult dog. Calcif Tissue Res *10*:1–13

Harrison JE, McNeill KG, Meema HE, Fenton S, Oreopoulos DG (1974) Partial-body calcium measurement by in vivo neutron activation analysis: Comparisons with x-ray photodensitometry measurements of the radius. J Nucl Med *15*:929

Harrison JE, McNeill KG, Hitchman AJ, Britt BA (1979) Bone mineral measurement of the central skeleton by in vivo neutron activation analysis for routine investigation of osteopenia. Invest Radiol *14*:27–34

Hartenbach W (1958) Experimentelle und klinische Erfahrungen über den Einfluß von Hormonen auf die Knochenbruchheilung. Munch Med Wochenschr *100*:1357

Hasche F (1952) Osteodystrophia fibrosa cystica generalisata und Osteodystrophia carcinomatosa. Dtsch Gesundheitswes *7*:90–94

Haslhofer L (1937) Die Engel-Recklinghausensche Knochenkrankheit. In: Handbuch der speziellen pathologischen Anatomie und Histologie. Springer, Berlin, S 342–477

Hastings DE, MacNab I (1965) Spontaneous avascular necrosis of the femoral head. A clinical and pathological review. Can J Surg *8*:68–83

Hastings R (1970) Lenticulodentate calcification. Radiology *97*:571–576

Haussler MR (1975) In: Norman AW, Schaefer K, Grigoleit HG, Herrath D v, Ritz E (eds) Vitamin D and Problems Related ot Uremic Bone Disease. de Gruyter, Berlin, p 26

Hauswaldt Ch, Wolf G (1973) Ein Vergleich röntgenologischer und histologischer Veränderungen bei 103 Patienten mit renaler Osteopathie. Verh Dtsch Ges Inn Med *79*:701–704

Hauswaldt Ch, Wolf G (1974) Zeichen der renalen Osteopathie auf der Thorax-Übersichtsaufnahme. Fortschr Roentgenstr *120*:186–191

Haye M (1969) Concepts of therapy. Prevention and management of osteodystrophy in patients with long-term-hemodialysis. Arch Intern Med *124*: 656

Hazard J, Galle P, Bernheim R, Perlemuter L, Chanzy O, Guilhaume B, Begon F (1973) Scanner et gammacamera dans les hypothyroidies, comparison des résultats obtenus dans 64 cas, aspects scintigraphiques particuliers dans 53 cas, de myxoedèmes idiopathiques Nouv Presse Mèd *2*:2791–2795

Heaney RP (1969) Isotope techniques in evaluation of divalent ion and bone metabolism in renal failure. Arch Inter Med *124*:649–655

Heath DA, Martin DJ (1970) Periosteal new bone formation in hyperparathyroidism associated with renal failure. Br J Radiol *43*:517–521

Heath DA, Wills MR (1971) Normocalcaemic primary hyperparathyroidism with osteitis fibrosa. Postgrad Med J *47*:815–817

Heath III H, Stephen MD, Hodgson F, Kennedy MA (1980) Primary hyperparathyroidism. Engl J Med *302*:189–193

Heber R (1975) Über die Problematik einer massiven Kalkablagerung bei chronischer Niereninsuffizienz. Ein kasuistischer Beitrag. Roentgenblaetter *28*:233

Heberer G, Rau G, Schoop W (1974) Angiologie. Grundlagen, Klinik und Praxis. Thieme, Stuttgart

Heer KR, Alexandrow K, Lauffenburger Th, Haas HG (1976) Changes of bone mineral in healthy menopausal and premenopausal women: Two year preliminary results of a longitudinal study. 3rd Internat Conf Bone Mineral Measurement, New Orleans 1976. Am J Roentgenol *126*:1298

Heer KR, Guncaga J, Lauffenburger Th, Rösli A, Dambacher MA, Haas GH (1973) Dynamics of bone mineral loss in the menopause. Internat Con Bone Mineral Measurement, Chicago 1973

Heer KR, Rösli A, Lauffenburger Th, Guncaga J, Dambacher MA, Haas HG (1973) Bone mineral loss in the pre-menopause. Internat Conf Bone Mineral Measurement Chicago 1973, DHEW Publ No (NIH) 75–683, pp 214–221

Hehrmann R, Montz R, Schneider C (1974) Die Radiocalciumkinetik in der Diagnostik des autonomen Hyperparathyreoidismus. Radiologe *14*:195–199

Hehrmann R, Wilke R, Nordmeyer JP, Hesch R-D (1976) Hochsensitiver C-terminal-spezifischer Radioimmunoassay für menschliches Parathormon als Routinemethode. Dtsch Med Wochenschr *101*:1726

Hehrmann R, Tidow G, Hesch R-D (1979) Indikationen und Ergebnisse chirurgischer Behandlung (Parathyreoidektomie mit Autotransplantation und Nierentransplantation bei renaler Osteopathie). In: Hesch R-D, Hehrmann R (Hrsg) Thieme, Stuttgar

Heidbreder E (1978) Sekundärer Hyperparathyreoidismus. Med Klin *73*:1098–1108

Heidbreder E, Röckel A, Heidland A (1974) Niere und Calciummetabolismus. Dtsch Med Wochenschr *99*:537–541

Heidbreder E, Lüke F, Heiland A (1976) Kollagenstoffwechsel und Mineralisation des urämischen Knochens – molekularpathologische Aspekte der renalen Osteodystrophie. Klin Wochenschr *54*:341–348

Heimann GW, Freiberger RH (1960) Avascular necrosis of the femoral and humeral heads after high-dosage corticosteroid therapy. N Engl J Med *263*:672

Heinen G, Siegel P (1966) Östrogentherapie im Klimakterium. Dtsch Med Wochenschr *91*:1553

Helelä T, Virtama P (1968) Bone density of the ulna. Invest Radiol *3*:103–107

Hellner H, Poppe H (1956) Röntgenologische Diffe-

rentialdiagnose der Knochenerkrankungen. Thieme, Stuttgart
Hellström JB (1931) Hyperparathyroidism and Ostitis fibrosa generalisata. Acta Chir Scand *69*:237
Hellström J (1962a) Über die Prognose und pathologisch-anatomischen Veränderungen beim primären Hyperparathyreoidismus. Dtsch Med Wochenschr *87*:121–125
Hellström J (1962b) Primärer Hyperparathyreoidismus. Triangle *V*:171–188
Hellström J, Ivemark B (1964) Primary hyperparathyroidism; clinical and structural findings in 138 cases. Acta Chir Scand [Suppl] 1–113
Hemley SD, Arida EJ, Finby N (1963) Cushing's syndrome with bronchogenic carcinoma. Radiology *80*:11–16
Hempel KJ (1970) Zur Pathologie der Sella-Region. Radiologe *10*:425–429
Hendrix A, Decraene P, Moor P de (1960) Un cas d'hyperparathyroidie associé a une ostéomalacie prononcée. Ann Endocrinol (Soc Belge) *293*:
Henning HV (1977) Enterale Kalzium-Absorption und ^{47}Ca-Kinetik. In: Feistle K (Hrsg) Knochenveränderungen bei Niereninsuffizienz. Nephrologie in Klinik und Praxis, Bd 4. Dustri, München-Deisenhofen, S 48–58
Henrikson CO, Alveryd A, Bergstrom J (1974) Changes in alveolar bone mass following external and internal influences as measured by 125 I absorptiometry. Bone Mineral Determinat *14*:
Hepp O, Matthiash HH (1957) Stoffwechselerkrankungen des Skelets. Handb Orthop *I*:304–406
Herbert FK, Miller HG, Richardson GO (1941) Chronic renal disease, secondary parathyroid hyperplasia. Decalcification of bone and metastatic calcification. J Pathol Bact *53*:161–182
Herbert JJ, Pallot J, Marty MT (1958) Quelques accidents osseux de la corticothérapie. Mem Acad Chir *84*:945
Herbst J, Rosenkranz G, Tellkamp H (1974) Untersuchungen zur Osteoporose-Diagnostik mit quantitativen radiologischen Methoden. Radiol Diagn (Berl) *15*:215–226
Hermann G, Rose JS (1979) Computed tomography in bone and soft tissue pathology of the extremities. J Comput Ass Tomography *3*:58–66
Hermann HJ, Gahl G (1976) Knochenszintigraphie bei der renalen Osteopathie. Nuklearmedizin *15*:223–227
Hermanutz KD, Beck KJ, Franken Th (1977) Radiologischer Nachweis von Knochenveränderungen bei beidseitig ovariektomierten Frauen mit und ohne Östrogenprophylaxe. Fortschr Roentgenstr *126*:546–550
Hermanutz KD, Gebhardt M, Ehlenz F (1978a) Knochenmineralgehaltsbestimmung („Hydroxylapatitäquivalentwert") durch direkte Messung der Photoabsorption an der oberen Extremität (Fingerknochen, Radius und Ulna). Fortschr Roentgenstr *129*:57–66
Hermanutz KD, Gebhardt M, Mattern H (1978) Clinical Experiences with the X-Ray bone scanner developed in Bonn. In: IV. Int Conf on Bone Meas, Toronto 1978b
Hernández-Hernández A (1955) Alteraciones oseas en el hipoparatiroidismo. Acta Iber Radiol Cancerol *4*:7–16
Herrath D v, Schaefer K, Koch HU, Opitz A, Stratz R (1971) Vitamin D-Stoffwechsel bei experimenteller Uraemie. Z Gesamte Exp Med *155*:315
Herrath D von, Kraft D, Grigoleit H-G, Schaefer K (1973) Die Behandlung der urämischen Osteopathien Dtsch Med Wochenschr *98*:1379–1381
Herrmann K, Krohs G (1976) Skelett- und Weichteilveränderungen bei Dialysepatienten. Radiol Diagn (Berl) *17*:633–639
Hesch R-D (1968) Osteoporose. Diagnostik, Ätiologie, Therapie. Med Klin *63*:1120
Hesch R-D (1980) Klinik und Pathophysiologie der Osteopathien. Roentgenblaetter *33*:177–186
Hesch R-D, Gerlach W, Henning HV, Emrich D, Scheler F, Katterman R (1972) Untersuchungen zur intestinalen ^{47}Ca-Absorption bei Gesunden und Patienten mit chronischer Niereninsuffizienz. Dtsch Med Wochenschr *97*:1735
Heuck F (1963) Ergebnisse chemisch-analytischer und historadiographischer Untersuchungen der Knochenkalksalze bei Osteopathien. Verh Dtsch Ges Pathol *47*:182–186
Heuck F (1965a) Die Messung des Kalksalzgehaltes im Knochen bei Osteopathien. Med Klin *60*:954–959
Heuck F (1965b) Neue Ergebnisse der Mikroradiographie bei Systemerkrankungen des Skelets. Verh Dtsch Ges Inn Med *71*:597–607
Heuck F (1966) The osteolytic action of the osteocytes in disorders of bone metabolism. IV. Europ Symp Calc Tiss in Leiden/Noordwijk aan Zee 1966. Excerpta Medica Foundation No 120, Amsterdam New York London Mailand Tokio Buenos Aires
Heuck F (1967) Radiologische Aspekte der Osteoporose. Dtsch Med Wochenschr *92*:2272–2277
Heuck F (1968a) Investigations of the mineral content of the osteocytes halos. Calcif Tissue Res [Suppl] 2:81
Heuck F (1968b) Radiologische Befunde bei primären und sekundären Funktionsstörungen der Nebenschilddrüsen. 14. Symp Dtsch Ges Endokr (1968) Springer, Berlin Heidelberg New York, S 26–44
Heuck F (1969) Mikroradiographische Untersuchungen der Mineralisation des gesunden und kranken Knochengewebes. Radiologe *9*:142–154
Heuck F (1970) Quantitative measurements of bone mineral content by densitometric methods. In: Whedon (ed) Progress in methods of bone mineral measurement. US Dept Health, Education, Welfare Washington, DC 1968
Heuck F (1970a) Quantitative measurements of mineral content in bone diseases. Symposium Ossium, London 1968. Edinburgh London Livingstone

Heuck F (1970b) Comparative investigations of the function of the osteocytes in bone resorption. Calcif Tissue Res [Suppl] *4*:148–149

Heuck F (1970c) Die radiologische Erfassung des Mineralgehaltes des Knochens. In: Diethelm L (Hrsg) Handbuch Med Radiologie, Bd IV/1. Springer, Berlin Heidelberg New York

Heuck F (1970d) Röntgenbefunde bei hepatogener Osteopathie. Radiologe *10*:234–241

Heuck F (1970e) Mikroradiographische Befunde zur Biodynamik des Knochens. Roentgenblaetter *23*:1–12

Heuck F (1970f) Allgemeine Morphologie und Biodynamik des Knochens im Röntgenbild. Fortschr Roentgenstr *112*:354–365

Heuck F (1971) Investigations of high density areas in metabolic bone diseases. Isr J Med Sci *7*:477–480

Heuck F (1972) Die Röntgenologie der generalisierten Osteopathien. Z Rheumaforsch *31*:324–344

Heuck F (1972a) Skelet – Allgemeiner u. spezieller Teil. In: Haubrich R (Hrsg) Klinische Röntgendiagnostik Innerer Krankheiten, Bd III. Springer, Berlin Heidelberg New York

Heuck F (1972b) Radiologische Befunde bei Paraosteoarthropathien. Symp "Paraosteoarthropathien" EKGS, Luxemburg

Heuck F (1973a) Ergebnisse der Mikroradiographie bei Osteopathien. Radiologe *13*:102–110

Heuck F (1973) Macro- and microstructure of bone in osteoporosis. XIII. Int Congr Radiol Madrid 1973b. Excerpta Medica Foundation Amsterdam

Heuck F (1974) Mikroradiographie. Verh Dtsch Ges Pathol *58*:114–134

Heuck F (1976) Allgemeine Radiologie und Morphologie der Knochenkrankheiten. In: Diethelm L (Hrsg) Handbuch d. med. Radiologie, Bd V/1. Springer, Berlin Heidelberg New York

Heuck F (1979) Quantitative Radiologie, Verh Dtsch Ges Inn Med *85*:245–266

Heuck F (1979) Qualitative und quantitative radiologische Analyse des Knochens. In: Schinz HR, Baensch WE, Frommhold W, Glauner R, Uehlinger E, Wellauer J (Hrsg) Lehrbuch der Röntgendiagnostik, Bd II, Teil 1, Skelett. Thieme, Stuttgart

Heuck F (1980) Radiologische Methoden. Knochenuntersuchungen bei Osteopathien. In: Handbuch Inn Med Bd VI/1. Springer, Berlin Heidelberg New York

Heuck F, Ottenjann R (1955) Feststellungen zur röntgenologischen Differentialdiagnostik von Veränderungen der Scham-Sitzbein-Fuge. Fortschr Roentgenstr *83*:855–857

Heuck F, Schmidt E (1960) Die quantitative Bestimmung des Mineralgehaltes der Knochen aus dem Röntgenbild. Fortschr Roentgenstr *93*:523–554

Heuck F, Saackel LR (1972) Ergebnisse der elektronischen Bildanalyse von Mikroradiogrammen des Knochens. Kongr Medizin-Technik, Stuttgart 1972

Heuck F, Saackel LR (1973) Methoden zur quantitativen Auswertung von Mikroradiogrammen des Knochens. In: Heuck F (Hrsg) Densitometrie in der Radiologie. Thieme, Stuttgart

Heuck F, Babo H von (1974) Röntgenbefunde bei primärem Hyperparathyreoidismus. Radiologe *14*:206

Heuck F, Reiser U (1980) Ergebnisse morphologischer und densitometrischer Untersuchungen der Wirbelsäule mit Hilfe der Röntgen-Computer-Tomographie. Symposium Vertebrologicum in Prag (CSSR) April 1980

Heuck F, Vanselow K (1980) Röntgenologie, Densitometrie, Neutronen- und Protonenaktivierungsanalyse und Ultraschalluntersuchungen. In: Bartelheimer H, Kuhlencordt F (Hrsg) Klinische Osteologie, Handbuch der Inneren Medizin, 5. Aufl, Bd 6, Teil 1A. Springer, Berlin Heidelberg New York

Heuck F, Winkel K zum (1980) Skelettszintigraphie. In: Bartelheimer H, Kuhlencordt F (Hrsg) Klinische Osteologie, Handbuch der Inneren Medizin, 5. Aufl, Bd 6, Teil 1A, Springer, Berlin Heidelberg New York

Heuck F, Bloss WH, Saackel LR, Reinhardt ER (1980) Strukturanalyse des Knochens an Röntgenbildern. Biomed Tech (Berl) *25*:35–42

Heupke W, May M (1962) Skelettrückwirkungen bei inneren Krankheiten. Münch Med Wochenschr *104*:30

Hey D, Seim K (1972) Primärer Hyperparathyreoidismus im Kindesalter. Klin Paediatr *184*:200–212

Heynen G, Franchimont P (1974) Human calcitonin and serum-phosphate. Lancet *I*:627

Hibbert J, Shaheen OH (1977) The treatment of acromegaly by Yttrium implantation J Laryngol Otol *91*:1–9

Hineß R (1968) Untersuchungen zur Mineralgehaltsbestimmung von Knochen. Diss Tübingen 1968

Hioco D (1956) Physiopathologie und Therapie der Osteoporose. Dtsch Med Wochenschr *91*:1079

Hioco DJ (1967) L'Osteomalacie. Masson, Paris

Hitt O, Jaworski Z, Shimizu AG, Frost HM (1970) Tissue-level bone formation rates in chronic renal failure, measured by means of tetracycline bone labeling. Can J Physiol Pharmacol *48*:824–828

Hodgkinson HM, Exton-Smith AN, Crowley MF (1963) Diagnosis and assessment of osteoporosis. Postgrad Med J *39*:433–437

Höfer R, Ogris E (1965) Akropachie – eine seltene Komplikation der Basedowschen Erkrankung. In: Wachstumshormon und Wachstumsstörungen. Das Cushing-Syndrom. 11. Symposion der Deutschen Gesellschaft für Endokrinologie 1964. Springer, Berlin Heidelberg New York

Högler R (1920) Über Akropachie. Wien Arch Inn Med *I*:33

Hofeldt FD, Levin SR, Schneider V (1973) Clinical features of acromegaly and response to cryohypophysectomy. Rocky Mt Med J *70*:21–24

Hofer O (1960) Zur Diagnostik und Therapie der

Osteodystrophia generalisata Recklinghausen. Wien Med Wochenschr *110*: 158–161

Hoff F (1949) Knochendysplasie mit Pubertas praecox. Dtsch Med Wochenschr *74*: 594–599

Hoffman RR Jr, Campbell RE (1972) Roentgenologic bone-island instability in hyperparathyroidism. Radiology *103*: 307–308

Hohmann S (1953) Die krankhaften Altersveränderungen der Knochen und Gelenke. Regensburg Jahrb Ärztl Fortbild *3*: 232–238

Hollander JL, Brown EM Jr, Jessar RA, Udell L, Bowie MA, Shanahan JR, Stevenson CR (1960) Nine years of experience with intrasynovial steroid therapy. Arch Interamer Rheum *3*: 171

Holmes RA (1977) T_c-99 m-Pyrophosphate in demonstrating bone disease of parathyreoid dysfunction. J Nucl Med *18*: 309–310

Horn HD (1965) Klinische und biochemische Befunde bei Kranken mit Urolithi asis. Bedeutung des primären Hyperparathyreodismus und der tubulären Azidogenese. Bruns Beitr Klin Chirurgie *211*: 74–92

Horn HD (1966) Die renale Elektrolyt-Exkretion bei Kranken mit Urolithiasis unter besonderer Berücksichtigung des primären Hyperparathyreodismus. Urologe *5*: 162–168

Horn HD (1966) Die renale Elektrolyt-Exkretion bei Kranken mit Urolithiasis unter besonderer Berücksichtigung des primären Hyperparathyreoidismus. IV. Vergleichende Untersuchungen bei Kranken mit primärem Hyperparathyreoidismus vor und nach Nebenschilddrüsen-Adenom-Exstirpation. Urologe *6*: 176–184

Horn HD (1973) Morphologische, biochemische und therapeutische Grundlagen des Harnsteinleidens. Klin Urol (Sonderdruck)

Horn HD, Nieth H, Grote D (1964) Untersuchungen über die renale Phosphatexkretion bei Kranken mit verschiedenen Nephropathien unter besonderer Berücksichtigung von Kranken mit primärem Hyperparathyreoidismus. Klin Wochenschr *42*: 991–999

Horsman A, Simpson M (1975) The measurement of sequential changes in cortical bone geometry. Br J Radiol *48*: 470–476

Horsman A, Simpson M, Kirby PA, Nordin BEC (1977) Non linear bone loss in oophorectomized women. Br J Radiol *50*: 504–507

Hosain F, Hosain P, Wagner HN, Dunson GL, Stevenson JS (1973) Comparison ^{18}F, ^{87m}Sr, ^{99m}Tc labelled polyphosphate, diphosphanate and pyrophosphate for bone scanning J Nucl Med *14*: 410

Hosain M, Smith DA, Nordin BEC (1970) Parathyroid activity and postmenopausal osteoporosis. Lancet *I*: 809–810

Hosking GE, Clennar G (1960) Calcification in articular cartilage. J Bone Joint Surg *42*: 530

Houston RA, Brussock WA, Gallen HS (1964) Milkman's syndrome secondary to phosphate diabetes. JAMA *188*: 496–500

Howard JE, Follis RH, Yendt ER, Connor Th B (1953) Hyperparathyroidism case report illustrating spontaneous remission due to necrosis of adenoma, and a study of the incidence of necroses in parathyroid adenomas. J Clin Endocrinol Metab *13*: 997

Howland WJ Jr, Pugh DG, Sprague RG (1958) Roentgenologic changes of the skeletal system in Cushing's syndrome. Radiology *71*: 69–78

Hruska K, Kopelman R, Rutherford WE, Klahr S, Slatopolsky E (1973) Parathyroid hormone (PTH) metabolism in normal and uremic dogs. Am Soc Nephrol (Abstract), p 50

Hubay CA, Gonzalez-Barcena D, Klein L, Frankel V, Eckel RE, Pearson OH (1970) Parathyroidectomy in the treatment of renal osteodystrophy. Arch Surg *101*: 181

Hubbard RS, Wenworth JA (1920) A case of metastatic calcification associated with chronic nephritis and hyperplasia of the parathyroids. Proc Soc Exp Biol Med *18*: 307

Hubble D (1957) Hormonal influence on growth. Br Med J *1*: 601

Hubble D, Macmillan DR (1962) A Study of Growth promotion in Children. Arch Dis Child *37*: 518–524

Huffer WE, Kuzela D, Popovtzer MM (1975a) Metabolic bone disease in chronic renal failure. I. Dialyzed uremics. Am J Pathol *78*: 365–383

Huffer WE, Kuzela D, Popovtzer MM, Starzl TE (1975b) Metabolic bone disease in chronic renal failure. II. Renal transplant patients. Am J Pathol *78*: 385

Hug I, Mihatsch JM (1975) Die primäre Oxalosis. Fallmitteilung mit radiologisch pathologisch anatomischer Korrelation und Literaturübersicht. Fortschr Roentgenstr *123*: 154–162

Humberd CD (1937) Giantism. Report of a case JAMA *108*: 544

Hurwitz LJ, Shepherd WHT (1966) Basilar impression and disordered metabolism of bone. Brain *89*: 223–234

Hurxthal LM, Vose GP (1965) Radiographic bone density in the postmenopausal state and after surgical castration. Lahey Clin Found Bull *14*: 15–20

Hurxthal LM, Dotter WE, Vose GP, Sprinkle EE III (1976) Effect of postoperative hypoparathyroidism on bone density. Tex Rep Biol Med *34*: 257–265

Huth K (1963) Sekundärer Hyperparathyreoidismus bei chronischer Nephritis. Dtsch Arch Klin Med *208*: 463

Iannacone A, Grabilove JL, Brahms SA, Soffer JL (1960) Osteoporosis in cushing syndrome. Ann Intern Med *52*: 570

Idelson BA, Rudikoff J, Smith GW (1974) Renal osteodystrophy. Unusual roentgenologic manifestation JAMA *230*: 870–872

Ikkos DG, Katsichtis P, Ntalles K, Velentzas C (1971) Osteoporosis in thyrotoxicosis. Lancet *II*: 1159

Ikkos DG, Ntalles K, Velentzas C, Katsichtis P (1974) Cortical bone mass in acromegaly. Acta Radiol [Diagn] (Stockh) *15*:134–144

Illig R, Prader A (1970) Effect of testosterone on growth hormone secretion in patients with anarchia and delayed puberty. J Clin Endocrinol Metab *30*;615

Inch RSMD, Rolland CF (1953) Localised pretibial myxoedema treated with cortisone. Lancet *2*:1239–1241

Inclan A (1943) Tumoral calcinosis. JAMA *121*:490–495

Ingram MD Jr (1952) Calcinosis in scleroderma. Am J Roentgenol, Rad Therapy Nuclear Med *68*:918–921

Ireland AW, Cameron DA, Steward JH, Posen S (1969) Quantitative histology of bone in advanced renal failure. Calcif Tissue Res *4*:282

Irvin GL, Cohen MS, Moebus R, Mintz DH (1972) Primary hyperparathyroidism: current diagnosis, treatment and results. Arch Surg *105*:738–740

Isaac R, Nivez MP, Piamba G, Fillastre JP, Ardaillou R (1975) Influence of calcium infusion on calcitonin and parathyroid hormone concentrations in normal and hemodialyzed subjects. Clin Nephrol *5*:14

Isdale IC (1962) Femoral head destruction in rheumatoid arthritis and osteo-arthritis. Ann Rheum Dis *21*:23

Isherwood I, Rutherford RA, Pullan BR, Adam PH (1976) Bone mineral estimation by computerassisted transverse axial tomography. Lancet *II*:712

Israel H (1970) Continuing growth in the sella turcica with age. Am J Roentgenol *108*:516–527

Iwanow JuM, Lebedewa ZG (1966) Gefahren der Kortikosteroidbehandlung. Klin Med [Mosk] *44*:124

Izaak AP (1970) X-ray diagnosis of steroid osteoarthropathy (Russian). Vestn Rentgenol Radiol *45*:85–88

Jablonski J-P, Meyrier A (1977) Réduction de l'hyperparathyroïdie secondaire de l'urémique par Parathyroïdectomie totale suivi d'autogreffe partielle. Nouv Presse Med *6*:3949–3951

Jackson CE, Boonstra CE (1967) The relationship of hereditary hyperparathyroidism to endocrine adenomatosis. Am J Med *43*:727–734

Jackson WPU (1955, 1956, 1957) Skeletal changes in endocrine and metabolic disorders. Med Proc *1*:18, 61, 106; *2*:19, 364, 584, 607, 653; *3*:5, 69, 103, 288

Jackson WPU, Dowdle E, Linder GC (1958) Vitamin-D-resistant osteomalacia. Br Med J *31*:1269

Jacobs JB, Kagan AE (1972) A critical evaluation of interval sella turcica measurements after irradiation for acromegaly. J Clin Endocrinol Metab *35*: 315

Jacobs Ph (1975) Röntgenatlas der Hand. Springer, Berlin Heidelberg New York 1975

Jaffe HL (1933) Hyperparathyroidism (Recklinghausen's disease of bone). Arch Pathol *16*:63

Jaffe HL (1940) Hyperparathyroidism. Bull NY Acad Med *16*:291

Jaffe HL (1942) Primary and secondary (renal) hyperparathyroidism. Surg Clin North Am *22*:621

Jaffe HL (1972) Metabolic, degenerative and inflammatory diseases of bones and joints. Urban & Schwarzenberg, München Berlin Wien

Jaffe MD, Willis PW (1965) Multiple fracture associated with longtime sodium heparin therapy. JAMA *193*:158–164

Jailer JW (1954) Virilism, Chapt 11 in: Hormones in health and disease. Craig RL (ed). Macmillan, New York 1954

Jaksch R v, Rotky H (1908/9) Über eigenartige Knochenveränderungen im Verlaufe des Morbus Basedowii. Fortschr Roentgenstr *13*:1–21

Jansen P (1967) Kortikoidschäden. Therapiewoche *47*:1912

Jarvis JL, Jenkins D, Sosman MC, Thorn GW (1954) Roentgenologic observations in Addison's disease. Radiology *62*:16–29

Jaworski ZFG (1972) Pathophysiology, diagnosis and treatment of osteomalacia. Orthop Clin North Am *3*:623

Jaworski ZF, Villanueva AR, Hitt O, Sarnsethiri P, Frost HM (1969) Tetracycline-based study of bone remodelling in patients on maintenance hemodialysis. IV. Intern Congr Nephrol Stockholm, Sweden, 1969, p 24

Jenne M, Béraud Cl (1955) Osteopetrose myxoedemateuse. Arch Pédiat *12*:360–382

Jensen JK, Elb S (1966) Per- und postoperative Komplikationen bei mit Kortikosteroiden vorbehandelten Patienten (Perog postoperative komplikationer hos tidligere kortikosteroidbehandlede patienter). Nord Med *76*:975

Jensen PS, Putman CE (1975) Current concepts with respect to chondrocalcinosis and the pseudogout syndrome. J Roentgenol *123*:531–539

Jensen PS, Kliger AS (1977) Early radiographic manifestations of secondary hyperparathyroidism associated with chronic renal disease. Radiology *125*:645–652

Jensen PS, Orphanoudakis StC, Baron R, Lang R, Rauschkolb EN, Rasmussen H (1979) Determination of bone mass by C.T. and correlation with quantitative histomorphometric analysis. International Workshop on Bone and Soft Tissue Densitometry Using Computed Tomography, San Francisco, Ca.

Jesserer H (1951) Das Krankheitsbild der kryptogenetischen Nebenschilddrüseninsuffizienz. Dtsch Med Wochenschr *76*:1552–1557

Jesserer H (1952) Zum Erscheinungsbild der Akroosteolyse. Fortschr Roentgenstr *77*:545

Jesserer H (1953) Niere und Skelett. Wien Klin Wochenschr *65*:533–537

Jesserer H (1956a) Röntgenveränderungen am Skelett als Folge von Nierenerkrankungen. Fortschr Roentgenstr *84*:452–457

Jesserer H (1956b) Die Tetanie des Erwachsenen und ihre Grenzzustände. Ergebn Inn Med Kinderheilkd *7*:312–372

Jesserer H (1957a) Skeletveränderungen im Alter. Alter und Krankheit 1957:235–246

Jesserer H (1957b) Zur Frage der Berechtigung der Bezeichnung „renale Rachitis" bzw. „renale Osteomalacie". Dtsch Arch Klin Med *204*:37–55

Jesserer H (1958a) Tetanie. Thieme, Stuttgart

Jesserer H (1958b) Die Osteomalazie. Documenta rheumatol. Geigy 14. Geigy SA, Basel

Jesserer H (1959) Osteopathien. Klinik der Gegenwart IX. 1959, München Berlin

Jesserer H (1960) Hyperparathyreoidismus. Med Klin *55*:148–158

Jesserer H (1962a) Hyperparathyreoidismus. Fortschr Med *80*:529–532

Jesserer H (1962b) Parathyreogene Osteopathien. Dtsch Arch Klin Med *208*:279–297

Jesserer H (1965) Renale Osteopathien. Z Klin Chem *3*:109–114

Jesserer H (1966a) Klinische Osteologie. Ärztliche Praxis XVIII. *7*:227

Jesserer H (1966b) Kortisonschäden am Skelett. Wien Klin Wochenschr *78*:745

Jesserer H (1968) Renal bedingte Störungen des Calcium-Phosphatstoffwechsels. Renale Osteopathien. In: Schwiegk H (Hrsg) Handbuch der inneren Medizin, Bd 8/1, Teil I. Springer, Berlin Heidelberg New York, S 909–969

Jesserer H (1971) Knochenkrankheiten. Urban & Schwarzenberg, München Berlin Wien

Jesserer H (1973) Cortisonschäden und Cortisonismus Rheuma-Forum 1. Braun, Karlsruhe

Jesserer H (1979) Hormonelle Knochenerkrankungen. In: Schinz HR, Baensch WE, Frommhold W, Glauner R, Uehlinger E, Wellauer J (Hrsg) Lehrbuch der Röntgendiagnostik, Thieme, Stuttgart, 901–946

Jesserer H, Ellegast H (1965) Cortisonschäden am Skelett. Wiss Z d Martin-Luther-Univ Halle-Wittenberg 1965

Jesserer H, Kirchmayr W (1955) Die präsenile und die senile Involutionsosteoporose. Documenta Rheumatol Geigy Nr 8, Geigy SA, Basel 1955

Jesserer H, Kotzaurek R (1959) Cortison und Calciumstoffwechsel. Klin Wochenschr *37*:285–289

Jesserer H, Zeitlhofer J (1967) Über Cortisonveränderungen am Stütz- und Bindegewebe. Arch Klin Med *213*:328–338

Jeune M, Béraud C, Bouvet R (1955) Maladie d'Albers-Schoenberg et myxoedème congénital. J de Radiol *36*:237–240

Johannsen A, Nielsen HE, Hansen HE (1979) Bone maturation in children with chronic renal Failure. Effect of 1-hydroxy vitamin D_3 and renal transplantation. Acta Radiol [Diagn] (Stockh) *20*:193

Johansson H, Thoren L, Werner J (1972) Hyperparathyroidism: clinical experiences from 208 cases. Ups J Med Sci *77*:41–46

Johnson C, Graham CB, Curtis FK (1967) Roentgenographic manifestations of chronic renal disease treated by periodic hemodialysis. Am J Roentgenol *101*:915–926

Johnson HW (1961) Renal tubular hyperchloremic acidosis with bone disease: case report. Ann Intern Med *54*:1273–1279

Johnson JW (1939) Primary hyperparathyroidism with extensive renal calcification and secondary hyperplasia of the parathyroids. Am J Pathol *15*:111

Johnson JW, Hattner RS, Hampers C, Bernstein DS, Merill JP, Sherwood LN (1972) Effects of hemodialysis on secondary hyperparathyroidism in patients with chronic renal failure. Metabolism *21*:18–29

Johnston CC (1971) Bone in hyperparathyroidism: New radiographic approach. Ann Intern Med *74*:635–636

Johnston CC, Schnute RB (1961) A case of primary hyperparathyroidism with spontaneous remission following infarction of the adenoma with development of hypocalcemic tetany. J Clin Endocrinol Metab *21*:196

Jones DR, Bahn RC, Randall RV, Sullivan CR (1969) The human costochondral junction. II. Patients with acromegaly. Mayo Clin Proc *44*:330

Jones JP Jr (1971) Alcoholism, hypercortisonism, fat embolism and osseous avascular necrosis. In: Zinn WM (Hrsg) Idiopathic ischemic necrosis of the femoral head in adults. Thieme, Stuttgart

Jones JP Jr, Engleman EP, Najarian JS (1965) Systemic fat embolism after renal homotransplantation and treatment with corticosteroids N Engl J Med *273*:1453–1458

Jones SJ, Boyde A (1970) Experimental studies on the interpretation of bone surfaces studied with SEM. Proc Anns SEM Symp *3*:193–200

Jordan A, Kelsall AR (1951) Observations on a case of idiopathic hypoparathyroidism. Arch Intern Med *87*:242

Jowsey J (1964) Variations in bone mineralization with age and disease In: Frost HM (ed) Bone biodynamics. Churchill, London

Jowsey J (1966a) Bone formation and resorption in bone disorders. In: Fleisch H, Blackwood HJJ, Owen M (eds) Calc Tiss 1965, Proc 3rd Europ Symp on Calc Tiss, Davon. Springer, Berlin Heidelberg New York

Jowsey J (1966b) Quantitative microradiography. Am J Med *40*:485–491

Jowsey J (1967) Bone in parathyroid disorders in man. Excerpta Med Int Congr *159*:137–151

Jowsey J (1969) Effect of long-term administration of porcine calcitonin in the development of dietary osteoporosis in cats. Endocrinology *85*:1196–1201

Jowsey J (1972) Calcium release from the skeletons of rachitic puppies. J Clin Invest *51*:9–15

Jowsey J (1973) Microradiography. In: Frame B, Parfitt AM, Duncan H (eds) Clinical aspects of metabolic bone disease. International Congress Series No 270. Excerpta Medica, Amsterdam, pp 114–123

Jowsey J (1974) Bone histology and hyperparathyroidism. Clin Endocrinol Metab *3*:267–284

Jowsey J (1977) Metabolic diseases of bone. Saunders, Philadelphia London Toronto

Jowsey J, Phil D (1966) Quantitative microradiography – a new approach in the evaluation of metabolic bone disease. Am J Med *40*:485–491

Jowsey J, Kelly P, Riggs L, Bianco A, Scholz D, Gershon-Cohen J (1965) Quantitative microradiographic studies of normal and osteoporotic bone. J Bone Joint Surg [Am] *47*:785

Jowsey J, Detenbeck LC (1969) The importance of thyroid hormones to bone metabolism and calcium homeostasis Endocrinology *85*:87–95

Jowsey J, Massry SG, Coburn J, Kleeman GR (1969) Microradiographic studies of bone in renal osteodystrophy. Arch Intern Med *124*:539–543

Jowsey J, Riggs BL (1970) Bone formation in hypercortisonism. Acta Endocrinol (Kbh) *63*:21–28

Jowsey J, Riggs BL (1973) Zur Behandlung der Osteoporose. Med Z Diagn Ther *19*:1

Juliani G, Agati G, Molinatti GM (1970) Skeletal alterations in acromegaly. Symposium Ossium, p 173, London 1970

Julkunen H, Kärävä R, Viljanen V (1966) Hyperostosis of the spine in diabetes mellitus and acromegaly. Diabetologia *2*:123

Juster M (1975) Sur la formation du squelete. Croissance d'un os long. Semeiologie radiographique et microradiographique. J Radiol Electrol Med Nucl *56*:111–117

Kagan EM, Bukhmann AI, Perelman VM (1967) Hormonale Osteopathie. Klin Med (Mosk) *45*:72

Kahler HJ (1955) Schleichende Spontanfrakturen und renale Osteopathie. Langenbecks Arch Klin Chir *281*:192

Kaiser W, Ponsold W (1960) Primäre Nebenschilddrüseninsuffizienz nach operativer Parathyreoidea-Adenomentfernung. Z Ges Inn Med *15*:530–534

Kaiser W, Krosch H (1969) Über Verlaufsformen und Komplikationen des primären Hyperparathyreoidismus. Z Ges Inn Med *24*:289–297

Kaiser W, Krosch H (1970) Röntgenbefunde bei Hyperparathyreoidismus. Med Biol *13*:86–90

Kalifa G, Dossans MF, Gagnadoux MF, Sauvegrain J (1979) Aspects radiologiques de l'oxalose. J Radiol *60*:45

Kallman FJ, Schoenfeld WA, Barrera SE (1944) The genetic aspects of primary eunuchoidism. Ann J Mental Deficiency *48*:203–1944

Kalu DN, Pennock J, Doyle FH, Foster GV (1970) Parathyroid hormone and experimental osteosclerosis. Lancet *I*:1363–1366

Kanis JA, Gillingham FJ, Harris P, Horn DB, Hunter WM, Redpath AT, Strong JA (1974) Clinical and laboratory study of acromegaly: assessment before and one year after treatment. Q J Med NS *43*:409–431

Kanis JA, Cundy T, Bartlett M, Smith R, Heynen G, Warner GT, Russell RGG (1978) Is 24.25-dihydroxycholecalciferol a calcium regulating hormone in man. Br Med J *I*:1382–1386

Karcher H (1958) Der Hyperparathyreoidismus unter besonderer Berücksichtigung der Ostitis fibrosa generalisata (Recklinghausen). Ergeb Chirur Orthop *41*:92

Karjalainen P, Olkkonen H (1974) Mineral density and bone density in the distal radius measured by gamma transmission and gamma scattering techniques. Ann Clin Res *6*:373–375

Kattermann R (1972) Untersuchungen zur intestinalen Ca-Absorption bei Gesunden und Patienten mit chronischer Niereninsuffizienz. Dtsch Med Wochenschr *97*:1735

Katz AJ, Hampers CL, Merrill JP (1969) Secondary hyperparathyroidism and renal osteodystrophy in chronic renal failure. Medicine (Baltimore) *48*:333

Kaufman B (1968) The „empty" sella turcica: a manifestation of the intrasellar subarachnoid space. Radiology *90*:931–941

Kaufmann B, Sandstrom PH, Young HF (1970) Alteration in size and configuration of the sella turcica as the result of prolonged cerebrospinal fluid shunting. Radiology *97*:537–542

Kaufmann B, Chamberlein WB (1972) The ubiquitous "empty" sella turcica. Acta Radiol Diagn *13*:413–425

Kay CJ, Rosenberg MA (1974) Positive ^{99m}Tc-Polyphosphate bone scan in a case of secondary Hypertrophic Osteoarthropathy. J Nucl Med *15*:312

Kaye M (1964) Mineral analysis of the fourth lumbar vertebra in health and renal failure. J Clin Invest *43*:1367–1371

Kaye M, Chatterjee G, Cohen GF (1969) Bone disease and chronic hemodialysis. Proc 4. Int Congr Nephrol vol 3, p 151, Stockholm 1969

Kaye M, Frueh AJ, Silverman M (1970) A study of vertebral bone powder from patients with chronic renal failure. J Clin Invest *49*:442–453

Kaye M, Pritchard JE, Halpenny GW, Light W (1970) Bone disease in chronic renal failure with particular reference to osteosclerosis. Medicine (Baltimore) *39*:157

Kaye M, Cohen GF (1970) Arrest of hyperparathyroid bone disease with hemodialysis. Ann Intern Med *73*:225

Kaye M, Sagar S (1972) Effect of dihydrotachysterol on calcium absorption in uremia. Metabolism *21*:815

Keating FR (1961) Diagnosis of primary hyperparathyroidism. JAMA *178*:547

Keating FR Jr (1962) Hyperparathyroidism. Am J Orthod *33*:279–297

Keating FR Jr, Cook EN (1945) The recognition of primary hyperparathyroidism. Analysis of 24 cases. JAMA *129*:994–1002

Keck E, Schuier FJ, Thörner G, Ischebeck W, Durdel R, Wiegelmann W (1978) Symmetrische, intrakranielle Verkalkungen bei gestörter Nebenschilddrüsenfunktion. Med Klin *73*:1507–1512

Kellgren JH, Ball J, Tutton GK (1952) The articular and other limb changes in acromegaly. A clinical and pathological study of 25 cases. Q J Med NS *21*:405

Kelly PJ, Coventry MB (1957) Calcification of the articular cartilage with calcification of the capsule of the hip. Proc Mayo Clin *32*:579

Kenny FM, Preeyasombat C, Richards C (1967) Cortisol production rate. VI. Hypoglycemia in the neonatal and postneonatal period, and in association with dwarfism. J Pediatr *70*:65

Keusch G, Binswanger U, Dambacher MA, Fischer JA (1977) Ectopic ACTH syndrome and medullary thyroid carcinoma. Acta Endocrinol (Kbh) *86*:306–316

Kho KM, Wright AD, Doyle FH (1970) Heel pad thickness in acromegaly. Br J Radiol *43*:119

Kienböck R (1940) Osteomalacie, Osteoporose, Osteopsathyrose, porot. Kyphose. Fortschr Roentgenstr *62*:159–178

Kienböck R, Markovitz E (1930) Ein Fall von Ostitis fibrosa cystica generalisata. Fortschr Roentgenstr *41*:904–919

Kildeberg P, Engel K, Winters RW (1969) Balance of net acid in growing infants. Acta Paediatr Scand *58*:321

Kim D, Bell NH, Bundesen W, Putong P, Simon NM, Walker C, Greco F del (1968) Renal osteodystrophy in course of periodic dialysis for chronic uremia. Trans Am Soc Artif Intern Organs *14*:367–371

Kindermann G, Weber F, Wenderoth H (1969) Ungewöhnliche Knochenschäden nach Cortison. Med Klin *64*:1919–1923

King LR, Braunstein H, Chambers D, Goldsmith R (1959) A case study of peculiar soft tissue and bone changes in association with thyroid disease. J Clin Endocrinol Metab *19*:1323–1330

Kirkwood JR, Ozonoff MB, Steinbach HL (1972) Epiphyseal displacement after metaphyseal fracture in renal osteodystrophy. Am J Roentgenol *115*:547–554

Kistler H (1976) Primärer Hyperparathyreoidismus. Schweiz Med Wochenschr Jg *106*:Suppl 3

Klaus E, Roček V, Burda M (1969) Ein Fall von idiopathischer Acroosteolyse. Radiologe *9*:167

Kleeman CR (1968) Bone mineral metabolism and osteodystrophy in uremia. J Clin Nutr *21*:457

Kleeman CR, Massry SG, Coburn JW, Popovtzer MM (1969) The problem and unanswered questions. Renal osteodystrophy, soft tissue calcification, and disturbed divalent ion metabolism in chronic renal failure. Arch Intern Med *124*:262–268

Kleeman CR, Massry SG, Coburn JW, Popovtzer MM (1970) Calcium and phosphorus metabolism and bone disease in uremia. Clin Orthop *68*:210–237

Kleerekoper M, Coffey R, Greco T (1977) Hypercalcemic hyperparathyroidism in hypophosphatemic rickets. J Clin Endocrinol Metab *45*:86–94

Klein E (1963) Die thyreogenen Osteopathien. Dtsch Med Wochenschr *88*:1087–1094

Klein E (1965) Wachstumshormon und Wachstumstörungen. Das Cushing-Syndrom. Springer, Berlin Heidelberg New York

Klein L, Albertson K, Curtis PH (1962) Urinary hydroxyproline in hyperparathyroidism. Metabolism *2*:1023

Klein M, Villanueva AR, Frost HM (1965) A quantitative histological study of rib from 18 patients treated with adrenal cortical steroids. Acta Orthop scand *35*:171

Kleinberg DL, Young IS, Kupperman HS (1966) The sesamoid index. Ann Intern Med *64*:1075

Kleinsorge H (1950) Akroosteolytische Erscheinungen der Osteomalacie. Fortschr Roentgenstr *73*:471

Klippel M, Trenaunay P (1900) Du naevus variqueux ostehypertrophique. Arch Gen Med *3*:641

Klümper A, Lohmann V, Uehlinger E, Weller S, Strey M (1967a) Aseptische Knochennekrosen des Oberschenkelkopfes nach Glucocorticoidbehandlung. Fortschr Roentgenstr *107*:96–112

Klümper A, Uehlinger E, Lohmann V, Weller S, Strey M (1967b) Femurkopfinfarkte nach Glukokortikoidbehandlung. Dtsch Med Wochenschr *92*:1108

Knese K-H, (1970) Struktur und Ultrastruktur des Knochengewebes. In: Handbuch Med Radiologie, Bd IV/1. Springer, Berlin Heidelberg New York

Knorr D (1967) Ossifikationsstörungen bei behandelter Hypothyreose. Radiologe *7*:382–384

Knowlton AI (1953) Cushing's syndrom. Bull NY Acad Med *29*:441–465

Kocsis J, Sovenyi E, Laszlo F, Kovacs K (1972) The Troell Junet syndrome. Magy Radiol *24*:32–36

Köhler A, Zimmer EA (1967) Grenzen des Normalen und Anfänge des Pathologischen im Röntgenbild des Skeletts. Thieme, Stuttgart

Kohn A (1895) Studien über die Schilddrüse. I. Arch Mikr Anat *44*:366

Kohn A (1897) Studien über die Schilddrüse. II. Arch Mikr Anat *48*:398

Kolár J (1974) Zum Formenkreis der sklerosierenden Osteosen. Radiol Diagn (Berl) *15*:261–280

Kolář J, Středa A, Bek V, Babický A, Bibr B, Janko L, Králová M (1968) Untersuchungen bei sog. primären und sekundären Gelenknekrosen mit knochensuchenden radioaktiven Isotopen. Fortschr Roentgenstr *108*:487–493

Komar NN, Gabrielsen TO (1967) Arterial calcification in adult cretins. Am J Roentgenol, Rad Ther Nucl Med *101*:202–203

Kopczynska Kowalczykowa M, Sieradzki J, Ksiezyk M (1973) Osteoporosis in hyperthyreosis – Osteoporoza a nadczynnosc tarczyey. Pol Przegl Radiol *37*:589–595

Koppers B, Schmid L, Hofmann E, Sauer E (1980) Chronische hypophosphatämische Osteopathie Fortschr. Roentgenstr. *133*:34

Korkhaus G (1955) Über Anbau und Abbau an Zahnwurzeln bei Akromegalie. Med Welt *10*:286–291

Korz R, Brass H (1971) Mobilization of calcium and inorganic phosphate caused by heparin as a factor involving metastatic calcifications in chronic hemodialysis Proc Eur Dial Transplant Assoc *8*:247–251
Konsinski K, Roth SI, Chapman EH (1976) Primary hyperparathyroidism with 31 years of hypercalcemia. JAMA *236*:590–591
Koskinen EVS, Lindholm RV, Nieminen RA, Puranen J, Attila U (1975) Humanes Wachstumshormon bei Frakturen der langen Röhrenknochen mit verzögerter Knochenbruchheilung. Med Welt *26*:1905–1910
Kosowicz J (1959) Changes in medial tibial condyl-common finding in Turner's syndrom. Acta Endocrinol (Kbh) *31*:321–323
Kosowicz J (1962) The carpal sign in gonadal dysgenesis. J Clin Endocrinol Metab *22*:949–952
Kosowicz J, Jaroszewski F (1959) Radiology of bone lesions in the congenital hypothyreosis. Pol Przegl Radiol *23*:61–69
Kosowicz J, Rzymski K (1975) Radiological features of the skull in Klinefelter's syndrome and male hypogonadism Clin Radiol *26*:371–378
Kostamis P, Ziroyanis P, Maintas D, Vita L, Constantinides C, Papadoyanakis N, Moulopoulos S (1978) Scintigraphic skeletal changes in chronic hemodialysis patients. Radioakt Isotope Klin Forsch *13*:461
Koutras DA, Pandos PG, Koukoulommati AS, Constantes J (1973) Radiological signs of bone loss in hyperthyroidism. Br J Radiol *46*:695–698
Kovács A, Góth E (1958) Sellagröße und Hypophysenfunktion (aufgrund von 672 Fällen). Fortschr Roentgenstr *88*:214–225
Kowarski S, Schacter D (1973) Vitamin D and adenosine triphosphatase dependent on divalent cations in rat intestinal mucosa. J Clin Invest *52*:2765
Kracht J, Hachmeister U, Kruse H (1968) Thyreocalcitonin und die C-Zellen der Schilddrüse. Münch Med Wochenschr *110*:203
Kracht J, Hachmeister U, Kruse H, Matthaes P (1968) C-Zellen in der Schilddrüse des Menschen. Verh Dtsch Ges Pathol *52*:485
Krane StM, Brownell GL, Stanbury LB, Corrigan H (1956) The effect of thyroid disease on calcium metabolism in man. J Clin Invest *35*:874–887
Krane SM, Potts JT Jr (1977) Disorders of bone and bone mineral metabolism. In: Thoin GW, Adams RD, Braunwald E, Isselbacher RJ, Petersdorf RG (eds) Harrison's principles of internal medicine, 8th edn. McGraw Hill Book Company
Kranendonk DH, Jurist JM, Gun LH (1972) Femoral trabecular patterns and bone mineral content. J Bone Joint Surg [Am] 1472–1478
Kraus EJ (1926) Hypophysärer Zwergwuchs. Nanosomia pituitaria (Erdheim). In: Handb spez Path Anat u Histol, Bd VIII. Springer, Berlin, S 899
Krempien B (1972) Morphologische Untersuchungen zur Pathogenese der Skelettveränderungen bei Urämie (Habil-Schr.).
Krempien B (1974) Stoffwechsel und Stuktur des Knochengewebes bei chronischer Niereninsuffizienz (Referat). Verh Dtsch Ges Pathol *58*:156–175
Krempien B, Ritz E (1971) Experimental renal osteopathy. Isr J Med Sci *7*:522–524
Krempien B, Ritz E, Ditzen K, Hudelmeier G (1972a) Über den Einfluß der Niereninsuffizienz auf Knochenbildung und Knochenresorption. Virchows Arch [Pathol Anat] *355*:354–366
Krempien B, Ritz E, Beck U, Keilbach H (1972b) Osteopathy in maintenance Hemodialysis. Virchows Arch [Pathol Anat] *357*:257
Krempien B, Ritz E, Heuck F (1971) Osteopathie bei Urämie. Histologische, mikroradiographische und mikromorphometrische Untersuchungen. Verh Dtsch Ges Path *55*:821
Krempien B, Ritz E, Heuck F (1972) Osteopathie bei Langzeithämodialyse. Histomorphometrische und mikroradiographische Untersuchungen. Verh Dtsch Ges Pathol *56*:439
Krempien B, Ritz E, Heuck F (1973) Osteopathie bei Urämie und unter Langzeithämodialyse. Dtsch Röntgenkongreß 1972. Thieme, Stuttgart, S 45
Krempien B, Ritz E, Schmidt G (1972a) Experimentelle autoradiographische Untersuchungen zum Kollagenstoffwechsel des Knochens in der Urämie. Z Orthop *110*:25–34
Krempien ER, Mehls O, Malluch H (1973) Skeletal abnormalities in chronic renal insufficiency before and during maintenance hemodialysis. Kidney Int *4*:116–127
Kreuzer H (1929) Über Osteomalazie der Wirbelsäule. Z Orthop Chir *51*:463–471
Krishnamurthy GT, Walsh C, Winston MA, Weiss ER, Blahd WH (1972) Comparison of fluorine-18 bone studies obtained with rectilinear scanner and scintillation camera equipped with high energy diverging-hole collimator. Radiology *103*:365
Krishnamurthy GT, Huebotter RJ, Tobis M, Blahd WH (1976) Pharmaco-kinetics of current skeletal-seeking radiopharmaceutica. Am J Roentgenol *126*:283
Krishnamurthy GT, Brickman AS, Blahd WH (1977) Tc-99m-Sn-pyrophosphate pharmaco-kinetics and bone image changes in parathyroid disease. J Nucl Med *18*:236
Kröpelin T, Weiss M (1973) Röntgenbefunde bei renaler Osteopathie unter Einschluß der extraossären Verkalkungen. Dtsch Röntgenkongreß 1972. Thieme, Stuttgart, S 43
Krohn KH (1937) Wirbelveränderungen bei Ostitis fibrosa generalisata (Recklinghausen). Roentgenpraxis *9*:780–784
Krokowski E (1964) Traumatische und osteoporotische Wirbelfraktur, quantitativ beurteilt. Fortschr Roentgenstr *101*:190
Krokowski E (1971) Osteoporose – kein Calciummangelsyndrom. Med Klin *66*:1770–1776
Krokowski E (1972) Kortikoid-Osteoporose. Med Klin *67*:1149

Krokowski E (1973) Ist die Behandlung der Altersosteoporose gerechtfertigt? Med Klin *68*:1155–1160

Krokowski E (1974a) Die postmenopausische Osteoporose – ein Zeitabschnitt im normalen Skelettumbau. Med Klin *69*:2100

Krokowski E (1974b) Radiologie der Osteoporose. Therapiewoche *24*:3485–3498

Krokowski E (1974c) Mineralisationsstörungen der Wirbelsäule und ihr Nachweis. In: Frommhold W, Gerhardt P (Hrsg) Entzündliche und degenerative Erkrankungen der Gelenke und der Wirbelsäule. Thieme, Stuttgart

Krokowski E (1975) Radiologische Möglichkeiten zur individuellen Diagnostik und pathogenetischen Deutung der Osteoporose. Roentgenpraxis *28*:82–93

Krokowski E (1976) Die Osteoporose aus radiologischer Sicht: Entwicklung einer neuen Theorie. Radiologe *16*:54–62

Krokowski E, Schlungbaum W (1959) Die Objektivierung der röntgenologischen Diagnose „Osteoporose". Fortschr Roentgenstr *91*:740–746

Krokowski E, Falck I, Krastel A, (1973) Natriumfluorid-Behandlung der Osteoporose. Münch Med Wochenschr *115*:511–512

Krokowski E, Krokowski G (1974) Verlaufsbeurteilung der Osteoporose. Aerztl Prax *63*:2745

Krokowski E, Fricke M (1975) Osteoporose – mehr als eine Knochenkrankheit! Med Klin *70*:822–829

Krook L (1969) Metabolic bone diseases of endocrine origin. In: Joest E (Hrsg) Handbuch der speziellen pathologischen Anatomie der Haustiere, 3. Aufl: Bd I. Parey, Berlin Hamburg S 326

Krook L, Lutwak L, Whalen JP, Henrikson P-A, Lesser GV, Uris R (1972a) Human periodontal disease. Morphology and response to calcium therapy. Cornell Vet *62*:32–53

Krook L, Whalen JP, Lesser GV, Lutwak L (1972b) Human periodontal disease and osteoporosis. Cornell Vet *62*:371–391

Kruse HP (1978) Die primäre Osteoporose und ihre Pathogenese. Springer, Berlin Heidelberg New York

Kruse H-P, Kuhlencordt F, Wieners H (1973) Vergleichende Untersuchung histologischer, mikroradiographischer und röntgenologischer Skeletbefunde beim Hyperparathyreoidismus. Radiologe *13*:155–159

Kruse H-P, Kuhlencordt F, (1975) On an attempt to treat primary and secondary osteoporosis with human growth hormone. Hormon Metab Res *7*:488–491

Kruse H-P, Kuhlencordt F (1976a) Calciumstoffwechselstörungen durch Hyper-, Hypo- und Pseudohypoparathyreoisismus. In: Bock HE, Hartmann F, (Hrsg) Klinik der Gegenwart, Bd VI. Urban & Schwarzenberg, München Berlin Wien, S 303–328

Kruse H-P, Kuhlencordt F (1976b) Nebenschilddrüsenerkrankungen. In: Losse H, Wetzels E (Hrsg) Rationelle Diagnostik in der inneren Medizin. Thieme, Stuttgart

Kühl I (1973) Fortschritte in der Konzeption und Diagnostik des Marfan-Syndroms. Med Klin *68*:1379–1385

Kuhlencordt F (1958) Die glucosurische Osteopathie (Das sogenannte Fanconi-Syndrom beim Erwachsenen). Ergebn Inn Med Kinderheilkd NF *9*:622

Kuhlencordt F (1966) Pathogenese und Therapie der Osteoporose. Internist *7*:552

Kuhlencordt F (1967) Primärer, sekundärer und tertiärer Hyperparathyreoidismus. Med Klin *62*:821–825

Kuhlencordt F (1968) Hyperparathyreoidismus (Standpunkt des Klinikers). In: 14. Symp d Deutschen Ges für Endokrinologie, Heidelberg. Springer, Berlin Heidelberg New York, S 7–15

Kuhlencordt F (1979) Primärer Hyperparathyreoidismus. Dtsch Med Wochenschr *104*:542

Kuhlencordt F, Lozano-Tonkin C (1964) Die Klinik des Hyperparathyreoidismus. Internist *5*:197

Kuhlencordt F, Wiontzek H, Bartelmeiner H (1965) Die Dauerbehandlung der Osteoporose mit anabolen Steroiden. Dtsch Med Wochenschr *90*:386

Kuhlencordt F, Kruse HP, Lozano-Tonkin C, Wieners H, Bartelheimer H (1967) Vergleichende röntgenologische und morphometrische Untersuchungen bei der Osteoporose. Klin Wochenschr *45*:1020–1023

Kuhlencordt F, Kracht J (1968) Chronischer Hyperparathyreoidismus mit C-Zellenhyperplasie der Schilddrüse. Dtsch Med Wochenschr *93*:2411–2415

Kuhlencordt F, Augustin H-J, Kruse H-P (1970) Extraossäre Verkalkungen und ihre therapeutische Rückbildung bei einem chronischen Hämodialysefall. Dtsch Med Wochenschr *95*:2122

Kuhlencordt F, Bauditz W, Lozano-Tonkin C, Kruse H-P, Augustin H-J, Rehpenning W, Bartelheimer H (1971) Osteopathien und Calcium-Phosphat-Stoffwechsel bei chronischer Hämodialyse. Klin Wochenschr *49*:134–144

Kuhlencordt F, Lozano-Tonkin C, Altenähr E, Kruse H-P (1971b) Chronischer Hyperparathyreoidismus bei multiplen Tumoren der Nebenschilddrüse und Sarkoidose. Schweiz Med Wochenschr *101*:609–615

Kuhlencordt F, Lozano-Tonkin C (1973) Krankheiten der Nebenschilddrüsen. In: Hornbostel H, Kaufmann W, Siegenthaler W (Hrsg) Innere Medizin in Praxis und Klinik, 1. Aufl: Bd 1. Thieme, Stuttgart

Kuhlencordt FC, Lozano-Tonkin C, Kruse HP, Schneider C, Sommer E (1974a) Über die Anwendung von Wachstumshormonen bei Osteoporose. Klin Wochenschr *52*:1130–1131

Kuhlencordt F, Ringe J-D, Kruse H-P, Roth A v (1974b) Bone mineral determination of radius, ulna and fingerbones by 125 J photon absorptiometry on healthy persons. In: Int Conf on Bone Mineral Measurement. Ed Mazess RB, Publ US Dept of

Health, Education and Welfare DHEW Publ No (NIH), pp 75–683

Kuhlencordt J, Kruse H-P, Franke J (1981) Diagnostischer Wert der Lamina dura alveolaris bei generalisierten Knochenerkrankungen. Fortschr Roentgenstr *134*:401–407

Kuhlencordt F, Kruse H-P (1977) Erkrankungen der Nebenschilddrüsen. In: Gross R, Schölmerich P (Hrsg) Lehrbuch der inneren Medizin. Schattauer, Stuttgart New York

Kuhlencordt F, Lozano-Tonkin C, Kruse H-P (1977) Krankheiten der Nebenschilddrüsen. In: Hornbostel H, Kaufmann W, Siegenthaler W (Hrsg) Innere Medizin in Praxis und Klinik, 2. Aufl: Bd 1. Thieme, Stuttgart

Kuhlencordt F, Ringe J-D (1978) Knochenmineralgehalt bei chronischer Hämodialyse. Klin Wochenschr *56*:75–79

Kuhlencordt F, Kruse HP (1980) Endokrine und metabolische Osteopathien. In: Bartelheimer v (Hrsg) Handbuch der Inneren Medizin, 5. Aufl: Bd 6 Teil 1 A. Springer, Berlin Heidelberg New York

Kullander S, Svanberg L, Åsted S (1976) Über einige Spätfolgen beidseitiger Ovariektomie bei jungen Frauen. Triangle *15*:19–24

Kunze W-P (1976) Nephropathische Cystinose, Hyperparathyreoidismus und Kalkmetastasen. Dtsch Med Wochenschr *101*:545–548

Kuzela DC, Huffer WE, Conger JD, Winter SD, Hammond WS (1977) Soft tissue calcification in chronic dialysis patients. Am J Pathol *86*:403–424

Laake H (1955) Osteoporosis in association with thyrotoxicosis. Acta Med Scand *151*:229–236

Labhart A (1978) Klinik der inneren Sekretion. Springer, Berlin Heidelberg New York

Labhart A, Courvoisier B (1950) Osteoporose bei Eunuchismus. Helv Med Acta *17*:475–479

Lachman E (1955) Osteoporosis: The potentialities and limitations of its roentgenologic diagnosis. Am J Roentgenol *74*:712

Laemmle BJ, Heer K, Ferstl A, Haas HG (1977) Hyperparathyreoidismus: Quantitative Erfassung der spezifischen Skelettveränderungen im Röntgenbild der Hand. Schweiz Med Wochenschr *107*:365–372

Lagemann K (1974) Die Röntgendiagnostik der entzündlichen Gelenkerkrankungen. In: Frommhold W, Gerhardt P (Hrsg) Entzündliche und degenerative Erkrankungen der Gelenke und der Wirbelsäule. Thieme, Stuttgart

Laing JK (1960) Pseudohypoparathyroidism: report of a case. NZ Med J *59*:156

Laitinen H, Kivikanervo K, Väre-Niskanen M (1954) Coughing osteophytes of the ribs. Ann Med Int Fenn *43*:293–297

Lalli AF, Lapides J (1965) Osteosclerosis occuring in renal disease. Am J Roentgenol *93*:924

Lamberts SWJ, Jong FH de, Birkenhager JC (1977) Evaluation of a therapeutic regimen in Cushing's disease. The predictability of the result of unilateral adrenalectomy followed by external pituitary irradiation. Acta Endocrinol (Kbh) *86*:148–155

Lamers CBH, Berretty PJM, Bijvoet OLM, Joosten HJM, Lubbers EJC, Müller H, Nadorf JHS (1974) The Zollinger-Ellison syndrome. Observations on eight patients. Neth J Med *17*:94–107

Lancourt JE, Hochberg F (1977) Delayed fracture healing in primary hyperparathyroidism. Clin Orthop *124*:214–218

Landon J (1965) Nebenwirkungen bei protrahierter Glukokortikoid-Therapie. Allerg Asthmaforsch *11*:74

Lang EK, Bessler WT (1961) The Roentgenologic features of acromegaly. Am J Roentgenol *86*:321

Lange H, Gossmann HH (1967) Metastatische Verkalkung während Peritonealdialyse im Terminalstadium einer chronischen Glomerulonephritis. Dtsch Med Wochenschr *92*:296

Lange H, Seybold D, Dombrowski H (1971) Urämische Osteopathie: Röntgenbefunde, Pathogenese, Therapie. Urologe *11*:175–179

Lange HP, Malluche HH, Arras D (1974) Die Entwicklung der renalen Osteopathie unter chronischer Hämodialysebehandlung bei bilateral nephrektomierten, skelettgesunden Patienten. Verh Dtsch Ges Pathol *58*:366–370

Lange S, Weiss Th, Gahl G, Golde G (1978) Knochendichtemessung mit der Computertomographie. Fortschr Roentgenstr *129*:66–69

Langen CD de, Zainal (1932) Osseous changes in acromegaly. Genesk Tijdsch v Nederl-Indie *72*:807–809

Langer M, Langer R (1980) Diagnostik ossärer Frühveränderungen der Phalangen bei primärem und sekundärem Hyperparathyreoidismus durch direkte Röntgenvergrößerungstechnik. Fortschr. Roentgenstr. *133*:26

Langfeldt B (1968) Heel-pad measurements an aid to diagnosis of acromegaly. Dan Med Bull *15*:40

Langhans T (1897) Anatomische Beiträge zur Kenntniss der Cretinen. Arch Path Anat *149*:155–187

Lapiere CM, Nusgens B, Quinaux N, Declercq A (1968) Tumoral calcinosis from secondary hyperparathyroidism. Physical and chemical study of calcified products. Arch Belges Derm *24*:153–163

Laporte F, Leger H, Malchair G (1961) Le syndrome d' Albright. J Chir (Paris) *82*:457–475

Larkins RG, MacAuley SJ, Rapoport A, Martin TJ, Tulloch BR, Byfield PGH, Matthews EW, MacIntyre I (1974) Effects of nucleotides, hormones, ions and 1,25-dihydroxycholecalciferol on 1,25-dihydroxycholecalciferol production in isolated chick renal tubules. Clin Sci *46*:569–582

Larsson S, Bergström M, Dahlquist J, Israelson A, Lagergren C (1978) A method of determining bone mineral content using Fourier image reconstruction and dual source technique. J Comp Ass Tomogr *2*:347–351

Latimer RG (1972) Parathyroid disease: a fifteen year experience. Am J Surg *123*:679–685

Lauchenauer C (1961) Über einen Fall von tumorförmiger Lipocalcinogranulomatose oder tumoröser Kalzinose mit Hyperkalzämie und vermutlich sekundärem Nierenschaden. Radiol Clin (Basel) *30*: 250–260

Lauffenburger T, Olah AJ, Dambacher A, Guncaga J, Lentner C, Haas HG (1977) Bone remodeling and calcium metabolism: a correlated histomorphometric, calcium kinetic, and biochemical study in patients with osteoporosis and Paget's disease. Metabolism *26*: 589

Laurent J, Meunier P, Courpront Edouard C, Bernard J, Vignon G (1973) Recherches sur la pathogénie des nécroses aseptiques de la tête fémorale Nouv Presse Med *2*: 1755

Laval-Jeantet A-M, Goldman S, Laval-Jeantet M (1977) Densitométrie osseuse de précision sur films sans écrans. J Radiol Electrol Med Nucl *58*: 63–68

Lavender JP, Imogen MA, Evans R, Arnot S, Bowring FH, Doyle GF, Joplin I, MacIntyre FRC (1977) Path: A comparison of radiography and radioisotope scanning in the detection of Paget's disease and in the assessment of response to human calcitonin. Br J Radiol *50*: 243–250

Lawrence AM, Goldfine JD, Kirstenig L (1970) Growth hormone dynamics in acromegaly. J Clin Endocrinol Metab *31*: 239

Laws J (1958) The radiology of endocrine disorders. III. Radiology of suprarenal glands. Br J Radiol *31*: 352

Leapman SB, Vidne BA, Butt KMH, Waterhouse K, Kountz SL (1976) Neprolithiasis and nephrocalcinosis after renal transplantation: a case report and review of the literature. J Urol *115*: 129–132

Leber HW, Schütterle G (1972) Oxidative drug metabolism in liver microsomes from uremic rats. Kidney Int *2*: 152

LeBlanc AD, Evans HJ, Johnson PC (1978) Partial-Body activation analysis of Skeletal calcium using a Californium-252 source. In: IV. Int Conf on Bone Meas, Toronto 1978

Ledoux-Lebard G, Soulquin C (1953) Les localisations vertébrales de la dysplasie fibreuse des os en maladie de Jaffé-Lichtenstein. Presse Méd *12*: 272–273

Lee WM, Adams JE (1968) The empty sella syndrome. J Neurol Neurosurg Psychiatry *28*: 351–356

Lefke M, Sieberth HG, Friedmann G (1971) Röntgenologische Veränderungen bei Kalziumstoffwechselstörungen im Terminalstadium der Niereninsuffizienz. Dtsch Med Wochenschr *96*: 283

Leger L, Lièvre JA, Lièvre JA (1953) Ostéose parathyroidienne par épithelioma parathyroidien. Press Méd 1741–1744

Legrand R, Linquette M, Gerard A, Fossati P (1959) Osteose hyperthyroidienne et syndrome de Looser-Milkman. Guérison apres iode 131. Lille Med *4*: 236–241

Lehman CA, Schreiber MH (1976) Autonomous hyperparathyroidism in patients on maintenance home dialysis. Am J Roentgenol *127*: 377–380

Leisner B, Kessler B, Lissner J (1978) Xeroradiographie in der Diagnostik von Skeletterkrankungen. Fortschr Roentgenstr *129*: 637–640

Leitges SM (1957) Schwierigkeiten bei der Diagnose der Osteodystrophia fibrosa generalisata Recklinghausen. Med Klin *52*: 1870–1871

Lelong M, Joseph R, Canlorbe P, Scholler R (1955) L'aspect cerclé des noyaux d'ossification chez l'enfant myxoedemateux. Sem Hop Paris 1955: 1077–1080

Leman J (1969) Acidosis and calcium metabolism in chronic azotemic renal disease. Proc 4. Intern Congr Nephrol Stockholm 1969, vol 2, p 153

Lemann J Jr, Litzow JR, Lennon EJ, (1967) Studies of the mechanisms by which chronic metabolic acidosis augments urinary calcium excretion in man. J Clin Invest *46*: 1318

Le May M (1958) The early radiological diagnosis of osteomalacia in adults. Radiology *70*: 373

Lennon EJ (1969) Metabolism acidosis. A factor in the pathogenesis of azotemic osteodystrophy. Arch Inter Med *124*: 557–561

Leonhard A, Comty CM, Shapiro FL, Raÿ L (1973) Osteomyelitis in hemodialysis patients. Ann Intern Med *78*: 651–658

Lequesne M (1958) Le décalcifications diffuses. L'ostéoporose-L'ostéomalacie. France Méd *21*: 153–165

Leszczynski ST (1962) Radiologische Untersuchungen in Fällen von Turner-Syndrom. Ergebnisse von 32 Beobachtungen. Fortschr Roentgenstr *97*: 200–212

Levin B (1962) Gonadal dysgenesis. Am J Roentgenol *87*: 1116–1127

Levin EJ, Frank DF (1973) Bone changes following ureteroileostomy Am J Roentgenol *118*: 347–355

Levin J, Kupperman HJ (1964) Skeletal abnormalities in gonadal dysgenesis. Arch Intern Med *113*: 730–736

Levin RT, Genovese PD (1950) Report of a case of long standing renal insufficiency with extensive metastatic calcifications. Am J Roentgenol *64*: 423

Levine E, Erken EK, Price HJ, Meyers AM, Solomon L (1977) Osteonecrosis following renal transplantation. Am J Roentgenol *128*: 985–991

Levis RT, Genovese PD (1950) Report of case of long standing renal insufficiency with extensive metastatic calcifications. Am J Roentgenol Rad Therapy, *64*: 423–429

Levitt T (1954) The thyroid: A Physiological, pathological, clinical and surgical study. Livingstone Ltd, Edinburgh; Williams & Wilkins, Baltimore, pp 325–329

Lichtenau L, Heuck F, Reiser U (1979) Mineraltopographie am menschlichen Wirbelkörper. Biomed Tech (Berl) *24*: 221

Lichtenstein L, Jaffé HL (1942) Fibrous dysplasia of bone. Arch Pathol *33*: 777–816

Lichtwitz A (1947) Physiopathologie des ostéoporoses hormonales. Presse Méd *55*: 78–79

Lichtwitz A, Seze S de, Hioco D, Bordier Ph, Mazabrand A (1957) Osteomalacie bedingt durch eine

Hyperosteoblastose; osteomalacieähnliche Veränderungen beim Hyperparathyreoidismus. Presse Méd *16*:45–47

Liddle GW, Burke HA Jr, (1960) Anabolic steroids in clinical medicine. Helv Med Acta *27*:504

Lichtwitz A, Hioco D, Gresle C (1959a) 100 Malades Traités par la Dexamethasone Comparaèson avec la prednisolone. Sem Hop Ther *21*:1–24

Lichtwitz A, Sèze S de, Hioro D, Bordier Ph (1959b) Formes clinques des ostéopathies séniles. Sem Hop, Paris *35*:2233–2246

Lichtwitz A, Parlier R (1964) Calcium et maladies metaboliques de l'os. Sci. Francaise, Paris

Liddle GW, Burke HA Jr (1960) Anabolic steroids in clinical medicine. Helv Med Acta *27*:504

Liechti A (1949) Die Röntgendiagnostik der Wirbelsäule, 2. Aufl. Springer, Wien

Lièvre JA (1953) L'ostéose parathyroidienne. Rev Med Suisse Romande *73*:761–778

Lièvre JA (1960) Lésions osseuses aux cours de la corticothérapie. Rhumatologie *12*:208

Lièvre JA, Kurc D (1966) Les manifestations articulaires de Hyperparathyroidienne primitif. J Belge Rhumatol Med Phys *21*:351–360

Lin SR, Lee KF (1971) Relative value of some radiographic measurements of the hand in the diagnosis of acromegaly. Invest Radiol *6*:426–431

Lindahl O, Lindgren AGH (1962) Grading of osteoporosis in autopsy specimens. Acta Orthop Scand *32*:85

Lindemann K (1955) Beitrag zur Pathogenese der Dystrophia osteo-genitalis und Akromikrie. Z Orthop *86*:116–124

Lindemann K, Grau E (1947) Renaler Zwergwuchs und Rachitis. Z Orthop *78*:123–129

Lindemann K, Lutterotti M v (1949) Die Bedeutung hypophysärer Störung für die Entstehung der Osteogenesis imperfecta. Z Orthop *78*:102–120

Lindenfelser R, Schoenmachers J, Haubert P, Krönert W (1971a) Die spongiösen Knochen beim primären Hyperparathyreoidismus. Virchows Arch [Cell Pathol] *9*:333–342

Lindenfelser R, Haubert P, Krönert W (1971b) Der spongiöse Knochen bei primärem Hyperparathyreoidismus. Zentralbl Allg Pathol *114*:606–609

Lindenfelser R, Schmitt HP, Haubert P (1973) Vergleichende rasterelektronenmikroskopische Knochenuntersuchungen bei primärem und sekundärem Hyperparathyreoidismus. Virchows Arch [Pathol Anat] *360*:141–154

Lindenfelser R, Arcq M, Dahm HH, Haubert P (1974) Rasterelektronenmikroskopische Untersuchungen idiopathischer Hüftkopfnekrosen. Z Orthop *112*:695

Lindenfelser R, Diehlmann W, Mann H, Plache P, Willmen R (1974b) Resorptives Riesenzellgranulom und sekundärer Hyperparathyreoidismus. Fortschr Roentgenstr *121*:584

Lindergard B, Gullstrand P, Rydmarker S, Tibblin S (1977) Clinical evaluation of bone densitometry in patients with final renal insufficiency operated for hyperparathyroidism. Scand J Urol Nephrol *11*:59–67

Lindner H (1964) Akute Pankreasnekrose infolge Glucocorticoidmedikation. Dtsch Med Wochenschr *89*:833

Lindquist B, Budy AM, McLean EC, Howard JL (1960) Skeletal metabolism in oestrogen-treated rats studied by means of ^{45}Ca. Endocrinology *66*:100–111

Lindsay R, MaxPherson SG, Anderson JB, Smith DA (1975) The value of bone density measurements in predicting the risk of developing avascular necrosis following renal transplantation. Proceedings of the XIth European symposium on calcified tissues, FADL Publishing Co, Copenhagen 1975, p 242

Lingg G, Nebel G, Dorr S (1982) Die Bedeutung der Szintimetrie im Vergleich mit Histomorphometrie, Parathormon, Densitometrie und Röntgendiagnostik bei renaler Osteopathie. Fortschr. Roentgenstr. *136*:9–13

Lintermans JP, Seyhnaeve V (1970) Hypothyroidism and vertebral anomalies. A new syndrome? Am J Roentgenol *109*:294–298

Lisser H (1947) Syndroma of congenitally aplastic ovaries with sexual infantilism, high urinary gonadotropins, short stature and other congenital abnormalities. J Clin Endocrinol Metab *7*:665–687

Liu SH, Chu HJ (1943) Studies of Ca and phosphorus metabolism with special reference to pathogenesis and effect of dihydrotachysterol (At 10) and ion. Medicine (Baltimore) *22*:103

Llach F, Massry SG, Singer FR, Kurokawa K, Kaye JH, Coburn JW (1975) Skeletal resistance to endogenous parathyroid hormone in patients with early renal failure. A possible cause of secondary hyperparathyroidism. J Clin Endocrinol Metab *41*:339–345

Llach F, Massry SG, Koffler A, Malluche HH, Singer FR, Brickman AS, Kurokowa K (1977) Secondary hyperparathyreoidism in early renal failure: role of phosphate retention. Proc Am Soc Nephrol *10*:7 (abstract)

Lloyd E, Hodges D (1971) Quantitative characterization of bone: a computer analysis of microradiographs. Clin Orthop *78*:230–250

Lloyd HM, Aitken RE, Ferrier TM (1965) Primary hyperparathyroidism resembling rickets of late onset. Br Med J *5466*:853–856

Löhr E, Fiebach O, Piaszek L, Clar HE (1974) Die Radiologie der Hypophyse. Radiologe *14*:232–242

Loepp W, Lorenz R (1971) Röntgendiagnostik des Schädels, 2. Aufl. Thieme, Stuttgart

Loew H, Samizadeh A, Losse H (1978) Densitometrische Untersuchungen mit Hilfe der Photonenabsorptionstechnik bei renaler Osteopathie. Verh Dtsch Ges Inn Med *84*:1113–1115

Looser E (1929) Über die Ossifikationsstörungen bei Kretinismus. Verh Dtsch Pathol Gesellsch *24*:352

Looser E (1930) Die Kretinhüfte. Zentralbl Chir *57*:798–799

Lorenz R (1970) Hat die zu kleine Sella turcica eine klinische Bedeutung? Radiologe *10*:450–451

Losada M, Cox F, Rodriguez J, Ronban E, Silva L (1957) Generalized articular calcinosis. Report of a case. Ann Rheum Dis *16*:454

Lotsch FR (1916) Über generalisierte Ostitis fibrosa mit Tumoren und Cysten. Arch Klin Chir *107*:1–13

Louyot P, Gaucher A (1962) A propos de trente observations d'ostéonécrose primitive de la tête fémorale. Rev Rhum Mal Osteoartic *29*:577–581

Louyot P, Gaucher A (1963) Ostéonécrose aseptique des têtes fémorales et syndrome de Cushing. Rev Rhum Mal Osteoartic *30*:720–723

Louyot P, Gaucher A, Mathieu J (1963) Osteonecrose des têtes femorales et hypercortisonisme. J Radiol Electrol *44*:756–758

Lozano-Tonkin C(1970) Bioptische Klassifizierung der Osteoporose nach Stadium und Aktivität. Dtsch Med Wochenschr *95*:1791

Lozano-Tonkin C, Kuhlencordt F, Bartelheimer H (1969) Der Hyperparathyreoidismus vom Standpunkt der inneren Medizin. Der autonome und regulative Hyperparathyreoidismus. Hrsg Bay V, Praktische Chirurgie, 82. Heft. Enke, Stuttgart

Lubchenco A, Valentine E (1959) Steroid Therapy and Vascular Lesions in Rheumatoid Arthritis. Arthritis Rheum *2*:224–229

Luca HF de (1973) The kidney as an endocrine organ involved in calcium homeostasis. Kidney Int *4*:80

Luca HF de (1974) Vit. D – 1973. Am J Med *57*:1

Luca HF de (1975) The Kidney as an endocrine organ involved in the function of vitamin D. Am J Med *58*:39–46

Luca HF de In: The Hoffmann-La Roche Conference on the uses of 1,25 dihydroxycholecalceferol in renal osteodystrophy. Nutley, N.J., February 9, 1976

Luca HF de (1978a) Vitamin D metabolism and function. Arch Intern Med *138*:836–847

Luca HF de (1978b) 24-Hydroxylation of the vitamin D metabolites: its site and physiologic significance in man. In: Proceedings VIIth International Congress of Nephrology. Karger, Basel, p 447

Luca HF de, Tanaka Y, Castillo L (1975) In: Calcium regulating hormones. Talmage RV, Owen M, Parsons JA (eds) Excerpta Medica, Amsterdam, p 305

Lucas RC (1883) Zit bei Schmidberger, 1974. Renale Osteopathien. In: Vogler E (Hrsg) Radiologische Diagnostik der Harnorgane. Thieme, Stuttgart

Lucas RC (1961) zit bei Braband H, 1961. Metaphysär-epiphysäre Veränderungen als Ausdruck renaler Funktionsstörungen. Fortschr Roentgenstr *94*: 693

Lüdin H (1939) Über einen Fall von diencephal bedingter Akromegalie. Radiol Clin (Basel) *8*:93

Lumb GA, Mawer EB, Stanbury SW (1971) The apparent Vitamin D-resistance of chronic renal failure. Am J Med *50*:421

Lumb H (1963) Corticosteroid osteoporosis and treatment with anabolic hormone. Acta Med Scand *174*:735

Luska G, Zeidler H, Stender HSt (1974) Chondrocalzinose (Pseudogicht). Fortschr Roentgenstr *121*:574–583

Lyon E (1942) Ostitis deformans Paget und Hyperthyreose. Schweiz Med Wochenschr *I*:592–596

Macfarlane JD, Lutkin JE, Burwood RJ (1977) The demonstration by scintigraphy of fractures in osteomalacia. Br J Radiol *50*:369–371

Mac Gregor ME, Whitehead TP (1954) Pseudo-hypoparathyroidism: A description of three cases and a critical appraisal of earlier accounts of the disease. Arch Dis Child *29*:398

Mach J (1968) Untersuchungen über spontane Wirbelkörperverformungen bei der Osteoporose. Beitr Orthop *15*:227–233

Machtens E, Girgensohn H, Oppermann H (1974) Klinische röntgenologische und histologische Untersuchungen im Kieferbereich bei osteolytischen Prozessen nach Dauerdialyse. Dtsch Zahnaerztl Z *29*:721–724

Macialowicz T, Nowotna Walcoma R, Gierlach W, Tolloczko E (1971) A case of primary hyperparathyroidism. Pol Przegl Radiol *35*:517–523

MacIntyre, Foster IG, Kumar MA (1964) Calcitonin. In: Blackwood HJJ (ed) Bone and tooth. Pergamon Press, Oxford London New York Paris

MacIntyre I, Evans IMA, Colston KW, Galante L (1975) In: Norman AW, Schaefer K, Grigoleit HG, Herrath D v, Ritz E (eds) Vitamin D and Problems Related to Uremic Bone Disease. De Gruyter, Berlin, p 43

Mc Intosh CHS, Hesch RD, Woodhead JS (1975) An immonometric assay for synthetic 1–34 human parathyroid hormone and the physiological significance of the results. In: Norman AW, Schaefer K, Grigoleit HG, Herrat D von, Ritz E (eds) Vitamin D and problems related to uremic bone disease. De Gruyter, Berlin New York, p 417

Mackay NR (1960) Pseudohypoparathyroidism. NZ Med J *59*:246

Madell SH, Freeman LM (1964) Avascular necrosis of bone in Cushing's syndrome. Radiology *83*:1068–1070

Magrini M (1961) Osteodistrofia fibrocistica generalizzata di Recklinghausen. Arch Int Osped S Corona (Milano) *26*:108–124

Maini PS, Lamba RS, Singh M (1978) A study of Etiological factors in osteoporosis using the femoral Trabecular pattern index. In: IV. Int Conf on Bone Meas, Toronto 1978

Malkinson FD (1963) Hyperthyroidism, pretibial myxedema and clubbing. Review of a syndrome and report of a case treated locally with TSH and triiodothyronine. Arch Dermatol *88*:303–312

Malluche HH, Schoeppe W, Koch KM, Lange HP (1973) Osteopathie bei chronischer Niereninsuffizienz. Dtsch Ärztebl *31*:2025

Malluche HH, Ritz E, Lange HP, Kutschera J, Hodgson M, Seiffert U, Schoeppe W (1976) Bone histology in incipient and advanced renal failure. Kidney Int *9*:355–365

Malluche HH, Werner E, Ritz E (1978) Intestinal absorption of calcium in incipient and advanced renal failure. Min Electr Metab *5*:263–270

Mamon H, Herault P (1951) Maladie de Marfan et Maladie de Scheuermann. Sem Hop *27*:3071–3075

Mandl F (1925) Therapeutischer Versuch bei Ostitis fibrosa generalisata mittels Exstirpation eines Epithelkörperchentumors. Wien Klin Wochenschr *38*:1343

Mandl F (1926) Klinisches und Experimentelles zur Frage der lokalisierten und generalisierten Ostitis fibrosa. Arch Klin Chir *143*:1 and 245

Mandl F (1931) Der derzeitige Stand der Therapie bei der Recklinghausenschen Krankheit. Wien Med Wochenschr *1*:601

Manfredi D (1952) Su di un caso di osteosi paratiroidea associata a situs inversus viscerum. Ann Ital Chir *29*:32–45

Mankin HJ, Brower TD (1962) Bilateral idiopathic aseptic necrosis of the femur in adults (Chandler's disease). Bull Hosp Joint Dis *23*:42–57

Mankin HJ, Conger KA (1966) The acute effects of intra-articular hydrocortisone on articular cartilage in rabbits. J Bone Joint Surg [Am] *48*:1383–1387

Manning PC Jr, Molnar GD, Black BM, Priestley JT, Woolner LB (1963) Pheochromocytoma, hyperparathyroidism and thyroid carcinoma occuring coincidentally. Report of a case, N Engl J Med *268*:68

Mansouri K, Halsted JA, Combos EA (1970) Zinc, copper, magnesium and calcium in dialyzed and non dialyzed uremic patients. Arch Intern Med *125*:88–93

Manzke E, Heuck F (1970) Möglichkeiten und Ergebnisse der Morphometrie des Knochens. Roentgenblaetter *23*:586–592

Manzke E, Chestnut CH, Wergedal JE, Baylink DJ, Nelp WP (1975) Relationship between local and total bone mass in osteoporosis. Metabolism *24*:605

Marchal G, Baert AL, Michielsen P (1974) Early roentgen signs in aseptic necrosis of the hip secondary to steroid therapy. J Belge Radiol *57*:201–204

Marie Pierre (1890) De l'osteoarthropathie hypertrophiante pneumique. Rev Med *X*:1–36

Margolis HM, Caplan PS (1951) Effects of pituitary adrenocorticotropic hormone (ACTH) in rheumatoid Arthritis. JAMA *145*:382–389

Markovits E (1956) Lehrbuch und Atlas der Röntgendiagnostik. Bd 18 Das Skelet. Medica, Stuttgart Zürich

Martel MC, Kohler GR (1970) Champion: Roentgenologically distinctive arthropathy in some patients with pseudogout syndrome. Am J Roentgenol *109*:587

Martel W, Sitterley BH (1969) Roentgenologic manifestations of osteonecrosis. Am J Roentgenol *106*:509–522

Martel W, Champion CK, Thompson RG, Carter TL (1970) A roentgenographically distinctive arthropathy in some patients with the pseudogout syndrome. Am J Roentgenol *109*:587–605

Martin E (1953) Pseudohypoparathyreoidismus und chronisch idiopathische Hypoparathyreose. Wien Z Inn Med *34*:177

Martin E, Mayno G (1954) Cortison et tissu osseux. Schweiz Med Wochenschr *84*:757

Mason AST (1957) Acute osteoporosis with hypercalcaemia. Lancet *I*:911–913

Mason RL, Warren Sh (1931) Metatstatic carcinoma simulating hyperparathyroidism. Am J Pathol *7*:415

Massry SG, Popovtzer MM, Coburn JW, Makoff DL, Maxwell MH, Kleeman CR (1968) Intractable pruritus as a manifestation of secondary hyperparathyroidism in uremia. N Engl J Med *279*:697

Massry SG, Coburn JW, Popovtzer MM Shinaberger JH, Maxwell MH, Kleeman CR (1969) Secondary hyperparathyroidism in chronic renal failure. Arch Intern Med *124*:431–441

Massry SG, Coburn JW, Peacock M, Kleeman CR (1972) Turnover of endogenous parathyroid hormone in uremic patients and those undergoing hemodialysis. Trans Am Soc Artif Intern Organs *18*:416

Massry SG, Coburn JW, Lee DBN, Kleeman CR (1973a) In: Frame B, Parfitt AM, Duncan H (eds) Clinical Aspects of Metabolic Bone Disease. Excerpta Medica, Amsterdam, p 578

Massry SG, Coburn JW, Lee DBN, Jowsey J, Kleeman CR (1973b) Skeletal resistance to parathyroid hormone in renal failure: studies in 105 subjects. Ann Intern Med *78*:357–364

Mathieu H, Menibus ClH de, Frederich A, Lestradet H, Royer P (1961) L'hypoparathyroidée chronique primitive avec lésions d'ostéomalacie. Ann Pédiat *37*:921–929

Matthiash HH (1955) Pubertätsverlauf und Störungen der Skeletentwicklung. Z Orthop *86*:410–433

Maurer HJ (1965) Skeletveränderungen beim Cushing-Syndrom. Fortschr. Roentgenstr *102*:173–184

Maurer SW, Jowsey J, Holley KE (1967) Renal osteodystrophy and osteosklerosis secondary to vitamin D therapy. Clin Pediatr (Phila) *6*:704–710

Maxwell JP (1930) Further studies in osteomalacia. Proc Soc Med (London) *23*:639–652

Mayer EG (1950) Über „Selladiagnostik". Radiol Austriaca *3*:77–98

Mayor GH, Garn SM, Sanchez TV, Shaw HA (1976) The need for differential bone mineral standards for blacks. Am J Roentgenol *126*:1293

Mazess RB, Cameron JR, Sorenson JA (1970) A comparison of radiological methods for determining bone mineral content. Proceedings of Bone Measurement Conference. United States Atomic Energy Commission 1970

Maziere B, Kuntz D, Comar D (1978) In vivo analysis of bone calcium by local neutron activation of the hand; Correlation with bone absorptiometry and histomorphometry in controls, osteoporotic and uremic subjects. Am J Roentgenol *131*:550

McCarty DJ (1963) Crystal-induced inflammation; syndromes of gout and pseudogout. Geriatrics *18*:467

McCarty DJ (1966) Studies on pathological calcifications in human cartilage. J Bone Joint Surg *48*:309

McCarty DJ, Kohn NN, Faires JS (1962) The significance of calcium phosphate crystals in the synovial fluid of arthritic patients: "the pseudogout syndrome". Ann Intern Med *56*:711

McCarty DJ, Haskin ME (1963) The roentgenographic aspects of pseudogout (articular chondrocalcinosis). Am J Roentgenol *90*:1248

McCarty DJ, Gatter RA (1964) Pseudogout syndrome (articular chondrocalcinosis). Bull Rheum Dis *14*:331

McClendon JF, Gershon-Cohen J (1959) Experimental "senile" osteoporosis. Am J Roentgenol *82*:300–308

McCollum WG, Voegtlin C (1909) On the relation of tetany of parathyroid glands and to calcium metabolism. J Exp Med *11*:118–151

McCune DJ (1943) Dwarfism. Clinics *2*:380

McDonald KM (1972) Responsiveness of bone to parathyreoid extract in siblings with pseudohypoparathyroidism. Metabolism *21*:421

McGeown MG, Montgomery DAD (1956) Multiple myelomatosis simulating hyperparathyroidism. Br Med J *1*:86–88

McGill DA (1957) A case of thyroid acropachy. Guy's Hosp Rep *106*:47–52

McIntosh DA, Peterson EW, McPha JJ (1966) Autonomy of parathyroid function after renal homotransplantation. Ann Intern Med *65*:900–907

McLachlan MSF, Williams ED, Doyle FH (1968a) Applied anatomy of the pituitary gland and fossa. A radiological and histopathological study based on 50 necropsies. Br J Radiol *41*:782–788

McLachlan MSF, Wallace M, Senevirante C (1968b) Pulmonary calcification in renal failure. Br J Radiol *41*:99

McNeill KG, Harrison JE, Cabeza I (1971) In vivo human calcium measurements using Plutonium-Beryllium sources. Meeting Amer Nucl Soc in Augusta/Georgia 1971

McNeill KG, Harrison JE, Bayley TA, Sturtridge WC, Williams G (1978) The value of partial body calcium measurement in IVNAA in clinical long-term (5 year) longitudinal studies. In: IV. Int Conf on Bone Meas, Toronto 1978

Meema HE (1963) Cortical bone atrophy and osteoporosis as a manifestation of aging. Am J Roentgenol *89*:1287

Meema HE (1966) Menopausal and aging changes in muscle mass and bone mineral content. A roentgenologic study. J Bone Joint Surg [Am] *48*:1138

Meema HE (1973) The combined use of morphometric and microradioscopic methods in the diagnosis of metabolic bone diseases. Radiologe *13*:111

Meema HE (1977a) Radiology of osteoporosis. Ther Umsch *34*:628–633

Meema HE (1977b) Recognition of cortical bone resorption in metabolic bone disease in vivo. Skeletal Radiol *2*:11–19

Meema HE, Meema S (1963) Measurable roentgenologic changes in some peripheral bones in senile osteoporosis. J Am Geriat Soc *11*:1170–1182

Meema HE, Harris CK, Porrett RE (1964) A method for determination of bone-salt content of cortical bone. Radiology *82*:986

Meema HE, Bunker ML, Meema S (1965) Loss of compact bone due to menopause. Obstet Gynecol *26*:333–343

Meema HE, Meema S (1968) Prevention of postmenopausal osteopoprosis by hormone treatment of the menopause. Can Med Assoc J *99*:248

Meema HE, Meema S (1970) The interrelationships between cortical bone thickness, mineral mass, and mineral density in human radius: A roentgenologic-densitometric study. In: Progress in Methods of Bone Mineral Measurement. US Dept Health, Education, Welfare Washington, DC 1968

Meema HE, Meema S (1969) Cortical bone mineral density versus cortical thickness in the diagnosis of osteoporosis: a roentgenologic-densitometric study. J Am Gariatr Soc *17*:120–141

Meema HE, Rabinovich D, Oreopoulos DG, Lloyd GJ, Meema S (1970) Changes in bone mineral content of radius in chronic renal disease. Proc Bone Measurement Conf US Atom Energy Comm Conf 1970, pp 383–396

Meema HE, Schatz DL (1970) Simple radiologic demonstration of cortical bone loss in thyrotoxicosis. Radiology *97*:9–15

Meema HE, Meema S (1972) Comparison of microradioscopic and morphometric findings in the hand bones with densitometric findings in the proximal radius in thyrotoxicosis and in renal osteodystrophy. Invest Radiol 7:88–96

Meema HE, Rabinovich S, Meema S, Lloyd GJ, Oreopoulos DG (1972) Improved radiological diagnosis of azotemic osteodystrophy. Radiology *102*:1–10

Meema HE, Meema S (1973) Microradioscopic bone structure of the hand in thyrotoxicosis, renal osteodystrophy and acromegaly. In: Clinical aspects of metabolic bone disease. Excerpta Medica, Amsterdam

Meema HE, Meema S (1974) Involutional (physiologic) bone loss in women and the feasibility of preventing structural failure. J Am Geriat Soc. *22*:443

Meema HE, Oreopoulos DG, Husdan, Rapoport A (1974b) Periosteal new bone formation (periosteal neostosis) in renal osteodystrophy. Radiology *110*:513–522

Meema HE, Meema S (1975) Improved roentgenologic

diagnosis of osteomalacia by microradioscopy of hand bones. Am J Roentgenol *125*:925

Meema S, Manzer L, Bunker H, Meema E (1975) Preventive effect of estrogen on postmenopausal bone loss. Arch Intern Med *135*:1436–1440

Meema HE, Taves DR, Oreopoulos DG (1976a) Concurrent X-ray photodensitometric and Gamma-ray-absorptiometric measurements of bone mineral in the radius in patients. 3rd Internat Conf Bone Mineral Measurement, New-Orleans. Am J Roentgenol *126*:1269

Meema HE, Taves DR, Oreopoulos DG (1976b) Comparisons between X-ray photodensitometric and gamma-ray-absorptiometric findings of bone mineral measurements, and the evidence of their convertibility. Invest Radiol *11*:550–555

Meema HE, Rabinovich S, Oreopoulos DG (1976c) Periosteal new bone formation in normals and in patients with chronic renal disease: microscopic-morphometric observations in finger bones. Proc 1st Workshop on Bone Morphometry, Ottawa/Kanada 1973. Univ of Ottawa Press

Meema S, Meema HE (1976) Improved recognition of bone loss by concurrent measurements in the second metacarpal and radius. In: Proceedings 1st Workshop on Bone Morphometry, 1973. University of Ottawa Press

Meema HE, Meema S (1976) Intracortical porosity in osteomalacia. A radiologic study including microradioscopy, morphometry and densitometry. In: Proceedings 1st. Workshop on Bone Morphometry, 1973. University of Ottawa Press

Meema HE, Harrison JE, McNeill KG, Oreopoulos DG (1977) Correlations between peripheral and central skeletal mineral content in chronic renal failure patients and in osteoporotics. Skeletal Radiol *1*:169–172

Meema E, Meema S (1978a) Compact bone mineral density of the normal human radius. Acta Radiol Oncol *17*:342

Meema HE, Meema S (1978b) Microradioscopic quantitation of periosteal resorption in secondary hyperparathyroidism of chronic renal failure. Clin Orthop *130*:297–302

Meema HE, Oreopoulos DG, Meema S (1978a) Microradioscopic morphometry of intracortical resorption in hand bones in normals and in chronic renal failure. Patients: Grading versus measurement. In: IV. Int Conf on Bone Meas, Toronto

Meema HE, Meema S, Oreopoulos DG (1978b) Periosteal resorption of finger phalanges: radial versus ulnar surfaces. J Can Assoc Radiol *29*:175–178

Meema HE, Oreopoulos DG, Meema S (1978c) A roentgenologie study of cortical bone resorption in chronic renal failure. Radiology *126*:67–74

Meffert O, Weber HG (1972) Beitrag zur Skelettmanifestation des primären Hyperparathyreoidismus. Bruns Beitr Klin Chir *219*:650–657

Meglioli GT (1966) Osteopathie bei Hyperthyreose. Schweiz Med Wochenschr *96*:647

Mehls O, Ritz E, Parsch K, Gilli G, Schärer K, Bommer J (1976)Therapeutische Erfahrungen bei urämischer Epiphysenlösung. Klin Wochenschr *54*:405)413

Meinecke V (1964) Skelettveränderungen bei der Hyperthyreose unter besonderer Berücksichtigung des Schädelknochens. Inauguraldissertation der I. Medizinischen Universitätsklinik Kiel

Meissner J (1969) Über die radiologischen Verfahren zur Bestimmung des Mineralsalzgehaltes im Knochen. Radiologe *9*:129–138

Meixner M, Ellegast H (1970) Adrenocortical gonadogenic osteopathies. Symposium Ossium London 1968. Livingstone, Edinburgh London, pp 171–172

Melsen F, Nielsen HE (1977) Osteonecrosis following renal transplantation. A quantitative histological study on iliac bone. Acta Pathol Microbiol Scand [A]

Menking FWM, Schmid WU, Ebel Kl-D, Holthusen WH, Schmidt WW (1972) Premature craniosynostosis associated with hyperthyroidism. Ann Radiol (Paris) *15*:279–284

Menville LJ, Williamson L, Mattingby D (1942) Renal rickets with report of case. Radiology *39*:410–416

Meroney WH, Rubini ME, Rosch PJ, Austen FK, Herndorn EG Jr, Blythe WB (1959) Decreased density of bone. Metabolism *VIII*:293–375

Merrit EA, McPeak EM (1934) Roentgen therapy of hyperparathyroidism. Am J Roentgenol *32*:72–81

Mertz DP (1969) Zur Pathogenese und Therapie von Knochenveränderungen bei chronischer Niereninsuffizienz. Med Welt *20*:288

Merz WA, Schenk RK (1970a) A quantitative histological study on bone formation in human cancellous bone. Acta Anat (Basel) *76*:1–15

Merz WA, Schenk RK (1970b) Quantitative structural analysis of human cancellous bone. Acta Anat (Basel) *76*:140–149

Merz WA, Olah AJ, Schenk RK, Dambacher MA, Guncaga J, Haas HG (1971) Bone remodelling in primary hyperparathroidism. Isr J Med Sci *7*:494

Messner RP, Smith HT, Shapiro FL, Gregory DH (1969) The effect of hemodialysis, vitamin D and renal homotransplantation on the calcium malabsorption of chronic renal failure. J Lab Clin Med *74*:472

Meunier P, Bernard J, Vignon G (1971) The measurement of periosteocytic enlargement in primary and secondary hyperparathyroidism. Is J Med Sci *3*:482–485

Meunier PJ, Bianchi GGS, Edouŕad CM, Bernard JC, Courpron P, Vignon GE (1972) Bony manifestations of thyrotoxicosis. Orthop Clin North Am *3*:745

Meunier P, Edouard C, Bressot C, Valat J-N, Courpron P, Zech P (1975) Histomorphométrie osseuse dans l'insuffisance rénale aiguë et chronique. J Urol Nephrol *12*:931–940

Meyer G, Remagen W, Grosse P (1971) Different behavior of Ca^{45} and Sr^{89} as tracers in a kinetic model of calcium metabolism. Isr J Med Sci *7*:393–396

Meyer T, Golter LE, Hawley C(1963) Avascular necrosis of bone following systemic steroid therapy. Radiology *80*:422–426

Meyer-Borstel H (1930) Über Ostitis (Osteodystrophia) fibrosa. Bruns' Beitr Klin Chir *148*:510–541

Middlemass IBD (1959) Bone changes in adult cretins. Br J Radiol *32*:685–688

Mikulowski W (1959) Myxoedemateus osteopetrosis. Pol Tyg Lek *14*:1199–1202

Miles J, Elrick H (1955) Pseudopseudohypoparathyroidism. J Clin Endocrinol Metab *15*:576

Milgram JW, Riley LH Jr (1976) Steroid induced avascular necrosis of bones in eighteen sites. Bull Hosp Joint Dis *37*:11–23

Milhaud G, Talbot J-N, Coutris G (1975) Calcitonin treatment of postmenopausal osteoporosis. Evaluation of efficacy by principal components analysis. Biomedicine *23*:223–232

Miller WI, Restifo RA (1966) Steroid arthropathy. Radiology *86*:652–657

Mills LC, Boylston BF, Greene JA, Moyer JH (1957) Septic arthritis as a complication of orally given steroid therapy. JAMA *164*:1310–1314

Mintz DH, Canary JJ, Carreon G, Kyle LH (1961) Hyperuricaemia in hyperparathyroidism. N Engl J Med *265*:112–115

Mirahmadi KS, Duffy BS, Shinaberger JH, Jowsey J, Massry SG, Coburn JW (1971) A controlled evaluation of clinical and metabolic effects of dialysate calcium levels, during regular hemodialysis. Trans Am Soc Artif Intern Organs *17C*:118–124

Mitchell AG (1930) Nephrosclerosis (chronic interstitial nephritis) in childhood. Am J Dis Child *40*:345

Mixter CG Jr, Keynes MW, Cope G (1962) Further experience with pancreatitis as a diagnostic clue to hyperparathyroidism. N Engl J Med *266*:265

Moll E, Börner W, Grehn S, Rauh E (1970) Bestimmung der Knochendichte am Finger mit einem ^{125}J-Profilscanner. Ein empfindliches Verfahren zur getrennten Erfassung von Compacta und Spongiosa. Studia Biophysica *20*:211

Monro P (1970) Effect of treatment on renal function in severe osteomalacia due to Wilsons's disease. J Clin Pathol *23*:487–491

Monroe RT (1935) Chronic arthritis in hyperthyroidism and myxedema. New Engl J Med *212*:1074

Montz R (1972) Beiträge der Nuklearmedizin zur Diagnostik umschriebener und generalisierter Knochenveränderungen. Z Rheumaforsch *31*:344

Montz R, Hehrmann R, Delling G, Kuhlencordt F, Nowakowski H, Schneider C (1973) ^{47}Calcium kinetics in endocrine osteopathies. Acta Endocrinol [Suppl] (Kbh) *177*:113

Montz R, Hehrmann R, Schneider C, Wiebe V, Reichstein K-H, Schmitz HM (1974) Calciumstoffwechsel bei Hyperthyreose. Radiologe *14*:166–172

Moore M Jr, Clarke CL (1950) Extreme calcinosis interstitialis; report of case. South Med J *43*:861–863

Moore S (1952) Acromegaly and contrasting conditions on reoentgenography of the skull. Am J Roentgenol *68*:565

Mooser H (1920, 1921) Ein Fall von endogener Fettsucht mit hochgradiger Osteoporose. Virchows Arch [Pathol Anat] *229*:247

Moreau JF, Pomarede D, Arfi S (1975) Aspects radiographiques des osteonecroses aseptiques de la transplantation renale. A propos de 65 localisations chez 30 males. J Radiol Electrol *56*:97–110

Morgan DB (1973) Osteomalacia, renal osteodystrophy and osteoporosis. Thomas, Springfield (Ill)

Morgan DB, Fourman P (1969) The diagnosis of osteomalacia and osteoporosis. Br J Hosp Med *5*:901–908

Morisaki N, Sugawara S, Yoon Y (1967) A case of pseudo-pseudohypoparathyroidism (Albright). Endocrinol Jpn *14*:327–332

Morse WI, Kerenyi N, Nelson DH (1967) Prolonged hyperadrenocorticotrophism and pigmentation associated with bronchial carcinoid tumour. Can Med Assoc J *96*:104–109

Moskowitz RE, Katz D (1964) Chondrocalcinosis (pseudogout syndrome). A family study. JAMA *188*:867

Moule B, Grant MC, Boyle JT, May H (1970) Thyreoid acropachy. Clin Radiol *21*:329

Müller J (1978) Biochemie der Nebennierenrindenhormone. In: Labhart A (Hrsg) Klinik der Inneren Sekretion. Springer, Berlin Heidelberg New York

Mueller M (1973) Arthritic patients and corticosteroids. Internat. Conf Bone Mineral Measurement Chicago/Ill 1973

Mueller MN (1976) Effects of corticosteroids on bone mineral in rheumatoid arthritis and asthma. 3rd Internat Conf Bone Mineral Measurement, New Orleans 1976. Am J Roentgenol *126*:1300

Mueller MN, Mazess RB, Cameron JR (1973) Corticosteroid therapy accelerated osteoporosis in rheumatoid arthritis. Internat Conf Bone Mineral Measurement, Chicago 1973, DHEW Publ No (NIH) 75–683, pp 195–196

Müller W (1930a) Über die familiäre akromegalieähnliche Skeletterkrankung. Bruns' Beitr Klin Chir *150*:616–628

Müller W (1930b) Über Wirbelsäulenveränderungen bei Störungen der Hypophysenfunktion. Bruns' Beitr Klin Chir *148*:493–509

Müller W (1931) Spaltbildungen an Gelenk- und Dornfortsätzen der Wirbelsäule auf der Basis von Umbauzonen. Fortsch Roentgenstr *44*:644–648

Müller W (1933) Umbauzonen an den Dornfortsätzen kyphotischer Wirbelsäulen als Ursache von Schmerzzuständen. Fortschr Roentgenstr *48*:639–641

Münzenberg KJ, Rössler H (1970) Bedeutung der Knochenminerale für die Physiologie, Pathophysiologie und Klinik des Knochens. Dtsch Med Wochenschr *95*:1693–1697

Mughini L, Nunnari A (1957) Klinisch-radiologischer Beitrag zum Studium des sporadischen Kretinismus. Riv Pediatr Sicilian *12*:159–190

Mujagic M, Flury W, Descoeudres C, Montandou A, Debrunner HU (1977) Mineralgehalt des Skeletts bei chron Niereninsuffizienz, unter Dialysebehandlung sowie nach Nierentransplantation. Resultate der Isotopendensitometrie. Schweiz Med Wochenschr *107*:1487–1492

Muller H (1969) Sex, age and hyperparathyroidism. Lancet *I*:449–450

Muller H (1975) True recurrence of hyperparathyroidism: Proposed criteria of recurrence. Br J Surg *62*:556–559

Murakawa S, Raben MS(1968) Effect of growth hormone and placental lactogen on DNA synthesis in rat clostal curtilage and adipose tissue. Endocrinology *83*:645–660

Murray RO (1961) Radiological bone changes in Cushing's syndrome and steroid therapy. Br J Radiol *33*:1–19

Murray RO (1961) Steroids and skeleton. Radiology *77*:729–743

Murray RO (1974) The radiological importance of soft-tissue lesions related to the skeleton. Ann R Coll Surg Engl *54*:109–123

Murray RO, Jacobson HG (1979) The radiology of skeletal disorders, 3rd edn. Churchill & Livingstone, Edinburgh London

Musshoff K, Müller W (1964) Wirbelfrakturen unter Corticosteroid-Therapie. Radiol Clin (Basel) *33*:167–178

Nadarajah A, Hartog M, Redfern B, Thalassinos N, Wright AD, Joplin GF, Russell Fraser T (1968) Calcium metabolism in acromegaly. Br Med J *4*:797

Nagant De Deuxchaisnes C, Isaac G, Jacquet A, Hoet J-J (1960) Etude clinique et physio-pathogenique de la „dystrophie d'Albright“ (pseude-pseudo-hypoparathyroidisme) et de syndromes voisins. A propos de trois nouveau cas, dont deux familiaux. Rev Fr Etud Cliniq Biologiq, No 2, *V*:153–186

Nagel M, Heuck F, Epple E, Decker D, Bestimmung des Knochenmineralgehaltes aus dem Röntgenbild mit Hilfe der digitalen Datenverarbeitung. Fortschr Roentgenstr *121*:604–612

Naik RD, Gosling P, Price CP (1977) Comparative study of alkaline phosphatase isoenzymes, bone histology, and skeletal radiography in dialysis bone disease. Br Med J *1*:1307–1310

Nakagawa K (1958) A case of Recklinghausen's disease showing high grade deformation. J Japn Orthop Surg Soc *32*:629–636

Nathanson L, Losner S (1947) Osseous auricles of external ears associated with acromegaly. Radiology *48*:66–68

Nathanson L, Slobodkin M (1950) Acromioclavicular changes in primary and secondary hyperparathyroidism. Radiology *55*:30

Neer RM (1975) Effects of 1-α hydroxy vitamin D_3 and 1,25-dihydroxy-vitamin D_3 on calcium and phosphorus metabolism in hyperparathyroidism. Metabolism *24*:1403–1413

Neer RM, Mahaffey JE, Daly M, Lans D, Potts JT (1978) The detection of bone disease in primary hyperparathyroidism. In: IV. Int Conf on Bone Meas, Toronto 1978

Nelp WB, Chestnut CH, Denney JD, Sherrard DJ (1972) Measurement of total body calcium (bone mass) by neutron activation analysis. Applicability to bone wasting disease. Clinical aspects of metabolic bone disease Detroit 1972a

Nelp WB, Denney JD, Murano R, Hinn GM, Williams JL, Rudd TG, , Palmer HE (1972b) Absolute measurement of total body calcium (bone mass) in vivo. J Lab Clin Med *79*:430–438

Neumann G, Thomas G (1961) Enchondrale Dysostose mit Dystrophia adiposogenitalis als Leitsymptom. Arch Orthop Unfallchir *53*:130–141

Neumann WF, Neuman WM (1958) The chemical dynamics of bone mineral. University of Chicago Press, Chicago

Newton ThH, Burhenne HJ, Palubinskas AJ (1962) Primary carcinoma of the pituitary. Am J Roentgenol *86*:110–120

Newton-John HF, Morgan DB (1970) The loss of bone with age osteoporosis and fractures. Clin Orthop *71*:229

Neyer U, Maehr G, Ell PJ, Meixner M, Gloor F (1978) Die Knochenszintigraphie in der Diagnostik der renalen Osteopathie. Dtsch Med Wochenschr *103*:451–455

Nicholas JA, Saville PD, Brenner F (1963) Osteoporosis, osteomalacia and the skeletal system. J Bone Joint Surg [Am] *45*:391

Nielsen H (1952) The bone system in hyperthyroidism. Acta Med Scand *142*:783–796

Nielsen HE, Melsen F, Christensen MS (1977) Aseptic necrosis of bone following renal transplantation. Acta Med Scand *202*:27–32

Nienhuis RLF, van Persijn van Meerten OH (1966) Chondrocalcinosis articularis oder Pseudogichtsyndrom. Ned T Geneesk *110*:567

Niepel G, Kostka D (1963) Die Entstehung des Pseudo-Charcot-Gelenkes nach intraartikulären Instillationen von Hydrocortison bei rheumatoider Arthritis. Fortschr Roentgenstr *98*:505–507

Niiranen A, Marti Henneberg C, Rappaport R (1975) La maduracion osea en las enfermedades. Med Clin (Barcelona) *64*:103–110

Nilsson A, Rönnbäck C (1973) Influence of oestrogenic hormones on carcinogenesis and toxicity of radiostrontium. Acta Radiologica *12*:209

Nilsson BE (1970) Menopause and femur density. In: Proceedings of Bone Measurement Conference. Ed: Cameron, Springfield (Ill) US Dept Comm 1970

Nitz I (1961) Verlauf einer fibrösen Dysplasie Jaffé-Lichtenstein im Bereich der Brustwirbelsäule. Radiol Diagn (Berl) *2*:503–510

Nixon DW, Samols E (1970) Acral changes associated with thyroid diseases. JAMA *212*:1175

Noble JF, Borg JF (1936) Hyperparathyroidism complicated by hyperthyroidism: report of a case. Arch Intern Med *58*:846

Noetzli M, Steinbach HL (1962) Subperiosteal erosion of the ribs in hyperparathyroidism. Am J Roentgenol *87*:1058

Nordin BEC (1958) Primary and secondary hyperparathyroidism. Adv Intern Med *9*:81–105

Nordin BEC (1961) The pathogenesis of osteoporosis. Lancet *I*:1011–1015

Nordin BEC (1962) Biochemical aspects of parathyroid function and hyperparathyroidism. Adv Clin Chem *4*:275

Nordin BEC (1964a) Test for parathyroid function. Postgrad Med *35*:42

Nordin BEC (1964b) Cortico-steroids and osteoporosis. Acta Allergol (Kbh) *19*:268

Nordin BEC (1968) Bone patterns in aging and osteoporosis. Progress in methods of bone mineral measurements. Dept HEW, NH, NIAMD, Bethesda 1968, p 159

Nordin BEC (1973) Metabolic bone and stone disease. Churchill & Livingstone, London

Nordin BEC (1976) Calcium, phosphate and magnesium metabolism. Churchill & Livingstone, Edinburgh London New York

Nordin BEC, Roper A (1955) Post pregnancy osteoporosis. Lancet *268*:431–434

Nordin BEC, Hodgkinson A, Peacock N (1967) The measurement and meaning of urinary calcium. Clin Orthop *52*:293

Nordin BEC, Young MM, Bulusen L, Horsman A (1970) Osteoporosis re-examined. In: Barzel US (ed) Osteoporosis. Grune & Stratton, New York

Nordin BEC, Horsman A, Gallagher JC (1975) Effect of various therapies on bone loss in women. In: Kuhlencordt F, Kruse H-P (eds) Calcium metabolism, bone and metabolic bone diseases. Springer, Berlin Heidelberg New York

Norfray J, Calenoff L, Del Greco F, Krumlovsky FA (1975) Renal osteodystrophy in patients on hemodialysis as reflected in the bony pelvis. Am J Roentgenol *125*:352

Norman A, Bullough P (1963) The radioluscent crescent line – an early diagnostic sign of avascular necrosis of the femoral head. Bull Hosp Joint Dis *24*:99–104

Norman AW, Schaefer K, Grigoleit HG, Herrath D von, Ritz E (eds) (1975) Vitamin D and problems related to uremic bone disease. De Gruyter, Berlin

Norman JS, Perlman R, Bastable S (1947) Renal osteodystrophy. JAMA *133*:771–773

Norrdin RW, Bordier P, Miller CW (1977a) Trabecular bone morphometry in beagles with chronic renal failure. Virchows Arch [Pathol Anat] *375*:169–183

Norrdin RW, Phemister RD, Jaenke RS, Lo Presti CA (1977b) Density and composition of trabecular and cortical bone in perinatally irradiated beagles with chronic renal failure. Calcif Tissue Res *24*:99–104

Nowakowski N (1956) Die hormonale Beeinflussung des Knochenwachstums und des Knochenstoffwechsels. Z Orthop Beilageh *87*:19–35

Nowakowski N, Gadermann F (1952) Regressive Wirbelsäulenveränderungen bei doppelseitiger Hodenatrophie und Anorchie. Verh Dtsch Ges Inn Med *58*:400–405

Nurra A, Pasqualis P (1954) Osteoporosi vertebrale da turbe ovariche. Ann Radiol Diagn *27*:171–196

O'Bryan RM, Smith RW, Fine G, Mellinger RC (1964) Congenital adrenocortical hyperplasia with Cushing's syndrome. JAMA *187*:275

O'Duffy JD (1970) Hypophosphatasia associated with calcium pyrophosphate dihydrate deposits in cartilage: report of case. Arthritis Rheum *13*:381–388

Oehlecker F (1952) Osteodystrophia fibrosa gen. (v. Recklinghausen) und Niere. Chirurg *23*:272–280

Oehme C (1919) Familiäre akromegalieähnliche Erkrankung, besonders des Skeletes. Dtsch Med Wochenschr *45*:207–209

Offermann G, Herrath D von, Schaefer K (1974) Serum 25-hydroxycholecalciferol in uremia. Nephron *13*:269

Offermann G, Schaefer K, Schulz A, Delling G, (1976) Immunreaktives Parathormon, 25-Hydroxycholecalciferol und Knochenhistologie bei renaler Osteopathie. Klin Wochenschr *54*:625–632

Ølgaard K, Heerfordt J (1975) Femoral head necrosis in renal transplanted patients. Evidence of a haemodynamic etiological factor. Scand J Urol Nephrol *9*:64

Oeser H, Krokowski E (1961) Röntgenstrahlen zur visuellen Knochenbiopsie zwecks Bestimmung des Mineralgehaltes. Dtsch Med Wochenschr *86*:2431–2434

Ogden JA, Southwick EO (1977) Endocrine dysfunction and slipped capital femoral epiphysis. Yale J Biol Med *50*:1–16

Ohnacker H (1941) Der Wandel der Auffassungen über die Engel-v. Recklinghausen'sche Knochenkrankheit. Frankf Pathol *55*:76–104

Olah AJ (1973) Quantitative relations between osteoblasts and osteoid in primary hyperparathyroidism, intestinal malabsorption and renal osteodystrophy. Virchows Arch [Pathol Anat] *358*:301–308

Olah AJ, Dambacher M, Haas HG (1970) Histological effects of calcitonin in bone diseases. Calcif Tissue Res [Suppl] *4*:154

Oldfelt CO (1948) Renal osteodystrophy. Acta Med Scand *130*:489

Oleaga Alarcón y Maros Castro F (1952) Osteoporosis paratiroidea. An Ateneo (Buenos Aires) *1*:93–98

Olson EF Jr, Luca HF de, Potts JT Jr (1972) Calcitonin inhibition of vitamin D-induced intestinal calcium absorption. Endocrinology *90*:151

Oosthuizen SF, Roux P le, Wet AJ de (1950) Calcinouniversalis: type lipo-Calcinogranulomatosis. Br J Radiol *23*:598–600

Opdebeeck HM, Bossuyt M (1975) Leontiasis ossea: un symptome. Rev Stomatol (Paris) *76*:251–261

Opie WH, Muller JB, Kamfer H (1975) The diagnosis of vitamin D deficiency rickets. Pediat Radiol *3*:105

Opitz A (1970) Aktuelle Probleme azotämischer Knochenerkrankungen. Dtsch Med Wochenschr *95*:84–88

Opitz A, Schaefer K, Koch HU, Höffler D (1968) Zur Therapie des Hyperparathyreoidismus bei fortgeschrittener Niereninsuffizienz. Dtsch Med Wochenschr *93*:1003

Oppenheimer A (1939) Rickets of the spinal columne. Radiol Clin *8*:332–338

Orendi C, Orendi R (1968) Knochen-, Gelenk- und Weichteilerkrankungen im Röntgenbild. Fischer, Jena

Orimo H, Fujita T, Yoshikawa M (1972) Increased sensitivity of bone to parathyroid hormone in ovariectomized rats. Endocrinology *90*:760–763

O'Rior dan JLH, Page J, Kerr DNS, Wales J, Moorhead M, Crockett RE, Franz H, Ritz E (1970) Hyperparathyroidism in chronic renal failure and dialysis osteodystrophy. Q J Med *39*:359

Otaka Y (1974) Biochemistry and pathology of connective tissue. Thieme, Stuttgart

Ott A (1962) Seltene Scapulabefunde bei porotischmalacischen Osteopathien. Fortschr Roentgenstr *97*:494–496

Overbeek WJ, Front D, Penning L (1971) Primary enlarged "empty" sella. Neurochirurgia (Stuttg) *14*:110–115

Overton TR, Silverberg DS (1976) Bone demineralisation in renal failure. A longitudinal study of the distal femur using photon absorptiometry. 3rd Internat Conf Bone Mineral Measurement New Orleans 1976. Am J Roentgenol *126*:1286–1291

Overton TR, Silverberg DS, Grace M, Rigal WM, Higgins M, Betticher KB, Dossetor JB, Harley F, Luca HF de (1976) Bone demineralization in renal failure: A longitudinal study of the distal femur using photon absorptiometry. Br J Radiol *49*:921–925

Pahlke G, Schmitt-Rohde JM, Bartelheimer H (1960) Bioptische Knochenbefunde bei Hypothyreose. Klin Wochenschr *38*:919

Pak CYC, Zisman E, Evans R, Jowsey J, Delea CS, Bartter FG (1969) The treatment of osteoporosis with calcium infusions. Am J Med *47*:7–22

Pak CYC, Ohata M, Lawrence EC, Snyder W (1974) The hypercalciurias: Causes, parathyroid functions, and diagnosit criteria. J Clin Invest *54*:387

Pak CYC, Stewart A, Kaplan R, Bone H, Notz C, Browne R (1975) Photon absorptiometric analysis of bone density in primary hyperparathyroidism. Lancet *2*:7–8

Palmer PES (1958) Massive (or tumoural) calcinosis. Br J Radiol *31*:104–105

Paltauf A (1891) Über den Zwergwuchs in anatomischer und gerichtsärztlicher Beziehung. Hölder, Vienna

Paltrinieri G (1937) Le spondilodistrofie alisteresiche. Radiol Fisica Med II NS *4*:203–233

Palvoelgyi R, Pentek Z (1977) Weichteilveränderungen bei Pseudo-pseudohypoparathyreoidismus. Fortschr Roentgenstr *127*:337

Pannewitz C v (1935) Akromegaloide Osteose. Roentgenpraxis *7*:682

Pappenheimer AM (1936) Effect of an experimental reduction of kidney substance upon parathyroid glands and skeletal tissue. J Exp Med *61*:965

Pappenheimer AM, Wilens SI (1935) Enlargement of the Parathyreoid glands in renal disease. Am J Pathol *11*:73

Parfitt AM (1969) Soft tissue calcifications in uremia. Arch Intern Med *124*:544–556

Parfitt AM (1972) Renal osteodystrophy. Orthop Clin North Am *3*:681–698

Parfitt AM (1977) Clinical and radiographic manifestations of renal osteodystrophy. In: Calcium metabolism in renal failure and nephrolithiasis. John Wiley & Sons, New York, pp 145–196

Parfitt AM, Dent CE (1970) Hyperthyroidism and hypercalcaemia. Q J Med *39*:171

Parfitt AM, Massry SG, Winfield AC, Palma JR de, Gordon A (1971) Disordered calcium and phosphorus metabolism during maintenance hemodialysis. Correlation of clinical, roentgenographic and biochemical changes. Am J Med *51*:319–330

Parfitt AM, Massry SG, Winfield AC (1972) Osteopenia and fractures occuring during maintenance hemodialysis. A new form of renal osteodystrophy. Clin Orthop *87*:287

Parfitt AM, Oliver I, Walczak N, Levin N, Santiago G, Cruz C (1976) The effect of chronic renal failure and maintenance hemodialysis on bone mineral content of the radius. Am J Roentgenol *126*:1292

Parfitt AM, Rao DS, Kleerekoper M, Walczak N, Levin N (1978) Proximal and distal radial bone mineral measurements in primary and secondary Hyperparathyroidism: Diagnostic value and response to treatment. Am J Roentgenol *131*:544

Park E (1977) Cortical bone measurements in Turner's syndrome. Am J Phys Anthropol *46*:455–462

Park WM (1976) Spontaneous and drug-induced aseptic necrosis in: Aseptic necrosis of bone. Davidson JK (ed). Excerpta Medica

Parker TF, Vergne-Marini P, Hull AR, Pak CYC, Fordtran JS (1974) Jejunal absorption and secretion of calcium in patients with chronic renal disease on hemodialysis. J Clin Invest *54*:358

Parthemore JG (1975) The regulation of calcitonin in normal human plasma as assessed by immuno-

precipitation and immunoextraction. J Clin Invest *56*:835–841
Pasargiklian E, Troncone L, Ross G de, Barbarino A (1969) Aspetti clinici e radiologici dell'iperparatiroidismo. Il contributo della scintigrafia nella diagnostica dell'adenoma paratiroideo. Policlinico, Sez Med *76*:202–226
Paschkis K (1922) Über Akropachie. Wien Arch Inn Med III:365–372
Pasquazzi M (1969) L'osteoporosi Diagnosi e terapia. Policlinico, Sez Prat *76*:993–1009
Pastinszky J, Racz J (1974) Hautveränderungen bei inneren Krankheiten, 2. Aufl., Bd 2. Fischer, Stuttgart
Paterson CR (1974) Metabolic disoders of bone. Blackwell Scientific Publications, Oxford London Edinburgh Melbourne
Paterson CR, Woods CG, Morgan DB (1969) Osteoid in metabolic bone disease. J Pathol Bacteriol *95*:449–456
Pavlica P, Viglietta G (1975) Les altérations radiologiques des articulations sacro-iliaques dans l'hyperparathyroidisme secondaire. J Radiol Electrol *56*:699
Pearl MA, Sternberg WH, Dingman JF (1962) Unusual cases of hyperparathyroidism. Arch Intern Med *110*:481
Pederseon HE, McCarroll HR (1951) Vitamin-resistant rickets. J Bone Joint Surg [Am] *33*:203–220
Pelikan E (1876) zit bei Labhart A: Männlicher Hypogonadismus. In: Labhart A (Hrsg) Klinik der Inneren Sekretion. Springer, Berlin Heidelberg New York 1978
Pellegrino ED, Blitz RM (1965) The composition of human bone in uremia Observations on the reservoir functions of bone and demonstration of a labile fraction of bone bicarbonate. Medicine (Baltimore) *44*:397–418
Pencea V, Jacota L, Gavrilescu M, Gneazdovschi V (1972) Clinical and radiologic aspects of acromegalic arthropathy. Rev Med Chir Soc Med Nat Iasi *76*:649–654
Pendras JP (1969) Parathyroid disease in long-term maintenance hemodialysis. Arch Intern Med *124*:312–321
Pesch H-J, Kahle M Prestele H, Schorn B, Schuster W (1979) Hydroxylapatitgehalt von Lendenwirbelkörpern und Schenkelhals. Fortschr. Roentgenstr. *130*:491–496
Peschel G (1959) Osteodystrophia fibrosa generalisata Recklinghausen mit normalen Kalzium- und Phosphorwerten. Z Orthop *91*:259–263
Peter E, Dihlmann W (1964) Symmetrische Loosersche Umbauzonen (Milkman-Syndrom) neben den Kreuzdarmbeingelenken im Ilium. Fortschr Roentgenstr *100*:540–542
Peters PE, Osmers F, Müller H, Loew H (1974) Möglichkeiten der Früherkennung der renalen Osteopathie mit Hilfe der Xeroradiographie der Hände. In: Gessler U (Hrsg) Knochenveränderungen bei Niereninsuffizienz. Feistle, München
Peterson R (1978) Small vessel calcification and its relationship to secondary hyperparathyroidism in the renal homotransplant patient. Radiology *126*:627–633
Pfeiffer EF, Melani F (1968) Menschliches Wachstumshormon. Darstellung, Bestimmung im Blute und klinische Bedeutung. Dtsch Med Wochenschr *93*:846
Pfeiffer W (1966) Skelettbildung und Kortison-Osteoporose. Aerztl Prax *7*:303–308
Pfeifle K, Koch H, Grabensee B, Knieriem HI (1974) Monströse tumorartige Veränderungen des Gesichtsschädels bei sekundärem Hyperparathyreoidismus. Dtsch Med Wochenschr *99*:389–391
Philipp KU (1972) Die Lamina dura alveoli dentis bei renaler Osteopathie. ZWR *81*:704–709
Pierce TH, Weir DG (1973) Hypertrophic osteoarthropathy associated with a non-metastasising carcinoma of the oesophagus. J Irish Med Ass *66*:160
Pierides AM, Simpson W, Stainsby D, Alvarez-Ude, F, Uldall PR (1975) Avascular necrosis of bone following renal transplantation. Q J Med *44*:459
Pietrogrande V, Mastromarino R (1957) Osteopatia da prolungato trattamento cortisonico. Ortop Traumatol *25*:791–810
Pines KL, Mudge GH (1951) Renal tubular acidosis and osteomalacia. Am J Med *II*:302–311
Pisani S (1955) Sulla cosiddetta "spondilosi calciopriva". Nuntius Radiol (Firenze) *21*:331–347
Pitman GH, Rhoads JE (1969) Osteitis deformans (Paget's disease of bone) complicating hypoparathyroidism. Ann Surg *170*:286–291
Pitt HJ, Haussler MR (1977) Vitamin D: biochemistry and clinical applications. Skeletal Radiol *1*:191–208
Pitzen P (1930) Horizontale Aufhellungen in den Wirbelkörpern. Roentgenpraxis *2*:1123–1130
Platts MM, Grech P, McManners T, Cochran M (1973) Skeletal changes in patients treated by regular hemodialysis in the Sheffield area. Br J Radiol *46*:585–593
Plauchu M, Pousset G, Chapuy H (1969) Klinefelter syndrome associated with a hypophyseal stimulin deficiency. Case report. Lyon Med *221*:1307–1311
Pliess G (1974a) Bewegungsapparat. In: Doerr W (Hrsg) Organpathologie, Bd III. Thieme, Stuttgart
Pliess G (1974b) Die Bedeutung der Embryogenese für die Tumorgenese der Knochen. Verh Dtsch Ges Pathol *58*:430
Pogglitsch H, Feldner H, Stöckl G, Holzer H (1970) Metastatische Kalzinose oder Kalziphylaxie – ein Fall mit schweren Gefäßverkalkungen während intermittierender Hämodialyse. Wien Med Wochenschr *120*:532
Pohl W (1973) Hüftkopfnekrosen bei metabolischen, entzündlich rheumatischen und anderen Erkrankungen. Münch Med Wochenschr *115*:938–942
Polgár F (1931) Über Plattwirbel. Roentgenpraxis *3*:346–357
Pollak VE, Schneider AF, Freund G, Kark RM (1959)

Chronic renal diseases with secondary hyperparathyreoidism. Arch Intern Med *103*:200

Ponthus P, Bérand Cl (1943) A propos du radiodiagnostic d'une ostéoporose localisée du rachis. La maladie de Cushing. J Radiol *25*:142–143

Poppel MH, Zeitel BF (1956) Roentgen manifestations of milk drinker's syndrome. Radiology *67*:195–199

Portwich F (1963) Über das Milch-Alkali-(Burnett-) Syndrom. Z Urol *56*:61–73

Posner I, Griffiths HJ (1977) Comparison of CT scanning with photon absorptiometric measurement of bone mineral content in the appendicular skeleton. Invest Radiol *12*:542

Potts JT, Reitz RE, Deftos LJ, Kaye MB, Richardson JA, Buckle RM, Aurbach GD (1969) Secondary hyperparathyroidism in chronic renal disease. Arch Intern Med *124*:408–412

Potts JT, Murray TM, Peacock M, Niall HD, Tregear GW, Keutmann HT, Powell D, Deftos LJ (1971) Parathyroid hormone: Sequence, synthesis, immunoassay studies. Am J Med *50*:639–649

Poznanski AK (1974) The hand in radiologic diagnosis – Saunders Monographs in Clin Radiol, vol 4. Saunders, London Philadelphia

Poznanski AK, Nagy JM (1971) Bone measurement, in the differential diagnosis of osteopenia and osteoporosis. Radiology *100*:509

Pozzi E, Giura R, Menghini P (1972) Osservazioni su di un caso di sindrome da ACTH ectopico in corso di microcitoma polmonare. G Ital Mal Torace *26*:23–33

Prader A (1959) Sekundärer Hyperparathyroidismus bei Vitamin-D-Mangel-Rachitis. Helv Paediatr Acta *14*:566–579

Prader A, Maassen AP (1953) Die Wirkung der androgenen Hormone auf das Skelett. Knochen- und Zahnentwicklung, Calcium, Phosphor und Phosphatasen im Serum beim kongenitalen adrenogenitalen Syndrom. Helv Paediatr Acta *8*:136

Prader A, Zachmann M, Poley JR, Illig R, Szeky J (1967) Long-term treatment with human growth hormone (Raben) in small doses. Evaluation of 18 hypopituitary patients. Helv Peadiatr Acta *22*:423

Prader A, Zachmann M (1978) Hypophysärer Riesenwuchs, Akromegalie. In: Labhart A (Hrsg) Klinik der inneren Sekretion. Springer, Berlin Heidelberg New York

Prader A, Uehlinger E, Illig R (1959) Hypercalcämie bei Morbus Addison im Kindesalter. Helv Paediatr Acta *14*:607–617

Prager PJ, Ritz E, Baldauf G (1977) Zur Methodik und Wertigkeit der Röntgendiagnostik bei systemischen Knochenaffektienen. Roentgenpraxis *30*:247–258

Prager P, Singer R, Ritz, Krempien B (1978) Diagnostischer Stellenwert der Lamina dura dentium beim sekundären Hyperparathyreoidismus. Fortschr Roentgenstr *129*:237–240

Prakke PC, Deutman R (1972) Pseudo-jicht en chondrocalcinosis articularis in de chirurgische kliniek. Ned Tijdschr Geneeskd *116*:1554

Prévôt H (1966) Die chronisch-rezidivierende Pankreatitis als ein Leitsymptom des primären Hyperparathyreoidismus. Med Welt *17*:101

Priesel A (1920) Ein Beitrag zur Kenntnis des hypophysären Zwergwuchses. Beitr Pathol Anat *67*:220

Prior JC, Cameron EC, Ballon HS, Lirenman DS, Moriarty MV, Price JDE (1979) Experience with 1,25 Dihydroxycholecalciferol therapy in undergoing hemodialysis patients with progressive vitamin D_2-treated osteodystrophy. Am J Med *67*:583–589

Pritchard MH, Jessop JD (1977) Chondrocalcinosis in primary hyperparathyroidism. Influence of age, metabolic bone disease, and parathyroidectomy. Ann Rheum Dis *36*:146–151

Proesmans W, Dhondt F, Logghe N (1977) Congenital hyperparathyroidism; case report and review of the literature. Acta Paediatr Belg *30*:45–52

Prosperi P (1953) La sindrome ipogonadotropa gigantoeunucoide adiposa. Medicina (Parma) *3*:69–100

Psenner L (1966) Schädel. In: Schinz HR, Baensch WE, Rommhold W, Glauner R, Uehlinger E, Wellauer J (Hrsg) Lehrbuch der Röntgendiagnostik. Thieme, Stuttgart

Psenner L (1970) Die parasellaren und infrasellaren Tumoren. Radiologie *10*:437–440

Psenner LB (1973) Differentialdiagnose der Erkrankungen des Schädelskeletts. Thieme, Stuttgart

Psenner L, Heckermann F (1951) Beitrag zur röntgenologischen Diagnose und Differentialdiagnose der fibrösen Dysplasie des Skelettsystems. Fortschr Roentgenstr *74*:265–288

Puckette SE Jr, Seymour EQ (1967) Fallibility of the heel-pad thickness in the diagnosis of acromegaly. Radiology *88*:446

Pugh DG (1951) Subperiostal resorption of bone. Am J Roentgenol *66*:577–586

Pugh DG (1952) The roentgenologie diagnosis of hyperparathyroidism. Surg Clin North Am *32*:1017–1030

Pullan BR, Roberts TE (1978) Bone mineral measurement using an EMI scanner and standard methods: a comparative study. Br J Radiol *51*:24

Puppe D (1971) Die Xeroradiographie. Grundlagen und Anwendungsmöglichkeiten. Ergebn Med Radiol *3*:79

Putnam TJ, Benedict EB, Teel HM (1930) Studies in acromegaly. Arch Surg *18*:1708

Pyrah LM, Hodgkinson A, Anderson CK (1966) Primary hyperparathyroidism. Br J Surg *53*:245–316

Puschett JB, Moranz J, Kurnick WS (1972) Evidence for a direct action of cholecalciferol and 25-hydroxycholecalciferol on the renal transport of phosphate, sodium and calcium. J Clin Invest *51*:373–385

Puschett JB, Beck WS, Jelonck A, Fernandez PC (1974) Study of the renal tubular interactions of thyrocalcitonin, cyclic adenosine 3:5′-monophosphate, 25-hydrocholecalciferol, and calcium ion. J Clin Invest *53*:756–767

Quervain F de, Wegelin C (1936) Der endemische Kretinismus. Springer, Berlin

Raaflaub J (1961) Nebenschilddrüse, Knochensystem und Säure-Base-Haushalt. Schweiz Med Wochenschr *91*:1417–1423

Rabinowitz MS (1955) Pyarthrosis of Knee Joint Following Intraarticular Hydrocortisone. Bull Hosp Joint Dis *16*:158–170

Raboni V, Runco R, Poletti E, Licini R, Remuzzi G (1977) Applicazione del metodo dell'ingrandimento indiretto sulla osteodistrofia uremica. Ann Radiol Diagn (Bologna) *46*:251–261

Rambert P (1953a) Le syndrom de Cushing. Rev Prat (Paris) *3*:2307–2316

Rambert P (1953b) Acromegalie. Rev Praticia *3*:2297–2306

Ramser JR, Frost HM, Smith R (1966) Tetracycline-based measurement of the tissue and cell dynamics in rib of a 25-year-old man with active acromegaly. Clin Orthop *49*:169

Rashid A, Posen GA, Gray D, Jaworski ZF (1974) Bone disease in patients dialyzed with untreated water. Med Instrument *8*:204–206

Rasmussen H (1961) Parathyroid hormone. Nature and mechanism of action. Am J Med *30*:112

Rasmussen H (1973) Secondary hyperparathyroidism. Mt Sinai J Med NY *40*:462–473

Rasmussen H, Wong M, Bikle D, Goodman DBP (1972) Hormonal control of the renal conversion of 25-hydroxycholecalciferol. J Clin Invest *51*:2502

Rasmussen H, Bordier P (1973a) The cellular basis of metabolic bone disease. N Engl J Med *289*:25–32

Rasmussen H, Bordier P (1973b) The physiological and cellular basis of metabolic bone disease. Williams and Wilkins, Baltimore

Rasmussen P (1977) Calcium deficiency, pregnancy and lactation in rats. Histological micro radiographical and fluorescence microscopical observations on mandibular bone. J Periodont Res *12*:491–499

Rassow J (1974a) Systematische Fehler bei der radiologischen Mineralgehaltsbestimmung im Knochen. Fortschr Roentgenstr *121*:77–86

Rassow J (1974) Systematic errors in determinations of bone mineral content in-vivo. Proc Symp Bone Mineral Determination, Stockholm 1974b, vol 2, pp 131–147

Rassow J, Börner W, Eipper HH, Gebhardt M, Heuck F, Hüdepohl G, Moll E, Zwicker H (1974) Radiologische Mineralgehaltsbestimmung im Knochen in vivo. Fortschr Roentgenstr *121*:90–99

Ravault PP, Lejeune E, Lambert R, Fries D (1960) Nécrose aseptique bilaterale de la tête fémorale au cours de la corticothérapie. Lyon Méd *92*:266

Reaven GM (1975) Evidence that parathyroid hormone is not required for phosphate homeostasis in renal failure. Metabolis *24*:199–204

Recker RR (1978) Photon absorptiometry in the investigation and treatment of metabolic bone disease. In: IV. Int Conf on Bone Meas, Toronto 1978

Recklinghausen F von (1890) Über die Akromegalie. Arch Path Anat *119*:36–53

Recklinghausen F von (1891) Die fibröse und deformierende Ostitis, die Osteomalacie und die osteoklastische Carcinose in ihren gegenseitigen Beziehungen. In: Festschrift R. Virchow zu seinem 71. Geburtstag. Reimer, Berlin

Reeve J, Williams D, Hesp R, Hulme P, Klenerman L (1976) Anabolic effect of low doses of a fragment of human parathyroid hormone on the skeleton in postmenopausal osteoporosis. Lancet *I*:1035–1038

Reich NE, Seidelmann FE, Tubbs RR, MacIntyre WJ, Meaney TF, Alfidi RJ, Pepe RG (1976) Determination of bone mineral content using CT scanning. Am J Roentgenol *127*:593–594

Reichelt A (1975) Ätiologie und Pathogenese der Hüftkopfnekrose des Erwachsenen. Med Klin *70*, 1535–1545

Reifenstein EC (1958) Steroid hormones and the ageing skeleton. 5. Symposion d Dtsch Ges f Endokrinologie. Nowakovski H (Hrsg) Springer, Berlin Göttingen Heidelberg

Reifenstein ED, Albright F (1947) Metabolic effects of steroid hormones in osteoporosis. J Clin Invest *26*:24

Reilly WA, Gordan GS (1961) Dissociation of growth-stimulating and skeleton-maturing actions of the synthetic androgen, fluoxymesterone. J Pediatr *59*:188

Reilly QA, Smyth FS (1937) Cretinoid epiphyseal dysgenesis. J Pediatr *11*:786–796

Reiners C, Moll E, Börner W, Grehn S (1973) Computer-Darstellung des Fingerquerschnitts bei der Knochendichtemessung mit einem 125-J-Profilscanner. Fortschr Roentgenstr *118*:68–76

Reiser U, Heuck F, Lichtenau L (1980) Untersuchungen der Mineraltopographie am menschlichen Wirbelkörper mit der Röntgen-Computer-Tomographie. Radiologe *20*:554–557

Reisert PM (1966) Endokrin bedingte Osteoporosen. Med Klin *61*:1021

Reiss E, Canterbury JM, Egdahl RH (1968) Experience with a radioimmunoassay of parathyroid hormone in human sera. Trans Assoc Am Physicians *81*:104

Reiss E, Avioli LV (1969) Calcium, phosphorus, and bone in renal disease and transplantation. Arch Intern Med *123*:543

Reiss E, Canterbury JM, Kantor A (1969) Circulating parathyroid hormone concentration in chronic renal insufficiency. Arch Intern Med *124*:417–422

Reiss E, Canterbury JM (1969) Primary hyperparathyroidism application of radioimmunoassey to differentation of adenoma and hyperplasia and to preoperative localisation of hyperfunctioning parathyroid glands. N Engl J Med *280*:1381–1385

Reiss E, Canterbury JM, Bercovitz MA, Kaplan EI (1970) The role of phosphate in the secretion of parathyreoid hormone in man. J Clin Invest *49*:2146

Reiss E, Canterbury JM (1971) Genesis of hyperparathyroidism. Am J Med *50*:679–685
Reiss KH, Conrad B, Killing K (1976) Quantitative density longitudinal section through the spine. 3rd Internat Conf Bone Mineral Measurement, New Orleans. Am J Roentgenol *126*:1281
Remagen W (1965) Neue Befunde bei Akromegalie und nachfolgender Arthrose. Virchows Arch [Pathol Anat] *340*:8
Remagen W, Caesar R, Heuck F (1968) Elektronenmikroskopische und mikroradiographische Befunde am Knochen der mit Dihydrotachysterin behandelten Ratte. Virchows Arch [Pathol Anat] *345*:245
Requadt P (1968) Über eine Sonderform der renalen Osteopathie mit tumorförmigen Kalkablagerungen. Diss Kiel
Relman AS (1968) The acidosis of renal disease. Am J Med *44*:706–711
Reshe FA, Schwartz A, Ben Menachem Y (1971) Radiological osteoporosis: Correlation with dietary and biochemical findings. J Am Geriatr Soc *19*:391–402
Resnick DL (1974) Erosive arthritis of the hands and wrist in hyperparathyroidism. Radiology *110*:263
Resnick D, Utsinger PD (1974) The wrist arthropathy of pseudogout occurring with and without chondrocalcinosis. Radiology *113*:633–641
Resnick D, Niwayama G (1976) Subchondral resorption of bone in renal osteodystrophy. Radiology *118*:315
Reubi F (1958) Die tubulären Nierensyndrome. Ergeb Inn Med Kinderheilkd NF *IX*:154–227
Reus HD de (1974) Chondrocalcinose (Pseudogicht). Dtsch Med Wochenschr *99*:363–365
Reutter F (1964) Renale Osteopathien. Schweiz Med Wochenschr *94*:861
Revak CS (1980) Mineral content of cortical bone measured by computed tomography. J Comp Assist Tomogr *4*:342
Revak CS, Alexander GH (1978) Densitometry of cortical bone by computed tomography. In: IV. Int Conf on Bone Meas, Toronto 1978
Reynolds JJ (1972) Effects of Vitamin D_3 and its metabolites on bone in vitro. In: Proc 9th Symp Calc Tiss 1972, Baden bei Wien, Österreich
Reynolds TB, Jacobson G, Edmondson HA, Martin HE, Nelson CH (1952) Pseudohypoparathyroidism: report of a case showing bony demineralisation. J Clin Endocrinol Metab *12*:560
Reynolds WA, Karo JJ (1972) Radiologic diagnosis of metabolic bone disease. Orthop Clin North Am *3*:521–543
Ricci SB, Melella A, Pedoja G (1974) Studio radiologico di 12 casi di osteodisterofia fibrosa di Recklinghausen. Radiol Med (Torino) *60*:836–846
Rich C (1957) The calcium metabolism of a patient with renal insufficiency before and after partial parathyroidectomy. Metabolism *6*:574
Richards AG (1974) Metastatic calcification detected through scanning with ^{99m}Tc-polyphosphate. J Nucl Med *15*:1057–1060
Rickers H, Nielsen AH, Smith Pedersen R, Rødbro P (1978) Bone mineral loss during maintenance hemodialysis. Acta Med Scand *204*:263–267
Riddick FA, Reiss E (1962) Hyperparathyroidism. Ann Intern Med *56*:183
Riemenschneider PA, Ecker A (1952) Sciatica caused by tumoral calcinosis. J Neurosurg *9*:304–307
Riggs RL, Kelly PJ, Jowsey J, Keating FR Jr (1965) Skeletal alterations in hyperparathyroidism: Determination of bone formation, resorption and morphologic changes by microradiography. J Clin Endocrinol Metab *52*:777
Riggs BL, Jowsey J, Goldsmith RS, Kelly PJ, Hoffmann DL, Arnaud C (1972a) Short- and long-term effects of estrogen and synthetic anabolic hormone in postmenopausal osteoporosis. J Clin Invest *51*:1659–1663
Riggs BL, Randall RV, Wahner HW, Jowsey J, Kelly PJ, Singh M (1972b) The nature of metabolic bone in acromegaly. J Clin Endocrinol Metab *34*:911
Riggs BL, Arnaud CD, Jowsey J, Goldsmith RS, Kelly PJ (1973) Parathyroid function in primary osteoporosis. J Clin Invest *52*:181
Riggs BL, Lowsey J, Kelly PJ, Arnaud CD (1976) Role of hormonal factors in the pathogenesis of postmenopausal osteoporosis. Isr J Med Sci *12*:616–619
Rinehart RF (1962) Steroid intoxication. Northw Med *61*:749–753
Ringe JD, Kruse HP, Kuhlencordt F (1974) Repeated bone mineral measurements in patients with primary and secondary hyperparathyroidism by photon absorptiometry. In: Proc. of symposium on Bone Mineral Determinations. Studsvik, Stockholm:
Ringe JD, Kruse HP, Kuhlencordt F (1978) Increase of bone mineral content after surgical treatment of primary Hyperparathyroidism. Am J Roentgenol *131*:544
Risch WD, Banzer DH, Moltz L, Schneider U, Rudloff R (1976) Bone mineral content in patients with gonadal dysfunction. 3rd Internat Conf Bone Mineral Measurement, New Orleans 1976. Am J Roentgenol *126*:1302
Risko T, Kovacs L (1965) Schenkelkopfnekrose nach Steroidtherapie. Z Orthop *99*:413
Ritchie WGM, Winney RJ, Davison AM, Robson JS (1975) Periosteal new bone formation developing during homodialysis for chronic renal failure. Br J Radiol *48*:656
Ritz E, Jantzen R (1969) Vitamin D-Aktivität im Serum urämischer Patienten. Klin Wochenschr *47*:1112
Ritz E (1970) Experimentelle Untersuchungen zum intestinalen Calcium Transport bei Urämie. Z Gesamte Exp Med *152*:313
Ritz E, Andrassay K, Krempien B, Keller U (1972) Knochenstoffwechsel bei metabolischer Azidose. Verh Dtsch Ges Inn Med *114*:252–255
Ritz E, Malluche HH, Krempien B, Mehls O (1976) Bone histology in renal insufficiency. In: David

DS (ed) Calcium metabolism in renal failure and nephrolithiasis. John Wiley & Sons, New York, p 197
Ritz E, Bommer J, Kreußer W, Schmidt-Gayk H (1979) Probleme der Pathogenese der renalen Osteopathie. In: Renale Osteopathie, Henning Symposium. Thieme, Stuttgart, S 1–29
Ritz E, Kreusser W, Boland R, Bommer J (1979) Vitamin D-Metabolismus bei Niereninsuffizienz – Störung eines endokrinen Regelkreises. Klin Wochenschr *57*:1053–1059
Ritz E, Franz HE, Kuhn M, Jahns E, Schenck P (1968) Rückbildung einer renalen Ostitis fibrosa unter Dauerdialyse. Klin Wochenschr *46*:1249
Ritz E, Krempien B, Kuhn H, Riedasch G (1971a) Osteopathie bei Dauerdialyse. II. Röntgenologische Veränderungen. Verh Dtsch Ges Inn Med *77*:247
Ritz E, Hufnagel F, Krempien B, Kuhn H (1971b) Osteopathie bei Dauerdialyse. In: Ditrich PV, Skrabal F (Hrsg) Aktuelle Probleme der Dialyseverfahren und der Niereninsuffizienz. Bindernagel, Friedberg/Hessen
Ritz E, Krempien B, Riedasch G, Kuhn H, Hackeng W, Heuck F (1971) Dialysis bone disease. Proc Europ Dial Transpl Assoc Berlin 1971c, S 131–136
Ritz E, Sieberth HG, Krempien B (1971d) Ca.-Stoffwechsel bei chronischer Niereninsuffizienz. Klin Wochenschr *49*:1305–1314
Ritz E, Andrassy K, Krempien B, Keller U (1971e) Knochenstoffwechsel bei metabolischer Acidose. Verh Dtsch Ges Inn Med *77*:252–254
Ritz E, Krempien B, Andrassy K (1972a) Calciumstoffwechselstörungen bei Niereninsuffizienz. Med Klin *67*:1129
Ritz E, Andrassy K, Krempien B (1972, 1972b) Osteopathie bei Dauerdialyse. Med Klin *67*:1132–1137; Klin Nephrol *1*:33
Ritz E, Bommer J, Schmidt Gayk H (1973a) Diagnostik des primären Hyperparathyreoidismus. Diagnostik *6*:474–478
Ritz E, Krempien B, Kuhn HM, Heuck F (1973b) Röntgenologische Untersuchungen bei Hämodialyse-Patienten. Dtsch Röntgenkongreß 1972. Thieme, Stuttgart, S 46
Ritz E, Krempien B, Mehls O, Malluche H (1973c) Skeletal abnormalities in chronic renal insufficiency before and during maintenance hemodialysis. Kidney Int *4*:116–127
Ritz E, Kuhn HM, Krempien B, Beduhn D (1973d) Röntgenologische Zeichen des gestörten Calciumstoffwechsels bei Dialysepatienten. I. Häufigkeit röntgenologischer Skelettveränderungen. Fortschr Roentgenstr *119*:52–63
Ritz E, Kuhn HM, Krempien B, Heuck F, Kerle W, Müller O, Aschermann C (1973e) Röntgenologische Zeichen gestörten Calciumstoffwechsels bei Dialyse-Patienten. II. Beziehung der Röntgensymptome zu möglichen pathogenetischen Faktoren. Fortschr Roentgenstr *119*:194–202
Ritz E, Malluche HH, Röher HD, Krempien B, Koch KM, Andrassy K (1973) Aktuelle Probleme der subtotalen Parathyreoidektomie bei Hämodialysepatienten. Dtsch Med Wochenschr *98*:484–496
Ritz E, Malluche H, Bommer J, Mehls O, Krempien B (1974) Metabolic bone disease in patients on maintenance hemodialysis. Nephron *12*:383–404
Ritz E, Krempien B, Prager P, Bommer J, Mehls O, Andrassy K (1975) Knochenveränderungen bei chronischer Niereninsuffizienz. Med Klin *70*:1112–1124
Ritz E, Clorius JH (1976) Scintigraphy in uremic bone disease. Nephron *17*:321–324
Ritz E, Prager P, Krempien B, Bommer J, Malluche HH, Schmidt-Gayk H (1978) Skeletal X-ray findings and bone histology in patients on hemodialysis. Kidney Int *13*:316–323
Roberts F (1935) Akromegaly and splanchnomegalie. Lancet *I*:26
Robinson RA (1969) The ultrastructural appearance of bone cells and bone matrix in renal osteodystrophy. Arch Intern Med *124*:519–529
Roche M (1955) A case of pseudopseudohypoparathyroidism. J Clin Endocrinol Metab *15*:964
Rockoff S (1970) Discussion on observations on the course of osteoporosis. In: Barzel US (ed) Osteoporosis. Grune & Stratton, New York London
Roelfsema F (1972) Over het bot en de calciumstofwisseling bij acromegalie – een morfometrisch en kinetisch ondersoh. Proefschrift, Drukkerij de Kempenaer-Oegstgeest – 1972
Roelfsema F, Sluys J van der, Smeenk D (1970, 1971) Quantitation of bone and bone turnover in biopsy specimens from the iliac crest in acromegaly. J Endocrinol Metab *48*:1–11 Isr J Med Sci *7*:498
Rogers HM, Keating FF, Morlock CG, Barker NW (1947) Primary hypertrophy and hyperplasia of parathyroid glands associated with duodenal ulcer; report of additional case with special reference to metabolic, gastrointestinal and vascular manifestations. Arch Intern Med *79*:307
Roguska J, Simon NM, Greco R del, Krumlovsky FA (1974) Ten year experience with maintenance hemodialysis for chronic uremia. Trans Am Soc Artif Intern Organs *20*:597–582
Rolandi-Ricci V, Berri L (1970) L-osteodistrofia sclerotica nell'insufficienza renale cronica. Policlinico, Sez Med *77*:24–41
Romanowski B, Materlik H (1963) Radiological changes of skeleton in acromegaly (based on 44 cases observed). Endokrynol Pol *13*:621–640
Rose GA (1964) The radiological diagnosis of osteoporosis, osteomalacia and hyperparthyreoidism. Clin Radiol *15*:75
Rosenberg EF (1958) Rheumatoide Arthritis. Wirbelfrakturen bei 24 Fällen von Osteoporose bei Steroid-Therapie. Acta Med Scand *162*:341
Rosenberg EM, Hahn TJ, Orth DN (1978) ACTH-secreting medullary carcinoma of the thyroid presenting as severe idiopathic osteoporosis and senile purpura: Report of a case and review of the literature. J Clin Endocrinol Metab *47*:255–262

Rosenberg H (1956) Les lésions ostéoarticulaires dans l'acromégalie. Thèse, Genf

Rosenkranz A, Zweymüller E (1963) Klinische und biochemische Probleme einer langjährigen Glucocorticoidverarbeitung. Z Kinderheilkd *88*:91

Rosenmann E, Penchas S, Cohen T, Aviad I (1977) Sporadic idiopathic acro-osteolysis with cranioskeletal dysplasia, polycystic kidneys and glomerulonephritis. A case of the Hajdu-Cheney syndrome. Pediatr Radiol *6*:116–120

Rosenthall L, Kaye M (1975) Techneticum-99m-pyrophosphate kinetics and imaging in metabolic bone disease. J Nucl Med *16*:33

Rosenthall L, Kaye M (1976) Observations on the mechanism of ^{99m}Tc-labeled phosphate complex uptake in metabolic bone disease. Semin Nucl Med *6*:59

Rosenthal DI, Chandler HL, Azizi F, Schneider PB (1977) Uptake of bone imaging agents by diffuse pulmonary metastatic calcification. Am J Roentgenol *129*:871–874

Ross RJ, Greitz TVB (1966) Changes of the sella turcica in chromophobic adenomas and eosinophilic adenomas. Radiology *86*:892

Roth M, Toman I, Hanák L, Švejdová M (1971) Die „leere" Sella. Radiologe *11*:27–29

Rothmund M (1980) Hyperparathyreoidismus. Thieme, Stuttgart

Rothstein JL, West S (1936) Calcinosis universalis and calcinosis circumscripta in infancy and in childhood; 3 cases of calcinosis universalis with review of literature. Am J Dis Child*52*:368–422

Rowe PW, Jones TK (1966) Malignant chromophobe adenoma with extensive skull destruction. Radiolgy *86*:532–533

Rowland GN, Capen CC, Black HE, Young DM (1971) Microradiographic evaluation of bone and ultrastructure of C-cells and parathyroid glands of cows receiving parathyroid extract. Beitr Pathol *144*:360–276

Royer P, Megavand A (1954) Les anomalies squelettiques du myxoedeme congenital et leur valeur diagnostique. Arch Fr Pediatr *11*:125–140

Rubens-Duval A, Villiaumey J, Segrestaa J (1960) Une ostéose parathyroidienne de symptomatologie osseuse et biologique atypique avec localisations viscérales prédominantes. Sem Hop Paris *36*:824

Rubenstein E, Cody R (1959) Pseudo-Pseudohypoparathyroidism. Stanf Med Bull *17*:171

Rubenstein HM, Shah DM (1972–1973) Pseudogout. Semin Arthritis Rheum *2*:259–280

Ruckensteiner E (1943) Die Beziehungen der Osteofibrosis deformans juvenilis zum fibrozystischen Formenkreis von Knochenerkrankungen. Fortschr Roentgenstr *68*:180–188

Rüegsegger P, Niederer P, Anliker M (1974) An extension of classical bone mineral measurements. Ann Biomed Eng *2*:194–205

Rüegsegger P, Elsasser U, Anliker M, Gnehm H, Kind H, Prader A (1976) Quantification of bone mineralization using computed tomography. Radiology *121*:93–97

Rüegsegger P, Anliker M, Dambacher M (1981) Quantification of Trabecular Bone with Low Dose Computed Tomography. J Comput Ass Tomogr *5*:384–390

Ruiz Perales F (1972) Estudio radiológico de las alteraciones óseas en la homocistinuria. Radiologia (Madr) *14*:383–392

Rule C, Grollmann A (1944) Osteonephropathy: A clinical consideration of renal rickets. Ann Intern Med *20*:63

Rusch O, Virtama P (1972) Clavicular cortical thickness as risk index of vertebral compression fractures. Radiology *150*:551–553

Russel J, Avioli LV (1972a) A therapeutic role for dichloromethylen-ediphosphonate (Cl_2MDP) and 25-hydroxycholecalciferol (25HCC) in renal osteodystrophy. Clin Res *20*:803

Russel JE, Avioli LV (1972b) Effect of experimental chronic renal insufficiency on bone mineral and collagen maturation. J Clin Invest *51*:3072–3079

Russel JE, Termine JD, Avioli LV (1973) Abnormal bone mineral maturation in the chronic uremic state. J Clin Invest *52*:2848–2852

Russell JE, Avioli LV (1975) 25-hydroxycholecalciferol – enhanced bone maturation in the parathyroprivic state. J Clin Invest *56*:792–798

Russel RGG, Bisaz S, Fleisch H (1969) Pyrophosphate and diphosphonates in calcium metabolism and their possible role in renal failure. Arch Intern Med *124*:571–577

Russell RGG, Bisaz S, Fleisch H, Currey HLF, Rubenstein HM, Dietz AA, Boussina I, Micheli A, Fallet G (1970) Inorganic pyrophosphate in plasma, urine and synovial fluid of patients with pyrophosphate arthropathy (Chondrocalcinosis or pseudogout). Lancet *2*:899–902

Rutherford RA, Pullan BR, Adams PH (1976) Bone mineral estimation by computerassisted transverse axial tomography. Lancet *2*:712

Rutherford WE, Bordier Ph, Marie P, Hruska K, Harter H, Greenwalt A, Blondin J, Haddad J, Brikker NS, Slatopolsky E (1977) Phosphate control and 25-hydroxycholecalciferol administration in preventing experimental renal osteodystrophy in the dog. J Clin Invest *60*:332–341

Rutishauser E (1933) Osteoporotische Fettsucht. Dtsch Arch Klin Med *157*:640–680

Rutishauser E (1936) Osteodystrophie nephrogene. Ann Anat Pathol *13*:999

Ryckewaert A, Solnica J, Lanham C, Sèze S de (1966a) Manifestation articulaires de l'hyperparathyroidie. Presse Méd *74*:2599–2603

Ryckewaert A, Solnica J, Lanham C, Sèze S de (1966b) Les manifestations articulaires de l'hyperparathyroidie. J Belge Rhumatol Med Phys *21*:289–302

Rynearson EH, Sacasa CF (1941) Hypertrophic pulmonary osteoarthropathy (acropachy) afflicting a patient who had postoperative myxedema and progressive exophthalmos. Proc Staff Meet Mayo Clin *16*:353–356

Rynes RI, Merzig EG (1978) Calcium pyrophosphate crystal deposition disease and hyperparathyroidism: A controlled, prospective study. J Rheumatol *5*:460

Sack H (1973) Isotopenuntersuchungen des Calcium-u. Knochenstoffwechsels bei Systemerkrankungen des Skeletts. Radiologe *13*:125–127

Saha MM, Goel GD, Bhardwaj OP (1971) Advanced skeletal changes in parathyroid adenoma with post operation follow up. Indian J Radiol *52*:266–270

Salmon WD (1971) Investigation with partially purified preparation of serum sulphation factor – lack of specifity for cartilage sulphation. In: Second International Symposium on Growth hormone p.t. Abstr 10. International Congress Series No 236. Exerpta Medica, Amsterdam

Salomon CD, Volpin G (1970) Fine structure of bone resorption in experimental osteoporosis caused by calcium deficient diet in rats. An electron microscopic study of compact bone. Calcif Tissue Res *4* [Suppl]:80–82

Salte BB (1967) Hydrocortison arthropathy. Can Med Assoc J *97*:374

Salvioli G (1954) Über eine neue Knochenerkrankung. Osteopathia familiaris neuroendocrina. Monatsschr Kinderheilkd *102*:330–331

Samizadeh A (1980) Pathogenese der renalen Osteopathie. Nier Hochdruckkrankh *9*:7–13

Samizadeh A, Marinkas H, Loew H (1976) Knochendensitometrische Befunde bei renaler Osteopathie. Med Welt *27*:2274–2275

Samizadeh A, Loew H, Busch G, Müller H, Losse H (1977) Bestimmung des Knochenmineralgehaltes mit Hilfe der Photonenabsorptionstechnik bei renaler Osteopathie. Klin Wochenschr *55*:1005–1011

Samizadeh A, Wessels F, Hrubesch H, Loew H (1978) Serum parathyroid hormone and magnesium in plasma and erythrocytes of healthy subjects, patients with chronic renal failure and patients on regular hemodialysis treatment. Abstracts, VII, International Congress of Nephrology, Montreal, June, 18–23, Canada, *SE-5*, 1978

Sandomenico C, Vecchio E, Verrengia F (1967) Lo cheletro cranio-facciale nell'ipotiroidismo in età pediàtrica. Riv Radiol *7*:845–868

Sandström JV (1880) Glandulae parathyreoidease. Ups Läk-Fören. Förh *51*:441–471

Sante LR, Bauer WM, O'Brien RM (1948) Polyostotic fibrous dysplasia (Albright's Syndrom) and its comparison with dyschondroplasia (Ollier's disease). Radiology *51*:676–690

Sany J, Rosenberg F, Bataille R, Serre H (1977) Chondrocalcinoses secondaires et associees. Rev Rhum Mal Osteoartic *44*:565–577

Sarnsethsiri P, Jaworski ZF, Shimuzu AG, Frost HM (1969) New bone formation, osteoid seam thickness and appositional rate in patients undergoing renal dialysis. Arch Pathol *88*:49–53

Sarre H (1956) Osteopathie durch Nierenerkrankung, Nierenerkrankung durch Osteopathie. Dtsch Med Wochenschr *38*:1358–1362

Sarre H (1967) Renale Osteopathie, Nephrocalcinose und andere Kalkhaushaltsstörungen. In: Sarre H (Hrsg) Nierenkrankheiten. Thieme, Stuttgart, S 321

Sarre H (1976) Nierenkrankheiten. Physiologie, Pathophysiologie, Untersuchungsmethoden – Klinik und Therapie. Thieme, Stuttgart

Saville PD (1956) Polyarteritis nodosa with new bone formation. J Bone Joint Surg [Br] 38:327–333

Saville PD (1967) A quantitative approach to simple radiographic diagnosis of osteoporosis: its application to the osteoporosis of rheumatoid arthritis. Rheum Arth *10*:416

Saville PD (1970) Observations on 80 women with osteoporotic spine fractures. In: Barzel US (ed) Osteoporosis. Grune & Stratton, New York London

Scaglietti O, Dagnini G (1935) Über das röntgenologische Bild der akromegalen Veränderungen der Wirbelkörper nach Erdheim. Radiol Fis Med I *2*:251–263

Scanlon GT, Clemett AR (1964) Thyroid acropachy. Radiology *83*:1039–1042

Schaaf J, Wagner A, Schwarz G (1966) Röntgenuntersuchungen bei Patienten mit Pseudohypoparathyreoidismus und Pseudopseudohypoparathyreoidismus. I. Röntgensymptome. Fortschr Roentgenstr *105*:877–886

Schaaf J, Wagner A, Schwarz G (1966) Röntgenuntersuchungen bei Patienten mit Pseudohypoparathyreoidismus und Pseudo-Pseudohypoparathyreoidismus. II. Differentialdiagnose und pathogenetische Deutung der Skelettbefunde und Weichteilverkalkungen. Fortschr Roentgenstr *105*:886–893

Schaefer K, Schaefer P, Koeppe P, Opitz A, Höffler D (1968) Die Therapie der urämischen Osteopathie. Verh Dtsch Ges Inn Med *74*:45

Schaefer K, Schaefer P, Koeppe P, Opitz A, Höffler D (1969) Untersuchungen zur Therapie der urämischen Osteopathie. Dtsch Med Wochenschr *94*:70

Schaefer K, Schaefer P, Koeppe P, Opitz A, Höffler D (1968) Untersuchungen zur Frage der urämischen Osteopathie: Störungen der intestinalen Calcium-Resorption in Abhängigkeit von der Nierenfunktion. Dtsch Med Wochenschr *93*:1018

Schaefer K, Opitz A (1970) Aktuelle Probleme azotämischer Knochenerkrankungen. Dtsch Med Wochensch *95*:84

Schaefer K, Koch H-U, Opitz A, Herrath D v, Knoop H (1970) Vitamin-D-Stoffwechsel und Niereninsuffizienz. Klin Wochenschr *48*:1129

Schaefer K, Herrath D von, Kraft D (1973) Vitamin-D-Stoffwechsel und chronische Niereninsuffizienz. Dtsch Med Wochenschr *98*:1338–1344

Schaefer P, Schaefer K (1969) Radiologische Aspekte der urämischen Osteopathie. Radiologe *9*:163

Schaefer P, Schaefer K, Koeppe P, Hoeffler D, Opitz A (1970) Untersuchungen zur Frage der Urämischen Osteopathie: Intestinale Calcium-Resorption und Vitamin D-Therapie in Abhängigkeit von der Nierenfunktion. In: European Association of Radiology Symposium Ossium. Livingstone, Edinburgh London

Schäfer R (1955) Senile Osteoporose. Schweiz Med Wochenschr *85*:843–845

Schärer K von, Habich H, Prader A (1960) Wachstumsförderung mit neuen anabolen Steroiden. Helv Med Acta *27*:530

Schaison G, Metzger J (1976) The primary empty cella. An endocrine study on 12 cases. Acta Endocrinol (Kbh) *83*:483–492

Schantz A, Castleman B (1973) Parathyroid carcinoma: a study of 70 cases. Lancet *31*:600–605

Schattenfroh C, Buse H (1969) Zur Problematik der Reversibilität von Stammosteoporosen. Dtsch Med Wochenschr *94*:1070–1073

Scheinmann P, Ducottet Valdant MC, Meyer B (1977) Acromegalogigantisme. Sem Hop Paris *53*:287–291

Schendstok JD, Develing AJ (1958) Albright's syndrome. Ned Tijdschr Geneeskd *102*:913

Schenk R (1965) Zur histologischen Verarbeitung von unentkalkten Knochen. Acta Anat (Basel) *60*:3–19

Schenk R (1967) Morphometrische Analyse der Umbauvorgänge in der Kompakte des Knochens. In: Weibel ER, Elias H (Hrsg) Quantitative Methoden in der Morphologie. Springer, Berlin Heidelberg New York, S 199–217

Schenk RK, Merz WA (1969) Histologisch-morphologische Untersuchungen über Altersatrophie und senile Osteoporose in der Spongiosa des Beckenkammes. Dtsch Med Wochenschr *94*:206–208

Schenk RK, Merz WA, Müller J (1969) A quantitative histological study on bone resorption in human cancellous bone. Acta Anat (Basel) *74*:44–53

Schermann J, Pereira AA, Rodrigues J (1955) Vertebraveränderungen bei kongenitalem Myxödem. J Pediate (Rio de Janeiro) *20*:557–585

Scheuer F (1957) Die postmenopausische Osteoporose und ihre Behandlung. Z Orthop *88*:471–483

Schinz HR (1939) Zur Kenntnis der hormonalen, vitaminösen und renalen Osteopathien. Roentgenpraxis *11*:1–14

Schlagenhaufer (1915) Zwei Fälle von Parathyreoidea-Tumoren. Wien Klin Wochenschr *28*:1362

Schlenker RA (1976) Percentages of cortical and trabecular bone mineral mass in the radius and ulna. In: Mazess RB (ed) 3rd Int Conf on Bone Mineral Measurement. Am J Roentgenol *126*:1266–1314

Schmidberger H (1974) Renale Osteopathien. In: Vogler E (Hrsg) Radiologische Diagnostik der Harnorgane. Thieme, Stuttgart

Schmidberger H, Grubbauer HM, Holzer H (1974) Die familiäre primäre Vitamin-D-resistente Rachitis (Phosphatdiabetes). Fortschr Roentgenstr *120*:200

Schmidt MB (1937) Die Knochenveränderungen bei Akromegalie. In: Lubarsch O, Henke O (Hrsg) Hand Spez Pathol. Anatomie u. Histologie, Bd IX/3: Knochen u. Gelenke. Springer, Berlin Göttingen Heidelberg

Schmidt UJ, Bruschke G, Schneider G (1970) Zur Problematik der Kortikoidosteoporose. Dtsch Gesundh-Wes *25*:669–674

Schmidt UJ, Brüschke G, Apostoloff E, Großmann I, Reitzig P, Ihle R, Kalbe I, Lindenhayn K (1971) Die Wirkung von Kortikoiden auf den Knochenstoffwechsel. Z Gesamte Inn Med *26*:364

Schmitt-Rohde JM (1958a) Osteopathie – als Folge endokriner Störungen. Berl Med *9*:464

Schmitt-Rohde JM (1958b) Über das Wesen malazischer Knochenveränderungen infolge innerer Erkrankungen. Ergebn Inn Med Kinderheilkd NF *10*:383–426

Schmitt-Rohde JM (1962) Die renale Osteopathie bei globaler Niereninsuffizienz. Internist *3*:289–299

Schmorl G, Junghanns H (1957) Die gesunde und die kranke Wirbelsäule im Röntgenbild und Klinik. Thieme, Stuttgart

Schneeberg NG, Perloff WH, Israel SL (1960) Incidence of unsuspected Sheehans syndrome. JAMA *172*:20

Schneider C, Montz R (1971) Untersuchungen des Calciumstoffwechsels bei Kranken mit Osteoporose (Radiocalciumkinetik). Roentgenblaetter *24*:446–450

Schneider H, Streicher E, Schmidt-Gayk H, Bosnjakovic S (1978) Does long term hemofiltration provoke secondary hyperparathyroidism? Proc Eur Dial Transplant Assoc *XV*:532–539

Schneider H, Streicher E, Bosnjakovic S (1979) Haemofiltration (HF) and renal osteopathy – unfulfilled anticipation, vol 2. Min Electr Metob *266*:4–5

Schneider HO (1953) A case of hyperparathyroidism with unusual deformity of the thoracic cage. Ann Intern Med *39*:357

Schneider U, Banzer D (1974) A Method for bone mineral determination including a flexible data handling system proven in Clinical routine. Symposium on Bone Mineral Determinations Stockholm 27–29 May 1974, AE-489, vol 1

Schneider U, Banzer D (1975) A computerized method of determination of bone mineral content by a transmission scanner. In: Mazess RB (ed) Int. Conf. on Bone Min. Meas (1973). DHEW Publ No (NIH) *142*:75–683

Schober R (1961) Die diffusen „porotischen" Erkrankungen des Skelettsystems. Radiologe *1*:203

Schoen R, Teschendorf W (1954) Nebenschilddrüse und Skelettbildung. In: Bergmann G v, Frey W, Schwiegk H (Hrsg) Handbuch der inneren Medizin, 4. Aufl, Bd 6. Springer, Berlin Göttingen Heidelberg

Schöneberger W (1901) Über Osteomalacie mit multi-

plen braunen Tumoren und multiplen Frakturen. Virchows Arch *165*: 189–226
Scholder BM (1945) Syndrome of precocious puberty, fibrocystic bone disease and pigmentation of skin. Ann Intern Med *22*: 105–118
Scholz DA (1977) Hypertension and hyperparathyroidism. Arch Intern Med *137*: 1123–4
Scholz T (1934) Diffuse interstitial calcinosis; report of case, with review of literature. Radiology *22*: 54–56
Schrade W (1953) Zur Pathogenese der diffusen rarefizierenden Skeleterkrankungen. Dtsch Arch Klin Med *200*: 753–785
Schreiber H (1965) Neutronenbiologie des menschlichen Körpers. Schattauer, Stuttgart
Schreyer H (1968) Ungewöhnliche Verkalkung eines Schleimbeutels der Schulter bei sekundärem Hyperparathyreoidismus. Fortschr. Roentgenstr. *108*: 407
Schubert GE (1974) Pathologische Anatomie degenerativer und entzündlicher Wirbelsäulenveränderungen. In: Frommhold W, Gerhardt P (Hrsg) Entzündliche und degenerative Erkrankungen der Gelenke und der Wirbelsäule. Thieme, Stuttgart
Schüller A (1912) Röntgendiagnostik der Erkrankungen des Kopfes. Hölder, Wien Leipzig
Schüpbach A (1943) Endokrines System und Skelett. Helv Med Acta *15*: 537–565
Schüpbach A, Courvoisier B (1943) Existe-t-il un pseudohypoparathyroidism? Schweiz Med Wochenschr *79*: 887–890
Schulz W (1978) Diagnostik der renalen Osteopathie. Dtsch Med Wochenschr *103*: 2023
Schulz W (1978) Therapie der renalen Osteopathie. Dtsch Med Wochenschr *103*: 2025
Schulz W (1979) Medikamentöse Therapie der renalen Osteopathie und Beeinflussung durch Dialysebehandlung. In: Renale Osteopathie. Thieme, Stuttgart, S 79–102
Schulz W, Delling G, Schulz A, Heidler R, Gessler U (1974) Vergleichende klinische und histomorphometrische Untersuchungen, zum Ausmaß und zur Entwicklung der renalen Osteopathie. Nieren Hochdruckkrankh *169*:
Schuster J, Meier-Ruge W, Egli F (1969) Zur Pathologie der Osteopathie nach Heparinbehandlung. Dtsch Med Wochenschr *94*: 2334–2338
Schuster W (1973) Follow-up examination of the mineral salt content in the skeleton with various Vitamin D resistant forms of rickets of renal origin. In: Internat. Conf. on Bone Mineral Measurement, Chicago/Ill. 1973, U.S. Dept. Health, Education, Welfare
Schuster W (1974) Radiological follow up examination of the mineral salt content in the various vitamin D resistant forms of rachitis of renal origin. Pediatr Radiol *2*: 191–198
Schuster W, Schorn B (1976) Der Mineralhaushalt des wachsenden Knochens und seine Störungen – Radiologische Untersuchungsmethoden. Radiologe *16*: 361–369
Schwartz EE, Lantieri R, Teplick JG (1977) Erosion of the inferior aspect of the clavicle in secondary hyperparathyroidism. Am J Roentgenol *129*: 291–296
Schwarz G (1964) Pseudohypoparathyreoidismus und Pseudo-Pseudo-Hypoparathyreoidismus. In: Exp Medizin, Pathologie und Klinik. Springer, Berlin Göttingen Heidelberg New York
Schwarz G (1964) Die Pathophysiologie der Nebenschilddrüsenfunktion. Internist *5*: 187
Schwarz G (1965) Zur Pathogenese des Kleinwuchses bei Pseudohypoparathyreoidismus und bei Pseudo-Pseudohypoparathyreoidismus. In: Wachstumshormon und Wachstumsstörungen. Das Cushing-Syndrom. 11. Symposion der Gesellschaft für Endokrinologie 1964. Springer, Berlin Heidelberg New York
Schwarz G (1968) Pseudohypoparathyreoidismus. In: Nebenschilddrüse und endokrine Regulationen des Calciumstoffwechsels; Spontan-Hypoglykämie; Glucagon. 14. Symp. der D.G. für Endokrinologie. Springer, Berlin Heidelberg New York, S 45
Schwarz G, Bahner F (1963) Die Genetik des Pseudohypoparathyreoidismus und des Pseudo-Pseudohypoparathyreoidismus. Dtsch Med Wochenschr *88*: 240–245
Schwille PO, Sigel A (1972) Die renale tubuläre Acidose (RTA) aus klinisch-urologischer Sicht. Urologe A *11*: 196–200
Segre M (1937) Forme dolorose di alisteresi localizzate alle vertebre lombari ed al bacino. Radiol Fis Med II *4*: 133–150
Seifert G, Delling G (1973) Pathologie der Knochensystemerkrankungen. Zahnaerztl Prax *24*: 62–66
Seifert G, Seemann N (1967a) Paraneoplastische Hypercalcämie-Syndrom bei Ovarialkarzinom. Dtsch Med Wochenschr *92*: 1102–1107
Seifert G, Seemann N (1967b) Tertiärer Hyperparathyreoidismus. Dtsch Med Wochenschr *92*: 1943
Seifert G, Altenähr E (1969) Pathologie des primären, sekundären und tertiären Hyperparathyreoidismus. Lebensversicherungsmedizin *21*: 125–132
Seigel RS, Thrall JH, Sisson JC (1976) 99m TC-pyrophosphate scan and radiographic correlation in thyroid Acropathy: Case report. J Nucl Med *17*: 791–793
Seiler G (1980) In-vivo-Bestimmung von Calcium und Phosphor der Hand durch Neutronenaktivierungsanalyse mit Cf 252. KSK Bericht 2420
Seldinger SI (1954) Localisation of parathyroid adenomata by arteriography. Act Radiol *42*: 353
Selle JG, Altenmeier WA, Fullen WD (1972) Cholelithiasis in hyperparathyroidism. Arch Surg *105*: 369
Serre H, Simon L (1961a) Role of corticoid therapy in primary osteonecrosis of femoral head in the adult subject. Presse Méd *69*: 1995
Serre H, Simon L (1961b) L'ostéonécrose primitive de la tête fémorale chez l'adulte. Acta Rheum Scand *7*: 265
Serre H, Simon L, Savy J (1970) Les manifestations

ostéoarticulaires de l'acromégalie. Sem Hop Paris *46*:1603

Sèze S de, Hubrault A, Renier JC (1953) Fractures spontanées sous cortisone. Rev Rhum Mal Osteoartic *20*:193

Sèze S de, Lichtwitz A, Hioco D, Bordier Ph (1959) Le diagnostic pratique des déminéralisations vertébrales. Galenus *1*:623–641 (griechisch)

Sèze S de, Welfling J, Lequesne M (1960) L'ostéonécrose primative de la tête fémorale chez l'adulte. Rev Rhum Mal Osteoartic *27*:117

Sèze S de, Carvit M, Maître M (1961) Le syndrome douleureux vertébral trophostatique de la postménopause. Sem Hop Paris *37*:3505–3524

Sèze S de, Hioco D, Hubault A (1972) A case of hemochromatosis with arthropathy associated with hypoparathyroidism. Rev Rhum Mal Osteoartic *39*:50–54

Shaldon S (1966) Chronic hemodialysis. Trans Med Soc Lond *82*:31

Shapiro J, Moore T, Whedon GD (1973) Discrimination of osteoporosis and bone disease. Internat Conf Bone Mineral Measurement Chicago/Ill 1973

Shapiro R (1971) The biochemical basis of the skeletal changes in chronic uremia. Am J Roentgenol *111*:750–761

Shapiro R (1972) Radiological aspects of renal osteodystrophy. Radiol Clin North Am *10*:557

Shapiro Sh, Kliathshco MG (1926) Hypophysial fat dystrophy with hyperglycemia and glycosuria. Arch Neurol Psychiat (Chicago) *51*:85–91

Shapiro S, Herzog P, Sarto G (1977) Pseudo pseudohypoparathyroidism, empty sella syndrome, and hypopituitarism in a young women. Obstet Gynecol *49*:6–8

Sheehan HL (1948) Postpartum necrosis of the anterior pituitary. Ir J Med Sci *6*:125

Sheehan HL (1954) Incidence of post partum hypopituitarism. Am J Obstet Gynecol *68*:202

Shen F, Baylink DJ, Sherrard DJ, Shen L, Maloney NA, Wergedal JE (1975) Serum immunoreactive parathyroid hormone and 25-hydroxyvitamin D in patients with uremic bone disease. J Clin Endocrinol *40*:1009–1017

Sherman MS (1950) Osteomalacia. J Bone Joint Surg [Am] *32*:193–206

Shermann M (1953) Bone changes following bilateral ureterosigmoidostomy. Surg Gynecol Obstet *97*:159–161

Sherrard DJ, Baylink DJ, Wergedal JE, Maloney NA (1974) Quantitative histological studies on the pathogenesis of uremic bone disease. J Clin Endorinol Metab *39*:119

Shotemor S, Vladyka LA, Gasmacv VK (1973) Roentgenologic findings in hyperparathyroid osteodystrophy (Russian). Vestin Rentgenol Radiol *48*:3–12

Siddiqui J, Simpson W, Ellis H, Kerr DNS, Robinson BH, Hawkins J-B, Robertson PS, Taves DR (1971) Fluoride and bone disease in patients on regular hemodialysis. Proc Eur Dial Transplant Assoc *8*:149–160

Siegenthaler W (1976) Klinische Pathophysiologie. In: Haas HG (Hrsg) Skelett und Mineralstoffwechsel, 3. Aufl. Thieme, Stuttgart

Sigerist HE (1938) Sandström's glandulae parathyroideae. Bulletin of the Institute of the History of Medicine. Johns Hopkins, Baltimore

Signier F, Cannes JP, Godeau P, Grellet J, Lévy R, Delluc G (1968) Hyperparathyroidisme subaign par adénome mediastinal. Intérêt de l'artériographie. Bull Mem Soc Med Hop Paris *119*:657–666

Šilinkova-Málková E (1961) Die röntgenologische Lokalisation von Adenomen der Nebenschilddrüse. Radiol Diagn (Berl) *2*:51–60

Šilinková-Málková E (1963) The skeletal system and endocrine glands. Radiol Diagn (Berl) *4*:637–664

Šilinková-Málková E, Balcer V (1973) Kalcificace mekkych casti pri metabolickych poruchac. Lesk Radiol *27*:335–346

Šilinková-Málková E, Blažek O (1957) Veränderungen am Skelet bei Hypophysenadenomen. Cas Lek Cesk *96*:1334–1342

Šilinková-Málková E, Pacovsky V (1971) Die Osteodystrophie bei der primären Hyperparathyreose. Radiologe *11*:111–118

Silverman M (1965) Calcium metabolism in chronic renal failure. J Lab Clin Med *66*:535

Simmonds M (1914) Über Hypophysisschwund mit tödlichem Ausgang. Dtsch Med Wochenschr *7*:322

Simon J, Laval-Jeantet M, Lautridou M, Cartier F, Chevet D, Pecker S, Pawlotsky Y, Roudier G, Hany M (1974) La densitométrie osseuse la méthode de Cameron dans la surveillance des ostéoporoses et des malades en hémodialyse chronique. J Radiol Electrol Med Nucl *55*:333–334

Simpson W, Kerr DNS, Hill AVL, Sissiqui JY (1973a) Skeletal changes in patients on regular hemodialysis. Radiology *107*:313–320

Simpson W, Young JR, Clark F (1973b) Pseudofractures resembling stress fractures in Punjabi emigrants with osteomalacia. Clin Radiol *24*:83

Simpson W, Ellis HA, Kerr DNS, McElroy M, McNay RA, Peart KN (1976) Bone disease in longterm haemodialysis the association of radiological with histological abnormalities. Br J Radiol *49*:105–110

Singer FR, Neer RM, Murray TM, Keutmann HT, Deftos LJ, Potts JT Jr (1970) Mithramicin treatment of intractable hypercalcemia due to parathyroid carcinoma. N Engl J Med *283*:634–636

Singh BN, Spies SM, Mehta SP, Kesala BA, Quinn JL (1978) Unusual bone scan presentation in osteomalacia Symmetrical uptake. Clin Nucl Med *3*:292–295

Singh H (1963) Idiopathic hypoparathyroidism with thin bones. Br J Clin Pract *17*:437

Singh M (1973, 1976) Femoral trabecular pattern index for grading osteoporosis. In: Proceedings 1st

Workshop on Bone Morphometry. Univ of Ottawa Press, Ottawa/Canada

Singh M, Nagrath AR, Maini PS (1970) Changes in trabecular pattern of the upper end of the femur as an index of osteoporosis. J Bone Joint Surg [Am] *52*:457

Singh M, Riggs BL, Beabout JW, Jowsey J (1972) Femoral trabecular-pattern Index for evaluation of spinal osteoporosis. Ann Intern Med *77*:63–67

Singleton EB, Ching Tseng Teng (1962) Pseudohypoparathyroidism with bone changes simulating hyperparathyroidism. Radiology *78*:388

Sissons HA (1956) The osteoporosis of Cushing's syndrome J Bone Joint Surg [Br] *38*:418

Sissons HA (1964) Histological studies of normal and osteoporotic bone. In: Hioco D, L'osteoporose. Masson, Paris, pp 3–6

Sissons HA, Hadfield GJ (1955) The influence of cortisone on the structure and growth of bone. J Anat *89*:69

Sissons HA, Jowsey J, Stewart L (1960) Quantitative microradiography of bone tissue. In: X-ray microscopy and X-ray microanalysis. Elsevier, Amsterdam

Sissons HA, Aga V (1970) Pathology of metabolic bone disease. In: European Association of Radiology Symposium Ossium. Livingstone, Edinburgh London

Siu K, Sundaram M, Schultz C, Kirwan L (1977) Primary hyperparathyroidism presenting as spinal cord compression: report of a case. Aust NZ J Surg *47*:668–672

Slatopolsky E, Caglar S, Pennell JP, Tagart DB, Canterbury J, Bricker NS (1971) On the pathogenesis of hyperparathyroidism in chronic experimental renal insufficiency in the dog. J Clin Invest *50*:492–499

Slatopolsky E, Caglar S, Grodowska L, Canterbury J, Reiss E, Bricker NS (1972) On the prevention of secondary hyperparathyroidism in experimental chronic renal disease using proportionate reduction of dietary phosphorous intake. Kidney Int *2*:147–151

Slatopolsky E, Rutherford WE, Hruska K, Martin K, Klahr S (1978) How inportant is phosphate in the pathogenesis of renal osteodystrophy. Arch Intern Med *138*:848–853

Slocumb CH, Polley FH, Ward LE, Hench PS (1957) Diagnosis, treatment and prevention of chronic hypercortisonism in patients with rheumatoid arthritis. Ann Intern Med *46*:86

Smith EE, Kurlander GJ, Powell RC (1967) Two rare causes of secondary gouty arthritis. Am J Roentgenol Rad Ther Nucl Med *100*:550–553

Smith FB, Cooke RT (1940) Acute fatal hyperparathyroidism. Lancet *II*:650

Smith K, Faber V (1952) Clinical picture of primary hyperparathyroidism as illustrated by 4 cases. Acta Endocrinol (Kbh) *9*:365

Smith KD, Geraci A, Luparello FJ (1973) Basal ganglia calcification in postoperative hypoparathyroidism. NY State J Med *73*:1807–1809

Smith MA, Tothill P, Strong JA (1978) In vivo neutron activation analysis of partial body calcium using Californium – 252. In: IV. Int Conf on Bone Meas, Toronto 1978

Smith RW, Frame B (1965) Concurrent axial and appendicular osteoporosis. Its relation to calcium consumption. N Engl J Med *273*:73–78

Smith WD (1972) Primary hyperparathyroidism: a study of nineteen cases and a radiographic follow-up. J Okla State Med Assoc *56*:327–335

Snapper I (1930) Epithelkörperchentumor bei Recklinghausen'scher Ostitis fibrosa. Wien Klin Wochenschr *43*:312–314

Snapper I (1930) Über den Unterschied zwischen Recklinghausen'scher und Paget'scher Krankheit. Med Kin *26*:1438–1439

Snapper I (1949) Medical clinics on bone diseases. A text and atlas. Interscience Publishers New York

Snermondt WF (1955) Hyperparathyroidism. Arch Chir Neerl *7*:1–16

Sobbe A, Siedek M, Sodomann CP, Düx A (1969) Metastatische Verkalkungen bei chronischer Hämodialyse. Fortschr Roentgenstr *110*:851–862

Sönksen PH, Greenwood FC, Ellis JP, Lowy C, Rutherford A, Nabarro JDN (1967) Changes of carbohydrate tolerance in acromegaly with progress of the disease and in response to treatment. J Clin Endocrinol Metab *27*:1418

Sönksen PH, Ayres AB, Braimbridge M, Corrin B, Davies DR, Jeremiah GM, Oaten SW, Lowy C, West TE (1976) Acromegaly caused by pulmonary carcinoid tumours. Clin Endocrinol Metabol *5*:503

Soffer L (1956) Diseases of the endocrine glands. Lea & Febiger, Philadelphia

Soffer LJ, Baden R (1952) Corticotropin and cortisone in acute disseminated lupus erythematosus. JAMA *149*:1002–1008

Sognnaes RF (1963) Mechanisms of hard tissue destruction. Amer Ass Advancement od Sci, Washington

Solomon L (1973) Drug-induced arthropathy and necrosis of the femoral head. J Bone Joint Surg [Br] *55*:246

Sommer F (1941) Recklinghausen'sche Knochenkrankheit. Roentgenpraxis *13*:450–454

Sommer F, Tress E (1941) Beitrag zum Krankheitsbilde der Lipokalzinogranulomatose (eine besondere Form der Calcinosis universalis). Fortschr Roentgenstr *63*:205–214

Sommerkamp H, Horn HD, Classen M (1966) Säure-Basen-Haushalt und tubuläre Acidogenese bei Kranken mit primärem Hyperparathyreoidismus. Klin Wochenschr *44*:1136–1142

Sones PJ, Heinz ER (1972) The sella turcica in multiparity; with comments on the effects of pseudotumor cerebri. Br J Radiol *54*:503–506

Sophian A (1930) Diabetes insipidus and osteitis fibrosa polycystica. JAMA *59*:483–484

Sørensen AWS (1958) Azotemic renal osteodystrophy. Nord Med *59*:907–909

Sørenson JA, Cameron JR (1967) A reliable in vivo measurement of bone mineral content. J Bone Joint Surg [Am] *49*:481–497

Sosman MC (1949) Cushing's disease-pituitary basophilism. Am Roentgenol *62*:1–32

Soto RJ, Rejtman A, Rozados I (1964) Study of calcium metabolism in thyroid disorders by means of Ca^{47}. Medical uses of Ca^{47}, second panel report. International Atomic Energy Agency, Vienna 1964

Spannagel B, Ritz B, Andrassy K (1971) Internationaler Kalziumtransport bei Urämie. Fortschritte Nephrologie. VII. Symp Ges Nephrol. 1970. Schattauer, Stuttgart New York

Spech HJ, Olah AJ (1974) Symptome und neuere Befunde beim Pseudohypoparathyreoidismus. Med Klin *69*:387

Specht EE (1967) Rickets following ureterosigmoidostomy and chronic hyperchloremia. J Bone Joint Surg *49*:1422–1430

Spence AW, Astley R, Laws JW (1958) The radiology of endocrine disorders. A Symposion. Br J Radiol *31*:341–360

Sperschneider H, Stein G, Kühne-Heid R, Kunath H (1976) Morphologische und funktionelle Veränderungen der Mukosa des Dünndarms. Dtsch Gesundh-Wesen (Berlin) *31*:2408

Spiller H (1930) Multiples Myelom, Spondylarthritis deformans und senile Osteoporose an der Wirbelsäule. Fortschr Roentgenstr *42*:191–205

Spotorno L, Delfino C (1969) A case of adenoma induced hyperparathyroidism with initial skeletal signs. Minerva Orthop *20*:413–420

Sridhar CB, Ram BK, Sunder ASR (1973) Primary hyperparathyroidism: a clinical biochemical and radiological profile with emphasis on geographical variations. Australes Radiol *17*:199–204

Staine E (1952) Dental roentgenologic manifestations of systemic disease. I. Endocrine disturbances. Radiology *58*:9

Stanbury SW (1957) Azotaemic renal osteodystrophy. Br Med Bull *13*:57–60

Stanbury SW (1958) Some aspects of disordered renal tubular function. Advanc Intern Med *9*:231

Stanbury SW (1962) Osteomalacia. Schweiz Med Wochenschr *92*:883–892

Stanbury SW (1966) The treatment of renal osteodystrophy. Ann Intern Med *65*:1133

Stanbury SW (1967) Bony complications of renal disease. In: Black DAK (ed) Renal disease. 2nd edn. Blackwell, Oxford

Stanbury SW (1968) Bone disease in uraemia. Am J Med *44*:714–724

Stanbury SW (1971) Calcium and phosphorus metabolism in renal failure. In: Strauss MB, Welt L (eds) Diseases of the kidney. Little & Brown, Boston

Stanbury SW (1972a) Azotaemic renal osteodystrophy. Clin Endocrinol Metab *1*:267

Stanbury SW (1972b) Osteomalacia. Clinical, endocrinology, metabolism. In: Calcium metabolism and bone disease. Saunders, London

Stanbury SW (1972c) In: Mac Intyre I (ed) Clinics in endocrinology and metabolism. vol I. Saunders, London, p 267

Stanbury SW (1973) In: Frame B, Parfitt AM, Duncan H (eds) Clinical aspects of metabolic bone disease. Excerpta Medica, Amsterdam, p 561

Stanbury SW, Lumb GA (1962) Metabolic studies of renal osteodystrophy. I. Calcium, phosphorus and nitrogen metabolism in rickets, osteomalacia and hyperparathyroidism complicating chronic uremia and in the osteomalacia of the adult Fanconi-Syndrome. Medicine (Baltimore) *41*:1

Stanbury SW, Lumb GA (1966) Parathyroid function in chronic renal failure. Q J Med *35*:137

Stanbury SW, Lumb GA, Mawer ER (1969) Osteodystrophy developing spontaneously in the course of chronic renal failure. Arch Intern Med *124*:274–281

Stanbury SW, Mawer EB, Lumb GA, Hill LF, Holman CA, Jones M, Berg CJ van den (1972) Some aspects of Vitamin D-metabolism in man. In Endocrinology. Proc. 3rd Int. Symp. 1971. Heinemann Medical Books, London

Stanbury SW, Mawer EB,Lumb GA, Hill LE, Holman CA, Taylor CM, Torkington P (1978) Vitamin D metabolism and renal bone disease. In: Frame B, Parfitt AM, Duncan H (eds) Clinical aspects of metabolic bone disease. Excerpta Medica, Amsterdam, pp 562–573

Stargardter F, Margolis MTh (1972) Sella turcica destruction with chromophobe adenomas. Am J Roentgenol *115*:774–776

Starkova NT, Bukhman AI, Kharitonov EI (1969) Condition of the bone joint system in male hypogonadism (clinico roentgenologic examination) (Russian). Probl Endokrinol (Mosk) *15*:3–7

Steele TH, Luca HF de (1976) Influence of dietary phosphate on renal phosphate reabosorption in the parathyroidectomised rat. J Clin Invest *57*:867–875

Stein G (1972) Medikamentös induzierter Hyperkortizismus und dessen Effekt auf die Femurköpfe. Roentgenblaetter *25*:86–87

Steinach E, Holzknecht G (1916) Erhöhte Wirkungen der inneren Sekretion bei Hypertrophie der Pubertätsdrüsen. Arch Entwicklungsmech Org *42*:489–498

Steinbach HL, Feldman R, Goldberg MB (1959) Acromegaly. Radiology *72*:535

Steinbach HL, Gordan GS, Eisenberg E, Crane JT, Silverman S, Goldman L (1961) Primary hyperparathyroidism. A correlation of roentgen, clinical and pathologic features. Am J Roentgenol *86*:329–343

Steinbach HL, Russell W (1964) Measurement of the heel-pad as an aid to the diagnosis of acromegaly. Radiology *82*:418

Steinbach HL, Young DA (1966) The roentgen appearance of pseudohypoparathyroidism (PH) and pseudo-pseudohypoparathyroidism (PPH). Differentiation from other syndromes associated with short metacarpals, metatarsals, and phalanges. Am J Roentgenol *97*:49–66

Steinbach HL, Gold RH, Preger L (1975) Roentgen appearance of the hand in diffuse disease. Year Book, Med Publ, Chicago

Steinberg CLR, Duthie RB, Piva AE (1962) Charcot-like arthropathy following intraarticular hydrocortison. JAMA *181*:851

Steinberg H, Waldron BR (1952) Idiopathic hypoparathyroidism: an analysis of 52 cases, including the report of a new case. Medicine (Baltimore) *31*:133

Steindler A (1958) Osteoporose. Z Orthop *89*:145–161

Steiner AL, Goodman AD, Powers SR (1968) Study of kindred with pheochrome tumor, medullary thyroid carcinoma hyperparathyroidism and Cushing's syndrome: MEA, type 2. Medicine (Baltimore) *47*:371–409

Steiner H, Dahlbäck KO, Waldenström J (1968) Ecopic growth hormone production and osteoarthropathy in carcinoma of the bronchus. Lancet *1*:783

Steyer W (1952) Skeletveränderungen bei Erkrankungen des endokrinen Systemes; besonders bei Morbus Basedow. Dtsch Gesundh-Wes *7*:1354–1358

St Goar WT (1963) Case records of the Massachusetts General Hospital. Case 29. N Engl J Med *268*:943

Stögmann W (1973) Untersuchungen zur Pathogenese des Pseudohypoparathyreoidismus. Klin Paediat *185*:146

Stögmann W, Oser W (1974) Das röntgenologische Erscheinungsbild des Pseudohypoparathyreoidismus und Pseudo-Pseudohypoparathyreoidismus und seiner Pathogenese. Fortschr Roentgenstr *120*:192–200

Strauss J, Benoit JP (1971) Diagnostic des demineralisations osseuses diffuses. Rev Med Dijon *6*:589–604

Storey E (1957) The effect of continuous administration of cortisone and its withdrawal on bone. Aust NZ J Surg *27*:19

Streda A (1964) Osteonekrosen im Hüftgelenk. Radiol Diagno (Berl) *5*:61

Stresemann E, Krokowski E (1967) Der Mineralisationsgrad der Wirbelsäule nach langfristiger Corticosteroidbehandlung des chronischen Bronchialasthmas. Klin Wochenschr *45*:564–569

Strickland B (1954) Cushing's syndrom. Proc Roy Soc Med *47*:341–345

Strock MS (1941) The mouth in hyperparathyroidism. N Engl J Med *244*:1019–1023

Strom L, Winberg J (1954) Idiopathic hypoparathyroidism. Acta Paediat *43*:574

Strotges MW (1970) Nuklearmedizinische Untersuchungen des Skeletts. Krankenhausarzt *43*:170–174

Stuber JL, Palacios E (1971) Vertebral scalloping in acromegaly. Am J Roentgenol *112*:397

Suh SM, Kooh SW, Chan AM (1969) Pseudohypoparathyroidism: no improvement following total thyroidectomy. J Clin Endocrinol *29*:429

Sundaram M, Wolverson MK, Heiberg E, Grider RD (1981) Erosive azotemic osteodystrophy. Am J Roentgenol *136*:363

Surks MI, Levenson D (1962) Pseudohypoparathyroidism: case report with observations on the difficulty in confirming the diagnosis. Ann Intern Med *56*:282

Sussmann ML, Copleman B (1942) The roentgenographic appearance of the bones in Cushing's syndrome. Radiology *39*:288–292

Sussman ML, Poppel MH (1942) Renal osteitis. Am J Roentgenol *48*:726–731

Svab V (1961) Die Osteoporose vom klinischen Standpunkt. In: Rajewsky B (Hrsg) IXth International Congress of Radiology. Bd I. Thieme, Stuttgart; Urban & Schwarzenberg, Berlin

Sweetmann DR, Mason RM, Murray RC (1960) Steroid arthropathy of the hip. Br Med J *33*:1392–1394

Swoboda W (1955) Typische Ossifikationsstörung der WBS beim angeborenen Myxödem. Helv Paediat Acta, Ser C *10*:462–469

Swoboda W (1969) Metabolisch bedingte Skeletterkrankungen. In: Swoboda W (Hrsg) Das Skelett des Kindes, 2. Aufl. Thieme, Stuttgart

Swoboda W (1977) Die chronische hypophosphatämische Osteopathie („Rachitis"). Acta Med Austriaca *4*:156

Swoboda W, Rupp W (1954) Das klinische Bild der Vitamin-D-resistenten Rachitis (Typus „Phosphatdiabetes"). Fortschr Roentgenstr *81*:582

Swoboda W, Zweymüller E (1960) Über den thyreotropen Defekt bei dem sogenannten hypophysären Zwergwuchs. Helv Paediat Acta *15*:533

Sy WM (1974) Bone scan in primary hyperparathyroidism. J Nucl Med *15*:1089

Sy WM, Mittal AK (1975) Bone scan in chronic dialysis patients with evidence of secondary hyperparathyroidism and renal osteodystrophy. Br J Radiol *48*:878

Sy WM, Patel D, Faunce H (1975) Significance of absent or faint kidney sign on bone scan. J Nucl Med *16*:454–456

Sy WM, Mottola O, Lao RS, Smith A, Freund HR (1977) Unusual bone images in hyperparathyroidism. Br J Radiol *50*:740–744

Szanto D (1972) Calcitonin osteopathy due to ultimobranchial (C cell) dysfunction. Magy Radiol *24*:358–366

Tänzer A (1970) Die Röntgendiagnostik der intrasellaren und suprasellaren raumbeschränkenden Prozesse im Nativbild. Radiologe *10*:440–445

Takahashi H, Frost HM (1965) A Tetracycline-based evaluation of the relative prevalence and incidence of formation of secondary osteons in human cortical bone. Can J Physiol Pharmacol *43*:783–791

Takahashi S, Sakuma S (1975) Magnification radiography. Springer, Berlin Heidelberg New York

Talwar GP, Pandian MR, Kumar N, Hanjan SNS,

Saxena RK, Krishnaraj R, Gupta SL (1975) Mechanism of action of pituitary growth hormone. Recent Prog Horm Res *31*: 141

Tamm J (1964) Die Differentialdiagnostik des Cushing-Syndroms. Dtsch Med Wochenschr *89*: 2381–2382

Tanaka Y, Luca HF de (1971) Bone mineral metabolization activity of 1,25-dihydroxycholecalciferol, a metabolite of Vitamin D. Arch Biochem *146*: 574

Tanaka Y, Luca HF de, Omdahl J, Holick MF (1917) Mechanism of action of 1,25-dihydroxycholecalciferol on intestinal calcium transport. Proc Natl Acad Sci USA *68*: 1286

Tanaka Y, Chen TC, Luca HF de (1972) Dependence of 25-hydroxycholecalciferol-1-hydroxylase regulation on RNA and protein synthesis. Arch Biochem *152*: 291

Tanaka Y, Luca HF de (1973) The control of 25-hydroxyvitamin D metabolism by inorganic phosphorus. Arch Biochem Biophys *154*: 566

Tanner JM (1972) Human growth hormone. Nature *237*: 433

Tanz SS (1960) Pseudopseudohypoparathyroidism. Am J Med Sci *239*: 453

Tashjian AM, Frantz AG, Lee JB (1966) Pseudohypoparathyroidism: Assays of parathyroid hormone and thyrocalcitonin. Proc Natl Acad Sci USA *56*: 1138

Tashijan AH Jr, Voelkel EF (1967) Decreased thyrocalcitonin in thyroid glands from patients with hyperparathyroidism. J Clin Endocrinol *27*: 1353

Teicher R, Nelson CT (1952) Osteoporosis and pathologial fracture following treatment with ACTH and Cortisone. J Invest Dermat *19*: 205–210

Templeton AW, Jaconette R, Ormond RS (1962) Localized osteosclerosis in hyperparathyroidism. Radiology *78*: 955

Teng Ching Tseng, Nathan H (1960) Primary hyperparathyroidism. Am J Roentgenol *83*: 716–731

Thomas HM Jr (1933) Acropachy. Secondary subperiosteal new bone formation. Arch Intern Med *51*: 571–588

Teotia SPS, Teotia M (1972) Hyperactivity of the parathyroid glands in endemic osteofluorosis. Fluoride *5*: 115–125

Teutschlaender O (1935) Über progressive Lipogranulomatose der Muskulatur. Zugleich ein Beitrag zur Pathogenese der Myopathia osteoplastica progressiva. Klin Wochenschr *14*: 451–453

Thomas HM Jr (1933) Acropachy. Arch Intern Med *51*: 571

Thomas WC Jr, Wiswell JG, Connor TB, Howard JE (1958) Hypercalcemic crisis due to hyperparathyroidism. Am J Med *24*: 229

Thompson GR, Ming-Ting Y, Wiggs GA, Fenn ME, Denning RM (1968) Calcific tendonitis and soft tissue calcification resembling gout. JAMA *203*: 122

Thomson JEM, Tanner FJ (1949) Tumoral calcinosis. J Bone Joint Surg *31*: 132–140

Tishler JMA (1967) Primary hyperparathyroidism. J Can Assoc Radiol *18*: 283–288

Tiwina Th, Brockhoff V (1966) Parasellare Hypophysengeschwülste mit Sinus-cavernosus-syndrom. Acta Neurochir (Wien) *14*: 154–170

Tobler R, Prader A, Taillard W (1956) Die familiäre primäre Vitamin D-resistente Rachitis (Phosphatdiabetes). Helv Paediat Acta *11*: 209

Toft RJ, Talmage RV (1960) Quantitative relationship of osteoclasts to parathyroid function. Proc Soc Exp Biol Med *103*: 611–613

Tomlinson S, Barling PM, Albano JDM, Brown BLO, O'Riordan JLH (1974) The effect of exogenous parathyroid hormone on plasma 3.5-cyclic monophosphate in man. Clin Sci *47*: 481–500

Toni G de (1933) Remarks on the relations between renal rickets (renal dwarfism) and renal diabetes. Acta Baediat (Uppsala) *16*: 479

Torres Reyes E, Staple TW (1970) Roentgenographic appearance of thyreoid acropachy. Clin Radiol *21*: 95

Tougaard L, Hau C, Rodbro P, Ditzel J (1977) Bone mineralization and bone mineral content in primary hyperparathyroidism. Acta Endocrinol (Kbh) *84*: 314–319

Treplick JG (1974) Erosions of the sternal end of the clavicle a new sign of primary and secondary hyperparathyroidism. Radiology *113*: 323–326

Treviño-Becerra A, Hernández de Rio A, Barcena-Villegas JA, Cuarón A, Torres-Zamora M (1972) Centelleografia osea con estroncio 85. Una nueva aplicación del método en el estudio de pacientes con osteodistrofia renal Rev. Arch Invest Med (Mex) *3*: 491–502

Tröhler U, Bonjour JP, Fleisch H (1976) Inorganic phosphat homeostasis – Renal adaptation to the dietary intake in intact and thyroparathyroidectomised rats. J Clin Invest *57*: 264–274

Trummel CL, Raisz LG, Blunt JW, Luca HF de (1969) 25-hydroxycholecalciferol: stimulation of bone resorption in tissue culture. Science *163*: 1450–1451

Tschöpe W, Ritz E, Bommer J, Krempien B, Andrassy K, Mehls O (1973) Wirbelkörperkollaps bei Dialyse-Osteopathie. Dtsch Med Wochenschr *98*: 1471–1474

Tschumi H (1949) Wirbelrahmeneinziehungen; zur Frage der Knochenplastizität. Acta Radiol *31*: 387–397

Turano L (1966) Moderne Aspekte des primären Hyperparathyreoidismus. Strahlentherapie *131*: 161–191

Turano L (1968) Recherches modernes sur l'hyperparathyroidie primaire. J Belge Radiol *51*: 180–187

Turano L, Fanucci A, Loasses A, (1970) Studi istoradiografici dell'osso nell' iperparatiroidismo primario. Radiol Med (Torino) *56*: 641–650

Turchi JJ, Flandreau RH, Forte AL, French GN, Ludwig GD (1962) Hyperparathyroidism and pancreatitis. JAMA *180*: 799

Turkington RW, Goldman JK, Ruffner BW, Dobson

JL (1966) Bronchogenetic carcinoma simulating hyperparathyroidism. Cancer *19*:406–414
Turner HH (1938) Syndrom of infantilism congenital webbed neck and cubitus valgus. Endocrinology *23*:566–574
Twigg HL, Zvaifler NJ, Nelson CW (1964) Chondrocalcinosis. Radiology *82*:655
Uehlinger E (1940) Osteofibrosis deformans juvenilis. Virchows Arch [Pathol Anat] *306*:255–299
Uehlinger E (1941) Osteofibrosis deformans juvenilis. Fortschr Roentgenstr *64*:41–46
Uehlinger E (1942) Hyperostosis generalisata mit Pachydermie. Virchows Arch [Pathol Anat] *308*:396–444
Uehlinger E (1943) Hyperostosis generalisata mit Pachydermie. Fortschr Roentgenstr *67*:8–16
Uehlinger E (1953) Renale Osteodystrophia fibrosa und renale Osteomalacie. Schweiz Z Pathol Bakteriol *16*:997
Uehlinger E (1955) D-Avitaminose und renale Osteomalacie. Schweiz Med Wochenschr *85*:521
Uehlinger E (1956b) Pathogenese des primären und sekundären Hyperparathyreoidismus und der renalen Osteomalacie. Verh Dtsch Ges Inn Med *62*:3168
Uehlinger E (1957) Thyreogene Osteodystrophie bei inkretorisch aktiven metastasierenden kleinfollikulären Schilddrüsenadenomen. Schweiz Med Wochenschr *87*:683–688
Uehlinger E (1958) Zur Diagnose und Differentialdiagnose der Osteoporose. Schweiz Med J *39*:39–48
Uehlinger E (1961a) Pathologische Anatomie der Osteoporose. In: Rajewsky B (Hrsg) IXth International Congress of Radiology, Bd 1. Thieme, Stuttgart; Urban & Schwarzenberg, Berlin
Uehlinger E (1961b) Die Osteoporose als Symptom und einige andere Skeletterkrankungen. Pathologische Anatomie und Osteoporose. 9. Int. Congr. Radiol Bd 1, S 225–230
Uehlinger E (1961) Pathologische Anatomie der Therapieschäden Verh Dtsch Ges Inn Med *67*:457
Uehlinger E (1963) Die Kinetik des Calciumstoffwechsels. Verh Dtsch Ges Pathol *47*:69
Uehlinger E (1964a) Hyperkalzämie-Syndrome. München Med Wochenschr *106*:692
Uehlinger E (1964b) Die Regulation des Kalziumstoffwechsels und primärer Hyperparathyreoidismus. München Med Wochenschr *106*:685
Uehlinger E (1964c) Aseptische Knochennekrosen (Infarkte) nach Prednisolonbehandlung. Schweiz Med Wochenschr *94*:1527–1530
Uehlinger E (1964d) Die Regulation des Calciumstoffwechsels und primärer Hyperparathyreoidismus. Münch Med Wochenschr *106*:685
Uehlinger E (1966) Kortikoide und Kalziumstoffwechsel. „Melsunger Med Mitteil" *40*:197–204
Uehlinger E (1973a) Allgemeine Pathologie der Osteoporose und ihrer reparativen Möglichkeiten. Therapiewoche *23*:4–6
Uehlinger E (1973) Pathogenese und Stuktur der Systemerkrankungen des Skeletts. Radiologe *13*:88–93
Uehlinger E (1974) Pathologische Anatomie und Pathogenese der Osteoporose. Therapiewoche *24*:3457
Uehlinger E, Akert K, Pirozynski W (1950) Nebennierenhormone und Gelenke. Bull Schweiz Akad Med Wiss *6*:157
Uhr N, Bezahler HB (1961) Pseudo-Pseudohypoparathyroidism: Report of three cases in one family. Ann Intern Med *54*:443
Vague J, Nicolino J (1963) Les dystrophies squelettiques du syndrome de Turner, experience personelle récente. Ann Endocrinol (Paris) *24*:482–490
Valvassori GE, Pierce RH (1964) Osteosclerosis in chronic uremia. Radiology *82*:385
Brandé JL van den, Caju MVL du, Visser HKA, Shopman W, Hackeng WHJ, Degenhart HJ (1974) Primary somatomedin deficiency. Arch Dis Child *49*:297
Vandendorp F, Maillard JP, Linquette M (1967) Les modifications ostéoarticulaires péripheriques dans l'acromégalie. J Radiol Electrol Med Nucl *48*:102
Vanderhoft GA, Coleman SS (1972) Reversal of skeletal changes in renal osteodystrophy following partial parathyroidectomy and renal allotransplantation. A case report. Clin Orthop *88*:113–118
Vasyukova EA, Klimova MK, Strizhakova LL, Briskin AI (1973) Clinical and roentgenologic characteristics of the osseous system in hypercortism during thyrocalcitonin therapy (Russian). Sov Med *36*:35–40
Vaughan JM (1975) The physiology of bone, 2nd edn. Clarendon Press, Oxford
Veber GA de, Oreopoulos S, Rabinovich S, Lloyd HE, Meema E, Beattle DL, Rapoport A (1970) Changing pattern of renal osteodystrophy with chronic hemodialysis. Trans Soc Artif Int Organs *16*:479–485
Verbanck M, Corvilain J, Brunéaux C (1973) Calcifications cerebrales d'origine endocrinienne ou metabolique. J Belge Radiol *55*:341–346
Vereb J, Beno P, Tischler V, Jacina J (1972) Rentgenologicky obraz kostnych zmien u pseudo- a pseudopseudohypoparatyreoidizmu deti (Tschechisch). (Roentgenologic picture of changes in the bone in pseudo- and pseudopseudohypoparathyroidism in children). Cesk Radiol *26*:11–21
Verney GI (1962) Thyroid acropachy. Br J Radiol *35*:644–646
Vick H, Freyschmidt J, Vykoupil K, Creutzig H, Bahlmann J (1974) Renale Osteopathie bei terminaler Niereninsuffizienz und Dialysebehandlung. I. Vergleichende Untersuchungen des Skelettsystems unter besonderer Berücksichtigung der direkten Röntgenvergrößerungstechnik. 7. Symp. d. 4. Med. Klinik Nürnberg über Knochenveränderungen bei Niereninsuffizienz. November 1974
Vilaseca JM, Casademont M (1961a) Aspectos radio-

logics de la osteos hiperparatiroidea o enfermedad ósea de Recklinghausen. An Med (Barcelona) *47*:380–392

Vilaseca JM, Casademont M (1961 b) Aspects radiologiques de l'ostéose hyperparathyroidienne ou maladie de Recklinghausen. Ann Radiol (Paris) *4*:699–714

Villafane F, Horrdin RW, Lopresti CA, Kimmel D (1977) Bone remodeling in chronic renal failure in perinatally irradiated beagles. Calcif Tissue Res *23*:171–178

Villanueva AR, Ilnicki L, Duncan H, Frost HM (1966) Bone cell dynamics in the osteoporoses: a review of measurements by tetracycline labelling. Clin Orthop *49*:135–150

Villanueva AR, Jaworski ZF, Hitt O, Sarnsethiri P, Frost HM (1970) Cellular level bone resorption in chronic renal failure and primary hyperparathyroidism. A tetracycline based evaluation. Calcif Tissue Res *5*:288–304

Virchow R (1889) Ein Fall und ein Skelett von Akromegalie. Berl Klin Wochenschr *26*:81–85

Virtama P, Mähönen H (1960) Thickness of the cortical layer as an estimate of mineral content of human finger bones Br J Radiol *33*:60

Virtama P, Helelä T (1969) Radiographic Measurements of Cortical Bone. Acta Radiol [Suppl] (Stockh) *293*:1–268

Vittali HP (1969) Spezielle histologische Untersuchungen bei metabolischen Osteopathien. Habilitationsschrift, Köln

Vittali HP (1970) Knochenerkrankungen. Histologie und Klinik. Sandoz, Basel

Vix VA (1964) Articular and fibrocartilage calcification in hyperparathyroidism: associated hyperuremia. Radiology *83*:468

Wagner A, Schaaf J (1963) Untersuchungen über Grösse und Häufigkeit der Sesambeine bei Akromegalie. Fortschr Roentgenstr *99*:215–219

Wagner H (1965) Präsenile Osteoporose. Physiologie des Knochenumbaus und Messung der Spongiosadichte. Thieme, Stuttgart

Wagner R, Vent J (1975) Tumorartige Verkalkung und metastatische Verkalkung bei tertiärem Hyperparathyreoidismus. Dtsch Med Wochenschr *100*:897–898

Wahner HW, Riggs BL, Beabout JW (1973) Photon absorption method and Singh index in the detection of osteoporosis – A comparative study. In: Internat. Conf. Bone Mineral Measurement, Chicago/Ill. 1973, U.S. Dept. Health, Education, Welfare

Wahner HW, Riggs BL, Beabout J (1977) Diagnosis of osteoporosis: usefulness of photon absorptiometry at the radius. J Nucl Med *18*:432–437

Waine H, Bennett GA, Bauer W (1945) Joint disease associated with acromegaly. Am J Med Sci *209*:671–687

Wakeley CPG, Atkinson FRB (1938) Acromegaly. A detailed report on two cases. Sugery *3*:8–20

Waldenström JG (1973) Systematic serum calcium screening – will it be necessary? Acta Med Scand *193*:145–146

Walker DG (1971) The induction of osteopetrotic changes in hypophysectomized, thyroparathyrodectomized and intact rats of various ages. Endocrinology *89*:1389–1406

Wallace John D (1974) Thermography in bone disease JAMA *230*:447–449

Wallis LA, Engle RL Jr (1957) The adult Fanconi-syndrome. Am J Med *22*:12

Walls JH, Ellis A, Simpson W, O'Riordan JLH, Ward M, Kerr DNS (1969) Bone disease complicating regular hemodialysis. 4. Intern. Congr. Nephrol. Stockholm 1969, p 126

Walsch FB, Howard JE (1947) Conjunctival and corneal lesions in hypercalcaemia. J Clin Endocrinol *7*:644

Walser M (1962) The separate effects of hyperparathyroidism, hypercalcaemia of malignancy, renal failure and acidosis on the state of calcium, phosphate and other ions in plasma. J Clin Invest *41*:1454

Walton JN, Warrick CK (1954) Osseous changes in myopathy. Br J Radiol *27*:1–15

Wang CC, Robbins LL (1956) Cushing's disease. Radiology *67*:17–25

Wassastjerna C, Pasternack A, Koivunen O (1971) A study of blood and bone marrow in patients with chronic renal failure before and after renal transplantation. Ann Clin Res *3*:212–219

Wasserman RH, Taylor AN (1966) Vitamin D_3-induced calcium binding protein in chick intestinal mucosa. Science *152*:791

Watson L (1974) Primary Hyperparathyroidism. Clin Endocrinol Metabol *3*:215–235

Webber CE (1976) Experience with photon scattering measurements of bone density. 3rd Internat. Conf. Bone Mineral Measurement, New Orleans. Am J Roentgenol *126*:1280–1281

Wegener OH, Schoenfelder TH (1977) Kontrast und Exposition in der Xeroradiographie. Fortschr Roentgenstr *127*:46–53

Weinreich J, Nagel F, Groh R (1974) Die Altershyperthyreose im endemischen Kropfgebiet. Med Klin *69*:375

Weinreich M (1961) Multiple Epiphysenlösung bei Hyperparathyreoidismus. Bruns Beitr Klin Chir *203*:248–259

Weisberg LA, Zimmerman EA, Frantz AG (1976) Diagnosis and evaluation of patients with an enlarged sella turcica. Am J Med *61*:590–596

Weiss A (1972) The incidence of early periosteal changes in hyperparathyroidism. Internat. Symp. Clin. Aspects Metab. Bone Dis., Detroit 1972a

Weiss A (1972b) Atechnique for demonstrating fine detail in bones of the hands. Clin Radiol *23*:185–187

Weiss A (1974) Incidence of subperiosteal resorption in hyperparathyroidism studied by fine detail bone radiography. Clin Radiol *25*:273–276

Weiss K (1952) Über die sogenannte „akute" Knochenatrophie. Radiol Austriaca *5*:1
Weiss K (1956) Knochenpathologie im Röntgenbild. Mkurse Aerztl Fortbild *6*:211–218
Weiss K (1957) Über das Röntgenbild der Knochenatrophie. Radiol Austriaca *9*:227
Weiss K (1960) Osteophthise-Osteolyse. Radiol Austriaca *11*:1
Weiss K (1961) Begriff und Röntgensymptomatologie der Osteoporose. In: Rajewsky B (Hrsg) IXth International Congress of Radiology. Thieme, Stuttgart; Urban & Schwarzenberg, Berlin
Weiss K (1963) Grundlagenforschung für die Knochenradiologie. Radiol Austriaca *13*:125
Weiss K (1964) Das Röntgenverfahren als Forschungsmittel in der Skelett-Pathologie. Wien Klin Wochenschr *76*:495–498
Weiss T (1977) Knochendensitometrie mit dem Computertomographen. Diss FU Berlin
Weiss Th, Lange S, Gahl G (1979) Ossäre Veränderungen bei Patienten in Langzeitdialyse. Quantitativer computertomographischer Nachweis. Med Klin *74*:1357–1362
Weissberger MA, Zamenhof RG, Aronow S, Neer RM (1978) Computed tomography scanning for the measurement of bone mineral in the human spine. J Comput Assist Tomogr *2*:253–262
Weissenbach R (1952) Acromegalie. France Méd *15*:15–22
Weissenfels I, Boll I (1973) Einwirkung von Corticosteroiden (Prednisolonacetat und Triamcinolon) auf menschliches Knochenmark in vitro. Klin Wochenschr *51*:908–914
Wellach S, Englert H, Brown H (1956) The syndrome of pseudopseudohypoparathyroidism. Am Arch Intern Med *98*:517
Weller M, Edeiken J, Hodes PJ (1968) Renal osteodystrophy. Am J Roentgenol *104c*:354–363
Werff ten Bosch JJ van der, (1959) The syndrom of brachymetacarpal dwarfism „pseudopseudohypoparathyroidism" with and without gonadal thyroidism. Lancet *I*:69–71
Werff ten Bosch JJ van der, Chonfoer JC (1958) The growth pattern in gonadal dysgenesis. Acta Endocrinol (Kbh) *38*:66–
Werne S (1962) Compressionsfracture of the femoral head in association with cortisone therapy. Acta Orthop Scand *32*:413
Wernly M (1942) Hyperparathyreoidismus und Niereninsuffizienz. Beitrag zur Kenntnis der Nephrocalcinose. Z Klin Med *140*:226
Wernly M (1952) Die Osteomalacie. Thieme, Stuttgart
Wernly M, König MP (1961) Hypercalcämiesyndrom und Hypercalciurie. Schweiz Med Wochenschr *91*:769–795
Whalen JP (1974) The resorption of bone and its control its roentgen significance. New horizon for radiologists lecture. Radiology *113*:257–266
Whalen JP, Horwith M, Krook L, MacIntyre I, Mena E, Viteri F, Torun B, Nunez EA (1977) Calcitonin treatment in hereditary bone dysplasia with hyperphosphatasemia: A radiographic and histologic study of bone. Am J Roentgenol *129*:29–35
Whitlaw AGL, Cohen SL (1973) Ectopic production of calcitonia. Lancet *2*:443
Wichtl C (1952) Zur Kenntnis der fibrösen Knochendysplasie. Radiol Austriaca *5*:61–83
Wiebe V, Luedecke D, Pompecki R (1976) Röntgennativdiagnostik operierter Hypophysenadenome. Roentgenblaetter *29*:553–559
Wiegmann T, Rosenthall L, Kaye M (1977) Tc-99m-pyrophosphate bone scans in hyperparathyroidism. J Nucl Med *18*:231
Wieners H, Kuhlencordt F, Lozano-Tonkin C (1973) Systematische röntgenologische Skelettanalyse bei autonomem und regulativem Hyperparathyreoidismus. Dtsch Röntgenkongreß 1972. Thieme, Stuttgart, S 40
Wiermann H, Hackenberg K, Loehr E, Kremer K, Schäfer U, Reinwein D (1974) Ungewöhnlicher Fall eines primären Hyperparathyreoidismus mit eutop und dystop gelegenen Nebenschilddrüsenadenomen. Med Klin *69*:2033–2035
Wiesendanger M (1959) Über die Häufigkeit der postpartualen Hypophysenvorderlappeninsuffizienz (Sheehan-Syndrom). Diss Zürich
Wieser C, Zinn WM, Quitt J, Huggler A (1970) Zur Diagnose und Differential-Diagnose der Chondrocalcinose. Radiol Clin Biol (Basel) *39*:183–191
Wildeganz H (1955) Zur Spontanheilung von Ostitis fibrose generalisata. Arch Orthop Unfallchir *47*:676–68
Wilder RM, Camp JD, Robertson HE, Adams M (1932) A fatal case of hyperparathyroidism, with report of necropsy. Proc Mayo Clin *7*:597
Wildmeister W, Stolze Th (1974) Röntgenbefunde am Handskelet. Radiologe *14*:127–137
Wilkins L (1941) Epiphysial dysgenesis associated with hypothyroidism. Am J Dis Child *61*:13
Wilkins L, Fleischmann W (1941) The diagnosis of hypothyroidism in childhood. JAMA *116*:2459
Will I (1960) Über die Wirkung der Sexualhormone auf das Skelettwachstum. Zentralbl Gynäkol *82*:972
Will J (1959) Ein Beitrag zur endokrinen Osteopathie (Jaffé-Lichtenstein'sche Krankheit). Münch Med Wochenschr *101*:2206–2208
Williams RA, Jacobs HS, Kurtz AB (1975) The treatment of acromegaly with special reference to transsphenoidal hypophysectomy. Q J Med *44*:79–98
Williams RH, Morgan HJ (1940) Thyrotoxic osteoporosis. Int Clin *2*:48
Wills MR (1971) The role of parathyroid hormone in acid-base homoeostasis. Lancet *I*:142
Wills MR, Richardson RF, Paul RG (1961) Osteosclerotic bone changes in primary hyperparathyroidism with renal failure. Br Med J *I*:252–255
Wilson CR (1973) Prediction of femoral neck and spine bone mineral content from the BMC of the

radius or ulna and the relationship between bone strength and BMC. Intenat. Conf. Bone Mineral Measurement, Chicago 1973, DHEW Publ. No (NIH) 75-683, pp 51–59

Wilson CR (1977) Bone-mineral content of the femoral neck and spine versus the radius or ulna. J Bone Joint Surg [Am] *59*:665

Wilson RE, Bernstein DS, Murray JE, Moore FD (1965) Effects of parathyroidectomy and kidney transplantation on renal osteodystrophy. Am J Surg *110*:384–393

Wilson RV, Ramser JR, Frost HM (1966) Thickness of osteoid seams in some diseases of man. Clin Orthop *49*:119–124

Winkel K zum (1974a) Radiologische Diagnostik bei Knochen- und Gelenkerkrankungen. Therapiewoche *24*:4076–4081

Winkel K zum (1974b) Szintigraphie des Skeletsystems und der Gelenke. Hefte Unfallheilkd *117*:235–242

Winkel K zum (1975) Nuklearmedizin: Mit einem Beitrag von J. Ammon. Heidelberger Taschenbücher, Bd 167. Springer, Berlin Heidelberg New York

Wolf HL, Denko JV (1958) Osteosclerosis in chronic renal disease. Am J Med Sci *235*:33–42

Wolke K (1935) Über Meniskus- und Gelenkknorpelverkalkung Acta Radiol (Stockh) *16*:577

Woodhouse CF (1964) The prevention of avascular necrosis. Proceedings of the Conference on Aseptic Necrosis of the Femoral Head. 1964, p 225

Woodhouse NJY (1974) Hypocalcaemia and hypoparathyroidism. Clin Endocrinol Metabol *3*:323–343

Woodhouse NJY, Reiner M, Bordier Kalu DN, Fisher M, Foster GV, Joplin GF, MacIntyre I (1971) Human calcitonin in the treatment of Paget's bone disease. Lancet *1*:1139–1143

Woodhouse NJY, Joplin GF, MacIntyre I, Doyle FH (1972) Radiological regression in Paget's disease treated by human calcitonin. Lancet *2*:992

Yendt ER, Connor TB, Howard IE (1955) in vitro calcification of rat cartilage in normal and pathological human sera with some observations on the pathogenesis of renal rickets. Bull Johns Hopk Hosp *96*:101–110

Young JD, Martin LG (1972) Calculi associated with incomplete renal tubular acidosis. Am J Urol *107*:170

Yvernault A, Montel L (1926) Un cas d'ostéite généralisée à géodes type Recklinghausen. Radiol Electrol *10*:106–111

Zachmann M, Aynsley-Green A, Prader A (1975) Interrelation of the effect of growth hormone and testosterone in hypopituitarism. Internat. Symposium on Growth Hormone and Related Peptide 1975

Zampa GA, Zucchelli PC (1965) Pseudohypoparathyroidism and bone demineralization: case report and metabolic studies. J Clin Endocrinol Metab *25*:1616–1624

Zanzi I, Colbert C, Bachtell R, Thompson K, Aloia J, Cohn S (1978) Comparison of total-body calcium with radiographic photodensitometry and photon absorptiometry measurements of appendicular bone mineral content. In: IV. Int. Conf. on Bone Meas., Toronto 1978

Zarubina NA, Bukhman AI, Kharitonov EI (1971) Changes of the osteo-articular system in Shereshevsky-Turner's syndrome. Materials of clinico-roentgenological studies. Probl Endokrinol (Mosk) *17*:49–54 (mit engl. Zus.fass.)

Zatz LM, Janon EA, Newton ThN (1969) The enlarged sella and the intrasellar cistern. Radiology *93*:1085–1091

Zichner L (1970) Calcitonin-Wirkung auf die Osteocyten der heranwachsenden Ratte. Klin Wochenschr *48*:1444–1448

Zichner L (1971) The effect of calcitonin on bone cell in young rats. An electron microscopic study. Isr J Med Sci *7*:359–366

Ziegler R (1971) Parathormon, Kalzitonin und Erkrankungen des Knochens. Dtsch Med J *22*:160–163

Ziegler R, Pfeiffer EF (1968) Physiologie und Pathophysiologie des Thyreocalcitonins. 14. Symp. Dtsch. Ges. Endokrinol. Springer, Berlin Heidelberg New York

Ziegler R, Holz G, Rauhe F, Minne H, Delling G (1976) Therapeutic studies with human calcitonin. Proc Internat Workshop "Human Calcitonin and Paget's Disease", London 1976

Zimmermann HB (1962) Osteosclerosis in chronic renal disease. Am J Roentgenol *88*:1152

Zinn WM (1971) Idiopathic ischemic necrosis of the femoral head in adults. Thieme, Stuttgart

Zuchristian G (1964) Die Therapie der Kortikoidosteoporose mit anabolen Substanzen. Dermatol Wochenschr 568

Zühlke V, Meffert O, Peiper H-J (1978) Kommentar zur Arbeit „Diagnostik und Therapie des primären Hyperparathyreoidismus". Langenbecks Arch Chir *346*:235–237

Zvaifler NJ, Reefe WE, Black RL (1962) Articular manifestation in primary hyperparathyroidism. Arthritis Rheum *5*:237

Zwahlen A, Garcia J (1977) Aspects radiologiques de l'hyperparathyroidisme secondaire dans l'insuffisance renale chronique. Ann Radiol (Paris) *20*:469–475

Zweymüller K, Jesserer H (1973) Thyreotoxische Osteopathie. Munch Med Wochenschr *115*:548–553

Zwicker H, Münzenberg KJ, Düx A (1969) Hüftgelenkveränderungen bei Morbus Cushing. Fortschr Roentgenstr *111*:693–697

Ernährungs- und stoffwechselbedingte Osteopathien bei Erwachsenen

Von

H.H. ELLEGAST und F. HEUCK

Mit 32 Abbildungen und 2 Tabellen

A. Einleitung

Die Bezeichnung „Osteopathie“ hat im medizinischen Sprachgebrauch eine ganz spezielle Bedeutung bekommen; man versteht darunter generalisierte Skeletterkrankungen, deren Ursache entweder in einer genetisch bedingten Störung der Knochenbildung oder in einer mehr oder minder schweren Erkrankung des menschlichen Organismus zu suchen ist, die den Knochenumbau beeinflußt. Eine Osteopathie kann durch die verschiedenartigsten Grunderkrankungen oder Störungen des Kalzium- und Phosphatstoffwechsels zustande kommen. Eine Differenzierung in endokrin-bedingte und in generalisierte metabolische Osteopathien ist dann möglich, wenn die Ursache der zugrunde liegenden Erkrankung bekannt ist. Nicht selten spielen *sekundäre hormonale Einflüsse* bei dem Zustandekommen von Osteopathien eine Rolle. Bekannt ist die Bedeutung des Parathormon und des Kalzitonin, während die Rolle der Kortikoide weniger klar ist. Eine Sonderstellung nehmen die Metaboliten des Vitamin D ein, denen eine hormonartige Wirkung zuerkannt wird. Das *Zusammenwirken* der verschiedenen Faktoren im Hinblick auf die Transformation und den Stoffwechsel des Knochengewebes ist noch weitgehend unbekannt.

Aus historischen Gründen wurde versucht, die Osteopathien nach dem *histologischen Befund* zu klassifizieren und neben der „Osteoporose“ und der „Fibroosteoklasie“ eine „Osteomalazie“ abzugrenzen. Der Stand unserer heutigen Kenntnisse über den feingeweblichen Aufbau und die Makrostruktur des Knochens bei den verschiedenen Osteopathien macht deutlich, daß es wenig sinnvoll erscheint das alte Einteilungsprinzip beizubehalten und die inzwischen bekannte große Zahl von Systemerkrankungen des Skelettes danach zu ordnen. So haben KUHLENCORDT und KRUSE (1980) versucht, die nach dem histologischen Befund am häufigsten vorkommenden Mischformen von Osteopathien als *„Osteoporomalazie“* zu bezeichnen. Der im makroskopischen Bereich des Röntgenbildes erkennbare morphologische Befund von Struktur, Kontur und Form jedes Knochens kann nur als grober Anhalt für die alten histologischen Einteilungen dienen, so daß die Radiologie besser von *endokrinen* oder *metabolischen* Osteopathien sprechen und gleichzeitig versuchen sollte, eine „osteoporotische“ oder eine „osteomalazische“ Komponente herauszuarbeiten.

Im *feingeweblichen Bereich* kann histologisch und/oder mikroradiografisch die Tela ossea bei einer „Osteoporose“ als annähernd normal, bei einer „Osteomalazie“ dagegen infolge ausgedehnter Mineralisationsdefekte als pathologisch verändert betrachtet werden (siehe hierzu DELLING 1975; FROST 1980; HEUCK 1976; JOWSEY 1977). Die Vermehrung und/oder Verbreiterung der *osteoiden Säume* bei einer Osteomalazie durch Mineralisationsdefekte in der Tela ossea und eine Verminderung des Aschegehaltes vom Gesamtknochen (bezogen auf die Volumeneinheit) sind charakteristisch für die Osteomalazie. In der Pathogenese der Osteomalazie spielen verschiedene Mechanismen eine Rolle. Von besonderer Bedeutung sind die Kalzium- und Phosphatkonzentration im Serum und im Extrazellularraum, also das Kalziumphosphatprodukt, ferner der Vitamin-D-Stoffwechsel oder die D-Hormone, die Aktivität der alkalischen Phosphatase, der Säurebasenhaushalt, wahrscheinlich auch die Zusammensetzung und die Durchblutung des Knochenmarkes. Über die Beziehungen zwischen Knochenmark und Tela ossea bei verschiedenen Formen der Osteopathien haben BURKHARDT (1980) und aus seinem Arbeitskreis DEMMLER (1975/1976) berichtet und umfangreiche Untersuchungsergebnisse vorgelegt. Neben den anderen pathogenetischen Möglichkeiten der Entstehung einer Osteoporose ist das Prinzip der primär-vaskulären Osteoporose dargelegt worden. Dabei ist die Form des Knochenschwundes abhängig vom Ausmaß der Zirkulationsstörung, die wiederum verschiedene Ursachen haben kann. Die Pathologie der Zusammensetzung der Knochengrundsubstanz und die Rolle der Knochenzellen sind bei einigen Osteopathien noch nicht hinlänglich bekannt.

Es war die Absicht der Herausgeber dieses Handbuchbandes – entgegen der im angloamerikanischen Sprachgebiet verwendeten, vereinfachenden Bezeichnung „Metabolic Bone Diseases" – die endokrin bedingten Systemerkrankungen des Skelettes von den primär durch Stoffwechselstörungen induzierten *„metabolischen Osteopathien"* abzugrenzen. In dem vorliegenden Beitrag werden diejenigen generalisierten Veränderungen des Skelettsystems zusammengestellt, die auf eine *primäre Störung des Stoffwechsels bei zunächst intaktem Hormonhaushalt* zurückgeführt werden können. Die regulative Aktivierung des Parathormons wird der einzelnen Störung entsprechend Berücksichtigung finden.

B. Allgemeine Morphologie und Radiologie

Das Skelett gibt dem menschlichen Körper als Stützgerüst nicht nur Form und Festigkeit, sondern es spielt als *Mineraldepot* eine wichtige Rolle im Mineralstoffwechsel und ist damit funktionell dem Intermediärstoffwechsel des gesamten Organismus verbunden. Unser Wissen um die Zusammenhänge zwischen dem Gesamtstoffwechsel und der Funktion verschiedener innerer Organe und endokriner Drüsen einerseits und dem Knochen als Baustein des Skelettes andererseits hat sich im Laufe der letzten Jahrzehnte wesentlich erweitert. So weiß man heute, daß sich Mangel- und Fehlernährung, schwere chronische Erkrankungen und endokrine Störungen auf Knochenwachstum und -umbau auswirken. Die dann auftretenden generalisierten oder systemisierten Skeletterkrankungen werden als Osteopathien, präziser als sekundäre, ernährungsbedingte, metabolische oder hormonale Osteopathien bezeichnet. Die endokrinen Osteopathien werden in einem besonderen Kapitel besprochen (s.S. 241). Die entsprechenden Skelettveränderungen bei Kindern sind von GREINACHER u. Mitarb. auf Seite 51 abgehandelt worden. Die Schädelveränderungen bei Osteopathien finden sich bereits im Band VII/1, so daß spezielle Befunde dort nachzulesen sind.

Bei den erworbenen Osteopathien sind pathoanatomisch vier charakteristische Veränderungen zu erwarten, die radiologisch nur sehr schwer, besser histologisch zu differenzieren sind: Die *Osteoporose*, die *Osteomalazie*, die *dissezierende Fibroosteoklasie* oder *fibröse Osteodystrophie* und die *Osteosklerose* oder *Spongiosklerose* – doch werden häufig *Mischformen* gefunden.

Die pathoanatomischen Grundsätze der *Transformation des Knochens* von POMMER (1925) sind erweitert, ergänzt und modifiziert worden. UEHLINGER (1958) und PUTSCHAR (1960, 1963) halten im wesentlichen an der Konzeption von POMMER fest, weisen jedoch auf eine Reihe von unklaren Fragen des Knochenumbaues und der Knochenmineralisation sowie der Funktion knochenan- und -abbauender Zellen hin. Neuere Forschungsergebnisse scheinen an alten Lehrmeinungen zu rütteln. Fragen des Knochenumbaues und der Mineralisation der Tela ossea werden diskutiert. Die rarefizierte Tela ossea der Osteoporose kann untermineralisiert sein (DOLLERUP 1964; HAAS 1966); im Osteoidsaum der Osteomalazie sind Kalksalze nachweisbar, so daß die Existenz eines *primären* und *sekundären* Osteoid erörtert wird (EGER 1957; HEUCK 1976), Osteoblasten und Osteoklasten werden als Hartgewebs-Zellen in verschiedenen Funktionszuständen angesehen. Diese schwierigen und problematischen Fragen sind von HEUCK (1976 in Band V/1), KNESE (1980); SCHENK und OLAH (1980) eingehend behandelt worden.

Zum besseren Verständnis der Physiologie und Pathophysiologie des Skelettes sei daran erinnert, daß jeder einzelne Knochen einen Gewebsverband darstellt, in dem neben der eigentlichen Tela ossea das blutbildende Mark, das Fasermark, Bindegewebselemente, Gefäße und Nerven eingeschlossen sind. Unter physiologischen Bedingungen unterliegt die Tela ossea bei Mensch und Tier während des ganzen Lebens einer steten Erneuerung. Dabei sollen nach den noch weitgehend gültigen Vorstellungen von POMMER (1885) alte Osteone durch die Tätigkeit der Osteoklasten abgebaut werden, während die Osteoblasten für den Aufbau neuer Osteone sorgen. Die Orte, an denen sich die Vorgänge des An- und Abbaues abspielen, werden *Umbauplätze* genannt, deren Zahl mit dem Lebensalter wechselt (DOMINOK 1968; HEUCK 1976; JOWSEY 1960, 1964; KNESE 1956, 1958, 1980; MÜLLER 1980). Das neu angebaute, noch nicht vollständig verkalkte Knochengewebe wird als *Osteoid* bezeichnet.

In den Knochen des Erwachsenenskelettes sollen sich Abbau und Anbau ausgleichen. Bei verminderter Tätigkeit der Osteoblasten oder einer vermehrten Tätigkeit der Osteoklasten sei ein *Knochenschwund* zu erwarten. Dadurch kann sich eine „Osteoporose“ entwickeln. Im Bereich der *spongiösen Knochenpartien* verschwinden zuerst die kleineren Querbälkchen, später auch die senkrechten Strukturen oder Längsbälkchen – bezogen auf die Körperachse – und es bleiben nur diejenigen Trabekel und Lamellen erhalten oder erfahren durch Apposition eine Volumenzunahme, die für die *statische Funktion* des Knochens unerläßlich sind. Dieser Umbauprozeß kann sowohl bei der durch den Alterungsvorgang bedingten *physiologischen* als auch bei der *pathologischen* Osteoporose zu dem Bild der „hypertrophen Atrophie“ (UEHLINGER 1963) führen. Der *kompakte Knochen* der Diaphysen wird eine diskrete Strukturauflockerung im Sinne der „Spongiosierung“ in den markraumnahen Zonen erfahren. Diese fortschreitende endostale Volumenabnahme der Schichtdicke der Diaphysenkompakta führt zu einer hochgradigen Verschmälerung derselben, wie sie vor allem nach länger dauernden Hungerzuständen und bei der einheimischen Sprue vorkommen können.

Eine sehr wichtige Voraussetzung für die Beurteilung von Systemerkrankungen des Skelettes oder Osteopathien ist die noch sehr lückenhafte Kenntnis der *normalen Altersinvolution* der Knochen als Bauelemente des Stützgerüstes. Jeder einzelne Knochen wird einen *unterschiedlichen* Alterungsprozeß erkennen lassen. Es sind bisher nur über wenige Skelettabschnitte histologisch-mikroradiographische, morphologisch-anatomische, radiologische und biochemische Untersuchungen zum Alterungsprozeß durchgeführt worden (ARNOLD 1968, 1970; ATKINSON 1967; DOMINOK 1968; HEUCK 1970; PESCH et al. 1975, 1977, 1979). Die morphometrischen, densitometrischen und biochemischen Analysen von Knochenarealen haben ergeben, daß im Laufe der Alterung eine Verminderung des Mineralgehaltes im Gesamtknochen auftritt, die sich nicht nur in einer Strukturauflockerung der Spongiosa und Kompakta im Sinne der *Altersosteoporose* morphologisch und röntgenologisch zu erkennen gibt, sondern sich auch in einer Abnahme des Hydroxylapatitgehaltes oder der Aschewerte im gesamten Knochen ausdrückt (FRERCKS 1968; HEUCK 1970, 1976; HEUCK und VANSELOW 1980). Bei anderen, ebenfalls nicht als pathologisch geltenden Osteoporosen, die nach länger dauernder Inaktivität des Skelettes durch Bettruhe, nach Nichtgebrauch einer Extremität infolge Ruhigstellung oder Lähmung auftreten, wurde vorgeschlagen von einer *Osteopenie* zu sprechen (EDEIKEN und HODES 1973; MURRAY und JACOBSON 1977). Es sind ferner verschiedene Formen von *regionalen Osteoporosen* bekannt geworden, doch dürfte es sich dabei vorwiegend um die Folgen von Verletzungen oder umschriebenen Entzündungen handeln (LEQUESNE et al. 1977).

Die *„idiopathische Osteoporose"* wird oft nur zufällig entdeckt und kommt bei beiden Geschlechtern vor. Es sind meist jüngere Menschen, die mit den sekundären Komplikationen wie Skelettschmerzen und pathologischen Frakturen zur Untersuchung kommen. Der Umbau des Skelettes zeigt dann oft eine Betonung der statisch stärker beanspruchten Bauelemente (Trajektorien) der Spongiosa. Eine Ursache kann meist nicht gefunden werden. An Abortivformen der Osteogenesis imperfecta ist gedacht worden (s. auch S. 142ff). Die *ernährungs- und stoffwechselbedingten Osteopathien* können durch verschiedenartige Störungen zustande kommen und doch sehr ähnliche morphologische Veränderungen hervorrufen. Der Röntgenbefund einer generalisierten Skeletterkrankung muß daher durch die klinischen, laborchemischen und bioptischen Befunde ergänzt werden. Die Frage nach den Möglichkeiten und Grenzen einer Differenzierung von *Osteoporose* und *Osteomalazie* mit Hilfe röntgenmorphologischer Kriterien wurde im älteren Schrifttum oft sehr engagiert und breit diskutiert. Für das Verständnis der makromorphologischen Befunde im Röntgenbild von Osteopathien ist allerdings der Versuch einer Differenzierung der 4 histologischen Grundformen der Osteopathien – Osteoporose, Osteomalazie, Fibroosteoklasie und Osteosklerose (besser Spongiosklerose) – wenig hilfreich. Insbesondere bei den durch Stoffwechselstörungen im engeren Sinne induzierten Systemerkrankungen kommen die *verschiedenartigsten Kombinationen* der histologischen Grundformen vor, die wohl auf das Zusammenwirken unterschiedlicher Mechanismen zurückzuführen sind. Der Versuch, aus den histologischen Grundformen der Systemerkrankungen des Skelettes *allein* Krankheitsbilder entwickeln zu wollen, muß an den Problemen der Differentialdiagnostik scheitern, da weder das Röntgenbild noch die Laborchemie und eigentlich auch nicht die Histologie sichere Kriterien für diese „Grundformen" liefern können. Bei stoffwechselbedingten Osteopathien sind immer nur Mischformen gefunden worden. Eine befriedigende Übereinstimmung ist nur dann möglich, wenn auch das makroskopische Strukturbild mit dem histologischen Befund in Einklang steht. Das Studium des postmortalen Präparat-Röntgenbildes in verschiedenen Ebenen und die Befunde der Mikroradiografie haben ganz wesentliche Ergänzungen gebracht. Im Grenzbereich zwischen der Makrostruktur, die im anatomischen Präparat und im Röntgenbild analysiert werden kann, und dem feingeweblichen histologischen und elektronenoptischen Bild fehlen uns wichtige Informationen zum Verständnis der gestörten Transformation, die einem pathologischen Knochenbefund im Röntgenbild zugrunde liegt.

I. Die Osteoporose

Bei der „Osteoporose" findet man infolge einer Verminderung der Osteoblastentätigkeit – die verschiedene Ursachen haben kann – oder infolge eines Mangels an Baustoffen für die Knochengrundsubstanz, das Osteoid, zu wenig im einzelnen aber vollreife, das heißt *normal mineralisierte Tela ossea.* Zumeist geht ein Mangel an Proteinen z.B. bei Hunger, Marasmus und Kachexie auch mit einem Erlahmen der Osteoblastenfunktion einher. Eine Osteoporose entsteht dann, wenn das beim gesunden Erwachsenen vorhandene Gleichgewicht zwischen Knochenan- und -abbau durch einen verstärkten Abbau gestört ist. Daraus resultiert zunächst eine Rarefikation der Spongiosabälkchen, und die statisch weniger wichtigen Trabekel verschwinden. Es tritt eine Spongiosierung der Kompakta und eine Verdünnung der Kortikalis auf, so daß zu wenig aber voll minerali-

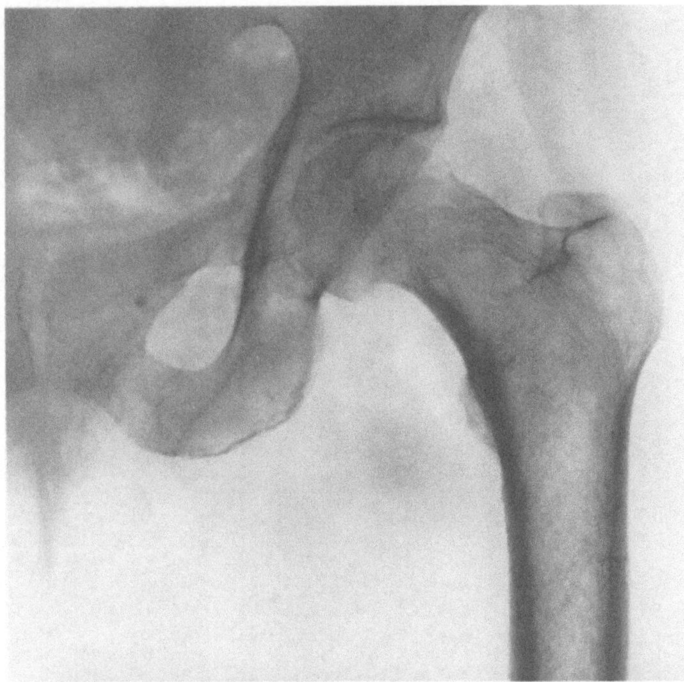

a

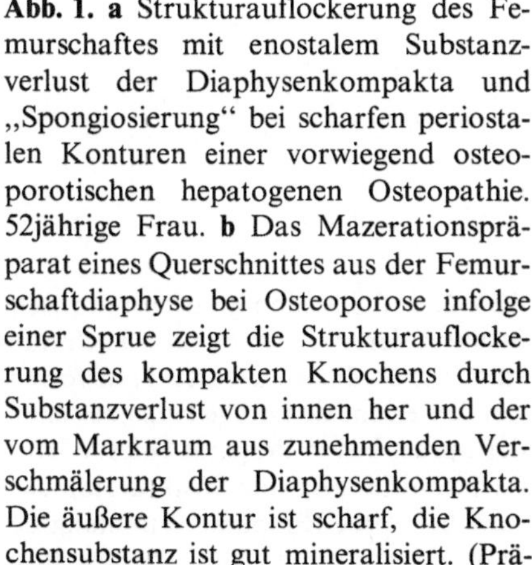

Abb. 1. a Strukturauflockerung des Femurschaftes mit enostalem Substanzverlust der Diaphysenkompakta und „Spongiosierung" bei scharfen periostalen Konturen einer vorwiegend osteoporotischen hepatogenen Osteopathie. 52jährige Frau. **b** Das Mazerationspräparat eines Querschnittes aus der Femurschaftdiaphyse bei Osteoporose infolge einer Sprue zeigt die Strukturauflockerung des kompakten Knochens durch Substanzverlust von innen her und der vom Markraum aus zunehmenden Verschmälerung der Diaphysenkompakta. Die äußere Kontur ist scharf, die Knochensubstanz ist gut mineralisiert. (Präparat der Sammlung des Pathol. Institutes d. Universität Zürich, Prof. Dr. E. UEHLINGER)

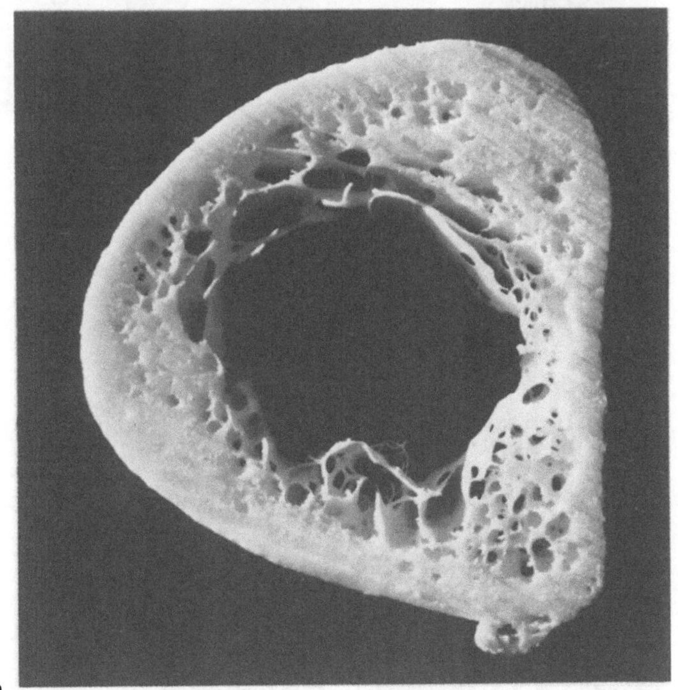

b

sierte tragfähige Knochensubstanz vorhanden ist. Allerdings läßt die Verminderung der Knochengewebssubstanz erwarten, daß die Festigkeit eines Knochens leidet. Bei diesen Systemerkrankungen ist zwar das gesamte Skelett betroffen, doch sind nicht alle Knochen im gleichen Ausmaß verändert (K. WEISS 1957). Der Umbau in den vorwiegend aus Spongiosa bestehenden, sehr gut durchbluteten Wirbelkörpern ist wesentlich lebhafter als in den Röhrenknochen, ähnlich wie in den Rippen und im Sternum.

Röntgenologisch ist die Osteoporose infolge Verminderung des Knochengewebes durch eine gegenüber dem gesunden Knochen geringere Strahlenabsorption gekennzeichnet.

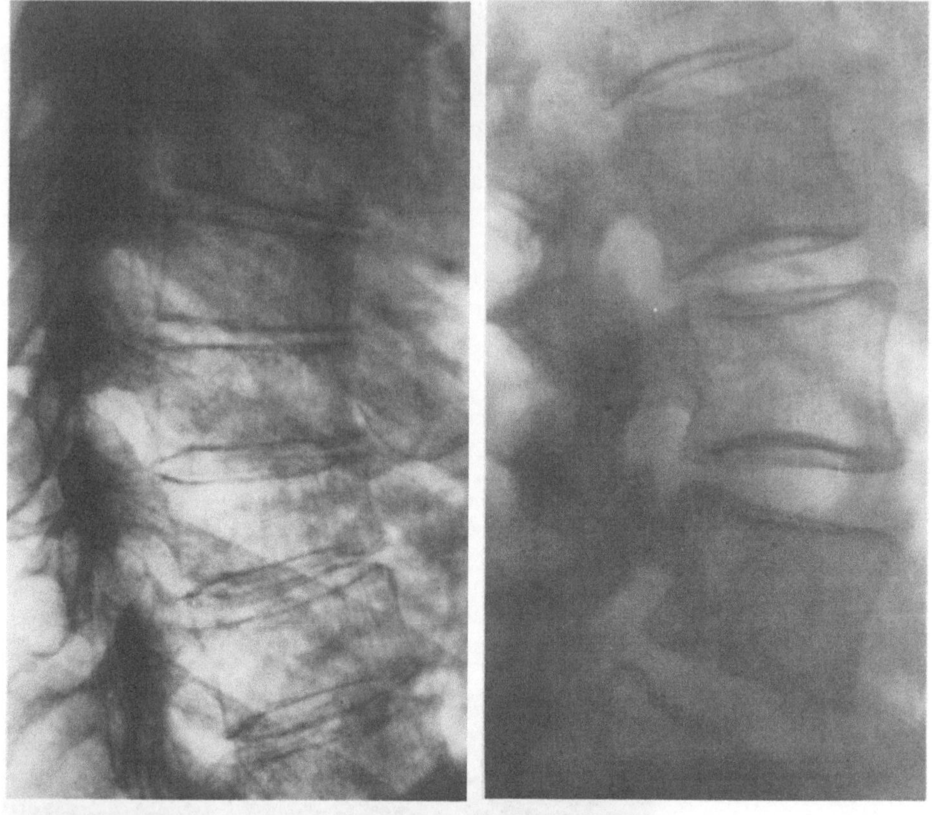

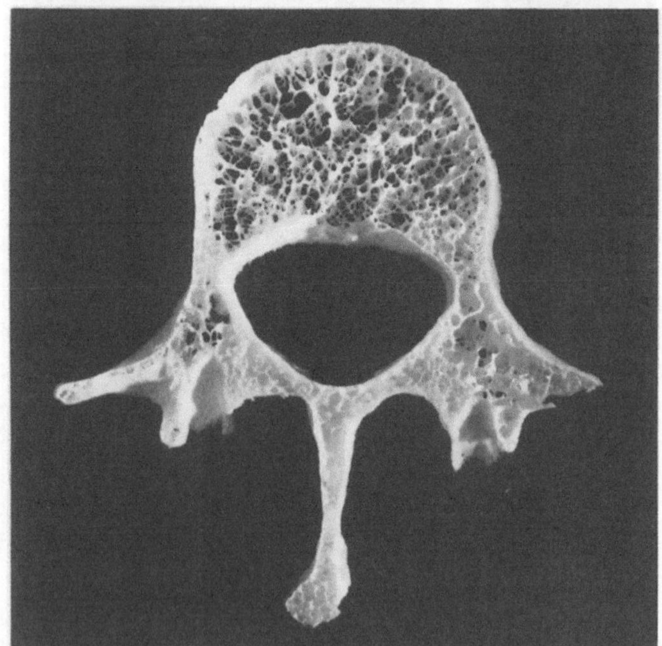

Abb. 2. a Feinsträhnige osteoporotische Struktur der Wirbelspongiosa nach Substanzverlust durch gestörte Transformation bei Kachexie infolge lange bestehender Sprue. **b** Das Präparat eines Wirbelquerschnittes zeigt die Strukturauflockerung bei Sprue (Präparat Sammlung des Pathol. Institutes d. Univ. Zürich, Prof. Dr. E. UEHLINGER). Die zarten feinmaschigen Bälkchen und Lamellen und die gut erhaltene Kortikalis des Wirbelkörpers im anatomischen Präparat entsprechen einer sog. „feinsträhnigen Osteoporose" im Röntgenbild

Die Spongiosabälkchen sind mehr oder minder stark verdünnt, stellenweise geschwunden, wobei statisch weniger wichtige Trabekel dem Abbau früher anheimfallen, so daß die restlichen Trabekel stärker hervortreten. *Bei der Osteoporose sind die Strukturen immer scharf gezeichnet,* fein- bis grobporig und manchmal auch lückenhaft. Die Haversschen und Volkmannschen Kanäle sind erweitert, es entwickeln sich größere Lakunen und

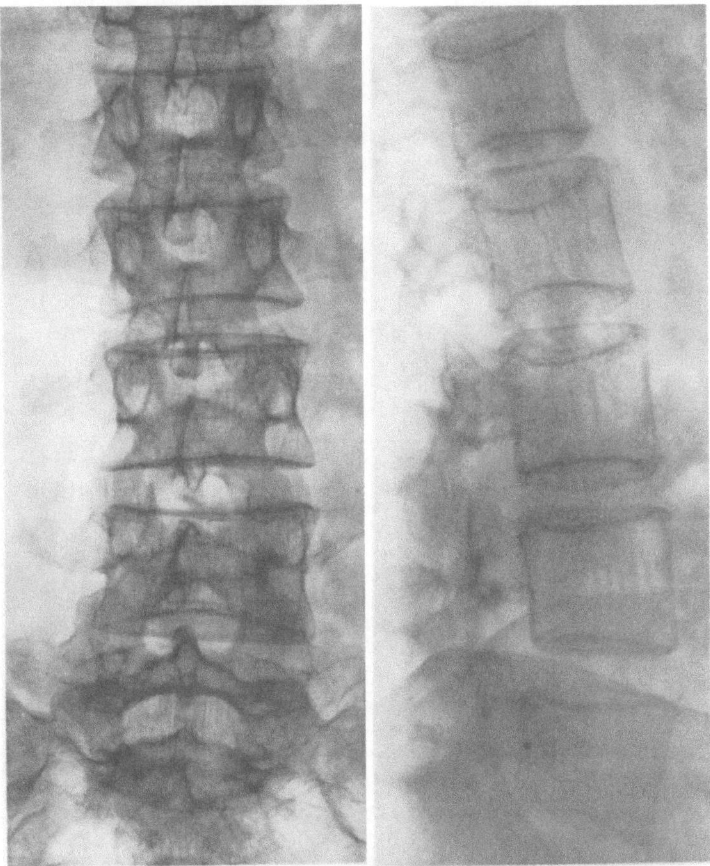

a

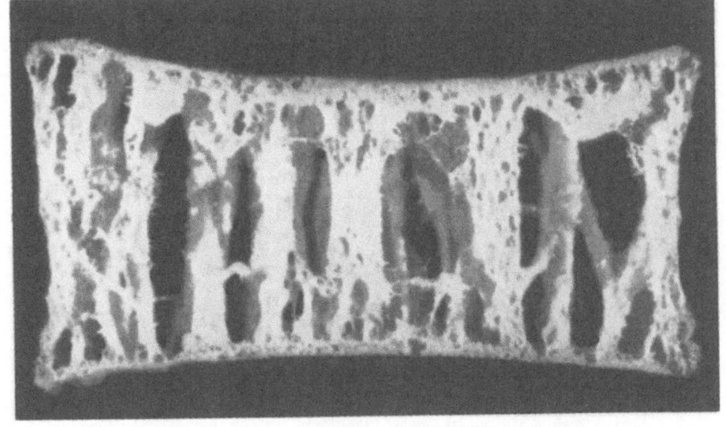

b

Abb. 3. a Grobsträhnige osteoporotische Spongiosastruktur der Wirbelkörper bei Hungerosteopathie. 49jährige Frau, die annähernd 10 Jahre im Lager zugebracht hat. **b** Das Präparat des Frontalschnittes eines Wirbelkörpers zeigt das Bild der „hypertrophen Atrophie" infolge Verminderung der Zahl der Bälkchen und Lamellen und einer Verdickung der noch erhalten gebliebenen Strukturen. (Präparat der Sammlung des Pathol. Institutes d. Univ. Zürich, Prof. Dr. E. UEHLINGER)

die Kompakta-Spongiosagrenze wird langsam, zentrifugal fortschreitend aufgesplittert, „spongiosiert" und verdünnt. In der beschriebenen Weise finden sich die porotischen Strukturveränderungen vornehmlich an den *Röhrenknochen* (Abb. 1). An den *Wirbeln* schwinden bei der Osteoporose zunächst die horizontalen Knochenbälkchen, während die vertikalen zwar länger bestehen bleiben, jedoch dünner werden. Die statisch wichtigsten, stärker belasteten Trabekel bleiben in trajektorieller Anordnung am längsten erhalten. Die Spongiosa des porotischen Wirbels wird grobporig, die Kompakta und die Kortikalis werden dünner. Die Festigkeit des Wirbelkörpers wird geringer, und der Turgor des Gallertkernes der Bandscheiben sowie die Schwerewirkung und der Muskelzug führen zu Formveränderungen und es kann zu einem umschriebenen Einbruch und Eindringen

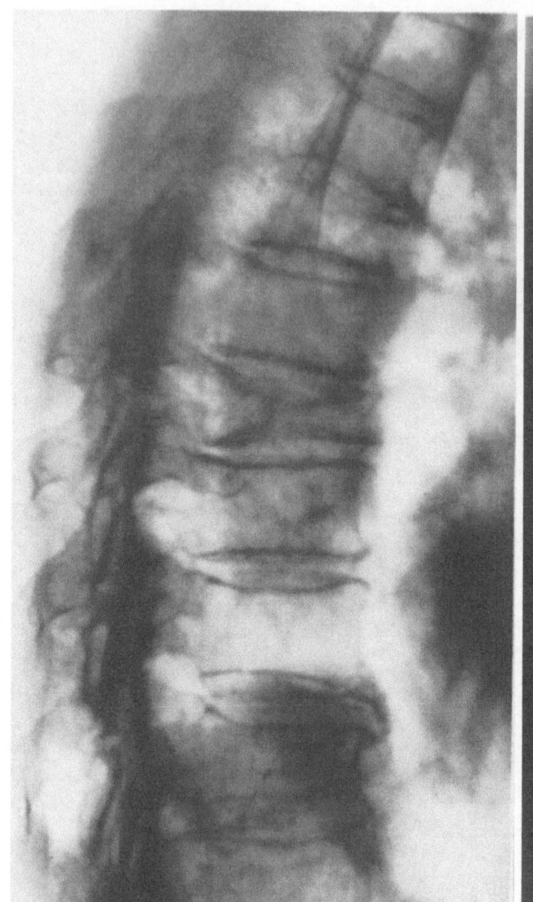

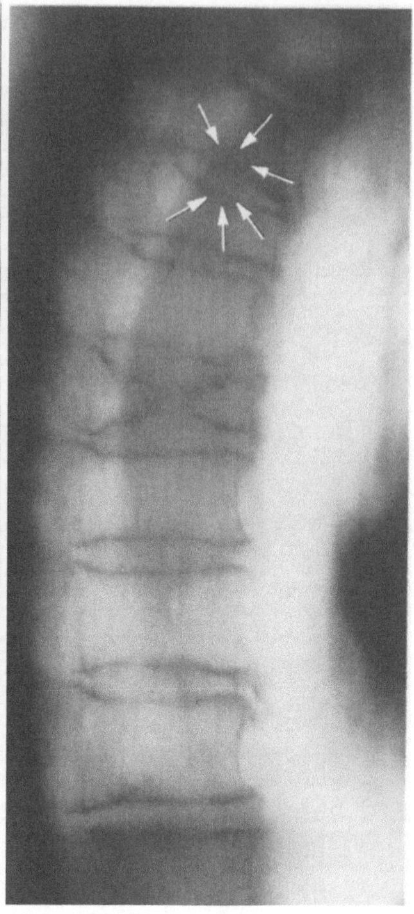

a

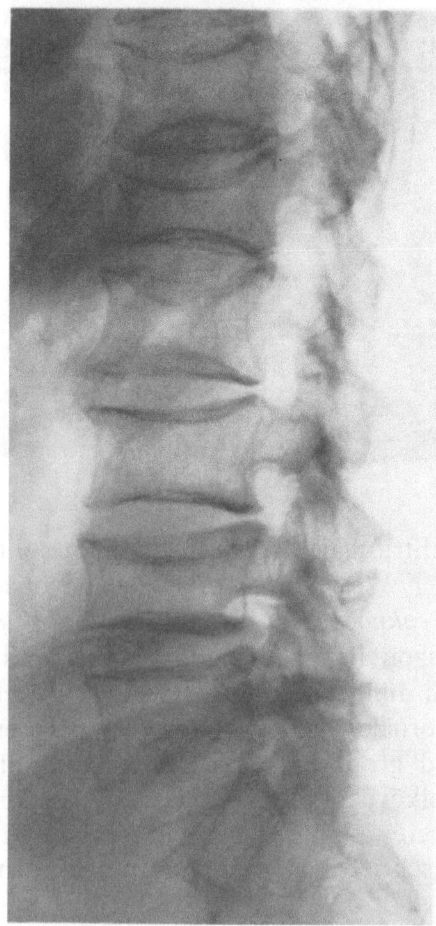

b

Abb. 4a–c. Als Folge der Strukturauflockerungen des spongiösen Knochens, insbesondere der Spongiosa der statisch stärker belasteten Wirbelkörper kommt es durch Mikrofrakturen der Bälkchen und Lamellen zur Zusammensinterung des Knochens. In der Wirbelsäule treten je nach Einwirkung der statischen Kräfte die bekannten „Keilwirbel" (**a**), die „bikonkaven Wirbel" (**b**) – auch „Fischwirbel" genannt, da sie in der Form den Wirbeln der Fische gleichen – und die „Plattwirbel" (**a**) auf. Durch eine Verschmälerung der Deck- oder Grundplatten der Wirbelkörper kann es nach Einbrüchen derselben zur Ausbildung von „Schmorlschen Knötchen" kommen (→). Der Sagittalschnitt durch ein anatomisches Präparat porotischer Wirbelkörper mit Schmorlschen Knötchen (**c**) macht diesen Befund deutlich. (Aus Documenta rheumatologica Geigy Nr. 8, H. Jesserer u. W. Kirchmayr)

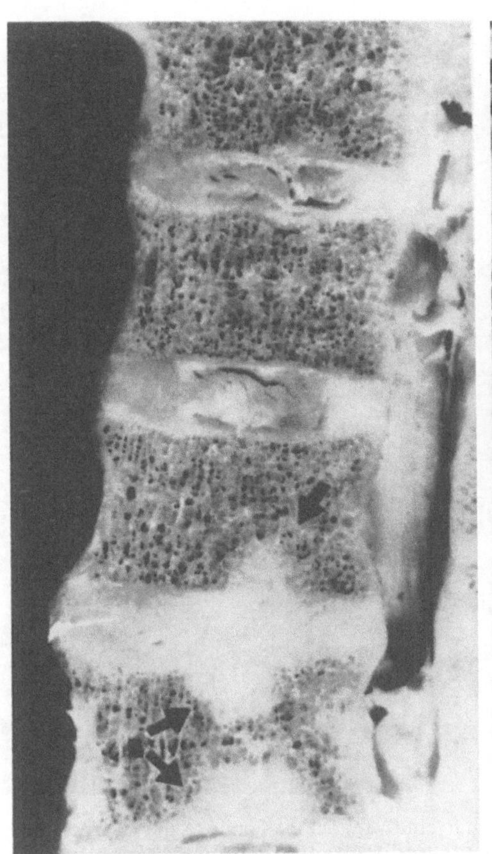
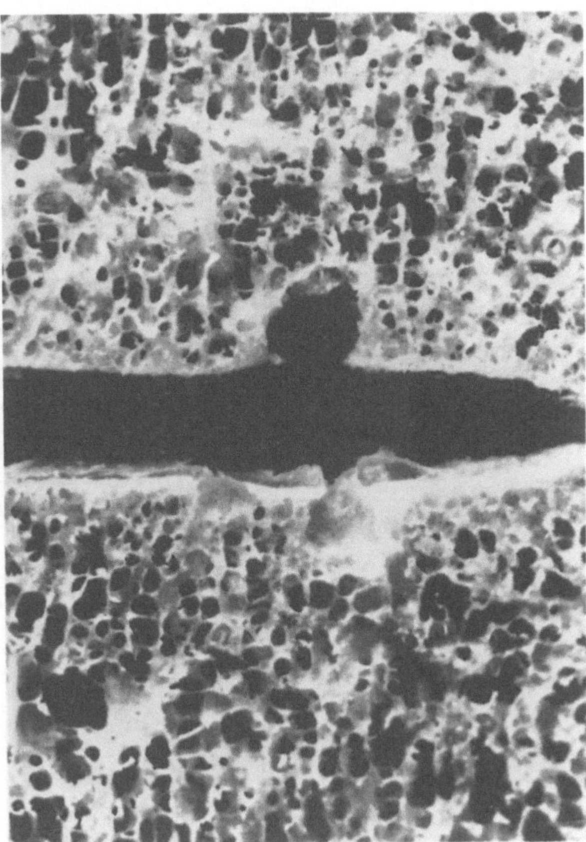

Abb. 4c

von Bandscheibengewebe in die Wirbelspongiosa in Form der „Schmorlschen Knötchen" kommen. Ferner treten schüsselförmige Eindellungen der Wirbelendplatten und schließlich Wirbelkörpereinbrüche auf. UEHLINGER (1958) unterscheidet pathoanatomisch drei graduell verschiedene Zustandsbilder porotisch veränderter Wirbel, die auch radiologisch gut zu differenzieren sind:

1. Verminderung der Schattendichte und eine deutlich sichtbare axiale feinsträhnige Struktur (Abb. 2),

2. eine grobsträhnige axiale Struktur und eine „trauerrandartige" Umrahmung durch Kortikalis und Wirbelkörperendplatten (Abb. 3) und

3. Schmorlsche Knötchen, Deckplatteneindellungen und starke Wirbelkörperverformungen (Abb. 4).

Es können folgende Wirbelverformungen beobachtet werden:

1. Dorsoventrale *Keilwirbel,* deren ventraler Anteil mehr oder minder stark zusammengesintert ist, während der durch die Wirbelbögen gefestigte dorsale Anteil die normale oder fast normale Höhe beibehält,

2. bikonkav gestaltete, *beidseitig zentral eingedellte, sanduhrförmige Wirbel,* für die sich in der Weltliteratur der an sich nicht sehr glückliche Ausdruck „Fischwirbel" eingebürgert hat, (Abb. 4a) und schließlich

3. *Plattwirbel,* wobei von dem Wirbelkörper nur eine mehr oder weniger hohe, planparallele Platte übriggeblieben ist (Abb. 4b).

Die Art der jeweiligen Wirbelkörperverformung hängt vorwiegend von der Lokalisation des entsprechenden Wirbels und damit von den vorherrschenden statischen Kräften

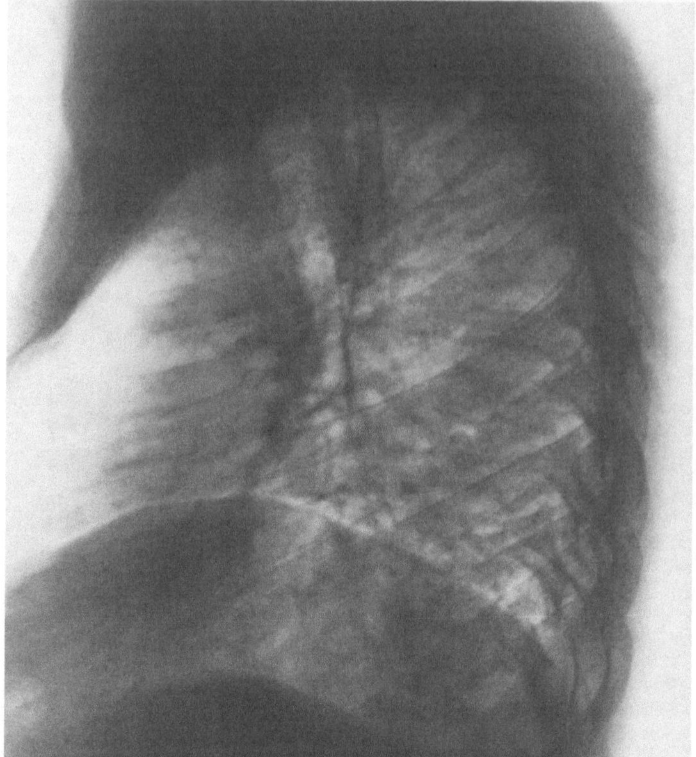
a

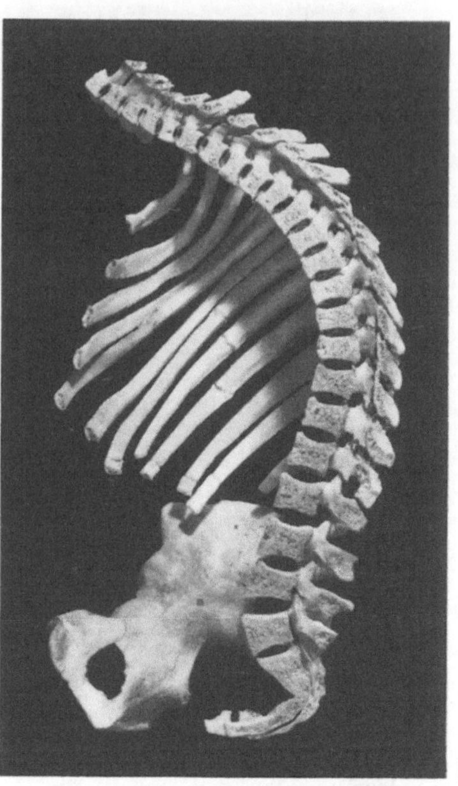
b

Abb. 5a, b. Die Zusammensinterung mehrerer Wirbelkörper hat eine verstärkte Kyphose der Wirbelsäule zur Folge. Das Röntgenbild (**a**) erfaßt die anatomisch-morphologischen Veränderungen am Lebenden bei einer therapieresistenten Malazie eines 25jährigen Mannes. Besonders deutlich läßt das Präparat einer osteoporotisch-osteomalazischen Osteopathie den morphologischen Befund erkennen (**b**). Die Rippen weisen Loosersche Umbauzonen auf. (Sammlung des Pathol. Institutes d. Univ. Zürich, Prof. Dr. E. UEHLINGER)

und vom Zustand der Bandscheiben ab. An der *Halswirbelsäule* finden sich kaum osteoporotisch bedingte Höhenreduktionen der Wirbelkörper. DROGULA (1958) stellt anhand seines Krankengutes fest, daß auch die *ersten 3 Brustwirbel* kaum eine Deformierung erfahren. Diese Beobachtung besitzt differentialdiagnostische Bedeutung bei Abgrenzung gegen destruierende blastomatöse Prozesse. Der „dorsoventrale Keilwirbel" tritt meist in der *mittleren Brustwirbelsäule* (MURRAY und JACOBSON 1977), weniger häufig im kaudalen Brustwirbelsäulenanteil auf. Die bikonkav verformten Wirbelkörper, die „Fischwirbel", treten in mehr als der Hälfte der Fälle im Bereich der Lendenwirbelsäule, bevorzugt am 4. und 5. Lendenwirbel in Erscheinung. Bei Jugendlichen mit gesunden Bandscheibenkernen treten fast ausschließlich – auch im Bereich der Brustwirbelsäule – *bikonkav* verformte Wirbelkörper und auffallend weite Intervertebralräume auf. Bei Greisen, deren Bandscheibenturgor vermindert ist, finden sich häufig Plattwirbel. DROGULA (1958) beobachtete in 8,04% der Kranken Plattwirbel, was einem wesentlich geringeren Anteil der Greise in seinem Krankengut entspricht. Es ist wahrscheinlich, daß bei diesen Formveränderungen auch der anlagebedingten Form und Struktur und damit der individuellen Wertigkeit der einzelnen Wirbel eine gewisse Bedeutung zukommt. Nach vergleichenden histologisch-mikroradiografischen Untersuchungen sind die oft schweren Deformierungen der Wirbel und anderer, vorwiegend spongiöser Knochen bei einer Osteoporose das Resultat von Mikrofrakturen der Bauelemente der Spongiosa und nachfolgender Umbauprozesse. Die „Keilwirbel" und „Fischwirbel" kommen nicht durch ein einmaliges Ereignis zustande!

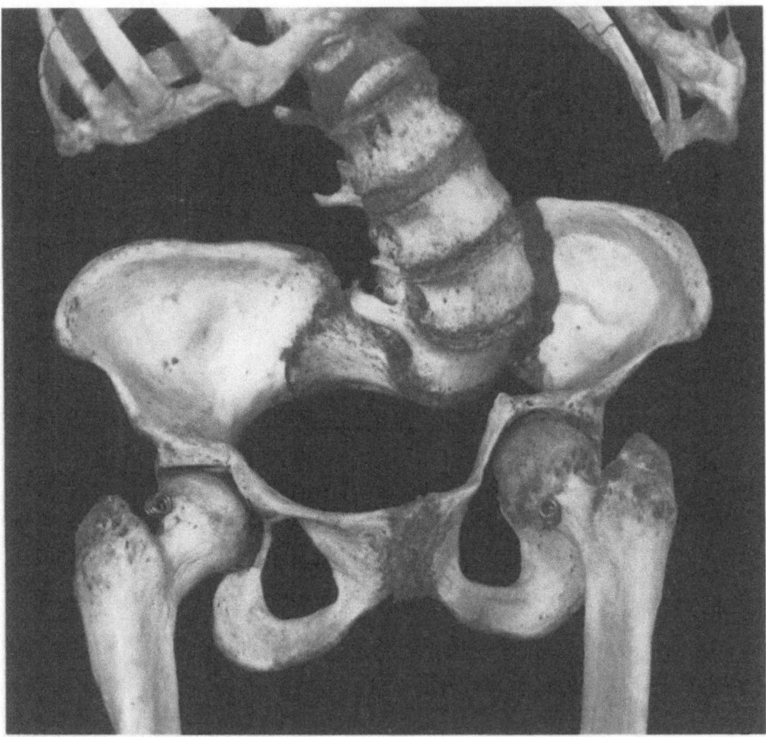

Abb. 6. Die Torsionsskoliose als Folge der osteoporotischen oder osteomalazischen Veränderungen des Wirbelskelettes stellt eine schwere statische Komplikation dar, in die auch das Beckenskelett und die Hüftgelenke mit einbezogen werden. Derartige typische Deformierungen kommen durch eine rachitische Wachstumsstörung oder eine Osteomalazie zustande. (Präparat eines rachitischen Zwerges. Sammlung des Pathol. Institutes d. Univ. Zürich, Prof. Dr. E. UEHLINGER)

Die *Folge der Wirbeleinbrüche und -verformungen* ist eine pathologische Wirbelsäulenkrümmung, eine *Kyphose* (Abb. 5) oder *Kyphoskoliose* der Brustwirbelsäule mit dem Scheitelpunkt bei Thorakale 7 und 8, eine Streckhaltung im thorako-lumbalen Übergangsbereich und eine Hyperlordose, manchmal eine Torsionsskoliose an der Lendenwirbelsäule (Abb. 6). Die so entstandene „porotische Kyphose" kann von der „senilen Kyphose" nur schwer abgegrenzt werden (KIENBÖCK 1935, 1940). Die Kranken mit stärker ausgeprägter Wirbelsäulenosteoporose haben eine charakteristische Haltung, auf die BARTELHEIMER (1949) hingewiesen hat. Die Patienten werden kleiner und es kann infolge der Brustkyphose zu einer Annäherung der Rippenbögen an den Beckenkamm kommen, sodaß ein oder zwei quere Bauchfalten (Stauchungsfalten) auftreten, sowie Fehlen der Taille und Abflachung der Lendenlordose (Abb. 7). Bei einer stärkeren Lendenwirbelsäulenkrümmung im Sinne der Lordose kann es zu einer Annäherung der Lendendornfortsätze und zur Ausbildung von Schliffflächen oder Nearthrosen kommen (Osteoarthrosis interspinosa lumbalis, BAASTRUP 1923, Abb. 8). Ob die Ursache dieser Veränderungen nur in der Höhenreduktion der Lendenwirbelkörper zu suchen ist (BARTELHEIMER et al. 1956; JESSERER 1952, 1957) oder ob noch die Muskeldynamik und der vielleicht auch veränderte Halteapparat (DROGULA 1958) eine Bedeutung hat, ist diskutiert worden. Die Wirbelsäule ist für den *frühzeitigen radiologischen Nachweis* von Osteopathien als Testorgan besonders gut geeignet.

Am *Os sacrum* und den *Beckenknochen* präsentiert sich der osteoporotische Umbau mitunter besonders grobporig oder grobsträhnig, so daß eine solche Struktur manchmal

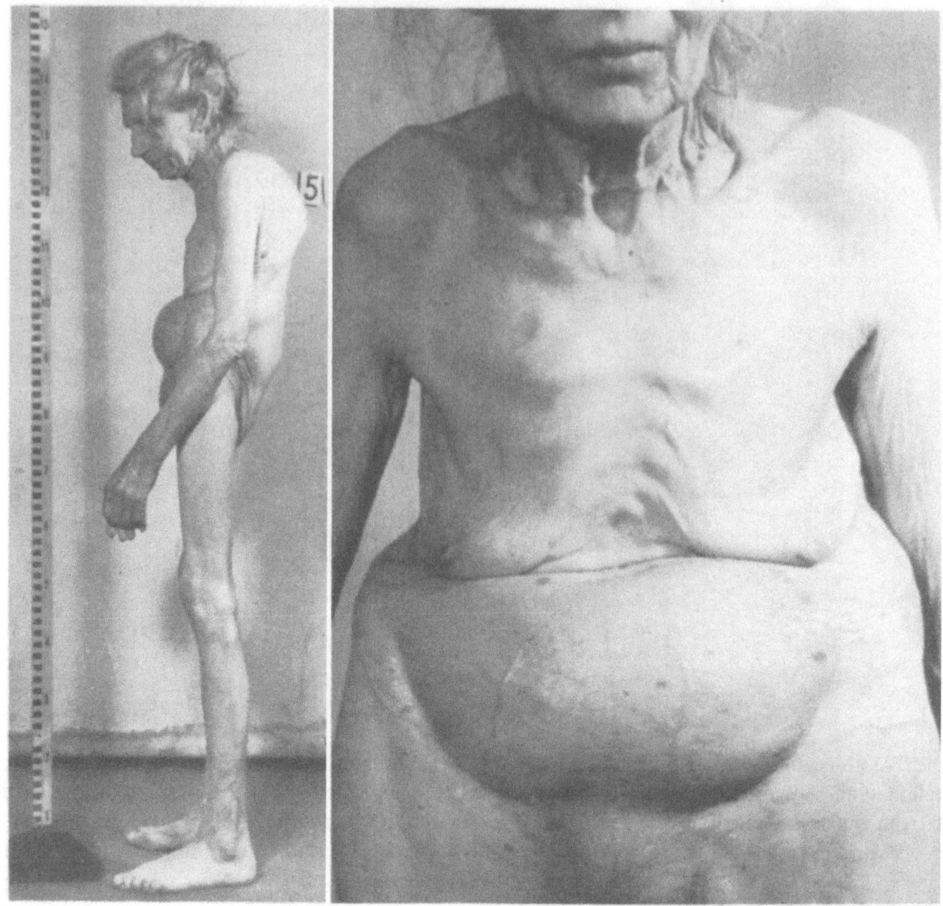

Abb. 7. Die Deformierungen und Verkrümmungen der Wirbelsäule drücken sich bei starker Gewichtsabnahme auch in der äußeren Gestalt der Patienten aus. Es treten ein Rückenbuckel, charakteristische quere Bauchfalten und eine verstrichene Taille auf. 62jährige Patientin mit Hungerosteopathie

gewisse Parallelen zum Umbau beim Morbus Paget zeigt. Bemerkenswert ist der Befund am Darmbein, das im Zentrum papierdünn werden kann, so daß radiologisch eine handtellergroße „Aufhellung" erscheint. Die Aufsplitterung der Spongiosa des Darmbeinkammes ergibt oft eindrucksvolle Röntgenbilder.

Durch die *Behandlung einer Osteoporose* und nach Spontanremissionen einer Stoffwechselstörung kann es zu einer Volumenzunahme der noch vorhandenen Spongiosabälkchen und zu einer Verdickung von Endplatten der Wirbel (Deckplatten) und der Kortikalis kommen – es entsteht die *„hypertrophe Form" der Osteoporose* (Abb. 3). Die Schattendichte der Knochen nimmt wieder zu, es tritt eine auffallend grobsträhnige Spongiosa mit axial angeordneten Trabekeln auf. Bestehende Deformierungen können sich beim Erwachsenen ebensowenig zurückbilden, wie die ursprüngliche Struktur nicht wieder entstehen kann. Die Spongiosa wird groblückig rekonstruiert. Anders verhält sich die Osteoporose Jugendlicher, bei der nach Therapie selbst stark verformte und zusammengesinterte Wirbelkörper im Laufe des weiteren Wachstums sich „wieder aufrichten" können. Bei Erwachsenen hat man oft Mühe, die klinisch eklatante Besserung radiologisch zu bestätigen; nur durch Vergleiche in großen Zeitabständen kann eine gewisse Zunahme der Schattendichte festgestellt werden. Messungen der globalen Mineralkonzentration in Knochenarealen können zur Objektivierung beitragen (siehe hierzu HEUCK Band IV/1 und V/1).

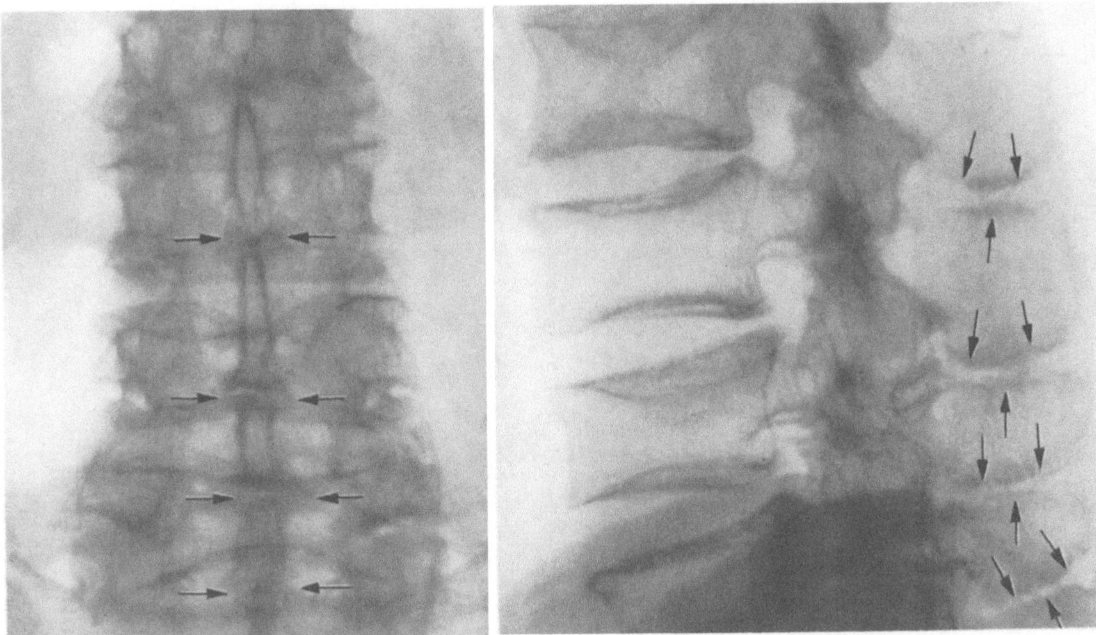

Abb. 8. Durch Zusammensinterung und Verschmälerung der Wirbelkörper kommt es zwangsläufig zur Annäherung der Dornfortsätze. Im Kontakt miteinander können sich Pseudogelenke entwickeln, die als „Osteoarthrosis interspinosa lumbalis" von BAASTRUP (1923) beschrieben worden sind. 60jährige Frau mit Resorptionsstörungen nach Darmresektion

II. Die Osteomalazie

Die „Osteomalazie" ist Folge einer Störung der Knochenmineralisation, da in der Zeiteinheit mehr Osteoid gebildet als mineralisiert wird. BOHATIRCHUK und JELETZKY (1971) unterscheiden im osteomalazischen Knochen zwischen dem *entkalkten* lamellären Knochen und dem neu abgelagerten, noch *nicht verkalkten* und unreifen Osteoid. Die noch kalkhaltigen und daher strahlenabsorbierenden Resttrabekel sind schmal und weisen breite osteoide Säume auf. An den Zonen besonders starker Belastung kommt es zur statischen Insuffizienz und pathologischen Frakturen, den *Looserschen Umbauzonen,* die als typisches Röntgensymptom der Osteomalazie bekannt geworden sind (Abb. 10).

Die Osteomalazie ist hinsichtlich der Pathogenese der Umbaustörung der Tela ossea einheitlicher als in ätiologischer Hinsicht, da vielfältige auslösende Ursachen bekannt geworden sind. Eine D-Hypovitaminose, welche durch mangelhafte Zufuhr dieses Vitamins bei Unter- oder Mangelernährung, durch eine Resorptionsstörung und durch mangelnde Bildung der wirksamen Komponenten des Vitamin D zustande kommt, ist die häufigste Ursache dieser Form der Osteopathie. Neben *hypovitaminotischen Formen* finden sich osteomalazische Umbaustörungen auch bei solchen Zuständen, die mit Hypokalzämie, Hypophosphatämie, Azidose oder mit einer Hypophosphatasie einhergehen. Meist handelt es sich dabei um chronische Lebererkrankungen, um Nierenfunktionsstörungen, gelegentlich um primäre Erkrankungen des Digestionstraktes, eine längere Laktationsperiode sowie um Fehlernährungen.

Das *Röntgenbild* der Osteomalazie ist im Frühstadium uncharakteristisch; das erste röntgenologisch faßbare Symptom ist eine *Verminderung der Strahlenabsorption* durch den Knochen und eine gewisse *Unschärfe* der Spongiosa, die eine Differenzierung gegenüber der Osteoporose manchmal ermöglichen soll (Abb. 9).

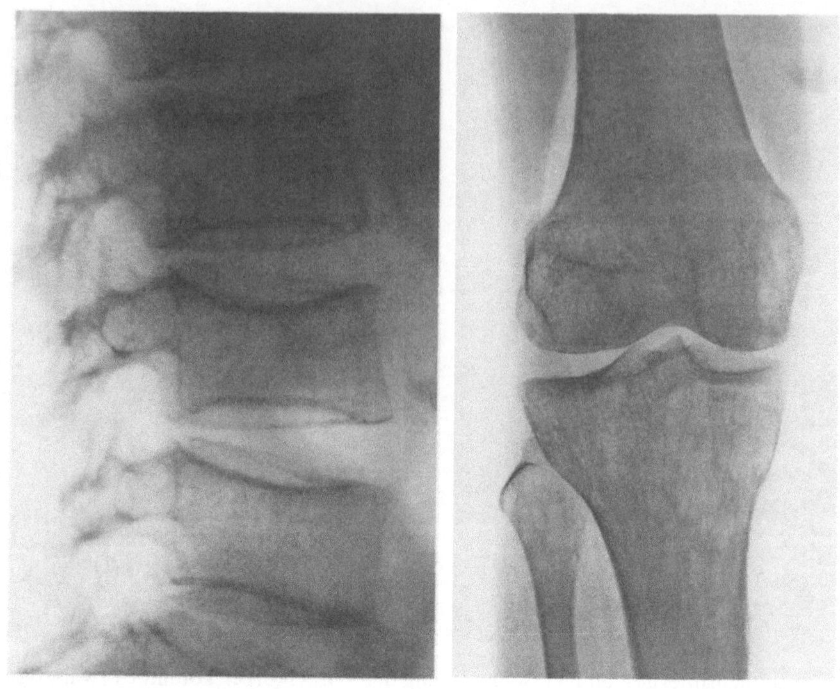

Abb. 9a, b. Die rarefizierten Knochenstrukturen, insbesondere bei Osteomalazie oder einer osteomalazischen Komponente der Strukturauflockerung können im Röntgenbild unscharf erscheinen (wie „überradiert") als Ausdruck der unvollständigen oder defekten Mineralisation. Der Befund ist nicht nur an der Spongiosastruktur der Wirbel **a** 48jähriger Patient mit Osteomalazie, sondern **b** auch an den Spongiosastrukturen der Knochen des peripheren Skelettes zu erkennen, wie das Kniegelenk einer 52jährigen Patientin mit Osteomalazie zeigt

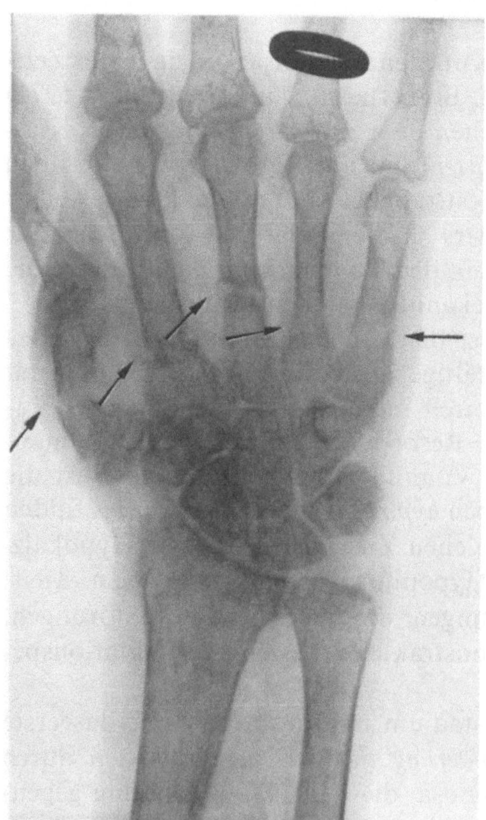

Abb. 10. a Das Röntgenbild von Umbauzonen weist deutlich den zugrunde liegenden makro-morphologischen Befund einer Zerrüttung der Knochengewebsstrukturen auf, die von reparativen Vorgängen begleitet wird. **b** Der Wulstbildung im anatomischen Präparat liegt die überschüssige Ausbildung von Osteoid-Kallus zugrunde, der nur mangelhaft mineralisiert ist (Sammlung des Pathol. Institutes d. Univ. Zürich, Prof. Dr. E. UEHLINGER). **c** Im histologischen Schnittbild erkennt man den Ersatz der Rippenspongiosa durch Osteoid und fibrilläres Bindegewebe (nach UEHLINGER 1959)

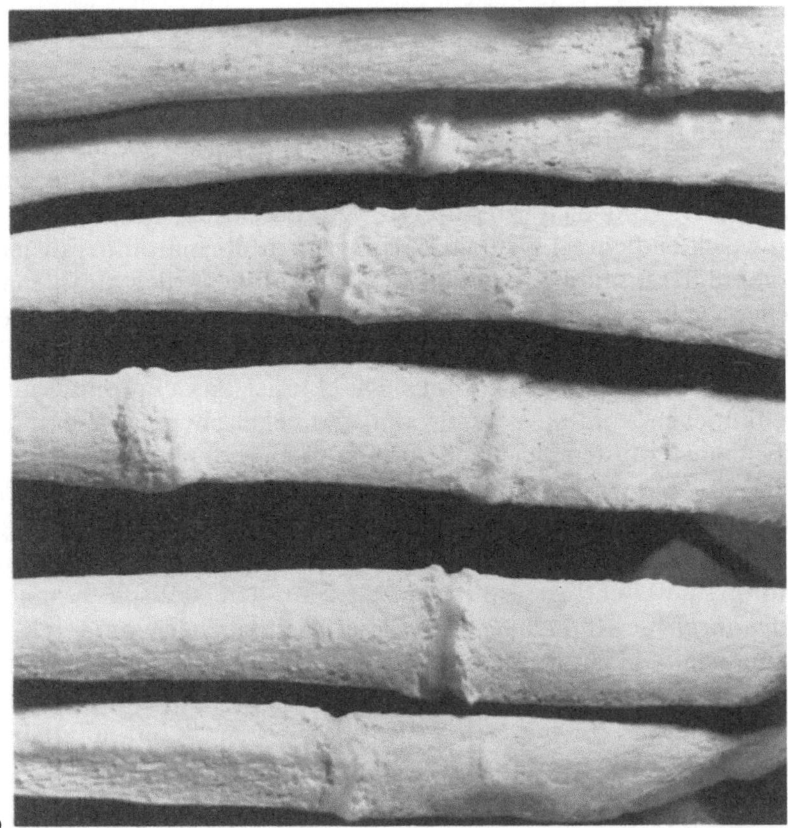
b

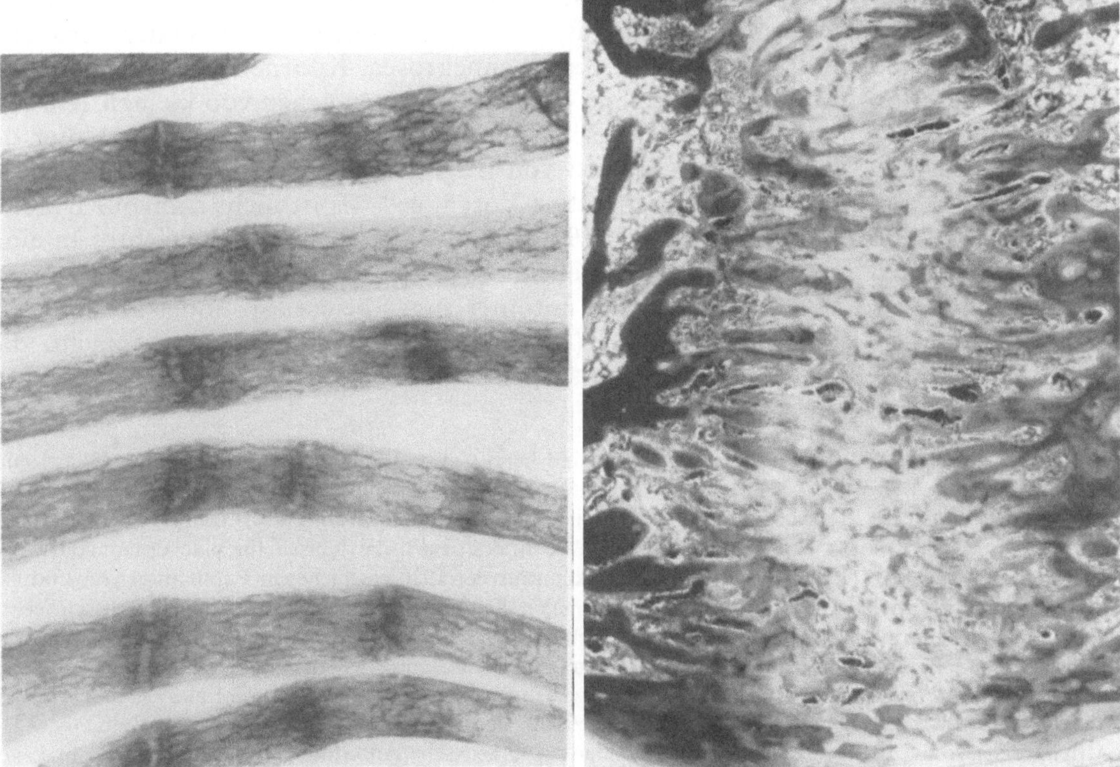
c

Abb. 10b, c

Schon GOEBEL aus Auerbach i.S. hat 1897 in seiner Mitteilung „Osteomalazie mittels Röntgenstrahlen zu diagnostizieren" darauf hingewiesen, daß manche malazische Röhrenknochen im Durchleuchtungsbild gar nicht und von anderen Knochen eben noch die Konturen zu sehen seien, wobei der Markraum erweitert und völlig strahlendurchlässig sei.

Wenn auch der diagnostische Wert *des Symptoms der Strukturunschärfe* umstritten ist, so sollte dennoch darauf geachtet werden. Die Unschärfe wird als „bimssteinartig" oder wie „überradiert" (BARTELHEIMER 1949, 1962) beschrieben und durch einen Summationseffekt von weichteildichtem Osteoid mit den noch normal mineralisierten Trabekeln erklärt. In ausgeprägteren Stadien werden die kalkhaltigen, also strahlenabsorbierenden Knochenbälkchen immer rarer und dünner, die Markräume immer größer und an den Plattenknochen können *strukturlose Areale* mitunter als „Defekte" imponieren. Das pathoanatomische Substrat dieser scheinbaren Defekte ist das untermineralisierte Osteoid. An den Röhrenknochen kommt es auch zum Trabekelschwund, die statisch wichtigen Bälkchen bleiben am längsten bestehen und können kompensatorische Verdickungen aufweisen. Die *Kompakta* wird im Spätstadium abgebaut, ein wichtiges Kriterium gegenüber der Osteodystrophia fibrosa (dissezierende Fibroosteoklasie) mit aufgesplitterter Kompakta und subperiostalen Entkalkungen und Resorptionszonen. Schreitet der malazische Knochenumbau weiter fort, so kommt es an den statisch besonders belasteten Regionen zu *bandförmigen Aufhellungslinien,* die den Knochen von der Kortikalis ausgehend gradlinig, manchmal keilförmig durchziehen und von zusammengesintertem verdichtetem Knochen begrenzt sind (Abb. 10). Diese als *Loosersche oder Milkmansche* (dann doppelseitig) *Umbauzonen* bezeichneten pathologischen Kontinuitätstrennungen der Strukturelemente eines Knochens weisen Prädilektionsstellen auf, die aus Abb. 11 zu entnehmen sind. Sitz- und Schambeine, proximales Femurdrittel, Rippen, Mittelfußknochen, Unterarm- auch Unterschenkelknochen, selbst Brustbein, Schulterblatt und Kalkaneus können betroffen sein. Das zugrundeliegende anatomisch-morphologische Substrat beschreibt UEHLINGER (1959, 1968) folgendermaßen: „Den Umbauzonen entspricht anatomisch ein hyperplastischer Osteoidkallus, welcher Fragmente miteinander verbindet. Innerhalb des Osteoidkallus sind kleinste Knochennekrosen, Knorpelkallusfragmente und kapillarreiches, fibröses Mark anzutreffen. Die Umbauzonen gehen von kleinen Kortikalisrissen an der Spannungsspitze der überbogenen malazischen Knochen aus. Unter der täglichen Belastung werden diese Einrisse von Tag zu Tag tiefer; parallel mit dieser schrittweisen Durchtrennung gehen reparative Vorgänge". Es ist nicht sinnvoll, Umbauzonen als „Pseudofrakturen" (MILKMAN 1930, 1934) zu bezeichnen, obgleich es in einer Umbauzone zur Fraktur, einem sogenannten *Restbruch* mit Verschiebung der Fragmente kommen kann, was am Collum femoris – mitunter sogar beidseitig – oder an der Tibia gar nicht so selten ist (Abb. 12). WEISS (1957) hat darauf aufmerksam gemacht, daß *doppelseitige Schenkelhalsfrakturen* immer suspekt auf das Vorliegen einer Systemerkrankung des Skelettes sind.

Veränderungen, die an Umbauzonen erinnern, sind bereits von VON JAKSCH und ROTKY (1908) bei einer Basedowkranken beschrieben worden. In der Folgezeit demonstrierten weitere Autoren diese Aufhellungsbänder und grenzten sie von der typischen Fraktur durch einmalige Gewalteinwirkung ab. LOOSER (1920) hat dieses Symptom eingehend studiert und als „Umbauzonen" charakterisiert, die typisch für eine Osteomalazie sein können. Wenn MILKMAN (1930, 1934) – wohl in Unkenntnis der 1920 erschienenen Publikation von LOOSER – symmetrisch angeordnete „Pseudofrakturen" in normalen Knochen als eigenes Krankheitsbild beschrieb, so unterstreicht dies nur die inzwischen bekannte Tatsache, daß Verminderung der Strahlenabsorption und Strukturunschärfe radiografisch gelegentlich nicht zur Darstellung gelangen und lediglich die Umbauzonen als Aufhellungsbänder im vermeintlich normalen Knochengewebe imponieren. Bei den von MILKMAN beschriebenen Skelettveränderungen handelt es sich um osteomalazische Befunde, was der Autor selbst bestätigt hat. Das „Milkman-Syndrom" ist demnach nur eine besondere, symmetrische Anordnung von Umbauzonen und *nicht pathognomonisch* für die Osteomalazie als Folge einer Vitamin-D-Stoffwechselstörung, da diese Befunde z.B. auch beim Cushing-Syndrom und nach Kortison-Therapie vorkommen können.

Abb. 11. Die Prädilektionsstellen von Looserschen Umbauzonen am Skelett, ergänzt durch seltenere Beobachtungen

Abb. 12. Eine Loosersche Umbauzone kann durch ein oft nur unbedeutendes Trauma eine Kontinuitätstrennung im Sinne des „Restbruches" erfahren. 48jähriger Mann mit schwerer Osteomalazie infolge Mangelernährung

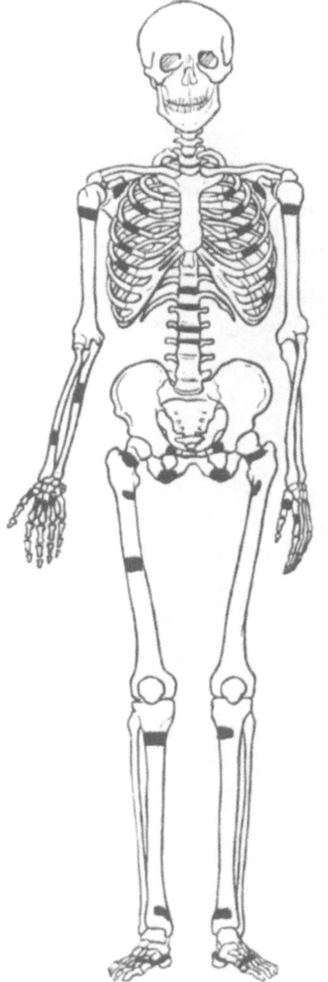

Abb. 11

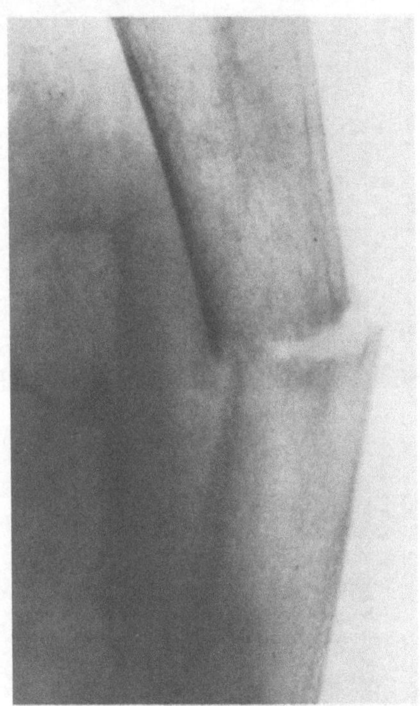

Abb. 12

Nach abnormer statischer Belastung durch Sport oder Märsche auftretende „Dauerbrüche" bei gesunden Menschen weisen die gleichen Lokalisationen wie die „Umbauzonen" bei Osteopathien auf. Hierzu gehören die *Marschfrakturen* (Teutschländersche Krankheit) an den Mittelfußknochen (Os metatarsale II–IV), die Dauerbrüche an den Dornfortsätzen (Schipperkrankheit), die bandförmigen Aufhellungen am hinteren Fortsatz des Kalkaneus, an der Tibia, distal des Fibulaköpfchens, an der Innenseite des Femur distal vom Trochanter minor oder im Schenkelhals, am Becken, an der 1. Rippe von Transportarbeitern und die seltene Lokalisation am medialen Sesambein der Großzehe. Die *Überlastungsschäden* der Knochen sind von W. MÜLLER (1944), MURRAY und JACOBSON (1977), UEHLINGER (1959, 1968), DEVAS (1975), HEUCK (1976) eingehend abgehandelt worden.

Bei *hochgradiger Osteomalazie* werden Knochen*verbiegungen* beobachtet, wie eine Kyphose der Wirbelsäule, ein „Glockenthorax" (Abb. 13a), ein „Kartenherzbecken" (Abb. 13b), Crura vara und in besonders ausgeprägten Erkrankungen können nahezu alle Knochen verbogen sein (Skapula, Sternum u.a.). Diesen hochgradigen malazischen Skelettverformungen, welche noch in pathoanatomischen Museen zu sehen sind, begegnet man in den Kulturnationen heute nicht mehr oft. Selbst bei fortgeschrittenen Krankheitsbildern tritt meist nur eine *Verminderung der Schattendichte der Wirbel* mit Unschärfe

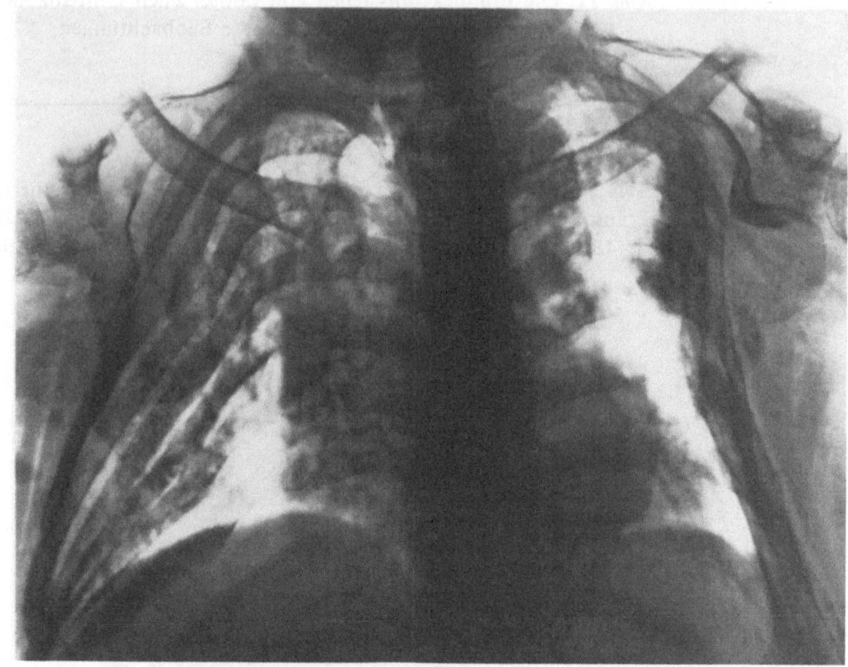

a

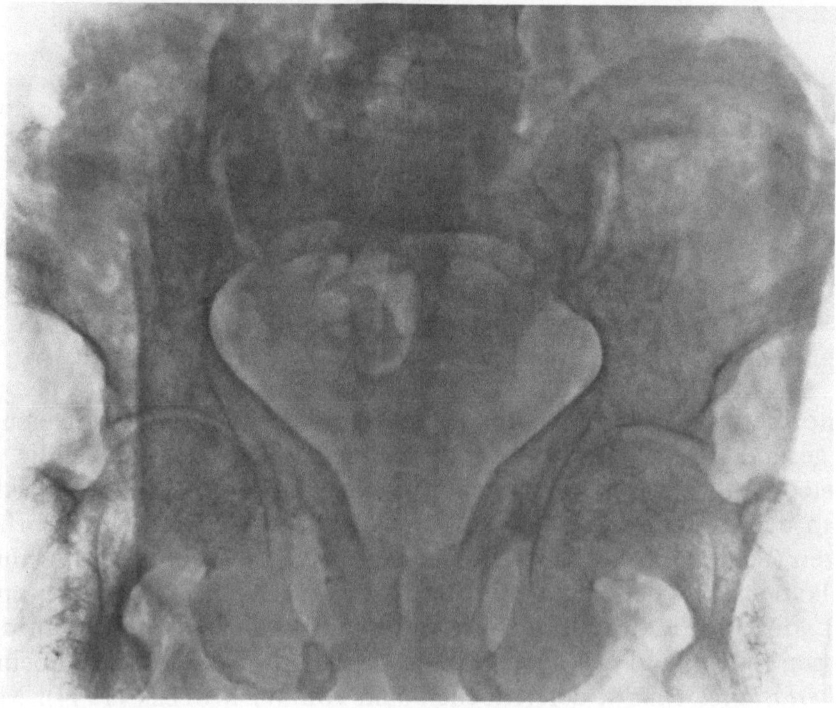

b

Abb. 13. a Schwerste Deformierung des Thoraxskelettes im Sinne eines „Glockenthorax" bei länger bestehender Osteomalazie. 55jährige Frau. **b** Das sog. „Kartenherzbecken" ist Folge osteomalazischer Veränderungen der Tela ossea, die durch den verminderten Mineralgehalt biegsam und formbar wird. 56jährige Frau. **c** Eine „Dreischichtung" der Wirbelkörperspongiosa kann auch bei gastro-intestinalen Osteopathien mit einem sekundären Hyperparathyreoidismus auftreten. 52jährige Frau mit länger bestehender Osteomalazie, die therapeutisch schwer zu beeinflussen war. Sowohl an der Brustwirbelsäule als auch etwas diskreter an der Lendenwirbelsäule ist die Verdichtung der Spongiosa neben den Grund- und Deckplatten der Wirbel deutlich dargestellt

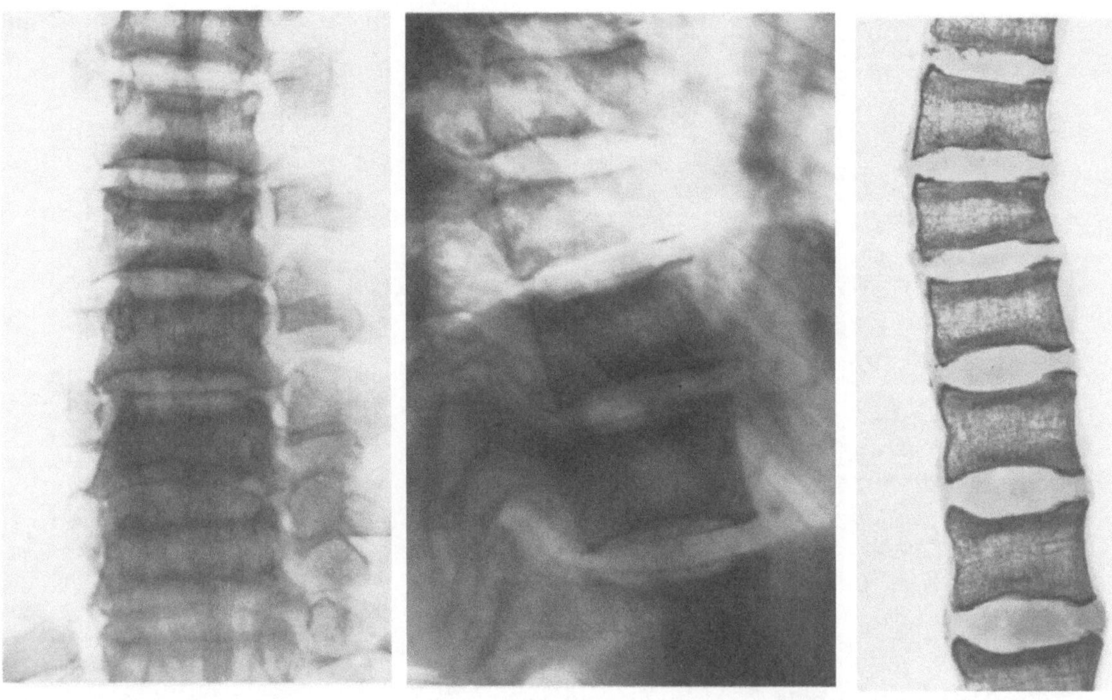

Abb. 13c

der Spongiosastrukturen auf, erst danach eine Verdünnung der Kortikalis und ein Schwund der Feinstrukturen. Wirbelkörperverformungen mit Eindellungen der Deckplatten oder Einbrüchen kommen nur bei hochgradiger und lange bestehender Osteomalazie vor. Das Röntgenbild dieser Wirbelsäulenveränderungen läßt sich kaum von den Befunden bei einer osteoporotischen Form der Osteopathie unterscheiden. Lediglich die Unschärfe der Spongiosazeichnung und deren Schwinden kann einen Hinweis auf die im Vordergrund stehende Osteomalazie geben. Belloni (1946) fand bei der Osteomalazie den Umbauzonen entsprechende Aufhellungslinien an den Dornfortsätzen. Der Befund entspricht den Dauerbrüchen wie sie an den Halswirbelsäulendornfortsätzen bei der Schipperkrankheit vorkommen. Von diagnostischer Bedeutung ist ferner eine *Dreischichtung* der Wirbelkörper in 2 dichte endplattennahe Zonen und eine weniger dichte Mittelschicht, die bei Osteomalazie, aber auch bei der renalen Osteopathie und bei resistenter Spätrachitis gefunden werden kann (Abb. 13c). Nach Dent (1969, 1976) und Uehlinger (1956) ist dieser Befund fast regelmäßig bei sekundärem Hyperparathyreoidismus zu beobachten. Dent (1969) beschrieb dieses Röntgenbild auch bei der Steatorrhoe, was unseren Beobachtungen bei einer Vitamin-D-resistenten Rachitis oder Malazie entspricht. Meist tritt bei der leichten und mittelschweren Osteomalazie auch eine Kyphoskoliose auf (Maxwell 1947). Im allgemeinen ist es nicht möglich, aus Art und Lokalisation der Skelettveränderungen auf die Ätiologie der Erkrankung zu schließen, doch geben die morphologischen Wirbelsäulenveränderungen der „Dreischichtung“ und Eindellung der Deckplatten einen gewissen Hinweis!

III. Die Fibroosteoklasie (Osteodystrophia fibrosa generalisata)

Bei der *dissezierenden Fibroosteoklasie* wird die infolge des abnorm gesteigerten Knochenumbaues stark verminderte Tela ossea durch das statisch minderwertige fibröse Gewebe ersetzt. Die Ursache für die gesteigerte Transformation mit dem Resultat eines

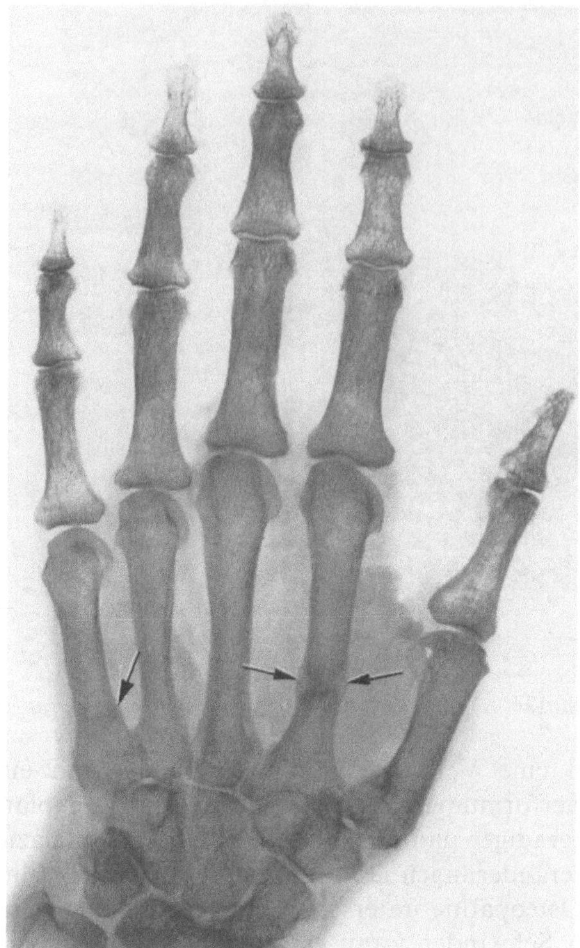

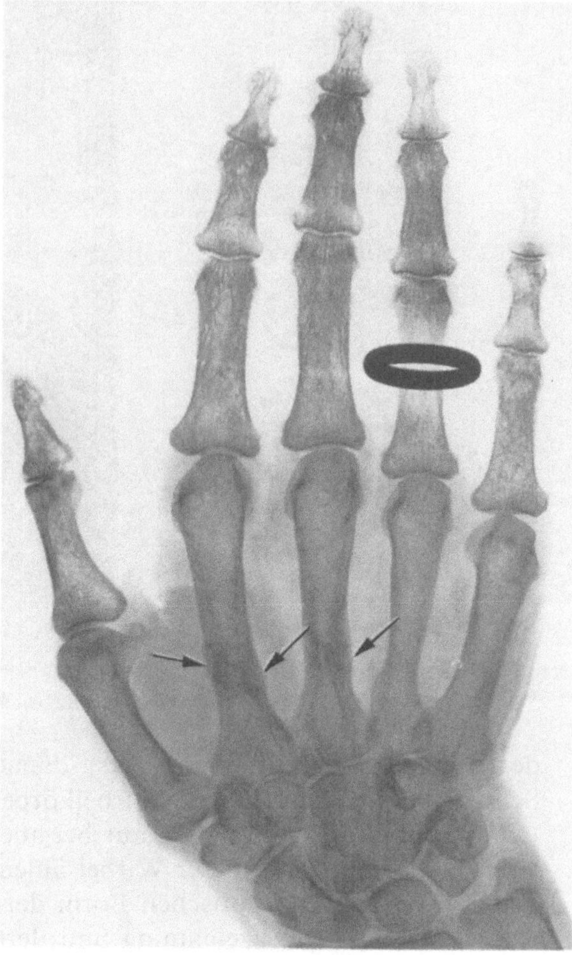

a

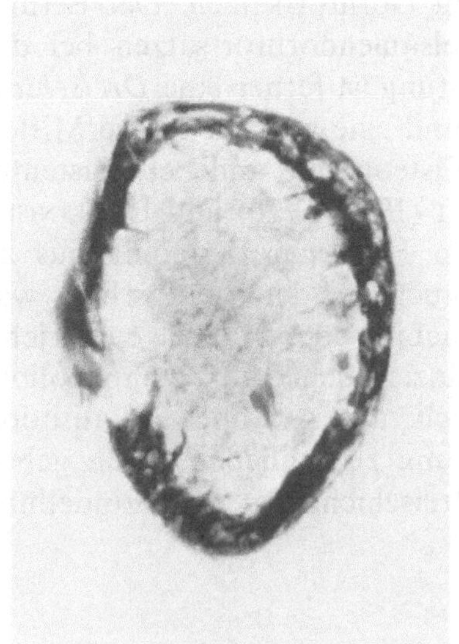

b

Abb. 14a, b. Die „Aufblätterung" und Spongiosierung der Diaphysenkompakta als Ausdruck der Parathormonwirkung kommt auch bei gastro-intestinalen Osteopathien vor. **a** An den Knochen des Handskelettes bei einer Osteomalazie finden sich neben der Strukturauflockerung der Diaphysen auch Loosersche Umbauzonen. **b** Das Röntgenbild des Querschnittes durch einen Metakarpalknochen zeigt den morphologischen Befund der „Aufblätterung" durch dissezierende Fibroosteoklasie deutlich

minderwertigen Knochens ist in einer verstärkten Ausschüttung von *Parathormon*, dem Inkret der Nebenschilddrüsen (Epithelkörperchen), zu suchen.

Die *Röntgenbefunde* bei dem Krankheitsbild des *primären und sekundären Hyperparathyreoidismus* werden im Kapitel der Endokrinen Osteopathien eingehend besprochen.

Bei längerdauernder Störung des Mineralhaushaltes im Sinne einer Hypokalzämie oder Hyperphosphatämie kann es zu einer reaktiven Hyperplasie der Epithelkörperchen und damit zum sekundären Hyperparathyreoidismus kommen. Die Skelettveränderungen des sekundären Hyperparathyreoidismus unterscheiden sich grundsätzlich nicht von denen des primären, doch treten Zysten und braune Tumoren selten auf. Der Röntgenbefund der Fibroosteoklasie ist durch eine Verminderung der Schattendichte der Knochen, durch eine meist groblückige Spongiosa, durch Aufblätterung (Spongiosierung) und Verdünnung der Kompakta, durch subperiostale Entkalkungen mit nachfolgender Resorption des Knochens und durch Akroosteolyse gekennzeichnet (Abb. 14). Es ist heute gesichert, daß bei vielen Osteopathien auch ein *sekundärer Hyperparathyreoidismus* eine Rolle spielt.

IV. Die Osteosklerose und Hyperostose (Spongiosklerose)

Unter *Osteosklerose* versteht man die Vermehrung der Tela ossea auf Kosten des Markraumes ohne Verdickung des Knochens, so daß besser von einer *Spongiosklerose* gesprochen werden sollte (UEHLINGER 1958, 1973). Eine diffuse Zunahme der Dicke und Substanz eines Knochens kann als *Hyperostose* bezeichnet werden. Spongiosklerose und Hyperostose, also die Folgen einer verstärkten endostalen und periostalen Knochenneubildung, kommen bei Osteopathien manchmal kombiniert vor. Bei den metabolischen Osteopathien sind sie eher selten. Nach hochdosierter Vitamin-D-Therapie bei resistenter Rachitis und Osteomalazie, bei A- und D-Hypervitaminose können gelegentlich sklerotische Knochenbezirke auftreten als Ausdruck einer toxischen Osteopathie.

C. Spezielle Radiologie

Nach dem Stand unseres heutigen Wissens kann eine Differenzierung von Osteopathien in eine „Osteoporose“ oder „Osteomalazie“ im Röntgenbild nur bei den selteneren schweren Formen gelingen, während die Mehrzahl der Osteopathien, die durch eine Mangelernährung oder Stoffwechselstörung induziert worden sind, als „porotisch-malazische Mischformen“ angesehen werden müssen. Eine Osteopathie wird meist erst durch die *Folgen* der statischen Insuffizienz einzelner Knochen, die zu Spontanfrakturen, Umbauzonen (Zerrüttungszonen) und Zusammensinterung Anlaß geben, zur klinisch manifesten Krankheit, die einer Behandlung bedarf.

Neben der Routineaufnahmetechnik kann die *direkte Vergrößerungsaufnahme* mit Hilfe eines Feinfokus von Skelettabschnitten bei generalisierten Osteopathien schon sehr diskrete Veränderungen aufdecken. Die Spezialaufnahmetechnik des Handskelettes mit Hilfe einer Mammographie-Apparatur und feinkörniger Filmemulsionen, die eine Lupenvergrößerung bei der Bildanalyse gestattet, haben MEEMA und MEEMA (1973) als „Mikroradioskopie“ bezeichnet. Die *Tunnelierung* und Strukturauflockerung der Diaphysenkompakta sowie die Vorgänge beim endostalen Abbau des Knochengewebes sind erkennbar. Diskrete, subperiostale Entkalkungen und die Resorption von Knochengewebe können dargestellt werden. In den peripheren Abschnitten der Spongiosa lassen sich Rarefizierungen, der Verlust von kleinen Bälkchen und Lamellen erkennen und durch Verlaufsbeobachtungen eine Remineralisation und Reossifikation sowie Rekonstruktion nachweisen.

Zur Bestimmung einer Strukturauflockerung des Knochens im Sinne der Osteopathie mit deutlichem Substanzverlust an Knochengewebe ist die *Morphometrie* an verschiedenen

Skelettabschnitten (Metakarpalia, Radius, Femur, Klavikula, Rippen u.a. (siehe bei HEUCK, Band IV/1 und V/1) gut geeignet. Mit diesen Methoden kann auch eine begrenzte Differenzierung zwischen verschiedenen Arten des Knochenschwundes erreicht werden. Eine weitergehende Differenzierung des *Schweregrades* der Transformationsstörung und/oder Mineralisationsstörung der Tela ossea gelingt nur mit Hilfe einer Biopsie zur histologischen oder mikroradiographischen Untersuchung des Knochengewebes.

Im Bestreben, diagnostisch mit Hilfe des Röntgenverfahrens bei den generalisierten Osteopathien *objektive Meßergebnisse* zu erzielen, wurde versucht, die Strahlenabsorption durch den Knochen zur quantitativen Bestimmung des Mineralgehaltes zu verwenden. Es sind auch verschiedenartige Methoden der Absorptionsmessung mit Hilfe der Radioisotopen entwickelt worden. In den letzten Jahrzehnten ist in mehreren Arbeitsgruppen die Mineralkonzentration einzelner Knochenabschnitte, auch in der Wirbelspongiosa, gemessen worden, um ein Maß für die verminderte Schattendichte zu erhalten und damit quantitative radiologische Methoden zur besseren Diagnostik von Osteopathien einsetzen zu können. Eine Zusammenstellung der bisher entwickelten Methoden der Knochendensitometrie sowie deren Resultate finden sich in den Bänden IV/1 und V/1 dieses Handbuches sowie bei HEUCK und VANSELOW (1980) im Handbuch der Inneren Medizin Band 6 Teil 1 A, der die klinische Osteologie abhandelt. Neuerdings kann eine Differenzierung der Mineralkonzentration in der Spongiosa und Kompakta auch mit Hilfe der Röntgencomputer-Tomografie insbesondere im Wirbelkörper erreicht werden (BANZER et al. 1979; CANN et al. 1980; GENANT et al. 1980; LICHTENAU et al. 1979; REISER et al. 1980; RÜEGSEGGER et al. 1976). Mit einer Zwei-Energie-Methode sind größere Meßgenauigkeiten möglich (GENANT und BOYD 1977). Bisher liegen nur einige wenige Meßergebnisse vor.

I. Ernährungsbedingte Osteopathien

Die Ernährung hat großen Einfluß auf den Knochenauf- und -umbau. Eine ausreichende Ernährung führt dem gesunden Körper jene Stoffe in genügender Menge zu, welche für die Knochenbildung und den Knochenumbau nötig sind; Eiweiß, die Vitamine A und D und die Mineralien Kalzium und Phosphor sind die wichtigsten Substanzen. Eine Unterernährung kann sich direkt durch den Mangel der erwähnten Substanzen, aber auch indirekt über eine Schädigung innerer Organe und endokriner Drüsen auf den Knochenstoffwechsel und die Transformation der Tela ossea auswirken. So ist bekannt, daß langdauernder Hunger zur *Unterfunktion der Gonaden* führen kann, und Leberschädigungen oder gastrointestinale Störungen bei Dystrophie den Knochenumbau beeinflussen. Bereits bestehende Erkrankungen durch latente oder unerkannte Störungen, können sich bei Fehlernährung in einer Osteopathie manifestieren.

Ein Beispiel dafür stellt eine eigene Beobachtung dar (Abb. 15). Bei einem gesund erscheinenden übergewichtigen 55jährigen Mann trat nach einer Abmagerungskur auf der Basis einer bisher latenten, durch die normale Ernährung kompensierten Hyperkalkurie eine Osteomalazie auf. Diese Beobachtung weist darauf hin, daß der Bedarf für die einzelnen Nahrungs- und Wirkstoffe individuell verschieden sein kann.

1. Hungerosteopathie

Chronische Unterernährung, wie sie in Not- und Kriegszeiten, in Gefangenenlagern, bei sozial schlecht gestellten Personen, bei schlecht versorgten Bevölkerungsschichten und Völkern oder auch bei einzelnen körperlich und psychisch Kranken vorkommt, kann zu einer Störung im Knochenauf- und -umbau führen, die als *Hungerosteopathie* bekannt ist. Früher wurde der Unterernährung beim Zustandekommen der verschiedensten Knochenerkrankungen größere Bedeutung beigemessen. Heute ist es möglich, wesentlich klarer zwischen Osteopathien nach Mangelzuständen und Osteopathien anderer Ätiologie zu unterscheiden.

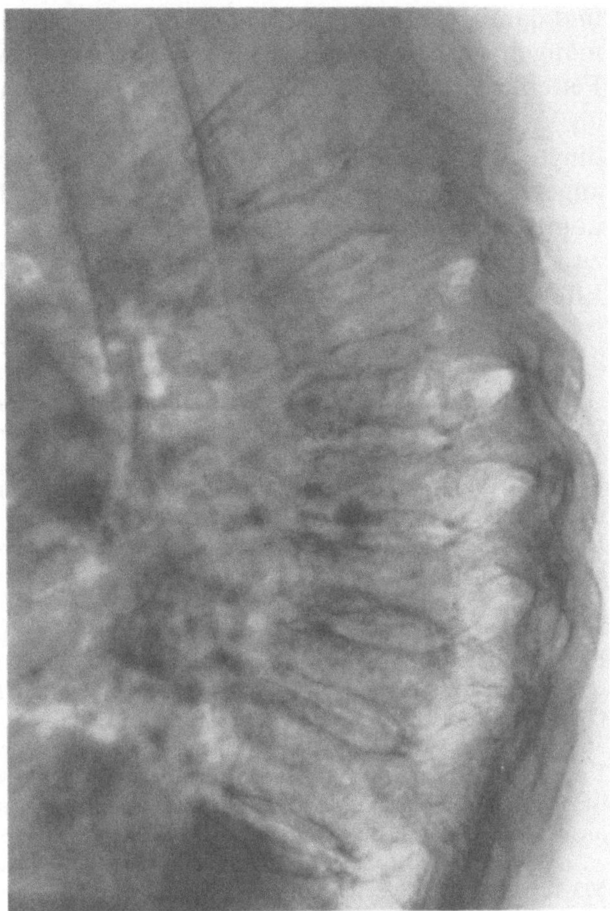

Abb. 15. Schwere osteoporotische Kyphose der Brustwirbelsäule infolge Zusammensinterung mehrerer Wirbel, die keilförmig und bikonkav deformiert sind und sich nach Abmagerungskur bei einem 55jährigen übergewichtigen Mann ausgebildet haben

Besonders eindrucksvoll waren die Skelettveränderungen nach länger dauerndem Nahrungsentzug oder chronischen Hungerzuständen wie sie in der Kriegs- und Nachkriegszeit des 1. und 2. Weltkrieges auch in Europa beobachtet werden konnten. Nach dem 1. Weltkrieg wurden diese oft schmerzhaften Skeletterkrankungen vor allem bei den sogenannten Mittelmächten gefunden. Aus Wien und dem Rheinland stammen mehrere einschlägige Mitteilungen (ALWENS 1919; EDELMANN 1919; EISLER 1919/1921; PORGES und WAGNER 1919; SCHLESINGER 1919; SIMON 1920).

Auch während des 2. Weltkrieges und danach wurden ähnliche Beobachtungen gemacht und mitgeteilt (BERNING 1949; JUSTIN-BESANCON 1942; POKORNA 1949; UEHLINGER 1948).

JÜPTNER (1949) verzeichnete eine Zunahme der Osteoporose in Deutschland. ZUR (1950) sowie BARTELHEIMER (1949) stellten an dystrophischen Heimkehrern gehäuft eine Osteoporose fest. SCHÖLZEL und TASCHER (1959) fanden bei ehemaligen Kriegsgefangenen, die mehrere Jahre in Gefangenschaft waren, später auch Exostosen an Muskelansatzgebieten insbesondere am Becken („Stachelbecken"). BOHNE (1928), KREUZER (1929) beschrieben bei Hungerzuständen eine Osteomalazie. Bei Untersuchungen von 70 Kranken mit einer Hungerosteopathie durch FEHRE und ESCHBACH (1949) ist nur bei 5 Patienten eine Skelettveränderung festgestellt worden, während bei den übrigen Kranken an eine rheumatische Erkrankung oder an eine deformierende Arthrose als Ursache der Beschwerden gedacht wurde. Auf Knochenveränderungen nach längeren Hungerperioden haben auch BARTELHEIMER et al. (1948/49) aufmerksam gemacht.

Bei Hungerosteopathien fand GERTH (1930) eine verstärkte Osteoklastentätigkeit. Die morphologischen Befunde am Knochen sind gleichartig, doch haben die klinischen Zustandsbilder einer Mangelernährung wohl zuerst auf Störungen des Knochenumbaues und des Knochenstoffwechsels bei der Malabsorption im Sinne der gastrointestinalen Insuffizienz aufmerksam gemacht. Es sind später zahlreiche Erkrankungen des Verdauungstraktes bekannt geworden, die zu Knochen- und Kalziumstoffwechselstörungen und damit zu morphologischen Veränderungen des Stützgerüstes führen können. Eiweißmangel, vor allem Mangel an tierischem Eiweiß (LICHTWITZ 1947), das Fehlen von Fetten, welche für die Resorption von fettlöslichen Vitaminen nötig sind, dadurch Mangel an Vitamin A und D, Mineralsalzmangel und das bei Hungerzuständen hormonell bedingte Erlahmen der Osteoblastenfunktion wurden als krankheitsauslösende Ursachen angesehen. Nach längerem Hunger auftretende Magen-Darmstörungen und Leberschäden kommen als weitere, den Knochen beeinflussende Faktoren hinzu. Unterernährung kann zu Hodenatrophie führen, woraus – wie bei Hypogonadismus – ein weiterer schädigender Effekt resultiert.

Es liegt eine größere Zahl weiterer Mitteilungen über schwere Skelettveränderungen bei Menschen vor, die lange Zeit unter sehr schlechten Ernährungsbedingungen leben mußten. So haben STEFKO und SCHNEIDER (1928) über das Auftreten von Osteopathien beim Stamme der Ostjaken im asiatischen Rußland berichtet. Die Kalziumaufnahme mit der Nahrung spielt eine bedeutende Rolle bei der Entstehung einer osteoporotischen Strukturauflockerung des Knochens.

Von HURXTHAL und VOSE (1969) sind Untersuchungen bei 398 Personen im Alter von 15 bis 90 Jahren über die tägliche Kalziumaufnahme durchgeführt worden. Daneben ist der Mineralgehalt der Wirbelsäule mit Hilfe der Röntgendensitometrie und eines Aluminiumreferenzsystems bestimmt worden. Bei 53 Patienten mit einer Osteoporose, die mit 53 Kontrollpersonen des gleichen Alters verglichen worden sind, fand sich eine um 60% niedrigere Mineralisation im Wirbelbereich und es konnte festgestellt werden, daß bei den Patienten mit niedriger Mineralisation die Kalziumaufnahme etwa um 21% niedriger lag als bei den Kontrollpersonen. Ferner konnte eine Abnahme der Kalziumaufnahme mit fortschreitendem Alter beobachtet werden, so daß es erforderlich erscheint, die Kalziumgabe mit der Nahrung bei älteren Menschen zu erhöhen, um einer Osteopathie vorzubeugen. Eine *positive Kalziumbilanz* kann nur dann aufrecht erhalten werden, wenn genügend Kalzium aufgenommen wird. Obgleich verschiedenste Faktoren an der Entwicklung einer Strukturauflockerung des Knochens im Sinne der Osteoporose beteiligt sind und die Komplexität der Kalziumhomöostase bekannt ist, haben die vergleichenden Untersuchungen eindeutig aufgezeigt, daß eine verminderte Kalziumresorption nicht ohne Folgen für die Transformation des Knochens sein kann.

RIZVI und VAISHNAVA (1976) haben über 30 Patienten mit Schenkelhalsfrakturen berichtet, die unter 593 Kranken mit einer Osteomalazie gefunden worden sind, bei denen eine Unterernährung zugrunde lag. Diese Patienten wurden über 12 Jahre lang beobachtet. Eine subkapitale Schenkelhalsfraktur hatten 24 Patienten, der Rest zeigte pertrochantere und basale Frakturen. Die Diagnose der Osteomalazie wurde durch klinische, biochemische, radiologische und histologische Befunde gestützt. Die Schenkelhalsfrakturen sind bei 16 Patienten durch einen Smith-Peterson-Nagel stabilisiert worden, bei 4 Patienten wurde ein Marknagel verwendet. Ergänzend ist eine Vitamin-D-Therapie (5000 IE pro Tag) eingeleitet worden. Die Entstehung der Osteomalazie wird auf die Besonderheiten der Ernährung und beim weiblichen Geschlecht auf häufige Graviditäten zurückgeführt.

Im Erwachsenenalter tritt eine *porotisch-malazische Mischform der Osteopathie* auf. Die Stoffwechselsituation des Organismus bei Mangelzuständen wird durch Gegenregulationen der endokrinen Organe – Nebenschilddrüse, Schilddrüse, Keimdrüsen – beeinflußt, so daß auch die nicht seltenen komplexen histologisch-mikroradiografischen Befunde bei den Mischformen der Osteopathien verständlich sind. Die *porotische Kyphose* mit Wirbelverformungen und -einbrüchen, Rippenbrüchen, Deformierungen des Thorax (Glockenthorax), des Beckens (Kartenherzbecken), von Sternum, Skapula, seltener der Röhrenknochen, Oberschenkelhalsbrüchen und Umbauzonen an typischer Stelle sind die häufigsten radiologischen Befunde.

Untersuchungen über das Auftreten von Schenkelhalsfrakturen bei Patienten mit einer Osteomalazie oder Osteoporose haben AARON et al. (1974) vorgelegt. Das Schädelskelett und die distalen Extremitätenknochen sind meist weniger beteiligt. Der oft rasche Verlust an Knochenmineral bei alternden Eskimos wird von PAWSON (1974) auf die etwas abwegige Ernährung zurückgeführt. Mit der Morphometrie und der Fotodensitometrie am Metakarpale II konnten die Röntgenbefunde objektiviert werden. Bei diesen Mischformen der Osteopathie kann die malazische oder auch die porotische Komponente überwiegen. Die Prognose des Einzelfalles ist bei Überwiegen der malazischen Komponente besser.

SIMON (1919) beschrieb Fälle von Spätrachitis nach Hungerzuständen. Bei schweren chronischen Erkrankungen, wie Tuberkulose und Karzinose, können derartige Befunde als Folge von Eiweißmangel und Gonadenunterfunktion vorkommen. Bei karzinomatösen Erkrankungen wird die Differenzierung der marantischen Osteoporose gegenüber blastomatösen Skelettveränderungen gelegentlich recht schwierig sein. VALLEBONA (1928) fand in 56% der Tuberkulosekranken eine marantische Osteoporose.

Wechselbeziehungen zwischen steatorrhoischer Osteomalazie und der Hungerosteopathie sind bekannt; durch die Steatorrhoe entstehen eine Hypalbuminämie und ein Magnesiummangel. Das Fehlen von Magnesium als Aktivator der Phosphatase führt zur Minderung der Osteoblastentätigkeit und zusammen mit dem Eiweißmangel zu ungenügendem Knochenanbau. Hungerzustände haben eine *Schilddrüsenunterfunktion* und hypothyreotische Symptome zur Folge (BERNING 1949).

Nach Wiedereinsetzen normaler Ernährung werden gelegentlich eine *lipophile Dystrophie*, selbst *Cushing-ähnliche* Bilder mit entsprechenden Skelettveränderungen vorwiegend im Sinne einer „Stammskelettosteoporose" beobachtet (BANSI 1946; BERNING 1949). Das Zusammenspiel vieler Faktoren bei der Manifestation einer Osteopathie zeigt, daß *bestimmte Altersklassen* und Patienten mit *anlagebedingter osteoporotischer Komponente* zur Mangelosteopathie neigen. ALWENS (1919) berichtet von Frauen im *Präklimakterium* und in der Klimax, SCHLESINGER (1919) beobachtete die Mangelosteopathie in Kriegsgefangenschaft vorwiegend bei *älteren Männern* und SIMON (1920) besonders bei *Adoleszenten*. Im eigenen Krankengut, das in der Nachkriegszeit in Wien beobachtet werden konnte, waren vorwiegend ältere Frauen mit einer Osteopathie vertreten.

Über eine auffallende Häufung osteomalazischer Skelettveränderungen bei Türken und Angehörigen türkischer Gastarbeiter, die in die Bundesrepublik gekommen sind, haben OFFERMANN (1978), OFFERMANN und MANHOLD (1978) berichtet. In diesem Zusammenhang wurde der Begriff der *Immigranten-Osteomalazie* erwähnt, der aus England stammt und auf Erkrankungen bei jungen Erwachsenen angewendet worden ist, die eine Spätrachitis oder Osteomalazie erkennen ließen. Es handelte sich um indische und pakistanische Einwanderer, bei denen häufig derartige Skelettveränderungen nachgewiesen worden sind (HOLMES et al. 1973; SWAN und COOKE 1971). Von SIMPSON, YOUNG und CLARK (1973) wird über ein gehäuftes Vorkommen von Osteomalazie bei asiatischen Emigranten in Großbritannien berichtet. Infolge *einseitiger Ernährung* traten Loosersche Umbauzonen auf, die sich auch an selteneren Lokalisationen des Skelettes, wie an den Metatarsalia (3 ×), an der Tibia (1 ×) und am Schenkelhals (2 ×) fanden. Nach Vitamin-D-Therapie erfolgte in allen Fällen eine Heilung der Skelettschäden. Bemerkenswert ist es, daß Einwanderer aus den westindischen, den afrikanischen und den chinesischen Ländern nur selten generalisierte Knochenerkrankungen aufwiesen. Die laborchemische Diagnostik ergab bei den Untersuchungen von OFFERMANN und MANHOLD (1978) eine Tendenz zum Vitamin-D-Mangel, der sich besonders deutlich an niedrigen 25-Hydroxy-Vitamin-D-Konzentrationen im Serum nachweisen ließ. Klinisch erkennbare Osteomalazien sind *vor allem bei jüngeren türkischen Frauen* gefunden worden, die *mehrere Schwangerschaften* hinter sich hatten. Nicht selten wird die Erkrankung verkannt. So lag die durchschnittliche Zeit des Nachweises einer schweren Osteomalazie mit typischen klinischen Beschwerden, die unter anderer Diagnose behandelt worden sind, bei über einem Jahr, obgleich dann eine auch histologisch und laborchemisch gesicherte Systemerkrankung des Skelettes festgestellt werden konnte. Die Patientinnen klagten häufig über Schmerzen und Schwäche in der proximalen Beinmuskulatur, die sie beim Gehen, insbesondere beim Treppensteigen beeinträchtigten. Rückenschmerzen und Schmerzen im unteren Thoraxbereich sowie große Schwierigkeiten, ohne Hilfe der Hände aus sitzender Stellung aufzustehen, waren charakteristisch. Es fand sich eine deutlich ausgeprägte Hypokalzämie und eine Erhöhung der alkalischen Phosphatase, während das Serumphosphat bei den meisten Patienten normal war. Die Konzentration des 25-Hydroxy-Vitamin-D war sehr niedrig, während das Parathormon deutlich erhöht war. Die Ursache dieser Veränderungen war nicht zu klären, so daß die Vermutung einer *mangelhaften Sonnenein-*

wirkung auf den Organismus erörtert worden ist. Mit sehr niedrigen Vitamin-D-3-Dosen waren die osteomalazischen Skelettveränderungen bei den türkischen Gastarbeitern gut zu beeinflussen (OFFERMANN 1978).

Die *Folgen einer Hungerosteopathie* am Skelett, insbesondere grobe Strukturveränderungen der Spongiosa und Deformierungen der Knochen durch Zusammensinterung (Wirbelkörper!) und pathologische Frakturen (Beckenskelett!) bleiben auch nach Besserung der Stoffwechselstörung bestehen. Durch lang dauernde Normalisierung des Knochenumbaues ist eine begrenzte Ausheilung möglich, doch werden „Knochennarben" noch lange auf die abgelaufene schwere Systemerkrankung des Skelettes hinweisen.

2. Hypo- und Hypervitaminosen

Vitamine sind lebensnotwendige Wirkstoffe, die als Provitamine oder auch in ihrer stoffwechselaktiven Form dem Körper zugeführt werden müssen und bereits in kleinen Mengen ausreichend wirksam sind. Sie greifen in mannigfacher Weise in den Stoffwechsel des menschlichen Organismus ein, werden dabei verbraucht und müssen daher ständig nachgeführt werden. Man unterscheidet die *fettlöslichen Vitamine A, D, E und K* und die *wasserlöslichen B, C und P.* Störungen im Vitaminhaushalt, sei es ein Mangelzustand oder ein Überangebot, können sich auf das Skelett auswirken. Für den Knochenstoffwechsel ist vor allem das *Vitamin D* von Bedeutung. Die *A-Hypervitaminose* und die *C-Hypovitaminose* können ebenfalls Knochenveränderungen hervorrufen, die dem Radiologen bekannt sein müssen.

Vitamin A

Das fettlösliche Vitamin A (Axerophthol) wird dem Körper zum Teil aus Provitamin in Form des *Karotin* zugeführt, das durch *Thyroxin* zum Vitamin A aktiviert wird und dessen Verwertung eine normale Leberfunktion voraussetzt. Es scheint für die regelrechte Umwandlung von Knorpel in Knochen und somit für das normale Wachstum des Skelettes notwendig zu sein.

Vitamin-A-Mangel wird sich am Skelett kaum bemerkbar machen. Es wurde die Ansicht vertreten, daß bei der *Perthesschen* Erkrankung sowie bei der *Coxa vara epiphysaria* einem Vitamin-A-Mangel, durch Resorptionsstörungen für dieses Vitamin, ursächliche Bedeutung zukommt. Klinisch tritt der Vitamin-A-Mangel als Xerophthalmie, Keratomalazie und durch eine Keratisation der Schleimhäute in Erscheinung, ferner wird eine allgemeine Resistenzverminderung beobachtet.

Für den klinischen Radiologen ist die *Hypervitaminose A* von größerer praktischer Bedeutung (Abb. 16). Tierversuche haben die doppelte Wirkung von Vitamin A auf den Knochen gezeigt, sowohl die *enchondrale* als auch die *periostale* Verknöcherung und der Knochenumbau laufen schneller, aber geordnet ab. Sehr hohe Dosen können bei Meerschweinchen zu *vorzeitigem Epiphysenschluß* führen. Als Folge des überstürzten Knochenumbaues sieht man bei Tieren auch „Skeletterweichung" und *Spontanfrakturen.* Infolge chronischer A-Hypervitaminose traten bei Ratten pathologische Frakturen auf, die in Dislokation ausheilten. Während der Embryonalentwicklung beobachtete man bei mehr als 50% der Ratten-Feten Entwicklungsanomalien des Schädelskelettes (GEBAUER 1969). STUDER et al. (1962) fanden eine Aktivierung der Osteoklasten und der Zellen des Periostes, so daß eine osteoklastische Kompaktaaufsplitterung und eine periostale Knochenapposition im Sinne einer *Periostitis ossificans* resultierten. SNAPPER (1932, 1940) beschrieb nach hohen Dosen von Vitamin A schmerzhafte Knochenverdickungen,

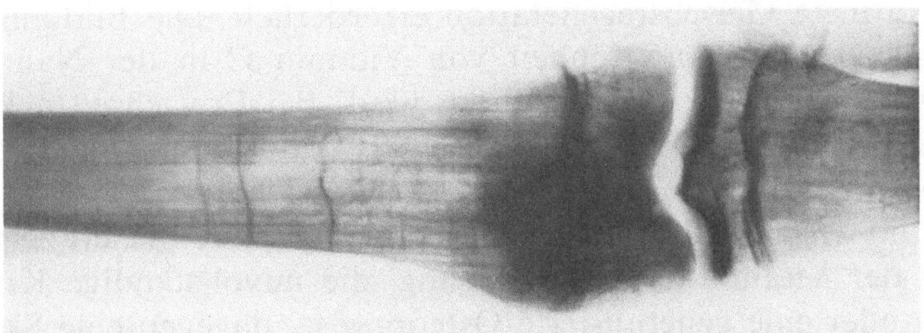

Abb. 16. Strähnige Spongiosklerose, sog. „Wachstumslinien" am Übergang der Metaphyse zur Diaphyse und Verdichtungen der präparatorischen Verkalkungszonen im Bereich der Epiphysenknorpel der Knochen des Kniegelenkes nach hohen Vitamin A-Gaben bei 17jährigem Jüngling

welchen anatomisch eine proliferative Periostitis mit Neubildung mangelhaft mineralisierten Knochengewebes zugrunde liegt. Nach *einmaligen* hohen peroralen Vitamin A-Gaben trat bei Kindern ein akuter Hydrozephalus auf (MARIE und SEE 1951). Nach hohen Vitamin A-Dauergaben fanden sich am Skelett harte, spindelförmige, schmerzhafte Schwellungen an Unterarm- und Unterschenkeldiaphysen, an den Metatarsalia, an den Schlüsselbeinen und an den Rippen. Röntgenologisch waren Periostabhebungen und Kortikalisverdickungen erkennbar, die histologisch als produktive Periostitis nachweisbar waren. Nach Absetzen des Vitamin A trat bei Kindern eine schnelle Rückbildung der Veränderungen ein. Die Serumlipoide, insbesondere das Cholesterin und die alkalische Phosphatase waren erhöht; die Serumproteine namentlich die Globulinfraktionen waren vermindert (GEBAUER 1969). Jenseits des Wachstumsalters ist eine entsprechende knochenaufbauende Wirkung nicht bekannt. Bei Erwachsenen wird es kaum zu einer A-Hypervitaminose kommen. Differentialdiagnostisch müssen die *Lues*, das *Caffey-Syndrom* und die *Camurati-Engelmann-Erkrankung* ausgeschlossen werden.

Vitamin C

Das Vitamin C – die *Askorbinsäure* – ist wohl einer der wichtigsten Wirkstoffe für Mensch, Tier und Pflanze. Der Bedarf des Kindes, des körperlich Angestrengten und des Rekonvaleszenten ist wesentlich höher als jener des normalen Erwachsenen. Nach Abschluß der Wachstumsperiode geht der Vitamin-C-Bedarf des Menschen deutlich zurück.

Die Bedeutung des Vitamin C für die Verkalkung der Tela ossea besteht in seiner Wirkung auf alle Bindegewebszellen. Die bekannteste und früher so gefürchtete C-Hypovitaminose ist der *Skorbut*. Vitamin C wird als fertiger Wirkstoff im Darm resorbiert und vor allem in der Leber, aber auch in der Nebennierenrinde und im Hypophysenvorderlappen gespeichert. Darmerkrankungen können daher zu Vitamin-C-Mangel führen, doch bestehen dann meist auch Symptome eines Vitamin-A- und -D-Mangels, eines Mangels an Eiweiß und Mineralien. Es gibt eine Endokarenz, wobei das in genügender Menge vorhandene Vitamin nicht ausgenützt wird. Vitamin C heilt nicht nur die Mangelerscheinungen des Skorbut, es wirkt auch als Redoxkörper im intermediären Stoffwechsel, es stabilisiert Adrenalin, fördert die Blutgerinnung, dichtet die Kapillarwände und ist für den Stoffwechsel von Fibro- und Odontoblasten bedeutsam. Ferner spielt es eine wichtige Rolle bei der Kollagenbildung im Bindegewebe und in der Knochenmatrix und ist für die Erhaltung der Osteoblastentätigkeit wichtig (HÖVELS u. REISS 1959).

Die pathologischen Vorgänge bei der *Möller-Barlowschen Erkrankung* machen dies deutlich. Auch im Erwachsenenalter ist eine ausreichende Versorgung mit diesem Wirkstoff für eine geordnete Gewebsregeneration erforderlich. Die Bildung von Osteoid ist teilweise abhängig von der Anwesenheit von Vitamin C in der Nahrung, so daß ein Mangel zur allgemeinen Osteoporose führen wird. Bei Erwachsenen kann diese Form der Osteoporose *nicht differenziert werden* von Strukturauflockerungen anderer Ursache. Oft ist der Zusammenbruch eines Wirbels das erste sichtbare Zeichen dieser Form der Osteoporose (MURRAY und JACOBSON 1977). Das wachsende Skelett zeigt die charakteristischen Zeichen der Vitamin-C-Mangelstörung, die unvollständige Knochenbildung in den Metaphysen oder eine generalisierte Osteoporose, dagegen eine Sklerose neben der stark aufgelockerten Bälkchenstruktur der Wachstumszone (präparatorische Verkalkungszone). Reste der Skelettveränderungen einer Möller-Barlowschen Krankheit (s. Beitrag GREINACHER, S. 90) sind noch jahrelang bei Erwachsenen sichtbar; so lassen sich Residuen der *Fränkelschen Trümmerfeldzonen* und ein verdichteter Saum unmittelbar proximal davon noch lange nachweisen (FRANK 1921). Eine Neigung zu Epiphysenlösungen und Frakturen ist bekannt. Die Epiphysen behalten ein eigentümliches Aussehen (WIMBERGER 1925) und lassen oft nach Jahren noch die Diagnose einer ausgeheilten Möller-Barlowschen Erkrankung stellen (MURRAY und JACOBSON 1977). *Schalenartige Verkalkungen* oder Verknöcherungen von subperiostalen Hämatomen vervollständigen das Bild (HEUCK 1972/76). Die Spongiosa wird grob-porig und Zeichen einer enchondralen Ossifikationsstörung werden immer bestehen bleiben.

Im Erwachsenenalter kann bei *Skorbut* durch schweren Vitamin-C-Mangel eine Verminderung der Knochenneubildung während der Transformation zu Strukturauflockerungen im Sinne der Osteoporose führen. Gelenknahe Hämatome können Kontrakturen und sekundäre Gelenkveränderungen verursachen. Bereits von ALBRIGHT und REIFENSTEIN (1948) wurde der Vitamin-C-Mangel als Ursache einer Störung der Knochenmatrixbildung angesehen. In den europäischen Kulturländern kommen Osteopathien infolge chronischen Vitamin-C-Mangels kaum vor, doch fand sich bei den südafrikanischen Bantus, die Zeichen eines Skorbut aufwiesen, in 15 bis 20% der Kranken eine Osteoporose (GRUSIN und SAMUEL 1957; LYNCH et al. 1967). Die Skorbutkranken waren jünger als 60 Jahre und ließen deutliche Unterschiede der Knochenstruktur gegenüber Gesunden erkennen. Im Laufe der Transformation des Knochens soll ein länger wirksamer Vitamin-C-Mangel bei ungestörtem osteoklastischem Abbau der Tela ossea zu einer Verminderung der Knochenmatrixbildung führen (BOURNE 1972; COCKSHOTT u. MIDDLEMISS 1979; HEPP und MATTHIASH 1957; JESSERER 1979; MITRA 1970; MURRAY und JACOBSON 1977; NORDIN 1973; SNAPPER 1960).

Eine C-Hypervitaminose gibt es durch die rasche Ausscheidung dieses Wirkstoffes über die Niere durch den Harn bei Überdosierung nicht.

Vitamin D

Vitamin D ist fettlöslich, die wirksamen Komponenten entstehen aus dem Provitamin über Zwischenprodukte durch Elektronenenergie, Kathodenstrahlen, Radiumemanation, Röntgenstrahlen oder ultraviolettes Licht. Es sind 5 Arten dieses Wirkstoffes bekannt geworden, unter denen nur die Verbindungen des Vitamin D_3 eine antirachitische Wirkung besitzen. Die wirksame Komponente des Vitamin D kommt durch zwei Schritte in der Hydroxylierung zustande, von denen der erste in der Leber, der zweite in der Niere stattfindet. Die physiologisch aktive Form des Vitamins, das eine Hormonwirkung hat und mit dem Parathormon – wahrscheinlich auch mit dem Kalzitonin – die Homöostase des extrazellulären Ca und P garantieren soll und das Gleichgewicht im Skelett steuert (DE LUCA u. GHAZARIAN 1980; OFFERMANN 1980). Die Wirkung der Vitamin-D-Metaboliten auf den Knochen selbst ist sehr komplex und in vielen Einzelheiten noch nicht hinlänglich bekannt. Es können drei Angriffspunkte für das Vitamin D_3 im menschlichen Organismus genannt werden:

1. der Darm, wo es die Resorption von Kalzium steigert und damit auch indirekt die Phosphatresorption unterhält
2. das Skelett, wo es bei der Mineralisation des Knochengewebes eine entscheidende Rolle spielt und
3. die Niere, wo es in den Mechanismus der Phosphatausscheidung eingreift.

Fehlt Vitamin D in den nötigen individuellen Mengen, so entwickelt sich beim Kind eine *Rachitis,* beim Erwachsenen eine *Osteomalazie.* Die Rachitis, eine Erkrankung des ersten Lebensjahrzehntes, wurde von GREINACHER auf Seite 54 besprochen. Die Osteomalazie, eine „Knochenerweichung", war als solche schon den alten Ärzten bekannt.

Unter diesem Begriff ordneten sie nicht nur die Osteomalazie, sondern viele andere, mit Veränderungen der Festigkeit des Skelettes einhergehende Erkrankungen, wie z.B. das Myelom, die Karzinose und den Hyperparathyreoidismus ein. Die klassische Beschreibung der *wahren Osteomalazie* stammt von GLISSON aus dem Jahre 1650. Die Erkenntnis, daß Rachitis und Osteomalazie eine gleichartige, einheitliche Krankheit sind, ist noch nicht 100 Jahre alt und geht auf TROUSSEAU und LASEGUE zurück. Den exakten pathoanatomischen Beweis hierfür lieferte POMMER (1885), der sich gegen die Ansicht von VIRCHOW (1853) durchsetzte. SCHMIDT (1897, 1898, 1937) und ERDHEIM (1911, 1919) bestätigten später die Ansicht POMMERS. Es gab Bestrebungen, für diese beiden Krankheiten einen gemeinsamen Namen zu prägen, um die Krankheitseinheit stärker hervorzuheben. Diese Versuche hatten zweifellos Berechtigung, fällt es doch oft schwer, bei Rachitis tarda und bei resistenter Rachitis oder Osteomalazie eine Trennung der beiden Krankheitsformen vorzunehmen (ERDHEIM 1919). Um die Jahrhundertwende bestand im allgemeinen über die Krankheitseinheit von Rachitis und Osteomalazie Übereinstimmung, doch hatte man noch keinerlei Vorstellungen von der Krankheitsursache, obgleich bekannt war, daß Lebertran beide Krankheiten günstig beeinflussen konnte. Endokrine Störungen verschiedenster Art wurden als Ursache der Knochenerweichung angesehen und je nach vorherrschender Ansicht behandelte man mit Exstirpation, Stimulierung oder Implantation einer Drüse. Die Erfahrungstatsache, daß in früheren Zeiten gravide und in der Laktation befindliche Frauen häufiger von der Osteomalazie befallen wurden als andere, ließ die Bezeichnung *puerperale Osteomalazie* aufkommen und eine engere Beziehung mit Schwangerschaft und Wochenbett vermuten. Es sei keineswegs bestritten, daß die zusätzlichen Belastungen häufiger Schwangerschaften unter besonderen Umständen zu einer Osteomalazie führen können, doch wird die *puerperale Osteomalazie* in Kulturländern kaum mehr beobachtet (ATKINSON u. WEST 1970). Einen großen Fortschritt in Diagnostik und Therapie dieser Knochenerkrankung brachte die Entdeckung und Synthetisierung des Vitamin D und seine Identifizierung als *antirachitisches Prinzip.*

Die *klinischen Symptome der Osteomalazie* sind gekennzeichnet durch Skelettschmerzen, namentlich in den Muskelansatzgebieten, durch Gelenkbeschwerden, so daß an Osteomalazie erkrankte Patienten oft lange Zeit als „Rheumatiker" behandelt werden, ferner durch Knochendeformierungen und leichte Ermüdbarkeit. Als besonders charakteristisch wird der *Adduktorenschmerz* angesehen. Im späteren Stadium sind der *Watschelgang,* eine Kyphose, der Glockenthorax, das Kartenherzbecken, die Crura vara und ein geblähtes Abdomen mit einer Querfalte am Bauch kennzeichnend für das Krankheitsbild.

ALBRIGHT et al. (1946) unterschieden bei einer Osteomalazie 4 Stadien:

1. das chemische, in dem allein *Mineralstoffwechselstörungen* nachweisbar sind,
2. eine beginnende reaktive Osteoblastentätigkeit, die durch eine Erhöhung des *Serumphosphatasespiegels* zum Ausdruck kommt,
3. das Stadium der Umbauzonen (Milkman-Syndrom),
4. das Stadium der *fortgeschrittenen Osteomalazie* mit Knochendeformierungen.

Die Nachweisbarkeit im Röntgenbild ist erst relativ spät möglich, so daß zu diesem Zeitpunkt oft bereits irreparable Skelettdeformierungen vorliegen. Die Diagnose sollte schon möglichst frühzeitig gestellt werden. Dem Radiologen fällt es zu, bereits bei wenig ausgeprägten Symptomen, wie einer Strukturunschärfe infolge diffuser Verminderung der Strahlenabsorption, an die Osteomalazie zu denken.

Die *osteomalazische Osteopathie* kommt auch in den europäischen Ländern, insbesondere in höheren Lebensaltern nicht selten vor. Eine Vitamin-D-Mangelrachitis oder eine Osteomalazie kann bei schlechter Ernährung und einer gewissen Prädisposition bis zu 1/3 der erwachsenen Bevölkerung betreffen (OPIE et al. 1975). Eingehende Untersuchungen an 191 Personen im Alter zwischen 65 und 93 Jahren haben OFFERMANN und BIEHLE (1978) durchgeführt, um den Ursachen einer osteomalazischen Veränderung im Skelettsystem nachzugehen. Unter den Probanden waren 54 Hospitalpatienten, 88 Altenheimbewohner, 21 Wohnheimmieter und 29 Besucher eines Seniorentreffpunktes, die alle einer sorgfältigen laborchemischen Untersuchung unterzogen worden sind. Die Hospitalpatienten zeigten einen *deutlichen Vitamin-D-Mangel,* während die Personen in Altenheimen im Vergleich zu den Besuchern des Seniorentreffpunktes zwar nicht sehr niedrige, aber schlechtere Werte aufwiesen. Möglicherweise ist hier auch ein Zusammenhang mit der *Sonnenexposition* zu sehen. In solchen Regionen, die eine stärkere Sonnenbestrahlung der Haut ermöglichen, tritt selbst bei mangelhafter Vitamin-D-Zufuhr nur selten eine Osteomalazie auf. Bei 10 Patienten konnte eine *multifaktorielle Genese* der Osteomalazie festgestellt werden, die neben dem Vitamin-D-Mangel eine geringe Sonnenexposition, mangelhafte Ernährung und schlechte Resorptionsverhältnisse vermuten ließ. Wahrscheinlich ist eine zusätzliche Störung der metabolischen Vitamin-D-Aktivierung in der Postmenopause und durch altersphysiologische Reduktion des Nierenparenchyms anzunehmen. Sehr häufig wurde von den Patienten eine unzureichende Nahrungsaufnahme angegeben. In schweren Fällen ist die Diagnose durch eine Beckenkammbiopsie gesichert worden. Manche Patienten zeigten die typischen Zerrüttungsfrakturen und Looserschen Umbauzonen des Skelettes. Dadurch war die Mobilität der alten Menschen häufig stark eingeschränkt, so daß sie ständig bettlägerig sein mußten oder nur mit Hilfe von Krücken oder gestützt gehen konnten. Ohne ein entsprechendes Trauma traten Frakturen auf. Es war auffallend, daß schwere Formen einer floriden Osteomalazie nur bei *Frauen* gefunden werden konnten. Im Tierversuch ist festgestellt worden, daß *Östrogene* die renale Bildung des biologisch aktiven Vitamin-D-Metaboliten (1,25-D-Hydroxy-Vitamin D_3) stimulieren. So erscheint es möglich, daß eine metabolische Störung der Vitamin-Di-Aktivierung in der Postmenopause die Auswirkungen eines gleichzeitig bestehenden Vitamin-D-Mangels vortäuschen kann. Wahrscheinlich ist die Pathogenese dieser schweren Osteomalazie bei alten Menschen in verschiedenen Faktoren zu suchen. Bei einigen Patienten fand sich eine sehr hohe *Parathormonkonzentration* im Blut, ein Befund, der als sekundärer Hyperparathyreoidismus gewertet werden kann. Im Röntgenbild werden diese generalisierten Skelettveränderungen zunächst häufig einfach als „Osteoporose" beschrieben, doch ist dem Erfahrenen bekannt, daß eine „Osteomalazie" im eigentlichen Sinne nur durch den Nachweis von pathologischen Frakturen und Umbauzonen oder das histologisch-bioptische Bild differenziert werden kann.

Spätrachitis

Das Krankheitsbild der Folgen einer *Spätrachitis* wird vornehmlich von den Skelettveränderungen bestimmt. Rückstand in der Allgemeinentwicklung, auch des Genitale, Knochenschmerzen, Müdigkeit und oft eine Anämie sind weitere Symptome. Derartige Patienten müssen immer an das Vorliegen innerer Erkrankungen, vor allem der Nieren oder des Digestionstraktes als Ursache der Knochenerkrankung denken lassen.

Die *Schädelveränderungen* sind in Band VII/1 eingehend besprochen und vorwiegend durch einen Turmschädel mit prämaturen Nahtsynostosen, durch ein verstärktes Innenrelief und eine teils weitmaschige, teils verdichtete Diploe gekennzeichnet. An der *Wirbelsäule* sind die Veränderungen weniger charakteristisch; kyphoskoliotische Verkrümmungen mit Wirbelkörperverformungen werden häufig beschrieben. Erheblich sind meist die Spätveränderungen des *Beckens* und der *Extremitätenknochen* wie *Kartenherz-* oder *Schnabelbecken, Crura* bzw. *Genua vara* oder *valga* und Plattfüße. Der knöcherne Thorax ist im Sinne eines Glockenthorax verformt. Das eingeschränkte Wachstum hat einen dysproportionierten Zwergwuchs (rachitischer Zwerg) zur Folge; mitunter wird eine chondrodystrophische Komponente vermutet oder die Differenzierung vom chondrodystrophischen Zwerg fällt zunächst schwer.

Die *Extremitätenknochen* sind gekrümmt und verplumpt, wobei namentlich Epiphysen und Metaphysen ungleichmäßig verformt und deren Struktur verändert sind. Die Epiphysenfugen und Apophysen schließen sich verspätet, sind verbreitert, wellenförmig und von strukturlosen osteoiden Säumen umgeben (Abb. 17a). Manchmal treten Verdichtungslinien als Remissionslinien oder Wachstumslinien in verschiedenen Abständen von der Epiphysennarbe auf (Abb. 17b). Die Spongiosa ist verdichtet, manchmal weitmaschig

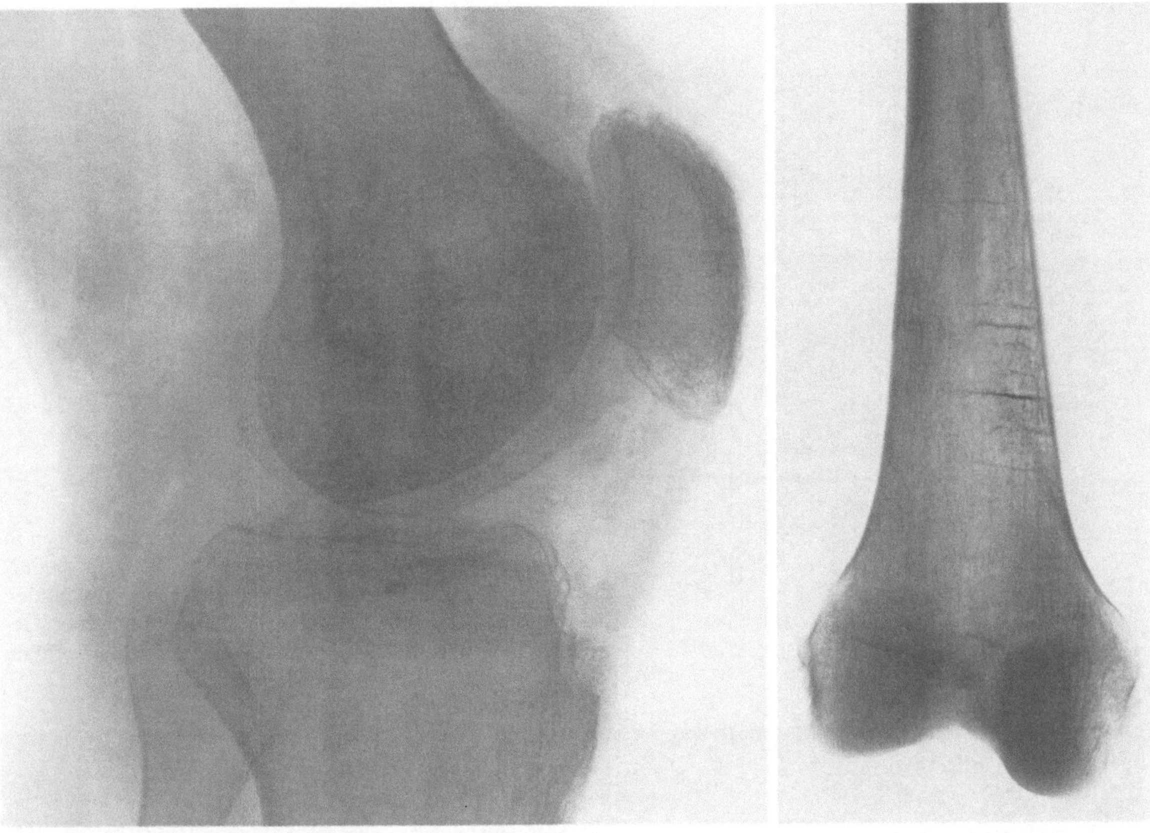

Abb. 17. a Reste der Epiphysenfugen und unregelmäßige Ossifikation der Apophysen der Tuberositas tibiae im Bereich des Kniegelenkes bei 21jährigem Mann infolge Spätrachitis. **b** „Wachstumslinien" im distalen Femurabschnitt nach rachitischen Schüben. Röntgenbild des Knochenpräparates eines 28jährigen Mannes

und grobsträhnig. Die Neigung zur Osteophytenbildung, die bei der Spätrachitis ebenso wie bei der Frührachitis erkennbar ist, führt zu Verdickungen und exostosenartigen Appositionen, wie dem sog. „Stachelbecken". An Gelenken, deren knöcherne Anteile durch eine Spätrachitis verformt sind, werden frühzeitig deformierende degenerative Veränderungen in Erscheinung treten.

Osteomalazische Osteopathie nach Antiepileptika-Behandlung

Über mehr als ein Jahrzehnt ist bekannt, daß nach Langzeitbehandlung mit Antiepileptika (Phenylhydantoin und Phenobarbitural) generalisierte Skelettveränderungen auftreten, die an eine Rachitis oder Osteomalazie erinnern (KRUSE 1968). Die Erforschung der Pathogenese dieser generalisierten Knochenveränderungen ergab übereinstimmend eine verminderte Serumkonzentration von 25/(OH)D_3, so daß eine Störung des Vitamin-D-Stoffwechsels angenommen wurde (HAHN et al. 1975; KRAUSE et al. 1977; MOSEKILDE et al. 1977; PYLYPCHUK et al. 1978).

Als Entstehungsmechanismus wird vermutet, daß die verminderte Konzentration des Vitamin-D-Metaboliten Folge einer medikamentös bedingten Induktion mikrosomaler Leberenzyme sein kann. Das Cholecalciferol wird in der Leber nicht in der normalen Menge hydroxyliert. Es ist jedoch heute nicht sicher, inwieweit diese Störung allein Ursache der generalisierten Skelettveränderungen ist. Eine direkte Wirkung der Antiepileptika auf den Kalziumstoffwechsel und das Knochengewebe erscheint nicht ausgeschlossen.

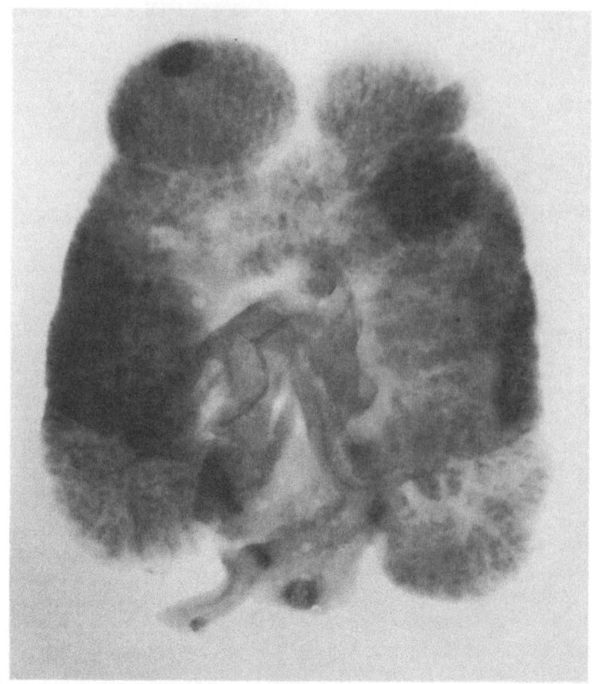

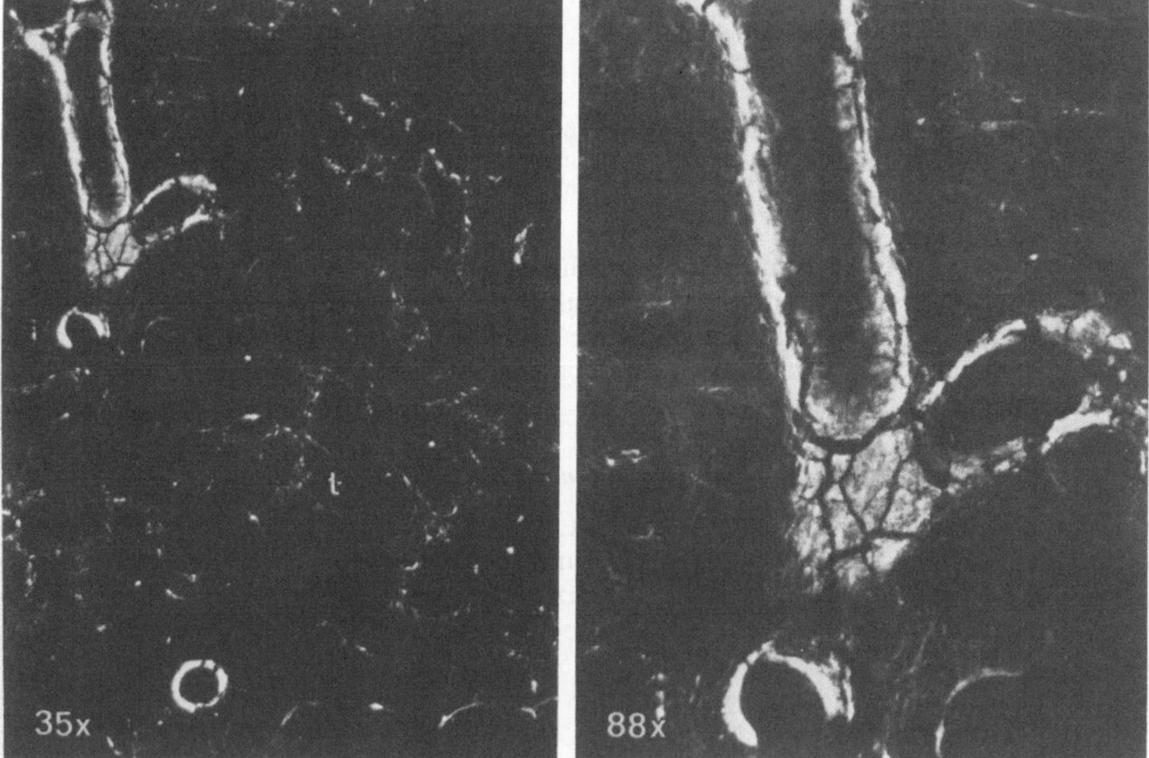

Abb. 18. a Ausgeprägte Parenchymverkalkungen in der Niere (Präparat-Röntgenbild), die nach wiederholter hoher Dosierung von Vitamin D entstanden sind. 18jähriger Jüngling **b** Verkalkungen der Gefäß- und Bronchialwände im Lungenparenchym. Mikroradiogramme, ×35, ×88

Die Häufigkeit einer Osteopathie bei diesen Kranken wird von KRUSE (1968) mit etwa 15% angegeben. Ein positiver Röntgenbefund in 8% der Kranken ist von CROSLEY et al. (1975) beschrieben worden, doch zeigten 42% der Kranken eine Erhöhung der alkalischen Serumphosphatase. Es wird ausdrücklich betont, daß der Schweregrad der Skelettveränderungen keine Beziehungen zur alkalischen Serumphosphatase, zum Alter der Patienten sowie zur Dauer und Dosis der Medikamente erkennen läßt. PRAGER et al. (1977) konnten bei 114 Kranken durch Spezialaufnahmen des Handskelettes mit der Mammographietechnik nur in 7% osteomalazische Knochenveränderungen sichern. Die Störungen des Vitamin-D-Stoffwechsels nach antiepileptischer Therapie sind auch im histologischen Bereich als osteomalazische Veränderungen nachweisbar (LÜCKING und DELLING 1973). Im Wachstumsalter ist neben der Osteoidvermehrung eine Aktivierung der Osteoblasten und eine osteoklastäre Resorption vorhanden. Es finden sich also die Zeichen eines sekundären Hyperparathyreoidismus (DELLING 1975). Nach Behandlung mit Vitamin D ist eine Rückbildung dieser osteomalazischen Befunde festzustellen.

Über systematische Untersuchungen der Tela ossea durch histologisch-mikroradiographische Studien gibt es noch keine Resultate. So kann über die absolute Häufigkeit der „Osteopathia antiepileptica" gegenwärtig nichts ausgesagt werden. Unbeantwortet ist die Frage, aus welchem Grunde die Serumwerte von Kalzium und anorganischem Phosphor subnormale Konzentrationen aufweisen, während die verminderte intestinale Kalziumresorption selten ist und auch normale Parathormonkonzentrationen im Serum gefunden werden konnten (MOSEKILDE et al. 1977; PYLYPCHUK et al. 1978 u.a.). Bei Erwachsenen mit einem Durchschnittsalter von etwa 40 Jahren und einer 10 Jahre währenden antiepileptischen Behandlung fanden KRAUSE et al. (1977) bei 26 von 100 Patienten eine Erhöhung des Parathormonspiegels, die nicht sehr ausgeprägt war.

Hypervitaminose D

Eine D-Hypervitaminose kommt spontan nicht vor. Durch Verabreichung größerer Dosen von Vitamin D läßt sich eine Steigerung der enteralen Kalziumresorption erzielen, was zur „Überschwemmung des Organismus mit Kalzium" führen kann. Bei Vitamin-D-Vergiftung treten Kalkablagerungen in den verschiedensten Organen, so z.B. in den Nieren, den Gefäßen und den Lungen auf (Abb. 18). Ossäre Veränderungen kommen im Erwachsenenalter kaum vor. Ausgedehnte Weichteilverkalkungen haben SILINKOVA-MALKOVA und BALCAR (1973) beschrieben.

3. Adipositas

Die *rein alimentär* bedingte Fettleibigkeit weist keine systemisierten Skelettveränderungen auf. Nach länger bestehendem Übergewicht kann es zu sekundären, statisch bedingten degenerativen Veränderungen an Wirbelsäule und Gelenken der unteren Extremitäten kommen.

Oft hat die Adipositas eine *endokrine* Komponente, so daß die davon befallenen Menschen ein hypophysäres oder cushingoides Aussehen haben. Auf die mit gewisser Regelmäßigkeit erkennbaren Schädelveränderungen, wie Hyperostosis frontalis interna, Nahthyperostosen, Verstärkung des Innenreliefs und eine eher kleine Sella sei hingewiesen, die zum Erscheinungsbild der sog. *endokrinen Kraniopathie* gehören. An der Wirbelsäule beobachtet man oft eine Osteochondrose (Z.n. Morbus Scheuermann) und eine relativ frühzeitig auftretende, höhergradige Spondylarthrose. Ferner finden sich Sakroiliakalveränderungen bis zum Vollbild der Ostitis condensans ilii, für die ELLEGAST (1962) die Bezeichnung Hyperostosis ossis ilii und DIHLMANN (1967) Hyperostosis triangularis ilii vorgeschlagen haben (Abb. 19). Zeichen einer Hüftgelenksdysplasie mit sekundären *degenerativen Gelenkveränderungen,* Coxa vara oder valga, Genua vara oder valga und mitunter auch mäßig deformierte, grob strukturierte Epiphysen, vor allem an Ober-

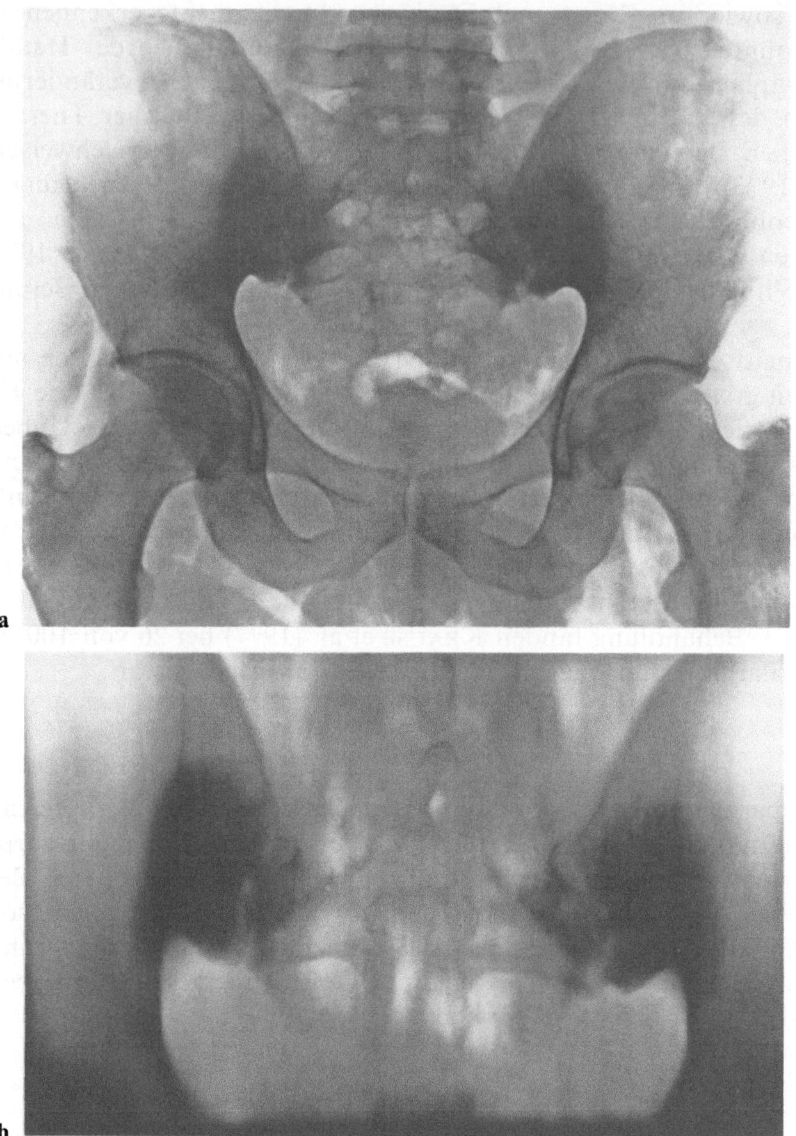

Abb. 19. a Ostitis condensans ilii oder Hyperostosis triangularis ilii unklarer Genese bei Adipositas (37jähriger Mann). **b** Das Tomogramm zeigt die Spongiosklerose sehr deutlich

und Unterschenkelknochen und am Fußskelett sind bemerkenswert. Eigene Untersuchungen Adipöser verschiedenster Ätiologie bestätigten diese Beobachtungen.

II. Osteopathien bei Erkrankungen des Digestionstraktes

Eine gestörte Resorption oder ein abnormer Verlust von Knochenaufbaustoffen führen ebenso wie die Mangel- oder Fehlernährung sekundär zu einer generalisierten Osteopathie (Tabelle 1). So ist die gastrointestinal bedingte Osteopathie eine Vitamin-D-Mangel-Osteomalazie mit meist *einheitlicher Pathogenese*, jedoch *vielfältiger Ätiologie* (ATZENHOFER-BAUMGARTNER 1972; BARTELHEIMER et al. 1956, 1965; ELLEGAST 1961, 1973; HEUCK 1968/72).

Tabelle 1. Malabsorptions- und Maldigestionsursachen, die zur Osteopathie führen können

1. Folgezustände nach ausgedehnteren Magen- und Darmresektionen, Magen-Darm-Fisteln, blinde Darmschlingen (= Blind-loop-Syndrom)
2. Achlorhydrie
3. Chronische Gastroenteritis mit beschleunigter Darmpassage (Mißbrauch von Abführmitteln), Enteritis regionalis (M. Crohn)
4. Primäre idiopathische Sprue
5. Chronische Leber-, Pankreas- und Gallenwegserkrankungen (Leberzirrhose, chronische Cholangitis, Cholezystopathie, primäre und sekundäre exkretorische Pankreasinsuffizienz)
6. Mesenteriale Lymphabflußstörungen (Lymphogranulomatose, Mesenteriallymphknoten-Tuberkulose, Amyloidose, intestinale Lipodystrophie = Morbus Whipple)

Nur selten sind mehrere pathogenetische Faktoren bei einem Patienten gleichzeitig anzutreffen. Gravierende Befunde bei der Osteomalazie treten dann auf, wenn die Malabsorption, die Maldigestion und eine verminderte Lichteinwirkung zusammenkommen. Für die Skelettveränderungen ist es wesentlich, ob die metabolische Störung ein im Wachstumsalter befindliches Individuum trifft oder einen Erwachsenen. Im Kindesalter überwiegt bei gastrointestinalen Störungen der rachitische Umbau, bei Erwachsenen stehen die Mischformen der Osteopathie im Vordergrund. Vorwiegend Eiweißmangel soll eine *Osteoporose* fördern, überwiegender Mangel an Fett, Vitaminen und Mineralien eine *Osteomalazie*. Als Ursachen für eine osteomalazische Komponente der Osteopathie im Erwachsenenalter sind neben der Malabsorption und der Maldigestion auch Fehlernährungen bekannt geworden (Clark und Young 1972; Dent und Stamp 1977; Ford et al. 1972; Fujita et al. 1971; Gossmann und Helms 1968; Hodgkin et al. 1973; Kaplan 1969; Kopelman et al. 1972; Mitchell et al. 1971; Prost et al. 1972; Swan und Cooke 1971; Thompson 1968). Treten gegenregulatorische Mechanismen auf, so kann eine *Fibroosteoklasie* entstehen. Mischformen einer osteomalazisch-osteoporotischen Osteopathie sind häufig und können histologisch gesichert werden. Chronisch, in Schüben verlaufende Erkrankungen des Digestionstraktes sollen – allerdings nur in seltenen Fällen – auch eine Osteosklerose verursachen können. Akute und nur kurze Zeit andauernde Erkrankungen, selbst wenn diese schwer verlaufen, haben keinerlei Einfluß auf den Knochenumbau des Skelettes.

Die Kalziumaufnahme erfolgt im Dünndarm, die Ausscheidung durch Darm und Niere. Das durchschnittliche tägliche Angebot an Kalzium beträgt etwa 1000 mg. Von diesen werden annähernd 700 mg resorbiert, 600 mg enteral, 100 mg renal wieder ausgeschieden. Damit ist die Bilanz ausgeglichen. Depot- und Reserveorgan ist das Skelett. Die *intestinale Kalziumresorption* ist abhängig

1. von der Größe der Kontaktfläche im Darmkanal,
2. von der Kontaktzeit
3. vom anatomischen Zustand der Resorptionsstrukturen (Darmschleimhaut, Blut- und Lymphgefäße in Mukosa und Submukosa, mesenteriale Lymphknoten)
4. vom Vitamin D
5. vom Parathormon und Kortisol
6. von der Zusammensetzung der Nahrung.

Die bisherige Vorstellung von der *enteralen Kalziumresorption* besagt, daß im proximalen Dünndarmabschnitt ein isoionischer Ausgleich zwischen Nahrungskalzium und Serumkalzium stattfindet, im distalen Dünndarmabschnitt, unter der Einwirkung von Vitamin D, eine zusätzliche Kalziumresorption entgegen dem ionalen Gefälle erfolgt. Ein erster mäßiger Anstieg der Resorption erfolgt im Magen und Duodenum, ein zweiter sehr akzentuierter Anstieg im untersten Ileum. Der Kontaktzeit: Nahrung-Darmwand kommt für die Kalziumresorption eine Schlüsselstellung zu.

Bei *ungenügender intestinaler Kalziumresorption* wird zunächst die mobile Kalziumreserve des Skelettes zum Ausgleich herangezogen. Es handelt sich um eine Mobilisation der im Skelett an den Oberflächen der hexagonalen Hydroxylapatitkristalle absorbierten

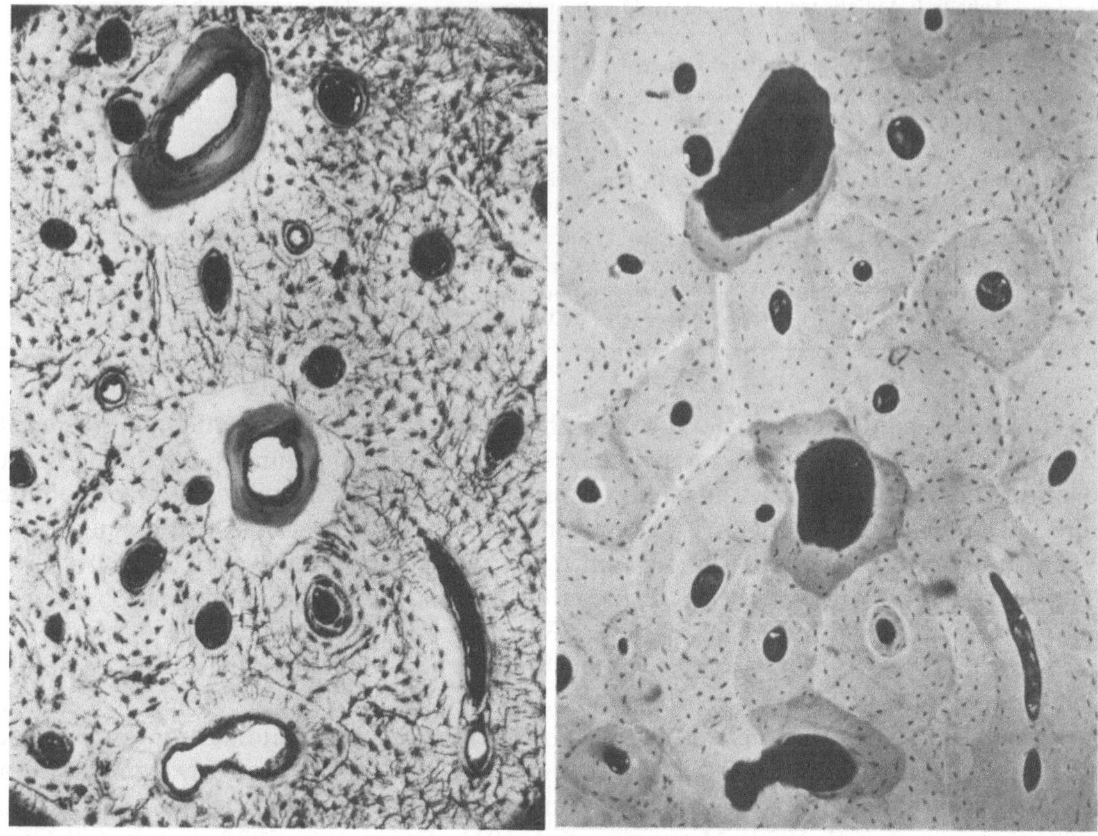

Abb. 20. a Im histologischen (*links*) und mikroradiographischen (*rechts*) Bild eines 50 μ dicken unentkalkten Knochendünnschliffes von einer Osteomalazie finden sich Mineralisationsdefekte und vermehrt osteoide Säume auch im Bereich der Osteone. **b** Die Demarkationszone des Osteoid zum normal mineralisierten Knochengewebe des Osteon weist oft eine sehr hohe Mineralisation auf (histologisches Bild links, Mikroradiogramm rechts eines 50 μ dicken unentkalkten Knochenschliffes). Es kommen eigenartige radiäre Strukturen im Osteoid zur Darstellung (→). **c** Das Zeilendensitogramm kann die Unterschiede der Mineralkonzentration objektiv darstellen

Kalziumionen. Ist diese mobile Reserve erschöpft, so wird auch das in die Hydroxylapatitkristallgitter fest eingefügte Kalzium zur Korrektur des Serumkalziumspiegels herangezogen. Die Mobilisation dieses Kalziums erfolgt mit Hilfe des Parathormons. Ferner können die Keimdrüsen und die Schilddrüse regulatorisch mitwirken. Das Parathormon aktiviert die Knochenzellen, insbesondere die ein- und mehrkernigen Osteoklasten. Es bilden sich, vor allem im spongiösen Skelett, charakteristische Abbauzonen und Umbauplätze. Das histologisch-mikroradiographische Bild der Mikrostruktur des Knochengewebes weist auch Zeichen einer Osteomalazie auf und zeigt solche Befunde, die dem Bild der Osteodystrophia fibrosa generalisata zugeordnet werden. Die Zahl und Schichtdicke der osteoiden Säume nehmen zu, das Osteoid selbst zeigt wechselnde Mineralisationsdefekte (Abb. 20a). Daneben fällt manchmal eine höhere Mineralisation der Demarkationszone des Osteoid zum normal mineralisierten Knochengewebe auf (Abb. 20b, c). Eine Verminderung des Knochengewebes im Sinne der *Osteopenie* ist festzustellen. Im Erwachsenenalter ist die Osteoblastentätigkeit deutlich reduziert, während der Osteoklastenindex nicht über die Norm erhöht ist (DELLING 1975). Die bei einer renalen Osteopathie häufig nachweisbare Endostfibrose ist bei der osteomalazischen Komponente der Osteopathie nicht zu finden. Die Resorptionszonen der Tela ossea sind durch unterschiedlich große, auch polyzyklisch konturierte Howshipsche Lakunen charakterisiert, deren Zahl im Be-

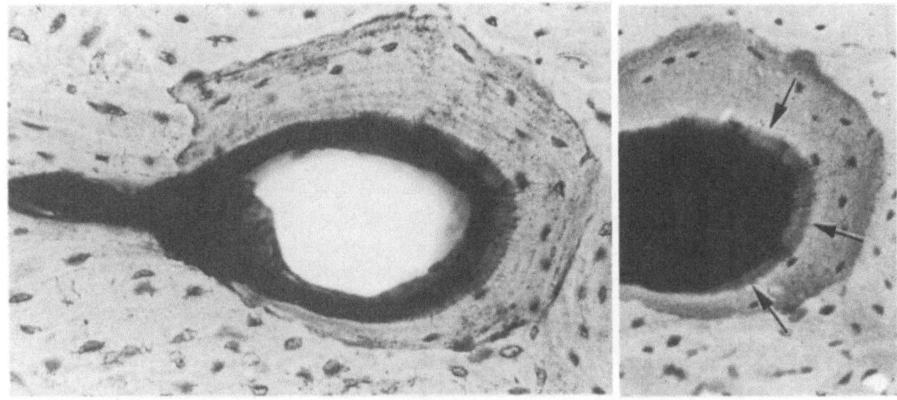

Abb. 20b

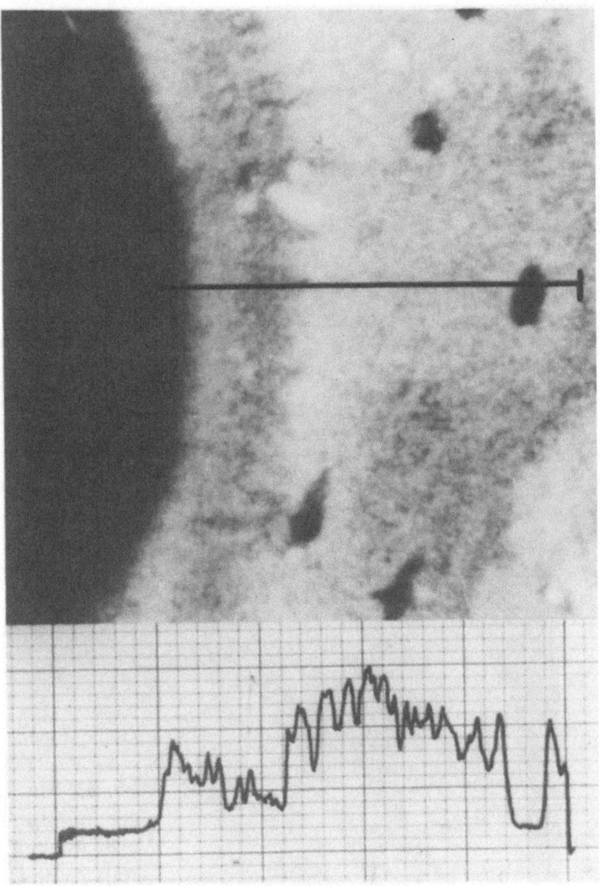

Abb. 20c

reich der Norm liegt (SCHULZ und DELLING 1974). Weniger häufig als bei dem primären Hyperparathyreoidismus finden sich periosteozytäre und perikanalikuläre Entkalkungen der Tela ossea, ein Zusammentreten der Mineralisationsdefekte im Knochengewebe zu größeren Arealen und eine osteozytäre Osteolyse des Knochengewebes. Bemerkenswert ist die Beobachtung, daß in unmittelbarer Nähe von Mineralisationsstörungen der Tela ossea sehr dichte, hoch mineralisierte Areale (High density-Zonen) zu finden sind (Abb. 21). Möglicherweise handelt es sich hierbei um reparative Prozesse der nur sekundär am Krankheitsgeschehen beteiligten Tela ossea, die abhängig sind von der Schwere des

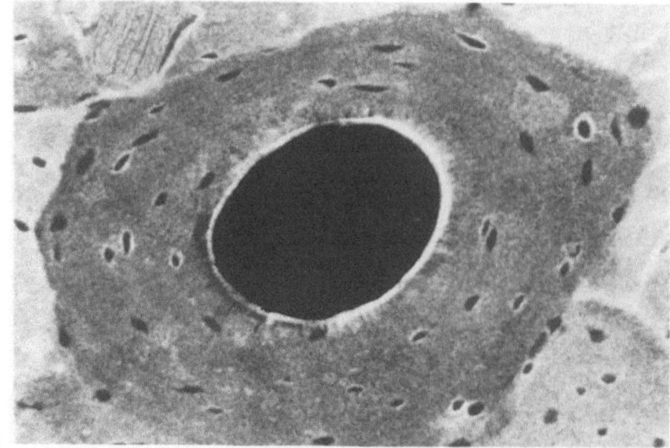
a

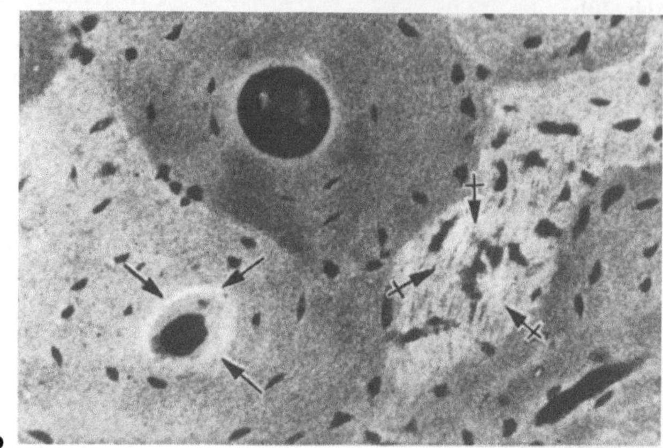
b

Abb. 21 a, b. Im Knochengewebe der Osteomalazie können hochmineralisierte Zonen in Osteozytenhöfen festgestellt werden (**a**). Vereinzelt kommen auch in den Osteonen ringförmige, den Kitt- und Zementlinien ähnliche Bezirke vor (→), und in den Schaltlamellen sind flächenhafte (↔) „high-density"-Zonen erkennbar (**b**)

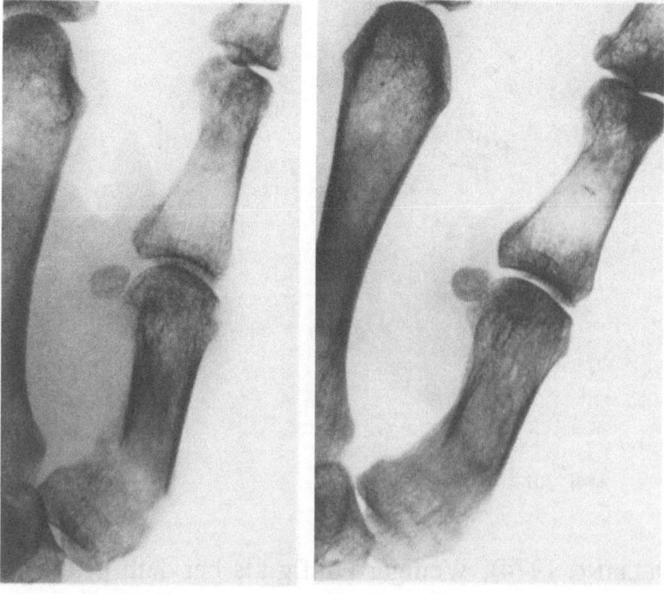

Abb. 22. Im Bereich der Umbauzonen oder unmittelbar daneben finden sich Verdickungen des Knochens und periostale Appositionen, die insbesondere im Laufe des Heilungsprozesses deutlich werden. 52jährige Frau mit Osteomalazie, bei der nach Therapie die Umbauzone im Metakarpale 1 eine Heilungstendenz erkennen läßt

Krankheitsbildes oder durch vorübergehende Veränderungen der Kalzium- und Phosphatkonzentration in der Gewebsflüssigkeit zustande kommen.

Die *mikroskopischen Befunde der Tela ossea* bei gastrointestinalen Osteopathien machen das *makroskopische Röntgenbild* von Struktur, Form und Kontur eines Knochens verständlich. Je nach Überwiegen der osteomalazischen Komponente wird die Auflocke-

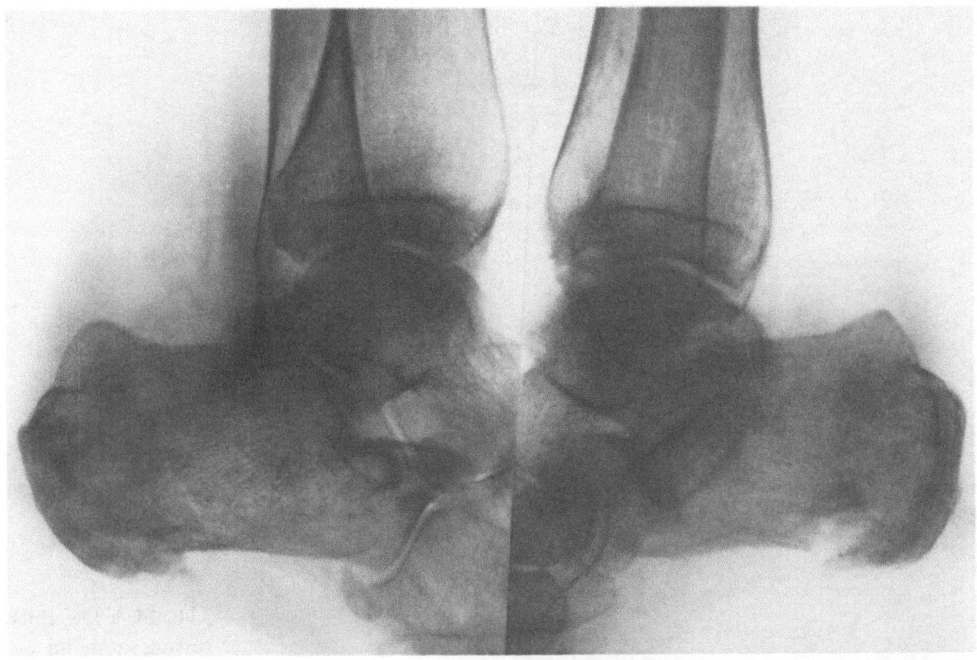

a

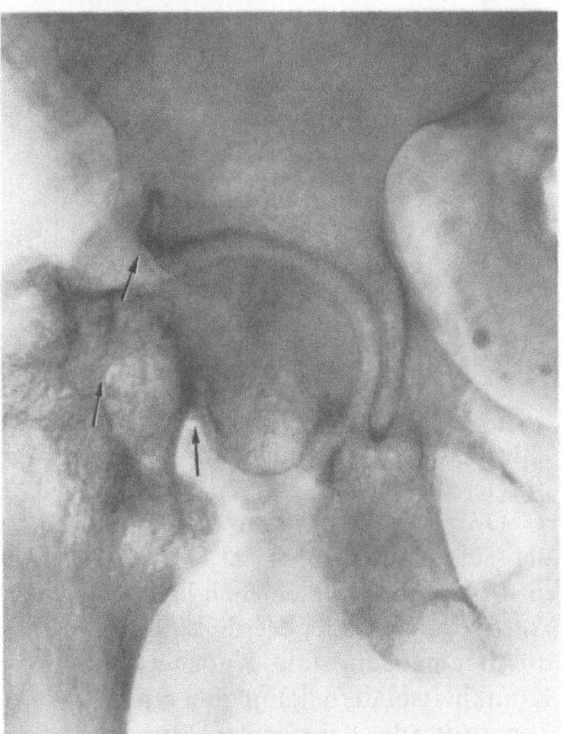

b

Abb. 23a, b. Bei schwerer Osteomalazie mit hochgradiger Entkalkung der Tela ossea tritt nicht selten im Bereich der Umbauzone eine Verschiebung der Knochenstücke im Sinne des „Restbruches" auf. Solche Befunde sind am Kalkaneus (**a**) selten, am Femurhals (**b**) oder im Bereich der Rippen häufiger zu finden

rung der Spongiosaarchitektur, die Dichte und Struktur der Kompakta der Diaphysen im Röntgenbild scharfe oder unscharfe Konturen erkennen lassen. Die Diaphysenkompakta erfährt nach länger dauernder Erkrankung eine Verschmälerung durch endostale Rarefikation. Ein solcher Befund ist bei dem primären Hyperparathyreoidismus selten, da bei diesem im akuten Stadium der Erkrankung die Aufblätterung und Spongiosierung der Kompakta im Vordergrund steht. Die infolge eines regulativen, sekundären Hyperparathyreoidismus auftretende Komponente der Fibroosteoklasie tritt bei den gastrointesti-

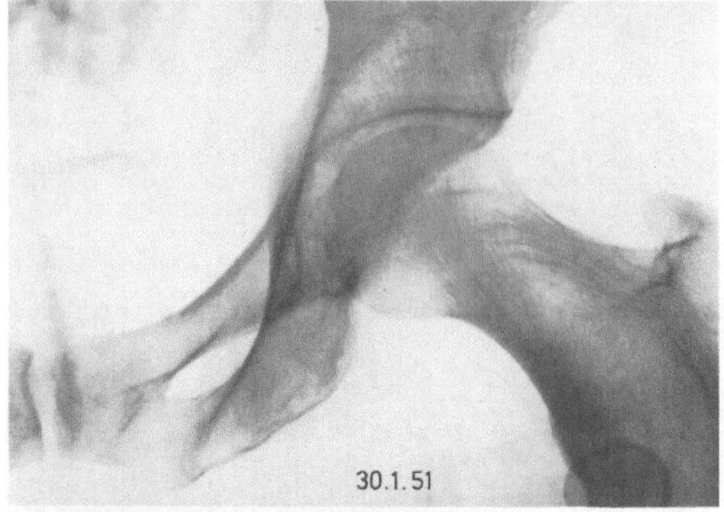

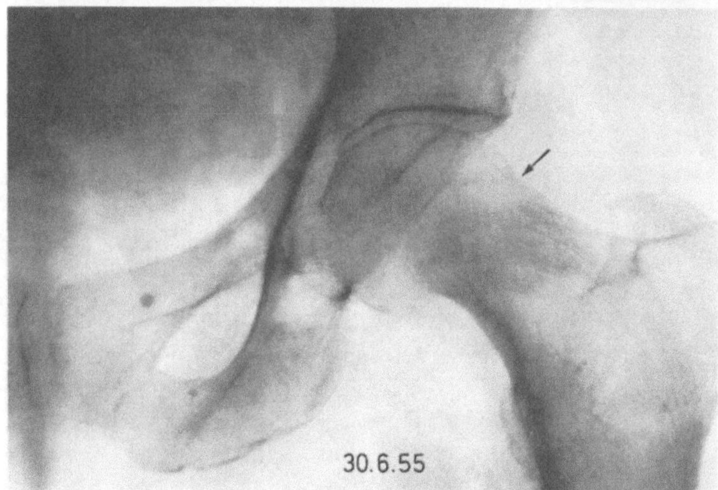

a

Abb. 24. a Die Entstehung einer Zerrüttungszone im vorwiegend *osteoporotischen Knochen* ist durch eine diskrete Verdichtung in der Spongiosa gekennzeichnet. Hepatogene Osteopathie bei einer 53jährigen Frau. **b** Der Knochen bei Osteomalazie entwickelt dagegen im Bereich der Umbauzone überschüssigen Kallus und periostale Appositionen. Verlaufsbeobachtung bei einer 70jährigen Frau mit osteoporotisch-osteomalazischer Osteopathie. Ausbildung von Looserschen Umbauzonen an Scham- und Sitzbein (→)

nalen Osteopathien nicht so deutlich in Erscheinung, da die unterschiedlich stark ausgeprägte osteomalazische Komponente das makroskopische Röntgenbild bestimmt.

Dort, wo die statische Insuffizienz eines Knochens zu Verbiegungen mit Zerrüttungen der Tela ossea geführt hat, werden die *charakteristischen Umbauzonen* auftreten können, in denen eine überschießende Bildung von unzureichend mineralisiertem Kallusgewebe Auftreibungen oder Verdickungen der Knochen hervorrufen wird. Dieser Prozeß wird durch eine periostale Knochenneubildung zusätzlich betont (Abb. 22). Bei schweren Krankheitsbildern kann die reparative Aktivität der Tela ossea die rein mechanische Zerrüttung der Knochenstrukturen nicht ausgleichen, so daß infolge eines nur sehr geringfügigen Traumas oder einer Fehlbelastung aus der Umbauzone eine pathologische Fraktur entstehen kann, bei der dann auch die Bruchenden gegeneinander verschoben sein können (Abb. 23). Die zuerst von LOOSER, später von MILKMAN beschriebenen Umbauzonen und pathologischen Frakturen, die auch Zerrüttungszonen genannt werden können, sind für die osteomalazische Komponente der gastrointestinalen Osteopathie charakteristisch. Sie treten jedoch auch dann auf, wenn bei einer Rarefizierung der annähernd normal mineralisierten Strukturen von Spongiosa und Kompakta eine statische Insuffizienz eintritt und der Knochen im Bereich der Spannungsspitzen des Skelettes den Belastungen nicht mehr gewachsen ist. Form, Kontur und Struktur der im vorwiegend osteoporotisch

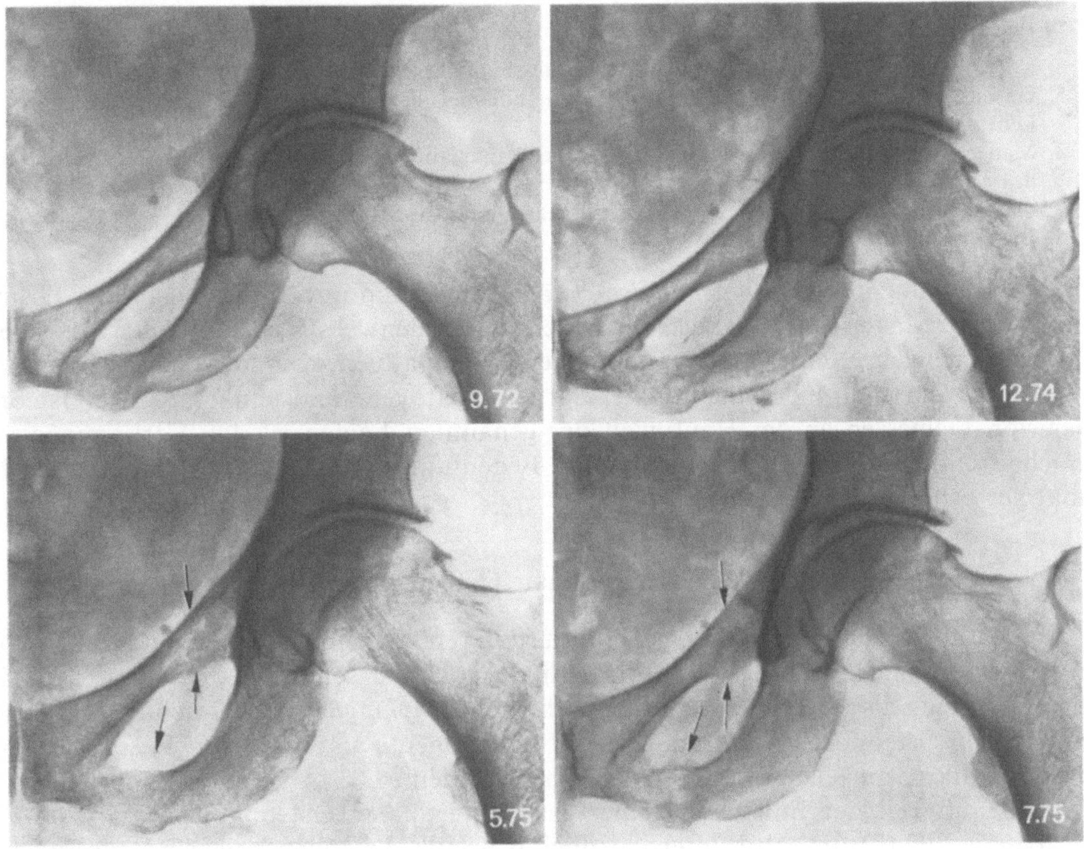

Abb. 24b

veränderten Knochen entwickelten Zerrüttungszonen unterscheiden sich röntgen-morphologisch von dem Bild der gleichartigen Veränderungen bei der Osteomalazie durch das Fehlen eines überschüssigen Kallus (Abb. 24).

Ein generalisierter pathologischer Umbau des Knochengewebes ist *in allen Abschnitten,* also in der Spongiosa, in der Kompakta und in der Kortikalis eines Knochens nachweisbar. Die subperiostale Region des Knochens und das Periost selbst sind nicht unbeteiligt.

In letzter Zeit wurde auf die diagnostische und differentialdiagnostische Bedeutung der periostalen Zonen des Knochens aufmerksam gemacht (BOSNJAKOVIC und HEUCK 1979). Durch die wesentliche Verbesserung der Aufnahmetechnik, vor allem des Handskelettes mit Hilfe einer Mammographie-Apparatur (Weichstrahltechnik), können diskrete Struktur- und Konturveränderungen eines Knochens erfaßt werden. Die Vergrößerungstechnik mit Hilfe eines Feinfokus erlaubt auch das Studium der Periostregion an den Extremitätenknochen. Nicht selten finden sich bei der osteomalazischen Komponente der gastrointestinalen Osteopathie, aber auch bei der Osteoporose infolge einer Sprue oder eines Leberschadens Befunde im Bereich des Periostes. Neben Unregelmäßigkeiten der Kontur sind periostale Reaktionen im Sinne diskreter Appositionen neuen Knochengewebes erkennbar. Manchmal entwickelt das Periost lamelläre, unregelmäßig konturierte, hin und wieder auch geschichtete Knochenstrukturen, die sich im Röntgenbild gut erfassen lassen.

Als Ursachen einer Malabsorption oder Maldigestion, die zu einer generalisierten Osteopathie führen können, sind folgende Störungen zu nennen:

1. Die partielle oder totale Resektion des Magens
2. die chronische Anazidität oder Achylia gastrica

3. die Ausschaltung von Dünndarmabschnitten durch Resektion oder Verkürzungen der Passagezeit bei Darmfistel
4. Erkrankungen des Dünndarmes wie die einheimische Sprue und andere Enteropathien
5. Gallensäuremangel durch Verschlußikterus, eine biliäre Leberzirrhose oder andere Erkrankungen der Leber
6. Mangel an Pankreasenzymen infolge chronischer Pankreatitis oder einer Resektion der Bauchspeicheldrüse
7. medikamentöse Schädigung der Nahrungsaufnahme und Mißbrauch von Laxantien
8. Lymphabflußstörungen verschiedener Ätiologie.

Die Einteilung der *gastrointestinalen Osteopathien* kann nur klinisch nach der Grundkrankheit des Magen-Darmtraktes, der Leber, des Gallenwegsystems oder der Bauchspeicheldrüse erfolgen. Neben gastroenterogenen Osteopathien kommen Knochenveränderungen bei tropischer und einheimischer Sprue, hepatogene und pankreatogene Osteopathien vor. Gemessen an der Häufigkeit der genannten Leiden ist das Vorkommen von Knochenveränderungen, die auch klinische Bedeutung erlangt haben, relativ selten bekannt geworden.

1. Gastrointestinale Osteopathien

Auf Zusammenhänge zwischen generalisierten Veränderungen des Skelettes und Funktionsstörungen im Bereich des Gastrointestinaltraktes hat schon MEULENGRACHT (1939) hingewiesen und als Ursache einer Osteopathie die *Achylia gastrica* betrachtet. Die Kombination von Osteoporosen mit malazischer Komponente als Folge von Resorptionsstörungen ist auch von KIENBÖCK (1940) erwähnt worden.

Die Häufigkeit der Entstehung einer gastrointestinalen Osteopathie wird nach den Angaben des Schrifttums sehr unterschiedlich beurteilt. An erster Stelle sind die Folgezustände nach einer Magenoperation, insbesondere nach subtotalen Resektionen, ferner nach Dünndarmresektion und bei der idiopathischen Sprue genannt worden. Die Voraussetzungen, eine Osteopathie röntgenmorphologisch erfassen zu können, haben sich in letzter Zeit so wesentlich verbessert, daß die älteren Literaturangaben über Vorkommen und Häufigkeit von gastrointestinalen Osteopathien nach Magenresektionen mit großer Zurückhaltung beurteilt werden sollten.

a) Osteopathie nach Gastrektomie

In den zurückliegenden Jahrzehnten ist über einige Osteopathien nach Magenresektionen berichtet worden (Übersichten in BARTELHEIMER und HEISIG 1968; KUHLENCORDT und KRUSE 1974). An gastrektomierten wachsenden Hunden fanden BUSSABARGER et al. (1938) Knochenveränderungen, die nach 771 Tagen zu Verbiegungen der Extremitäten und pathologischen Frakturen führten. Die Laboratoriumsuntersuchung ergab keinen pathologischen Befund, so daß eine *reine Osteoporose* angenommen wurde. Von FREEMAN et al. (1943) wurden Knochenveränderungen nach totaler Gastrektomie bei 6 wachsenden Affen beschrieben. Der histologische Befund ließ an eine Ostitis fibrosa denken. Beim wachsenden Tier konnte eine Abnahme des Körpergewichtes und Störungen der Ossifikation gefunden werden. Über das Auftreten einer Osteopathie nach Anlegen einer Magenfistel bei Ratten hat SELYE (1958) berichtet.

Die Häufigkeit des Auftretens einer Osteopathie vom histologischen Typ der „osteoporotischen Osteomalazie“ nach Gastrektomie ist umstritten, je nachdem ob als Kriterium die klinischen Erscheinungen, der radiologische Befund oder die Knochenbiopsie herangezogen werden. Die Angaben schwanken zwischen 0.5 und 56%. MORGAN et al. (1965) fanden auf 1228 magenoperierte Patienten eine Hypokalzämie bei 5,5% der Kranken mit Ulcus pepticum, bei 9,2% der Patienten mit Vagotomie und bei 16% mit Gastrektomie. Zeichen einer Osteomalazie fanden sich dagegen unter 165 gastrektomierten Frauen nur 4mal (=3%), bei 681 gastrektomierten Männern nur 2mal (=3‰). In einem ausgewählten Krankengut von 50 Patienten haben LOUYOT et al. (1961) in 56% eine Osteopathie nachweisen können. Von THOMPSON et al. (1966) sind 200 Patienten nach Magenoperationen auf die Entwicklung einer Osteopathie untersucht worden und es konnte nur in 0,5% der Kranken ein Röntgenbefund erhoben werden, der für eine Skelettveränderung sprach. Unter 187 Patienten fanden PRYOR et al. (1971) in 13,9% der Kranken eine Osteopathie.

Die *Latenzzeit* zwischen einer Gastrektomie bis zum Auftreten der Osteopathie wird mit 2 und mit 20 Jahren, im Mittel mit 5 bis 10 Jahren angegeben. Zur Osteomalazie nach Gastrektomie neigen bevorzugt ältere Patienten nach dem 60. Lebensjahr. So wurde auch von KUHLENCORDT und BARTELHEIMER (1967) die Frage erörtert, inwieweit das *Lebensalter der Patienten,* die sich einer Magenoperation unterziehen mußten, der Entstehung einer Osteopathie Vorschub leisten kann, da bei Kranken unter 42 Jahren innerhalb der ersten 12 Jahre nach einem Eingriff keinerlei Zeichen einer Osteopathie röntgenologisch nachgewiesen werden konnten. Bei der Beurteilung dieser Fragen muß ganz sicher auch berücksichtigt werden, in welchem Zustand das Skelett *vor dem operativen Eingriff* gewesen ist, da andersartige Erkrankungen ebenfalls sekundäre Knochenveränderungen hervorrufen können. Über 23 Patienten mit einer Osteomalazie, die nach einer Magenoperation auftrat, haben MORGAN, HUNT und PATERSON (1970) berichtet. Die Patienten mit schweren Veränderungen hatten einen niedrigen Serumphosphorwert und eine hohe Ausscheidung von Hydroxyprolin mit dem Urin. Bei allen Patienten waren entweder Knochen- oder Muskelschmerzen festzustellen. Es fanden sich Loosersche Umbauzonen, doch sind diese nicht obligat. Bei Verdacht sollte man immer nach ihnen suchen. Die biochemischen Befunde bestanden in einer erhöhten alkalischen Serumphosphatase, einem niedrigen Serumkalzium und einer verminderten tubulären Rückresorption von Phosphat. Skelettveränderungen im Sinne der Osteoporose bei 23 Patienten unter 40 Gastrektomierten konnten BENO, BUCKO und MAKOVICKY (1972) nachweisen. Die Anzahl der Kranken mit einer Osteoporose nahm mit dem Alter zu. Von Einfluß scheint auch die Zeitdauer der Lebensphase nach Gastrektomie zu sein. Die Patienten mit einer Osteoporose hatten einen größeren Gewichtsverlust, wiesen oft eine Steatorrhoe und einen niedrigen Kalzium-Spiegel auf, verglichen mit der Gruppe ohne stärkere Skelettveränderungen im Sinne der Osteopathie.

Zu schweren *Osteomalazien* führen ausgedehnte Magenresektionen nach der Technik von POLYA und FINSTERER, ferner kann die Ausschaltung der Duodenalschlinge nach Billroth II entscheidend sein (HILLEMAND 1961). Bei Gastrektomierten konnte DELLER (1966) eine Störung der Absorption von Kalzium 47 im Darm nachweisen, so daß auch eine Wechselwirkung zwischen dem Blutkalziumspiegel und der Säuresekretion des Magens angenommen werden kann. Die Kalziumresorption erfolgt im oberen Dünndarm und erfordert einen sauren pH-Bereich, so daß auch ausgedehnte Dünndarmresektionen eine negative Kalzium-Bilanz zur Folge haben. Bemerkenswert sind die Beobachtungen von NILSSON und WESTLIN (1971), die bei Kranken nach einer subtotalen Magenresektion dreimal so häufig Spontanfrakturen finden konnten wie bei einer altersentsprechenden Kontrollgruppe.

Eine Malabsorption und Maldigestion infolge einer *Magenteilresektion* mit Ausschluß des Duodenum kommt im wesentlichen durch eine beschleunigte Dünndarmpassage und einen veränderten Reiz auf die Pankreas- und Gallensekretion zustande, so daß eine Störung der Resorption von Fetten, Vitamin D und Eiweißstoffen auftritt (BROOKE-COWDEN et al. 1976; NILSEN 1975; TOFFOLON und GOLDFINGER 1957).

Das *Anfangsstadium* einer osteomalazischen Osteopathie ist immer uncharakteristisch und schwer zu erfassen. *Klinisch* treten zuerst Schmerzen auf, die oft als „rheumatische Beschwerden" fehlgedeutet werden (BARTELHEIMER und KUHLENCORDT 1965; FOURMAN 1963; JESSERER 1963). Die *Druckschmerzhaftigkeit* der Knochen und ein Adduktorenschmerz im Bereich der Oberschenkel, der durch Zug der Muskelansätze am Periost bedingt ist, sollten an eine Osteopathie denken lassen. Manchmal tritt als Folge der Hypophosphatämie eine „Muskelschwäche" auf und es kann zu Lähmungserscheinungen kommen, die den Kranken dann zum Neurologen führen. Wenn Knochenverbiegungen und -zerrüttungen im Sinne Looserscher Umbauzonen oder echten pathologischen Frakturen auftreten, so kann im späteren Stadium der Krankheit ein „Watschelgang" auffallen.

Unter den *Laboratoriumsbefunden* kommt der Erhöhung der alkalischen Phosphatase die größte diagnostische Bedeutung zu, da sie meist schon *Monate vor* den ersten morphologischen Befunden am Skelett nachweisbar ist (BARTELHEIMER und KUHLENCORDT 1965; JESSERER 1963; KUHLENCORDT und KRUSE 1980; THOMPSON et al. 1966). Durch eine Isoenzymauftrennung der alkalischen Phosphatase wurde eine weitere Methode zur Differential- und Frühdiagnose ossärer und hepatobiliärer Erkrankungen eingeführt. Bei den verschiedenen Ursachen einer Osteomalazie differieren die Werte von Kalzium und Phosphor im Blut und im Harn, sowie die Parameter des Säure-Basen-Haushaltes und der Nierenfunktion erheblich, so daß diese Befunde als Hilfsmittel zur Differentialdiagnose geeignet sind.

Der *Röntgenbefund* der Osteopathie nach Gastrektomie wird im Erwachsenenalter Zeichen einer Osteomalazie erkennen lassen (BARTELHEIMER und KUHLENCORDT 1965; GREGORY und VAN UELFT 1972 u.a.; HEUCK 1968; UEHLINGER 1968). Häufig diskutiert wurde die Frage, ob eine osteoporotische oder osteomalazische Komponente im Vordergrund steht und das röntgen-morphologische Bild sowie das feingewebliche Bild beherrscht. Bei 342 Untersuchungen hat EDDY (1971) in 25% der Kranken eine Osteomalazie festgestellt. Demgegenüber berichten PRYOR et al. (1971) über das Vorherrschen von Osteoporosen, ohne die sicheren oder unsicheren Kriterien für diese Annahme zu definieren. Wahrscheinlich liegen immer Mischformen der Osteopathie vor (Abb. 25). Bei Verlaufsbeobachtungen sollte nach diskreten Zeichen für die Ausbildung von Zerrüttungs- und Umbauzonen gesucht werden. Sie entstehen an den bekannten Prädilektionsstellen der verschiedenen Knochen des Skelettes (s.Abb. 11). Die strukturellen Veränderungen einer Umbauzone zeigen große Unterschiede, die wahrscheinlich von der mechanischen Festigkeit, also dem Grad des Abbaues, der Entkalkung und der Regenerationsfähigkeit der Tela ossea bestimmt werden. Die Strukturveränderung beginnt *meist an der Konkavität des Knochens*. Verlaufsbeobachtungen lassen erkennen, daß aus einer schmalen, langsam breiter werdenden, unscharf begrenzten keil- oder bandförmigen Aufhellungszone ohne Randsklerose infolge reaktiver und überschüssiger Kallusbildung das charakteristische Bild der „Dreischichtung" entsteht. Die bandartige mineralarme Zone kann den gesamten Knochenquerschnitt durchziehen, so daß manchmal durch ein völlig unbedeutendes Trauma eine Kontinuitätstrennung des Knochens und eine Dislokation der Fragmente beobachtet werden kann. Neben diesen charakteristischen Befunden kommen eigenartige bizarre Verformungen und Zerrüttungen des osteomalazischen Knochens vor, die nicht nur im Bereich des Beckenskelettes (Kartenherzbecken), der Rippen oder des Thorax (Glockenthorax), sondern z.B. auch an der Skapula (OTT 1962) oder dem Kalkaneus (HEUCK 1968) lokalisiert sein können. In einem hochgradig osteomalazisch veränderten sog. „Kartenherzbecken" kann eine Protrusio acetabuli des Hüftgelenkes in medialer und kranialer Richtung auftreten (BARTELHEIMER und KUHLENCORDT 1965). Die *Wirbelspongiosa* erfährt bei Überwiegen der malazischen Komponente einer Osteopathie durch

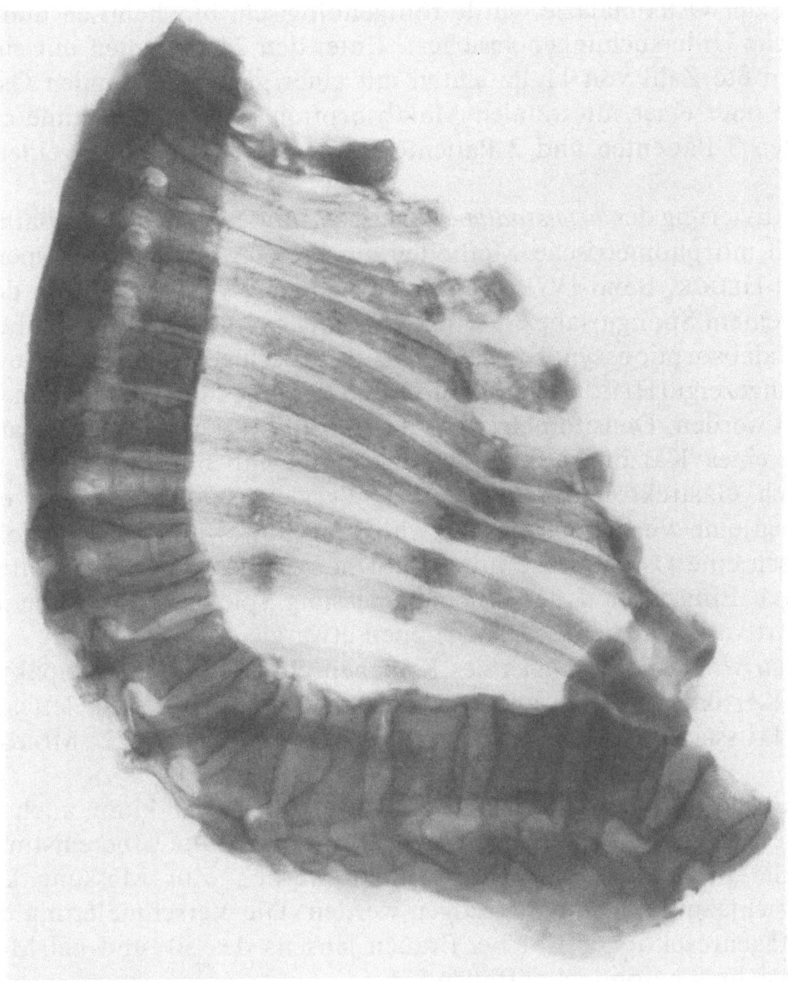

Abb. 25. Zustand nach Gastrektomie wegen eines Tumorleidens. Sekundärer Hyperparathyreoidismus mit der Mischform einer schweren osteoporotisch-osteomalazischen Osteopathie. Pathologische Zusammensinterung der Wirbelkörper am Brust-Lendenübergang mit starker Kyphose der Wirbelsäule und multiplen Looserschen Umbauzonen der Rippen. (Präparat der Sammlung des Pathol. Institutes d. Univ. Zürich. Prof. Dr. E. UEHLINGER)

Kompression der deckplattennahen Spongiosapartien eine *charakteristische Dreischichtung,* die manchmal Parallelen zu den Umbauzonen erkennen läßt. Es genügt daher nicht, bei dem Verdacht auf eine gastrointestinale Osteopathie lediglich *einen* Skelettabschnitt, z.B. das Handskelett darzustellen. Immer sollte das *gesamte* Skelett sorgfältig radiologisch abgesucht werden! (ELLEGAST 1958).

Die differentialdiagnostischen Möglichkeiten der *Mikroradioskopie* im Bereich der Handknochen zur Abgrenzung einer Osteomalazie oder einer Osteoporose bei Osteopathien haben MEEMA und MEEMA (1975) dargelegt. Bei 24 Patienten mit einer Osteomalazie zeigten etwa 60% eine intrakortikale Resorption der Diaphysenkompakta der Metakarpalia im Sinne einer Aufblätterung. Bei den Osteoporosepatienten konnte ein solcher Befund nicht festgestellt werden. Eine periostale Resorption des Knochens wurde wesentlich weniger häufig bei der Osteomalazie gefunden als die Strukturauflockerung der Kompakta. Bei Patienten, die eine osteoporotische Osteopathie aufwiesen, konnten diese Befunde nicht erhoben werden. Die Messungen der Kompaktadicke und der Knochendichte zeigten keine deutlichen Unterschiede zwischen Osteomalazie und Osteoporose.

Die Diagnose der Osteomalazie wurde röntgenologisch, biochemisch und durch histologisch-bioptische Untersuchungen gesichert. Unter den 24 Patienten mit einer Osteomalazie war die größte Zahl von 11 Patienten mit einer gastrointestinalen Osteopathie nach Gastrektomie oder einer intestinalen Malabsorption festzustellen. Eine chronische Pankreatitis hatten 3 Patienten und 2 Patienten waren längere Zeit an einer Leberzirrhose erkrankt.

Zur Objektivierung des *Frühstadiums* einer gastrointestinalen Osteopathie sind densitometrische und morphometrische Methoden eingesetzt worden (zusammenfassende Darstellung s. bei HEUCK, Band IV/1 und V/1). Ergebnisse von Messungen der Mineralkonzentration in einem Spongiosabezirk vom Kalkaneus oder Femurhals haben bei Kranken mit einem Malabsorptionssyndrom häufig einen Verlust an Knochengewebe oder eine Entkalkung angezeigt (HEUCK 1968). Durch Kontrollmessungen kann ein Therapieergebnis überwacht werden. Densitometrische Messungen der Knochendichte am Metakarpale IV mit Hilfe eines Kalziumsulfat-Referenzkörpers haben PRIDIE et al. (1968) bei 150 Patienten nach Gastrektomie durchgeführt. Vergleichsmessungen mit einer Kontrollgruppe ergaben eine Verminderung des Kalziumgehaltes im Knochen, ohne daß schon röntgenologisch eine Osteoporose im eigentlichen Sinne vorlag. Das Intervall zwischen dem operativen Eingriff und der Knochenmessung spielte dabei keine Rolle, und die Dicke der Kortikalis war bei beiden Gruppen etwa gleich.

Morphometrische Bestimmungen des Knochenschwundes der Kompakta von Diaphysen oder der Kortikalis wurden an verschiedenen Regionen des Skelettes vorgenommen (FISCHER u. HAUSSER 1970; FUJITA et al. 1971; KOCIAN et al. 1972; MORGAN et al. 1966, 1967).

Die Messung der Kompaktaschichtdicke der *Klavikula* kann auch zur Erfassung von gastrointestinalen Osteopathien beitragen und zeigt gute Übereinstimmung mit den Meßwerten, die am Metakarpale II gewonnen werden. Zur Messung kann auch eine Thorax-Übersichtsaufnahme herangezogen werden. Die Verschmälerung der Kompaktadicke nach Magenresektionen war bei Frauen jenseits des 50. und bei Männern jenseits des 60. Lebensjahres besonders auffallend.

Die *Dynamik der Heilungsvorgänge* nach Behandlung der Osteopathie kann im Röntgenbild festgehalten werden. So sind die schweren Skelettveränderungen bei Resorptionsstörungen weitgehend rückbildungsfähig. Im *Erwachsenenalter* kommt es zu einer verstärkten Einlagerung von Kalksalzen in die mehr oder weniger kalksalzarme Tela ossea und wahrscheinlich auch zu einem Aufbau von Knochenmatrix, doch bleiben eine grobmaschige Spongiosastruktur und eine Verschmälerung der Diaphysenkompakta bestehen (Abb. 26). In jahrelangen Verlaufskontrollen konnten URIST (1962) und HEUCK (1968) keine eindeutige Knochenneuproduktion und Volumenzunahme der Kompakta feststellen. Die grobmaschige Transformation der Diploespongiosa des Schädels im Sinne der „granulären Atrophie" bleibt ebenfalls bestehen. Auch die kompensatorische Transformation der Wirbelspongiosa, die „hypertrophische Atrophie" bildet sich nicht im Sinne einer regenerierenden Transformation zurück. Die *Umbauzonen* entwickeln meist einen leicht überschüssigen, wulstförmigen hypertrophen osteoiden Kallus, der im Ausheilungsstadium rasch mineralisiert und dem Knochen die alte Festigkeit zurückgibt. Schließlich führt eine Durchkonstruktion des Knochens im Sinne der regenerierenden Transformation zur Knochennarbe oder sogar zur Restitutio ad integrum (Abb. 27). Die Spongiosierung der Diaphysenkompakta kann verschwinden, und die subperiostale Zone ist wieder glatt begrenzt. Mit zunehmender *Remineralisation des Knochengewebes* gewinnt das Skelett an Festigkeit und damit an Belastungsfähigkeit. Der globale Kalksalzgehalt des einzelnen Knochens (Apatitwert nach HEUCK und SCHMIDT) nimmt zu. Die klinischen Symptome der statischen Insuffizienz des Stützgerüstes, wie Knochenschmerzen, Bela-

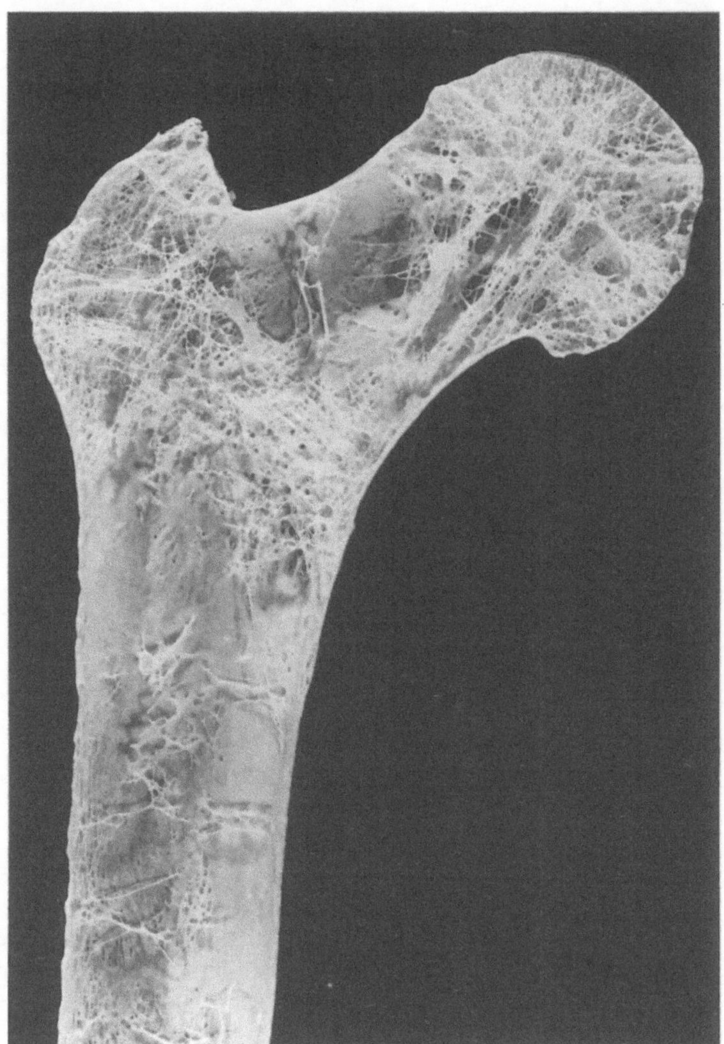

Abb. 26. Zustand nach Magenresektion vor 27 Jahren. Schwere gastrointestinale Osteopathie der Mischform Osteoporose-Osteomalazie. Heilungsvorgänge haben zu einer Rekalzifizierung der Knochenstrukturen geführt. (Präparat der Sammlung des Pathol. Institutes d. Univ. Zürich, Prof. Dr. E. UEHLINGER)

stungsunfähigkeit, Gehbeschwerden usw. (BARTELHEIMER und KUHLENCORDT 1965; JESSERER 1963) verschwinden. Sowohl die seltene Entstehung einer „osteoporotischen Osteomalazie" nach Magenresektionen als auch das Fehlen einer Osteopathie nach Magentotalresektionen weisen darauf hin, daß die Bedingungen, die zur Postgastrektomie-Osteoporose und -Osteomalazie führen, noch nicht alle bekannt sind. Die Entwicklung einer Osteopathie kann mit normalen Blutkalzium- und Phosphatwerten einhergehen.

b) Osteopathie nach Dünndarmresektion

Als weitere Ursache einer enterogenen Osteopathie sind Verkürzungen des Dünndarmes durch Resektionen oder infolge operativer Anastomosen zur funktionellen Verkürzung, sowie bei Fistelbildungen des Darmes zu nennen. Von KUHLENCORDT und JOWSEY (1971) sind tierexperimentelle Untersuchungen über die Mineralisationsstörungen und eine verstärkte Transformation der Tela ossea nach Dünndarmresektionen bei Hunden durchgeführt worden. In diesem Zusammenhang sind die chirurgischen Methoden einer Ausschaltung von Dünndarmabschnitten zum Zwecke einer raschen Gewichtsreduktion von Interesse (BLEICHER et al. 1977; DANÖ und LENZ 1974; HUSEMANN 1973).

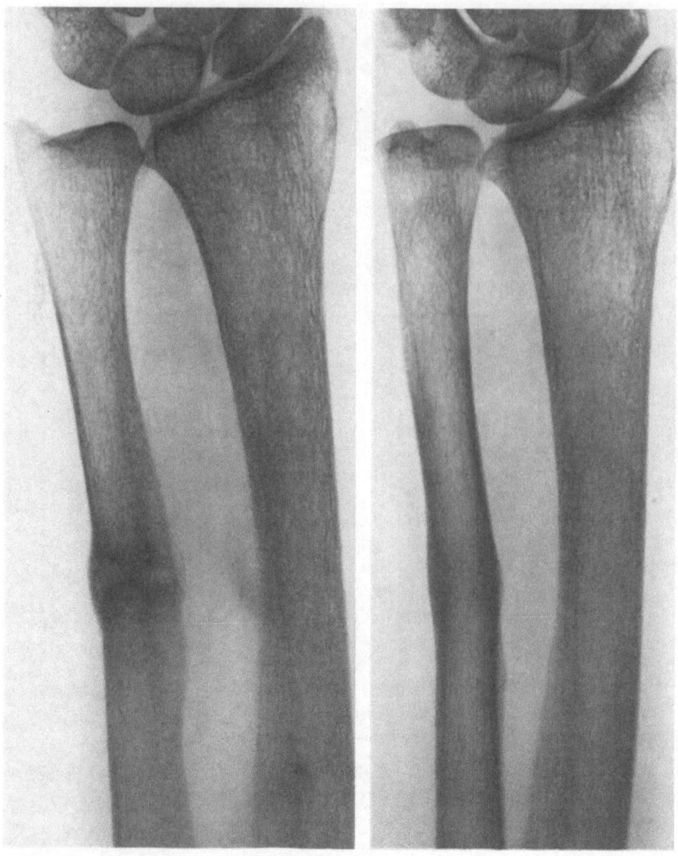

Abb. 27. Kontrolle des Heilungsvorganges einer Umbauzone im Laufe von 7 Monaten. 58jährige Frau. (Nach Heuck 1976)

Eine negative Kalziumbilanz kann bei diesen Patienten nachgewiesen werden und ist Ursache des gestörten Stoffwechsels und der pathologischen Transformation des Knochens (Deller 1966; Hillemand et al. 1961; Kuhlencordt und Kruse 1980; Parfitt et al. 1978).

Von Kruse und Kuhlencordt (1980) wird über eine schwere intestinale Osteopathie infolge Dünndarmausschaltung durch ungewollte Gastroileostomie bei einem 38 Jahre alten Mann berichtet, die neben einer Strukturauflockerung der Knochen des gesamten Skelettes auch Umbauzonen und ein deutliches Absinken des Knochenmineralgehaltes im Radius erkennen ließ. Nach operativer Korrektur der falschen Passage besserte sich die Malabsorption und dann trat auch eine Heilung der Osteopathie ein. Nach ausgedehnter Dünndarmresektion bei einem *Morbus Crohn* fanden Compston et al. (1978) bei 9 von 25 Patienten eine Osteomalazie, die bei 2 Kranken auch klinische Symptome hervorgerufen hatte. Bestimmungen des Knochenmineralgehaltes bei 45 Patienten mit Ileokolitis Crohn ergaben in 53% der Kranken ein Absinken der Globalwerte gegenüber der Norm (Ringe 1978). Es konnte eine negative lineare Korrelation zwischen der Krankheitsdauer und dem Knochenmineralgehalt gefunden werden. Bisher sind Langzeituntersuchungen an einem größeren Kollektiv von Patienten, die sich einer Magenresektion oder einem Dünndarmeingriff einmalig oder wiederholt unterziehen mußten, nicht vorgelegt worden.

c) Osteopathien bei idiopathischer Sprue und anderen Enteropathien

Während systematische Untersuchungen des Skelettes bei den verschiedenen Erkrankungen des Dünndarmes fehlen, liegen einige Veröffentlichungen vor, die über einzelne

Beobachtungen von Osteopathien berichten, unter denen als Grundkrankheit die einheimische Sprue oder gluteninduzierte Enteropathie an erster Stelle stehen (HANSEN und VAN STAA 1936; HEUCK 1968; LINDEMANN 1940; THAYSEN und HESS 1932; UEHLINGER 1968).

Die bei der Zoeliakie im Kindesalter beobachteten Skelettveränderungen sind von GREINACHER auf Seite 154 dieses Bandes beschrieben worden. An sich ist die Sprue sowohl in den europäischen als auch in den tropischen Ländern selten, so daß die Schwierigkeiten bei der richtigen Erkennung der Grundkrankheit einer Osteopathie verständlich sind. In Deutschland wird eine Frequenz der Sprue von 1:3000 angegeben (RIECKEN 1980). Je nach Schwere, Ausdehnung und Dauer der Erkrankung des Dünndarmes sind die Störungen des Kalziumphosphatstoffwechsels und damit eine Beteiligung des Skelettes im Sinne der *enteralen Osteopathie* unterschiedlich.

Die *klinischen Befunde* sind durch voluminöse Fettstühle, hyperchrome Anämie mit eliptischer Megalozytose, Stomatitis und starkem Gewichtsverlust gekennzeichnet. Ursächlich kommt der Fettresorptionsstörung die größte Bedeutung zu, durch die ein Mangel an den fettlöslichen Vitaminen A, D und K sowie eine Störung der Resorption der Mineralien Kalzium und Phosphor bedingt ist. Später kann sich ein Fehlen anderer Wirkstoffe, wie der Vitamine B und C und ein Eiweißmangel bemerkbar machen (Tabelle 2). Die Duodenal- und Jejunumschleimhautbiopsie gestattet es, die Ursache der gestörten intestinalen Resorption auch morphologisch zu erfassen. Sie ist eine wertvolle Ergänzung zu laborchemischen Untersuchungen. Eine schwere Steatorrhoe wird zu einer stärkeren Hypokalzämie und Absinken des Magnesium-Spiegels führen, aus der sich meist ein sekundärer Hyperparathyreoidismus entwickelt. Im histologischen Bild des Knochens sind dann ein erhöhter Knochenumbau, eine gesteigerte osteoklastäre Resorption und Mineralisationsdefekte in der Matrix erkennbar. Dieser *sekundäre intestinale Hyperparathyreoidismus* geht meist mit nur geringer Erhöhung des Parathormonspiegels

Tabelle 2. Ursachen und Folgen einer intestinalen Malabsorption

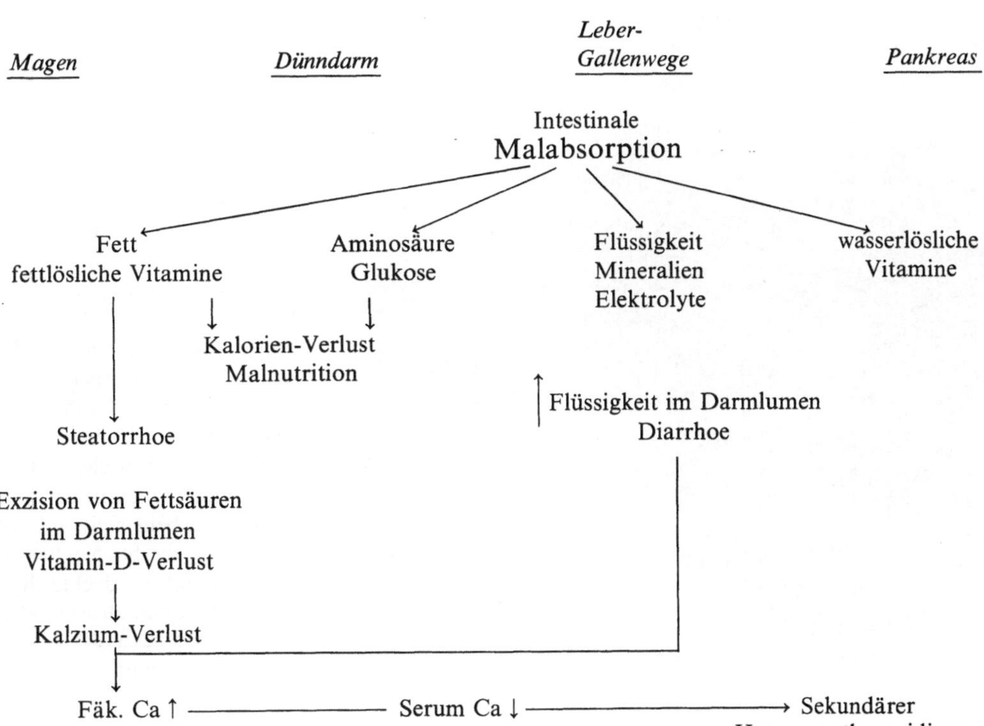

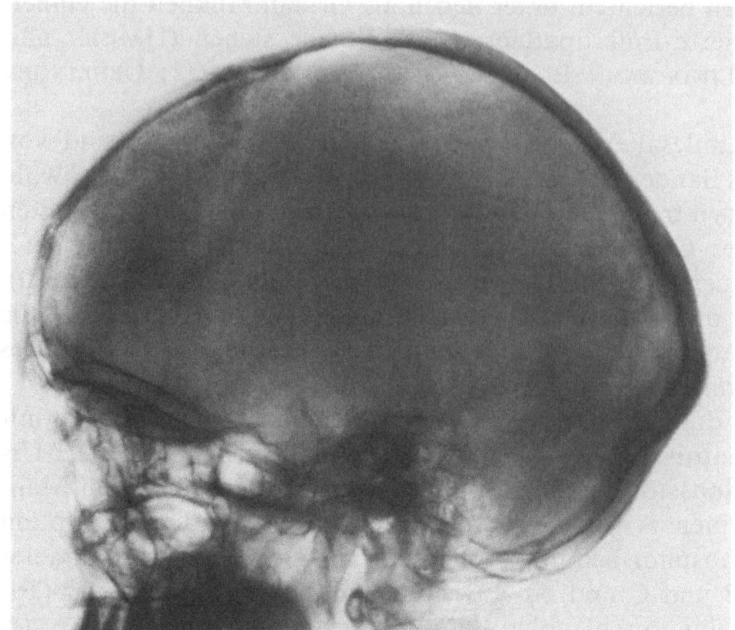

a

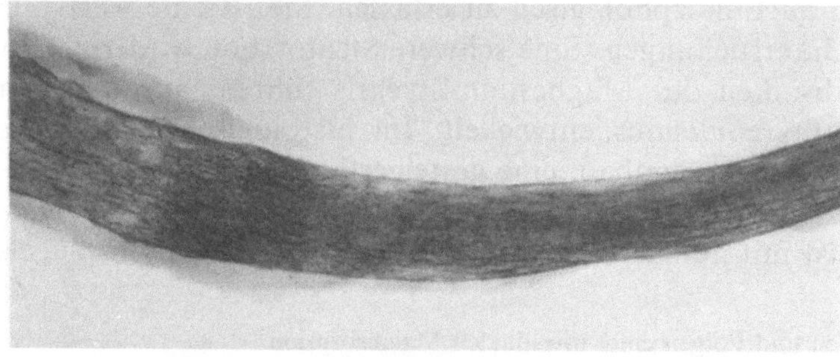

b

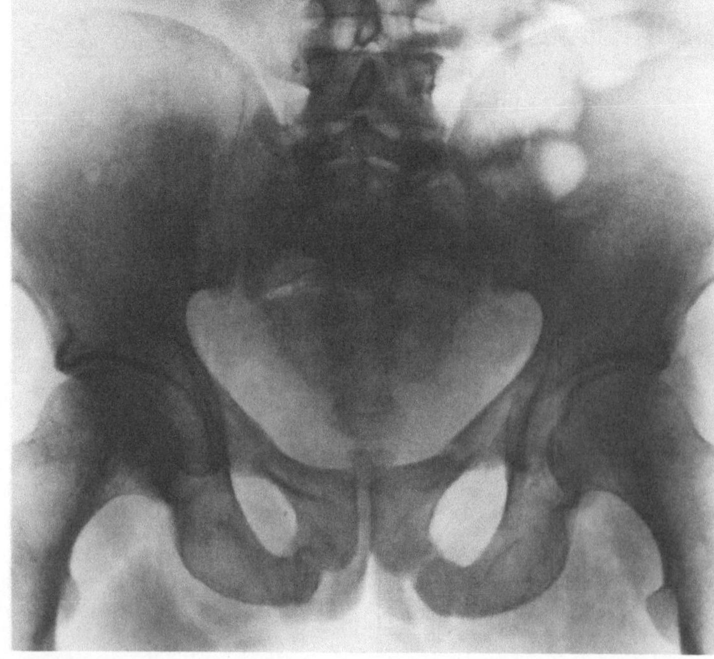

c

Abb. 28a–c. Hochgradige, schwere osteoporotische Osteopathie bei Sprue. **a** Feingranuläre osteoporotische Auflockerung des Schädeldiploe bei 32jähriger Frau. **b** Die feine Spongiosastruktur kommt auf dem Röntgenbild eines Rippenpräparates neben der diskreten Umbauzone gut zur Darstellung. **c** Schwere osteoporotisch-osteomalazische Osteopathie mit Umbauzonen in der Scham-Sitzbeinregion beiderseits infolge idiopathischer Sprue bei 57jährigem Mann. Die Obduktion deckte hyperplastische Nebenschilddrüsen bds. als Ausdruck eines sekundären Hyperparathyreoidismus auf

einher. Im Schrifttum sind einige charakteristische Beobachtungen mitgeteilt worden, auf die verwiesen sei (HAJJAR et al. 1974; Kruse und KUHLENCORDT 1980; KUHLENCORDT und KRUSE 1974; UEHLINGER 1968).

Das *Röntgenbild* zeigt eine hochgradige Osteoporose, nur selten findet sich histologisch und/oder mikroradiographisch eine osteomalazische Komponente der Osteopathie (HEUCK 1968/72). Der Befund ist an der Wirbelspongiosa, der Schädeldiploe und manchmal auch im Bereich der Diaphysenkompakta der Röhrenknochen gut erkennbar (Abb. 28). Es können Spontanfrakturen auftreten. Loosersche Umbauzonen und pathologische Frakturen treten nur selten und bei lange bestehender schwerer Sprue auf (Abb. 28b, c). Ein frühzeitiger Nachweis von Mikrofrakturen in der Spongiosa bei beginnender Zerrüttung des Knochens, die schließlich zu Umbauzonen führt, gelingt mit Hilfe der Szintigraphie auch dann, wenn der Prozeß noch sehr diskret ist (MACFARLANE et al. 1977). Deformierungen und eine deutliche Druckschmerzhaftigkeit der Knochen fehlen.

Als Folge einer angeborenen oder erworbenen *Laktose-Malabsorption* kann eine osteoporotische Osteopathie auftreten. Die Laktose findet sich in der Milch und ist mit etwa 10% unter den Gesamtkohlehydraten der Nahrung vertreten. Bei Erwachsenen wird eine Laktose-Intoleranz in Deutschland mit etwa 16% angegeben (ROTTHAUWE et al. 1972). In letzter Zeit ist über eine gehäufte Koinzidenz von Osteoporose und Laktase-Mangel berichtet worden (BIRGE et al. 1967; RUBENS-DUVAL et al. 1970). Es sind geographische Schwankungen des Laktase-Mangels festgestellt worden. Die Entwicklung der Osteoporose wird auf eine negative Kalziumbilanz zurückgeführt, da die Kalziumzufuhr durch die notwendige Diät vermindert ist, doch soll auch die intestinale Kalziumresorption generell herabgesetzt oder verlangsamt sein (KOCIAN et al. 1973; WASSERMAN 1964). Eine *schwere osteoporotische Osteopathie* des gesamten Skelettes infolge Laktose-Intoleranz haben GÜLLER et al. (1973) beschrieben. Der 38jährige Patient hat in der Anamnese ein rezidivierendes Ulkusleiden und eine Milchunverträglichkeit angegeben. Die Laktosebelastung fiel pathologisch aus und es traten Abdominalkrämpfe und Durchfälle auf. Das histologische Bild bestätigte eine schwere Osteopathie im Sinne einer Kalziummangelosteoporose wie sie bei Laktose-Intoleranz häufiger vorkommt als dies klinisch festgestellt wird. Bei schweren Osteoporosen in jüngerem Lebensalter sollte immer nach einer Laktose-Intoleranz gefahndet werden.

Bei jugendlichen Patienten mit akut-entzündlichen oder chronischen Erkrankungen des Magen-Darmtraktes haben GENANT et al. (1976) durch qualitative und quantitative radiologische Untersuchungen festgestellt, daß eine Osteopenie und eine Retardation des Wachstums auftreten können. Neben den beschriebenen primären Ursachen im Bereich des Magen-Darmkanals kann die Osteopathie auch Folge der Behandlung dieser Erkrankungen mit *Kortisonpräparaten* sein, die eine Störung der Transformation des Skelettes zur Folge haben. (s.S. 362). Die kritische Wertung eines größeren Beobachtungsgutes läßt vermuten, daß an der Entstehung enteraler Osteopathien noch unbekannte Faktoren beteiligt sein müssen, denn unter gleichen Ausgangsbedingungen kommt es immer nur bei einem Teil der Patienten zu einer Beteiligung des Skelettes. Es bedarf wohl einer besonderen Konstellation, bei der aus einer enteralen Kalziumresorptionsstörung eine Osteopathie entsteht. Die Erforschung der unbekannten Zusammenhänge ist dringend notwendig (UEHLINGER 1968).

2. Hepatogene Osteopathie

Nach länger bestehenden Erkrankungen der Leber und der abführenden Gallenwege sind generalisierte Osteopathien beschrieben worden. Besonders eindrucksvolle Veränderungen fanden sich nach Cholangitis mit cholangitischer Zirrhose sowie bei alkoholischen Leberzirrhosen, die in jüngster Zeit gehäuft aufgetreten sind. Nicht immer ist es möglich, die verschiedenartigen Ursachen einer *hepatogenen Osteopathie* (HEUCK 1962/70) im einzelnen zu analysieren. Im Vordergrund stehen Störungen des Eiweißstoffwechsels und die gestörte Umwandlung des Provitamin D in die wirksame Komponente des Vitamin D_2 und D_3, manchmal Resorptionsstörungen infolge verminderter oder fehlender Gallesekretion in den Darm und einer exkretorischen Pankreasinsuffizienz. Neben dem Vitamin D sind die Gallensäuren für die Kalziumresorption von großer Bedeutung (WISMAN 1964).

Bei einer *Leberzirrhose* spielt ferner die Hypalbuminämie eine Rolle, da der Kalziumtransport an die Albuminfraktion gebunden ist. So wird bei einigen charakteristischen Beobachtungen wahrscheinlich eine Vielzahl von Stoffwechselstörungen die Entwicklung einer hepatogenen Osteopathie begünstigen.

Eine der ersten Beobachtungen röntgen-morphologisch nachgewiesener Knochenveränderungen als Folge einer *äußeren Gallenfistel* hat SEIDEL (1910) veröffentlicht. Bei 2 Patienten konnte einmal von SCHMORL durch die Sektion eine Osteoporose auch histologisch gesichert werden, die sich von der senilen Osteoporose unterscheiden ließ. Das Auftreten von Knochenstrukturveränderungen bei Gallenfisteln ist schon aus den Tierversuchen von PAWLOW aus den Anfängen unseres Jahrhunderts bekannt. Weitere Beobachtungen von Osteopathien bei Gallenfisteln sind durch WANGENSTEEN (1929) sowie REJNBERG (1954) mitgeteilt worden.

GERSTENBERGER (1933) beobachtete 3 Fälle einer sogenannten „Rachitis hepatica" bei Kindern, von denen 2 eine *kongenitale Atresie der Gallenwege* aufwiesen. Bei dem 3. Kind war der Galleabfluß nicht gestört. Bei angeborenen Fehlbildungen im Gallenwegssystem hat auch LEVIN (1956) Skelettveränderungen gefunden. Ferner haben KATAYAMA et al. (1975) über Knochenbefunde bei Kindern mit einer kongenitalen Gallengangsatresie berichtet und bei 4 von insgesamt 8 Kindern Spontanfrakturen beobachtet.

Eine *schwere Osteomalazie* bei einer 63jährigen Patientin fand DECOURT (1937), die an einer chronischen Cholezystitis erkrankt war, aus der sich eine biliäre Leberzirrhose entwickelte. ASK-UPMARK hat 1939 der „Osteomalazia hepatica" eine ausführliche Studie gewidmet und eine Langzeitbeobachtung mitgeteilt. Es wird die Ansicht vertreten, daß der Vitamin-D-Mangel bei gestörter Leberfunktion und eine verminderte Resorption des fettlöslichen Vitamins die Knochenentkalkung hervorrufen. Ferner wird die herabgesetzte Speicherfunktion der Leber für Vitamin D diskutiert. Die pathologisch-anatomische Untersuchung des Knochens ergab keine typischen Zeichen einer Osteomalazie mit einer Zunahme von osteoiden Säumen. STUCKI (1947) hat Spontanfrakturen bei einer schweren Osteopathie infolge eines Ikterus beobachtet. Eine Zusammenstellung von 27 eigenen und 62 Beobachtungen aus der Literatur verdanken wir COCCHI (1951). Die Kranken mit einer *hepatogenen Osteoporose* weisen recht komplexe endogene Störungen auf. Als klinische Diagnosen werden chronische Leberschädigungen, Leberzirrhosen, akute gelbe Leberatrophie mit und ohne Ikterus, Verschlußikterus und größere Gallenfisteln genannt. Bei bösartigen Neubildungen der Leber war eine Osteoporose nicht festzustellen. Die Untersuchungen von COCCHI (1951) haben sich vorwiegend auf die Wirbelsäule und das Handskelett erstreckt. Den Veränderungen lag histologisch sowohl eine Osteoklasten- wie eine Osteoblasten-Osteoporose zugrunde. Als Ursache des pathologischen Knochenprozesses werden Störungen der Kalk- und Fettresorption aus dem Darm, eine Hypovitaminose D, ein sekundärer Hyperparathyreoidismus infolge ungenügender Kalkresorption und Kalkzufuhr sowie die Ausschaltung des Inaktivierungsvorganges der Östrogene in der kranken Leber und eine Hodenatrophie mit Nebennierenrindenhyperplasie diskutiert. SCHRADE (1953) weist bei der Besprechung der rarefizierenden Skeletterkrankungen auf Untersuchungen von MAYOR (1942) hin, der nach schwerer toxischer Leberschädigung eine Osteoklastenresorption des Knochens beobachtete. Ähnliche Reaktionen konnte MAYOR auch bei verschiedenen Lebererkrankungen (Zirrhose, akute gelbe Leberatrophie, Leber- und Gallengangskarzinom) feststellen und meint, hier eine Analogie gefunden zu haben. CLAUSSEN (1953) hat über entkalkende Osteopathien in der Nachkriegszeit berichtet und meint, daß hinsichtlich der Pathogenese einer Osteoporose auch die *Hepatitis* von Bedeutung sei, da er in der Vorgeschichte seiner Patienten häufig eine solche Erkrankung fand. Eine schwere Osteoporose, vor allem an der Lendenwirbelsäule, wurde bei 15 Leberzirrhosen mit starkem Aszites von PONTES et al. (1953) gefunden. Die Röntgenbefunde wurden histologisch bestätigt. ROBERTS und SULLIVAN (1955) berichten über 2 Beobachtungen von hepatogener Osteoporose bei Jugendlichen und meinen, daß dieser Erkrankung des Knochens keine Resorptionsstörungen zugrunde liegen, sondern daß möglicherweise *ein in der Leber gebildeter besonderer Stoff* eine Rolle spiele, der beim Gesunden die Kalzifizierung des Knochens fördere und bei einer Lebererkrankung die Rekalzifizierung verhindere. ATKINSON et al. (1956) haben 24 Kranke mit einer Cholestase untersucht, von denen 11 an einer primären biliären Leberzirrhose litten. Unter diesen Kranken fand sich siebenmal der Typ einer osteomalazischen und zweimal der Typ einer osteoporotischen Osteopathie, während die restlichen 2 Patienten einen Mischtyp aufwiesen. Alle Kranken hatten klinisch etwa 2 Jahre lang einen Ikterus erkennen lassen. Erwähnt seien noch die Mitteilungen von SALVATORE (1956) und von TRUTSCHEL (1956), der 8 Fälle von hepatogener Osteoporose mitgeteilt hat. BARTELHEIMER und SCHMITT-ROHDE (1956) halten eine komplexe Störung, die sowohl die organische Grundsubstanz als auch sekundär den Mineralanteil des Knochens betrifft für pathogenetisch bedeutsam. Histologische Untersuchungen des Knochens aus dem Beckenkamm bei chronischer Leberschädigung hat SCHMITT-ROHDE (1958) vorgenommen und eine diffuse Auflockerung der Ultrastruktur in den Spongiosabälkchen gefunden. Es waren weder osteoide Säume noch die Zeichen einer vermehrten Osteoklasie erkennbar. Das Röntgenbild zeigte eine erhebliche Strukturauflockerung, Entkalkung und ein stärkeres Hervortreten der Deckplatten der Wirbelkörper sowie der Kortikalis spongiöser Knochenpartien. Erst später trat eine Rarefizierung von Kortikalis und Kompakta auf. Eine Osteoporose bei anikterischer Leberzirrhose fanden SUMMERSKILL und KELLY (1963). Von DE SEZE et al. (1964) wird darauf hingewiesen, daß bei Überlegungen zur Pathogenese der hepatogenen Osteopathie die Bedeutung der Leber für die Eiweißsynthese und den intermediären Stoffwechsel des Organismus beachtet werden sollten. Neben den in der Lebererkrankung selbst begründeten Störungen des Intermediärstoffwechsels sind wahrscheinlich auch Resorptionsstörungen des Darmes (insbesondere bei der biliären Leberzirrhose) und Störungen im Mineralstoffwechsel von Bedeutung, bei denen der Einfluß von Hormonen (Keimdrüsenhormon, Parathormon, Thyrokalzitonin?) diskutiert wird. Unter 44 Kranken mit einer Leberzirrhose fanden COLLESON et al. (1965) Osteopathien, von denen 16 Osteomalazien, 6 Osteoporosen und 16 Mischformen waren. Bei 6 Kranken mit gestörtem Kalzium-Phosphor-Stoffwechsel ergab sich ein normaler Röntgenbefund des Skelettes. Die Verschiedenartigkeit der vorgefundenen Osteopathien wird auf vorbestehende, larvierte Knochenumbaustörungen zurückgeführt, die sich erst bei Hinzutreten der Leberzirrhose akut verschlimmert haben sollen.

Im eigenen Krankengut konnten bei cholangitischer oder biliärer Leberzirrhose besonders ausgeprägte Formen der hepatogenen Osteopathie beobachtet werden, die einmal eine osteoporotische (HEUCK 1970) zum anderen auch eine osteomalazische Komponente aufweisen. An einem großen Krankengut von chronischer Hepatitis und Leberzirrhose konnte ELLEGAST (1963) nur bei 2 Patienten eine Osteomalazie infolge primär-chronischer biliärer Zirrhose, sonst vorwiegend eine uncharakteristische Osteoporose feststellen, deren

Abtrennung von der Involutionsosteoporose im Senium nicht möglich erscheint. Das Vorkommen einer Spongiosklerose ist die Ausnahme. Bei Untersuchungen von insgesamt 79 Patienten mit einer histologisch bestätigten chronischen Lebererkrankung konnte HEUCK (1970) 32 Röntgenuntersuchungen des Skelettes zusammen mit dem Krankheitsverlauf auswerten. Unter diesen 32 Patienten waren 29 Laennecsche Leberzirrhosen, eine Amyloidose der Leber, eine biliäre Leberzirrhose und eine Pigmentzirrhose der Leber. 4 Patienten hatten neben der Leberzirrhose histologisch ein Leberkarzinom.

Eindeutige, makroskopisch erkennbare röntgenologische Zeichen einer diffusen Entkalkung des Skelettes fanden sich lediglich bei 6 Patienten im Alter von 53 bis 70 Jahren. Bei 5 Patienten im Alter von 41 bis 60 Jahren erlaubten die vorliegenden Röntgenaufnahmen nur den Verdacht auf eine Osteoporose auszusprechen. Dagegen konnte bei 5 Patienten zwischen 56 und 68 Jahren ohne einen auffallenden Röntgenbefund durch die *Autopsie* eine Osteoporose nachgewiesen werden. Insgesamt konnte also nur bei 11 von 32 Kranken mit einer chronischen Leberschädigung röntgenologisch oder autoptisch eine Knochenveränderung gefunden werden, doch muß berücksichtigt werden, daß die Mehrzahl der Patienten zu jener Altersgruppe gehört, bei der bereits eine Altersosteoporose vorliegt.

Eine bereits länger bestehende *intrahepatische Cholestase* wird zu schweren Formen der Osteopathie mit pathologischen Frakturen oder Zerrüttungen führen (THOMAS und GLASGOW 1974). Von LONG et al. (1978) sind 32 Kranke mit chronischer Cholestase oder hepatozellulärer Lebererkrankung untersucht worden, die Knochenschmerzen und diskrete Frakturen aufwiesen. Die Histologie nach Knochenbiopsie ergab bei 5 Patienten einen normalen Befund, bei 15 Patienten fand sich eine Osteomalazie und bei 5 Patienten eine Osteoporose; 7 Patienten zeigten histologisch eine Kombination von Osteomalazie und Osteoporose. Immer dann, wenn sich histologisch ein osteoporotischer Befund fand, waren die Zeichen einer Osteomalazie nur sehr geringfügig oder überhaupt nicht nachweisbar. Bei allen Patienten fand sich weder biochemisch noch histologisch ein Hinweis auf eine vermehrte Parathormonausschüttung. Es konnte auch keine signifikante Korrelation zwischen den laborchemischen Plasma- und Urinwerten einerseits und den histologisch-bioptischen Befunden andererseits gefunden werden. Ein statistisch sicherer Zusammenhang zwischen den niedrigen 25-Hydroxy-Vitamin-D-Werten im Serum und der Osteopathie war nicht erkennbar. Die Knochenveränderungen konnten auch durch intramuskuläre Vitamin-D-2-Injektionen nicht verhütet werden. Die Autoren nehmen an, daß *Kortikosteroide* und andere *Medikamente,* die zur Behandlung der Lebererkrankung herangezogen werden, als bedeutender ätiologischer Faktor bei der hepatogenen Osteopathie oder Osteodystrophie beachtet werden müssen.

Einige seltenere Lebererkrankungen sollen noch erwähnt werden, die mit einer Osteopathie einhergehen können. Bei 7 Kranken mit *Pigmentzirrhose* fand RUTISHAUSER (1933) eine Osteoporose, die er auf hormonale Störungen (Hodenatrophie) zurückführt. Histologisch beobachtete er keine gesteigerte Osteoklasie, sondern eine verminderte Apposition von Knochengewebe. Auf die pathogenetische Bedeutung der *Sexualhormone* für die hepatogene Osteopathie weisen auch RUPPEL und WEISSBECKER (1952) hin. In diesem Zusammenhang sei an die schon erwähnten Skelettveränderungen bei der Dystrophie der Kriegsgefangenen erinnert, als deren Ursache neben Unterernährung und Eiweißmangel auch eine Leberschädigung und der Mangel an Sexualhormonen angeführt werden (s.S. 376). Den Skelettveränderungen bei *Wilsonscher Krankheit* (hepatolentikuläre Degeneration), einer mit Leberzirrhose, Pigmentstörungen und Augenveränderungen einhergehenden Kupferstoffwechselstörung widmeten BEARN (1957) und FINBEY und BEARN (1958) eine Studie. Von 20 Patienten hatten 14 ossäre Umbaustörungen und zwar 7 in Form einer Osteomalazie, worunter sich 2 Fälle von Milkman-Syndrom befanden, 9 hatten

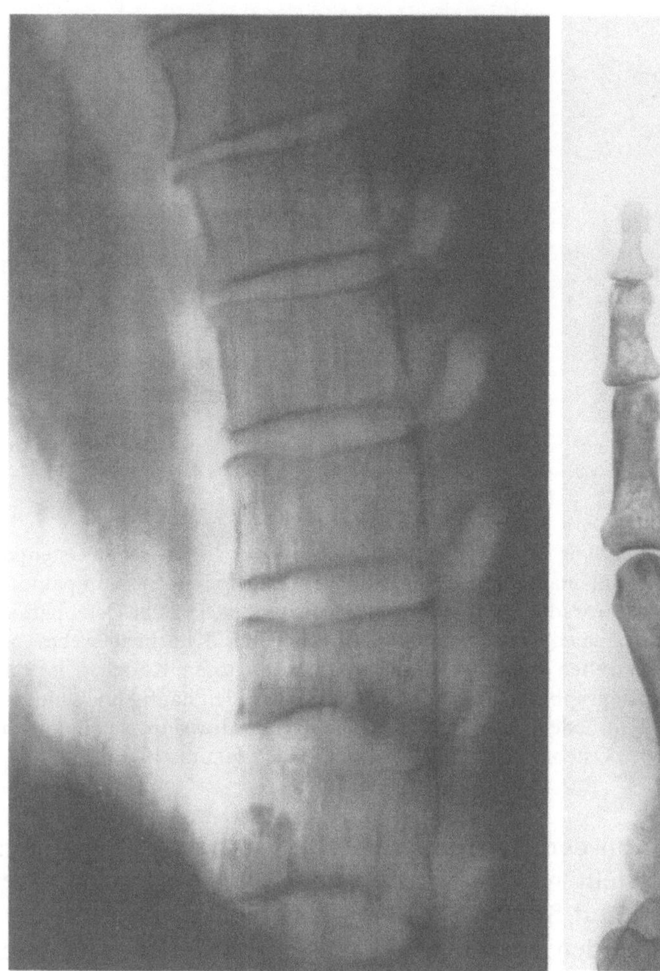
a

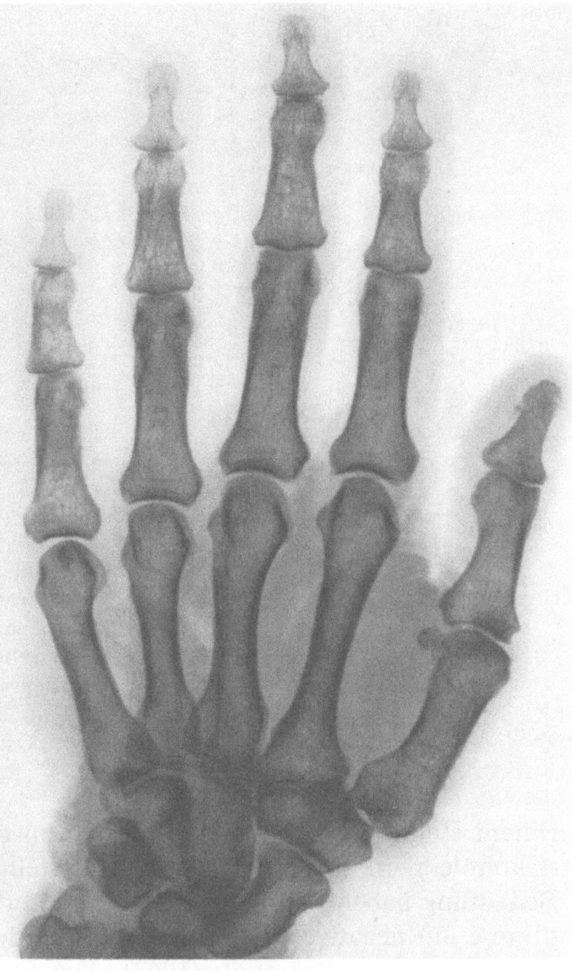
b

Abb. 29. a Ausgeprägte Wirbelsäulenosteoporose bei hepatogener Osteopathie infolge Leberzirrhose nach langjährigem Alkoholabusus. Tomogramm der Brustwirbelsäule eines 50jährigen Gastwirtes. **b** Das Handskelett zeigt eine feinmaschige Spongiosastruktur mit zarten Sklerosen und einer Verschmälerung der Diaphysenkompakta der Fingerknochen, diskret auch der Metakarpalia

eine ungewöhnliche Knochenbrüchigkeit und 11 eine relativ frühzeitig auftretende Osteoarthropathie. ROSENOER und MICHELL (1959) fanden bei dieser Erkrankung eine Osteomalazie und Osteochondrose, später haben CAVALLINO und GROSSMAN (1968) eine Rachitis beschrieben.

Eine besondere Form der Leberschädigung und Stoffwechselstörung nach *chronischem Alkoholabusus,* die schließlich auch zu Skelettveränderungen führt, hat zunehmende Bedeutung erlangt. Über eine *Osteoporose* mit frühzeitiger Entkalkung des Dorsum sellae bei Alkoholismus und chronischer Mangelernährung haben schon ALBERT und LEMAY (1968) berichtet. VALENTI und COLAS (1956) dagegen demonstrierten eine *Osteosklerose* bei alkoholischer Leberzirrhose. Die Beobachtung einer schweren osteoporotischen Osteopathie mit pathologischen Frakturen an der Wirbelsäule bei einem 50jährigen Gastwirt ist bei HEUCK (1970) zu finden (Abb. 29). Eine Leberzirrhose konnte laparoskopisch und bioptisch-histologisch gesichert werden. Die oft schweren Osteopathien bei chronischem Alkoholabusus haben meist komplexe Ursachen, die in Störungen des *Stoffwechsels und der Resorption* zu suchen sind. Die Zusammenhänge zwischen Alkoholismus und Störungen von Knochentransformation und Knochenstoffwechsel sind auch im Tierexpe-

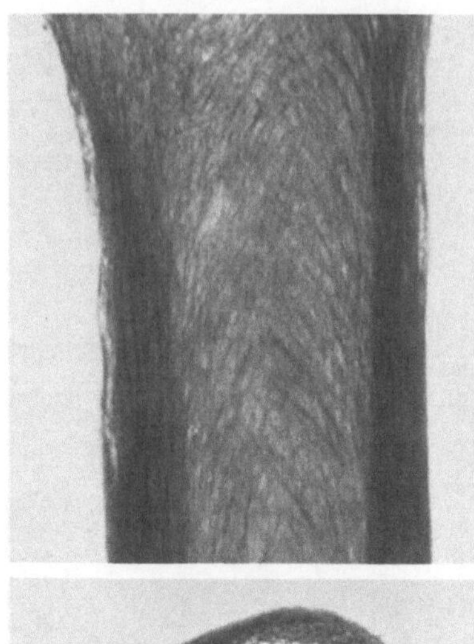

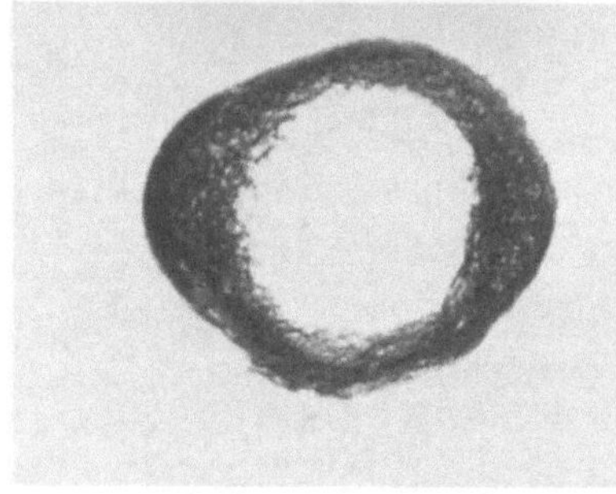

a

Abb. 30a–c. Die Feinstruktur des Knochens bei hepatogener Osteopathie zeigt im makroskopischen Bild der aufgelockerten Kompakta **a** und im Mikroradiogramm **b** den osteoporotischen Typ der Osteopathie. Sehr unterschiedliche Mineralkonzentration des Knochengewebes bei nur vereinzelten osteoiden Säumen. Im spongiösen Knochen ist das mikroradiographische Bild ähnlich **c**. Es finden sich häufig hochmineralisierte Kitt- oder Zementlinien und einzelne Howshipsche Lakunen. Osteoide Säume sind selten. (Nach HEUCK 1976)

riment studiert worden. Eine Stimulation der Nebennierenrindenfunktion konnte unter Alkoholeinwirkung bei Mäusen festgestellt werden, so daß ein *kataboler* Stoffwechsel Bedeutung haben könnte (SANTISTEBAN und SWINYARD 1956). Eine gesteigerte Kalziumdiurese mit negativer Kalziumbilanz, die den Knochenstoffwechsel beeinflussen könnte, fanden KALBFLEISCH et al. (1963). Die Stimulierung der *Nebenschilddrüsenfunktion* ist über diesen Mechanismus möglich (NORDIN 1973). In der Regel ist bei Alkoholikern auch mit einer Fehlernährung zu rechnen, die sich auf verschiedenste Stoffwechselvorgänge auswirken muß. Untersuchungen des fettfreien Trockengewichtes von 39 Knochenproben bei Alkoholikern *unter 45 Jahren* hat SAVILLE (1965) vorgenommen und im Vergleich mit einem Kontrollkollektiv *stark reduzierte Werte* gefunden, die sich erst bei 71- bis 85jährigen Menschen nachweisen lassen. Die Werte der Knochentrockensubstanz ergaben eine signifikante lineare Korrelation mit den Ergebnissen der Röntgen-Morphometrie der Radiusschaftkompakta, so daß eine generalisierte Osteopathie angenommen werden konnte.

Nach *längerem Alkoholabusus* auftretende chronische Lebererkrankungen gehen meist mit einer *exkretorischen Pankreasinsuffizienz* und einer *Steatorrhoe* einher. Die Funktionsstörungen dieser beiden Organe können verschiedenartig sein, jedoch gemeinsam das Auftreten einer generalisierten Osteopathie beschleunigen. Von NILSSON und WESTLIN (1973) sind densitometrische Bestimmungen des Knochenmineralgehaltes bei 93 chronischen Alkoholikern durchgeführt worden, die ein Defizit gegenüber Normalpersonen ergaben, das mit fortschreitendem Lebensalter noch deutlicher wurde. LUND et al. (1977) haben insgesamt 137 Alkoholiker mit einer Fettleber oder einer Leberzirrhose und Skelettveränderungen untersucht. Dabei fand sich eine Verminderung der Serumkonzentration des $25/(OH)D_3$ besonders in den Sommermonaten im Vergleich zu Kontrollpersonen. Nach oraler oder parenteraler Gabe von Cholekalziferol (D3) wurde auch bei chronischen Alkoholikern eine normale intestinale Resorption sowie eine ausreichende Hydroxylie-

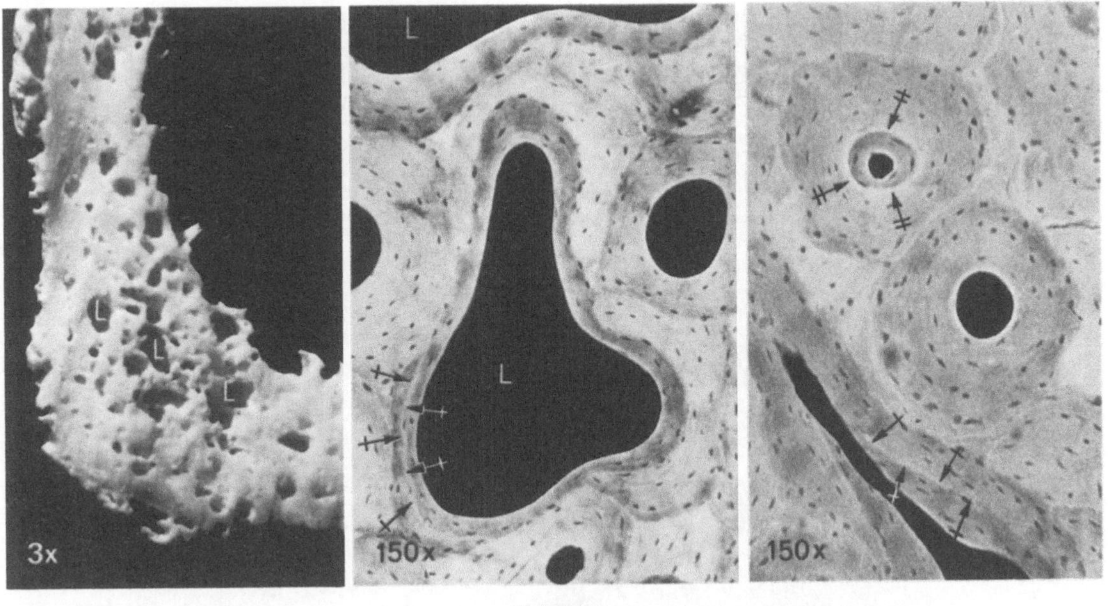

Abb. 30b

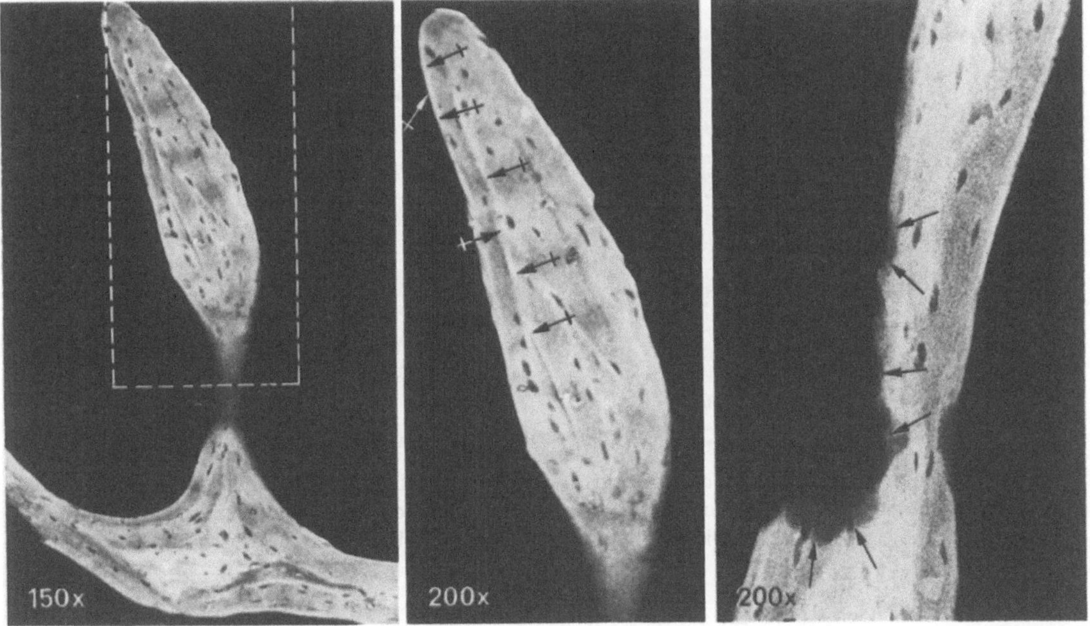

Abb. 30c

rung von Cholekalziferol in der Leber erreicht. Diese Beobachtung erklärt den röntgen-morphologischen Befund der mehr für eine Rarefizierung des Knochens im Sinne der Osteoporose als für eine Mindermineralisation der Tela ossea im Sinne der Osteomalazie spricht. Auch andere Autoren fanden häufiger die osteoporotische Komponente, seltener Zeichen für eine Osteomalazie (Hepner et al. 1976; Long et al. 1978). Der oft diskrete röntgen-morphologische Befund des Skelettes bei alkoholischen Lebererkrankungen sollte in Zweifelsfällen immer durch eine Biopsie und histologische sowie mikroradiografische Analysen der Tela ossea gestützt werden. In der zusammenfassenden Darstellung von Kuhlencordt und Kruse (1980) wird betont, daß die alkoholische Leberzirrhose häufig

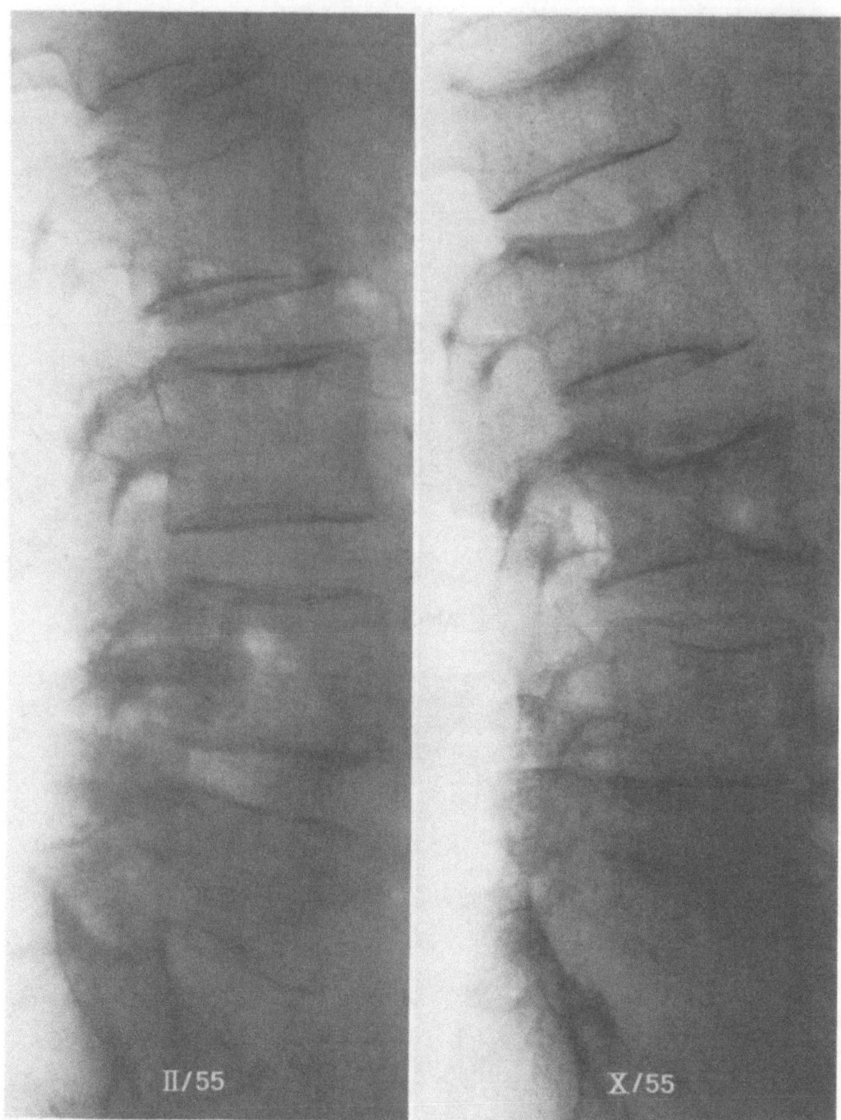

Abb. 31. Feinmaschige Struktur der Wirbelspongiosa nach Rarefizierung der Bälkchen und Lamellen mit deutlichem Hervortreten der Deckplatten und unterschiedlichen zunehmenden Deformierungen der Wirbelkörper bei hepatogener Osteopathie infolge primärer biliärer Leberzirrhose. 65jähriger Mann

gleichzeitig mit einer exkretorischen Pankreasinsuffizienz und einer Steatorrhoe kombiniert auftritt. Eine Differenzierung der Ursachen einer generalisierten Skelettveränderung muß daher immer durch laborchemische und klinische Verfahren erfolgen, deren Ergebnisse die Voraussetzung für eine sinnvolle Behandlung sind.

Bei der *hepatogenen Osteopathie* verschiedenster Ätiologie sind die mikroskopischen und makroskopischen Befunde der Knochen gleichartig. Das histologisch-mikroradiografische Bild der Tela ossea zeigt das Ergebnis der Stoffwechselstörung und der pathologischen Transformation. In der *Kompakta* finden sich Lakunen, die das Bild der normalen Osteonenstruktur abgelöst haben (Abb. 30). Der Mineralgehalt der Tela ossea weist große Unterschiede auf, so daß ein unregelmäßiges Mosaik entsteht. Die Zonen geringen Kalksalzgehaltes finden sich in unmittelbarer Nachbarschaft der blutführenden Räume der Haversschen Kanäle und Lakunen. Osteoide Säume sind in unterschiedlicher Anzahl

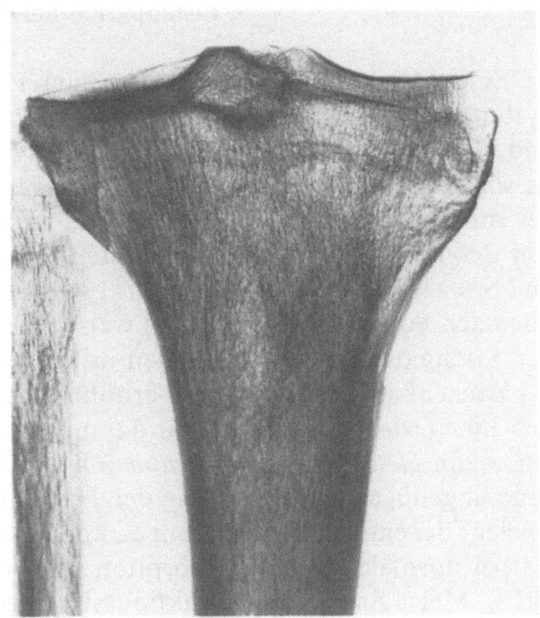

Abb. 32. Transformation der Metaphyse und Diaphyse der Tibia mit Strukturauflockerung und periostalen Appositionen nach länger bestehender primärer biliärer Leberzirrhose (Präparat-Röntgenbild einer 53jährigen Frau)

zu beobachten. Es finden sich Verdichtungszonen und ein hoher Mineralgehalt der Kitt- oder Zementlinien. Innerhalb eines Haversschen Systems sind manchmal mehrere Zementlinien erkennbar (Kokardenosteone). In den Trajektorien der *Spongiosa* sind ähnliche Verdichtungslinien nachweisbar. Unregelmäßige Randkonturen im Sinne der Howshipschen Lakunen sind vereinzelt zu erkennen (Abb. 30c).

Die *Makrostruktur der Spongiosa* im Röntgenbild ist durch Rarefizierung der Lamellen und Bälkchen gekennzeichnet (Abb. 31). Die mechanisch am stärksten belasteten Trajektorien der Spongiosa bleiben relativ gut erhalten, was insbesondere an der Schenkelhalsspongiosa auffällt. Die Wirbelkörperdeckplatten und die Knochengrenzlamellen der spongiösen Knochenabschnitte treten deutlicher in Erscheinung. Die *Kompakta der Diaphysen* läßt neben endostalem Abbau des Knochens eine „Aufblätterung" oder Spongiosierung und subperiostale Umbauvorgänge mit reaktiven periostalen Auflagerungen erkennen (Abb. 32). Wenn auch periostale Reaktionen und Appositionen bei der hepatogenen Osteopathie vereinzelt beschrieben worden sind, so ist doch die Beobachtung einer Osteoarthropathie hypertrophicans „Pierre-Marie" durch DE MEYER und SARASIN (1950) bemerkenswert. Eine ähnliche Form der Osteopathie bei Leberzirrhose haben HAN SANG und COLLINS (1968) mitgeteilt.

Die Abnahme der „Schattendichte" im Röntgenbild und Strukturveränderungen von Spongiosa und Kompakta sind die ersten Zeichen einer Osteopathie. Zur Objektivierung des Verlustes von Knochengewebssubstanz im Gesamtvolumen eines Knochens oder Knochenabschnittes und/oder der Entkalkung oder verminderten Verkalkung der Tela ossea selbst können densitometrische Messungen der globalen Mineralkonzentration (Apatitwert) des Knochens oder die Morphometrie herangezogen werden (HEUCK 1970).

Das bunte Bild der nebeneinander zu findenden Abbau- und Anbauvorgänge, die Strukturauflockerung des spongiösen Knochens, die Atrophie von Kompakta und Kortikalis neben marginalen Sklerosen und Inseln von Spongiosklerosen im Knochen weisen auf eine recht komplexe Störung hin. In die gleiche Richtung weist auch der mikroradiografische Befund des Knochengewebes mit unregelmäßigen Kalksalzkonzentrationen der Tela ossea, die in der Summation die Röntgenbefunde verständlich machen.

3. Osteopathie bei Pankreaserkrankungen

Eine Minderung der exkretorischen Pankreasleistung kann zur Entwicklung einer Systemerkrankung des Skelettes, der *pankreatogenen Osteopathie* führen (BARTELHEIMER und SCHMITT-ROHDE 1956; SCHRADE 1953; STIMMING u. MARING 1956; UEHLINGER 1968). Es sind nur wenige Mitteilungen zu finden, die über *Systemerkrankungen des Skelettes* bei einer chronischen Pankreatitis und nach Pankreasteilresektionen oder Totalresektionen der Bauchspeicheldrüse berichten (DAMMANN et al. 1977; HOFFBRAND 1965; KOCH und SAILER 1963; KÜMMERLE et al. 1969; KUHLENCORDT und KRUSE 1980). Die Osteopathie nach Pankreaserkrankungen weist neben einer *osteoporotischen Strukturauflockerung* der Spongiosa im histologischen Bild eine Verminderung der volumetrischen Dichte der Beckenkammspongiosa mit erhöhtem Knochenumbau ohne Mineralisationsstörungen auf. Eine *Osteomalazie* wird nur dann nach Erkrankungen der Bauchspeicheldrüse auftreten, wenn *gleichzeitig eine Steatorrhoe und eine Vitamin-D-Stoffwechselstörung* vorliegen. Eine ungenügende Bestrahlung der Haut mit ultraviolettem Licht kann dabei eine Rolle spielen. Bei einigen Beobachtungen konnte eine Verminderung des Knochenmineralgehaltes bei normaler Kalziumresorption im Dünndarm festgestellt werden (DAMMANN et al. 1977). Meist sind jedoch Funktionsstörungen der Bauchspeicheldrüse mit Erkrankungen im Magen-Darmtrakt, in der Leber und den Gallenwegen vergesellschaftet. Sie werden daher in der Regel im komplexen Geschehen des Entstehens einer gastrointestinalen Osteopathie mitwirken. Über die Auswirkung isolierter Pankreasfunktionsstörungen auf das Skelett finden sich solche Beobachtungen, die dem Befund von gastrointestinalen Osteopathien gleichen.

Die Bedeutung einer *akuten Pankreatitis* mit ausgedehnten Fettgewebsnekrosen für den Kalziumstoffwechsel sind

1. die Bildung von Kalziumseifen, durch die dem Blut große Mengen von Kalzium entzogen werden
2. der Ausfall der exokrinen Pankreassekretion erschwert die Resorption von Vitamin D erheblich.

Bei 50 Kranken mit Pankreatitis fanden EDMONDSON et al. (1942/44/52) 36mal eine Verminderung des Serumkalziumspiegels unter 9 mg% und 3mal unter 7 mg%. Dieser starke Abfall ist prognostisch ungünstig. LIPP und HUBBARD (1950) fanden unter 10 Patienten mit Pankreatitis 9mal ein Absinken des Kalziumspiegels, jedoch nicht unter 7 mg%. Der Ausgleich des Kalziumdefizits erfolgt durch verstärkte Produktion von *Parathormon*. Der Regulationsmechanismus zur Kompensation funktioniert sehr rasch. Die tiefsten Serum-Kalziumwerte finden sich zwischen dem 2. und 6. Krankheitstag. Die Ausgangswerte werden am 14. Krankheitstag wieder erreicht (EDMONDSON et al. 1952).

PLOUGH und KYLE (1957) beobachteten den Übergang eines sekundären pankreatogenen Hyperparathyreoidismus in einen tertiären (autonomen) Hyperparathyreoidismus bei einem 37jährigen Mann nach Pankreatitis. Die stete Überlastung der Nebenschilddrüsen führte im Verlauf von 8 Jahren zur Bildung eines autonom arbeitenden Nebenschilddrüsenadenoms. Die Entwicklungskette lautet: Pankreatitis acuta mit Fettgewebsnekrosen-Hypokalzämie – sekundärer pankreatogener Hyperparathyreoidismus – Normokalzämie – Nebenschilddrüsenadenom im Sinne eines autonomen, tertiären Hyperparathyreoidismus-Hyperkalzämie (UEHLINGER 1968).

Neben diesen generalisierten Veränderungen kommen bei oder nach einer akuten Pankreatitis auch regionale, lokalisierte Befunde vor, die entweder als kalzifizierende Fettgewebsnekrosen oder als aseptische Nekrosen bekannt geworden sind (ACHORD und GERLE 1966; ALLEN und JINKINS 1978; BANK et al. 1966; GERLE et al. 1965; IMMELMAN et al. 1964). Zystoide Gebilde im Knochen und umschriebene Verdichtungen an Humerus- und Femurköpfen sowie an der Tibia fanden GERLE et al. (1965). Eine Femurzyste stellte die Ursache für eine nicht heilende pathologische Fraktur dar. Es waren auch Weichteilverkalkungen nachweisbar. Die Autoren schließen dabei Gefäßschädigungen, Knocheninfarkte, aseptische Nekrosen mit Spongiosklerose und eine komplexe Wirkung des Alkohols auf den Fettstoffwechsel in ihre pathogenetischen Erwägungen ein. Es fehlen bisher systematische Untersuchungen zur Häufigkeit der Osteopathie nach akuten und chronischen Erkrankungen der Bauchspeicheldrüse. Die Bedeutung des Organs für den Kalzium-Stoffwechsel ist nicht unbekannt, doch fehlen fundierte Kenntnisse über die Zusammenhänge der inkretorischen und exkretorischen Funktionen des Pankreas mit dem Stoffwechsel und der Transformation der Tela ossea, die immer einer Systemerkrankung des Skelettes zugrunde liegen.

Literatur

Aaron JE, Gallagher JC, Anderson J, Stasiak L, Longton EB, Nordin, BEC, Nicholson M (1974) Frequency of osteomalacia and osteoporosis in fractures of the proximal femur. Lancet *I*:229

Aaron JE, Gallagher JC, Nordin BEC (1974) Seasonal variation of histological osteomalacia in femoral neck fractures. Lancet *II*:84

Achord JL, Gerle RD (1966) Bone lesions in pancreatitis. Am J Dig Dis (NS) *2*:453–460

Albanese AA (1977) Bone loss: Causes, detection, and therapy. Curr Top Nutr Dis *1*:203

Albert M, Lemay, M (1968) Demineralisation of the dorsum sellae associated with alcoholism. Brit J Radiol *41*:331–332

Albright F (1941) Osteoporosis. Ann Intern Med *27*:861–882

Albright F (1947) Osteoporosis. Am J Int Med *27*:861

Albright F, Burnett CH, Parson W, Reifenstein EC, Roos A (1946) Osteomalacia and late rickets. Medicine (Baltimore) *25*:399

Albright F, Reifenstein EC (1948) The parathyroid glands and metabolic bone disease. William & Wilkins, Baltimore

Allen BL, Jinkins WJ (1978) Vertebral osteonecrosis associated with pancreatitis in a child. J Bone Joint Surg [Am] *60*:985–987

Alwens (1919) Über die Beziehungen der Unterernährung zur Osteoporose und Osteomalacie Münch Med Wochenschr *66*:1071–1075

Andersch H, Arzberger H (1971) Die Verkalkung des Ligamentum plantare longum bzw. der Aponeurosis plantaris beim älteren Diabetiker. Dtsch Z Verdau Stoffwechselkr *31*:207–210

Arnold JS (1968) External and trabecular morphologic changes in lumbar vertebrae in aging. In: Progress in methods of bone mineral measurement. U.S. Dept. Health, Education, Welfare Washington D.C. 1968/70

Ask-Upmark E (1939) Osteomalacie hepatica. Acta Med Scand *99*:204

Atkinson M, Nordin BEC, Sherlock S (1956) Malabsorption and bone disease in prolonged obstructive jaundice. Q J Med NS *25*:299

Atkinson PJ (1967) Variation of trabecular structure of vertebrae with age. Calcif Tissue Res *1*:24–32

Atkinson PJ, Weatherell JA, Weidmann SM (1962) Changes in density of the human femoral cortex with age. J Bone Joint Surg [Br] *44*:496–502

Atkinson PJ, Weatherell JA (1967) Variation in the density of the femoral diaphysis with age. J Bone Joint Surg [Br] *49*:731–788

Atkinson PJ, Woodhead C (1968) Changes in human mandibular structure with age. Arch Oral Biol *13*:1453–1463

Atkinson PJ, West RR (1970) Loss of skeletal calcium in lactating women. J Obstet Gynaec Br Cwlth *77*:555–560

Atzenhofer-Baumgartner K (1972) Zur gastro-intestinal bedingten Osteomalazie. Münch Med Wochenschr *114*:542–547

Avioli LV (1973) Vitamin D_3 metabolism in man and its relation to disorders of mineral metabolism. In: Clinical aspects of metabolic bone disease. Excerpta Medica, Amsterdam

Baastrup Chr I (1923) "The acute bone atrophy" and its roentgen picture. Acta Radiol *2*:364

Bank S, Marks JN, Farman J, Immelman EJ (1966) Further observations on calcified medullary bone lesions in chronic pancreatitis. Gastroenterology *51*:224–230

Bansi HW (1946) Die Ödemkrankheit. Med Klinik *41*:273–283

Banzer D, Schneider U, Kraft D (1974) Special application of a transmission scanner for bone mineral determination in normal and osteoporotic rats. Bone Mineral Determinations 1974, No 20

Banzer D, Schneider U, Wegener O-H, Oeser H, Pleul O (1979) Quantitative Mineralsalzbestimmung im Wirbelkörper mittels Computertomographie. Fortschr Roentgenstr *130*:77–80

Barnicot NA, Datta SP (1956) Vitamin A and bone. In: Bourne GH (ed) The biochemistry and physiology of bone. Academic Press, New York

Bartelheimer H (1939) Die Hyperostosis frontalis interna als Symptom des hypophysären Diabetes. Wien Med Wochenschr *89*:341–343

Bartelheimer H (1949) Klinisches Bild, Entstehung und heutige Bedeutung der universellen kalzipriven Osteopathien. Klin Wochenschr 521–530

Bartelheimer H (1962) Osteopathien, die den Internisten angehen. Internist *3*:233–241

Bartelheimer H (1963) Die klinische Bedeutung der Knochenbiopsie. Verh Dtsch Ges Pathol 47. Tagg. Fischer, Stuttgart, S 129–137

Bartelheimer H (1965) Funktionsdiagnostik der Nebenschilddrüsenerkrankungen. In: Klinische Funktionsdiagnostik. Thieme, Stuttgart

Bartelheimer H (1980) Allgemeine Aspekte in der klinischen Osteologie. In: Kuhlencordt und Bartelheimer (Hrsg) Handbuch der Inn Medizin, 5. Aufl: Bd VI/1 B. Springer, Berlin Heidelberg New York

Bartelheimer H (1980) Metabolische Kraniopathien In: Kuhlencordt und Bartelheimer (Hrsg) Handbuch der Inn Medizin, 5 Aufl: Bd VI/1 B. Springer, Berlin Heidelberg New York

Bartelheimer H, Schmitt-Rohde JM (1956) Osteoporose als Krankheitsgeschehen. Ergeb Inn Med Kinderheilkd NF *7*:454–585

Bartelheimer H, Schmitt-Rohde JM (1957) Die Biopsie des Knochens als differentialdiagnostische klinische Methode. Klin Wochenschr *35*:429–440

Bartelheimer H, Kuhlencordt F (1965) Der sekundäre Hyperparathyreoidismus beim primären und sekundären Malabsorptionssyndrom. Dtsch Arch Klin Med *120*:98–118

Bartelheimer H, Heisig N (1968) Aktuelle Gastroenterologie. Thieme, Stuttgart, S 67–68

Bearn AG (1957) Wilson'sche Krankheit. Amer J Med *22*:747–757

Belloni L (1946) Osteomalazische Looserzonen und schleichende Frakturen an Wirbeldornfortsätzen. Schweiz med Wschr *76*:1107–1109

Beno I, Bucko A, Makovicky V (1972) Calcium metabolism after gastrectomy. II. Bone changes. Cesk Gastroenterol Vyz *26*:256–261

Berning H (1949) Die Bedeutung des Eiweißstoffwechsels für die Pathogenese der Dystrophie. Dtsch med Wschr *74*:1403–1406

Berning H (1949) Die Dystrophie. Thieme, Stuttgart

Bessler W (1973) Szintigraphische Untersuchungen bei Skelettsystemerkrankungen. Radiologe *13*:117

Birge SJ, Kentmann HT, Cuatrecasas P, Whedon GD (1967) Osteoporosis, intestinal lactase deficiency and low dietary calcium intake. N Engl J Med *276*:445–448

Bleicher JE, Cegielski M, Saporta JA (1974) Intestinal bypass operation for massive obesity. Postgrad Med *55*:65–70

Bohatirchuk F (1954) Some microradiographical data on bone ageing. Br J Radiol *27*:177–182

Bohatirchuk F, Jeletzky T (1971) Micromorphology of osteomalacia studies by stain historadiography. Invest Radiol *6*:122–132

Bohne O (1928) Über die Sanduhrform der Wirbel. Z Orthop Chir *50*:764–768

Bordier P, Tun Chot S (1973) Histological aspects of bone remodelling, with special reference to the effects of parathyroid hormone and vitamin D. In: Clinical aspects of metabolic bone disease. Excerpta Medica, Amsterdam

Bordier PJ, Arnaud C, Hawker C, Tun Chot S, Hioco D (1973) Relationship between serum immunoreactive parathyroid hormone, osteoclastic and osteocytic bone resorptions and serum calcium in primary hyperparathyroidism and osteomalacia. In: Clinical aspects of metabolic bone disease. Excerpta Mecia, Amsterdam

Bosnjakovic S, Heuck F (1979) Röntgenmorphologie der Periostregion bei Osteopathien. Radiologe *19*:307–316

Bosnjakovic S, Heuck F (1980) Radiologische Untersuchungsmethoden bei generalisierten Systemerkrankungen des Skeletts. Pharmakother *3*:155–163

Bourne GH (1972) The biochemistry and physiology of bone, Academic Press, New York

Brooke-Cowden GL, Braasch JW, Gibb SP, Haggitt RC, McDermott WV (1976) Postgastrectomy syndromes. Am J Surg *131*:464–470

Burkhardt R (1980) Myelogene Osteopathien. In: Kuhlencordt und Bartelheimer (Hrsg) Handbuch der Inn Medizin, 5. Aufl: Bd VI/1 B. Springer, Berlin Heidelberg New York

Burkhardt R, Bartl R, Demmler E, Kettner G (1981) Zwölf histobioptische Thesen zur Pathogenese der primären und sekundären Osteoporose. Klin Wochenschr *59*:5–18

Bussabarger RA, Freeman S, Ivy AC (1938) The experimental production of severe homogeneous osteoporosis by gastrectomy in puppies. Am J Physiol *121*:137

Camp JD, McCullough JAL (1941) Pseudofractures in diseases affecting the skeletal system. Radiology *36*:651–663

Cann CE, Genant HK, Ettinger B, Gordan GS (1980) Spinal mineral loss in oophorectomized women. Determination by quantitative computed tomography. J Amer Ass *244*:2056–2059

Cavallino R, Grossman H (1968) Wilson's disease presenting with rickets. Radiology *90*:493–494

Chalmers J, Conacher WDH, Gardiner DL, Scott PJ (1967) Osteomalacia – a common disease in elderly women. J Bone Joint Surg [Br] *49*:403–423

Clark FWS, Young JR (1972) Osteomalacia in immigrants from the Indian subcontinent in Newcastle upon Tyne. Proc Roy Soc Med *65*:14–16

Claussen F (1953) Über die Zunahme der entkalkenden Osteopathien und zugleich der Osteochondrosen nach dem Krieg. Verh Dtsch Ges Inn Med *59*:471

Cocchi U (1951) Hepatogene Osteoporose. Radiol Clin (Basel) *20*:362–382

Cockshott P, Middlemiss H (1979) Clinical radiology in the tropics. Churchill & Livingstone, Edinburgh, London, New York

Collazo JP, Rubino P, Varela B (1930) Knochenbildung und Wachstumsstörungen bei Hypervitaminose D. Virchows Arch [Pathol Anat] *274*:284

Colleson L, Grilliat JP, Mathieu J, Laurent J (1965) L'ostéose raréfiante dans lés cirrhoses du foie. Presse Méd *73*:2571

Compston JE, Horton LWL, Ayers AB, Tighe JR, Creamer B (1978) Osteomalacia after small-intestinal resection. Lancet *I*:9–12

Crosley CJ, Chee C, Berman PH (1975) Rickets associated with long-term anticonvulsant therapy in a pediatric outpatient population. Pediatrics *56*:52–57

Dambacher MA (1980) Die Therapie der Osteoporose und der Osteomalazie. Pharmakother *3*:176–185

Dambacher MA, Fischer JA (1979) Zur Differentialdiagnose der Osteoporose. Z Orthop Grenzgeb *117*:127–278

Dambacher MA, Haas HG, Lauffenburger Th, Schneider W (1979) Die Osteoporosen. Therapiewoche *29*:6868–6880

Dammann H-G, Kruse H-P, Kuhlencordt F, Montz R, Schreiber HW (1977) Pankreasoperationen und ihre Auswirkungen auf den Knochen- und Kalziumstoffwechsel. Z Gastroenterol *15*:577–585

Danö P, Lenz K (1977) Change of bile acid metabolism and absorption of vitamin B 12 after intestinal shunt operation in obesity. Scand J Gastroenterol *9*:159–165

Decourt J (1937) Ostéomalacie grave non influencée par l'ingestion de vitamine D, mais considérable améliorée par l'administration de vitamines A et D en injections intramusculaires. Bull Soc Méd Hôp Paris *53*:248–254

Deller DJ (1966) Calcium and the alimentary tract. Bull Post-Grad Comm Med *22*:51–58

Delling G (1973) Age-related bone changes. Curr Top Pathol *58*:117–147

Delling G (1975) Endokrine Osteopathien. Fischer, Stuttgart

Delling G (1980) Morphologie generalisierter Osteopathien – Veränderungen nach Therapie. Pharmakother *3*:148–154

Delling G, Schulz A, Seifert G (1976) Fortschritte in der Morphologie und Diagnostik von Osteopathien und Knochentumoren. Radiologe *16*:46–53

DeLuca HF, Ghazarian JG (1980) The role of vitamin D and its metabolites in calcium and phosphate metabolism. In: Kuhlencordt und Bartelheimer (Hrsg) Handbuch der Inn Medizin, 5. Aufl: Bd VI/1A. Springer, Berlin Heidelberg New York

Demmler K (1975) Beziehungen zwischen Mark und Knochen bei Osteoporosen. Med Klin *70*:41–48

Demmler K (1976) Die Histopathologie des Gefäßsystems im spongiösen Knochen und ihre klinische und funktionelle Bedeutung bei Osteopathien und Myelopathien. Bücherei d Orthopäden, Bd 15. Enke, Stuttgart

Dent CE (1969) Rickets (and osteomalacia), nutricional and metabolic. Proc Roy Soc Med *63*:401–408

Dent CE (1976) Metabolic forms of rickets (and osteomalacia). In: Bickel H, Stern J (eds) Inborn errors of calcium and bone metabolism. MTP Press, Lancester, p 124

Dent CE, Hodson CJ (1954) Radiological changes associated with certain metabolic bone diseases. Br J Radiol *27*:605–618

Dent CE, Smith R (1969) Nutritional osteomalacia. Q J Med *38*:195

Dent CE, Stamp TCB (1977) Vitamin D, rickets and osteomalacia. In: Metabolic Bone Disease Vol I Eds: Avioli IV, Krane SM. Acad Press, New York San Francisco London

Dent, CF, Hodson CJ (1954) Generalised softening of bone to metabolic causes. Brit J Radiol *27*:605–615

Dequeker J, Creytens G, Gielen F (1974) Repeated measurements of bone mineral content by photon absorptiometry in vertebral collapse patients and normal controls. A one year follow up study. Bone Mineral Determinations 1974, No 23

Devas M (1975) Stress fractures. Churchill-Livingstone. Edinburgh London New York

DeWind LT (1961) Hypervitaminosis D with osteosclerosis. Arch Dis Child *36*:373

Dihlmann W (1967) Röntgendiagnostik der Iliosakralgelenke und ihrer nahen Umgebung. Thieme, Stuttgart

Dihlmann W, Müller G (1973) Sacroiliacalbefunde beim Hyperparathyreoidismus (Röntgenologie, Histomorphologie). Radiologe *13*:160–163

Dollerup E (1964) Chemical analysis and microradiographic investigations on bone biopsies from cases of osteoporosis and osteomalacia as compared with normal. I. Calcium, phosphorus, and nitrogen content of normal and osteoporotic human bone. In: Blackwood (ed) Bone and tooth. Pergamon Press, Oxford

Dollery CT, Fraser HS, Davies D, MacIntyre I (1977) Vitamin D status in different subgroups of British Asians. Br Med J *1*:104

Dominok GW (1968) Der altersbedingte Wandel des feingeweblichen Bildes menschlicher Knochen. Ergeb Allg Pathol Path Anat *49*:229–274

Drogula KH (1958) Formveränderungen der Wirbelsäule bei Osteoporose. Z Orthop *90*:444–457

Eastwood JB, Wardener HE, Gray RW, Lemann JL (1979) Normal plasma-1,25-$(OH)_2$-vitamin-D concentrations in nutritional osteomalacia. Lancet *I*:1377

Eddy EL (1971) Metabolic bone disease after gastrectomy. Am J Med *50*:442–449

Edeiken J, Hodes Ph J (1973) Roentgen diagnosis of disease of bone, 2. edn. Williams & Wilkins, Baltimore

Edelmann A (1919) Über häufiges Auftreten von Osteomalazie und eines osteomalazieähnlichen Symptomen-Komplexes. Wien Klin Wochenschr *32*:82

Edmondson HA, Fields JA (1942) Relation of calcium and lipids to acute pancreatic necrosis; report of fifteen cases, in one of which fat embolism occurred. Arch Intern Med *69*:177–190

Edmondson HA, Berne CJ (1944) Calcium changes in acute pancreatic necrosis. Surg Gynecol Obstet *79*:240–244

Edmondson HA, Berne CJ, Homann RE, Wertman M (1952) Calcium, potassium, magnesium and amylase disturbances in acute pancreatitis. Am J Med *12*:34–42

Eger W (1956) Der experimentelle Hyperparathyreoidismus. Verh Dtsch Ges Inn Med *62*:403–423

Eger W (1957) Ein Beitrag zur pathologischen Anatomie generalisierter Knochenerkrankungen insbesondere der Osteoporose, der Osteomalacie und der Osteodystrophia fibrosa generalisata als Ausdruck von Stoffwechselstörungen des Knochengewebes. Med Monatsschr *11*:65–74

Eger W (1963) Calciumnachweis und Mineralisation des Knochengewebes. Verh Dtsch Ges Pathol *47*:54–69

Ehalt W (1950) Unfallchirurgie im Röntgenbild. Maudrich, Wien

Eisler F (1919) Röntgenuntersuchungen bei malazischen Knochenerkrankungen. Wien klin Wschr *32*:928–929

Eisler F (1919) Hungererkrankungen des Skelettsystems. Münch Med Wochenschr *37*:1057

Eisler F (1921) Neigung zu Knochenbrüchen als einziges Symptom der sogenannten Hungerosteomalazie. Wien med Wschr *71*:482

Eisler F, Hass J (1921) Ein gehäuft auftretendes, typisches Krankheitsbild der Wirbelsäule (Wirbelmalacie). Wien Klin Wochenschr *34*:55–56

Ellegast HH (1958) Die malazischen, pseudomalazischen und porotischen Erkrankungen des Skeletsystems. Wien Klin Wochenschr *70*:136–140

Ellegast HH (1961) Zur Röntgensymptomatologie der Osteomalazie. Radiol Austr *11*:85–114

Ellegast HH (1962) Über Sakroiliacalveränderungen bei „ossipenischen" Osteopathien und Dysharmonien. Wien Klin Wochenschr *74*:797–801

Ellegast HH (1963) Osteopathien. Sekundäre, systemisierte Osteopathien bei endokrinen und metabolischen Störungen. In: Handbuch Med Radiologie Bd VII/1. Springer, Berlin Göttingen Heidelberg, S 303–339

Ellegast HH (1973) Allgemeine Röntgenologie der Osteopathien. Radiologe *13*:147

Erdheim J (1911) Morphologische Studien über die Beziehungen der Epithelkörperchen zum Kalkstoffwechsel. Frankf Z Pathol *7*:175–230

Erdheim J (1919) Rachitis und Epithelkörperchen. Denkschr Kaiserl Akad Wissenschaften *90*:363–683

Erdheim J (1931) Die Lebensvorgänge im normalen Knorpel und seine Wucherungen bei Akromegalie. Springer, Berlin

Erdheim J (1935) Die pathologischen anatomischen Grundlagen der hypophysären Skelettveränderungen. Fortschr Röntgenstr *52*:234–245

Eugenidis N, Olah AJ, Haas HG (1972) Osteosclerosis in hyperparathyroidism. Radiology *105*:265–275

Fehre W, Eschbach H (1949) Zur alimentären Osteopathie. Z inn Med *4*:129

Finbey N, Bearn AG (1958) Roentgenographic abnormalities of the skeletal system in Wilson's disease. Amer J Roentgenol *79*:603–611

Fischer E (1968) Sternum und Sterno-Claviculargelenke. Rippen und Costo-Vertebralgelenke. In: Handbuch d Med Radiologie Bd IV/2. Springer, Berlin Heidelberg New York

Fischer E, Hausser D (1970) Kompaktadicke von Rippen und Schlüsselbein. Einfluß demineralisierender Erkrankungen. Med Klin *65*:1212–1216

Flanagan B, Ault S, Federman M, Nichols G (1973) Variants in osteomalacia. In: Clinical aspects of metabolic bone disease. Excerpta Medica, Amsterdam

Ford JA, Colhoun EM, McIntosh WB, Dunnigan MC (1972) Biochemical response of late rickets and osteomalacia to chupatty free diet. Brit Med J *3*:446–447

Fourman P (1963) Calciumstoffwechsel und Knochenkrankheiten. Thieme, Stuttgart

Fourman P, Morgan DB, Pulvertaft CN (1968) Knochenerkrankungen nach Magenresektion. Z Ges Inn Med *23*:165

Fränkel L (1929) Infantiler Skorbut. In: Handbuch d Spez Pathol Anatomie, Bd IX/1. Springer, Berlin

Frame B, Parfitt AM, Duncan H (eds) (1973) Clinical aspects of metabolic bone disease. Excerpta Medica, Amsterdam

Frank H (1921) Röntgenologische Nachuntersuchungen bei klinisch geheilter Möller-Barlowscher Krankheit. Z Kinderheilkd *27*:127

Freeman S, Hough VH, Wigodsky H, Ivy AC (1943) The effect of gastrectomy upon growing monkeys. Gastroenterology *1*:199–210

Frercks J (1968) Vergleichende chemisch-analytische Untersuchungen des spongiösen und kompakten Knochens aus fünf verschiedenen Skelettbezirken. Diss Kiel

Frost HM (1980) An introduction to bone remodeling physiology. In: Kuhlencordt und Bartelheimer (Hrsg) Handbuch d Inn Medizin, 5. Aufl: Bd VI/1A. Springer, Berlin Heidelberg New York

Frymoyer JW, Hodgkin W (1977) Adult-onset vitamin D-resistant hypophosphatemic osteomalacia. J Bone Joint Surg [Am] *59*:101–106

Fujita T, Okuyama Y, Handa N, Orimo H, Omata M, Yoshikawa M, Akiyama H, Kogure T (1971) Age-dependent bone loss after gastrectomy. J Am Geriatr Soc *19*:840–846

Gebauer H (1969) Erzeugung von Krankheiten des Skelets. In: Handbuch d. exper. Pharmakologie Bd. XVI/8. Springer, Berlin Heidelberg New York

Genant HK, Mall JC, Wagonfeld JB, van der Horst J, Lanzl LH (1976) Skeletal demineralization and growth retardation in inflammatory bowel disease. Invest Radiol *11*: 541–549

Genant HK, Boyd D (1977) Quantitative bone mineral analysis using dual computerized tomography. Invest Radiol *12*: 545–551

Genant HK, Doi K, Mall JC, Sickles EA (1977) Direct radiographic magnification for skeletal radiology. Radiology *123*: 47–55

Genant HK, Wilson JS, Bovill EG, Brunell FO, Murray WR, Rodrigo JJ (1980) Computed tomography of the musculoskeletal system. J Bone Joint Surg 62-A: 1088–1101

Gerle RD, Walker LA, Achord JL, Weens HS (1965) Osseous changes in chronic pancreatitis. Radiology *85*: 330–337

Gerstenberger (1933) Rachitis hepatica. Monatsschr Kinderheilkd *56*: 217

Gerth (1930) Zur Frage der Osteoporose. Virchows Arch [Pathol Anat] *277*: 311–325

Gertner JM, Lawrie B (1977) Preventing nutritional rickets. Lancet *I*: 257

Glaubitt D (1968) Untersuchungen zur Frage der Ca-47-Resorption bei der exsudativen Enteropathie. In: Bartelheimer-Heisig (Hrsg) Aktuelle Gastroenterologie. Thieme, Stuttgart

Göbel O (1897) Osteomalazie mittels Röntgenstrahlen zu diagnostizieren. Dtsch med Wschr *23*: 267

Goel KM, Logan RW, Arneil GC, Sweet EM, Warren JM, Shanks RA (1976) Florid and subclinical rickets among immigrant children in Glasgow. Lancet *I*: 1141

Gossmann HH, Helms H (1968) Knochenveränderungen bei intestinalen Resorptionsstörungen. Dtsch Med Wochenschr *93*: 1219

Greenfield GB, Gordon DL, Subramanian E (1972) The changing roentgen pattern of presentation of primary hyperparathyroidism. Chicago Med Sci Quart *31*: 19–22

Gregory DH, Uelft R van (1972) Calcium absorption following gastric resection. Am J Gastroentrol *57*: 34–40

Grusin H, Samuel E (1957) A syndrome of osteoporosis in Africans and its relationship to scurvy. Amer J clin Nutr *5*: 644–650

Güller R, Kayasseh L, Haas HG (1973) Osteoporose und Laktoseintoleranz. Schweiz Med Wochenschr *103*: 107–109

Haas HG (1966) Knochenstoffwechsel und Parathyreoideaerkrankungen. Thieme, Stuttgart

Haas HG (1968) Die Therapie der Osteoporosen. Triangel *8*: 155–158

Haas HG (1973) Generalisierte Osteopathien – Fragen des Internisten an den Radiologen. Radiologe *13*: 94–96

Haas HG, Dambacher MA, Lauffenburger Th, Olah AJ (1974) Klinische Aspekte des Knochenstoffwechsels – Beziehungen zur Morphologie. Verh Dtsch Ges Pathol *58*: 135–136

Hahn TJ, Hendin BA, Scharp CR, Baoisseau VC, Haddad JD (1975) Serum 25-hydroxycholecalciferol levels and bone mass in children on chronic anticonvulsant therapy. N Engl J Med *292*: 550–554

Hajjar ET, Vincenti F, Salti JS (1974) Gluten-induced enteropathy. Osteomalacia as its principal manifestation. Arch Intern Med *134*: 565–566

Han S, Collins C (1968) Hypertrophic osteoarthropathy in cirrhosis of the liver. Radiology *91*: 795–796

Hanafee W, Crandall P (1964) Trauma of the spine and its contents. In: The Radiologic Clinics of North America, vol II/2. Saunders, Philadelphia London

Hansen K, Staa H v (1936) Die einheimische Sprue. Thieme, Leipzig

Hepner GW, Roginsky M, Fai Moo H (1976) Abnormal vitamin D metabolism in patients with cirrhosis. Dig Dis *21*: 527–532

Hepp O, Matthiash HH (1957) Stoffwechselerkrankungen des Skeletts. In: Handbuch der Orthopädie, Bd 1. Thieme, Stuttgart

Hermann G, Rose JS (1979) Computed tomography in bone and soft tissue pathology of the extremities. J Comput Ass Tomography *3*: 58–66

Heuck F (1962) Der röntgenologische Nachweis generalisierter Osteopathien. Internist (Berl) *3*: 252–267

Heuck F (1967) Radiologische Aspekte der Osteoporose. Dtsch Med Wochenschr *92*: 2272–2277

Heuck F (1968) Der Knochen bei gastrointestinalen Erkrankungen. In: Bartelheimer-Heisig (Hrsg) Aktuelle Gastroenterologie. Thieme, Stuttgart

Heuck F (1970) Röntgenbefunde bei hepatogener Osteopathie. Radiologe *10*: 234–241

Heuck F (1970) Die radiologische Erfassung des Mineralgehaltes des Knochens. In: Handbuch Med Radiologie, Bd IV/1. Springer, Berlin Heidelberg New York

Heuck F (1972) Skelet. Allgemeiner und Spezieller Teil. In: Klinische Röntgendiagnostik Innerer Krankheiten, Bd III. Springer, Berlin Heidelberg New York

Heuck F (1970) Röntgenbefunde bei hepatogener Osteopathie. Radiologe *10*: 234–241

Heuck F (1970) Allgemeine Morphologie und Biodynamik des Knochens im Röntgenbild. Fortschr Roentgenstr *112*: 354–365

Heuck F (1976) Allgemeine Radiologie und Morphologie der Knochenkrankheiten. In: Handbuch Med Radiologie, Bd V/1. Springer, Berlin Heidelberg New York

Heuck F, Vanselow K (1980) Radiologische Methoden. In: Handbuch d Inn Medizin, Bd VI/1A. Springer, Berlin Heidelberg New York

Heuck F, Winkel K zum (1980) Skelettszintigraphie. In: Kuhlencordt und Bartelheimer (Hrsg) Handbuch d Inn Medizin, 5. Aufl: Bd VI/1A, Springer, Berlin Heidelberg New York

Hillemand P, Mailaret J, Boutelier D (1961) Exclusion duodénale et ostéomalacie des gastrectomies. Presse méd *69*: 627–630

Hodgkin P, Hine PM, Kay GH, Lumb GA, Stanbury

SW (1973) Vitamin-D deficiency in Asians at home and in Britain. Lancet *II*:167

Hodkinson HM, Round P, Stanton BR, Morgan C (1973) Sunlight, vitamin D, and osteomalacia in the elderly. Lancet *I*:910

Hövels O (1962) Die Vitamin-D-Mangelrachitis. Internist *3*:282

Hövels O, Reiss D (1959) Physiologie und Stoffwechsel des D-Vitamins. Ergeb Inn Med Kinderheilkd NF *11*:206

Hoffbrand BI (1965) Chronic pancreatitis (alcoholic) with osteomalacia. Proc Roy Soc Med *58*:697–698

Holman CB (1952) Roentgenologic manifestations of vitamin D intoxication. Radiology *59*:805

Holmes AM, Enoch BA, Taylor JL, Jones ME (1973) Occult rickets and osteomalacia amongst the Asian immigrant population. Q J Med *62*:125

Howart AT (1977) Occult osteomalacia in healthy Pakistanis. Lancet *I*:191

Hulth AG, Nilsson BE, Omnell KA (1974) Bone mineral content and periodontal disease. Bone Mineral Determinations, No 24

Hunstein W, Sickinger K, Creutzfeld W (1968) Über das Auftreten von Osteomalazien bei Sprue ohne Steatorrhoe. In: Bartelheimer-Heisig (Hrsg) Aktuelle Gastroenterologie. Thieme, Stuttgart

Hunt SP, Nash AH, Watson R, Truswell S (1977) Vitamin D status in different subgroups of British Asians. Br Med J *1*:641

Hurxthal LM, Vose GP (1969) The relationship of dietary calcium intake to radiographic bone density in normal and osteoporotic persons. Calcif Tissue Res *4*:245–256

Husemann B (1973) Dünndarmausschaltung zur Therapie der extremen Adipositas. Dtsch Med Wochenschr *98*:2343–2347

Illig R, Uehlinger E, Prader A (1959) Sekundärer Hyperparathyreoidismus bei Vitamin-D-Mangelrachitis. Helv Paediatr Acta *14*:566

Immelman EJ, Bank S, Krige H, Marks IN (1964) Roentgenologic and clinical features of intramedullary fat necrosis in bones in acute and chronic pancreatitis. Am J Med *36*:96–105

Jackson WPU (1967) Calcium metabolism and bone disease. Arnold, London

Jaksch R von, Rotky H (1908/09) Über eigenartige Knochenveränderungen im Verlauf des Morbus Basedow. Fortschr Roentgenstr *13*:1

Jaworski ZFG (1972) Pathophysiology, diagnosis and treatment of osteomalacia. Orthop Clin North Am *3*:623

Jenkins DHR, Roberts JG, Webster D, Williams EO (1973) Osteomalacia in elderly patients with fracture of the femoral neck. J Bone Joint Surg [Br] *55*:575

Jesserer H (1952) Osteoporose und Osteomalacie als Erkrankung alter Individuen. Wien Klin Wochenschr *64*:472–476

Jesserer H (1953) Die Involutionsosteoporose. Z Rheumaforsch *12*:261–291

Jesserer H (1955) Die präsinile und die senile Involutionsosteoporose. Documenta Rheumatol, Nr 8. Geigy, Basel

Jesserer H (1957) Skelettveränderungen im Alter, In: Alter und Krankheit. Maudrich, Wien

Jesserer H (1963) Osteoporose. Blaschke, Berlin

Jesserer H (1979) Hypo- und hypervitaminotische Knochenerkrankungen. In: Lehrbuch der Röntgendiagnostik, 6. Aufl: Bd II/1. Thieme, Stuttgart

Jowsey J (1960) Age changes in human bone. Clin Orthop *17*:210–218

Jowsey J (1964) Variations in bone mineralization with age and disease. In: Frost HM (ed) Bone biodynamics. Churchill, London

Jowsey J (1973) Microradiography. A morphologic approach to quantitating bone turnover. In: Clinical aspects of metabolic bone disease. Excerpta Medica, Amsterdam

Jowsey J (1977) Metabolic disease of bone, vol I. In: Saunders Monographs in clinical Orthopaedics. Saunders, Philadelphia London Toronto

Jowsey J, Gordan G (1971) Bone turnover and osteoporosis. In: Bourne GH (ed) The biochemistry and physiology of bone, vol III, Academic Press, New York London

Jüptner H (1949) Die Hungerosteopathie. Med Klin *44*:577–579

Justin-Besancon L (1942) L'osteopathie de famine. Paris Méd *II*:259–263

Kainberger F, Haidenthaler W (1971) Ermüdungsfrakturen am gesunden und am kranken Knochen. Roentgenblaetter *24*:3–7

Kalbfleisch JM, Lindemann RD, Ginn HE, Smith WO (1963) Effects of ethanol administration on urinary excretion of magnesium and other electrolytes in alcoholic and normal subjects. J Clin Invest *42*:1471–1475

Kaplan G (1969) Ostéomalacie. Presse méd *77*:757–760

Katayama H, Suruga K, Kurashige T, Kimoto T (1975) Bone changes in congenital biliary atresia: radiologic observations of 8 cases. Am J Roentgenol *124*:107–112

Keßler M, Konrad E, Lissner J, Prechtel K (1977) Röntgenologische Knochenschattenmuster im Vergleich zu pathologisch-anatomischen Strukturen. Fortschr Roentgenstr *127*:315–321

Kienböck R (1931) Altersosteoporose. Wien Klin Wochenschr *44*:432

Kienböck R (1935) Altersosteoporose. Wien Klin Wochenschr *48*:671

Kienböck R (1938–1941) Röntgendiagnostik der Knochen- und Gelenkkrankheiten, Bd 1, 2. Urban u. Schwarzenberg, Berlin Wien

Kienböck R (1940) Osteomalazie, Osteoporose, Osteopsathyrose, porotische Kyphose. Fortschr Roentgenstr *61*:159

Knese KH (1956) Die periostale Osteogenese und Bildung der Knochenstruktur bis zum Säuglingsalter. Z Zellforsch *44*:585–643

Knese K-H (1957) Die diaphysäre chondrale Osteogenese bis zur Geburt. Z Zellforsch *47*:80–113
Knese K-H (1958) Knochenstruktur als Verbundbau. Versuch einer technischen Deutung der Materialstruktur des Knochens. Thieme, Stuttgart
Knese K-H (1980) Entwicklungsgeschichte, Anatomie, Histologie. In: Kuhlencordt und Bartelheimer (Hrsg) Handbuch d. Inn. Med., 5. Aufl: Bd VI/1 A. Springer, Berlin Heidelberg New York
Kobayashi A, Kawai S, Utsonomiya T, Ohbe Y (1974) Bone disease in infants and children with hepatobiliary disease. Arch Dis Child *49*:641–646
Koch E, Sailer FX (1963) Mehrjährige Beobachtungen an zwei Totalpankreatektomierten. Dtsch Med Wochenschr *88*:2499–2503
Kocian J, Bejblova O (1972) Clavicular corticodiaphysal index in the study of osteopathies. Cas Lek Cesk *111*:500–503
Kocian J, Brodan V, Bejblova O (1972) Areal index of clavicular corticalis as measure of skeletal mineralization. Cas Lek Cesk *111*:504–507
Kocián J, Skála I, Bakos K (1973) Calcium absorption from milk and lactose-free milk in healthy subjects and patients with lactose intolerance. Digestion *9*:317–324
Köhler A, Zimmer EA (1967) Grenzen des Normalen und Anfänge des Pathologischen im Röntgenbild des Skelets, 11. Aufl. Thieme, Stuttgart
Kopelman AE, Minnefor AB, Halsted CC (1972) Osteomalacia and spontaneous fractures in twins with congenital cytomegalic inclusion disease. Pediatrics *81*:101–105
Kozlowski K, Sutcliffe J, Barylak A (1976) Hypophosphatasia; review of 24 cases. Pediatr Radiol *5*:103–117
Krause K-H, Prager P, Schmidt-Gayk H, Ritz E (1977) Diagnostik der Osteopathia antiepileptica im Erwachsenenalter. Dtsch Med Wochenschr *102*:1872–1877
Kreuzer H (1929) Über Osteomalazie der Wirbelsäule. Z orthop Chir *51*:463–471
Krokowski E (1974) Quantitative analysis of calcium in the spine using X rays of different energy qualities. Bone Mineral Determinations, No 1
Krokowski E (1976) Lokalisations- u Verlaufsmuster von altersbedingter Knochenatrophie und pathologischer Osteoporose. Z Orthop *114*:785–792
Kruse H-P (1978) Die primäre Osteoporose und ihre Pathogenese. Springer, Berlin Heidelberg New York
Kruse R (1968) Osteopathien bei antiepileptischer Langzeittherapie. Monatsschr Kinderheilkd *116*: 378–381
Kruse H-P, Kuhlencordt F (1980) Osteomalazie. In: Handbuch Inn Med VI/1 B Klin Osteologie Springer, Berlin-Heidelberg-New York
Kühnau J (1968) Der Knochen bei gastrointestinalen Erkrankungen. In: Bartelheimer-Heisig (Hrsg) Aktuelle Gastroenterologie. Thieme, Stuttgart
Kümmerle F, Beck K, Tenner R (1969) Leben ohne Pankreas. Dtsch Med Wochenschr *94*:691–694
Kuhlencordt F (1968) Der Knochen bei gastrointestinalen Erkrankungen. In: Bartelheimer-Heisig (Hrsg) Aktuelle Gastroenterologie. Thieme, Stuttgart
Kuhlencordt F, Bartelheimer H (1967) Die Auswirkungen der Magenresektion auf das Skelett. Gastroenterologia [Suppl] *107*:14–18
Kuhlencordt F, Jowsey J (1971) Knochenveränderungen nach subtotaler Gastrektomie und verschiedenen Dünndarmresektionen bei Hunden. Z Ges Exper Med *156*:87–103
Kuhlencordt F, Kruse H-P (1974) Intestinale Osteopathie. Verh Dtsch Ges Pathol *58*:144–156
Kuhlencordt F, Kruse H-P (1980) Endokrine und metabolische Osteopathien. In: Kuhlencordt und Bartelheimer (Hrsg) Handbuch d Inn Medizin, 5. Aufl: Bd VI/1B. Springer, Berlin Heidelberg New York
Leeuw I de, Abs R (1977) Bone mass and bone density in maturity-type diabetics measured by the 125 J-photon-absorption technique. Diabetes *26*:1130–1135
Lequesne M, Kerboull M, Bensasson M, Perez C, Dreiser R, Forest A (1977) Partial transient osteoporosis. Skeletal Radiol *2*:1–9
Levin ME, Boisseau VC, Avioli LV (1976) Effects of diabetes mellitus on bone mass in juvenile and adult-onset diabetes. New Engl J Med *294*:241–245
Lichtenau L, Heuck F, Reiser U (1979) Mineraltopographie am menschlichen Wirbelkörper. Biomed Tech, Erg Bd *24*:221–222
Lichtwitz A (1947) Physiopathologie des osteoporoses hormonales. Presse Méd *55*:78–79
Lichtwitz A, Seze S de, Hioco D, Bordier P (1959) Formes cliniques des ostéopathies seniles. Sem Hop Paris *35*:2233–2246
Lilienfeld-Toal H v, Messerschmidt W, Sturm B, Ochs H (1978) 25-Hydroxy-Vitamin levels in a patient with hypervitaminosis D. Klin Wochenschr *56*:715–717
Lindemann K (1940) Die Veränderungen des Knochensystems bei einheimischer Sprue. Z Orthop *70*:307–318
Lipp WF, Hubbard RS (1950) The serum calcium in acute pancreatitis. Gastroenterology *16*:726–730
Long RG, Meinhard E, Skinner RK (1978) Clinical, biochemical, and histological studies of osteomalacia, osteoporosis, and parathyroid function in chronic liver disease. Gut *19*:85–90
Looser E (1908) Spätrachitis und Osteomalacie. Mitt Grenzgeb Med-Chir *18*:678
Looser E (1920) Über Spätrachitis und Osteomalacie. Klinische, röntgenologische und pathologisch-anatomische Untersuchungen. Dtsch Z Chir *152*:318
Looser E (1920) Über pathologische Formen von Infraktionen und Callusbildungen bei Rachitis und Osteomalazie und anderen Knochenerkrankungen. Zentralbl Chir *47*:1470–1474
Louyot P, Mathien J, Gaucher A (1961) L'ostéose raréfiante des gastrectomises (étude de 50 sujets

gastrectomises avec anastomose gastrojéjunale). Arch Mal App Dig *50*:20–38

DeLuca HF (1979) Vitamin D-Metabolism and Function. In: Monographs on endocrinology, Springer, Berlin Heidelberg New York

Lücking Th, Delling G (1973) Schwere rachitische Osteopathie bei antiepileptischer Langzeitbehandlung. Dtsch Med Wochenschr *98*:1036

Lund B, Sørenson OH, Christensen AB (1975) 25-Hydroxycalciferol and fractures of the proximal femur. Lancet *II*:300

Lund B, Sørensen OH, Hilden M, Lund B (1977) The hepatic version of vitamin D in alcoholics with varying degrees of liver affection. Acta Med Scand *202*:221–224

Lynch SR, Berelowitz I, Seftel HC, Miller GB, Krawitz P, Charlton RW, Bothwell TH (1967) Osteoporosis in Johannesburg Bantu males. Its relation to siderosis and ascorbic acid deficiency. Amer J clin Nutr *20*:799–807

MacFarlane JD, Lutkin JE, Burwood RJ (1977) The demonstration by scintigraphy of fractures in osteomalacia. Br J Radiol *50*:369

MacIntyre J (1972) Calcium metabolism and bone disease. Clin endocrin Metab *1*:3–328

Makhni SS, Singh P, Thapar SP (1977) Long term effects of fluoride administration: an experimental study. I. Radiological aspects. Fluoride Quart Rep *10*:82–86

Marie J, See G (1951) Sem Hôp Paris *27*:1744

Maxwell JP (1947) Osteomalacia. Proc Roy Soc Med *40*:738

Mayor G (1942) Les ostéodystrophies hépatogénes. Schweiz Med Wochenschr *II*:1042–1043

McNair P, Madsbad S, Christiansen C (1978) Osteopenia in insulin treated diabetes mellitus. Its relation to age at onset, sex and duration of the disease. Diabetologia *15*:87–90

Meema HE (1973) The combined use of morphometric and microradioscopic methods in the diagnosis of metabolic bone diseases. Radiologe *13*:111–116

Meema HE, Meema S (1973) Microradioscopic bone structure of the hand in thyrotoxicosis, renal osteodystrophy and acromegaly. Clin Aspects Metab Bone Dis 10–19

Meema HE, Meema S (1975) Improved roentgenologic diagnosis of osteomalacia by microradioscopy of hand bones. Am J Roentgenol *125*:925–935

Meulengracht F (1939) Osteomalacia of the spinal column from deficient diet or from disease of the digestive tract. Acta Med Scand *101*:138, 157, 187–210

Meunier P (1973) Use of an image analyzing computer for bone morphometry. In: Clinical aspects of metabolic bone disease. Excerpta Medica, Amsterdam

Meunier P, Vignon G, Bernard J, Edouard C, Courpron P (1973) Quantitative bone histology as applied to the diagnosis of hyperparathyroid states. In: Clinical aspects of metabolic bone disease. Excerpta Medica, Amsterdam

Meyer G de, Sarasin P (1950) Un cas d'ostéoarthropathie hypertrophiante pneumonique de Pierre Marie associée à une cirrhose biliaire. Schweiz med Wschr *80*:1230

Milkman LA (1930) Pseudofractures (hunger osteopathy, late rickets, osteomalacia). Report of a case. Am J Roentgenol *24*:29

Milkman LA (1934) Multiple spontaneous idiopathic symmetrical fractures. Amer J Roentgenol *32*:622

Mitchell ABS, Glass D, Gill AM (1971) Osteomalacia following vagotomy and pyloroplastic. Postgrad Med J *47*:233–237

Mitra ML (1970) Vitamin C deficiency in the elderly and its manifestations. J Am Geriatr Soc *18*:67

Montz R, Knop J (1980) Radiocalcium-Kinetik In: Kuhlencordt und Bartelheimer (Hrsg) Handbuch d Inn Medizin 5. Aufl: Bd VI/1 A. Springer, Berlin Heidelberg New York

Morgan AF, Gilum HL, Gifford ED, Wilcox EB (1962) Bone density of an ageing population. Am J Clin Nutr *10*:337–346

Morgan DB (1976) Histological and radiological techniques of bone morphometry: A summary and appraisal. In: Proc of 1st Workshop of Bone Morphometry 1973. Univ of Ottawa Press, Ottawa/Kanada

Morgan DB, Paterson CR, Woods CG, Pulvertaft CN, Fourman P (1965) Osteomalacia after gastrectomy. Lancet *II*:1089

Morgan DB, Pulvertaft CN, Fourman P (1966) Effects of age on the loss of bone after surgery. Lancet *II*:772–773

Morgan DB, Spiers FW, Pulvertaft CN, Fourman P (1967) The amount of bone in the metacarpal and the phalanx according to age and sex. Clin Radiol *18*:101–108

Morgan DB, Hunt G, Paterson CR (1970) The osteomalacia syndrome after stomach operations. Q J Med *39*:395–410

Mosekilde L, Christensen MS, Lund B, Sørensen OH, Melsen F (1977) The interrelationships between serum 25-hydroxycholecalciferol, serum parathyroid hormone and bone changes in anticonvulsant osteomalacia. Acta Endocrinol (Kbh) *84*:559–565

Müller K-HG (1980) Mikroradiographische Untersuchungen zur Mineralisation der Knochen Frühgeborener und junger Säuglinge. Acta Anat (Basel) *108*:[Suppl 64] 1–43

Müller W (1924) Die normale und pathologische Physiologie des Knochens. Barth, Leipzig

Müller W (1944) Überanstrengungsschäden des Knochens. Barth, Leipzig

Murray RO, Jacobson HG (1977) The radiology of skeletal diseases, Churchill Livingstone, Edinburgh London

Nilsen KH (1975) Postgastrectomy problems with special emphasis on metabolic derangements: A survey of recent literature. New Zealand Med J *81*:341–345

Nilsson BE, Westlin NE (1971) The fracture incidence after gastrectomy. Acta Chir Scand *137*:533–534

Nilsson BE, Westlin NE (1972) Femur density in alcoholism and after gastrectomy. Calcif Tissue Res *10*:167–170

Nilsson BE, Westlin NE (1973) Changes in bone mass in alcoholics. Clin Orthop *90*:229–232

Nolte K, Schiebe G (1976) Zur Röntgendiagnostik der Hypophosphatasie vom letalen Typ. Radiologe (Berl) *16*:283–285

Nordin BEC (1968) The diagnosis of disorders of calcium metabolism in malabsorption states. In: Bartelheimer-Heisig (Hrsg) Aktuelle Gastroenterologie. Thieme, Stuttgart

Nordin BEC (1973) Metabolic bone and stone disease. Churchill Livingstone, Edinburgh

Nordin BEC (1980) Absorption, distribution and excretion of calcium and phosphate. In: Kuhlencordt und Bartelheimer (Hrsg) Handbuch d Inn Medizin, 5. Aufl: Bd VI/1 A. Springer, Berlin Heidelberg New York

Offermann G (1978) Immigranten-Osteomalazie in Deutschland. Dtsch Med Wochenschr *103*: 1387–1388

Offermann G (1980) Vitamin D und seine Metaboliten. Med Klinik *75*:870–873

Offermann G, Biehle G (1978) Vitamin-D-Mangel und Osteomalazie beim alten Menschen. Dtsch Med Wochenschr *103*:415–419

Offermann G, Manhold C (1978) Osteomalazie bei türkischen Gastarbeitern in Deutschland. Inn Med *5*:103

Opie WH, Muller JB, Kamfer H (1975) The diagnosis of vitamin D deficiency rickets. Pediat Radiol *3*:105–110

Ott A (1962) Seltene Skapulabefunde bei porotisch-malazischen Osteopathien. Fortschr Roentgenstr *97*:494–496

Parfitt MA, Miller MJ, Frame B, Villanueva AR, Rao DS, Oliver I, Thomson DL (1978) Metabolic bone disease after intestinal bypass for treatment of obesity. Ann Intern Med *89*:193–199

Pawson IG (1974) Radiographic determination of excessive bone loss in Alaskan Eskimos. Hum Biol *46*:369–380

Pesch HJ, Brandt G, Kahle M, Prestele H, Schuster W, Schorn B, Luther R (1975) Vergleichende klinische und pathologisch-anatomische Untersuchungen zur quantitativen Erfassung des Spongiosaabbaus in Lendenwirbelkörpern und im Schenkelhals mit zunehmendem Lebensalter. Verh Dtsch Ges Pathol *59*:322

Pesch HJ, Henschke F, Seibold H (1977) Einfluß von Mechanik und Alter auf den Spongiosaumbau in Lenden-Wirbelkörpern und im Schenkelhals. Virchows Arch [Pathol Anat] *377*:27–42

Pesch HJ, Kahle M, Prestele H, Schorn B, Schuster W (1979) Hydroxylapatitgehalt von Lendenwirbelkörpern und Schenkelhals. Fortschr Roentgenstr *130*:491–496

Pfleiderer G (1980) Alkalische Phosphatase. In: Kuhlencordt und Bartelheimer (Hrsg) Handbuch d Inn Medizin 5. Aufl: Bd VI/1 A. Springer, Berlin Heidelberg New York

Pitt MI, Haussler MR (1977) Vitamin D: Biochemistry and clinical applications. Skeletal Radiol *1*:191–208

Plough IC, Kyle LH (1957) Pancreatic insufficiency and hyperparathyroidism. Ann Intern Med *47*: 590–598

Pohl W (1973) Hüftkopfnekrosen bei metabolischen entzündlich rheumatischen und anderen Erkrankungen. Münch Med Wochenschr *115*:938–942

Pokorna L (1949) Das Röntgenbild der Osteoporose im Konzentrationslager Theresienstadt. Radiol clin (Basel) *18*:360–370

Pommer G (1885) Untersuchungen über Osteomalacie und Rachitis. Vogel, Leipzig

Pommer G (1925) Über die Osteoporose, ihren Ursprung und ihre differentialdiagnostische Bedeutung. Dtsch Arch Klin Chir *136*:1–35

Pontes JPL, Rosa JV, Granato PO, Fraga S (1953) Veränderungen der Wirbelsäule bei Leberzirrhose mit starkem Ascites. Res Brasil Med *10*:78

Porges O (1919) Fälle von Osteomalazie. Wien klin Wschr *32*:801

Porges O, Wagner R (1919) Über eine eigenartige Hungerkrankheit (Hungerosteopathie). Wien Klin Wochenschr *32*:385–387

Powell D, Singer FR, Murray TM, Minkin C, Potts JT (1973) A new syndrome of hypercalcemia with cancer. In: Clinical aspects of metabolic bone disease. Excerpta Medica, Amsterdam

Prager PJ, Krause K-H, Ritz E, Schmidt-Gayk H (1977) Handskelettaufnahmen in Mammagraphietechnik bei Patienten unter antiepileptischer Medikation. Fortschr Roentgenstr *126*:371–375

Pridie RB, Higgins PMR, Yates JR (1968) Bone changes following gastrectomy. Clin Radiol *19*:148–153

Prost A, Rambaud JC, Miravet L, Bordier P, Hioco D, Paowaggi J, Camus JP, Lievre JA, de Seze S, Bernier JJ (1972) Les ostéomalacies révélatrices de la maladie coeliaque de l'adult. Nouv Presse méd *1*:1329–1336

Pryor JP, O'Shea MJ, Broocks PL, Datar GK (1971) The long-term metabolic consequences of partial gastrectomy. Am J Med *51*:5–10

Putschar WGJ (1960) General pathology of the musculoskeletal system. In: Handbuch Allgem Pathologie. Springer, Berlin Göttingen Heidelberg

Putschar WGJ (1963) Allgemeine Morphologie und Dynamik des Knochenumbaus unter normalen und pathologischen Bedingungen. Verh Dtsch Ges Pathol *47*:113–129

Pylypchuk G, Oreopoulos DG, Wilson DR, Harrison JE, McNeill KG, Meema HE, Ogilvie R, Sturtridge WC, Murray TM (1978) Calcium metabolism in adult outpatients with epilepsy receiving long-term anticonvulsant therapy. Can Med Assoc J *118*:635–638

Reiser U, Heuck F, Lichtenau L (1980) Untersuchungen der Mineraltopographie am menschlichen Wirbelkörper mit der Röntgen-Computer-Tomographie. Radiologe *20*:554–557

Rejnberg SA (1954) Osteoporose bei Patienten mit äußeren Gallenfisteln. Klin Med (Moskau) *32*:45–49

Riecken OE (1980) zit nach: Kruse H-P, Kuhlencordt F: Handbuch d Inn Med, Bd VI/1 B. Springer, Berlin Heidelberg New York

Ringe JD (1978) Auswirkung chronisch-entzündlicher Darmerkrankungen auf das Knochensystem. Therapiewoche *28*:8578–8584

Rizvi SNA, Vaishnava H (1976) Frequency of fracture of the neck of femur in nutritional osteomalacia. Indian J Surg *38*:65–69

Roberts MA, Sullivan C (1955) Influence of the liver on bone metabolism. JAMA *159*:1002–1007

Robertson WG (1980) Determination of calcium and inorganic phosphate. In: Handbuch d Inn Medizin, 5. Aufl: Bd VI/1 A. Springer, Berlin Heidelberg New York

Rokhlin GD (1972) Significance of the changes in the structure of the proximal part of the hip in assessment of osteoporosis. Vestn Rentgenol Radiol *47*:45–48

Rosenoer VM, Michell RC (1959) Skeletal changes in Wilson's disease. Br J Radiol *32*:805–809

Rotthauwe HW, Emons D, Flatz G (1972) Die Häufigkeit der Laktose-Intoleranz bei gesunden Erwachsenen in Deutschland. Dtsch Med Wochenschr *97*:376–380

Rubens-Duval A, Villiaumey J, Kaplan G, Cerf M, Duchier J, Gouin B, Marche C (1970) Etude des pertubations du métabolism e du lactose cours de l'osteoporose primitive. Rev Rhum *37*:639–644

Rüegsegger P, Elsässer U, Anliker M, Gnehm H, Kind H, Prader A (1976) Quantification of bone mineralization using computed tomography. Radiology *121*:93–97

Ruppel W, Weissbecker L (1952) Leber und Steroidstoffwechsel. Acta Endocrinol (Kbh) *10*:29

Rupprecht E (1974) Die verschiedenen Formen der Hypophosphatasie und ihre Röntgensymptomatik. Radiol Diagn (Berl) *15*:805–815

Rutishauser E (1933) Osteoporotische Fettsucht. Dtsch Arch Klin Med *175*:640–680

Sack H (1973) Isotopenuntersuchungen des Calcium- und Knochenstoffwechsels bei Systemerkrankungen des Skeletts. Radiologe *13*:125–127

Salinger H (1929) Über Loosersche Umbauzonen mit besonderer Berücksichtigung ihres Vorkommens bei Osteodystrophia fibrosa. Fortschr Roentgenstr *39*:1049–1059

Salvatore L (1956) Knochenveränderungen bei chronischen hepatobiliären Erkrankungen. Progr Ther (Roma) *1*:91

Santisteban GA, Swinyard CA (1956) The effect of ethyl alcohol on adrenal cortical activity in mice. Endocrinology *59*:391–397

Saville PD (1965) Changes in bone mass with age and alcoholism. J Bone Joint Surg [Am] *47*:492–499

Saville PD (1973) Osteoporosis: An overview. In: Clinical aspects of metabolic bone disease. Excerpta Medica, Amsterdam

Seidel H (1910) Permanente Gallefistel und Osteoporose beim Menschen. Münch Med Wochenschr *57*:2034

Selye H (1958) Gastric osteodystrophy. Am J Pathol *34*:285–289

Selye H, Ledoux R (1958) Prevention of gastric osteodystrophy by parathyroidectomy. Gastroenterology *35*:316–320

Sèze S de, Lichtwitz A, Hioco D, Bordier Ph (1964) Classical and new data on osteoporosis. Arch Interamer Rheumatol *7*:182–199

Sèze S de, Dreyfus P, Selmes J (1969) Die Demineralisation des Skelettes bei Erkrankungen des Verdauungstraktes von Erwachsenen. Münch Med Wochenschr *111*:2654–2660

Silinkova-Malkova E, Balcar V (1973) Calcification of the soft parts during metabolic disorders. CS Radiol *27*:335–346

Simon WV (1919) Über Hungererkrankungen des Skelettsystems. Münch med Wschr *66*:800

Simon WV (1920) Zur Frage der Spontanfrakturen bei den Hungerosteopathien der Adolescenten. Arch Orthop Unfallchir *17*:364–378

Simpson W, Young JR, Clark F (1973) Pseudofractures resembling stress fractures in punjabi emigrants with osteomalacia. Clin Radiol (Edinb) *24*:83–89

Sitrin M, Meredith S, Rosenberg IH (1978) Vitamin D deficiency and bone disease in gastrointestinal disorders. Arch Intern Med *138*:886

Snapper I (1932) Osteoporosis. Med Clin North Am *36*:847–863

Snapper I (1949) Medical clinics on bone diseases, 2. Aufl. Interscience Publ, London

Snapper I (1960) Bedside medicine. Grune & Stratton, New York London

Snapper I, Bradley WG, Wilson VE (1954) Metastatic calcification and nephrocalcinosis from medical treatment of peptic ulcer. Arch Intern Med *93*:807–817

Snapper I, Selye R, Falk S, Feder I (1954) Osteomalacia in New York. Ann Intern Med *41*:893

Sonnenberg A, Sonnenberg GE (1978) Osteopathie durch Antikonvulsiva: Pathogenese, Klinik und Therapie. Fortschr Neurol Psychiatr *46*:248–259

Summerskill WHJ, Kelly PJ (1963) Osteoporosis with fractures in unicteric cirrhosis; observations supplemented by microradiographic evaluation of bone. Proc Mayo Clin *38*:162–174

Swan CHJ, Cooke WT (1971) Nutritional osteomalacia in immigrants in an urban community. Lancet *II*:356

Swoboda W (1952) Die Röntgensymptomatik der Vitamin-D-Intoxikation im Kindesalter. Fortschr Roentgenstr *77*:534

Schenk RK, Olah AJ (1980) Histomorphometrie. In: Kuhlencordt und Bartelheimer (Hrsg) Handbuch d Inn Medizin, 5. Aufl: Bd VI/1 A. Springer, Berlin Heidelberg New York

Schlesinger H (1919) Zur Kenntnis der gehäuften osteomalazieähnlichen Zustände in Wien. Wien klin Wschr *32*:245–247

Schmidt MB (1897, 1898) Allgemeine Pathologie und pathologische Anatomie der Knochen. Ergebn Allg Pathol Anat *4*:531–647 und *5*:895–1004

Schmidt MB (1937) Atrophie und Hypertrophie des Knochens einschließlich der Osteosklerose. In: Henke und Lubarsch (Hrsg) Handbuch der speziellen pathologischen Anatomie und Histologie, Bd IX/3. Springer, Berlin

Schmitt-Rohde JM (1958) Über das Wesen malacischer Knochenveränderungen infolge innerer Krankheiten. Ergeb Inn Med Kinderheilkd NF *10*:383–426

Schölzel P, Tascher R (1959) Beobachtungen von Spätzuständen nach Osteopathie bei Postdystrophikern. Medizinische *41*:1929–1932

Schrade W (1953) Zur Pathogenese der diffusen rarefizierenden Skeleterkrankungen. Dtsch Arch Klin Med *200*:753–785

Schulz A, Delling G (1974) Zur Histopathologie und Morphometrie der Rachitis und ihrer Sonderformen. Verh Dtsch Ges Pathol *58*:354

Stamp TCB (1974) Intestinal absorption of 25-hydroxycalciferol. Lancet *II*:121

Stefko WH, Schneider JJ (1928) Pathologisch-anatomische und röntgenologische Untersuchungen über die Veränderung der Wirbelsäule bei chronischer Unterernährung und anderen ungünstigen äußeren Einwirkungen. Fortschr Roentgenstr *37*:247–262

Steinbach HL (1964) The roentgen appearance of osteoporosis. In: The Radiologic Clinics of North America, Vol II/2. Saunders, Philadelphia London

Stimming HJ, Maring H (1956) Exkretorische Pankreasinsuffizienz bei Osteoporose. Ärztl Wochenschr *11*:279–282

Stucki D (1947) Icterus gravis graviditatis et fractures symmetriques. Schweiz Med Wochenschr *77*:398

Studer A, Zbinden G, Uehlinger E (1962) Die Pathologie der Avitaminosen und Hypervitaminosen. In: Handbuch d Allgem Pathologie. Springer, Berlin Heidelberg New York

Thaysen Th, Hess E (1932) Non tropical sprue. Munkgaard, Copenhagen, Oxford Univ. Press, London

Thomas PS, Glasgow JFT (1974) Bone disease in infants with prolonged obstructive jaundice. Pediatr Radiol *2*:125–132

Thompson GR (1968) Studies on the absorption and metabolism of vitamin D after gastric surgery. Postgrad Med J *44*:626–628

Thompson GR, Lewis B, Booth CC (1966) Vitamin D absorption after partial gastrectomy. Lancet *I*:457

Thompson GR, Neale G, Watts JM, Booth CC (1966) Detection of Vitamin D deficiency after partial gastrectomy. Lancet *I*:623–626

Toffolon EP, Goldfinger SE (1957) Malabsorption following gastrectomy and ileal resection. Surg Clin North Am *54*:647–653

Trutschel W (1956) Über die hepatogene Osteoporose. Ärztl Wochenschr *11*:131

Tyner FM, Hileman WT, (1944) Ursache der Marschfraktur. Am J Roentgenol *52*:165

Uehlinger E (1943) Untersuchungen über das Milkman-Syndrom. Schweiz Med Wochenschr *73*:1310

Uehlinger E (1948) Pathologische Anatomie der Hungerkrankheit und des Hungerödems. Schwabe, Basel

Uehlinger E (1956) Pathogenese des primären und sekundären Hyperparathyreoidismus und der renalen Osteomalacie. Verh Dtsch Ges Inn Med *62*:368

Uehlinger E (1958) Zur Diagnose und Differentialdiagnose der Osteoporose. Schweiz Med Jb *39*:39–48

Uehlinger E (1959) Der chronisch-traumatische Skelettschaden. Verh Dtsch Ges Pathol *43*:27–42

Uehlinger E (1960) Die Osteoporose als Symptom und einige andere Skeleterkrankungen: Pathologische Anatomie der Osteoporose. IX. Intern Congr Radiol 1959 München. Thieme, Stuttgart und Urban & Schwarzenberg, München

Uehlinger E (1963) Die Kinetik des Kalciumstoffwechsels. Verh Dtsch Ges Pathol *47*:89–91

Uehlinger E (1966) Umbauzonen. Melsunger Med Mitt *40*:109–118

Uehlinger E (1966) Knochenschmerzen, Skeletterkrankungen. In: Vom Symptom zur Diagnose. Karger, Basel

Uehlinger E (1968) Die Überlastungsschäden des Skelettes in anatomischer Sicht. Verh Dtsch Ges Orthop Traumatol *55*:290–301

Uehlinger E (1968) Der Knochen bei gastrointestinalen Erkrankungen. In: Bartelheimer-Heisig (Hrsg) Aktuelle Gastroenterologie. Thieme, Stuttgart

Uehlinger E (1973) Pathogenese und Struktur der Systemerkrankungen des Skeletts. Radiologe *13*:88–93

Urist MR (1960) Observations bearing on the problem of osteoporosis. In: Rodahl, Nicholson, Brown Jr (eds) Bone as a tissue. Blakiston Div McGraw Hill Book Co. Inc, New York Toronto London

Urist MR (1962) Osteoporosis. Ann Rev Med *13*:273

Urist MR, McLean FC (1952) Osteogenic potency and new bone-formation by induction and transplants to the anterior chamber of the eye. J Bone Joint Surg [Am] *34*:443–470

Valenti PF, Colas JMP (1956) Osteosklerosen im Verlaufe von Leberzirrhosen. Rev Int Hepatol *6*:679–690

Vallebone A (1928) Studio radiografico sulla demineralizazione della ossa nella tuberkulosi pulmonare. Riforma Medica *44*:1656–1662

Velickov L, Djankov L (1971) Periostreaktion bei diabetischen Osteoarthropathien. Radiol Diagn (Berl) *12*:107–113

Villanueva AR (1973) Quantitative histology of bone remodeling dynamics. In: Clinical aspects of metabolic bone disease. Excerpta Medica, Amsterdam

Virchow R (1853) Das normale Knochenwachstum und die rachitischen Störungen desselben. Arch Path Anat Physiol Klin Med *5*:409–507

Vittali HP, Dambacher M, Bottermann P (1968) Klinische und quantitativ-histologische Untersuchungen von Osteomalacien beim Malabsorptionssyndrom. In: Bartelheimer-Heisig (Hrsg) Aktuelle Gastroenterologie. Thieme, Stuttgart

Waldenstrom JG, Adner A, Gydell K, Zettervall O (1978) Osteosclerotic plasmocytoma with Polyneuropathy, hypertrichosis and diabetes. Acta Med Scand *203*:297–303

Wangensteen OH (1929) Complete external biliary fistula; potential serious postoperative complication. J Am Med Assoc *93*:1199–1204

Wanke R, Maatz R, Junge H, Lentz W (1967) Knochenbrüche und Verrenkungen, 2. Aufl. Urban & Schwarzenberg München Berlin Wien

Wasserman RH (1964) Lactose-stimulated intestinal absorption of calcium: A theory. Nature *201*:997–999

Weiss K (1952) Über die sogenannte akute Knochenatrophie. Radiol Austr *5*:1–11

Weiss K (1956) Knochenpathologie im Röntgenbild. Monatsschr Ärztl Fortbldg *6*:211–218

Weiss K (1957) Über das Röntgenbild der Knochenatrophie. Radiol. Austr. *9*:227–245

Weiss K (1959) Begriff und Röntgensymptomatologie der Osteoporose. IX. ICR Verh. Bd. Thieme, Stuttgart, Urban & Schwarzenberg, München-Berlin 1960

Weiss K (1962) Grundlagenforschung für die Knochenradiologie. Radiol Austr *13*:125–137

Wendenburg HH, Baldauf G, Barwich D (1976) Vitamin D-Mangel – Osteopathie nach antikonvulsiver Langzeitbehandlung. Fortschr Roentgenstr *124*: 7–11 (1976)

Wimberger H (1925) Klinisch-röntgenologische Diagnostik von Rachitis, Skorbut und Lues congenita im Kindesalter. Ergebn Inn Med Kinderheilkd *28*:264

Zur G (1950) Umschriebene und generalisierte kalzipenische Osteopathie. Neue med Welt 1380

Die diabetische Osteoarthropathie

Von

K. Reinhardt

Mit 52 Abbildungen und 10 Tabellen

A. Einleitung

Unter den Folgeerkrankungen des Diabetes sind Knochenaffektionen relativ selten und deswegen auch wenig bekannt. Zweifellos sind sie jedoch häufiger als sie diagnostiziert werden. Nicht selten gehen sie unter anderen Diagnosen wie Arthrosen, Osteomyelitis usw. unter. Die einschlägige Literatur ist, gemessen an der immensen Zahl von Publikationen über den Diabetes, relativ spärlich. Die diabetischen, neuropathischen Osteoarthropathien umfassen auch Spontanfrakturen und Osteolysen ganzer Knochen. Osteolysen und Spontanfrakturen können auch solitär auftreten, ohne daß gleichzeitig an den benachbarten Gelenken destruktive und deformierende Veränderungen bestehen. Ebenso können aber Arthropathien auch ohne Spontanfrakturen und ohne Osteolysen einhergehen. Die diabetische, neuropathische Osteoarthropathie kann man sowohl als Überbegriff für sämtliche drei Detailmanifestationen diabetischer Knochenveränderungen gebrauchen als auch unter ihnen ausschließlich Gelenkveränderungen verstehen; im letzteren Fall spricht man am besten von neuropathischen diabetischen Arthropathien im engeren Sinn.

In der Literatur sind insgesamt etwa 1400 Fälle von diabetischer Arthropathie enthalten. Überwiegend handelt es sich um statistische Auswertungen. Kasuistisch mehr oder weniger eingehend beschrieben sind etwa 300 Fälle.

Die diabetische Osteoarthropathie wurde erstmalig von Jordan (1936) als spezielles Krankheitsbild beschrieben. Zunächst erschienen nur ganz vereinzelt einschlägige Mitteilungen, später nahmen die einschlägigen Publikationen kontinuierlich bis zum heutigen Tage zu. Die Angaben über die relative Häufigkeit der neuropathischen Osteoarthropathie beim Diabetes liegen sehr weit auseinander. Bailey u. Root (1947) erhoben nur bei 0,085% ihres Diabetikerklientels einen einschlägigen Befund. Geoffroy et al. (1979) kommen dagegen auf 55%. Wie immer und überall ist bei diesen statistischen Angaben entscheidend: 1. das Ausgangsmaterial, und 2. die Definition dessen, was man unter einer diabetischen Osteoarthropathie versteht. In die hohen Zahlen von Geoffroy und Hoeffel sind Befunde einbezogen, wie paraartikuläre Verkalkungen, Exostosen, Arterienverkalkungen usw., die bei Einhaltung einer kritischen Systematik eigentlich nicht hierher gehören. Realistisch erscheinen Zahlen um 1 oder unter 1%, wenn von einem Gesamtkollektiv von Diabetikern ausgegangen wird, Zahlen um die 10%, wenn das Ausgangskrankengut aus Diabetikern besteht, die Beschwerden oder äußerliche Veränderungen an den Füßen im Sinne eines pied diabetique aufweisen.

Viele Fälle von sog. diabetischer Gangrän, wobei es sich oft nicht um eine echte Verschlußgangrän, sondern um trophische Weichteilveränderungen handelt, werden z.T. nicht röntgenologisch untersucht, so daß in einem solchen angereicherten Ausgangskollektiv die Prozentzahlen an Arthropathie niedriger sind, als es den tatsächlichen Verhältnissen entspricht.

Von den Fakten ausgehend und im Interesse des Patienten müßte jede Untersuchung eines Diabetikers die zielgerichtete Inspektion und klinische Überprüfung der unteren Extremitäten einschließen. Wenn man schon nicht bei jedem Diabetiker Röntgenaufnahmen der Füße anfertigen will, so sollte man dies doch bei allen Patienten tun, die klinisch-pathologische Veränderungen an den unteren Extremitäten aufweisen. Ein solches Vorgehen würde neben der Erfassung fast aller diabetisch-neuropathischer Osteoarthropathien auch eine weitgehende sichere Unterscheidung zwischen der echten diabetischen Gangrän und den neuropathischen Weichteilveränderungen, deren charakteristischster Befund das Malum perforans darstellt, ermöglichen. Trophische Weichteilveränderungen gehen in einem sehr hohen Prozentsatz mit gleichzeitigen Knochenveränderungen im Sinne einer Osteoarthropathie einher, während bei der echten Gangrän, verursacht durch Verschlüsse oder eine Mikroangiopathie, das Fehlen neuropathischer Knochenveränderungen geradezu charakteristisch ist.

Die diabetischen Osteoarthropathien sind hinsichtlich des klinischen Befundes, des Röntgenbefundes und der Prognose weitgehend identisch mit neuropathischen Arthropathien, Osteolysen und Spontanfrakturen anderer Genese, z.B. der tabischen Arthropathie, den Knochenveränderungen bei Syringomyelie, bei der Lepra und beim Alkoholismus. Allen diesen Grunderkrankungen ist gemeinsam, daß sie mit einer peripheren Neuropathie einhergehen. Die neuropathischen Osteoarthropathien unterschiedlicher Genese unterscheiden sich im Röntgenbild, mit Ausnahme der Spätbefunde bei der Lepra, nur geringfügig. Ein vordergründiges Unterscheidungskriterium gibt die Lokalisation ab. Die Häufigkeit der diabetischen Arthropathie nimmt an der unteren Extremität von proximal nach distal zu und ist ganz überwiegend in den Fuß lokalisiert. Bei der Tabes sind in einem weit höheren Prozentsatz auch die großen Gelenke – wie das Knie und die Hüftgelenke – betroffen. Die Syringomyelie bevorzugt die obere Extremität und hier das Schultergelenk, während diabetische Osteoarthropathien dieser Lokalisation äußerst selten sind. Die Knochenveränderungen bei Lepra finden sich sowohl an den Händen als auch an den Füßen. Die Topik der Alkoholosteoarthropathie zeigt die weitestgehende Übereinstimmung mit der diabetischen Osteoarthropathie, und die ursächlichen Noxen Alkohol und Diabetes sind nicht selten gleichzeitig vorhanden.

Von der diabetischen Osteoarthropathie sind fast ausschließlich die höheren Altersgruppen zwischen 50 und 70 Jahren betroffen. Bei jüngeren Patienten ist sie nur ganz vereinzelt anzutreffen. Der mit 18 Jahren jüngste Patient wurde von GREENWOOD und TRAISMAN (1971) erfaßt.

Das weibliche Geschlecht ist häufiger betroffen als das männliche. Vereinzelt werden aber auch gegenteilige Zahlen präsentiert.

B. Das Röntgenbild der diabetischen neuropathischen Osteoarthropathie

Zum Nachweis der Arthropathie reicht zunächst immer die Standardröntgenaufnahme aus. Schichtaufnahmen oder Vergrößerungsaufnahmen können in Einzelfällen manche Details zusätzlich oder besser zur Darstellung bringen. Aufnahmen in Endstellung der Gelenke (Funktionsaufnahmen) sind bisher nicht angefertigt worden. In floriden und in abgeheilten Fällen könnten sie zunächst einmal eine exzessive Beweglichkeit ohne Schmerzen dokumentieren. Alterationen der Gelenkweichteile könnten u.U. aus diesen Funktionsaufnahmen diagnostiziert werden. Wenn an einem Gliedmaßenabschnitt Arthropathien nachgewiesen wurden und die übrigen in Betracht kommenden Gelenke auf den Standardaufnahmen normal erscheinen, mag es sich lohnen, von ihnen Funktionsaufnahmen anzufertigen, da Alterationen der Gelenkweichteile möglicherweise schon vor dem Auftreten der Knochenalterationen vorhanden sein können.

Man unterscheidet neuropathische Osteoarthropathien sowie ossäre Erkrankungen nicht neuropathischer Genese. Die diabetische Ätiologie steht aber nur bei der neuropathischen Form außer Zweifel. Wie schon ausgeführt, unterteilt man die diabetische neuropathische Osteoarthropathie, in die Arthropathie im engeren Sinn (Abb. 1), die Osteolyse

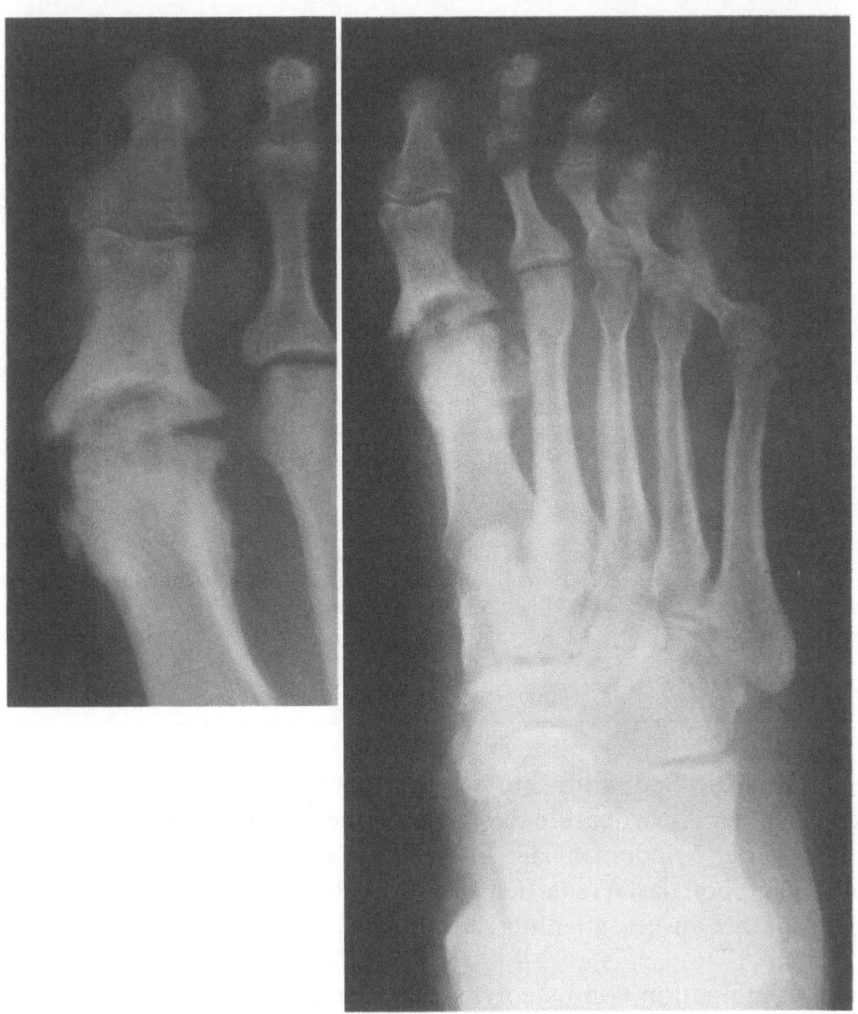

Abb. 1. Arthropathie des Großzehengrundgelenkes

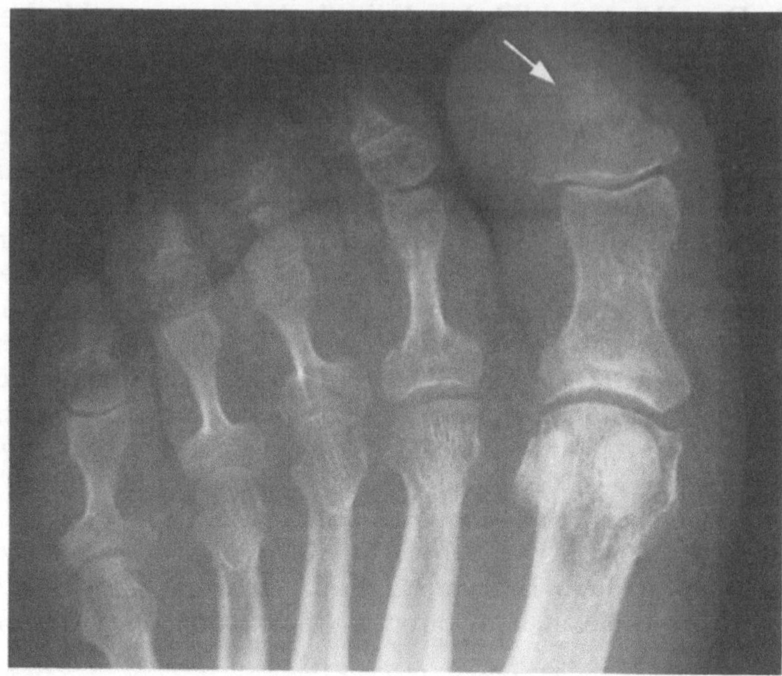

Abb. 2. Akroosteolysen an den Endphalangen der Zehen (s. auch Abb. 10)

Tabelle 1. Röntgensymptome der diabetischen neuropathischen Osteoarthropathie

Nach AZERAD et al. (1963)	Osteolyse (wie ausradiert, wie abgelutscht) Kortikalisdefekt Gelenkbefall Zeichen der Rückbildung Hyperostosen Weichteilbefund
Nach POGONOWSKA et al. (1967)	Osteoporose Juxtaartikulärer Kortikalisdefekt Osteolyse eines Knochenendes – Kortikalisdefekt an der Metaphyse – Lyse des Knochenendes – – bleistiftspitzenartig – – kerzenflammenartig Destruktion der benachbarten Knochenenden mit Telescoping Völlige Zerstörung eines Knochens Wiederaufbau zerstörter Phalangen Periostreaktion Diaphysensklerose

(Abb. 2 u. 10) und die Spontanfraktur (Abb. 3). Osteolyse und Spontanfraktur stellen dabei Teilkriterien der Arthropathie dar. Sie kommen nicht allzuselten am Fuß nebeneinander vor. Nur in der Minderzahl der Fälle treten sie isoliert in Erscheinung.

Damit ist auch schon das Wesentliche über das Röntgenbild der diabetischen neuropathischen Arthropathie ausgesagt. Eine Zusammenstellung radiologischer Kriterien findet sich in der Tabelle 1.

Durch die Kombination von osteolytischen Vorgängen und Spontanfrakturen unterscheidet sie sich von entzündlichen, degenerativen und Gelenkerkrankungen sonstiger Ätiologie, nicht jedoch von anderen neuropathischen Gelenkerkrankungen.

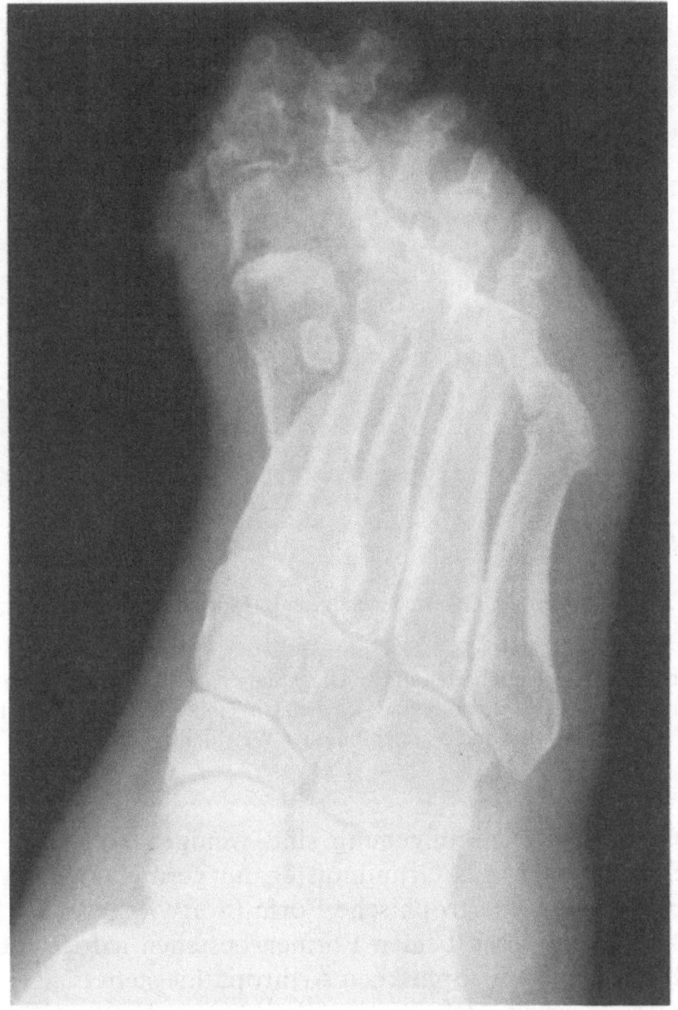

Abb. 3. Spiralfraktur des Metatarsale I. Arthropathie des Großzehengrundgelenkes. Luftaufhellungen in den Weichteilen der großen Zehe

I. Das Röntgenbild der diabetischen neuropathischen Arthropathie im engeren Sinne

Die getrennte Beschreibung der diabetischen Arthropathie, der diabetischen Osteolysen und der diabetischen Spontanfrakturen muß vielfach als gewaltsame und überzogene Systematik erscheinen. Andererseits ergeben sich soviel spezielle Gesichtspunkte, daß die Vorteile dieser Unterteilung doch überwiegen.

1. Das Vollbild

Die neuropathische Arthropathie dokumentiert sich auf dem Höhepunkt ihrer Entwicklung und bei voller Ausprägung durch Destruktionen an den Gelenkflächen (Abb. 4), durch Knochenschwund (Osteolyse), durch Infraktionen und Zertrümmerungen sowie durch Verdichtung und Aufhellung am benachbarten Knochen. Periostossifikatio-

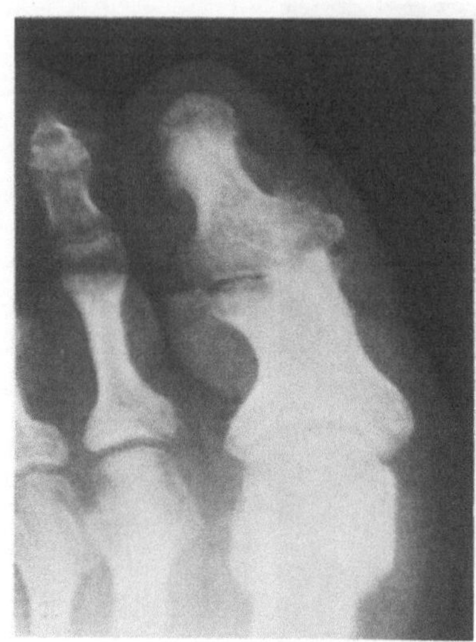

Abb. 4

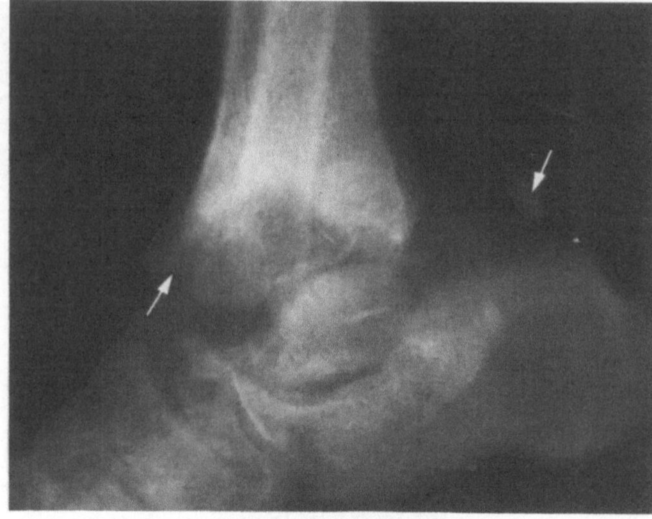

Abb. 5

Abb. 4. Destruktionen am Großzehenendgelenk. Floride Arthropathia diabetica

Abb. 5. Kleine, unregelmäßige Knochenschatten in der Umgebung einer sog. atrophischen diabetischen Arthropathie mit fast völligem Schwund der Talusrolle und der distalen Tibiagelenkfläche. Auftreibung der Weichteilkontur und Verdichtung der Weichteilkontur

nen und Alterationen der Gelenkumgebung sind weniger konstant. Die Lokalisation in verschiedene Gelenke variiert das Grundmuster nur gering. Vielfach differenziert man in eine atrophische und eine hypertrophische Form (SCHWARTZ et al. 1969). Grundsätzliche Unterschiede zwischen diesen beiden Formen bestehen jedoch nicht und die Übergänge sind fließend. Bei der sog. atrophischen Arthropathie steht die Osteolyse im Vordergrund, bei der hypertrophischen Arthropathie die sklerotische Verdichtung des gelenknahen Knochens sowie Kalk- und Knochenschatten in der Gelenkumgebung. Aber auch bei der atrophischen Form finden sich in den benachbarten Weichteilen manchmal Kalkschatten (Abb. 5). Die hypertrophische Form kommt seltener vor als die atrophische. Von einigen Autoren wird allerdings das Gegenteil angegeben (FOCHEM 1971). Die hypertrophische Form beginnt oft mit atrophischen Veränderungen. Eine Auflistung der Detailkriterien nach ihrer relativen Häufigkeit findet sich in Tabelle 2 und 3.

Die Strukturveränderungen des Knochens überschreiten die Gelenkumgebung an den langen Röhrenknochen nicht oder nur gering. Wenn überhaupt, sind die Knochenschäfte nur auf einer kurzen Strecke betroffen. An den kurzen Knochen des Fußes finden sich sehr häufig ausgedehnte Osteoporosen. Sie können das gesamte Fußskelett betreffen. Der Übergang zur Osteolyse ist mitunter fließend.

Initial und bei geringer Ausprägung sind subchondral umschriebene, gefelderte (Geoden) oder verwaschene Strukturaufhellungen vorhanden. Manchmal findet sich völliger Schwund der Knochenstruktur in den distalen Metaphysen der Metatarsalia und Zehenphalangen. Sie können in querverlaufende Aufhellungsbänder ähnlich einer Umbauzone und schließlich in pseudarthroseartige Bilder übergehen. Fast gleiche Befunde werden auch nach Kortisonbehandlungen angetroffen.

Sklerotische Verdichtungen sind im floriden Stadium nie allein, sondern immer in Kombination mit Aufhellungen vorhanden und nie scharf begrenzt. Vor allem gehen sie in den gesunden Knochen sehr allmählich über.

Tabelle 2. Zahl und Häufigkeit diabetischer Fußveränderungen mit Geschlechtsverteilung. (GEOFFROY et al. 1979)

	Zahl	Frequenz %	männlich %	weiblich %
Knochenumbau	55	3,7	38	62
Mikrogeoden	3	0,2		
Makrogeoden	52	3,5		
Destruktive osteolytische Veränderungen	56	3,9	39	61
verwaschene Struktur	29	2		
abgelutschtes Aussehen	8	0,5		
sonstige Aspekte	19			
Pathologische Frakturen	1	0,07		
Kortikalisunterbrechung	1	0,07		
Osteoporose		12,2		
lokalisierte	5	0,4		
ausgedehnte	173	11,8	29,7	70,2
Chirurgische Amputationen	35	2,3	51	49
Sklerose	60	4	61,6	38,4
diaphysär	12	0,8		
juxta-artikulär	48	3,2		
Exostose am Kalkaneus	543	36,2	39,3	60,7
Exostose am Naviculare	8	0,5		
Heilung	10	0,6	9	91
totale Wiederherstellung	5	0,3		
teleskopischer Kollaps der Zehen	5	0,3		
Gelenkveränderungen		5,1	55,6	44,4
Verschmälerung		3,9		
Schwund		1,3		
Subluxation		0,6		
Arterielle Verkalkungen	375	24,9	55	45
Schwellung der Weichteile	1	0,07		
Sonstige Weichteilveränderungen	4	0,27		

Tabelle 3. Röntgenbefunde an 106 Extremitäten von 90 Patienten mit Arthropathia diabetica. (CLOUSE et al. 1974)

Gefäßverkalkungen	78%
Subluxationen	70%
Weichteilschwellung	58%
Sklerose	72%
Fragmentation	73%
Periostale Ossifikation	60%
Resorption	38%
Subchondrale Osteoporose	15%
Entwicklung der Knochenveränderungen innerhalb eines Jahres bei 34% der Patienten	

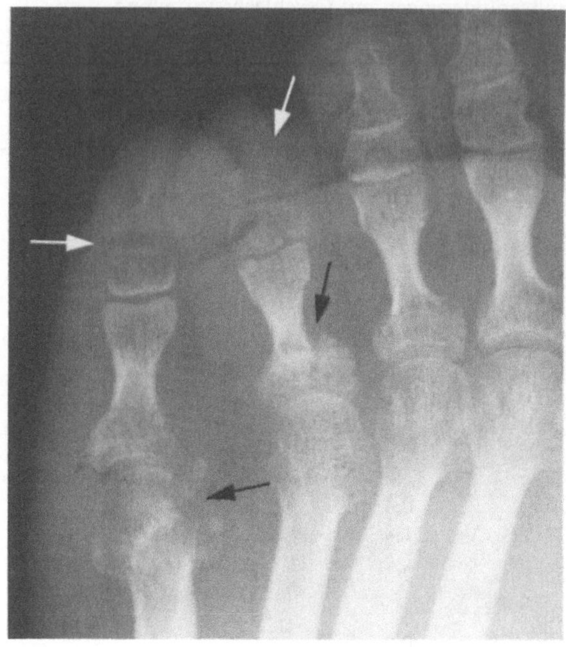

Abb. 6

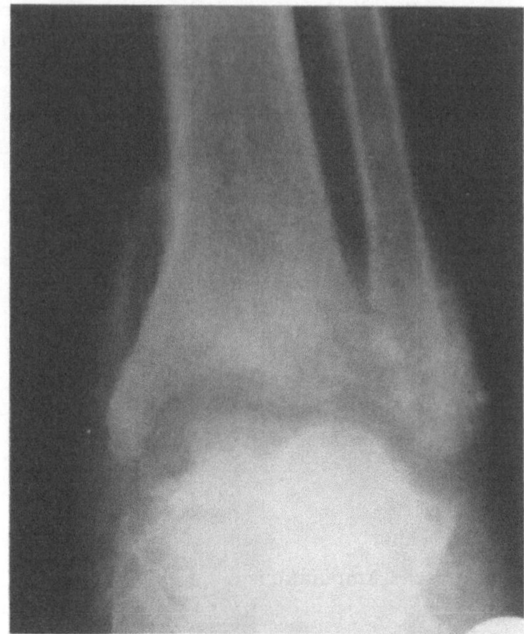

Abb. 7

Abb. 6. Beginnende Arthropathie an den Zehen III und IV mit Frakturen an den Gelenkflächen. Akroosteolysen

Abb. 7. Sehr starke periostale Ossifikationen am distalen Tibia- und Fibulaschaft bei einer Patientin mit einer ausgedehnten floriden Arthropathie des Obersprunggelenkes

Infraktionen der Gelenkflächen können sehr diskret sein (Abb. 6). Manchmal resultieren subchondrale Verdichtungen aus solchen kaum sichtbaren Infraktionen. In anderen Fällen sind die Gelenkflächen regelrecht zertrümmert. Es können daraus regelrechte Knochensäcke entstehen (Finby et al. 1976). Periostossifikationen sind vor allem an den Metatarsalia und dem distalen Tibia- und Fibulaschaft anzutreffen. Sie sollen auf komplizierende osteomyelitische oder angiopathische Veränderungen hinweisen (Abb. 7).

Lievre et al. (1969) beschrieben eine ossifizierende Periostitis an der Tibiadiaphyse bei fortgeschrittener Arthropathie des Fußes und Obersprunggelenkes.

Vereinzelt wurden auch an den Knochen des Fußes und der Hand feine periostale Ossifikationen gefunden, ohne daß gleichzeitig eine Arthropathie der Nachbarschaft bestand (Boulet et al. 1959d; Forgacs 1977b; Rubin 1969). Von Velikov und Djankov 1971 wird der Prozentsatz der Periostreaktionen bei Patienten mit Arthropathie mit 60,7% hoch angegeben. Epiney und Medenica (1971) sehen periostale Ossifikationen sogar als das Initialsymptom von Osteolysen und Arthropathien an. Sie registrierten einen derartigen Befund bei pied diabetique 49mal. Die Periostossifikationen können relativ rasch an Ausdehnung zunehmen. Sie treten am häufigsten an den Schäften der Metatarsalia in Erscheinung und finden sich sowohl im Stadium der Progredienz als auch in Abheilungsstadien (Abb. 8). Ob sie sich bei Abheilung verkleinern können, ist nicht bekannt. Spornartige Exostosen stellen wahrscheinlich eine besondere Knochenveränderung dar, die sich nicht aus periostalen Ossifikationen entwickelt (s. Kap. F., Ausheilungszustände).

Die Weichteile sind in der Gelenkumgebung oft diskret verdichtet (Abb. 8). Nicht selten finden sich dichte Schatten, die sowohl Weichteilverkalkungen (Fiorio 1967) als auch dislozierten und nekrotisierten Knochentrümmern entsprechen können (De Castro

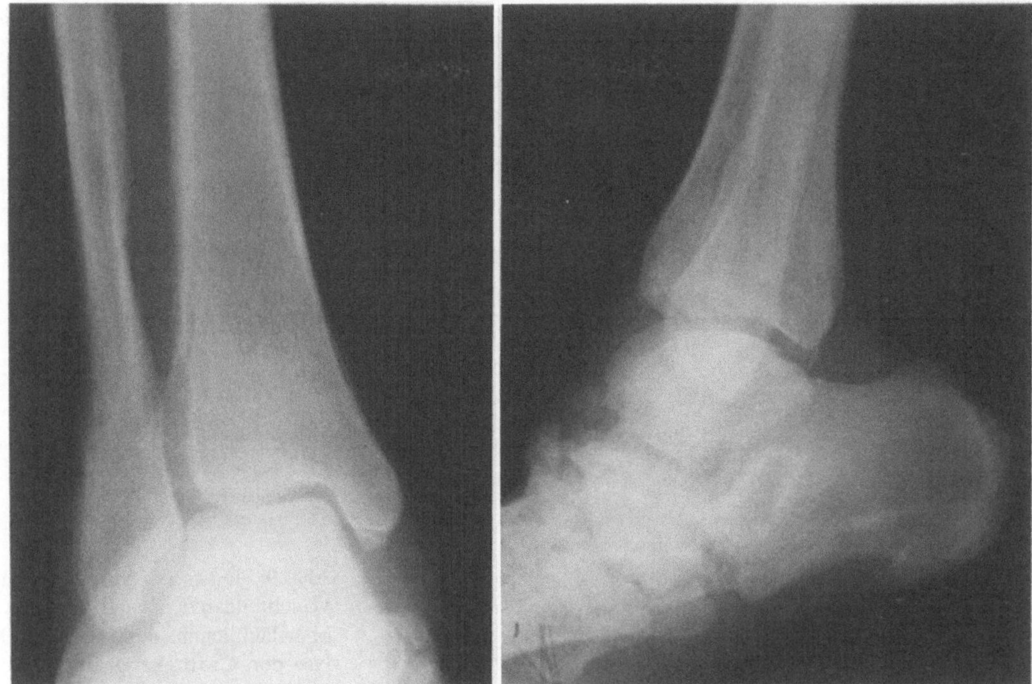

Abb. 8. Fortgeschrittene Deformierung am Talus. Die diabetische Arthropathie ist zum Stillstand gekommen. An Tibia- und Fibulaschaft Periostossifikationen. Paraartikuläre Weichteilverdichtungen

CURTI 1964; AZERAD et al. 1963; BECK 1959; BOULET et al. 1954c; FORSTER u. BASSETT 1947; IMHÄUSER 1957; DONNER u. MCAFFEE 1960; OCHSENSCHLÄGER 1957; PETERSEN 1960). Knochentrümmer können die Gelenkkapsel perforieren und relativ weit von dem Gelenk weg verlagert werden.

Die Knochenschatten in der Gelenkumgebung, die die Einordnung unter die hypertrophische Form begründen (MAU 1970), finden sich vor allen Dingen an den Fußwurzelknochen, insbesondere am Os naviculare.

Solche Befunde müssen meistens als Knochentrümmer gedeutet werden, insbesondere dann, wenn einer der Fußwurzelknochen praktisch verschwunden ist, so daß man unterstellen kann, daß er sich in kleinste Knochenstückchen aufgelöst hat (ARNOTT u. PETIT 1971). Osteolytische Veränderungen können nach MIROUZE et al. (1961) in hypertrophische Veränderungen übergehen.

Gefäßwandverkalkungen werden besonders häufig bei Befall des Fußes angetroffen. KRAFT et al. (1975) konnten derartige Befunde in 50% ihrer Fälle erheben.

Umschriebene Aufhellungen in den Weichteilen wurden von SUAREZ-VELASQUEZ und CASTILLO (1960) in 3 Fällen beschrieben (Abb. 3 u. 9). AUBERTIN (1964) sieht solche Befunde als Folge einer Superinfektion mit Escheria coli an. Sie sollen in 5% der Fälle nachweisbar sein.

Als Folge ausgeprägter Zertrümmerungen und Osteolysen wird die normale Gelenkanatomie verändert. Es kommt zu Subluxation und Deformierungen (Abb. 5 u. 8) (RECORDIER et al. 1967; BUREAU et al. 1965; BELSER 1969; BOLEN 1956). In welchem Ausmaß sich Subluxationsstellungen ausbilden, hängt einmal vom Ausmaß der Gelenkdestruktionen, zum anderen von den statischen und funktionellen Bedingungen ab, denen das Gelenk unterworfen ist (CRAM 1953; HEIPLE u. CAMMARN 1966; JOHNSON 1938). Weitgehende Zertrümmerungen kommen insbesondere am Os naviculare und am Talus vor. Mehrfache Frakturierung wurde auch am Kalkaneus beobachtet.

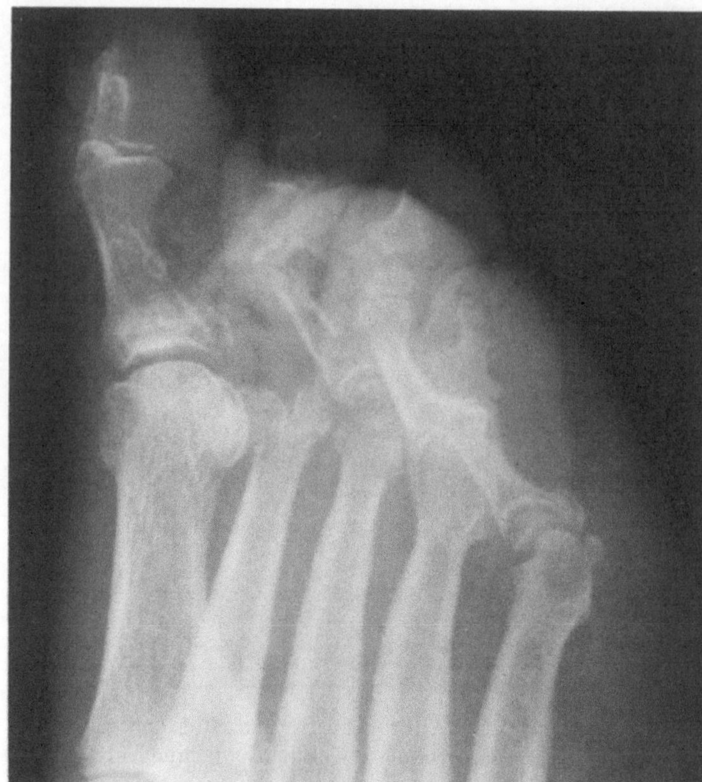

Abb. 9. Diskrete Aufhellungen der Weichteile in der Nachbarschaft einer oberflächlichen diabetischen Osteolyse der Großzehengrund- und endphalanx. Komplette Luxation im Metatarsophalangealgelenk II. Kortikaliserosionen an Großzehengrund- und -endphalanx

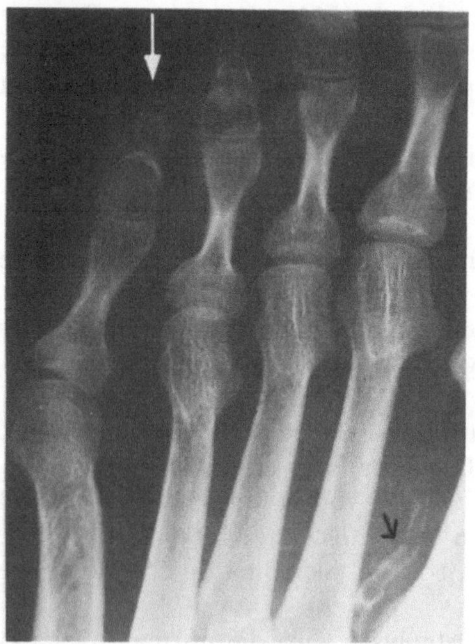

Abb. 10. Osteolyse der Endphalanx der kleinen Zehe bis auf einen kranzförmigen Rest der Tuberositas unguicularis (Mediaverkalkung)

2. Initialstadien

Geringe geodenartige pseudozystische subchondrale Strukturaufhellungen stellen die ersten Röntgensymptome der diabetischen neuropathischen Arthropathie dar. Sie unterscheiden sich zunächst nicht von unspezifischen Pseudozystchen, wie sie vor allem im

Hand- und Fußwurzelbereich bei älteren, nichtdiabetischen Individuen relativ häufig sind. Bei Diabetikern sollen solche Befunde doppelt so häufig sein und schon früher auftreten. Ob sie aber immer Initialstadien oder Abortivformen einer Arthropathie darstellen, muß bezweifelt werden. Verschiedentlich sind auch diskrete Kortikaliserosionen als Frühstadien einer Arthropathie angesehen worden. Feine subchondrale Strukturaufhellungen, vor allem, wenn sich ihnen verwaschene Sklerosen anschließen, können bei Diabetikern als sichere Frühzeichen einer Arthropathie angesehen werden.

a) Die Osteolysen

Von Osteolysen spricht man vor allen Dingen dann, wenn ein Schwund der terminalen Abschnitte der Endphalangen besteht, ohne daß das Endgelenk tangiert wird. Präziser noch bezeichnet man diese Fälle als Akroosteolysen (Abb. 2 u. 10).

Weiterhin kann man die Fälle unter die Osteolysen einordnen, bei denen größere Knochenabschnitte geschwunden sind und von beiden Gelenkflächen nichts mehr vorhanden ist (Abb. 1) (GEOFFROY et al. 1979). In den ausgeprägtesten Fällen ist ein ganzer Strahl bis zum Schaft eines Metatarsale geschwunden. Das Schaftende hat ein typisches, spitz zulaufendes, abgelutschtes Aussehen. Da die Zehen der Osteolyse anheimgefallen sind, fehlen eigentliche arthropathische Veränderungen. Am häufigsten ist ein solcher Befund am 5. Strahl zu erheben. In der Mehrzahl der Fälle finden sich dann außer dieser typischen Osteolyse am 5. Strahl an anderen Strahlen oder an der Fußwurzel arthropathische Erscheinungen. Es treffen dann die Ausführungen im vorhergehenden Kapitel zu. Die typische Osteolyse stellt also letztlich nur ein lokal besonders fortgeschrittenes Stadium der diabetischen neuropathischen Arthropathie dar.

Die Übergänge zu der atrophischen Form der Arthropathie sind fließend. Osteolysen kommen isoliert vor allen Dingen im Vorfußbereich vor. An den Fingerendphalangen sind sie bis jetzt nicht konstatiert worden. Über Osteolysen bei Diabetes wurde berichtet von BOULET et al. 1953b; BUTTURINI u. BARONCHELLI 1953; FERRERI 1955; FORGACS 1977b; FRANCHI 1959; GONDOS 1972; GOTTLOB 1957; GÜNTHER 1956; POGONOWSKA et al. 1967; RULL 1965; SERRE u. MIROUZE 1952; DE TAKATS 1945; KATZ et al. 1961; COGNETTI 1960; CICALA et al. 1962). Terminale osteolytische Vorgänge werden nicht nur in Zusammenhang mit diabetischen Neuropathien, sondern vereinzelt auch mit diabetischen Angiopathien beobachtet (BRUNI et al. 1962).

Wenn die Zehen partiell osteolytisch sind und das distale Ende des entsprechenden Metatarsale spitz zuläuft, resultiert ein Bild, das man als kerzenflammenartig bezeichnet hat, wenn die Spitze abgeflacht ist, als pencilling.

Osteolysen treten nicht nur an den Akren und an den kurzen Röhrenknochen nach proximal fortschreitend, sondern auch axial die Knochenoberfläche befallend, auf (Abb. 3). Sie sind oft nur in einer Projektion zu erkennen und manifestieren sich in der zweiten Ebene, wenn überhaupt, nur als diskrete Aufhellung.

Bei einer Osteolyse der Endphalanx bleibt manchmal ein leistenartiger Knochenrest der Tuberositas unguicularis noch zu einer Zeit bestehen, zu der der Rest dieses Knochens schon völlig geschwunden ist. Man muß dann unterstellen, daß die Osteolyse an der Gelenkfläche begonnen hat und nach distal fortgeschritten ist. Es hat sich also nicht um eine eigentliche Akroosteolyse, sondern um eine atrophische Arthropathie gehandelt (Abb. 10).

b) Die diabetischen Spontanfrakturen

Spontanfrakturen, die einen Knochenschaft, meist ein Metatarsale oder eine Zehenphalanx betreffen, werden relativ selten beobachtet, seltener als bei der Tabes (LAMBRECHT

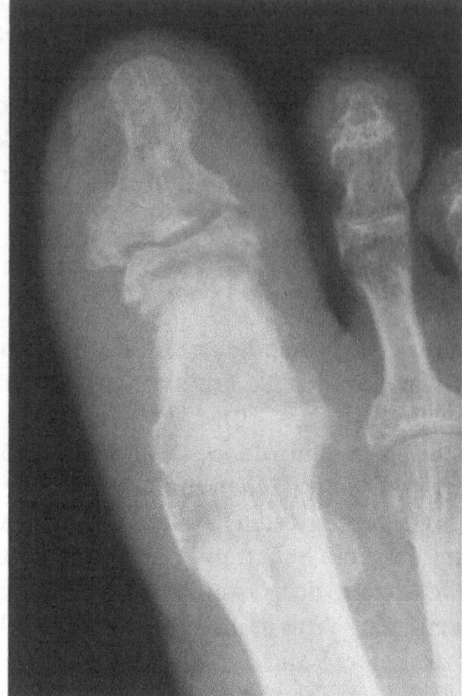

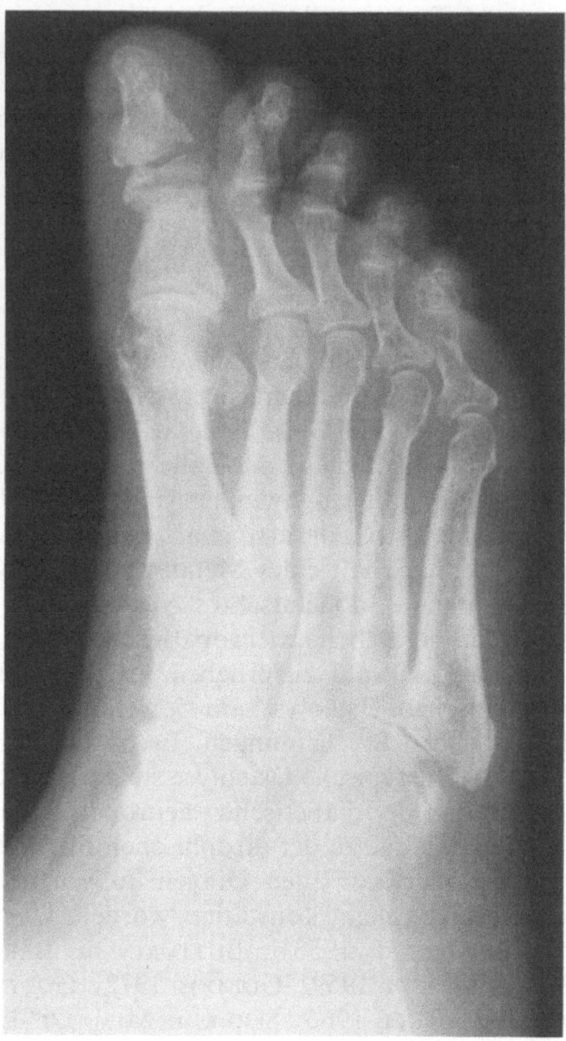

Abb. 11. Beginnende diabetische Arthropathie des Großzehengrundgelenkes und bandförmige Osteolyse distal in der Endphalanx mit spontaner Infraktion

1951). Sie können mitunter Veranlassung zur Verwechslung mit sog. Überlastungsfrakturen geben (Abb. 3 u. 11). Bei Zusammenbrüchen kurzer Knochen, insbesondere im Bereich der Fußwurzel (s. Abb. 8), leitet die Spontanfraktur meistens eine Arthropathie ein (GALMICHE et al. 1957; CANHAYEA 1962; DEROT et al. 1962a; MAU 1970).

NEUMANN (1972) fand bei älteren Patienten mit Schenkelhalsfrakturen und Wirbelkompressionsfrakturen eine größere Diabeteshäufigkeit als bei gleichaltrigen Kollektiven ohne Frakturen (GÜNTHER 1956). DINKEL (1969) sowie SPEARE (1947b) berichten über Rippenfrakturen bei Diabetikern.

Die diabetische Ätiologie von Wirbelsäulen- und Schenkelhalsfrakturen wird oft nicht erkannt, zumal wenn kein manifester, sondern nur ein latenter Diabetes besteht. Manchmal wird in diesen Fällen auch verkannt, daß es sich um eine Spontanfraktur gehandelt hat. Der angeschuldigte Sturz war die Folge und nicht die Ursache der Fraktur (FRIED 1969).

Wenn bei Patienten mit hüftgelenksnahen Femurfrakturen gehäuft ein Diabetes verzeichnet wird, so beweist dies noch nicht ohne weiteres einen Zusammenhang. In Patientenkollektiven mit einem hohen Durchschnittsalter muß man die Häufigkeit des Diabetes in dieser Altersgruppe in Rechnung stellen.

Diabetische Spontanfrakturen würden sicher häufiger diagnostiziert, wenn sie dem Chirurgen besser bekannt wären. In ihrem röntgenologischen Aspekt unterscheiden sie sich in der Mehrzahl der Fälle in nichts von echten traumatischen Frakturen und von Spontanfrakturen anderer Ätiologie.

KOPP (1976) fand unter 690 Patienten, die wegen einer hüftgelenksnahen Femurfraktur stationär behandelt worden waren und die einen Altersdurchschnitt von etwa 78 Jahren hatten, 14% Diabetiker. Bei den Diabetikern mit Frakturen traten 20% mehr Todesfälle auf als bei Nichtdiabetikern. Die knöcherne Heilung der Frakturen war aber bei den Diabetikern nicht verzögert. COZEN (1972) sowie HERBSMAN et al. (1968) haben die Frage einer verzögerten Frakturheilung bei Diabetes im Tierexperiment untersucht.

In gewissem Sinne sind auch die Fälle den Spontanfrakturen zuzurechnen, in denen ein Mißverhältnis zwischen der Schwere des Traumas und der Fraktur bestand. Wenn ein Mißverhältnis nicht evident ist, kann man Fälle, in denen jeglicher Frakturschmerz fehlt, trotzdem in die Nähe der Spontanfrakturen rücken (AUBERTIN und AUBERTIN 1964). So sah MUGGIA (1965) eine schmerzlose Fraktur an Tibia und Fibula nach einem Hammerschlag. WATSON-JONES (1955) spricht von neuropathischen Frakturen, COVENTRY und ROTHACKER (1979) von Streßfrakturen.

BLOCH-MICHEL et al. (1959) beobachteten eine Spiralfraktur im Tibiaschaft. Später stellte sich außerdem noch eine bimalleoläre Fraktur ein.

DE LEEUW et al. (1975) beschrieben bimalleoläre Spontanfrakturen am Obersprunggelenk zusammen mit Osteolysen an der Fußwurzel und den Metatarsalia.

Auch EICHENHOLTZ (1966) bildet eine bimalleoläre Fraktur bei einer Arthropathie ab (BUCHMAN 1976).

RECORDIER (1963) berichtet über 3 Fälle von Spontanfrakturen im Os naviculare pedis, LIPPMAN und GROW (1955) über Spontanfrakturen im Naviculare pedis und dem Kalkaneus, DEROT und RATHERY (1967) über isolierte Spontanfrakturen der Zehen, im übrigen über Frakturen am Naviculare, Kalkaneus und Talus bei sonstigen Veränderungen an der Fußwurzel, die plötzlich beim Gehen, begleitet von einem kurzen akuten Schmerz, aufgetreten waren.

Die diabetischen Spontanfrakturen unterscheiden sich nicht von neuropathischen Frakturen anderer Ätiologie, z.B. bei Spina bifida (GILLIES u. HARTUNG 1938), bei Tabes (BATT u. HAMPTON 1940), Poliomyelitis (POKIESER u. RADL 1960), Syringomyelie oder dergleichen. Ebenso wie die Osteolysen sind Spontanfrakturen am häufigsten Bestandteil der Arthropathie, oder sie finden sich neben einer eigentlichen Arthropathie an einem anderen Knochen. Dem gegenüber sind die reinen isolierten Spontanfrakturen relativ selten. In einschlägigen Fällen liegen zudem keine Verlaufsbeobachtungen vor, so daß die spätere Entwicklung einer Arthropathie aus der Spontanfraktur oder an einem anderen Knochen nicht ausgeschlossen ist.

EL-KHOURY und KATHOL (1980) weisen darauf hin, daß Spontanfrakturen vor allem bei jungen Diabetikern auftreten. Sie haben auch Mehrfachfrakturen – bis zu 6 beim gleichen Patienten – beobachtet. Am häufigsten ist der Kalkaneus betroffen.

Van HEERDEN und WICHT (1961) fanden neben allgemeiner Osteoporose am Fuß Frakturen in den Grundphalangen der großen Zehe und in den Köpfchen der Metatarsalia II–IV.

DEROT et al. (1962) berichten über 3 Fälle von Spontanfrakturen des Os naviculare pedis. Im ersten Fall war sie von einem akuten Schmerz begleitet. Die beiden anderen Fälle waren schmerzfrei. Der dritte Patient wies auch eine Osteolyse an den Zehen auf. Der Fall steht auf der Grenze zur Arthropathie.

Die Osteolyse der Metatarsaleköpfe beginnt mitunter mit Spontanfrakturen in den distalen Schaftanteilen (LEVIN 1976).

GALMICHE et al. (1957) beobachteten bei einer Patientin 4 Spontanfrakturen an den unteren Extremitäten (Abb. 16). Die erste heilte innerhalb von 2 Jahren. Zur Zeit der ersten Fraktur war der Diabetes noch nicht bekannt. Die letzte an der Tibia in Schaftmitte durchsetzte den Knochen nicht in ganzer Dicke und hatte eher das Aussehen einer Umbauzone (Abb. 12). Auch SPEARE (1947b) berichtet über eine Spontanfraktur der Tibia.

Frakturen in den Gelenkflächen sind, wie bereits erwähnt, vielfach Bestandteil einer Arthropathie (WILSON et al. 1949). Nach der pathogenetischen Vorstellung vieler Autoren,

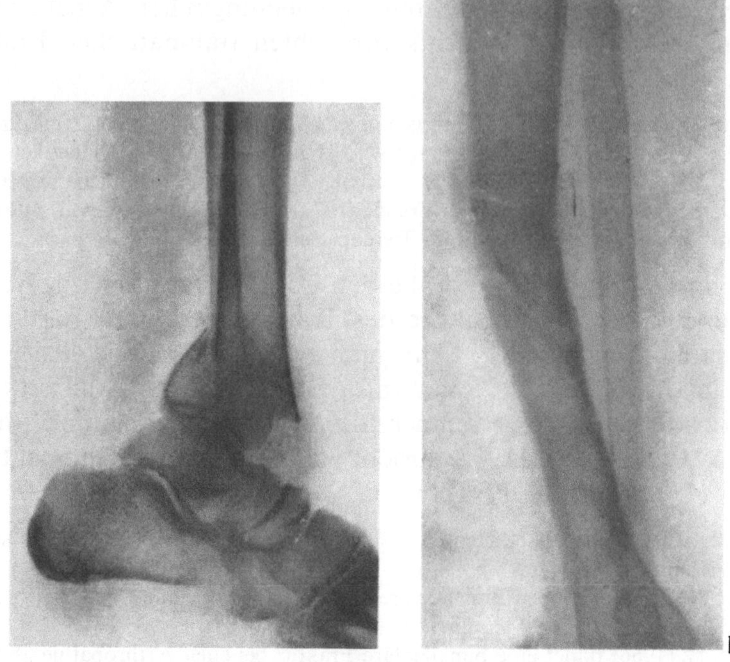

Abb. 12a, b. 67jährige Diabetikerin, die im Verlaufe von 2 Jahren 4mal eine Spontanfraktur hatte. **a** 1. Fraktur im distalen Tibia- und Fibulaende **b** 4. Fraktur rechts in der Mitte des Tibiaschaftes mit dem Aussehen ähnlich einer Umbauzone. (GALMICHE et al. 1957)

die man nach den bisherigen Erfahrungen als die zutreffendste ansehen muß, ist die Arthropathie praktisch die Folge einer, wenn auch nicht immer deutlich erkennbaren Infraktion. In diesen Fällen handelt es sich um mehr oder weniger spontane Infraktionen. Aber auch eine echte traumatische Kompressionsfraktur am Processus posterior tali wurde von MAU (1970) als Ausgangspunkt der Arthropathie beobachtet.

Da die Häufigkeit von diabetischen Arthropathien von distal nach proximal stark abnimmt, muß man sich die Frage stellen, ob Spontanfrakturen proximal vom distalen Unterschenkeldrittel bei Diabetikern die gleichen ätiologischen Mechanismen zugrunde liegen, wie den Spontanfrakturen im Rahmen einer Arthropathie. Vielleicht spielt bei ihnen doch die umstrittene diabetische generalisierte Osteoporose eine Rolle, auch wenn NEUMANN et al. (1972) aufgrund statistischer Erhebungen die gegenteilige Ansicht vertreten. Auf jeden Fall sollte man spontane Schenkelhalsfrakturen und Frakturen im Fußbereich zunächst einmal als getrennte Gruppe, mit *unsicheren* in dem *ersten* und *gesicherten* Zusammenhängen im *zweiten* Fall, ansehen.

Wenn von diabetischen Spontanfrakturen am Fuß die Rede ist, sollte man pseudarthroseähnliche Bilder, wie sie an den Metatarsalia vorkommen, nicht ohne weiteres als Frakturfolgen betrachten (Abb. 11 u. 13). Sie könnten auch aus Osteolysen hervorgegangen sein oder Umbauzonen darstellen.

C. Die Lokalisation der neuropathischen Osteoarthropathia diabetica

Die diabetische neuropathische Arthropathie betrifft die unteren Extremitäten ungleich häufiger als die oberen und ihre relative Häufigkeit an der unteren Extremität nimmt von kranial nach kaudal zu. Einen Überblick gibt die Tabelle 4.

Tabelle 4. Häufigkeit der Arthropathie an den verschiedenen Gelenkabschnitten

Autor	Fälle Gesamtzahl	Fuß	Zehen	Metatarsalia	Tarsus	Kalkaneus	Obersprunggelenk	Knie	Hüftgelenk
Bloch-Michel et al. (1959a)	73	59					10	4	
Suarez-Velasquez u. Castillo (1960)	83	58	26	24	7				
Clouse et al. (1974)	90		42	84	63		11	übrige 9	
Gray u. Gottlieb (1976)		84%							
Forgacs (1977a)					Literatur – 23 Fälle obere Extremität				

Tabelle 5. Verteilung der diabetischen Arthropathien am Fuß in 36 Fällen. (nach Gondos 1968b)

Metatarsalia und/oder Phalangen	37 (97%)
Tarsalia	1 (2,6%)
beidseitiger Befall	19 (50%)
re. Seite	13 (34,2%)
li. Seite	6 (15,8%)

In vielen Fällen war zur gleichen Zeit mehr als ein Gelenk betroffen. Wenn alle Patienten über längere Zeiträume oder gar bis an ihr Lebensende beobachtet werden könnten, würde sich wahrscheinlich erweisen, daß fast alle sukzessiv an mehreren Skelettabschnitten von einer Arthropathie betroffen werden. Arthropathien an beiden Füßen gleichzeitig fanden sich in dem Material von Clouse et al. (1974) in 18% und in dem Material von Suarez-Velasquez und Castillo (1960) in 30%. Die rechte Seite war etwas häufiger betroffen als die linke (Clouse 33% re.:28% li., Suarez-Velasquez u. Castillo 46% re.:37% li.; Tabelle 5). Da die Lokalisation von mechanischen Insulten bestimmt wird, könnte die häufigere Rechtslokalisation der Arthropathie aus der größeren Frequenz der Dextrität resultieren.

Beobachtungen, die nicht den Fuß, sondern die untere Extremität vom Knie an aufwärts, die Wirbelsäule und die obere Extremität betreffen, sind relativ selten. In einer Tabelle von Forgacs (1977a), (Tabelle 6) sind solche Fälle zusammengestellt.

Tabelle 6. Fälle von Osteoarthropathia diabetica mit seltener Lokalisation aus der Literatur. (Forgacs 1977a)

Autor	Jahr	Geschlecht	Alter (Jahre)	Dauer des Diabetes (Jahre)	Therapie des Diabetes	Lokalisation
de Takats	1945	m	28	15	Insulin	Knie
Shore	1947	w	–	–	–	Knie
Speare	1947b	m	62	8	Insulin	Knie
Zucker u. Marder	1952	w	61	20	Insulin	Wirbelsäule
Petersen	1960	w	62	15	Insulin	Knie
Bossi et al.	1961	w	70	11	Insulin	Knie u. Metatarsophalangealgelenke
Berenyi et al.	1968	w	64	–	–	Handgelenke
Rathery	1968	m	29	14	Insulin	Knie, Tarsalia
Schwartz et al.	1969	w	82	–	–	Schulter
		w	78	–	–	Ellenbogen
		w	71	–	–	Ellenbogen, Hüfte
		m	86	–	–	Knie, Schulter, Ellenbogen, Hand, Handgelenk
		m	38	–	–	Ellenbogen
Feldman et al.	1969	m	63	14	Insulin	Knie, Tarsalia, Knöchel, Handgelenk
Reinhardt	1973b	w	70	–	–	Knie
Feldman et al.	1974	w	69	–	–	Wirbelsäule
		w	80	–	–	Wirbelsäule
Campbell u. Feldman		m	67	8	oral	Schulter
		w	79	19	–	Schulter
		m	79	7	–	Schulter
		m	63	14	–	Schulter
		w	56	30	–	Schulter
		w	59	–	–	Ellenbogen

I. Am Fuß

Wie aus den vorstehenden Angaben und aus den Zahlen der Tabelle 4 hervorgeht, ist der Fuß am häufigsten von der diabetischen Arthropathie im weiteren Sinne also einschließlich der reinen Osteolysen und reinen Spontanfrakturen betroffen. Die verschiedenen Abschnitte zeigen gewisse Unterschiede in der Manifestation der Arthropathie: Der distale Abschnitt weist häufiger Osteolysen, der proximale häufiger Arthropathien im engeren Sinne und Spontanfrakturen auf.

Kraft et al. (1975) sprechen von mutilierenden, also osteolytischen Veränderungen am Vorfuß und von Charcot-Veränderungen an den Tarsalknochen. Unter Charcot-Veränderungen verstehen diese Autoren destruktive Veränderungen, die durch wiederholte banale mechanische Einwirkungen, insbesondere durch die Belastung beim Gehen, entstehen. Da die Veränderungen schmerzlos sind, fällt meist zunächst nur eine Lockerung der Gelenkkapsel und eine Gelenkinstabilität auf. Wegen der fehlenden Schmerzkontrolle, kommt es zu einer weitgehenden Fragmentation. Schließlich kommen Subluxationen

Tabelle 7. Lokalisation der Knochenveränderungen bei 27 Patienten (Alter: 60 Jahre; Dauer des Diabetes: 10 Jahre). (LITHNER u. HIETALA 1976)

	Okkulter Diabetes	Manifester Diabetes			
Patientenzahl	1	1	6	8	11
weibl./männl.	0/1	1/0	4/2	2/6	6/5
Lokalisation der Destruktion					
distale Phalanx	0	0	2	4	4
distales Interphalangealgelenk	0	0	0	0	3
proximales Interphalangealgelenk	0	0	0	1	4
Metatarsophalangealgelenk	1	1	3	1	7
Tarsometatarsalgelenk	0	0	1	0	1
Tarsalgelenk	0	0	0	0	3
Metatarsalia	0	1	5	3	4
Obersprunggelenk	0	0	0	1	0

hinzu. Insbesondere wird der dorsale Anteil des fragmentierten Os naviculare nach dorsal disloziert (Abb. 8).

Der mutilierende Typ betrifft die Köpfchen der Metatarsalia und Phalangen. Er kann zur Einstülpung, zu stößel- oder pinselartiger Verformung und zu pagodenartigen Bildern führen. Die Heilung kann unter Synostosierung der Gelenke erfolgen. Bei der osteolytischen Form kommt es in fortgeschrittenen Fällen zu einem Pes varus, bei der Charcot-Form (Gelenkbefall), zu einem Pes valgus.

Eine Aufschlüsselung der Fußlokalisation ist in der Tabelle von LITHNER und HIETALA (1976) enthalten (Tabelle 7).

1. Die phalangeale Form

Die Akroosteolyse, also der Schwund der Tuberositas unguicularis der Zehenendphalangen sowie die Osteolyse der ganzen Endphalanx oder gar der drei Phalangen eines Strahls ist nicht allzu selten (Abb. 13). CLASSEN et al. (1976) verzeichneten einen solchen Befund unter 150 Arthropathiefällen allerdings nur 2mal. Geringe Osteolysen an der Tuberositas unguicularis sind oft nur schwer von Dysplasien zu differenzieren. Befunde, die zunächst als Dysplasien imponieren, können andererseits Abheilungszustände früherer Akroosteolysen sein. Osteolysen an den Zehen sind häufig mit einem Befall der Metatarsophalangealgelenke kombiniert. Außer typischen Akroosteolysen kommen mitunter auch laterale Osteolysen an den Knochenschäften vor (Abb. 9).

ROSENBERG (1976) berichtet über eine Patientin mit schwerem Diabetes, der infolge Retinopathie zur Erblindung geführt hatte, bei welcher Osteolyse an den Zehen und gleichzeitig Destruktionen an den Tarsometatarsalgelenken bestanden.

Die rein phalangealen Formen beschränken sich überwiegend auf 1–2 Zehen. Beidseitiges Vorkommen ist beschrieben worden, nicht jedoch generalisierter Befall sämtlicher Zehen. BLOCH-MICHEL et al. (1959a) fanden 6mal einen isolierten Befall der Interphalangealgelenke.

Außer typisch osteolytischen Veränderungen, gibt es an den Zehen auch rein arthropathische Formen (Abb. 14), die allerdings mitunter als Osteolyse proximal oder distal von der Gelenkfläche beginnen (Abb. 13). RECORDIER (1963) dokumentiert das Übergreifen einer Osteolyse an den Phalangen auf die Metatarsophalangealgelenke.

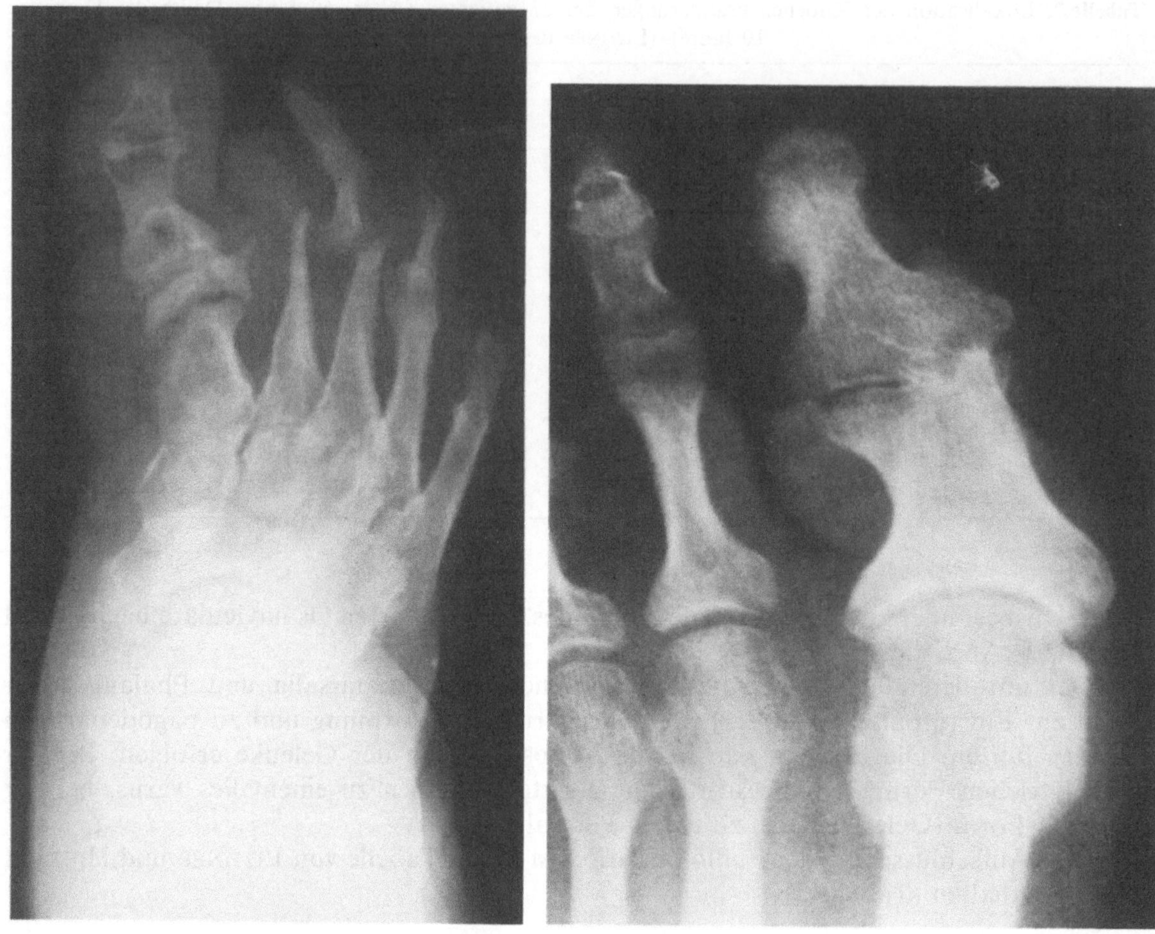

Abb. 13 Abb. 14

Abb. 13. Zum Stillstand gekommene Osteolysen der 2. und 5. Zehe. Pseudarthrose infolge Osteolyse im Schaft des Metatarsale I. Exostosen am Metatarsale I und V

Abb. 14. Alte, diabetische Arthropathie im Großzehengrundgelenk

2. Die metatarsophalangeale Form

Auch die Metatarsophalangealgelenke sind nur relativ selten völlig isoliert betroffen. Die Arthropathien an den Metatarsophalangealgelenken sind ebenso wie an den Zehengelenken, ganz überwiegend der atrophischen Form zuzuordnen. (Agnoli u. Bonanomini 1963; Bert u. Amploux 1951; Buia u. Lensi 1966; Dreyfus u. Zarachovitch 1937; Parson u. Norton 1951; Wilson et al. 1949; Boulet et al. 1953b; Jacobs 1976). Friedmann und Rakow (1971) berichten über 22 einschlägige Beobachtungen. Neben Osteolysen und atrophischen Veränderungen an den Metatarsophalangealgelenken werden auch Frakturen, insbesondere der Köpfchen der Metatarsalia beobachtet (Bureau et al. 1965). Belser (1969) berichtet über 6 Fälle mit Osteolysen und Spontanfrakturen an den Köpfchen der Metatarsalia und an den Zehen. Bei Befall des 1. Strahles ist die Grundphalanx der großen Zehe (ebenso wie bei der Arthropathie des Großzehenendgelenkes (Abb. 1) gelegentlich stark verkürzt und deformiert (Roig-Escofet 1963). Bloch-Michel et al. (1959c) beobachteten 9mal isolierten Befall der Köpfchen der Metatarsalia. In dem Material von Sinha et al. (1972) waren die Metatarsophalangealgelenke in 30% betroffen.

Bei einem Teil der Fälle sind entweder nur die Basen der Phalangen osteolytisch-arthropathisch verändert, im anderen Teil nur die Köpfchen der Metatarsalia, in der Mehrzahl der Fälle beide gelenkbildenden Knochenpartien gleichzeitig. Ein isolierter

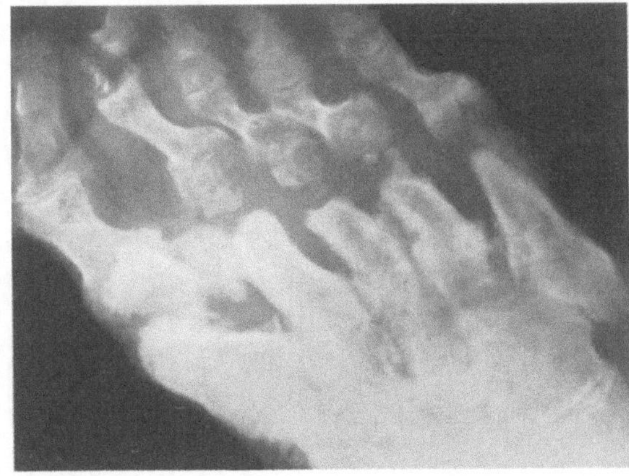

Abb. 15. Knochenabsorption (mutilierender Typ). Nichtüberbrückte Frakturen der Metatarsalia. Zusammensinterung des Schaftes vom Metatarsale V. „Stößel im Mörser"-artiges Bild an den Metatarsophalangealgelenken II–V. Synostose der Tarsometatarsal- und Intertarsalgelenke. (KRAFT et al. 1975)

Befall der Metatarsalia, ohne Beteiligung der Basen der Zehengrundphalangen, ist in der Literatur 4mal beschrieben worden (JORDAN 1947; WILSON et al. 1949). Relativ häufig kommen Arthropathien der Metatarsophalangealgelenke zusammen mit Arthropathien an der Fußwurzel und an weiter proximal gelegenen Gelenken vor. GIESECKE et al. (1978) berichten über 6 Fälle von Frakturdislokation im Metatarsophalangealgelenk II bei Diabetikern. Sonstige Veränderungen im Sinne einer beginnenden oder ausgeprägten diabetischen Arthropathie waren gleichzeitig vorhanden. Nach MÜLLER (1974) sind die Metatarsaleköpfchen II und III häufiger als die übrigen Metatarsalia betroffen.

Zu der metatarsophalangealen Lokalisation kann man auch Fälle mit Osteolysen proximal von den Köpfchen der Metatarsalia rechnen. KRAFT et al. (1975) demonstrieren einen derartigen Fall in dem alle 5 Metatarsalia betroffen waren (Abb. 15).

Die Lokalisation einer Osteolyse in das Köpfchen des Metatarsale V wird von ZUCKSCHWERDT (1957) mit der Bezeichnung: „diabetisches Panaritium der 5. Zehe" belegt. Dieser Befund soll vor allem bei der diabetischen Mikroangiopathie anzutreffen sein (FONTAINE et al. 1971).

3. Die tarsometatarsale Form

Ausgedehnte Veränderungen finden sich mitunter am Lisfrancschen Gelenk, entweder isoliert oder zusammen mit Arthropathien anderer Lokalisation (JENSEN 1965; SEEWALD 1969). Am häufigsten sind das Lisfrancsche und das Chopartsche Gelenk zusammen betroffen (MAU 1970; DARNAUD et al. 1967).

Bei Befall des Lisfrancschen Gelenkes kann es zu spontanen Absprengungen an den Basen der Metatarsalia kommen (Abb. 16).

4. Die tarsale Form

Die Fußwurzel ist der Prädilektionsort der diabetischen neuropathischen Arthropathie (CONTAMIN u. DEUIL 1960), (Abb. 17).

BLOCH-MICHEL et al. (1959a) haben aus der Literatur 26 Fälle von Arthropathien im Bereich der Fußwurzelknochen zusammengetragen. Am häufigsten waren in diesem Material das Os naviculare (GRASHEY 1933; RULL GONZALES 1965; DEROT u. RATHERY 1967) und der Taluskopf betroffen (DEGENHARDT u. GOODWIN 1960). In einem Fall von DARNAUD et al. (1967) war die distale Tarsalreihe völlig zerstört.

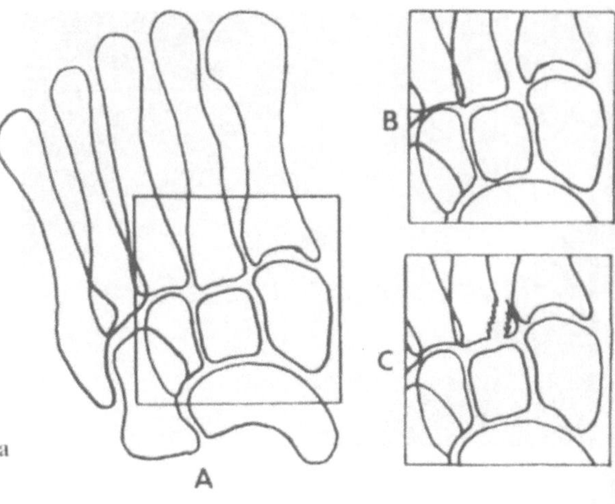

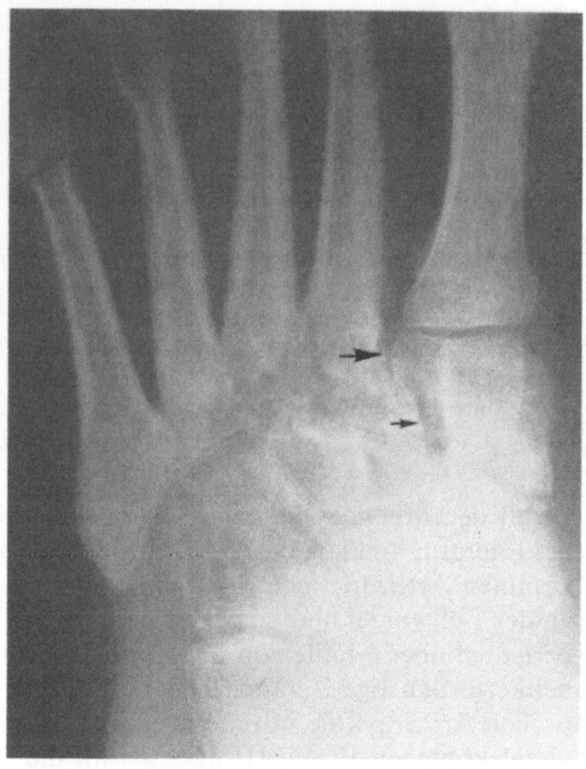

Abb. 16. a Schematische Zeichnung der Metatarsometatarsalregion. Frakturdislokation des 2. Cuneiforme-Metatarsalgelenkes. **b** Tarsometatarsale Dislokation im 2. Tarsometatarsalgelenk. Zystenbildung am mittleren Cuneiforme-Metatarsalgelenk als Folge einer diabetischen Neuropathie, zwischen der medialen Begrenzung des Cuneiforme II (→) und medialer Begrenzung des Metatarsale II (→)

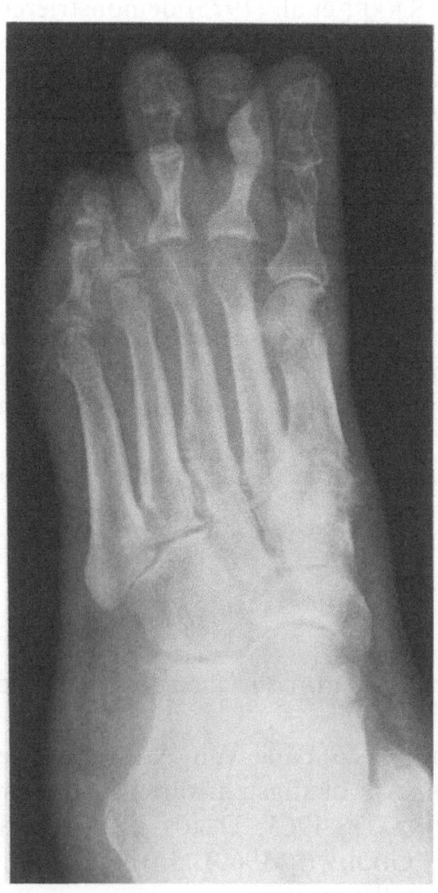

Abb. 17. Diabetische Arthropathie am Chopartschen und Lisfrancschen Gelenk

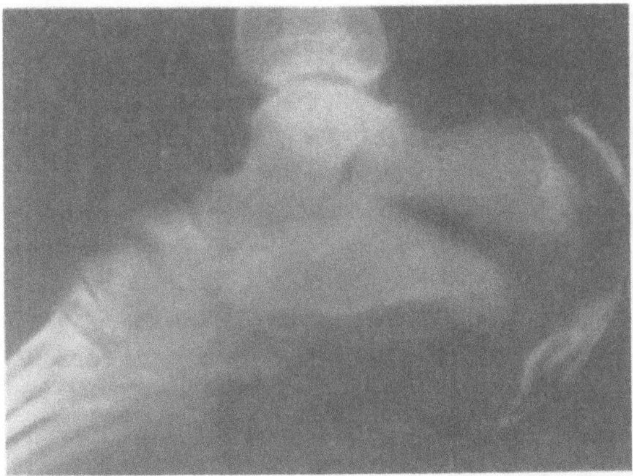

Abb. 18. 71jährige Diabetikerin mit einer Spontanfraktur im Kalkaneus. (DE LEEUW et al. 1974)

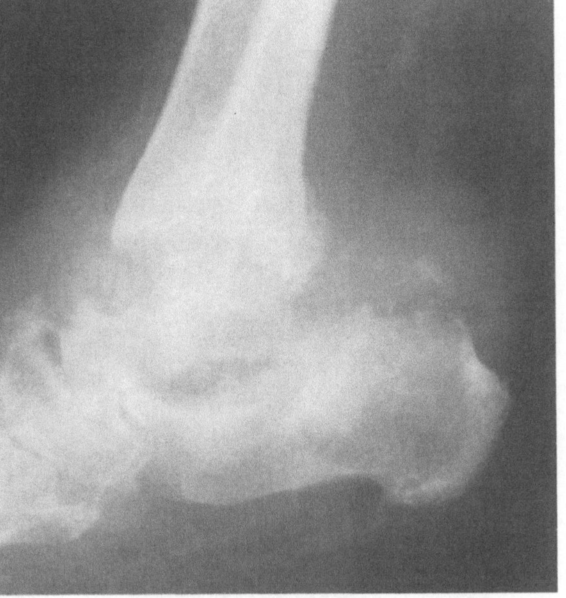

Abb. 19. Diabetische Arthropathie des Tarsus sowie des Ober- und Untersprunggelenkes. Muldenförmige Osteolyse der talaren Begrenzung des Kalkaneus

Vor allen Dingen das Kahnbein kann der völligen Destruktion anheimfallen. Unter 23 Patienten von DEROT und RATHERY (1967) hatten 21 arthrotische Veränderungen am Kahnbein. Bei einem Fall von ARNOTT et al. (1971) mit völligem Schwund des Kahnbeines artikulierte der Taluskopf mit den Cuneiformia. Die Substanzverluste am Kahnbein und dem Taluskopf führen zu der charakteristisch verkürzten und verplumpten Fußform des pied cubique (HARRIS u. BRAND 1966). Fußwurzelarthropathien sind häufiger mit Obersprunggelenks- als mit Zehengelenksarthropathien (GOECKE 1955) vergesellschaftet (HEIPLE u. CAMMARN 1966; PARSON u. NORTON 1951; MARTIN 1952), (Abb. 7 u. 8).

Osteolysen kommen am Kalkaneus seltener vor als Spontanfrakturen (Abb. 18). Sie sind meistens distal lokalisiert. Aber auch muldenförmiger Schwund, entsprechend der Oberfläche des Untersprunggelenkes, wird beobachtet (Abb. 19). Der Befall des Untersprunggelenkes ist relativ selten (COZEN 1965; SANDROW et al. 1972). Isoliert ist er nicht beschrieben. Er kommt nur in Verbindung mit tarsaler und Obersprunggelenklokalisation vor.

Über gleichzeitigen Befall der Fußwurzel, der Obersprunggelenke, eines Kniegelenkes und des Handgelenkes berichten FELDMAN et al. (1969).

II. Am Obersprunggelenk

Der Lokalisation an der Fußwurzel und am Mittelfuß steht an Häufigkeit nur der Befall des Obersprunggelenkes nahe. FORGACS (1973 u. 1977) hat aus der Literatur 32 Fälle von Arthropathie des Obersprunggelenkes erfaßt. BLOCH-MICHEL et al. (1959a) kamen auf 10 einschlägige Beobachtungen. SINHA et al. (1972) verzeichneten allerdings nur 9% Obersprunggelenksarthropathien gegenüber 31% Arthropathien an den Metatarsophalangealgelenken. Weitere Beobachtungen stammen von JORDAN 1936; FORSTER u. BASSETT 1947; KNUTSSON 1959; CRAM 1953; BOLEN 1956; JACOBS 1976; HUBERMAN et al. (1962), LEADER 1940; HEIPLE u. CAMMARN 1966, MURI 1949; und RECORDIER 1963. FRITZ 1960; STAFFIERI 1967; BAILEY u. ROOT 1947. Die Destruktion kann soweit gehen,

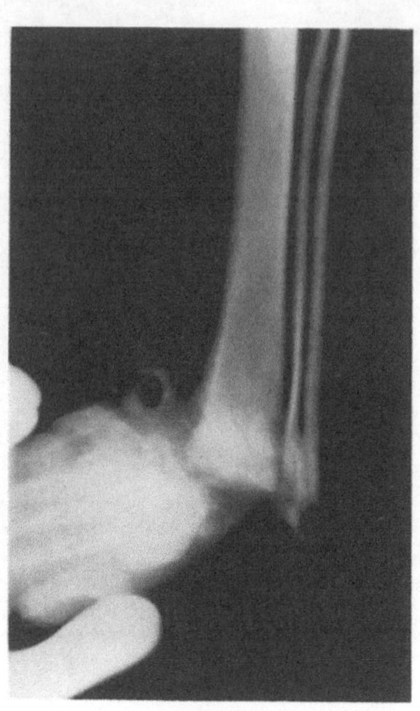

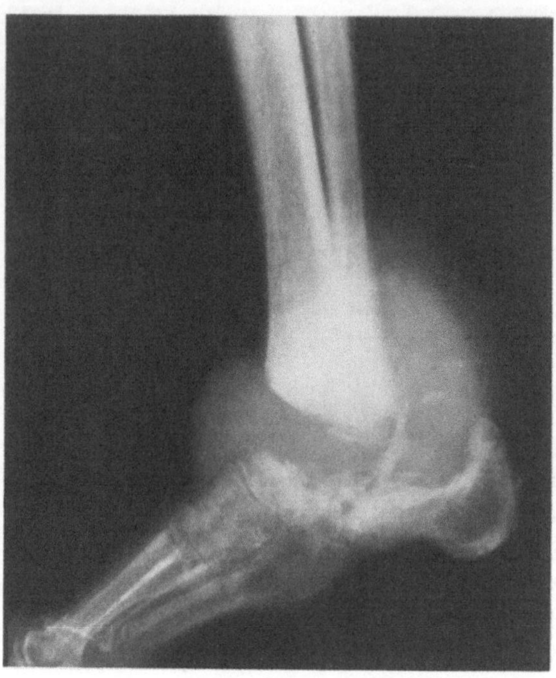

Abb. 20 **Abb. 21**

Abb. 20. Arthropathische Destruktion des Obersprunggelenkes mit Luxation. (VOGEL u. DÖRNER 1979)

Abb. 21. Destruktion des re. Obersprunggelenkes vom Charcot-Typ bei einer Frau mit schweren Komplikationen eines Diabetes mellitus. (KRAFT et al. 1975)

daß der Patient praktisch auf dem subluxierten, distalen Tibiaende läuft (Abb. 20). Die paraartikulären Verkalkungen sind mitunter bei dieser Lokalisation besonders ausgeprägt (Abb. 7). In der Anamnese wird oft eine Knöchelfraktur gefunden (SINHA et al. 1972).

KRAFT et al. (1975) demonstrieren einen Fall mit starker Weichteilschwellung in der Obersprunggelenkregion, praktisch völliger Zerstörung der Malleolengabel, weitgehender Zerstörung des Kalkaneus, nahezu völliger Zerstörung des Talus und weitgehender Zerstörung von Naviculare und Kuboid. Die Weichteilstrukturen der Umgebung waren deutlich verdichtet (Abb. 21).

Auch FORGACS (1977) berichtet über eine 60jährige Patientin, die seit 12 Jahren an einem Diabetes litt, bei der das distale Tibiaende im Gelenkbereich weitgehend zerstört war und auch die Talusrolle Destruktionen aufwies. Es bestand sehr starke Subluxationsstellung und in der Gelenkumgebung stellten sich massive Knochentrümmer dar. Innerhalb weniger Monate kam es zum Stillstand und zur Ausbildung einer Knochenbrücke zwischen Tibia und Tarsus.

HEIPLE und CAMMARN (1966) berichten über eine 49jährige Frau mit Diabetes, die eine neuropathische Arthropathie des Obersprunggelenkes mit partieller Destruktion von Talus und Kalkaneus sowie Dislokation des Fußes im Untersprunggelenk nach dorsal hatte. Später entwickelte sich eine Gangrän am Fuß, verursacht durch einen Verschluß der A. tibialis posterior. Sie wurde deswegen amputiert.

JOHNSON (1966) demonstriert einen Fall von völliger Zertrümmerung des distalen Tibiaendes, ELLENBERG (1973) eine Arthropathie beider Obersprunggelenke. DE LEEUW et al. (1975) berichten über eine bimalleoläre Spontanfraktur zusammen mit Osteolysen an der Fußwurzel und den Metatarsalia. Die Gelenkfläche kann eingestaucht und verbreitert sein.

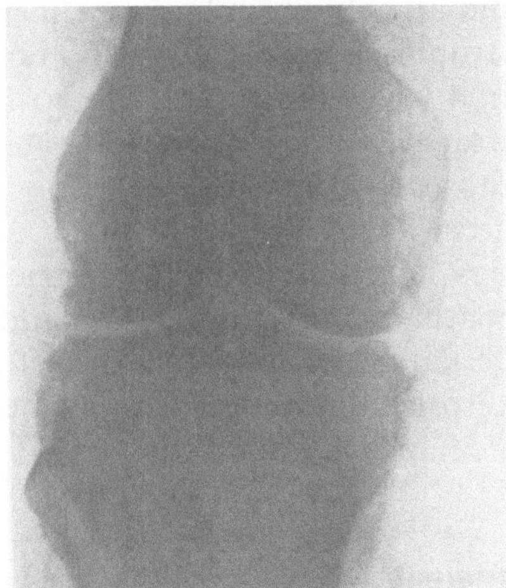
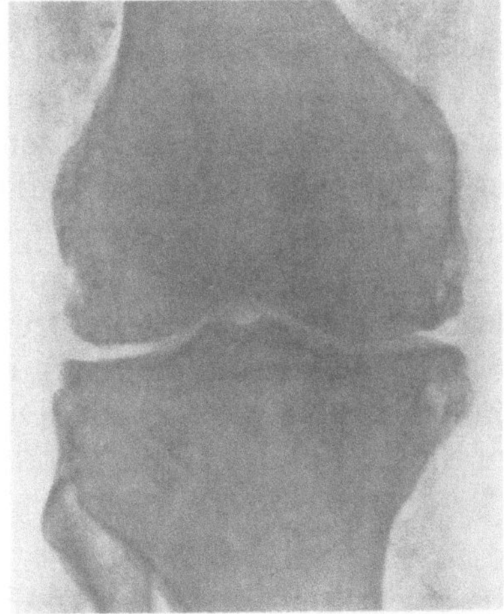

Abb. 22. Scharf abgegrenzter, unregelmäßiger Knochendefekt an der medialen Tibiagelenkkante auf die Gelenkfläche übergreifend. (FORGACS 1977)

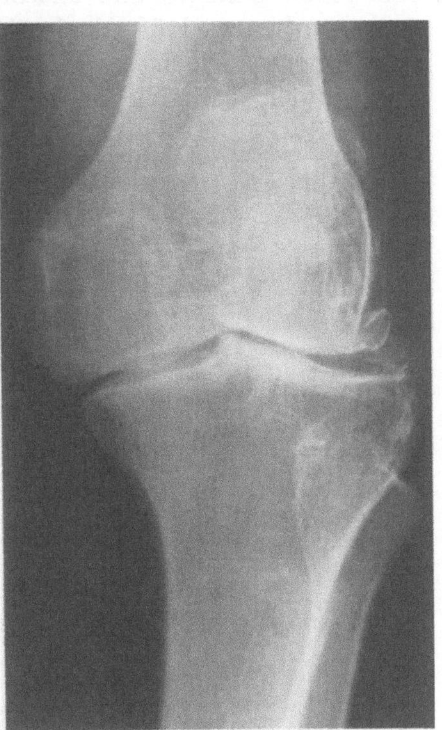

Abb. 23. Schmerzlose Arthrose bei einer 81jährigen Diabetikerin mit starken Randwülsten und einer Ossifikation lateral der Tibiakopfgelenkkante aufsitzend sowie Subluxation

III. Am Kniegelenk

Am Kniegelenk kommt eine Arthropathia diabetica nur selten zur Beobachtung. BLOCH-MICHEL et al. (1959a) fanden 1959 bei ihrer Literaturzusammenstellung nur 4 einschlägige Fälle (DETAKATS 1945; SHORE u. SPEAR 1947; CRAM 1953) (Abb. 22). In Wirklichkeit sind in der Literatur eine ganze Anzahl weiterer Fallberichte enthalten: so von FEINDEL 1953; PETERSEN 1960; SCHWARTZ et al. 1969; KRAL u. CZERNOCH 1974; BLOCH-MICHEL et al. 1959; ABELL u. HAYES 1964; FELDMAN et al. 1969; FORGACS 1977a; BOSSI et al. 1961; FORSTER u. BASSETT 1947. Relativ häufig ist die Arthropathie des Knies mit einer Arthropathie des Obersprunggelenkes kombiniert.

Während bei den Arthropathien am Fuß die atrophischen Formen überwiegen, ist bei den Kniegelenksfällen der Prozentsatz hypertrophischer Formen relativ hoch. Kapselverkalkungen werden häufig angetroffen (z.B. in 4 von 5 Fällen von Fiorio 1967).

Da die Arthropathie keine Schmerzen verursacht, wird sie vom Patienten oft nicht wahrgenommen und kann vom Arzt nicht diagnostiziert werden.

Wenn am Kniegelenk eine hochgradige Arthrose angetroffen wird, ohne daß Schmerzen bestehen und der Patient an einem Diabetes leidet, liegt die Annahme nahe, daß es sich um den Ausheilungszustand einer neuropathischen Arthropathie handelt (Fiorio 1967), (Abb. 23). Dieser Zusammenhang ist noch kaum bekannt. In Zukunft sollte mehr nach dieser „indolenten Arthrose" bei Diabetikern gefahndet werden. (Weitere Ausführungen hierzu finden sich in dem Kapitel: Ausheilungszustände.)

IV. Am Hüftgelenk

Eine diabetische Hüftgelenkarthropathie wurde von Andersch et al. (1970) beschrieben. Auch Borejko und Jaworski (1976) beobachteten eine atrophische diabetische Arthropathie am Hüftgelenk. Weiter gehört eine Beobachtung von Sewell und Jary (1976) hierher. Nach den Erfahrungen mit der diabetischen Kniegelenkarthropathie ist zu vermuten, daß sich am Hüftgelenk hinter dem Aussehen des Malum coxae senile

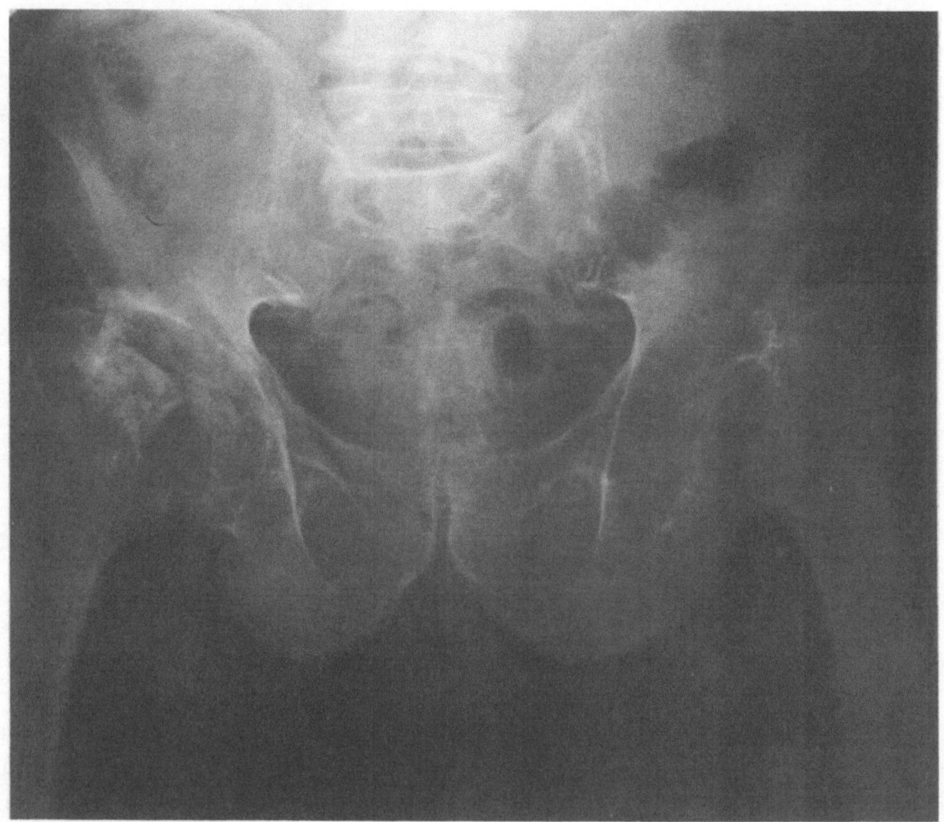

Abb. 24. Völliger Schwund beider Oberschenkelköpfe bei einem Diabetiker. Der Patient hatte außerdem eine Hyperurikämie, und der Hüftgelenkbefund hatte unter dem typischen Bild einer Oberschenkelkopfnekrose begonnen. Der Übergang in einen völligen Schwund kann als eine Modifikation der Oberschenkelkopfnekrose durch den Diabetes angesehen werden, zumal gleichzeitig der typische Aspekt einer neuropathischen Spondylopathie bestand

Ausheilungszustände einer diabetischen Arthropathie verbergen können. Bei isolierten Gelenkveränderungen vom Aussehen einer hypertrophischen Arthrosis deforman sollte man immer nach einem Diabetes, nach einer diabetischen Neuropathie und nach einem latenten Diabetes, in letzterem Fall vermittels Blutzuckerbelastungstest, fahnden.

Ein nahezu völliger Schwund beider Oberschenkelköpfe, der sich bei einem Diabetiker aus einer initial typischen aseptischen Femurkopfnekrose entwickelt hatte, kann als Modifikation der Grundkrankheit durch eine diabetische Arthropathie angesehen werden (Abb. 24).

V. An der oberen Extremität

Wie bereits erwähnt, sind Neuropathien an der oberen Extremität beim Diabetes weit seltener, als an den unteren Extremitäten. Immerhin kommen sie vor. Ihre Häufigkeit nimmt nach der Peripherie ab, während sie an der unteren Extremität nach der Peripherie zunimmt (Tabelle 10).

Berenyi et al. (1968) berichten über eine eigene Beobachtung. Sie betraf das Handgelenk. Feldman et al. (1969) beobachteten im Rahmen einer polytopen diabetischen Arthropathie an den unteren Extremitäten Mitbefall des Handgelenkes. Campbell und Feldman (1975) berichten über Arthropathia diabetica beider Schultergelenke. Gleichzeitig bestand eine Spondylopathie. Sie kommen auf insgesamt 9 Fälle an den oberen Extremitäten. Schwartz et al. (1969) geben eine tabellarische Aufstellung von 6 eigenen Fällen, die die oberen Extremitäten betrafen (Tabelle 8).

Die Schulterarthropathien sind im Röntgenbild durch eine Verschmälerung des Gelenkknorpels, Verformung des Oberarmkopfes, Erscheinungen einer Knochenresorption, subchondrale Sklerose und zystische Veränderungen charakterisiert. In fortgeschrittenen Fällen finden sich Knochenfragmente in den periartikulären Weichteilen. Traumen verschlimmern die arthropathischen Veränderungen am Schultergelenk. Gelegentlich werden Knochenfragmente resorbiert. Die arthropathischen Veränderungen bestehen in noch nicht fortgeschrittenen Fällen aus zystischen und sklerotischen Veränderungen im Humeruskopf (Abb. 25), der Schultergelenkpfanne und im Akromion. Die Kortikaliskonturen

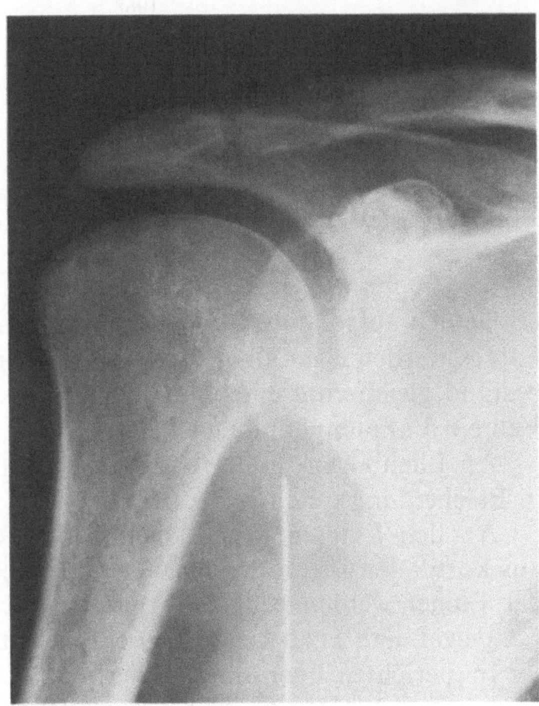

Abb. 25. Unregelmäßig fleckige Strukturierung des re. Humeruskopfes mit kleinem lateralem Konturdefekt sowie Konturdefekten an den Pfannendachrändern bei der 65jährigen Diabetikerin mit der massiven diabetischen neuropathischen Osteoarthropathie an beiden Füßen (s. auch Abb. 8 u. 9)

Tabelle 8. Aufstellung von 6 Fällen diabetischer Arthropathie,

Fall	Geschlecht	Alter	Jahr	Schulter		Ellenbogen		Handgelenke		Hand	
				R	L	R	L	R	L	R	L
I. J.A. verstorben	F	82	1963	0	0						
			1964		0+E						
			1966	3	2						
			1967	4	4	2	0				
II. E.H.	F	78	1955	0	0						
			1956								
			1962				3				
			1964				4		I		
			1966				4				
			1967	0	0						
III. C.S.	F	71	1959			4	3Fx				
			1960			4	3/4				
			1967	0	0	4	4	0	0	0	0
IV. M.J.	F	86	1952	0	0						
			1953					2	2	I	0
			1955			2	0	2/3	3		
			1956			2/3					
			1958	0	I					I	
			1961							2	2
			1964	I	2						
			1965								
			1966	I	3						
			1967			3	3	3/4	3/4	3	2
V. W.L.	M	38	1967	0	0		2	0	S.F.	0	0C
			1968				2				
VI. C.P.	M	61	1967		0Fx			0	0	0	0
			1968								

PVD = periphere Gefäßerkrankung; *E* = Erguß; *C* = Kontraktur; *S.F.* = chirurgische Versteifung; *F.* = Versteifung;

erscheinen aufgerauht. Subluxationsstellung und geringe Varusdeformität des Humeruskopfes werden ebenfalls beobachtet. In einem Fall von CAMPBELL und FELDMAN (1975) bestand gleichzeitig eine Chondrokalzinose des Schultergelenkes und in einem anderen Fall ein Vakuumphänomen.

An Ellenbogen- und Handgelenk können voll ausgeprägte arthropathische Befunde in Erscheinung treten (Abb. 26).

An den Fingern finden sich in der Regel nur diskrete Veränderungen, bestehend aus kortikalen Erosionen im Gelenkbereich (Abb. 27). Bei Befall des Handgelenkes und der Finger werden gehäuft Arterienwandverkalkungen angetroffen. In einem Fall von CAMPBELL und FELDMAN (1975) entwickelte sich eine beidseitige Klauenhand.

In Berichten über Infektionen an der Hand bei Diabetikern, bei denen sich keine Verletzung als Ursache nachweisen ließ, ist nichts über begleitende Knochenveränderun-

die die oberen Extremitäten betrafen. (SCHWARTZ et al. 1969)

Hüfte		Knie		Obersprung-gelenk		Fuß		Wirbelsäule	Sonstige Erkrankungen
R	L	R	L	R	L	R	L		
									Biopsie, Schulter- kein Wachstum; PVD untere Extremitäten; Zystenniere
0	0		0					Osteo-arthritis, Skoliose	
									Hyperurikämie
				0	0	0	0	Osteo-porose	
0F	0	0C	0	0	0	0	0		
								Ehlers-Danlos Syndrom	
4	4	0	0	0	0	0	0		
									Hyperurikämie
0	0	I	I						
0	0							Osteo-arthritis	
		2	2						
0	0		0C				0C		Werners Syndrom; erfolglose beids. Sympathektomie wegen PVD der unteren Extremitäten
0	0			0	0	0/I 0/I	4 4		Anämie; Unterernährung, Leberzirrhose; chronischer Alkoholismus; PVD-Sympathektomie 1956

Fx = Fraktur

gen enthalten (MANN u. PEACOCK 1977). Die histologische Untersuchung des Gewebes zeigt die gleichen Veränderungen, wie sie bei der diabetischen Gangrän am Fuß angetroffen werden. Diese Aussage bezieht sich offenbar nur auf die Weichteile. Die Knochenbefunde wurden nicht registriert. Über diabetische Handinfektionen liegen weitere kasuistische Berichte vor von BAILEY und ROOT (1942) und von PALMER et al. (1970).

VI. An der Wirbelsäule

Während eine neuropathische Spondylopathie bei der Tabes häufig vorkommt, ist ein derartiger Befund beim Diabetes relativ selten. Einschlägige Beobachtungen sind mitgeteilt von JORDAN (1943) ZUCKER und MARDER (1952); FELDMAN et al. (1974). Die

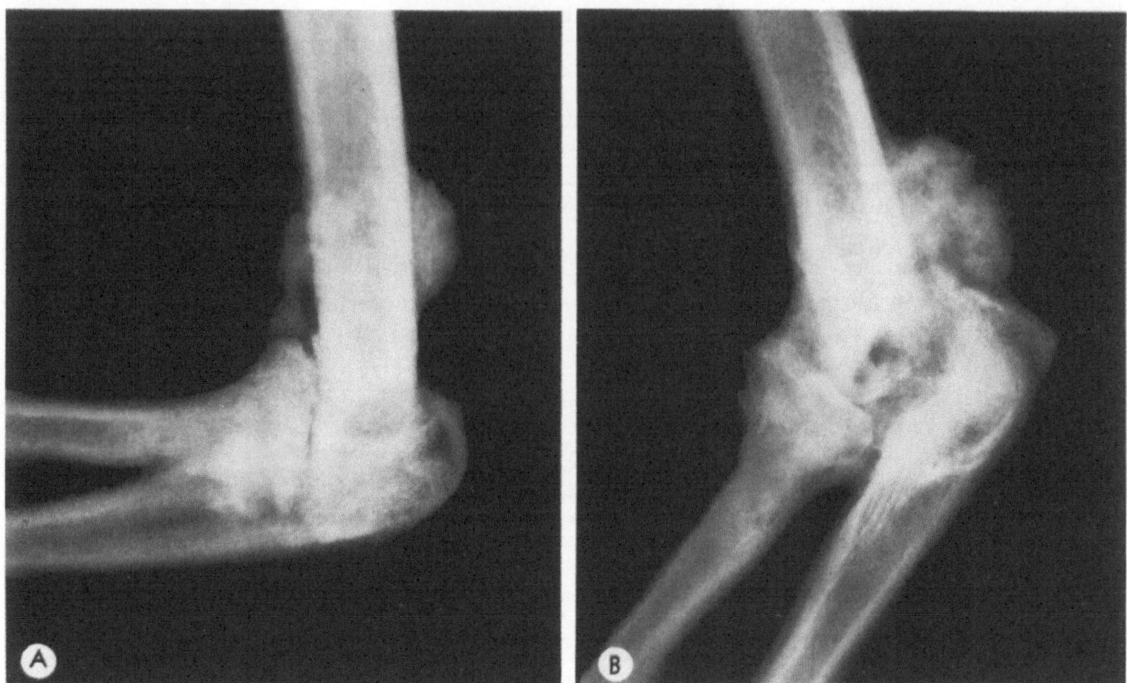

Abb. 26. Hypertrophische Form der diabetischen Arthropathie an beiden Ellenbogengelenken. (CAMPBELL u. FELDMAN 1975)

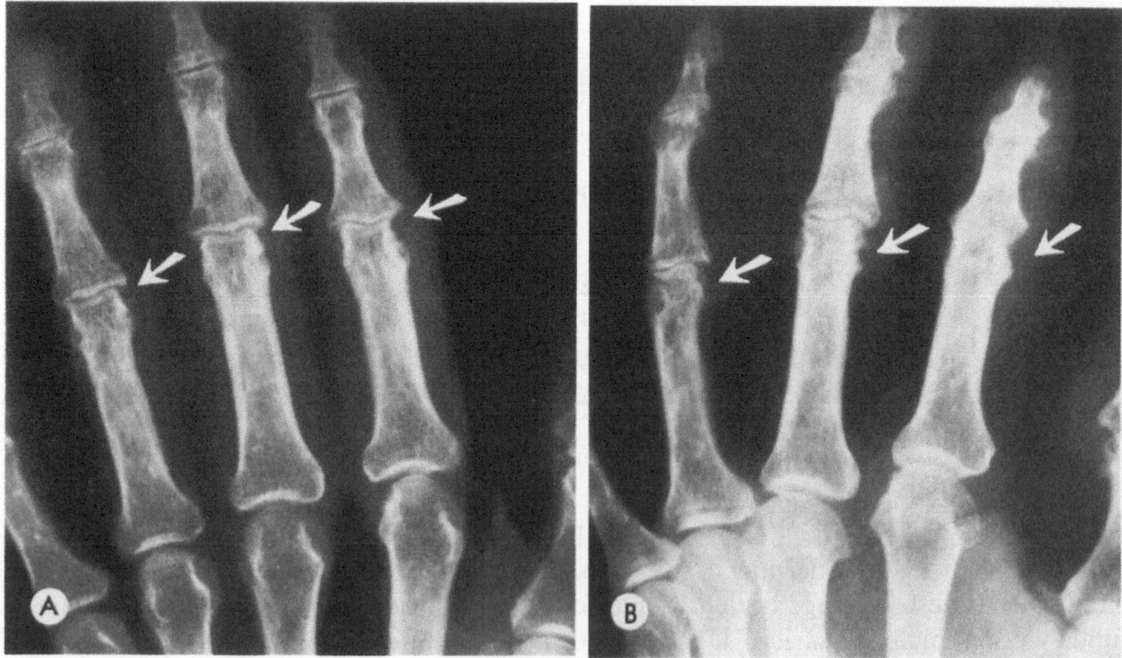

Abb. 27. (**a**) P.A. und Schrägaufnahmen (**b**) der linken Hand einer 54 Jahre alten Frau mit Diabetes seit 11 Jahren. Periartikuläre kortikale Erosionen (←), am deutlichsten an den Mittelgelenken vom 2.–4. Finger. (CAMPBELL u. FELDMAN 1975)

Lendenwirbelsäule ist am häufigsten betroffen. BRAIN u. WILKINSON (1958) berichten über zervikale Lokalisation.

Bei einem eigenen Patienten mit Diabetes und Hyperurikämie bestand eine Spondylopathie an der Lendenwirbelsäule (Abb. 28 u. 29). Eine gleichzeitige aseptische Hüftkopfnekrose war in einen völligen Schwund der Oberschenkelköpfe übergegangen (Abb. 24).

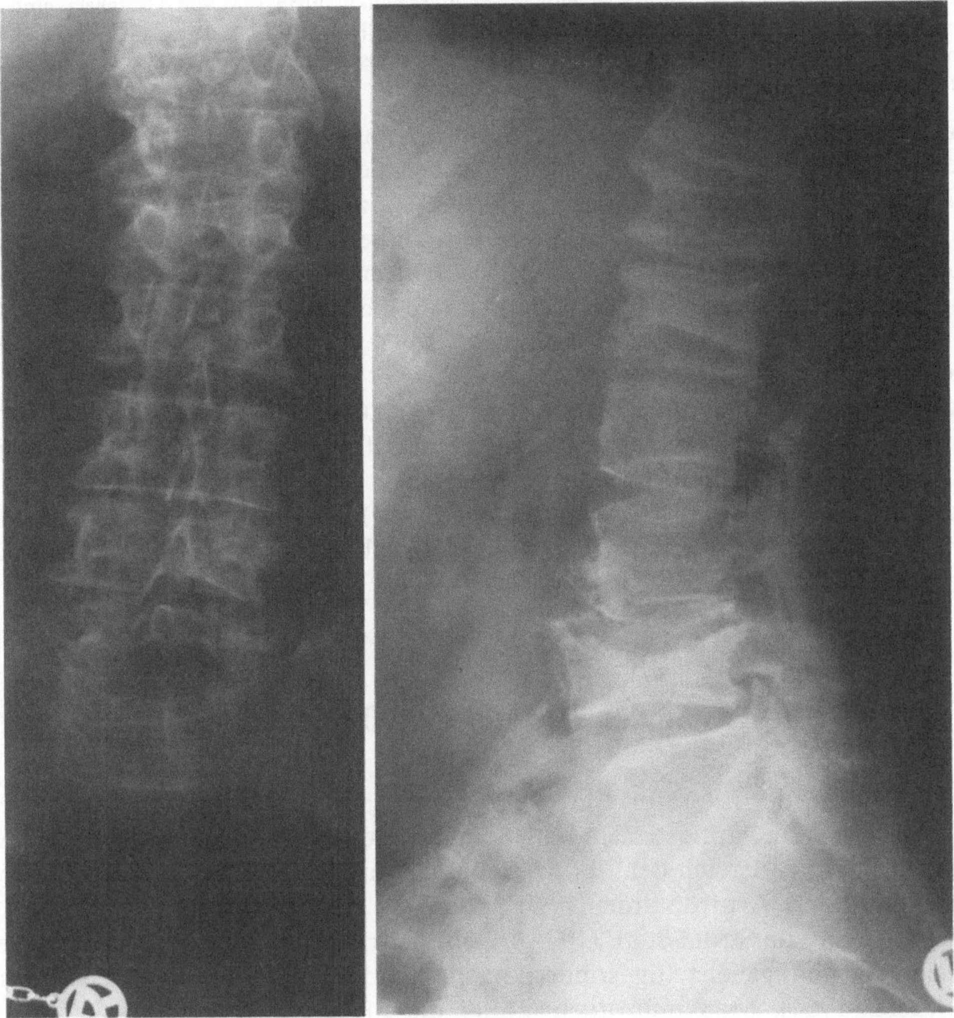

Abb. 28. Frakturierung des 5. L.W.K. (6 segmentäre LWK) mit Dislokation und paravertebraler Ossifikation bei dem Patienten der Abb. 24. (Schwund beider Oberschenkelköpfe, hervorgegangen aus einer Oberschenkelkopfnekrose). Es bestand ein Diabetes. Ein Trauma wurde nicht angegeben, und lokale Schmerzhaftigkeit im Kreuz trat nur bei intensiver Belastung auf. Diese Feststellungen sprachen für die diabetogene neuropathische Natur des Wirbelsäulenbefundes

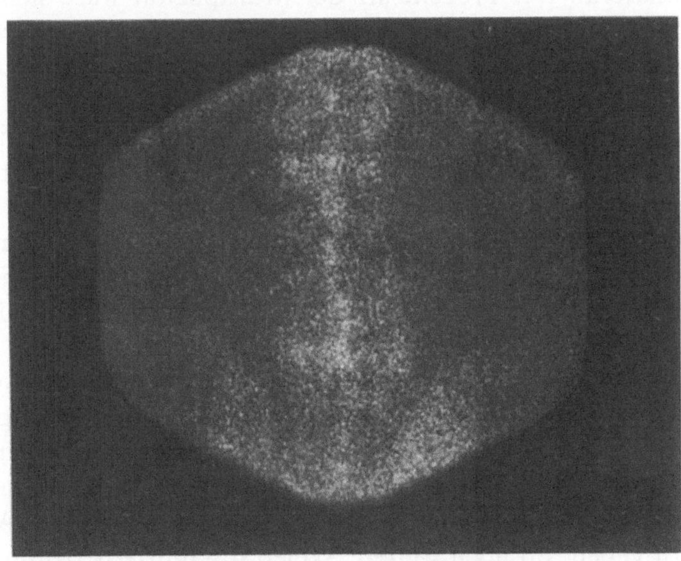

Abb. 29. Die erhöhte Speicherung im 4. L.W.K. im Knochenszintigramm zeigt an, daß die diabetische Spondylopathie noch nicht völlig abgeheilt ist

In dem bereits zitierten Fall mit beiderseitiger Schultergelenkarthropathie von CAMPBELL und FELDMAN (1975) bestand gleichzeitig eine diabetische Spondylopathie an der Hals- und Lendenwirbelsäule. Die Spondylopathie an der Lendenwirbelsäule ging mit einer Spondylolisthesis einher. Der Fall wurde myelographiert. Der myelographische Befund wird aber nicht im Detail mitgeteilt.

Von osteoporotischen Wirbelkörperzusammensinterungen unterscheiden sich die diabetischen Spondylopathien durch das Vorhandensein ein- oder mehrfacher Frakturspalten mit geringen Dislokationen und paravertebralen Kalzifikationen und Ossifikationen.

Nach den Erfahrungen bei der Tabes sollte man bei Wirbelrotationen mit erheblichem Verschleiß an zwei zueinandergekehrten Deckplatten mit reaktiver Sklerose und auch bei entsprechenden starken Veränderungen an den kleinen Wirbelgelenken an diese Möglichkeit denken und Blutzuckerbestimmungen sowie Tolbutamidbelastungsproben vornehmen.

Da die Spondylopathia tabica oft mit einem sehr ausgeprägten Drehgleiten einhergeht, habe ich bei 70 Patienten mit einem derartigen Befund nach einem Diabetes gefragt, aber in keinem Fall eine positive Angabe erhalten.

Möglicherweise stellen Befunde von BECK (1959) sowie von ZUCKER und MARDER (1952) mit Kalkverarmung und Wirbelkörpereinbrüchen Abortivformen einer Spondylopathia diabetica dar.

D. Polytopie der diabetischen Osteoarthropathie

In der Mehrzahl der Literaturfälle von Arthropathia diabetica waren zwei oder mehr Gelenke betroffen. Am häufigsten sind die Kombinationen von Arthropathien am Vorfuß, am Mittelfuß und im Bereich der Fußwurzel sowie im Bereich des Obersprunggelenkes. Darüber hinaus sind Arthropathien im Fußbereich relativ häufig doppelseitig, z.B. in 26% der Patienten von SINHA et al. (1972). Vielfach treten die Arthropathien an verschiedenen Gelenken nicht gleichzeitig, sondern nacheinander auf. Selten sind sie völlig symmetrisch (GIRELLI 1964). Man muß auch immer die Möglichkeit in Betracht ziehen, daß scheinbar arthrotische Veränderungen das Abheilungsstadium einer früheren diabetischen Arthropathie an dieser Stelle repräsentieren. Von Autoren, die über polytope Lokalisation berichten, seien BLOCH-MICHEL et al. (1959a) sowie FELDMAN et al. (1969) genannt. Unter 22 Fällen von FRIEDMAN und RAKOW (1971) war die Arthropathie 17mal multipel und bilateral. Der Prozentsatz der Multiplizität wäre sicher noch größer, wenn die Patienten von der Erstmanifestation bis zu ihrem Tode beobachtet werden könnten. Berichte über monotope Arthropathie geben in der Regel nur einen zeitlich begrenzten Ausschnitt aus dem Krankheitsablauf wieder. Wenn man die Fälle nach mono- und polytopem Auftreten differenzieren will, so muß man differenzieren zwischen dauernd monotoper Manifestation sowie jeweiliger Monotopie bei wiederholtem Auftreten simultaner Polytopie und alternierender Mono- und Polytopie.

Nach CLASSEN et al. (1976) kann man zwei Gruppen unterscheiden. Bei der einen ist nur ein einziges Gelenk befallen und der Prozeß heilt unter entsprechender Behandlung ab. Bei der anderen greifen die Veränderungen auf alle Fußgelenke über, bis sie sämtlich befallen sind.

Wegen der simultanen oder sukzessiven Polytopie und des schubweisen Verlaufs sollte jeder Diabetiker, der schon einmal eine Arthropathie hatte, in ein- oder mindestens mehrjährigen Abständen knochenszintigraphisch untersucht werden. Das Ganzkörperknochenszintigramm vermag auch klinisch nicht manifeste Arthropathien zuverlässig zu erfassen und dann, wenn eine Lokalisation einer Arthropathie bekannt ist, Aufschluß zu geben, ob noch weitere Skelettabschnitte betroffen sind.

E. Röntgenologische Verlaufsbeobachtungen

Der Verlauf der Arthropathie im Röntgenbild vom Auftreten bis zur Abheilung ist nur äußerst spärlich dokumentiert. Zwar existiert eine Anzahl von Publikationen, in denen über Zeiträume von Monaten und Jahren ein oder mehrmals Röntgenkontrollen vorgenommen wurden, bei denen meistens eine Zunahme der Veränderungen konstatiert wurde. Größere Verlaufsserien, die die Erkrankung von ihrem Entstehen bis zu ihrem Endausgang dokumentieren, liegen aber praktisch nicht vor. Daß Zertrümmerungsfrakturen an den Gelenkflächen das Initialstadium der Arthropathie darstellen können, ist aus pathogenetischen Überlegungen gefolgert, aber nur äußerst selten im Röntgenbild nachgewiesen worden. Verschiedentlich wird angegeben, daß lokale Kalkverarmungen des Knochens im Gelenkbereich die Arthropathie einleiten (RECORDIER et al. 1965). Daß die Initialstadien im Röntgenbild so wenig erfaßt werden, spricht dafür, daß sich die Arthropathie relativ rasch entwickelt (NORMAN et al. 1968). Es könnte aber auch daran liegen, daß die beginnenden arthropathischen Veränderungen wegen der fehlenden Schmerzen den Patienten zunächst nicht zum Arzt führen, sondern erst dann, wenn Ulzerationen an den Weichteilen und erhebliche Gelenkverformungen hinzukommen.

EICHENHOLTZ (1966) unterscheidet 3 Stadien: Progression, Zusammensinterung und Rekonstruktion.

I. Progredienz

KRAFT et al. (1975) beobachteten die Entstehung einer ausgedehnten arthropathischen Zertrümmerung des Tarsus innerhalb von 4 Monaten, in einem anderen Fall innerhalb von 8 Monaten. Auch NORMAN et al. (1968) dokumentieren eine sehr schnelle Entwicklung einer Arthropathie.

DE CASTRO CURTI (1964) gibt an, daß die Arthropathia diabetica sowohl rasch progredient sein, als auch über viele Jahre stationär bleiben kann.

Bei einem Patienten von LIEVRE et al. (1969) mit einem Prädiabetes hatte sich unaufhaltsam schubweise sukzessiv an beiden Füßen im Verlauf von 8 Jahren eine schwere Arthropathie bis zu den Obersprunggelenken entwickelt.

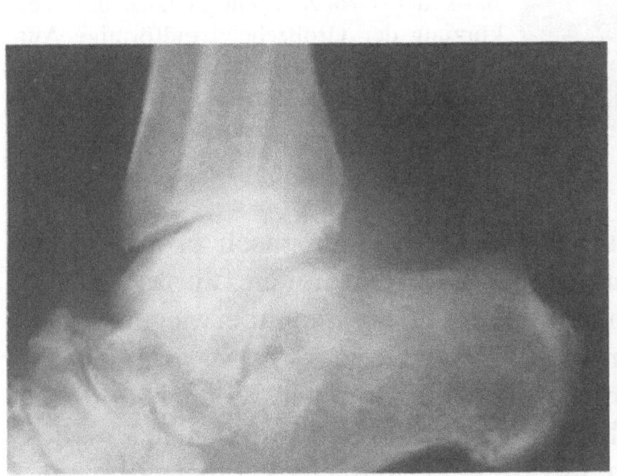

Abb. 30

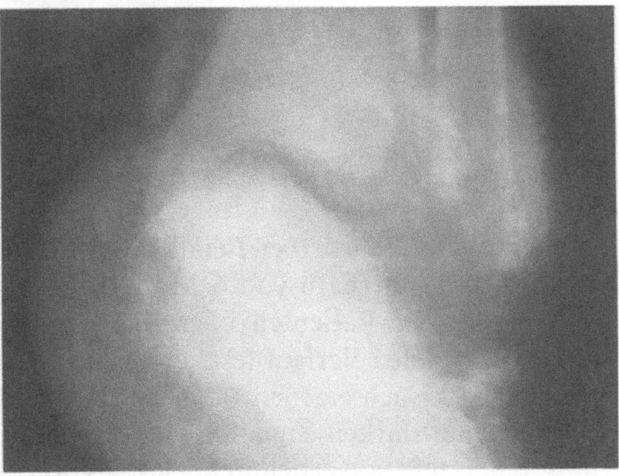

Abb. 31

Abb. 30. Arthropathie am Talonavikulargelenk. Talusrolle, Kalkaneus und Tibiagelenkfläche kaum verändert

Abb. 31. 3 Monate später waren in diesen Bereichen schon sehr ausgedehnte Destruktionen vorhanden

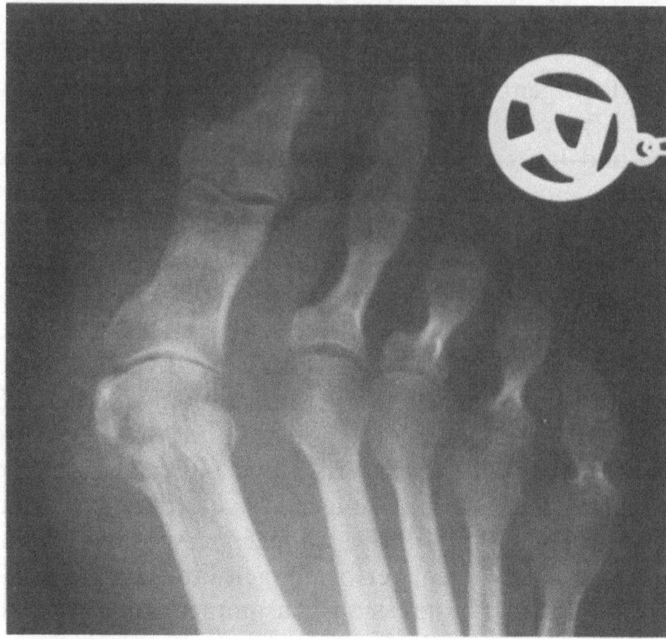

Abb. 32. Geringe Strukturauflockerungen im Bereich des Großzehengrundgelenkes

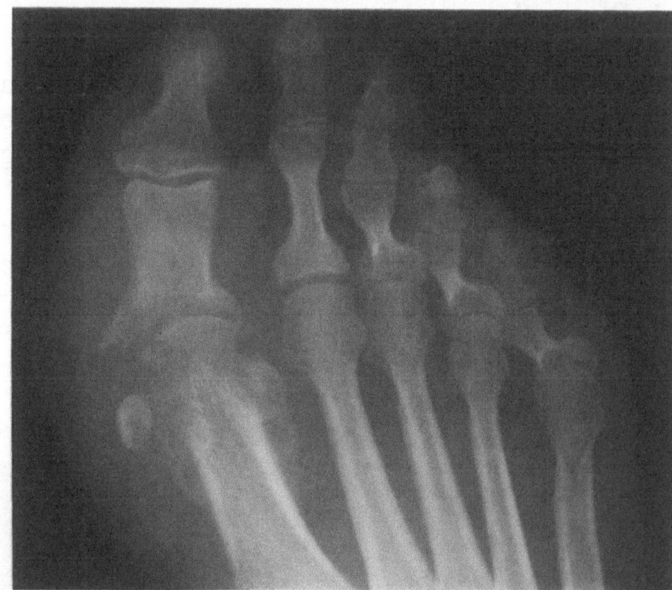

Abb. 33. 4 Wochen später Destruktion der Basis der Großzehenendphalanx mit Verkürzung der Großzehe, bandförmige Aufhellungszone in der distalen Epiphysenregion des Metatarsale I und kalk- und knochendichte Schatten in der Umgebung

GOETZ (1955) sah bei Befall des Lisfrancschen Gelenkes einen rasch progredienten Verlauf, der innerhalb von 6 Monaten zu weitgehenden Destruktionen führte. GONDOS (1968b), der 35 Patienten über 10 Jahre beobachtete, stellte einen überwiegend rasch intermittierenden Verlauf fest. Langsame, aber unaufhaltsame Progredienz wird ebenfalls verzeichnet. Nach eigenen Beobachtungen kann es innerhalb weniger Wochen und Monate zu einer starken Zunahme der Arthropathie kommen (Abb. 30 u. 31). Die Entwicklung einer sehr ausgedehnten Destruktion im Großzehengrundgelenk innerhalb von 4 Wochen bei einer eigenen Patientin dürfte wohl den Fall mit der stärksten Progredienz darstellen, der bisher dokumentiert ist (Abb. 32 u. 33). Eine rasche Progredienz kann in eine rasche Rückbildung umschlagen.

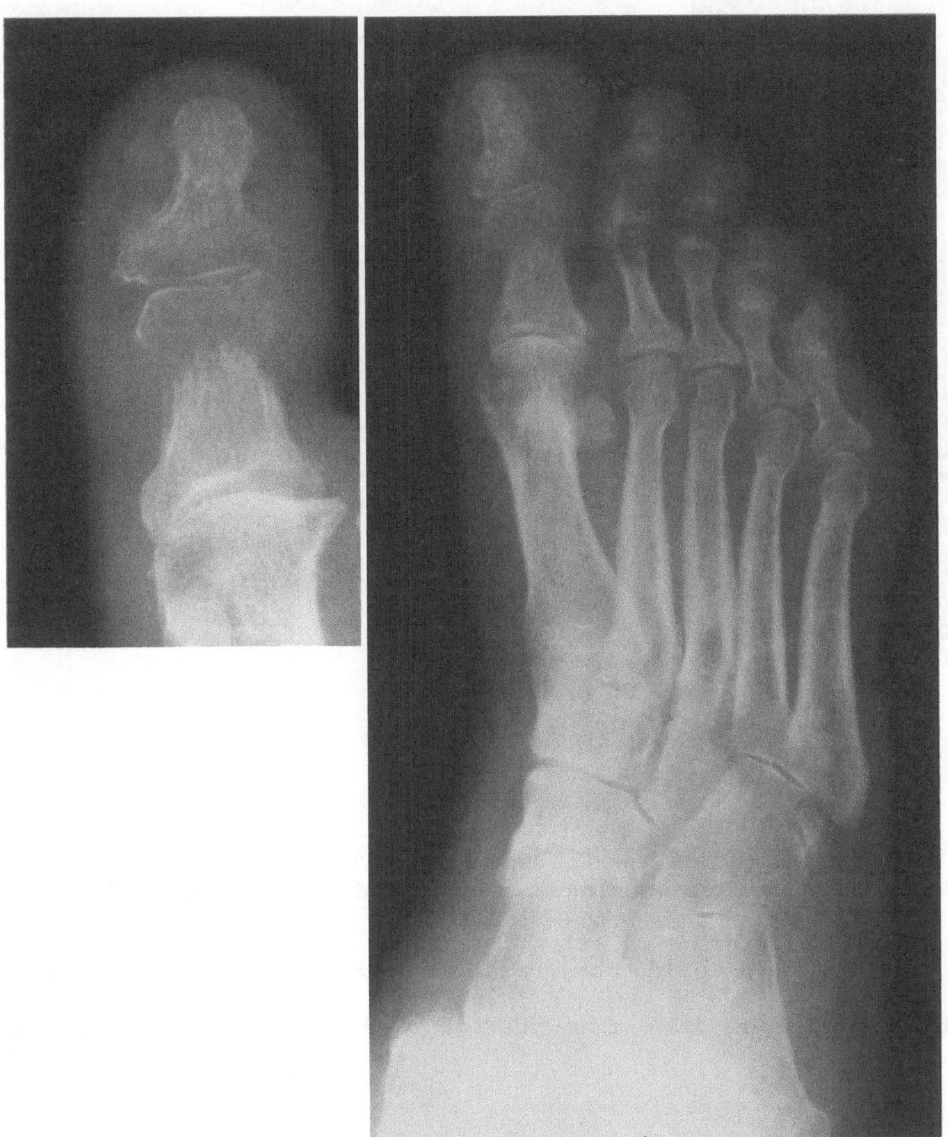

Abb. 34. Osteolyse in der distalen Metaphyse der Großzehengrundphalanx bei einer 58jährigen Diabetikerin. Der Diabetes bestand schon seit 9 Jahren. Vor 2 Jahren hatte sie angeblich schon einmal eine „diabetische Gangrän" an der rechten Großzehe gehabt. Die große Zehe war deutlich angeschwollen

II. Rückbildung

Die meisten Röntgenkontrollen dokumentieren, wie bereits erwähnt, Verschlimmerungen. Spontane Besserungen der Röntgenbefunde wurden nur spärlich verzeichnet (DEGENHARDT u. GOODWIN 1960; BUIA u. LENSI 1966; BOEHM 1962; JACOBS 1976; REME u. JOHNSON 1967; FRIEDMAN u. RAKOW 1971; OHLSEN 1963). In einem eigenen Fall (Abb. 34 u. 35) hatte sich eine massive Entkalkung der Trochlea der Großzehengrundphalanx in 3 Monaten völlig rekalzifiziert. Nur an der Gelenkfläche bestanden noch geringe Konturunregelmäßigkeiten.

STEINBERG (1971) berichtet über komplette Remineralisierung am Großzehengrundgelenk. BÜRGER (1954) sah bei 12 Fällen 11mal Rekalzifikation und Osteoneogenese. Es

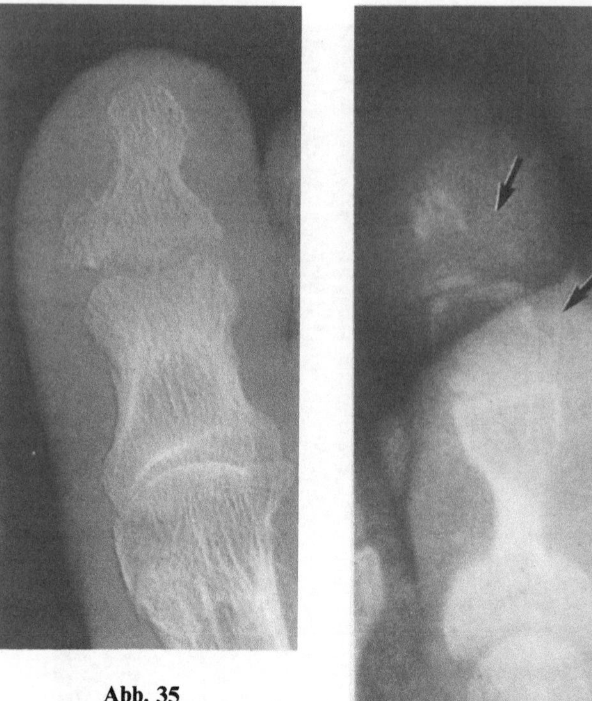

Abb. 35

Abb. 36

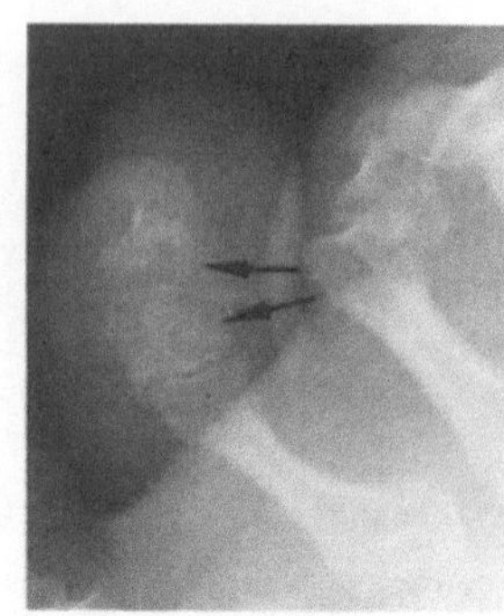

Abb. 37

Abb. 35. Nach 3 Monaten war nahezu völlige Rückbildung der Verkalkung zu verzeichnen. Am Endgelenk waren geringe Konturunregelmäßigkeiten zurückgeblieben und die Großzehengrundphalanx erschien gering verkürzt

Abb. 36. Osteolysen und Arthropathien an der Mittel- und Endphalanx der 4. Zehe

Abb. 37. Nach 3 Wochen haben sich die Osteolysen bis auf geringe Konturdefekte zurückgebildet

hat den Anschein, daß Remissionen und Abheilungen nicht streng mit den Besserungen der diabetischen Stoffwechsellage und auch nicht mit dem Verlauf der diabetischen Neuropathie korrelieren.

EICHENHOLTZ (1966) berichtet über Heilung einer Obersprunggelenkarthropathie innerhalb eines halben Jahres.

Bei der Patientin mit der raschen Entwicklung einer Arthropathie am Großzehengrundgelenk kam es zu einer noch schnelleren Remineralisation ausgedehnter Osteolysen an der Mittel- und Endphalanx der 4. Zehe. Innerhalb von 3 Wochen hatten sie sich bis auf geringe Konturdefekte zurückgebildet (Abb. 36 u. 37).

Es hat den Anschein, als wäre das Tempo von Progredienz und Rückbildung einigermaßen proportional und individuell unterschiedlich. Genügend Beobachtungsmaterial zur Prüfung dieser Hypothese liegt noch nicht vor. Möglicherweise ist das Tempo von Entwicklung und Abheilung bei verschiedenen Schüben und Lokalisationen beim gleichen Individuum verschieden. Die Faktoren, die die Entwicklung steuern, sind ebenfalls noch nicht bekannt. Völlige Restitutio ad integrum tritt aber wohl nie auf. Veränderungen, an denen zu erkennen ist, daß eine Arthropathie bestanden hat, bleiben wohl immer zurück.

F. Ausheilungszustände

Viele Literaturberichte können den Eindruck erwecken, daß es sich bei der Arthropathia diabetica quoad sanationem um eine fatale Erkrankung handele und daß die betroffenen Gliedmaßen letztendlich der Amputation zum Opfer fallen müßten. Daß dies nicht zutrifft, sondern Abheilung nicht selten ist, wurde schon ausgeführt. Ich selbst habe schon früher bei der Tabes dorsalis einwandfrei Rückbildungen der arthropathischen Gelenkveränderungen und Ausgang in Zustandsbilder gesehen, die einer sekundären Arthrosis deformans entsprachen.

Gesicherte Feststellungen einer Ausheilung mit Arthrosis sollte für den Diabetologen und jeden Arzt, der Diabetiker betreut, Veranlassung sein, den Patienten laufend zu überwachen, um durch frühzeitige Erkennung und Behandlung neuer Schübe nach Möglichkeit weitere schwere sekundäre Arthrosen verhüten zu können. Ebenso sollten ihm wegen der Neigung zum Auftreten neuer Manifestationen an anderer Stelle, die typischen Abheilungszustände der diabetischen Arthropathie bekannt sein: 1. die Arthrose, 2. das Bild wie nach einem Morbus Köhler II, 3. die Verkürzung der Großzehengrundphalanx, 4. Ankylosen, vor allem der Zehengelenke und 5. kleine Höckerbildungen in Gelenknähe.

I. Unter dem Bild der Arthrosis deformans

Bei Diabetikern habe ich isoliert an einzelnen Gelenken gelegentlich ausgeprägte hypertrophisch-arthrotische Befunde angetroffen, die nach der Anamnese als Ausheilungszustand einer diabetischen Arthropathie angesehen werden konnten, wenn auch ihr Ursprung aus einer Arthropathie nicht durch lückenlose Röntgendokumentation belegt war, wie bei der Tabes. Auch FORGACS (1977b) teilt einen solchen Befund mit.

Insbesondere werden bei Diabetikern häufig Arthrosen an den Kniegelenken angetroffen, deren Qualifizierung als Abheilungszustände diabetischer Arthropathien aufgrund anamnestischer, klinischer und radiologischer Kriterien gerechtfertigt erscheint. Die Patienten machen bei der Erhebung der Anamnese meistens keine Angaben über frühere Kniegelenkerkrankungen, erinnern sich aber bei gezielter Befragung, daß früher einmal das Knie angeschwollen gewesen sei und beim Gehen eine Unsicherheit und manchmal auch eine ungewöhnliche Verschieblichkeit im Gelenk bestanden habe, ohne daß dadurch nennenswerte Schmerzen verursacht wurden. Im Röntgenbild fällt oft eine sehr starke Wulstung und Zackenbildung an den Gelenkrändern auf. Subluxationsstellung geringen Grades (Abb. 38a u. b) kommt vor, ebenso ein Vakuumphänomen im Gelenkspalt, der fast immer stärker verschmälert ist. Die Gelenkflächen weisen oft Unebenheiten und Höckerbildungen auf. Corpora libera kommen vor (Abb. 39a u. b). Manchmal bestehen im Bereich oder in der Umgebung des Gelenkes dornartige Exostosen (Abb. 39a u. b). Die arthrotischen Abheilungsstadien der Kniegelenkarthropathie sind oft einseitig oder wenigstens einseitig ausgeprägter. Der radiologische Befund kontrastiert auffallend zu der weitgehenden oder völligen Schmerzfreiheit und der fehlenden Funktionseinschränkung.

Bereits geringfügige Veränderungen müssen als Abheilungszustände einer Arthropathie interpretiert werden, wenn in der Nachbarschaft eindeutige Arthropathien vorhanden sind.

Am Obersprunggelenk und den Gelenken der Fußwurzel werden seltener arthrotische Veränderungen angetroffen, die als Abheilungszustände einer diabetischen Arthropathie

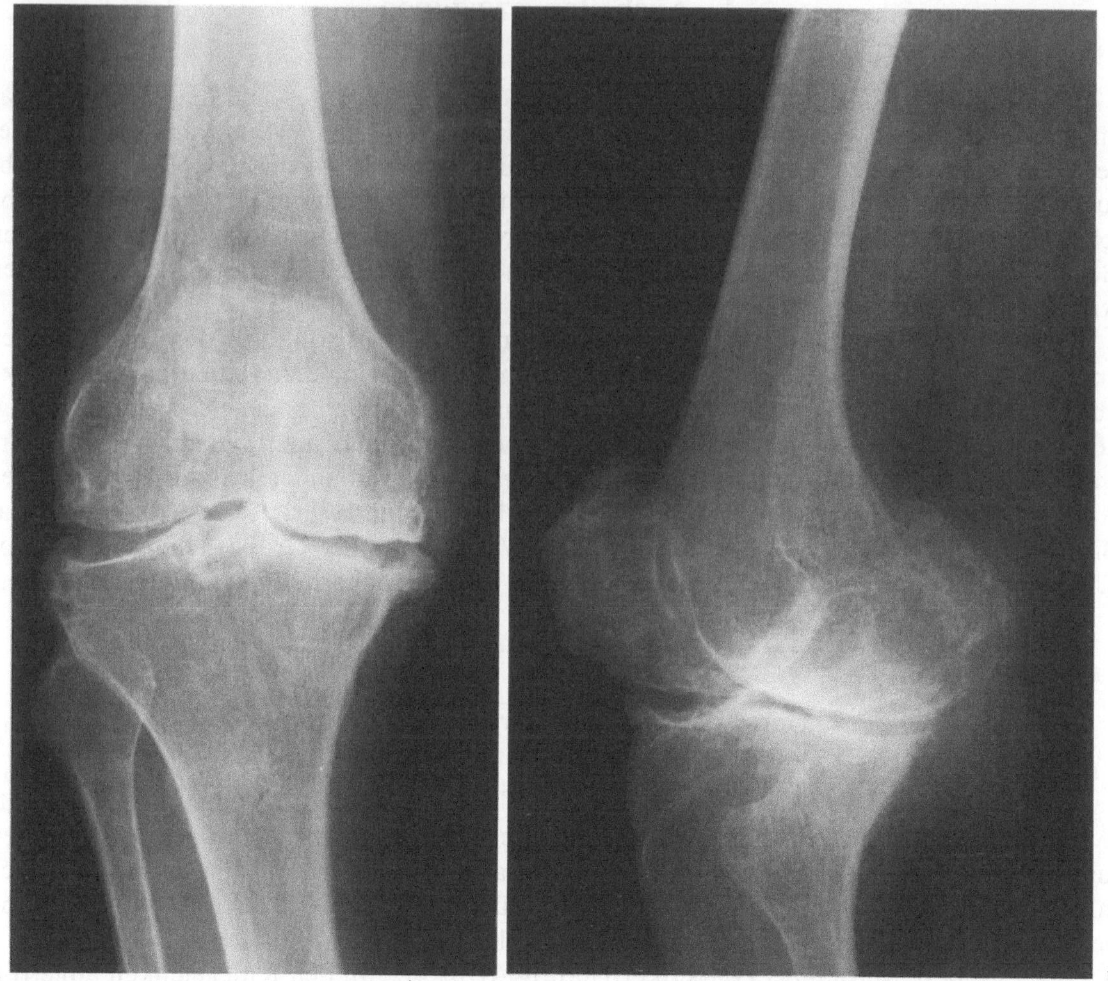

Abb. 38. a Starke Kniegelenkarthrose bei einer Diabetikerin mit schmerzloser Schwellung. **b** In der seitlichen Projektion starke Wulstbildungen an den Tibiakopfgelenkkanten und an der dorsalen Begrenzung des Femurcondylus

angesehen werden können. Dies muß etwas verwundern, denn in dieser Region kommen diabetische Arthropathien prozentual am häufigsten vor und hier werden auch mit die massivsten Destruktionen angetroffen. Daß so wenig Verlaufskontrollen und Dokumentationen von Abheilungsstadien in der Literatur enthalten sind, mag mit an der Operationsfreudigkeit in der Vergangenheit liegen (LIPPMAN u. GROW 1955). Bei massiven Destruktionen hat man amputiert. In einem Teil der Fälle werden auch Arthrodesen vorgenommen und so deformierende Gelenkveränderungen verhindert.

EICHENHOLTZ (1966) dokumentiert eine Verbreiterung der distalen Tibiagelenkfläche als Folge einer Arthropathie. Die Aufnahme war ein halbes Jahr nach dem floriden Stadium angefertigt worden, also zu einer Zeit, zu der noch keine sekundär arthrotischen Veränderungen zu erwarten waren.

Im Bereich der Fußwurzel sprechen vor allem Zackenbildung am Talonavikularsowie dem Gelenk zwischen Os naviculare und cuneiforme für abgelaufene Arthropathien.

Möglicherweise sind ungewöhnlich starke Kalkaneussporne ebenfalls diabetischer Genese (Abb. 40). Ein ausgesprochener Pes planus kann keineswegs als Argument dafür

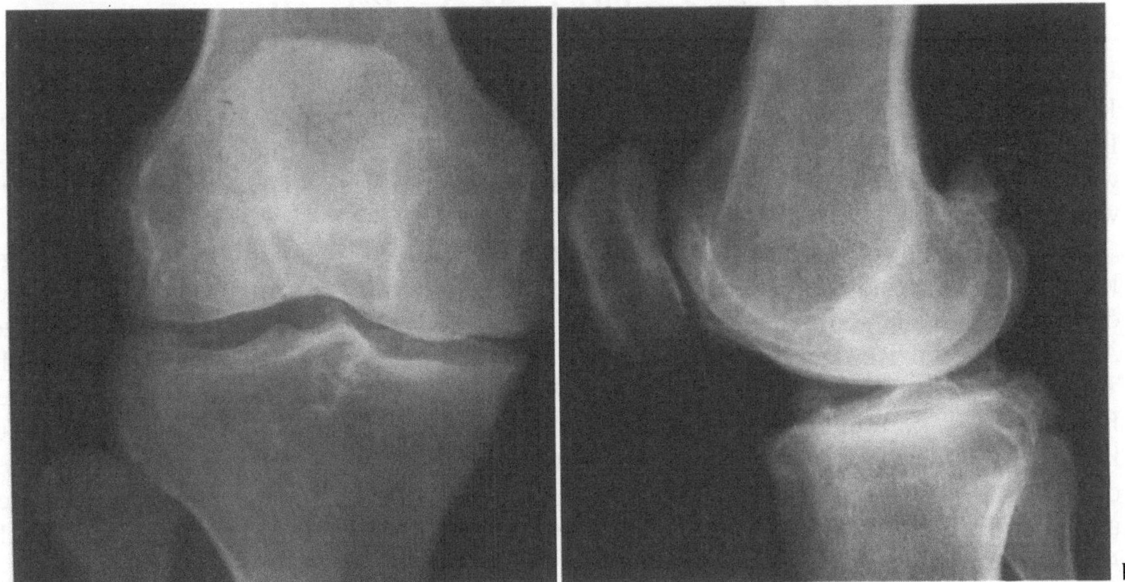

Abb. 39. a Atypische Arthrose des Kniegelenkes bei einer 77jährigen Frau mit Diabetes seit 15 Jahren. Sie gibt an, daß vor einigen Jahren eine schmerzlose Schwellung am Knie bestanden hatte. Neben einer starken Randwulstbildung medial am Femurcondylus besteht in der lateralen Tibiakopfgelenkfläche eine Konturstufe und in Überschneidung mit dem medialen Kreuzbandhöcker zeichnet sich ein isolierter Knochenschatten ab. **b** Die seitliche Aufnahme von der gleichen Patientin zeigt im ventralen Anteil des Gelenkspaltes und dorsal in Überschneidung mit der Tibiakopfgelenkkante die Corpora libera. Dorsal am Übergang der Femurgelenkfläche in das Planum popliteum eine eigenartige dreieckige Höckerbildung

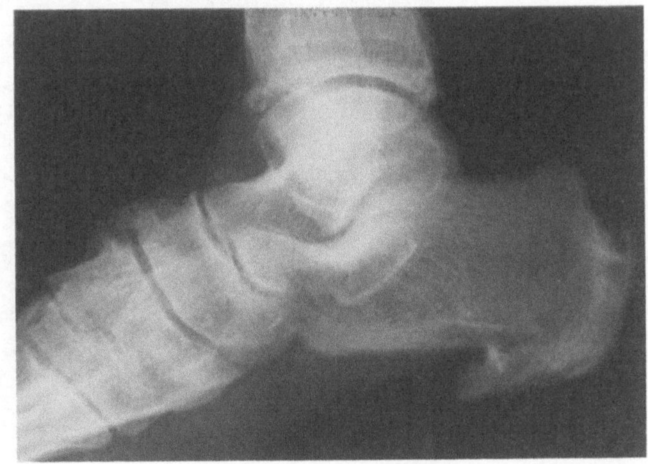

Abb. 40. Starke Randzackenbildung am kranialen Rand des Gelenkes zwischen Naviculare und Cuneiforme, geringe arthrotische Randwülste am Obersprunggelenk und sehr starke Kalkaneussporne bei einer Diabetikerin mit Sensibilitätsstörungen am Fuß und Unterschenkel

gewertet werden, daß die Arthrose durch eine Fehlbelastung bei einem primären Plattfuß entstanden wäre. Die diabetische Arthropathie im Fußwurzelbereich führt praktisch immer zu einem Durchsinken des Fußgelenkes. Differentialdiagnostisch ist entscheidend, ob ein Plattfuß schon lange vor dem Diabetes bestanden hatte, oder ob er erst nach Manifestation der Zuckerstoffwechselstörung aufgetreten ist. Man muß allerdings mit bedenken, daß eine Arthropathie auch bei einem noch nicht erkannten oder noch nicht manifesten Diabetes entstehen kann.

II. Unter dem Bild des Morbus Köhler II

Befunde am Grundgelenk der 2. Zehe, die prima vista als Residuen eines in der Jugendzeit durchgemachten Morbus Köhler II angesehen werden könnten, müssen bei Diabetikern als Abheilungszustände einer diabetischen Arthropathie interpretiert werden, wenn in der Vorgeschichte trophische, nicht schmerzhafte Weichteilveränderungen eruiert werden können.

Bei einer Patientin mit einer tabischen Arthropathie war ein intaktes Metatarsalgelenk II vor dem Auftreten der Tabes, der floride Zustand der Arthropathie nach Auftreten der Tabes und die Köpfchendeformierung und Basisverbreiterung nach Abheilung der Arthropathie im Röntgenbild dokumentiert. Die Verursachung des Befundes durch die Tabes, der weitgehend identisch mit einem Zustand nach in der Jugend durchgemachten Köhler II war, konnte keinem Zweifel unterliegen. Wenn dieser Endzustand bei Diabetikern angetroffen wird, ohne daß Röntgenaufnahmen aus der Zeit vor dem Auftreten des Diabetes zur Verfügung stehen, ist immer die Möglichkeit gegeben, daß es sich um einen Zustand nach einem echten, in der Jugend durchgemachten Köhler II handelt. Auch andere Ursachen müssen differentialdiagnostisch in Betracht gezogen werden.

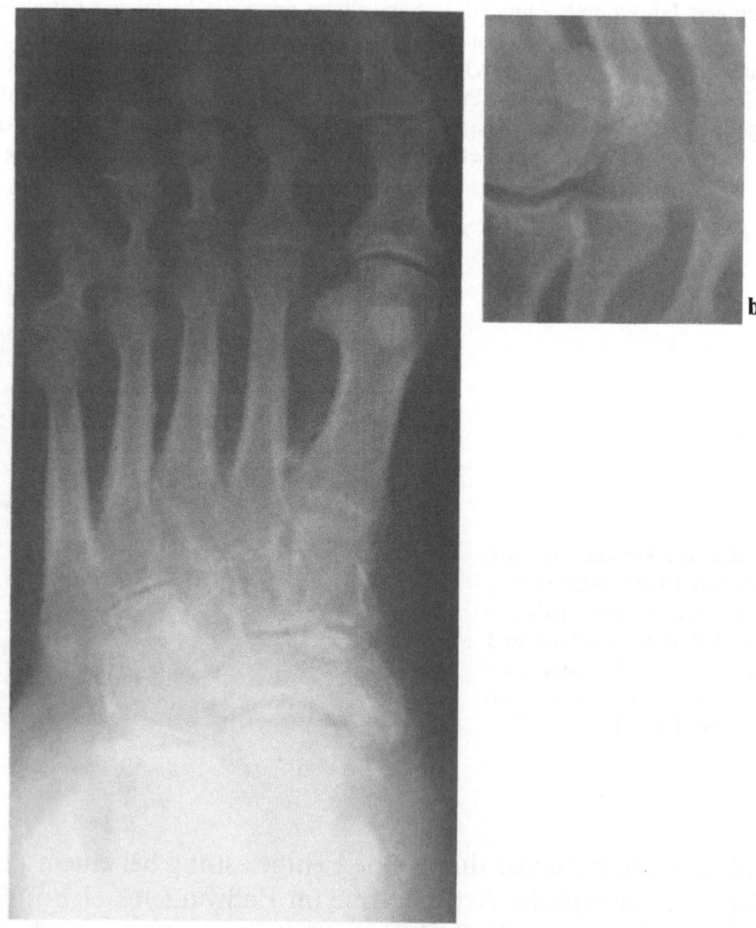

Abb. 41. a Patientin mit einer massiven diabetischen Arthropathie im Fußwurzelbereich, am Vorfuß auf der anderen Seite und an anderen Gelenken. Das Köpfchen des Metatarsale II und die Basis der Grundphalanx der 2. Zehe sind verbreitert und der Gelenkknorpel stellt sich verschmälert dar. **b** In der Schrägprojektion erkennt man eine dorsale Subluxationsstellung der Grundphalanx der 2. Zehe. Man muß arthropathische Gelenkveränderungen annehmen, die angetan erscheinen, zu dem ausgeprägten Bild eines alten Köhler II zu führen

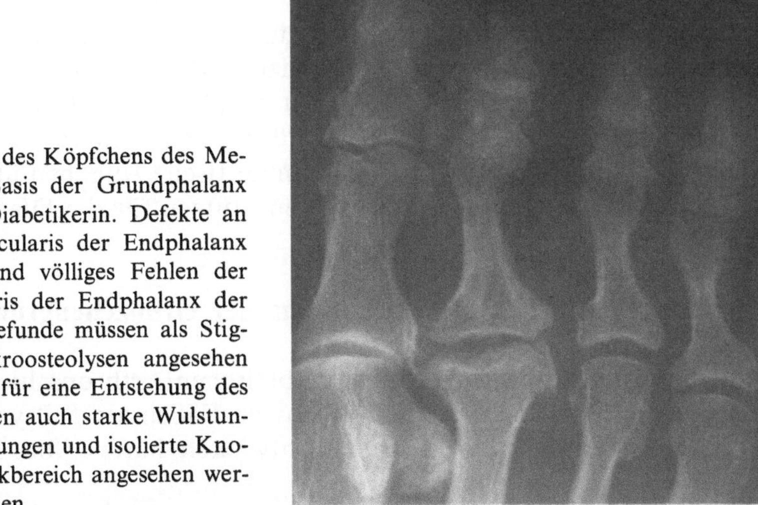

Abb. 42. Verbreiterung des Köpfchens des Metatarsale II und der Basis der Grundphalanx bei einer 70jährigen Diabetikerin. Defekte an der Tuberositas unguicularis der Endphalanx der 2. und 3. Zehe und völliges Fehlen der Tuberositas unguicularis der Endphalanx der kleinen Zehe. Diese Befunde müssen als Stigmata abgelaufener Akroosteolysen angesehen werden. Als spezifisch für eine Entstehung des Köhler-II-Bildes können auch starke Wulstungen der Gelenkbegrenzungen und isolierte Knochenschatten im Gelenkbereich angesehen werden

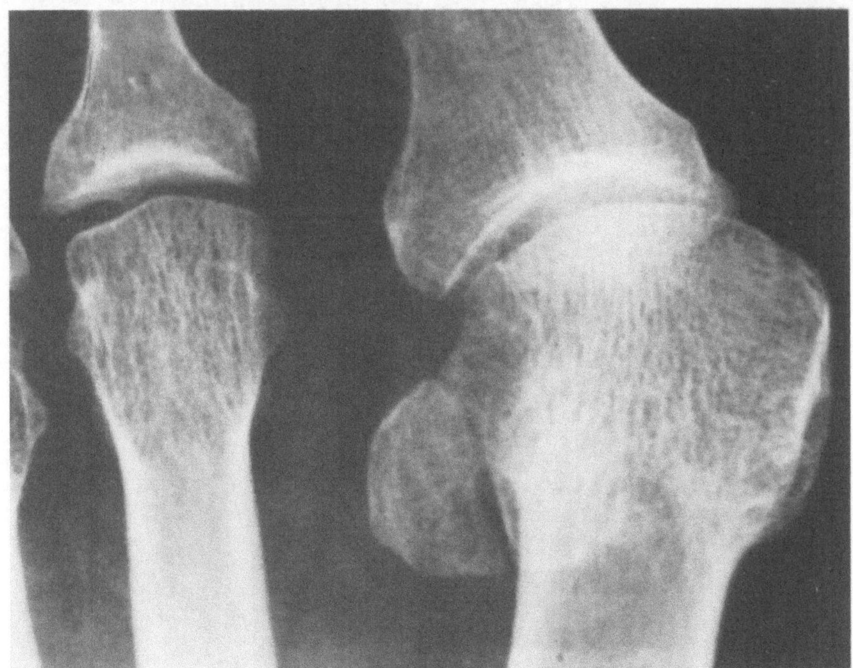

Abb. 43. Bei einer 65jährigen Patientin, die seit 2 Jahren an einem Diabetes litt und vor 2 Jahren eine schmerzlose Schwellung am Fuß gehabt hatte, war das Köpfchen des Metatarsale II verplumpt und die Basis der Grundphalanx verbreitert. Der Befund muß als Stigma einer abgeheilten Arthropathie an diesem Gelenk angesehen werden

So habe ich z.B. bei einem nichtdiabetischen Patienten mit einem operierten Spitzfuß infolge Spina bifida occulta einen Befund im Sinne eines alten Köhler II angetroffen. Die neurologische Störung, die den Spitzfuß – der in der Kindheit operativ korrigiert worden war – verursacht hatte, mußte auch als Ursache der Deformierung des zweiten Metatarsophalangealgelenkes angesehen werden. Einen gleichen Befund konnte ich bei einer postpoliomyelitischen Arthropathie erheben.

Bei Diabetikern muß man, wenn man nur mit dem Endzustand konfrontiert ist, eine andere Genese immer auszuschließen versuchen. In Betracht kommen alle sonstigen Ursachen einer neuropathischen Arthropathie. Die diabetische Genese erscheint dann weitgehend gesichert, wenn noch andere Stigmata einer floriden oder abgeheilten Arthropathie vorhanden sind, wenn es sich z.B. um einen Teilbefund bei multiplen osteoarthropathischen Veränderungen handelt (Abb. 41a u. b, 42). Starke Randwulstbildungen und isolierte Knochenschatten im Gelenkbereich können als weitere Kriterien einer diabetischen Genese gelten. In vielen Fällen sind anamnestische Angaben über Sensibilitätsstörungen und Weichteilveränderungen die einzigen Stützen für die Diagnose (Abb. 43).

III. Unter dem Bild einer Verkürzung der Großzehengrundphalanx

Ein weiteres Symptom einer abgeheilten diabetischen Arthropathie ist die Verkürzung der Großzehengrundphalanx. Da sie sich in einigen Fällen als Teilsymptom im Rahmen einer eindeutigen diabetischen Arthropathie entwickelt hatte (Abb. 34 u. 35), kann sie

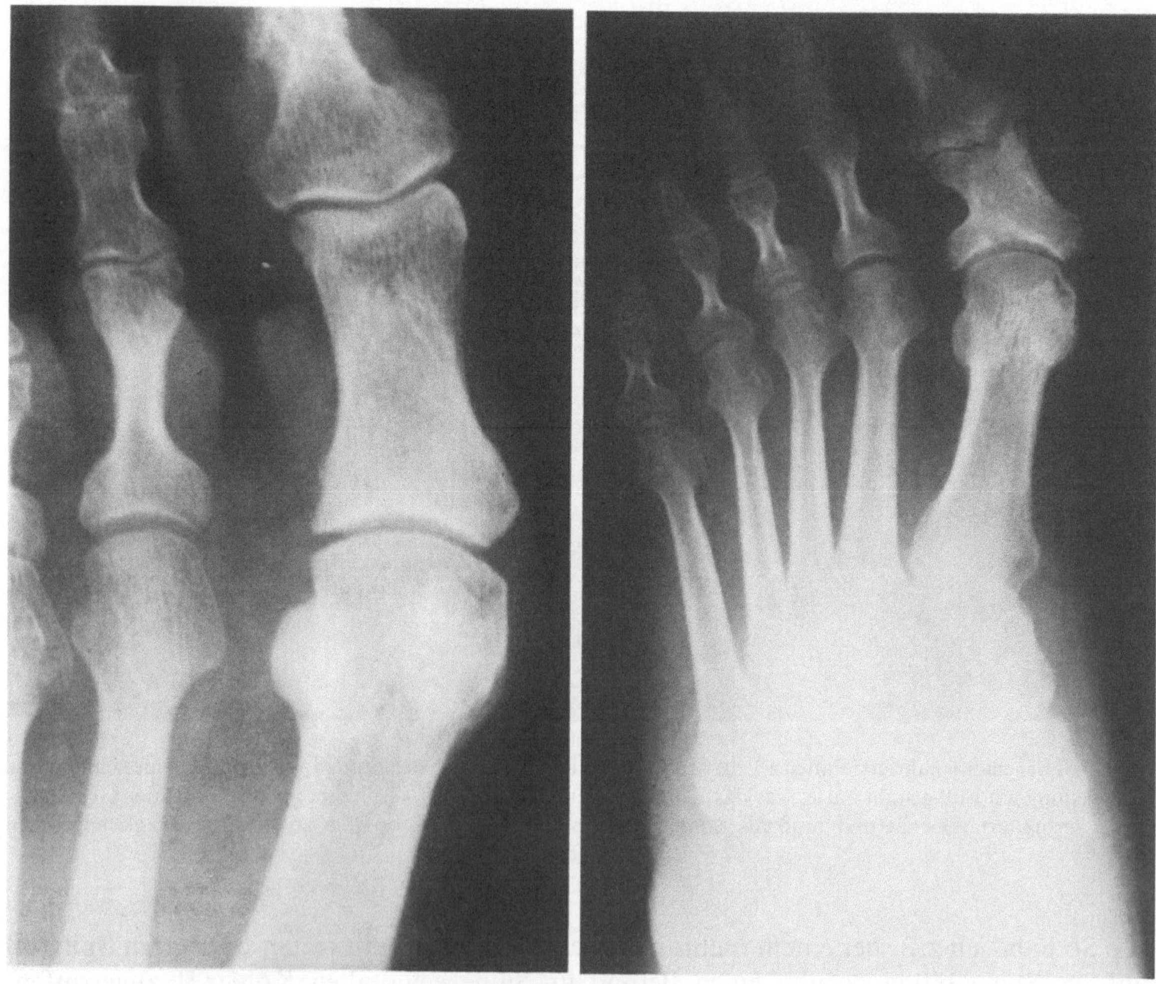

Abb. 44 **Abb. 45**

Abb. 44. Normale Großzehengrundphalanx bei einer Diabetikerin. 54jährige Patientin, die seit 17 Jahren an einem Diabetes litt

Abb. 45. 2 Jahre später hatte sich als Folge einer Arthropathie eine Verkürzung der Großzehengrundphalanx ausgebildet

auch dann als Stigma einer unbemerkt abgelaufenen Arthropathie angesehen werden, wenn sie bei einem Diabetiker angetroffen wird, ohne daß eine sonstige Arthropathie vorhanden ist. Ist ein Diabetes nicht bekannt, so müssen einschlägige Untersuchungen einschließlich Blutzuckerbelastungstest angestellt werden. Diese Verkürzungen können sich aus Destruktion, Zusammensinterungen und bandförmigen Aufhellungen entwickeln (Abb. 44 u. 45).

IV. Unter dem Bild einer Ankylose

Ankylosen als Abheilungszustände einer diabetischen Osteoarthropathie sind im Schrifttum nur ganz vereinzelt erwähnt, so von FORGACS (1977b) am Obersprunggelenk und von RECORDIER (1963) sowie OHLSEN (1963) am Tarsus. 19 Patienten von SINHA et al. (1972) hatten den Befund einer Heilung der Arthropathie. Es bestand Sklerosierung und Verformung des Knochens. Der Befund blieb während längerer Kontrollen konstant; 8 bekamen eine knöcherne Ankylose. Schwellung und Rötung gingen bei Bettruhe sehr schnell zurück, und zwar umso schneller, je kürzer sie bestanden hatten. In keinem Fall, der zum Stillstand gekommen war, wurde ein Rückfall beobachtet. FORGACS (1977b) hat über eine Heilung einer Obersprunggelenkarthropathie mit Ankylose berichtet.

Ich habe den Übergang von osteolytisch-arthropathischen Veränderungen an Mittel- und Endphalanx der 4. Zehe (Abb. 46) in eine Synostose beobachtet (Abb. 47). Solche Synostosen kommen auch bei neuropathischen Arthropathien sonstiger, z.B. postpoliomyelitischer Genese vor.

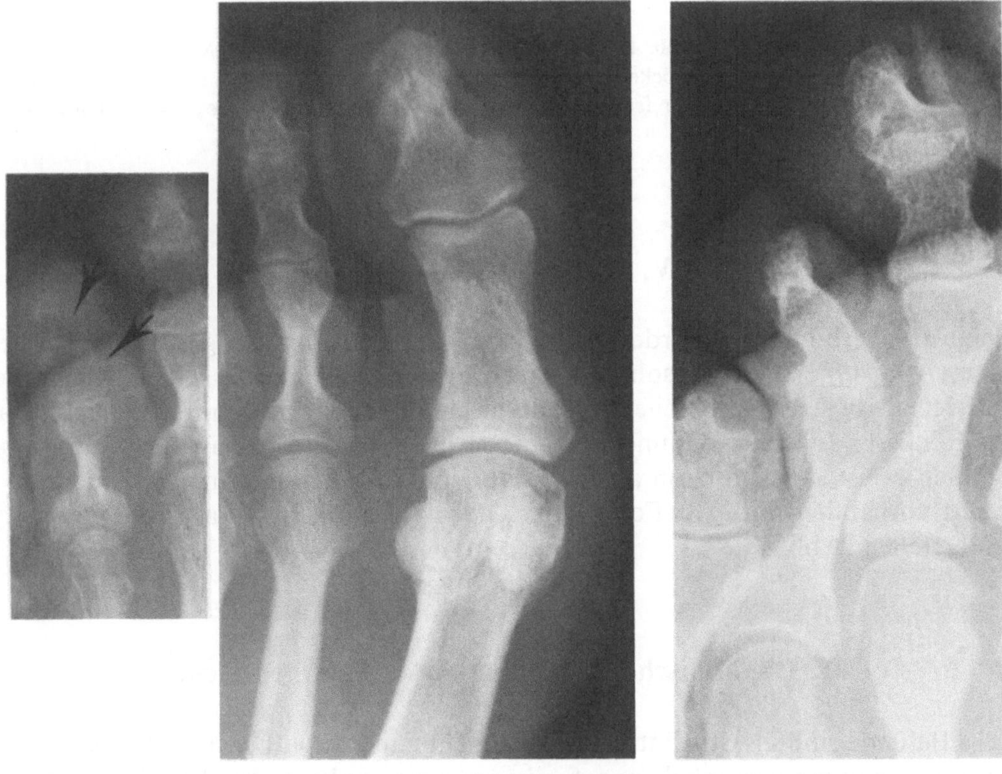

Abb. 46 **Abb. 47**

Abb. 46. Osteolyse an Mittel- und Endphalanx der 4. Zehe bei einer Diabetikerin

Abb. 47. Patientin von der die Abb. 46 stammt, auf der eine Osteolyse der Mittel- und Endphalanx zur Darstellung gekommen waren. Innerhalb von 2 Jahren ist es zu einer knöchernen Ankylose der Endphalangen gekommen

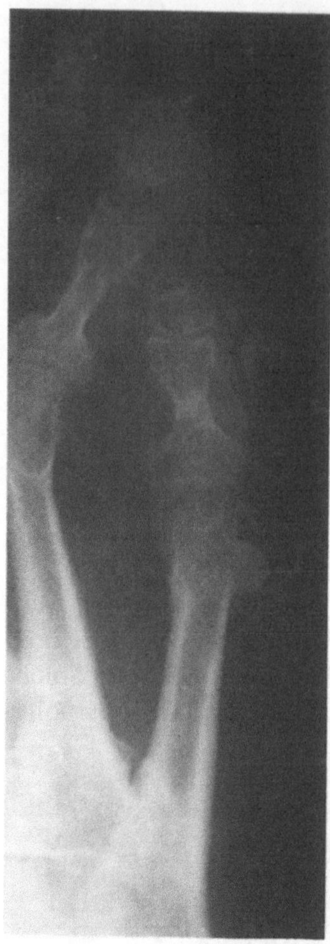

Abb. 48. Konturdefekt am Köpfchen vom Metatarsale V und einem Höckerchen an der Basis des Metatarsale IV bei einer Diabetikerin, bei der früher über dem Kleinzehenballen ein trophisches Ulkus bestanden hatte

V. Mit Höckerbildungen

Kleine Höckerbildungen werden in der Nachbarschaft eindeutiger Arthropathien angetroffen (Abb. 48). Wenn sie isoliert oder mit einem sonstigen diskreten Stigma zusammen auftreten, ist ihre diabetische neuropathische Genese sehr wahrscheinlich. Daß die kleinen Höckerbildungen zusammen mit massiven postarthropathischen Veränderungen vorkommen, weist sie auch dann als Stigmata einer abgeheilten Arthropathie aus, wenn sie isoliert vorhanden sind. Als Folge einer Osteolyse kann in Schaftmitte eine Pseudarthrose entstehen (Abb. 13).

VI. Die klinische Bedeutung dieser Röntgenzeichen

Diese Befunde sind als Stigmata einer abgeheilten neuropathischen Osteoarthropathia diabetica bisher so gut wie unbekannt. Sie können eine unbemerkt abgelaufene Arthropathie aufdecken, manchmal sogar einen bis dahin unbekannten Diabetes. Wenn ein Diabetes nicht schon diagnostiziert ist, sollte ein solcher Befund immer die Veranlassung sein, nach einer Zuckerstoffwechselstörung zu fahnden. Der Zusammenhang scheint auch dann gegeben, wenn nur eine pathologische Belastungskurve und keine Erhöhung des

Nüchternblutzuckers besteht. Die Röntgenzeichen einer abortiv durchgemachten Arthropathia diabetica geben die Indikation zu Maßnahmen ab, die geeignet erscheinen, einen erneuten arthropathischen Schub zu verhindern: Optimale Einstellung des Diabetes und maximale Fußhygiene sowie Tragen von gutsitzendem, gepolstertem Schuhwerk.

VII. Die Differentialdiagnose dieser Stigmata

Vor allem in einem orthopädischen und unfallchirurgischen Krankengut dürften die beschriebenen Stigmata der abortiv und undiagnostiziert durchgemachten diabetischen Arthropathie aufzufinden sein. Differentialdiagnostisch muß von den Pseudo-Köhler-II-Befunden der echte Köhler II abgegrenzt werden. Ob sich vom Röntgenbild her zuverlässige Unterscheidungskriterien ergeben, muß zunächst noch offen bleiben. Detailaspekte, die solche Kriterien darstellen könnten, habe ich bereits angeführt. Eine zuverlässige Aussage wird man erst machen können, wenn genügend große Beobachtungsreihen vorliegen. Bis jetzt ist die Möglichkeit, daß ein einschlägiger Befund aus einer neuropathischen Arthropathie resultieren kann, noch nicht bekannt. Alle Veröffentlichungen interpretieren ihn als Köhler II. Viele Fälle, die erst im Erwachsenenalter aufgetreten sind, waren wahrscheinlich postarthropathischer Natur und sicherlich vor allem diejenigen ohne Schmerzanamnese.

Die Verkürzung der Großzehengrundphalanx, die Synostosen der Zehenphalangen und Defekte an den Tuberositates unguiculares sind in dem Schrifttum bisher nicht registriert worden. Sie galten immer als bedeutungslose Formvarianten. Eine solche Interpretation trifft wohl für die große Mehrzahl der Verschmelzungen der Mittel- und Endphalangen der kleinen Zehen zu, nicht aber für die sehr viel selteneren Verschmelzungen an den Zehen II–IV. Diese müssen unbedingt als postarthropathisch angesehen werden. Das gleiche trifft zu für die Defekte und fehlende Ausbildung der Tuberositates unguiculares. Bei ihnen ist nicht nur zwischen Formanomalie und postarthropathischen Veränderungen zu unterscheiden, sondern auch eine alte Akroosteolyse nach Frostschädigung, bei Morbus Raynaud, Psoriasis, Riley-Day-Syndrom, Alkoholismus usw. differentialdiagnostisch in Betracht zu ziehen.

Über die normale Länge der Großzehengrundphalanx in Relation zu den Nachbarknochen liegen keine Schrifttumangaben vor. Nach der radiologischen Alltagserfahrung ist die Großzehe normalerweise die längste. Verkürzungen gegenüber der 2. Zehe müssen nicht aus einer kurzen Grundphalanx, sondern können auch aus einem kurzen Metatarsale I resultieren. Zusammen mit einem oder mehreren der anderen Stigmata ist ihre Bewertung als postarthropathischer Zustand gesichert.

VIII. Defektheilungen nach massiver Arthropathie

Massive diabetische neuropathische Osteoarthropathien, die im floriden Stadium kaum einmal übersehen, aber immer noch häufig fehlinterpretiert werden, heilen in den meisten Fällen, wenn die Gliedmaße nicht einer Amputation zum Opfer fällt, ebenfalls und mit sehr eindrucksvollen Defekten ab (Tabelle 9).

Die endgültige oder nur vorübergehende Abheilung der diabetischen Arthropathie kann auch in Fällen eintreten, die zu ausgedehnten Substanzverlusten am Knochen geführt haben. Am Fuß können Zehenphalangen und Teile der Metatarsalia völlig geschwunden sein. Die Knochen laufen spitz zu (*sucre en d'orge sucé*). Die Struktur ist

Tabelle 9. Röntgenzeichen abgeheilter massiver diabetischer Osteoarthropathien

Fehlen ganzer Phalangen
Spitz zulaufende Metatarsalia
Ankylosen größerer Gelenke
Spornartige Exostosen
Schaftpseudarthrosen
Periostale Knochenappositionen

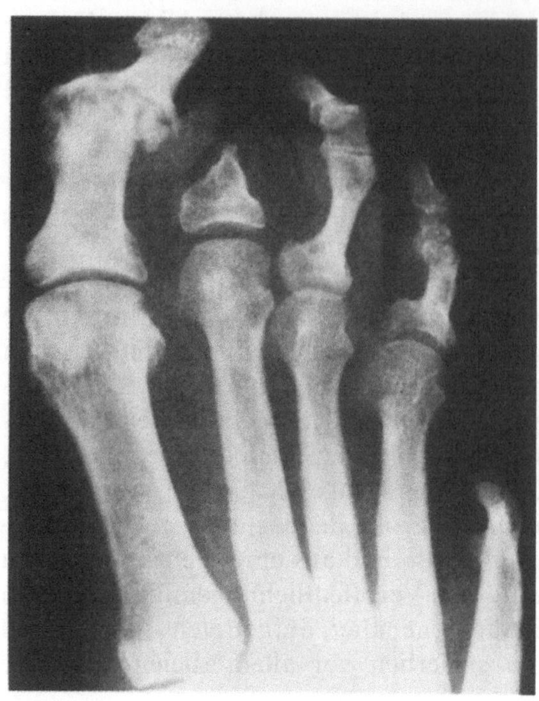

Abb. 49. Noch nicht völlig abgeheilte Arthropathie am Großzehenendgelenk. Völliger Schwund der Mittel- und Endphalanx der 2. Zehe mit *sucre en d'orge sucé*-artigem Aussehen der nur teils osteolysierten Grundphalanx. Die Kleinzehenphalangen fehlen völlig. Am verkürzten Metatarsale V ein kleines charakteristisches Höckerchen (GEOFFROY et al. 1979)

in diesem Bereich verdichtet. Sie erweckt den Eindruck, als bestünde der Knochen an seinem spitz zulaufenden Ende nur aus Kortikalis. An den Gelenken fehlt oft die Kongruenz. Komplette Luxationen kommen vor. Kurze Röhrenknochen können durch Substanzdefekte im Schaft verkürzt sein. Zehen bestehen mitunter nur aus Weichteilen oder sie enthalten nur noch einen kleinen spanartigen Knochenrest. Spornartige Knochenvorsprünge und periostale Knochenappositionen werden vereinzelt angetroffen (Abb. 13 u. 49).

G. Röntgenologische Spezialuntersuchungen bei neuropathischer Osteoarthropathia diabetica

Eine neuropathische Arthropathie zu diagnostizieren ist aufgrund einfacher Röntgenaufnahmen unter Heranziehung des klinischen Befundes und der Anamnese ohne weiteres möglich. Zur detaillierten Befunderhebung und zur Abschätzung der Prognosen, vor allen Dingen aber zur Aufklärung detaillierter, pathogenetischer Zusammenhänge, an denen sich eine rationelle Therapie orientieren muß, sollte man, wo immer möglich, auch röntgenologische Spezialuntersuchungen heranziehen. Von vielen Untersuchern ist bisher nicht zwischen neuropathischen Weichteilveränderungen und Weichteilveränderungen infolge Gefäßverschlusses und Mikroangiopathien differenziert worden. Die Mehrzahl der Fälle von diabetischer Osteoarthropathie geht mit trophischen Weichteilveränderungen einher. Ihre Fehlinterpretation als Durchblutungsstörung bzw. als diabetische Gangrän hat in vielen Fällen die Indikation zur Amputation abgegeben, wo diese absolut nicht erforderlich gewesen wäre.

I. Angiographie

Bisher sind nur ganz vereinzelt Arteriographien bei diabetischen Arthropathien vorgenommen worden. Einzelne Autoren beschränken sich auf eine kurze Textaussage, nur ganz wenige publizierten ausführliche Falldokumentationen (Tabelle 10). Eine Weitstellung der Zubringerarterien zum Unterschenkel und Fuß mit Strömungsbeschleunigung und eine Vermehrung der präarteriolären Gefäße am Fuß mit z.T. korkenzieherartigem Verlauf und vermehrter Öffnung der arteriovenösen Anastomosen, kann nach dem heutigen Kenntnisstand als typisch für die diabetische Osteoarthropathie angesehen werden. Auch wenn in einzelnen Fällen (Fiorio 1962; Reinhardt 1973a) Verschlüsse an den Zubringerarterien bestanden, war die Weitstellung und die Strömungsbeschleunigung vorhanden. Die Kollateralen waren sehr zahlreich und sehr großkalibrig und sie setzten den Zustrom zum Fuß nicht herab (Abb. 50). Wenn verschiedentlich normale arteriographische Befunde angegeben werden (Azerad et al. 1963) oder über Verschlüsse mit Mindervaskularisation berichtet wird, mögen diese Unterschiede daraus resultieren, daß die Angiogramme in unterschiedlichen Stadien des osteoarthropathischen Krankheitsverlaufes angefertigt wurden. Ob die Verschlüsse an Gefäßen des Unterschenkels und Fußes

Tabelle 10. Angiographische Befunde bei neuropathischer diabetischer Arthropathie

Autor	Jahr	Klinischer Befund	Röntgenbefund	Arteriographie
Seignon et al.	1974b	10 Fälle von Acropathie ulcéromutilante u. Fälle von Arthropathia diabetica gleicher Befund bei beiden Formen der Arthropathie. Korrelation nicht mit trophischen Ulzera. Arteriogramm nur im floriden und initialen Stadium, nicht aber im Abheilungsstadium, verändert.	typische Knochenbefunde	Florides Stadium. Hypervaskularisation, vermehrte Darstellung kleiner Gefäße und Dilatation. Kerzenflammenartige Bilder an den Fußsohlen, Erweiterung der Stammgefäße. Strömungsbeschleunigung. Simultane arterielle und venöse Darstellung. Abheilungsstadium: Arteriogramm normal
Meltzer et al.	1968	diabetischer Fuß, Gangrän	Sklerose Zehenphalangen 4. Entkalkung metatarsophalangeal	keine Füllung Digitalarterien 4. Gefäßvermehrung metatarsophalangeal
		diabetische Gangrän	Knochen o.B. Osteolyse und Arthropathie	Mönckebergsklerose u. Mindervaskularisation
		trophische Weichteilveränderungen bei Diabetes	keine Knochenveränderungen	gute Vaskularisation des Fußes, kleine Verschlüsse gut kollateralisiert
		trophische Weichteilveränderungen bei Diabetes	keine Knochenveränderungen	Angiogramm vom Operationspräparat; alle Gefäße offen
Ochsenschläger	1957	Diabetes, Unterschenkelödeme, verstärkte Venenzeichnung, Hyperämie, Rötung, Pulse tastbar	Osteolyse	Weitstellung der Beinarterien; Strömungsverlangsamung; Stenosierung der Arteria plantaris fibularis in Höhe des Zehengrundgelenkes; übrige Fußarterien korkenzieherartig, eng
Lièvre et al.	1969	trophische Ulzeration, Diabetes	Arthropathie, Osteolyse	Gefäßvermehrung, Strömungsbeschleunigung

Tabelle 10. (Fortsetzung)

Autor	Jahr	Klinischer Befund	Röntgenbefund	Arteriographie
CECILE et al.	1974	Diabetes, Gangrän	in einem Fall „Knochennekrose", ob es sich um Osteoarthropathie handelte ist nicht klar; Mönckebergsklerose	Verschlüsse von Zehenarterien; Zubringerarterien offen; Strömung verlangsamt, geschlängelte Arteriae interosseae; Mikroaneurysmen; Arteriolen vermehrt dargestellt
		Diabetes; Füße gerötet	kein Knochenbefund	Unterschenkelarterien verschlossen; angiomatöse Hyperämie – geschlängelte Gefäße, Mikroaneurysmen, arteriolo-kapillares Netzwerk
		Diabetes, plantare u. dorsale Ulzera	Arthropathie	teils Mindervaskularisation u. Strömungsverlangsamung; teils periartikuläre Hyperämie
BOSSI et al.	1961	Diabetes, Pulse u. Oszillogramm verstärkt; Pied cubique, warme Zyanose am Fußrücken	Diabetische Osteoarthropathie	Strömungsbeschleunigung (li. Fuß): Kalibererweiterung, Schlängelung, Kaliberunregelmäßigkeiten am Fuß, simultane Venenfüllung. (re. Fuß): Arterien eng bis auf A. tib. post. und plantaris pedis
		Diabetes, Nekrose 4. Zehe, plantares Ulkus	diffuse Osteoporose am Fuß, später Osteolyse, Mönckebergsklerose, Arthropathien am Knie	Femoralis und Poplitea erweitert. Hypervaskularisation Knie, Tib. ant. kurzstreckig verschlossen. Tib. post. völlig verschlossen. Trotzdem Fuß gut vaskularisiert
		Diabetes, feuchte Gangrän	Osteoporose, Osteolyse, Sklerose	Tib. post. verschlossen, Tib. ant. offen
		Diabetes, Eiterung der Zehe	Osteoporose, Sklerose	Tib. ant. u. post. verschlossen, Fuß plantar über Anastomose gut vaskularisiert
		Diabetes, Vorfuß vor 3 J. wegen Gangrän amputiert	Mönckebergsklerose	Tib. ant. verschlossen. Tib. post. geschlängelt. Fuß mindervaskularisiert
WILKINSON u. SALTER	1976	Ulkus an der großen Zehe, Glukosetest im Grenzbereich	Akropathie ulcéromutilante	Hypervaskularisation, vorzeitige Venenfüllung
ROYER et al.	1969	Diabetes, Hyperpulsationen der A. femoralis poplitea und dorsalis pedis. Schmerzen, Muskelkrämpfe, Brennen der Füße, trophische Störungen bis zum nekrotischen Ulkus – Artériopathie diabétique hyperpulsatile	von Osteoarthropathie in den eigenen Fällen nichts erwähnt, jedoch angegeben, daß bei tabischer und syringomyelitischer Arthropathie gleiche klinische Befunde vorkommen	keine Abbildungen. Die Arteriogramme seien normal. Trotzdem werden Verschlüsse peripherer Arterienästchen unterstellt

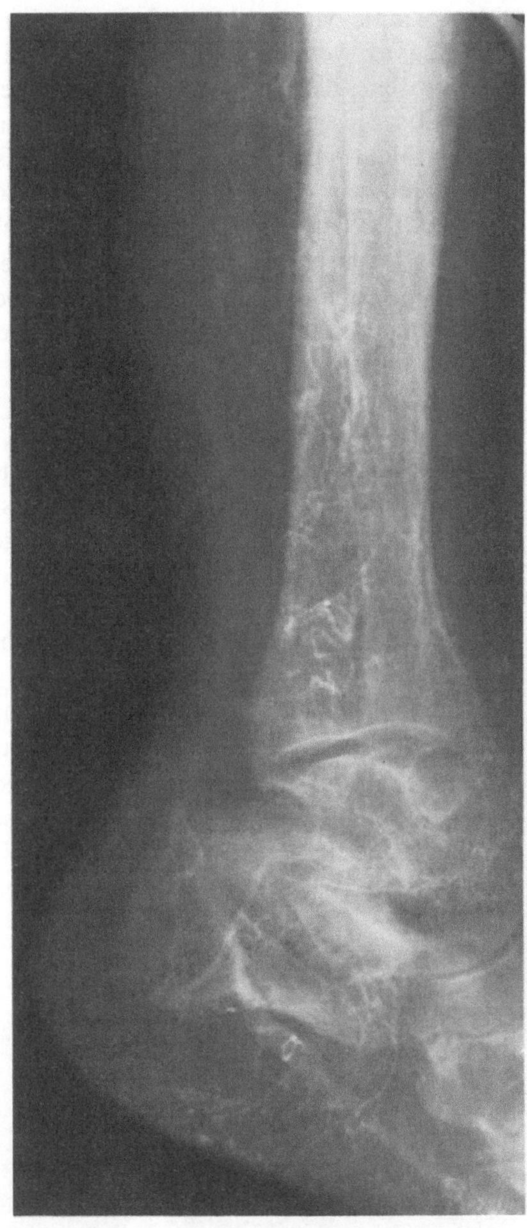

Abb. 50. Trotz Verschluß der Beckenarterien erhebliche Hypervaskularisation des li. Fußes mit simultaner Arterien- und Venendarstellung bei einem Diabetiker mit arthropathisch-osteolytischen Veränderungen am Vorfuß

organisch oder funktionell sind, muß offenbleiben. FICAT (1966) hat bei einem Fall essentieller Osteolyse im präoperativen Angiogramm Verschlüsse gesehen, die im intraoperativen Angiogramm völlig verschwunden waren. Da die angiographischen Befunde bei den Osteolysen, bei der Arthropathie ulcéro-mutilante und der diabetischen Osteoarthropathie ansonsten identisch sind, muß man unterstellen, daß die kleinen peripheren Gefäßverschlüsse, die z.B. OCHSENSCHLÄGER (1957) am Fuß gefunden hat, ebenfalls nur funktioneller Natur waren. Ob die typischen arteriographischen Befunde Ursachen des Knochenschwundes oder deren Folge sind, muß noch offen bleiben. Jedenfalls muß nach unserem heutigen Kenntnisstand angenommen werden, daß grundsätzlich osteolytische Vorgänge mit Hypervaskularisation einhergehen und daß umgekehrt bei obliterierenden Gefäßerkrankungen mit verminderter Blutdurchströmung keine osteolytisch-arthropathischen Veränderungen auftreten. Daß in Einzelfällen die Hypervaskularisation in eine normale Mangeldurchblutung mit echter Gangrän umkippt, scheint möglich. Wenn in den ganz wenigen Fällen, die als echte Gangrän beschrieben worden sind, trotzdem osteolytische Knochenveränderungen bestanden, resultieren die Knochenveränderungen nicht aus dieser Gefäßsituation, sondern wahrscheinlich aus einer vorausgegangenen, aktuell nicht mehr existenten Hypervaskularisation. Die meisten Autoren haben aus dem Nachweis einer vermehrten Öffnung arteriovenöser Anastomosen eine kapilläre Mindervaskularisation abzuleiten versucht. Ob dies zutrifft, erscheint mehr als fraglich. Thermographische Befunde sprechen gegen diese Interpretation und auch histologisch sind von GORHAM und STOUT (1955) bei Osteolysen Hyperkapillarisation als Ursache des Knochenschwundes aus eigenen und aus der Interpretation histologischer Befunde anderer Untersucher abgeleitet worden. Auch in dieser Hinsicht muß man unterstellen, daß die Befunde bei Osteolysen und der Arthropathie ulcéro-mutilante sowie den reinen Osteolysen mit denen der diabetischen, neuropathischen Arthropathie identisch sind. Im Hinblick auf die sehr häufige Darstellung von Mediaverkalkungen an den kleinen Arterien des Fußes im Röntgenübersichtsbild ist zu bemerken, daß diese Mediaverkalkungen nicht mit Gefäßverschlüssen einhergehen (Abb. 10).

II. Thermographie

Aus Untersuchungen von WILKINSON und SALTER (1976); SANDROW et al. (1972) und KRUSZEWSKI et al. (1974); sowie aus eigenen Untersuchungen ergibt sich, daß im floriden Stadium die Temperatur entsprechend der Lokalisation der Arthropathie erhöht ist (Abb. 51). Wenn gleichzeitig trophische Ulzera vorliegen, zeichnet sich das Ulkus als eine Zone herabgesetzter Temperatur ab.

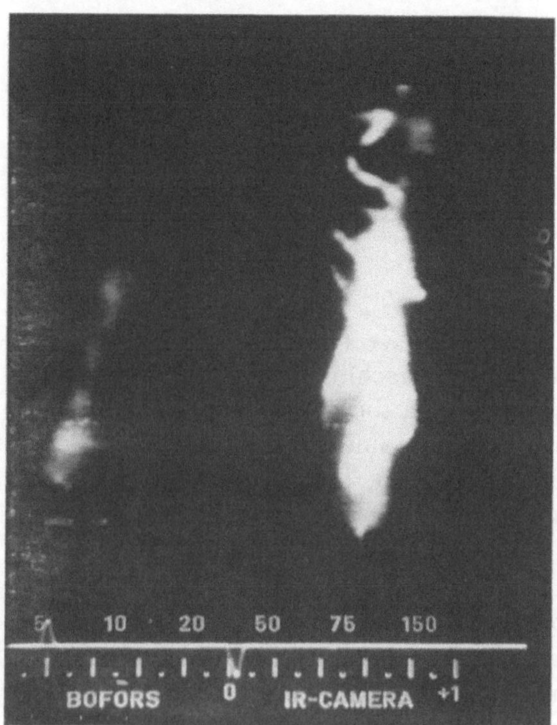

Abb. 51. Thermogramm der Patientin der Abb. 5 mit einer massiven floriden Arthropathie am Obersprunggelenk und der Fußwurzel. Bei tiefer Einstellung stärkste Temperaturerhöhung im Obersprunggelenk-, Fuß- und distalen Unterschenkelbereich, also dort, wo die floride, rasch progrediente Arthropathie lokalisiert ist. Rechts, wo nur trophische Weichteilveränderungen und geringgradige, abgeheilte Arthropathien bestehen, ist die Temperatur wesentlich niedriger. Die Temperaturerhöhung der Weichteile spiegelt also nicht den Weichteilbefund, sondern den Knochenbefund wider

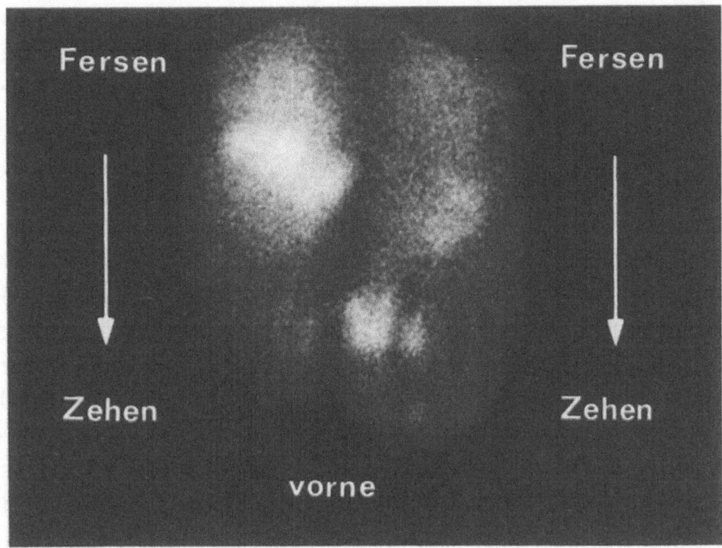

Abb. 52. Knochenszintigramm der Füße zum Zeitpunkt der Röntgenaufnahmen der Abb. 1 u. 5. Rechts massive Speicherung in der Gegend der floriden Arthropathie am Chopartschen Gelenk, nicht jedoch an der Stelle der abgeklungenen Arthropathie am Großzehengrundgelenk. Links massive Speicherung, entsprechend der floriden Arthropathie in den Grundgelenken der 1. u. 2. Zehe. Die schwache Speicherung in der Gegend des Os cuboides korreliert nicht mit einem Röntgenbefund. Sie zeigt eine inzipiente Arthropathie an

III. Szintigraphie

Im Hinblick auf die kontrastmittelangiographischen Befunde wären intraarterielle Perfusionsszintigramme sicherlich von Interesse. Diese Untersuchungstechnik wurde bisher aber nur von RHODES et al. (1973) beim sog. diabetischen Fuß angewandt, ohne daß dabei mit gleichzeitigen Osteoarthropathien korreliert wurde.

Über Knochenszintigramme liegen dagegen mehr Literaturberichte vor (DESAULNIERS et al. 1974; CLOUSE et al. 1974; WILGIS et al. 1974 sowie CLASSEN et al. 1976). Aus diesen Berichten geht hervor, daß vermehrte Speicherung schon Monate vor der radiologischen Manifestation der Arthropathie in Erscheinung tritt. Diese Untersuchung ist also vor allen Dingen zur Frühdiagnostik und zur Früherfassung von Rezidiven indiziert (Abb. 52).

H. Die Pathogenese der neuropathischen diabetischen Osteoarthropathie

Da nicht jeder Diabetiker eine Arthropathie bekommt und ihr Auftreten nicht mit der Schwere der Stoffwechselerkrankung korreliert, sondern durchaus auch Fälle bei okkultem, nur vermittels einer Blutzuckerbelastungskurve nachweisbarem Diabetes beschrieben worden sind, kommt die Zuckerstoffwechselstörung als die direkte Ursache nicht in Betracht.

I. Metabolische Störungen

Nachdem die Blutzuckererhöhung an und für sich als unmittelbare Ursache der Osteoarthropathie ausscheidet, hat man hypophysär-hormonelle Störungen, Hyperkortizismus, Vitamin-B-Mangel, therapeutische Insulingaben, die Gegenregulation, vor allen

Dingen bei jugendlichen Diabetikern, Störungen im Proteinmetabolismus, Veränderungen im Stoffwechsel der Glykoproteide und Mukopolysaccharide, Azidose und die Nephropathia diabetica ätiologisch in Betracht gezogen. Bei diesen Vorstellungen zur Pathogenese handelt es sich aber mehr oder weniger um Spekulation, ohne daß sie durch Fakten hinreichend belegt wären.

II. Die Neuropathie

Wie die Bezeichnung diabetische neuropathische Osteoarthropathie bereits ausdrückt, ist die Arthropathie praktisch nur bei Diabetikern anzutreffen, bei denen auch eine Neuropathie besteht oder zumindest bestanden hat. Eine Neuropathie wird beim Diabetes relativ häufig angetroffen. Die Zahlen schwanken zwischen 30 und 80%, was aus der Unsicherheit in der Diagnosestellung resultiert. Als geradezu charakteristisch für die diabetische Neuropathie wird ihr wechselhafter Verlauf angesehen. Sie stellt keinen progredienten Dauerzustand dar. Wenn Sensibilitätsstörungen, insbesondere die Störung der Vibrationsempfindung bei einer Untersuchung oder einem Untersucher angetroffen werden, bei einer späteren Überprüfung aber nicht mehr, sollte dies nicht die Veranlassung sein, die Diagnose Neuropathie abzulehnen, sondern geradezu als Rechtfertigung für die Diagnosestellung dienen. Es gibt außerdem verschiedene Formen einer diabetischen Neuropathie: 1. eine distale symmetrische, überwiegend sensible Form, die nur zuweilen eine motorische Komponente hat, 2. eine proximale asymmetrische, überwiegend motorische Form, 3. eine Mononeuropathie bzw. Radikulopathie, 4. eine Neuropathie der Hirnnerven, 5. eine vegetative Neuropathie der inneren Organe und 6. eine sog. kachektische Neuropathie. Nur die erste Form, also die distale asymmetrische, überwiegend sensible Form kommt als Ursache einer Arthropathie in Betracht. Zwar muß man bei einer kritischen Durchsicht der gesamten Literatur über die Osteoarthropathie zu dem Schluß kommen, daß es bei Diabetikern keine Arthropathie ohne Neuropathie gibt, daß andererseits aber keineswegs die distale symmetrische, überwiegend sensible Form der diabetischen Neuropathie in jedem Fall auch mit einer Arthropathie einhergeht. Die Neuropathie muß demnach als eine unabdingbare Voraussetzung für das Auftreten einer Arthropathie bei Diabetikern angesehen werden.

III. Die diabetische Pseudotabes

Als Ursache einer diabetischen Neuropathie werden einerseits peripher nervöse Veränderungen angeschuldigt, zum andern sind an den Hinter- und Seitensträngen histologisch Veränderungen beschrieben worden, ähnlich wie sie für die Tabes charakteristisch sind. Dementsprechend werden bei der diabetischen Neuropathie Befunde erhoben und Beschwerden angegeben, die größte Ähnlichkeit mit der Tabes dorsalis haben. Soweit bisher überschaubar, hat aber keineswegs jeder Patient, und noch nicht einmal ein besonders hoher Prozentsatz, dieses pseudotabische klinische Vollbild.

IV. Trophische Störungen

Von verschiedenen Untersuchern ist unterstellt worden, daß die Neuropathie in den Fällen mit Arthropathie die Trophik des Knochens stört, ohne daß zuverlässig definiert werden kann, was unter Trophik zu verstehen ist. Immerhin kann man davon ausgehen, daß am Knochen die gleichen feingeweblichen Veränderungen ablaufen, wie an den

Weichteilen, die man ja im wesentlichen unwidersprochen ebenfalls als trophisch bezeichnet. Daß trophische Veränderungen an den Weichteilen nicht immer mit Knochenveränderungen vergesellschaftet sind, schließt die Richtigkeit dieser pathogenetischen Vorstellung nicht aus. Es erhebt sich aber die Frage, worin die Störung der Trophik besteht. Feingewebliche Veränderungen sind von der Mehrzahl der Untersucher als entzündlich interpretiert worden. Diese Interpretation der Befunde geht aber sicherlich zu weit. GORHAM und STOUT (1955) haben als konstanten Befund immer nur eine Hyperkapillarisation angetroffen. Sie sprechen von einer Hämangiomatosis und haben die grundsätzliche Identität der von andern Untersuchern mitgeteilten histologischen Befunde mit ihren eigenen festgestellt und sie ebenfalls als Hyperkapillarisation interpretiert. Als echte Entzündungen können sie nicht angesehen werden, abgesehen davon, daß gelegentlich der Knochen echt osteomyelitisch superinfiziert ist und auch an den Weichteilen echte Phlegmonen das Bild komplizieren können. Von daher gesehen scheint ein Gefäßfaktor ein wichtiges Glied in der pathogenetischen Kette zu bilden.

V. Der Gefäßfaktor

Wie bereits ausgeführt, wurden angiographisch bei Osteoarthropathien Veränderungen festgestellt, die als charakteristisch gelten können und die sonst nur noch bei neuropathischen Osteoarthropathien sonstiger Genese, z.B. Tabes, Syringomyelie, Lepra, Nervenschußverletzungen und bei den sog. essentiellen, mutilierenden Arthropathien angetroffen werden. Es wäre naheliegend, zu unterstellen, daß die Neuropathie mit Alterationen der Gefäßinnervationen einherginge und daß die nervös-fehlgesteuerte Durchblutung zur Arthropathie führte. Eine konträre Interpretation der angiographischen Befunde hat aber ebenfalls einiges für sich. LERICHE (1939) hat immer wieder die Auffassung vertreten und sie auch durch Befunde belegt, daß ein Knochenabbau, der bei einer Osteoarthropathie ja konstant vorhanden ist, immer mit einer Hypervaskularisation einhergeht und daß umgekehrt bei Minderdurchblutungen kein Knochenabbau stattfindet, sondern im Gegenteil im ausgeprägtesten Fall der Knochennekrose sogar eine Verdichtung. In dieser Sicht würde ein Abbau von Knochensubstanz reflektorisch die angiographisch nachgewiesene Vergrößerung der Gefäßkaliber und die Strömungsbeschleunigung in den Zustromarterien sowie die Hypervaskularisation des betroffenen Gliedmaßenabschnittes reflektorisch von der Notwendigkeit des Kalziumabtransportes aus dem Knochen gesteuert.

Die diabetische Verschlußangiopathie, ohne diesen charakteristischen Gefäßbefund, geht denn auch nicht mit einer Osteoarthropathie einher, es sei denn, es bestünden sowohl Verschlüsse als auch diese Gefäßerweiterungen und Vermehrungen, wie ich dies in einem Fall angetroffen habe (Abb. 50). In solchen Fällen stellen die Verschlüsse eine sekundäre Komplikation einer vorbestehenden typischen arthropathischen Gefäßsituation dar, und diese wird auch durch die Verschlüsse nicht grundsätzlich geändert. Trotz der Verschlüsse bleibt die Gefäßerweiterung, die Strömungsbeschleunigung und die Hypervaskularisation peripherer Gebiete bestehen.

Die sog. diabetische Mikroangiopathie führt zu echten Weichteilnekrosen, die zwar nach Aussehen, Ausbreitung und Lokalisation gewisse Unterschiede gegenüber der unkomplizierten diabetischen Verschlußangiopathie und gegenüber den Nekrosen bei Verschlußerkrankungen von Nichtdiabetikern aufweist, aber von ihnen doch nicht grundsätzlich verschieden sind. Die Mitteilungen der Literatur beweisen keineswegs, daß Osteoarthropathien die Folge einer derartigen Mikroangiopathie wären. Im Gegenteil werden immer dann, wenn die für die Mikroangiopathie typischen flächenhaften Hautnekrosen, die sich oft auf den Fußrücken und den Unterschenkel erstrecken, vorhanden sind, keinerlei osteoarthropathische Veränderungen angetroffen. Als charakteristischer diabetischer Kapillarbefund sind Verdickungen der Kapillarendothelien beschrieben worden. Kritische histologische Untersuchungen, die aus der Kenntnis der einschlägigen Literatur eine Verdickung der Kapillarendothelien und einer Kapillarvermehrung zu differenzieren versuchen, liegen bis jetzt nicht vor. Es ist noch nicht einmal klar definiert, was unter der Mikroangiopathie zu verstehen ist, manchmal werden präkapillare-endotheliale Veränderungen und präkapilläre Verschlüsse zusammen mit der Verdickung der kapillären Basalmembran beschrieben, in andern Fällen nur die Veränderungen der kapillären Basalmembran.

VI. Störung der Schmerzempfindung

Die Hypothese anderer Autoren, daß die Arthropathie eine mechanische Gelenkzertrümmerung als Folge einer aufgehobenen Schmerzempfindung sei, hat vieles für sich. Die Sensibilität ist bei Patienten mit diabetischen Arthropathien, was die Schmerzqualität anbetrifft, gestört oder sie war es in der Zeit, die der Entwicklung der Arthropathie vorausgegangen ist. Die fehlende Schmerzempfindung führt nach dieser Vorstellung zu einem Mißbrauch der Gelenke, der eine Zertrümmerung der Gelenkflächen nach sich zieht, aus der sich dann das Vollbild der Arthropathie entwickeln soll. Die Hypothese erklärt zwar nicht die Fälle von reiner oder mindestens ganz überwiegender Osteolyse, vor allen Dingen nicht die Fälle von Akroosteolysen, hat aber auf jeden Fall eine therapeutische Nutzanwendung: daß eine Ausschaltung des betroffenen Gliedmaßenabschnittes entscheidend zur Heilung beizutragen vermag und präventiv wirken kann, unterliegt keinem Zweifel. Alles in allem scheint eine Minderung der mechanischen Festigkeit des Knochens durch einen trophischen Prozeß, was immer man darunter verstehen mag, eine Voraussetzung dafür zu sein, daß eine nicht schmerzgebremste Beanspruchung zur Arthropathie führt.

VII. Entzündung

Wie schon vorstehend erwähnt, wurden die diabetischen Osteoarthropathien von manchen Autoren als Entzündungsfolge angesehen. Eine echte primäre Entzündung ist nie nachgewiesen worden. Einschlägige Angaben stellen zweifellos Fehlinterpretationen der histologischen Befunde dar, obwohl echte, eitrige Entzündungen in der Nachbarschaft des Knochens mit einer Hypervaskularisation und einer ausgeprägten Knochenentkalkung einhergehen können. Echte, eitrige Entzündungen sind aber bei der echten, diabetischen Osteoarthropathie primär wohl nie und sekundär nur vereinzelt vorhanden.

Literatur

Abell JM, Hayes JR (1964) Charcot knee due to congenital insensivity to pain. J Bone Joint Surg [Am] *46*:1287

Agnoli A, Bonanomini F (1963) Diabetische Arthropathie. Rev Neurol *108*:935–942

Andersch H, Arzberger H, Köhler W (1970) Die ankylosierende Hyperostose der Wirbelsäule (Forestiersche Erkrankung) beim Diabetiker. Systematische Röntgenuntersuchungen an 1000 Zuckerkranken. Dtsch Gesundh.-Wes *25*:1991

Arnott G, Petit H, Merlen JF, Benoit M, Fourlinnie JC (1971) Syndrome du scaphoide tarsien révélateur d'un diabète latent. Rev Neurol (Paris) *124*:233–243

Arnott G, Merlen JF, Vandausme G, Fourlinnie JC, Benoit M (1972) Neuropathies et diabète latent. Aspects cliniques. A propos de 20 observations personelles. Lille Med *17*:440–446

Aubertin E, Aubertin J (1964) Le syndrome douloureux polymorphe des membres inférieurs dans le diabète. Diabète *12*:45–59

Azèrad D (1953) Les ostéoses diabétiques. Bull Mem Soc Med Hôp Paris *69*:302

Azèrad E, Lubetzki J (1959) Les ostéoses diabétiques du pied. In: Entretiens de Bichat Méd. Paris, p 107

Azèrad E, Lubetzki J, Rosselin G (1959) Deux cas d'ostéose diabétique. Bull Mem Soc Med Hop Paris *75*:136

Azèrad E, Lubetzki J, Stuhl L, Slotine G (1961) Les ostéopathies du diabète. Le pied diabétique. IVe Congrès de la Féd. int du Diabète, Genève, vol 421, p 421

Azèrad E, Stuhl L, Lubetzki J, Slotine (1963) Etude radiologique des ostéopathies du diabète sucré «le pied diabétique.» Sem Hôp Ther *6*:421–436

Bailey CC, Root HF (1942) Neuropatic joint lesions in diabetes mellitus. J Clin Invest *21*:649

Bailey CC, Root HF (1947) Neuropathic foot lesions in diabetes mellitus. N Engl J Med *236*:397–401

Batt RC, Hampton AO (1940) Spontaneous subcapital hip fractures occurring in tabes dorsalis. J Bone Joint Surg *22*:137–146

Beck RE (1959) Roentgenographic findings in the complication of diabetes mellitus. Am J Roentgenol *82*:887

Belser FG (1969) The neuropathic diabetic foot. Praxis *58*:1088

Belser F (1970) Die unteren Extremitäten als Prädilektionsorgane des diabetischen Spätsyndroms. J Suisse Med *100*:1737–1742

Berenyi ME, Siegel MW, Schwartz GS (1968) Arthropathy of the wrist in a patient with diabetic neuritis. J Am Geriat Soc *16*:826

Bert J, Amploux G (1951) Acropathie ulcéro-mutilante chez un diabétique. Soc Sc Med Montpellier *16*:11

Bloch-Michel H, Cauchoix J, Cambier J (1959a) Les arthropathies nerveuses du diabète. Etude clinique et radiologique. Presse Méd *67*:809

Bloch-Michel H, Cauchoix J, Cambier J (1959b) Les arthropathies nerveuses du diabète; étude du contexte neurologique, discussion pathogénique et thérapeutique. Presse Méd *67*:862–865

Bloch-Michel H, Cauchoix J, Cambier J (1959) Un cas d'arthropathie diabètique. Bull Soc Med Hôp Paris *75*:84

Böhm G, Pittrich U (1979) Malum perforans pedis – aufgrund einer Strahlenspätschädigung des Plexus lumbosacralis. Med Welt *30*:480

Boehm HJ Jr (1962) Diabetic Charcot Joint. Report of a case and review of the literature. N Engl J Med *267*:185–187

Bolen CY (1956) Diabetic charcot joints. Radiology *67*:95–98

Borejko M, Jaworski W (1976) Niezwykły przypadek artropatii cukrzycowej biodra. Unusual case of diabetic arthropathy of the hip. Chir Narzadow Ruchu Ortop Pol *41*:315–319

Bossi L, Bruni B, Cafaratti E (1961) Etude angiographique dans l'arthropathie du pied diabétique. Minerva Med *52*:1308

Boulet P, Serre J, Mirouze J, Bonnet H (1952) A propos de quelques syndromes neurologiques inhabituels dans le diabète sucré. Montpellier Méd *462*:61–62

Boulet P, Mirouze J, Pelissier M, Lenhardt P (1953b) Les ostéolyses diabétiques. Sem Hôp Paris *29*:3114

Boulet P, Mirouze J (1954) Les ostéo-arthroses diffuses des diabétiques. Sem Méd Paris *30*:2429

Boulet P, Mirouze J, Pellisier M (1954a) Le pied diabétique. Sem Hôp Paris *30*:2410–2423

Boulet P, Mirouze J, Pellisier M, Leenhardt P (1954b) Le pied diabétique. J Radiol Electrol *35*:288

Boulet P, Mirouze J, Pelissier M, Leenhardt P (1954c) Les ostéolyses diabétiques. J Radiol Electrol *35*:288–290

Boulet P, Erre H, Mirouze J, Pelissier M (1954d) Syndrome ostéoarticulaires chez les diabétiques. Presse Méd *62*:1156

Boulet P, Mirouze J (1955) Les squelettes du pied dans le diabète sucré. Rev Rhum Mal Osteoartic *22*:115–127

Brain R, Wilkinson M (1958) Cervical arthropathy in Syringomyelia, tabes dorsalis and diabetes. Brain *31*(3):275–289

Bruni B, Caffaratti E (1960) Le osteoartropatie del piede diabetico. Studio clinico-radiologico. Arch E Maragliano Patol Clin *16*:285

Bruni B, Crozzoli N, Fiorio E (1962) Diagnosi e tratamento delle lesioni necrotiche del piede diabetico. Minerva Med *53*:3971–3986

Buchman NH (1976) Bone and joint changes in the diabetic foot. J Am podiatry Assoc *66*:211–226

Bürger M (1954) Angiopathia diabetica. Konservative Behandlung des Zuckerbrandes. Thieme, Stuttgart

Buia L, Lensi M (1966) Le lesioni ossce del piede nel diabete mellito. Radiol Med (Torino) *52*:1–23

Bureau Y, Barrière H (1955) Acropathies pseudosyringomyéliques des membres inférieurs. Essai d'interprétation nosographique. Sem Hôp Paris *31*:1419–1429

Bureau Y, Barrière H, Kernéis JP, Ferron A de (1957) Acropathies ulcéro- mutilantes pseudo-syringomyéliques non familiales des membres inférieurs. A propos de 23 observations. Presse Méd *65*:2127–2132

Bureau Y, Barrière H, Litoux P, Bureau P (1965) Les ostéo-arthropathies neuro-trophiques. Presse Méd *73*:547–550

Butturini U, Baronchelli A (1952) Le osteopatie nel diabete umano e sperimentale. Giorn Clin Med *33*:710

Butturini U, Baronchelli A (1953) Le osteopatie nel diabete mellito. Giorn Clin Med *34*:1143

Campbell WL, Feldman F (1975) Bone and soft tissue abnormalities of the upper extremity in diabetes mellitus. Am J Roentgenol, Radium Ther Nucl Med *124*:7–16

Canhayea D (1962) Fractures spontanées chez les diabétiques. Thèse Méd *39*:

Castro Curti R de (1964) Las manifestaciones radiologicas en la diabetes mellitus. Rev Invest Clin *16*:297–311

Cécile JP, Descamps C, Guaquiere A, Faile JC (1974) Diabetic foot arteriography. J Cardiovasc Surg *15*:12–20

Cicala V, Porta E, Rotiroti D, Tesauro P (1962) Sulla osteoartropatia diabetica ne suoi aspetti radiologici e anatomopatologici. Riv An Pat Onc *22*:1

Classen JN (1964) Neuropathic arthropathy with ulceration. Ann Surg *159*:891

Classen N, Rolley RT, Carneiro R, Martire JR (1976) Management of foot conditions of the diabetic patient. Am Surg *42*:81–88

Clouse ME, Gramm HF, Legg M, Flood Th (1974) Diabetic osteoarthropathy. Clinical and roentgenographic observations in 90 cases. Am J Roentgenol *121*:22–34

Cognetti SH (1960) Le lesioni scheltriche del piede nel diabete mellito. Giorn Clin Med *41*:9

Contamin F, Deuil R (1960) Ostéoarthropathie médiotarsienne par neuropathie diabétique. Bull Soc Med Mop Paris *76*:400

Coventry MB, Rothacker GW Jr (1979) Bilateral calcaneal fracture in diabetic patient. A case report. J Bone Joint Surg [Am] *61*:462–464

Cozen L (1965) Diabetic neuropathic gangrene. Angiology *14*:435–436

Cozen L (1972) Does diabetes delay fractur healing? Clin Orthop *82*:134

Cram RH (1953) Diabetic arthropathy. Surg Clin North Am *33*:1759–1763

Cram RH (1955) Ortopedic aspect of diabetic neuropathy. J Bone Joint Surg [Am] *37*:967

Darnaud Ch, Denard Y, Fournie A, Ayrolles Ch (1967) Arthropathy in a foot in a diabetic neuropathy. Diabète (Le Raincy) *15*:127

Degenhardt DP, Goodwin MA (1960) Neuropathic joints in diabetes. J Bone Joint Surg [Br] *42*:769–771

Derot M, Cormier JM, Morel Maroger A, Rathery M (1962a) Fractures spontanées chez les diabétiques. Diabète *10*:87–93

Derot M, Rathery M, Defranoux A (1962b) Fractures spontanées du scaphoïde tarsien chez les diabétiques. Bull Mem Soc Med Hôp Paris *113*:1108–1112

Derot M, Rathery M (1967) Le syndrom du scaphoïde tarsien. Diabète *15*:131–138

Desaulniers MA, Fulls D, Hawkins Y, Lacourciere, Rosenthall L (1974) Radiotechnetium polyphosphate joint imaging. J Nucl Med *15*:417

Dinkel L (1969) Veränderungen des Fußskelettes beim Diabetiker. Fortschr Roentgenstr *110*:223–234

Donner NW, McAffee JG (1960) Roentgenografic manifestations of diabetes mellitus. Am J Med Sci *239*:622–641

Dreyfus G, Zarachovitch (1937) Gros orteil d'apparance syringomyélique avec fractures spontanées multiples du métatarse. Bull Mem Soc Med Hôp Paris *53*:328

Eichenholtz SN (1966) Charcot-Joints. Thomas, Springfield (Ill), pp 5–8, 21–23, 46–48, 72–73, 80, 134–139, 201–202, 216–219

El-Khoury GY, Kathol MH (1980) Neuropathic fractures in patients with diabetes mellitus. Radiology *134*:313–316

Ellenberg M (1963) Diabetic complications without manifest diabetes: complications as presenting clinical symptoms. JAMA *183*:926–930

Ellenberg M (1964) Diabetic Neuropathy Adv Int Med *12*:11

Ellenberg M (1968a) Diabetic neuropathy of the upper extremities J Mt Sinai Hosp *35*:134

Ellenberg M (1968b) Diabetic neuropathic ulcer. J Mount Sinai Hosp NY *35*:385–394

Ellenberg M (1973) Diabetic foot. NY J Med *73*:2778–2781

Epiney J, Medenica R (1970) Ostéoarthropathie diabétique. Helv Med Acta [Suppl] *50*:132

Epiney J, Medenica R (1971) Diabète et altérations ostéo-articulaires. Rev Méd Suisse Romande *90*:380–383

Feindel W (1953) Note on nerve endings in subject with arthropathy and congenital absence of pain. J Bone Joint Surg [Br] *35*:402

Feldman F, Johnson AM, Walter JF (1974) Acute vertebral neuroarthropathy. Radiology *111*:1–16

Feldman MJ, Becker KL, Reefe WE (1969) Multiple neuropathic joints, including the wrist, in a patient with diabetes mellitus. JAMA *209*:1690–1692

Ferreri L (1955) Le alterazioni ossee nel diabete giovanile e nell' età adulta. Rad Med *42*:70

Ficat P (1966) Acropathie ulcéro-mutilante. Rôle possible du tunnel tarsien. Ann Chir 1355–1360

Finby N, Kraft E, Spyropoulos E (1976) Diabetic osteopathy of the foot and ankle. Am Fam Physician *14*:90–95

Fiorio E (1962) La neuroarthropatia diabetica contributo clinico. Minerva Ortop *13*:723–733

Fiorio E (1962) La neuropatia diabetica del ginochio. Minerva Ortop *13*:800–806

Fiorio E (1967) Piede diabetico settico primitivo. Minverva Ortop *18*:631–634

Fochem K (1971) Zum Röntgenbild der Osteoarthropathia diabetica. Radiol Clin (Basel) *40*:281

Fontaine JL, Rezek C, Fontaine R (1971) Bilan de 289 lésions vasculaires dites «diabétiques» observées et traitées à la Clinique Chirurgicale A de Strasbourg. J Chir (Paris) *101*:505–528

Fontaine R, Branzieu P (1939) L'ortégénèse dans les artériites oblitérantes. Contribution à l'étude des ossifications pathologiques. Ann Anat Pathol (Paris) *16*:813–831

Forgács S (1972) Veränderungen des Knochen-Gelenk-Systems bei der Zuckerkrankheit. Orv Hetil *113*:363

Forgács S (1973) Diabetische Osteoarthropathie. Diagnostik *6*:288

Forgács S (1977a) Diabetic osteoarthropathics of scarce localisation. Radiol Diagn (Berl) *18*:381–385

Forgács S (1977b) Die Stadien und das Röntgenbild der Osteoarthropathia diabetica. Fortschr Roentgenstr *126*:36–42

Forgács S (1977) Ritka lokalizaciojn diabetesis osteoarthropathia. Magy Traumatol Orthop *20*:114–118

Forgács S, Halmos T, Salamon F (1972) Bone changes in diabetes mellitus. Isr J Med Sci *8*:782–783

Forgaćs S, Tamas L, Teréz S, Tamas H, Josef J, Sawinsky J (1973) Osteoarthropathia diabetica. Orv Hetil *114*:316–320

Forster DB, Bassett RC (1947) Neurogenic arthropathy (Charcot Joint) associated with diabetic neuropathy. Report of two cases. Arch Neurol Psychat *57*:173–185

Franchi M (1959) Sul significato delle lesioni ossee dell'avampiede nel diabete mellito. Radiol Med (Torino) *45*:386

Fried K (1969a) Neurotrophische Knochenbrüche. Z Orthop *105*:184

Fried K (1969b) Neuropathische Osteoarthropathien als Folge einer Unterbrechung der peripheren Nerven. Rad Diagn (Berl) *10*:77–85

Fried K (1979) Neurotrophic osteoarthropathies. In: Handbook of clinical neurology, Bd 38. North Holland Publication, Amsterdam

Friedman SA, Rakow RB, Pod D (1971) Osseous lesions of the foot in diabetic neuropathy. Diabetes *20*:302

Fritz H (1960) Diabetische Spätkomplikationen insbesondere seitens des Fußskeletts. Radiol Diagn (Berl) *1*:101–112

Galmiche P, Porcher C (1962) Un cas d'ostéoarthropathie diabétique. Rev Rhum Mal Osteoartic *29*: 133

Galmiche P, Rondot P, Plumerault J (1957) Fractures spontanées chez un diabétique. Rev Rhum Mal Osteoartic *24*:137–143

Geoffroy J, Hoeffel JC, Pointel JP, Drouin P, Debry G, Martin J (1978) Les lésions ostéo-articulaires du pied chez le diabétique. J Radiol Electrol Med Nucl *59*:557–562

Geoffroy J, Hoeffel JC, Pointel JF, Drouin P, Debry G, Martin R (1979) The feet in diabetes. Roentgenologic observation in 1501 cases. Diagnost Imag *48*:287–293

Gleschke SB, Dalinka MK, Keyle GC (1978) Lisfranc's fracture-dislocation: a manifestation of peripheral neuropathy: Am J Roentgenol *131*:139–141

Gillies RL, Hartung W (1938) Fracture of the tibia in spina bifida vera, Radiology *31*:621

Girelli M (1964) Clinical observation on a case of distal and symmetric diabetic osteoarthropathy. Reumatismo *16*:290–293

Goetz H (1955) Beitrag zur diabetischen Arthropathie. Fortschr Roentgenstr *83*:243–247

Gondos B (1968b) Roentgen observations in diabetic osteopathy. Radiology *91*:6

Gondos B (1972) The pointed tubular bone, its significance and pathogenesis. Radiology *105*:541–545

Gorham LW, Stout P (1954) Hemangiomatosis and its relations to massive osteolysis. Ass Am Physis *11*:302

Gorham LW, Stout AP (1955) Massive osteolysis (acute spontaneous absorption of bone, phantome bone, disappearing bone). J Bone Joint Surg [Am] *37*:985

Gottlob R (1957) Über Arthritis mutilans bei der diabetischen Neuropathie. Wien Med Wochenschr *107*:938

Grashey R (1933) Arthropathie der Fußwurzel. Roentgenpraxis *5*:857

Gray RG, Gottlieb NL (1976) Rheumatic disorders associated with diabetes mellitus: literature review. Semin Arthritis Rheum *6*:19–34

Greenwood RD, Traisman HS (1971) Diabetes mellitus with periphal and autonomic neuropathy: case report of a child. Ill Med J *140*:573–616

Günther O (1956) Osteopathie als Diabetes-Spätkomplikation. Merhold, Halle

Harris JR, Brand PW (1966) Patterns of desintegration of the tarsus in the anaesthetic foot. J Bone Joint Sug [Br] *48*:4

Heerden PD van, Wicht CL (1961) The etiology of diabetic osteoarthropathy with reference to two typical cases. S Afr Med J *36*:419–422

Heiple KG, Cammarn MR (1966) Diabetic neuropathy with spontaneous peritalar fracture – dislocation. Report of two cases. J Bone Surg [Am] *48*:1177–1181

Herbsman H, Power IC, Hirschmann L, Shafton CW (1968) Retardation of fracture healing in experimental diabetes. J Surg Res *8*:424

Huberman ED, Silberman F, Gonzalez, Villardel M (1962) Diabetic neuropathic osteoarthropathy. Rev Asoc Med Argent *76*:79–84

Imhäuser G (1957) Die neurogenen Arthropathien. In: Hohmann G, Hackenbroch M, Lindemann K (Hrsg) Handb d Orthop Thieme, Stuttgart, S 453

Imhäuser G (1966) Der mechanische Faktor bei den neurogenen Knochenveränderungen dargestellt an einem Fall von angeborener Analgesie. Z Orthop *101*:154

Imhäuser G (1957) Arthropathien bei Diabetes mellitus. In: Hohmann G, Hachenbroch M, Lindemann K (Hrsg) Handb Orthop, Thieme, Stuttgart

Jacobs JE (1958) Observations of neuropathic (Charcot) joints occuring in diabetes mellitus. J Bone Joint Surg [Am] *40*:1043–1057

Jacobs RL (1976) Neuropathic foot in diabetic patient. Bateman JE Foot Science Saunder, pp 235–253

Jacobs RL, Karmody AM, Wirth K, Vedder D (1977) The team approach in salvage of the diabetic foot. Surg Annu *9*: 231–264

Jensen HK (1965) Arthropathia diabetica. Ugeskr Laeger *127*: 928–929

Johnson EW (1958) The surgical management of diabetic complications. West Virginia Med J *54*: 157–164

Johnson JTH (1966) Neuropathic fractures and joint injuries. J Bone Joint Surg [Am] *48*: 1177–1181

Johnson JT (1967) Neuropathic fractures and joint injuries. Pathogenesis and rationale of prevention and treatment. J Bone Joint Surg [Am] *49*: 1–30

Jordan WR (1936) Neuritic manifestations in diabetes mellitus. Arch Intern Med *57*: 307–366

Jordan WR (1943) Effect of diabetes on the nervous system. South Med J *36*: 45–49

Jordan WR (1947) Neuropathic foot lesions in diabetes mellitus. N Engl J Med *236*: 397–401

Katz I, Rabinowitz JG, Dziadiw R (1961) Early changes in Charcot's joints. Am J Roentgenol *86*(5): 965

Knutsson F (1951) Diabetic arthropathy. Acta Radiol (Stockh) *36*: 114–120

Kopp P (1976) Diabetes mellitus und hüftgelenknahe Femurfraktur bei multimorbiden Alterspatienten. Z Altersforsch *31*: 559–566

Kraft E, Spyropoulos E, Finby N (1975) Neurogenic disorders of the foot in diabetes mellitus. Am J Roentgenol *124*: 17–24

Kral J, Czernoch Z (1974) Mene Oboykle ortopedicke nalezy n diabetiku. Acta Chir Orthop Traumatol Czeck *41*: 234–238

Kruszewski S, Kalinowski R, Ostrowski K, Karnafel W (1974) Termograficzna obserwacja zaburzeu krovzenia obwodowego in charyeh na cukrzyce (Thermographic observations of disturbances of peripheral circulation in diabetics). Pol Arch Med Wewn *51*: 15–24

Lambrecht R (1951) Spontanfrakturen bei Tabes. Bruns Beitr Klin Chir *183*: 119–127

Leader SA (1940) Charcotic arthropathy of both ankles. Am J Roentgenol *43*: 509–513

Leeuw I de. Noeninckx L, Roeck G de (1974) Pijnloze hielbeenbreuk met weekweefselonsteking. Acta Clin Belg *29*: 400

Leeuw J de, Lahaye E, Ranquin R (1975) Spontaneous bilaterale bimalleolaire breuk bid een diabetica met viscerale neuropathie. Ned Tijdschr Geneeskd *119*: 875–879

Leriche R (1927) Sur quelques maladies osseuses et articulaires d'origine vasomotrice et sur leur traitement. Mém Acad Chir *53*: 1022

Leriche R (1937) A propos des ostéolyses d'origine indéterminée. Mém Acad Chir *63*: 417

Leriche R (1939) Physiologie normale et pathologie du tissu osseux. Masson et Cie, Paris

Levin CM, Deally FN (1935) The surgical diabetic: A five-year survey. Ann Surg *103*: 1029–1039

Levin ME (1976) The diabetic foot. J Am Podiatry Assoc *66*: 823–829

Levin M, O'Neal LW (1973) The diabetic foot. Mosby, St Louis

Levin ME, Boisseau Avioli LV (1976) Diabetes mellitus and bone mass in juvenile and adult-onset diabetes. N Engl J Med *294*: 5

Lièvre JA, Camus JP, Guillien P, Filliol C (1969) Ostéoarthropathie nerveuse prédiabétique. Rev Rheumat *36*: 609–613

Lippman EM, Grow JL (1955) Neurogenic arthropathy associated with diabetes mellitus. J Bone Joint Surg [Am] *37*: 971

Lithner F (1974) Cutaneous erythema, with or without necrosis, localized to the legs and feet – a lesion in elderly diabetics. Acta Med Scand *196*: 333

Lithner F, Hietala S.-O (1976) Skeletal lesions of the feet in diabetics and their relationship to cutaneous erythema with or without necrosis on the feet. Acta Med Scand *200*: 155

Mann RJ, Peacock JM (1977) Hand infections in patients with diabetes mellitus. J Trauma *17*: 376–380

Martin MM (1952) Charcot joints in diabetes mellitus. Proc R Soc Med *45*: 503–506

Martin MM (1953) Diabetic neuropathy. A clinical study of 150 cases. Brain *76*: 594–624

Martin MM (1954) Neuropathic lesions of the feet in diabetes mellitus. Proc R Soc Med *47*: 139–140

Mau H (1970) Die diabetische Arthropathie und ihre Behandlung. Z Orthop *108*: 351–381

Meltzer AD, Skversky N, Ostrum BJ (1968) Radiographic evaluation of soft tissue necrosis in diabetes. Radiology *90*: 300–305

Mirouze J (1955) Ostéose pagétique et diabète sucré. Sem Hôp Paris *1*: 837–845

Mirouze J (1961) Ostéose diabétique pelvi-rachidienne. IVe Congrès de la Féd int du Diabète. Méd Hyg (Genève) : 432

Müller W (1974) Der Fuß des Diabetikers. Therapeut Umsch *31*: 47

Muggia FM (1965) Neuropathic fracture. Unusual complication in a patient with advanced diabetic neuropathy. JAMA *191*: 336–338

Muri J (1949) Diabetic arthropathy and intercapillary glomerulosclerosis. Report of a case. Acta Med Scand *135*: 391–398

Neumann HW, Arnold WD (1971) Häufigkeit eines Diabetes mellitus 343 Fälle von Stammosteoporosen. Zentralbl Chir *96*: 1395–1401

Neumann HW, Arnold WD, Hein W (1972) Das Vorkommen eines Diabetes mellitus bei 201 Pat. mit Schenkelhalsfrakturen und Wirbelkörperkompressionsfrakturen. Zentralbl Chir *97*: 831–836

Norman A, Robbins H, Milgram JE (1968) The acute neuropathic arthropathy. Radiology *90*: 1159

Ochsenschläger A (1957) Zum Krankheitsbild der diabetischen Arthropathie unter besonderer Berücksichtigung des Röntgenbildes und der röntgenologischen Differentialdiagnostik. Z Orthop *89*: 227

Ohlsen L (1963) Diabetic arthropathy. Acta Soc Med Upsala *68*: 121–134

Palmer DL, Weitzner S, Simpson JDF (1970) Progressive gangrene of an extremity due to mucormycosis in a diabetic patient. Diabetes *19*:881

Parson H, Norton WS (1951) Management of diabetic neuropathic joints. N Engl J Med *244*:935

Petersen A (1960) Arthropathia diabetica. Acta Orthop Scand *30*:217–225

Pogonowska MJ, Collins NC, Dobson HL (1967) Diabetic osteopathy. Radiology *89*:265

Pokieser H, Radl H (1960) Spontanfrakturen nach Poliomyelitis. Radiol Austrica *10*:259–266

Rathery M (1968) Les lésions osseuses des pieds et des neuropathies diabétiques. Gazette Med *75*:57–74

Rathery M, Lenormand C (1967) Complications ostéo-articulaires du diabète. In: Dérot M (ed) Diabète et maladies de la nutrition. Ed Flammarion, Paris pp 289–295

Recordier AM (1963) The neurogenic diabetic foot. Journ Annu Diabétol Hôtel Dieu *4*:85–89

Recordier AM, Mouren P, Serratrice G (1961) Les ostéoarthropathies nerveuses. Expansion Scientifique Francaise, Paris pp 25–61

Recordier AM, Serratrice G, Acquavivor P, Roux H (1965) Les ostéoarthropathies nerveuses du diabète (à propos de 11 observations). Rhumatologie *17*:335–342

Recordier AM, Serratrice G (1966) Diabète et maladie de Charcot-Marie. Diabète Metab *14*:137–139

Recordier AM, Serratrice G (1967) Troubles trophiques osseux et musculaires au cours des neuropathies diabetiques. Diabète Metab *15*:201–206

Reinhardt K (1953) Über Osteolyse am Fuß nach Nervenschußverletzung am Unterschenkel. Fortschr Roentgenstr *78*:90–91

Reinhardt K (1973a) Die Arthropathia tabica. Arch orthop Unfallchir *76*:255–269

Reinhardt K (1973b) Die röntgenologische Symptomatik der Arthropathia diabetica. Radiologe *13*:231–235

Reinhardt K (1974) Die Arthropathia diabetica. Dtsch Med Wochenschr *99*:102–103

Reinhardt K (1979) Angiographischer Befund bei einem paraarticulären Abszess an der Schulter. Orthop Praxis *4*:283–287

Reinhardt K (1980) Complete destruction of both femoral heads following idiopathic necrosis of the femoral heads in a diabetic patient with hyperuricemia and hyperlipoprotemia. Arch Orthop Traumat Surg *96*:135–147

Reinhardt K (1981) The radiological residua of healed diabetic arthropathies. Skeletal Radiology *7*: 167–172

Reinhardt K (1981) Die Hypervaskularisation bei Diabetikern im angiographischen Bild. Fortschr. Röntgenstr. *135*:553–569

Remé H (1967) Gelenkveränderungen beim Diabetes mellitus Verlauf und Differentialdiagnose. Chirurg *92*:957

Rhodes BA, Greyson ND, Siegel ME, Giargiana FA, White RI, Williams GM, Wagner HN (1973) Microcirculation perfusion scans of extremities. Am J Roentgenol *118*:820

Roig-Escofet D (1963) Osteoarthropathy. Med Klin Barcelona *40*:132–134

Rosenberg JN (1976) Diabetes mellitus with osteopathy and Charcot's arthropathy. Proc R Soc Med *69*:705

Royer R, Debry G, André M (1969) L'artériopathie diabétique hyperpulsatile. Diabete Metab *17*:25–28

Rubin LM (1969) Periostitis associated with diabetic ulcer. J Am Podiatry Assoc *59*:154–155

Rull González M (1965) La diabetes en la clinica ortopedica. Hispalis Med *22*:551–561, 593–606, 673–695

Sandrow RE, Torg JS, Lapayowker MS, Resnick EJ (1972) The µse of thermography in the early diagnosis of neuropathic arthropathy in the feet of diabetics. Clin Orthop *88*:31

Schwartz GS, Berenyi RM, Spiegel MW (1969) Atrophic arthropathy and diabetic neuritis. Am J Roentgenol *106*:523

Seewald K (1969) Zur Osteoarthropathia diabetica-Bericht über einen Fall in Verbindung mit einer Studie über die Belastungsverhältnisse des menschlichen Fußes. Wien Klin Wochenschr *81*:53–54

Seignon B (1972) Contribution à l'étude des acropathies ulcéro-mutilantes et de leur pathogénie. A propos de 16 observations avec artériographie. Thèse Méd Reims

Seignon B, Hibou J, Gougeon J (1974a) Acropathie ulcéro-mutilante et arthropathie du diabète sucrè. I. Etude radioclinique comparée de deux séries de dix cas. Rev Rhum Mal Osteoartic *41*:341–347

Seignon B, Menanteau B, Hibou J, Gougeon J (1974b) Acropathie ulcéro-mutilante et arthropathie du diabéte sucré. II. Étude artériographique. Rev Rhum Mal Ostéoartic *41*:333–339

Serre H, Gros C, Simon L, Baumelou H, Lamboley C (1970) Compressions radiculaires par arthropathies diabétiques du rachis. Rev Rhum Mal Osteoartic *37*:523–525

Sewell JR, Jary C (1976) Widespread juxta-articular bone necrosis in a tuneller. Proc R Soc Med *69*:706

Shore TGH (1947) Diabetic neuropathy. Letter to the editor. Lancet *252*:738–739

Silverman FN, Gilden R (1959) Congenital insensity to pain: A neurologic syndrome with bizarre skeletal lesions. Radiology *72*:176

Sinha S, Munichoodappa S, Kozak GP (1972) Neuroarthropathy (Charcot joints) in diabetes mellitus (clinical study of 101 cases). Medicine (Baltimore) *51*:191–210

Speare GE (1947a) Letter to the editor. Lancet *963*:2

Speare GE (1947b) Diabetic arthropathy. Lancet *253*:963–964

Staffieri JJ (1967) Osteoartropatia neurotrofia en la diabetes mellitus (tipo Charcot) Prensa Med Argent *54*:1682–1688

Staffieri JJ, Cardonnet LJ, Eberhardt DR (1967) Neurotrophic osteoarthropathy in diabetes mellitus. An Cirugia (Rosario) *32*:9

Steinberg G (1971) Trophoneuropathic bone changes versus osteomyelitis in diabetes. Geriatrics *26*:111

Suarez-Velasquez E, Castillo S (1960) Osteoartropatia diabetica de los pies. Rec Invest Clin *12*:555–566

Takats G de (1945) Peripheral neurovascular lesion in diabetics. Proc Am Diabetes A *5*:183

Velikov L, Djankov L (1971) Periosteal reactions in diabetic osteoarthropathies. Radiol Diagn (Berl) *12*:107–113

Vogel H, Dörner A (1979) Ungewöhnliche diabetische Arthropathie des Fußes. Roentgenblaetter *32*:148–150

Watson-Jones R (1955) Fractures and joint injuries, vol 1. Williams Wilkins Comp, Baltimore Maryland, p 421

Wilgis EF, Jezie D, Stonesifer GL, Classen JN, Sekercan K (1974) The evaluation of small-vessel flow. J Bone Joint Surg [Am] *56*:1199

Wilkinson JD, Salter DC (1976) Ulcerating and mutilating acropathy with thermographic findings. Proc R Soc Med *68*:513–515

Wilson JH, McIntyre CH, Albertson HK (1949) Charcot's joint with unusual features in diabetic patient. California Med *70*:420–422

Zucker G, Marder MJ (1952) Charcot spine due to diabetic neuropathy. Am J Med *12*:118–124

Zuckschwerdt L (1957) Diabetes und Chirurgie. Chir Prax: 3–6

Paraneoplastische Osteopathie

Von

F. HEUCK

Mit 15 Abbildungen und 18 Tabellen

A. Einleitung und Begriffsbestimmung

Die erweiterten Kenntnisse über die unspezifischen Fernwirkungen bösartiger Geschwülste auf den Gesamtorganismus haben in den letzten Jahrzehnten zur eingehenden Erforschung der Ursachen und Zusammenhänge geführt. Unabhängig von dem Malignitätsgrad des Primärtumors und seiner Tochtergeschwülste ist eine erstaunliche Vielfalt von begleitenden klinischen Symptomen beschrieben worden, die nicht mit der Art, der Größe und der Lokalisation einer Geschwulst erklärt werden können. Es handelt sich um funktionelle oder organische Störungen, die bei Tumorpatienten beobachtet werden, jedoch keineswegs auf direkte oder lokale Einwirkungen der Geschwulst zurückgeführt werden können. Derartige Symptome oder Befunde können entweder *gleichzeitig* mit einem Tumor klinisch in Erscheinung treten, einige Zeit *vor* dem Tumornachweis aber auch erst *nach Entdeckung* der Geschwulst bemerkt werden. Die Vorstellung, daß ein Zusammenhang zwischen diesen paraneoplastischen Symptomen und dem Tumorleiden bestehen muß, konnte durch Beobachtungen gestützt werden, die eine Rückbildung der Symptome nach operativer Entfernung der Geschwulst oder ein erneutes Auftreten bei einem Tumorrezidiv sowie Tochtergeschwülsten feststellten. Da fundierte Kenntnisse über die Zusammenhänge im einzelnen fehlten, wurden die verschiedenartigsten Symptome unter dem Begriff der „paraneoplastischen Syndrome“ oder der „Paraneoplasie“ zusammengefaßt, obgleich Einzelbeispiele von unspezifischen Fernwirkungen bösartiger Tumoren seit etwa 100 Jahren bekannt und auch mitgeteilt worden sind. So hat VIRCHOW (1855) auf Zusammenhänge zwischen Organverkalkungen bei Hyperkalzämie und Malignomen hingewiesen. Die atypischen Thrombosen bei okkulten Magen- und Pankreas-Karzinomen (TROUSSEAU 1865/77) und die Acanthosis nigricans als kutane Manifestation eines viszeralen Tumors sind in den Lehrbüchern der klinischen Medizin zu finden.

Zu den wichtigsten paraneoplastischen Krankheitszeichen gehören *allgemeine Tumorsymptome* wie Anorexie, Kachexie, Müdigkeit und Fieber, hämatogene Veränderungen, Endokrinopathien, die hypertrophe Osteoarthropathie, Neuropathien, Dermatosen und Immunkomplexkrankheiten. Die Epidemiologie der Paraneoplasie ist bisher wenig erforscht. Nach HALL (1974) ist bei 20% der Patienten mit malignen Neubildungen aller Stadien mit dem Auftreten von paraneoplastischen Symptomen zu rechnen, doch haben andere Autoren wesentlich höhere Prozentsätze bis zu 75% angegeben. Als Ursache für diese mit einem Tumor einhergehenden Veränderungen werden unspezifische und spezifische Stoffwechselleistungen der Tumorzelle selbst, ferner Folgen immunologischer Reaktionen zwischen dem Tumor und dem Organismus verantwortlich gemacht.

Die metabolische Fernwirkung von malignen Neubildungen ist vor allem bei den paraneoplastischen Endokrinopathien belegt, aus deren Wirkungsmechanismus sich auch *sekundäre Skelettveränderungen* ergeben können. Obwohl die meisten paraneoplastischen Syndrome nicht streng tumorspezifisch sind, ist ihre Kenntnis für die Diagnostik und die Verlaufskontrolle von Geschwulstleiden, ferner zur Beurteilung von Notfallsituationen sehr wertvoll, da sie häufig andersartige Krankheitserscheinungen vortäuschen können. Der zuerst bei entzündlichen Lungenerkrankungen mit Bronchiektasie und einzelnen Lungentumoren von BAMBERGER (1889/91) und P. MARIE (1890) klinisch und pathoanatomisch nachgewiesene Befund der hypertrophen Osteoarthropathie (Osteoarthropathie hypertrophiante pneumique) konnte später auch bei andersartigen Geschwülsten gefunden und als *generalisierte Veränderung des Skelettes* erkannt werden. Im Vordergrund der morphologischen Befunde stehen gleichmäßig ausgebildete, oft geschichtete periostale Appositionen im Diaphysenabschnitt der Knochen, die sich bis zu den Metaphysen ausdehnen und bevorzugt in den peripheren Skelettanteilen vorkommen. Es sind monströse, periostale Knochenneubildungen bekannt geworden, die das gesamte Skelett betreffen können. Eine generalisierte Störung des Knochenstoffwechsels und der Transformation der Tela ossea wurde erst später erkannt.

B. Paraneoplastische Syndrome (Paraneoplasien)

Der klinische Nachweis bösartiger Geschwülste erfolgt oft zu einem Zeitpunkt, da die Tumorgeneralisation bereits eingetreten ist. Die Erfassung von Frühstadien der Tumorleiden ist Voraussetzung für eine erfolgreiche Therapie und erfordert die Kenntnis aller Krankheitszeichen, die auf die Entwicklung eines bösartigen Tumors hinweisen. So gewinnen die bisher bekannten paraneoplastischen Syndrome eine zunehmende Bedeutung für die Früherkennung von Tumoren. Nach UEHLINGER (1966) handelt es sich um Folgeerscheinungen spezifischer und unspezifischer Stoffwechselleistungen der Geschwulstzellen, die nicht an die histologische Differenzierung der Geschwulst gebunden sind. Die paraneoplastischen Syndrome besitzen den Rang einer zweiten Krankheit, die den Tumor begleitet und ihn häufig sogar maskiert. Bei einigen paraneoplastischen Syndromen konnte der pathogenetische Mechanismus weitgehend geklärt werden, doch ist er bei anderen noch völlig offen (Tabelle 1).

Die einzelnen Gruppen der unspezifischen Systemwirkungen bösartiger Geschwülste sind hinlänglich bekannt, ohne daß ausreichende Kenntnisse über die Entstehung dieser allgemeinen Krankheitszeichen vorliegen. Das Auftreten abartiger Proteine, deren Zusammensetzung und Wirkungsmechanismus in letzter Zeit zum großen Teil aufgeklärt werden konnten, ist besonders bemerkenswert. Nicht selten besteht eine deutliche Diskrepanz zwischen schweren, allgemeinen Krankheitszeichen einerseits, sowie der Größe, Lokalisation und Ausbreitung einer Geschwulst andererseits. An verschiedenen Organen und Geweben können paraneoplastische Symptome auftreten, die *unter besonderer Wertung der für die Lebensvorgänge des Knochens bedeutsamen endokrinen Paraneoplasien* und die *Gruppe der Prostaglandine* zusammenfassend beschrieben werden sollen, um einen Überblick zu geben, der jedoch nicht alle bisher bekannten Syndrome im einzelnen erörtern kann.

Tabelle 1. Beispiele eines paraneoplastischen Syndroms. (Nach THOMAS 1974)

1. Hämatologische Paraneoplasien
   Aplastische Anämien
   Hämolytische Anämien
   Polyglobulien
   Leukämoide Reaktionen
   Paraneoplastische Thrombosen (mit Tumorendokarditis)
   Paraneoplastische Verbrauchskoagulopathie
   Hämorrhagische Diathese (mit Thrombozytopenie und Koagulopathie)
2. Endokrine Paraneoplasien
   Ektopes ACTH-Syndrom
   Extrapankreatische Hypoglykämie
   Paraneoplastisches Hyperkalzämiesyndrom
   Ektopes ADH-Syndrom
   Paraneoplastisches Karzinoidsyndrom
   Ektopes Gonadotropinsyndrom
   Seltene endokrine Paraneoplasien: TSH-, STH-Syndrom, multiple paraneoplastische Endokrinopathien, ektopes Zollinger-Ellison-Syndrom
3. Kutane Paraneoplasien
   Acanthosis nigricans maligna
   Akrokeratose
   Ichthiosis acquisita
   Tylosis palmaris et plantaris
   Erythema figuratum multiforme
   Erythema gyratum repens
   Dermatitis herpetiformis
   Pemphigoid
   Hypertrichosis lanuginosa et terminalis acquisita
   Mucinosis follicularis
   Porphyria cutanea tarda
   Kollagenerkrankungen (Dermatomyositis, Lupus erythematodes)
4. Neuromuskuläre Paraneoplasien
   Progressive multifokale Leukoenzephalopathie
   Limbische Enzephalitis
   Bulbäre Enzephalitis
   Kleinhirnrindendegeneration
   Subakute spinozerebellare Degeneration
   Atrophische Lateralsklerose
   Subakute nekrotisierende Myelopathie
   Sensorische Neuropathie
   Periphere sensomotorische Neuropathie
   Paraneoplastische Myoatrophie
5. Stoffwechselstörungen bei Tumoren
   Amyloidosen, Paraproteinämien, Elektrolytstörungen, Nephropathien, Leberfunktionsstörungen u.a.

I. Allgemeine paraneoplastische Syndrome

1. Metabolische Syndrome

Zu den wichtigsten paraneoplastischen Krankheitszeichen gehören allgemeine Tumorsymptome wie Geschwulstfieber, Anorexie, Kachexie, Müdigkeit und hämatogene Veränderungen, die unterschiedlich ausgeprägt sein können. Neben unspezifischen Stoffwechselsteigerungen und abnormen Polypeptiden oder Paraproteinen kommt in der Pathogenese allgemeiner Symptome der Produktion von Toxinen und pyrogenen Stoffen als Folgeerscheinung von Nekrosen und sekundärer, bakterieller Besiedelung des Tumors eine gewisse Bedeutung zu. Unter den verschiedenen, vom Tumorgewebe gebildeten, unphysiologischen Polypeptiden sind ein abnormes Isoenzym der alkalischen Phosphatase (Stolbach et al. 1969), das α-1-Fetoglobulin bei Hepatomen und malignen Teratomen (Abelev et al. 1967; Alpert et al. 1968), ein karzinoembryonales Antigen bei Karzinomen des Magen-Darmkanals, des Pankreas und der Leber (Gold 1967) bekannt geworden. Die Annahme eines vermehrten Abbaus von Fettgewebe bei Tumorkranken durch ein lipolytisches Peptid (Rudman et al. 1969) konnte nicht ausreichend gesichert werden.

2. Nephrotisches Syndrom

Eine häufig zu beobachtende Proteinurie oder ein *paraneoplastisches, nephrotisches Syndrom* bei Bronchialkarzinomen, Magen- und Mammakarzinomen sowie malignen Lymphomen verschwindet nach der Tumorexstirpation oder der Rückbildung der Geschwulst infolge Chemotherapie und Strahlenbehandlung weitgehend (Nesson et al. 1963; Castleman 1963; Lee et al. 1966; Ghosh u. Muehrcke 1970). Die Ablagerung tumorspezifischer Immunkomplexe in den Glomerula konnte immunhistologisch nachgewiesen werden.

3. Gastrointestinale Syndrome

Die paraneoplastischen, gastrointestinalen Syndrome finden sich vor allem bei Bronchialkarzinomen, Mediastinalgeschwülsten und Pankreaskarzinomen und können erste Zeichen einer bösartigen Erkrankung sein. Nicht selten treten Wochen oder Monate vor einer klinischen Manifestation der Geschwulst gastrointestinale Symptome, wie Übelkeit, Erbrechen und Schmerzen nach den Mahlzeiten sowie Magen- und Duodenalulzera mit schweren Ulkusblutungen auf.

Die pathogenetischen Zusammenhänge zwischen dem Geschwulst- und dem Ulkusleiden sind noch nicht hinlänglich geklärt, doch können Beziehungen zum paraneoplastischen Hyperkalzämiesyndrom oder zum paraneoplastischen Hyperkortizismus bestehen.

4. Hämatologische Paraneoplasien

Als hämatologische Paraneoplasien werden Abweichungen in der Zahl oder in der Zusammensetzung von Blutkörperchen sowie Gerinnungsstörungen beschrieben, denen keine lokale Tumoreinwirkung wie eine Metastasierung in das Knochenmark zugrunde liegt. Unter den *Anämien* ist die Blutungsanämie durch Sickerblutungen z.B. bei Tumoren des Magen-Darmkanals und im Endstadium eines Geschwulstleidens durch verstärkte Hämolyse verständlich. Hämatologische Paraneoplasien können selektiv nur bei bestimmten Organtumoren auftreten, wie die *aplastische Anämie beim Thymom.* Bei ihr können isoliert oder kombiniert alle Zellsysteme der Hämopoese vermindert sein. Über die pathogenetischen Zusammenhänge liegt kein gesichertes Wissen vor.

Die wichtigen klinischen und laborchemischen Befunde der *paraneoplastischen hämolytischen Anämie* sind eine Erythrozytopenie, Ikterus, Hepatosplenomegalie, gelegentlich ein positiver Coombs-Test, eine Verminderung der osmotischen Resistenz und eine verkürzte Lebensdauer der Erythrozyten. Stärker ausgeprägte hämolytische Anämien können

Tabelle 2. Paraneoplastische Polyglobulie durch Stimulation der Erythrozytopoese. (Nach MATTHIAS 1976)

1. Erythropoetinbildung durch Nierentumoren (Hypernephrom, Wilms-Tumor)
2. Ektope Erythropoetinbildung (Hämangioblastome, Uterus-Fibromyome)
3. Stimulation der renalen Erythropoetinbildung (verminderte renale Durchblutung, zentrale Hypoxie)
4. Förderung der Erythropoetinwirkung (z.B. Prostaglandine)
5. Nicht-erythropoetin-abhängige Erythropoesestimulation (andere Tumorsubstanzen)

Tabelle 3. Blutgerinnungsstörungen bei malignen Neubildungen. (Nach MATTHIAS 1976)

1. Hyperkoagulabilität
   - 1.1. Thrombose, Thrombophlebitis
     - "cancer coagulative factor"
     - Vermehrung plasmatischer Faktoren
     - Hypo- und Antifibrinolyse
     - Thrombozytose
     - Thrombozytenaggregationsneigung
   - 1.2. Abakterielle Endokarditis
2. Hypokoagulabilität
   - 2.1 Thrombozytopenie
     - Knochenmarkinfiltration
     - Antikörper, Inhibitoren
     - Hypersplenismus
     - Verbrauchskoagulopathie
   - 2.2. Thrombozytopathie
     - Antikörper, Inhibitoren
     - Paraproteine
     - Therapieinduziert
   - 2.3. Faktorenmangel
     - Leber- und Gallenwegsstörungen
     - Verbrauchskoagulopathie
     - Hyperfibrinolyse
     - Inhibitoren
     - Paraproteine
   - 2.4. Hyperfibrinolyse

das Grundleiden der Karzinome von Ovarien, Prostata, Brustdrüse, Bronchien, Pankreas, Magen und Kolon sowie chronischen, lymphatischen Leukämien lange Zeit verschleiern. Es sind verschiedenartige pathogenetische Mechanismen wirksam.

Bei der *paraneoplastischen Polyzythämie oder Polyglobulie* (Tabelle 2), die bei hypernephroiden Nierenkarzinomen, Hämangioblastosen des Kleinhirns, Lungenkarzinomen, Leberzell- und Gallenblasen-Karzinomen auftritt, handelt es sich um eine sekundäre nicht hypoxämische Polyzythämie, bei der die Leukozyten- und Thrombozytenzahl im Normbereich liegt und ein Milztumor fehlt. Diese Polyzythämie geht oft der Tumorkrankheit voraus. Als pathogenetischer Mechanismus wird die Bildung eines hormonartigen, erythropoetinähnlichen Faktors durch den Tumor angesehen. Nach operativer Entfernung des Tumors kann sich die Polyzythämie (oder Polyglobulie) zurückbilden.

Erwähnt seien die *paraneoplastischen, leukämoiden Reaktionen,* die insbesondere bei Magen- und Bronchialkarzinomen auftreten. Die verschiedenen Stufen der Leukopoese können selektiv aktiviert sein (Thomas 1975). Unter den *paraneoplastischen Gerinnungsstörungen* (Tabelle 3) müssen die Thrombosen atypischer Lokalisation und Verlaufsform wie *multiple Thrombosen* der oberflächlichen Venen, die Thrombophlebitis saltans, die Phlegmasia coerulea et alba dolens und die *Verbrauchskoagulopathie* genannt werden. Über die besondere Bedeutung der Thrombosierung größerer Venenstrecken unter den paraneoplastischen Syndromen haben Riegger et al. (1976) berichtet. Bemerkenswert ist der häufige Befall der Arm- und Jugularvenen und die Tatsache, daß sich die thrombotischen Schübe oft wiederholen und mit Marcumar nicht beeinflussen lassen. Die Verbrauchskoagulopathie ist durch einen erworbenen Mangel an plasmatischen Gerinnungsfaktoren gekennzeichnet und nicht selten die erste Manifestation einer Geschwulst. Die pathogenetischen Zusammenhänge bei der *paraneoplastischen hämorrhagischen Diathese und Koagulopathie* können bei Thomas et al. (1974) nachgelesen werden.

In dieser Gruppe der Paraneoplasien ist die abakterielle fibrinöse *Tumor-Endokarditis* zu erwähnen, bei der pseudopolypöse Auflagerungen der Mitralklappe, aber auch anderer Herz- und Gefäßklappen auftreten und Ursache atypisch verteilter Embolien sein können (Roth 1973; Thomas et al. 1974, 1975). Die paraneoplastischen Immundefekte, die bei Morbus Hodgkin, Leukosen und soliden Tumoren auftreten können, bilden sich mit einer Tumorregression oder operativen Entfernung der Geschwulst zurück.

II. Endokrine Paraneoplasien

Die paraneoplastischen Endokrinopathien stellen Überfunktionssyndrome dar, die meist auf eine ektope Hormonbildung zurückzuführen sind. Diese paraneoplastischen, endokrinen Syndrome haben weder örtliche noch strukturelle oder ontogenetische Beziehungen zu dem physiologischen Bildungsort des jeweiligen Hormons aufzuweisen. Obwohl unsere Kenntnisse über die formale Pathogenese derartiger Endokrinopathien noch lückenhaft sind, konnte festgestellt werden, daß die Tumorzelle selbst hormonähnliche Substanzen oder Hormone produzieren kann, die direkt oder indirekt wirksam werden. Die interessante Frage, mit welchen biologischen Mechanismen eine entdifferenzierte Zelle *ohne jegliche humorale* oder *nervale Steuerung* eine Synthese von wirksamen Proteinen bewerkstelligt, gehört zu den zentralen Problemen der allgemeinen Tumorbiologie und Pathologie!

In einer Übersicht sind die häufiger mit einer paraneoplastischen Endokrinopathie einhergehenden Geschwülste zusammengestellt (Tabelle 4).

Meist ist die neoplastisch-ektopische Hormonbildung auf ein *einzelnes Hormon* beschränkt. Es sind jedoch auch Beobachtungen mitgeteilt worden, bei denen *verschiedene Hormone* durch einen einzigen Tumor gebildet worden sind (Albright et al. 1941; Law et al. 1965). Am Beispiel amphikriner Zellen (solche, die sowohl endo- als auch exokrines Sekret bilden) im Bereich des Magen-Darm-Kanals hat Ratzenhofer (1977) auf fließende Übergänge der Zellfunktionen hingewiesen und eine Tumorskala aufgestellt, in der verschiedene Variationen im Vorkommen exo- und endokriner Zellsysteme zusammengefaßt sind. Mit dem Nachweis schleimbildender amphikriner Zellen in Karzinoiden und Karzinomen konnten neue Hypothesen zum Verständnis paraneoplastischer endokriner Syndrome entwickelt werden.

Tabelle 4. Hormone bzw. hormonähnliche Substanzen, die von malignen Tumoren gebildet werden können. (Nach MATTHIAS 1976)

ACTH	Bronchialkarzinom, Thymom, Inselzellkarzinom
LH	Hepatom
FSH	Bronchialkarzinom
MSH	Bronchialkarzinom
TSH	Hodenkarzinom, Chorionkarzinom, Bronchialkarzinom
HGH	Bronchialkarzinom, Endometriumkarzinom
Prolaktin	Hypernephrom
Vasopressin	Bronchialkarzinom, Pankreaskarzinom, Prostatakarzinom
HCG	Bronchialkarzinom, Magen-Darm-Karzinom, Mammakarzinom, Hepatom, NNR-Karzinom, Melanom
Insulin-like	Hepatom, NNR-Karzinom, mesenchymale Tumoren, Insulinom
Glukagon	Glukagonom, Verner-Morrison-Syndrom
Gastrin	Gastrinom
Sekretin	Verner-Morrison-Syndrom
Parathormon	Nierenkarzinom, Bronchialkarzinom, Karzinome im HNO-Bereich, akute Leukosen, Genitalkarzinom
Phytosterol	Mammakarzinom
Anti-Vitamin-D-Faktor	Tumoren des Knochens und der Blutgefäße
Kalzitonin	Bronchialkarzinom, Schilddrüsenkarzinom, Mammakarzinom
Serotonin	Bronchialkarzinom, Magenkarzinom, Pankreaskarzinom, Dünndarmkarzinoid
Histamin, Kallikrein	Karzinoide, Bronchialkarzinom
Prostaglandine	Phäochromozytom, Melanom, Schilddrüsenkarzinom, Nierenkarzinom
Katecholamine	Neuroblastom, Phäochromozytom, Melanom
Renin	Nierenkarzinom, Bronchialkarzinom
Erythropoetin	Nierenkarzinom, Hämangioblastome, Uterus-Fibromyome, Hepatom, Bronchialkarzinom
Androgene	Karzinome des Hodens, der Ovarien und der Nebenniere
Östrogene	Karzinome des Hodens, der Ovarien und der Nebenniere, Bronchialkarzinom

Eine Erklärungsmöglichkeit für die ektopische Proteo- und Peptid-Hormonbildung seitens der Tumorzelle wird von KRACHT (1967) auf der Grundlage der molekular-biologischen Erkenntnisse zur Protein-Synthese gegeben. Dabei wird angenommen, daß die „latente Omnipotenz“ der Zelle im Verlauf einer bösartigen Veränderung und Entdifferenzierung manifest wird, indem vorher reprimierte Genorte z.B. für die Hormonsynthese deprimiert werden und die Zelle somit neue Fähigkeiten erlangt. Von Bedeutung ist in diesem Zusammenhang die Hypothese einer gemeinsamen entodermalen Stammzelle für alle Peptid-Hormon-sezernierenden Tumoren, die neuroentodermalen Ursprungs ist und die Fähigkeiten der Peptid-Hormon-Synthese bewahrt haben soll (von WICHERT 1967, 1971). Die Potenzen dieser Zellen sollen sich bei einem neoplastischen Wachstum klinisch manifestieren. Es wurde angenommen, daß die Krebszellen eines Gewebes die normale genetische Information verloren haben.

An transplantierten Aszites-Tumorzellen konnten KLEINSMITH und PIERCE (1964) zeigen, daß die neoplastische Transformation nicht irreversibel ist. An Fibroblasten-Kulturen, die mit dem Roux-Sarkom-Virus verändert worden waren, hat MCPHERSON (1965) festgestellt, daß mit dem Verlust des Virus die neoplastische Transformation der Zellen wieder verschwindet und eine Normalisierung eintritt. Der Befund beweist, daß unter dem Einfluß des Virus der genetische Apparat der Zelle *maligne umfunktioniert* wurde und nach Verlust des Virus eine *Normalisierung* möglich ist. Nach den Ergebnissen der Untersuchungen von KELLEY u. BAKER (1966) sowie KISTNER et al. (1965) kann vermutet werden, daß auch bei menschlichen Geschwülsten eine Kontrolle der genetischen Information durch Medikamente oder Hormone und Rückkehr zur Norm erreicht werden kann.

Die menschlichen Tumorzellen enthalten alle diejenigen Informationen, die unsere übrigen Körperzellen besitzen, von denen jedoch unter normalen Bedingungen nicht alle verwendet werden. Es konnte der Nachweis geführt werden, daß Tumorzellen in der Lage sind, *wirksame Hormone* in solchen Mengen zu synthetizieren, daß klassisch definierte Krankheitsbilder resultieren. So sollte in Abhängigkeit vom ontogenetischen Ursprung der Geschwulst zwischen orthotoper, dystoper und ektoper Hormonbildung

Tabelle 5. Paraneoplasie und Tumorlokalisation

Paraneoplasie	Häufigster Tumor
Ektopes ACTH-Syndrom	Kleinzelliges Bronchus-, Thymus- und Schilddrüsenkarzinom, Schilddrüsenkarzinom
Extrapankreatische Hypoglykämie	Fibrosarkom, Leber- und Nebennierenrindenkarzinom
Paraneoplastisches Hyperkalzämiesyndrom	Bronchialkarzinom, Nierenkarzinom
Ektopes ADH-Syndrom	Kleinzelliges Bronchuskarzinom, Pankreaskarzinom
Paraneoplastisches Karzinoidsyndrom	Kleinzelliges Bronchuskarzinom
Ektopes Gonadotropinsyndrom	Lungen- und Leberkarzinom
Ektopes STH-Syndrom	Lungenkarzinom

Tabelle 6. Charakteristika ektoper paraneoplastischer Hormonbildung. (Nach WYSS et al. 1971)

1. Ein bekanntes endokrines Krankheitsbild liegt vor
2. Der Plasmaspiegel des Hormons ist erhöht und/oder die Ausscheidung des Hormons und/oder seiner Metabolite im Urin ist vermehrt
3. Das Hormon ist im Tumor nachweisbar
4. Der Hormonspiegel ist in der Arterie, die zu dem Tumor führt, niedriger als in der abführenden Vene
5. Die endokrine Drüse, die normalerweise das Hormon sezerniert, ist atrophisch
6. Die biologischen und immunologischen Eigenschaften des ektop sezernierten Hormons gleichen denen des natürlichen Hormons
7. Nach adäquater Therapie des Tumors (Resektion, Bestrahlung) bildet sich die Endokrinopathie zurück und tritt bei Rezidiv oder Metastasierung wiederum auf

differenziert werden. Zu den paraneoplastischen Endokrinopathien können nur solche mit *ektoper Hormonbildung* gerechnet werden (Tabelle 5). Die Merkmale einer ektopen Hormonbildung haben WYSS et al. (1971) zusammengestellt (Tabelle 6). Über die Alters- und Geschlechtsverteilung von 570 Patienten mit paraneoplastischen endokrinen Störungen hat THOMAS (1975) berichtet (Abb. 1).

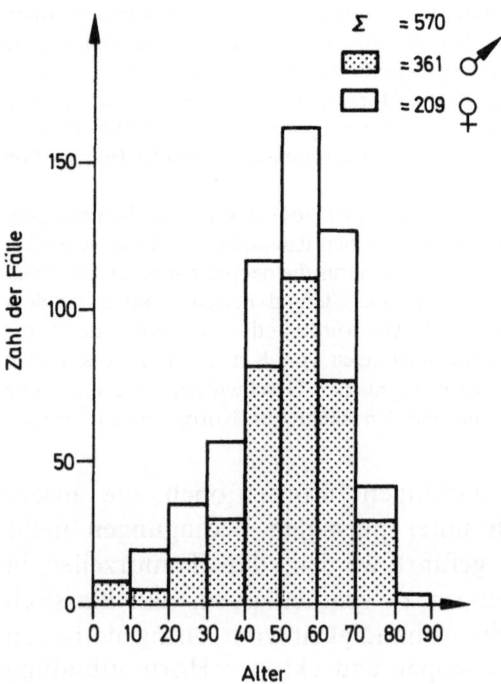

Abb. 1. Alters- und Geschlechtsverteilung von 570 ausgewerteten Fällen mit paraneoplastischen endokrinen Störungen. (Nach THOMAS, 1975)

Für die *paraneoplastische Osteopathie* und deren Sonderform der hypertrophen Osteoarthropathie, also die Stoffwechselstörung der Tela ossea und Veränderungen des Knochens selbst, werden pathogenetisch die paraneoplastischen Endokrinopathien und insbesondere die durch Parathormon und ähnliche Stoffe induzierte Hyperkalzämie verantwortlich gemacht.

1. Hyperkalzämie-Syndrom (ektope Bildung von Parathormon und seinen Fragmenten)

Unter dem *Begriff des Hyperkalzämie-Syndroms* werden ätiologisch verschiedenartige Erkrankungen zusammengefaßt, deren gemeinsames Merkmal eine Hyperkalzämie ist (UEHLINGER 1964; GANZONI 1964; ZIEGLER et al. 1973). Bisher waren neben dem Hyperparathyreoidismus nur einige definierte Krankheitsbilder bekannt, die mit einer Hyperkalzämie einhergehen. Als häufigste Ursache des Hyperkalzämie-Syndroms und einer hyperkalzämischen Krise sind heute maligne Erkrankungen zu nennen (etwa 70%), während der primäre Hyperparathyreoidismus seltener gefunden wird (etwa 20%) und nur einige weitere Erkrankungen auch eine Hyperkalzämie auslösen können (etwa 10%). Bei den malignen Krankheiten muß zwischen den Hyperkalzämien als Folge diffuser osteolytischer Skelettmetastasierung oder dem Plasmozytom und anderen neoplastisch-hämatologischen Prozessen und dem sogenannten „Pseudohyperparathyreoidismus" unterschieden werden. Als Ursache des letzteren kann eine paraneoplastische Sekretion von Parathormon oder parathormonähnlichen Peptiden zur Hyperkalzämie führen (RINGE 1981).

Die sogenannte essentiell (infantile) Hyperkalzämie wird auf eine *Vitamin D-Intoxikation,* aber auch auf eine kalziumreiche Kuhmilchernährung oder metabolische Defekte zurückgeführt (HÖVELS u. STEPHAN 1962). Die Hyperkalzämie bei der *Sarkoidose* wird als besondere Empfindlichkeit gegenüber Vitamin D-Einwirkungen aufgefaßt, doch sind auch eine vermehrte Parathormon-Exkretion bei Befall der Nebenschilddrüsen oder die Produktion einer Parathormon-ähnlichen Wirksubstanz durch Epitheloidzellgranulome diskutiert worden (HARTMANN u. LEHMANN 1973). Die Mineralisationsstörung beim Milch-Alkali-Syndrom (Burnett-Syndrom) wird als Folge hoher Alkaligaben und protrahierter Kalziumzufuhr aufgefaßt. Einer Hyperkalzämie beim *Morbus Addison* liegen komplexe Elektrolytverschiebungen zugrunde, die durch die erhöhte Kalziumresorption bei Hypokortizismus mit Anstieg der Kalzium-Zitrat-Komplexe und durch die Affinität der Plasmaproteine gegenüber Kalzium mit bedingt sind (WALSER et al. 1963).

Die Hyperkalzämien bei *osteolytischen Knochenveränderungen,* wie einer Skelettkarzinose, beim Plasmozytom, bei Leukämien, bei der Ostitis deformans Paget u.a., werden als Folge des verstärkten Knochenabbaues verstanden. Demgegenüber sind die paraneoplastischen Hyperkalzämien bei einem Tumorleiden *ohne osteolytische Skelettmetastasen* als besonderes Syndrom aufgefaßt worden. Über endokrine Begleiterscheinungen von Karzinoiden, insbesonderen solchen im Bereich des Magen-Darmkanals, wurde wiederholt berichtet (SELBERG 1941; FEYRTER u. UNNA 1937; LEMBECK 1953; RATZENHOFER u. LEMBECK 1954; HEDINGER 1955). Die Karzinoide führten nicht nur klinisch, sondern auch pathologisch-anatomisch zu charakteristischen Befunden, die auf eine endokrine Aktivität dieser Geschwülste zurückgeführt worden sind. Es wurden Veränderungen am Herzen und den Gefäßen sowie im Bereich des Beckenbindegewebes und der Nieren beschrieben, doch sind keine Veränderungen des Skelettes beobachtet worden.

Im Zusammenhang mit der Ausbreitung von Malignomen in das Skelett beobachtete VIRCHOW (1855) diffuse Organverkalkungen und vermutete, daß diese Kalkablagerungen durch eine Hyperkalzämie verursacht werden. Über eine *ungeklärte Hyperkalzämie* bei einem Patienten mit Bronchus-Karzinom und umschriebenen Skelettveränderungen, die an den Morbus Paget erinnerten, haben wohl GUTMAN et al. (1936) zuerst berichtet. Die *komplexen Ursachen* einer Hyperkalzämie wurden erkannt. Neben der Knochenzerstörung durch Metastasen konnte die *ektope Parathormon-Produktion* festgestellt werden. Zur Klärung der Zusammenhänge zwischen einer deutlichen Hyperkalzämie und Osteolyse bei bösartigen Geschwülsten sind eine Reihe von Tierversuchen (YOUNG et al. 1976; HOUGH et al. 1977) aber auch klinische Studien durchgeführt worden (STONE et al. 1961; LAMBERG et al. 1964; GORDAN et al. 1966; GARDNER 1969; OMENN et al. 1969; BENDER u. HANSEN 1974). Diese hyperkalzämischen Patienten haben nicht selten eine metabolische Alkalose, die als Hinweis auf ein Tumorleiden beachtet werden muß (BARZEL 1972). Die *klinische Symptomatik* des Hyperkalzämie-Syndroms kann sehr vielgestaltig sein (Tabelle 7). Im Vordergrund stehen allgemeine Schwäche, Durstgefühl, Polyurie, manchmal Erbrechen und auch psychische Veränderungen, ferner gastrointestinale Erscheinungen, in deren

Tabelle 7. Klinik des Hyperkalzämie-Syndroms. (Nach HAYDUK u. KAUFMANN 1973)

Psychoorganisches Syndrom mit paranoidem Bild, Reizbarkeit, Vergeßlichkeit, Depression, Stupor, Koma, Muskelschwäche, Muskelhypotonie, Abschwächung bis Aufhebung der tiefen Sehnenreflexe, Erhöhung des Gesamteiweißes des Liquors
Polydipsie, Polyurie, Pitressin-resistenter Diabetes insipidus, Niereninsuffizienz, akutes Nierenversagen
Anorexia, Nausea, Erbrechen, Obstipation, Herzrhythmusstörungen, Verstärkung der Digitalis-induzierten Rhythmusstörungen, Tachykardie, Kollapszustände, plötzlicher Tod

Folge ein akutes Magen- oder Duodenalgeschwür auftreten kann. Auch bei länger bestehendem paraneoplastischem Hyperkalzämie-Syndrom (ohne Knochenmetastasen) kommt es selten zu Kalzinosen im Gewebe (KOHOUT 1966; OMENN et al. 1969) und nur vereinzelt zu Nephrokalzinosen oder Nierensteinen (SEIFERT et al. 1967, 1980; HAYDUK u. KAUFMANN 1973; MATTHIAS 1976).

Für alle Hyperkalzämie-Syndrome ist der hohe Serum-Kalzium-Wert bei normalem oder nur leicht erniedrigtem Serumphosphat-Wert kennzeichnend. Nicht in allen Publikationen ist ein pathologisch-histologischer Epithelkörperchenbefund mitgeteilt worden. So wurde die Forderung aufgestellt, ein *paraneoplastisches Hyperkalzämie-Syndrom* nur dann als gesichert zu betrachten, wenn weder ein primärer Hyperparathyreoidismus noch eine generalisierte Skelettkarzinose als Ursache der erhöhten Blut-Kalzium-Werte gefunden werden konnten (SEIFERT et al. 1967). Eine Hyperkalzämie *ohne* nachweisbare Knochenmetastasen wird besonders häufig bei Karzinomen der Bronchien und der Lunge, ferner bei Tumoren des Verdauungstraktes, des Pankreas, der Leber, der Nieren, von Ovarien und Uterus, dem Morbus Hodgkin und den Leukämien gefunden (LEVINE u. METZ 1974; HALL 1974; DANOWSKI 1976; RINGE u. KUHLENCORDT 1980; RINGE 1981). Einige Beobachtungen lassen jedoch vermuten, daß auch dann, wenn bereits eine Metastasierung des Primärtumors stattgefunden hat, das paraneoplastische Hyperkalzämie-Syndrom auftreten kann. BENDER u. HANSEN (1974) fanden bei 200 Patienten mit Bronchuskarzinom in 12,5% der Fälle eine Hyperkalzämie, von denen mehr als die Hälfte keine Skelettmetastasen aufwiesen. Bemerkenswert ist neben dem niedrigen Serum-Phosphat-Wert eine Senkung des Serum-Kalzium-Spiegels durch Kortikosteroidgaben und die Normalisierung der Kalziumwerte nach einer Tumorexstirpation (UEHLINGER 1966). Als Erklärung für die Entstehung eines paraneoplastischen Hyperkalzämie-Syndroms sind folgende Hypothesen auftestellt worden:

1. Aktivierung der Epithelkörperchen durch die vom Tumor selbst produzierten Substanzen.
2. Eine Steigerung der Wirksamkeit von Vitamin D durch Tumorsubstanzen.
3. Die Produktion von Substanzen durch den Tumor, die eine parathormon-artige Wirkung entfalten können.

Die wichtigsten Befunde zur Differentialdiagnostik der paraneoplastischen Hyperkalzämie und des primären Hyperparathyreoidismus sind in Tabelle 8 gegenübergestellt.

Aktivierung der Epithelkörperchen

Von pathologisch-anatomischer Seite sind Untersuchungen zum Aktivitätszustand der Epithelkörperchen bei paraneoplastischen Hyperkalzämien vorgenommen worden. Es sind sowohl normale Epithelkörperchen gefunden worden (GOLDBERG et al. 1964; O'GRADY et al. 1965) als auch *kleine Epithelkörperchen* (SAMUELSON u. WERNER 1963) und Epithelkörperchen-Hyperplasien (CASTLEMAN et al. 1957, 1964; STONE et al. 1961; MASSARO u. OWEN 1962), ohne daß daraus verbindliche Rückschlüsse gezogen werden konnten.

Tabelle 8. Differentialdiagnose primärer Hyperparathyreoidismus und paraneoplastische Hyperkalzämie. (Nach THOMAS 1975)

Klinik	Primärer Hyperparathyreoidismus	Paraneoplastische Hyperkalzämie
Verlauf	Allmählich, chronisch, benigne	Rapid progressiv, maligne
Nephrokalzinose	++	+
Nephrolithiasis	++	+
Bandkeratitis	++	+
Serumkalzium (14 mg-%)	++	++
Serumphosphat	Normal	Erhöht
Hypokaliämische Alkalose	Fehlt	++
Epithelkörperchen	Adenom	Normal oder atrophisch
Ostitis fibrosa	++	Fehlt
Gewichtsabnahme	Fehlt	++

+++ sehr häufig, ++ häufig, + gelegentlich

Von Bedeutung ist die Frage, inwieweit eine Erhöhung des Blut-Kalzium-Spiegels zu einer Inaktivierung der Epithelkörperchen führt. Eine ganze Reihe von Autoren haben im Schrifttum diese Frage eindeutig verneint (KOHOUT 1966; SCHMIDT et al. 1966). Es ist bekannt, daß bei einem primären Hyperparathyreoidismus durch ein Epithelkörperchen-Adenom an den übrigen Epithelkörperchen keine Zeichen einer Inaktivität oder eine histologisch nachweisbare Atrophie gefunden werden konnten. Nach einer länger dauernden experimentellen Hyperkalzämie durch hohe Vitamin D-Gaben konnten partielle Atrophien der Epithelkörperchen gefunden werden (CAPEN et al. 1965). Inwieweit aus der Zytomorphologie der Epithelkörperchen Aussagen über die Funktion dieses endokrinen Organs gemacht werden können ist umstritten, so daß mehrere morphologische und histologische Kriterien erforderlich sind, um den *Aktivitätszustand* beurteilen zu können (SEIFERT u. SEEMANN 1967). Unter den Beobachtungen eines paraneoplastischen Hyperkalzämie-Syndroms bei Ovarialkarzinomen von SEIFERT u. SEEMANN (1967) konnten alle Kriterien einer Organatrophie der Epithelkörperchen gefunden werden. Diese Befunde schließen eine *Aktivierung der Epithelkörperchen durch vom Tumor produzierte Substanzen aus.*

Steigerung der Wirksamkeit von Vitamin D durch Tumorsubstanzen

In Parallele zu den Beobachtungen des Hyperkalzämie-Syndroms bei der Sarkoidose (TAYLOR et al. 1963) wird die Abgabe einer Substanz durch den Tumor angenommen, die in Analogie zu dem Parathormon eine Steigerung der Wirksamkeit des Vitamins D induziert (BÜRKI et al. 1963). Durch Kalziumbilanzstudien konnte nachgewiesen werden, daß eine erhöhte enterale Kalziumresorption beim paraneoplastischen Hyperkalzämie-Syndrom fehlt (STONE et al. 1961). Für das Mammakarzinom, das mit einer Hyperkalzämie bei normalem oder erhöhtem Serumphosphat einhergeht, wurde lange Zeit die Bildung eines wirksamen Polypeptids nicht angenommen, sondern die Entstehung von Sterolen mit Vitamin D-ähnlicher Wirkung (GORDAN et al. 1966; DAY et al. 1969). Kürzlich gelang auch der Nachweis einer ektopen Parathormon-Produktion bei Mammakarzinomen (MAVLIGIT et al. 1971; MELICK et al. 1972).

Produktion Parathormon-ähnlicher Wirkstoffe durch den Tumor

Als Beweis für die Produktion eines Stoffes durch den Tumor, der die Wirkung des Parathormons simulieren kann, wird die histologisch nachweisbare *Mobilisierung von Osteoklasten* im Knochengewebe angesehen. Von ALBRIGHT et al. (1941) wurde die Vermutung geäußert, daß ein Hypernephrom zur Produktion von Parathormon oder einem hormonähnlichen Wirkstoff befähigt sei. Die interessante Beobachtung eines Nierenkarzinoms, das einen parathormonähnlichen Stoff produzierte, haben O'GRADY et al. (1965) mitgeteilt. Die klinische Durchuntersuchung ergab eine Hyperkalzämie, eine metabolische Alkalose und Diabetes-ähnliche Befunde. Es konnte eine Substanz im Tumor nachgewiesen werden, die immun-chemisch dem Parathormon sehr ähnlich war. Ein *Rezidiv* dieses Neoplasmas hat nach vorübergehender völliger Normalisierung das Wiederauftreten einer Hyperkalzämie und einer metabolischen Alkalose verursacht.

Ferner ist eine Anzahl klinischer Beobachtungen, wie die sehr rasche Normalisierung des Blutkalzium-Spiegels nach Tumorentfernung und das erneute Auftreten einer Hyperkalzämie bei einem Tumorrezidiv als Beweis für die Wirksamkeit eines vom Tumorgewebe produzierten parathormonähnlichen Stoffes angeführt worden. Inzwischen konnte der direkte Beweis für die Produktion einer parathormonartigen Substanz durch Isolierung eines Polypeptids aus dem Tumorgewebe erbracht werden (GOLDBERG et al. 1964; MUNSON et al. 1965; O'GRADY et al. 1965; TASHJIAN et al. 1964/72; SHERWOOD et al. 1966, 1967; RIGGS et al. 1971; ROTHMUND 1980). Der Nachweis einer solchen Substanz ist sowohl immunologisch als auch biochemisch gelungen. Es handelte sich in erster Linie um Bronchuskarzinome, ferner um Karzinome des Magen-Darm-Kanals, des Urogenitaltraktes, Mammakarzinome, Phaeochromozytome, Sarkome und Systemerkrankungen (Morbus Hodgkin, Leukämie). Bei einem Kolonkarzinom mit paraneoplastischem Hyperkalzämie-Syndrom konnte ein Parathormongehalt im Primärtumor von 6 mg/g Tumor und in den extraossären Metastasen dieser Geschwulst von 1 mg/g Tumor gefunden werden (MUNSON et al. 1965, O'GRADY et al. 1965). Der Parathormongehalt normaler Epithelkörperchen liegt bei 60–100 mg/g Epithelkörperchen, also wesentlich höher, doch erklärt diese Beobachtung, daß frühere Bestimmungen mit den bekannten biologischen Methoden kein sicheres Ergebnis liefern konnten. Unter Berücksichtigung der Größe eines Tumors im Vergleich zur Größe des Epithelkörperchen kann angenommen werden, daß eine erhebliche Menge an wirksamen aktiven Polypeptiden vom Tumor produziert wird, die noch zwangsläufig mit dem Tumorwachstum ansteigt (SEIFERT u. SEEMANN 1967). Die parathormonähnlichen Substanzen können sich dem radioimmunologischen Nachweis entziehen (RIGGS et al. 1971; POWELL et al. 1973; GORDAN 1974; BENSON et al. 1974). Der durch den Tumor produzierte parathormonähnliche Stoff soll auf die Osteoklasten einwirken (GOLDBERG et al. 1964; GERTNER et al. 1964; MUNSON et al. 1965; SEIFERT u. SEEMANN 1967; SHERWOOD et al. 1967; GARDNER 1969; KNILL-JONES et al. 1970; HILLYARD et al. 1976). Bisher wurde angenommen, daß bei besonders hohen Serum-Kalzium-Werten osteoporotische Veränderungen des Knochens nicht zu finden sind, doch haben pathologisch-anatomische Studien eine Fibroosteoklasie aufgedeckt.

2. Pseudohyperparathyreoidismus

Der Pseudohyperparathyreoidismus beruht auf einer ektopen Produktion von Parathormon oder Parathormon-ähnlicher Stoffe, wie sie in Tumoren gefunden worden ist (ROOF et al. 1971; POWELL et al. 1973; RINGE u. KUHLENCORDT 1980). Liegt neben einem erhöhten Serum-Kalziumspiegel und einer Hyperkalziurie auch eine Hypophosphatämie vor, so ist der Verdacht auf einen Pseudohyperparathyreoidismus berechtigt. Der Nachweis einer *ektopen Parathormon-Bildung* konnte bei dem Plattenepithelkarzinom der Bronchien oder der Lunge und dem Nierenkarzinom erbracht werden (AZZOPARDI et al. 1969/70; HAYDUK u. KAUFMANN 1973). Bei den Tumoren der Leber und Gallenwege,

Tabelle 9. Differentialdiagnose zwischen primärem Hyperparathyreoidismus und Pseudohyperparathyreoidismus. (Nach HAYDUK u. KAUFMANN 1973)

	Primärer Hyperparathyreoidismus	Pseudo-Hyperparathyreoidismus
Alter	80% zwischen 20 und 60 Jahre	vorwiegend über 45 Jahre
Männlich	35–40%	75%
Dauer der Krankheitserscheinungen	2–25 Jahre	2–6 Monate
Nierensteine	50–75%	10%
Gewichtsverlust [a]	selten	praktisch 100%
Anämie [a]	10%	80%
Serum-Kalzium über 7 mval/l	25%	75%
Erhöhung der alk. Phosphatase [b]	praktisch nie	50%
Serum-Chlor über 102 mval/l [c]	praktisch 100%	selten

Werte für primären Hyperparathyreoidismus z.T. aus der Literatur, z.T. nach Lafferty; für Pseudohyperparathyreoidismus nach Lafferty [94] nach 50 Fällen der Weltliteratur

[a] Bei Fehlen einer Niereninsuffizienz

[b] Bei Fehlen von Skelettmanifestationen des Hyperparathyreoidismus

[c] Bei Ausschluß enteraler Chlorverluste

des Pankreas, der Ovarien und des Uterus, von Ösophagus und Kolon, dem Lymphosarkom, dem Retikulosarkom und Melanom sowie beim Morbus Hodgkin konnte radioimmunologisch eine paraneoplastische ektope Parathormon-Produktion gefunden werden (SNEDECOR u. BAKER 1964; SHERWOOD et al. 1967; OMENN et al. 1969, 1970, 1971; HAYDUK u. KAUFMANN 1973 – Übersicht!).

Unter dem Begriff des *Pseudohyperparathyreoidismus* werden solche Krankheitsprozesse zusammengefaßt, bei denen neben einer Hyperkalzämie meist histologisch auch eine sogenannte *Ostitis fibrosis generalisata* im Sinne des primären Hyperparathyreoidismus vorliegt. Die verschiedenen Hormonrezeptoren erlauben dem Parathormon eine Proteolyse (CHASE u. OBERT 1975), die für die Knochenresorption von Bedeutung ist (WHALEN 1974). Der Begriff des Pseudohyperparathyreoidismus wurde vor allem zur Abgrenzung gegenüber dem primären Hyperparathyreoidismus eingeführt (POWELL et al. 1973; HESCH 1980). Messungen des Parathormon-Spiegels bei diesen Patienten haben jedoch ergeben, daß im Vergleich mit der *biologischen Aktivität* des von der Nebenschilddrüse abgegebenen Hormons die Wirksamkeit der Tumor-Hormone gering ist.

Die Differentialdiagnose zwischen dem Pseudohyperparathyreoidismus und dem primären oder sekundären Hyperparathyreoidismus bei einer Hyperkalzämie kann sehr schwierig sein (Tabelle 9).

Der röntgenologische Nachweis einer typischen Ostitis fibrosa cystica spricht sicher für einen primären Hyperparathyreoidismus, doch können diffuse Skelettveränderungen mit Strukturauflockerungen, subperiostalen Entkalkungen oder Resorptionszonen, pathologischen Frakturen und Periostappositionen an den Knochen sowohl bei primärem oder sekundärem Hyperparathyreoidismus als auch bei einem Pseudohyperparathyreoidismus auftreten. Bei gleichartigen histologischen Knochenbefunden kann die differentialdiagnostische Abgrenzung gegenüber dem primären Hyperparathyreoidismus insbesondere dann noch schwierig sein, wenn kein (oder noch kein) Adenom der Nebenschilddrüsen zu finden ist. Manchmal wird die gezielte Blutentnahme aus dem venösen Abstromgebiet der Parathyreoidearegion zur Hormonbestimmung bei der Adenomlokalisation weiterhelfen.

Es ist bekannt, daß eine paraneoplastische Hormonsekretion nicht auf das Parathormon beschränkt ist, sondern daß auch weitere Hormone wie ACTH, TSH, Kalzitonin, Insulin u.a. von Malignomen produziert werden und die entsprechenden Krankheitsbilder hervorrufen können. Als besondere osteolytisch wirksame Substanzen, die von Tumoren synthetisiert werden können, sind die *Prostaglandine* bekannt geworden. Die verschiedenen Prostaglandine spielen wahrscheinlich eine besondere Rolle im Knochen- und Kalziumstoffwechsel (KLEIN u. RAISZ 1970; BELIEL et al. 1973; RAISZ et al. 1974, 1977; DIETRICH u. RAISZ 1975; DIETRICH et al. 1975; BOCKMAN et al. 1977; DEMERS et al. 1977; SEYBERTH 1978; HEATH et al. 1980).

3. Prostaglandine

Eine bedeutende Rolle spielen die Prostaglandine im Zusammenhang mit dem Geschwulstwachstum, insbesondere bei der Knochenresorption durch Tumorgewebe und bei der paraneoplastischen *Hyperkalzämie*. Die Biosynthese der Prostaglandine konnte in den letzten Jahren weitgehend aufgeklärt werden. In den meisten Zellen des Organismus werden Prostaglandine, Thromboxane und Prostazyklin enzymatisch aus Arachidonsäure, einer langkettigen, hochungesättigten Fettsäure gebildet. Dabei sind die Menge und das Verhältnis der synthetisierten Wirkstoffe von Zelle zu Zelle verschieden, wodurch die Spezifität der biologischen Effekte bedingt ist. So wirken auch Prostaglandine als lokale Hormone auf benachbarte Zellen und Gewebe, wodurch verschiedenarige Vorgänge beeinflußt werden. Hierzu gehören die Aktivierung von Osteoklasten (oder Osteozyten?) und Entzündungszellen, die Thrombozytenaggregation, die Sekretion von Elektrolyten und Hormonen, die Kontraktion und Relaxierung glatter Muskeln. Das Prostaglandin-Thromboxan-System hat eine besondere physiologische Rolle bei der Organdurchblutung, bei der Blutstillung und anderen wichtigen Regulationen und Funktionen, so daß eine *Dysfunktion* des Systems zu Störungen in der *Feinregulation* von Lebensvorgängen führt (OELZ 1977, OELZ et al. 1978). Das Prostaglandin E_2 wird auch vom *Knochengewebe* selbst gebildet und stimuliert die Knochenresorption über eine Erhöhung der Osteoklastenaktivität, doch ist über die physiologische Bedeutung dieses Vorganges noch nichts bekannt. Bei der Wirkung des Prostaglandin E_2 auf die Knochenresorption scheint das zyklische AMP (Adenosin-3′:5′-Monophosphat) eine Mittlerrolle zu spielen. Zur Aufklärung des Stoffwechsels von Prostaglandin E_1 und E_2 im Tierversuch haben HAMBERG u. SAMUELSSON (1972) beigetragen. Der *Abbau* der Prostaglandine erfolgt – auch bei extrem gesteigerter Produktion – chemisch-enzymatisch sehr rasch, so daß im Plasma nur der Metabolit von Prostaglandin E_2 bestimmt werden kann (SEYBERTH 1977/78).

Wenn auch verschiedene Zellen Prostaglandine synthetisieren können, so wurde nachgewiesen, daß im *Tumorgewebe* Prostaglandine, vor allem die E- und F-Prostaglandine, entstehen können. Ein erhöhter Prostaglandin-Spiegel sowohl im Tumorgewebe als auch im Plasma von Patienten mit medullärem Schilddrüsen-Karzinom wurde zuerst von WILLIAMS et al. (1968) beschrieben. Nachfolgend sind solche Befunde auch bei anderen Geschwülsten erhoben worden, doch wurde ein erhöhter Prostaglandinspiegel vorwiegend bei Patienten mit *soliden Tumoren*, wie epithelialen oder undifferenzierten Karzinomen gefunden (KARIM u. RAO 1976). Bei den mesenchymalen Geschwülsten und den hämatologischen Neoplasien konnte keine gesteigerte Aktivität des Prostaglandin-Systems festgestellt werden. Von JAFFE et al. (1971) konnten auch in *Zellkulturen* eines Kolonkarzinoms wesentlich mehr Prostaglandine nachgewiesen werden als in der benachbarten Kolonschleimhaut, so daß die vermehrte Prostaglandinproduktion ein frühes Zeichen der malignen Gewebsentartung darstellt (KARIM u. RAO 1976; LEVINE 1977). Nach Untersuchungen von BENNETT et al. (1975) enthielten oder produzierten Mammakarzinome von 23 Patientinnen mehr *Prostaglandin-ähnliche Substanzen* als das Gewebe der gesunden Brustdrüse derselben Patientinnen. Gutartige Neubildungen von 5 Patientinnen zeigten nur eine geringe Prostaglandinproduktion. Die Knochenmetastasen des Mammakarzinoms enthielten sehr viel Prostaglandin-ähnliche Substanzen, die sich meist als Prostaglandin F darstellten. Dieser Befund erscheint bedeutsam, da einige Prostaglandine die Knochenresorption stimulieren. Es ist ferner bemerkenswert, daß die Prostaglandine F_1 und F_2 auch *während der Schwangerschaft* erhöht sind und nach Ende derselben eine rasche Normalisierung auf Werte vor der Gravidität eintritt (HAMBERG 1974).

Nicht nur in Primärtumoren, sondern auch in den *Metastasen* von Geschwülsten, insbesondere solchen in der Leber, konnte der Nachweis von Prostaglandin E und F geführt werden. So haben BENVESTINI u. GOLDBERG (1975) die Prostaglandine E und F in den Lebermetastasen eines Bronchialkarzinoms gefunden.

In den Nierenkarzinomen und deren Metastasen fanden CUMMINGS et al. (1975) eine Zunahme der Prostaglandine A und E. Diese Befunde sind auch für die Metastasierung in das Skelett bedeutsam.

Eine Reihe von Tumoren verfügt über Fähigkeiten, Knochengewebe aufzulösen. Die pathogenetischen Zusammenhänge der *tumorbedingten Knochenresorption* sind nur teilweise bekannt. Bei einigen Geschwülsten konnte eine ektope Parathormon-Produktion als Ursache einer paraneoplastischen Hyperkalzämie gefunden werden. Von KLEIN u. RAISZ (1970) wurde nachgewiesen, daß Prostaglandine der E-Serie bereits in geringen Konzentrationen eine Resorption von Knochengewebe induzieren und daß diese Substanzen wirksamer als Parathormon sind. Im Tierversuch und an Organkulturen konnte nachgewiesen werden, daß Prostaglandin E_2 von Tumorzellen (Fibrosarkom, VX_2-Karzinom) produziert wird und nicht nur eine Hyperkalzämie hervorruft, sondern auch die Knochenresorption stimuliert (KLEIN u. RAISZ 1970; TASHJIAN et al. 1972, 1977; VOELKEL et al. 1975). Es wird angenommen, daß diese Wirkung der Prostaglandine nicht nur regional sondern auch generalisiert auftritt. Bei gesunden Ratten kann eine intravenöse Infusion von Prostaglandin E_2 zu einem deutlichen Anstieg der Plasmakalziumkonzentration führen. Es ist gelungen, annähernd sicher nachzuweisen, daß bei verschiedenen Karzinomarten des Menschen die Tumorzellen eine konstante Erhöhung der Plasmakonzentration von Prostaglandin E_2 hervorrufen und durch diese Substanz die Knochenzellen zur Resorption der Tela ossea angeregt werden. Möglicherweise ist nicht eine direkte Einwirkung, sondern ein Stoffwechselprodukt des Prostaglandin E_2 für diese Resorptionsvorgänge verantwortlich. Von TASHJIAN, TICE u. SIDES (1977) konnte jedoch bewiesen werden, daß das Prostaglandin E_2 selbst und nicht seine Stoffwechselprodukte oder Vorstufen für eine Hyperkalzämie und die Vorgänge der Knochenresorption verantwortlich ist. Ein Anstieg des Plasmaspiegels von Prostaglandin E_2 findet sich häufiger bei Karzinompatienten mit einer Hyperkalzämie, als bei solchen mit einem normalen Kalziumspiegel und konnte bei Patienten mit erhöhtem Parathormonspiegel nicht festgestellt werden (ROBERTSON et al. 1975/76).

Die *vom Tumor synthetisierten Prostaglandine* führen zu einer Osteoklastenproliferation, die wahrscheinlich auch bei der Ausbildung von Knochenmetastasen eine Rolle spielt. So fanden BENNETT et al. (1976, 1977) bei Patientinnen mit Mammakarzinomen und einer hohen Prostaglandin E-Synthese im Tumor häufiger und früher ossäre Metastasen als bei solchen Mammakarzinomen, die eine niedrige Prostaglandin E-Produktion aufwiesen. Von MUNDY u. EILON (1977) wird hingegen berichtet, daß Mamma-Karzinom-Zellen in Vitro den Knochen *auch direkt resorbieren* können, so daß die Mitwirkung von Osteoklasten nicht erforderlich erscheint.

Die Produktion großer Mengen von Prostaglandin E durch ein osteolytisch wirksames Fibrosarkom der Maus konnte *in Vitro* durch Zusatz eines Hemmstoffes der Prostaglandinsynthese aufgehoben werden (TASHJIAN et al. 1972). Als *Hemmstoffe der Prostaglandinsynthese von Tumoren* oder Tumormetastasen wurden im Tierversuch *Indometacin* und *Azetylsalizylsäure* nachgewiesen (LEVINE et al. 1972; TASHJIAN et al. 1973; POWLES et al. 1973; HUMES et al. 1974; TASHJIAN 1975; VOELKEL et al. 1975; SEYBERTH et al. 1975, 1976, 1977; DOWSETT et al. 1976; GALASKO u. BENNETT 1976; GREVEN 1979; PESKAR 1981). Auch das Auftreten von Knochenmetastasen konnte im Tierversuch durch Prostaglandin-Hemmstoffe verhindert werden (GALASKO 1976).

Nachdem die *kausale Bedeutung* einer vermehrten Prostaglandin E-Produktion bei Tumor-Hyperkalzämien gesichert worden ist, konnte eine erhöhte Ausscheidung des Hauptmetaboliten von Prostaglandin E (PGE-M) *im Urin* bei männlichen Patienten mit Bronchialkarzinomen festgestellt werden (SEYBERTH et al. 1975, 1976). Immunreaktives Parathormon ist bei Patienten mit erhöhter PGE-M-Ausscheidung nicht nachzuweisen. Aspirin oder Indometacin-Behandlung normalisiert die PGE-M-Ausscheidung und das Serumkalzium fällt ab. Bei Patienten *ohne* Knochenmetastasen kann sich das Serumkalzium ganz normalisieren, während dies bei *erfolgter Metastasierung in das Skelett* meist nicht möglich ist. Nach den gesicherten Befunden der Wirksamkeit von Prostaglandin-Hemmstoffen können Patienten mit soliden Geschwülsten und einer Hyperkalzämie in drei Gruppen eingeteilt werden:

1. Erhöhte PGE-M-Ausscheidung *ohne* Knochenmetastasen. Die Hyperkalzämie ist humoral durch ein Prostaglandin bedingt (PGE) und läßt sich durch Aspirin oder Indometacin normalisieren.

2. Erhöhte PGE-M-Ausscheidung *mit* Knochenmetastasen. Die Hyperkalzämie ist sowohl humoral durch Prostaglandine als auch durch direkte Tumor-Osteolyse bedingt. Das Serum-Kalzium wird durch Aspirin und Indometacin gesenkt, aber nicht normalisiert.

3. Normale PGE-M-Ausscheidung. Die Hyperkalzämie ist nicht durch das Prostaglandin-System bedingt und kann damit auch nicht durch Prostaglandin-Synthese-Inhibitoren beeinflußt werden.

Nicht nur im Zusammenhang mit der lokalen Knochenresorption bei einer Metastasierung in das Skelett, sondern auch bei der humoral ausgelösten paraneoplastischen Hyperkalzämie wirken die Prostaglandine mit (SEYBERTH 1978). Bei Patienten mit vorwiegend epithelialen oder undifferenzierten Karzinomen (Bronchus-, Pankreas-, Zervix-Karzinom) und *Hyperkalzämie* war eine deutlich vermehrte Ausscheidung von Prostaglandin-Metaboliten im Urin zu finden, während die Parathormon-Spiegel im Bereich der Norm lagen. Konnte keine Hyperkalzämie bei Tumorpatienten gefunden werden, so war die Prostaglandin-Ausscheidung normal oder nur geringfügig erhöht. Neben der ektopen, paraneoplastischen Endokrinopathie durch Parathormonproduktion im Tumorgewebe, haben auch die vom Tumor synthetisierten Prostaglandine pathogenetische Bedeutung für die paraneoplastische Hyperkalzämie und die tumorbedingte Osteolyse, als deren *Spätfolge* generalisierte Strukturauflockerungen im Sinne der *„paraneoplastischen Osteopathie"* auftreten können.

4. Paraneoplastischer Hyperkortizismus (Cushing-Syndrom)

Der paraneoplastische Hyperkortizismus ist seltener als die paraneoplastische Hyperkalzämie. Nach UEHLINGER (1964, 1966) können 2 Formen des paraneoplastischen Hyperkortizismus unterschieden werden:

1. Die *klinische Form:* Das typische Cushing-Vollsyndrom mit Vollmondgesicht, vermehrtem Nackenfett, Hypertonie, Steroiddiabetes, Osteoporose.

2. Die *biochemische Form:* Allgemeine Schwäche mit schwerer hypokaliämischer Hypoalkalose, Muskelschwund und raschem Todeseintritt.

Dabei kommt es zu einer *autonomen Produktion* von ACTH-ähnlichen Stoffen durch den Tumor, die wiederum die Nebennieren stimulieren, große Mengen von Kortikosteroiden zu sezernieren (Tabelle 10). Die Kortikosteroide hemmen den normalen Mechanismus der ACTH-Sekretion der Hypophyse, so daß subnormale Werte gefunden werden (MEADOR et al. 1962; SASANO et al. 1969). Die stark vermehrte Ausscheidung der 17-Ketosteroide, vor allem des 17-Hydroxysteroid im Harn (bis zum 50-fachen der Norm!) sichern die Diagnose. Es ist bemerkenswert, daß der Hyperkortizismus als paraneoplastisches Syndrom im Gegensatz zum hypophysären oder adrenalen Morbus Cushing von einer *hypokaliämischen Alkalose* begleitet wird. Die Serum-Kalium-Werte liegen meist um 3 mmol/l und niedriger. Die Pathogenese der Hypokaliämie ist nicht hinlänglich geklärt, doch spielen eine Hemmung der Kalium-Rückresorption im tubulären System

Tabelle 10. Tumoren mit ACTH-Produktion (biologisch oder radioimmunologisch nachgewiesen). (Nach SAEGER und MITSCHKE 1973)

Art der Tumoren	Prozentuale Häuifigkeit
Bronchialkarzinom	52%
Pankreaskarzinom (einschließlich Inselzelltumoren und Karzinoiden)	11%
Thymom	11%
Bronchusadenom (einschließlich Karzinoid)	5%
Phaeochromozytom	3%
Schilddrüsenkarzinom	2%
Leberkarzinom	2%
Prostatakarzinom	2%
Ovarialkarzinom	2%
undifferenziertes Karzinom des Mediastinums	2%
Mammakarzinom	1%
Parotiskarzinom	1%
Ösophaguskarzinom	1%
Paraganglion	1%
Ganglion	1%
Primärtumor unbekannt	7%

Tabelle 11. Geschlechtsverteilung, Alter und Nebennierengewicht beim ektopischen ACTH-Syndrom (Zusammenstellung von 143 Patienten nach KRACHT und PFOTENHAUER 1966)

	Fallzahl	♂:♀	Mittleres Alter	Mittleres Nebennierengewicht in Gramm (Fälle ohne Nebennierenmetastasen)
Bronchialkarzinome (-adenome) mit klinischer Cushing-Symptomatik	55	1:0,9	47	34
Bronchialkarzinome ohne klinische Cushing-Symptomatik	27	1:0,2	59	38
Thymus- und Mediastinaltumoren	19	1:0,9	32	33
Pankreaskarzinome	15	1:5,5	42	30
Karzinome verschiedener Lokalisation	27	1:1,7	44	30
	143	1:0,8	46	33

und ein Kaliumverlust durch Erbrechen und Durchfälle eine Rolle. Die Hypokaliämie bedingt eine markante Muskelschwäche. Bei einigen Patienten mit Lungenkarzinomen wurde das inkomplette Cushing-Syndrom mit hypokaliämischer Alkalose, Schüben von Depression und manischer Fröhlichkeit, Gewichtszunahme, Schwellungen an Armen und Beinen beobachtet. Häufig konnte eine auffallende Pigmentierung gefunden werden, die an den Morbus Addison erinnert.

Das ektopische ACTH-Syndrom überwiegt durchschnittlich beim *männlichen Geschlecht,* während das hypophysäre oder adrenale Cushing-Syndrom vor allem Frauen befällt. Als Ausnahme ist das Pankreaskarzinom zu nennen (Tabelle 11). Das *Erkrankungsalter* schwankt beim ektopischen ATCH-Syndrom etwas, liegt aber häufig diesseits des Karzinomalters zwischen 20 und 40 Jahren und über dem Durchschnittsalter beim konventionellen Cushing-Syndrom. In der Tabelle 12 sind einige wesentliche Unterschiede

Tabelle 12. Differentialdiagnose Cushing-Syndrom und ektopes ACTH-Syndrom. (Nach THOMAS 1975)

Klinik	Cushing-Syndrom	Ektopes ACTH-Syndrom
Durchschnittsalter (Jahre)	30	50
Krankheitsverlauf	Langsam (Jahre)	Fulminant (Woche)
Nebennierengewicht (g)	20	30
Ödeme (Gesicht, Knöchel)	+	++
„Vollmondgesicht“	+++	+
Diabetes	++	++
Hypertonie	++	++
Osteoporose	++	+
Amenorrhoe	++	+
Striae rubrae	++	+
Hypokaliämische Alkalose	+	+++
Muskuläre Adynamie	+	++
Hyperpigmentierung	+	++
Polyurie	+	++
Polydipsie	+	++
Psychische Störung	+	+
ACTH-Spiegel im Plasma (mE/100 ml)	3–26	0,5–6
ACTH-Spiegel im Tumor (mE/100 ml)		6–125
ACTH-Spiegel in der Hypophyse	Erhöht	Vermindert
ACTH-Stimulationstest	Positiv	Meist negativ
Metopirontest	Positiv	Unterschiedlich
Dexamethason-Test mit 2 mg	Negativ	Negativ
mit 8 mg	Positiv	Negativ
17-Hydroxykortikoidausscheidung im Harn (mg/d)	11–25	15–75

+++ sehr häufig, ++ häufig, + gelegentlich

von differentialdiagnostischer Bedeutung zusammengestellt. Die Prognose ist ernst und schlecht. Die Hälfte der Patienten mit paraneoplastischem Cushing-Syndrom stirbt in den ersten 6 Monaten nach Entdeckung der Krankheit (RIGGS und SPRAGUE 1961). Das erste Krankheitsjahr wird selten erlebt. Eine deutliche und damit klinisch-radiologisch nachweisbare *Osteoporose* entwickelt sich nur selten, da der sehr rasche Verlauf der Grundkrankheit bereits vor Ausbildung nachweisbarer Skelettveränderungen zum Tode führt.

Die routinemäßige Bestimmung der Kaliumwerte kann zum Auffinden unbekannter Karzinomträger führen. Die Bestimmung der renal ausgeschiedenen 17-Ketosteroide und 17-Hydroxysteroide sichert die Diagnose eines Hyperkortizismus. Die Patienten mit einer echten Cushing-Krankheit zeigen nur in etwa 10% eine Elektrolyt- und Säureverschiebung im Blut. Die Steroidwerte erinnern an Befunde, die beim Nebennierenkarzinom festzustellen sind. Die 17-Hydroxykortikoidausscheidung im Urin ist gegenüber der Norm auf das 2- bis 10-fache vermehrt, was einer hohen Kortisolsekretion entspricht. Im Gegensatz zum Morbus Cushing bei Nebennierenrindenhyperplasie läßt sich die Glukokortikoidproduktion nicht beeinflussen.

Ein Hyperkortizismus als paraneoplastisches Syndrom wurde bei *verschiedensten Geschwulstarten,* insbesondere bei den kleinzelligen Bronchial- oder Lungenkarzinomen, beim Pankreaskarzinom oder den endokrinen Tumoren des Vorderdarmes und dem Thymom gefunden. Nach RIGGS u. SPRAGUE (1961) entfallen auf 58 Beobachtungen von paraneoplastischem Morbus Cushing auf Lungen- oder Bronchialkarzinome 22 Fälle, auf die Thymustumoren 18 Fälle, auf das Pankreaskarzinom 8 Fälle. Pathogenetisch führend sind die kleinzelligen Bronchialkarzinome, während gastrointestinale Karzinome und Karzinome der weiblichen Geschlechtsorgane nur ausnahmsweise zu einem Cushing-Syndrom führen. Die Symptomatologie des Morbus Cushing kann die Symptome des Karzinoms völlig überdecken, so daß nach dem Karzinom gesucht werden muß. Die erste Beobachtung eines paraneoplastischen Morbus Cushing bei einem kleinzelligen Lungenkarzinom verdanken wir H. BROWN (1928), doch erfolgte die Publikation unter ganz anderen Gesichtspunkten.

Bei der Beobachtung von BROWN handelt es sich um eine 45jährige Frau, die bei der Aufnahme über exzessiven Durst, zunehmende Abneigung gegen Fruchtgenuß, Schwäche der Beine, Visusstörungen, „inneres Stromgefühl" im Magenbereich und Metrorrhagien klagt. *Klinisch* zeigt die Patientin eine starke Pigmentierung der Brüste, eine ausgeprägte Stammadipositas einschließlich Nacken und Oberschenkel, eine Hyperkeratose der Fußsohlen. Ferner fanden sich eine verminderte Kohlenhydrattoleranz, Bart- und Schnauzhaare, dazu maskulin betonte Gesichtszüge und partielle Kahlköpfigkeit besonders im Stirnbereich, gestörte Geschlechtsfunktion, Fettsucht, hoher Blutdruck und Hautstriae, Fingertremor und Visusstörungen. Im Harn ausgeprägte Albuminurie und Glykosurie. Die Reaktion auf Insulin ist wechselnd. Der Nüchternblutzucker beträgt 73 mg%, auf 50 g Glukose – Infusion nach einer Stunde auf 413 mg% ansteigend. Es entwickelt sich rasch eine hochfebrile Sepsis mit eitriger Parotitis und der Allgemeinzustand verschlechtert sich. Es treten Krämpfe auf. Die Patientin stirbt nach 5monatigem Spitalaufenthalt unter dem Bild der Herzinsuffizienz und Nephritis.

Die Diagnose lautete: *„Pluriglanduläre Störung"* als Basiskrankheit.

Die *Sektion* ergibt ein 1 cm großes, kleinzelliges Bronchialkarzinom. An den endokrinen Organen nur sekundäre Veränderungen, die Nebennieren sind lipoidarm. Der Hypophysenvorderlappen ist normal. – An einen Zusammenhang zwischen dem Lungenkarzinom und dem Morbus Cushing mit Steroiddiabetes wurde nicht gedacht. Spätere Beobachtungen haben die Situation aufgeklärt. Es lag sicher aufgrund des primären kleinzelligen Lungenkarzinoms ein paraneoplastischer Morbus Cushing vor.

Über das Vollbild eines Cushing-Syndroms bei einem Mediastinaltumor, der vom Thymus ausgegangen sein könnte (Thymom?) haben KRACHT u. HANTSCHMANN (1961) berichtet. Als anatomisches Substrat des paraneoplastischen Cushing-Syndroms fanden sich eine diffuse, bilaterale Hyperplasie der Nebennierenrinde, knotig-hyperplastische Bezirke basophiler Zellen und sog. Crooksche Zellen im Hypophysenvorderlappen. Die Obduktion deckte auch eine Osteoporose auf. MEADOR et al. (1962) ist es gelungen, die pathogenetischen Zusammenhänge zwischen Karzinom und Hyperkortizismus weitgehend zu klären. Im Blut der Patienten konnte eine Substanz mit ACTH-ähnlicher Wirkung nachgewiesen werden. Es wurde vermutet, daß das Karzinom sekretorisch aktiv ist und ein Hormon produziert, das in gleicher Weise aktivierend auf die Nebennierenrinde einwirkt wie das ACTH selbst. Dafür sprechen auch die Sektionsbefunde, da bei dem paraneoplastischen Hyperkortizismus die Nebennieren in der Regel hypoplastisch und die Crookschen Zellen im Hypophysenvorderlappen vermehrt sind (KENNEDY, WILLIAMS u. SOMMERS 1964; SASANO, FUKUDA u. SATOH 1969). In einer Zusammenstellung von 180 Patienten mit ektopischem ACTH-Syndrom haben KRACHT u. PFOTENHAUER (1966) am häufigsten ein Bronchialkarzinom, überwiegend vom Oat-Cell-Typ festgestellt. Nur in 55 Fällen lag eine typische Cushing-Symptomatik vor, bei 27 Patienten fehlte sie. Es fanden sich jedoch eine vermehrte Steroidausscheidung, Hyperpigmentierung, Diabetes und hypokaliämische Alkalose bei den sehr rasch verlaufenden Erkrankungen (Tabelle 13).

Aus dem Schrifttum geht hervor, daß ein ausgeprägtes, oft schweres Cushing-Syndrom am häufigsten bei den kleinzelligen Bronchialkarzinomen, den *„Oat-Cell-Karzinomen"* und den Karzinoiden des Bronchus gefunden wird. (BROWN 1928; ROSENTHAL 1957; KOVACH u. KYLE 1958; ALLOTT u. SKELTON 1960; BILLINGHURST et al. 1961; BORNSTEIN et al. 1961; CHRISTY 1961; PFEFFER et al. 1961; VOGEL et al. 1961; DE GENNES et al. 1962; MEADOR et al. 1962; PRUNTY et al. 1963; KENNEDY et al. 1964; PERGOLA et al. 1964; GAULT et al. 1965; EVERTZ u. PFEIFFER 1970).

In einigen Mitteilungen wird vermutet, daß auch einmal das paraneoplastische Cushing-Syndrom dem Bronchialkarzinom vorausgehen kann. Es ist auch die Frage diskutiert worden, inwieweit *Nebennierenmetastasen* der Bronchialkarzinome Ursache eines Cushing-Syndrom sein können (HEMLEY, ARIDA u. FINBY 1963).

Nicht selten wurde bei *Pankreastumoren,* insbesondere Inselzellkarzinomen, ein Cushing-Syndrom beobachtet (KEPLER 1933; CROOKE 1946). Neben dem kleinzelligen Bronchialkarzinom und den Pankreasgeschwülsten kommt der paraneoplastische Hyperkortizismus häufig bei Thymustumoren vor (LEYTON et al. 1931; SPRAGUE et al. 1950; KRACHT u. HANTSCHMANN 1961; UEHLINGER 1966). Vereinzelt trat bei Geschwülsten verschiedenartiger Lokalisation ein ektopisches ACTH-Syndrom auf, so bei Tumoren der Ovarien (ROTTINO u. MCGRATH 1939; KEPLER et al. 1944; PRUNTY et al. 1963), der Prostata (KOHLER 1959; HALL 1968), der Schilddrüse

Tabelle 13. Differentialdiagnose zwischen ektopischen ACTH-Syndrom und M. Cushing. (Nach KRACHT und PFOTENHAUER 1966)

	Ektopisches ACTH-Syndrom	M. Cushing
Durchschnittsalter	46	36
♂:♀	1:0,8	1:3 bis 4
Krankheitsdauer	Wochen – Monate	etwa 5 Jahre
ACTH-Quelle	Extrahypophysärer Tumor	Hypophyse
ACTH-Gehalt der Hypophyse	Vermindert	Erhöht
ACTH-Konz./Plasma	Stark erhöht	Erhöht
Hypophysenvorderlappen	Crooke-Zellen	Crooke-Zellen häufig R-Zellenadenom
Nebennierengewicht	33 g	etwa 20 g
Nebennierenstruktur	Bilaterale Rindenhyperplasie	Bilaterale Rindenhyperplasie
Hyperpigmentierung	Häufig	Selten
Hypokaliämische Alkalose	Häufig	Selten
Dexamethasontest	Negativ	Positiv

(WILLIAMS et al. 1968; MELVIN et al. 1970), des Nebennierenmarkes, der Mamma (MOORE et al. 1955; LOCKWOOD 1958), des Zervix uteri (NORRIS 1938; BERTHELOT et al. 1961), der Leber, der Gallenblase, des Ösophagus, des Magens (JEPSON et al. 1956), des Kolon, der Nieren, der Glandula parotis und der Trachea. Sehr selten konnte ein Cushing-Syndrom bei Hodenkarzinomen und Sympathikoblastomen beobachtet werden. Bisher ist keine Mitteilung über einen ACTH-bildenden, gut- oder bösartigen *mesenchymalen Tumor* bekannt geworden. Bei Epithelkörperchen-Karzinomen ist die Kombination von Hyperparathyreoidismus mit einem Cushing-Syndrom beschrieben worden (DENT 1962; RAKER et al. 1962). Es wurde auch ein Rezidiv beobachtet, das Metastasen in die Wirbelsäule gesetzt hat (FRIEDMAN, MARSHALL-JONES u. ROOS 1966).

Die Mehrzahl der Patienten mit begleitendem Cushing-Syndrom bei Schilddrüsenkarzinom haben nach dem histologischen Befund ein medulläres Schilddrüsenkarzinom, einige ein anaplastisches, undifferenziertes oder atypisches Karzinom entwickelt (WILLIAMS, MORALES u. HORM 1968). Ein deutliches Absinken des Plasmaspiegels von ACTH und des Serum-Kalzitonin nach operativer Entfernung eines medullären Schilddrüsenkarzinoms konnten MELVIN et al. (1970) beobachten.

Die *Häufigkeitsverteilung* der Geschwülste, die mit einer biologisch oder radioimmunologisch gesicherten ACTH-Produktion einhergehen, haben SAEGER u. MITSCHKE (1973) an einem größeren Krankengut ermittelt (Tabelle 10). Bei dem kleinzelligen Lungen-Karzinom, „dem Oat-Cell-Karzinom" findet sich manchmal neben der hypokaliämischen Alkalose mit paraneoplastischem Cushing-Syndrom eine *Hyperkalzämie,* ohne daß Knochenmetastasen röntgenologisch oder pathologisch-anatomisch nachgewiesen werden können. Während sich bei den Oat-Cell-Karzinomen nur in etwa 6% der Fälle eine Hyperkalzämie fand, wird diese beim Pflasterzell-Karzinom häufiger gefunden.

Die Mitteilungen über ein paraneoplastisches Cushing-Syndrom, bei dem eine *Osteoporose* gefunden worden ist, sind selten. Eine Osteoporose bei einer 57-jährigen Frau mit einem kleinen, peripheren Oat-Cell-Karzinom des linken Lungenoberlappens mit regionalen Lymphknotenmetastasen fanden TAMM u. KRACHT (1965) zusammen mit einer diffusen Nebennierenrindenhyperplasie beiderseits, einer Hyperpigmentierung der Haut und einem Hirsutismus. Eine *geringfügige Osteoporose* mit Einbruch der kranialen Deckplatten des 3. und 4. Lendenwirbels bei einem 47 Jahre alten Mann mit Karzinoid-Tumor der Lunge und einem Cushing-Syndrom haben STEEL, BAERG u. ADAMS (1967) mitgeteilt. Nach Entfernung des ACTH-produzierenden Tumors in der linken Lunge bildeten sich auch die Symptome des Morbus Cushing wieder zurück. Nur in wenigen Beobachtungen wird über eine deutliche Osteoporose mit Zusammensinterung der Wirbelkörper berichtet. Vereinzelt wird auf eine granuläre Strukturauflockerung des Schädelskelettes im Sinne der „*Diploeosteoporose*" hingewiesen.

5. Seltene Hormonproduktionen

In einigen Mitteilungen wird auf *verschiedenartige Hormonaktivitäten* bei Tumorleiden hingewiesen, die mit einer paraneoplastischen Osteopathie oder ihrer Sonderform der hypertrophen Osteoarthropathie einhergehen können (GINSBURG u. BROWN 1961; IVE 1963; SMITH 1975). Einen „Osteoklasten-aktivierenden Faktor" der Leukozyten haben RAISZ et al. (1975) beschrieben, ohne die Substanz in ihrer Zusammensetzung zu kennen.

Wachstumshormon

Es ist gelungen, die ektope Produktion von Wachstumshormon durch anaplastische Lungen- oder Bronchialkarzinome und Adenokarzinome nachzuweisen (STEINER et al. 1968; BECK u. BURGER 1972; HARTMAN u. MEEK 1972). In isolierten Zellkulturen von Lungenkarzinomen konnten GREENBERG et al. (1972) die Wachstumshormonsynthese beweisen. WILLIAMS u. CELESTIN (1962) haben im Schrifttum 3 Beobachtungen von Bronchialkarzinomen gefunden, die mit einer *Akromegalie* kombiniert aufgetreten sind. Ein Zusammenhang zwischen Akromegalie und generalisierter Osteoarthropathie bei Tumoren wurde vermutet (FRIED 1943, BLOOM 1948). Von STOVIN (1965) wurde angenommen, daß unter den Polypeptiden, die durch Tumorzellen produziert werden können, auch das Wachstumshormon zu finden sei.

STEINER, DAHLBÄCK u. WALDENSTRÖM (1968) untersuchten den *Plasmaspiegel des Wachstumshormons* bei 12 Patienten mit einem Lungen- oder Bronchialkarzinom, von denen 4 Schwellungen der Finger und 1 eine Osteoarthropathie aufgewiesen haben. Bei einem Mann mit Osteoarthropathie war der Plasmaspiegel des Wachstumshormons mit 38 und 23 ng/ml vor der Operation deutlich erhöht (Normalwerte 0–9 ng/ml). *Nach dem operativen Eingriff* mit Resektion des Adenokarzinoms im linken Lungenlappen konnte ein Absinken des Wachstumshormonspiegels auf 3,5 ng/ml festgestellt werden. Gleichzeitig verschwanden die Schmerzen in den Knie- und Fußgelenken. Bei den übrigen Patienten mit einem Bronchialkarzinom war der Plasmaspiegel des Wachstumshormons normal.

Gonadotropin

Die Gonadotropine werden normalerweise von der Hypophyse ausgeschüttet, doch können sie auch von den Ovarialkarzinomen (WEINTRAUB u. ROSEN 1971), Leberkarzinomen (HUNG et al. 1963), Nierentumoren (GOLDE et al. 1974) und den großzelligen Lungenkarzinomen (FAIMAN et al. 1967; DAILEY u. MARCUSE 1969) ektop produziert werden. Als erstes klinisches Zeichen ist eine Gynäkomastie festzustellen (FUSCO u. ROSEN 1966). Diese Hormone stehen den luteinisierenden Hormonen oder dem Choriongonadotropin näher als dem Follikel-stimulierenden Hormon. Bei Patienten mit Bronchuskarzinomen, die eine vermehrte Gonadotropin- und Östrogenausscheidung erkennen lassen (BECKER et al. 1968; ROSEN et al. 1968) konnte oft gleichzeitig eine hypertrophe Osteoarthropathie beobachtet werden (GINSBURG u. BROWN 1961; FISHER et al. 1973; LABHART 1978).

Thyreoidea-stimulierendes Hormon (TSH)

Normalerweise wird das Thyreoidea-stimulierende Hormon von dem Hypophysenvorderlappen gebildet. Eine Anregung der Schilddrüsenhormonproduktion durch Tumoren konnte vereinzelt nachgewiesen werden (HENNEN 1966, 1967) und das stimulierende Hormon ist auch ermittelt worden (paraneoplastische Hyperthyreose). Neben dem Chorionkarzinom nach Geburten konnte das Auftreten dieses Syndroms vor allem bei Chorionepitheliomen und anderen Tumoren der Hoden festgestellt werden (STEIGBIGEL et al. 1964; WINAND et al. 1969; COHEN u. UTIGER 1970). Eine ektope Produktion von TSH ist auch in Bronchial- und Mammakarzinomen beschrieben worden, doch muß sich nicht immer eine Hyperthyreose-Symptomatik entwickeln (MINKUS u. DIETERLE 1979).

Kalzitonin

Das *medulläre Schilddrüsenkarzinom* kann eine stark erhöhte Kalzitoninproduktion aufweisen (MELVIN u. TASHJIAN 1968; MAYER u. ABDEL-BARI 1968; JOHNSTON et al. 1968; DUBE et al. 1969). Es handelt sich dabei jedoch nicht um eine *ektope* Hormonproduktion, da bei diesen Geschwülsten eine karzinomatöse Degeneration der C-Zellen vorliegt. Somit kann nur von einer Hyperproduktion des normalerweise produzierten Hormones gesprochen werden. Der Kalzitonin-Spiegel weist von allen biologisch wirksamen Hormonen die größte Konstanz auf. Das Auftreten einer Hypokalzämie ist ungewöhnlich (SMITH 1975).

Über eine Beobachtung von *ektoper Kalzitonin-Produktion* durch ein „Oat-Cell-Karzinom" des linken Stammbronchus bei einem 65jährigen Mann haben SILVA et al. (1973) berichtet. Die Kalzitoninwerte im Serum waren deutlich erhöht (1250 pg/ml – Normalwert etwa 450 pg/ml), um nach Behandlung des Tumors mit Zytostatika abzufallen. Im Venenblut aus dem Abstromgebiet des Tumors wurde ein Wert von 1900 pg/ml gefunden, während im Blut aus anderen Regionen keine erhöhten Kalzitonin-Werte nachweisbar waren. Weitere Berichte über einen erhöhten Kalzitoninspiegel im Blut (Hyperkalzitonämie) bei Bronchial- und Mammakarzinomen haben COOMBES et al. (1975), HILLYARD et al. (1976) sowie RASMUSSEN et al. (1978) gegeben. Tumoren der Neuralleiste und Karzinoide (MILHAUD et al. 1974; WHITELAW u. COHEN 1973), ferner Insulinome, Melanome (MILHAUD et al. 1974), Phaeochromozytome (KAPLAN et al. 1970) und Hämoblastosen (PFLÜGER et al. 1982) können *Kalzitonin* produzieren.

III. Paraneoplastische neuro-muskuläre Syndrome

Nicht selten gehen maligne Geschwülste, insbesondere das Bronchialkarzinom, aber auch das Mammakarzinom, das Prostatakarzinom, die gynäkologischen Tumoren, das Ösophaguskarzinom, die Nierengeschwülste und andere Neoplasien mit verschiedenen *neurologischen Symptomen* einher (THOMAS et al. 1972; ROTH 1973; MATTHIAS 1976; PUSCH et al. 1976). Die paraneoplastischen neuro-muskulären Syndrome (Tabelle 14) werden zunehmend häufiger beobachtet. Etwa 6,6% aller Tumorpatienten weisen nach einer Untersuchung von CROFT u. WILKINSON (1965) neurologische Symptome auf, die nicht durch das örtliche Tumorwachstum zu erklären sind. Unter diesen neurologischen, paraneoplastischen Syndromen sind die *paraneoplastischen Polyneuropathien* am häufigsten (MAURACH u. STRIAN 1980).

Bei unserem heutigen Wissen kann man etwa 6 bis 8 Krankheitsgruppen unterscheiden, die den paraneoplastischen Enzephalopathien (bulbäre und limbische Enzephalitis, Kleinhirnrinden-Degeneration, progressive multifokale Leukoenzephalopathie oder Lambert-Eaton-Syndrom), den Myelopathien (subakute spinozerebellare Degeneration, amyotrophische Lateralsklerose, subakute nekrotisierende Myelopathie) oder den Neuropathien (sensorische und periphere sensorimotorische Neuropathie) zugeordnet werden können. Die zugrunde liegenden Ursachen der Befunde am Nervensystem bei malignen Neubildungen sind noch weitgehend unklar, doch könnten immunologische Reaktionen eine Rolle spielen. Ferner wird an Lipidstoffwechselstörungen und neurotrope Viruserkrankungen gedacht.

Bei den *neuro-muskulären Störungen* infolge einer bösartigen Geschwulst handelt es sich um eine nur langsam progrediente Myopathie im Bereich der Rückenmuskulatur, doch ist nicht bekannt, ob sich der Prozeß am Nervensystem oder am Muskel selbst abspielt (Polymyositis). Die Dermatomyositis ist in 10 bis 50% in Abhängigkeit vom Alter der Patienten mit einem Karzinom vergesellschaftet. Bei einem myastheniformen Syndrom liegt meist ein Bronchialkarzinom zugrunde, doch kommt es auch bei Thymustumoren nicht selten vor.

Tabelle 14. Paraneoplastische Syndrome des Nervensystems und der Muskulatur. (Nach MATTHIAS 1976)

1. Enzephalopathien
   - Progressive multifokale Leukoenzephalitis
   - Limbische Enzephalitis
   - Bulbäre Enzephalitis
   - Kleinhirnrindendegeneration
2. Myelopathien
   - Subakute spinozerebellare Degeneration
   - Amyotrophische Lateralsklerose
   - Subakute nekrotisierende Myelopathie
3. Neuropathien
   - Sensorische Neuropathie
   - Periphere sensorimotorische Neuropathie
4. Myopathien
   - Neuromuskuläre Störungen
   - Polymyositis
   - Dermatomyositis
   - Myasthenie
   - Myastheniformes Syndrom

Tabelle 15. Paraneoplastische Dermatosen. (Nach MATTHIAS 1976)

Acanthosis nigricans maligna
Erythema gyratum repens
Bazex-Syndrom

Dermatomyositis
Hypertrichosis lanuginosa acquisita
Sklerodermie
Phlebitis saltans
Pachydermoperiostosis
Panniculitis nodularis febrilis
Blasenbildende Dermatosen

IV. Paraneoplastische Dermatosen

Sehr lange bekannt sind verschiedene *Hautveränderungen,* die vor allem bei malignen Tumoren des Magen-Darm-Kanals auftreten können (Tabelle 15). Unter den paraneoplastischen kutanen Befunden ist die *Acanthosis nigricans maligna* durch symmetrisch ausgebildete, papilläre Hauthypertrophien mit etwas unterschiedlicher Pigmentierung charakterisiert (UNNA et al. 1890; ROTH 1973; MATTHIAS 1976; HAGEDORN et al. 1978). Es sind vorwiegend Frauen betroffen, und bei etwa 50% der Patienten findet sich ein Karzinom der inneren Organe (Magenkarzinom, Ovarialkarzinom) oder es liegt ein Morbus Hodgkin vor. Ein generalisierter, therapieresistenter Pruritus kann erstes Symptom eines Geschwulstleidens sein.

Als *Gefäßveränderungen* der Haut bei Geschwülsten des Gastrointestinaltraktes und bei Bronchialkarzinomen sind die *konfigurierten Erytheme* zu nennen. Bekannt ist das Auftreten einer *Dermatomyositis* Monate vor oder gleichzeitig mit einem Tumorleiden (Ovarial- und Mammakarzinom, Lymphoblastom und Morbus Hodgkin). Hingewiesen sei auf das *Peutz-Jeghers-Touraine-Syndrom* in Verbindung mit der gastrointestinalen Polyposis, bei dem Melaninablagerungen in Lippen- und Mundschleimhaut auftreten. Eine zusammenfassende Abhandlung der Hautveränderungen bei Geschwülsten haben HAGEDORN, HAUF u. THOMAS (1978) vorgelegt.

C. Paraneoplastische Osteopathie

Das Skelett ist nach den Ergebnissen neuerer Forschungen nicht nur in Form regionaler Periostosen einiger Diaphysen im Sinne der *hypertrophen Osteoarthropathie* sekundär an verschiedenartigen Geschwulstleiden beteiligt, sondern kann auch *generalisierte Veränderungen* bei einigen ektopen paraneoplastischen Endokrinopathien entwickeln. Nicht immer wird die Störung des physiologischen Knochenumbaues so stark ausgeprägt sein oder bereits längere Zeit bestehen, daß sich im makroskopischen Bereich des Röntgenbildes Veränderungen der Struktur und der Dichte der Knochen zu erkennen geben. Es ist verständlich, daß im histologisch-mikroradiographischen Bild der Tela ossea hormonale Störungen des Knochenstoffwechsels und der Transformation wesentlich früher zur Darstellung kommen (UEHLINGER 1966; HEUCK 1972, 1976).

Die pathogenetischen Zusammenhänge der paraneoplastischen Osteopathie waren lange Zeit unklar. Durch die Erforschung der ektopen paraneoplastischen Endokrinopathien und durch zunehmende Kenntnisse über die Bedeutung der Prostaglandine für die Lebensvorgänge des Knochengewebes konnte manche noch offene Frage beantwortet werden. Mit dem Nachweis einer ektopen ACTH-Bildung (ACTH = Adreno-cortico-tropes-Hormon) durch Tumoren wurden generalisierte Skelettveränderungen, wie sie bei einem Morbus Cushing gefunden werden, als Ausdruck und Folge dieser Paraneoplasie erkannt.

Ein weiteres, sehr häufiges Begleitsymptom bei Tumoren ist eine Hyperkalzämie, als deren Folge ein paraneoplastisches Hyperkalzämiesyndrom im weiteren Sinne auftreten kann. Es besteht kein Zweifel mehr daran, daß verschiedenartige Tumoren zu einer ektopen Parathormonbildung (PTH) befähigt sind. Bei einigen Geschwülsten konnte eine vermehrte Produktion osteolytisch wirksamer Prostaglandine nachgewiesen werden.

Als direkte oder indirekte Folgewirkung *paraneoplastischer Endokrinopathien* sind Störungen im Stoffwechsel und in der Regulation der Umbauvorgänge des Knochengewebes zu erwarten. Es können sowohl Strukturauflockerungen als auch Strukturverdichtungen und Periostappositionen auftreten. Diese bei Tumorkranken im makroskopischen Bereich des Röntgenbildes nachweisbaren morphologischen Veränderungen unterschiedlicher Ausprägung, entweder an einzelnen Knochen oder am gesamten Stützgerüst, können als *„paraneoplastische Osteopathie“* bezeichnet werden.

I. Generalisierte diffuse Skelettveränderungen

1. Osteoporose

Eine allgemeine Strukturauflockerung der Spongiosa und Kompakta mit generalisierter Verschmälerung oder Rarefizierung der Bauelemente eines Knochens kann sowohl als Folge des paraneoplastischen Hyperkortizismus als auch der paraneoplastischen Hyperkalzämie und insbesondere des Pseudohyperparathyreoidismus erwartetet werden. Dennoch ist nur vereinzelt über das röntgen-morphologische Bild der Osteoporose oder Osteomalazie bei Tumorkranken berichtet worden. Von MEADOR et al. (1962), UEHLINGER (1966) wird der oft stürmische Verlauf einer begleitenden paraneoplastischen Endokrinopathie mit letalem Ausgang des Geschwulstleidens dafür verantwortlich gemacht, daß sich nur selten eine Osteopathie entwickeln kann. Bisher ist allerdings wohl auch nur wenig auf die Frühsymptome einer generalisierten Skelettbeteiligung bei Tumoren geachtet worden.

Einige wenige Berichte über paraneoplastische Cushing-Syndrome erwähnen auch die Möglichkeit der *Entwicklung einer Osteoporose* (BORNSTEIN et al. 1961; PFEFFER et al. 1961; RIGGS u. SPRAGUE 1961; O'RIORDAN et al. 1966; STEEL et al. 1967) oder betonen ausdrücklich, daß ein normaler Knochen oder Skelettbefund vorgelegen hat (HEMLEY et al. 1963; MELVIN et al. 1970). In einigen Mitteilungen wird auf eine granuläre Strukturauflockerung des Schädelskelettes im Sinne der „Diploesosteoporose“ hingewiesen. Die bemerkenswerte Beobachtung einer deutlich ausgeprägten *diffusen Osteoporose* im Bereich der distalen Skelettabschnitte bei der hypertrophen Osteoarthropathie hat RICKLIN (1955) mitgeteilt. Bei einem 49jährigen Patienten mit Adenokarzinom der Lunge fanden sich neben den typischen Symptomen der hypertrophen Osteoarthropathie mit schmerzhaften Gelenkschwellungen, Trommelschlegelfingern und ossifizierender Periostose der langen

Röhrenknochen (s.S. 615) ein *generalisierter Skelettbefund* im Sinne der Osteopathie. Eine sehr ähnliche klinische Symptomatik ohne die ossifizierende Periostitis, jedoch mit *diffuser Osteoporose* insbesondere der unteren Extremität konnte er bei einem 65jährigen Mann mit kleinzelligem Bronchialkarzinom finden. Systematische Untersuchungen des eigenen Krankengutes sind nicht durchgeführt worden, jedoch konnte eine Anzahl von Patienten mit generalisierten Skelettveränderungen im Sinne der paraneoplastischen Osteoporose beobachtet werden (Abb. 2a–c).

Als begleitenden Befund einer Hyperkalzämie bei 3 von 8 Bronchialkarzinomen fanden Azzopardi u. Whittaker (1969) Knochenveränderungen, die an eine *Ostitis fibrosa* bei einem Hyperparathyreoidismus erinnerten. Infolge der Stoffwechselstörung des Knochens konnten sich jedoch keine Pseudozysten ausbilden, da die Grundkrankheit rasch zum Tode führte. Bei einem Patienten lag der Befund einer hypertrophen Osteoarthropathie vor. Im *histologischen Bild* fanden sich als Ausdruck eines verstärkten Umbaus neben osteoklastärer Resorption und fibrösem Gewebe auch eine zunehmende Osteoblastenaktivität mit osteoiden Säumen als Ausdruck des Knochenanbaus. Ein solcher histologischer Befund findet sich auch bei den verschiedenen Formen des Hyperparathyreoidismus, so daß zu Recht von einem Pseudohyperparathyreoidismus gesprochen werden kann.

Als weitere Bestätigung für die Möglichkeit der Entwicklung einer generalisierten, paraneoplastischen Osteopathie bei ektoper Parathormonbildung kann die *subperiostale Resorption* des Knochens angesehen werden, die von Powell et al. (1973) bei einem 54jährigen Patienten mit einem inoperablem kleinzelligem Bronchialkarzinom auch durch die histologische Untersuchung bestätigt werden konnten.

2. Osteomalazie

Im Zusammenhang mit Geschwülsten im weiteren Sinne sind Beobachtungen von Wirbelkörperzusammensinterungen ohne nachweisbare Knochenmetastasen und Befunde einer *Osteomalazie* oder *Rachitis* bemerkenswert. Besonderes Interesse verdient die Fähigkeit einiger Tumoren, das Vitamin D in seine aktive Form zu transformieren. Das hochwirksame 1.25-Dihydroxy-Vitamin D_3 wird normalerweise in der Niere synthetisiert, doch können Tumoren dann unkontrolliert diese wirksame Form des Vitamin D herstellen, wenn sie die erforderliche Hydroxylase enthalten (Raisz et al. 1974). Ferner ist über ein Syndrom der Vitamin D-Resistenz bei Neubildungen berichtet worden. Einige gutartige Tumoren der Gefäße und der Knochen gingen mit Hyperkalzämie, Hypophosphatämie und Osteomalazie einher, die als Folge einer Vitamin D-Resistenz angesehen worden sind (Evans u. Azzopardi 1972). Es kann vermutet werden, daß derartige Befunde häufiger vorkommen als bis heute bekannt geworden ist (Gordan 1974, Raisz et al. 1974).

Von McCance (1947) wird bei einem 16jährigen Mädchen eine *Vitamin D-resistente Osteomalazie* beschrieben, die durch hohe Dosen von Vitamin D abheilte. Während der Beobachtungszeit konnte ein Tumor des rechten Femur operativ entfernt werden, der sich histologisch nicht einordnen ließ. Nach der Tumorentfernung war eine weitere Behandlung mit Vitamin D nicht mehr erforderlich. Wahrscheinlich handelte es sich um die Kombination eines Phosphatdiabetes mit einer Geschwulst.

Eine direkte Beziehung zwischen dem Phosphatdiabetes und einer Tumorbildung ist von Prader et al. (1959) vermutet worden. Bei einem 11jährigen Mädchen wurde laborchemisch und klinisch ein Phosphatdiabetes festgestellt, der zum ersten Mal ein Jahr zuvor aufgefallen war. Im Bereich der 6. Rippe links fand sich eine *Riesenzellge-*

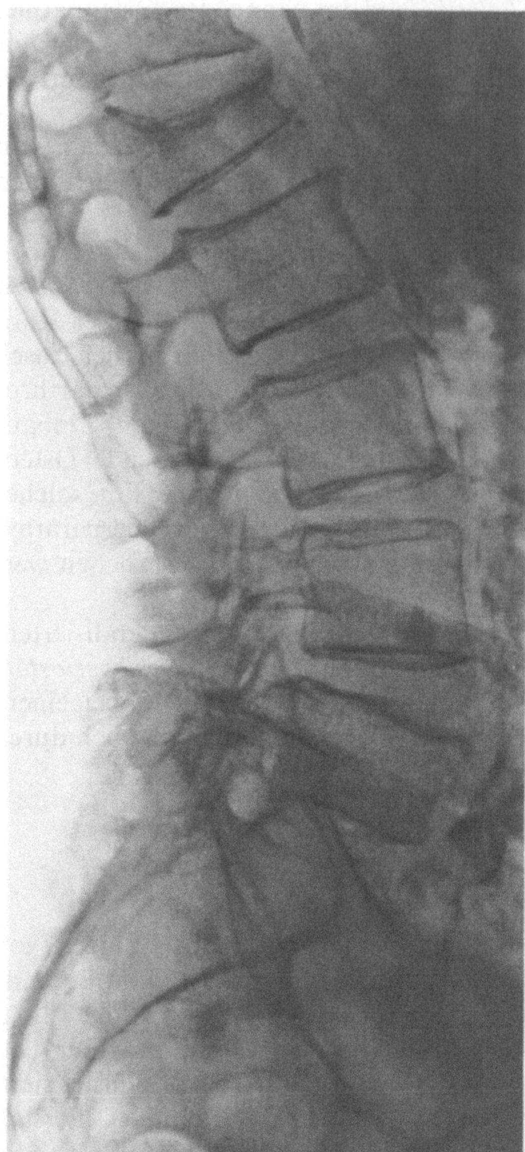

a

Abb. 2a–c. Die Spongiosa des gesamten Skelettes zeigt neben osteolytisch-osteoplastischen Metastasen im Becken eine *generalisierte* Strukturauflockerung mit noch deutlich erkennbaren Randkonturen der Wirbelkörper im Sinne der Osteoporose **a**. Zusammensinterungen einzelner Brustwirbel und des 1. Lendenwirbelkörpers durch pathologische Frakturen als Folge der paraneoplastischen Osteopathie bei einem anaplastischen Adenokarzinom der Prostata **b, c**. Die Obduktion ergab keine metastastischen Zerstörungen in den osteoporotischen Skelettabschnitten. 75jähriger Mann

schwulst, die chirurgisch entfernt werden konnte. Danach haben sich die Erscheinungen der Rachitis spontan zurückgebildet. Auf die Entstehung eines „rachitiserzeugenden Stoffes" durch das Geschwulstgewebe wird eingegangen und der Wirkungsmechanismus dieser Substanz erörtert. Dabei wird überlegt, ob dieser Stoff als Vitamin D-Antagonist wirken oder eine dem Parathormon sehr ähnliche Wirkung an der Niere ausüben könne, wodurch eine Hemmung der tubulären Phosphatrücksresorption zustande kommt.

Es sind weitere Beobachtungen mitgeteilt worden, bei denen eine Rachitis oder Osteomalazie durch einen Tumor entstanden sein kann (DENT u. FRIEDMAN 1964; HOWARD 1965; EVANS u. AZZOPARDI 1972). Die zugrunde liegenden Geschwülste waren Riesenzelltumoren des Knochens, ein nicht ossifizierendes Knochenfibrom, ein kavernöses und sklerosierendes Hämangiom und ein ossifizierender mesenchymaler Tumor.

Über eine schwere hypophosphatämische *Osteomalazie* bei einem *Prostatakarzinom* haben CHAMBERLAIN u. SHORTLAND-WEBB (1975) berichtet. Nach Entfernung des Primärtumors konnte eine Heilung der Osteomalazie festgestellt werden. In dem beschriebenen

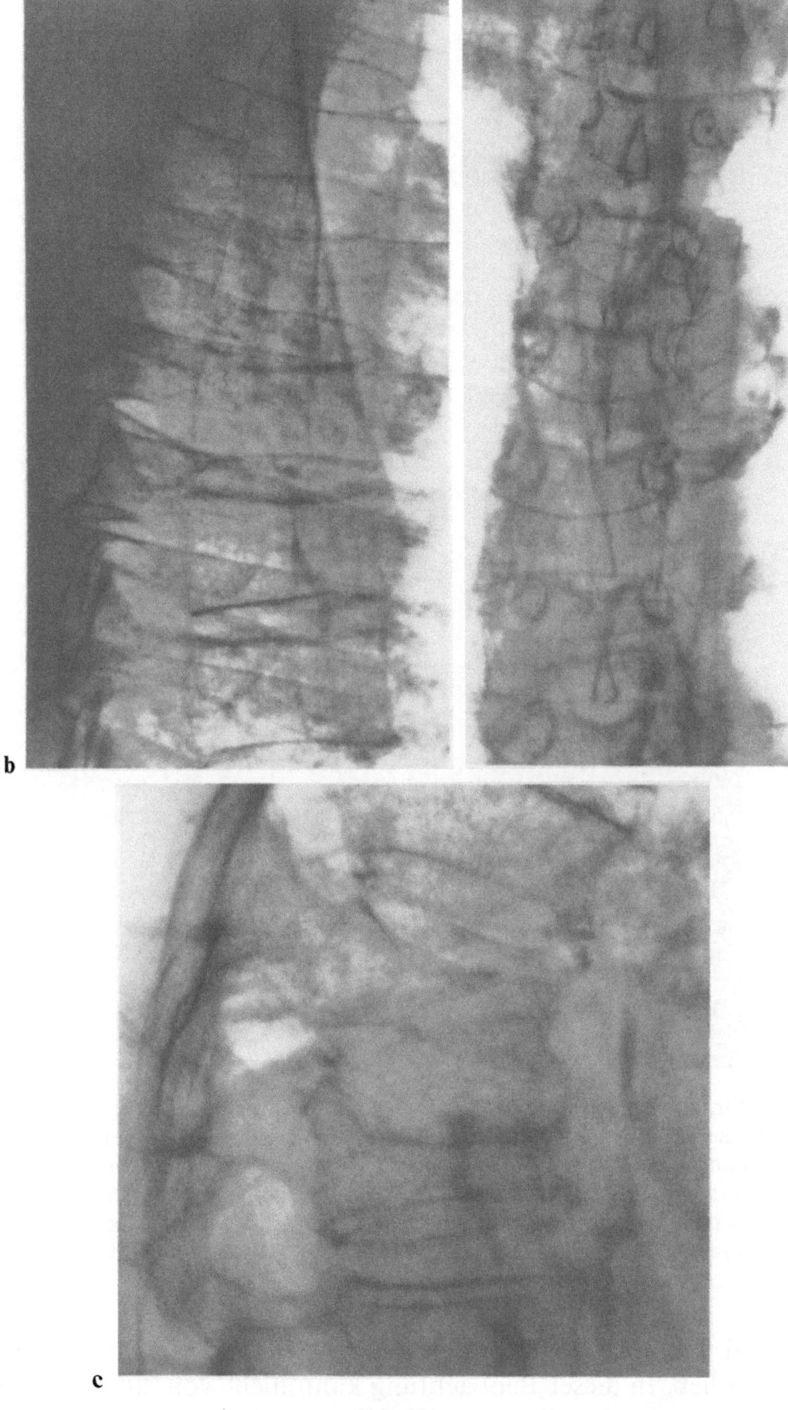

Abb. 2b u. c

Fall war ein direkter Zusammenhang nicht nachweisbar, da lediglich eine Palliativbehandlung möglich gewesen ist. Eine wesentliche Besserung der Osteomalazie und der dadurch bedingten klinischen Schmerzsymptome konnte nach Vitamin D-Behandlung erreicht werden.

Von DENT (1976) wurde über einen 20jährigen Mann mit einer Neurofibromatose berichtet, der seit der frühesten Kindheit eine hypophosphatämische Rachitis mit Zwerg-

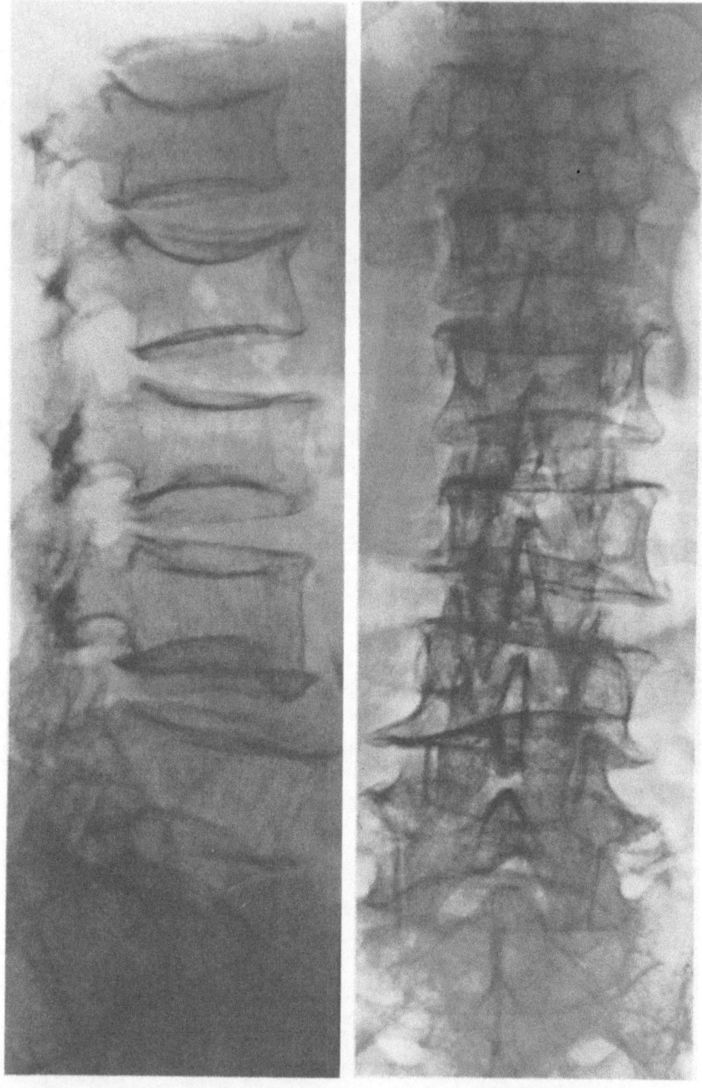

a

Abb. 3a–c. Allgemeine Strukturauflockerung der Knochen der Lendenwirbelsäule, die verstärkt strahlendurchlässig sind und pathologische Frakturen oder Zusammensinterungen zeigen **a**. Während des Beobachtungszeitraumes von 6 Monaten konnte auch das Zusammensintern einzelner Brustwirbelkörper nachgewiesen werden **b**. Das seitliche Tomogramm zeigt deutlich die Rarefizierung der Spongiosa und eine „hypertrophe Atrophie" aller Wirbelkörper neben pathologischen Frakturen des 7., 9. und 12. Brustwirbelkörpers sowie der Lendenwirbelkörper **c**. Metastasen waren bei der Obduktion nicht nachweisbar. 78jährige Frau mit einem Mammakarzinom

wuchs aufwies und rachitische Deformierungen sowie ein asymmetrisches Knochenwachstum erkennen ließ. In dieser Beobachtung kann nicht von einem erworbenen Phosphatdiabetes gesprochen werden. Dagegen kommt ein solcher erworbener Phosphatdiabetes bei neoplastischen Erkrankungen vor. In der alten Literatur ist die Neurofibromatose von Recklinghausen gegenüber einer polyostotischen fibrösen Knochendysplasie nicht differenziert worden und auch als Einheit betrachtet worden. Es scheint möglich, daß ein Phosphatdiabetes im Rahmen der Neurofibromatose einen paraneoplastischen Prozeß darstellt. Von verschiedenen Geschwülsten ist bekannt, daß sie mit einem Phosphatdiabetes (oder auch einem sog. Fanconi-Syndrom) einhergehen können.

Die Entstehung der Osteomalazie durch eine *tumorinduzierte Hemmung* des 1,25 D Hydroxycholekalziferol wurde von DREZNER u. FEINGLOS (1977) angenommen. Dabei stützen sich die Autoren auf den Befund einer normalen Serumkonzentration des

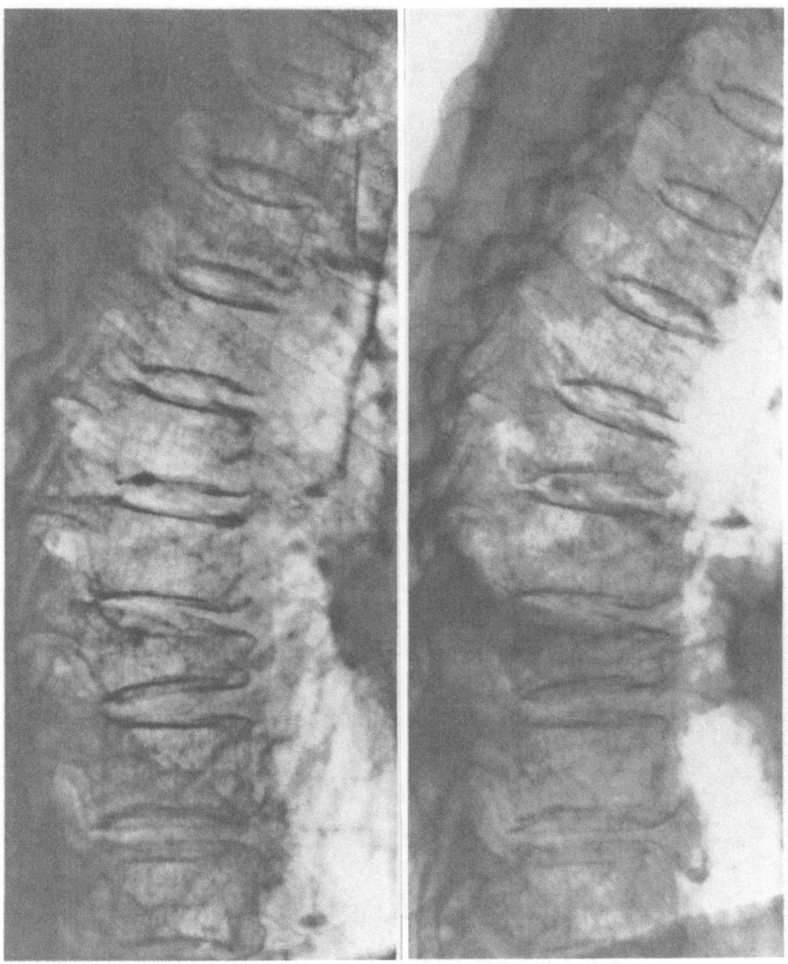

Abb. 3b

$25(OH)D_3$, während das 1,25 D Hydroxycholekalziferol reduziert war. Nach Behandlung mit physiologischen Dosen von 1,25 D Hydroxycholekalziferol bildete sich der Skelettbefund zurück und die laborchemischen Befunde haben sich normalisiert.

Nicht immer wird es gelingen, im Röntgenbild die hormonal oder metabolisch hervorgerufene Systemerkrankung von einer *diffusen Metastasierung in das Skelett* zu differenzieren. Eine subtile Bildanalyse unter Einschluß der Tomographie kann weiterhelfen. (Abb. 3). Immer dann, wenn in den spongiösen und kompakten Knochenabschnitten keine groben, lokalen Defekte, insbesondere keine Unterbrechungen der oft nur zarten Kortikalis der Knochen gefunden werden können, wohl aber eine erhöhte Strahlendurchlässigkeit der Knochen und typische pathologische Frakturen oder Umbauzonen vorliegen, sollte an eine *paraneoplastische Osteopathie mit malazischer Komponente* gedacht werden. Als weitere diagnostische und differentialdiagnostische Hilfe kann eine *generalisierte Aktivitätsanreicherung* im Skelettszintigramm dienen, auf dessen Bedeutung im Zusammenhang mit der hypertrophen Osteoarthropathie näher eingegangen werden soll. Eine Objektivierung der generalisierten Osteopathie gelingt auch mit den Methoden der Röntgenmorphometrie und -densitometrie (HEUCK 1970; HEUCK u. VANSELOW 1980), deren neueste Verfahren sich der Möglichkeiten der Röntgen-Computer-Tomographie bedienen (GENANT u. BOYD 1977; REISER et al. 1980). Der sichere Nachweis oder Ausschluß von osteolytischen oder osteoplastischen Knochenmetastasen gelingt heute auch mit der Röntgen-Computer-Tomographie, die schon sehr kleine metastatische Tumoren

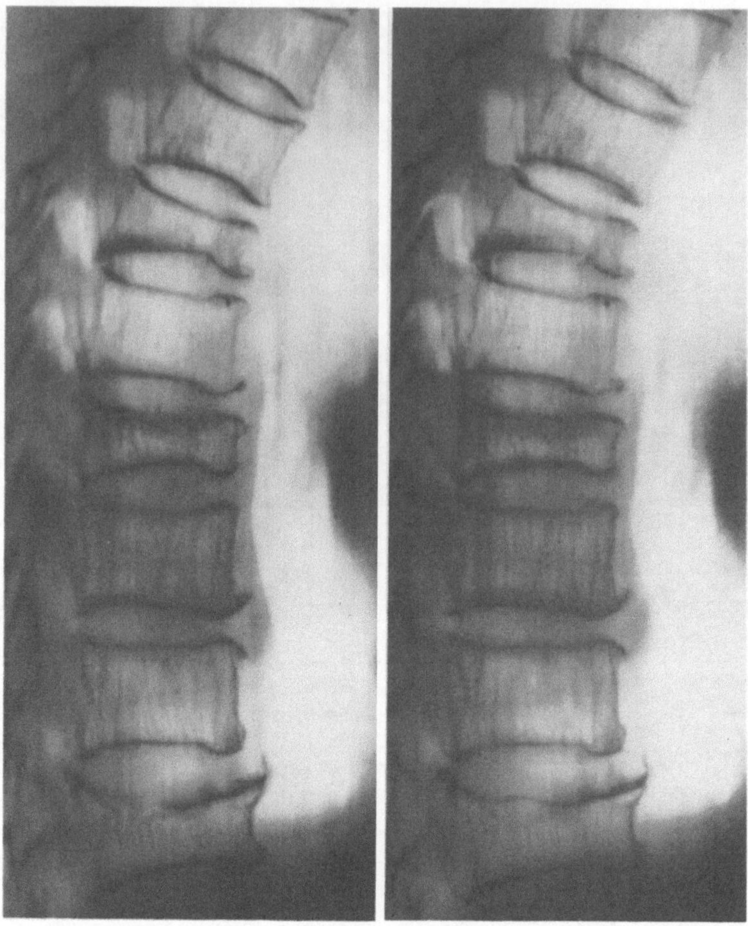

Abb. 3c

im Fettmark der Spongiosa, insbesondere der Wirbelsäule erfassen kann. Die Ursache pathologischer Frakturen bei Geschwulstkrankheiten kann häufig geklärt werden. Eine Analyse von *Wirbelkörperzusammenbrüchen* durch FORNASIER u. CZITROM (1978) hat ergeben, daß bei 52% unter 133 Patienten (aus 659 Autopsien) eine Metastasierung vorlag. Von den andersartigen Ursachen war die *Osteoporose* mit 45% vertreten. Als *Primärtumoren* wurden in 38% Mammakarzinome, in 10 % Bronchialkarzinome, Leukämien, maligne Lymphome und Plasmozytome gefunden. Die Prostatakarzinome waren in 6% nachweisbar. Nierenkarzinome konnten in 3%, Schilddrüsenmalignome in 1% gefunden werden. Die Knochenmetastasen wurden am häufigsten im 6. Brustwirbel (30%) und 12. Brustwirbel (43%), ferner im 1. Lendenwirbel (29%) und im 4. Lendenwirbel (30%) festgestellt. Insgesamt war die Brustwirbelsäule mit 66% doppelt so häufig betroffen als die Lendenwirbelsäule mit nur 34%. Diesem Befund entsprechen die Ergebnisse von KRISHNAMURTHY et al. (1977), die mit Hilfe der Technetium-Pyrophosphat-Szintigraphie fanden, daß das Stammskelett mit 60% häufiger als die übrigen Skelettanteile mit nur 40% betroffen waren. Die Differentialdiagnose wird dadurch erschwert, daß bei 72% aller Wirbelsäulenmetastasen der thorako-lumbale Übergang befallen ist, der auch bei *Osteopathien* mit Keilwirbelbildungen im Vordergrund steht. Welche besonderen Voraussetzungen für eine Beteiligung dieses Abschnittes der Wirbelsäule vorliegen ist unbekannt, doch könnte eine stärkere Durchblutung des spongiösen Knochens als Ursache vermutet werden.

II. Hypertrophe Osteoarthropathie

Während eine paraneoplastische Osteopathie in der beschriebenen Form einer generalisierten Strukturauflockerung als „Osteoporose“ oder „Osteomalazie“ erst in letzter Zeit Beachtung gefunden hat, ist die Sonderform der *hypertrophen Osteoarthropathie* seit etwa 100 Jahren bekannt. Die Symptomentrias der hypertrophen Osteoarthropathie besteht aus:

1. periostalen Osteosen mit Knochenneubildung,
2. Trommelschlegelfingern und -Zehen mit Verdickungen der Weichteile der Akren und
3. einer schmerzhaften Synovitis mit Gelenkschwellungen und -versteifungen, die unterschiedlich stark ausgeprägt sein können.

Die erste Beschreibung stammt von E. BAMBERGER (1889), der zwei Patienten mit Bronchiektasie, Druckempfindlichkeit der Extremitäten mit Schwellungen, Gelenkschmerzen und patho-anatomischen Skelettveränderungen im Sinne einer Knochensklerose beobachtete. Unabhängig vom Erstbeschreiber hat P. MARIE (1890) neben anderen periostalen Veränderungen das Symptomenbild der Osteoarthropathie hypertrophiante pneumonique dargelegt. Über weitere 11 Beobachtungen, darunter 4 Patienten mit Herzfehlern, hat BAMBERGER (1891) berichtet und einige typische, pathologisch-anatomische Befunde an verschiedenen Knochen beschrieben. Etwas später haben SHAW u. COOPER (1907) über charakteristische Skelettveränderungen der hypertrophen Osteoarthropathie bei kongenitalen Herzkrankheiten berichtet.

Die typischen Skelettveränderungen einer mantelförmigen, oft mehrschichtigen periostalen Knochenneubildung wurden zuerst bei Erkrankungen der Thoraxorgane, insbesondere als Folge chronisch-entzündlicher Lungenprozesse (BALL u. ALAMARTINE 1912; PHEMISTER 1917; KLINE 1945), bald gehäuft auch bei Tumoren beobachtet (STECKELMACHER 1918; HOFFMANN 1919; WEINBERGER 1921; CRAIG 1937; FRIED 1943; TEMPLE u. JASPIN 1948; PATTISON et al. 1951; RICKLIN 1955 u.a.). Dieses paraneoplastische Syndrom konnte zunehmend als Begleiterkrankung bei Geschwülsten, insbesondere Bronchial- und Lungenkarzinomen gefunden werden. Auch bei gutartigen Neubildungen der Lungen (Leiomyomen) konnte eine hypertrophe Arthropathie beobachtet werden (LÜKÖ u. TÒTH 1958). Es kann als Frühsymptomatik eines Tumors auftreten und nach operativer Entfernung oder erfolgreicher konservativer Behandlung der Neubildung, insbesondere mit der Chemotherapie wieder verschwinden.

Über eine idiopathische hypertrophe Osteoarthropathie mit Trommelschlegelfingern ohne klinische Zeichen für eine Lungenerkrankung, ein Tumorleiden oder eine Herzkrankheit ist berichtet worden (BECKER 1917; BERK 1952; LOGUE 1953; KEATS u. BAGNALL 1954; BUCHMAN u. HROWAT 1956; TURIAF et al. 1966). Nachdem bekannt geworden ist, daß diese Form der Osteopathie auch bei andersartigen Geschwülsten (Leber, Knochen u.a.) und beim Morbus Hodgkin vorkommen kann, bleibt offen, inwieweit es sich bei diesen Beobachtungen einer idiopathischen hypertrophen Osteoarthropathie um Frühbefunde einer Tumorkrankheit gehandelt hat.

Neben einer humoralen Genese wurde lange Zeit das Konzept einer neurogenen Entstehung über den Vagus diskutiert (HOLLING et al. 1961; DINER 1962; ANDERSON u. BERNATZ 1964). Pathogenetische Bedeutung wurde auch der Produktion eines (Tumor)-Angiogenesefaktors und dem Auftreten von autonomen, neurovaskulären Reflexstörungen zugesprochen. Ferner wurde infolge Beimischung venösen Blutes zum arteriellen Blut die Abgaben von gefäßaktiven Substanzen (Bradykinine) bei pathologisch eröffneten arteriovenösen Anastomosen in der Lunge als pathogenetischer Faktor erörtert, da diese Stoffe normalerweise in der Lunge abgefiltert werden (KUNKEL 1971). Im Stoffwechsel von niedermolekularen, gefäßaktiven Stoffen spielt die Lunge eine besondere Rolle. Mit Hilfe der Plethysmographie und der Angiographie konnte nachgewiesen werden, daß nicht nur die Trommelschlegelfinger, sondern auch die Akren bei einer hypertrophen Osteoarthropathie eine erhebliche Blutfülle oder Mehrdurchblutung aufweisen (MARTINI u. HAGEMANN 1956; TURNER-WARWICK 1963). Unter pathogenetischen Gesichtspunkten hat möglicherweise eine *Thrombophlebitis migrans* für die Knochenveränderungen Bedeutung (MILLER et al. 1967; RIECHE 1968). Auf eine venöse Zirkulationsstörung weist auch das isolierte Auftreten von Trommelschlegelfingern und -zehen hin. Die neuesten Kenntnisse über eine *ektope Hormonbildung* in Geschwülsten haben zahlreiche Fragen zur Pathogenese der paraneoplastischen Syndrome beantworten und auch einen Beitrag zum Verständnis der Entstehung einer hypertrophen Osteoarthropathie als Sonderform der paraneoplastischen Osteopathie liefern können.

1. Klinische Symptome

Im Vorderung stehende klinische Symptome der hypertrophen Osteoarthropathie als paraneoplastischer Krankheit (Tabelle 16) sind unterschiedlich starke rheumatische Beschwerden, schmerzhafte Gelenkschwellungen und kolbige Verdickungen der Endglieder von Fingern und Zehen (Clubbing) mit uhrglasartig verkrümmten Nägeln, so daß nicht selten primär an eine Polyarthritis gedacht worden ist (Abb. 4). Die rheumaartigen Schmerzen können in allen Gelenken, auch den Hüft- und Kniegelenken auftreten. Die klinische Symptomatik kann sehr unterschiedlich ausgeprägt sein (VAN HAZEL 1940; HANSEN 1952; WIERMANN et al. 1954; JAFFE 1958; GREENFIELD et al. 1967), doch fehlt selten eine Skelettbeteiligung im Sinne der Periostappositionen. Über besonders schwere Arthralgien bei Bronchialkarzinomen hat HANSEN (1952) berichtet. Die Trommelschlegelfinger können häufig *ganz isoliert* vorkommen, werden oft von starken Schmerzen begleitet und manchmal findet sich eine Rötung oder livide Verfärbung am Nagelbett (GALL et al. 1951). Bei kongenitalen Herzerkrankungen mit Zyanose kommen Trommelschlegelfinger als Begleitbefund vor, ohne daß eine hypertrophe Osteoarthropathie gefunden

Tabelle 16. Zeichen der hypertrophen Osteoarthropathie

1. Trommelschlegelfinger
2. Gelenkschmerzen, -schwellungen und -steifheit
3. Knochenschmerzen
4. Chronische proliferative subperiostale Ostitis
5. Verdickung der Weichteile der Akren

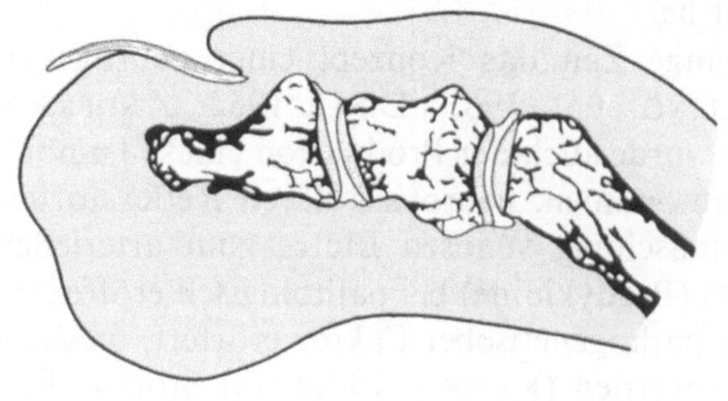

Abb. 4. Schematische Darstellung einer „Trommelschlegelzehe" mit kolbiger Verdickung des Endgliedes (Clubbing)

werden kann. Es ist daher nicht richtig, diese Befunde als pathognomonisch für eine paraneoplastische Osteopathie anzusehen. Eine stärkere Erwärmung der Extremitäten hat manchmal an eine Osteomyelitis denken lassen, die dann röntgenologisch sicher ausgeschlossen werden konnte.

Nach operativer Entfernung des auslösenden Tumors können sich alle Zeichen der hypertrophen Osteoarthropathie, auch die Trommelschlegelfinger, die Ödeme und die Gelenkschmerzen vollständig zurückbilden (BARDEN 1967; ALBRECHT u. ELLEGAST 1979).

2. Patho-anatomische und histologisch-mikroradiographische Befunde

Pathologisch-anatomisch findet sich in den betroffenen Skelettabschnitten eine periostale, schalenförmige Knochenneubildung, die deutlich von der Kompakta oder Kortikalis abgegrenzt werden kann und mit dieser nur durch feine Trabekel aus neugebildetem Faserknochen verbunden ist. Mit zunehmender Proliferation des Knochens kommt es in den tiefer gelegenen Abschnitten durch Transformation der Tela ossea zu lamellären Formationen, die mehrere Schichten erkennen lassen (Abb. 5a). Es können groteske, ganz massive Appositionen neuen Knochens entstehen, deren Oberfläche sehr unregelmäßig gestaltet sein kann und manchmal an eine Baumrinde erinnert (Abb. 5b).

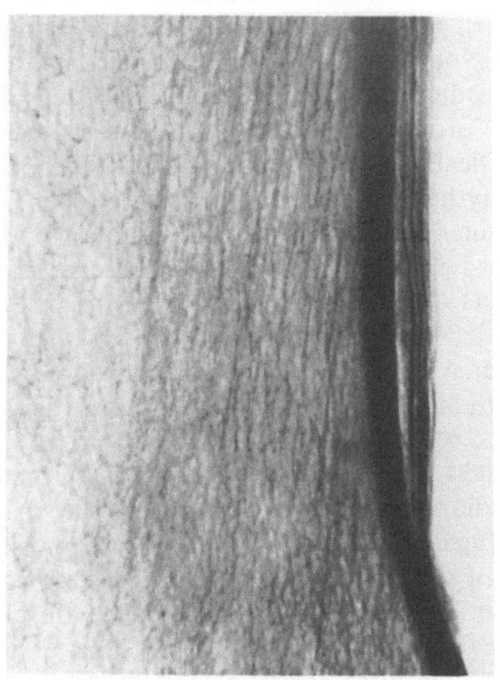

a

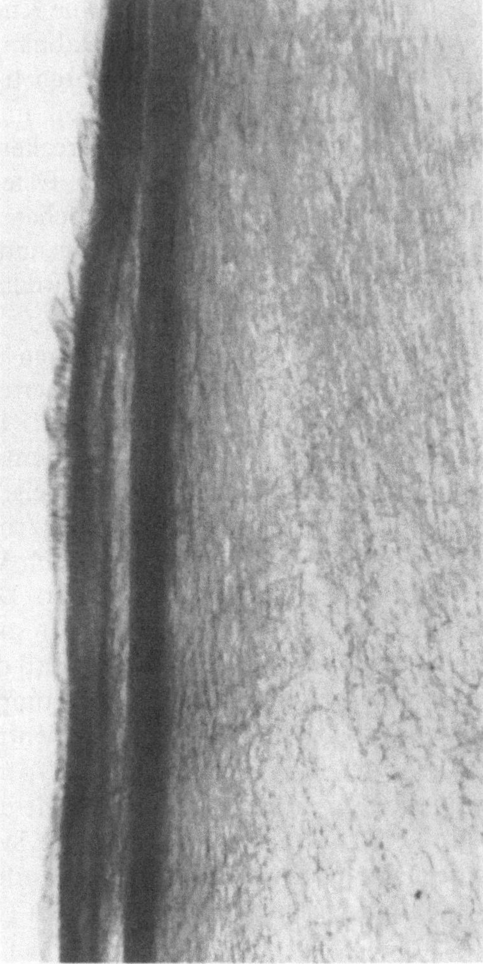

b

Abb. 5a, b. Verschiedenartige Periostappositionen bei hypertropher Osteoarthropathie. **a** Gleichmäßige lamelläre Schichtung und relativ *glatte* Oberfläche des neu gebildeten Periostknochens. Deutlich erkennbare Grenze zwischen dem alten und neuen Knochen der Diaphysenkompakta. **b** Unregelmäßige baumrindenartige Oberfläche des Periostknochens, der schichtweise angebaut worden ist. In der Zone zwischen *altem* Diaphysenknochen und der Periostapposition finden sich spongiöse Strukturen

Die ersten pathoanatomischen Befunde der Knochenveränderungen bei Bronchitis chronica stammen von PALTAUF und wurden von BAMBERGER (1890) vorgelegt. Auf der Sägefläche der Unterschenkelknochen konnte eine gleichmäßige Verdickung und Sklerosierung der Rindensubstanz beobachtet werden. Betont wird in dem Obduktionsbericht, daß auch die Spongiosa der Epiphyse dichter sei. Im Bereich der Tibiadiaphyse fand sich einmal eine etwa 2 mm dicke, blaßrote Knochenauflagerung von feinblättrigem Gefüge, die mit dem Periost innig verwachsen war. An den Diaphysen der Vorderarmknochen, besonders der Ulna, fanden sich rote bis bläulichrote Osteophythenbildungen, die nicht ganz gleichmäßig ausgeprägt gewesen sind. Die Befunde wurden als „ossifizierende Periostitis" aufgefaßt. Eine Verdichtung der Spongiosa (Spongiosklerose) fand sich nur bei 3 Patienten, davon einmal deutlich ausgeprägt. Der Femur zeigte im Präparat bis zu etwa 10 mm dicke Auflagerungen, die eine gleichmäßig poröse oder flach-warzige Oberfläche erkennen ließen. Die Foramina nutrientia zwischen den Knochenauflagerungen sind zahlreich und deutlich erkennbar. Im Querschnitt können die periostalen Knochenneubildungen von der Kompakta abgegrenzt werden. An der Tibia sind baumrindenartige Appositionen mit Längsrissen zu erkennen. Ähnliche Veränderungen konnten auch an der Fibula, an Radius und Ulna, der Patella, den Metakarpalia und Metatarsalia gefunden werden. Die Phalangen zeigten nur diskrete Auflagerungen, einige Endglieder waren im Bereich der Processus unguiculares kolbig aufgetrieben. An den Schädelknochen, der Wirbelsäule und den Knochen von Schulter- und Beckengürtel fanden sich keine groben Veränderungen. Einzelne Knochen werden in fast gesetzmäßiger Reihenfolge betroffen, wobei die Ausdehnung abhängig von Alter und Schwere der Erkrankung ist. Nach Ansicht der meisten Autoren treten die ersten Veränderungen in den distalen Diaphysenanteilen der Unterschenkel und Vorderarmknochen auf, können sich aber später über die ganze Diaphyse erstrecken. Die Epiphysen bleiben meist frei, doch sind diskrete periostale Reaktionen oder Osteophythen beschrieben worden. Neben Unterschenkelknochen und Vorderarmknochen können auch die Metatarsalia und Metakarpalia, die Grundphalangen, der Humerus und der Femur, die Klavikula, die Beckenknochen, seltener die Schädelknochen, die Skapula, das Sternum und die Wirbel mit betroffen sein.

Die ersten eingehenden histologischen Studien der periostalen Knochenveränderungen hat CRUMP (1929) vorgelegt. Neben einer deutlichen Verdickung des Periostes, das gefäßreich ist und perivaskuläre Infiltrate aus Leukozyten, gelegentlich Eosinophilen enthält, wurde eine verbreiterte innere Kambiumschicht des Periostes beschrieben. Von dieser Zone aus entwickeln sich osteoide, meist radiär ausgerichtete Bälkchen, die später in Faserknochen umgewandelt werden. In zentrifugaler Richtung werden diese Appositionen durch lamellären Knochen ersetzt, doch bleibt der neugebildete Knochen stets von der alten Diaphysenkompakta abgrenzbar. Diese Untersuchungen sind später durch eine eingehende Studie von TOBLER (1939) sowie Untersuchungen von GALL et al. (1951) bestätigt worden. Bemerkenswert ist, daß die ersten histologischen Untersuchungen auch auf eine Strukturauflockerung der Kompakta aufmerksam machen, die in der Regel von der Markhöhle in zentrifugaler Richtung fortschreiten soll. Eine mikroradiographische Studie des Knochens bei der hypertrophen Osteoarthropathie haben JUSTER u. CRESPO (1969) vorgelegt. Der neugebildete Knochen zeigte eine inhomogene Mineralisation, große Osteozytenlakunen und die Struktur neugebildeter Spongiosa. In der Kompakta der Diaphysen war eine Strukturauflockerung festzustellen. In eigenen histologisch-mikroradiographischen Untersuchungen (HEUCK 1972) konnten die erhobenen Befunde im wesentlichen bestätigt werden. Neben einem stark beschleunigten Knochenumbau, vor allem in den subperiostalen Zonen der Diaphysenkompakta und in dem neugebildeten Periostknochen fanden sich ein Zellreichtum mit unterschiedlicher Osteozytendichte und eine im Vergleich zum normalen Knochen niedrige Mineralkonzentration in der neugebildeten Tela ossea. Der Knochen der Diaphysenkompakta erfährt einen Umbau, der bis zur Spongiosierung, also einer schweren Osteoporose, fortschreiten kann. Als Endresultat findet sich eine Dysplasie des Skelettes, die Parallelen zu der generalisierten Hyperostose mit Pachydermie aufweisen kann.

Zunehmende Kenntnisse über ektope-paraneoplastische Endokrinopathien ließen im Zusammenhang mit dem Hyperkalzämiesyndrom bei Geschwülsten auch an den Einfluß des Parathormon auf den Knochenstoffwechsel denken (Pseudohyperparathyreoidismus). Wohl zuerst haben UEHLINGER (1965/66) sowie SEIFERT u. SEEMANN (1967) auf Grund histologischer Befunde aus verschiedenen Skelettregionen darauf hingewiesen, daß bei einer paraneoplastischen Osteopathie die histologischen Befunde des primären Hyperparathyreoidismus vorliegen und von diesem nicht klar differenziert werden können. Die Fibroosteoklasie steht im Vordergrund. Auf eine Ostitis fibrosa cystica generalisata mit Spontanfrakturen und Skelettschmerzen ist hingewiesen worden (DENCK u. TITSCHER 1973). Für den Hyperparathyreoidismus charakteristische subperiostale Resorptionsbezirke (oder Entkalkungszonen) an den Phalangen, im distalen Abschnitt der Klavikula sowie an einigen langen Röhrenknochen sind beschrieben worden. Diese Befunde berechtigen dazu, von einem *Pseudohyperparathyreoidismus* zu sprechen.

Das Periost ist im *Frühstadium* der pathologischen Veränderungen verdickt und entzündet. Die oft perivaskulär angeordneten Infiltrate mit Lymphozyten, Plasmazellen und spärlichen Leukozyten sind auch im angrenzenden extraperiostalen Bindegewebe zu finden. Man kann eine *innere Kambiumschicht* des Periostes und eine *äußere Schicht* mit entzündlichen Infiltraten unterscheiden. Das fibrilläre Gewebe wird durch Osteoid ersetzt, aus dem sich rechtwinkelig angeordnete Palisaden ausbilden. Zwischen diesen Strukturen ist ödematöses, gut vaskularisiertes Bindegewebe angeordnet. Durch Transformation des neugebildeten Knochens entsteht eine lamelläre Spongiosa und das Fasermark wird durch Fettmark ersetzt. Neben Osteoklasten sind Osteoblasten mit osteoiden Säumen vorhanden. Schließlich verschmilzt der neugebildete Periostknochen mit der Kortikalis des Hauptknochens, doch sind die Grenzen an den Zementlinien noch gut erkennbar.

Im endostalen Bereich der Kompakta der Diaphysen erkennt man einen Knochenabbau durch Strukturauflockerung und Spongiosierung (Abb. 6), doch wird die Diaphyse infolge periostaler Apposition immer dicker und weist ein Strukturmuster auf, das der Spongiosa ähnlicher ist (Abb. 7). Bei der Rückkehr zum ursprünglichen Bau des Röhrenknochens werden die gestaltenden Einflüsse von Zug und Druck wahrscheinlich auch eine Rolle spielen. Eine *Neubildung von Tela ossea* im endostalen Abschnitt des Markraumes konnte nicht gefunden werden. Die Strukturauflockerung der Diaphysenkompakta

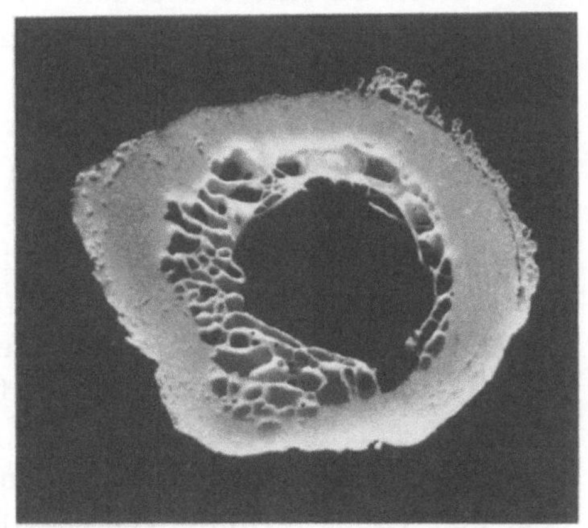

Abb. 6. Der Femurquerschnitt zeigt im Präparat eine endostale Spongiosierung der aufgelockerten Diaphysenkompakta neben unregelmäßigen Periostappositionen bei einer hypertrophen Osteoarthropathie. 49jähriger Mann mit einem Pleurasarkom. (Beobachtung Prof. Dr. E. UEHLINGER, Pathologisches Institut der Universität Zürich)

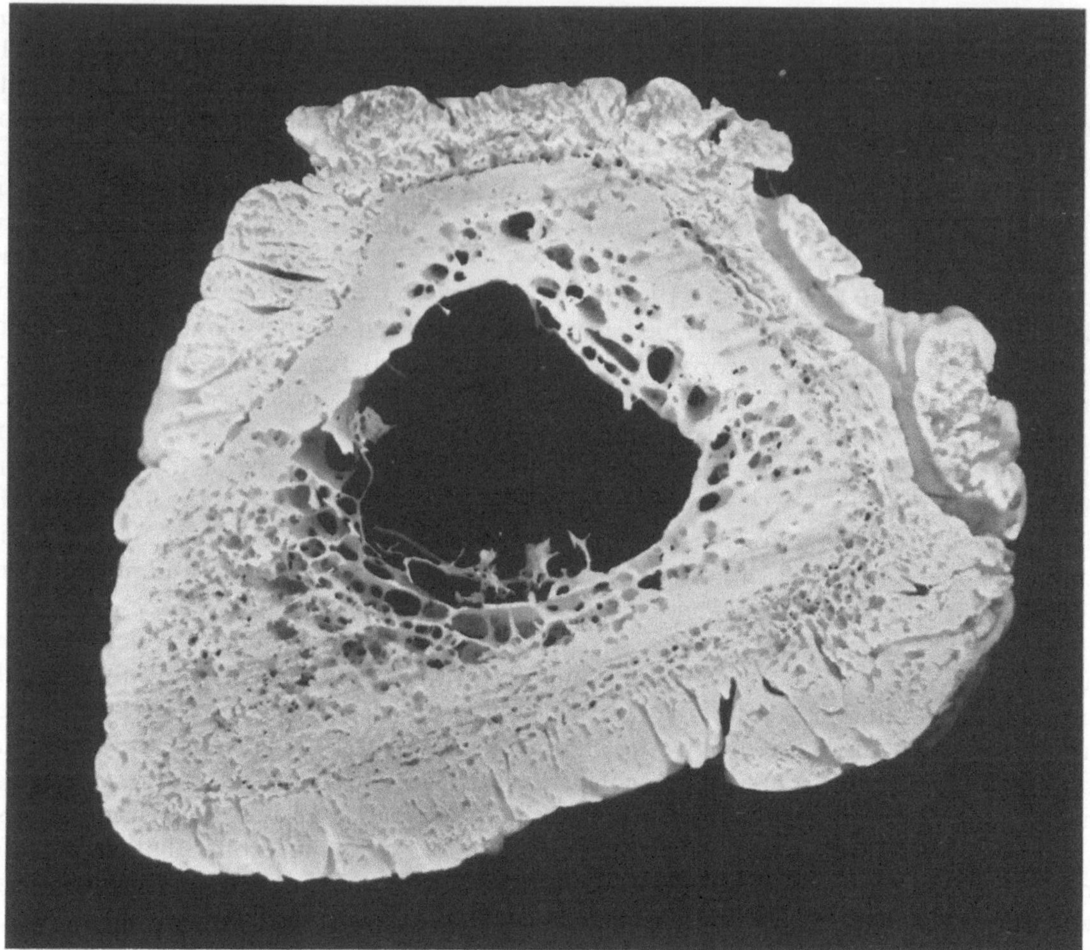

Abb. 7. Verdickung und Transformation der Diaphysenkompakta der Tibia bei hypertropher Osteothropathie durch ein Bronchialkarzinom. 58jährige Frau. (Beobachtung Prof. Dr. E. UEHLINGER, Pathologisches Institut der Universität Zürich)

kann im Mikroradiogramm gut erkannt werden (Abb. 8). Das Mineralmosaik der Tela ossea weist sehr unregelmäßige Kalksalzkonzentrationen auf. Ferner finden sich unterschiedlich große periosteozytäre Zonen einer sehr niedrigen Kalksalzkonzentration, so wie sie bei dem Hyperparathyreoidismus regelmäßig vorkommen (HEUCK 1972, 1976). Diese Befunde sind Ausdruck eines verstärkten Stoffaustausches und einer erhöhten Transformation der Tela ossea, die zuerst als periosteozytäre Demineralisation und osteozytäre Osteolyse erkennbar wird.

Die Veränderungen der hypertrophen Osteoarthropathie sind auch *bei Hunden und anderen Tieren beobachtet worden* (SUTRO u. POMERANTZ 1939; MENDLOWITZ u. LESLIE 1942; WISSING u. WEISZ 1943; RIBELIN u. BAILEY 1958; REX 1959). Nach Bindegewebsproliferation mit stärkerer Gefäß- und Kapillarneubildung entwickelte sich eine periostale Knochenapposition, die mit verstärkter Durchblutung einherging (GINSBURG 1958). Durch Vagotomie oder nach Entfernung des zugrundeliegenden Tumors bildeten sich die Blutfülle und die Knochenproliferation zurück (HOLLING u. BRODEY 1961; FLAVELL 1956). Da sich auf humoralem Weg im Tierversuch mit Hunden eine direkte Übertragung von „Wirkstoffen" nicht nachweisen ließ, wurde die nervale Genese der Osteoarthropathie über den Vagus vermutet (GREENFIELD et al. 1967).

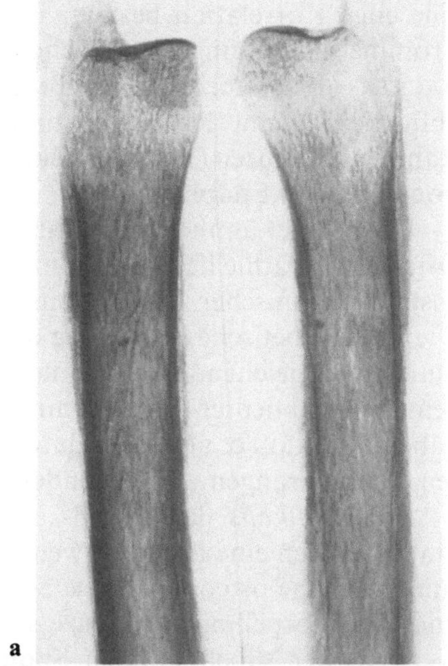

Abb. 8a, b. Die Periostappositionen im Präparat der distalen Ulna sind in verschiedenen Aufnahmeprojektionen gut abzugrenzen **a**. Das histologisch-mikroradiographische Bild von Diaphysenkompakta und Periostappositionen zeigt die Zeichen eines dynamischen Knochenumbaues und Stoffwechsels **b**. Neben Mineralisationsdefekten (→) finden sich periosteozytäre Osteolysen, Howshipsche Lakunen mit Osteoklasten (↛) und osteoide Säume nebeneinander. Die Struktur der Diaphysenkompakta ist aufgelockert und teilweise spongiosiert

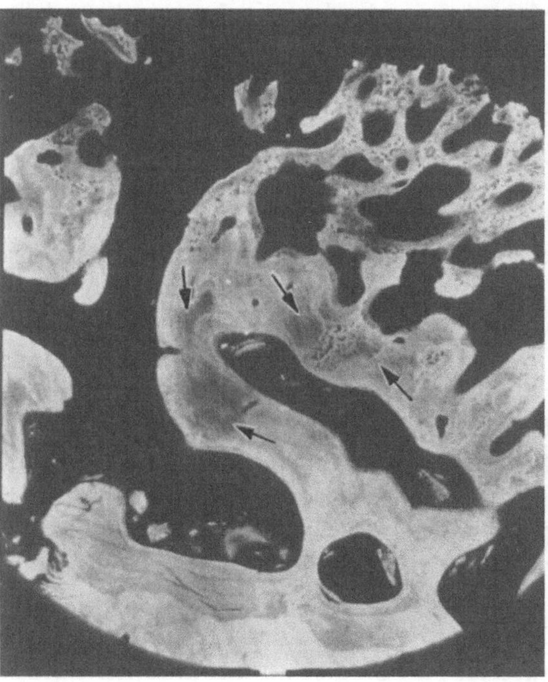

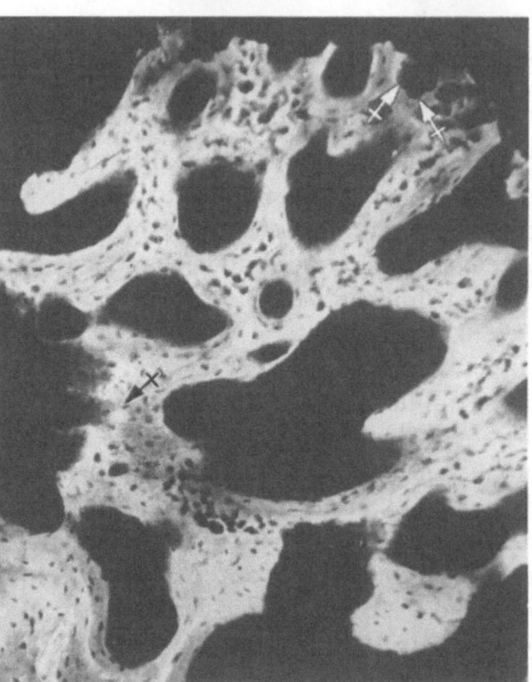

Als Trommelschlegelfinger und -zehen werden kugelige Verdickungen und eine Massenzunahme des nageltragenden Endgliedes bezeichnet. Diese Deformierung ist nicht schmerzhaft, eine Hyperthermie und Hyperämie kann fehlen.

Eine stärkere Füllung der Gefäße und Kapillaren und eine beträchtliche Erweiterung der venösen Sinus der Hoyer-Grosserschen Organe wurden beschrieben. Bemerkenswert ist der fast vollständige Mangel an Entzündungszeichen (FREYTAG 1891; STERNBERG 1899; GRUNBERG 1936; KÜHNE u. GERSTEL 1932; MENDLOWITZ 1941; CHARR u. SWENSON 1946; SCHOENMACKERS 1956). Die Nagelkalotte bildet mit dem verkrümmten Nagelendglied eine Kugel, da zwischen dem subungualen Polster und dem deckenden Nagel eine enge Korrelation besteht. Eine subtile patho-histologische Studie zum Aufbau der Trommelschlegelfinger und -zehen bei angeborenen Herz- und Gefäßfehlern hat SCHOENMACKERS (1956) vorgelegt. Im Bereich der Endphalangen findet sich eine leichte Strukturauflockerung mit Reduktion und Verschmälerung der Spongiosabälkchen bis auf die Rahmenstrukturen (WEENS u. BROWN 1945). Manchmal kommt es zu periostalen Appositionen an den Endphalangen.

Über Paget-ähnliche Strukturen der Knochen an den *Endphalangen* bei hypertropher Osteoarthropathie hat BURKHARDT (1959) berichtet und versucht, diesen Befund als Folgezustand chronischer Zirkulationsstörungen unter besonderen Bedingungen zu verstehen. Die pathogenetische Bedeutung der veränderten Periostzirkulation wurde wiederholt diskutiert. Vergleichende röntgenologische, angiographische und histologische Untersuchungen bei 8 Patienten mit Trommelschlegelfingern und hypertropher Osteoarthropathie haben PONCHON et al. (1969) durchgeführt und den Zirkulationsstörungen bei angiomatösen Veränderungen eine besondere pathogenetische Bedeutung zugestanden.

Die *Kortikalis* der Grund- und Mittelphalanx ist gut ausgebildet. Zum Markraum hin findet sich eine leichte Erweiterung der Haversschen Kanäle im Sinne der Spongiosierung und eine osteoporotische Strukturauflockerung der Spongiosa. Der Gelenkknorpel und die Knorpelknochengrenze sind meist gut erhalten, die Gleitflächen sind nicht arrodiert. In der subchondralen Spongiosa sind die Knochenbälkchen durch Anlagerung von Tafelosteonen etwas verstärkt. In den Markräumen findet sich Fettmark und keine Rheumagranulome. Der Gelenkknorpel wird von der stärker vaskularisierten Gelenkkapsel stellenweise etwas arrodiert.

Die *Gelenkkapsel* besteht aus zellarmem Bindegewebe, das nur spärlich schlanke Zotten bildet. Zum Gelenkspalt hin schließen sich die Spindelzellen zu einem einschichtigen Mesothel zusammen. Manchmal findet sich eine ödematöse Auflockerung der Gelenkkapsel, die im allgemeinen wenig vaskularisiert und meist frei von Infiltraten ist. Nicht selten ist ein Gelenkerguß vorhanden. Subtile histologische und elektronenmikroskopische Untersuchungen von Biopsie-Präparaten der Synovia bei 8 Patienten mit schmerzhaften Gelenkergüssen infolge hypertropher Osteoarthropathie, die bei Bronchial-Karzinomen aufgetreten waren, hat SCHUMACHER (1976) vorgenommen. Bei allen Patienten fanden sich Kapillarschäden der Synovia und bei 5 Patienten elektronendichte Ablagerungen zwischen dem Endothel und den Perizyten in den Gefäßwänden der Synovia, denen möglicherweise eine pathogenetische Bedeutung zukommt. Im Bereich der Ansatzstellen der Gelenkkapseln und der Grenzzone zwischen Gelenkknorpel und Kortikalis findet sich keine Unterminierung des Gelenkknorpels, doch sind gelegentlich kleine Kantenabbrüche zu finden. Nur selten kommen entzündliche Veränderungen der Synovialmembran vor, und partiell wird der Gelenkknorpel dann durch kapillarreiches Bindegewebe ersetzt (GALL et al. 1951; SCHUMACHER 1976). Die Diskrepanz zwischen den oft schweren, subjektiven Gelenkschmerzen und den nur sehr diskreten pathologisch-anatomischen Befunden ist bemerkenswert.

3. Röntgen-morphologische Befunde

Die polysynovitische frühe Phase der hypertrophischen Osteoarthropathie läßt sich im Bereich des Handskelettes nicht nur an den Gelenkweichteilen, sondern auch an den Sehnenscheiden nachweisen, wenn die Hand in der drei-Ebenen-Weichstrahltechnik nach FISCHER (1979) aufgenommen wird. Dabei können generalisierte mäßige Gelenk-, Kapsel- und Sehnenscheidenverbreiterungen und ein perisynovitisches Ödem nachgewie-

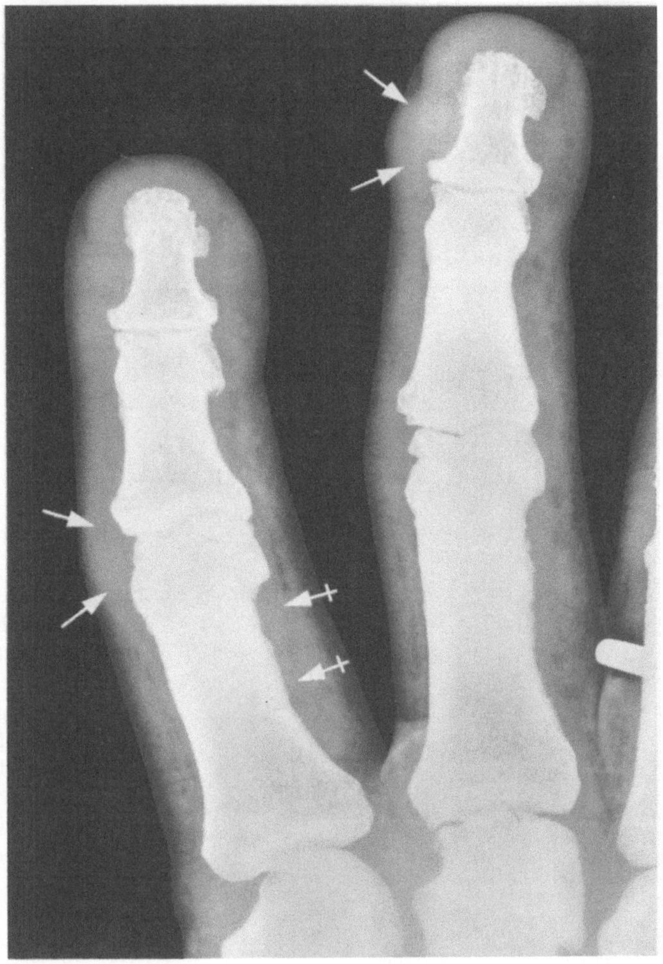

Abb. 9. Ausschnitt aus einer Schrägaufnahme der rechten Hand mit Weichstrahltechnik. Mittelgradige Kapselverdickung (→) im Bereich des Mittelgelenkes und Sehnenscheidenverdickung am Grundglied (↔) des 2., angedeutet auch des 3. Fingers. Rarefizierung der Processus unguiculares an der radialen Seite. Leichtgradiges Ödem in den subkutanen Weichteilen. Gleiche Veränderungen an den übrigen Fingern. Nur vereinzelt finden sich spärliche periostale Reaktionen am übrigen, mit konventioneller Technik untersuchten Skelett. (Nach E. Fischer „Die polysynovitische Phase der Osteoarthropathia hypertrophicans toxica an der Hand" Nachweis durch Film-Weichstrahlaufnahmen in drei Ebenen. In Vorbereitung)

sen werden (Abb. 9). Entsprechend der im histologischen Bild meist nur geringen synovitischen Entzündungsaktivität (Gall et al. 1951, Schumacher 1976) sind auch die artikulären und tendovaginären Weichteilverdickungen meist nur mäßig ausgeprägt.

Der charakteristische Röntgenbefund einer voll ausgeprägten hypertrophen Osteoarthropathie ist durch schalige, oft mehrschichtige, meist gleichmäßig ausgebildete periostale Knochenappositionen gekennzeichnet, die am Extremitätenskelett vorwiegend an den Knochen des Unterarmes und der Hand, der Unter- und Oberschenkel nachgewiesen werden können. Primär treten lymphozytäre Infiltrationen und Verdickungen des Periostes auf. In einer Zusammenstellung über periostale Knochenappositionen verschiedener Genese haben Edeiken et al. (1966) bei der hypertrophen Osteoarthropathie eine dünne, aber solide, etwas wellige periostale Knochenneubildung beschrieben, die bei symmetrischer Ausbildung sehr charakteristisch ist. Die Proliferation von Periostknochen kann sehr unterschiedlich ausgeprägt sein und zu grotesken, manchmal exostosenartigen Neubildungen führen (Jaffe 1958). Bei schubweisem Verlauf können mehrere lamelläre Knochenschichten entstehen. Eine besonders eindrucksvolle Beobachtung verdanke ich persönlich Uehlinger, bei der als auslösender Tumor ein Pleurasarkom zugrunde lag (Abb. 10a–f).

Die Periostappositionen können ein verschiedenartiges röntgenmorphologisches Bild bieten:

1. Regelmäßige, einfache Periostapposition, die vom Hauptknochen abgrenzbar ist,

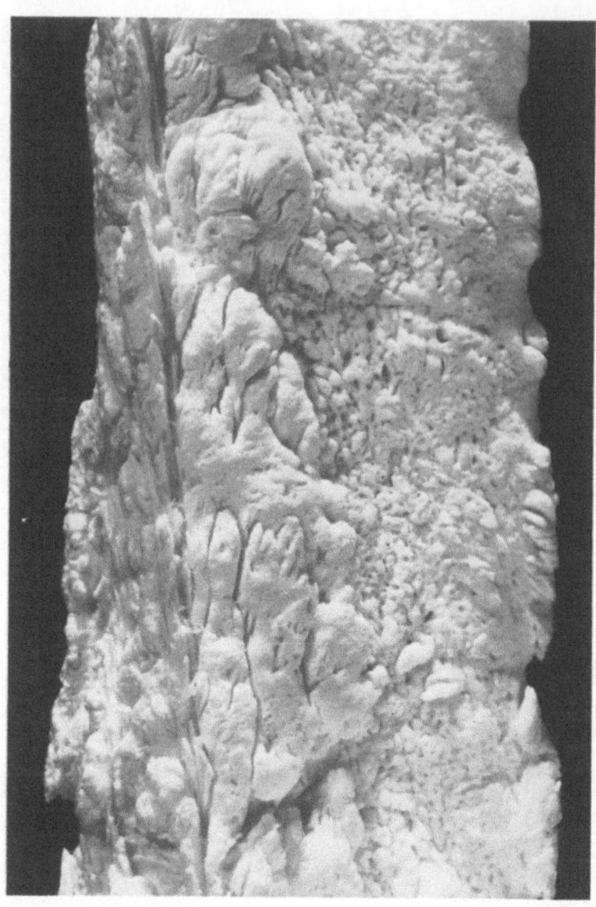

a

Abb. 10a–f. Schwere ausgeprägte Form einer hypertrophen Osteoarthropathie bei Pleurasarkom. **a** Die Oberfläche des neu gebildeten Periostknochens ist grob und zerklüftet, warzenförmig oder exostosenähnlich. Röntgenbilder und Präparate von Tibia und Fibula, Radius und Ulna sowie des rechten Fußskelettes lassen Form und Struktur der bizarren periostalen Appositionen deutlich erkennen **b–f**. (Beobachtung Prof. Dr. E. UEHLINGER, Pathologisches Institut der Universität Zürich)

2. regelmäßige, lamelläre oder zwiebelschalenartige, mehrschichtige Appositionen, die voneinander abzugrenzen sind,

3. unregelmäßige, sporadisch auftretende Periostappositionen, die lamellär, regional oder auch einmal spikulaähnlich vorkommen können,

4. unregelmäßige, mantelförmige kompaktere Periostappositionen, die manchmal eine wellige Kontur aufweisen,

5. unregelmäßige Verdickungen der Kompakta oder Kortikalis, die bizzare Formen annehmen können und vom Hauptknochen kaum oder nicht mehr abgrenzbar sind. Meist sind dies Spätformen.

Der Bereich der Diaphysen von Radius, Ulna, Tibia oder Fibula ist am stärksten betroffen (GREENFIELD et al. 1967; ALBRECHT u. ELLEGAST 1979). Die *Oberfläche* des neugebildeten Knochens ist unregelmäßig und rauh (ALBRECHT u. ELLEGAST 1979). Fast immer läßt sich im akuten Stadium der neugebildete Periostknochen durch einen schmalen Aufhellungssaum vom alten Knochen der Kompakta abgrenzen. Einzelne feine Bälkchenstrukturen verbinden die periostale Knochenschale mit dem Hauptknochen (Abb. 11). Im Bereich der Tubera unguiculares können Entkalkungen oder Rarefizierungen des Knochens sowie Veränderungen im Sinne von Akroosteolysen auftreten. Derartige Befunde sind selten und erinnern an Knochenveränderungen des Handskelettes, wie sie bei der floriden Form des primären und sekundären Hyperparathyreoidismus oder der renalen Osteopathie vorkommen können.

Verlaufsbeobachtungen und Spätbefunde der hypertrophen Osteoarthropathie lassen einen ständigen Umbau mit Strukturveränderungen und einen Wandel des röntgen-mor-

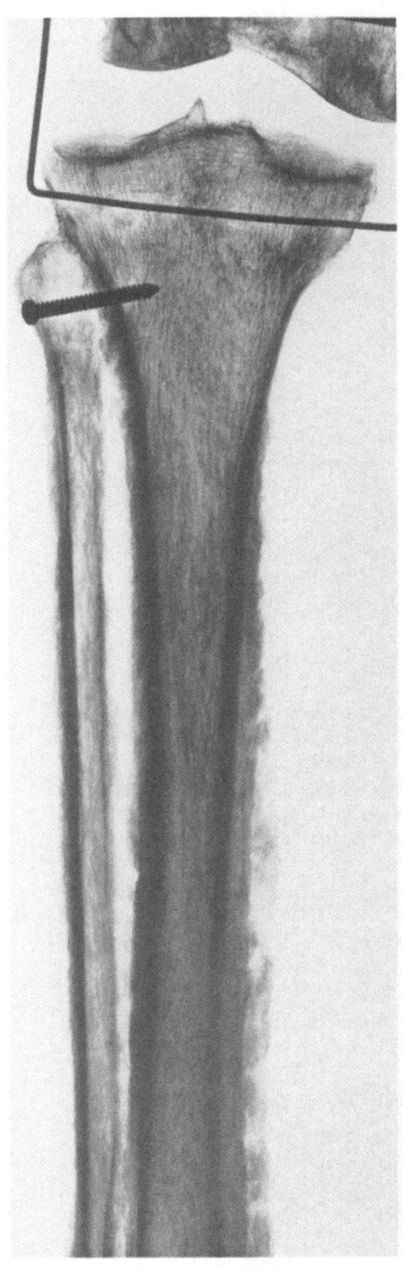
b

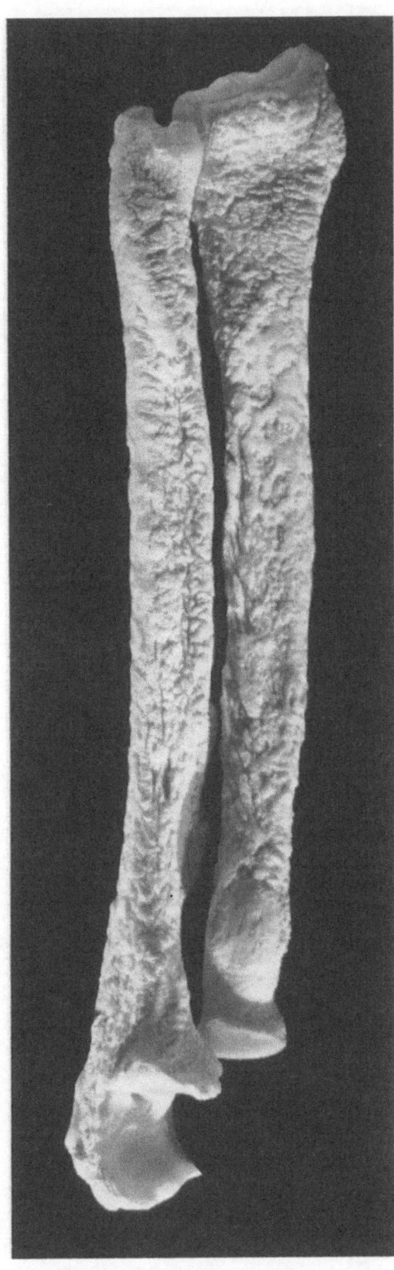
c

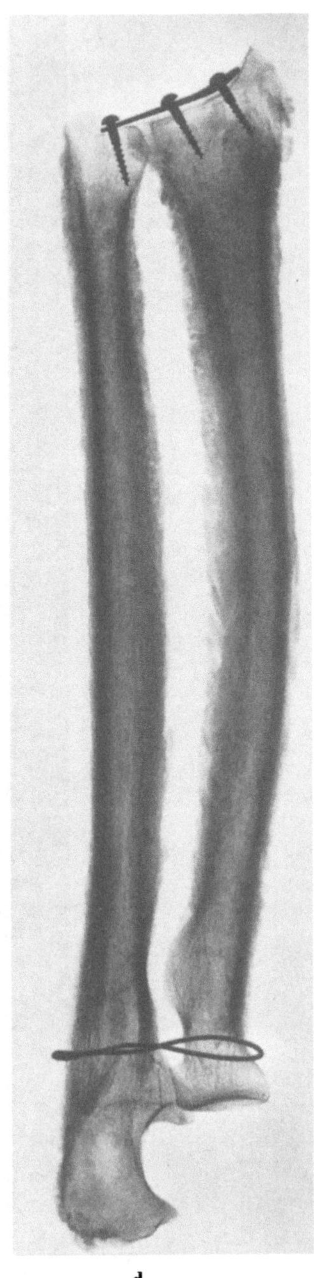
d

Abb. 10b–d

phologischen Bildes erkennen. Nach operativer Entfernung der Geschwulst oder erfolgreicher konservativer Behandlung des Grundleidens kann sich der neugebildete Periostknochen umbauen und mit dem Hauptknochen verschmelzen (FISCHL 1950; HOLMES et al. 1950; MURRAY u. JACOBSON 1977). Im wachsenden Organismus kommt es zur Normalisierung des röntgen-morphologischen Befundes, bei Erwachsenen bleibt eine Strukturauflokkerung der meist deutlich verdickten Kompakta zurück.

Die *Differentialdiagnose* ist meist nicht schwierig, wenn die voll ausgebildete Trias der hypertrophen Osteoarthropathie vorliegt. Unter den periostalen Appositionen müssen

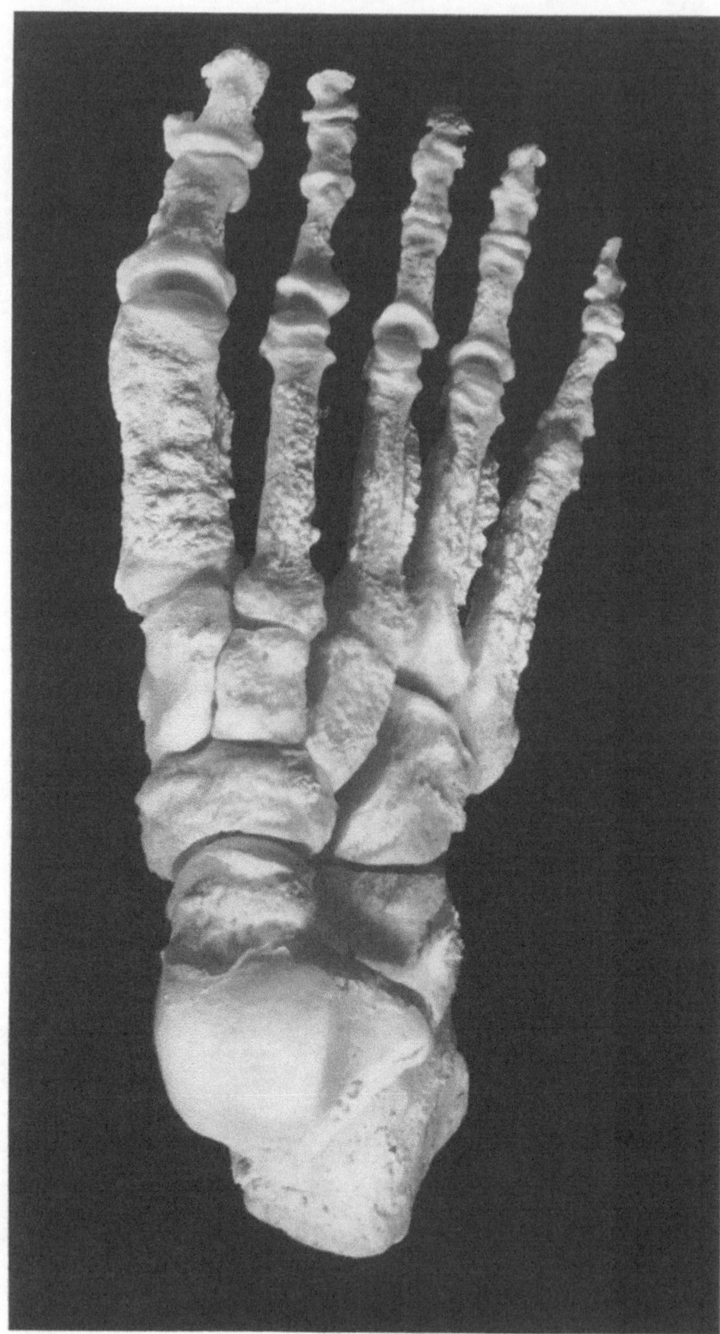

Abb. 10e

die familiäre, generalisierte Hyperostose mit Pachydermie, die Periostveränderungen bei der Akromegalie und beim Myxödem, im Kindesalter bei der Hypervitaminose A, der kongenitalen Lues, seltener der Rachitis, ferner der Leukämie und der fibrösen Dysplasie abgegrenzt werden (EDEIKEN u. HODES 1973; MURRAY u. JACOBSON 1977; ALBRECHT u. ELLEGAST 1979). Im Kindesalter kann eine Osteomyelitis oder ein Knochentumor, im späteren Erwachsenenalter die Frühform eines Morbus Paget regionale Periostappositionen induzieren, die jedoch *nicht symmetrisch* ausgebildet sind.

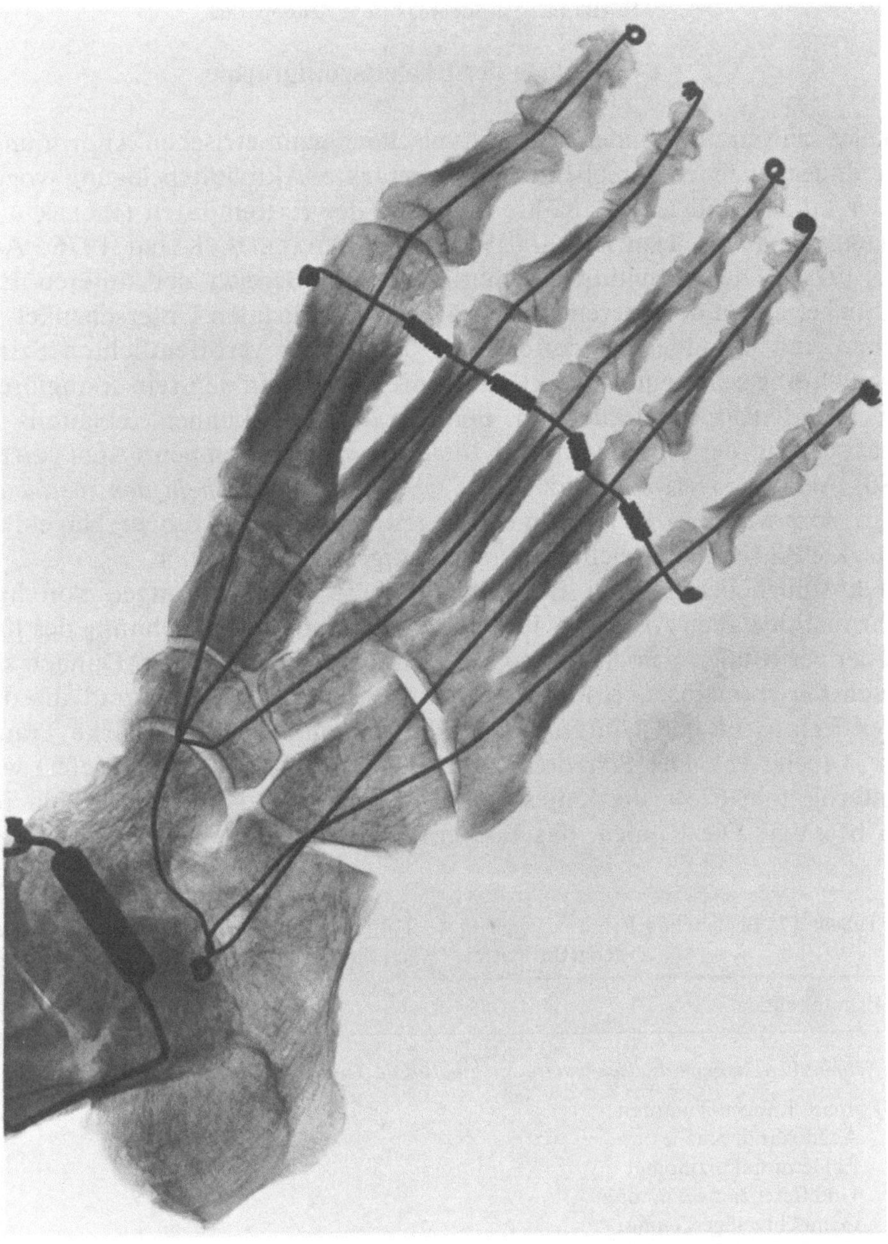

Abb. 10f

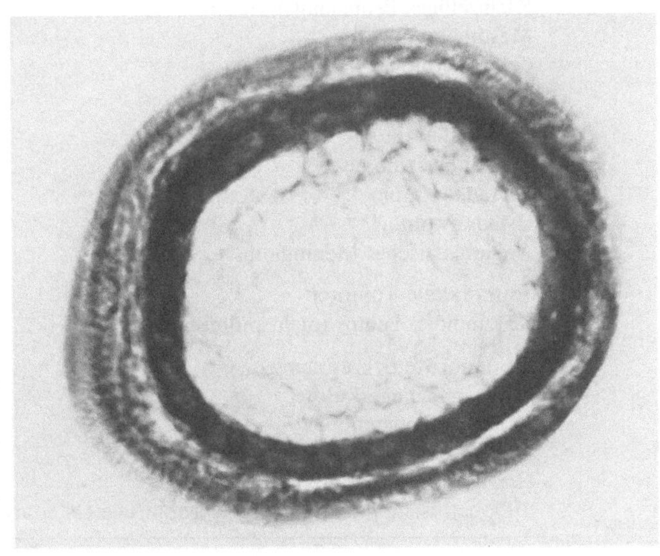

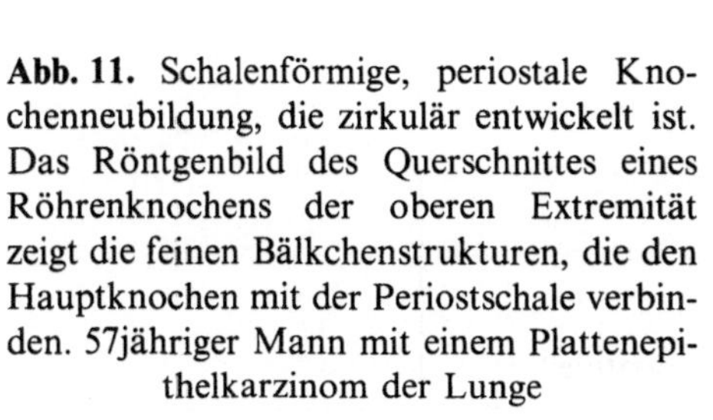

Abb. 11. Schalenförmige, periostale Knochenneubildung, die zirkulär entwickelt ist. Das Röntgenbild des Querschnittes eines Röhrenknochens der oberen Extremität zeigt die feinen Bälkchenstrukturen, die den Hauptknochen mit der Periostschale verbinden. 57jähriger Mann mit einem Plattenepithelkarzinom der Lunge

4. Befunde der Skelettszintigraphie

Im Skelettszintigramm findet sich der typischen, symmetrischen Anordnung der periostalen Veränderungen entsprechend eine verstärkte Aktivitätsbelegung vorwiegend im Bereich der kurzen und langen Röhrenknochen der Extremitäten (BIELER u. ALBRECHT 1971; ALBRECHT 1972; TERRY et al. 1975; ROSENTHALL u. KIRSH 1976; ALBRECHT u. ELLEGAST 1979). Die Aktivitätsanreicherung ist im Bereich der unteren Extremitäten meist deutlicher als an der oberen ausgeprägt und die distalen Unterschenkel- und Unterarmknochen sind besonders betroffen. Auf den bisher veröffentlichten Szintigrammen ist häufig auch eine sehr deutliche Aktivitätsanreicherung in den rein spongiösen Knochen der Wirbel und Rippen, ferner im Bereich der gelenknahen, ebenfalls spongiösen Knochenabschnitte der Epiphysen und Metaphysen zu erkennen (ALBRECHT 1972; ALI et al. 1980). Von ROSENTHALL und KIRSH (1976) wurde *auch in den distalen Phalangen* der Finger, dort wo sich die Trommelschlegelfinger mit gewölbten Nägeln entwickeln, eine verstärkte Aktivitätsanreicherung im Szintigramm festgestellt.

Einen ausführlichen Bericht über 48 gesicherte Beobachtungen von hypertropher Osteoarthropathie haben ALI et al. (1980) vorgelegt und die Ausdehnung des Knochenumbaus und der periostalen Knochenapposition analysiert (Tabelle 17). Danach sind unzweifelhaft auch die spongiösen Knochenabschnitte deutlich beteiligt und die distalen und proximalen Epiphysen der Röhrenknochen lassen eine besonders starke Transformation vermuten (Tabelle 18). Der Schädelknochen (Unterkiefer und Oberkiefer) war in 42%, das Schulterblatt in 67%, die Kniescheibe in 50% und das Schlüsselbein in 33% der Patienten beteiligt. Die Rippen, das Beckenskelett und die Wirbelsäule zeigen ebenfalls

Tabelle 17. Begleitende Erkrankungen in 48 Fällen der pulmonalen hypertrophischen Osteoarthropathie. (Nach ALI et al. 1980)

Erkrankungen	Anzahl der Fälle
Neoplasmen, pulmonale oder andere intrathorakale Tumoren	
Primäre Lungen-Tumoren	
Adenokarzinome	16
Epidermoidkarzinome	10
Undifferenzierte Tumoren	5
Gemischtzelliger Tumor	1
Kleinzelliges Bronchialkarzinom	1
Mesotheliom	1
ohne Histologie	1
Metastatische Lungentumoren	
Mammakarzinome	2
Prostatakarzinome	2
Nierenkarzinom	1
Osteosarkom	1
Angioblastisches Meningiom	1
Extrathorakale Tumoren	
Karzinoider Tumor (nicht pulmonal)	1
nicht tumoröse Erkrankungen	
Pulmonale Tuberkulose	1
Aspirationspneumonie	1
Pulmonaler Abszeß	1
Hepatom mit pulmonalem Abszeß	1
"Idiopathische pulmonale hypertrophische Osteoarthropathie"	1

Tabelle 18. Regionaler Befall des Skeletts bei pulmonaler hypertrophischer Osteoarthropathie. (Nach ALI et al. 1980)

Skelett-Bereich	Gradeinteilung[a]					Gesamtzahl positiv	% Anteil positiv
	0	1	2	3	4		
Schädel	28	10	8	1	1	20	42
Klavikula	32	1	10	2	3	16	33
Skapula	15	8	20	2	3	32	67
Humerus (proximal	41	3	3	0	1	7	15
Humerus (distal)	18	11	13	3	3	30	63
Radius-Ulna (proximal)	8	5	21	6	8	40	83
Radius-Ulna (distal)	7	6	20	10	5	41	85
Hände und Karpalia	6	8	29	3	2	42	88
Femur (proximal)	13	2	16	10	7	35	73
Femur (distal)	6	4	16	13	9	42	88
Patella	24	7	10	7	0	24	50
Tibia-Fibula (proximal)	2	3	17	16	10	46	96
Tibia-Fibula (distal)	3	5	12	13	15	45	94
Füße	9	11	16	7	5	39	81
Rippen	47	0	1	0	0	1	2
Becken	47				1	1	2

[a] Gradeinteilung der Stärke der Radionuklidspeicherung im Knochen

Speicherungsgrad	Definition
0	Normale Ablagerung des Radiopharmakon
1	Geringe jedoch sicher erhöhte Ablagerung
2	Gering erhöhte Ablagerung, jedoch weniger als in der LWS
3	Gleich starke Ablagerung wie in der Lendenwirbelsäule
4	Deutlich erhöhte Ablagerung: erheblich mehr als in der LWS

deutliche Aktivitätsanreicherungen als Ausdruck eines vermehrten Stoffaustausches (Abb. 12). Eine asymmetrische Aktivitätsanreicherung im Szintigramm fand sich in 17% der Patienten und bei 15% der Skelettbefunde war eine unregelmäßige Verteilung der Aktivität erkennbar. Die differentialdiagnostische Abgrenzung gegen Tumormetastasen bereitete keine Schwierigkeiten.

Die Szintigraphie mit ^{99m}Tc-Pyrophosphat läßt frühzeitig und vollständig den Stoffaustausch, die Ausdehnung der Knochentransformation und die periostale Apposition neuen Knochens erkennen. In einigen Mitteilungen wird ein „Doppelstreifen-Zeichen" als Ausdruck der verstärkten periostalen Aktivitätsaufnahme beschrieben (TERRY et al. 1975). Der röntgenmorphologische Befund wird sich erst später so deutlich ausbilden, daß er auch nachweisbar ist. Eine asymmetrische Lokalisation der Aktivitätsanreicherung im Szintigramm kann bei abortiven Frühformen oder im Laufe der Heilung einer paraneoplastischen Osteopathie dieses Typs durch Knochentransformation auftreten. Die differentialdiagnostischen Schwierigkeiten der Abgrenzung solcher Befunde gegen eine Skelettmetastasierung können nur mit Hilfe subtiler Röntgendiagnostik, einschließlich Tomographie, eventuell auch Röntgen-Computer-Tomographie der betreffenden Knochen geklärt werden.

Die Skelett-Szintigraphie mit ^{99m}Tc-Pyrophosphat oder Diphosphonat ist eine sehr empfindliche Methode und daher auch gut geeignet für *Kontrolluntersuchungen nach Behandlung* des Tumorleidens (FREEMAN u. TONKIN 1976). Bei einer 54jährigen Patientin mit einem Bronchialkarzinom des rechten Unterlappens und einer Metastase im rechten

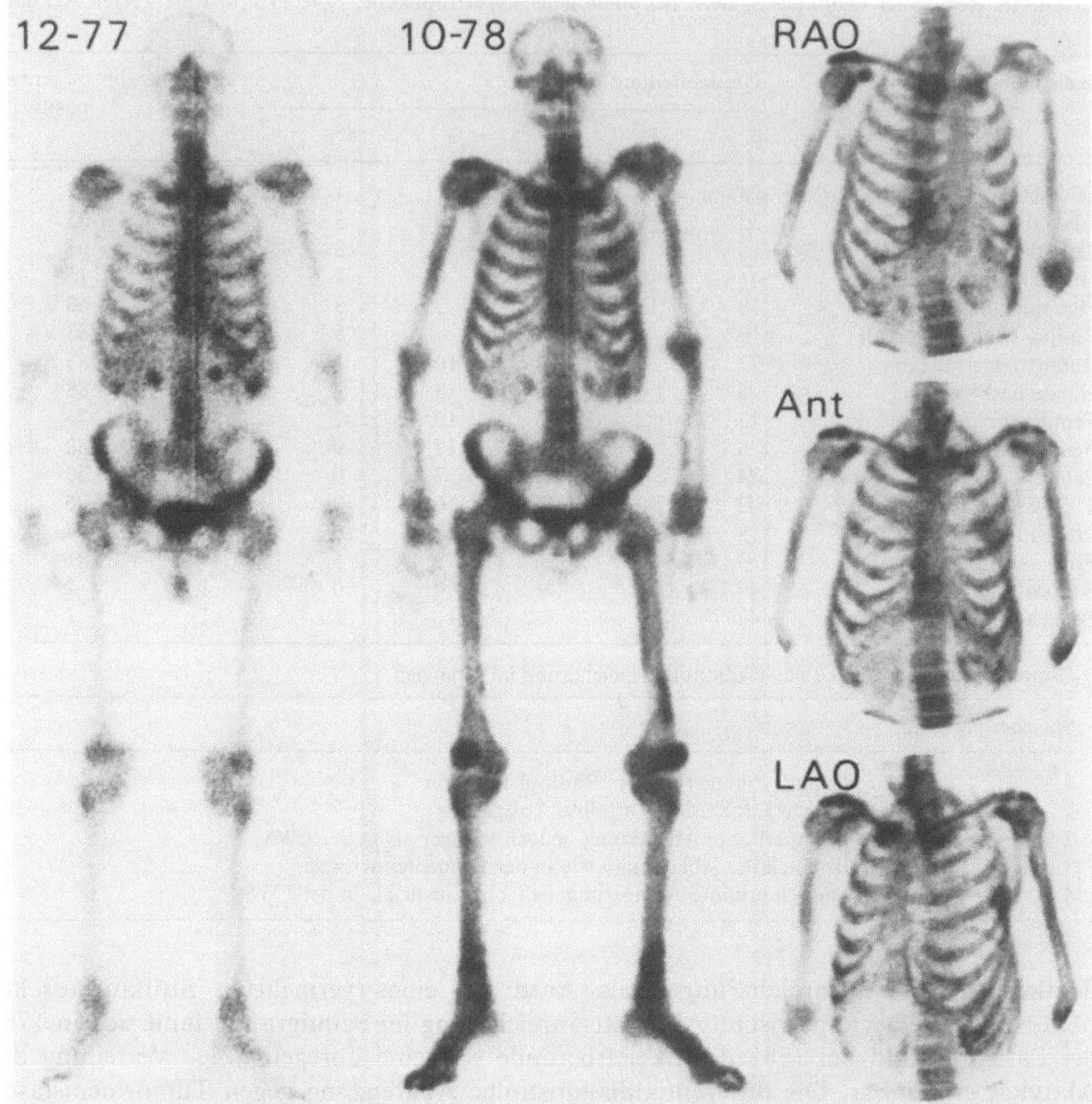

Abb. 12. Im Skelett-Szintigramm können die Zonen des Stoffaustausches und der Transformation der Tela ossea zuerst erkannt werden. Die Stärke der Radionuklidanreicherung ist Ausdruck der Intensität der biologischen Vorgänge. Bei einem 71jährigen Mann mit Lungenkarzinom fand sich postoperativ ein normales Skelett-Szintigramm (links). Nach etwa 10 Monaten trat mit einem Rezidiv des Tumors eine schwere hypertrophe Osteoarthropathie auf. Das Skelettszintigramm zeigt eine globale Aktivitätsanreicherung auch im Bereich der Rippen und der gesamten Wirbelsäule. (Beobachtung von ALI et al. 1980)

Radius konnten RAO et al. (1979) nach Strahlenbehandlung der Metastase eine deutliche Rückbildung der Knochenveränderungen, insbesondere der Periostapposition und des Umbaus der Tela ossea zuerst durch die Szintigraphie nachweisen.

5. Vorkommen und Häufigkeit der zugrundeliegenden Krankheiten

Die Osteoarthropathie hypertrophiante pneumique (BAMBERGER-MARIE) kann bei verschiedenartigen Erkrankungen auftreten. In den früheren Mitteilungen standen die chronisch-entzündlichen Erkrankungen der Lunge wie Bronchiektasen, Abszesse, Empyeme und die chronisch-kavernöse Lungentuberkulose ätiologisch ganz im Vordergrund. Vereinzelt fand sich eine hypertrophe Osteoarthropathie auch bei Patienten mit Herzfehlern, die angeboren oder erworben sein können. So konnte LOCKE (1915) aus einer Zusammenstellung von 144 Beobachtungen des Schrifttums ein Überwiegen chronischer Lungeneiterungen und der Tuberkulose von etwa 90% feststellen, während bei nur wenigen Patienten mit hypertropher Osteoarthropathie ein Lungentumor bekannt war. Aus der Sammelstatistik von PENITSCHKA (1938) geht hervor, daß von 183 Patienten mit hypertropher Osteoarthropathie mehr als 60% entzündliche Lungenerkrankungen und etwa 20% primäre oder metastatische Tumoren (38 Patienten), der Rest extrapulmonale Grundleiden aufwiesen.

Die Beobachtungen einer hypertrophen Osteoarthropathie bei Patienten mit Leberzirrhosen sprechen dafür, daß der zur Störung der Transformation des Knochens führende Pathomechanismus Parallelen zu den Karzinom-induzierten Skelettveränderungen aufweisen muß (DE MEYER u. SARASIN 1950; EPSTEIN et al. 1979). In diesem Zusammenhang sei auf diskrete periostale Reaktionen hingewiesen, die bei Systemerkrankungen des Skelettes, insbesondere auch bei der *hepatogenen Osteopathie* zu finden sind (HEUCK 1976).

In dem neueren Schrifttum über die paraneoplastische hypertrophe Osteoarthropathie stehen als Grundkrankheit die *Tumoren* und unter diesen die kleinzelligen Bronchialkarzinome und Lungentumoren im Vordergrund (HOLMES et al. 1950; PATTISON et al. 1951; HANSEN 1952; WIERMAN et al. 1954; MARGINEANU 1965). Umgekehrt schwankt die Häufigkeit der Entwicklung einer hypertrophen Osteoarthropathie bei Bronchialkarzinomen zwischen 0,7% bis 12% nach Sammelarbeiten des Schrifttums. In einer Zusammenstellung von 119 Patienten mit hypertropher Osteoarthropathie durch RICKLIN (1955) ist eine deutliche Änderung in der Häufigkeit der Grundleiden festzustellen, die eine hypertrophe Osteoarthropathie entwickeln können. Es fanden sich in 82,5% der Patienten Bronchus- und Lungentumoren, nur in 10% unspezifische oder spezifische Lungeneiterungen und bei den restlichen Patienten extrathorakale, nicht immer eindeutig bekannte Grundleiden. Diese Verschiebung könnte wohl auch dadurch zustande gekommen sein, daß infolge der in den letzten Jahrzehnten wesentlich verbesserten Diagnostik (Bronchoskopie, Bronchographie, Zytologie u.a.) festgestellt werden konnte, daß den früher als „chronische Lungeneiterung" angesehenen Erkrankungen wohl doch oft ein Bronchuskarzinom zugrunde gelegen hat. Von HOLLING (1967) wird berichtet, daß die hypertrophe Osteoarthropathie in 70% bis 90% bei Patienten mit einem primären oder sekundären Lungenkarzinom vorkommt.

Von diagnostischer Bedeutung ist es, daß nicht selten dieses paraneoplastische Syndrom der hypertrophen Osteoarthropathie als ein frühes Zeichen bei Lungengeschwülsten beobachtet worden ist (Abb. 13). Unter 250 Patienten mit einem Bronchialkarzinom fanden BARIETY et al. (1964) bei 45 Patienten schon sehr früh osteoartikuläre Symptome und als Initialsymptome bei 34 Patienten Fingerschwellungen, 9mal eine schmerzhafte Arthropathie und nur bei 4 Patienten eine ausgeprägte hypertrophe Osteoarthropathie. Von VON MUSZYNSKI, ROUSSELIN u. LELASSEUX (1921) sind interessante *Verlaufsbeobachtungen* mitgeteilt worden. Bei einem 51 Jahre alten Patienten wurden Gelenkschmerzen als eine subakute Polyarthritis der Kniegelenke, der Handgelenke und der Hände diagnostiziert und 10 Monate behandelt. Nach dieser Zeit konnte ein kleiner Tumor im linken Lungenoberlappen nachgewiesen werden, der noch symptomlos war. Es waren jedoch schon die charakteristischen klinischen Zeichen einer hypertrophen Osteoarthropathie, wie Trommelschlegelfinger, Vergrößerung und Schwellungen von Hand und Fuß sowie periostale Appositionen an einigen Diaphysen vorhanden. Der Tumor wurde durch Lobektomie entfernt. Es fand sich histologisch ein Karzinom, das bereits in die regionalen Lymphknoten metastasiert hatte. Bei einem 30 Jahre alten Mann wurde wegen eines

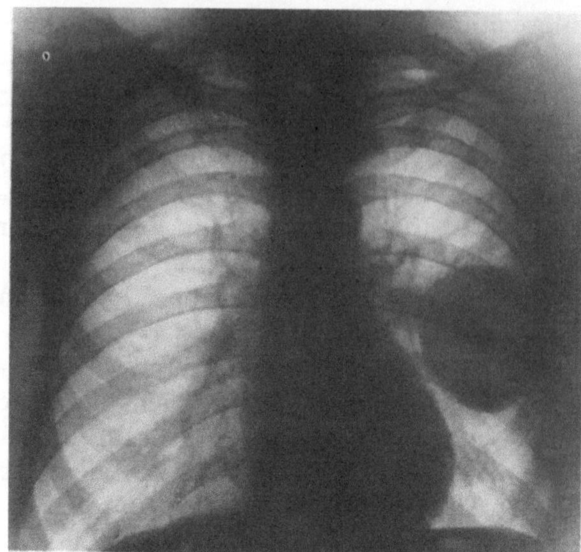

a

Abb. 13a–c. Operativ und histologisch gesichertes Plattenepithelkarzinom im Bereich des linken Unterlappens bei einem 40jährigen Mann **a.** Ausgeprägte hypertrophe Osteoarthropathie mit deutlich erkennbaren, periostalen Appositionen an allen Knochen der Hände und Unterarme, insbesondere auch im Bereich der Phalangen, die selten betroffen sind **b, c.** Diskrete Spongiosklerosen jedoch keine deutliche Spongiosierung der Diaphysenkompakta

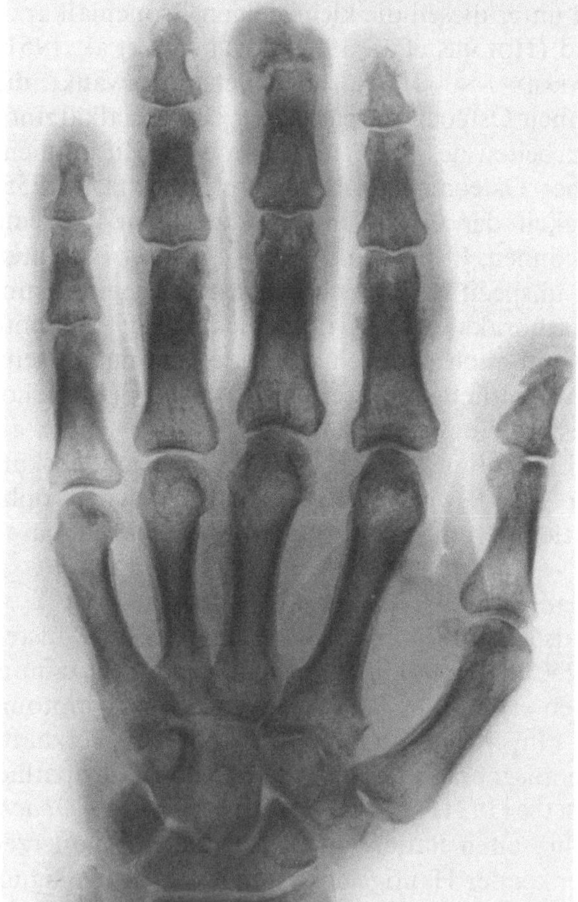

b

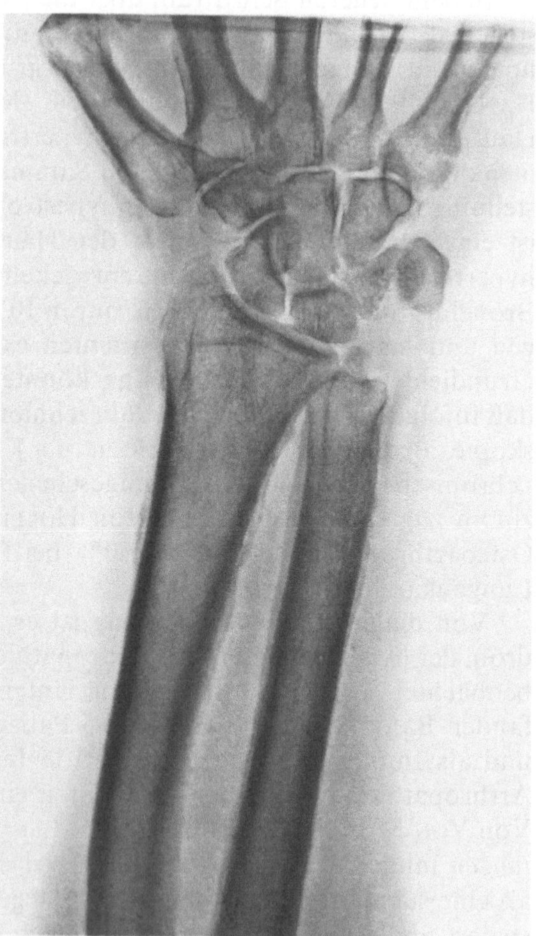

c

malignen Lymphknotens am Hals eine Strahlentherapie durchgeführt. Histologisch handelte es sich um ein *anaplastisches Karzinom.* Neben dem Husten bestand eine subakute Polyarthritis. Die Durchuntersuchung ergab ein Karzinom im rechten Hauptbronchus, das nun ebenfalls bestrahlt wurde. Im Laufe von 3 Monaten entwickelte sich das typische

Bild einer hypertrophen Osteoarthropathie mit periostalen Appositionen an den Diaphysen der Röhrenknochen der Extremitäten. Nach operativer Entfernung des Tumors oder erfolgreicher konservativer Behandlung bilden sich die Skelettveränderungen zurück. Die Periostappositionen können verschwinden oder mit dem Hauptknochen verschmelzen, so daß eine Kompaktaverdickung resultiert (Abb. 14).

Periostale Knochenappositionen und angedeutete Trommelschlegelfinger mit uhrglasförmigen Fingernägeln im Sinne der Osteopathia hypertrophicans bei endobronchialem Plasmozytom der Lunge haben PLENK u. PRELL (1953) beobachtet. Über die hypertrophe Osteoarthropathie bei *Lungenmetastasen* von extrathorakalen Tumoren haben BRYAN (1925), KOLLBRUNNER (1948), RICKLIN (1955), AUFSES u. AUFSES (1960), YACOUB (1965) berichtet. Eine ausführliche Abhandlung über das Auftreten der hypertrophen Osteoarthropathie bei Lungenmetastasen ist von FIROOZNIA et al. (1975) vorgelegt worden.

Neben den Bronchialkarzinomen und Lungengeschwülsten haben eine Anzahl weiterer maligner Neubildungen eine paraneoplastische Osteopathie im Sinne der Sonderform der hypertrophen Osteoarthropathie induziert. Die Pleurageschwülste, insbesondere das Pleuramesotheliom, wird nach Angaben der Literatur bei etwa der Hälfte der Kranken von einer hypertrophen Osteoarthropathie begleitet (WIERMAN et al. 1954; MUSZYNSKI et al. 1971). Von MILLER (1939) wurde die hypertrophe Osteoarthropathie bei einem Thymuskarzinom, von PASCUZZI et al. (1957) bei einem Rhabdomysarkom des Herzens und von TRIVEDI (1958) bei einem Neurilemmom des Zwerchfells beobachtet.

Bei etwa 10% der Patienten mit *Karzinoid-Syndrom* wurden Arthralgien, periartikuläre Demineralisation, subchondrale Zysten und Erosionen beschrieben (BACH 1980). Durch Blockierung der Serotonin-Biosynthese mit Para-Chlorphenylalanin können die Beschwerden rückgängig gemacht werden (RAMSDELL u. KELLEY 1973; PLONK u. FELDMAN 1974).

Beim *Carcinoma colli uteri* fand HOFFMANN (1919) wohl zuerst den Befund einer hypertrophen Osteoarthropathie. Von STEINFELD u. MUNZENRIDER (1974) wurde über die Manifestation einer hypertrophen Osteoarthropathie bei *Zervix-Karzinomen* berichtet, die sich nach erfolgreicher Strahlentherapie zurückbildete. In diesem Zusammenhang sei an die Befunde von SEIFERT u. SEEMANN (1967) erinnert, die bei Ovarialkarzinomen eine generalisierte paraneoplastische Osteopathie mit Hyperkalzämie-Syndrom und Fibroosteoklasie im Schädelknochen, Wirbelkörper, Rippen, Sternum, Beckenschaufel und Femur gefunden haben.

Die hypertrophe Osteoarthropathie wurde auch bei Geschwülsten der *Nasopharyngealregion* beobachtet (DINER 1962; JAFFEE 1964). Sehr gut dokumentierte, ausgedehnte Befunde einer hypertrophen Osteoarthropathie bei einem 14jährigen und einem 11jährigen Knaben mit Lymphoepitheliom des Pharynx haben ZORNOZA et al. (1977) mitgeteilt. Die charakteristischen Röntgenbefunde der ausgeprägten hypertrophen Osteoarthropathie an der unteren und oberen Extremität bei einem 11jährigen Knaben mit undifferenziertem Plattenepithelkarzinom des Nasopharynx haben AMERI et al. (1978) beobachtet. Über das klassische Bild der hypertrophen Osteoarthropathie bei einem Ösophagus-Karzinom, das noch keine Metastasen gesetzt hatte, haben PEYMAN (1959), PIERCE u. WEIR (1973) berichtet. Bei einem Ösophagus-Myxom fand HOLLIS (1967) typische Skelettveränderungen. Die hypertrophe Osteoarthropathie beim *Magenkarzinom* haben SINGH et al. (1950) beschrieben.

Bei verschiedenen Formen der Leberzirrhose haben BUCHAN u. MITCHELL (1967), HAN u. COLLINS (1968) über hypertrophe Osteoarthropathie berichtet. Den ungewöhnlichen Verlauf von 2 *Leberzellkarzinomen* mit ausgedehnten Verkalkungen in fibrösnekrotischen Bezirken des Tumors und seiner Metastasen in der Lunge und in der Milz haben MORGAN et al. (1972) beschrieben. Einmal waren auch Verknöcherungen

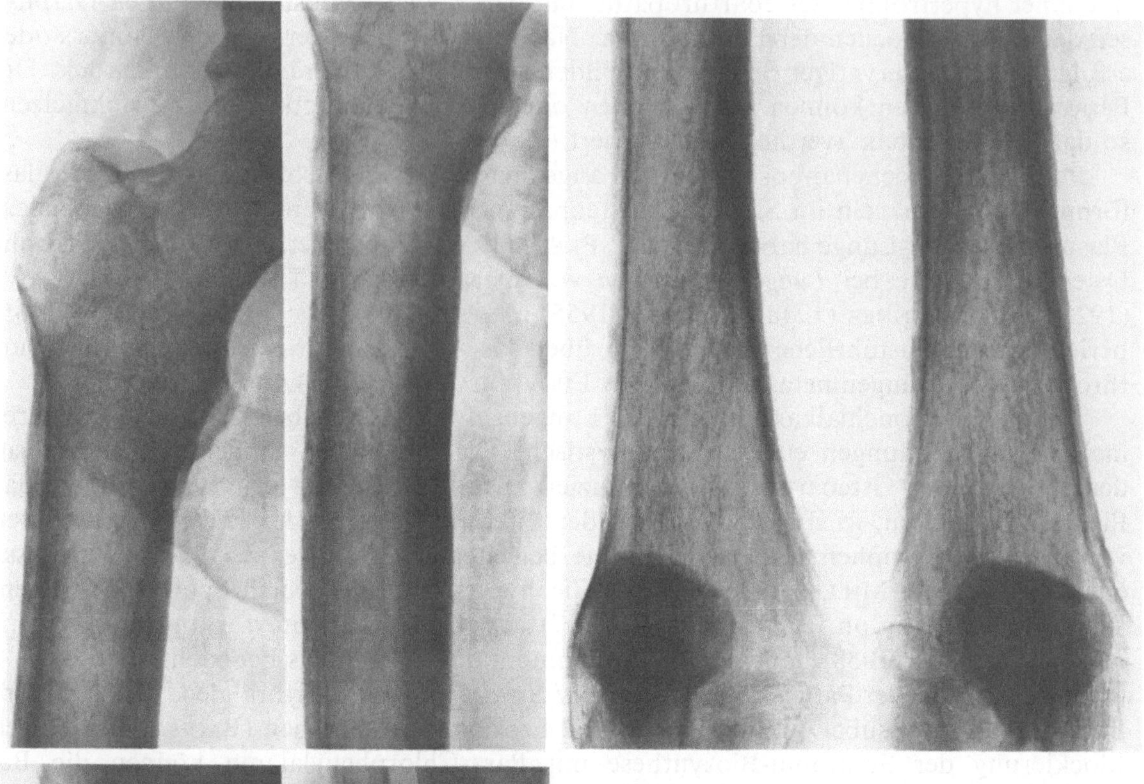

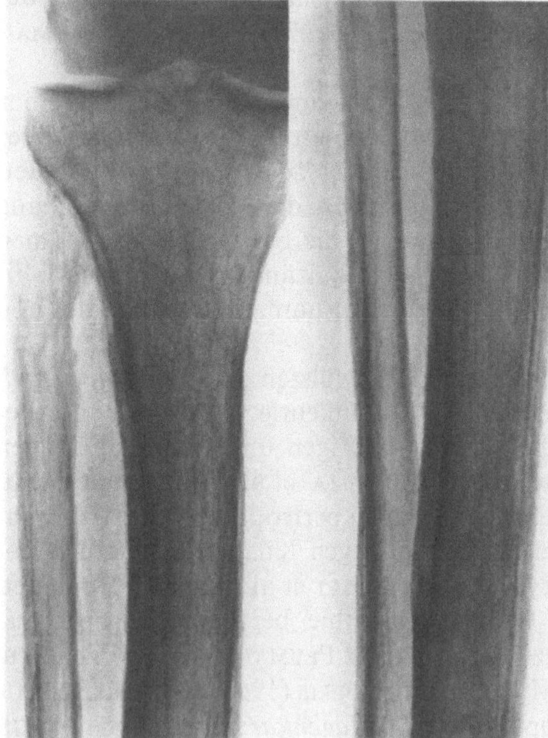

Abb. 14a–f. Unterschiedlich ausgeprägte lamelläre Periostappositionen im Bereich des Extremitätenskelettes, die partiell mit dem Hauptknochen verschmolzen sind. Bei dem 73jährigen Mann wurde eine Resektion des rechten Unter- und Mittellappens wegen eines Bronchialkarzinoms durchgeführt. Die Skelettveränderungen wurden postoperativ im Stadium der Transformation und Apposition der neu gebildeten Periostschalen erfaßt. Die Oberfläche an den Knochen der unteren Extremität ist unregelmäßig **a–c**. Spongiosierung der Diaphysenkompakta und Knochenneubildungen im Markraum der Metatarsalia und Phalangen **d**. Vergröberte, zum Teil aufgelockerte Spongiosastrukturen im Bereich von Epiphysen und Metaphysen, die vereinzelte Sklerosen zeigen. Die Bestimmung des Mineralgehaltes (Apatitwert nach Heuck und Schmidt 1959/60) im Bereich der Kalkaneusspongiosa beiderseits ergab bei etwas groben Strukturen des Knochens links 150 mg/ml und rechts 140 mg/ml Apatit. Unter Berücksichtigung des Alters des Patienten liegt der Mineralgehalt leicht unterhalb der unteren Grenze der Norm **e, f**

zu finden. Beide Patienten zeigten ausgeprägte Befunde an den unteren und oberen Extremitäten im Sinne der hypertrophen Osteoarthropathie. Über Mischtumoren der Leber mit Metastasen, die röntgenologisch nachweisbare Verkalkungen und eine hypertrophe Osteoarthropathie aufwiesen, haben LUDWIG et al. (1975) berichtet. Den Begleitbe-

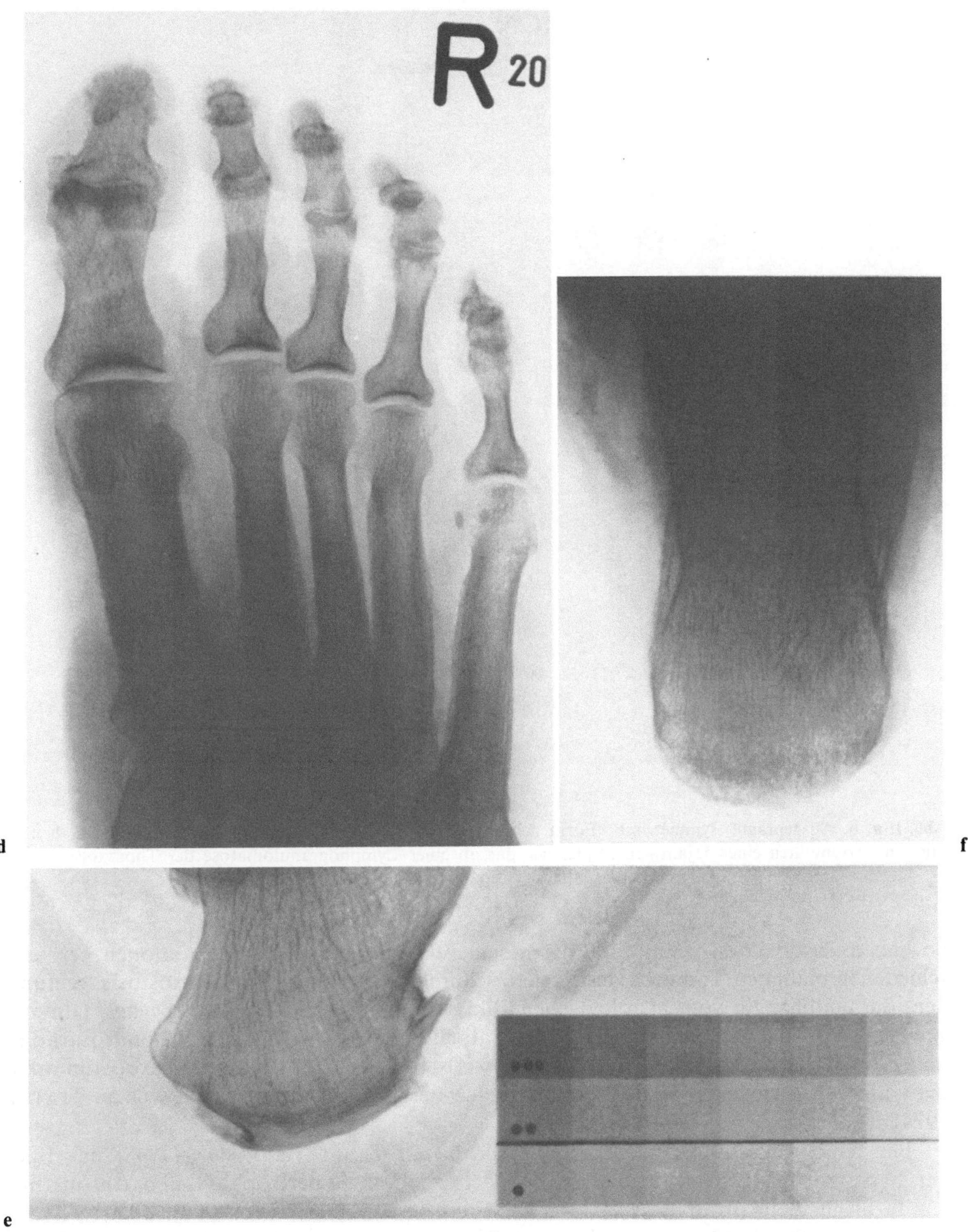

Abb. 14d–f

fund der hypertrophen Osteoarthropathie bei *Gallengangskarzinomen* haben EPSTEIN et al. (1979) beobachtet.

Das Auftreten einer paraneoplastischen hypertrophen Osteoarthropathie bei *Knochengeschwülsten ist von* KOLLBRUNNER (1948) und in jüngster Zeit erneut beobachtet worden.

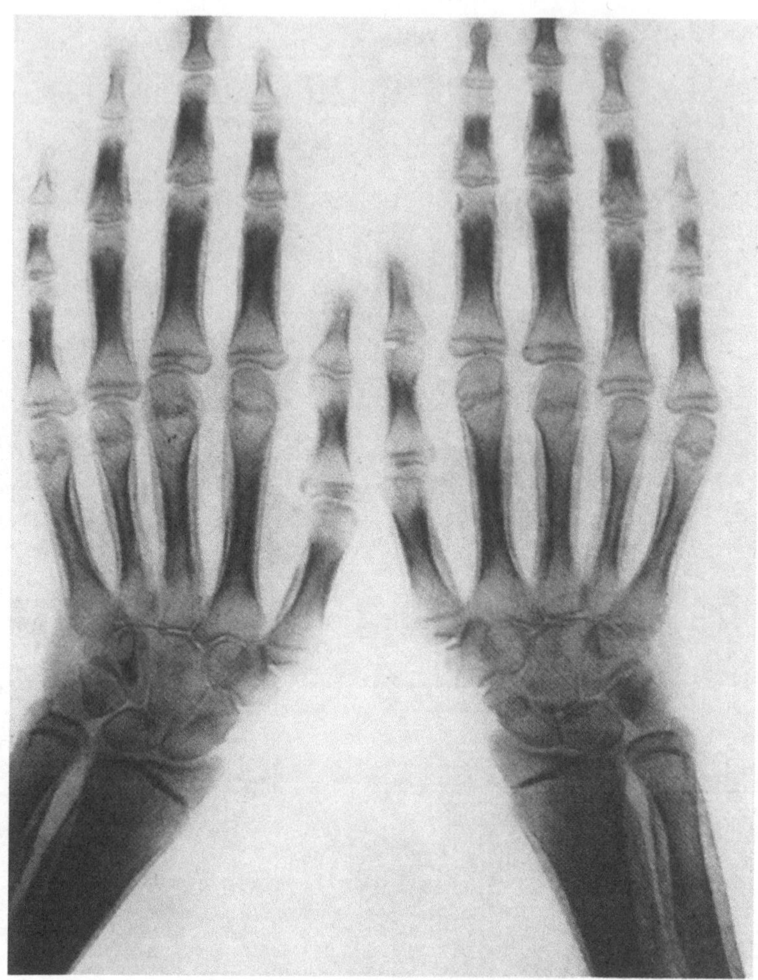

a

Abb. 15a, b. Ausgeprägte, symmetrische Form der hypertrophen Osteoarthropathie an den oberen **a, b** und unteren Extremitäten eines 15jährigen Mädchens, das an einer Lymphogranulomatose der Thoraxorgane erkrankt war. (Beobachtung von GROS et al. 1950)

So haben ZESCHKOWSKI et al. (1970) Untersuchungen über Knochenreaktionen bei verschiedenen malignen Tumoren des Skelettes durchgeführt und eine „Periostosis" gefunden, die unabhängig vom histologischen Bild, also vom Ursprungsgewebe des Tumors gewesen ist. Den Untersuchungen lagen 50 Patienten mit Ewing-Sarkom, Chondrosarkom und Fibrosarkom zugrunde. Es sind auch bei Osteosarkomen, ferner bei Parotistumoren die typischen periostalen Skelettveränderungen beschrieben worden (BROWER u. TEATES 1974).

Bei der chronisch-myeloischen Leukämie haben TEMPLE u. JASPIN (1948) das Bild der hypertrophen Osteoarthropathie beobachtet. Eine hypertrophe Osteoarthropathie wurde bisher beim *Morbus Hodgkin* nur selten beschrieben (GROS et al. 1950; ADLER u. SHARMA 1970; AL-BAHRANI u. BAKIR 1971; ATKINSON et al. 1976). Die erste fundierte Mitteilung mit pathologisch-anatomischen Befunden über ein 15jähriges Mädchen mit Lymphogranulomatose der Thoraxorgane, die eine sehr ausgeprägte Form der hypertrophen Osteoarthropathie entwickelt hatte, ist von GROS et al. (1950) vorgelegt worden. Die symmetrisch ausgebildeten periostalen Veränderungen an den Extremitäten waren auch am Femur zu finden und sehr gleichmäßig entwickelt (Abb. 15). Über eine hypertrophe Osteoarthropathie bei Lymphosarkom haben GORMAN et al. (1958) berichtet. Die

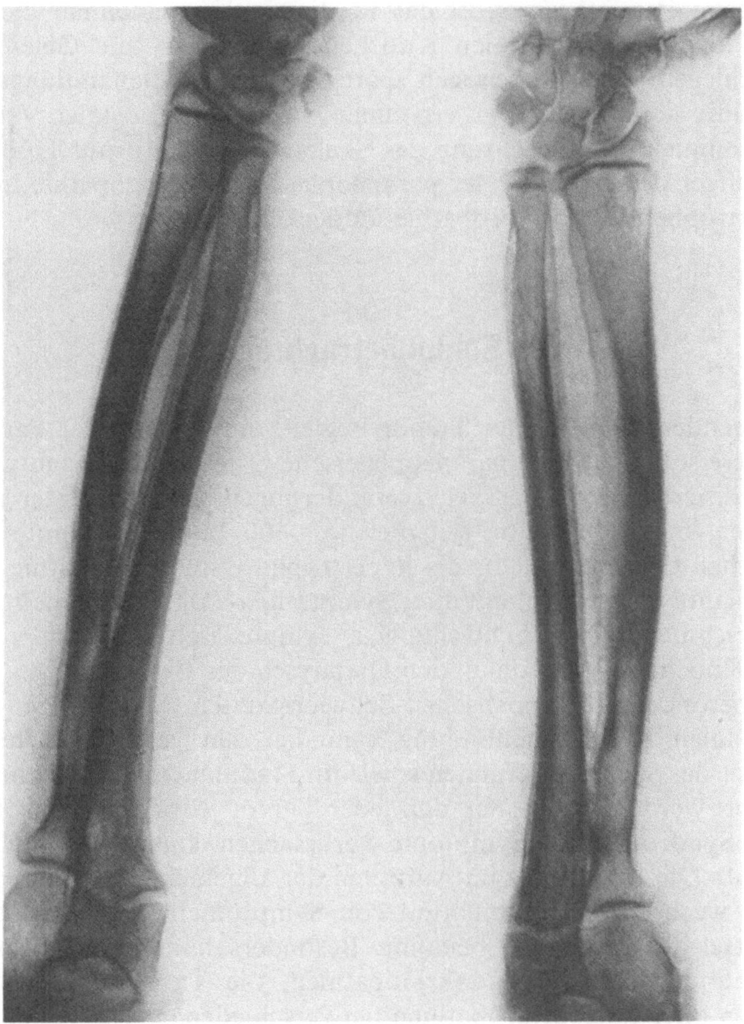

Abb. 15b

Beobachtung einer paraneoplastischen Osteoarthropathie bei einem 11jährigen Jungen mit einem Morbus Hodgkin und intrathorakalem Lymphknotenbefall des Mediastinums ist von KAY et al. (1974) mitgeteilt worden. Die Skelettveränderungen waren am Radius, an der Ulna, an der Tibia und Fibula, am Humerus, am Schlüsselbein und im Bereich der Metakarpalknochen deutlich ausgeprägt. Die an anderer Stelle publizierten Skelettszintigramme dieser Beobachtung mit ^{99m}Tc-Polyphosphat lassen eine starke Anreicherung in diesen Skelettabschnitten erkennen. Der röntgenmorphologische Befund kann im Wachstumsalter stärker ausgeprägt sein. Bei jungen Menschen ist die hypertrophe Osteoarthropathie immer ein wichtiges Frühsymptom für eine maligne Neubildung, die nicht unbedingt einem Karzinom entsprechen muß.

Die Kontrolluntersuchungen der paraneoplastischen hypertrophen Osteoarthropathie beim Morbus Hodgkin nach einer Chemotherapie können dann als sehr empfindliches Zeichen für den Erfolg der Behandlung angesehen werden, wenn sich die Rückbildung der Periostveränderungen nachweisen läßt (HANCOK et al. 1976). Eine Zusammenstellung von Kontrolluntersuchungen verschiedener Stadien des Morbus Hodgkin nach unterschiedlicher, auch wiederholter Chemotherapie am eigenen Krankengut und anhand der Beobachtungen aus dem Schrifttum haben ATKINSON et al. (1976) vorgelegt. Bei den meist jugendlichen Patienten war oft das Mediastinum, manchmal die Lunge und die Pleura mit befallen. Die periostalen Knochenappositionen, die Gelenkschmerzen und die Trommelschlegelfinger bildeten sich spätestens nach 6 Behandlungs-Zyklen zurück. Durch ein Rezidiv kann es auch zu erneutem Auftreten periostaler Veränderungen der Extremitäten kommen. Die Beachtung des Skelettes beim Morbus Hodgkin wird sicher in Zukunft häufiger den Befund einer paraneoplastischen Osteopathie und ihrer Sonderform der hypertrophen Osteoarthropathie aufdecken können.

D. Schlußbetrachtungen

Mit zunehmender Kenntnis der Tumor-Begleitkrankheiten oder Paraneoplasien und ihrer Pathogenese sollte auch die paraneoplastische Osteopathie Beachtung finden. Während die generalisierte Form der Skelettveränderungen sicher häufiger auftritt ohne erkannt zu werden, bietet die schon seit mehr als 100 Jahren bekannte Sonderform der paraneoplastischen Osteopathie, die als hypertrophe Osteoarthropathie (Osteoarthropathia hypertrophiante pneumique) mit ihrer Symptomen-Trias: Trommelschlegelfinger und -zehen, Gelenkschmerzen mit Schwellungen, symmetrisch ausgebildete mantelförmige Periostose mit Knochenapposition an den Diaphysen der Extremitäten – bekannt geworden ist, keine besonderen diagnostischen Schwierigkeiten. Das röntgen-morphologische Bild der periostalen Knochenneubildung kann bei den verschiedensten Geschwülsten als Paraneoplasie des Skelettes gefunden sowie im Stadium der Entwicklung und Rückbildung kontrolliert werden. Betont sei, daß jeder Tumor jedes der bisher bekannten paraneoplastischen Syndrome und Symptome verursachen kann, aber nicht obligat auch hervorrufen muß. Die Inkonstanz im Auftreten der allgemeinen paraneoplastischen Symptome und die wechselnde Kombination von Symptomen oder Syndromen ist als ein besonderes Rätsel der Onkologie bekannt. Besonders häufig und damit von größerer klinischer Bedeutung sind die Endokrinopathien, die Thrombophlebitis migrans und die Osteopathien oder Osteoarthropathien bei verschiedenartigen Tumorleiden.

Unter den zahlreichen Neubildungen, die eine paraneoplastische Osteopathie und deren Sonderform die hypertrophe Osteoarthropathie hervorrufen können, stehen nach unseren Kenntnissen die kleinzelligen Bronchialkarzinome (auch Oat-Cell-Carcinome), die Lungenkarzinome, die Pleurageschwülste, die Thymustumoren und die Sarkome an erster Stelle. In letzter Zeit ist auch häufiger über paraneoplastische Skelettveränderungen beim Morbus Hodgkin berichtet worden. Es ist nicht mehr berechtigt, die Sonderform der paraneoplastischen Osteopathie – die hypertrophe Osteoarthropathie (Osteoarthropathie hypertrophiante pneumique Bamberger-Marie) – als eine besondere oder eigenständige Erkrankung anzusehen, die sekundär bei Geschwülsten der Lunge oder andersartigen, insbesondere entzündlichen Erkrankungen des Lungenparenchyms auftreten kann. Die Zusammenhänge zwischen einer Neoplasie und den Knochenveränderungen sind bekannt. In der Pathogenese der paraneoplastischen Osteopathie werden vorrangig die paraneoplastischen Endokrinopathien mit einer Hyperkalzämie erörtert. Die ektope Hormonproduktion durch das Tumorgewebe konnte nachgewiesen werden. Sowohl immunologisch als auch biochemisch sind ein Pseudohyperparathyreoidismus, das paraneoplastische Cushing-Syndrom und die ektope Produktion von Wachstumshormonen in ihrer Bedeutung für die generalisierten und lokalisierten Skelettveränderungen hinlänglich gesichert. Histologische und mikroradiografische Befunde der Tela ossea bei paraneoplastischen Osteopathien haben für alle patho-morphologischen Ausdrucksformen nachgewiesen, daß eine *Systemerkrankung des Skelettes* vorliegt.

Der erhöhte Stoffaustausch und die verstärkte Transformation des Knochengewebes bei der generalisierten Form einer paraneoplastischen Osteopathie sowie die Knochenneubildung im periostalen Bereich der Diaphysen der Extremitätenknochen bei der Sonderform einer hypertrophen Osteoarthropathie können schon sehr frühzeitig mit Hilfe der Skelettszintigraphie nachgewiesen werden. Durch subtile Analyse der Aktivitätsanreicherung im Skelettszintigramm konnte der Befund eines verstärkten Stoffaustausches und Knochenumbaus auch in den spongiösen Abschnitten von Epiphysen und Metaphysen der Gelenke, in der Spongiosa der Wirbelkörper und der Beckenknochen gesichert werden. Die Erfahrung hat gelehrt, daß die Skelettszintigraphie zur Früherkennung einer paraneoplastischen entweder generalisierten Osteopathie oder der regional betonten hypertrophen Osteoarthropathie sehr gut geeignet ist. Da das einer Paraneoplasie des Skelettes zugrunde liegende maligne Geschwulstleiden lange Zeit unerkannt bleiben kann, kommt dem frühzeitigen Nachweis eines erhöhten Stoffaustausches und einer vermehrten Transformation des Knochengewebes besondere Bedeutung zu.

Nach operativer Entfernung oder nach konservativer Strahlenbehandlung und Chemotherapie der auslösenden Neoplasie kann die Rückbildung der paraneoplastischen Osteopathie mit begleitenden Periostappositionen zuerst mit Hilfe des Szintigrammbefundes festgestellt werden. Die Rückbildung des röntgen-morphologischen Befundes durch Transformation und Verschmelzung des neugebildeten Knochens mit dem Hauptknochen läßt sich erst später objektivieren. Das Stadium der Ausheilung einer generalisierten paraneoplastischen Skeletterkrankung kann festgestellt werden. Besonders betont sei, daß eine hypertrophe Osteoarthropathie nicht ausschließlich als „tumorspezifischer" oder paraneoplastischer Skelettbefund angesehen werden darf, da diese pathomorphologischen Knochenveränderungen auch bei entzündlichen oder ganz andersartigen Erkrankungen auftreten können.

Eine weitergehende systematische Erforschung der paraneoplastischen Knochenveränderungen ist erforderlich, um die noch unvollständigen Kenntnisse über die pathogenetischen Zusammenhänge in ihrer Bedeutung für den Stoffwechsel und die Transformation der Tela ossea zu ergänzen. Das röntgen-morphologische Bild und der Befund der Skelettszintigraphie zum Nachweis einer paraneoplastischen Osteopathie und ihrer Sonderform, der hypertrophen Osteoarthropathie können als gesichertes Wissen betrachtet werden.

Literatur

Abelev GI, Assecritova IV, Kraevsky NA (1967) Embryonal serum alpha-globulin in cancer patients; diagnostic value. Int J Cancer 2:551

Adkins D, Martini TJ (1977) Rat osteogenic sarcoma cells. Effects of some prostaglandins, their metabolites and analogues on cyclic AMP production. Prostaglandins 13:861–871

Adler JJ, Sharma OP (1970) Hypertrophic osteoarthropathy with intrathoracic Hodgkin's disease. Am Rev Respir Dis 102:83–85

Alamartine H (1907) Osteoarthropathies hypertrophiantes d'origine tuberculeuse. Le role de la tuberculose dans le syndrome de P. Marie. Rev de Chir 35:992–1012

Al-Bahrani ZR, Bakir F (1971) Primary intestinal lymphoma. A challenging problem in abdominal pain. Ann Roy Col Surg 49:103–113

Albrecht HJ (1973) Das Pierre-Marie-Bamberger Syndrom. 53. Tagung der Dtsch Röntgenges 1972. Thieme, Stuttgart, S 56

Albrecht H-J (1972) Lokalisierte paraneoplastische Ostéoarthropathie hypertrophiante pneumonique Pierre Marie-Bamberger. Fortschr Röntgenstr 116:280–281

Albrecht HJ (1972) Stellungnahme zum Diskussionsbeitrag über „Lokalisierte paraneoplastische Osteoarthropathie hypertrophiante pneumonique Pierre-Marie-Bamberger". Fortschr Röntgenstr 117:359–360

Albrecht H-J, Ellegast HH (1979) Osteoarthropathia hypertrophicans Pierre Marie-Bamberger. In: Schinz Baensch Frommhold Glauner Uehlinger Wellauer (Hrsg) Lehrbuch der Röntgendiagnostik, Bd II/1, 6. Aufl. Thieme, Stuttgart

Albright F, Burnett CH, Cope O, Parson W (1941) Acute atrophy of bone (osteoporosis) simulating hyperparathyroidism. J Clin Endocrinol 1:711–716

Ali A, Tetalman MR, Fordham EW, Turner DA, Chiles JT, Patel SL, Schmidt KD (1980) Distribution of hypertrophic pulmonary osteoarthropathy. Am J Roentgenol 134:771–780

Allott EN, Skelton MO (1960) Increased adrenocortical activity associated with malignant disease. Lancet I:284–287

Alpert ME, Uriel J, de Nechaud B (1968) Alpha[1] fetoglobulin in the diagnosis of human hepatoma. N Engl J Med 278:984–992

Ameri MR, Alebouyeh M, Donner MW (1978) Hypertrophic osteoarthropathy in childhood malignancy. Am J Roentgenol 130:992–993

Anderson HA, Bernatz PE (1964) Extrathoracic manifestations of bronchogenic carcinoma. Med Clin North Am 48:921–931

Atkins D, Peacock M (1975) A comparison of the effects of the calcitonin steroid hormones and thyroid hormones on the response of bone to parathyroid hormone in tissue culture. J Endocrinol 64:573

Atkinson MK, McElwain TJ, Peckham MJ, Thomas PRM (1976) Hypertrophic pulmonary osteoarthropathy in Hodgkin's disease. Reversal with chemotherapy. Cancer 38:1729–1734

Aubry G, Portier H, Tillier F, Cabannes E (1948) Ostéoarthropathie hypertrophiante pneumique de Pierre Marie au cours d'un cancer du poumon. Algérie Méd 51:107

Aufses AH, Aufses BH (1960) Hypertrophic osteoarthropathy in association with pulmonary metastases from extrathoracic malignancies. Dis Chest 38:399–402

Azzopardi JG, Williams ED (1968) Pathology of "nonendocrine" tumors associated with Cushing's syndrome. Cancer 22:274–286

Azzopardi JG, Whittaker RS (1969) Bronchial carcinoma and hypercalcemia. J Clin Pathol 22:718–724

Azzopardi JG, Freeman E, Poole G (1970) Endocrine and metabolic disorders in bronchial carcinoma. Br Med J IV:528–530

Bach GL (1980) Über die Korrelation rheumatischer Erkrankungen mit Neoplasien. Schwerpunktmed 3:60–63

Ball V, Alamartine H (1912) Tuberculose inflammatoire et ostéoarthropathies hypertrophiantes pneumoniques. Faz Hop 85:1587–1590

Ball V, Lombard C (1926) Ostéoarthropathy hypertrophiante pneumonique chez les fauvres en captivité. Premier cas de syndrome de Pierre Marie chez une lionne. Bull Acad Méd 95:16–17

Bamberger E (1889) Sitzung der K und K Gesellschaft der Ärzte vom 8. März 1889. Wien Klin Wochenschr 2:226

Bamberger E (1889) Vorstellung von 2 Fällen mit hypertrophischer Osteoarthropatie. Wien Klin Wochenschr 2:226–227

Bamberger E (1890) Über Knochenveränderungen bei chronischen Lungen- und Herzkrankheiten. Z Klin Med 18:193–217

Barclay N, Ogbeide M, Grillo IA (1970) Gross hypertrophic pulmonary osteoarthropathy in a 7 year old child. Thorax 25:484–489

Barden RP (1967) Para-endocrine syndromes associated with carcinoma of the lung. Am J Roentgenol 100:626–630

Bariéty M, Coury C (1950) L'ostéoarthropathie hypertrophiante pneumique et les dysacromélies d'origine thoracique. Aspects anatomo-cliniques et évolutifs (à propos de 25 cas). Sem Hop Paris 26:1681

Bariéty M, Coury C (1950) Essai sur les rapports et la pathogénie de l'hippocratisme digital et de l'ostéoarthropathie hypertrophiante pneumique (dysacromélies d'origine thoracique). Sem Hop Paris 26:1709

Bariéty M, Coury C, Rullière R (1964) Les syndromes paranéplastiques dans le cancer broncho-pulmonaire primitif. J Fr Med Chir Thor 18:19–68

Barzel US (1972) The differential diagnosis of hypercalcemia. Ann Intern Med 76:825–826

Bazex A, Salvador R, Dupré A, Parant M, Christol B, Cantala P, Carlés P (1967) Dermatose psoriasiforme acromélique d'étiologie cancéreus (Entité para-néoplasique originale) Bull Soc Franc Derm Symph 74:130–135

Becher E (1917) Ein Fall von Osteoarthropathie hypertrophiante (Marie) ohne primäre Erkrankung. Z Klin Med 94:491–498

Beck C, Burger HG (1972) Evidence for the presence of immunoreactive growth hormone in cancers of the lung and stomach. Cancer 30:75

Becker (1917) zitiert nach Hoffmann V. Z Klin Med 94:491

Becker LL, Cottrell J, Moore ChF, Winnacker JL, Mathews MJ, Katz S (1968) Endocrine studies in a patient with a gonadotropin-secreting bronchogenic carcinoma. J Clin Endocrinol Metab 28:809

Becker V (1971) Pathologisch-anatomische Aspekte bei endokrin wirksamen Tumoren. Langenbecks Arch Chir 329:426

Bedacht R, Metzner U, Mohr U, Spelsberg F, Wilhelm M (1973) Diagnose, Differentialdiagnose und Therapie der tumorähnlichen Knochenerkrankungen. Hippokrates 44:49–63

Beighton P (1968) LATS-activity, exophthalmus and digital clubbing associated with myxoedema. Postgrad Med J 44:426

Beliel OM, Singer FR, Coburn JW (1973) Prostaglandins: Effect on plasma calcium concentration. Prostaglandins 3:237–241

Bender RA, Hansen H (1974) Hypercalcemia in bronchogenic carcinoma: A prospective study of 200 patients. Ann Intern Med 80:205–208

Bennett A, McDonald AM, Simpson JS, McDonald AM, Stamford IF (1975) Breast cancer, prostaglandins, and bone metastases. Lancet 1:1218–1220

Bennett A, Charlier EM, McDonald AM, Simpson

JS, Stamford IF (1976) Bone destruction by breast tumours. Prostaglandins 11:461–463
Bennett A, Charlier WM, McDonald AM, Simpson JS, Stamford IF, Zebro T (1977) Prostaglandins and breast cancer. Lancet II:624
Benson RC, Riggs BL, Pickard BM, Arnaud CD (1974) Radioimmunoassay of parathyroid hormone in hypercalcemic patients with malignant disease. Am J Med 56:821
Benvestini D, Goldberg H (1975) Prostaglandins, indomethacin and hypercalcemia in neoplastic disease. N Engl J Med 292:1189
Berk M (1952) Chronic idiopathic hypertrophic osteoarthropathy. N Engl J Med 247:123–126
Berman B (1963) Pulmonary hypertrophic osteoarthropathy. Arch Intern Med 112:947–953
Berson SA, Yalow RS (1966) Parathyroid hormone in plasma in adenomatous hyperparathyroidism, uremia and bronchogenic carcinoma. Science 154:907–909
Berthelot P, Benhamou JP, Fauvert R (1961) Hypercorticisme et cancer de'l utérus. Presse Méd 69:1899
Bessler W (1969) Veränderter Mineralgehalt des Knochens im Röntgenbild und Szintigram. Radiologe 9:154
Bieler E, Albrecht H-J (1971) Das szintigraphische Bild der Ostéoarthropathie hypertrophiante. Nucl Med 10:196–200
Billinghurst JR, Thould AK, Galpim OP, Hinton JM (1961) Carcinoma and Cushing's syndrome. Br J Med II:490
Bloom W (1948) Pituitary implications in hypertrophic pulmonary osteoarthropathy. Ann Intern Med 29:361–370
Bockman RS, Myers WPL, Kempin S, Bajorunas D (1977) Prostaglandin E in cancer patients. Clin Res 25:387A (abstract)
Bonakdarpour A, Levy W, Aergerter E (1971) Osteosclerotic changes in sarcoidosis. Am J Roentgenol 113:646–649
Bornstein P, Nolan JP, Bernanle D (1961) Adrenocortical hyperfunction in association with anaplastic carcinoma of the respiratory tract. N Engl Med J 264:363
Brower AC, Teates CD (1974) Positive 99m-Tc-Polyphosphate scan in case of metastatic osteogenic sarcoma and hypertrophic pulmonary osteoarthropathy. J Nucl Med 15:53–55
Brown WH (1928) A case of pluriglandular syndrome: Diabetes of bearded woman. Lancet II:1022
Brunner A (1936) Chirurgie der Lungen und Pleura. Helv Med Acta 3:766–797
Brunner W (1967) „Subakute Polyarthritis" bei Bronchial-Karzinom – ein paraneoplastisches Syndrom. Schweiz Med Wochenschr 97:611
Bryan L (1925) Secondary hypertrophic osteoarthropathy following metastatic sarcoma of the lung. California & West Med 23:449
Buchan DJ, Mitchell DM (1967) Hypertrophic osteoarthropathy in portal cirrhosis. Ann Intern Med 66:130–135
Buchman D, Hrowat EA (1956) Idiopathic clubbing and hypertrophic osteoarthropathy. Arch intern Med 95:355–358
Bürki K, Cottier P, Bandi W, Antener I (1963) Bestimmung der Vitamin-D-Aktivität bei Hypernephrom mit Hypercalcämiesyndrom. Helv Med Acta 30:615–627
Burkhardt L (1959) „Paget"-ähnliche Strukturbilder bei der pneumonischen Osteopathie. Verh Dtsch Ges Pathol 42:185–188, Fischer, Stuttgart
Cabot RC, Castelman B, Kibbee BU (1958) Case records of the Massachusetts General Hospital – Case 44 491. N Engl J Med 259:1128–1134
Cantrell EG (1969) Nephrotic syndrome cured by removal of gastric carcinoma. Brit Med J 1:739–740
Capen CC, Koestner A, Cole CR (1965) The ultrastructure, histopathology, and histochemistry of the parathyroid glands of pregnant and nonpregnant cows fed a high level of Vitamin D. Lab Invest 14:1809–1825
Carey RM, Orth DN, Hartman WH (1973) Malignant melanoma with ectopic production of ACTH; palliative treatment with inhibitors of adrenal steroid biosynthesis. J Clin Endocrinol Metab 36:482
Carey VCI (1966) The incidence of hypercalcemia in association with bronchogenic carcinoma. Am Rev Respir Dis 93:584–586
Carlson WD, Gilette EL (1967) Secondary hypertrophic pulmonary osteoarthropathy. In: Veterinary Radiology 2nd Ed. Lea & Febiger, Philadelphia
Case 31 281 (1945) Case Records of the Massachusetts General Hospital. N Engl J Med 233:44–47
Case (63-1964) (1964) Case Records of the Massachusetts General Hospital. N Engl J Med 270:898–906
Castex MR, Mazzei ES, Schaposnik F (1950) Pachydermia plicata mit hypertrophischer Pachyperiostose (Pachyperiostiodermie). Ihr Auftreten bei broncho-pulmonalen Karzinomen. Schweiz Med Wochenschr 80:25–28
Castleman B (1963) Weekly clinicopathological exercises Case 29-1963. N Engl J Med 268:943–950
Castleman B, Knowles W (1957) Case presentation (73-1961). N Engl J Med 256:145–751
Castleman B, McNeely BU (1964) Weekly clinicopathological exercises Case 21-1964. N Engl J Med 270:898–906
Cavanaugh JJA, Holman GH (1965) Hypertrophic osteo-arthropathy in childhood. J Pediatr 66:27–40
Chamberlain MJ, Shortland-Webb WR (1975) Osteomalacia and carcinoma of prostate with major redistribution of skeletal calcium. Br J Radiol 48:451–456
Charr R, Swenson PC (1946) Clubbing fingers. Am J Roentgenol 55:325–330
Chase LR (1975) Selective proteolysis of the receptor for parathyroid hormone in renal cortex. Endocrinology 96:70–76

Chase LR, Aurbach GD (1970) The effect of parathyroid hormone on the concentration of adenosine 3′, 5′-monophosphate in skeletal tissue in vitro. J Biol Chem 245:1520–1526
Chase LR, Obert KA (1975) Selective proteolysis of the receptor for parathyroid hormone in skeletal tissue. Metabolism 24:1067–1071
Chaudhuri TK, Shapiro RL, Christie JH (1972) Positive 87m Sr bone scan in a case of hypertrophic pulmonary osteoarthropathy. J Nucl Med 13:120–121
Christy NP (1961) Adrenocorticotrophic activity in plasma of patients with Cushing's syndrome associated with pulmonary neoplasms. Lancet I:85
Cohen JD, Utiger RD (1970) Metastatic choriocarcinoma associated with hyperthyroidism. J Clin Endocrinol Metab 30:423
Compere EL, Adams WE, Compere CL (1931) Possible etiologic factors in the production of pulmonary osteoarthropathy. Proc Soc Exper Biol Med 28:1083–1084
Coombes RC, Easty GC, Detre SI, Hillyard CJ, Stevens U, Girgis SI, Galante LS, Heywood L, MacIntyre I, Neville AM (1975) Secretion of immunoreactive calcitonin by human breast carcinomas. Br Med J IV:197
Corrin B, Gilby ED, Jones NF, Patrick J (1973) Oat cell carcinoma of the pancreas with ectopic ACTH secretion. Cancer 31:1523
Coury C (1960) Hippocratic fingers and hypertrophic osteoarthropathy: a study of 350 cases. Brit J Dis Chest 54:202–209
Cox ML, Gourley RD, Kitabchi AE (1970) Acinic cell adenocarcinoma of the parotid with ectopic production of adenocorticotropic hormone. Am J Med 49:529
Cragg J (1971) Endocrine and metabolic disorders in bronchial carcinoma. Br Med J 2:110–111
Craig JW (1937) Hypertrophic pulmonary osteo-arthropathy as the first symptom of pulmonary neoplasm. Br Med J 1:750–752
Croft PB, Wilkinson M (1965) The incidence of carcinomatous neuropathy in patients with various types of carcinoma. Brain 88:427–434
Crooke AC (1946) Basophilism and carcinoma of the pancreas. J Pathol Bact 58:667–673
Crump C (1929) Histologie der allgemeinen Osteophytose (Ostéoarthropathie hypertrophiante pneumique). Virchows Arch [Pathol Anat] 271:467–511
Cudkowicz L, Wraith D (1957) Evaluation of clinical significance of clubbing in common lung disorders. Br J Tuberc 51:14–31
Cullen DR, Maskery PJ (1966) Clubbing of the fingers and hypertrophic osteoarthropathy in pregnancy. Lancet I:473
Cummings KB, Wheelis RF, Robertson RP (1975) Prostaglandin: increased production by renal cell carcinoma. Surg Forum 26:572–574
Dailey JE, Marcuse PM (1969) Gonadotropin secreting giant cell carcinoma of the lung. Cancer 24:388
Danowski TS (1976) Outline of Endocrine Gland Syndromes. Williams & Wilkins, Baltimore
Danuco I, Graure StE, Benetato G (1931) Betrachtungen und Beiträge zur Osteoarthropathia hypertrophicans (Pierre Mariesche Krankheit) in Verbindung mit einem klinischen Fall. Zentralbl Radiol 10:735
Daughtry DC, Chesney JG, Spear HC (1967) Unexplained systemic manifestations of malignant lung tumors. Dis Chest 52:632–639
Davis RB, Kennedy BJ (1962) Carcinoid syndrome associated with adrenal hyperplasia. Arch intern Med 109:192–200
Day EA, Malcom AT, Beeler MF (1969) Tumor sterols. Metabolism 18:646–651
De Gennes L, Bricaire H, Leprat J (1962) Paraneoplastic endocrine syndromes (Abstract). Presse Méd 70:2035
De Gennes L, Bricaire H, Leprat J (1962) Les syndromes endocriniens paranéoplasiques. Presse Méd 70:2137
Demers LM, Allegra JC, Harvey HA, Lipton A, Luderer JR, Mortel R, Brenner DE (1977) Plasma prostaglandins in hypercalcemic patients with neoplastic disease. Cancer 39:1559–1562
Denck H, Titscher R (1973) Pseudohyperparathyreoidismus. In: Mlczoch und Seidel (Hrsg) Aktuelle Fragen der Lungenpathologie. Thieme, Stuttgart
Dent CE (1962) Some problems of hyperparathyroidism. Br Med J II:1419–1425
Dent CE (1976) Metabolic forms of rickets (and osteomalacia) In: Bickel, Stern (ed) Inborn Errors of Calcium and Bone Metabolism. Garden City Press, Letchworth
Dent CE, Friedman M (1964) Hypophosphatemic osteomalacia with complete recovery. Br Med J 1:1676–1679
D'Eshougues JR (1963) Les lésions périostées de la maladie de Pièrre Marie. Ostéoarthropathie hypertrophiante «Pneumonique». Atlas de Radiol Clin (Paris) Presse Méd 71:1–4
Deutschberger O, Maglin AA, Gill JJ (1953) An unusual case of intrathoracic fibroma associated with pulmonary hypertrophic osteoarthropathy. Am J Roentgenol 69:738–744
Dietrich JW, Goodson JM, Raisz LG (1975) Stimulation of bone resorption by various prostaglandins in organ culture. Prostaglandins 10:231–240
Dietrich JW, Raisz LG (1975) Prostaglandin in calcium and bone metabolism. Clin Orthop 111:228–237
Dietrich JW, Canalis EM, Maina DM, Raisz GL (1976) Hormonal control of bone collagen synthesis in vitro. Effects of parathyroid hormone and calcitonin. Endocrinology 98:943–949
Dihlmann W, Frik W (1973) Die tumorinduzierte unspezifische Kompaktareaktion. Fortschr Röntgenstr 119:64–74
Diner WC (1962) Hypertrophic osteoarthropathy: relief of symptoms by vagotomy in patient with

pulmonary metastases from lympho-epithelioma of nasopharynx. JAMA 181:555–557

Dor L (1892) Sur une ostéo-arthrite hypertrophique infectieuse produite expérimentalement chez le lapin. Lyon Méd 69:538–542

Dowsett M, Eastman AR, Easty DM, Easty GC, Powles TJ, Neville AM (1976) Prostaglandin mediation of collagenase-induced bone resorption. Nature 263:72–74

Dowsett M, Easty DM, Easty CG, Neville AM (1976) Breast cancer osteolysis, bone metastases, and anti-osteolytic effect of aspirin. Lancet I:608

Dowsett M, Easty GC, Powles TJ, Easty DM, Neville AM (1976) Human breast tumor-induced osteolysis and prostaglandins. Prostaglandins 11:447–463

Dowzenko A, Staniszewska J (1973) Hypertrophic osteoarthropathy – Osteoartropatia przerostowa Pol Przegl Radiol 37:709–712

Drezner MK, Feinglos MN (1977) Osteomalacia due to 1α-25-dihydroxychole-calciferol deficiency. Association with a giant cell tumor of the bone. J Clin Invest 60:1046–1053

Dube WJ, Bell GD, Aliapoulios MA (1969) Thyrocalcitonin activity in metastatic medullary thyroid carcinoma. Arch Intern Med 123:423

Eckelman WC, Reba RC, Kubota H, Stevenson JS (1974) 99m Tc-pyrophosphate for bone imaging. J Nucl Med 15:279–283

Edeiken J, Hodes PJ, Caplan LH (1966) New bone production and periosteal reaction. Am J Roentgenol 97:708–718

Edeiken J, Hodes PhJ (1973) Roentgen diagnosis of diseases of bone, 2. edn. Williams & Wilkins, Baltimore

Epstein O, Ajdukiewicz AB, Dick R, Sherlock Sh (1979) Hypertrophic hepatic osteoarthopathy. Am J Med 67:88–97

Evans DJ, Azzopardi JG (1972) Distinctive tumors of bone and soft tissue causing acquired vitamin-D-resistant. Osteomalacia. Lancet I:353–354

Evertz W, Pfeiffer EF (1970) Cushing's syndrome following ectopic neoplastic production of corticotropin. Horm Metab Res 2:213

Faiman C, Colwell JA, Ryan RJ (1967) Gonadotropin secretion from a bronchogenic carcinoma; demonstration by radioimmunotherapy. N Engl J Med 277:1395

Feyrter F, Unna K (1937) Über den Nachweis eines blutdrucksteigernden Stoffes im Carcinoid. Virchows Arch pathol Anatomie, Physiol u Klin Med 298:187

Firooznia H, Seliger G, Genieser NB, Barasch E (1975) Hypertrophic pulmonary osteoarthropathy in pulmonary metastases. Radiology 114:269–274

Fischer DS, Singer DH, Feldman SM (1964) Clubbing: review with emphasis on hereditary acropachy. Medicine 43:459–479

Fischer E (1979) Die Weichteilveränderungen der Finger bei der rheumatischen Polyarthritis. Ergebnisse nach Weichteilaufnahmen in drei Ebenen. Radiologe 19:119–137

Fischer E, Manolakis P (1967) Das röntgenologische Frühzeichen der rheumatischen Polyarthritis nach Norgaard bei der Osteopathia hypertrophicans toxica. Fortschr Röntgenstr 106:844–847

Fischl JR (1950) Severe hypertrophic pulmonary osteoarthropathy. Am J Roentgenol 64:42–46

Fisher JA, Blum JW, Binswanger U (1973) Epinephrine and the regulation of parathyroid hormone and calcitonin secretions in vivo. Clin Res 21:623

Flavel G (1956) Reversal of pulmonary hypertrophic osteoarthropathy by vagotomy. Lancet I:260–262

Fornasier VL, Czitrom AA (1978) Collapsed vertebrae: a review of 659 autopsies Clin. Orthop 131:261–265

Forschbach G (1973) Ostéoarthropathie hypertrophiante pneumique – eine Paraneoplasie. In: Mlczoch F, Seidel H (Hrsg) Aktuelle Fragen der Lungenpathologie. Herausgeb: Thieme, Stuttgart

Forschbach G, Hoffmann K (1952) Über ein seltenes Frühsymptom intrathorakaler Tumoren (Beitrag zur Ostéoarthropathie hypertrophante pneumonique Pierre-Marie-Bamberger). Münch Med Wochenschr 94:1271–1274

Forssell J (1958) Nephrogenous polycythaemia. Acta Med Scand 161:169–179

Fränkel E (1918) Über allgemeine Periostitis hyperplastica. Fortschr Röntgenstr 25:401

Freeman MH, Tonkin AK (1976) Manifestations of hypertrophic pulmonary osteoarthropathy in patients with carcinoma of the lung. Demonstration by 99m Tc-pyrophosphate bone scans. Radiology 120:363–365

Freytag AFC (1891) Über die Trommelschlägelfinger und Knochenveränderungen bei chronischen Lungen- und Herzkrankheiten. Diss Univ Bonn

Fried BM (1943) Chronic pulmonary osteoarthropathy. Arch Intern Med 72:565–580

Friedman M, Marshall-Jones P, Ross EJ (1966) Cushing's syndrome: Adrenocortical hyperactivity secondary to neoplasms arising outside the pituitary-adrenal system. Q J Med 35:193

Fritze D, Fritze M, Kaufmann M, Drings P (1978) Immundiagnostische Aspekte beim Mammakarzinom. Dtsch Med Wochenschr 103:306–308

Fry L (1962) Pseudohyperparathyroidism with carcinoma of bronchus. Br Med J 1:301–302

Fusco FD, Rosen SW (1966) Gonadotropin-producing anaplastic large-cell carcinomas of the lung. N Engl J Med 275:507–515

Galasko CSB (1976) Mechanism of bone destruction in the development of skeletal metastases. Nature 263:507–508

Galasko CBS, Bennett A (1976) Relationship of bone destruction in skeletal metastases to osteoclast activation and prostaglandins. Nature 263:508–510

Gall EA, Bennett GA, Bauer W (1951) Generalized hypertrophic osteoarthropathy. Am J Pathol 27:349–381

Ganzoni A (1964) Hypercalcämiesyndrom. Schweiz Med Wochenschr 94:855–861
Gardner B (1969) The relation between serum calcium and tumor metastases. Surg Gynecol Obstet 128:369–374
Gast LF (1965) Pulmonale Osteoarthropathie; juvenile Form und unvollständige Formen. J belge Rhum Méd Phys 20:215–224
CR1Gault MH, Kinsella TD (1965) Carcinoma of lung with adrenal hyperfunction and hypercalcemia treated by parathyroidectomy. Can Med Assoc J 92:317–324
Gault MH, Bilefsky R, Kinsella TD, Aronoff A (1965) Adrenocortical hyperfunction associated with bronchogenic carcinoma. Can Med Assoc J 93:1243–1249
Gehrig D, Kaulbach W (1958) Zur Ostéoarthropathie hypertrophiante pneumonique (Bamberger-Marie) als Frühsymptom des Bronchialcarcinoms. Ärztl Wochenschr 13:756–759
Genant HK, Boyd D (1977) Quantitative bone mineral analysis using dual computerized tomography. Invest Radiol 12:545–551
Gertner HR, Wilson JR, Woodward ER (1964) Parathormone bioassay of plasma in hypercalcemic tumor rabbits. Proc Soc Exp Biol Med 116:177–178
Gewirtz G, Yalow RS (1974) ACTH production in carcinoma of the lung. J Clin Invest 53:1022
Ghosh L, Muehrcke RC (1970) The nephrotic syndrome: A prodrome to lymphoma. Ann Intern Med 72:379–382
Gibbs DD, Schiller KFR, Stovin PGI (1960) Lung metastases heralded by hypertrophic pulmonary osteoarthropathy. Lancet I:623–625
Gilmore WM, Black LT (1949) zitiert nach: Thompson I. Clubbing of the fingers. Arch Pediat 66:216–232
Ginsburg J (1958) Observations on peripheral circulation in hypertrophic pulmonary osteoarthropathy. Q J Med 27:335–352
Ginsburg J, Brown JB (1961) Increased oestrogen excretion in hypertrophic pulmonary osteoarthropathy. Lancet II:1274–1276
Gold P (1967) Circulating antibodies against carcinoembryonic antigens of human colonic tumours. Cancer Res 20:1663
Goldberg MF, Tashjian AH, Order SE, Dammin GJ (1964) Renal adenocarcinoma containing a parathyroid hormone-like substance and associated with marked hypercalcemia. Am J Med 36:805–814
Golde DW, Schambelan M, Weintraub BD, Rosen SW (1974) Gonadotropin secreting renal carcinoma. Cancer 33:1048
Goldhaber P, Rabadjja L, Beyer WR, Kornhauser A (1973) Bone resorption in tissue culture and its relevance to peridontal disease. J Am Dent Assoc 87:1027–1033
Gordan GS (1967) Hormonal effects on nonendocrine tumors with special reference to the hypercalcemia of breast cancer. In: Segaloff, Meyer, DeBakey (eds) Current Concepts in Breast Cancer. Williams & Wilkins, Baltimore
Gordan GS (1974) Hyper- and hypocalcemia: Pathogenesis and treatments. Ann NY Acad Sci 230:181–186
Gordan GS, Cantino TJ, Erhardt L, Hansen J, Lubich W (1966) Osteolytic sterol in human breast cancer. Science 151:1226–1228
Gorman JT, Schnider BI, O'Conner T (1958) Hypertrophic osteoarthropathy: report of a case associated with lymphosarcoma. Med Ann DC 27:242
Grafe E, Schneider P (1913) Zur Kenntnis der sekundären hyperplastisch-porotischen Osteoperiostitis. Beitr Pathol Anatomie und Allgem Pathol 56:23
Greenberg PB, Beck C, Martin TJ, Burger HG (1972) Synthesis and release of human growth hormone from lung carcinoma in cell culture. Lancet I:350
Greenfield GB, Escamilla CH, Schorsch HA (1967) Hand as an indicator of generalized disease. Am J Roentgenol 99:736–745
Greenfield GB, Schorsch HA, Shkolnik A (1967) The various Roentgen appearances of pulmonary hypertrophic osteoarthropathy. Am J Roentgenol 101:927–931
Greven J (1979) Prostaglandine. Biochemische Grundlagen und physiologische Bedeutung. Med Klin 74:591
Greven J (1979) Prostaglandine. Wirkungen auf einzelne Organsysteme und klinische Bedeutung. Med Klin 74:597
Gros M, Voegtlin, Fruhling, Speeg (1950) Contribution a l'étude de la périostose engainante. J Radiol Electrol Nucl 31:153–159
Grossman H, Denning CR, Baker DH (1964) Hypertrophic osteoarthropathy in cystic fibrosis. Am J Dis Child 107:1–6
Grunberg A (1936) Zur Genese der Trommelschlegelfinger Klin Wochenschr 15:471
Gutman AB, Tyson TL, Gutman EB (1936) Serum calcium, inorganic phosphorus and phosphotase activity in hyperparathyroidism, Paget's disease, multiple myeloma, and neoplastic disease of the bones. Arch Intern Med 58:379–413
Guye GA (1917) Notes sur un cas d'ostéoarthropathie hypertrophiante pneumique de Pierre Marie. Rev Med Suisse Romande 37:760
Haas HG (1967) Paraneoplastisches Cushing-Syndrom bei ektopischer ACTH-Bildung. Schweiz Med Wochenschr 97:88–89
Hagedorn M, Hauf GF, Thomas C (1978) Paraneoplasien, Tumorsyntropien und Tumorsyndrome der Haut. Springer, Wien New York
Hall ThC (1968) Symptomatic hypercalcemic alcalosis in hyperadenocorticism secundary to carcinoma of the prostate. Cancer 21:190
Hall ThC (Editor) (1974) Paraneoplastic Syndromes. Ann NY Acad Sci 230

Hall ThC (1974) Oncocognitive autoimmunity and other paraneoplastic syndromes yet to be described. Ann NY Acad Sci 230:565–577

Hamberg M (1974) Quantitative studies on prostaglandin synthesis in man. III. Excretion of the major urinary metabolite of prostaglandins $F_{1\alpha}$ and $F_{2\alpha}$ during pregnancy. Life Sciences 14:247–252

Hamberg M, Samuelsson B (1972) On the metabolism of prostaglandin E_1 and E_2 in man. J Biol Chem 247:3495–3502

Hamberg M, Svensson J, Samuelsson B (1975) Thromboxanes: A new group of biologically active compounds derived from prostaglandin endoperoxydes. Proc Nat Acad Sci USA 72:2994–2998

Hammarsten JF, O'Leary J (1957) The features and significance of hypertrophic osteoarthropathy. Arch Intern Med 99:431–441

Hammerström S, Samuelsson B, Bjursell G (1973) Prostaglandin levels in normal and transformed babyhamster kidney fibroblasts. Nature (New Biol) 243:50

Han SY, Collins LC (1968) Hypertrophic osteoarthropathy in cirrhosis of the liver. Radiology 91:795–797

Hancok BW, Richmond J, Powell T, Emmanuel IG (1976) Intrathoracic Hodgkin's disease presenting as hypertrophic osteoarthropathy. Br J Radiol 49:647–649

Hansen JL (1952) Bronchial carcinoma presenting as arthralgia. Acta Med Scand [Suppl 266] 142:467–472

Harper FR, Patterson LT (1955) Osteoarthropathy in carcinoma of the lung. Arch Surg 70:643–646

Hartman GR, Meek J (1972) Acromegaly and bronchial carcinoid tumor. Clin Res 20:776

Hartmann F, Lehmann H (1973) Hyperkalzämiesyndrom bei Sarkoidose der Epithelkörperchen. Med Klin 68:1365–1370

Hathaway BM, Copeland K, Gurley J (1969) Giant cell adeno-carcinoma of the lung. Arch Surg 98:24–30

Hayduk K, Kaufmann W (1973) Ektope paraneoplastische Endokrinopathien mit Störungen des Wasser- und Elektrolythaushaltes. Klin Wochenschr 51:361–376

Hazel van W (1940) Joint manifestations associated with intrathoracic tumors. J Thorac Cardiovasc Surg 9:495–505

Heath H, Weller RE, Mundy GR (1980) Canine lymphosarcoma: a model for study of the hypercalcemia of cancer. Calcif Tissue Res 30:127–133

Hedinger Chr (1955) Endokrine Begleiterscheinungen der Karzinoide. Schweiz Z Allg Pathol Bakt 18:1184–1188

Heersche JNM, Marcus R, Aurbach GD (1974) Calcitonin and the formation of 3'.5'-AMP in bone and kidney. Endocrinology 94:241–247

Hemley SD, Arida EJ, Finby N (1963) Cushing's syndrome associated with bronchogenic carcinoma. Radiology 80:11–16

Hennen G (1966) Thyrotropin-like factor in a nonendocrine cancer tissue. Arch Int Physiol Biochem 74:701

Hennen G (1967) Characterization of a thyroid-stimulating factor in human cancer tissue. J Clin Endocrin 27:610

Herzberg JJ (1976) Paraneoplasien bei Bronchialkarzinom als Beispiel der systemischen Manifestation einer pulmonalen Erkrankung. Therapiewoche 26:8430–8434

Herzberg JJ (1977) Paraneoplastische Syndrome der Haut. Dtsch Ärztebl 74:59–66

Hesch RD (1980) Extraglanduläre Ursachen des Hyperparathyreoidismus. Dtsch Med Wochenschr 105:448–450

Heuck F (1970) Die radiologische Erfassung des Mineralgehaltes des Knochens. In: Handbuch Med Radiologie Bd IV/1. Springer, Berlin Heidelberg New York

Heuck F (1973) Die Struktur des Knochens bei Osteoarthropathie hypertrophicans (Pierre-Marie-Bamberger Syndrom). 53. Tagung der Dtsch Röntgenges 1972. Thieme, Stuttgart, S 56–58

Heuck F (1976) Allgemeine Radiologie und Morphologie der Knochenkrankheiten. In: Handbuch Med Radiologie, Bd V/1. Springer, Berlin Heidelberg New York

Heuck F, Vanselow K (1980) Radiologische Methoden. In: Handbuch der Inn. Medizin, Bd VI/1 A. Springer, Berlin Heidelberg New York

Heusden van EG, Nauta Z (1957) Recovery from Pierre Marie's hypertrophic osteoarthropathy. NT Geneesk 101:1357–1359

Hillyard CJ, Coombes RC, Greenberg PB, Galante LS, MacIntyre I (1976) Calcitonin in breast and lung cancer. Clin Endocrinol 5:1

Högler F (1920) Über Akropachie. Wien Arch Inn Med 1:35

Hövels O, Stephan U (1962) Das Krankheitsbild der idiopathischen Hypercalcämie, eine chronische Vitamin-D-Intoxikation. Ergebn Inn Med Kinderheilkd NF 18:116–195

Hoffmann V (1919) Ein Beitrag zur Kenntnis der Osteoarthropathie hypertrophiante pneumonique (P Marie). Arch Klin Med 130:201–211

Holling HE (1967) Pulmonary hypertrophic osteoarthropathy. Ann Intern Med 66:232–234

Holling HE, Brodey RS (1961) Pulmonary hypertrophic osteoarthropathy. J Am Med Assoc 178:977–982

Holling HE, Brodey RS, Boland C (1961) Pulmonary hypertrophic osteoarthropathy. Lancet II:1269–1274

Holling HE, Danielson GK, Hamilton RW, Blakemore WS, Brodey RS (1963) Hypertrophic pulmonary osteoarthropathy. J Thorac Cardiovasc Surg 46:310–321

Hollis WC (1967) Hypertrophic osteoarthropathy secondary to upper-gastrointestinal-tract neoplasm. Ann Intern Med 66:125–130

Holmes HH, Bauman E, Ragan CH (1950) Symptomatic arthritis due to hypertrophic pulmonary osteoarthropathy in pulmonary neoplastic disease. Ann Rheum Dis 9:169–173

Holmes JR (1961) A case of hypertrophic pulmonary osteoarthropathy in a mare. Vet Rec 73:333

Hough A, Seyberth H, Oates J, Hartman W (1977) Changes in bone and bone marrow of rabbits bearing the VX-2 carcinoma. Am J Bathol 87:537–552

Howard JE (1965) Case record of the Massachusetts General hospital Case 38–1965. N Engl J Med 273:494–504

Howell DS (1979) Hypertrophic osteoarthropathy. In: McCarty DJ (ed) Arthritis and allied disorders. Lea & Febiger, Philadelphia

Humes JL, Cupo JJ, Strausser HR (1974) Effects of indometacin on Moloney sarcoma virus-induced tumors. Prostaglandins 6:463

Hung W, Blizzard RM, Migeon CJ (1963) Precocious puberty in a boy with hepatoma and circulating gonadotropin. J Pediatr 63:895

Hymes AC, Doe RP (1962) Adrenal function in cancer of the lung with and without Cushing's syndrome. Am J Med 33:398–407

Ive FA (1963) Metastatic carcinoma of cervix with acantosis nigricans, bullous pemphigoid and hypertrophic pulmonary osteoarthropathy. Proc R Soc Med 56:910

Jaffe BM, Parker CW, Philpott GW (1971) Immunichemical measurement of prostaglandin or prostaglandin-like activity from normal and neoplastic tissues in culture. Surg Forum 22:90

Jaffé HL (1958) Tumor and tumorous conditions of the bones and joints. Lea & Febiger, Philadelphia

Jaffee IS (1964) Nasopharyngeal carcinoma – Unusual case reports. Arch Otolaryng 80:450

Jallut O, Koenig PM, Labhart A (1962) Akropachie bei thyreohypophysärem Syndrom (Trommelschlegelfinger, Osteoarthropathia hypertrophicans, maligner Exophthalmus und lokalisiertes prätibiales Myxödem). Schweiz Med Wochenschr 92:255

Jepson RP, Jordan A, Levell MJ (1956) Urinary steroid response to operation. Br J Surg 43:390–395

Jerusalem F (1972) Paraneoplastische Syndrome und Krankheitsbilder. Nervenarzt 43:169–175

Jesserer H (1957) Das Krankheitsbild der idiopathischen Hyperkalkurie. Dtsch Med Wochenschr 82:943–946, 961

Johnston IDA, Hudgson P, Shuster S, Gudmundson TV, Joplin GF, Williams ED, Woodhouse NJY, Galante L, MacIntyre I (1968) A calcitonin-secreting thyroid carcinoma. Lancet II:63

Jones JE, Shane SR, Gilbert E, Flink EB (1969) Cushing's syndroma induced by the ectopic production of ACTH by a bronchial carcinoid. J Clin Endocrinol Metab 29:1

Juster M, Crespo I (1969) Estudio microrradiografico en la osteoartropatia hipertrofiante neumica o enfermedad de Pierre Marie. Rev Interamer Radiol 4:44–58

Kahn CR, Rosen SW, Weintraub BD, Fajans SS, Gordon P (1977) Ectopic production of chorionic gonadotropin and its subunits by islet-cell tumors. A specific marker for malignancy. N Engl J Med 297:565

Kaplan EC, Arnaud CD, Hill BJ, Peskin GW (1970) Adrenal medullary calcitonin-like factor; a key to multiple endocrine neoplasia, Type 2? Surgery 28:146

Karim SMM, Rao B (1976) Prostaglandins and tumors. In: Karim (ed) Prostaglandins: Physiological, pharmacological, and pathological aspects. MTP Press, Lancester

Katz A, Kaplan L, Massry SG, Heller R, Plotkin D, Knight J (1970) Primary hyperparathyroidism in patients with breast carcinoma. Arch Surg 101:582

Kay CJ, Rosenberg MA (1974) Positive 99m Tc-polyphosphate bone scan in a case of secondary hypertrophic osteoarthropathy. J Nucl Med 15:312–313

Kay CJ, Rosenberg MA, Burd R (1974) Hypertrophic osteoarthropathy and childhood Hodgkin's disease. Pediatr Radiol 112:177–178

Keats TE, Bagnall WS (1954) Chronic idiopathic osteoarthropathy. Radiology 62:841–844

Kelley RM, Baker WH (1965) The role of progesterone in human endometrial cancer. Cancer Res 25:1190–1192

Kennedy JH, Williams MJ, Sommers SC (1964) Cushing's syndrome and lung cancer: Pituitary crook cell hyperplasia in pulmonary oat cell carcinoma. Ann Surg 160:90

Kepler EJ (1933) Polyglandular dyscrasias involving abnormalities of sexual characteristics. Proc Staff Meetings Mayo Clin 8:102

Kepler EJ, Dockerty MB, Priestley JT (1944) Adrenal-like ovarian tumor associated with Cushing's syndrome (so-called masculino-ovoblastoma, luteoma, hypernephroma, adrenal cortical carcinoma of the ovary). Am J Obstet Gynecol 47:43

Keynes WM, Jewll D, Till AS (1969) ACTH and calcitonin producing medullary carcinoma of the thyroid gland. In: Abstracts of 2nd International Symposium on Calcitonin. Heinemann, London

Kistner RW, Griffiths CT, Craig JM (1965) Use of progestational agents in the management of endometrial cancer. Cancer 18:1563

Klein DC, Raisz LG (1970) Prostaglandins: Stimulation of bone resorption in tissue culture. Endocrinology 86:1436–1440

Kleinsmith LJ, Pierce GB (1964) Multipotentiality of single embryonal carcinoma cells. Cancer Res 24:15

Kline EM (1945) Hypertrophic osteoarthropathy. Am J Roentgenol 54:519–523

Knill-Jones RP, Buckle RM, Parsons V, Calne RY, Williams R (1970) Hypercalcemia and increased

parathyroid hormone activity in a primary hematoma. N Engl J Med 282:704–708
Kohler FP (1959) Ungewöhnliche Komplikation eines Prostatakarzinoms (Aldosteronismus). Wien Med Wochenschr 109:479
Kohout E (1966) Serum calcium levels and parathyroid glands in malignant disorders. Cancer 19:925–934
Kollbrunner F (1948) Gutartiger Riesenzelltumor mit maligner Entartung nach 4 Jahren und Ostéoarthropathie hypertrophiante pneumonique durch Lungenmetastase. Oncologia 1:153–164
Kovach RD, Kyle LH (1958) Cushing's syndrome and bronchogenic carcinoma. Am J Med 24:981
Kracht J (1967) Pathologie der ektopisch hormonbildenden Tumoren. Verh Dtsch Ges Inn Med 73:488
Kracht J (1968) Pathologie der ektopisch hormonbildenden Geschwülste. Med Klin 63:41–46
Kracht J (1970) Hormonbildende Lungengeschwülste. Kongr Ber Nordd Ges Tbk Lungenkrht 11:108–120
Kracht J (1974) Paraneoplastische Endokrinopathien. In: Lindenschmidt O (Hrsg) Pathophysiologische Grundlagen der Chirurgie, 2. Aufl. Thieme, Stuttgart
Kracht J, Hantschmann N (1961) Syntropien des Cushing-Syndroms. Acta Endocrinol 38:490–514
Kracht J, Pfotenhauer R (1966) Die extrahypophysären kortitropen Geschülste. 12. Symp Dtsch Ges Endokrinol S 274–278
Krishnamurthy GT, Brickman AS, Blahd WH (1977) Technetium-99m-Sn-Pyrophosphate pharmacokinetics and bone image changes in parathyroid disease. J Nucl Med 18:236–242
Kühne K, Gerstel G (1932) Klinisch-röntgenologische und pathologisch-histologische Befunde bei einem Fall von allgemeiner Osteophytose (Ostéoarthropathie hypertrophiante pneumique). Fortschr Röntgenstr 46:662–670
Kunkel G (1971) Hypertrophe pulmonale Osteoarthropathie. Med Klin 66:1486
Labbé M, Renault P (1928) L-ostéodermopathie hypertrophiante. Presse Méd 36:545
Labhart A (1978) Klinik der inneren Sekretion, 3. Aufl. Springer, Berlin Heidelberg New York
Lafferty FW (1966) Pseudohyperparathyroidism. Medicine (Baltimore) 45:247–260
Lamache A, Bourel M, Chevrel ML, Richier JL (1956) La periostose engainante de l'ostéoarthropathie pneumonique de Pierre-Marie. Rev Rhum 23:584–589
Lamberg BA, Pekonen R, Frick MH (1964) Hypercalcemia in renal carcinoma. Report of a case. Acta Med Scand 176:187–194
Lasserre Ch (1933) A propos des ostéopathies hypertrophiantes. Presse Med 41:1425
Law DH, Liddle GW, Scott HW, Tauber StD (1965) Ectopic production of multiple hormones by a single malignant tumor. N Engl J Med 273:292–296
Leading Article (1976) Ectopic secretion by tumors. Br Med J I:1300
Lee JC, Yamauchi H, Hopper J (1966) The association of cancer and the nephrotic syndrome. Ann Intern Med 64:41–51
Leighton RL, Stoyak JM (1953) Hypertrophic pulmonary osteoarthropathy resulting from metastasis to the lungs in dogs. J Amer Vet MA 123:437
Lembeck F (1953) 5-Hydroxytryptamine in a carcinoid tumour. Nature 172:910–911
Levine L (1977) Chemical carcinogens stimulate canine kidney (MDCK) cells to produce prostaglandins. Nature 268:447
Levine L, Hinkle PM, Voelkel EF, Tashjian AH (1972) Prostaglandin production by mouse fibrosarcoma cells in culture: Inhibition by indomethacin and aspirin. Biochem Biophys Res Comun 47:888–896
Levine RJ, Metz SA (1974) A classification of ectopic hormone-producing tumors. Ann NY Acad Sci 230:533–546
Lewis MG, Loughridge LW, Phillips TM (1971) Immunological studies in nephrotic syndrome associated with extrarenal malignant disease. Lancet II:134–135
Leyton O, Turnbull HM, Bratton AB (1931) Primary cancer of the thymus with pluriglandular disturbance. J Pathol Bact 34:634
Liddle GW, Givens JR, Nicholson WE, Island DP (1965) The ectopic ACTH Syndrome. Cancer Res 25:1057
Lipsett M, Odell WD, Rosenberg LE (1964) Humoral syndromes associated with nonendocrine tumors. Ann Intern Med 61:733–756
Locke EA (1915) Secondary hypertrophic osteoarthropathy and its relation to simple clubfingers. Arch Intern Med 15:659–713
Lockwood CH (1958) Studies of adrenal cortical function in 3 cases of carcinoma. Can Med Assoc J 79:728
Logue JT (1953) Osteoarthropathy and simple clubbing. US Armed Forces MJ 4:1627–1631
Lorenz FN, Custer GSt (1965) ACTH producing metastases from carcinoma of the esophagus. Ann Intern Med 62:1017–1022
Louyot, Castelain (1941) L'ostéopathie hypertrophiante pneumonique maladie de Pierre Marie. Rev Rhumat 8:514–544
Lovell RRH (1950) Observations on structure of clubbing fingers. Clin Sci 9:299–321
Ludwig J, Grier MW, Hoffman HN, McGill DB (1975) Calcified mixed malignant tumor of the liver. Arch Pathol Lab Med 99:162–166
Lükö G, Tóth F (1958) Über „Osteoarthropathie hypertrophiante pneumonique" (Bamberger-P. Marie) bei benignen Lungentumoren (Leiomyom). Bruns' Beitr Klin Chir 196:19–31
MacPhee IW (1959) Cushing's syndrome associated with carcinoma of the bronchus. Br J Surg 45:456
Mankowsky BN, Heinismann JI, Czerny LI (1934) Osteopathia dysplastica familiaris. Fortschr Röntgenstr 50:542–549

Margineanu N (1965) L'osteoartropatia ipertrofizzante pneumica. Nunt Radiol 31:28–34
Marie J, See G (1951) Hydrocéphalie aigné bénigne du nourrisson après ingestion d'une dose massive, unique de vitamines A et D; (accident d'hypervitaminose A aigné). Sem Hôp Paris 27:1744–1746
Marie P (1890) De l'ostéoarthropathie hypertrophiante pneumonique. Rev Méd Paris 10:1–36
Martini GA, Hagemann JE (1956) Über Fingernagelveränderungen bei Leberzirrhose als Folge veränderter peripherer Durchblutung. Klin Wochenschr 34:25
Massalongo R, Gasperini U (1913) Sulla osteo-arthropathia ipertrofica pneumonica. Policlinico 20:433–448
Massaro DJ, Owen JA (1962) Persistent hypercalcemia associated with bronchogenic carcinoma and primary chief-cell hyperplasia of the parathyroids. Am Rev Respir Dis 85:727–734
Mather G, Low D (1953) Chronic pulmonary osteoarthropathy in the dog. J Amer Vet MA 122:167
Matthias M (1976) Das paraneoplastische Syndrom. Z Ges Inn Med 31:772–782
Maurach R, Strian F (1980) Polyneuropathien als Begleiterkrankungen bei malignen Tumoren. Med Klin 75:678–682
Mavligit GM, Cohen JL, Sherwood LM (1971) Ectopic production of parathyroid hormone by carcinoma of the breast. N Engl J Med 285:154–156
Mayer JS, Abdel-Bari W (1968) Granules and thyrocalcitonin-like activity in medullary carcinoma of the thyroid gland. N Engl J Med 278:530
McCance RA (1947) Osteomalacia with Looser's nodes (Milkman syndrome) due to a raised resistance to vitamin D acquired about the age of 15 years. Q J Med (NS) 61:33–46
McCroskery PA, Harris ED (1973) Rapid tumor collagenase: purification from homogenates of fresh tissue. Fed Proc 32:614
McPherson J (1965) Reversion in hamster cells transformed by Rous sarcoma virus. Science 148:25
McPherson GD (1965) Stable calcium isotopes as tracers in studies of mineral metabolism. Acta Orthop Scand [Suppl 78]
McSwiney RR, Mills IH (1956) Hypercalcaemia due to sacoidosis – treatment with cortisone. Lancet 1:862–866
Meador CK, Liddle DW, Island DP, Nicholson WE, Lucas CP, Nuckton JG, Luetscher J (1962) Cause of Cushing's syndrome in patients with tumor arising from "nonendocrine" tissue. J Clin Endocrinol Metab 22:693–703
Melick RA, Martin TJ, Hicks JD (1972) Parathyroid hormone production and malignancy. Br Med J II:204–205
Melvin KEW, Tashjian AH (1968) The syndrome of excessive thyrocalcitonin produced by medullary carcinoma of the thyroid gland. Proc Natl Acad Sci USA 59:1216
Melvin KEW, Tashjian AH, Cassidy CE, Givens JR (1970) Cushing's syndrome caused by ACTH- and Calcitonin-secreting medullary carcinoma of the thyroid. Metabolism 19:831–838
Mendlowitz M (1941) Measurements of blood flow and blood pressure in clubbing fingers. J Clin Invest 20:113
Mendlowitz M (1942) Clubbing and hypertrophic osteoarthropathy. Medicine 21:269–306
Mendlowitz M, Leslie A (1942) Experimental simulation in dog of cyanosis and hypertrophic osteoarthropathy which are associated with congenital heart disease. Am Heart J 24:141–152
Menguy R (1969) Pseudohyperparathyroidism due to malignant melanoma. Surg Clin North Amer 49:49
Meunier P, Vignon G, Bernard J, Edouard C, Coupron P, Porte J (1972) La lecture quantitative de la biopsie osseuse moyen de diagnostic et d'étude de 106 hyperparathyroidies primitives, secondaires et paraneoplasiques. Rev Rhumat 39:635–644
de Meyer G, Sarasin P (1950) Un cas d'ostéoarthropathie hypertrophiante pneumonique de Pierre Marie associée à une cirrhose biliaire. Schweiz Med Wochenschr 80:1230
Milhaud G, Calmettes C, Taboulet J (1974) Hypersecretion of calcitonin in neoplastic conditions. Lancet I:462
Miller EJ, Martin GR, Piez KA, Powers MJ (1967) Characterization of chick bone collagen and compositional changes associated with maturation. J Biol Chem 242:5481
Miller ER (1939) Carcinome of the thymus, with marked pulmonary osteo-arthropathy. Radiology 32:651–660
Miller SP, Sanchez-Avalos J, Stefanski T, Zuckermand L (1967) Coagulation disorders in cancer. Cancer 20:1452
Mills JA (1963) Connective tissue disease associated with neoplastic disease. J chronic Dis 16:797–811
Minkus P, Dieterle P (1979) Paraneoplastische Endokrinopathien. Med Klin 74:1415–1421
Moolten SE (1970) Hyperparathyroidism in cancer of the bronchus. J Med Soc NJ 67:474–476
Moore FD, Steenburg RW, Ball MR, Wilson GM, Myrden JA (1955) Studies in surgical endocrinology: 1. The urinary excretion of 17-hydroxycorticoids and associated metabolic changes, in cases of soft tissue trauma of varying severity and in bone trauma. Ann Surg 141:145–174
Morawetz F (1973) Klinik der Paraneoplasien. In: Mlczoch F, Seidel H (Hrsg) Aktuelle Fragen der Lungenpathologie. Thieme, Stuttgart
Morgan AG, Walker WC, Mason MK, Herlinger H, Losowsky MS (1972) A new syndrome associated with hepatocellular carcinoma. Gastroenterology 63:340–345

Müller OA (1981) Diagnose und Prognose des Cushing-Syndroms. Lebensversicherungsmedizin. Z Diagn Progn 33:89–93

Muheim G, Donath A, Rossier AB (1973) Serial scintigrams in the course of ectopic bone formation in paraplegic patients. Am J Roentgenol 118:865–869

Mundy GR, Raisz LG, Cooper RA, Schlechter GP, Salmon SE (1974) Evidence for the secretion of an osteoclast stimulating factor in myeloma. N Engl Med 291:1041–1046

Mundy GR, Eilon G (1977) Direct resorption of bone by cultured human breast cancer cells (abstract). Clin Res 25:410A

Mundy GR, Rick ME, Turcotte R, Kowalski MA (1978) Pathogenesis of hypercalcemia in lymphosarcoma cell leukemia. Am J Med 65:600–606

Munson PL (1961) Biological assay of parathyroid hormone. In: Greep, Talmage (eds) The Parathyroids. Thomas, Springfield/Ill

Munson PL, Tashjian AH, Levine L (1965) Evidence for parathyroid hormone in nonparathyroid tumors associated with hypercalcemia. Cancer Res 25:1062–1067

Murray RO, Jacobson HG (1977) The Radiology of Skeletal Diseases, 2nd ed. Churchill-Livingstone, Edinburg-London

Nagel GA (1971) Immunosuppression: ein paraneoplastisches Syndrom. Schweiz Med Wochenschr 101:470–474

Nagel M (1971) Paraneoplastische Endokrinopathien. Langenbecks Arch Chir 329:464

Nesson HR, Sproul LE, Relman AS, Schwartz WB (1963) Adrenal steroids in the treatment of idiopathie nephrotic syndrome in adults. Ann Intern Med 58:268–277

Nichols J, Warren JC, Mantz FA (1962) ACTH-like excretion from carcinoma of the ovary. J Am Med Assoc 182:713–718

Nielsen SW, Bishop EJ (1953) Pulmonary osteoarthropathy in a lion. No Amer Vet 34:867

Nörgaard F (1965) Earliest roentgenological changes in polyarthritis of rheumatoid type: rheumatoid arthritis. Radiology 84:325–329

Norris EH (1938) Adenoblastoma: a malignant ovarian tumor associated with endocrinological effects. Am J Cancer 32:1

Oelz O (1977) Prostaglandin-Thromboxan System und Thrombozytenfunktion. Acta Med Austriaca [Suppl 4] 85:

Oelz O, Knapp HR, Roberts LJ, Oelz R, Sweetman BJ, Oates JA, Reed PW (1978) Calcium-dependent stimulation of thromboxane and prostaglandine biosynthesis by ionophorese. Adv Prostaglandin Thromboxane Res 3:147–158

O'Grady AS, Morse LJ, Lee JB (1965) Parathyroid hormone-secreting renal carcinoma associated with hypercalcemia and metabolic alkalosis. Ann Intern Med 63:858–868

Omenn GS (1970) Ectopic polypeptid hormone production by tumors. Ann Intern Med 72:136–138

Omenn GS (1971) Ectopic hormone syndromes associated with tumors in childhood. Pediatrics 47:613–622

Omenn GS, Roth SI, Baker WH (1969) Hyperparathyroidism associated with malignant tumors of nonparathyroid origin. Cancer 24:1004–1012

O'Riordan JLH, Blanshard GP, Moxham A, Nabarro JDN (1966) Corticotrophin secreting carcinomas. Q J Med 35:137

Pascuzzi CA, Parkin TW, Bruwer AJ, Edwards JE (1957) Hypertrophic osteoarthropathy associated with primary rhabdomyosarcoma of the heart. Mayo Clin Proc 32:30

Pattison JD, Beck E, Miller WB (1951) Hypertrophic osteoarthropathy in carcinoma of lung. JAMA 146:783–787

Penitschka W (1938) Über Osteoarthropathie hypertrophiante (Bamberger-Marie). Bruns Beitr Klin Chir 167:75–109

Pergola F, Galian A, Bernades P, Cachin M (1964) Hypercorticisme et cancer bronchique alcalose hypokaliémique révelatrice. Soc Méd Hôp (Paris) 115:879

Perkins PJ (1978) Delayed onset of secondary hypertrophic osteoarthopathy. Am J Roentgenol 130:561–562

Peskar BM (1981) Bedeutung der Prostaglandine für Tumorwachstum und Tumorsymptomatik. Med Klin 76:26–31

Peyman MA (1959) Acholasia of the cardia, carcinoma of the esophagus and hypertrophic osteoarthropathy. Br Med J 1:23

Pfeffer KH, Brandenburg W, Frommhold W (1961) Cushing Syndrom und Bronchialkarzinom mit funktionellen Störungen des Hypophysenvorderlappens. Dtsch Med Wochenschr 86:1298

Pflüger K-H, Gropp C, Havemann K (1982) Ectopically produced Calcitonin in human hemoblastoses. Klin Wochenschr 60:667–672

Phemister DB (1917) Chronic lung abszess with hypertrophic osteoarthropathy. Surg Clin (Chicago) 1:381–389

Pierce TH, Weir DG (1973) Hypertrophic osteoarthropathy associated with a non-metastasising carcinoma of the oesophagus. J Irish Med Assoc 66:160–162

Pimstone BL, Uys GJ, Vogelpoel L (1972) Studies in a case of Cushing's syndrome due to an ACTH-producing thymic tumor. Am J Med 53:521

Pirschel J, Metzger HOFJ, Wissmann C (1978) Zur Metastasierung maligner Tumoren in die Skelettperipherie. Fortschr Röntgenstr 129:621–626

Plenk A, Pretl K (1953) Peripheres endobronchiales Plasmocytom der Lunge mit Osteopathie hypertrophicans. Wien Med Wochenschr 103:450–451

Plonk JW, Feldman JM (1974) Carcinoid arthropathy. Arch Intern Med 134:651–654

Pompecki R, Schröder G, Garbrecht M, Frahm H (1978) Carcinoembryonales Antigen (CEA) in Plasma bei Patienten mit metastasierendem Mamma-

karzinom unter endokriner und zytostatischer Therapie. Dtsch Med Wochenschr 103:620–622
Ponchon Y, Chelloul N, Roujeau J (1969) Contribution a l'étude anatomo-pathologique de l'hippocratisme digital. Sem Hôp Paris 45:2604–2611
Powell D, Singer FR, Murray TM, Minkin C, Potts JT (1973) Nonparathyroid humoral hypercalcemia in patients with neoplastic diseases. N Engl J Med 289:176–181
Powles TJ, Clark SA, Easty DM, Neville AM (1973) The inhibition by aspirin and indometacin of osteolytic tumor deposits and hypercalcaemia in rats with Walker tumor, and its possible application to human breast cancer. Br J Cancer 28:316
Powles TJ, Dowsett M, Easty DM, Easty GC, Neville AM (1976) Breast-cancer osteolysis, bone metastases, and antiosteolytic affect of aspirin. Lancet I:608–610
Prader A, Illig R, Uehlinger E, Stalder G (1959) Rachitis infolge Knochentumors. Helv Paediatr Acta 14:554–565
Prunty FTG, Brooks RV, Dupré J, Gimlette TMD, Hutchinson JSM, McSwiney RR, Mills IH (1963) Adrenocortical hyperfunction and potassium metabolism in patients with "non-endocrine" tumors and Cushing's syndrome. J Clin Endocrinol Metab 23:737–746
Pusch HJ, Koch W, Wegener M, Führer E (1976) Paraneoplastische Syndrome in der inneren Medizin. Med Welt NF 27:2372–2376
Raisz LG (1973) Prostaglandins and the hypercalcemia of cancer. N Engl J Med 289:214
Raisz LG, Koolemans-Beynen AR (1974) Inhibition of bone collagen synthesis by prostaglandin E_2 in organ culture. Prostaglandins 8:374
Raisz LG, Mundy GR, Luben RA (1974) Skeletal reactions to neoplasms. Ann NY Acad Sci 230:473–475
Raisz LG, Sandberg AL, Goodson JM, Simmons HA, Mergenhagen SE (1974) Complement-dependent stimulation of prostaglandin synthesis and bone resorption. Science 185:789–791
Raisz LG, Luben RA, Mundy GR, Dietrich JW, Horton JE, Trummel CL (1975) Effect of osteoclast activating factor from human leukocytes on bone metabolism. J Clin Invest 56:408–413
Raisz LG, Dietrich JW, Simmons HA, Seyberth HW, Hubbard W, Dates JA (1977) Effect of prostaglandin endoperoxides and metabolites on bone resorption in vitro. Nature 267:532–534
Raker JW, Henneman PD, Graf WS (1962) Coexisting primary hyperparathyroidism and Cushing's syndrome. J clin Endocrinol 22:273–280
Ramsdell CM, Kelley WN (1973) The clinical significance of hypouricemia. Ann Intern Med 78:239–242
Rao LG, Brunette DM, Heersche JNM (1977) Parathyroid hormone and prostaglandin E_1-response in a selected population of bone cells after repeated subculture and storage at −80 C. Endocrinology 100:1233–1241
Rao GM, Guruprakash GH, Poulose KP, Bhaskar G (1979) Improvement in hypertrophic pulmonary osteoarthropathy after radiotherapy to metastasis. Am J Roentgenol 133:944–946
Rasmussen B, Roesdahl K, Lindgren P (1978) Parathyroid hormone and calcitonin in serum of patients with mammary carcinoma. Acta Radiol Oncol 17:269–276
Ratzenhofer M (1977) Über enterale Hyperplasien und Geschwülste der disseminierten endokrinen (parakrinen) Hellen Zellen Feyerters unter Berücksichtigung amphikriner Zellwanderungen. Verh Dtsch Ges Pathol 41:7–21. G Fischer, Stuttgart-New York 1977
Ratzenhofer M, Lembeck F (1954) Über den Gehalt an 5-Oxytryptamin in Karzinoiden des Darmstraktes. Z Krebsforsch 60:169–195
Renton P, Shaw DG (1976) Hypophosphatemic osteomalacia secondary to vascular tumors of bone and soft tissue. Skeletal Radiology 1:21–24
Rees LH, Ratcliffe JG (1974) Ectopic hormone production by non-endocrine tumours. Clin Endocrinol 3:263–299
Reiser U, Heuck F, Lichtenau L (1980) Untersuchungen der Mineraltopographie am menschlichen Wirbelkörper mit der Röntgen-Computer-Tomographie. Radiologe 20:554–557
Rex MAE (1959) Effect of surgical intervention in case of chronic pulmonary osteoarthropathy in dog. Vet Rec 71:409–411
Ribelin WE, Bailey WS (1958) Esophageal sarcomas associated with Spirocerca lupi infection in dog. Cancer 11:1242–1246
Ricklin P (1955) Gelenkbeschwerden als Frühsymptom des Bronchuskarzinoms. Ein Beitrag zur Kenntnis der Ostéoarthropathie hypertrophiante pneumonique (Bamberger-Marie). Schweiz Med Wochenschr 85:764–767
Ricklin P (1955) Über die Ostéoarthropathie hypertrophiante pneumonique. Erg Chir Orthop 39:295–326
Rieche K (1968) Blutgerinnungsstörungen bei menschlichen Geschwulsterkrankungen. Arch Geschwulstforsch 32:262
Riegger G, Reinhard U, Raff U, Hayduk K (1976) Rezidivierende Lungenembolien als Erstsymptom eines Mamma-Karzinoms. Med Welt 27:35–37
Riggs BL, Sprague RG (1961) Association of Cushing's syndrome and neoplastic disease. Arch Intern Med 108:85
Riggs BL, Arnaud CD, Reynolds JC, Smith LH (1971) Immunologic differentiation of primary hyperparathyroidism due to nonparathyroid cancer. J Clin Invest 50:2079–2083
Rimoin DL (1965) Pachydermoperiostosis (idiopathic clubbing and periostosis): genetic and physiologic considerations. New Engl J Med 272:923
Ringe J-D (1981) Das Hypercalcämie-Syndrom. Dtsch Med Wochenschr 106:92–93

Ringe J-D (1981) Diagnose und Therapie der Osteoporose. Med Klin 76: 129–134

Ringe J-D, Kuhlencordt F (1980) Ostitis fibrosa generalisata. In: Handbuch der Inn Medizin, Bd 6, Teil 18. 5. Aufl. Springer, Berlin Heidelberg New York

Roberts PAL (1962) Carcinoma of the thyroid, hypoparathyroidism and Cushing's syndrome. Proc R Soc Med 55: 805

Robertson RP, Baylink DJ, Marini JJ, Adkinson HW (1975) Elevated prostaglandins and suppressed parathyroid hormone associated with hypercalcemia and renal cell carcinoma. J Clin Endocrinol Metab 41: 164

Robertson RP, Baylink DJ, Metz SA, Cummings KB (1976) Plasma prostaglandin E in patients with cancer with and without hypercalcemia. J Clin Endocrinol Metab 43: 1330–1335

Roof BS, Carpenter B, Fink DJ, Gorgan GS (1971) Some thoughts on the nature of ectopic parathyroid hormones. Am J Med 50: 686

Rosen SW, Becker ChE, Schlaff S, Easton J, Cluck MC (1968) Ectopic gonadotropin production before clinical recognition of bronchogenic carcinoma. N Engl J Med 279: 640

Rosenthal FD (1957) Adrenocortical hyperactivity in a patient with bronchial carcinoma and Diabetes mellitus. Br Med J II: 139

Rosenthall L, Kirsh J (1976) Observation of radionuclide imaging in hypertrophic pulmonary osteoarthropathy. Radiology 120: 359–362

Ross EJ, Marshall-Jones P, Friedman M (1964) Cushing's syndrome: Diagnostic criteria. Quart J Med 35: 149–192

Roth J (1973) Die paraneoplastischen Syndrome. Systemwirkungen und Indikatoren bösartiger Geschwülste. Hippokrates 44: 18–38

Rothmund M (1980) Hyperparathyreoidismus. Thieme, Stuttgart New York

Rottino A, McGrath JF (1939) Masculinovoblastoma – Primary masculinizing tumor of the ovary (so-called large cell variety – hypernephroid – luteoma). Arch internal Med 63: 686–710

Roussel J, Schoumacher P (1956) L'ostéopathie hypertrophiante pneumonique de Pierre-Marie. Sem Hop Paris 32: 3037–3038

Rudman D, del Rio A, Akgun S, Frumin E (1969) Novel proteins and peptides in the urine of patients with advanced neoplastic disease. Am J Med 46: 174–187

Sachs BA, Becker N, Bloomberg AE, Grunwald RP (1970) "Cure" of ectopic ACTH syndrome secondary to adenocarcinoma of the lung. J Clin Endocrinol Metab 30: 590

Saeger W, Mitschke H (1973) Zur Pathologie des Cushing-Syndroms. Dtsch Med Wochenschr 98: 1272–1274

Saint-Paul JP (1938) L'ostéoathopatie hypertrophiante pneumonique de Pierre Marie. Révision du sujet. La périostose engainante acromélique. Thèse de Bordaux

Samuelson SV, Werner I (1963) Hepatic carcinoma simulating hyperparathyroidism. Acta Med Scand 173: 539–547

Samuelsson B, Granström E, Green K, Hamberg M, Hammerström S (1975) Prostaglandins. Annu Rev Biochem 44: 669–695

Samuelsson B, Paoletti R (1976) Advances in Prostaglandin and Thrombaxane Research Vol I and II. Raven Press, New York

Sang Y, Han L, Collins C (1968) Hypertrophic osteoarthropathy in cirrhosis of the liver. Radiology 91: 795

Sasano N, Fukuda T, Satoh E (1969) Pathology of ectopic ACTH syndrome with emphasis on pituitary crooke cells and adrenocortical hyperplasia related to ACTH activities in tumor tissues. Tohoku J Exp Med 99: 361–380

Schilling F, Knick B, Kuck H (1961) Hyperostosis generalisata mit Cutis verticis gyrata und ihre Differentialdiagnose. Dtsch Arch Klin Med 207: 456–491

Schlotthauer CF, Millar JAS (1951) Hypertrophic pulmonary osteoarthropathy in association with pulmonary neoplasms in dogs. J Amer Vet MA 119: 442

Schmidt MB (1937) Die sekundäre, hyperplastische Periostitis (P Marie's Osteoarthropathie hypertrophiante pneumonique, Högler's Akropachie) In: Lubarsch, Henke, Rössle (Hrsg) Handbuch der Spez pathol Anatomie und Histologie, Bd IX/3 – Knochen und Gelenke. Springer, Berlin

Schmidt MC, Lewis AM, Bird ED, Thomas WC (1966) The effect of induced hypercalcemia on the activity of the parathyroid glands. Am J Pathol 48: 439–449

Schoenmackers J (1956) Trommelschlegelfinger und -zehen bei angeborenen Herz- und Gefäßfehlern mit Blausucht. Arch Kreislauff 24: 363–377

Schubert EH, Vetter R, Juchems R (1970) Pachydermoperiostose. Münch Med Wochenschr 112: 229–235

Schumacher R (1976) Articular manifestations of hypertrophic pulmonary osteoarthropathy in bronchogenic carcinoma. Arthrit Rheum 19: 629–636

Seifert G, Junge-Hülsing G (1966) Morphologische Aspekte bei extraossären Verkalkungsvorgängen. In: Hauss WH, Gerlach U (Hrsg) Rheumatismus und Bindegewebe. Steinkopff, Darmstadt

Seifert G, Seeman N (1967) Paraneoplastisches Hypercalcämie-Syndrom bei Ovarialkarzinom. Dtsch Med Wochenschr 92: 1104–1107

Seifert G, Riesner K, Schäfer H (1980) Extraossäre Verkalkungen und ektopische Knochenbildung. In: Handbuch Inn Med VI/1 B Klin Osteologie. Springer, Berlin Heidelberg New York

Selberg W (1941) Beitrag zur Klinik und Pharmakologie der Darmkarzinoide. Klin Wochenschr 20: 1271–1273

Senn HJ, Rhomberg WU, Jungi WF (1971) Störung der leukozytären Abwehrfunktion als paraneoplastisches Syndrom bei Hämoblastosen. Schweiz Med Wochenschr 101:466–470

Senn HJ, Peyer P (1978) Die Therapie des Hypercalcämiesyndroms bei Tumorpatienten mit besonderer Berücksichtigung von Mithramycin. Dtsch Med Wochenschr 103:101

Seyberth HW (1978) Prostaglandin-mediated hypercalcemia: A paraneoplastic syndrome. Klin Wochenschr 56:373–387

Seyberth HW, Segre GV, Morgan JL, Sweetman BJ, Potts JT jr, Oates JA (1975) Prostaglandins as mediators of hypercalcemia associated with certain types of cancer. N Engl J Med 293:1278

Seyberth HW, Segre GV, Hamet P, Sweetman BJ, Potts JT jr, Oates JA (1976) Characterization of the group of patients with hypercalcemia of cancer who respond to treatment with prostaglandin synthesis inhibitors. Ass Am Physicians 89:92

Seyberth HW, Oelz O, Hough A, Hubbard WC, Raisz LG, Oates JA (1977) Prostaglandins as mediators of hypercalcemia associated with the VX_2-carcinoma in the rabbit. Naunyn Schmiedebergs Arch Pharmacol [Suppl II] 297:R42

de Séze S, Jourmand SH (1950) Pachydermopériostose. Hippocratisme digital chez le père atteint de bronchopneumopathie chronique et chez le frère bien portant. Réflexions sur le rôle du facteur héréditaire et familial dans la genèse des hypertrophies des extrémités. Bull Mém Soc Méd Hôp (Paris) 66:860–864

Shapiro RF, Zvaifler NJ (1973) Concurrent intrathoracic Hodgkin's disease. Chest 63:912–916

Shaw HB, Cooper RH (1907) Pulmonary hypertrophic osteoarthropathy occurring in a case of congenital heart disease. Lancet 1:880–881

Sherry S, McAllister WH, Saltzstein SL (1963) Cushing's syndrome associated with a parotid tumor; clinicopathologic conference. Am J Med 34:394

Sherwood LM, Potts JT, Care AD (1966) Evaluation by radioimmunoassay of factors controlling the secretion of parathyroid hormone. Nature 209:52–55

Sherwood LM, O'Riordan JLH, Aurbach GD, Potts JT (1967) Production of parathyroid hormone by nonparathyroid tumors. J Clin Endocrinol Metab 27:140–146

Shiers JA, Neuhauser BD (1957) Idiopathic hypercalcemia. Am J Roentgenol 78:19–29

Silva OL, Becker KL, Primack A, Doppman J, Snider RH (1973) Ectopic production of Calcitonin. Lancet 2:317

Silva OL, Becker KL, Primack A, Doppman J, Snider RH (1974) Ectopic secretion of calcitonin by oat-cell carcinoma. N Engl J Med 290:1122

Silva OL, Becker KL, Primack A, Doppman JL, Snider RH (1975) Hypercalcemia in bronchogenic cancer. J Am Med Wom Ass 234:183–185

Singer FR, Powell D, Minkin C (1973) Hypercalcemia in reticulum cell sarcoma without hyperparathyroidism or skeletal metastases. Ann Intern Med 78:365

Singh A, Jolly SS, Bansal BB (1950) Hypertrophic osteoarthropathy associated with carcinoma of the stomach. Br Med J 2:581

Smith LH (1975) Ectopic hormone production. Surg Gynecol Obstet 141:443–453

Snedecor PA, Baker HW (1964) Pseudohyperparathyroidism due to malignant tumors. Cancer 17:1492–1496

Sparagana M, Philips G, Hoffman C, Kucera L (1971) Ectopic growth hormone syndrome associated with lung cancer. Metabolism 20:730

Sprague RG, Hayles AB, Power MH, Mason HL, Bennett WA (1950) "Steroid Diabetes" and alkalosis associated with Cushing's syndrome. J clin Endocrinol 10:289–306

Sutro CJ, Pomerantz L (1939) Effect of experimentally formed tumors on musculoskeletal system of the rat. Arch Surg 38:1132–1149

Szymendera J (1970) Bone Mineral Metabolism in Cancer. Springer, Berlin Heidelberg New York

Steckelmacher S (1918) Ein Beitrag zur Kenntnis der hyperplastisch-porotischen Osteoperiostitis (Osteoarthropathie hypertrophiante pneumique (Marie). Dtsch Arch Klin Med 127:242–260

Steel K, Baerg RD, Adams DO (1967) Cushing's syndrome in association with a carcinoid tumor of the lung. J Clin Endocrinol Metab 27:1285–1289

Steigbigel NH, Oppenheim JJ, Fishman LM, Carbone PP (1964) Metastatic embryonal carcinoma of the testis associated with elevated plasma TSH-like activity and hyperthyroidism. N Engl J Med 271:345

Steiner H, Dahlbäck O, Waldenström J (1968) Ectopic growth-hormone production and osteoarthropathy in carcinoma of the bronchus. Lancet 1:783–785

Steinfeld AD, Munzenrider JE (1974) The response of hypertrophic pulmonary osteoarthropathy to radiotherapy. Radiology 113:709–711

Sternberg M (1899) Vegetationsstörungen und Systemerkrankungen der Knochen. In: Nothnagels Handbuch der spez Pathologie und Therapie, Bd VII/2II. Höldner, Wien

Stewart DM (1928) Hypertrophic osteo-arthropathy. Med Clin North Am 11:1283–1292

Stolbach L, Krant L, Fishman WH (1969) Ectopic production of an alkaline phosphatase isoenzyme in patients with cancer. N Engl J Med 281:757–762

Stone GE, Waterhouse C, Terry R (1961) Hypercalcemia of malignant disease; case report proposed mechanism of etiology. Ann Intern Med 54:977–1202

Stovin PGJ (1965) Syndromes of ectopic hormone production associated with pulmonary neoplasms. Am Rev Respir Dis 92:484–488

Streda A, Padzerka P (1966) Vergleichende röntgenologische und anatomische Untersuchungen der Knochen- und Gelenkssymptome bei der primär chronischen Polyarthritis. Radiologe 6:39

Strott CA, Nugent CA, Tyler FH (1968) Cushing's syndrome caused by bronchial adenoma. Am J Med 44:97

Studer H, Staub JJ, Wyss F (1971) Klinische und metabolische Fernwirkungen maligner Tumoren. Schweiz Med Wochenschr 101:446

Tamm J, Kracht J (1965) Akuter Hypercortisolismus bei einer Patientin mit ACTH-bildendem Bronchialcarzinom. Kongr Bericht. Norddtsch Ges Inn Med 64:50

Tashjian AH (1975) Prostaglandins, hypercalcemia and cancer. N Engl J Med 293:1317–1318

Tashjian AH, Levine L, Munson PL (1964) Immunochemical identification of parathyroid hormone in non-parathyroid neoplasms associated with hypercalcemia. J Exp Med 119:467–484

Tashjian AH jr, Voelkel EF, Levine L, Goldhaber P (1972) Evidence that bone resorption stimulating factor produced by mouse fibrosarcoma cells is prostaglandin E_2. A new model for the hypercalcemia of cancer. J Exp Med 136:1329–1343

Tashjian AH, Voelkel EF, Goldhaber P (1973) Successful treatment of hypercalcemia by indomethacin in mice bearing a prostaglandin-producing fibrosarcoma. Prostaglandins 3:515–524

Tashjian AH jr, Tice JE, Sides K (1977) Biological activities of prostaglandin analogues and metabolites on bone in organ culture. Nature 266:645–647

Taylor AN, Wasserman RH (1965) A vitamin D_3-dependent factor influencing calcium binding by homogenates of chick intestinal mucosa. Nature 205:248

Taylor DM, Siemsen AW (1965) Bronchogenic carcinoma simulating hyperparathyroidism. Arch Intern Med 115:67–73

Taylor RL, Lynch HJ, Wysor WG (1963) Seasonal influence of sunlight on the hypercalcemia of sarcoidosis. Am J Med 34:221–227

Temple HL, Jaspin G (1948) Hypertrophic osteoarthropathy. Am J Roentgenol 60:232–245

Terry DW jr, Isitman AT, Holmes RA (1975) Radionuclide bone images in hypertrophic pulmonary osteoarthropathy. Am J Roentgenol 124:571–576

Thomas C (1975) Das paraneoplastische Syndrom. Med Klin 70:2053–2065

Thomas C, Zengerling W, Noetzel H (1972) Neurologische Formen des paraneoplastischen Syndroms. Schattauer, Stuttgart New York

Thomas C, Windt T, Grom E (1974) Hämatologische und endokrine Formen des paraneoplastischen Syndroms. Schattauer, Stuttgart New York

Thompson JC, Hirose FM, Lemmi CAE, Davidson WD (1972) Zollinger-Ellison syndrome in a patient with multiple carcinoid islet cell tumors of the duodenum. Am J Surg 124:250

Thorburn W, Westmacott FH (1896) Pathology of hypertrophic pulmonary osteoarthropathy. Trans Pathol Soc 47:177–190

Tobler H (1939) Über Ostéoarthropathie hypertrophiante pneumique (Bamberger – Pierre Marie). Diss Univ Zürich

Touraine A, Solente, Gole (1935) Un syndrome ostéodermopathique: la pachydermite plicaturée avec pachypériostose des extrémités. Presse Med 43:1820

Trever RW (1958) Hypertrophic osteoarthropathy in association with congenital cyanotic heart disease. Report of two cases. Ann Intern Med 48:660–668

Trivedi SA (1958) Neurolemmoma of the diaphragm causing severe hypertophic pulmonary osteoarthropathy. Br J Dis Chest 52:214

Trousseau A (1877) Clin Méd Hôtel-Dieu Paris 3:94

Turiaf J, Battesti JP, Hardouin JP (1966) Ostéoarthropathie hypertrophiante et diverticule de l'estomac. Pouman Coeur 22:605–612

Turkington RW, Goldman JK, Ruffner WW, Dopson JC (1966) Bronchogenic carcinoma simulating hyperparathyroidism. Cancer 19:406

Turner-Warwick M (1963) Systemic arterial patterns in the lung and clubbing of the fingers. Thorax 18:238

Uehlinger E (1951) Osteopathie hypertrophicans toxica. In: Schinz, Baensch, Friedl, Uehlinger (Hrsg) Lehrbuch der Röntgendiagnostik, Bd I. Thieme, Stuttgart

Uehlinger E (1964) Hypercalcämie-Syndrome. Münch Med Wochenschr 106:692–701

Uehlinger E (1965) Lungenkarzinom und paraneoplastische Syndrome. Münch Med Wochenschr 107:693–694

Uehlinger E (1966) Paraneoplastische Syndrome. Almanach für Ärztl Fortbildung 6:17–44

Unna PG, Morris M, Duhring LA, Leloir H (1890) Internationaler Atlas seltener Hautkrankheiten, Bd 10. Voss, Leipzig

Valenti PF (1955) Die pneumopathische endostale Osteosklerose. Schweiz Z Pathol Bakt 18:143–155

de Vecchis L (1968) Considerazioni sulla osteoartropatia ipertrofizzante pneumica die Pierre-Marie Bamberger. Ann Fac Med Perugia 60:39–53

Virchow R (1855) Kalk-Metastasen. Arch Pathol Anat 8:103–113

Voelkel EF, Tashjian AH jr, Franklin R, Wasserman E, Levine L (1975) Hypercalcemia and Tumor-prostaglandins. The VX_2 carcinoma model in the rabbit. Metabolism 24:973–986

Vogel MD, Keating FR, Bahn RC (1961) Acute Cushing's syndrome associated with bronchogenic carcinoma. Proc Staff Meet Mayo Clinic 36:387

Vogl A, Blumenfeld S, Gutner LB (1955) Diagnostic significance of pulmonary hypertrophic osteoarthropathy. Am J Med 18:51–65

Wagner A, Schaaf J (1962) Tuberöse Sklerose der Lunge mit ausgeprägter Ostéoarthropathie hypertrophiante pneumonique. Fortschr Röntgenstr 96:508–514

Wahl AR, Röher H-D (1973) Pseudohyperparathyreoidismus als paraneoplastisches Syndrom bei einem Fall von Magenkarzinom. Dtsch Med Wochenschr 98:565–568

Walser M (1962) The separate effects of hyperparathyroidism hypercalcemia of malignancy, renal failure, and acidosis on the state of calcium, phosphate, and other ions in plasma. J Clin Invest 41:1454
Walser M, Robinson BHB, Duckett JW (1963) The hypercalcemia of adrenal insufficiency. J Clin Invest 42:456–465
Walter RD, Resnick D (1981) Hypertrophic osteoarthropathy of the lower extremity in association with arterial graft sepsis. Amer J Roentgenol 137:1059–1061
Wastie ML, Wong HO, Ang AH (1973) Hypertrophic osteoarthropathy in cyanotic congenital heart disease. Australas Radiol 17:276–279
Weber FP, Ledingham JGC (1909) Über einen Fall von Lymphadenoma (Hodgkin'sche Krankheit) des Mediastinums verbunden mit einer hochgradigen hypertrophischen pulmonalen Osteoarthropathie. Dtsch Arch Klin Med 96:218
Webster GD, Touchstone JC, Suzuki M (1959) Adrenocortical hyperplasia occurring with metastatic carcinoma of the prostate: Report of a case exhibity increased urinary aldosterone and glucocorticoid excretion. J clin Endocrinol 19:967–982
Weens HS, Brown CE (1945) Atrophy of terminal phalanges in clubbing and hypertrophic osteoarthropathy. Radiology 45:27–30
Weinberger M (1921) Osteoarthropathie (Akropachie) bei Lungencarcinom. Wien Arch Inn Med II:357
Weintraub BD, Rosen SW (1971) Ectopic production of human chorionic somatomammotropin by non trophoblastic cancers. J Clin Endocrinol Metab 32:94
Whalen JP (1974) The resorption of bone and its control: its roentgen significance. Radiology 113:257–266
Whitelaw AGL, Cohen SL (1973) Ectopic production of calcitonin. Lancet II:442–444
von Wichert P (1967) Skelettveränderungen als paraneoplastisches Syndrom bei Lungentumoren. Dtsch Med Wochenschr 92:2396–2398
von Wichert P (1971) Paraneoplastische Syndrome. Med Klin 66:1461–1465
Wierman WH, Clagett OT, McDonald JR (1954) Articular manifestations in pulmonary diseases. J Am Med Ass 155:1459–1463
Williams BL (1967) Acropachy in a case of thyreotoxicosis. Proc R Soc Med 60:899
Williams ED, Celestin LR (1962) The association of bronchial carcinoid and pluriglandular adenomatosis. Thorax 17:120–127
Williams ED, Brown CL, Doniach I (1966) Pathological and clinical findings in series of 67 cases of medullary carcinoma of thyroid. J Clin Pathol 19:103
Williams ED, Karim SMM, Sandler M (1968) Prostaglandin secretion by medullary carcinoma of the thyroid. Lancet I:22
Williams ED, Morales AM, Horm RC (1968) Thyroid carcinoma and Cushing's syndrome. J Clin Pathol 21:129–135
Winand R, Bates R, Becker CE, Rosen SW (1969) Unusual thyroid stimulating activity in the plasma of a man with choriocarcinoma. J Clin Endocrinol Metab 29:1369
Wise HM, Pohl AL, Gazzaniga A, Harrison JH (1965) Hyperadrenocorticism associated with "reactivated" prostatic carcinoma. Surgery 57:655–664
Wissing EG, Weisz L (1943) Unusual case of pulmonary osteo-arthropathy in a dog. Am J Roentgenol 50:527–529
Wyss F, Studer H, Staub JJ (1971) Ektopische Hormonbildung. Internist 12:215–219
Yacoub MH (1965) Relation between the histology of bronchial carcinoma and hypertrophic pulmonary osteoarthropathy. Thorax 20:537–539
Yacoub MH, Simon G (1967) Hypertrophic pulmonary osteoarthropathy in association with pulmonary metastases from extrathoracic tumors. Thorax 22:226
Young DM, Fioravanti JL, Prieur DJ, Ward JM (1976) Hypercalcemic VX-2 carcinoma in rabbits – A clinicopathologic study. Lab Invest 35:30–46
Zahnert R (1956) Das Krankheitsbild der Ostéoarthropathie hypertrophiante pneumonique (Bamberger-Pierre Marie). Dtsch Ges-Wesen 10:1774–1778
Zeschkowski MS, Solowjow JN, Tarassow BP (1970) Röntgenmorphologische Untersuchungen über Knochenneubildung bei malignen Tumoren des Skeletts. Radiol Diagn (Berl) 11:61–70
Ziegler R, Minne H, Bellwinkel S, Fröhlich D (1973) Hypercalcämie-Syndrom und hyperkalzämische Krise. Symptomatik, Differentialdiagnose und Therapie. Dtsch Med Wochenschr 98:276–283
Zornoza J, Cangir A, Green B (1977) Hypertrophic osteoarthropathy associated with nasopharyngeal carcinoma. Am J Roentgenol 128:679–681

Toxische Osteopathien

Von

L. DIETHELM und H. FRITZ

Mit 99 Abbildungen und 36 Tabellen

I. Einleitung

Eine Darstellung dieses komplexen und schwierigen Kapitels kann nur erfolgen entsprechend der Definition der „Osteopathien" als reaktive Vorgänge des „Organs Knochen" auf generalisierte Veränderungen seiner biologischen Bedingungen, wobei der wachsende Knochen gegenüber dem erwachsenen Knochen unterschiedliche Reaktionsmöglichkeiten besitzt. Eine Änderung der biologischen Bedingungen tritt vor allem bei Vergiftungen auf, sei es unmittelbar durch das Angebot knochensuchender Substanzen oder mittelbar über eine Schädigung der Niere und der Leber als den Ausscheidungsorganen für diese Substanzen. Auch eine toxische Schädigung des Zentralnervensystems kann schließlich sekundär zu Knochenveränderungen führen.

Inwieweit die Osteopathie erfaßt werden kann, hängt nicht nur von dem Grad der Schädigung ab, sondern auch von der Empfindlichkeit der von uns verwendeten Untersuchungsmethoden. In diesem Zusammenhang darf nicht unerwähnt bleiben, daß die röntgendiagnostischen Methoden in ihrer Sensitivität zurücktreten gegenüber anderen Untersuchungsmethoden und daß nur der positive Hinweis auf eine Osteopathie gewertet werden kann, während ein negativer Befund einen Ausschluß nicht erlaubt. Infolge der relativ monotonen Reaktionsmöglichkeit des Organs Knochen ist aber auch die Spezifität von erhobenen Befunden nur unzureichend und verlangt in den meisten Fällen eine zusätzliche weiterführende Diagnostik – sei es histologischer Natur, wie bei der Fluorosis, oder mit Hilfe von Laboratoriumsmethoden bei einer großen Zahl von Vergiftungen. Die Empfindlichkeit dieser Methoden ist heute so groß, daß sie bereits Aussagen gestatten, wenn röntgenologische Untersuchungen noch keine Befunde erheben lassen. Ein solches Vorhaben macht es daher zur zwingenden Notwendigkeit, über nur röntgenologisch zu erhebende Befunde hinauszugehen und auch andere klinische und weiterführende Laboratoriumsbefunde mit einzubeziehen. Dieses Vorgehen wird den Radiologen vor voreiligen Aussagen bewahren, das interdisziplinäre Gespräch fördern und damit am sichersten dem betroffenen Patienten nützen.

Im Gegensatz zur streng biochemischen Definition des Knochengewebes (DULCE, Handb. Med. Rad. Bd. IV/1, S 12, 1970), soll das Knochengewebe weiter gefaßt und auch das Periost und Endost, das Knochenmark und der Blutgehalt bei unseren Betrachtungen mit einbezogen werden, welche in ihrer Gesamtheit an den Leistungen des Knochengewebes beteiligt sind:

- Aufbau des Knochengewebes,
- Wachstum des Knochens,
- statische Leistung des Knochens,
- reparatorische Leistungen,
- Regulation des Kalzium-Stoffwechsels.

Mit HEUCK (Handb. Med. Rad. Bd. V/1, S. 3ff, 1976) sind wir der Auffassung, daß gerade bei den toxischen Osteopathien immer das ganze „Organ Knochen“ auch in seinen jeweiligen Wechselbeziehungen gesehen werden muß. Unter den toxischen Osteopathien sollen hier die durch exogene Ursachen ausgelösten Störungen der Knochenleistungen verstanden werden, wobei hier die durch Wärme und Kälte, Strahlen und elektrischen Strom ausgelösten Störungen ausdrücklich ausgenommen werden. Hormonale Milieu-Änderungen, Stoffwechselstörungen und Änderungen im Vitaminhaushalt werden nur insoweit mit einbezogen, als sie durch toxische Stoffe an anderen Organen ausgelöst werden und sich am Knochen auswirken können. Neurogene Störungen, die durch toxische Stoffe ausgelöst werden, werden in ihrer Auswirkung auf den Knochen definitionsgemäß miterwähnt.

II. Osteopathien nach unmittelbarer Einwirkung auf den Knochen

Schon vor hundert Jahren (1879) berichtete BUSCH auf dem 8. Kongreß der Deutschen Gesellschaft für Chirurgie über seine Experimente am Hund mit Injektion von 1–2 g regulinischem Quecksilber in die Arteria nutritia tibiae:

„Der Hund vertrug den Eingriff sehr gut, die Operationswunde schloß sich sehr bald und eine allmählich zunehmende Verdickung war die einzige pathologische Erscheinung, die sich zeigte. Nach drei Monaten fanden sich, über die ganze Außenfläche verbreitet, periostale Auflagerungen, am stärksten im unteren Drittel des Knochens. Die Markhöhle war fast in ganzer Ausdehnung von neugebildeter Knochensubstanz ausgefüllt; nirgends zeigte sich auch nur die leiseste Spur eines Sequesters. Hier ist die knochenbildende Fähigkeit des Markgewebes besonders deutlich ... Die einzigen Kommunikationswege zwischen Außen- und Innenfläche des Knochens waren die Haversschen Kanäle“.

Als wahrscheinliche Erklärung für diese Knochenreaktion sah BUSCH eine *chemische* Wirkung des injizierten Quecksilbers, konnte aber im Urin kein Hg nachweisen.

Bei seinen Experimenten zum Kallus ohne Knochenbruch konnte KÜNTSCHER 1941 neben dem Einfluß mechanischer Kräfte auf die Knochenbildung auch den Nachweis chemischer Wirkungen führen durch das Einbringen eines dünnen Eisendrahtes in den Knochenmarkraum oder einer vernickelten Knochensäge: „Es fällt dabei auf, daß an den Stellen, wo die Drähte der Kortikalis am nächsten kommen, auch dort die stärksten Kallusauflagerungen zu finden sind. Es liegt hier eine chemische Wirkung vor, die umso stärker wird, je unedler – im Sinne der Spannungsreihe der Elemente – das verwendete Metall ist und am stärksten bei Verwendung zweier verschiedener Metalle wird, wie etwa bei Nickel und Eisen. Edlere Metalle, wie reines Chrom oder Kupfer, zeigen die Erscheinung nicht; letzteres ergibt an der Stelle, wo es mit der Spongiosa des Tibiakopfes in Berührung kommt, sogar Resorptionssäume. Diese sind wohl von der Giftigkeit des Kupferions bedingt. Die Erscheinung wird daher wohl durch die Anwesenheit der Metallionen und nicht durch die Verschiebung der Wasserstoffionenkonzentration verursacht. Es läßt sich dies sehr schön dadurch zeigen, daß man Körper in die Markhöhle einführt, die nach einer Seite mehr Metallsalze abgeben, beim gleichen Abstand vom Endost. Bei Einführung z.B. einer Säge sieht man dann auf der Seite der Sägefläche sehr viel mehr Kallus“.

KÜNTSCHER diskutiert die fünf Möglichkeiten der Reizleitung und spricht sich eindeutig für eine chemische Wirkung auch der Reizleitung aus. Die Kallusmassen treten nämlich in derselben Form und Schnelligkeit auf, wenn man das Mark und auch das Periost völlig mit dem scharfen Löffel auskratzt, was von der Spitze des Trochanters sehr leicht möglich ist. Die Zerstörung des Markes allein verursacht die Erscheinung nicht im geringsten. „Zwar läßt sich auch durch Einschieben von Metall zwischen Knochen und Knochenhaut Kallus erzeugen, wie dies NOGARA kürzlich zeigen konnte. Aber diese Kallusbildungen reichen nicht im entferntesten an die hier beschriebenen heran“.

KÜNTSCHER verweist auch auf die Versuche von O. MAIER, der bei Brüchen durch in den Bruchspalt eingeführte Bolzen aus Magnesium eine vermehrte Kallusbildung des Bruches gesehen hat.

Diese Versuche wurden so ausführlich besprochen, weil sie modellhaft und deutlich sichtbar die Entstehung toxischer Osteopathien an größeren Tieren demonstrieren und das Verständnis erleichtern für die Wirkungen toxischer Stoffe, die in winzigster Größe, aber in großer Zahl und mit dadurch extrem vergrößerter Oberfläche in den Knochen, in das Knochenmark und an Endost und Periost gelangen, natürlich in Abhängigkeit von der Blutversorgung, und dort im interzellularen Raum oder in der Zelle ihre Wirkung entfalten können.

1. Bleiosteopathie

a) Bleivergiftungen bei Erwachsenen

Zahlenmäßig ist die Bleivergiftung nach wie vor eine relativ häufige gewerblich erworbene Vergiftung. Sie wird in allen Betrieben, die mit Blei in irgendeiner Form zu tun haben, trotz aller Vorsichtsmaßnahmen immer wieder beobachtet. Auf die zahlreichen gewerblichen Vergiftungsmöglichkeiten und -quellen kann hier nicht eingegangen werden. Die chronische Vergiftung ist weit häufiger als die akute.

Die Hauptursache der beruflichen Bleivergiftung liegt in der Inhalation des Bleis und seiner Verbindungen in fein verteilter Form, d.h. in der Staub- oder Dampfform; denn die Lungen stellen eine große Resorptionsfläche dar. Bei der zum Teil guten Löslichkeit der Bleiverbindungen kann es sehr wohl aber auch zur Resorption von Blei im Magen-Darm-Kanal kommen. Es wirkt ein in geringen Mengen eingeatmeter Bleistaub jedoch weit schädlicher und viel rascher, als der meist in größeren Mengen verschluckte Staub. Durch die Filterfunktion der Leber ist das Einströmen des Bleis in das Blut stark gehemmt. Die Aufnahme von Blei durch die Haut – abgesehen vom Bleitetraäthyl – ist unbedeutend.

Seit einiger Zeit findet die Problematik der Bleivergiftung, nach GRABEN et al. (1977), wieder ein gesteigertes Interesse, da eine Reihe neuerer Untersuchungen zeigten, daß

1. die außerberufliche Bleibelastung größer ist als früher angenommen wurde. Besonders aus der Verwendung von Kraftfahrzeugtreibstoffen mit Bleizusätzen resultiert eine erhebliche Bleibelastung weiter Bevölkerungskreise,
2. Personen einer Bleibelastung ausgesetzt sein können, die bisher aus der Sicht der Arbeitsmedizin von Untersuchungen ausgeschlossen waren. Neugeborene und Kleinkinder erscheinen durch die Bleibelastung besonders gefährdet. Ein ursächlicher Zusammenhang zwischen neuralen und mentalen Defekten kann nach den Untersuchungen in Glasgow und in Atlanta/USA als erwiesen angesehen werden. Bleibelastungen einer Graviden können wegen der Kalziummobilisation während der Gravidität aus dem Knochen und der fehlenden Plazentabarriere auf den Fötus übertragen werden,
3. Vergiftungssymptome bereits bei Bleibelastungen auftreten, die bisher als untoxisch angesehen wurden,
4. spezifische, klinisch eindeutige Krankheitsbilder nur bei massiven Vergiftungen oder in Spätstadien zu erwarten sind. Je geringer die Giftdosis und je länger der Zeitraum der Gifteinwirkung ist, desto mehr verschwimmt die klassische Symptomkonstellation, desto unbestimmter wird das Krankheitsbild.

An Hand eines eigenen, von GRABEN et al. (1977) selbst beobachteten Falles einer akuten Bleivergiftung, bei welcher die Möglichkeit einer Selbstvergiftung nicht auszuschließen war, betonen sie die Schwierigkeit der Diagnostik und damit der langen Krank-

heitsdauer bis zur endlich nach Jahren gestellten Diagnose. Die sichere Diagnose und die Verlaufskontrolle stützt sich auf die folgenden Laboratoriumsuntersuchungen:
1. der Bleikonzentration im Blut (PbB),
2. der Bleiausscheidung im Urin/24 Std. (PbU),
3. der quantitativen Bestimmung der Delta-Aminolävulinsäure (δ-ALS),
4. der Porphyrine im Urin und
5. des Protoporphyrins in den Erythrozyten.

Bereits im Jahre 1961 haben HEILMEYER und CLOTTEN als für die chronische Bleivergiftung charakteristisch die Befundtrias:
- erhöhte Ausscheidung von δ-Aminolävulinsäure, im Harn,
- erhöhte Ausscheidung von Koproporphyrin III, im Harn,
- erhöhter Gehalt an freiem Erythrozyten-Protoporphyrin im Blut,

herausgestellt, wobei der δ-Aminolävulinsäure-Vermehrung wegen ihrer Spezifität die führende Rolle zukommt. Diesen empfindlichen Laboratoriumsmethoden gegenüber tritt in der präventiven Medizin die regelmäßige ärztliche Inspektion, die auf das typische Bleikolorit, auf einen Bleisaum am Zahnfleischrand und auf die Handstreckerschwäche zu achten hatte, vollständig in den Hintergrund.

Eine Sichtung und Wertung der verschiedenen diagnostischen Möglichkeiten bezüglich ihrer Empfindlichkeit und Eignung für klinischen und präventiven Gebrauch haben SCHMIDT und STICH (1973) vorgenommen. Nach der von GRABECKI et al. (1977) entwickelten Methode bestimmen LEHNERT et al. (1970) die berufliche Bleibelastung in Großstadtstraßen der Stadt Frankfurt am Main, und zwar an 79 Müll-Ladern und 79 Straßenwärtern. Beide Berufsgruppen wiesen eine größere Bleilast auf als die Allgemeinbevölkerung, die Straßenwärter höher als die Müll-Lader. 16% der Untersuchten wiesen einen arbeitsmedizinisch nicht mehr vertretbaren pathologischen Vergiftungsgrad, aufgrund der Ausscheidung von Delta-Aminolävulinsäure, im Harn auf.

Die Bleibelastung der Münchner Verkehrspolizei prüften 1973 SCHMIDT et al. nach einer eigenen Methode der Delta-Aminolävulinsäurebestimmung im Harn und stellten dabei eine diskrete Schädigung des Biochemismus durch erhöhte Bleilast fest.

Nach HAUCK (1964) hat die Blut-Bleibestimmung in der forensischen Toxikologie nur geringe, in der Gewerbetoxikologie jedoch sehr große Bedeutung. Die Normalwerte für Blei liegen bei etwa 20 µg pro 100 g Blut oder 2/10000 ‰. Diese kleinen Konzentrationen können mit verschiedenen Methoden gemessen werden. Als Möglichkeiten seien in der Reihenfolge des apparativen Aufwandes Dithizon-Methode, Polarographie, Spektrographie, Röntgenfluoreszenz und als Methode der Zukunft Neutronenaktivierungsanalyse genannt (HAUCK 1964). Ein Vergleich der Dithizon-Methode mit der Röntgenfluoreszenz im Hinblick auf Zeit- und Arbeitsaufwand ergab eine deutliche Überlegenheit der Röntgenfluoreszenz.

Die Resorption von täglich etwa 1–2 mg per os und von nur 0,1 mg per inhalationem über Monate führt im allgemeinen zu Vergiftungserscheinungen. Das aufgenommene Blei kreist im Blut als sekundäres kolloidales Bleiphosphat und wird in der Hauptsache durch den Darm mit dem Stuhl und zum kleineren Teil durch den Urin wieder ausgeschieden. Nur das ionisierte, in Lösung befindliche Blei ist für den Organismus gefährlich. Ist die Eliminationsfähigkeit erschöpft, wird überschüssiges Blei im Körper deponiert, und zwar bis zu 0,5% des gesamten Körperbleis in Leber, Muskeln, Milz und Nieren und bis zu 95% als fast unlösliches Bleitriphosphat im Knochen. Hier kann es jahrelang gespeichert liegen bleiben. Durch Änderung des Kalzium-Phosphor-Stoffwechsels und durch Verabreichung größerer Mengen, z.B. Natriumzitrat, wie auch durch Gaben von A.T. 10, Parathyreoidea-Hormon u.a. kann das Blei aus den Depots wieder mobilisiert und somit ausgeschwemmt werden. Dies hat möglicherweise neue Vergiftungssymptome zur Folge. Deswegen sind bei schweren Vergiftungserscheinungen wie Koliken, Lähmungen u.a. alle bleimobilisierenden Maßnahmen streng kontraindiziert. Die Ausschwemmung von Depotblei darf nur in anfallsfreien Perioden erfolgen und dann nur durch solche Mittel (z.B. Natriumzitrat), die das Blei rasch in eine nicht ionisierte und damit ungiftige Form, in ein Bleikomplexsalz, überführen, das in Lösung bleibt, um ausgeschieden werden zu können. Hierfür bedient man sich heute des Prinzips der Chelat-Bildung.

Der pharmakologische Effekt der Chelatbildner besteht darin, daß sie mit den metallaffinen Gruppen der Enzyme um das Metall in Konkurrenz treten. Da die dabei entstehenden Metallkomplexe wasserlöslich sind, kommt es zu einer Steigerung der Bleiausscheidung. In der Therapie haben sich heute zwei verschiedene Substanzen in der Praxis durchgesetzt: das Dinatrium-Kalzium-Salz der Äthylendiamintetraessigsäure (Kalziumdetal-Heyl) und das D-Penizillamin (Ditripentat-Heyl, Metalcaptan). Letzteres hat den Vorteil, daß es oral verabfolgt werden kann. Die Behandlung sollte aber stationär erfolgen. Noch lange nach dem Sistieren der Bleiaufnahme wird in solchen Fällen Blei in größeren Mengen mit dem Urin ausgeschieden.

Wichtig zu wissen ist, daß jeder gesunde Mensch und jedes Tier Blei in seinem Körper – ganz überwiegend in Knochen und Zähnen – speichert, das aus der Außenwelt stammt und zumeist mit den Nahrungsmitteln wie Brot, Fleisch, Vegetabilien (50–250 γ nach SCHULER et al. 1957), aber auch aus dem Staub der Straßen aufgenommen wird. In diesem Zusammenhang sei erwähnt, daß 1979 in Lebern und Nieren von Schlachtrindern aus der Umgebung eines stillgelegten Bleibergwerkes ein erhöhter Gehalt an stabilem Blei, bei fast allen Tieren aus Betrieben, die stärker bleischüssige Futterflächen bearbeiten, gefunden wurde, und bei mehr als der Hälfte der Tiere aus einer Gegend, in der Felder, Wiesen und Weiden im Überschwemmungsgelände dreier bleischüssiges Gebiet entwässernder Bäche liegen. Nach V.A. GANTs Feststellungen wird der Mensch bereits mit Spuren von Blei geboren. Mit zunehmendem Lebensalter steigen die Organbleiwerte – unabhängig von Geschlecht und Wohnort (WEYRAUCH u. MÜLLER 1933, 1936) – bis zu einer individuell etwas verschiedenen Höhe an, um dann bis zum Lebensende annähernd gleich hoch zu bleiben. Das beweist, daß die Ausscheidung mit der Aufnahme Schritt hält. Der normale Bleigehalt des gesunden Knochens jüngerer Leute wird heute mit 0,03–0,13 und der älterer Menschen mit 1,2–2,5 mg als obere Grenze auf 100 g Frischsubstanz angegeben. Das entspricht bis 0,13 bzw. 0,25 mg Pb in 3 g Knochenasche (Wirbel). Eindeutige Mengenunterschiede zwischen Epiphysen, Diaphysen und platten Knochen scheinen nicht zu bestehen. Das Knochenmark enthält nachweislich die geringsten Mengen Blei, so daß die Speicherung fast ausschließlich in der Substantia compacta erfolgt. Seitens der Zähne enthält das Zahnbein etwa dreimal soviel Blei als der Schmelz, etwa 0,17 gegenüber 0,055 mg je 3 g Asche. Auch hier steigt der Bleigehalt mit dem Lebensalter an. Im Zahnstein ist kein Blei nachweisbar. Nach theoretischen Überlegungen und Berechnungen müßte der „natürliche" Blei-Kalzium-Quotient im menschlichen Knochen bei etwa 2×10^{-8} liegen. Der tatsächliche Blei-Kalzium-Quotient in der modernen amerikanischen und britischen Bevölkerung liegt gegenwärtig jedoch bei durchschnittlich $2100–3500 \times 10^{-8}$, also um das tausendfache höher (ERICSON et al. 1979), gegenüber einem Blei-Kalzium-Quotient um 3×10^{-8} in 1400–4500 Jahre alten Skelett-Teilen aus Peru, während der Barium-Kalzium-Quotient der archäologischen und heutigen Knochen erstaunlich konstant zwischen 1,5 und 7×10^{-6} liegt. Diese erstaunlichen Befunde werden mit der umweltbedingten Überladung des Organismus mit Blei erklärt, welches in beängstigendem Ausmaß vom menschlichen Organismus aufgenommen und hauptsächlich im Skelettsystem deponiert wird. ZINK und SCHWERD haben 1978 eine Untersuchung an menschlichem Knochenmaterial der letzten hundertfünfzehn Jahre an 62 Personen durchgeführt, deren Leichen im Erdgrab gelegen waren, und die Ergebnisse mit 21 tödlichen Verkehrsunfällen verglichen. Schließlich wurden Femora aus dem 13. und 14. Jahrhundert untersucht, die in einem vermauerten Karner des Bamberger Domes aufgefunden worden waren. Die Knochenasche aus dem 13. und 14. Jahrhundert von 7 Skeletten wies eine mittlere Bleikonzentration von 20.6 µg/g auf, bei Einzelwerten von 15, 15, 20, 22, 22, 24 und 26 µg Blei pro g trockener Knochenasche.

Bei frischen Knochen schwankte der Bleigehalt zwischen 1,8 und 69 µg/g trockener Knochenasche, durchschnittlich 24 µg/g. Der durchschnittliche Bleigehalt der 62 Skelette bereits längere Zeit verstorbener Personen lag bei 29 µg/g trockener Knochenasche. Diese Werte stehen in guter Übereinstimmung mit Schrifttumsangaben, wenn man berücksichtigt, daß keine gleichmäßige Bleiverteilung im Skelett vorliegt.

Eine Abgrenzung zwischen physiologischen Werten und Vergiftungsfällen versuchte 1959 SCHWERD aufgrund einer Zusammenstellung von in der Literatur niedergelegten Fällen einwandfreier akuter bzw. subakuter Bleivergiftungen, bei denen hinreichend sichere analytische Ergebnisse vorliegen (SCHWERD 1960). Der höchste hier angegebene Knochenbleigehalt beträgt 530 µg Pb/g Knochenasche. Aus diesen Vergleichen schließen ZINK und SCHWERD (1978), daß es sich bei höher liegenden Werten über 100 µg/g Asche um den Knochenbleigehalt von Personen handeln dürfte, die zu Lebzeiten einer besonderen Bleibelastung ausgesetzt waren. Die von MARUNA und STIPINOVIC (1974) angegebenen extrem hohen Bleiwerte bei Unfall-Patienten aus dem Raum Wien weichen so stark von den Werten der Literatur ab, daß ZINK und SCHWERD (1978) die Vermutung eines analytischen oder rechnerischen Versehens nicht von der Hand weisen können.

Bei eindeutig bleikranken Menschen werden Werte von oft über 5 mg auf 100 g Knochen und mehr als 0,3 mg in 3 g Zahnasche gefunden. Der Nachweis vermehrten

Bleis in den Knochen gelingt unter Umständen noch nach Jahren, wobei die Bleibestimmung im Knochen und in den Zähnen gleichmäßigere und aufschlußreichere Ergebnisse hat als die Untersuchung der inneren Organe, des Blutes (normal 0,01–0,02 mg Pb in 100 cm^3) und des Urins (normal bis 0,06 mg Pb in der 24-Stunden-Menge). Dies kann für die Erkennung einer Bleivergiftung von Bedeutung sein. Entscheidend für die Diagnose ist letzten Endes der gesamte klinische Befund.

Nach GERLACH handelt es sich bei der Speicherung des Bleis im Knochen um einen chemischen Vorgang, bei dem aus kalkhaltigem Gewebe zuerst Kalk ausgeschwemmt und dafür Blei aufgenommen wird. Das Kalzium des Knochens wird durch das Blei sozusagen verdrängt. Aus diesem Grunde finden sich bei der chronischen – ob gewerblichen oder nicht gewerblichen – Bleivergiftung der Erwachsenen kaum je sklerotische Prozesse im Skelett, sondern Osteoporosen.

In den deutschen Lehrbüchern über Vergiftungen erwähnt allein BAADER (1960), daß die Ablagerung von Blei im Erwachsenenknochen Knochenschäden, Knochenatrophie und sehr selten Sklerosen herbeiführen kann. Er nimmt Bezug auf die Mitteilungen von RUTISHAUSER (1941 u. 1942); QUELOZ und MASSET (1942), die einen 39jährigen bleigefährdeten Chemiearbeiter betreffen, der an einer Bleischrumpfniere mit Herzhypertrophie verstorben ist, ferner einen 70jährigen Maler, der vor 38 Jahren an Bleikoliken gelitten hatte, später an chronischer Nephritis erkrankt war, aber an einem Sigma-Ca. verstorben ist. Im 1. Fall hat eine leichte Knochenverdichtung vor allem der Kieferknochen, im 2. Fall eine insgesamt ausgeprägte Bleiosteosklerose bestanden. Leider liegen die nach dem Tode angefertigten Röntgenaufnahmen des Skeletts nicht vor. MASSET (1942) spricht von einer Verdichtung, die hauptsächlich in der Verbreiterung und Verstärkung des Schattens, den der Wirbelrahmen gab, zur Darstellung kam. Die Rippen erschienen nicht vergrößert, die Spongiosa jedoch sehr engmaschig. Die Diploē des Schädeldaches war sklerosiert, so daß kein Markraum mehr erkannt werden konnte. Besonders dicht erschienen wiederum die harten und blassen Kieferknochen.

Der Bleigehalt des Knochens in beiden Fällen – berechnet auf die Trockensubstanz – hat sich auf folgende Werte belaufen:

Präparat	Im Fall 1	Im Fall 2
Rippe	4,4 mg-%	26,2 mg-%
Wirbel	1,2 mg-%	22,1 mg-%
Schädeldach	6,2 mg-%	–
Femur	1,4 mg-%	20,9 mg-%
Kiefer	1,8 mg-%	–

Der Blutkalziumspiegel ist mit 8,2 bzw. 8,5 mg-% bestimmt worden. Es ist erwogen worden, ob die Bleinieren die Neigung zur Osteosklerose begünstigt haben können. Nach heutiger Ansicht gehören nephritische Symptome und der Bluthochdruck jedoch nicht mehr zum Bild der Bleiintoxikation.

Mikroskopisch hat die Bleiosteosklerose in einer Verdichtung des Trabekelgerüstes bestanden (Abb. 1 und 2). Sie entsteht, so heißt es, in der ersten Phase durch knöcherne Metaplasie des Bindegewebes und durch osteoplastische Lamellenbildung. In beiden Fällen sind zugleich zahlreiche fibro-osteoklastische randständige und dissezierende Resorptionsherde zu finden gewesen. Beide Prozesse haben einen weitgehenden Knochenumbau verursacht, der in der zweiten Phase, dem Endstadium der Bleiosteosklerose, zur Achatstruktur (Abb. 3) geführt hat. Damit ist jede Verwechslung mit dem Mosaikknochen bei Ostitis deformans Paget entfallen. Abschließend heißt es, daß die Bleiosteosklerose kein Ausheilungsstadium der Bleiosteopathie darstellt.

KOELSCH (1959 u. 1962) hat bei Bleiarbeitern relativ häufig Parodontopathien mit entzündlichen Erscheinungen gefunden und eine Atrophie der Zahn-Alveolarsepten auftreten sehen, was meist eine Lockerung der Zähne zur Folge gehabt hat. Ein vorzeitiger Verlust gesunder Zähne bei jungen Menschen im Verlauf einer Bleivergiftung ist s.E. möglich, während dies von BAADER (1960) abgelehnt wird. Die sog. Bleiarthralgie wird

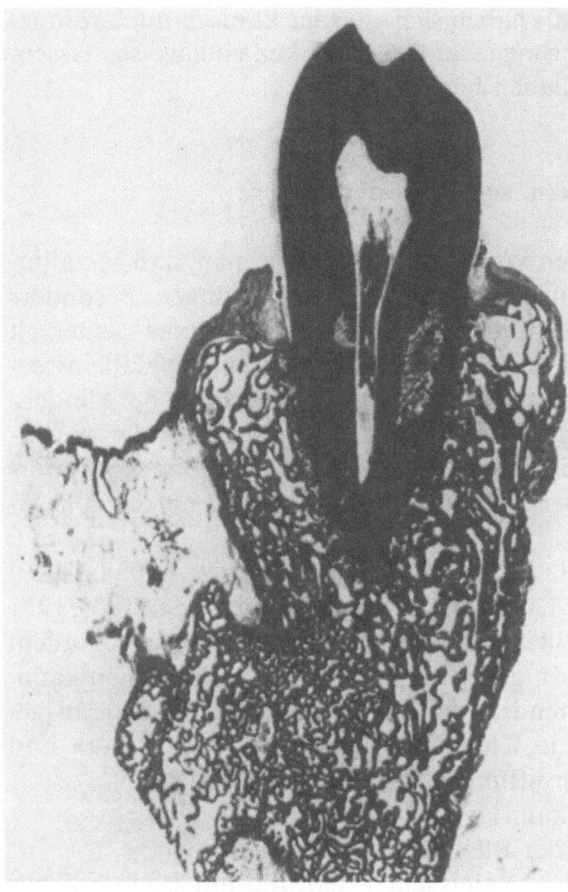

Abb. 1

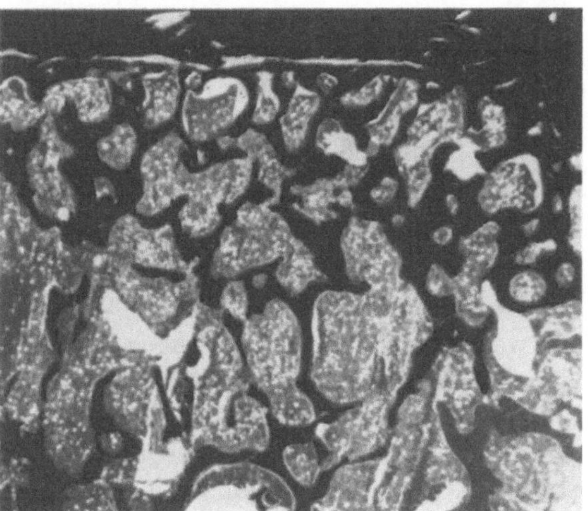

Abb. 2

Abb. 1. Oberkiefersklerose bei 70jährigem Maler, der seit langem wegen Schrumpfnieren behandelt wurde, aber an einem perforierten Sigma-Ca. verstorben ist. Gegend des 1. Prämolaren links. Verbreiterte Alveolarfortsätze, marginal durch Atrophie plateauartig erniedrigt. Sehr kleine paradentotische Taschen. Ödem des Zahnfleisches. (Nach MASSET 1942)

Abb. 2. Plumpe, dicht gedrängte Knochenbälkchen in den Wirbelkörpern des 70jährigen einstmals bleigefährdeten Mannes. Die Grenzlinien sind erhalten, doch recht dünn. (Nach MASSET 1942)

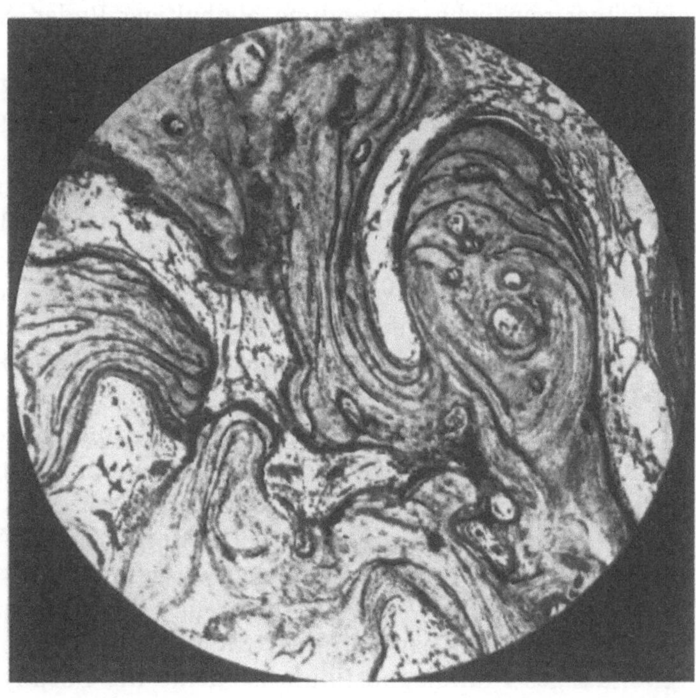

Abb. 3. Achatstruktur der Knochenbälkchen des Oberkiefers eines 39jährigen an toxischer Nephritis (sog. Bleiniere) verstorbenen Chemiearbeiters. (Nach MASSET 1942)

heute auf Gefäßspasmen zurückgeführt. Niemals haben sich – weder klinisch noch röntgenologisch – objektivierbar krankhafte Veränderungen an den Gelenken nachweisen lassen. Die sog. Bleigicht wird als spezifischer Bleischaden bestritten.

b) Bleivergiftungen bei Kindern, sog. Bleiosteosklerose

Seit den tierexperimentellen Untersuchungen Wegners (1872) weiß man, daß Metallintoxikationen teils infolge direkter Wirkung auf den Knochen Verdichtungen, besonders im wachsenden Skelett, erzeugen können, Veränderungen, für die Wegner seinerzeit den Ausdruck Osteosklerosis gewählt hat. Im Gegensatz zu der sehr seltenen Bleiosteosklerose des Erwachsenen als Folge einer chronischen Bleivergiftung ist diese bei Kindern ein recht konstantes und außerordentlich wertvolles wie frühzeitiges – aber nicht spezifisches – Symptom. Es findet sich röntgenologisch wie histologisch gleich dem phosphor- und wismutvergifteten Kind wiederum ein überzeugender Befund speziell im metaphysären Bereich der langen Extremitätenknochen.

Die Amerikaner Vogt (1932), Park et al. (1931, 1933) sowie Caffey (1938, 1939) und die Japaner Koga, Kitamura und Sato haben unabhängig voneinander 1929/1931 den Nachweis erbracht, daß die chronische Bleivergiftung bei Kindern einen vor allem den Phosphorlinien und -bändern ähnlichen Röntgenbefund am Skelett verursachen kann. Bald danach sind von anderer Seite gleichlautende Veröffentlichungen erfolgt, die insgesamt etwa 400 Vergiftungen bei Säuglingen und Kleinkindern umfassen. Kasahara und Hiroshima haben bis 1934 allein über 115 Vergiftungsfälle berichten können.

Als Vergiftungsquellen für Kinder sind erkannt worden:

Trinkwasser, das längere Zeit in Bleirohren oder Bleibehältern gestanden hat;

das Belecken von Gegenständen wie Bettstellen, Spielsachen u.a., die mit Bleiweißfarbe bestrichen gewesen sind (die Bleivergiftungen in Queensland in Australien waren auf die dortige Bauweise mit den offenen Veranden und den bleifarbengestrichenen Geländern zurückzuführen. Nach Verbot dieser Bauweise wurde die Bleivergiftung bei den Kindern zur Rarität);

die früher reichliche Anwendung bleihaltiger Puder, Schminken, Salben und Haarfärbemittel, besonders seitens junger japanischer Mütter, wodurch beim Stillen Blei durch die bleihaltige Muttermilch auf die Säuglinge übertragen worden ist (die letzten Meldungen über Säuglingsbleivergiftungen, nach Anwendung solcher Salben zur Brustwarzenpflege, stammen aus Schweden – 1952);

schließlich die Benutzung bleihaltiger Saughütchen an Milchflaschen und zum Schutze der Brustwarze beim Stillen der Kinder, wie das vor 1930 ebenfalls vorwiegend in Japan geschehen ist.

Dieselben Knochenveränderungen sind später aber auch nach Inhalation von Bleidämpfen gesehen worden, die durch das Verbrennen alter Bleiakkumulatorenbehälter in Wohnungen aufgetreten sind und Erwachsene wie Kinder betroffen haben (Crutcher 1933; Cooper 1947).

Die Vermutungs-Bleivergiftung ist auf Grund der recht charakteristischen Röntgenzeichen bereits zu einer Zeit möglich, wo Anamnese und klinische Symptome evtl. noch nichts Definitives ergeben. Infolgedessen haben die Röntgenbefunde des kindlichen Skeletts in Verdachtsfällen in einer keineswegs kleinen Anzahl bereits zur Entdeckung des ernsten Leidens führen können. Aber wie gesagt ist das Röntgenbild allein nicht pathognomonisch für die Bleivergiftung. Die endgültige Diagnose muß außer auf der Anamnese auf dem Nachweis extrem hoher Mengen Blei im Urin und im Blut basieren. Ein sehr zuverlässiges Frühdiagnostikum ist heute die Porphyrinurie, sowie die quantitative Be-

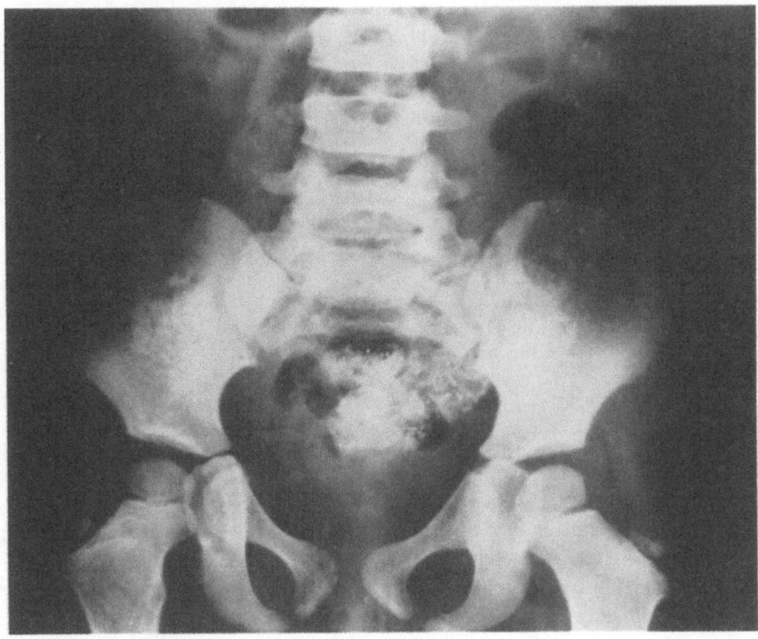

Abb. 4. Bleifarbteilchen im Dickdarm bei bleivergiftetem Kind. (Bild zur Verfügung gestellt von Dr. E.B.D. NEUHAUSER, The Children's Hospital Medical Center, Boston)

stimmung der Delta-Aminolävulinsäure, schließlich die Bestimmung des Protoporphyrins in den Erythrozyten. Eine nicht unbedeutende Zahl von Kindern mit chronischer Bleivergiftung weist daher röntgenologisch auch Zeichen vermehrten Hirndrucks auf, außerdem zu Beginn bleihaltigen Inhalt im Darm (Abb. 4).

Kinder reagieren bereits auf kleine Dosen Blei und weit schwerer als Erwachsene. Dies hat sich besonders bei Epidemien gezeigt. Unter 4 Jahren sind sie am stärksten gefährdet. Das jüngste Kind pflegt im allgemeinen auch den schwersten Knochenbefund davonzutragen, da es am stärksten im Wachsen begriffen ist. Langsam wachsende oder nicht mehr wachsende Abschnitte des Skeletts erscheinen auch beim bleivergifteten Kind röntgenologisch normal. Das bedeutet, daß bei abgeschlossenem Körperwachstum keine Knochenumformungen mehr zu erwarten sind. Dieselben Beobachtungen sind tierexperimentell von VON AUB (1935), CAFFEY (1938, 1939) u.a. gemacht worden. Für die Phosphorvergiftung hat WEGNER das gleiche annähernd 60 Jahre zuvor beschrieben (WEGNER 1872).

Die Erfahrung hat gezeigt, daß beim Kind im Verdachtsfall immer Röntgenaufnahmen sämtlicher Extremitätenknochen erforderlich sind, ferner ein Thorax- und ein Beckenbild; nach CHILDE genügen Aufnahmen der Hand- und Kniegelenke.

Bei den sog. Bleilinien und Bleibändern im wachsenden Knochen handelt es sich um homogene, querverlaufende Schatten von großer Dichte, die nahezu immer am distalen Ende des Schaftes der langen Röhrenknochen – mit Ausnahme des Humerus – zu finden sind. Grundsätzlich schwächer sind sie am proximalen Ende des Radius und des Femur, während Tibia und Fibula distal wie proximal zuweilen gleichstarke Bandschatten erkennen lassen (Abb. 5 u. 6). In ausgeprägten Fällen zeigen auch die distalen Enden der Metacarpalia und Metatarsalia derartige, wenn auch schwächere Bänder. Am Metacarpus I, Metatarsus I wie an den Phalangen sind sie im proximalen Abschnitt entsprechend den nur hier liegenden knorpeligen Epiphysen entwickelt. Vereinzelt werden bandartige Schatten auch an den Claviculae, Randverdichtungen an den Scapulae und

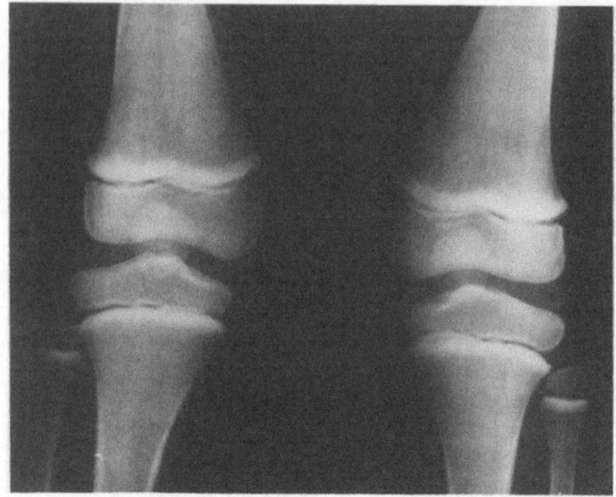

Abb. 5

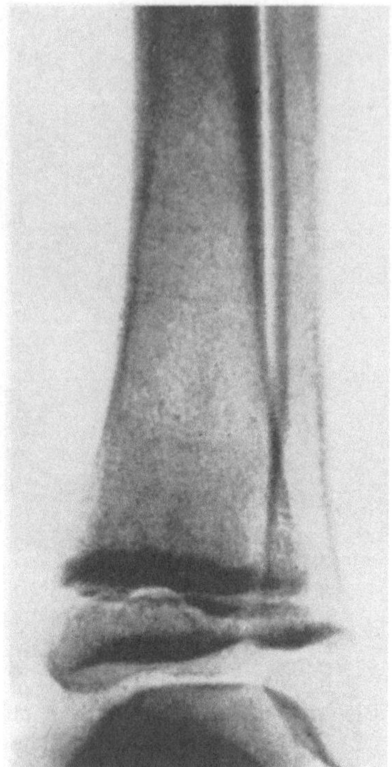

Abb. 6

Abb. 5. Sogenannte Bleischatten in den Wachstumszonen des Extremitätenskeletts eines schon etwas älteren Kindes. (Bild zur Verfügung gestellt von Dr. E.B.D. NEUHAUSER, The Children's Hospital Medical Center, Boston)

Abb. 6. Dichte Bleischatten mit angedeuteter Lamellierung am distalen Tibia- und Fibulaende bei 7jährigem Mädchen, 3 Monate nach Feststellung einer Bleifarbenvergiftung. (Nach KRAFT-KATO 1932)

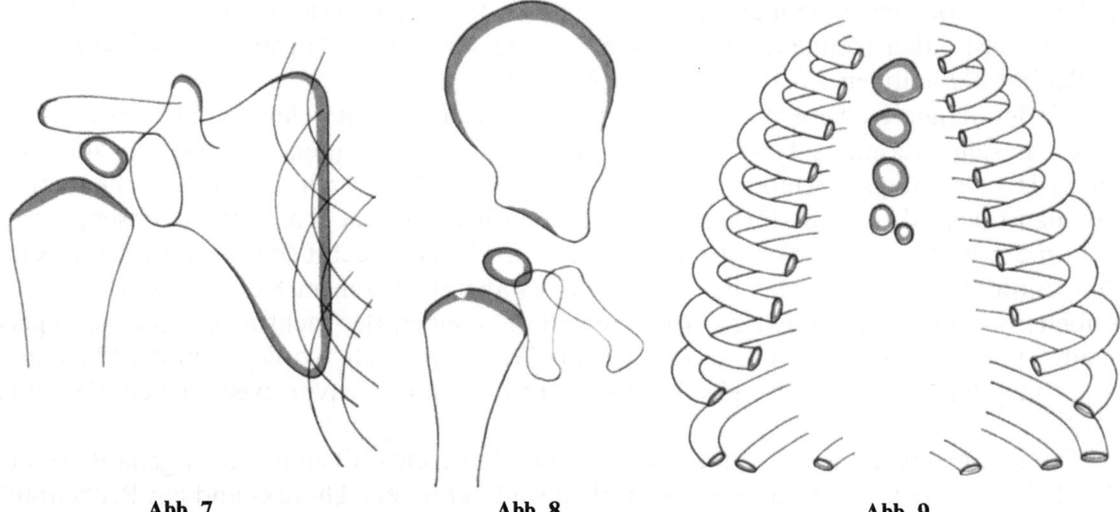

Abb. 7 Abb. 8 Abb. 9

Abb. 7–9. Band-, bogen- und ringförmige Schatten an Knochen und Knochenkernen. (Nach KASAHARA-HIROSHIMA 1932)

entlang den Darmbeinkämmen gesehen. Ferner bedürfen der Beobachtung die Brustbeinkerne und die Kerne der Hand- und Fußwurzelknochen, da an ihnen schmale Ringschatten auftreten können. Säuglinge haben ziemlich regelmäßig auch breite Querbänder an den sternalen Rippenenden, weswegen die Forderung nach der Thoraxaufnahme zu Recht besteht (Abb. 7, 8, 9).

Ist die Giftwirkung intensiv gewesen und hält sie zur Zeit der Röntgenaufnahme noch an, sind die Schatten intensiv, homogen und scharf begrenzt; sie liegen am äußersten

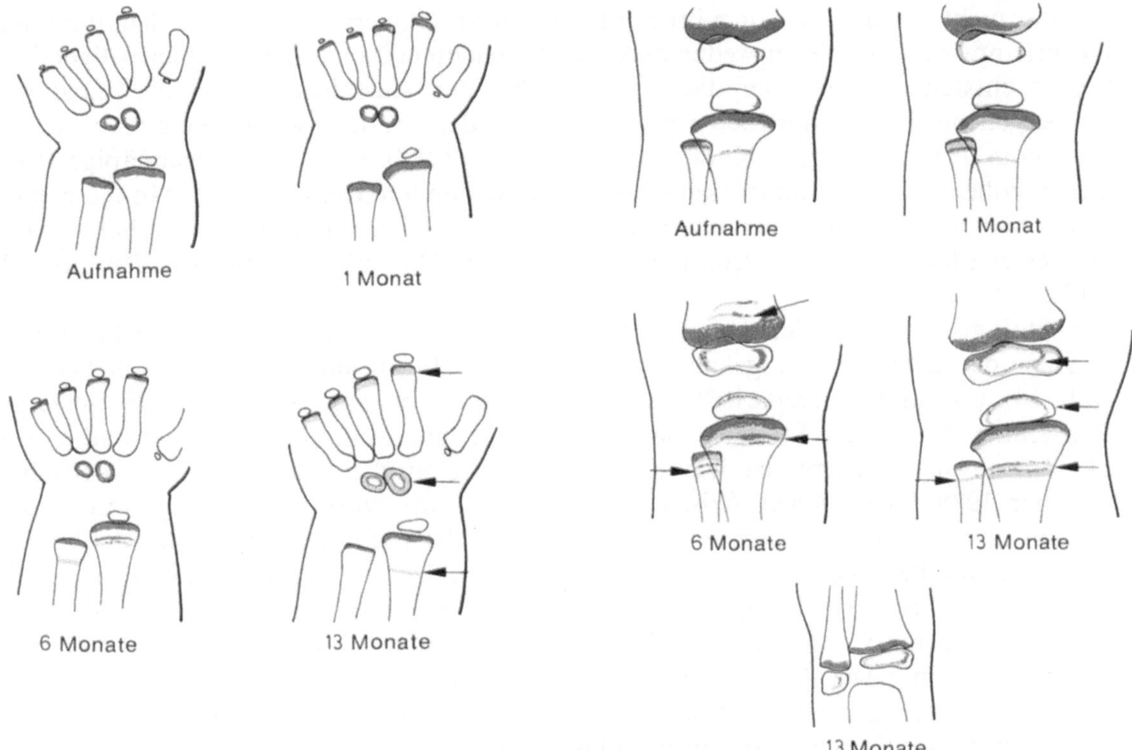

Abb. 10. Verlauf einer Bleivergiftung. Röntgenologische Zeichen bei 18 Monate altem Kind am Tage der Aufnahme, einen, sechs und dreizehn Monate nach Feststellung der Intoxikation. Zunächst noch Dichtezunahme des Schattens (möglicherweise auch infolge Vitamin-D-Medikation), dann allmähliches Nachlassen der Schattenintensität und der Breite wie Aufteilung der Schattengebilde in mehrere „transverse lines". (Nach CAFFEY 1938)

Ende des Schaftes. Die Breite der Bänder ist abhängig von dem Alter des Kindes und von der Zeitspanne, in der das Blei wirken konnte, ferner von der absorbierten Menge. Es sind Schattenbänder bis zu 2,0 cm Breite gemessen worden. An den unteren Extremitäten sind sie im allgemeinen breiter als an den oberen. Bleilinien bei Säuglingen und Kleinkindern deuten auf eine nur kurzdauernde Giftwirkung hin. Sind mehrere Querlinien vorhanden, läßt dies auf unregelmäßige Bleiaufnahme schließen. An den Metacarpalia, Metatarsalia und an den Phalangen werden immer nur Linien gesehen und an den Knochenkernen zarte Ringschatten.

Wie bei der Phosphorvergiftung ist auch bei der Bleiintoxikation selbst nach Beseitigung der Gefahren eine Weiterentwicklung der Bleischatten zunächst noch festzustellen. Hat die Giftwirkung dann schließlich aufgehört und der Resorptionsprozeß im Knochen begonnen, ist nach einigen Wochen ein Nachlassen in der Dichte der Schattenstreifen festzustellen, wobei die Grenzen langsam undeutlicher werden und im Inneren der Schatten evtl. schon jetzt wieder Trabekelzeichnung hervortritt. Die Bänder und Linien werden mit der Zeit schwächer. Entsprechend dem weiteren Wachstum des Knochens wandern die Schattenstreifen mehr und mehr diaphysenwärts. Der neu gebildete, röntgenologisch wieder normal erscheinende Knochen schiebt sozusagen die Bleischatten vor sich her. Bei schnellem Wachstum finden sie sich später weitab der Epiphysenlinie, bei langsam wachsendem Knochen anhaltend nahe derselben. CAFFEY (1938, 1939) hat verschiedentlich beobachtet, daß bisher homogen dichte Schattenbänder durch eine Reihe eng liegender „transverse lines" ersetzt worden sind (Abb. 10).

Es ist nicht selten, daß in dem jungen Knochen neue Querstreifen hoher Schattenintensität erkannt werden, die entweder durch unbeobachtete Neuaufnahme bleihaltiger Substanzen entstanden sind oder dadurch, daß bei der Ausschwemmung der Bleidepots vorübergehend ein erhöhter Bleistrom gebildet worden ist, der wiederum eine Ablagerung von Blei in dem wachsenden Knochen veranlaßt hat (Abb. 11). Durch regelmäßige Röntgenkontrollen der Extremitätenknochen in Zeitabständen von etwa 2–3 Monaten kann der Beobachter sich somit auch über den Verlauf der Bleierkrankung ein ziemlich genaues Bild verschaffen. Es sind Bleischatten bis zu 5 Jahren Dauer beobachtet worden (Abb. 12 u. 13).

Histologisch hat es sich bei den Veränderungen um verdichtetes Knochengewebe im Sinne der Osteosklerose gehandelt, wobei enge Markräume bestehen geblieben sind (Abb. 14). CAFFEY hat bereits 1930 Gelegenheit gehabt, bei einem 3 Jahre alten bleivergifteten Kinde, das wenige Stunden nach der Krankenhausaufnahme im Koma ad exitum gekommen war, anatomische wie röntgenologische Studien am Skelett zu betreiben. In seiner 1938 erschienenen Arbeit schreibt er: „This zone was in the approximate position of the band of increased density seen in the roentgenogram“. Mikroskopisch hat sie „a marked increase in the number of trabeculae“ gezeigt. „These are small in caliber but are very closely packed together resulting in a marked decrease in the volume of the marrow spaces, in this zone of the bone bordering on the epiphysial cartilage“. Nach PARK (1931) fördert das Blei die enchondrale Ossifikation. In den osteosklerotischen Bezirken hat sich Blei bis zum Vielfachen der Menge des gleichen, nicht veränderten Knochens nachweisen lassen, während der Kalziumgehalt hier vermindert gewesen ist (s. nachfolgende Tabelle, entnommen der Arbeit E.C. VOGT – 1930).

„Results of chemical analysis of sections (Dr. J.C. AUB) from the right femur of an infant girl, J.W., seven month of age, dead of lead encephalitis.“

Area	Weight of bone	Total lead	Lead per gm. bone	Calcium per gm. bone
Cortex	3,605 gm.	0,442 mg.	0,122 mg.	0,202 gm.
Medullary spicules	2,860 gm.	0,510 mg.	0,178 mg.	0,133 mg.
Dense areas from ends of bone	3,652 gm.	1,923 mg.	0,527 mg.	0,124 mg.

Das Verhältnis von Blei zu Kalzium ist somit im osteosklerotischen Bezirk in diesem Krankheitsfall größer als 4:1 gewesen. Die normalen Bleiwerte betragen im Säuglingsknochen 0,01–0,04 mg in 3 g Knochenasche (BARTH 1931). Da selbst bei der Frühgeburt bis 0,04 mg Pb in 3 g Asche gefunden worden sind (WEYRAUCH und MÜLLER 1933, 1936), muß angenommen werden, daß bereits im Mutterleib kleine Bleimengen auf den Fetus übergehen und späterhin Blei mit der Muttermilch auf den Säugling übertragen wird. Mit Sicherheit verursacht die Osteosklerose den dichten Schatten auf dem Röntgenbild, wobei der erhöhte Bleigehalt des Knochens in diesen Bezirken bei der Schattengebung möglicherweise eine zusätzliche Rolle spielt. Da der Bandschatten im Entkalkungsversuch verschwindet, beruht er wahrscheinlich nicht auf der Bleiablagerung.

Interessant ist schließlich die Beobachtung CAFFEYS (1937) bei einem $3^1/_2$ Jahre alten Negerkind mit florider Rachitis und chronischer Bleivergiftung. Hier sind die Bleilinien erst dann zur Entwicklung gekommen, als die Rachitis im Abheilen begriffen war. Dies wird mit dem antagonistischen Verhalten beider Leiden infolge des geänderten Kalkphos-

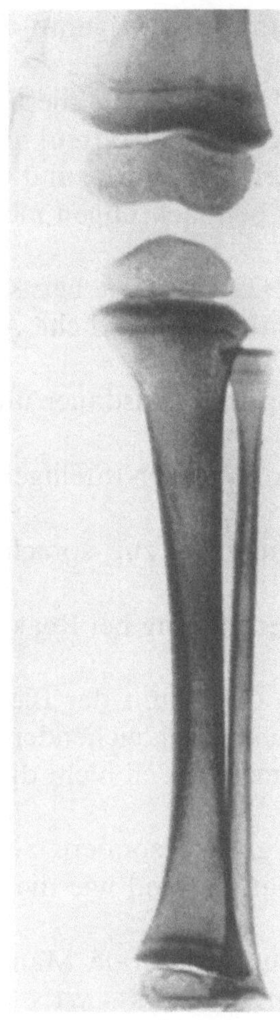

Abb. 11

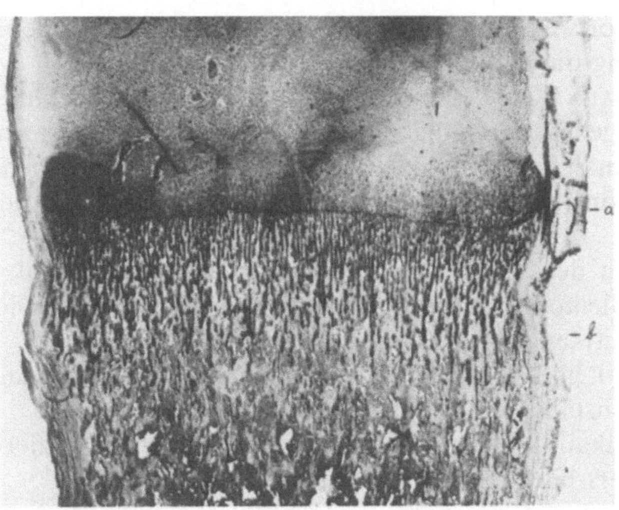

Abb. 14

Abb. 11. Auftreten neuer Bleischatten im Skelett eines 2jährigen Jungen als Folge der Entgiftung des Organismus ($1^1/_2$ Jahre nach Beobachtung der ersten Erscheinungen). (Nach KRAFT-KATO 1932)

Abb. 14. Histologisches Bild des sternalen Endes einer Rippe eines an Blei-Enzephalitis verstorbenen 22 Monate alten Jungen. Die dichte Formation der Trabekel in einer Tiefe von mehreren Millimetern am Rippenende ist gut zu sehen. (Nach PARK et al. 1931)

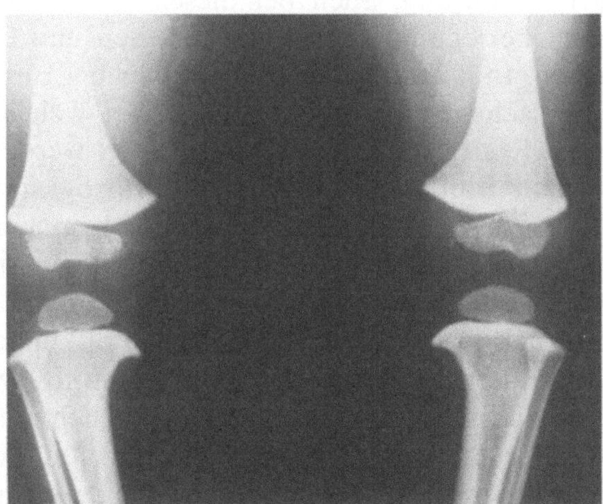

Abb. 12

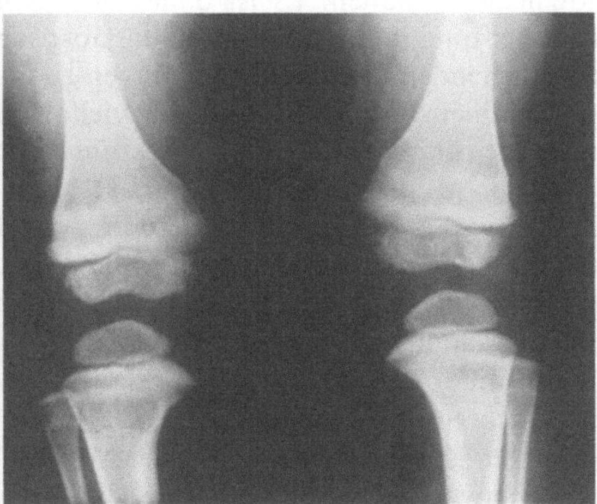

Abb. 13

Abb. 12. Sogenannte Bleischatten im Bereich des Kniegelenkes. (Bild zur Verfügung gestellt von Dr. E.B.D. NEUHAUSER, The Children's Hospital Medical Center, Boston)

Abb. 13. Dasselbe Gelenk 6 Monate später nach klinischer Behandlung. (Bild zur Verfügung gestellt von Dr. E.B.D. NEUHAUSER, The Children's Hospital Medical Center, Boston)

phor-Stoffwechsels begründet. Nach RODGERS werden durch eine Vigantol-Kalziumbehandlung die Bleischatten verstärkt.

KASAHARA und HIROSHIMA (1932) haben unter ihren Fällen 21mal, die ausnahmslos Säuglinge betroffen haben, auch sägeartige Ausfransungen der Röhrenknochenenden und 11mal zugleich eine Rückständigkeit im Knochenalter der Hand- und Fußwurzelkerne konstatieren können. Von anderer Seite sind solche Beobachtungen nicht gemacht worden.

Nach den Untersuchungen von NEEDLEMAN et al. (1979) wurden bei Kindern mit hoher Bleikonzentration im Dentin ausgegangener Milchzähne bedenkliche Auffälligkeiten signifikant häufiger gefunden:
- Verhaltensstörungen (zum Beispiel Hyperaktivität, mangelnde Ausdauer und Konzentrationsfähigkeit, Zerstreutheit),
- signifikant schlechteres Abschneiden beim modifizierten Wechsler-Intelligenz-Test, besonders bei verbalen Subtests,
- im Test nachweisbarer Entwicklungsrückstand der Fähigkeit zur sprachlichen und auditiven Informationsverarbeitung,
- eingeschränkte Konzentrationsfähigkeit mit vorzeitiger Ermüdung bei Reaktionszeitbestimmungen.

Diese Verhaltens- und Leistungsstörungen korrelierten direkt mit der Bleikonzentration im Dentin und müssen offenbar als erste Symptome einer schleichenden Bleivergiftung angesehen werden, die wegen Fehlens akuter Symptome klinisch nicht diagnostiziert wurde.

Diese Fragen bedürfen dringend weiterer Bearbeitung, insbesondere zur Klärung, ob es sich tatsächlich um erste echte Vergiftungszeichen handelt und wie die pathogenetischen Zusammenhänge zu deuten sind.

Seit den Beobachtungen von MCKHANN 1932 sind auch zerebrale Manifestationen bekannt, zunächst nur bei Kindern, seit der Publikation von AKELAITIS (1941) aber auch bei Heranwachsenden. Schließlich beobachteten MORRIS et al. (1964) und HUNGERFORD et al. (1977) auch bei Erwachsenen (bei diesen nach übermäßigem Genuß von „Mondscheinwhisky", den sie selbst gebrannt hatten), schwere Enzephalopathien mit plötzlichen Anfällen. Es ist daher von großer Bedeutung, auch bei diesen Fällen eine Bleivergiftung in die differentialdiagnostischen Überlegungen mit einzubeziehen und die entsprechenden Laboruntersuchungen zu machen. In jedem Falle sollten daher bei Enzephalopathien im Kindesalter, die vielfältige Ursachen haben können und bei welchen auch eine Bleivergiftung in Frage kommen kann, Röntgenaufnahmen angefertigt werden, da in der großen Mehrzahl der Fälle mit einem Blutbleigehalt über 60 Mikrogramm ein positiver Befund erhoben werden kann (BETTS et al. 1973). Das Fehlen von Knochenveränderungen kann jedoch eine Bleivergiftung nicht ausschließen und sollte daher die notwendigen Laboruntersuchungen nach sich ziehen (SARTAIN et al. 1964). Im Jahre 1977 berichteten TONGE et al. über ihre Untersuchungen über Kleinhirn-Verkalkungen bei Routine-Autopsien in Queensland in den letzten 30 Jahren. Unter insgesamt 1482 untersuchten Gehirnen fanden sie 200 Fälle von Kleinhirnverkalkungen. Zusätzlich wurden unter 25000 Sektionen 54 Fälle von großen Kalzifikationen des Kleinhirns entdeckt, d.h. in etwa 1:460 Fällen. Das Kleinhirn wurde geröntgt und zeigte eine beiderseitige sehr typische Kalzifikation. Blei konnte nicht nachgewiesen werden.

Die Reihe aus dem Prinzeß-Alexandra-Hospital war auch im Hinblick auf eine Blei-Nephropathie untersucht worden. Die Kriterien waren:
- bilaterale symmetrische Schrumpfnieren,
- beträchtliche Reduktion der Zahl der Nephronen ohne identische Glomerulusnarben korrespondierend mit der zum Nephron-Verlust,
- ein Bleigehalt der Kranial-Knochen von maximal 5 mg/100 g.

44 Fälle erfüllten die Kriterien einer Blei-Nephropathie. In 37 von diesen Fällen war eine Kalzifikation des Kleinhirns vorhanden. Es ist möglich, daß bei noch sorgfältigerer Untersuchung ein noch höherer Prozentsatz gefunden worden wäre. Bei drei Kranken war die Verkalkung schon zu Lebzeiten entdeckt, bei keinem war die Diagnose zu Lebzeiten gestellt worden.

In einem weiteren Fall war bei einem 8jährigen Jungen ein Terminalstadium einer Bleinephritis festgestellt worden. Er hatte eine Parese der Beine, frontale Kopfschmerzen, Anorexie und Erbrechen. Die Sektion des Kleinhirns zeigte die typische Verkalkung, identisch mit den anderen Fällen, neben der renalen Atrophie als Folge der chronischen Bleiintoxikation. Die Autoren betonen, daß die Veränderungen in 7,4% der Fälle gefunden wurden, deren Bleiwerte im Knochen normal waren. In anderen Fällen, in denen die Werte erhöht waren, fehlten sie. Sie schließen daraus, daß eine kurze Periode einer schweren Bleivergiftung eine Hirnschädigung verursachen kann, während eine mehr kontinuierliche Exposition notwendig sein mag für eine Nierenschädigung. Die Kleinhirnverkalkung kann ein Hinweis für eine Bleivergiftung sein.

2. Phosphorschäden am Knochen

a) Phosphorvergiftungen bei Erwachsenen

$^4/_5$ des gesamten Phosphorvorrates im Körper sind im Skelett vorhanden. Deswegen ist der Phosphorstoffwechsel im wesentlichen an den Stoffwechsel des Skeletts gebunden. Der tägliche Bedarf eines Erwachsenen an Phosphor beträgt wenigstens 0,88 g (SHERMAN). Diese Menge ist nicht ganz in einem Liter Milch enthalten.

Um sich ein Bild von der gewerblichen Phosphorvergiftung beim Menschen – es kommt nur die chronische Phosphorvergiftung in Betracht – in Form der Phosphornekrose der Kiefer machen zu können, ist es notwendig, sich mit der Literatur des vergangenen Jahrhunderts zu beschäftigen. Dieses Leiden ist mit der Beseitigung der weißen Phosphorzündholzindustrie auf Grund gesetzlicher Maßnahmen bald nach der Jahrhundertwende (Berner Konvention 1907) in der Welt ungemein selten geworden. Die Phosphornekrose ist die älteste bekannt gewordene toxische Osteopathie. Man schätzt die Zahl der daran erkrankt gewesenen Menschen in Europa bis zur Jahrhundertwende auf mehr als 500. Während und nach den ersten Weltkriegsjahren sind vereinzelt nochmals Kiefernekrosen infolge des erhöhten Phosphorverbrauchs zu dieser Zeit beobachtet worden. Danach finden sich höchst selten Mitteilungen über das Auftreten des „Phossy jaw“. Die letzten Veröffentlichungen stammen von KENNON und HALLAM (1944) und von HEIMANN (1946), in denen über 8 bzw. 3 Krankheitsfälle berichtet wird.

Nur der weiße bzw. gelbe Phosphor zählt zu den gefährlichen Giften. Seine Wirkungen auf das Skelett sind bald nach der Erfindung der Phosphor- oder sog. Reibzündhölzer (1834) erkannt worden. LORINSER hat 1845 als erster die „Nekrose der Kieferknochen, in Folge der Einwirkung von Phosphor-Dämpfen“ beschrieben und schon damals zum Ausdruck gebracht, daß es sich dabei wahrscheinlich nicht um ein örtliches Leiden, sondern um eine Allgemeinerkrankung des Organismus handelt. Vergiftungsmöglichkeiten bestehen heute noch bei der Herstellung des weißen Phosphors und seiner Verbindungen sowie bei seiner Verwendung in der chemischen Industrie. Für die gewerbliche Vergiftung kommt ganz überwiegend die Inhalation der Phosphordämpfe in Betracht. Vom Magen-Darm-Kanal kann elementarer Phosphor ebenfalls leicht aufgenommen werden, wobei die Resorption jedoch relativ langsam vor sich geht. Er lagert sich in Leber, Milz, Nieren und Knochen ab und wird durch die Nieren in Form phosphoriger Säure bzw. deren Salze – zum Teil auch durch die Lungen und durch die Haut – wieder ausgeschieden.

Man weiß seit einiger Zeit, daß auch der rote Phosphor, in feinster Verteilung inhaliert, für den Organismus nicht ganz ungiftig ist, wie irrtümlicherweise immer wieder geschrieben worden ist. Bei genügend langer Einwirkung kann roter Phosphor ähnlich schwere Knochenschädigungen setzen, wahrscheinlich bedingt durch Beimengungen bzw. Verunreinigungen mit weißem Phosphor. So ist 1926 eine Kiefernekrose bei einem Arbeiter in einem Werk festgestellt worden, das nur roten Phosphor verarbeitet hat. Die Nekrosevorgänge im Kieferknochen sind eine besondere Eigenart der gewerblichen Phosphorvergiftung. Sie tritt im allgemeinen erst nach langjähriger Tätigkeit (12 Jahre und mehr) auf, wobei die Berufsarbeit bereits viele Jahre zurückliegen kann. Nur in sehr vereinzelten Fällen ist die Kiefernekrose schon nach mehrmonatiger giftgefährdeter Arbeit gesehen worden.

Es soll hier keine Beschreibung dieses schweren, oftmals tödlich ausgegangenen Leidens erfolgen. Es mag immerhin festgehalten werden, daß die Ursache der Phosphornekrose des Kieferknochens in Endothelveränderungen der Knochengefäße mit Thrombosierung derselben und somit unzureichender lokaler Ernährung des Knochens zu suchen ist und daß es nur durch Sekundärinfektionen, ausgehend von kariösen Zähnen, Wurzeleiterungen oder Zahnfleischentzündungen, zur gefürchteten Periostitis mit Ossifikationsneigung und anschließenden Osteomyelitis kommen kann. Diese geht stets mit stinkenden Eiterabsonderungen und oftmals brettharten Weichteilverdickungen einher.

Während im Oberkiefer Einschmelzungs- und Abstoßungsvorgänge im Vordergrund des Krankheitsgeschehens (Abb. 15) gestanden haben, sind im Unterkiefer mehr osteoplastische Prozesse mit relativ häufiger Bildung von Totenladen oder Sequestern beobachtet worden. Besonders ernst ist der Krankheitsverlauf gewesen, wenn ein Oberkieferprozeß auf Orbita, Nasennebenhöhlen und Schädelbasis übergegriffen hat (Abb. 16). Gelegentlich sind Ober- und Unterkiefer gleichzeitig erkrankt gewesen. Aber nur etwa 3% der Arbeiter

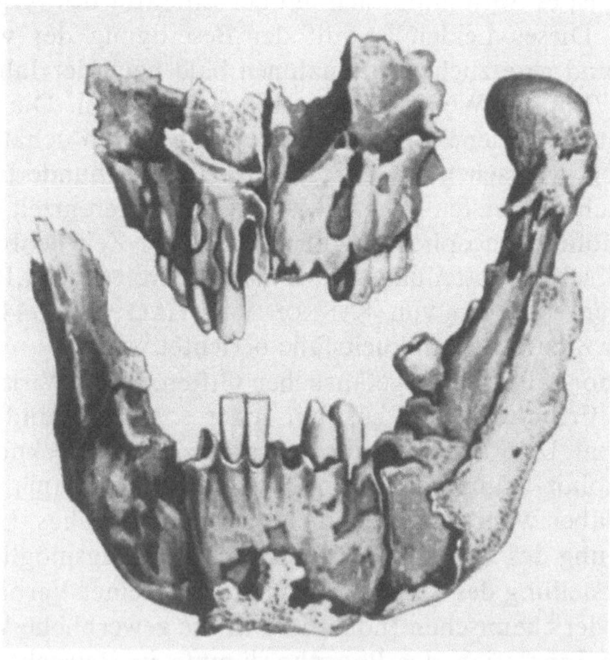

Abb. 15

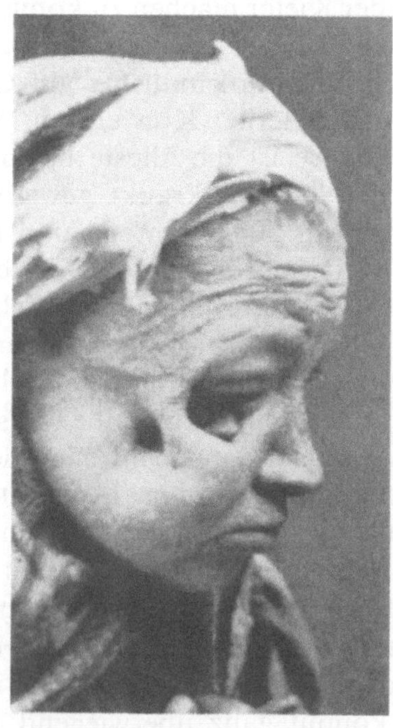

Abb. 16

Abb. 15. Ober- und Unterkiefer eines Phosphorarbeiters, die operativ entfernt werden mußten. (Nach TELEKY 1955)

Abb. 16. Phosphornekrose des Oberkiefers mit Zerstörung des Augapfels. (Nach TELEKY 1955)

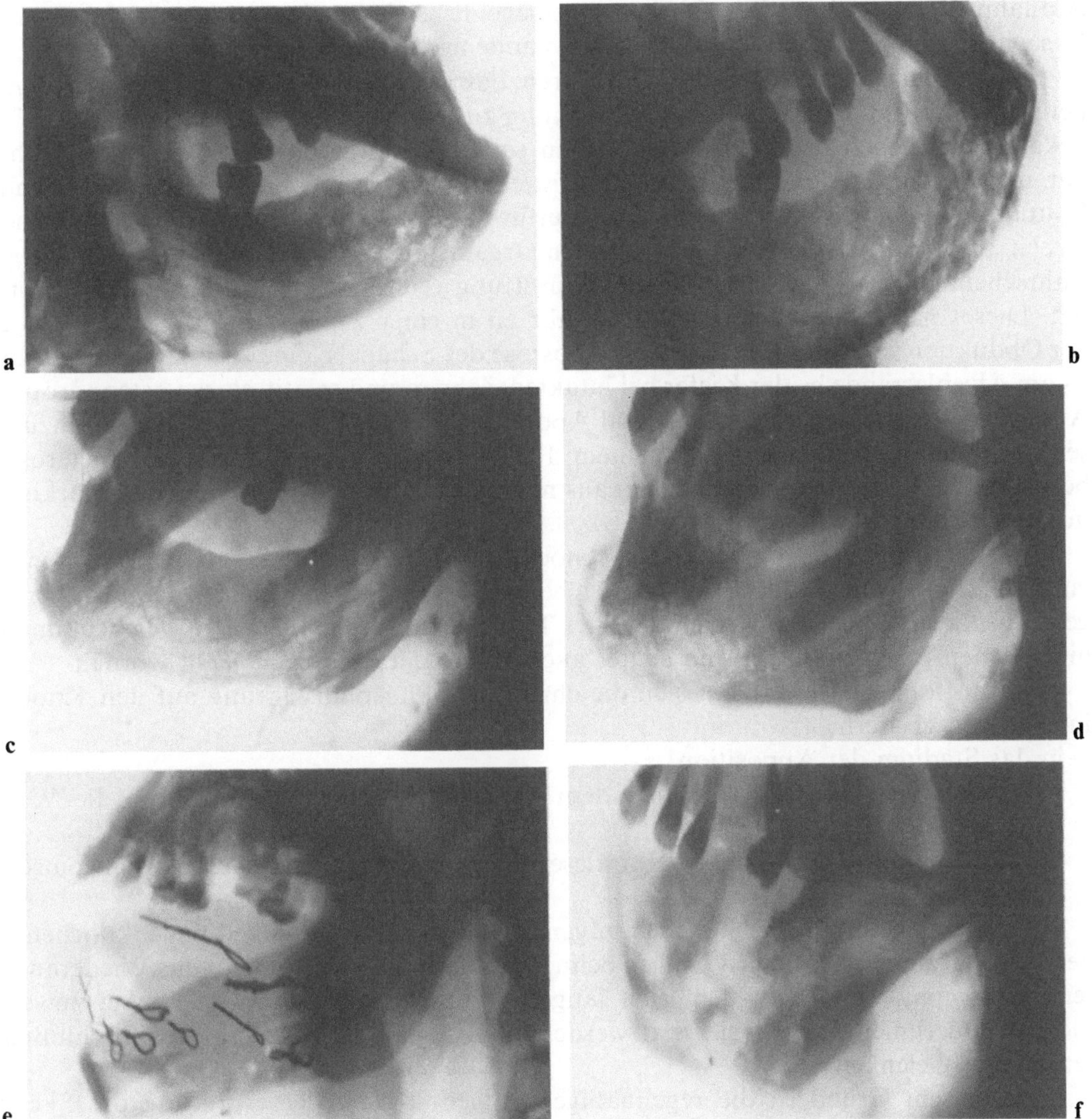

Abb. 17a–f. Verlauf einer Kiefernekrose bei einem 32jährigen Phosphorarbeiter A.R. (Bildmaterial überlassen durch die Radiologische Klinik der Universität Leipzig, Direktor: Prof. Dr. med. habil. OELSSNER)
a 1. Aufnahme des *li.* Unterkiefers vom 2.9.1925, **b** 2. Aufnahme des *li.* Unterkiefers vom 11.10.1925, **c** 1. Aufnahme des *re.* Unterkiefers vom 2.9.1925, **d** 2. Aufnahme des *re.* Unterkiefers vom 11.10.1925, **e** 3. Aufnahme des *re.* Unterkiefers vom 25.11.1925, **f** 4. Aufnahme des *re.* Unterkiefers vom 12.12.1925. Zustand nach Einfügung eines alloplastischen Implantates zum Ersatz des gesamten horizontalen Astes des Unterkiefers

und Arbeiterinnen haben zu jener Zeit an einer Kiefernekrose gelitten. Schließlich sei berichtet, daß BECK einmal das Auftreten einer Schläfenbeinnekrose hat beobachten können.

Durch das freundliche Entgegenkommen der Radiologischen Universitätsklinik Leipzig (Direktor: Prof. Dr. med. habil. Oelßner) sind wir in der Lage, Röntgenbilder einer Kiefernekrose nach langjähriger Phosphorinhalation zu demonstrieren (Abb. 17). Sie stammen aus dem Jahre 1925. Einzelheiten über den Beginn der Erkrankung sind infolge Fehlens von Unterlagen nicht mehr in Erfahrung zu bringen. Der Verlauf ist aus den

Aufnahmen zu ersehen. Der Befund unterscheidet sich in nichts von der aus anderer Ursache (Trauma, Tuberkulose, Lues) entstandenen Kiefernekrose.

Seit langem ist man sich darüber im klaren, daß die Kiefererkrankung der Phosphorarbeiter nur im Rahmen der Gesamterkrankung zu betrachten ist. Es sind genügend Fälle bekannt, bei denen das gesamte Skelett in seiner Struktur eine Veränderung erfahren hat, meist in Gestalt der Atrophie, hin und wieder aber auch im Sinne der sklerosierenden Ostitis und Periostitis. Das erste Beispiel hierfür hat WEGNER (1872) in seiner bedeutenden Arbeit „Der Einfluß des Phosphors auf den Organismus" gebracht, das einen 18jährigen, wahrscheinlich an chronischer Phosphorvergiftung verstorbenen Posamentierer betroffen hat. Dieser hat von seinem 4.(!) Lebensjahr an in einer Zündholzfabrik gearbeitet. Bei der Obduktion sind eine allgemeine Hyperostose des Schädels, eine ossifizierende Periostitis am Alveolarrande beider Kiefer bei intakten Zähnen und relativ starke osteoporotische Auflagerungsschichten an den Epi- und Apophysen der Extremitätenknochen nachzuweisen gewesen. ROSE berichtet von einem Fall, der neben einer schweren Kieferostitis beträchtliche Verdickungen der Kortikalis mit entsprechender Verengung der Markhöhle in allen Röhrenknochen gezeigt hat.

Aus der Brüchigkeit atrophischer Knochen erklären sich die Spontanfrakturen der langen Röhrenknochen, die z.B. HAECKEL bei einer allerdings nur kleinen Anzahl ehemaliger Phosphorarbeiter schon auf ein kleines Trauma hin gesehen hat. Die gleichen, immerhin seltenen Beobachtungen sind später auch von anderer Seite gemacht worden.

Nach MICHAELIS (1936) läßt sich die chronische Phosphorwirkung auf den Knochen in 3 Phasen gliedern:
- in das Stadium der Apposition,
- in das Stadium des Überganges, indem sich Apposition und Resorption die Waage halten,
- in das Stadium der Resorption. Nur dieses Stadium führt zwangsläufig zur chronischen Knochenatrophie.

Für die Erkenntnis der Erscheinungen erweisen sich die Gliedmaßenknochen als besonders geeignet. Als Frühsymptom beim Erwachsenenknochen dient das Wiederauftreten der Epiphysenlinien in dem sich langsam aufhellenden Knochen, wobei zuweilen mehrere Querlinien zugleich sichtbar werden, später die Sklerosierung der Abschlußplatten an den Gelenken.

Aus diesem Grund ist die regelmäßige röntgenologische Überprüfung des Skeletts der Phosphorarbeiter von Bedeutung. Schon das Wiederauftreten der in der Kindheit vorhanden gewesenen Epiphysenlinien erfordert die Herausnahme des Betreffenden aus seiner Arbeit, um einer sich entwickelnden chronischen Knochenatrophie entgegenzuwirken.

KLINGHARDT macht 1949 darauf aufmerksam, daß – abgesehen von der besonderen Disposition des Erkrankten – eine Unterfunktion der Nebenschilddrüsen für eine chronische Phosphorintoxikation prädisponieren und umgekehrt eine Phosphorvergiftung tetanigen wirken kann, eine Tatsache, die man sich tierexperimentell in Form der Phosphattetanie seit längerer Zeit zunutze gemacht hat. Er sieht hierin einen wesentlichen Faktor der Disposition zu dieser Erkrankung, was von gewerbeärztlicher Seite zu berücksichtigen ist.

b) Phosphorschädigungen am wachsenden Knochen

Seit den tierexperimentellen Untersuchungen WEGNERS im Jahre 1872 wissen wir, daß weißer Phosphor auf das Knochengewebe durchaus verschieden einwirken kann. Beim jugendlichen Skelett wird das Knochenwachstum durch Reizung der Osteoblasten

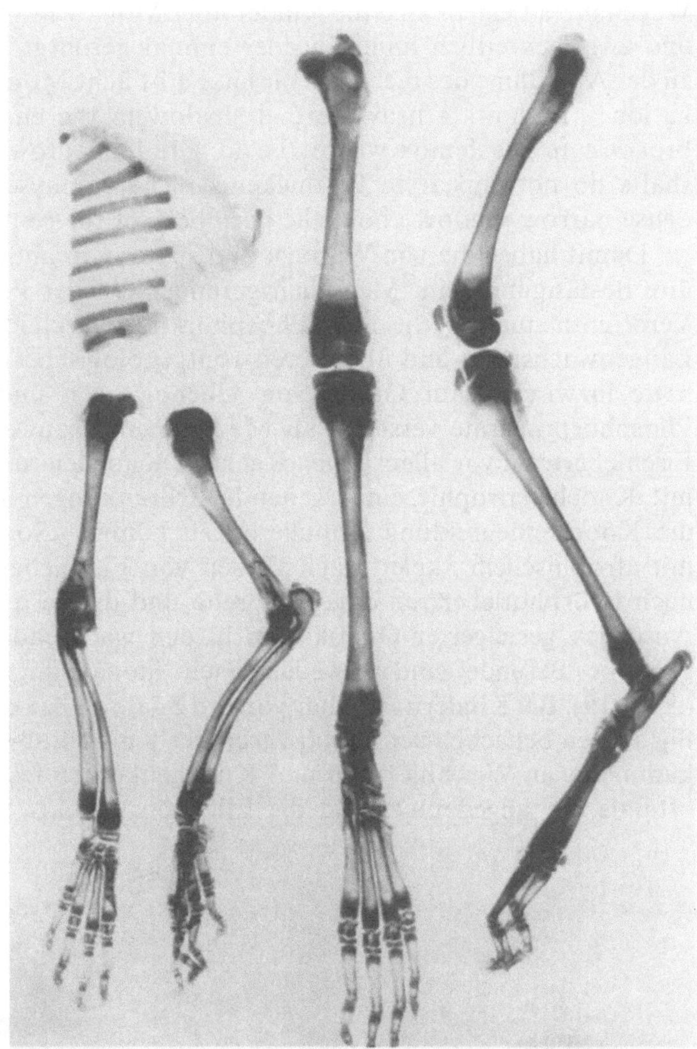

Abb. 18. Knochen eines 2 Monate alten Kaninchens, das ab 3. Woche mit gelbem Phosphor in täglichen Dosen von 0,15–3,0 mg gefüttert worden ist. Typische diffuse Phosphorschatten. (Nach KRAFT-KATO 1932)

gefördert und die primäre Spongiosa im metaphysären Bereich der langen Röhrenknochen verdickt; der Knochen wird hier kompakt. Je nach Dauer der Phosphorbeigabe zur Nahrung zeigt sich innerhalb weniger Wochen eine mehr oder weniger breite osteosklerotische Zone entlang der Knorpelknochengrenze, wobei die Höhe der „Phosphorschicht" entsprechend der Wachstumsenergie der einzelnen Knochen variiert (Abb. 18). Erfolgt die Phosphorfütterung in Intervallen, stellen sich abwechselnd Schichten verdichteter und gewöhnlicher weitmaschiger Knochensubstanz ein. Bei monatelanger Verabfolgung des Phosphors wird zugleich die Knochenschale der Diaphyse auf Kosten der Weite der Markhöhle verstärkt. Da der Vorgang an all den Stellen zu beobachten ist, wo sich aus Knorpel physiologisch spongiöse Knochensubstanz entwickelt, werden die Veränderungen auch an Wirbelkörpern, Rippen, Schulterblättern, am Becken, an den Hand- und Fußwurzelknochen gesehen.

Während VALLARDI (1915) als erster auf die Notwendigkeit der röntgenologischen Überprüfung eines klinisch erhobenen Befundes beim Erwachsenen, speziell der Kiefernekrose, hingewiesen hat, ist von PHEMISTER (1918) erstmalig die Phosphorsklerose in dem wachsenden Knochen beschrieben worden. Es hat sich um 3 Kinder gehandelt, ein 4jähriges Kind mit einem Perthesleiden der rechten Hüfte, einen $7^1/_2$jährigen Jungen mit Ollierscher Erkrankung und einen 8jährigen Jungen mit Osteogenesis imperfecta.

Wegen ihres Leidens sind die Kinder über Monate mit kleinen Phosphormengen behandelt und zwischenzeitlich immer wieder einmal geröntgt worden. PHEMISTER (1918) schreibt zu der Aufnahme des rechten Knies in Fall 1 acht Monate nach Beginn der Phosphormedikation: „It shows a heavy, broad shadow in the end of the shaft of each bone, being broadest in the femur where the longitudinal growth is greatest. The cortices of the shafts do not appear to be thickened. The epiphyses of all three bones show a fairly dense narrow shadow about the periphery of the centers of ossification."

Damit haben die von WEGNER und später von anderen erhobenen Befunde bei Tieren ihre Bestätigung beim Menschen gefunden. In der Folge existiert eine ganze Reihe von Veröffentlichungen, die über Phosphorknochenschäden bei Kindern in den Zonen des Längenwachstums und über deren röntgenologische Eigentümlichkeiten berichten. Man hatte inzwischen auf Grund von Überlegungen und Empfehlungen damit begonnen, Phosphorpräparate verstärkt als Medikament anzuwenden, zumeist in Kombination mit Fischlebertran, vor allem gegen Rachitis, Knochen- und Gelenktuberkulose sowie andere mit Knochenatrophie einhergehende Erkrankungen in der Hoffnung, auf diese Weise die Knochenneubildung stimulieren zu können. So hat BRANDES (1928) bei Kindern mit atrophischem Skelett nach Gaben von Fischlebertran oder Vigantol nur schwache, nach Phosphorlebertran dagegen breite und dichte quer verlaufende Schattenbänder als Ausdruck gesteigerter Ossifikation in den wachsenden Epiphysen gefunden. Geradezu groteske Befunde sind zuweilen nach monatelanger Verabfolgung erhoben worden (Abb. 19). Bei Kindern im Alter von 5–12 Jahren hat er die Phosphorbänder fast regelmäßig an den benachbarten Metapyhsen der Knie-, Fuß- und Handgelenke und am Beckenkamm wie an Wirbelkörpern und Knochenkernen festgestellt, während der Schenkelhals oftmals nur angedeutete und die Ellbogen niemals Verdichtungslinien haben erkennen

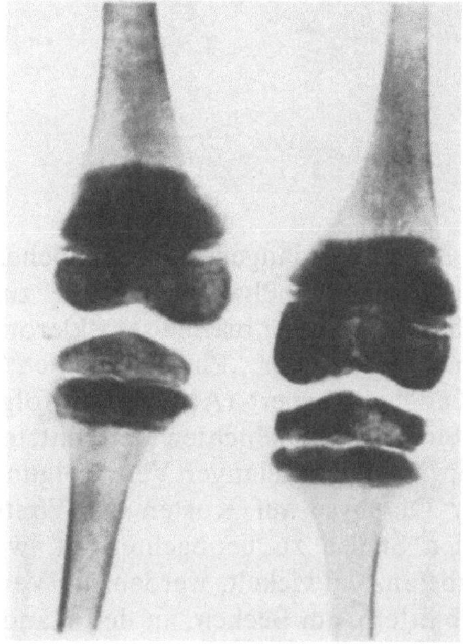

Abb. 19

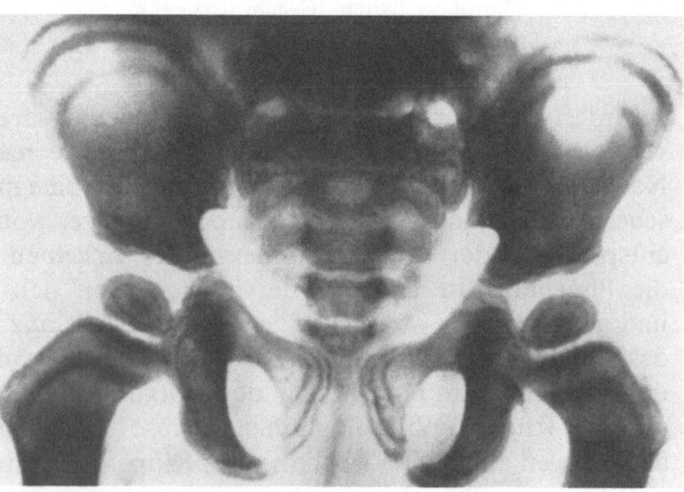

Abb. 20

Abb. 19. Knieaufnahmen eines $6^1/_2$ Jahre alten Jungen, der 19 Monate Lebertran und „elementary phosphorus" erhalten hat. Ungewöhnlich breite und dichte Phosphorsklerose. (Nach PARK et al. 1931)

Abb. 20. Beckenaufnahme eines 3 Jahre alten Jungen, dem in den Wintermonaten regelmäßig Phosphorlebertran verabfolgt worden ist. Ausgeprägte Dreischichtung, besonders deutlich im os ilii, os ischii und os pubis. (Nach GOTTESLEBEN 1930)

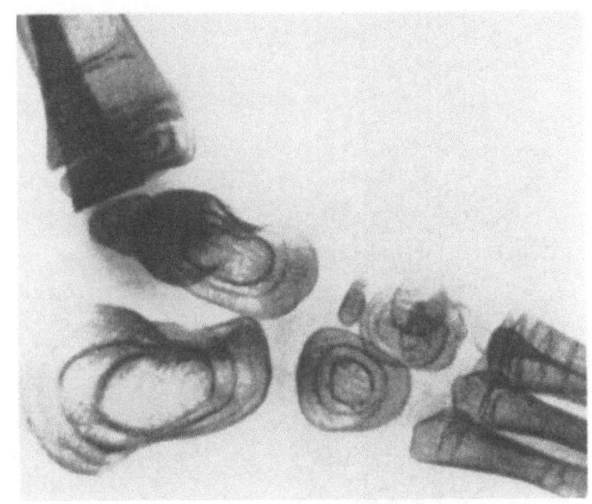

Abb. 21. Fußwurzelknochen desselben Kindes nach weiterer, 4. Phosphorlebertranmedikations-Periode. Demzufolge finden sich 4 Phosphorringe im Kalkaneus, Talus und Kuboid und entsprechend dem Ossifikationsvorgang 3 bzw. 2 Ringbildungen in den Cuneiformes. (Nach GOTTESLEBEN 1930)

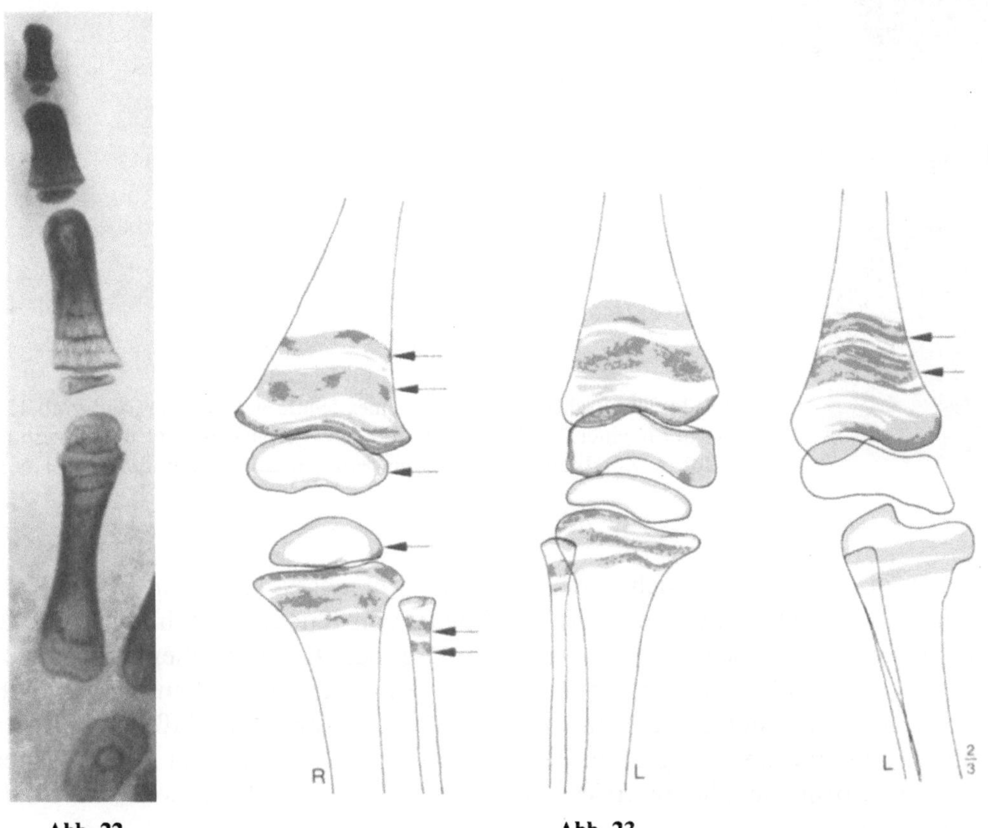

Abb. 22 **Abb. 23**

Abb. 22. Das gleiche Zustandsbild, wenn auch weniger ausgeprägt an den Handwurzel- und Fingerknochen. (Nach GOTTESLEBEN 1930)

Abb. 23. Abblassen der Phosphorbänder im Laufe von 7 Monaten, dargestellt als Röntgenpausen bei 3 Jahre altem Jungen mit Kniegelenktuberkulose nach abgeschlossener Phosphorlebertranbehandlung. (Nach KRAFT-KATO 1932)

lassen (Abb. 20–22). Nach Absetzen der Phosphormedikation haben sich die Zonen langsam wieder aufgehellt, aber streifenförmige Restschatten hinterlassen (Abb. 23). Bei wiederholter Phosphorgabe sind neue bandartige, parallel gerichtete Verdichtungen entlang der Epiphysenlinie aufgetreten, so daß schließlich ein den sog. Jahresringen ähnliches Bild entstanden ist.

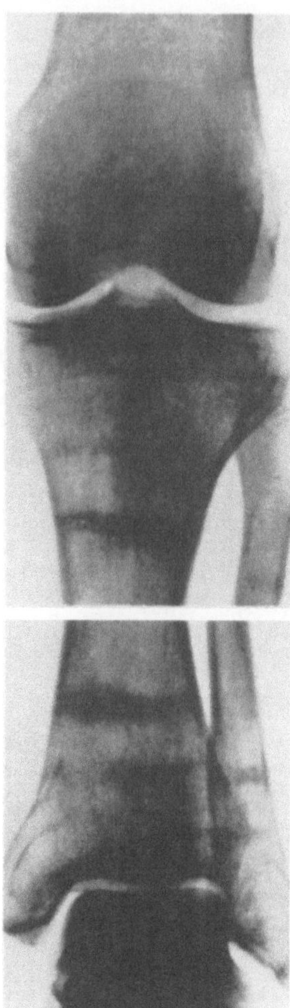

Abb. 24. Unterschenkelaufnahme eines 59jährigen Mannes, der vom 12.–15. Lebensjahr in einer Zündholzfabrik mit dem Verpacken von Zündhölzern mit Phosphor im Zündkopf beschäftigt gewesen ist. Zufallsbefund. (Nach HOLM 1942)

Nach RABL (1928) erhöht sich dabei nicht, wie zunächst angenommen, der Kalkgehalt der Knochensubstanz, sondern es wird der Abbau von Knochen verhindert und zugleich an der Epiphysenlinie bewirkt, daß ein Großteil der Knorpelzellen nicht wie üblich vernichtet wird, sondern sich metaplastisch in Knochenkörperchen verwandelt. Erste Bedingung für die Entstehung der Phosphorsklerose ist demnach, daß zur Zeit der Phosphoreinwirkung eine im Gang befindliche Ossifikation besteht. Bei Erwachsenen kann sich in dieser Form die Phosphorsklerose nicht mehr entwickeln, weil die Ossifikation aufgehört hat.

HOLM hat bei den von ihm beobachteten Fällen 1942 nachweisen können, daß die sklerotischen Zonen evtl. während des ganzen Lebens bestehen bleiben (Abb. 24). Nach MICHAELIS (1936), der die Phosphorvergiftung – wie schon erwähnt – in 3 Stadien eingeteilt hat, bleiben sie immer dann bestehen, wenn das 2. Stadium erreicht ist, wo sich Apposition und Resorption von Knochensubstanz die Waage halten, während die Veränderungen im 1. Stadium, dem Stadium der alleinigen Apposition, reversibel sind.

Zweifellos spielt die Stärke der Phosphorwirkung eine Rolle, desgleichen die Möglichkeit der Einwirkung einer 2. oder gar mehrerer Noxen zu gleicher Zeit. Es ist erwiesen, daß z.B. große Mengen Vitamin D und Sonnenbäder die Toxizität des Phosphors erhöhen. SONTAG hat 1938 einen derartigen Fall veröffentlicht. Hier sind nach 5 Jahren noch Spuren der Verdichtungszonen an den langen Röhrenknochen vorhanden gewesen, wobei diese 5,5 cm vom proximalen Ende der Tibia entfernt gelegen haben. Sicherlich hat man dem Summationseffekt beim Zustandekommen sklerotischer Zonen – nicht nur durch Phosphor – zu wenig Beachtung geschenkt.

Möglicherweise ist ohne das Zusammenwirken verschiedener Faktoren die Entstehung derartiger Knochenveränderungen überhaupt in Frage gestellt. Vielleicht wird dadurch erklärt, daß immer nur ein kleiner Teil der Kinder trotz reichlicher Phosphorlebertrangaben Phosphorveränderungen aufzuweisen gehabt hat.

Von Bedeutung ist die Mitteilung BLUMENTHALS und LESSERS (1938), daß Phosphorlinien evtl. auch nach einer akuten Phosphorvergiftung auftreten können. In ihrem Falle hat es sich um einen 8 Monate alten Jungen gehandelt, der ein Stück einer „roach paste" mit hohem Gehalt an gelbem Phosphor zu sich genommen hatte und hospitalisiert werden mußte. Bei Röntgenkontrollen der Extremitäten in größeren Abständen haben sich die typischen Verdichtungslinien 6 Monate nach der Vergiftung gezeigt. Ihre Verschiebung in Richtung Schaftmitte mit anhaltender Verringerung der Schattendichte und -breite hat bis zu 14 Monaten verfolgt werden können. Seit langem schon sind Phosphorschädigungen des kindlichen Skeletts ganz ungewöhnlich. Nur die älteren Radiologen und Kinderärzte dürften derartige Beobachtungen gelegentlich noch gemacht haben. In den neueren Röntgenabteilungen und Instituten sind sie wohl nie mehr gesehen worden.

3. Wismutbedingte Knochenveränderungen

a) Wismutbedingte Veränderungen bei Kindern

Wenngleich sich das Wismutmetall in vielen Legierungen findet, sind gewerbliche Vergiftungen bisher nicht bekannt geworden. In früherer Zeit sind nach Verabfolgung von Bismutum subnitricum in der Röntgendiagnostik z.T. schwere Intoxikationen, insbesondere bei Kleinkindern, gelegentlich mit letalem Ausgang vorgekommen, dgl. nach reichlichem Auftragen 10%iger basischer Wismutnitratsalbe auf Brandwunden.

Injizierbare Wismutverbindungen zeigen bekanntlich gute chemotherapeutische Wirkungen, speziell Spirochäten gegenüber. Intramuskulär gegeben haben sie eine gute Depotwirkung und durch die langsame Resorption eine wesentlich bessere Verträglichkeit als die intravenösen Gaben. Die Ausscheidung erfolgt ziemlich rasch, vorwiegend durch den Harn. Etwa $^2/_3$ des resorbierten Metalls werden im Körper retiniert, vor allem in Niere, Leber und Milz, während das Skelett nur sehr geringe Mengen in sich aufnimmt. In dieser Beziehung ähnelt das Wismut mehr dem Arsen als dem Blei, mit dem es einige Vergiftungssymptome gemeinsam hat, oder dem Quecksilber. Jedoch ist die Toxizität des Wismuts weit geringer als die des Bleis oder des Quecksilbers. Ein Frühsymptom ist der Wismutsaum, der durch Ablagerung von Wismutsulfid im Gefäßendothel des Zahnfleisches zustande kommt.

CAFFEY hatte 1931 in einer Arbeit über die Bleivergiftung darauf hingewiesen, daß möglicherweise auch andere Schwermetalle den Bleilinien ähnliche Veränderungen am wachsenden Knochen hervorzurufen imstande wären. KLAFTEN und PRIESEL (1933) hatten zu jener Zeit bereits Schattenbänder ähnlich den lead lines bei einer größeren Anzahl Säuglingen gesehen, deren Mütter während der Schwangerschaft wegen Lueserkrankung mit Bismogenol, Neosalvarsan oder Spirozid behandelt worden waren (Abb. 25–27). Sie hatten diese Knochenveränderungen jedoch als osteochondritische Störungen gedeutet, „die im Fetalleben entstanden waren, bevor noch die antiluetische Therapie bei den Müttern eingesetzt hatte". Der Zusammenhang des Röntgenbefundes mit der spezifischen Behandlung der Mutter ist ihnen dennoch offensichtlich erschienen.

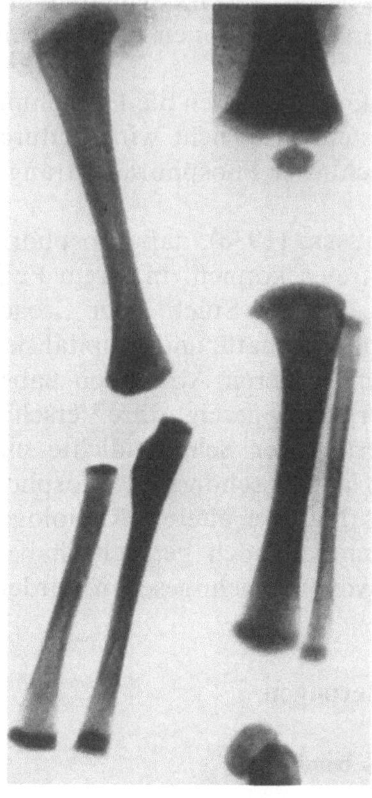

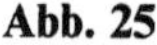

Abb. 25

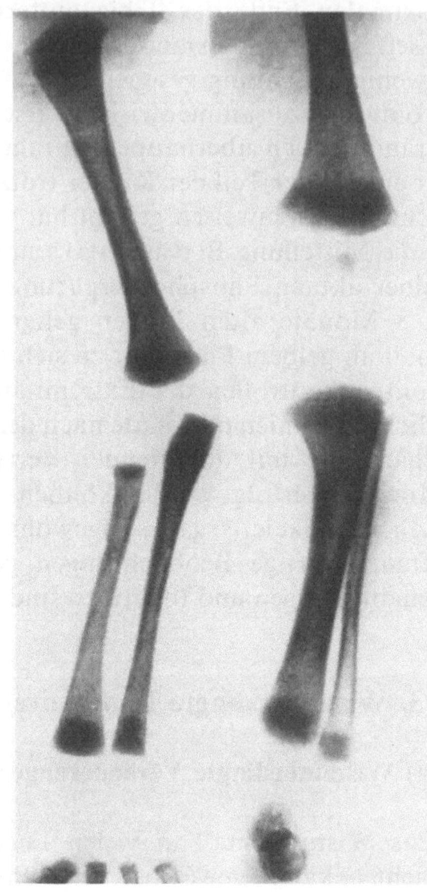

Abb. 26

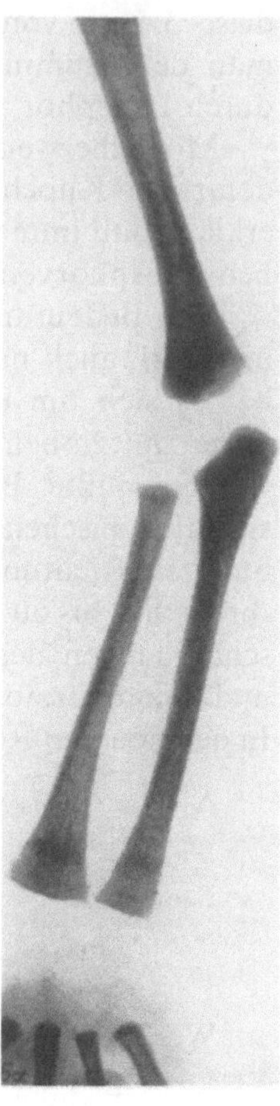

Abb. 27

Abb. 25. Verdichtungslinien bei 3 Tage altem Kind, dessen 32jährige Mutter ab 7. Schwangerschaftsmonat bis zur Niederkunft mit 18 Bismogenolinjektionen und 110 Tabl. Spirozid antiluisch behandelt worden ist. (Nach KLAFTEN-PRIESEL 1933)

Abb. 26. Auffällig breite Bandschatten in den Röhrenknochen eines Neugeborenen, dessen 19jährige Mutter ab 7. Schwangerschaftsmonat bis zum Tage der Geburt 20 Bismogenolinjektionen und 1,05 g Neosalvarsan erhalten hat. (Nach KLAFTEN-PRIESEL 1933)

Abb. 27. Entsprechend der frühzeitig durchgeführten spezifischen Behandlung einer 28jährigen Mutter (ab 3.–8. Schwangerschaftsmonat) mit 16 Inj. Bismogenol und 1,95 g Neosalvarsan findet sich das Schattenband 6 mm von der Knorpel-Knochen-Grenze entfernt. (Nach KLAFTEN-PRIESEL 1933)

Daß derartige Veränderungen insbesondere an den langen Röhrenknochen von Neugeborenen, deren Mütter sich während der Schwangerschaft einer Wismutkur haben unterziehen müssen, tatsächlich zu finden sind, haben CAFFEY (1937) sowie WHITRIDGE und BALTIMORE (1940) bewiesen (Abb. 28). Je nachdem, ob die spezifische Behandlung frühzeitig oder erst in den letzten Wochen der Schwangerschaft erfolgt ist, sind die typischen Schattenbänder in mehr oder weniger großer Entfernung, Dichte, Breite und Länge von den Schaftenden anzutreffen gewesen, vorausgesetzt, daß die erste Röntgenaufnahme des Neugeborenen in den ersten Lebenstagen angefertigt worden ist (Abb. 29 und 30). CAFFEY sagt: „These bismuth changes may closely simulate several types of syphilitic osteochondritis, and caution should be used in the diagnosis of infantile syphilitic osteochondritis, when the mother has been treated with bismuth during pregnancy.“

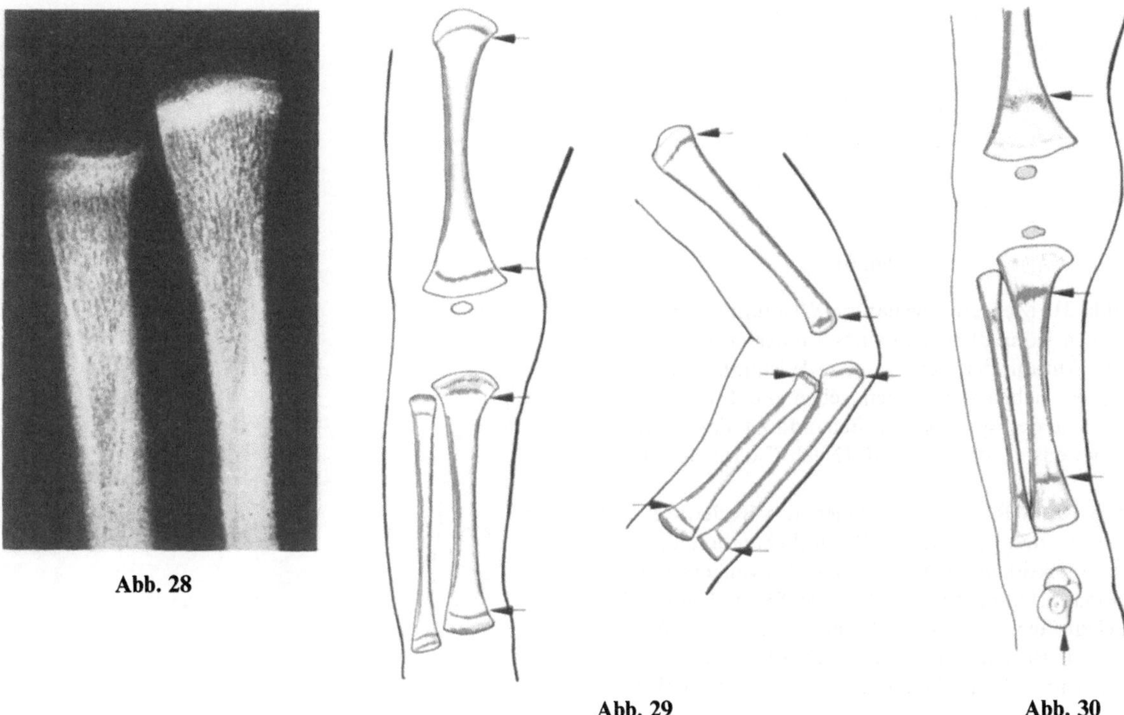

Abb. 28. Distales Ende von Radius und Ulna eines in der 1. Lebenswoche geröntgten Kindes, dessen Mutter 7 Wismutinjektionen in den letzten Wochen der Schwangerschaft erhalten hat. Typische durch Wismut bedingte Verdichtungszonen nahe der Knorpel-Knochen-Grenze. (Nach WHITRIDGE Jr. u. BALTIMORE 1940)

Abb. 29. Sogenannte Wismutlinien im Skelett eines Kindes, festgestellt 35 Tage nach der Geburt und 70 Tage nach der 1. bzw. 37 Tage nach der letzten Wismutinjektion der Mutter (insges. 400 mg Bi). Die Verdichtungslinien liegen 2–4 mm vom Schaftende entfernt. (Nach CAFFEY 1937)

Abb. 30. Skelett eines 8 Tage alten Kindes, 106 Tage nach der 1. und 92 Tage nach der letzten (3.) Wismutinjektion der Mutter (insges. 150 mg Bi). Die Wismutlinien liegen demzufolge 4–13 mm vom Schaftende entfernt. (Nach CAFFEY 1937)

Die Plazenta ist nach KRAUL und BODNAR leicht durchlässig für Wismut, dgl. für Blei, wie KATO nachweisen konnte. Und so ist es verständlich, daß diese Metalle auch in den schnell wachsenden Knochen des Fetus aufgenommen werden, wenngleich es offensichtlich nicht gelingt, Wismut im Urin eines Neugeborenen einer wismutvorbehandelten Mutter nachzuweisen, wohl aber während der Stillperiode, da dieses durch die Muttermilch auf den Säugling übergeht. Es wäre demnach theoretisch denkbar, daß die beschriebenen Knochenveränderungen bei jungen Säuglingen auch durch die Nahrung von Müttern, die zur Zeit der Geburt und später Wismutinjektionen erhalten, verursacht werden.

VOGT (1932) wie auch PARK et al. (1933) haben etwa zu gleicher Zeit Beispiele von Wismutlinien in Röhrenknochen solcher Kinder gebracht, die selbst mit Wismutpräparaten spezifisch behandelt worden sind. Auf Grund weiterer, dicht aufeinanderfolgender Mitteilungen über Wismutschäden des Skeletts ist den Röntgenologen das Bild der sogenannten Wismutlinien seit mehr als 25 Jahren bekannt.

Wismutlinien und Bleilinien sind in ihrem Erscheinungsbild in der Tat sehr ähnlich. In beiden Fällen handelt es sich um streifenförmige Verdichtungen parallel der Wachstumszone vor allem der langen Röhrenknochen, die sich mit dem Knochen-

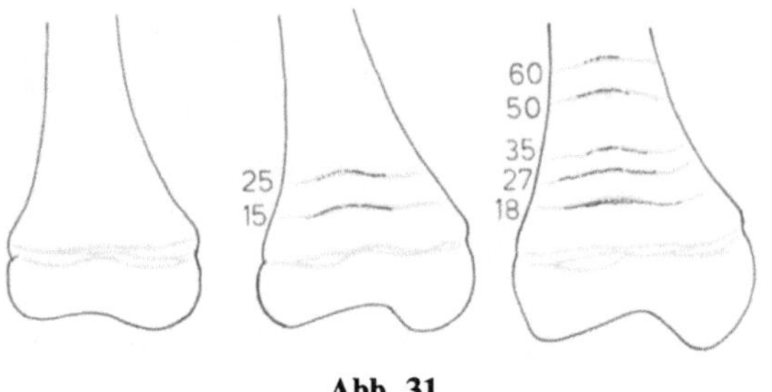

Abb. 31

Abb. 31. Mehrere sogenannte Wismutlinien in den langen Röhrenknochen eines Kindes entsprechend der Anzahl der verabfolgten Wismutkuren. Die Zahlen neben den Linien geben die Monate an, die seit der spezifischen Behandlung des Kindes jeweils verstrichen sind. (Nach CAFFEY 1937)

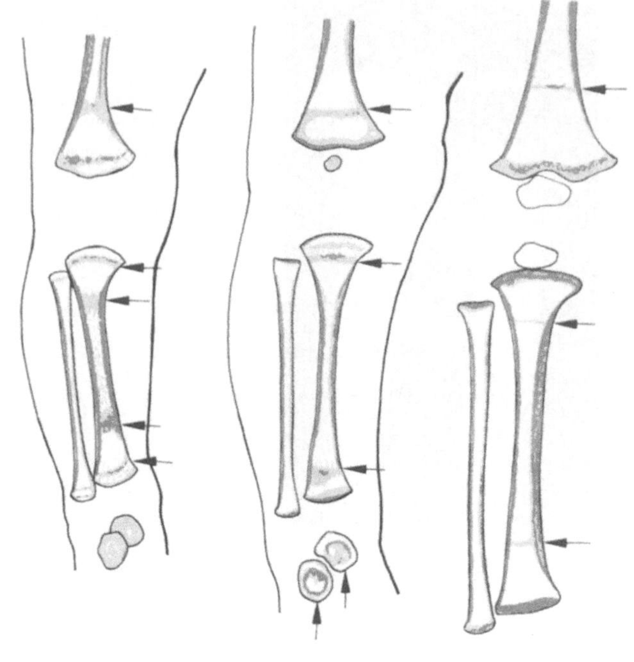

Abb. 32

Abb. 32. 3 Röntgenaufnahmen des Skeletts eines Kindes, dessen Mutter 2 Wismutbehandlungen mit je 5 Injektionen im 4. und im 8. Schwangerschaftsmonat erhalten hat, am 13., am 53. und am 179. Lebenstage. Während sich anfangs 2 Wismutlinien finden, ist schließlich nur noch schwach 1 Linie tief im Schaft erkennbar. (Nach CAFFEY 1937)

wachstum in Richtung Schaftmitte von der Epiphysengegend wegzubewegen pflegen. Nach erneuter Einwirkung, z.B. nach einer 2. und weiteren Wismutkur, erscheint jeweils ein neuer Schattenstrich, der sich ebenfalls entsprechend dem Längenwachstum bewegt, so daß schließlich eine Reihe solcher Striae vorliegen kann.

CAFFEY (1937) hat bei einem Kinde, das mit $6^1/_2$ Jahren die erste und im Laufe der nächsten 78 Monate 4 weitere Wismutkuren erhalten hatte, den Verlauf der in bestimmten Zeitabständen entstandenen 5 Wismutlinien röntgenologisch überwachen können. Er schreibt: „The direct relationship of the length of the interval between the courses of bismuth and the distances between the transverse lines was striking (Abb. 31).“

Je weiter sich die Streifenschatten von der Epiphyse entfernen, um so weniger dicht erscheinen sie, um allmählich ganz unterzutauchen. Späterhin kann der Knochen wieder einen völlig normalen Eindruck machen (Abb. 32). Die röntgenologisch überzeugenden Veränderungen sind nur so lange zu beobachten, als der Knochen noch in der Entwicklung steht. Nach dem Epiphysenschluß ist das Auftreten von Wismutlinien nicht mehr möglich.

Es ist notwendig, die ersten Aufnahmen des Skeletts sogleich nach Abschluß einer Wismutkur anzufertigen; dann zeigt sich fast regelmäßig ein symmetrisch angeordnetes Querband von großer Schattendichte mit scharfen Grenzen epiphysär wie diaphysär. Die Breite des Schattenbandes differiert in den einzelnen Knochen des Betreffenden, wobei die Gegend des stärksten Wachstums stets auch die größere Dicke aufweist. Diese kann bis 8 mm betragen. Zumeist ist das Schattenband im distalen Abschnitt der Röhrenknochen breiter als am proximalen Ende und an den unteren Gliedmaßen ausgeprägter als an den oberen. Beschrieben sind außerdem Verdichtungslinien an den Hand- und Fußwurzelknochen. Besonders deutlich sind sie am Kalkaneus nach dem Seitenbild. Mit fortschreitendem Wachstum bleibt der Randschatten auch hier bestehen und schließt eine deutlich weitmaschigere Spongiosa ein, die sich von der feinmaschigeren der peripheren Zone unterscheidet. Auch an den sternalen Enden der Rippen, an den Schulterblättern und Wirbelkörpern wie am Beckenkamm sind derartige Streifenschatten zu sehen. Unsicher ist die Frage von Verdichtungen am Schädelknochen.

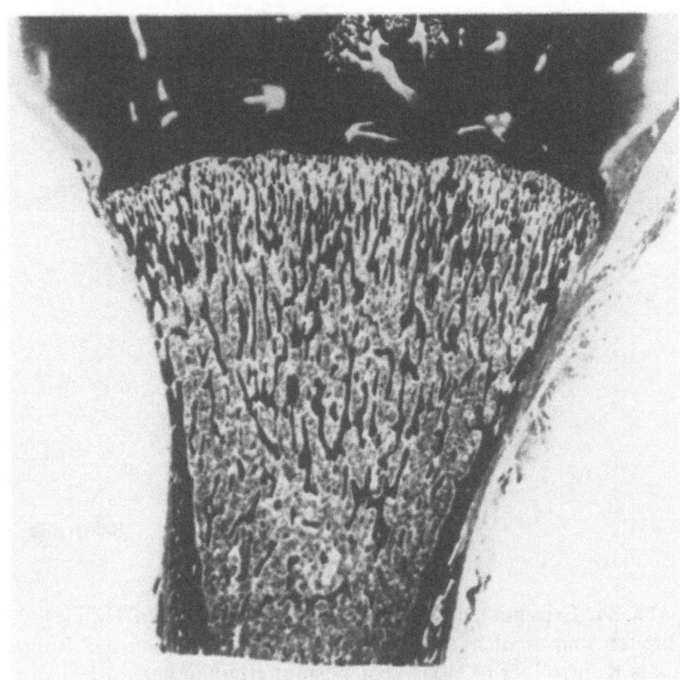

Abb. 33. Sektionsbild des Tibiakopfes eines am 2. Lebenstage verstorbenen Kindes, dessen Mutter 7 Wismutinjektionen kurz vor der Niederkunft erhalten hat, „showing excessive calcified matrix". (Nach WHITRIDGE Jr. u. BALTIMORE 1940)

Erfolgen die Röntgenaufnahmen des Skeletts erst einige Wochen oder gar Monate nach Beendigung der antisyphilitischen Wismutkur, befinden sich die gleichen Schattenbänder bereits in einer mehr oder weniger großen Entfernung von der Epiphysenfuge und damit innerhalb des Schaftbereiches. Sie sind am weitesten in denjenigen Knochen vorgerückt, die das stärkste Wachstum aufweisen. Gleichzeitig lassen diese Bänder dann schon eine Breite- und Dichteabnahme erkennen. Außerdem sind die Bänder bereits nicht mehr so scharf gezeichnet wie auf Aufnahmen unmittelbar nach der Behandlung, bedingt durch die während des Wachstums erfolgte Resorption. Evtl. schon nach einem Jahr können die Schattenbänder beseitigt bzw. nur noch als schwache und weniger lange Querlinien innerhalb des Schaftes in noch größerer Entfernung von der Wachstumszone sichtbar sein.

Es braucht nicht betont zu werden, daß zur exakten Überprüfung derartiger Befunde natürlich Röntgenaufnahmen des kindlichen Skeletts noch vor Einleitung einer spezifischen Therapie vorliegen müssen.

FOLLIS hat die Knochen eines neugeborenen Kindes, das typische Querbänder als Folge einer Reihe von Wismutinjektionen bei einer nicht syphilitisch erkrankten Mutter aufwies, mikroskopisch untersucht und festgestellt, daß die sich zeigenden Veränderungen in den einzelnen Knochen histologisch das gleiche Bild bieten (Abb. 33). Er schreibt:

"At the cartilage shaft junction the invasion of cartilage cell columns was entirely normal in appearance. However, there was an excessive amount of calcified matrix substance and this extended down into the shaft as a dense zone for about 1 mm. The presence of this excessive matrix seemed to be due to an excessive deposition as well as failure in destruction. These trabeculae of calcified matrix were for the most part devoid of bone, although there were numerous osteoblasts surrounding each. As one progressed further into the shaft, this darkly staining matrix began to be encased in bone so that approximately 2 mm below the cartilage shaft junction there was a zone of dense bony trabeculae laid down upon a scaffold of calcified matrix substance. Still further down the shaft the trabeculae were thinner, much less dense and resembled the structure of normal bone. There was no excess of osteoclasts such as is seen in lead poisoning. The marrow elements were entirely normal."

Wismut hat sich in den so veränderten Knochenpartien nicht nachweisen lassen. Wie RUSSIN et al. (1942) zeigen konnten, wird das Längenwachstum der Knochen durch

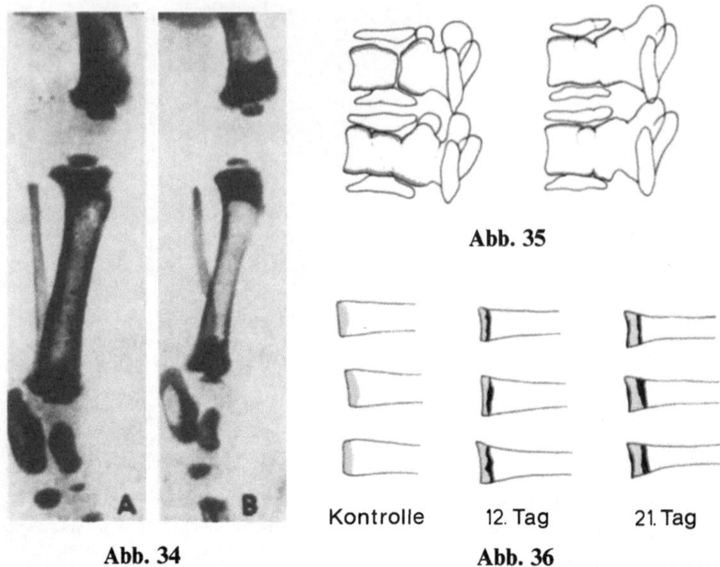

Abb. 35

Abb. 34 **Abb. 36**

Abb. 34. Extremitätenaufnahme eines 32 Tage alten Hundes, 25 Tage nach der 1. Bismocymolinjektion mit breiten und dichten Schattenzonen am Ende der langen Röhrenknochen (B). Ein Tier des gleichen Wurfes als Kontrolltier (A), das kein Wismut erhalten hat, ist frei von solchen Erscheinungen. (Nach CAFFEY 1937)

Abb. 35. Zonen großer Schattendichte in den oberen und unteren Rändern der Wirbelkörper eines mit Wismut (4 × 50 mg) behandelten Hundes. – Das Kontrolltier *rechts* zeigt keine Abweichungen von der Norm. (Nach CAFFEY 1937)

Abb. 36. Typische Veränderungen an den sternalen Enden der Rippen junger Hunde 12 bzw. 21 Tage post injectionem von 2 × 100 und 1 × 150 mg Bi. Die dichte Wismutzone ist demzufolge verschieden weit vom Rippenende entfernt anzutreffen. – Das Kontrolltier bietet normale Verhältnisse. (Nach CAFFEY 1937)

eine Wismutmedikation im wachstumsfähigen Alter nicht gestört, mögen die dadurch verursachten Bandschatten noch so stark entwickelt gewesen sein. Diese Beobachtungen wurden an 1/2–12 Jahre alten, kongenital erkrankten Kindern gemacht.

Eine Bestätigung all dieser Beobachtungen an Kindern haben die von CAFFEY angestellten Hundeversuche erbracht. Einmal hat er wenige Tage alte Hunde desselben Wurfes mit kleinen (10 mg) und das andere Mal fast 10 Wochen alte Hunde mit zum Teil hohen Wismutdosen (Bismocymol bis 50 mg) i.m. gespritzt und die Röntgenaufnahme am 8. und 25. Tage nach der ersten Injektion wie auch später noch angefertigt (Abb. 34). Während er in der ersten Versuchsreihe nur 2 Injektionen in 9tägigem Abstand vorgenommen hat, sind sie in der 2. Serie mit 7tägigem Abstand insgesamt 4mal erfolgt. Je nach der Höhe der Dosis haben sich verschieden schwere Befunde gezeigt; vor allem hat das mit 50 mg gespritzte Tier nunmehr auch Verdichtungsstreifen in den Wirbelkörpern, und zwar am oberen und unteren Rand, gezeigt (Abb. 35 und 36). Anschließend sind die Tiere getötet und die Knochen histologisch untersucht worden. Bei dieser Gelegenheit hat man zugleich den Wismutgehalt des röntgenologisch wie histologisch veränderten Knochens bestimmt, desgleichen den des Kalziums und des Phosphors, und festgestellt, daß im Gegensatz zum Kalzium-Phosphor-Verhältnis mit etwa 2 das Kalzium-Wismut-Verhältnis höher liegt, indem bei dem einen Tier ca. 5000 und bei einem anderen fast 3000 mal soviel Kalzium als Wismut bestimmt worden ist. Auch bei Berücksichtigung des sehr verschieden hohen Atomgewichtes beider Metalle (Bi 83 und Ca 20) darf angenommen werden, daß die röntgenologisch so dichten Bi-Schattenbänder ganz überwiegend durch den wesentlich höheren Kalziumgehalt verursacht sind und nicht durch die relativ kleine Menge Wismut, wohingegen Blei in den Knochen viel stärker deponiert wird. Röntgenspektrographische Untersuchungen sind offensichtlich nicht angestellt worden.

Seines Erachtens besteht eine ausgesprochene Korrelation zwischen der Höhe der verabreichten Dosis und der Schwere der Veränderungen.

Schließlich hat CAFFEY in einer 3. Serie mit noch höheren Dosen (100–150 mg pro Injektion) die Weiterentwicklung der Schatten überprüft und festgestellt, daß deren Verlagerung in den Schaft hinein ziemlich rasch erfolgt, wobei der diaphysäre Rand des Verdichtungsbezirkes beträchtlich dichter ist als der epiphysäre, obgleich die letzte Wismutinjektion nur 10 Tage vor der Tötung gelegen hat.

RANDALL et al. (1972) haben die Beobachtung eines 7 Jahre alten Jungen mitgeteilt, der nach einer intramuskulären Injektion von 200 g bismuth thioglykollate wegen verruca vulgaris einen *schweren/oligurischen Nierenschaden* entwickelte, der für 10 Tage mit Dialyse behandelt werden mußte. Danach kehrte die spontane Diurese wieder zurück und es kam zu einer vollen Wiederherstellung. Die Labordaten stimmen mit einer renalen Tubulusnekrose überein: Glutamat-Oxalacetat-Transaminase (GOT) 450, Kreatinphosphokinase (CPK) 60, alkalische Phosphatase 75, Laktatdehydrogenase (LDH, größtenteils Isoencyme Fraktionen 1 und 2) 2775 (all mU/ml). Serum Bilirubin 0,5 mg/100 ml. Keine Daten für Hämolyse, Herzmuskelschaden (EKG), Skelettmuskel (CPK). Während der Wiedererholungsphase enthielt der Urin neben granulierten Zylindern renale Tubuluszellen, Harnsäure- und Zystin-Kristalle, eine starke Glykosurie ohne Hyperglykämie und eine diffuse Aminoacidurie. Es wird von den Autoren eine Tubulusschädigung durch Wismut angenommen und auf die Gefahr von injizierten Wismutpräparaten, speziell bei Kindern, hingewiesen. (S. hierzu auch Kap. III dieses Beitrages.)

b) Wismutbedingte Veränderungen bei Erwachsenen

Es ist wenig bekannt, daß Wismut am Skelett des *Erwachsenen* ebenfalls toxische Schäden hervorzurufen vermag, wenngleich zunächst unbekannt war, auf welche Weise diese Osteopathie – es handelt sich um eine sehr schmerzhafte Osteoporose des Wirbelsäulen- und des Beckenskeletts – letzten Endes zustande kommt. Es ist das Verdienst französischer Ärzte, erstmalig und in den letzten Jahren verstärkt auf die Möglichkeit des Wismutschadens am Erwachsenenskelett hingewiesen zu haben. Die Osteopathie ist allerdings nur dann konstatiert worden, wenn Wismut als Medikament in hohen Dosen und über lange Zeit injiziert worden ist.

Die erste Arbeit von RACOUCHOT (1939) über Knochenschäden dieser Art, die 3 Fälle betrifft, hat trotz der alarmierenden Nachricht offensichtlich nicht die genügende Resonanz gefunden; denn erst 1952 ist von GALMICHE die zweite und 1953 von DRAGSTEDT und HYORTH die dritte Veröffentlichung über „les ostéoses décalcifiantes bismuthiques" erfolgt. Weitere Publikationen, wie z.B. von de SÈZE et al. (1958), von RAVAULT und PELLET (1958), von DUVERNE et al. (1959) und schließlich von P. PIZON (1959) sind von Bedeutung, da in ihnen zugleich Fragen der möglichen Ursachen und der Entwicklung behandelt werden.

Nach den Beobachtungen von RAVAULT und Mitarbeitern sind Knochenveränderungen als Folge einer ausgedehnten Wismuttherapie nicht so selten, wie es DUVERNE et al. (1959) meinen. RAVAULT hat unter 104 derart intensiv behandelten Luesfällen in den letzten 10 Jahren immerhin 14 mit dieser auffälligen Osteoporose klinisch, röntgenologisch und auch bioptisch gefunden, DUVERNE et al. (1959) dagegen nur 2 unter 6000 mehr oder weniger intensiv behandelten Lueskranken. Auffällig ist, daß andere Autoren trotz eifrigen Suchens ebenfalls nur über einige wenige Fälle zu berichten wissen. Die ostéopa-

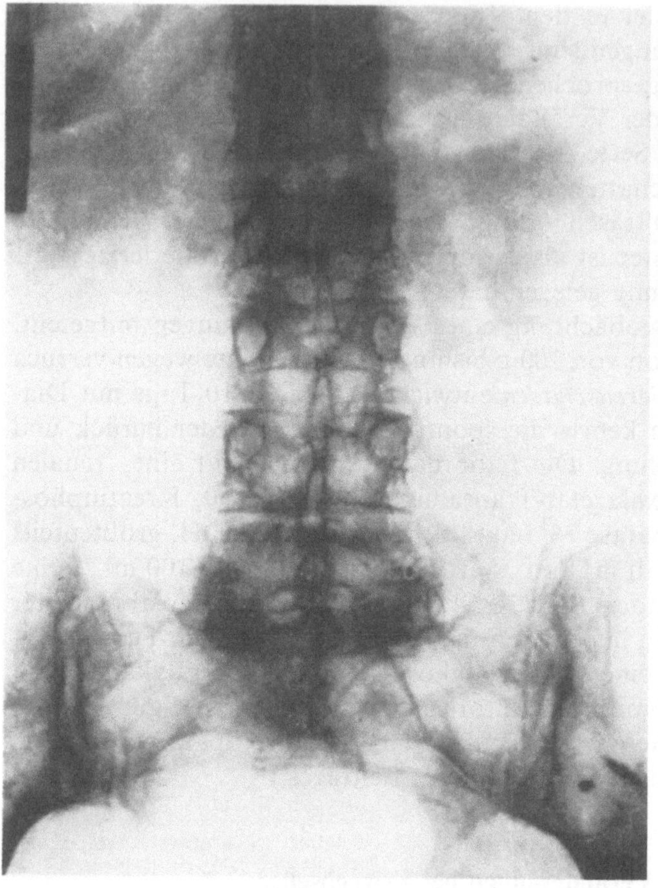

Abb. 37

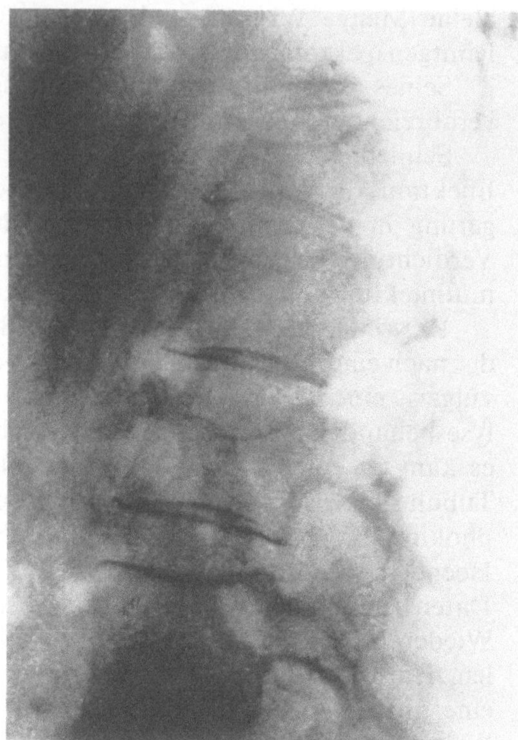

Abb. 38

Abb. 37. Aufnahme der Lendenwirbelsäule und des Kreuzbeins ventrodorsal bei 48jähriger Patientin, die sich mit 39 Jahren infiziert hatte, mehrere Bivatolkuren erhielt und vom 47. Lebensjahr ab zunehmend über Rückenschmerzen klagte. (Nach RAVAULT-PELLET 1958)

Abb. 38. Erhebliche Osteoporose des Wirbel- und Beckenskeletts. Frakturierung mehrerer Brust- und Lendenwirbelkörper nach voraufgegangener Wismut- (und Quecksilber-) Therapie bei 32jähriger Frau. Beginn der Behandlung vor 6 Jahren. Erstmalig Rückenschmerzen 3 Jahre nach Beginn der sich über 5 Jahre erstreckenden spez. Therapie. (Nach DE SÈZE et al., 1958)

thie bismuthique dürfte demnach eine seltene Erkrankung sein und bleiben, da die Wismuttherapie bei den venerischen Erkrankungen im Laufe der letzten Jahre an Interesse verloren hat. Immerhin ist es notwendig, bei jeder irgendwie auffälligen und schmerzhaften Osteoporose des Stammskeletts eines Erwachsenen u.a. an die Möglichkeit eines Wismutschadens zu denken und entsprechende Nachforschungen anzustellen.

Die Anamnesen der Wismut-Osteoporosefälle lauten praktisch immer gleich, unabhängig davon, ob es sich um junge oder um ältere Menschen gehandelt hat. Frauen scheinen nach Feststellung französischer Autoren häufiger Wismutschäden davonzutragen als Männer. Die Lueskranken haben sich stets mehreren intensiven Wismutkuren mit unterschiedlich großem Zeitabstand unterziehen müssen. Die ersten Schmerzen in der Wirbelsäule und im Becken sind plötzlich und vielfach unmittelbar nach Abschluß einer Kur aufgetreten. Zuweilen hat das Intervall bis zum Einsetzen der heftigen Rückenschmerzen aber auch Monate oder gar Jahre betragen. Wegen der Heftigkeit der Beschwerden ist häufig Hospitalisierung notwendig gewesen. Die klinischen Erscheinungen haben

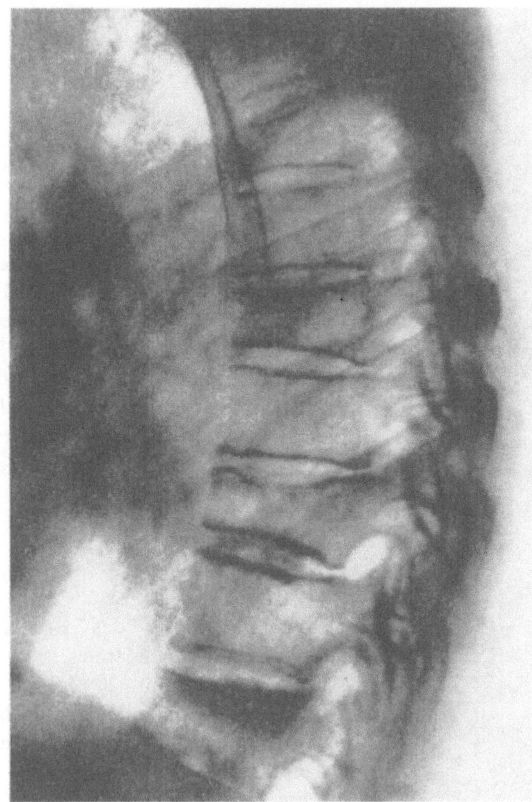

Abb. 39

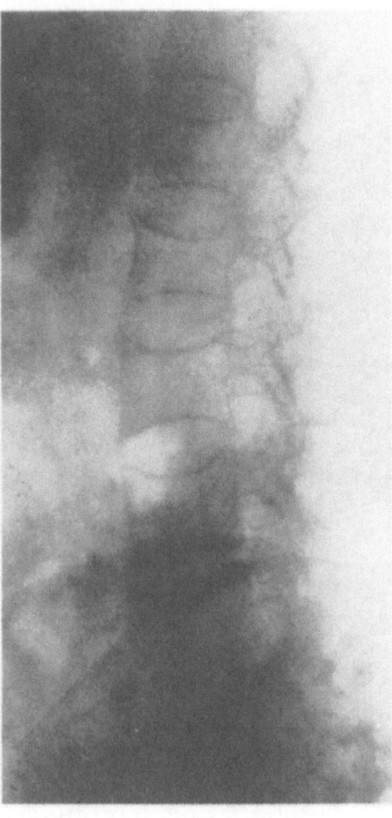

Abb. 40

Abb. 39. Seitliche Aufnahme der Brustwirbelsäule eines 42jährigen Mannes, der nach seiner Infektion mit 29 Jahren mehrere Wismut- und Quecksilberkuren erhalten hatte, schließlich mit 40 Jahren über 6 Monate erneut Wismutinjektionen erhielt, dann zunehmend über Rückenschmerzen klagte und bei der röntgenologischen Überprüfung des Wirbelsäulen- und Beckenskeletts dann außer der Demineralisation einen Zusammenbruch des 6., 8., 10. und 12. Brustwirbelkörpers bot. (Nach DE SÈZE et al., 1958)

Abb. 40. Seitliche Lendenwirbelsäulenaufnahme einer 38jährigen Patientin, die über heftige Rückenschmerzen klagte. Vor 9 Jahren chirurgische Kastration. Vor 2 Jahren Luesinfektion. Nach der 3. Wismutkur mit je 10 Injektionen Beginn der Schmerzempfindungen. Die Aufnahme zeigt eine diffuse Osteoporose. Deck- und Grundplatten der einzelnen Wirbel sind mehr oder weniger stark eingedellt. Es finden sich ausgesprochene Rahmenwirbel. (Nach RAVAULT-PELLET, 1958)

grundsätzlich denen entsprochen, die üblicherweise bei stärkeren Entkalkungen des Wirbelskeletts beobachtet werden wie sich verstärkende Brustkyphose bzw. Kyphoskoliose, Abflachung der Lendenlordose, Bewegungsbehinderung u.a.m. Die Gliedmaßen sind stets frei beweglich geblieben. Der Allgemeinzustand hat keine Änderung von Bedeutung erfahren.

Röntgenaufnahmen des Wirbel- und Beckenskeletts zeigen je nach Schwere der Veränderungen eine mehr oder minder starke Demineralisation, vor allem im dorsolumbalen Bereich. Hier sind die einzelnen Wirbelkörper schließlich nur noch in ihrer Umgrenzung zu erkennen (Abb. 37). Eine Knochenbälkchenzeichnung ist dann kaum mehr wahrzunehmen. Die Gefahr der Frakturierung ist groß – auch bei jungen Menschen –, und so zeigen die meisten der erkannten Wismutschadenfälle Wirbelzusammenbrüche in verschieden großer Anzahl, vorwiegend der Lendenwirbelsäule (Abb. 38–39). Manche Wirbel lassen auch nur bzw. erst bikonkave Formen erkennen (Abb. 40). Die Vielzahl der Frakturen beweist die Schwere des Wismutschadens, vorausgesetzt, daß keine anderen Ursachen

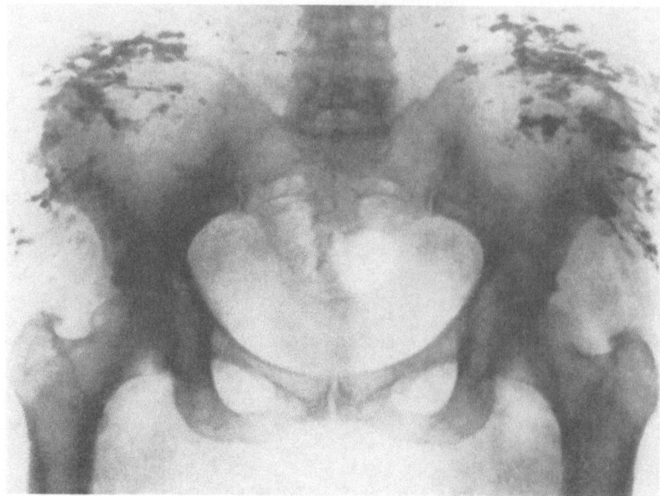

Abb. 41. Kalkarmut des Becken- und Wirbelskeletts bei 59jähriger Patientin, die mit 35 Jahren an einer Lues erkrankte und innerhalb 23 Jahren etwa 900 Wismutinjektionen erhielt. Seit 10 Jahren Wirbelsäulenschmerzen, die sich mit jeder Kur verschlimmerten. Injektionsreste in den Gesäßweichteilen. (Nach RAVAULT-PELLET, 1958)

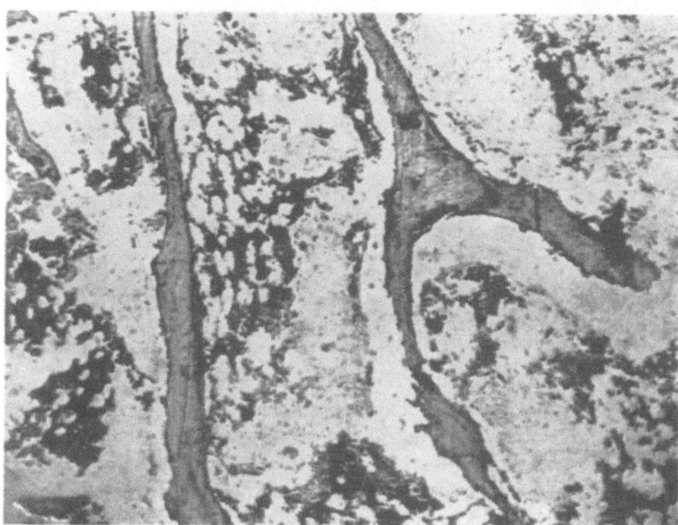

Abb. 42. Biopsie des Beckenkammes eines 22jährigen Mannes, der nach der Luesinfektion mit 20 Jahren intensiv über $2^1/_2$ Jahre mit Wismut behandelt worden war und bei dem bereits 1 Jahr nach Beginn der Behandlung Rückenschmerzen eingesetzt hatten. Gegen Ende der spez. Therapie war radiologisch dann eine beträchtliche Demineralisation des Wirbelskeletts festzustellen gewesen. DE SÈZE schreibt zur Abb.: La lésion dominante est l'ostéoporose: travées rares, fines et graciles, quelque peu remaniées. A droite, sur la travée supérieure, on peut voir, plus sombre, une apposition ostéoïde inhabituelle dans l'ostéoporose. (Nach DE SÈZE et al., 1958)

hierfür verantwortlich zu machen sind wie Traumen, Metastasen, hormonale Störungen u.a.m. Am Beckenskelett bleibt die dünne, zarte Spongiosa erkennbar. Außerdem findet sich ein aufgelockertes, erweitertes Maschenwerk (Abb. 41). Die Oberschenkelknochen wie auch die übrigen Knochen bieten im allgemeinen keine Strukturveränderungen oder überzeugende Osteoporosezeichen.

Pathologisch-anatomisch hat sich de SÈZE et al. (1958) bei ihren 7 Fällen durch Biopsie des Beckenkammes das Bild einer ostéopathie mixte, d.h. einer bedeutenden Osteoporose mit den Zeichen der Osteomalazie, geboten (Abb. 42).

Wismut hat sich im untersuchten Knochen nicht nachweisen lassen. Demzufolge wird das Kalzium aus dem Knochen nicht durch das Wismut verdrängt. Vielleicht vermag es – wie auch andere Schwermetalle – eine Störung des Gleichgewichtes Phosphor-Kalzium herbeizuführen. Evtl. spielt es nur eine aggravierende Rolle beim Zusammenwirken mehrerer Faktoren. Da Wismut in der Hauptsache durch die Nieren ausgeschieden wird, meint PIZON (1959), daß bei der fortgesetzten Irritation des Nierenparenchyms ein Nierenschaden gesetzt wird, der zu einer Azidose führt, die ihrerseits eine Osteoporose verursacht. Er erinnert an die Arbeiten von RUTISHAUSER und MACH, die nach Injektion von Metallen als Folge der sich entwickelnden Nephrose schleichende Atrophien des Knochens beobachtet haben (s. hierzu auch Kap. III dieses Beitrages). Besonders toxisch dürfte sich deswegen die kombinierte Anwendung von Wismut und Quecksilber auswirken.

Gegen die heftigen Schmerzen haben sich besonders günstig und von Dauer erwiesen EDTA Na_2Ca, B.A.L. und Penizillin.

Ungewöhnlich und sicher nicht ohne Bedeutung ist die Mitteilung von BAADER (1936), daß es bei einem Lueskranken als Folge einer Wismutbehandlung mit schwerer Stomatitis schließlich zu einer Kiefernekrose gekommen ist.

4. Knochenfluorose, Fluorsklerose

Trotz reichlicher Verwendung von Fluor und Fluorverbindungen in der Industrie ist die Zahl der durch sie verursachten Schäden beim Menschen, die speziell das Knochensystem betreffen, auffallend gering geblieben. Selbst in den Betrieben, in denen die Knochenfluorose bei den Produktionsarbeitern beobachtet worden ist, hat dieses chronisch verlaufende Leiden vor allem durch ständige Verbesserungen an den technischen Anlagen mehr und mehr an Bedeutung verloren, so daß Neuerkrankungen in Zukunft zu den Seltenheiten gehören dürften. Die berufsbedingte Fluorose ist im Aussterben begriffen.

Der Verfasser (FRITZ) hat durch seine Tätigkeit als beratender Arzt in einem in Mitteldeutschland gelegenen Chemiewerk Gelegenheit gehabt, das Krankheitsbild der Knochenfluorose in seinen verschiedenen Entwicklungsstadien kennenzulernen. Da sämtliche Untersuchungen, auch die Kontrolluntersuchungen der hier tätigen wie ehemaligen Fluorarbeiter, von ihm persönlich durchgeführt werden und die anfallenden Sektionen der an Fluorose erkrankt gewesenen Menschen in Dresden erfolgen, ist es ihm möglich, die klinisch wie röntgenologisch erhobenen Befunde mit den pathologisch-anatomischen Zustandsbildern zu vergleichen.

Es ist bemerkenswert, daß trotz langjähriger Tätigkeit an derselben Gefahrenquelle keineswegs jeder Arbeiter erkrankt ist, eine Tatsache, auf die bereits ROHOLM (1937, 1939) bei seinen Untersuchungen in Dänemark hingewiesen hat.

Das Kryolithwerk in Kopenhagen und das mitteldeutsche Chemiewerk sind anscheinend die einzigen Betriebe in der Welt, in denen die industrielle Fluorose in größerer Zahl aufgetreten ist. FLEMMING-MØLLER und GUDJONSSON haben 1932 erstmalig über schädliche Folgen durch Aufnahme von Kryolithstaub (Kryolith $= Na_3AlF_6$ mit einem Fluorgehalt von 54%) berichtet und damit über das Krankheitsbild der gewerblichen Knochenfluorose beim Menschen, PEPERKORN und KÄHLING 1944 erstmalig über das Auftreten der gleichen Veränderungen in dem angeführten deutschen Werk, in dem Flußsäure und zahlreiche anorganische wie organische Fluorverbindungen hergestellt werden. Fest steht, daß in dem Fluorwerk die sog. Apparatemänner und die Kryolithmüller, die jahrelang in einer Halle gemeinsam gewirkt haben, am stärksten gesundheitsgefährdet gewesen sind, da sich hier HF-Gase und fluorhaltige Stäube zugleich haben auswirken können.

Die klassischen Symptome für das Bestehen eines Fluoroseleidens sind Beschwerden seitens des Bewegungsapparates, vor allem Schmerzen rheumatischer Art in der Wirbelsäule und in den hauptsächlichen Gelenken, verbunden mit Steifheitsgefühl und Bewegungsbehinderung. Die Erscheinungen wechseln und sind weitgehend von der Schwere des entstandenen Stadiums abhängig. Sie erfahren auch nach Herausnahme der Betroffenen aus gesundheitsgefährdeter Umgebung keine Besserung mehr. Im Erkrankungsfall ist stets auf frühzeitigen Arbeitsplatzwechsel zu drängen. In ganz schweren Fällen kann sich völlige Versteifung einstellen. Weitere Klagen sind Mattigkeitsgefühl, Müdigkeit, Schwindelanfälle, Atemnot und Hustenreiz. Magen-Darmstörungen sind im Gegensatz zu den Feststellungen ROHOLMS im Kryolithwerk nur selten beobachtet worden.

Die Fluorose ist eine Knochenerkrankung, die bevorzugt das Rumpfskelett befällt. Sie beginnt im Bereich der Lendenwirbelsäule und entwickelt sich bei anhaltender Fluorgas- und -staubexposition in Richtung Brustwirbelsäule und Rippen, Kreuzbein und Becken. An den Extremitätenknochen wie auch am knöchernen Schädel sind die osteosklerotischen Prozesse stets weniger ausgeprägt. Sie verlieren peripherwärts weiter an Stärke. Stadienmäßig liegen sie hier 1–2 Grade unter dem Erscheinungsbild der Wirbelsäulenveränderungen, was Strukturzeichnung und Dichteunterschiede betrifft.

Es handelt sich um eine echte Enostose und Spongiosklerose mit all ihren Folgen. In den höheren Graden zeigt das Skelett fast immer auch periostale Auflagerungen sowie Osteophytenbildungen an den Ansatzstellen kräftiger Muskeln, Sehnen und Bänder. Durchgehende Bandverkalkungen und Verknöcherungen sind nur in sehr schweren Fällen anzutreffen. Etwa ab 1. Stadium sind die durch chronische Fluoreinwirkung gesetzten Schäden meist typisch, so daß der Röntgenbefund dann kaum noch differentialdiagnostische Schwierigkeiten bietet.

Der Radiologe ist in der Lage, die Diagnose zu sichern und sich zur Frage des Schweregrades der Erkrankung zu äußern. Die Früherfassung dieses Berufsleidens ist aber auch für den Erfahrenen nicht leicht. In diesen Fällen wie auch zwecks Feststellung der Periostose und feiner Knochenvorsprünge bedarf es großen Könnens seitens des Untersuchers. Mit entsprechender Röntgeneinstell- und -aufnahmetechnik unter Beiziehung des Schichtverfahrens und der Vergrößerungstechnik dürfte es im allgemeinen jedoch gelingen, eine Klärung herbeizuführen. Dabei muß man sich allerdings vor Augen halten, daß viele sporn- und leistenförmige Vorsprünge wie auch flächenhafte Erhebungen nicht zur Darstellung kommen, da sie in Knochenvertiefungen, Rillen oder Einbuchtungen gelegen sind, wie die Sektionen gezeigt haben. Daher bleibt für die Beurteilung leichterer Fluorosebefunde ein gewisser Unsicherheitsfaktor bestehen. Bei stärkeren periostalen Auflagerungen und Bänderverknöcherungen erscheinen die Knochen zuweilen etwas plump und einzelne Wirbelsäulenabschnitte vermehrt gekrümmt.

In diesen Unsicherheitsfällen, aber auch in sehr frühen Stadien kann die *Knochenbiopsie zur Sicherung oder zum Ausschluß* mit Erfolg herangezogen werden, wenn nicht schon durch einen Uringehalt von bis zu 1,5 mg/g Kreatinin (bestimmt nach wenigstens 6 Tagen ohne Kontamination) und Gelenkschmerzen an wenigstens 8 von 24 möglichen Gelenkgebieten und schließlich von Hyperostosis an zwei differenten Stellen (am Knie und an den Fersen), röntgenologisch festgestellt, eine hohe Wahrscheinlichkeit von 85% erreicht werden kann. Nach FRANKE und AUERMANN (1972), sowie nach BAUD et al. (1978) kann festgehalten werden, daß ein Knochen-Fluorid-Gehalt von mehr als 4000 ppm die Diagnose Knochenfluorosis bestätigt und die dringende Notwendigkeit einer histologischen Untersuchung eliminiert. Die letztere ist indessen nützlich, um eine gleichzeitige andere Erkrankung auszuschließen. Ein Fluoridgehalt zwischen 2000–4000 ppm sollte eine ergänzende histologische Untersuchung fordern. Bei einem Knochen-Fluorid-Gehalt von unter 2000 ppm und bei Fehlen von Zonen mit hohem Fluoridgehalt kann die Diagnose Knochenfluorose ausgeschlossen werden.

Bei der Entwicklung der berufsmäßigen Fluorose ist es keineswegs gleichgültig, ob die chronische Fluoreinwirkung einen jüngeren oder einen älteren Menschen betrifft. Kaum je wird es im fortgeschrittenen Alter noch zu einer stärkeren Sklerosierung kommen; hier überwiegt bereits der Knochenabbau. Nur für den jüngeren Menschen bestehen daher infolge verstärkter Knochenappositionen ernstere Gefahren. Die Erhebungen bei den an schwerer Fluorose erkrankten aktiven wie ehemaligen Arbeitern haben ergeben, daß sie mit ganz wenigen Ausnahmen zwischen dem 20. und 30. Lebensjahr in das Werk eingetreten sind und zu einer Zeit, als dort noch unter denkbar ungünstigen Verhältnissen gearbeitet worden ist.

Da – wie noch zu berichten sein wird – die Fluorsklerose nach Beseitigung des Intoxikationseinflusses wieder abgebaut werden kann, ist die Beurteilung fluorbedingter Knochenveränderungen bei älteren Menschen ebenfalls schwierig. Es können Fehlurteile dabei durchaus erfolgen, zumal bei diesem Berufsleiden verständlicherweise wohl immer auf Knochenverdichtungen geachtet wird, die evtl. gar nicht mehr bestehen. Aus diesem Grund ist außer der stets zu verlangenden Lendenwirbelsäulen- und Beckenaufnahme – zur ersten Orientierung genügt eine Art Nierenleeraufnahme – die Aufnahme beider Unterschenkel einschließlich der Kniegelenke (mit leicht innenrotierten Füßen) und der Unterarme a.p. notwendig. Finden sich an prädestinierter Stelle – speziell im oberen Abschnitt von Tibia und Fibula – eindeutige knöcherne Vorsprünge, ist der Nachweis für chronische Fluorintoxikation bei entsprechender Berufsanamnese bei älteren wie jüngeren Menschen erbracht, selbst wenn Wirbelsäulen- und Beckenbefunde dichte- und strukturmäßig bereits unsicher sind.

Die Erfahrung hat gezeigt, daß fluorbedingte periostale Auflagerungen und Osteophyten nicht mehr rückbildungsfähig sind und daß diese Erscheinungen später evtl. die einzigen Beweismittel für die einstmals erlittene Knochenfluorose darstellen.

Grundsätzlich ist die Bildreihe über viele Jahre bei jedem mit Fluor und Fluorverbindungen umgehenden Menschen anzustreben, um Aufschluß über Entstehung, Weiterentwicklung und Verlauf der Krankheit zu erhalten. Daß die Beschwerden in der Wirbelsäule und in den Gelenken trotz Rückgangs der Sklerose erhalten bleiben, ist bereits erwähnt worden. Sie können altersbedingt noch zunehmen.

Für die Gesamtbeurteilung wie zur Abschätzung der Erwerbsminderung ist die Beachtung all dieser Punkte von Bedeutung. Vorzeitige Invalidität als Folge des Fluoroseleidens pflegt nur vereinzelt in sehr weit fortgeschrittenen Fällen einzutreten.

a) Schwachzeichen der Fluorose

Besser als eingehende Beschreibungen vermögen Abbildungen die Entwicklungsstufen des Fluoroseleidens wiederzugeben. Der Prozeß beginnt mit einer Dichtezunahme des Knochens und mit einer Verstärkung der einzelnen Knochenbälkchen infolge vermehrten Niederschlages von Hydroxylapatit ohne Veränderung des architektonischen Aufbaus. In Abb. 43 erkennt man bereits die erhöhte Knochendichte und die Vergröberung der Struktur mit veränderter Weite der Maschen im Lendenwirbelsäulenbereich, im Kreuzbein und in den angrenzenden Teilen des Os ilium; das Bild ist kontrastreicher als normal. Die Änderung des Gesamteindruckes kommt auf der Queraufnahme der Lendenwirbelsäule noch stärker zum Ausdruck (Abb. 44). Die Zeichnung ist dabei etwas verwaschen, das ganze Bild leicht milchig-trübe. Es handelt sich um die Fluorose im Röntgenstadium 0–I. Der 40jährige Kryolitharbeiter Po. hatte lediglich über leichte ziehende Rückenschmerzen zu klagen. Er war voll einsatzfähig.

b) Fluorose I

Die Wirbelsäulenaufnahmen (Abb. 45 und 46) demonstrieren das Zustandsbild einer eindeutigen Fluorose I. La., 42 Jahre alt, hat 9 Jahre in der Flußsäureabteilung gearbeitet. Der Übergang von der Lendenwirbelsäule zur Brustwirbelsäule erscheint besonders dicht,

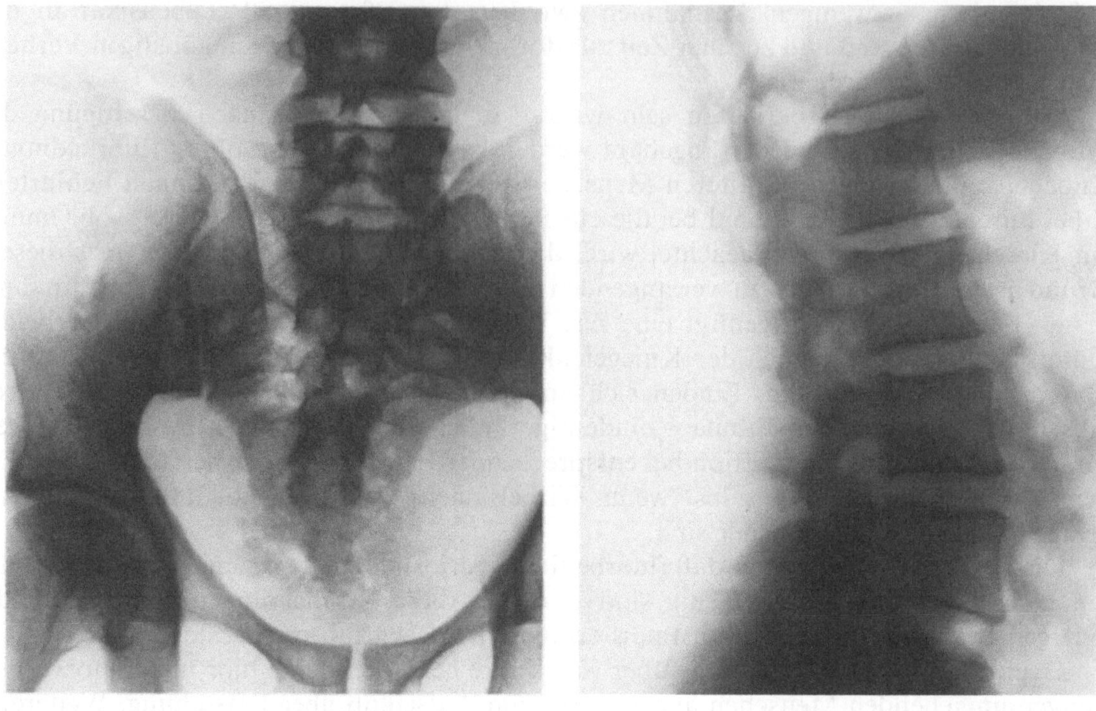

Abb. 43 Abb. 44

Abb. 43 u. 44. Po., 40 Jahre alt. Teilaufnahme des Beckens und Lendenwirbelsäule seitlich. Fluorose im Röntgenstadium 0–I. Erhöhte Knochendichte und Vergröberung der Bälkchenstruktur, diese zum Teil verwaschen

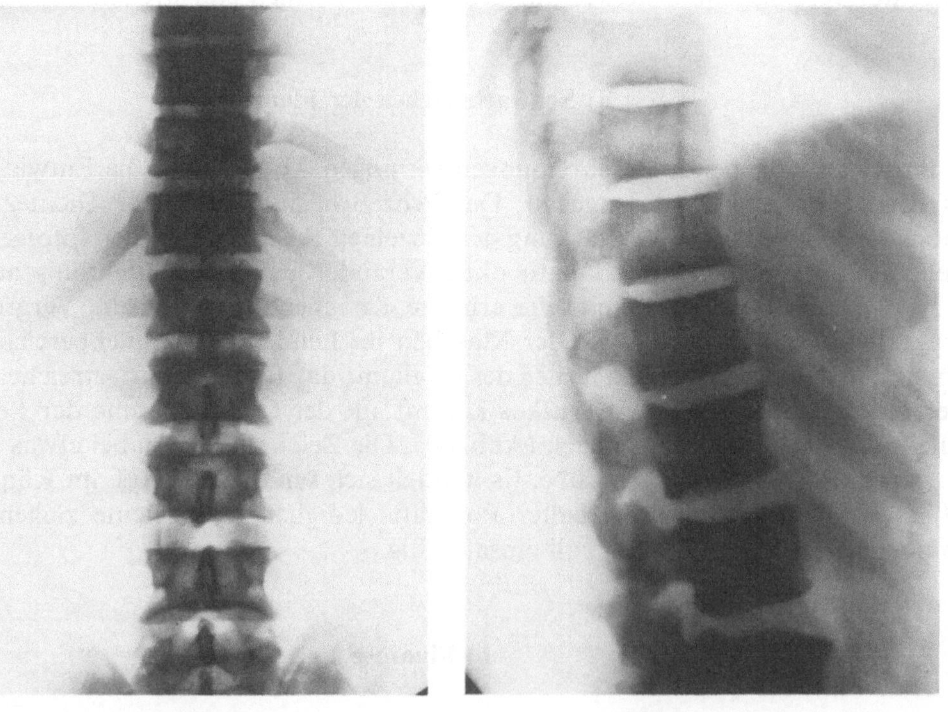

Abb. 45 Abb. 46

Abb. 45 u. 46. La., 42 Jahre alt. Aufnahme der Lendenwirbelsäule in 2 Ebenen. Das Bild der Fluorose I, gekennzeichnet durch vermehrte Dichte des Skeletts und stärkere Verwaschenheit der Zeichnung

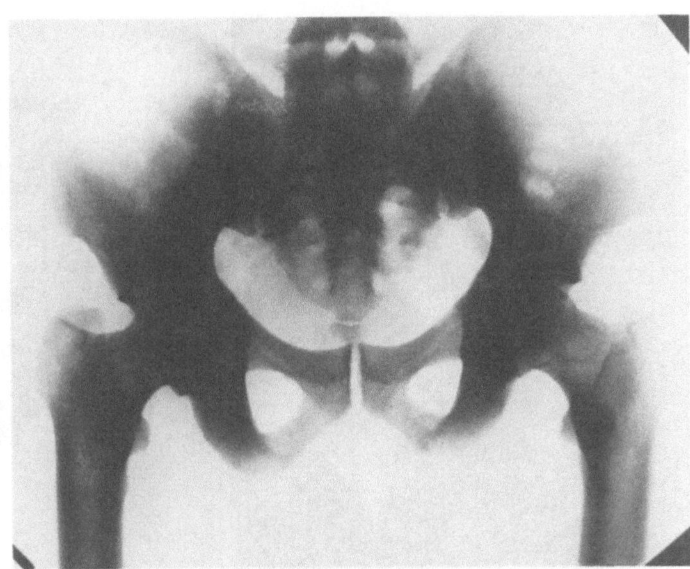

Abb. 47. Kö., 46 Jahre alt. Beckenaufnahme. Mittelschwere Fluorose (Form II). Nur noch schwer zu erkennende Knochenzeichnung. Knochen zum Teil schon diffus dicht

die Strukturzeichnung allgemein recht grob, jedoch nicht mehr ganz gleichmäßig. Der milchig-trübe Bildeindruck kommt gut zur Darstellung. Die Veränderungen betreffen bereits nicht nur Wirbelkörper, sondern auch schon Wirbelbögen, Quer- und Dornfortsätze wie Rippen, allerdings in weniger ausgeprägtem Maße. Das Gliedmaßenskelett ist frei von Auffälligkeiten. Es wurden Kreuzschmerzen und zeitweise ziehende wie bohrende Schmerzen in den Kniegelenken empfunden; sie waren die Ursache der Röntgenuntersuchung. Der Mann arbeitete voll.

c) Fluorose II

Die Abb. 47 zeigt den typischen Befund einer mittelschweren Fluorose (Form II). Es bestehen größere Knochendichte, stärkere Verwaschenheit des Bildes und die für dieses Stadium charakteristischen strukturellen Besonderheiten. Die Bälkchen im Haupterkrankungsgebiet (Wirbelsäule einschl. Kreuzbein und Becken) sind nur noch wenig scharf gezeichnet und zum Teil nicht mehr abzugrenzen. Stellenweise erscheint der Knochen bereits strukturlos, diffus dicht. An den Knochenrändern finden sich vielfach feine Unebenheiten und Zuspitzungen. Man sieht ferner, wie stark bereits die Oberschenkelknochen an den Sklerosierungsvorgängen beteiligt sind. Hier ist die Bälkchenstruktur immerhin noch überprüfbar. Die Markräume sind durch die verbreiterte Kompakta schon leicht eingeengt. Bandverkalkungen sind noch nicht feststellbar. Dagegen liegen leichte periostale Auflagerungen an den Unterschenkelknochen vor. Dieser 46jährige Fluorarbeiter Ku. Kö. war durch die Wirbelsäulen- und Gelenkschmerzen in seiner Beweglichkeit bereits etwas behindert und in seinem Schlaf gestört. Dennoch ging er regelmäßig seiner Arbeit nach.

d) Fluorose III

Der ehemalige Apparatemann Ad. hat mit 23 Jahren seine Arbeit in der Flußsäureabteilung aufgenommen und mit 38 Jahren zwangsweise beendet; denn er hatte sich ein schweres Fluoroseleiden (Form III) zugezogen. Die röntgenologischen Befunde waren überzeugend, dgl. die klinischen Erscheinungen, die der jetzt 58jährige Mann seit langem

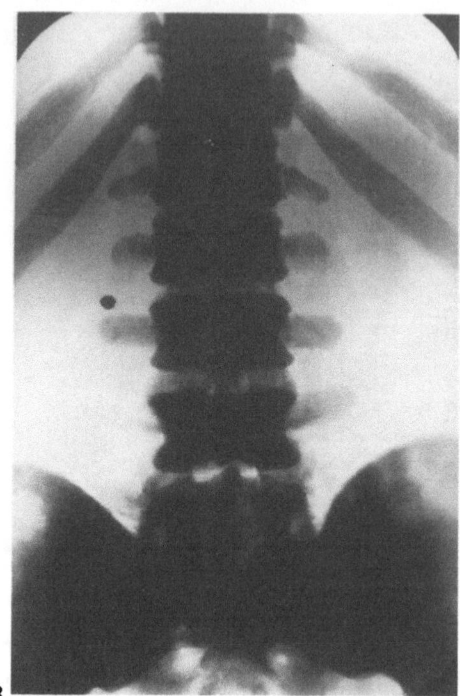

48

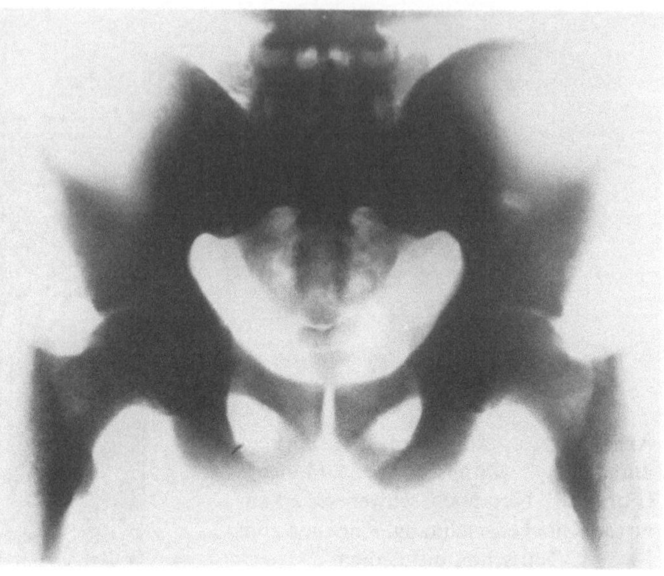

49

Abb. 48 u. 49. Ad., Fluorose III. Lendenwirbelsäulen- und Beckenbefund im Alter von 41 Jahren. Ausgeprägte Fluorsklerose. Unregelmäßige Begrenzung der Querfortsätze und der Rippen

in unveränderter Weise bietet. Seine Bewegungen sind langsam, vorsichtig, unvollkommen, steif. Nur mit Mühe vermag er sich seine Strümpfe und Schuhe anzuziehen. Um sich aus liegender Stellung aufzurichten, muß er sich zunächst auf den Leib drehen, dann die Beine über die Bettkante gleiten lassen und sich schließlich mit Armeskraft hochstemmen. Ad. ist inzwischen invalidisiert.

Nach ROHOLM (1937, 1939) ist das 3. Stadium durch dichten, marmorweißen Schatten der zentralen spongiösen Knochen gekennzeichnet, in denen Einzelheiten nicht mehr erkannt werden können, ferner durch unscharfe Konturen, Verstärkung der normalen Leisten und oft bedeutende periostale Auflagerungen an den langen Röhrenknochen und durch ausgebreitete Bänderverkalkungen im Becken und an der Wirbelsäule.

Wie die Rumpfaufnahmen (Abb. 48 und 49) dieses Fluorarbeiters beweisen, müssen Verkalkungen oder gar Verknöcherungen des Bandapparates im Stadium der Fluorose III nicht unbedingt vorliegen, wenigstens nicht sogleich, während sich Periostosen an den langen Extremitäten frühzeitiger zu entwickeln pflegen, wie auch im Fall Ad. festgestellt werden konnte. Immerhin sind Auszackungen am Kreuzbeinrand entsprechend den Ansätzen der Ligg. sacrospinosa und sacrotuberosa und eine spitzer als gewöhnlich auslaufende Spina ossis ischii schon zu erkennen. Ferner finden sich deutlicher als im Stadium II Unregelmäßigkeiten der Konturen und Zäckchen, z.B. an den Querfortsätzen der Lendenwirbel und an den (unteren) Rippen entsprechend den hier ansetzenden Bändern und Muskeln.

Derartig schwere Bandverkalkungen, wie sie ROHOLM (1937, 1939) an der Wirbelsäule, im Becken und an den Unterschenkel- wie Unterarmknochen beschrieben und abgebildet hat, sind nur in sehr weit fortgeschrittenen Krankheitsfällen anzutreffen. Man sollte sie zweckmäßigerweise einem Stadium IV zuordnen. Der Verfasser hat in seinem reichen Krankengut ebenfalls solche zuweilen grotesk anmutenden Befunde erheben können (Abb. 50). Dieses Bild gehört zu einem im Alter von 74 Jahren verstorbenen früheren Schichtmeister der Flußsäureabteilung (A. Ni.), der schließlich völlig versteift war und aufgerichtet, angezogen, getragen und gefüttert werden mußte (Abb. 51). Bei diesem

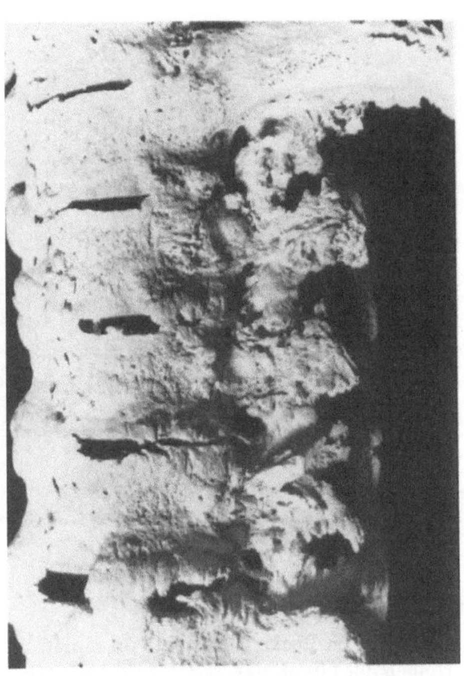

Abb. 50. Ni., Ungewöhnlich schwere Knochenfluorose (Form IV). Durch Exhumierung gewonnenes Wirbelsäulenpräparat bei 74jährigem, völlig versteiftem Mann. Mächtige Bandverknöcherungen. Groteske Umgestaltung der Querfortsätze und der Wirbelbögen. Einengung der Wirbellöcher

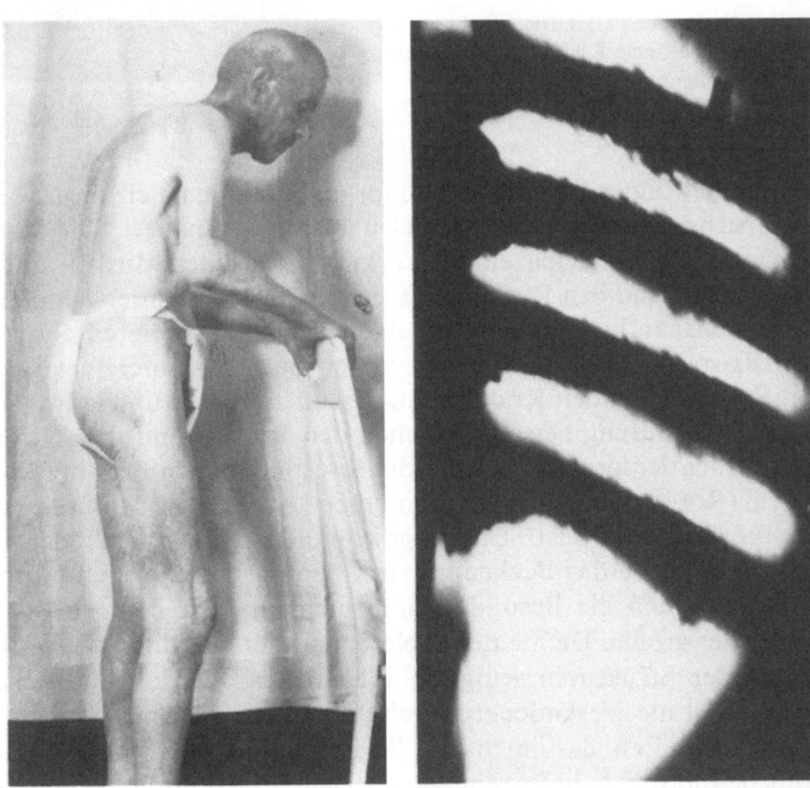

Abb. 51 **Abb. 52**

Abb. 51. Ni., 2 Jahre vor seinem Tode

Abb. 52. Ma., ehemaliger Schichtschlosser und Kryolithmüller. Schichtaufnahme des anatomischen Präparates. Darstellung der wie Rauhreifnadeln imponierenden, gerichteten Knochenauflagerungen an den Rippen. Fluorose-Stadium IV

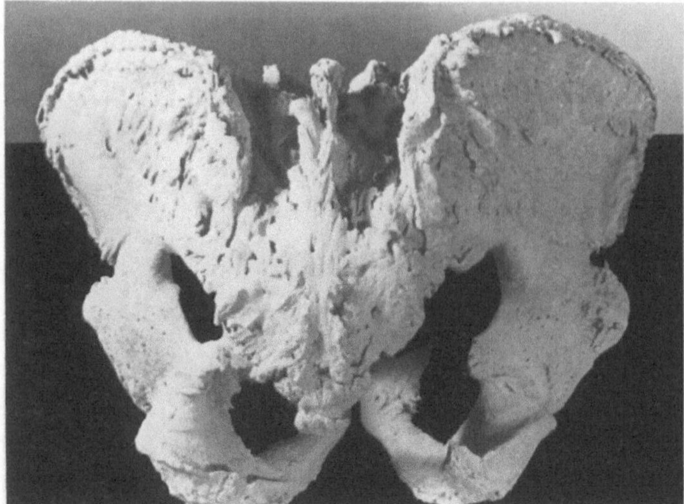

Abb. 53

Abb. 53. Ni., Becken, Ansicht von hinten. Starke Verknöcherungen der Ursprungs- wie Ansatzstellen des Band- und Muskelapparates am Becken und Kreuzbein

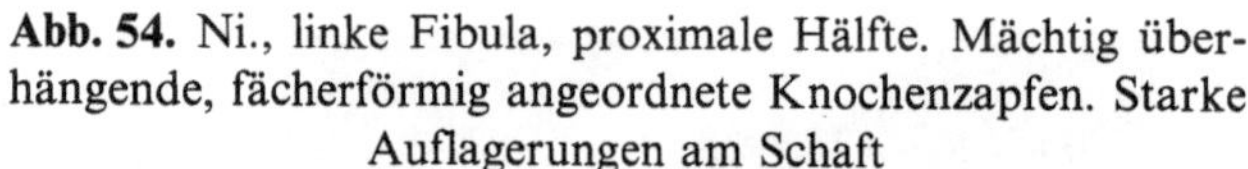

Abb. 54. Ni., linke Fibula, proximale Hälfte. Mächtig überhängende, fächerförmig angeordnete Knochenzapfen. Starke Auflagerungen am Schaft

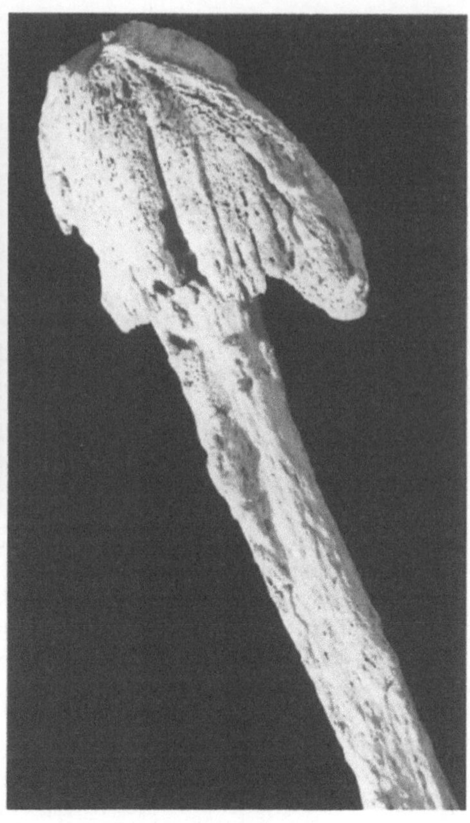

Abb. 54

durch Exhumierung gewonnenen Wirbelsäulenpräparat finden sich die Zwischenwirbelräume knöchern überbrückt und die Wirbelgelenke total ummauert. Die Starre der Wirbelsäule ist vollständig infolge gleichzeitiger Verknöcherung des Muskel- und Bandapparates zwischen den Quer- und den Dornfortsätzen der Brust- und der Lendenwirbelsäule. Die mächtigen Knochenauflagerungen sind nach einem bestimmten System angelegt. Sie zeigen u. a. teils spitze, teils abgerundete Ecken und Ausläufer in vorgeschriebener Richtung entsprechend den an den Knochen ansetzenden kurzen und langen Rückenmuskeln. Dieselbe feste Verbindung besteht zwischen den Rippen und der Wirbelsäule, teilweise auch zwischen den Rippen – an denen die Insertionsstellen der Interkostalmuskeln wie Rauhreifnadeln (ROHOLM 1937, 1939) imponieren (Abb. 52) –, wodurch die Unbeweglichkeit des Brustkorbes erklärt ist. Das ungewöhnlich schwere Bild der Fluorose im Falle Ni. mag zugleich durch das Beckenpräparat demonstriert werden (Abb. 53).

Röntgenologisch können die Besonderheiten nicht im einzelnen dargestellt werden. Man erkennt außer der großen Dichte des Skeletts und den abschnittsweise feststellbaren Eigentümlichkeiten der Strukturen lediglich verschieden starke Randzackenbildungen und gelegentlich einmal die Verknöcherung eines Bandes in seiner ganzen Länge, z.B. des Lig. sacrospinosum. Erst das intensive Studium der verschiedenen durch Sektion gewonnenen Knochenpräparate hat gezeigt, auf welche Eigentümlichkeiten der einzelnen Knochen bei der Befundung der Röntgenaufnahmen Fluorosekranker zu achten ist.

Die sehr schwerkranken Menschen haben ausnahmslos auch erhebliche Extremitätenbefunde, vorwiegend periostal, aufzuweisen. Als Beispiel soll von A. Ni. der proximale Abschnitt der (linken) Fibula gebracht werden (Abb. 54). Das Fibulaköpfchen ist durch überhängende, bis 4 cm lange Knochenzapfen so stark umgeformt, daß man Schwierigkeiten hat, diesen Skelettanteil als Wadenbein zu erkennen. Im allgemeinen bietet auch

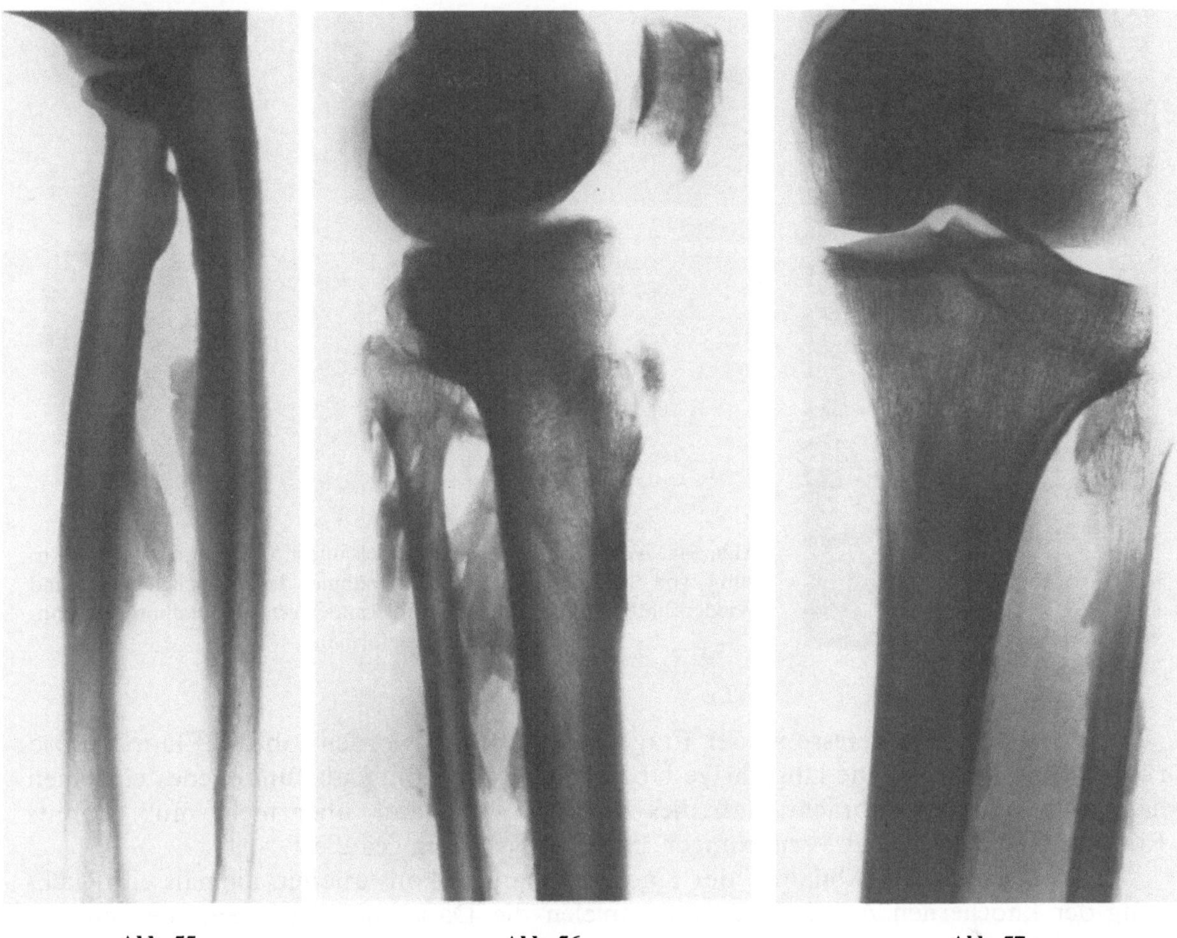

Abb. 55 Abb. 56 Abb. 57

Abb. 55. Ma., Röntgenaufnahme des rechten Unterarmes. Starke, segelförmig vorspringende Knochenschatten entlang der Crista interossea mit deutlicher Innenstruktur. Fluorose Stadium IV

Abb. 56. Ma., Seitenaufnahme des linken Unterschenkels. Außergewöhnlich schwere knöcherne Wulstbildungen im proximalen Bereich von Tibia und Fibula. Stärkere Sklerosierung. Einengung des Markraumes

Abb. 57. Ad., Fluorose III. Vergrößerungsaufnahme des linken Unterschenkels, proximaler Anteil. Bessere Erfassung der knöchernen Erhebungen und der Randzeichnungen an Tibia und Fibula wie auch der übrigen Fluoroseerscheinungen

die Extremitätenoberfläche mehr oder weniger starke Rauhigkeiten, teils baumrindenartige Unebenheiten. Die aufgeworfenen Kanten tragen kamm- oder dornförmige Erhebungen, die je nach Muskel-, Sehnen- oder Bänderansatz gerichtet sind. Typisch sind auch Wulstbildungen an den Unterarm- und Unterschenkelknochen entlang der Crista interossea entsprechend der Anheftung der Membrana interossea (Abb. 55 und 56). Durch die Dichte des Knochens gehen bei röntgenologischer Erfassung leider auch viele Einzelheiten an Oberflächenstrukturen verloren. Es muß versucht werden, wenigstens die gröberen Vorsprünge tangential zu treffen. Bei geringeren Erscheinungen vermag die Vergrößerungstechnik weiterzuhelfen (Abb. 57). Distalwärts verringert sich der Befund. Der Markraum ist durch Knochenanlagerung von außen wie von innen am stärksten wohl in Höhe Schaftmitte eingeengt. Trotz weniger großer Elastizität der Knochen besteht keine erhöhte Frakturgefahr.

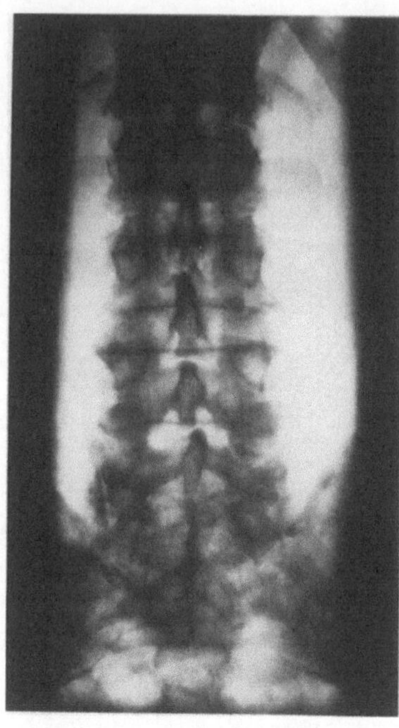

Abb. 58a. Aufnahme der Lendenwirbelsäule a.p. 13 Jahre nach Anfertigung von Abb. 48. Merkliche Abnahme der Knochendichte und Wiedersichtbarwerden der Struktur. Randsklerose. Zunahme der Spondylosis deformans

Mit besonderem Interesse ist der Frage nachgegangen worden, ob die Fluorsklerose rückbildungsfähig ist. Die langjährige Überprüfung der Röntgenbefunde jedes einzelnen hat die Bestätigung erbracht, daß dies der Fall sein kann, aber nicht muß. Bereits ROHOLM (1937, 1939) hat Vermutungen in dieser Richtung geäußert.

Es ist stets nur eine Abnahme der Knochendichte zu konstatieren, niemals ein Rückgang der knöchernen Anlagerungen. Es spielen die Dauer der Tätigkeit, die Schwere des erworbenen Berufsleidens und sicherlich auch konstitutionelle Momente eine Rolle. Die Verminderung der Sklerose kann einen Grad und mehr betragen. Arbeiter mit einer nur leichten Fluorose können eines Tages wieder ein annähernd normal dichtes Skelett aufweisen. Die Diagnose ist dann allein an Hand einer Bildreihe und der möglicherweise erlittenen knöchernen Auflagerungen zu stellen. Von Ad. liegen Aufnahmen über eine Zeitspanne von 13 Jahren vor. Gegenüber den in Abb. 48 u. 49 festgehaltenen Befunden der Fluorose III ist das Rumpfskelett jetzt eindeutig weniger dicht (Abb. 58a). Abschnittsweise ist auch schon wieder Knochenstruktur zu sehen. Die Auszackungen am Kreuzbein, an den Querfortsätzen und an den Rippen sind unverändert. Verstärkt sind die Spondylosis deformans der Wirbelsäule und die Arthrosis deformans der größeren Gelenke. Die von Ad. geäußerten Beschwerden sind trotz Rückgangs der Sklerose vermehrt.

Durch Einengung des Wirbelkanals kam es in der Beobachtung einer endemischen Fluorose aus dem Gebiet „Punjab, Indien“ (SINGH et al. 1962) zu *neurologischen Komplikationen* und schließlich zum exitus letalis des 45jährigen Farmers. Der Fluorgehalt des Wassers im „Punjab“ ist sehr hoch, bis zu 14 Teilen per Million. Im Dorf des Patienten wurden weitere 114 Personen mit Zahn- und Skelett-Fluorosis gefunden. Eine nähere Aufschlüsselung erfolgte nicht, wäre aber notwendig gewesen, da Zahn- und Skelett-Fluorosis nicht zusammen aufzutreten brauchen.

So fand GRECH (1966) bei 119 Schulkindern zwischen neun und dreizehn Jahren (79 Jungen und 40 Mädchen) von der Taila-Oberprimar-Schule in Nord-Tansania zwar in allen Fällen eine Zahnfluorosis, aber nur bei zwei von diesen 119 Kindern röntgenologisch Veränderungen an der Lendenwirbelsäule und am Becken. Bei diesen beiden bestand ein erhöhter Urin-Fluor-Gehalt von 4,03 ppm resp. 3,91 ppm.

Histologische Untersuchungen von Skeletteilen verstorbener Fluorosekranker haben je nach Schwere des Befundes eine mehr oder weniger starke Verbreiterung der Knochenbälkchen, z.T. mit Unregelmäßigkeiten in ihrer Anordnung, ergeben. Der Kalkgehalt des Knochens ist nächst den Kanälchenlumina entsprechend gesteigert gewesen. In den periostnahen Anteilen sind osteoide Säume mit Einlagerung feinster Kalkkörnchen erkannt worden.

Die Röntgenfeinstrukturuntersuchungen dieser Knochen sind seinerzeit im Institut für Röntgenographie an der Technischen Universität Dresden (Prof. Dr. WIEDMANN) erfolgt. Zum Vergleich sind Diagramme gesunder Knochen, natürlichen und synthetischen Hydroxylapatits sowie synthetischen Fluorapatits herangezogen worden. Dabei haben die Aufnahmen der Fluoroseknochen sowohl im ungeglühten als auch im geglühten Zustand merklich Abweichungen von typischen Hydroxylapatit-Diagrammen [Ca_{10}-$(PO_4)_6(OH_2)$] gezeigt. Wenngleich diese auch nicht vollständig mit dem Diagramm des Fluorapatits übereinstimmen, ist andererseits die Frage entstanden, ob der fluorgeschädigte Knochen z.B. von A. Ni. im Röntgendiagramm nicht doch Hydroxyl-Fluor-Apatit-Mischkristalle darstellt. Das würde bedeuten, daß Fluoroseknochen im Laufe der Jahre zu Lebzeiten eine Umbildung erfahren haben.

Die Hauptmenge des mit dem Trinkwasser und mit der Nahrung wie auch des in Industriebetrieben aufgenommenen Fluors wird aus dem Darm resorbiert. Die Resorption fluorhaltiger Gase und Stäube durch die Lungen spielt nachweisbar eine weniger große Rolle. Durch die Magensäure werden selbst schwerlösliche Verbindungen z.T. noch in Lösung überführt. Die Ausscheidung erfolgt in der Hauptsache durch die Nieren. Normalerweise stehen Fluoraufnahme und Fluorausscheidung im Gleichgewicht. Die Speicherung erfolgt überwiegend im Hartgewebe, in den Knochen und Zähnen. Nur die übermäßige Ablagerung führt zu Schäden, die an den Zähnen als endemisch auftretende Zahnfluorose bekannt sind. An den Knochen wirkt sich der schädigende Einfluß des Fluors in zweierlei Weise aus, als Atrophie und als Osteosklerose. Beim Menschen ist nur die knochenverdichtende Form bekannt. Beim Tier kann sie sowohl zur Osteoporose bzw. Osteomalazie mit verminderter Kalzium- und Phosphorretention führen als auch zur Osteosklerose mit vermehrter Kalkfällung. Die Beziehungen des Fluors zum Kalkstoffwechsel sind seit langem bekannt.

An Hand von Fluorbestimmungen im Urin ist man in der Lage, sich schon frühzeitig zur Frage der Fluorintoxikation, aber nicht unbedingt auch über die Schwere einer evtl. vorliegenden Fluoroseerkrankung zu äußern. Fest steht, daß Fluorosekranke noch lange Zeit vermehrt Fluor mit dem Urin ausscheiden, selbst wenn die Gefährdung evtl. Jahre zurückliegt. Fluor kann demzufolge wieder aus dem Knochen mobilisiert werden. Anhaltend absinkende Werte lassen auf Rückgang der Osteosklerose schließen. Die Fluormenge in stark verändertem Knochen kann das 20fache (Verf.), nach ROHOLM (1937, 1939) sogar bis zum 60fachen der Norm (ca. 50 mg-%) betragen.

Den sehr seltenen Fall einer iatrogenen Fluorose des Skeletts verdanken wir Herrn Professor GEORGI, Mannheim. Der Patient war lange Zeit mit Ossin wegen einer Osteoporose behandelt worden, deren Folgen an den höhengeminderten Brustwirbelkörpern (6.7. und 9.10.11.) und deren verformten Vorderflächen noch gut zu erkennen ist (Abb. 58b u. c). Darüber hinaus finden sich die Zeichen der Knochenverdichtung mit verwaschener Struktur der Knochenbälkchen und beginnende flächenhafte Erhebungen, sowie beginnende sporn- und leistenförmige Vorsprünge, vor allem an den Vorderflächen der Lendenwirbelkörper (Abb. 58d u. e), aber auch im Bereich der Brustwirbelsäule. Außerdem erkennt man Osteochondrosen der Bandscheiben L1 bis L5 mit Vakuumphänomen in der letzten Lendenbandscheibe und mit starken Randwulstbildungen, auch an den dorsalen Kanten. Der Befund wurde kontrolliert und blieb über neun Monate völlig konstant.

Über die industrielle Fluorose existieren relativ wenige, meist ältere Arbeiten, die insgesamt 130 eindeutige Erkrankungsfälle zum Inhalt haben. Die Fallzahl der durch Trinkwasser verursachten Knochenfluorose hat sich nach den Veröffentlichungen in letzter Zeit nicht unwesentlich (auf ca. 250) erhöht. Die wirkliche Zahl kann noch nicht ermittelt werden, da die Erfassung der Vorkommensgebiete keineswegs abgeschlossen ist.

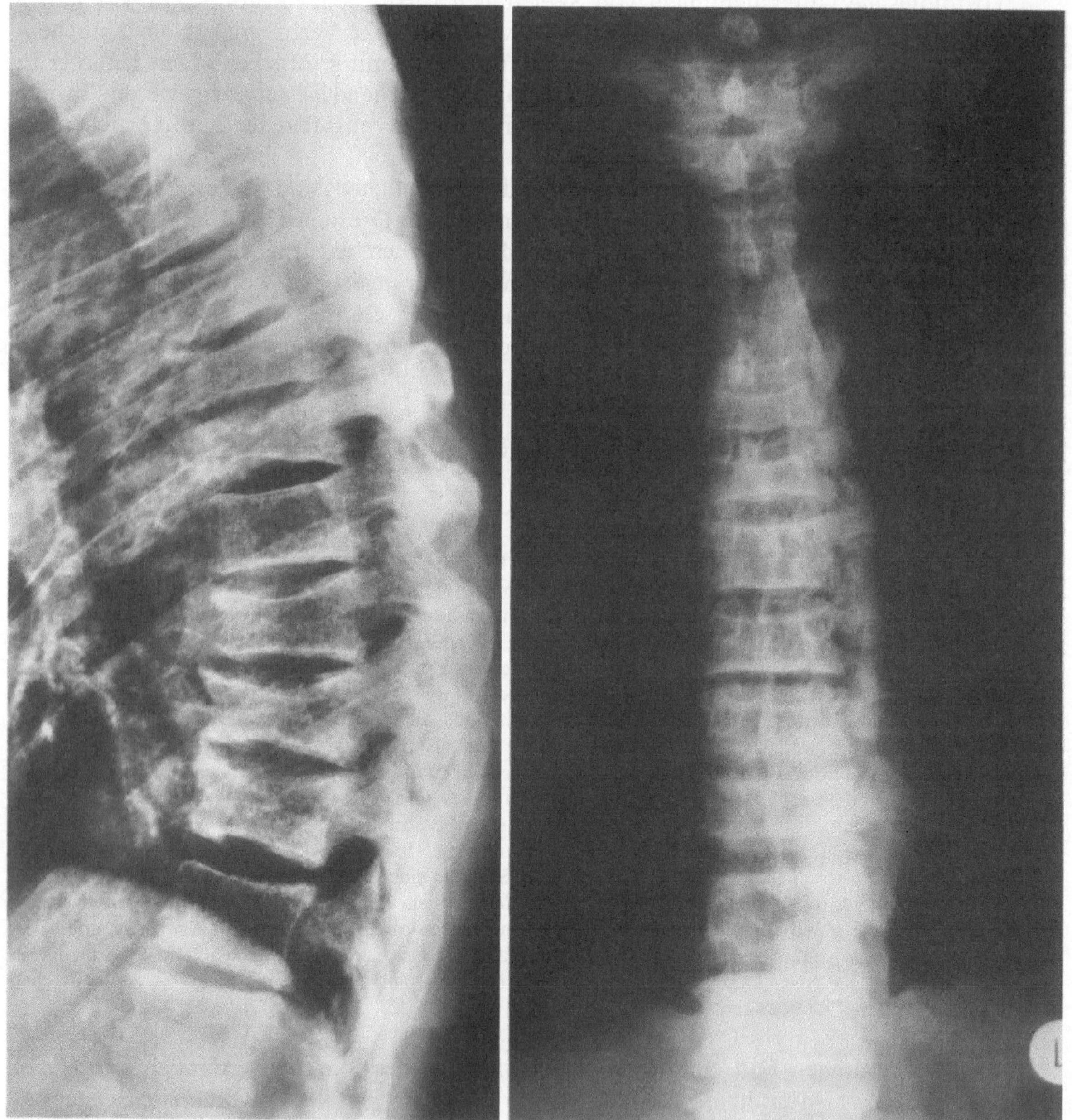

Abb. 58b u. c. B.W., geb. 1905, BWS in 2 Ebenen. W 504. 29.1.1981. Zustand nach Osteoporose mit Kompressionsfrakturen von Th 6 und 7, sowie Th 9, 10, 11. Iatrogene Fluorose I–II mit Sklerose und verwaschenen Strukturen. (Fall von Prof. GEORGI, Mannheim)

e) Skelettfluorose bei Aluminiumwerkern

Fluor und Fluorverbindungen werden in einer Reihe von Industriezweigen benötigt, speziell zur Herstellung von Aluminium, ferner in der Glas-, Stahl- und Kunststoffindustrie, bei der Düngemittelgewinnung, der Schädlingsbekämpfung, der Holz- und Lebensmittelkonservierung. Die Gefährdungsmöglichkeit für die in diesen Betrieben beschäftigten Personen ist abhängig von der Art und der Menge der benötigten fluorhaltigen Substanzen und damit von der Stärke der an den Arbeitsplätzen entstehenden fluorhaltigen Gase, Dämpfe und Stäube.

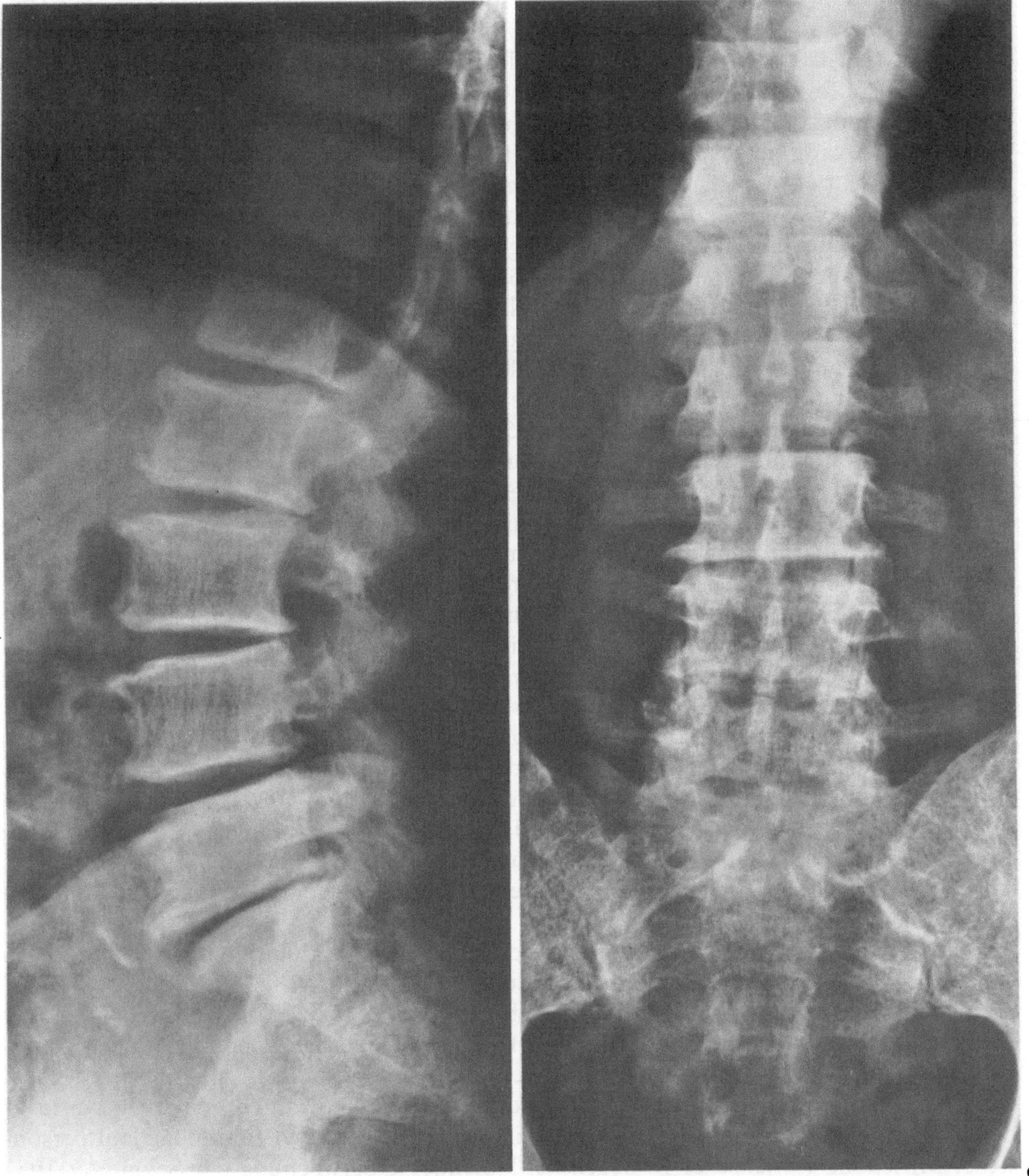

Abb. 58d u. e. B.W., geb. 1905, LWS in 2 Ebenen. W 504. 29.1.1981. Fluorose I–II bei alten degenerativen Veränderungen der Lendenbandscheiben mit Vakuumphänomen der letzten Bandscheibe L5/S1. Randwulstbildungen auch an den dorsalen Wirbelkörperkanten. Sporn- und leistenartige Vorsprünge an den Vorderflächen der Lendenwirbelkörper. (Fall von Prof. GEORGI, Mannheim)

Nachweislich sind die an den Elektrolyseöfen tätigen Arbeiter eines Aluminiumwerkes am stärksten der Fluorintoxikation ausgesetzt. Zu dem fluoresegefährdeten Elektrolysepersonal zählen auch die Krustenbrecher, die Absauger und die Arbeiter, die den Anodendienst auszuführen haben. Sie sind pro Schicht mehrere Stunden lang hohen Umwelteinflüssen ausgesetzt.

Die industrielle Aluminiumherstellung erfolgt durch Schmelzflußelektrolyse. Zur Herstellung dienen als Rohstoff (Al_2O_3), Kryolith (Na_3AlF_6), Aluminiumfluorid (AlF_3) und Soda (Na_2CO_3). Als Schmelzmittel der Tonerde findet eine Mischung der drei letzten Rohstoffe Verwendung. Die aus den Öfen entweichenden Gase enthalten Kohlenmonoxyd, Kohlendioxyd, Kohlenstofftetrafluorid (CF_4) und Fluorwasserstoff (HF). Beim Elektrolysevorgang gelangen ständig auch fluorhaltige Staubpartikel in die Hallenluft. Kryolith enthält etwa 53% Fluor und Aluminiumfluorid etwa 60% Fluor.

Ende der 40er Jahre sind in einem schottischen und in einem amerikanischen Aluminiumwerk bei Ofenhallenarbeitern erstmalig Fluoroseveränderungen am Skelett – leichten, mittelschweren sowie auch schweren Grades – festgestellt worden. Hierüber haben AGATE et al. 1949 (56 industrielle Fluorosefälle bei 437 Ofenhallenarbeitern) und KALTREIDER et al. 1972 (76 Erkrankungsfälle) berichtet.

1974 sind von SCHLEGEL Mitteilungen über 61 Fälle beruflicher Skelettfluorosen aus Schweizer Aluminiumhütten erfolgt. Nach seinen Feststellungen existierten laut Literaturaufzeichnungen zu jener Zeit bereits etwa 350 industrielle Fluoroseerkrankungen, wobei annähernd 200 durch Arbeiten in Ofenhallen der Aluminiumindustrie entstanden waren.

Der Verfasser sah sich 1966 auf Grund eigener Beobachtungen in einem Aluminiumwerk der ČSSR veranlaßt, in den Aluminiumwerken der Deutschen Demokratischen Republik eine Überprüfung des Skelettsystems bei allen Schmelzern vornehmen zu lassen. In einem älteren Hüttenwerk wurden 42 berufsbedingte Fluorosen festgestellt, und zwar bei 32 Hallenarbeitern das Röntgenstadium I, in 8 Fällen das Stadium II und in 2 Fällen das Stadium III. Weitere 15 Arbeiter boten röntgenologisch das Vorstadium der Fluorose. Das Skelett aller übrigen Untersuchten (400 insgesamt) war frei von Fluoroseerscheinungen. Von ihnen wurden nur verhältnismäßig wenig rheumaartige Beschwerden geäußert. Die Erkrankungshäufigkeit lag bei 10,5%. Die Expositionszeit der fluorosekranken Schmelzer hat bis zum Zeitpunkt der eingehenden Überprüfung ihres Gesundheitszustandes im Stadium I 8 bis 38 Jahre (durchschnittlich 15,7 Jahre), im Stadium II 11 bis 21 Jahre (durchschnittlich 17,6 Jahre) und im Stadium III 19 bis 20 Jahre (durchschnittlich 19,5 Jahre) betragen. Sie befinden sich im Alter von 41 bis 56 Jahren. Unter 8 Jahren Beschäftigungsdauer sind keinerlei Fluoroseveränderungen am Knochen röntgenologisch nachzuweisen gewesen.

Das Durchschnittsalter der Fluorosefälle aus Schweizer Aluminiumhütten betrug im Stadium 0–I 59 Jahre (16 Fälle), im Stadium I 61,5 Jahre (18 Fälle), im Stadium II 63 Jahre (23 Fälle), im Stadium III 69 Jahre (4 Fälle). Es lag somit merklich höher als bei den Fluorosekranken der Hüttenwerke in der Deutschen Demokratischen Republik. Dasselbe betrifft die Expositionsdauer, die im Stadium 0–I mit 22 Jahren, im Stadium I und II mit 29 Jahren und im Stadium III mit 40,5 Jahren errechnet wurde.

Die Erkrankungshäufigkeit in den Aluminiumhütten der Sowjetunion lag laut persönlicher Mitteilung sowjetischer Kollegen bei laufender Überwachung der Schmelzer 1972 bei 3–4%.

Die an Fluorose erkrankten Hüttenwerker hat der Verfasser begutachtet. Das Erscheinungsbild war klinisch wie röntgenologisch das gleiche wie bei den Fluorosekranken des vorerwähnten Fluorwerkes. Anamnestisch standen auch bei ihnen die rheumaartigen Beschwerden und das Steifheitsgefühl in der Wirbelsäule und in den großen Gelenken im Vordergrund der Klagen. Die Einschränkung der Beweglichkeit war unterschiedlich. Schwierig war wie bei den fluorosekranken Arbeitern des Sächsischen Fluorwerkes die Beantwortung der Frage, ob die bei Aluminiumwerkern mit eindeutigem Fluoroseleiden zugleich anzutreffende Spondylosis und Arthrosis deformans der Gelenke generell fluorbedingt war. Invalidität wurde nur in zwei Fällen ausgesprochen. In einer Reihe von Fällen wurde ein durch das Berufsleiden bedingter Körperschaden in Höhe von

20–50% anerkannt. Der Fluorgehalt im Urin war sowohl bei den fluorosekranken wie bei den gesunden Schmelzern erhöht. Die Werte lagen zwischen 3 und 30 mg pro Tag.

Bei der Feststellung röntgenologisch eindeutiger Fluoroseveränderungen war eine Umsetzung der Schmelzer auf einen anderen, nicht fluorgefährdeten Arbeitsplatz erforderlich. Nach Änderung der Arbeitsverhältnisse bzw. nach Ausscheiden aus dem Betrieb ist in mehreren Fällen ein Rückgang der Osteosklerose festzustellen gewesen. Desgleichen war der Fluorgehalt des Knochens reduziert. Zahnschäden durch Fluoreinwirkung sind nur selten bei den Schmelzern beobachtet worden.

Die Latenzzeit ist abhängig von der Fluorkonzentration und schwankt je nach technologischem Zustand der Elektrolysebäder und den vorherrschenden Raumluftverhältnissen. Der in der Deutschen Demokratischen Republik festgelegte MAK-Wert für Fluoride beträgt 1 mg/m^3. Die gleiche Regelung besteht in der UdSSR und der Schweiz. Die Werte lagen 1972 zwischen 0,4–3 mg HG/m^3, demzufolge waren die zulässigen Werte zu diesem Zeitpunkt noch überschritten. In den Schweizer Aluminiumhütten betrug die Fluoraufnahme der Hüttenwerker pro Arbeitsschicht etwa 20–30 mg F^-.

Franke und Auermann haben 1972 auf die Bedeutung der Knochenbiopsie durch Beckenkammpunktion mit histologischer und mikroanalytischer Untersuchung des gewonnenen Knochenmaterials bei der Diagnostik von unklaren Fluoroseerkrankungsfällen und von Frühformen der Fluorose hingewiesen. Sie sind der Ansicht, daß bei eindeutigen histologischen Befunden und Fluorwerten in der Knochenasche des Beckenkammzylinders über 0,4% (4000 ppm F^-) die Anerkennung als industrielles Berufsleiden erfolgen sollte, insbesondere wenn bei geringen röntgenologischen Befunden die Betroffenen stärkere rheumaartige Beschwerden äußern und auch Bewegungseinschränkungen bieten. Nach ihren Feststellungen entsprechen Fluorwerte der Knochenasche von 0,50–0,55% F^- dem Röntgenstadium 0–I, von 0,60–0,70% F^- dem Stadium I, von 0,75–0,90% F^- dem Stadium II und über 1,0% F^- dem Stadium III der Fluorose. Der Normalwert liegt nach ihren Feststellungen bei 0,05–0,11% F^- in der Beckenkammasche.

Auch nach Freitag et al. (1970) kann die Röntgenuntersuchung zur Feststellung eines beginnenden Fluoroseleidens nicht mehr ausreichend sein. Bei allen fraglichen Fällen sind ihres Erachtens die Mikromethoden in Anwendung zu bringen, denn röntgenologisch sind Fluoroseveränderungen des Knochens erst dann erkennbar, wenn sie längere Zeit bestehen und fortgeschritten sind.

Beachtung erfordern die Mitteilungen von Boillat et al. (1975, 1976, 1978, 1979) in ihrer Veröffentlichung über Radiological Criteria of Industrial Fluorosis:

> "The presence of hyperostosis is an important aid in the diagnosis of skeletal fluorosis. However, this radiological sign has to be complemented by clinical data and estimation of the concentration of urinary fluoride. Final confirmation of the diagnosis is obtained by bone biopsy."

Mit der Feststellung der ersten Fluorosefälle im Aluminiumwerk der Deutschen Demokratischen Republik sind sofort bedeutsame technische, technologische, arbeitshygienische, medizinische und organisatorische Maßnahmen eingeleitet worden, um die Gefährdung der Elektrolysewerker herabzusetzen. Die Zahl der Neuerkrankungen in den letzten 10 Jahren ist wesentlich zurückgegangen. Das Stadium I wird nur noch selten beobachtet.

f) Nachbarschaftsfluorose – Neighbourhood-Fluorosis

Rauchschäden sind so alt, wie es industrielle Werke gibt. Fluorhaltige Abgase und Flugstäube verursachen in der Umgebung fluorerzeugender und fluorverarbeitender Industrien Schäden an Gebäuden, an der Natur und an Weidetieren.

Je nach Windrichtung und Schwere der gefährlichen Abgasung und Bestäubung können Fluorschäden eventuell bis zu mehreren Kilometern Entfernung nachgewiesen werden. Sie betreffen in unterschiedlicher Stärke Bäume, Sträucher und Pflanzen und beschränken sich nicht nur auf die Blätter, sondern auch auf die Früchte. Es kommt zum langsamen Absterben der Bäume und Sträucher und in der nächsten Nähe eines solchen Werkes zumeist zur Verödung der Natur. Von den Obstbäumen in den Anliegergärten pflegen die Kirsch-, Birnen- und Pflaumenbäume die größten Schäden davonzutragen. Die Ernteerträge sind dementsprechend reduziert. Von den Pflanzen sind die Futterpflanzen am stärksten gefährdet. Gefahren bestehen ferner für Gemüse und Kartoffelpflanzen, auch für das Getreide und bestimmte Blumensorten.

Die Abänderung der Bodenverhältnisse und der Nutzpflanzen durch die Fluoremission derartiger Industriewerke gibt zugleich Anlaß zu Ernährungs- und Wachstumsstörungen der Weidetiere, in erster Linie von Rindern, Schafen und Pferden, ferner bei der Stallhaltung durch fluorhaltige Futtermittel auch von Kleintieren. Hier ist zwischen akuter und chronischer Fluorvergiftung zu unterscheiden. In akuten Vergiftungsfällen kommt es sehr bald zu schmerzhafter Lahmheit und Abmagerung, bei der chronischen Fluorintoxikation bis gegen Ende der Weidezeit zu Schmelzdefekten an den Zähnen mit ziemlich rascher Abnutzung und zur Abmagerung, am Skelett zu schmerzhaften Exostosenbildungen an stark beanspruchten Knochenregionen, speziell am Unterkiefer und an den unteren Gliedmaßenknochen, und zu osteomalazieähnlichen Zustandsbildern mit Osteoporose. COHRS (1941) hat zugleich hyperostotisch-sklerotische Skelettveränderungen bei fluorgeschädigten Kühen nachweisen können.

Der Verfasser hat während der langjährigen Überprüfung des Gesundheitszustandes der Produktionsarbeiter des vorerwähnten Fluorwerkes anfangs noch ziemlich starke Schädigungen an landwirtschaftlichen Kulturen, in der Viehwirtschaft und in Anliegergärten miterlebt. Im Laufe der Jahre sind die Schäden in der Nachbarschaft des Werkes durch ständige technische Verbesserungen der Werkanlagen wesentlich geringer geworden. Die Luftmessungen haben die kontinuierliche Senkung der Fluoremission durch das Werk bestätigt. Die Überschreitungshäufigkeit des MIK-Wertes für Fluorid liegt in dem Immissionsbereich derzeit noch deutlich oberhalb des gesetzlich fixierten Wertes. Demzufolge ist weiterhin zumindest mit leichten Schädigungen an der Natur in der Nachbarschaft des Fluorwerkes zu rechnen. Weidetiere werden seit Jahren in der Gefahrenzone nicht mehr gehalten.

Zu berücksichtigen sind die ungünstige geographische Lage des Werkes im oberen und die Existenz einer Aluminium-Druckgießerei im unteren Abschnitt des Flußtales mit Steilhängen. Die Fluorabgase werden dadurch im Abzug behindert und erfolgen zumeist nur in bestimmter Richtung. Auch durch die Aluminium-Druckgießerei sind Vegetationsschäden und Kleintierschäden verursacht worden.

Beide Werke haben in all den Jahren entsprechend der Schwere der in der Nachbarschaft angerichteten Schäden Entschädigungen zahlen müssen.

Verspätet hat die Tatsache Beachtung gefunden, daß die fortgesetzte Verunreinigung des Ortsflusses durch die meist stark fluorhaltigen Abwässer des Fluorwerkes zur Erhöhung des Fluorgehaltes der im Flußtal befindlichen Brunnengewässer geführt hat und auch zur Erhöhung des Fluorgehaltes des Trinkwassers für die Stadtbevölkerung.

Es ist verständlich, daß frühzeitig Überlegungen mit angestellt worden sind, ob nicht auch die in der Umgebung solcher Industriewerke wohnenden Menschen gesundheitsgefährdet sind, Körper- und Organschäden erleiden können, verursacht

- durch anhaltende Inhalation fluorhaltiger Luft
- durch fortlaufenden Genuß von Nahrungsmitteln mit erhöhtem Fluorgehalt (Gemüse, Obst)

- durch Genuß von Tierprodukten und von Kleintieren, die ständig fluorhaltiges Futter aus dem Immissionsgebiet erhalten haben, ohne jedoch ernstere Körperschäden davongetragen zu haben
- ganz besonders durch jahrelange Aufnahme von Trinkwasser mit erhöhtem Fluorgehalt.

Inzwischen ist erwiesen, daß der Fluorgehalt des Trinkwassers die ausschlaggebende Rolle bei der Feststellung der sog. Nachbarschaftsfluorose spielt.

Das Krankheitsbild der Dentalfluorose bei Kindern in derartigen Industriegebieten ist bereits abgehandelt worden. Das Erscheinungsbild der Knochenfluorose als Folge der chronischen Fluorintoxikation bei Erwachsenen ohne berufliche Exposition ist erst spät ermittelt worden; es ist der sog. endemischen Trinkwasser-Fluorose praktisch gleichzusetzen.

Aus der Literatur ist zu entnehmen, daß Rückwirkungen auf den Menschen bereits 1946 von Murray und Wilson beobachtet worden sind, und zwar bei 5 Bewohnern einer nahe einer fluoremittierenden Industrie liegenden englischen Farm, auf der seit längerem Schäden an Weidetieren festgestellt worden waren. Es handelte sich bei ihnen nicht um eine Knochenfluorose, sondern um Allgemeinerscheinungen wie Magen-Darmstörungen, Appetitlosigkeit, Gewichtsabnahme, Kopfschmerzen, Rücken- und Gliederschmerzen wie Steifheitsgefühl. Die Fluoridausscheidung im Urin war bei den 5 Erkrankten bis 4,2 ppm erhöht.

Die Bezeichnung „Neighbourhood-Fluorosis“ fand 1969 auch von Waldbott und Cecilioni Anwendung, als sie bei ihren Untersuchungen Störungen seitens der Atmungsorgane, des Magen-Darmkanales, der Haut, des Nervensystems und Zahnveränderungen feststellten. Verdichtungen am Skelett wurden nicht konstatiert. Auch diese Menschen waren langzeitig fluorhaltigen Ausdünstungen eines Industriewerkes ausgesetzt gewesen und hatten fluorreiche Nahrungsmittel und Trinkwasser mit erhöhtem Fluorgehalt zu sich genommen. Keiner von ihnen war der beruflichen Fluorintoxikation ausgesetzt gewesen.

Der erste nicht beruflich bedingte Fluorosteosklerosefall ist röntgenologisch 1967 durch Herbert et al. bekannt geworden. Der Wohnsitz des 46jährigen Mannes aus Savoyen befand sich in der Hauptwindrichtung 10 km von einer Aluminiumfabrik entfernt.

Aus der Bevölkerung der sächsischen Stadt ist die Verdachtsdiagnose auf eine Knochenfluorose ohne berufliche Exposition erstmalig 1970 bei einem 82jährigen Mann mit Magenkarzinom gestellt worden. Der Patient hatte 36 Jahre lang 400 m entfernt vom Fluorwerk im Flußtal gewohnt. Röntgenologisch fanden sich bei ihm als Nebenbefund mittelschwere Knochenveränderungen im Sinne der Fluorose II. Bei der vorherrschenden Metastasierung des Magenkarzinoms war differentialdiagnostisch an eine ungewöhnliche Form der Metastasierung im Skelett mit zu denken gewesen. Durch die Sektion mit histologischer Untersuchung wichtiger Skelettabschnitte wurde die Diagnose „Fluorsklerose“ gesichert. Der endgültige Beweis wurde durch die Fluorbestimmung in der Knochenasche von Rippen, Wirbelkörpern und Beckenknochen erbracht. Die Fluorwerte waren weit über dem Normwert gelegen. E.M. Grafe (1977) hat diesen Fall der sog. Nachbarschaftsfluorose gesondert abgehandelt. Die Ursachen sind von ihr erörtert worden.

Die 2 Jahre später auf einer Thoraxaufnahme konstatierte Verdichtung des Skeletts einer 54jährigen Frau hat Chr. W. Schmidt (1975) veranlaßt, die 1974 angefertigten Schirmbildaufnahmen des Thorax der Bevölkerung speziell auf Skelettbefunde zu überprüfen. Überraschenderweise wurden in 22 Fällen fluoroseverdächtige Knochenveränderungen gefunden. In 9 Fällen lag bei der Nachprüfung die bereits bekannte industrielle Knochenfluorose vor und in 13 Fällen nach Großaufnahmen die Nachbarschaftsfluorose im Röntgenstadium I, II und einmal III.

Von höchstem Interesse war das Ergebnis der stationären Untersuchung einer 51jährigen Frau mit einem pyelonephritischen Schrumpfnierenleiden. Bei ihr hatten bis 1965 normal dichte Knochenstrukturzeichnungen bestanden. 9 Jahre später waren röntgenologisch eindeutig knöcherne Veränderungen im Sinne der Fluorsklerose nachzuweisen. Durch die Autopsie wurden das schwere Nierenleiden und die Fluorose II bestätigt. Die Diagnose wurde durch röntgenologische, histologische und mikroanalytische Untersuchungen von Skeletteilen gesichert. Maßgebend war das Ergebnis der Fluoranalyse.

SCHMIDT prüfte ab 1974 alle Patienten im benachbart gelegenen Kreiskrankenhaus auf fluorotische Skelettbefunde und konnte bis 1978 laut persönlicher Mitteilung nunmehr insgesamt 27 Nachbarschaftsfluorosen (19 Männer und 8 Frauen mit dem Durchschnittsalter von 70 Jahren) diagnostizieren. Die meisten hatten mehr als 30 Jahre – einzelne lebenslang – in etwas unterschiedlicher Entfernung vom Fluorwerk und von der Aluminium-Druckgießerei gewohnt. Nur wenige Nachbarschaftsfluorose-Fälle hatten über Rükken- und Gliederschmerzen geklagt. Bei mehreren bestanden Nierenaffektionen mit Einschränkung der Nierenfunktion.

Nierenleiden sind annehmbar die Ursache für die Minderung der renalen Fluorausscheidung. Die Folge ist die verstärkte Fluoranreicherung im Knochen, die mit der Zeit bei entsprechender Höhe zur Fluorsklerose führt.

Aus den Aufzeichnungen geht hervor, daß die Nachbarschaftsfluorose in der Hauptsache bei alten Menschen beobachtet worden ist. Sie haben jahrzehntelang vermehrt fluorhaltige Substanzen mit der Luft, mit der Nahrung und mit dem Trinkwasser in sich aufgenommen. In früheren Jahren haben die hohen Fluorkonzentrationen in der Luft und die Flugstäube als Gefahrenmomente für Tiere und Menschen zweifellos beachtliche Bedeutung gehabt. Im Laufe der Jahre ist eine wesentliche Senkung der Fluoremission an die Umgebung durch technische Maßnahmen erfolgt.

Die Frage, ob die Entwicklung einer Knochenfluorose beim Menschen allein durch Inhalation erhöht fluorhaltiger Luft sowie durch Genuß fluorhaltiger Nahrungsmittel zu erwarten gewesen ist, kann nur unsicher beantwortet werden. Weit gefahrvoller ist erfahrungsgemäß der anhaltende Genuß stark fluorhaltigen Trinkwassers. Die Feststellung der Dentalfluorose bei Kindern in den Sechzigerjahren hat auf erhöhten Fluorgehalt des Trinkwassers hingewiesen. Die Zahl der Dentalfluorose-Fälle hat mit der Zeit zugenommen. Dies hat darauf schließen lassen, daß der Fluorgehalt des Brunnen- und Trinkwassers weiter angestiegen sein muß. Messungen haben unterschiedlich hohe Fluorwerte ergeben.

Seitens des Fluorwerkes und der Aluminium-Druckgießerei werden weiterhin große Anstrengungen unternommen, die Fluorabgabe an die atmosphärische Luft auf den maximal zulässigen MIK-Wert zu reduzieren. Unbedingt notwendig ist die Verbesserung der Trinkwassersituation in der Stadt, um das Auftreten der Dentalfluorose und der Knochenfluorose bei den Einwohnern der Stadt endgültig zu beseitigen. In dieser Beziehung werden besonders hohe Anforderungen an das Fluorwerk gestellt.

Die Beobachtungen der sogenannten Trinkwasser-Fluorose erstrecken sich überwiegend auf Gebiete in Nordafrika, Nordamerika, Argentinien, Indien und Italien. Die Hauptsymptome sind gesprenkelte Zähne (in Afrika Darmous, meist mottled teeth genannt) und Skelettveränderungen, die denen der industriellen Fluorose entsprechen. Beide Schädigungsformen, die Zahnfluorose und die Fluorsklerose, kommen getrennt voneinander vor. Sie werden nur in Gegenden mit einem erhöhten natürlichen Fluorgehalt des Wassers beobachtet. Während das Zahnleiden nach jahrelanger, konstanter Fluoraufnahme von mehr als 1 mg/l (normal bis 0,8 mg/l) beobachtet und in der Welt beim Menschen wie beim Tier sehr verbreitet gefunden wird, sind Knochenschäden im allgemeinen erst dann zu erwarten, wenn der Fluorgehalt des Wassers mehr als 4 mg/l beträgt.

Es sind aber auch Gegenden mit weit höherem Fluornachweis bekannt, ohne daß Sklerosierungen aufgetreten sind. Die Expositionszeit beträgt zumindest 20 Jahre. Örtliche Faktoren, wie heißes Klima, hoher Wassergenuß (8–10 l täglich), unzureichende Ernährung und übermäßiger Teegenuß, z.B. im Golf von Persien (Azar), werden für die unterschiedliche Entwicklung und Schwere der Erscheinungen mit verantwortlich gemacht. Nach Ansicht des Verfassers spielt bei dem einzelnen der Zustand der Nieren als Hauptausscheidungsorgan für Fluor eine wesentliche Rolle, da geschädigtes Nierenparenchym vermehrte Fluorretention im Organismus bewirkt.

Wie selten dennoch diese Form der Osteopathie ist, geht besonders aus den Feststellungen von Becmeur (1955) hervor, der unter 3190 Phosphatgrubenarbeitern in Marokko, von denen 930 typische Zahnveränderungen zeigten, nicht einen Fall von Knochenfluorose konstatieren konnte. Clyde konnte 1957 in Colorado unter 170000 trinkwassergefährdeten Menschen lediglich 23 Osteopetrosen entdecken, von denen 8 einen hohen Grad aufwiesen. Letzthin haben Singh et al. (1961, 1962) und Pinet et al. (1961) über gezielte Untersuchungen in Indien bzw. in Süd-Algerien berichtet. Letzterer hat die verschiedenen Erscheinungsformen an der Wirbelsäule und am Becken in ein Schema eingeordnet (Abb. 59 und 60). Bei Kindern hat er keine Knochenschäden – weder klinisch noch röntgenologisch – feststellen können. Vor dem 30. Lebensjahr sind sie selten und erst nach dem 50. Lebensjahr gehäuft gewesen. Frauen sind nur zu 12% erkrankt gewesen mit der Begründung, daß „le frait que celle-ci ne travaille pas à l'extérieur et absorbe des quantités moins importantes d'eau surtout pendant l'été“.

Im Jahre 1955 sind in dem sächsischen Ort, in dem sich am Südrand nahe dem Flußtal das Fluorwerk befindet, erstmalig Zahnschäden durch vermehrte Fluoreinwirkung bei Schulkindern festgestellt und vom Verfasser demonstriert worden. Zu diesem Zeitpunkt sind in der Umgebung des Werkes noch reichlich Vegetationsschäden und verschiedentlich auch Tierschäden vorgekommen.

Bemerkenswerterweise hat die Dentalfluorose in dem Ort im Laufe der Jahre an Zahl zugenommen. Nach der von den Zahnärztinnen G. Binder, H. Jackisch und I. Thun gezielt vorgenommenen Überprüfung der Gebisse der Schul- und Vorschulkinder in den Jahren 1977/78 sind 84% der seit Geburt dort wohnenden Kinder an Zahnfluorose erkrankt, und zwar 87% im Alter von 7–16 Jahren und 72% im Alter von 3–6 Jahren (Binder et al. 1979). Die Anzahl der dentalfluorosefreien Kinder ist somit gering. Bei den untersuchten 0–3-jährigen Krippenkindern sind an den durchbrechenden Milchzähnen in 42% der Fälle Zahnfluoroseveränderungen nachzuweisen gewesen. Danach erkranken die Milchzähne bei entsprechender Fluorintoxikation doch häufiger, als dieses laut Literaturberichten angenommen wird. Bezüglich der Geschlechter hat sich kein Unterschied an Zahl und Schwere der Zahnschäden ergeben. Kinder, die nach dem 6. Lebensjahr zugezogen sind, haben trotz der chronischen Fluoreinwirkung keine Schäden am Gebiß davongetragen.

Dieses charakteristische Zahnleiden (mottled enamel – gefleckter Schmelz) ist erstmalig 1916 von Black und McKay nach eingehenden Untersuchungen in Colorado/USA beschrieben worden. Im Laufe der Zeit ist es in zahlreichen Ländern beobachtet worden, in Deutschland 1951 von Hoffmann und axthelm, in einem Kneippkurort am Ostrand des Erzgebirges, 15 km vom Ort des Fluorwerkes entfernt. Hier wiesen 57,1% der überprüften kindlichen Gebisse das Bild der Dentalfluorose auf.

Durch Smith, Lantz u. Smith (1931) war der Beweis erbracht worden, daß die Fleckelung des Schmelzes durch übermäßig hohen Fluorgehalt des Trinkwassers hervorgerufen wird. Zugleich wurde darauf hingewiesen, daß die fluorotischen Zahnveränderungen nur dann aufzutreten pflegen, wenn die Betroffenen während der Entwicklungs- und Reifungsperiode der bleibenden Zähne ständig der toxischen Fluoreinwirkung ausgesetzt

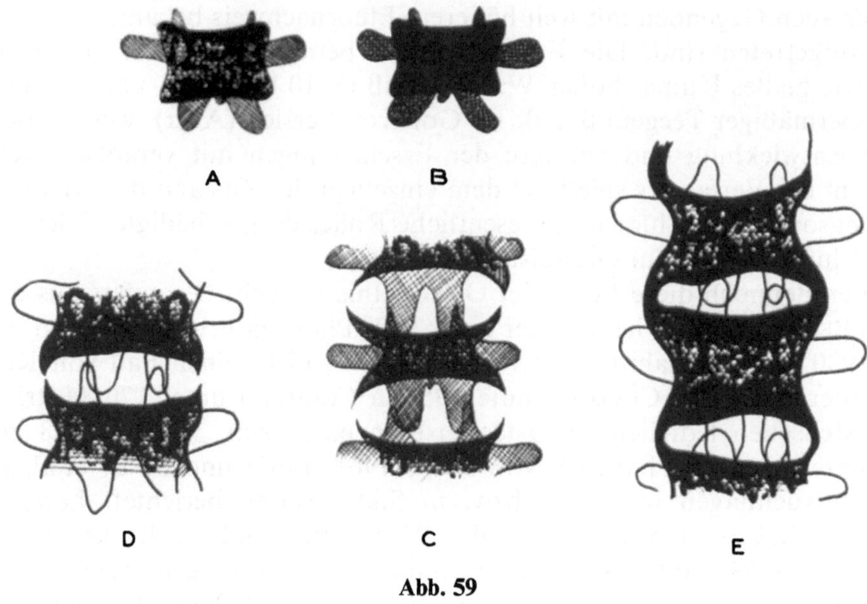

Abb. 59

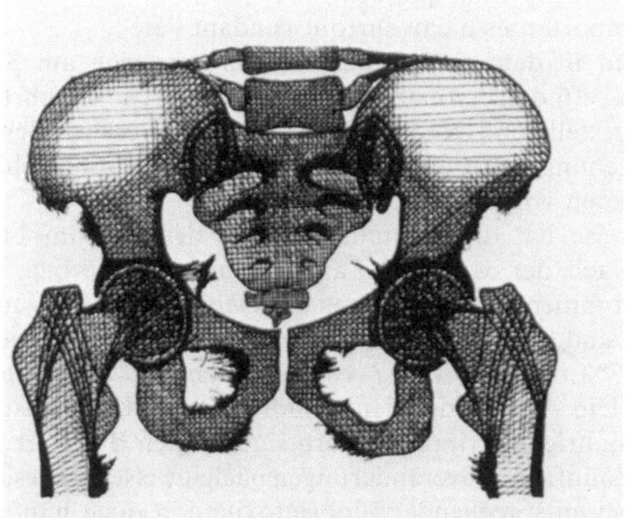

Abb. 60

Abb. 59 u. 60. Schematische Aufzeichnungen der an der Wirbelsäule und am Becken beobachteten Veränderungen. Verdichtung des Skeletts. Verkalkung bzw. Verknöcherung verschiedener Bänder. Stachelförmiger Besatz der seitlichen Beckenränder, des Sitzbeins und der inneren Begrenzung des Foramen obturatum. Erhebliche Arthrosis deformans der Hüft- und Sakroiliakalgelenke. (Abb. 59 u. 60 entnommen der Arbeit E. PINET et al., 1961)

sind. Je nach Höhe des Fluorgehaltes des Trinkwassers zeigen die Zähne unterschiedlich schwere fluorotische Schäden; sie bleiben zeitlebens bestehen und bieten im II. und III. Schweregrad ein wenig ästhetisches Aussehen. Klinisch äußern sich die fluorotischen Zahnveränderungen als kreidige-opake Flecken oder Streifen bis zu Braunverfärbungen mit Schmelzzerstörungen. Bei sehr schweren Schäden sind alle Zähne betroffen. Die ersten Veränderungen finden sich überwiegend an den Prämolaren und an den oberen Schneidezähnen (s. Abb. 61–64).

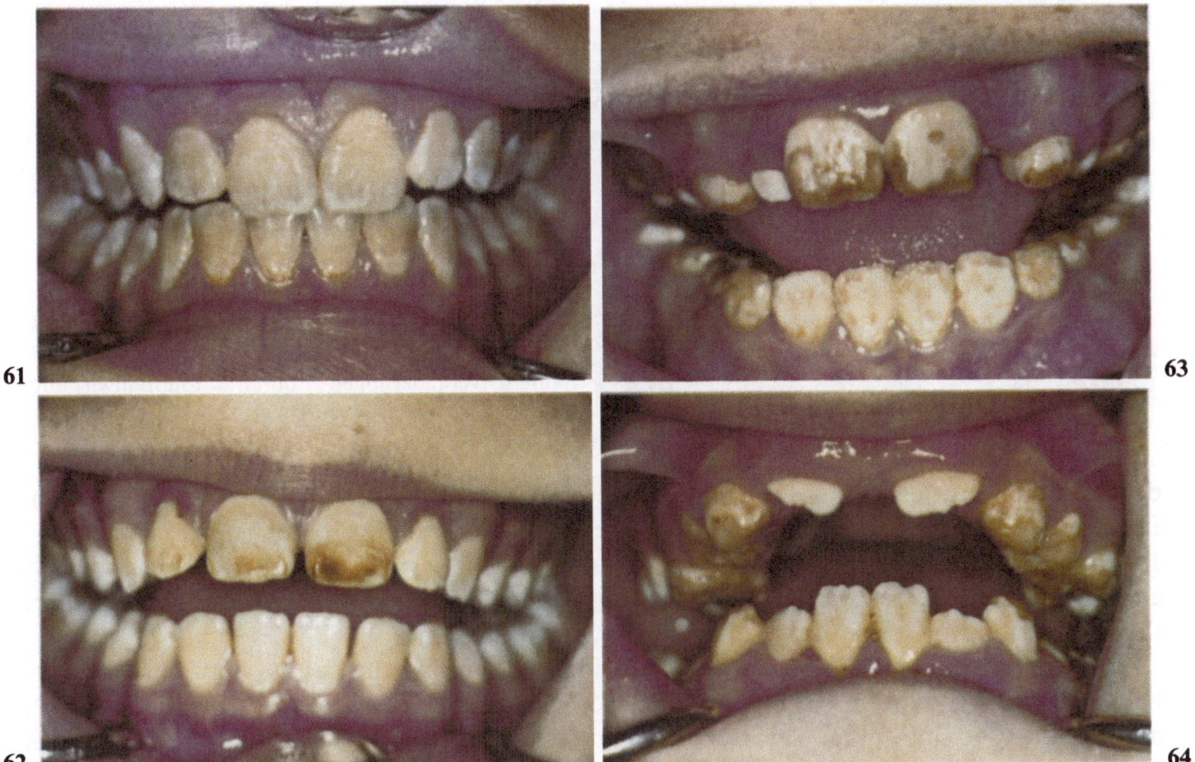

Abb. 61–64. Dentalfluorose, Grad I. K.S., 16 Jahre (**61**). Dentalfluorose, Grad II. K.H., 13 Jahre (**62**). Dentalfluorose, Grad III. J.Sch., 9 Jahre (**63**). Dentalfluorose, Grad III. A.K., 3 Jahre. Alle Flächen der Milchmolaren erfaßt (**64**)

Wie aus der nachfolgenden Tabelle hervorgeht, waren die 3 Schweregrade der Dentalfluorose bei den überprüften Kindern und Jugendlichen annähernd gleichmäßig anzutreffen. An den Milchzähnen finden sich meist nur leichte Schmelzveränderungen.

Zähne mit gesprenkeltem Schmelz weisen eine geringe Kariesneigung auf. Diese Feststellung hat Black bereits 1916 getroffen. Fluoride bieten in der Tat einen Schutz gegen Karies. Nach Künzel (1978) liegt der kariesprotektiv optimal wirksame Wert bei 0,9–1,2 mg F^-/l. Bei sehr niedrigem Fluorgehalt des Trinkwassers besteht die Gefahr

Tabelle 1. Übersicht der Dentalfluoroseverteilung bei 603 ortsansässigen Kindern

Gesamtzahl der untersuchten Kinder: 544		Altersgruppen		
		450 im Schulalter 7.–16. Lebensjahr	94 im Vorschulalter 3.–6. Lebensjahr	59 im Krippenalter 6. Monat bis 3. Lebensjahr (zusätzliche Untersuchungen)
ohne Dentalfluorose	88 = 16%	61 = 14%	26 = 28%	34 = 58%
mit Dentalfluorose	456 = 84%	389 = 86%	68 = 72%	25 = 42%
im Schweregrad I	31%	29%	42%	64%
im Schweregrad II	36%	38%	26%	20%
im Schweregrad III	33%	33%	32%	16%

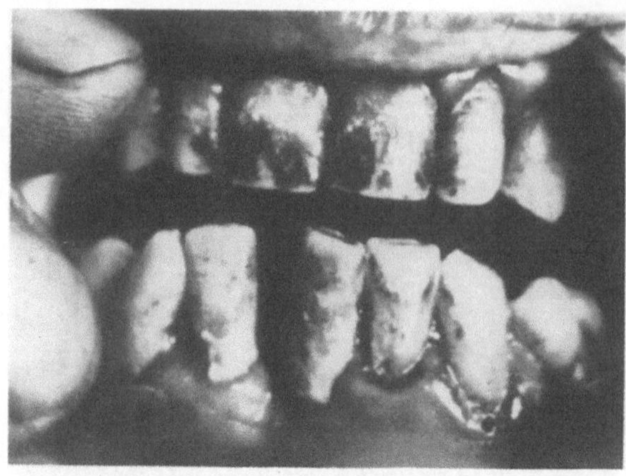

Abb. 65. J.M., 51 Jahre. Seit 7 Jahren in der Flußsäureabteilung tätig. Schwere Zahn- und Zahnfleischveränderungen durch Fluoreinwirkung. Säurenekrose

des stärkeren Kariesbefalls, bei Werten über 2,0 mg die Gefahr der sich entwickelnden Dentalfluorose und bei extrem hohen Werten zusätzlich die der Knochenfluorose.

Erwartungsgemäß wurde bei den untersuchten Kindern und Jugendlichen ebenfalls eine erhöhte Kariesresistenz festgestellt. 51% der Kinder hatten ein primär gesundes Gebiß. Gering war ferner das Auftreten der Sekundärkaries.

Die karieshemmende Wirkung der Fluoride ist ebenfalls am Zahnsystem der Fluorarbeiter konstatiert worden. H. HERBST hat 1957 die Zähne von 95 Fluorarbeitern zugleich auf direkte und indirekte Fluorschäden untersucht. Er hat keine dentalfluorotischen Veränderungen feststellen können. Dagegen haben die Zähne vieler Arbeiter damals außer starken Zahnsteinauflagerungen und schmierig-weißen Belägen eine durch Korrosion der oberflächlichen Schmelzschichten bedingte Säurenekrose gezeigt (Abb. 65). In einer Reihe von Fällen fand sich außerdem eine Schädigung des Parodons, die einen frühzeitigen Verlust der Zähne zur Folge hatte. Einige Arbeiter der Flußsäureabteilung hatten nach 3–5jähriger Tätigkeit bereits sämtliche Zähne durch fortschreitende Lockerung verloren; sie hatten über ständig sauren Mundgeschmack geklagt. In all diesen Fällen wurde eine direkte (exogene) Schädigung durch Einwirkung von Fluorwasserstoff oder Flußsäure angenommen. Zu berücksichtigen war ferner die zumeist mangelhafte Mund- und Zahnpflege vor allem bei den älteren Arbeitern.

Die Gebisse der heutigen Chemiewerker befinden sich mit nur wenigen Ausnahmen in gutem Zustand. Die Belegschaft betreibt seit Jahren eine intensive Zahnpflege. Zu beachten sind ferner die weit günstigeren Arbeitsbedingungen. Einige ortsansässige Jungarbeiter weisen Zahnfluoroseveränderungen meist I. Schweregrades auf, nicht die älteren Produktionsarbeiter. Diese Feststellung ließ darauf schließen, daß in früheren Jahren die Fluorbelastung durch das Trinkwasser nicht so stark war wie in den letzten 15–20 Jahren.

Da die leichte Dentalfluorose erfahrungsgemäß nach fortlaufender Aufnahme von Trinkwasser mit erhöhtem Fluorgehalt von 1,6–2,0 mg F/l aufzutreten pflegt, die mittelschwere mit einem Fluorgehalt von etwa 3,0 mg und die schwere einen solchen von 4,0 mg und mehr erfordert, mußte bei den vorliegenden Zahnbefunden der Kinder angenommen werden, daß das Trinkwasser des Ortes mit dem Fluorwerk ziemlich hohe Fluorkonzentration enthalten würde. Durchgeführte Wasseranalysen aus den 5 Brunnen und 2 Quellgebieten wie aus dem Leitungsnetz der einzelnen Stadtgebiete, das Mischwasser enthält, ergaben recht unterschiedliche Fluorkonzentrationen. Die Werte lagen zwischen 0,3 und 7,8 mg F/l und zeigten bei der wechselnden Zusammensetzung des Mischwassers oftmals erhebliche Schwankungen. Die ermittelten Fluorwerte der 5 Trinkwasserbrunnen, die sich im Flußtal unterhalb des Chemiewerkes befinden, waren am höchsten und ständig schwankend. Es wurde der Verdacht geäußert, daß die Schwankungen durch die fluorhaltigen Abwässer des Fluorwerkes, die in den Fluß geleitet werden, verursacht werden, indem das verunreinigte Flußwasser in die Brunnen einsickert. Fest steht, daß allein durch eine neue Trinkwasserversorgung der Bevölkerung in dem besagten Ort das weitere Auftreten von Dentalfluorosefällen verhindert werden kann. Entsprechende Vorkehrungen sind getroffen. Ein Zusammenhang zwischen dem Auftreten der Dentalfluorose und dem Fluoridgehalt der Atmosphäre oder der Nahrungsmittel (Gemüse und Obst) in den einzelnen Stadtteilen ist nicht nachzuweisen.

Knochenschäden, bei den an Dentalfluorose erkrankten Kindern, sind nicht bekannt geworden.

g) Experimentelle Untersuchungen

WEATHERELL und WEIDMANN haben 1959 experimentell an 18 Kaninchen, 10 Katzen, 30 erwachsenen Ratten und 1 Schaf (2 Jahre, 8 Monate) durch Fluorverabfolgung im Trinkwasser ad libitum eine Fluorose erzeugt, um die Natur des neugebildeten Knochens zu studieren und den histologischen Verlauf der Skelettfluorose zu klären.

Die Verteilung, Form und Ausdehnung der Veränderungen variierte von Tier zu Tier, und sogar von Knochen zu Knochen. So wurden am langen Knochen des Schafs und an der Oberfläche der Katzenmandibula lokalisierte und oft zufällige Knochenneubildungen beobachtet, während beim Kaninchen die Mandibula mehr in der Dicke zunahm, analog der Dickenzunahme der langen Knochen. In manchen Beispielen schienen Muskel- und Sehnenansatzpunkte für eine Exostosen-Bildung zu prädisponieren, jedoch nicht in jedem Falle. Gelegentlich traten Formationen von Endostosen sogar an der endostalen Oberfläche oder dem Knochenmarkraum auf, aber relativ selten.

Prinzipiell waren sie jedoch ein periostales Phänomen. Ihre Gestalt variierte von nodulärem Wuchs bis zu ebenen Ablagerungen. Histologisch zeigte sich eine Verstärkung der zellulären Aktivität des Knochens. Die Kalzifikation des Knochens schien oft verstärkt – schon COLEY hatte 1949 die Skelett-Fluorose mit der Osteopetrose verglichen –, indessen zeigte die radiographische und histologische Untersuchung, daß der exostotische Knochen nicht stärker kalzifiziert war als der angrenzende Knochen, gewöhnlich war er sogar geringer kalzifiziert. Mosaikstrukturen – wie bei M. Paget – finden sich bei der Fluorose nicht. Knochenresorption kommt bei der Fluorose vor, ist aber wohl nur eine Folge der neugebildeten Knochenformation, indem der alte Knochen für den neugebildeten Knochen als Mineralreserve dienen muß.

Von den *selben Autoren* wurde 1959 experimentell auch die Aufnahme und Verteilung des Fluor im Knochen untersucht. Sie bestätigen die früheren Beobachtungen, daß Fluor stärker von biologisch aktivem Knochen als von biologisch statischem Knochen aufgenommen wird, so also auch stärker in jüngeren als in alten Knochen.

Verglichen mit der Phosphoraufnahme, die ohne Ausnahme höher im endostalen Anteil ist, zeigte sich beim Fluor die gleiche Aufnahme der Knochenoberfläche wie des Endostes.

Knochenanalysen von WEIDMANN et al. (1959) ergaben, daß der Magnesiumgehalt bei Fluorosis in den Exostosen höher als in den angrenzenden Knochen ist, doch war das Verhältnis Kalzium:Phosphor zwischen den Exostosen und den angrenzenden Knochen nicht unterschiedlich, in Bestätigung der Ansicht früherer Autoren, daß die Grundelemente des Knochensalzes nicht verändert werden.

Die alkalische Serumphosphatase war sowohl bei halberwachsenen Kaninchen als auch bei erwachsenen Tieren signifikant erhöht. Die Phosphoraufnahme war nur bei sehr jungen Kätzchen reduziert.

5. Strontiumschäden des Knochens

Bei der Betrachtung der durch Strontium experimentell gesetzten Schädigungen des Knochens, der sog. „Strontium-Rachitis“, ist es unmöglich, an den aufschlußreichen Tierversuchen von H. STOELTZNER (1908) und FR. LEHNERDT (1909, 1910) zu Beginn dieses Jahrhunderts vorüberzugehen. Letzterer hat 1910 eine Arbeit zur Frage der Substitution des Kalziums im Knochensystem durch Strontium auf Grund eines „Graviditätsversuches“ und eines „Laktationsversuches“ verfaßt. In der ersten Versuchsreihe hat es sich um trächtige Tiere (Kaninchen) gehandelt, die während der Dauer ihrer Gravidität

Strontium zugefüttert erhalten haben mit dem Ergebnis, daß die neugeborenen Jungtiere mit einer Knochenerkrankung zur Welt gekommen sind, die „vor allem wegen des massenhaften Vorhandenseins osteoiden Gewebes eine bestechende Ähnlichkeit mit echter Rachitis" gehabt hat, aus mehrfachen Gründen mit dieser aber nicht identifiziert werden kann.

Die 2. Versuchsserie hat noch gravide Tiere betroffen, die kalkarm (Hunde) bzw. mit gewöhnlichem Futter (Kaninchen) unter Zugabe von Strontium ernährt worden sind. Das Strontium ist als Strontiumphosphat – $Sr_3(PO_4)_2$ – gegeben worden. Dann sind die bald geworfenen Jungtiere, die von der weiterhin kalkarm und mit steigender Strontiumdosis ernährten Mutter gesäugt worden sind, in ihrer Entwicklung beobachtet und mit dem Muttertier 4–5 Wochen post partum getötet und untersucht worden. Diese Jungtiere haben also nur auf dem Wege durch die Muttermilch ständig Strontium zugeführt erhalten. Auch hier ist die Folge eine schwere Erkrankung des gesamten Skelettsystems gewesen, die sich erst während des extrauterinen Lebens entwickelt hat und die auf einer stark herabgesetzten Resorption vom zentralen Markraum aus und auf einer deutlich vermehrten Apposition in Gestalt abnormer osteoider Säume bei normalem Längenwachstum beruht hat. Es ist angenommen worden, daß ein Teil des normalerweise in der Milch vorhandenen Kalziums durch Strontium substituiert worden ist.

Die post partum entstandene Knochenerkrankung ist somit gekennzeichnet gewesen durch abnorme Enge des Markraumes in der Diaphysenmitte, stark verbreiterte Kortikalis und durch osteoide Sklerose der Spongiosa am Diaphysenende. Ferner haben Auftreibungen an den Enden der knöchernen Rippen bestanden, die von dichter sklerotischer Spongiosa erfüllt gewesen sind. Schließlich haben sich derartige Sklerosen in der Skapula und dem Os ilium, den Wirbelkörpern und Wirbelbögen gefunden. Im Unterschied dazu ist die typisch lokalisierte Spongiosasklerose bei der kongenitalen Strontiumknochenkrankheit nicht so deutlich gewesen (Abb. 66a–d). Außerdem haben hier die Knochenauftreibungen an den Rippen gefehlt. Die sonderbaren Verbiegungen der Röhrenknochen in der Diaphysenmitte bei den kongenital gesetzten Veränderungen haben ihre Ursache in dem langen Bestehenbleiben der ursprünglichen knorpeligen Anlage bis zur Geburt gehabt. Trotz dieser Unterschiede haben sich in dem Bild beider Strontiumknochenerkrankungen durchaus Ähnlichkeiten ergeben.

Die genannten Autoren haben die Frage, ob die kongenital wie post partum erworbene Knochenerkrankung mit echter Rachitis zu vergleichen sei, verneint. Die Ähnlichkeit mit menschlicher Rachitis ist dadurch gegeben gewesen, daß auch hier reichlich osteoides Gewebe vorhanden war. Jedoch hat sich das durch die Strontiumfütterung hervorgerufene osteoide Gewebe als kalkaufnahmefähig erwiesen, während dieses bei der echten Rachitis nicht in der Lage ist, den in genügender Menge vorhandenen Kalk aufzunehmen. Gegen die echte Rachitis hat ferner gesprochen, daß die sich entwickelnde starke Sklerosierung der Spongiosa von einer typischen Stelle – den Ausläufern der Spongiosa gegen den zentralen Markraum – ausgegangen ist.

Die breite osteoid-sklerotische Zone in der Spongiosa der Strontiumknochen erinnert an die von WEGNER (1872) beschriebene „Phosphorschicht" bei Phosphorfütterungsversuchen, weswegen LEHNERDT (1910) diese Schicht mit „Strontiumschicht" bezeichnet hat. Strontium vermag offensichtlich einen ebenso starken formativen Reiz auf das osteogene Gewebe auszuüben, wie es vom Phosphor seit langem bekannt ist. Die Strontiumsklerose unterscheidet sich jedoch von der Phosphorsklerose durch ihre verschiedenartige Lokalisation. Während die Phosphorsklerose an der Knorpelknochengrenze beginnt, setzt die des Strontium am entgegengesetzten Ende der Spongiosa ein, um von hier aus bis zur Knorpelknochengrenze fortzuschreiten. Veränderungen an der Knorpelknochengrenze werden entweder ganz vermißt oder nur angedeutet gefunden.

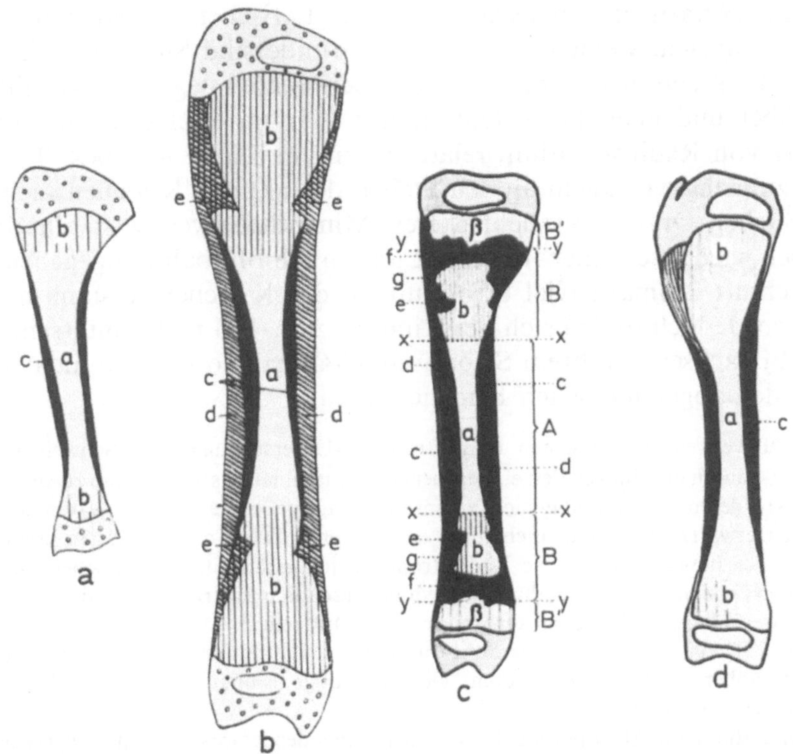

Abb. 66. a Tibia eines sofort post partum getöteten Jungtieres (Bulldogge), das 10 Tage lang vor der Geburt auf dem Blutwege durch das Muttertier (kleine) Strontiumdosen erhalten hat. Es fällt lediglich die etwas weitmaschig gebaute Spongiosa in der Nähe der Wachstumsgrenze auf. **b** Überprüfung des Verhaltens der langen Röhrenknochen (Tibia) zweier Jungtiere des gleichen Wurfes (wie in **a**), die post partum weitere 4–5 Wochen durch die Muttermilch unter Strontiumeinwirkung gestanden haben. *a* Eingeengter Markraum; *b* sich weit in die Diaphyse erstreckende sklerotische, daher weißlich erscheinende Spongiosa; *c* harte, gut verkalkte Kortikalisschicht; *d* eindrückbare, neu gebildete weißliche Osteoid-Kortikalisschicht; *e* aus weicherem, weißlichem Knochengewebe bestehende Kortikalis der spongiosahaltigen Diaphysenenden mit zapfenartigen Vorsprüngen an der Übergangsstelle zur Diaphysenmitte. (**a** u. **b** aus SCHINZ et al., 1950). **c** Tibia des 4. Jungtieres desselben Wurfes, das nach insgesamt 6wöchiger Strontiumeinwirkung (davon 10 Tage ebenfalls intrauterin) noch 8 Tage lang mit Kuhmilch ernährt worden ist. In diesem Falle zeigt sich an der Wachstumsgrenze eine fast normale Spongiosazone (ohne jede Sklerose) von 3–4 mm Breite (*β*) mit rötlichem Knochenmark. Daran grenzt eine etwa ebenso breite, scheinbar völlig kompakte weißliche Schicht (*f*) von knorpeligem Aussehen. Im übrigen s. **b** x = Grenze zwischen Diaphysenmitte und Diaphysenende. **d** Tibia eines normalen, gleichaltrigen und gleichgroßen Kontrolltieres. (**c** u. **d** aus LEHNERDT, 1910)

Von Bedeutung für uns ist die Feststellung, daß Strontium in nicht unerheblichen Mengen in die Knochensubstanz überzugehen imstande ist und sich dort ablagert, ohne den Kalk physiologisch vertreten zu können. Es kann den im Futter fehlenden Kalk nicht im vollen Umfang ersetzen.

Die Strontium-Rachitis gehört in die Gruppe der durch Heilmittel nicht beeinflußbaren rachitisähnlichen Krankheitsbilder.

Die Versuche, Strontiumsalze therapeutisch zu verwenden, sind ohne Ergebnis geblieben; oral gegeben werden sie nur schwer resorbiert und weitgehend mit dem Kot wieder ausgeschieden. Nach parenteraler Applikation erfolgt deswegen eine sehr rasche Elimination durch die Nieren.

In den letzten Jahren hat Strontium wegen seiner Bedeutung als Gefahrenquelle bei der Kernspaltung in Form des Strontium-90 wieder erhebliches Interesse gefunden. Durch die beinahe selektive Einlagerung dieses β-Strahlers (HWZ = 27 Jahre) in das

Knochensystem können im menschlichen wie tierischen Organismus beträchtliche Schädigungen verursacht werden. Aus diesem Grunde sind Stoffwechseluntersuchungen mit ^{90}Sr beim Menschen nicht möglich. Tierexperimentell liegt eine Anzahl bedeutsamer Arbeiten hierüber und über die Retention des ^{90}Sr im Skelettsystem vor. Dabei tritt die Ablagerung von Radiostrontium relativ rasch ein. Nach KIDMAN, TUTT u.a. erfolgt die Fixierung zunächst vor allem an den Stellen des aktiven Knochenwachstums infolge des im jugendlichen Organismus lebhafteren Mineralstoffwechsels; allerdings wird das Isotop hier auch wieder schneller freigesetzt und in die Blutbahn abgegeben. Bei Kindern ist im Durchschnitt 2–4mal soviel Strontium in der Knochensubstanz nachweisbar als bei Erwachsenen. Jedoch finden sich bei Kindern zum Teil recht unterschiedliche Werte, während sich Erwachsene in ihrem Strontium-90-Gehalt so gut wie nicht unterscheiden, bedingt durch den abgeschlossenen Knochenaufbau.

WERNER (1970) verwendete bei seinen Radiostrontium-Untersuchungen an Schweinen möglichst kleine Einzeldosen, „um die durch die Umwelt derzeit gegebenen Kontaminationsverhältnisse zu simulieren. Irgendwelche toxischen Effekte, deren Untersuchung nicht zu unseren Fragestellungen gehörte, waren bei unserer niedrigen Dosierung nicht zu erwarten und sind auch nicht eingetreten". Die Untersuchungen ergaben die erwartete höhere Einbaurate bei Jungschweinen. Die Radiostrontiumeinlagerung in den Knochen der Feten war zwar etwa zehnmal so hoch wie in Uterus und Plazenta, jedoch wesentlich niedriger als in den Knochen der Muttertiere. Die Plazentawerte lagen in Höhe der Organwerte der Muttertiere.

Bei rachitischen Tieren ist die Ausscheidung radioaktiven Strontiums infolge mangelnder Fixation im Knochen sehr viel höher als bei Normaltieren. Der endgültige Einbau erfolgt erst unter der Mitwirkung von Vitamin D (JONES und COPP).

Die Hauptgefahr durch die Absorption solch knochensuchender Isotope besteht – abgesehen von Blutveränderungen – in der späteren Erzeugung von Knochenprozessen, die möglicherweise von Knochentumoren, Sarkomen, gefolgt sind.

Die engen Beziehungen zwischen den beiden Elementen Kalzium und Strontium sind bekannt. Weniger bekannt ist vielleicht, daß sie sich im biologischen Versuch nicht völlig gleich verhalten. So wird vermutet, daß hohe Dosen Strontium bei Versuchstieren deswegen rachitisähnliche Knochen-(und Zahn-)Veränderungen verursachen, weil das im osteoiden Gewebe eingelagerte Strontium dem Knochen nicht dieselbe Festigkeit wie Kalzium verleiht.

6. Knochenveränderungen bei Beryllium-Schäden

Der Einfluß des Beryllium (in Form der Laktat- und Traktatsalze) auf Tiere und speziell die toxischen Effekte wurden erstmals von SIEM in Dorpat 1886 gefunden. 1930 stellte RICHTER in Würzburg in seiner Dissertation fest, daß subkutane Injektionen von Berylliumnitrat tödlich für Mäuse sind. Nachdem man erkannt hatte, daß neben der akuten Form der Erkrankung, die zuerst in Deutschland von WEBER und ENGELHARDT 1933 bei Arbeitern in einer Versuchsanlage für die elektrolytische Gewinnung von Reinberyllium beschrieben wurde, es auch eine chronische Form bei Industriearbeitern gibt, ja daß sogar in der Nachbarschaft von Beryllium-Fabriken Fälle von Erkrankungen vorkamen, wurde dieser Erkrankung eine größere Aufmerksamkeit geschenkt.

Bei den Tierversuchen von WEBER und ENGELHARDT (1933) an Meerschweinchen, erwies sich das „Aufschlußgut", das aus Natriumberylliumfluorid, Natriumaluminiumfluorid und Kieselsäure besteht, am wirksamsten; es folgte das Natriumsilicofluorid, während Inhalationen von Berylliumoxydstaub keine Krankheitserscheinungen, sondern nur feine körnige Ablagerungen in der Lunge hervorriefen.

Zwischen 1940 und 1948 wurden von DE NARDI et al. (1949) 178 Fälle von Pneumonitis und Bronchitis beobachtet und einige Jahre später präsentierte DE NARDI (1959) 20 Fälle von chronischen Beryllium-Schäden bei Personen, von denen 10 der verunreinigten Luft einer in der Nachbarschaft gelegenen Fabrik, 10 dem Kontakt mit Beryllium kontaminierter Kleidung ausgesetzt waren. 1952 wurde in USA ein Beryllium-Register eingeführt, dem alle Fälle von Beryllium-Schäden gemeldet werden müssen. Zehn Jahre später konnte HARDY bereits über 650 Fälle berichten und weitere 10 Jahre später waren es bereits 822 (HARDY 1972). In Großbritannien ging die Zahl bis 1975 nicht über 30 hinaus (CONSTANTINIDIS 1978).

Beryllium kommt in der Natur als Beryllium-Aluminium-Silikat oder Beryll vor. Es wird in Minen in Argentinien, Brasilien, Indien, Madagaskar, Rhodesien, USA, UdSSR und Südwestafrika abgebaut. Die bei industriellen Prozessen verwendeten Verbindungen sind die Fluoride, Oxide, Hydroxide, Sulfate, Nitrate und synthetischen Silikate des Beryllium. Das Vorkommen von Beryllium-Veränderungen bei Arbeitern in der Fluoreszenzlampenindustrie erhöhte die Gefahren. Die Anwendung von Beryllium ist ziemlich breit gefächert; so in der Röntgenröhrenindustrie für Fenster von Röntgenröhren, in der Keramikindustrie, bei elektrischen Ausrüstungen, Computern, Transistoren usw.

BORBELY hat 1950 die amerikanischen Erfahrungen von ca. 400 Berylliumvergiftungen ausgewertet. Die klinischen Erscheinungen, die infolge Einatmung von Berylliumverbindungen auftreten, kann man als nicht-spezifische Reizerscheinungen der Haut und der zugänglichen Schleimhäute und als spezifische granulomatöse Veränderungen der Lungen, der Haut und anderer Organe auffassen. Die Reizerscheinungen treten der Hauptsache nach als Kontakterscheinungen in solchen Betrieben auf, in denen Berylliumhalogenverbindungen oder saure Berylliumsalze gehandhabt werden. Die Reizerscheinungen der Augen treten in Form einfacher katarrhalischer Konjunktivitis, selten als Blepharitis auf, vergesellschaften sich gern mit einer Dermatitis der Gesichtshaut und heilen komplikationslos aus. Defektheilungen wurden nicht beschrieben.

Neben den akuten Vergiftungen werden wesentlich weniger häufig chronische Vergiftungen aufgedeckt, vor allem bei Herstellern von Fluoreszenzlampen und von Fluoreszenzpulver, aber auch bei der Herstellung von Legierungen, die sich durch große Härte, durch besondere Leichtigkeit und durch große Korrosionsfestigkeit gegen Meerwasser auszeichnen.

Die chronische Intoxikation kommt gleich häufig bei beiden Geschlechtern vor, wobei Frauen empfindlicher zu sein scheinen als Männer (PEYTON und WORCESTER 1959). Die chronische Erkrankung kann kurz nach der akuten Phase beginnen oder kann nach vielen Jahren auftreten, in manchen Fällen nach 20 Jahren oder mehr. Je länger die latente Periode dauert, um so milder verläuft die Erkrankung (HARDY et al. 1967). Streßbedingungen können ein Aufflackern des Prozesses zur Folge haben. Dies ist wichtig für schwangere Frauen mit Berylliosis, bei denen eine plötzliche Verschlechterung während der Schwangerschaft oder in der Post-partum-Periode eintreten kann (TEPPER et al. 1961).

Auch die chronische Berylliosis betrifft in erster Linie die Lunge, in welcher Veränderungen auftreten können, die von einer Sarkoidose nicht zu unterscheiden sind. Das gleiche gilt für die Hautveränderungen!

Die Entdeckung von Beryllium im Urin mit spektrographischer Analyse ist nicht notwendigerweise ein Hinweis auf eine Erkrankung, sondern mehr dafür, daß eine Exposition stattgefunden hat. Das Fehlen dieses Nachweises schließt eine Erkrankung nicht aus.

Der Haut-Pflaster-Test von CURTIS (1951, 1959) ist spezifisch für Beryllium und zeigt eine Hypersensitivität gegen Beryllium an. Der Test besteht in der Applikation einer Gaze, befeuchtet mit ungepufferter 1% Berylliumfluorid- oder 2% Berylliumsulfatlösung auf die Haut für 48 Stunden. Das Ablesen erfolgt nach 72 Stunden; eine positive Reaktion besteht in einem ekzematösen Hautausschlag, welcher für mehr als eine Woche persistiert. Die positive Reaktion sagt aus, daß die Person gegenüber Beryllium sensibilisiert ist, sagt aber nichts aus über eine vergangene oder gegenwärtige Erkrankung. Ein negativer Test kann eine Beryllium-Erkrankung nicht ausschließen. Außerdem wurden noch in vitro-Tests entwickelt: Der Beryllium-Migration-Inhibition-Faktor (Be MIF) von JONES und WILLIAMS (1972) und PRICE et al. (1977). Ein analoger Lymphozyten-Transformations-Test wurde von DEODHAR et al. 1973 angegeben, welcher den Vorteil hat, daß er auch noch nach Steroid-Therapie positiv sein kann.

Die Vorsichtsmaßnahmen gegen Beryllium-Schäden wurden erheblich verstärkt. So darf die durchschnittliche Konzentration von Beryllium nicht über 2 μg per Kubikmeter, während eines 8-Stunden-Tages, hinausgehen; die Peak-Konzentration darf nicht höher sein als 25 μg per Kubikmeter (BRESLIN 1966).

Die Krankheit kann aber auch mit Gelenkschmerzen beginnen und kann dann leicht als rheumatisches Leiden mißgedeutet werden, oder renale Schmerzen lenken die Aufmerksamkeit auf die Nieren.

Die Skelettbeteiligung ist sowohl direkt möglich durch die Ablagerung des Beryllium im Knochenmark und dessen Auswirkungen an diesem für die Osteogenese so wichtigen Gewebe, oder aber mittelbar über die Nieren durch Schädigung der Tubuli und die Entstehung einer Osteoporose respektive einer Osteomalazie.

Die ersten Hinweise auf eine direkte Skelettbeteiligung ergaben die Beobachtungen von Osteosarkomen im Knochen von Kaninchen von GARDNER und HESLINGTON 1946, die von BARNES 1950 und DUTRA und LARGENT 1950 an Ratten bestätigt wurden (daß Lungentumoren erzeugt werden können, war von anderen Autoren ebenfalls berichtet worden). KAY und SKILL hatten schon vorher (1934) über Beryllium-Rachitis berichtet und MAYNARD et al. fanden 1950 bei Berylliumschäden auch Osteoporose des Skeletts.

Die Beobachtungen von Beryllium-Veränderungen am Knochen gehen auf CLODUMAN et al. (1949) zurück. Sie fanden als Antwort auf eine intravenöse Injektion von Zink-Beryllium-Silikat 94 Tage nach dem Einsetzen der Behandlung eine Verdickung der langen Röhrenknochen. DUTRA und LARGENT (1950) beschrieben fibröse Foci im Knochenmark hauptsächlich an den Enden der Röhrenknochen, JANES et al. (1954, 1956) beobachteten Sklerosen der Röhrenknochen bei Tieren, aus denen sich die Sarkome entwickeln. Die Untersuchungen von KELLY et al. (1961) zeigten, daß der Mineralgehalt des vom Knochenmark induzierten neugebildeten Knochens höher war als der des umgebenden normalen Knochens. Sie betrachteten das Phänomen der endostalen, durch Beryllium ausgelösten Knochenbildung in der Knochenmark-Kavität mehr als eine Reaktion auf die Entzündung in der Umgebung des implantierten Beryllium um das Berylliumgranulom, als einen direkten Berylliumeffekt.

Nach den Untersuchungen von FODOR (1977) entsteht der medulläre neugebildete Knochen meistenteils im Knochenmark selbst, aber auch im Zusammenhang mit dem Endost. FODOR fand eindeutige Übergänge zwischen neugebildetem medullären Knochen und neoplastischer Proliferation, dementsprechend betrachtet er diese Veränderungen als präsarkomatös im Hinblick auf den klaren Zusammenhang mit der Tumorbildung und der Tatsache, daß diese Veränderungen der Tumorbildung vorausgehen. Auch die häufige Multiplizität der Beryllium-induzierten Knochentumoren ist in diesem Sinne zu verstehen.

Bei seinen Versuchen an Kaninchen wurde eine Beryllium-Oxid-Suspension (1% in 5 ml physiologischer Kochsalzlösung) in eine Ohr-Vene injiziert, einmal pro Woche für 25 Wochen. Die Knochen wurden sorgfältig studiert: Die Beryllium-Oxid-Granula fanden sich über das Knochenmark des ganzen Skeletts verteilt. Die Granula wurden intrazellulär in Phagozyten mit PAS-positiven exzentrischen Nuklei gefunden, in Gruppen oder verstreut. Um die Granulome herum ist das Knochenmark zellarm, die hämatopoetischen Elemente nehmen an Zahl ab. Eine herdförmige Proliferation von Retikulumzellen in den Diaphysen und Metaphysen der langen Röhrenknochen steht an erster Stelle. Dann entstehen Inseln von spongiösem Knochengewebe nach vorausgehender fibröser Transformation, aber auch ohne dieselbe. Im spongiösen Teil wird der neugebildete Knochen an der Oberfläche der Trabekel angelagert, und zwar sowohl der primären als auch der sekundären Spongiosa. Dieser Vorgang scheint in Phasen zu verlaufen, indem alternativ normaler oder Beryllium-Knochen gebildet wird. Die Knochenmarks-Kavität kann von dem neugebildeten Knochen vollständig ausgefüllt werden.

Von den 60 mit Berylliumoxid behandelten Kaninchen überlebten 29 das Ende des Experiments. Von diesen hatten 21 Sarkome entwickelt, während in 8 Kaninchen Beryllium-Knochengewebe nachgewiesen werden konnte.

Nach den tierexperimentellen Ergebnissen ist nicht daran zu zweifeln, daß es Beryllium-induzierte Knochentumoren gibt, die sich mit den osteogenen Sarkomen beim Menschen vergleichen lassen. Diese Feststellung ist für die eventuell Betroffenen von besonderer Bedeutung, weil sich damit auch die Knochentumorbildung beim Menschen unter die Berufserkrankung einordnen läßt und versicherungsrechtliche Konsequenzen gezogen werden müssen, die bisher schon für die Lungenerkrankungen anerkannt sind.

Die mittelbaren Knochenschäden, welche durch eine primäre Berylliumschädigung der Nieren hervorgerufen werden, unterscheiden sich nicht von den auch nach anderen an der Niere angreifenden toxischen Noxen auftretenden Knochenschäden. Im Röntgenbild findet sich eine Osteoporose (Maynard et al. 1950) bis hin zur Osteomalazie, im jugendlichen Alter ein rachitisähnliches Bild (Kay und Skill 1934; Wentz et al. 1958). In diesem Zusammenhang sollen daher auch die experimentellen Untersuchungen von Branion et al. (1931) erwähnt werden, welche glaubten, mit Berylliumkarbonat bei Ratten rachitisähnliche Veränderungen erzeugen zu können, Untersuchungen, die durch Hyslop et al. (1943) nicht bestätigt wurden.

7. Knochenaffinität des Bariums und toxische Nieren- und Nervenstörung

Seit der Arbeit von Bauser et al. (1957) ist der Metabolismus von Barium-140 im menschlichen Körper bekannt. Mit seiner Halbwertzeit von 12,8 Tagen eignet sich dieses Isotop als ein Indikator des Skelettstoffwechsels beim Menschen. Seine Einlagerungsgeschwindigkeit in den Knochen ist größer als diejenige von Kalzium unter gleichen experimentellen Bedingungen. Die Eignung für menschliche Skelettstudien wurde von den Autoren an einem 8 Jahre alten Mädchen mit einer primär Vitamin-D-resistenten Rachitis getestet und bewiesen. Nach Behandlung mit massiven Dosen von Vitamin D stieg die Einlagerungsgeschwindigkeit zu Werten, die bedeutend höher als normal lagen.

Es ist daher damit zu rechnen, daß lösliche Barium-Verbindungen auch unter anderen Bedingungen im Körper in den Knochen gelangen und dort abgelagert werden, zumal Barium-Vergiftungen vielfach im Schrifttum niedergelegt sind, wobei vor allem neurogene Störungen, sowie Herzrhythmusstörungen, beobachtet wurden. Außerdem kommt es zu einem Absinken des Kalium-Spiegels. In einem Falle (Lydtin et al. 1965) wurde auch eine erhebliche Leukozytose beobachtet. Gould et al. stellten 1973 aus dem Schrifttum die Todesfälle seit 1868 zusammen und berichteten über die Erkrankungen von 85 britischen Soldaten in Persien (Morton 1945) und von den beiden Vergiftungen in Israel (Diengott et al. 1964). Da eine ähnliche Kombination von Hypokaliämie mit Muskelveränderungen auch in verschiedenen anderen klinischen Situationen vorkommt, wie glycyrrhizaextrakt-Ingestion, Amphotericin B-Therapie, Diureticis, Laxantienabusus u.a., muß auch an eine *Nierenschädigung* gedacht werden, die allerdings meist völlig reversibel wäre. Toxische Nephritiden wurden von Jaksch (1897) beschrieben, eine Hemmung der Kalium-Rückresorption in Tubulus wird auch von Lydtin et al. (1965) diskutiert. Stenström und Elo (1971) beobachteten eine Nephrobarynose nach einer Miktions-Uretero-Zystographie bei Kindern.

Systematische Untersuchungen von Arbeitern in Barium-herstellenden oder -verarbeitenden Betrieben liegen offenbar noch nicht vor. Derartige Untersuchungen sollten neben den Herzbefunden einschließlich von EKG-Befunden auch neurologischen Störungen, einer Leukozytose mit Linksverschiebung, Nierenveränderungen und Skelettbefunden gewidmet sein.

8. Knochenveränderungen durch Polyvinylchlorid

Neuerdings verdienen auch Kunststoffe die Aufmerksamkeit der Radiologen, seitdem bei Herstellern und Verarbeitern von Polyvinylchlorid Skelettveränderungen beobachtet wurden und damit gerechnet werden muß, daß auch andere Kunststoffe im Körper, speziell im Skelett, Schädigungen hervorrufen können.

Polyvinylchlorid wird seit mehr als 30 Jahren auf der ganzen Welt produziert und verarbeitet. Aber schon 1958 waren in der UdSSR bei 15 von 48 Arbeitern mehr oder weniger ausgeprägte „Hepatitiden", die z.T. subklinisch (bei 15%) verliefen, beobachtet worden (FILATOWA et al. 1958). 1963 folgten Beobachtungen aus Rumänien (SUCIU et al. 1963), in denen über durch Vinylchlorid entstandene Raynaud-Syndrome, Dermatitis, „Sklerodermie", Schilddrüseninsuffizienz, sowie Hepatomegalie berichtet wurde.

Hier wurden toxisch bedingte Hepatomegalien bei 50 von 168 Untersuchten festgestellt. Gleichzeitig hatten die rumänische Arbeitsgruppe und nach ihr zahlreiche andere Untersucher eine Mitbeteiligung des Skeletts festgestellt, die als erworbene Akroosteolyse („occupational acroosteolysis") angesprochen wurde.

Es ist das Verdienst von Susanne JÜHE und C.E. LANGE aus der Bonner Hautklinik, auf dem 1. Internationalen Symposion der Werksärzte der Chemischen Industrie 1972,

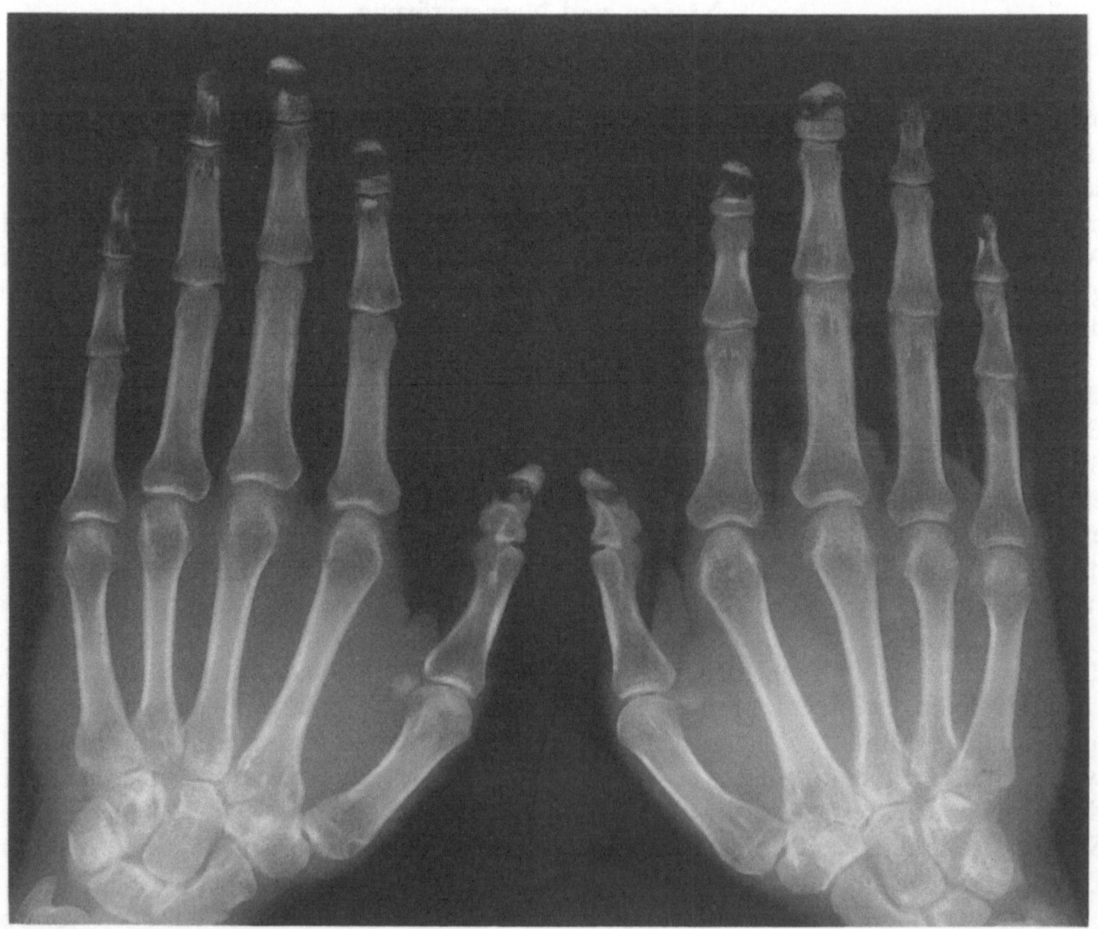

Fall 1

Abb. 67. K.H., geb. 16.11.38. Röntgenaufnahme vom 20.10.1972. Als Autoklavenarbeiter 5 Jahre in einem PVC-herstellenden Betrieb beschäftigt gewesen. Akroosteolyse bei Vinylchlorid-Krankheit an den Endgliedern beider Daumen, Zeige- und Mittelfinger und am linken Ringfinger

diese durch Vinylchlorid hervorgerufenen toxischen Schäden in Deutschland zum ersten Mal bekanntgemacht zu haben und dem Problem auch weiter nachgegangen zu sein. Unter den von der Bonner Arbeitsgruppe der Hautklinik, der Medizinischen Klinik und des Pathologischen Institutes untersuchten PVC-Arbeitern (MARSTELLER et al. 1973),

Tabelle 2. Häufigkeit pathologischer Befunde bei 20 PVC-Arbeitern. (Nach MARSTELLER et al. 1973)

Symptom	Fallzahl
Erhöhte Bromsulfalein-Retention	19
Thrombozytopenie	16
Laparoskopisch gefundene Leber-Milz-Veränderungen[a]	14
Splenomegalie im selektiven Milzszintigramm (im Leberszintigramm bei weiteren 2 Patienten)	7
Splenomegalie klinisch	7
Hepatomegalie klinisch	6
Akroosteolysen	4
Ösophagusvarizen (bei 2 Patienten gleichzeitig Fundusvarizen)	3

[a] Histologisch in allen 19 Fällen geringe bis mäßig schwere hepatische Alterationen.

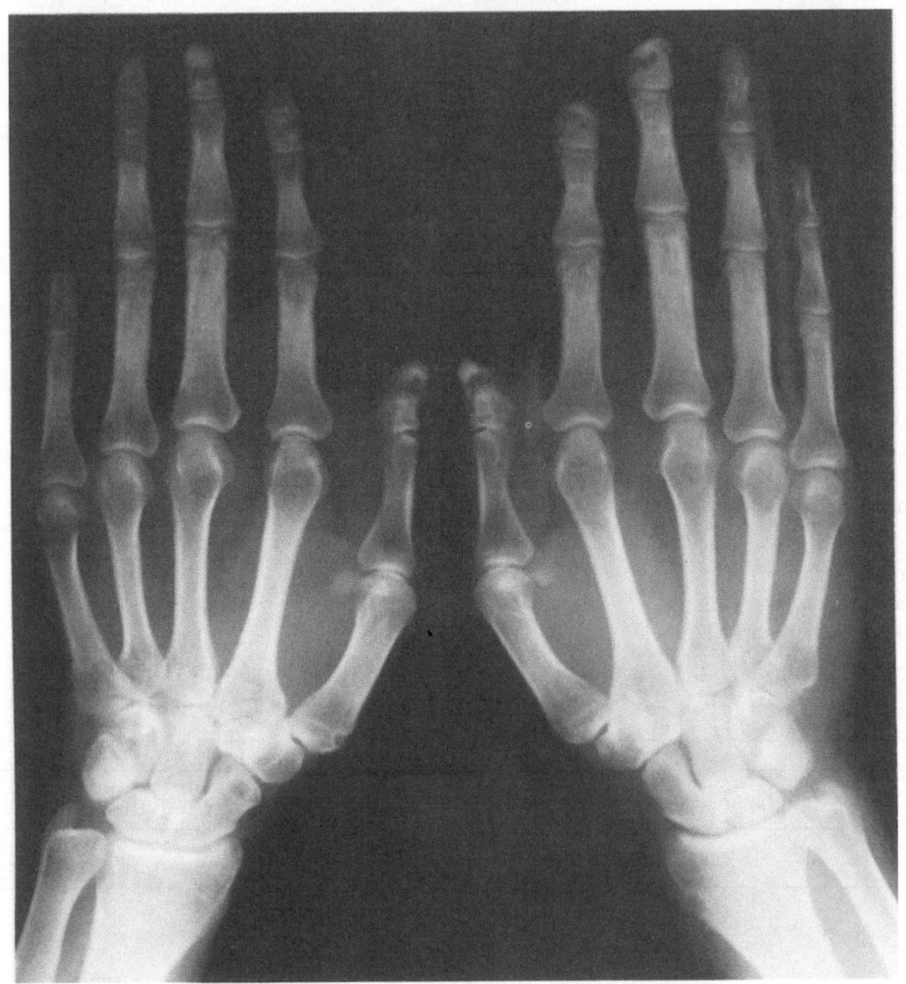

Fall 1

Abb. 68. K.H., geb. 16.11.38. Röntgenaufnahme vom 18.4.1974. Kontrolle $1^1/_2$ Jahre nach Berufsaufgabe. In Ausheilung begriffene Veränderung

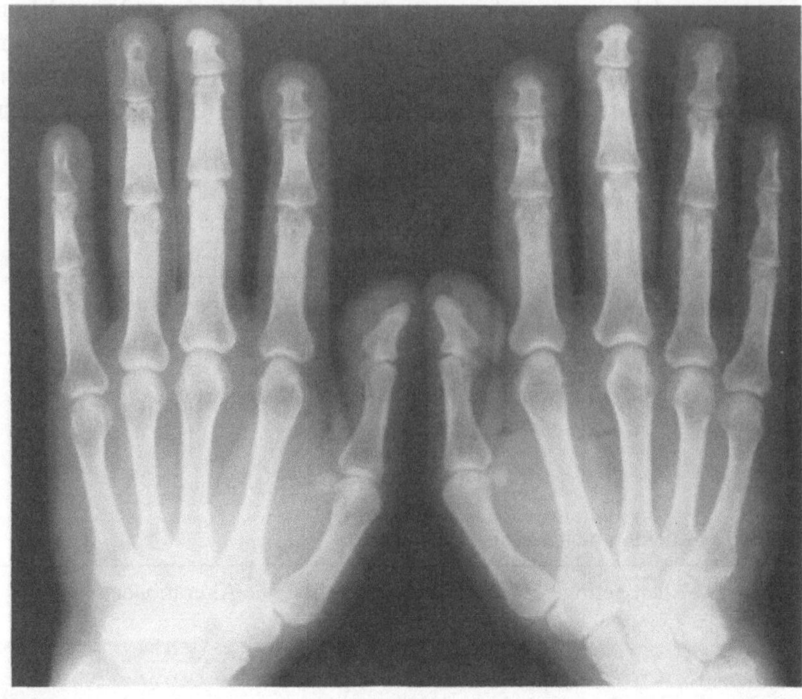

Fall 1

Abb. 69. K.H., geb. 16.11.38, Röntgenaufnahme vom 13.5.1980. Vollständige Ausheilung $7^1/_2$ Jahre nach Berufsaufgabe

Tabelle 3. Knochendefekte an den Endphalangen. (Nach STEIN et al. 1973)

	Patient									
	1	2	3	4	5	6	7	8	9	10
Handskelett										
Osteoporose (Atrophie)	+	+					+		+	+
Randdefekte (Proc. ung.)	+	+		+	+	+		+		
Bandförmige Osteolysen (Endphalangen)	+	+	+	+				+		+
Fußskelett										
Osteoporose (Atrophie)		+					+			
Randdefekte (Proc. ung.)			+	?				?		
Bandförmige Osteolysen (Endphalangen)										
Iliosakralgelenke (Arthritis)			+	+	+					+
Knochenzysten		+		+	+					+

Patient	Endphalangen der linken Hand					Endphalangen der rechten Hand				
	1	2	3	4	5	1	2	3	4	5
A							+			
S		+	+			+	+	+		+
D		+	+				+	+		
G	+	+	+		+	+	+	+	+	+
C		+					+			
H	+	+	+	+		+	+	+		

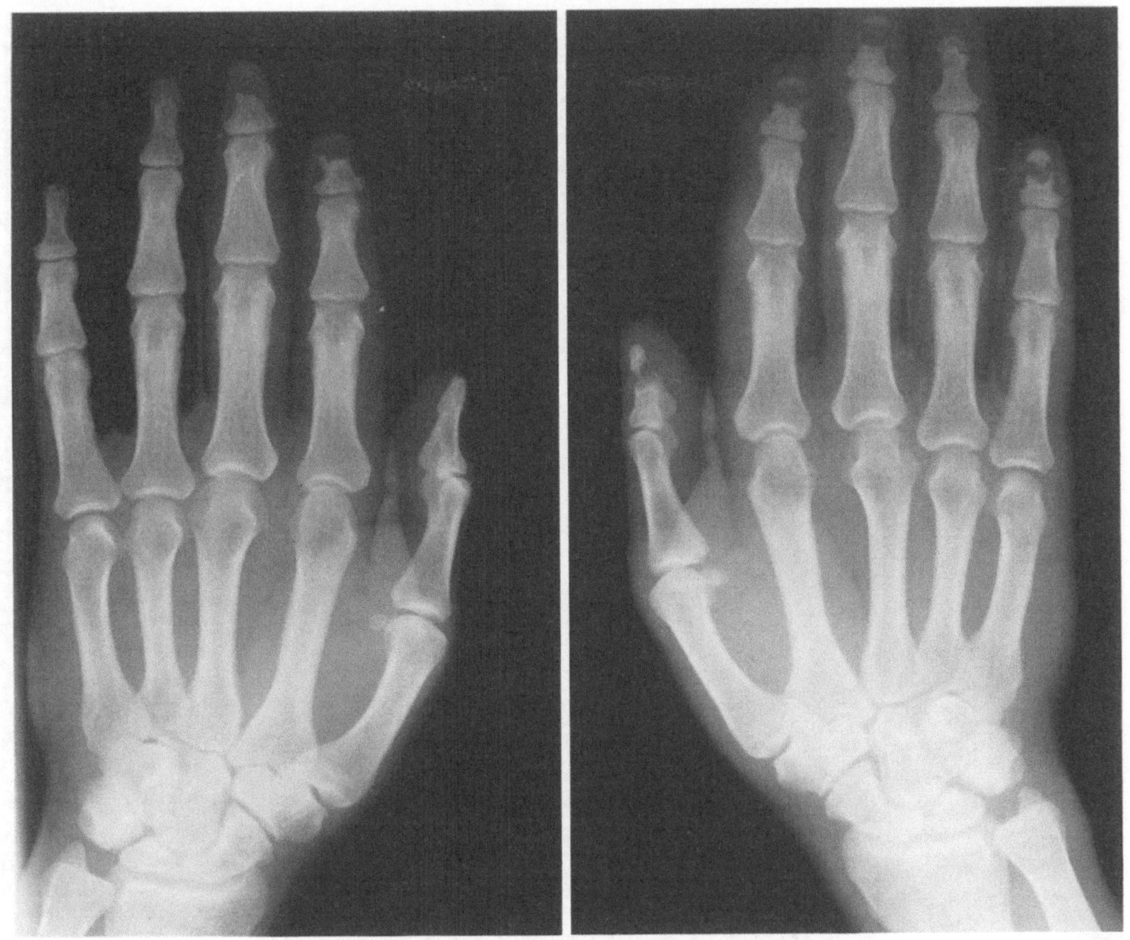

Fall 2

Abb. 70. O.S., geb. 28. 4. 25. Röntgenaufnahme vom 27. 2. 1962. Bandförmige Osteolysen am Zeige- und Mittelfinger-Endglied links, am Daumen, Zeige-, Mittel- und Kleinfinger-Endglied rechts; beginnende Osteolyse am Ringfinger-Endglied rechts

fanden sich in 14 Fällen laparoskopisch gefundene Leber- und Milz-Veränderungen, histologisch jedoch in allen 19 Fällen geringe bis mäßig schwere hepatische Alterationen. Die übrigen Befunde ergeben sich aus Tabelle 2. Die Akroosteolysen sind dabei weder das führende Symptom der berufsbedingten Schädigung, noch etwa besonders häufig (4 von 20). Sie sind nach JESSERER (1952) auch nicht spezifisch, da sie auch bei der Osteomalazie (KLEINSORGE 1950) und dem Hyperparathyreoidismus (JESSERER 1952) gefunden werden. Sie sind rückbildungsfähig, allerdings bleiben Deformierungen oder Verkürzungen und Verplumpungen bestehen.

In einer späteren Arbeit aus dem Bonner Arbeitskreis wurden von STEIN et al. (1973) die gefundenen Knochenveränderungen bei 10 PVC-Arbeitern näher analysiert (Abb. 67–72) und tabellarisch aufgeschlüsselt (Tabelle 3). Dabei zeigte sich im Anfangsstadium lediglich eine diffuse Atrophie der Knochen des Hand- und Fußskeletts. Später sind gleich häufig die Randdefekte an den Proc. unguiculares, während die bandförmigen Akroosteolysen nur am Handskelett und nur bei 6 von 10 Patienten mit Skelettveränderungen gefunden wurden. Der Wert des Knochen-Scans bei der erworbenen Akroosteolyse wird von MURRAY (1978) unterstrichen. Bei einem 50 Jahre alten Polyvinylchlorid-Arbeiter konnte er röntgenologische und szintigraphische Serienstudien über 5 Jahre durchfüh-

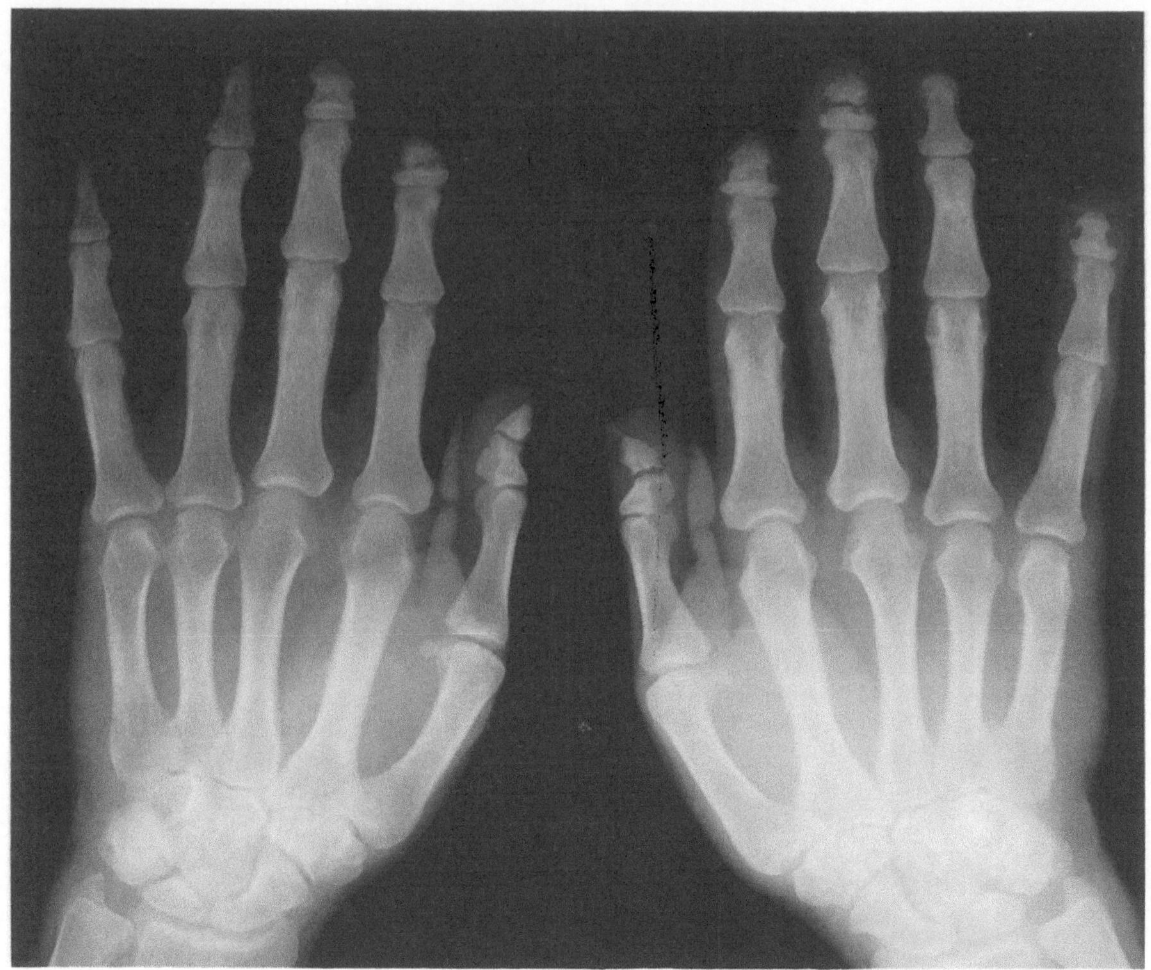

Fall 2

Abb. 71. O.S., geb. 28.4.25. Röntgenaufnahme vom 22.3.1972. Seit 3 Jahren invalidisiert. Expositionszeit $11^3/_4$ Jahre. Verkürzung der früher befallenen Endglieder, wobei das Ring- und Kleinfinger-Endglied rechts ausgeheilt ist. Jetzt auch Daumen-Endglied links befallen. Angiologische Untersuchung (Privatdozent Dr. KOISCHWITZ, Bonn). Hypervaskularisation der befallenen Endglieder der linken Hand

ren und mit beiden Methoden die Besserung der Veränderung demonstrieren, die auch mit einem Rückgang der Gefäßveränderungen bei der serienmäßigen Kapillarmikroskopie verbunden war.

Bei 19 von 93 Patienten ergab sich eine Indikation zur Angiographie der Hände in Form Raynaud-artiger Beschwerden, Schmerzen oder pathologischer Lagerungsproben. Alle angiographisch untersuchten Patienten wiesen teils gröbere, teils geringere pathologische Befunde am Hand- und Digitalgefäßsystem auf. Dabei standen Gefäßverschlüsse (17 Patienten), Stenosen (9 Patienten) und fadenförmige Engstellung der Digitalarterien (6 Patienten) mit Eröffnung von Kollateralgefäßen im Vordergrund. Außerdem fanden sich eigentümlich umschriebene oder generalisierte Elongationen und Aufrollungen der Digitalarterien (14 Patienten), die als Aneurysmata cirsoidea angesehen wurden (Abb. 73 u. 74).

„Untersuchungen im zeitlichen Abstand über mehrere Jahre, wie sie bei drei Patienten möglich waren, zeigten keine wesentliche Änderung des Befundes, insbesondere kam es zu keiner Wiedereröffnung der verschlossenen Gefäße. Der Nachweis solcher Gefäßver-

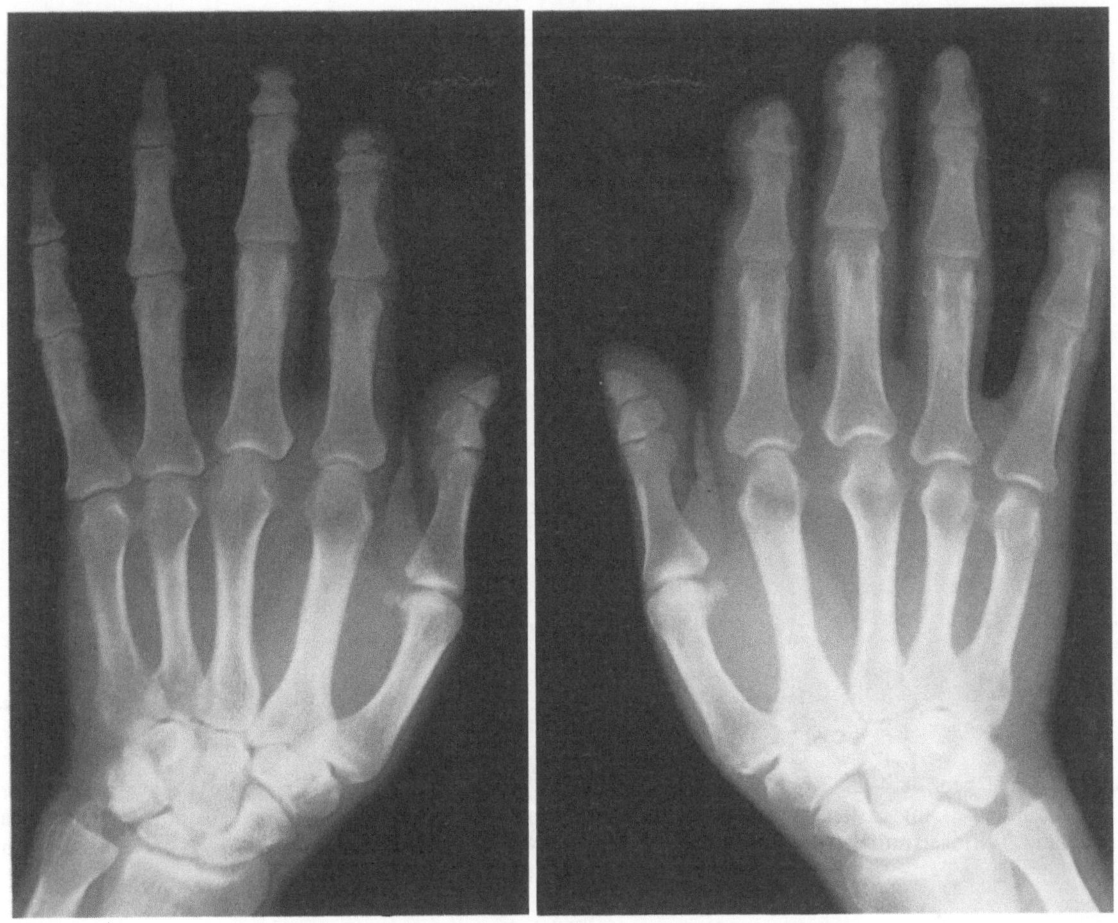

Fall 2

Abb. 72. O.S., geb. 28.4.25, Röntgenaufnahme vom 14.6.1976. $7^1/_2$ Jahre nach Expositionsende. Ausheilung auch des Zeige- und Mittelfinger-Endgliedes rechts und des Mittelfinger-Endgliedes links. Osteolysen an den Daumen-Endgliedern und am Zeigefinger-Endglied noch vorhanden

änderungen gelingt auch noch nach einem längeren expositionsfreien Intervall, ein Aspekt, der auch für gutachterliche Fragen von Bedeutung sein kann."

Die ersten zwei Beobachtungen mit bandförmigen Osteolysen wurden von LEFÈVRE (1966) mit den PVC-Arbeiten in Verbindung gebracht und daraufhin von dem chemischen Konzern, in welchem diese Arbeiter arbeiteten, eine Untersuchung an 780 Autoklavenreinigern durchgeführt, unter denen bei 19 Arbeitern analoge Knochenveränderungen nachgewiesen wurden. Die erste Publikation von 5 derartigen Fällen erfolgte 1967 durch CHATELEIN und MOTILLON, welche 103 Autoklavenreiniger in PVC-herstellenden Betrieben untersucht hatten. Klinisch boten diese 5 Arbeiter das Bild eines Raynaud-Syndroms. Im gleichen Jahr 1967 publizierten HARRIS und ADAMS 2 weitere Fälle, die sie bei 150 Autoklavenreinigern gefunden hatten, während 438 Arbeiter, welche nur PVC synthetisierten, keine Veränderungen aufwiesen. Schließlich hatten noch im gleichen Jahr 1967 WILSON et al. 3000 PVC-Arbeiter untersucht und bei ihnen 31 Arbeiter mit bandförmigen Osteolysen gefunden.

Das internationale Symposion der Werksärzte der chemischen Industrie bei der BASF in Ludwigshafen vom 27.–29.4.1972 löste eine Reihe von Aktivitäten aus, so z.B. Schutzmaßnahmen, mit welchen die Expositionen unter 10 ppm – der kritischen Grenze – gehalten werden können, so daß in Zukunft wohl keine Neuerkrankungen mehr erfolgen werden. Natürlich wurde die Vinylchloriderkrankung sofort als Berufserkrankung anerkannt und entsprechende Anträge bearbeitet.

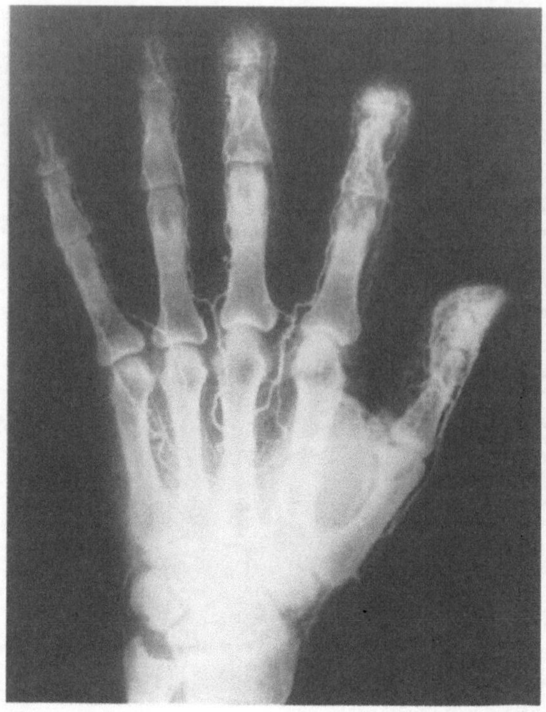

Fall 2

Abb. 73

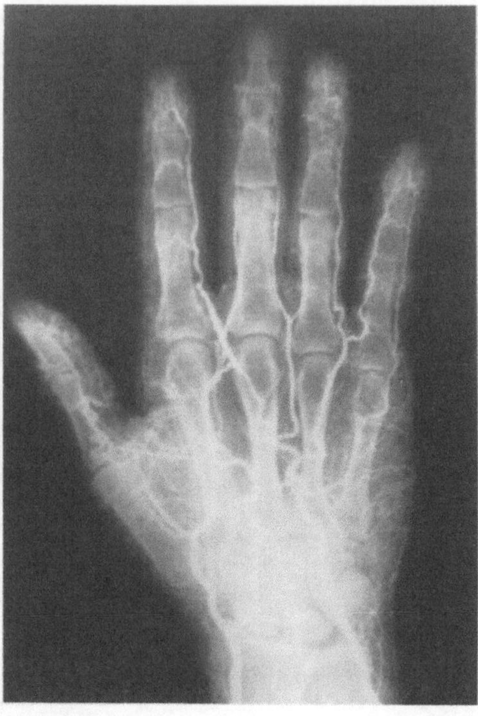

Fall 3

Abb. 74

Abb. 73. O.S., geb. 28.4.25. Röntgenaufnahme vom 9.8.1972. 11 Jahre VC-Exposition. Akroosteolysen am 2. und 3. Finger. Langstreckige Verschlüsse der A. princeps pollicis sowie der Aa. digit. palm. superf. propriae am 2. und 3. Finger radial. Umschriebene Stenosen der Arterien am 5. Finger. Akrale Hypervaskularisation am 1., 2. und 3. Finger. (Dr. KOISCHWITZ)

Fall 3

Abb. 74. K.H., geb. 12.1.21. Röntgenaufnahme vom 2.9.1977. 20 Jahre VC-Exposition. Langstreckige Verschlüsse der Aa. dig. palm. superf. ulnaris am 2., 3. und 4. Finger. Eröffnung der Aa. dig. transversa distalis und proximalis. Hypervaskularisation der Endglieder von Daumen, Zeige-, Ring- und Kleinfinger. Keine erkennbaren Akroosteolysen. (Dr. KOISCHWITZ)

(Die Röntgenaufnahmen dieser drei Fälle verdanken wir den Herren Dr. STEIN, Privatdozent Dr. LANGE und Privatdozent Dr. KOISCHWITZ aus Bonn)

Nach dem Stand vom 31.3.1976 waren von

177 Anträgen
119 abgeschlossen

= 58 noch in Bearbeitung

119 Fälle	(=100,0%)	abgeschlossen
51 Fälle	(= 43,0%)	als Berufskrankheit nicht anerkannt, da kein Zusammenhang
68 Fälle	(= 57,0%)	anerkannt und bezahlt
31 EM unter 10%	(= 26,0%)	
17 EM 10–45%	(= 14,3%)	
14 EM 50–100%	(= 11,7%)	
6 Hinterbliebenenrenten	(= 5,0%)	

Dem Zentralinstitut für Arbeitsmedizin der Gesundheitsbehörde der Freien und Hansestadt Hamburg war die Aufgabe der Literatursammlung zugefallen. Bis 1975 waren von 530 Publikationen dort bereits 420 Originalarbeiten zusammengekommen. 1976 verfügte Prof. SZADKOWSKI bereits über 800 einschlägige Veröffentlichungen: „Anamnestisch werden in erster Linie Oberbauchbeschwerden, Müdigkeit, verminderte Leistungsfähigkeit und Schwindelgefühl angegeben, Klagen also, die recht unspezifisch sind. Es folgen Angaben über Taubheitsgefühl und Parästhesien, sowie Kältegefühl im Bereich einzelner Finger bzw. der Hände".

Bei 67% der Untersuchten fanden JÜHE u. LANGE (1972) sowie LANGE et al. (1974) eine erhöhte Bromthalein-Retention, bei 57% szintigraphisch eine Splenomegalie. Die alkalische Serumphosphatase ist nach LILIS et al. (1976, 1977) mit einer gewissen Regelmäßigkeit erhöht.

„Laparoskopisch findet sich meist eine netzförmige und/oder kleinfleckige bis flächenhafte Kapselfibrose. Histologisch sieht man eine herdförmige Vergrößerung und Polymorphie der Hepatozyten. Auffallend häufig zeigen die portalen Felder eine deutliche Fibrosierung. In einem Teil der Fälle liegt eine Kollagenisierung der Sinusoidwände nach Art der sog. Maschendraht-Fibrose vor. Eine komplette Zirrhose konnte in keinem Fall nachgewiesen werden. Naturgemäß ist eine histologisch-bioptische Beurteilung der Milz intra vitam nicht möglich".

In einem Teil der Fälle lassen sich Ösophagus- und Magenfundusvarizen nachweisen.

„Tierexperimentelle Untersuchungen zur Frage der Lebertoxizität des Vinylchlorids wurden erstmals von PATTY et al. 1930 im Rahmen der Prüfung des Gases als Narkotikum durchgeführt. Bei diesen Kurzzeitversuchen fanden sich nach Exposition mit 15000 ppm VC keine groben pathologischen Veränderungen. Bei Langzeitversuchen konnten jedoch TORKELSON et al. (1961) nachweisen, daß noch 200 ppm VC bei täglich 7-stündiger Exposition über einen Zeitraum von 6 Monaten beim Kaninchen periportale zellige Infiltrationen, sowie Nekrosen und schaumige Vakuolisierungen der Leberzellen auslösen. Eine derartige Langzeitbelastung mit 50 ppm VC zeigte bei den Kaninchen und anderen Tierspezies keinen hepatotoxischen Effekt".

Die Hautveränderungen werden von LANGE et al. (1974) als sehr derbe, relativ scharf abgegrenzte, weißliche bis elfenbeinfarbene, meist etwas über das Hautniveau erhabene getreidekorngroße, bis plattenartige Infiltrate an Handrücken, molaren Handgelenken, ulnaren Unterarmseiten und an den Wangen beschrieben.

9. Die ossifizierende Periostitis der Perlmutterarbeiter, auch Perlmutterostitis genannt

Man hatte geglaubt, daß die ossifizierende Periostitis der Perlmutterarbeiter der Vergangenheit angehörte. Jahrzehntelang war diese eigentümliche Knochenerkrankung nicht mehr beobachtet bzw. beschrieben worden, bis 1952 MASSERONI-SINIGAGLIA über 4 und 1953 RUNCO und BOSSI über 9 neue Fälle berichten konnten. Insgesamt sind seit der ersten Mitteilung durch ENGLISCH im Jahr 1869 nunmehr etwa 50 Erkrankungsfälle bekannt geworden, von denen 35 auf die Zeit bis 1903 entfallen. Interessanterweise ist dieses seltene Krankheitsbild gehäuft nur in Wien und vereinzelt noch in Berlin und Paris gesehen worden. Die letzten Berichte stammen aus Italien.

ENGLISCH (1869), GUSSENBAUER (1875) und WEISS (1885), die die größten Erfahrungen sammeln konnten, haben das Krankheitsbild der Perlmutterdrechsler-Ostitis frühzeitig in sehr anschaulicher Weise geschildert. Etwa 1–4 Jahre nach Aufnahme der Arbeit in der Perlmutterindustrie stellten sich bei diesem oder jenem Jungarbeiter – der Prozentsatz der Erkrankten zur Zahl der Beschäftigten betrug ca. 0,6% – plötzlich heftige reißende oder bohrende Schmerzen in einem Knochen ein, die sehr bald Arbeitsunfähig-

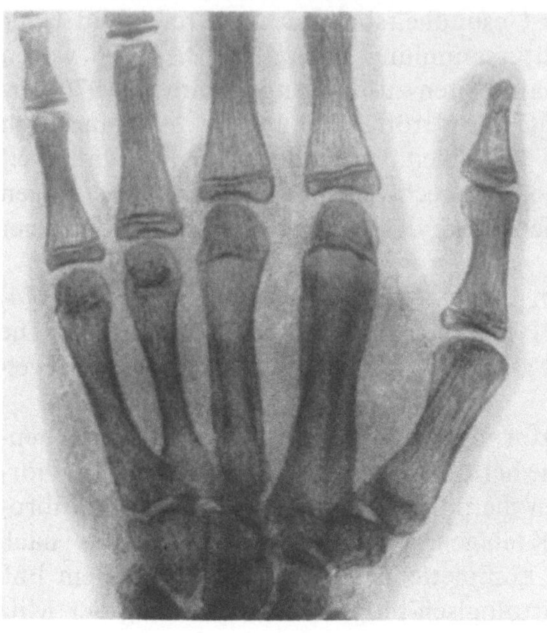

Abb. 75. Periostale Auflagerungen an Mittelhandknochen. (Aus KÖHLER, 1918/1919)

keit bedingten. In den nächsten Tagen bis Wochen entwickelte sich an der Schmerzstelle gelegentlich unter Fieberanstieg eine anfangs weiche, manchmal fluktuierende, später knochenhart werdende periostale Verdickung. Die darüber gelegenen Weichteile waren hin und wieder leicht entzündlich geschwollen, die Haut dann etwas gerötet. Sehr selten kam es zu einer Abszeßbildung. Häufig erkrankte nur 1 Knochen, ein Röhrenknochen, und zwar stets nur an einem Diaphysenende, wobei sich die schmerzhafte Verdickung allmählich gegen die Schaftmitte verlor, während sie gegen die Epiphyse steil abfiel. Das angrenzende Gelenk war nicht oder nur indirekt beteiligt. Zuweilen zeigte sich erst nach Monaten auch an anderen Knochen eine schmerzhafte Verdickung. Aber auch die platten Knochen konnten befallen werden. Am Unterkiefer erfolgte die Ausbreitung des Prozesses vom Gelenkfortsatz evtl. bis zu dessen Mitte hinunter.

Nur langsam bildeten sich die Krankheitserscheinungen zurück. Rückfälle waren nicht selten und vor allem dann zu befürchten, wenn der Betreffende seine Arbeit in der Drechslerei wieder aufnahm. Es erkrankte der selbe Knochen von neuem, oder es wurde ein anderer Skeletteil ergriffen. Das Allgemeinbefinden war während der Krankheitsperiode relativ wenig herabgesetzt. Die Prognose erwies sich fast immer als günstig.

Nur in sehr schweren Fällen konnte sich die Anschwellung über die ganze Länge eines Röhrenknochens erstrecken und dann auch einmal auf die Epiphyse übergreifen, was meist eine Gelenkentzündung zur Folge hatte. Gelegentlich wurde eine Fixation des Unterarmes in der Mittelstellung zwischen Pronation und Supination beobachtet, insbesondere dann, wenn beide Unterarmknochen erkrankt waren.

Pathologisch-anatomisch handelte es sich nach MASSERONI-SINIGAGLIA (1952) um diaphysäre periostale Auflagerungen teils beträchtlichen Ausmaßes, die den Röhrenknochen schalenförmig, in anderen Fällen inhomogen umgaben. Die Kortikalis war dabei zuweilen verdünnt. Das histologische Bild sprach i.E. für eine lokale mechanische oder chemische Reizung, sicher nicht für bakteriell entzündliche Vorgänge.

MM. BROCA und TRIDON haben erstmalig bei ihrem Beobachtungsfall 1903 die Röntgenuntersuchung der erkrankten Hände und Füße zur Überprüfung des Tastbefundes herangezogen. Es hat sich ihnen eine Ossification périostique bis zu 4 mm Dicke am 2. Metacarpale und weniger deutlich am 2. Metatarsale gezeigt: commençant au niveau

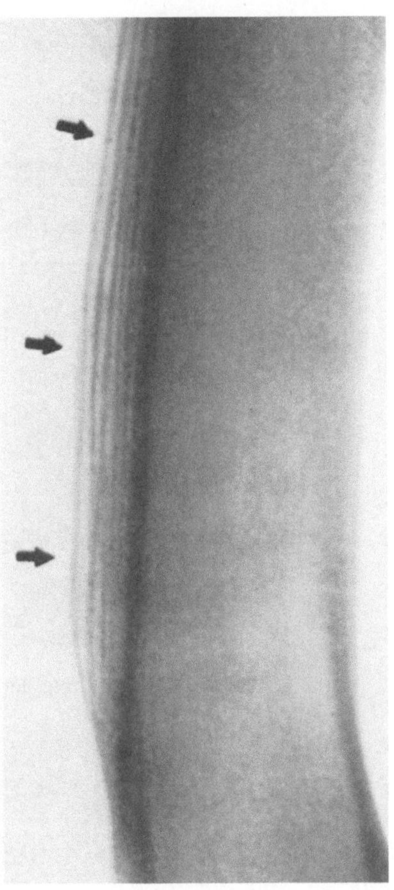

Abb. 76. Zwiebelschalenartige periostale Auflagerungen an der Vorderseite des rechten Femur, dist. Abschnitt. (Aus RUNCO und BOSSI, 1953)

de l'union de la base et du corps de l'os et s'étendant jusqu' à quelques millimètres du cartilage de conjugaison.

1918 bringt KÖHLER in den Fortschritten auf dem Gebiet der Röntgenstrahlen eine Aufnahme (Abb. 75) der Hände eines 23 Jahre alten Muschelarbeiters aus einer Perlmutterfabrik im Vogtland. Man sieht starke periostale Auflagerungen entlang der gesamten Diaphyse des Mittelhandknochens des 2. Strahles, die proximal wie distal mit der Epiphysenfuge abschließen. Eine mehr spindelförmige Auftreibung besteht am 3. Metacarpale der gleichen Hand, allerdings nur im proximalen Anteil der Diaphyse. Die Knochenzeichnung ist in Höhe der Auflagerungen etwas verwaschen. 3 Monate später waren die Schwellung am Handrücken und die knöcherne Verdickung beseitigt. Nach Wiederaufnahme der Arbeit erkrankte nunmehr die linke Hand. Auch hier zeigte sich nach Ruhigstellung die erwartete Besserung. 2 Jahre später ließen die erkrankt gewesenen Mittelhandknochen röntgenologisch eine Sklerosierung bzw. eine Verdickung der Kortikalis erkennen, aber keine periostalen Auflagerungen mehr. Waren mehrere Knochen erkrankt, konnten die Veränderungen in verschiedenen Stadien angetroffen werden (Abb. 76–80).

KÖHLER (1918) weist ausdrücklich darauf hin, daß es sich bei 2 der insgesamt beobachteten Krankheitsfälle um Arbeiter jenseits der Pubertät handelte. Sie waren mit 38 und 45 Jahren die ältesten jemals erkrankten Perlmutterarbeiter. LEVYS (1889) 5 Kranke waren 23–31 Jahre alt. Die Annahme, daß nur junge Menschen vor dem vollendeten Wachstum von dem charakteristischen Leiden ergriffen werden, trifft somit nicht zu. Allerdings haben die ersten Beobachtungen in Wien nur Jugendliche im Alter von 14–20 Jahren betroffen.

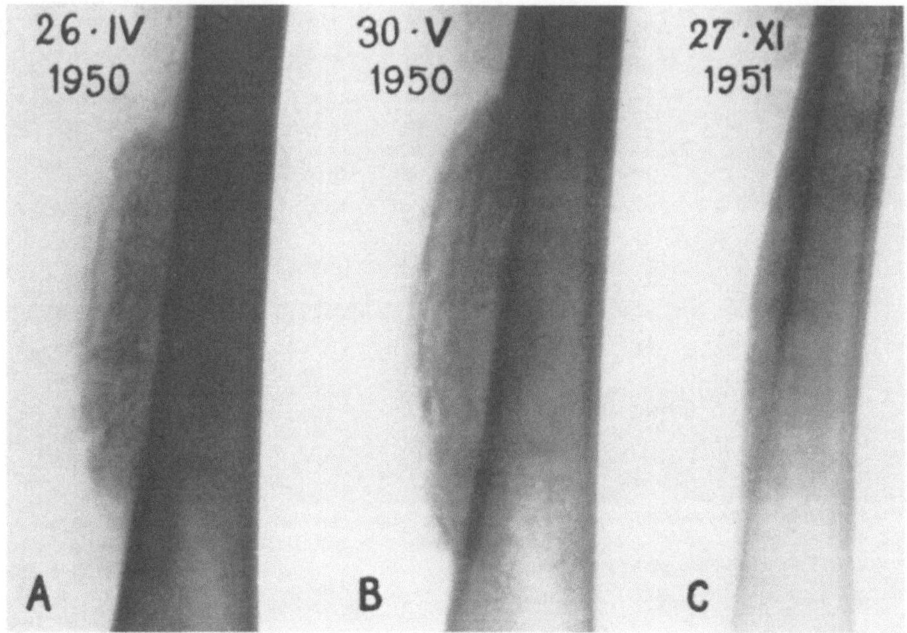

Abb. 77. Rückbildung der Periostosen im Verlauf von 18 Monaten am linken Oberschenkel

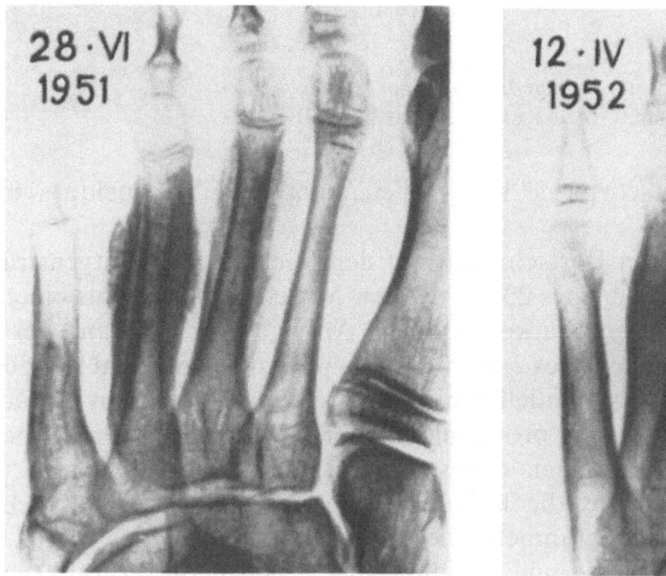

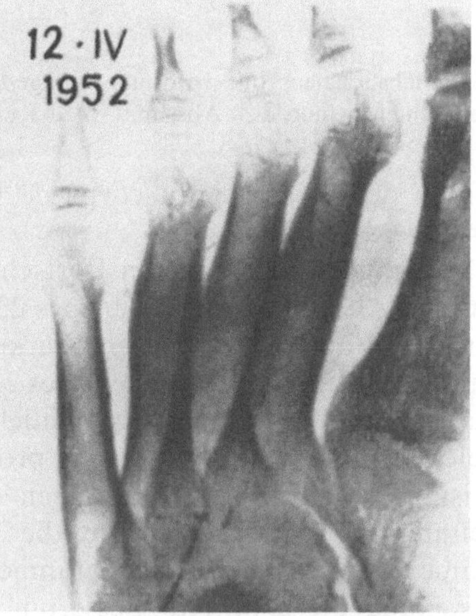

Abb. 78. Rückbildung nach 9 Monaten an den Metatarsalia des linken Fußes. (Fall II aus RUNCO und BOSSI, 1953)

Die Ätiologie der Perlmutterkrankheit ist bis jetzt noch ungeklärt. Auf die verschiedenen Entstehungstheorien kann hier nicht eingegangen werden. Mit Recht vermutet man einen Zusammenhang mit dem inhalierten Perlmutterstaub. Bei Horn-, Bein-, Holz- und Bernsteindrechslern sind niemals derartige Knochenveränderungen gesehen worden. Versuche, das Leiden durch Inhalation des Staubes bei jungen Hunden hervorzurufen, sind fehlgeschlagen. Bemerkenswert ist die Mitteilung von RUNCO und BOSSI (1953), daß sich unter ihren 9 Fällen ein 6jähriges Mädchen befand, das in einem Hofe gespielt

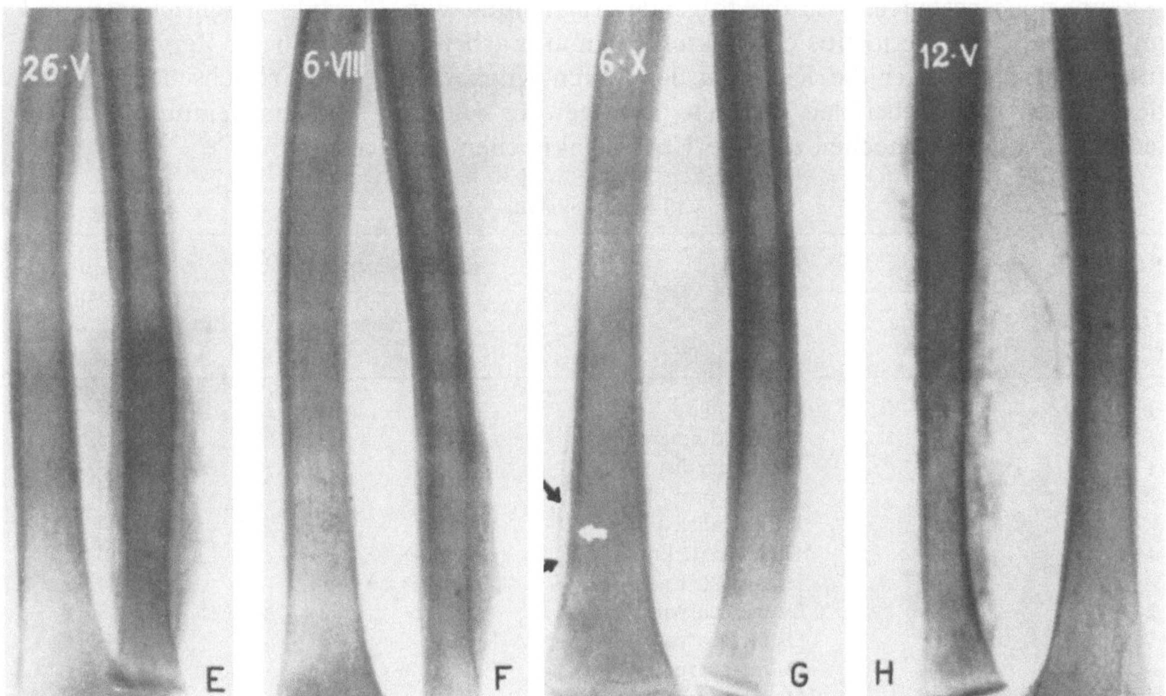

Abb. 79. Verlaufsform der Periostosen an den Unterarmknochen (*E–G* rechts). An linker Ulna ungewöhnliches Erscheinungsbild (*H*). (Fall V aus RUNCO und BOSSI, 1953)

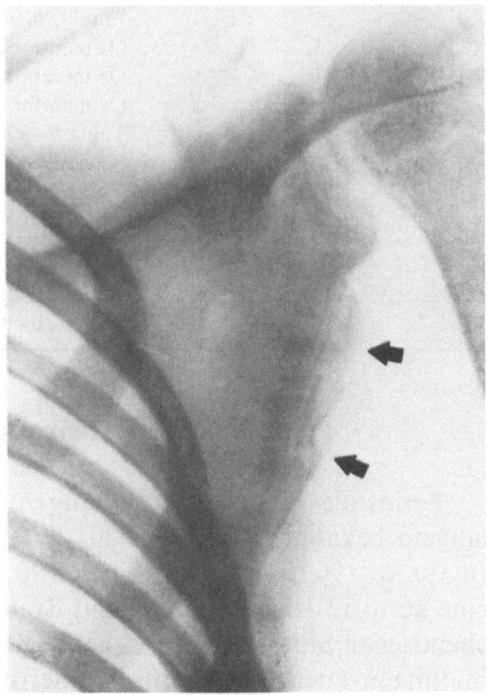

Abb. 80. Typisches Bild der Periostose am lateralen Schulterblattrand. (Fall VIII aus RUNCO und BOSSI, 1953)

hatte, auf den sich die Fenster und die Ventilatoren eines vor 2 Jahren neu errichteten Betriebes öffneten.

Differentialdiagnostische Schwierigkeiten dürften bei dem klinisch wie röntgenologisch charakteristischen Knochenbefund – vor allem bei Beachtung der Berufsanamnese

– kaum noch bestehen. Wie die folgende Aufstellung von 18 exakt beschriebenen und an ossifizierender Periostitis erkrankten Perlmutterarbeitern aus früherer Zeit zeigt, sind im jugendlichen Alter die Knochen der linken Körperhälfte, im Erwachsenenalter die der rechten stärker befallen gewesen. Eine gewisse Häufung der Erscheinungen haben lediglich die Kieferknochen und die Unterarmknochen geboten:

18 Krankheitsfälle

Rechte Körperseite		Körperteil	Linke Körperseite		Zusammen
14–20 Jahre (13 Fälle)	21–31 Jahre (5 Fälle)		14–20 Jahre (13 Fälle)	21–31 Jahre (5 Fälle)	
1	3	Os maxillare	1	–	5
1	3	Os mandibulare	–	1	5
1	1	Humerus, dist. Ende	1	–	3
2	–	Radius, prox. Ende	2	–	4
–	–	Radius, dist. Ende	4	–	4
1	–	Ulna, prox. Ende	2	–	3
–	–	Ulna, dist. Ende	4	–	4
2	–	Os metacarpale II	1	–	3
1	–	Os metacarpale III	1	1	3
–	–	Os metacarpale IV	1	1	2
–	1	Os metacarpale V	1	1	3
–	–	Femur, prox. Ende	1	–	1
–	1	Femur, dist. Ende	–	–	1
1	–	Tibia, prox. Ende	–	–	1
1	–	Tibia, dist. Ende	2	–	3
1	–	Fibula, dist. Ende	2	–	3
–	1	Os metatarsale II	2	–	3
–	1	Os metatarsale III	2	–	3
–	1	Os metatarsale IV	1	–	2
1	–	Talus	–	–	1
–	–	Naviculare	–	1	1
–	–	Cuboid	1	–	1
–	–	Cuneiforme	–	1	1
–	–	Scapula	2	–	2
–	1	Clavicula	1	1	3
13	13	21 verschiedene Knochen	32	7	65

10. Osteopathia hypertrophicans toxica

Periostale Knochenneubildungen bei peripheren Durchblutungsstörungen sind seit langem bekannt (POMMER 1920; KLAPP 1923; FREY 1925; SEYSS 1959; GRAUMANN und BRABAND 1960; SCHNEIDER et al. 1963 u.a.). Als Ursache wird von zahlreichen Autoren eine gestörte Hämodynamik mit Stauungen und dadurch hervorgerufenen stoffwechselchemischen Störungen angesehen. Es zeigte sich, daß derartige ausgeprägte Knochenneubildungen auch bei tuberöser Sklerose der Lunge (WAGNER und SCHAAF 1962 – dort auch weitere Literatur), sowie bei chronischen Lungenkrankheiten anderer Genese auftreten. Auch in der Veterinärmedizin, in welcher diese Knochenveränderungen unter dem Namen „Akropachie“ ebenfalls bekannt sind, liegen fast ausschließlich intrapulmonale Grundkrankheiten vor (HEIDENBLUT et al. 1967 – dort auch weitere Literatur). Nach diesen Autoren liegen einschlägige Beobachtungen vor allem an Hunden, aber auch beim Pferd, Huhn, Rind, Schaf, Hirsch, Reh, Löwen, bei der Katze, beim Kaninchen und Hasen vor. Es überwiegen Lungentumoren (primäre und sekundäre) neben chronisch entzündlichen Lungenkrankheiten als Grundkrankheit.

„Die vollständige oder teilweise Entfernung des primären Lungentumors führt oft schon innerhalb weniger Stunden und Tage, sowohl beim Tier als auch beim Menschen, zu einer völligen Rückbildung der Gelenkbeschwerden und der Weichteilveränderungen. Nach Wochen und Monaten können sich auch die periostalen Knochenveränderungen ganz zurückbilden.

Aber auch die auf der erkrankten Seite lediglich durchgeführte Vagotomie oder die Unterbindung der seitengleichen Pulmonalarterie führt zu denselben auffälligen therapeutischen Ergebnissen, sogar mit Rückgang der periostalen Knochenveränderungen.

Es wird vermutet, daß intrapulmonale Gefäßshunts in der Tumorumgebung und ihre Beseitigung durch die angeführten chirurgischen Eingriffe mit Rückkehr zur normalen Sauerstoffsättigung für den therapeutischen Effekt verantwortlich sind" (HEIDENBLUT et al. 1967).

Der Nachweis von broncho-pulmonalen Anastomosen bei 2 Fällen von Bronchialneoplasma mit Osteopathia hypertrophicans toxica wird zum Beweis ebenso herangezogen wie die Entstehung einer O.h.t. beim Hund nach Einpflanzung der linken Pulmonalarterie in das lk. Herzohr.

Eine vergleichende Untersuchung an 150 Fällen von arteriellen, obliterierenden peripheren Durchblutungsstörungen von SCHNEIDER et al. (1963) kommt zu der Feststellung von nur 6% periostalen Reaktionen bei ausschließlich arteriellen Durchblutungsstörungen; sie werden aber häufiger, wenn gleichzeitig latente venöse Störungen angenommen werden müssen oder klinisch manifest werden (Tabelle 4).

Tabelle 4. (Nach SCHNEIDER et al. 1963)

	Zahl		Alter	Periostosen		Gefäßverkalkungen		Femoralisstop		Gliedmaßengangrän	
Durchblutungsstörung	150		51,5	26	17,3%	78	52%	77	51,5%	45	30%
Arteriosklerose	63	42%	60,9	4	6,3%	53	84%	30	48%	17	27%
Endangitis obliterans	60	40%	43,6	9	15%	8	13%	38	63%	18	30%
Arteriovenöse Störung	27	18%	50	13	48%	17	63%	9	33%	10	37%

Ausschließlich arterielle Durchblutungsstörungen rufen vielmehr vorwiegend diffuse oder kleinfleckige Knochenatrophien mit starker Rarefizierung der Spongiosastruktur und Herabsetzung des Kalksalzgehaltes des Knochens hervor, wie es kürzlich auch durch KOISCHWITZ et al. (1980) angiographisch bei der Vinylchloridkrankheit nachgewiesen werden konnte.

Der genauere pathogenetische Mechanismus, welcher das Periost zur Knochenneubildung veranlaßt, ist noch nicht aufgeklärt. Man wird hierbei berücksichtigen müssen, daß röntgenologische Methoden, die nur die relativ monotone Reaktion des Periostes mit relativ groben Mitteln erfassen kann, nur wenig zur Aufklärung beitragen können.

11. Knochenmark- und Nierenveränderungen durch Thallium

In einer neueren Publikation von KLÖPPEL und WEILER (1978) zur Schwermetallvergiftung wurden 65 gezielte Anfragen aus der Klinik auf das Vorliegen einer Thalliumintoxikation bearbeitet, von denen 15 Fälle eine Thalliumvergiftung unterschiedlichen Schweregrades aufwiesen. Als Thalliumpräparate wurden in allen Fällen Celio-Präparate benutzt.

Vergleichsweise fanden sich in dieser Publikation unter 1800 chemisch toxikologisch untersuchten Vergiftungsfällen aus Klinik und rechtsmedizinischem Obduktionsgut weder eine Arsen- noch eine Quecksilberintoxikation. Dagegen fanden sich eine Eisenintoxikation bei einem Kleinkind, das mehrere Tabletten eines eisenhaltigen Präparates geschluckt hatte, sowie drei Vergiftungen durch Blei bei drei Arbeitern desselben Arbeitsplatzes, die beim Schweißen von bleihaltigem Kunststoff bleihaltige Dämpfe inhaliert hatten.

Seit der Entdeckung des Thalliums 1861 wurde es in Form des Thalliumazetats als Depilationsmittel bei kindlicher Trichophytie und als Antihydrotikum bei Tuberkulosekranken eingesetzt. Bei exponierten Arbeitern wird die Thallium-Vergiftung seit 1961 als Berufskrankheit anerkannt. In den letzten Jahren erfolgte die Gifteinnahme überwiegend in suizidaler Absicht, gelegentlich bei Verwechslung mit Rattengift und selten in krimineller Absicht.

HEIMANN stellte 1936 an Hand zweier eigener Beobachtungen erstmals neben Veränderungen an den roten Blutkörperchen (Anisozytose, Poikilozytose und basophile Tüpfelung) mit Hilfe einer von ihm modifizierten Photopapiermethode einen deutlichen positiven Hinweis auf Porphyrinurie fest, während der spektroskopische und fluoroskopische Nachweis der Porphyrinurie nicht gelang. Heute kann es als gesichert gelten, daß neben Arsen, Quecksilber, Wismut, Kupfer, Zinn, Eisen, Gold und Silber auch Thallium zu einer Porphyrinurie über eine Störung der SH-Gruppen-Enzyme führen kann (GRABEN et al. 1978). WEINIG und PHILIPPOW haben 1943 (WEINIG 1943, 1944; PHILIPPOW 1943, 1944) die Möglichkeit aufgezeigt, mit Sicherheit Thallium in einigen Gramm verkohlter Knochen nachzuweisen, selbst dann noch, wenn von der Leiche nur noch das Skelett vorhanden ist.

Die subakute Thallium-Vergiftung ist bisher noch wenig untersucht. Von 75 Kindern – davon 73 symptomlosen – hatten 11 Kinder Thalliumwerte im Urin zwischen 20 μg/l und 500 μg/l – im Mittel 45 μg/l (v. MÜHLENDAHL et al. 1978).

Nur zwei Kinder hatten Symptome: das eine einen Ausfall der Patellar- und Achillessehnenreflexe in der zweiten Woche, das andere in der zweiten Woche einen massiven Haarausfall ohne neurologische Symptome.

Versuche mit markiertem Thallium von MACHATA (1963, 1964) über die Verteilung im Körper zeigte eine gleichmäßige Verteilung im Oberschenkel- und Wirbelknochen, deren Thalliumgehalt in diesem Zeitraum etwa dem der Leber entsprach. Demgegenüber steht ein fast 10facher Gehalt der Nieren an Thallium. Man muß daher davon ausgehen, daß Thallium auch eine nephrotoxische Eigenschaft besitzt.

BARCKOW und JENSS haben 1976 den Wirkungsmechanismus des Thalliums diskutiert und ihn mit dem des Kaliums verglichen, zwischen denen der Organismus schwer differenzieren könne. So käme es bei höheren Konzentrationen zur Enzyminaktivierung, insbesondere der Adenosintriphosphatase (ATPase), und damit zur Störung der aktiven Transportvorgänge. Der renale Ausscheidungsmechanismus des Thalliums ist bisher noch nicht genügend aufgeklärt. Auch über chronische Thallium-Vergiftung ist bisher so gut wie nichts bekannt. Hier wird man in Zukunft neben den Blutbildveränderungen und dem Thallium-Nachweis auch den Skelett- und Nierenveränderungen eine erhöhte Aufmerksamkeit schenken müssen.

12. Knochenveränderungen durch Arsen

Die gewerbliche Arsenvergiftung kann durch mannigfaltige Berufstätigkeit verursacht werden. Die Aufnahme des Giftes erfolgt durch Einatmung oder durch Verschlucken von Arsenstaub und staubförmigen Verbindungen oder durch Einatmung von Arsenwasserstoff. Auch ist eine Resorption von der Haut aus möglich. Sehr giftig ist Arsentrioxyd = A_2O_3 (Arsenik), weniger das Arsenpentoxyd = O_2O_5.

Das Krankheitsbild der Arsenvergiftung ist nicht einheitlich. Jeder Organismus reagiert verschieden. Bei Aufnahme geringfügiger Arsenmengen über längere Zeit kann eine Art Gewöhnung eintreten. Die Arsenspeicherung erfolgt in allen Organen; größere Depots finden sich in Leber, Nieren, Haaren, Nägeln (Meessche Bänder) und Knochen. Die Ausscheidung erfolgt mit dem Urin, Stuhl, Speichel und Schweiß, auch über die Lungen. Sie zieht sich nach Sistieren der Arsenzufuhr noch über Monate hin. Bei Todesfällen ist Arsen vor allem im Wirbel- und Beckenskelett fast unbeschränkt lange feststellbar. Die Gutzeitsche Probe gestattet, noch Arsen in Mengen von 9–10 γ nachzuweisen.

Das akute Vergiftungsbild soll hier nicht abgehandelt werden. Bei der chronischen Arsenvergiftung existieren in erster Linie gastrointestinale Zeichen und Schleimhautkatarrhe wie nervöse Störungen und Hautveränderungen. Im Handbuch der Berufskrankheiten von KOELSCH (1962) findet sich die Notiz, daß Knochenschädigungen durch Arsen vorkommen können, und zwar in Form einer Periostitis bei chronischem Arsenizismus. Zugleich wird auf die Möglichkeit des Auftretens eines Sudeck bei Arsen-Polyneuritis hingewiesen; es hat sich nur um Einzelbeobachtungen gehandelt.

OHTA konnte 1970 elektronenmikroskopische Befunde und Zupfbefunde an der Nervenbiopsie eines Patienten mit Arsenneuropathie mitteilen: es fanden sich eine Verminderung der markhaltigen Achsenzylinder und Veränderungen nach Art der Wallerschen Degeneration – jedoch keine Hinweise auf segmentale Demyelinisierung. Außerdem fanden sich selten zwiebelschalenähnliche Strukturen. Seine Befunde untermauerten die pathologisch-anatomischen Feststellungen von CHUTTANI et al. (1967), HEYMANN et al. (1956) und geben eine Grundlage für die klinischen Beobachtungen von JENKINS (1966).

Es ist in diesem Zusammenhang aber notwendig, sich der experimentellen Arbeiten von GIES (1877) zu erinnern, da sie aufzeigen, daß Knochenveränderungen als Folge einer Arsenintoxikation tatsächlich möglich sind, wenigstens beim Tier (Kaninchen, Hahn, Schwein). Bei Jungtieren, denen laufend kleinste Dosen Arsen in Form der arsenigen Säure verabfolgt worden sind, hat innerhalb weniger Wochen ein gesteigertes Längen- und Dickenwachstum der Knochen nachgewiesen werden können. Unterhalb der Epiphysen der langen Röhrenknochen – besonders des Humerus und der Tibia im proximalen und des Femur im distalen Abschnitt – hat sich eine kompakte solide, knochenharte Substanz gefunden, die entsprechend der Phosphorschicht nach WEGNER von GIES Arsenschicht genannt worden ist. Mikroskopisch ist diese Appositionsschicht aus vollkommen wohlgebildetem Knochengewebe aufgebaut gewesen, wobei die einzelnen Bälkchen viel breiter und massiver, die Zwischenräume umgekehrt kleiner und enger gewesen sind als am normalen Knochen. Es hat auch nachgewiesen werden können, daß die Arsenschicht mit dem Aufhören des epiphysären Wachstums wieder resorbiert wird. Interessanterweise ist nach Inhalation gasförmiger, flüchtiger Arsenverbindungen der gleiche, wenn nicht ein noch stärkerer Knochenbefund (hohe subepiphysäre Arsen-Appositionsschicht, bedeutendes Dickenwachstum) erhoben worden. Mit Steigerung der täglichen Arsendosen sind die Knochenveränderungen zurückgetreten. In diesen Fällen hat schließlich das ausgeprägte Krankheitsbild der wirklichen Arsenvergiftung vorgelegen. Bei jungen Schweinen ist bemerkenswerterweise u.a. die Spongiosa des Kalkaneus, des Talus und anderer wie auch der Handwurzelknochen in eine kompakte solide Knochenmasse verwandelt worden.

Ausgewachsene Kaninchen haben keine Arsenschicht, dagegen eine stark verdickte Kortikalis der Diaphyse gezeigt.

Arsen vermag demnach wie Phosphor, Blei und andere Metalle das enchondrale Wachstum zu beeinflussen. Inwieweit es möglich ist, derartige Beobachtungen an Tieren auf den Menschen zu übertragen, ist bisher nicht entschieden. Nach KÖHLER sollen Tiere dem Arsen eine geringere Widerstandskraft entgegensetzen als der Mensch.

Schon Ende der zwanziger Jahre wurden Knochenmarkschäden nach Gebrauch von Arsen beobachtet, die bis zur aplastischen Anämie (LOVEMAN 1932) gingen. Arsenintoxikation als Ursache einer Megaloblasten-Anämie wurde 1975 von WESTHOFF et al. beschrieben. Aber erst (1979) wurde von FEUSSNER et al. durch Ultrastruktur und Elektron-Probe der Nachweis erbracht, daß die Knochenmarkveränderungen durch Arsen hervorgerufen werden. Bei dem 32jährigen schwarzen Vietnam-Veteranen war der Arsengehalt im Haar und in den Nägeln extrem: 2,06 mg/g (Normalgehalt 0,001 mg/g) während im 24-Stunden-Urin kein Arsennachweis geführt werden konnte. Das periphere Blutbild ließ eine Metall-Toxizität vermuten. Damit ist zum ersten Mal der Zusammenhang zwischen den Knochenmarkveränderungen und der Arsenintoxikation absolut sicher gestellt.

Eine neuere Zusammenstellung über hämatologische Effekte von Arsen zeigte ein großes Spektrum der toxischen Manifestationen von der Anämie über die Leukopenie, Eosinophilie bis zur Thrombozytopenie (Tabelle 5).

Tabelle 5. Hämatologische Wirkungen von Arsen

Toxisches Erscheinungsbild	Autoren
Anämie unklarer Ursache	KYLE u. PEASE (1965); McCARTHY u. WILSON (1932); DODD u. WILLIAMSON (1928); WEELIHAN (1928); FARLEY (1930); HEYMAN et al. (1956)
Aplasie	LOVEMAN (1932); McCARTHY u. WILSON (1932); DODD u. WILLIAMSON (1928); EAGLE u. MAGNUSON (1946)
Megaloblastose – B_{12}, Folsäure normal	WESTHOFF et al. (1975)
Megaloblastose – niedrige Folsäure	VAN TONGEREN et al. (1965)
Leukopenie (gewöhnlich vergesellschaftet mit Granulozytopenie)	OSLER, W. (1892); WESTHOFF et al. (1975); VAN TONGEREN et al. (1965); KYLE u. PEASE (1965); LAWSON et al. (1925); LOVEMAN (1932); McCARTHY u. WILSON (1932); DODD u. WILLIAMSON (1928); WEELIHAN (1928); FARLEY (1930); EAGLE u. MAGNUSON (1946); HEYMAN et al. (1956)
Eosinophilie	KYLE u. PEASE (1965); LAWSON et al. (1925); HEYMAN et al. (1956)
Thrombozytopenie	VAN TONGEREN ET AL. (1965); KYLE u. PEASE (1965); LAWSON et al. (1925); LOVEMAN (1932); McCARTHY u. WILSON (1932); DODD u. WILLIAMSON (1928); EAGLE u. MAGNUSON (1946)

Mit der Frage der röntgenologischen Darstellung osteosklerotischer Bänder durch Arsen beim Menschen haben sich KLAFTEN und PRIESEL (1933), ferner CAFFEY (1939) befaßt. Zu jener Zeit (1933/1937) ist die antisyphilitische Behandlung Erwachsener wie Kinder vielfach mit einer Arsenmedikation kombiniert gewesen. Auf Grund zahlreicher Beobachtungen hat mit ziemlicher Sicherheit jedoch sehr bald gesagt werden können, daß das Arsen nicht in der Lage ist, röntgenologisch wismut- oder phosphorähnliche Schattenbänder im jugendlichen Skelett zu verursachen. KLAFTEN und PRIESEL (1933) haben z.B. das Skelett der Neugeborenen von 95 Müttern daraufhin überprüft, die während der Schwangerschaft nur mit Salvarsan spezifisch behandelt worden sind. Sie haben bei ihnen keinen in Richtung Osteosklerose weisenden Röntgenbefund erheben können. Nach HOLM (1942) verneinen auch ADAMS und SARNAT (1940) die Frage der Entwicklung derartiger Bänder im kindlichen Skelett.

Dagegen hat CAFFEY (1937) bei jungen Hunden nach Anwendung von neoarsphenamine "transverse shadows of increased density at the ends of the bones similar in some respects to the roentgen changes seen after treatment with bismuth". Aber: "The histologic structure of the arsenical lesion was strikingly different from that of the bismuth lesion. The cancellous framework at the ends of the shafts was heavier than normal and was made up of a thick network of trabeculae composed of endosteal bond, but there was no increase in the cartilaginous matrix." Möglicherweise konnte der Effekt nur nicht mit den bei der infantilen Syphilis üblichen Arsendosen erzielt werden.

Erinnern wir uns schließlich, daß ASKANAZY, KATASE, RUTISHAUSER, QUELOZ u.a. experimentell Skelettveränderungen im Sinn der Osteoporose durch Schwermetalle (wie Blei, Gold, Zinn, Silber, Kupfer, Platin, Uran und "peut-être l'arsenic" – s. PIZON 1959) haben hervorrufen können, die vermutlich über eine Nephritis entstanden sind.

In der Röntgenliteratur hat der Verfasser über Osteoporosen als Folge einer Arsenvergiftung keine Aufzeichnungen gefunden. Theoretisch ist es denkbar, daß der Mensch nach lang anhaltender Aufnahme von Arsen und seiner Verbindungen wie auch nach längerer Arsenmedikation, vor allem in höherem Alter, mit einer verstärkten Osteoporose reagiert, was beachtet werden möchte. Es ist in der Zukunft angezeigt, systematisch Röntgenuntersuchungen des Skeletts, speziell des Rumpfskeletts, bei langjährigen Arsenarbeitern vornehmen zu lassen, um mehr Einblick in die durch chronische Arsenintoxikation bedingten Knochenveränderungen zu erhalten.

Bei der des öfteren sichtbaren Durchlöcherung der Nasenscheidewand bei Arsenarbeitern handelt es sich nicht um eine Zerstörung von Knochengewebe, sondern um die der Knorpelsubstanz. Die chronische Arsenwasserstoffvergiftung kann nach HOLSTEIN (1958) starke Knochenschmerzen verursachen, ohne daß röntgenologisch hierfür eine Erklärung gegeben werden kann.

13. Knochenmark- und Nierenschäden durch Gold

Der Einsatz von Goldverbindungen in größerem Stil in der Rheumatherapie seit den ersten Versuchen von PICK (1927) und der Empfehlung dieser Therapie durch FORESTIER (1929) hat uns einen umfangreichen Einblick in die Nebenwirkungen dieser Therapie ermöglicht, für die verschiedene Verbindungen mit einem Goldgehalt von 13% bis 50% zur Verfügung stehen.

Die Indikation zur Durchführung einer Goldkur wird dann gestellt, wenn 1. die Diagnose gesichert ist, also z.B. bei progredient chronischer Polyarthritis frühestens 3 Monate nach Auftreten der ersten Gelenkbeschwerden, und außerdem 2. erst dann, wenn der Patient mit nichtsteroidalen Antirheumatika nicht ausreichend gebessert erscheint. Goldkuren werden mit kleinen Dosen einschleichend, etwa 1 mg reines Gold bei der ersten Injektion, begonnen, wobei anfangs die Injektionen zweimal wöchentlich, später einmal wöchentlich gegeben werden (FELLINGER 1975). Die Gesamtheit einer Goldkur sollte etwa bei 600 bis 700 mg Gold liegen. Die Erfolgsquote liegt bei etwa 80%.

Versucht man morphologische Ansatzpunkte für die Therapie rheumatischer Erkrankungen zu finden, so bietet sich nach FASSBENDER (1975) die Feststellung an, daß es sich um einen entzündlichen Prozeß der Gewebe des mittleren Keimblattes handelt, der lichtoptisch mit einer Schwellung der Kapillarendothelien beginnt, wodurch dieselben undicht werden und Plasma austreten lassen. Dieses Exsudat fällt im Gelenkspalt als Fibrin aus, unter dessen Einfluß die Deckzellen des Stratum synoviale zu phagozytieren und zu proliferieren beginnen. Die ehemals zellarme Gelenkinnenhaut kann sich dabei in ein außerordentlich zellreiches Gewebe umwandeln, ja es können streckenweise geschlossene Zellverbände auftreten, die an einen malignen mesenchymalen Tumor erinnern (mesenchymoide Transformation). Die Zellverbände greifen von dem Rezessus her auf den Knorpel über und können ihn nach jedem exsudativen Schub schrittweise zerstören.

Mit den Nebenwirkungen hat sich vor allem MEYER in mehreren Arbeiten beschäftigt, zuletzt an Hand von 433 Goldkuren im Jahre 1975. Aus den von ihm in einer Tabelle (6) zusammengestellten Nebenwirkungen geht hervor, daß bei den von ihm verwendeten Dosen neben den Haut- und Schleimhautveränderungen Befunde am hämatopoetischen

Tabelle 6. Nebenwirkungen der Goldtherapie (Übersicht über 433 Goldkuren). (Nach MEYER 1975)

Art der Reaktion		Zahl der Fälle	
Haut	Pruritus	7	
	Exanthem	18	
	Dermatitis	3	
	Alopecia	2	
Schleimhäute	Enanthem	3	
	Stomatitis	5	
	Gastro-Entero-Kolitis	1	
	Konjunktivitis	–	
	Tracheobronchitis	–	
	Vaginitis	–	39
Hämatopoetisches System	Eosinophilie	33	
	Thrombopenie	1	
	Thrombopenische Purpura	1	
	Leukopenie	2	
	Agranulozytose	1	
	Aplastische Anämie	–	38
Niere	Hämaturie	2	
	Albuminurie	7	
	Zylindrurie	–	
	Nephrose	2	11
Leber	Allergische Hepatose	6	
	Lebernekrose	–	
Nervensystem	Neuritis, Polyneuritis	–	
	Enzephalitis	–	

System, aber auch an der Leber und der Niere erhoben wurden, während Störungen im Nervensystem nicht auftraten. Immerhin waren im Schrifttum auch derartige Schäden (Neuritis, Polyneuritis, Enzephalitis und Geschmacksstörungen) beschrieben worden (EBERL, 1974 – hier auch ausführliche Literatur!). Die sorgfältige Studie von EBERL (1974) stellt fest, daß Gold relativ lange nach der Applikation nachweisbar ist. Die Blutspiegelwerte ergeben keinen linearen Abfall; es kann vielmehr aus dem Kurvenverlauf auf die Bildung eines Goldpools im Körper geschlossen werden, aus dem das Gold wieder freigegeben wird. Die frühere Annahme, daß Gold in den Erythrozyten gespeichert wird, konnte widerlegt werden. Die Speicherung im synovialen Bereich ist zu gering in ihrer Konzentration, als daß hiermit eine Inhibierung freigesetzter lysosomaler Enzyme in diesem Zellverband bewirkt werden könnte. EBERL sieht daher die Goldwirkung in einer Komplexbildung mit den Kollagenvorstufen, mit Immunglobulinen und mit der DNS. Die Nebenwirkungen werden von ihm in ihrer Pathogenese nicht erklärt. Er zitiert jedoch MOLL, der in ihnen mehr Intoleranz- als Intoxikationserscheinungen erblickt. Die Intensität der Komplikation dagegen scheint in gewissem Ausmaß von der applizierten Dosis beeinflußt zu werden.

Auf die *Myelotoxizität* machte KAY (1976) auf Grund von 15 Todesfällen, die er bei einer Umfrage bei rheumatologischen Behandlungseinheiten und vom Sicherheitskomitee für Medizin unter 55 Fällen mit schweren Blutbild-Veränderungen in Erfahrung gebracht hatte, aufmerksam. *Die Patienten starben an einer Knochenmarkhypoplasie;* bei 14 Fällen war eine Knochenmarkbiopsie durchgeführt worden. Die Abnormalitäten des Blutbildes (Thrombozytopenie, Leukopenie) wurden durchschnittlich nach 23 Wochen

(Bereich zwischen 3–104 Wochen) und nach einer Dosis von durchschnittlich 682 mg (Bereich zwischen 40–2040 mg Myocrisin) festgestellt. 14 von den 15 Verstorbenen mit Panzytopenie hatten noch nicht die konventionelle Volldosis von 1 g erhalten. Bei einer Unterteilung in eine niedrig – und eine hochdosierte Gruppe stellte sich heraus, daß die *Todesfälle nur in der hochdosierten Gruppe* nach einer Applikation von 200 mg und mehr Natrium aurothiomalat (= Myocrisin) aufgetreten waren. In dieser Gruppe kamen nur 5 von den 20 Fällen, die eine Panzytopenie entwickelt hatten, mit dem Leben davon. Die Dosisdifferenz zwischen den fatal ausgegangenen Fällen und den günstig ausgegangenen war nur sehr schmal (744 mg in 18,6 Wochen gegenüber 598 mg in 15,2 Wochen). Er verweist auf HOWELL et al. (1975), die eine Dosisabhängigkeit bei der Inhibierung der Koloniebildung im Knochenmark durch sodium aurothiomalate gefunden hatten. Bei der niedrig dosierten Gruppe entwickelten sich zwar auch eine Neutropenie und Thrombozytopenie, aber diese Fälle erholten sich rasch. Hier spielten wohl auch pathologische Mechanismen hinein und führten zu einer Hypersensibilität, wofür eine positive Leukozytentransformation und das Vorkommen von Eosinophilie sprechen könnten. KAY (1976) zweifelt nicht an der Toxizität der Goldbehandlung für das Knochenmark.

Trotz dieser sicheren Effekte auf das Knochenmark sind bisher unmittelbare Skelettveränderungen durch Goldtherapie nicht bekannt geworden.

Allerdings hat die Komplikationsrate der Goldtherapie BAHOUS und MÜLLER (1976) veranlaßt, einmal der Frage nachzugehen, welche Bedeutung der Serumgoldspiegelbestimmung während der Chrysotherapie bei der chronischen Polyarthritis zukommt. Sie benutzten dazu ein Atomabsorptionsspektrophotometer der Fa. Beckmann und eine von MASSMANN entwickelte Graphitküvette. Vergleichsuntersuchungen mit der Neutronenaktivierungsanalyse zeigten eine hochsignifikante Korrelation zwischen diesen beiden Methoden. Die Untersuchungen wurden an 74 Patienten durchgeführt, bei einzelnen Patienten in täglichen Abständen, zum Teil in noch kürzeren Intervallen nach der Injektion. Der höchste Spiegel wird während der ersten 12 Stunden erreicht. Mit steigendem Goldspiegel stieg auch die Zahl der Nebenwirkungen deutlich an. Mit dieser Methode läßt sich das Risiko der Therapie gut verringern, aber auch bei einer Wirkungslosigkeit der Chrysotherapie auf einer gesicherten Basis eine Erhöhung der Dosierung durchführen, wonach man oft wieder ein gutes Resultat sehen kann.

Über Gold-Nephropathie liegen bisher nur sehr spärliche Mitteilungen vor. Immerhin haben TUBBS et al. (1977) einen Fall beobachtet bei einer 28jährigen schwarzen Frau mit schwerer rheumatoider Arthritis seit 6 Jahren, bei welcher sich 5 Wochen nach einer zweiten Serie einer parenteralen Goldsalz-Therapie eine *Proteinurie* (6 g in 24 Stunden) entwickelte. Lichtmikroskopische, immunofluoreszenz- und elektronenmikroskopische Studien zeigten eine membranöse Glomerulonephritis mit den typischen Gold-Nephropathie-Einschlüssen, sowohl in den proximalen Tubuluszellen, als auch in den interstitiellen Makrophagen. Man wird daher auch diesen Veränderungen bei chronischer Polyarthritis in Zukunft vermehrte Aufmerksamkeit schenken müssen, weil nicht ausgeschlossen werden kann, daß Skelettveränderungen durch die tubuläre renale Schädigung infolge der Goldtherapie mittelbar ausgelöst werden, zumal nephrotoxische Effekte auch von YAROM et al. (1975) und von WATANABE et al. (1976) mitgeteilt wurden. In deren 1. Fall lag neben der Tubulusschädigung auch eine Glomerulopathie vor, die auf immunologische, bisher ungeklärte Vorgänge zurückgeführt wird.

Über die Strahlenbelastung bei Verwendung radioaktiven Goldes liegt die Publikation des MIRD (1975) und eine weitere von WOLF und HAHN (1975) Tabelle 7–9 vor. Nach NELP 1970 (zit.) beträgt die Knochenmarkspeicherung 8% der injizierten Menge beim Gesunden. Daraus errechnet sich nach WOLF und HAHN (1975) bei 150 μCi 198 Au eine Strahlenbelastung von 400 mrad, sie kann aber beim Leberkranken auf 800 mrad ansteigen. In diesen Fällen kommt es gelegentlich auch zur Aktivitätseinlagerung in die Lunge (LÜTGEMEIER 1975, 1976).

Tabelle 7. Strahlenbelastung durch radioaktiv-markierte Kolloide (mGy/MBq injiziert). (Nach WOLF und HAHN 1975)

Substanz		Leber	Milz	Knochenmark	Restkörper	Gonaden
^{198}Au coll	a)	11,6	5,3	0,7	0,1	0,05–0,1
	b)	1,3	85,9	1,5	0,1	0,05–0,1
^{99m}Tc-S-Kolloid	a)	0,1	0,06	0,01	$0,4 \cdot 10^{-2}$	$0,2–0,4 \cdot 10^{-2}$
	b)	0,01	0,5	0,02	$0,4 \cdot 10^{-2}$	$0,2–0,4 \cdot 10^{-2}$
^{113m}In-Kolloid	a)	0,09	0,1	0,02	$1,2 \cdot 10^{-3}$	$0,5–1 \cdot 10^{-3}$
	b)	0,02	0,4	0,02	$0,3 \cdot 10^{-2}$	$0,1–0,3 \cdot 10^{-2}$

Tabelle 8. Strahlenbelastung durch radioaktiv-markierte Kolloide (mGy). (Nach WOLF und HAHN 1975)

Substanz		Aktivität (μCi)	Leber	Milz	Knochen-mark	Rest-körper	Gonaden
^{198}Au coll	a)	1,50	64	30	4	0,7	0,3–0,6
	b)		7,35	447	8,1	0,7	0,3–0,6
^{99m}Tc-S-Kolloid	a)	20,00	6	4,8	0,8	0,3	0,1–0,3
	b)		0,8	36	1,4	0,3	0,2–0,3
^{113m}In-Kolloid	a)	20,00	7	7,2	1,2	0,1	0,1
	b)		0,6	38	1,6	0,2	0,1–0,2

Tabelle 9. Knochenmarkszintigraphie. Strahlenbelastung durch radioaktiv-markierte Kolloide. (rad) = cGy. (Nach WOLF und HAHN 1975)

Substanz		Aktivität (μCi)	Leber	Milz	Knochen-mark	Rest-körper	Gonaden
^{198}Au coll	a)	1000 bis	43–26	20–40	3–6	0,5–1	0,2–0,8
	b)	2000	5–10	320–640	5,5–11	0,5–1	0,2–0,8
^{99m}Tc-S-Kolloid	a)	10000 bis	3–4,5	2,4–3,6	0,4–0,6	0,14–0,2	0,07–0,2
	b)	15000	0,4–0,6	18–27	0,7–1,0	0,16–0,24	0,08–0,3

14. Knochenmark- und Nervenschäden durch Quecksilber

Im Jahre 1953 trat bei den Einwohnern in der Umgebung der Minamatá Bay, südwestlich Kyushu in Japan, eine mysteriöse Erkrankung auf, eine ungewöhnliche neurologische Störung, die auf reichlichen Genuß von Fischen und Muscheln aus der Bay zurückgeführt werden konnte und als deren Ursache sich eine toxische Enzephalopathie herausstellte (TAKEUCHI et al. 1962). Bei den Verstorbenen bestanden eine Kleinhirnrindenatrophie vom Körnerzelltyp, ein bevorzugter Befall der Calcarina und zu einem geringeren Grad auch degenerative Schädigungen anderer Rindengebiete. Manchmal waren Läsionen auch an anderen Stellen des Nervensystems zu finden. In anderen Organen traten keine oder nur sehr geringfügige Veränderungen auf, außer gelegentlich Zellverfettung in Leber und Niere, Erosionen der Darmschleimhaut und Hypoplasie des Knochenmarkes (TAKEUCHI et al. 1962). Es konnte festgestellt werden, daß nicht nur Menschen, sondern auch verschiedene Tiere, die sich von den Meerestieren der Bucht ernährten, von der Krankheit befallen werden, ja daß sogar die in der Bucht lebenden Fische erkranken. Bei der Autopsie ließen sich bei Menschen und Tieren eine beträchtliche Menge von Quecksilber in den Organen nachweisen. Das Verhältnis des Quecksilbergehaltes im Gehirn zu dem in der Leber und Niere zeigte die Wesenszüge einer organischen Quecksilbervergiftung.

Auf experimentellem Wege ließ sich diese Minamatá-Krankheit durch die Fütterung von Tieren mit Fischen und Muscheln aus der Bucht hervorrufen. Gleichartige Symptome und Befunde wurden erzielt, wenn den Tieren organische Quecksilberverbindungen, besonders Alkylquecksilberverbindungen verabreicht wurden.

Später traten auch Patienten auf mit einem „globe-and-stocking-Typ“ einer Neuropathie als führendem klinischen Symptom, die als relativ milde Form der Minamatá-Krankheit erkannt wurde, und manche Patienten hatten nur sensorische Beschwerden in den Terminalregionen ihrer Extremitäten.

Da eine intrauterine Vergiftung des Feten möglich ist, tritt die Erkrankung auch als kongenitale Schädigung und als Erkrankung im frühen Kindesalter auf (TAKEUCHI et al. 1972). Über Untersuchungen des Quecksilbergehaltes in Fischen der Delaware Bay an der nordamerikanischen Ostküste berichtet GERHART 1977.

MIYAKAWA et al. (1970) konnten experimentell an Ratten nachweisen, daß organisches Quecksilber zunächst die peripheren Nerven schädigt, und zwar in einer bestimmten Dosierung ausschließlich die sensiblen Fasern. Daraus läßt sich vermuten, daß bei Patienten mit organischen Quecksilbervergiftungen mitunter nur Symptome von Schäden an sensiblen Nerven auftreten. So werden nach MIYAKAWA et al. (1970) und TSUBAKI (1968) sensible Störungen als initiale Zeichen einer Quecksilbervergiftung angesehen.

Weitere Untersuchungen zeigten zwei verschiedene Typen von regressiven Veränderungen an sensorischen Nerven, welche sowohl eine Wallersche Degeneration als auch eine primäre Störung der Myelin-Scheide nahelegten (ETO u. TAKEUCHI 1977).

Ein Fall von Merbromin (Mercurochrome)-Intoxikation mit Ausgang in eine *aplastische Anämie* wurde von SLEE et al. (1979) mitgeteilt: es handelte sich um eine 59jährige Frau, die für eine Rekonstruktionsoperation einer Ösophagusstriktur nach einer Hernia diaphragmatica überwiesen wurde. Sie hatte außerdem an einer rheumatischen Arthritis gelitten; Goldverbindungen hatte sie jedoch niemals erhalten. In der postoperativen Periode wurde neben einer Behandlung eines parakardialen Infiltrates mit Kanamycin, Cloxacillin und Gentamycin vom ersten operativen Tag an eine 2%ige Merbromin-Wasserlösung auf die Operationswunde und den Dekubitus appliziert. Am 20. postoperativen Tag fanden sich nur noch 2‰ Retikulozyten, und eine Knochenmarkpunktion zeigte *keine Zeichen von Hämatopoese*. Die post mortem-Diagnose bestätigte die Annahme einer aplastischen Anämie. Die Nieren zeigten unspezifische Veränderungen. Mercury-Bestimmungen im Urin, Blut und Gewebe ergaben Werte, die über den Normalwerten von KITAMURA et al. (1976) lagen (Tabelle 10). Daraus wurde die Annahme einer Mer-

Tabelle 10. Totaler Quecksilbergehalt (μg/g Feuchtgewebe) von drei Organen bei unserem Patienten und die Referenzwerte gegeben von KITAMURA et al. (Nach SLEE et al. 1979)

	Werte Patient	Referenzwerte Mittelwert ± S.D. n = 30
Leber	1,1	0,470 ± 0,260
Pankreas	0,7	0,083 ± 0,048
Nieren	2,4	1,100 ± 0,670

Tabelle 11. Angaben aus dem Schrifttum über die Vergesellschaftung von Quecksilber und hämatologischen Komplikationen. (Nach SLEE et al. 1979)

Quecksilber-Verbindungen	Hämatologische Beobachtungen	Quecksilbergehalt	Autoren
Quecksilber-Element	Hb 6,8 g/dl, WBC 2400/mm³ 10000/mm³, zellarmes Knochenmark	Urin 674 µg/24 h	WILSON
	Hb 11,8 g/dl, WBC 900/mm³, <10000/mm³, zellarmes Knochenmark	Urin 1010 µg/l	RYRIE et al.
Quecksilber-Element i.v.	WBC 2100/mm³, 120000/mm³, Knochenmark nicht berichtet	Blut 125 µg/l, Urin 90 µg/24 h	DEVLING u. SUDLOW
Ammonium-Quecksilberchlorid (anorg. Quecksilber)	Anämie, Leukopenie, Eosinophilie, Knochenmark nicht berichtet	nicht angegeben	YOUNG
Quecksilber-Diuretika (organ. Quecksilberverbindung)	Thrombozytopenie, Agranulozytose, Knochenmark nicht berichtet	nicht angegeben	MEYBOOM

cury-Intoxikation abgeleitet. Die Durchsicht des Schrifttums ergab noch weitere hämatologische Veränderungen, darunter in zwei weiteren Fällen eine Herabsetzung der Zellzahl im Knochenmark (Tabelle 11).

ANNIKO und SARKADY (1977) berichteten über morphologische Veränderungen an den Labyrinth-Blutgefäßen und 1978 demonstrierten die selben Autoren pathologische Veränderungen an der Cochlea als Folge einer Quecksilbereinwirkung.

LAAKSO et al. (1965) untersuchten mit quantitativen Analysen und Autoradiographien den Verbleib von Neohydrin ^{203}Hg. Nach intraperitonealer Injektion bei Wistar-Ratten wird das Maximum der Nierenanreicherung nach 5 Stunden erreicht. Die Aktivität fand sich ausschließlich im Bereich des tubulären Apparates, vorwiegend in den distalen Tubuli. Die Glomeruli waren frei von Aktivität. Die Autoren schließen daraus, daß die Strahlenbelastung bei Neohydrin ^{203}Hg wenigstens um 30% stärker ist als diejenige, welche unter der Annahme einer gleichmäßigen Verteilung innerhalb der Niere berechnet wurde. Die Verteilung entsprach genau der Verteilung auch von ^{60}Co, welche von KASANEN et al. (1964) untersucht worden war.

15. Schädigungen des Knochenmarks und Knochens durch Benzol und andere Stoffe

Nach den Untersuchungen von MARKOFF (1942) steht bei den toxischen Osteopathien ein myelogener Faktor im Vordergrund. So erfolgte in seinen Experimenten mit Strontium zunächst eine Markhypoplasie und dann erst eine Osteoblastenreaktion. Auch der O_2-Mangel führt über eine Teilhyperplasie des Knochenmarks zu Fasermark und dann schließlich zur Osteoblastenfunktionssteigerung und zur Osteosklerose. Die vergleichende Betrachtung von Knochenbau, Morphologie und Funktion des Knochenmarks zeigt also eine enge Koppelung von Mark- und Knochenveränderungen, die sich auch in der Mark-Knochen-Relation bei der Osteoporose und Osteosklerose ausdrückt. Es ist dabei festzuhalten, daß hyperplastisches, hyperaktives Knochenmark mit einer Osteoporose einhergeht und in Fasermark übergegangenes hypoplastisches Knochenmark mit Osteosklerose.

Wir wissen heute, daß eine Vielzahl von toxischen Stoffen das Knochenmark schädigen kann; ja man kann sagen, daß fast alle Panmyelopathien durch exogene Schäden entstehen, deren Vielzahl ihre Eruierung im Einzelfall außerordentlich erschwert, wenn nicht besondere Umstände den Zusammenhang offenlegen oder der Nachweis der Stoffe im Knochen oder Knochenmark geführt werden kann. Eine Zusammenstellung findet sich bei HEIMPEL (1978) in dem Kapitel: Die Panmyelopathien. Außerdem finden sich weitere Literaturübersichten über Zusammenhänge zwischen Benzol und Knochenmarkschäden (Knochenmarkaplasie und Leukämie), so von BROWNING (1965), VIGLIANI und SAITA (1964) und GOGUEL et al. (1967). In den letzteren Fällen handelt es sich durchweg um Fälle mit beruflicher Exposition zu Benzol, das in Form von Dämpfen aus Farb- und Klebstoffen aufgenommen wird.

Bei den akuten Leukämien steht besonders häufig ein aleukämischer Beginn im Vordergrund; es besteht meist eine starke Markinfiltration mit auffälligen Störungen der Erythropoese (SEIDEL 1978). Häufiger als Leukämien entwickeln sich nach Benzolexposition jedoch Knochenmarkaplasien (AKSOY et al. 1972) und es wurden Übergänge von den Aplasien zur Leukämiebildung beobachtet (DE GOWIN 1963).

Bei Phenylbutazon ist eine aplastische Phase in etwa der Hälfte der Fälle dokumentiert; Chloramphenicol erzeugt ebenso wie Phenylbutazon in seltenen Fällen Knochenmarkaplasien, aus denen sich Leukämien entwickeln können.

Manifestationen der akuten Leukämie finden sich überwiegend bei Kindern; bei Erwachsenen ist der Befall geringer.

Während die Knochenmarkaplasien nur mit nuklearmedizinischen Methoden oder bioptisch erfaßt werden können, finden sich bei Leukämien auch röntgenologisch erfaßbare Symptome:
- bandförmige Aufhellungszonen in den Metaphysen,
- osteolytische Defekte und Osteoporosen,
- Knochennekrosen,
- periostale Reaktionen und Knochenneubildung,
- Osteosklerosen.

Darüber hinaus erwähnt BAADER (1936), daß LÖWY – Prag – eine Kiefernekrose als Folge einer chronischen Benzolintoxikation beobachtet habe, und KOELSCH (1962) weist darauf hin, daß die Hauptursache der Knochennekrose im Verlauf dieser Vergiftungsform wohl in Ernährungsstörungen infolge Gefäßwandschädigungen zu suchen sei.

III. Osteopathien nach mittelbarer Einwirkung auf den Knochen

Neben den unmittelbar am Organ Knochen durch toxische Stoffe ausgelösten Knochenveränderungen treten generalisierte Knochenveränderungen auch nach toxischer Schädigung wichtiger, den Stoffwechsel regulierender Organe auf, in erster Linie der Niere, aber auch anderer Organe.

Als Beispiel sei das Vitamin D angeführt, dessen mangelhafte orale Zufuhr oder mangelhafte Verwertung bei Magen- und Dünndarmresektionen, Dünndarmerkrankungen, Pankreas-, Leber- und Gallenwegserkrankungen zu einer Osteomalazie führen kann. Aber auch bei normaler Zufuhr und ungestörter Aufnahme ist eine Osteomalazie dadurch möglich, daß die in der Leber ablaufende Aktivierung des Vitamin D in 25-OH D_3 durch toxische Stoffe inhibiert wird, etwa durch das Diphenylhydantoin (PUPEK et al. 1978). Der dadurch erzeugte Mangel an 25-OH D_3 verhindert die weitere Aktivierung in der Niere in die wirksamere 1-Alpha Hydroxycholecalciferol-Form und löst so die Osteomalazie aus.

Die toxische Schädigung kann aber auch direkt an der Niere angreifen und hier die weitere Aktivierung des ausreichend oder mangelhaft gebildeten 25-OH D_3 in die

Tabelle 12. Ätiologische Einteilung der Osteomalazie in sechs Gruppen. (Nach KUHLENCORDT und KRUSE 1977)

I. Vitamin-D-Mangel
   1. Fehlende UV-Bestrahlung
   2. Mangelhafte orale Zufuhr
   3. Malabsorptionssyndrom (bei Magen- und Dünndarmresektionen, Dünndarmerkrankungen, Pankreas-, Leber- und Gallenwegserkrankungen)

II. Vitamin-D-Stoffwechselstörungen
   1. Mangel an 25-OHD_3 (durch Phenylhydantoin)
   2. Mangel an 1,25-$(OH)_2$-D_3 (bei chronischer Niereninsuffizienz)

III. Renale tubuläre Funktionsstörungen
   1. Phosphatdiabetes (Vitamin-D-resistente Osteomalazie, hypophosphatämische Osteomalazie)
   2. Phosphatdiabetes in variabler Kombination mit Hyperaminoazidurie, Glukosurie, Hyperkaliurie, Azidose (Debré-de Toni Fanconi-Syndrom)
   3. Renale tubuläre Azidose (Lightwood-Albright-Syndrom)

IV. Phosphatasemangel
   Hypophosphatasämie (Mangel an alkalischer Phosphatase)

V. Knochenmatrixstörung
   Fibrogenesis imperfecta ossium

VI. Knochenumbaustörung
   1. Passager nach Nebenschilddrüsenresektion
   2. Passager unter Fluortherapie

Tabelle 13. Ätiologie der Tubulopathien. (Nach GEROK 1975)

Primäre Tubulopathie

1. Genetisch determinierter Defekt (häufig schon im Kindesalter nachweisbar, aber auch Spätmanifestation beim Erwachsenen)

Sekundäre Tubulopathie als Folge von

1. Stoffwechselkrankheiten (Zystinose, Galaktosämie, Glykogenose, M. Wilson, Tyrosinosis)
2. Intoxikationen
   (Pb, U, Cd, Lysol, Phlorrizin, Dinitrophenol, Tetrazyklinderivate)
3. primär nicht renalen Erkrankungen
   (Myelom, Sjögren-Syndrom)

wirksamere 1-Alpha Hydroxycholecalciferol-Form unterbinden und erst auf dieser letzten Stufe die Entstehung einer Osteomalazie auslösen. In beiden Fällen handelt es sich um eine mittelbare toxische Osteopathie, deren Erscheinungsbild keine Differenzen aufweist und damit auch keine Rückschlüsse auf die Ätiologie erlaubt, umsoweniger als die Osteomalazie auch noch durch viele andere Ursachen hervorgerufen werden kann.

KUHLENCORDT und KRUSE (1977) haben eine ätiologische Einteilung der Osteomalazie in sechs Gruppen vorgenommen (Tabelle 12), die eine gute Übersicht über die verschiedenen Ursachen vermittelt. Nach den Beobachtungen von TAYLOR und DAY 1939 und 1940 in Palampur im Kangra-Distrikt des Punjab werden dort bei 25% der Kinder und bei 50% der Erwachsenen eine Rachitis resp. Osteomalazie durch ein Kalzium- und Phosphordefizit ausgelöst, eine Ursache, welche man dieser Übersicht noch hinzufügen sollte.

Aus dieser Liste interessieren in diesem Kapitel insbesondere die renalen tubulären Funktionsstörungen, soweit sie durch toxische Stoffe ausgelöst werden, also nur ein ganz spezieller Ausschnitt aus einem großen Spektrum, zu welchem neben den Stoffwechselkrankheiten auch die genetisch determinierten Defekte renal-tubulärer Partialfunktio-

Tabelle 14. Primäre Störungen renal-tubulärer Partialfunktionen. (Nach GEROK 1975)

Gestörte Partialfunktion	Erkrankung
1. Isolierte Störung einer einzelnen Partialfunktion	
Glukoserückresorption	Renaler Glukodiabetes
Aminosäurenrückresorption	Zystinurie, Glyzinurie, Hartnupsche Erkrankung, Rowley-Rosenberg-Syndrom, Joseph-Syndrom, Bessman-Baldwin-Syndrom
Phosphatrückresorption	Phosphatdiabetes
Renale Säure-Basen-Regulation	Renal-tubuläre Azidose
Harnkonzentrierung	Diabetes insipidus renalis
Harnsäurerückresorption	Harnsäurediabetes?
2. Kombinierte Störungen mehrerer renal-tubulärer Partialfunktionen	
Rückresorption von Glukose und Glyzin	Glukoglyzinurie
Rückresorption von Aminosäuren und Säure-Basen-Regulation	Lowe-Syndrom
Rückresorption von Glukose, Aminosäuren und Phosphat, eventuell auch Säuren-Basen-Regulation	de Toni-Debré-Fanconi-Syndrom
Rückresorption von Glukose und Phosphat	Glukophosphatdiabetes
Rückresorption von Glukose und Aminosäuren	Gluko-Amino-Diabetes
Rückresorption von Aminosäuren und Phosphat	Amino-Phosphat-Diabetes

nen (Tabelle 13 u. 14) gehören. Diese toxischen Stoffe können exogen in den Körper gelangt sein (Intoxikationen) oder infolge eines primären Enzymdefekts im Körper gebildet und in der Niere abgelagert sein (etwa von Kupfer beim Morbus Wilson).

Soweit sich die primären und sekundären Tubulopathien auf den Knochen auswirken, erfolgt dies beim Kind in Form einer Rachitis, beim Erwachsenen in Form einer Osteomalazie.

Einige neuere Untersuchungen haben gezeigt, daß toxische Veränderungen auch an den Glomeruli vorkommen können, die dann zu dem Bilde des sekundären Hyperparathyreoidismus am Skelett führen.

Toxische Nierenschäden bei normaler Ernährung ohne Malabsorption

Tubulus	Glomerulus
Funktionsstörung	Funktionsstörung
Tubulusnekrose	Glomerulonephritis
Obliteration und Dilatation	Verödung
Funktionsausfälle	
a) Mangel an 25-OH-D_3 durch Diphenylhydantoin toxischer Leberschaden	Hypophosphaturie mit sekundärem Hyperparathyreoidismus
b) Mangel an 1,25-$(OH)_2D_3$ toxische Niereninsuffizienz	
c) Hypophosphatämie	
d) Hyperaminoazidurie Glykosurie Hyperkaliurie Azidose	
e) renale tubuläre Azidose	

Folgen am Knochen		
beim Jugendlichen:	beim Erwachsenen:	beim Jugendlichen und Erwachsenen:
Rachitis	Osteomalazie	Ostitis fibrosa generalisata

1. Pathogenetische und patho-anatomische Grundlagen

Während der Glomerulus die Schlacken des Stickstoffwechsels – vor allem des Harnstoffs und des Kreatinins – aus dem Körper herausfiltriert und dazu eine der Gewebeflüssigkeit analoge Flüssigkeit absondert, kommt dem Tubulus-System die Aufgabe zu, alle Bestandteile des Glomerulumfiltrates, die für den Organismus brauchbar sind, abzufangen und sie in das innere Milieu zurückzubringen. Außerdem ist es der Ort der Sekretion vor allem für Fremdsubstanzen aus dem Blut in den tubulären Harn. Wenn das glomeruläre Angebot der Stoffe, die aktiv im proximalen Tubulus resorbiert werden (Eiweißstoffe, Glukose, Phosphate, Aminosäuren, Vitamin C, Kreatinin usw.), die maximale Reabsorptionsfähigkeit der Tubuluszellen für diese Stoffe überschreitet, so erscheint der nicht resorbierte Überschuß im Harn. Die Proteinurie ist daher entweder Ausdruck einer erhöhten Durchlässigkeit der Kapillarwände des Glomerulus oder einer gestörten Rückresorption des Tubulus.

Toxische Nephropathie (toxische Nephritis) ist nach SCHREINER und MAHER (1965) ein allgemeiner Begriff, um eine ungünstige funktionelle und strukturelle Veränderung in den Nieren zu beschreiben, welche durch den Effekt eines chemischen oder biologischen Produkts hervorgerufen wird, das eingeatmet, mit den Speisen aufgenommen, injiziert oder absorbiert wurde, oder welches toxische Metaboliten mit einem ähnlichen Effekt an den Nieren hervorbringt. Bei weiter Auslegung wird das Konzept des Nephrotoxins gelegentlich angewendet auf die renalen Effekte von physiologischen Substanzen, die in abnormer Konzentration zirkulieren, wie sie bei Hyperkalzämie, Hyperurikämie oder hypokalämischer Nephropathie vorkommen.

Eine von den gleichen Autoren vorgeschlagene Klassifikation in 5 Klassen subsumiert in der Klasse 2: Nephrotoxine, welche einen Nierenzellschaden induzieren, durch welchen eine Immunreaktion in Gang gesetzt wird (Modellfall: aminonucleoside Nephrosis und Nephroallergene produzierendes nephrotisches Syndrom), in der Klasse 3 auch Effekte auf die Gefäße, wobei die Niere als stark vaskularisiertes Organ mitbetroffen ist, in der Klasse 5 auch die Verschlimmerungen präexistierender Nierenveränderungen oder prädisponierender Nierenveränderungen. Unter diesen sehr weitgehenden Voraussetzungen kommen die Autoren auf eine stattliche Liste der auslösenden Ursachen für eine toxische Nephritis (Tabelle 15), wobei sie selbst physikalische Agentien mit einbezogen haben.

Weitere Substanzen sind inzwischen als nephrotoxisch erkannt worden:

Tolbutamide	(SCHNALL und WIENER 1958)
Perchlorate	(LEE et al. 1961)
Probenecid	(FERRIS et al. 1961)
Penizillamin	(ADAMS et al. 1964)
Heparin	(SACKLER und LIU 1973)
Thorotrast	(MURPHY et al. 1979)
Lithium	(COLT et al. 1979)
Urografin	(HOLTAS et al. 1978)
Isopaque	(TEJLER et al. 1977)
Sodium-Iopanate	(BURGENER und FISCHER 1978)
Barbiturate	(PIERIDES et al. 1976)
O_2-Mangel	(CUTTAGE et al. 1967; LIN und KORMANO 1978)
Gentamycin	(BOBROW et al. 1972)
Cephalothin	(FILLASTRE et al. 1973; KLASTERSKY et al. 1974; KLEINKNECHT et al. 1973; OPITZ et al. 1971; PICKERING et al. 1970; THOMAS und FAITH 1979)

Tabelle 15. Nephrotoxische Nephritis. (Nach SCHREINER und MAHER 1965)

Metalle: Quecksilber (organisch und anorganisch), Wismut, Uran, Kadmium, Blei, Gold, Arsine und Arsenik, Eisen, Silber, Antimon, Kupfer und Thallium

Organische Lösungen: Tetrachlorkohlenstoff, Tetrachloräthylen, Methyl Cellosolve, Methanol und verschiedene Lösungen

Glykole: Äthylenglykol, Äthylenglykoldinitrit, Propylenglykol, Äthylendichlorid und Diäthylenglykol

Physikalische Agenzien: Strahlen, Hitzschlag und Elektroschock

Diagnostische Agenzien: Kontrastmittel in hoher Konzentration (Pyelographie und Aortographie) und Bunamiodyl

Therapeutische Agenzien: Antibiotika: Sulfonamide, Penicillin, Streptomycin, Kanamycin, Vancomycin, Bacitracin, Polymyxin und Colistin, Neomycin, Tetracyclin und Amphotericin
Analgetika: Salicylat, Paraaminosalicylat (PAS), ? Phenacetin, Phenylbutazon, Zoxazolamin, Phenindion, Puromycin, Tridione, Paradione

Osmotische Agenzien: Sucrose, Mannit

Insektizide: Biphenyl, gechlorte Kohlenwasserstoffe

Verschiedene Chemikalien: Kohlenmonoxyd, Schlangengift, Giftpilze, Spinnengift, Nierenallergene, Kresol, Beryllium, Hämolysine, Anilin und andere Methämoglobinbildner

Abnormale Konzentration von physiologischen Substanzen: Hyperkalzämie, Hyperurikämie, Hypokaliämie etc.

Immerhin hatten schon PERKINS et al. (1968) eine mögliche Nephrotoxizität wegen fokaler zellulärer Vakuolisation und Fragmentation nach Gentamycin in den proximalen Tubulusschlingen an Ratten angenommen, obwohl keine Funktionsstörungen dokumentiert werden konnten. Nach größeren Dosen entwickeln sich an der normalen Rattenniere sogar Tubulusnekrosen (THOMAS und FAITH 1979). Bei Patienten findet sich ein Anstieg des Kreatinins im Serum bei gleichzeitigem Anstieg des Gentamycins und Cephalothins im Serum. Bei einem 57jährigen Patienten von PATEL und SAVAGE (1979) entwickelte sich nach Gentamycin-Therapie eine Hypomagnesämie, sowie eine Proteinurie.

Diese Liste wird sich noch erweitern als Folge der Aktivitäten der organischen Chemie, mit der Verbesserung unserer diagnostischen Techniken und mit der Verbesserung unserer gegenseitigen Unterrichtungsmethoden.

SCHREINER und MAHER (1965) haben in Georgetown in 14 Jahren 99 Fälle von Nephrotoxizität studieren können, von denen 20% mit einem akuten renalen Schaden einhergingen. In einer zweiten Tabelle haben sie diese eigenen Erfahrungen aufgelistet (Tabelle 16); sie heben aber hervor, daß sie sehr strenge Maßstäbe angesetzt haben und beispielsweise von 12 akuten Nierenschäden nach Exposition mit Quecksilber-Diuretícis nur in zwei Fällen eine genügende Sicherung angenommen haben.

Schließlich darf nicht unerwähnt bleiben, daß DENT (1974) in seiner Milner-Lesung in Heidelberg unter über 24 ihm bekannten Noxen als Ursache einer renalen Osteomalazie auch Tumoren der Knochen und Weichteile erwähnt hat, die zwar selten, dafür aber von beträchtlichem theoretischen und praktischen Wert sind. RENTON und SHAW publizierten 1976 zwei weitere Fälle von hypophosphatämischer Osteomalazie, die mit Hämangioperizytomen der Weichteile vergesellschaftet waren, nach Meinung der Autoren vermutlich sogar durch sie verursacht wurden. In ihrem dritten Fall einer lytischen und expansiven Knochenveränderung fand sich nach Kürettage eine ungewöhnliche Läsion mit runden und spindelförmigen Zellen und mit Flüssigkeitsräumen, die ein Hämangioperizytom nahelegten. Weitere Beobachtungen von Knochen- und Weichteiltumoren „nicht-endokriner Natur", die eine hypophosphatämische Osteomalazie verursachten oder begleiteten, wurden von SALASSA et al. (1970) und von EVANS et al. (1972) publiziert.

Tabelle 16. Nephrotoxische Nephritis – Georgetown-Erfahrung. (Nach SCHREINER und MAHER 1965)

Agens		Zahl
Schwermetalle		**22**
Quecksilberdichlorid	**12**	
Quecksilber Diuretika	**2**	
Nephrotoxisches Syndrom nach Quecksilber	**3**	
Blei	**1**	
Arsenik	**2**	
Gold (nephrotisches Syndrom)	**2**	
Lösungen		**25**
Tetrachlorkohlenstoff	21	
andere (Methanol, Methylglykol, Tetrachloräthylen, Toluol/Benzol)	**4**	
Glykole (Äthylene)		4
Physikalische Agenzien: Strahlen, Hitzschlag		2
Diagnostische Agenzien: Bunamiodyl		9
Therapeutische Agenzien		25
Sulfonamide	9	
Antibiotika	4	
Analgetika-Abusus	9	
Salizylat-Überdosierung	2	
Phenylbutazon	1	
Verschiedene Agenzien: Phenobarbital, Hämolyse, Thallium, Rotenon		3
Unbestimmte Nephrotoxine		9

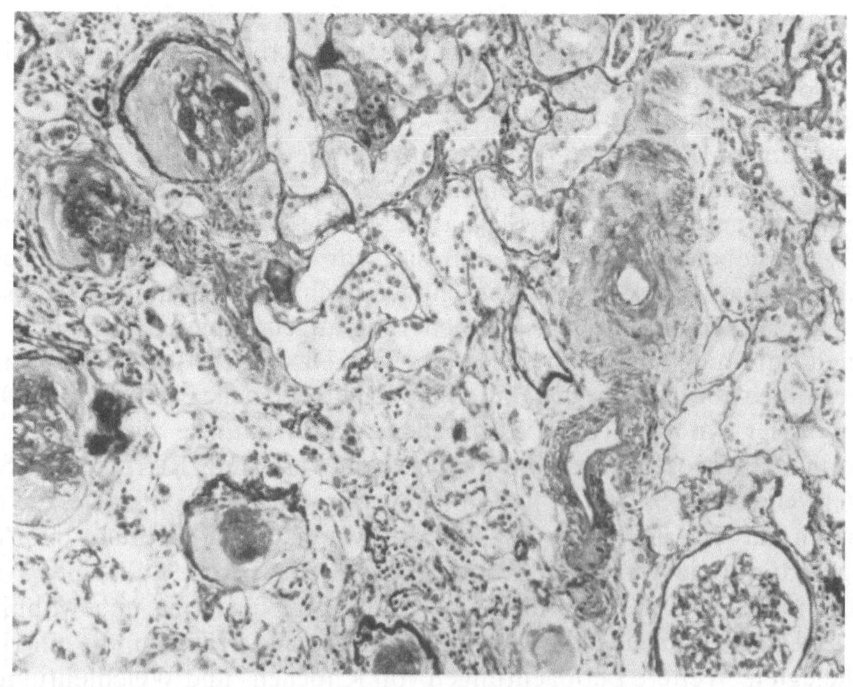

Abb. 81. Lichtmikroskopische Übersichtsaufnahme. Links ein tubuloatrophischer Herd mit mehreren verödeten Glomeruli. Erhaltenes Parenchym rechts. HE ×120

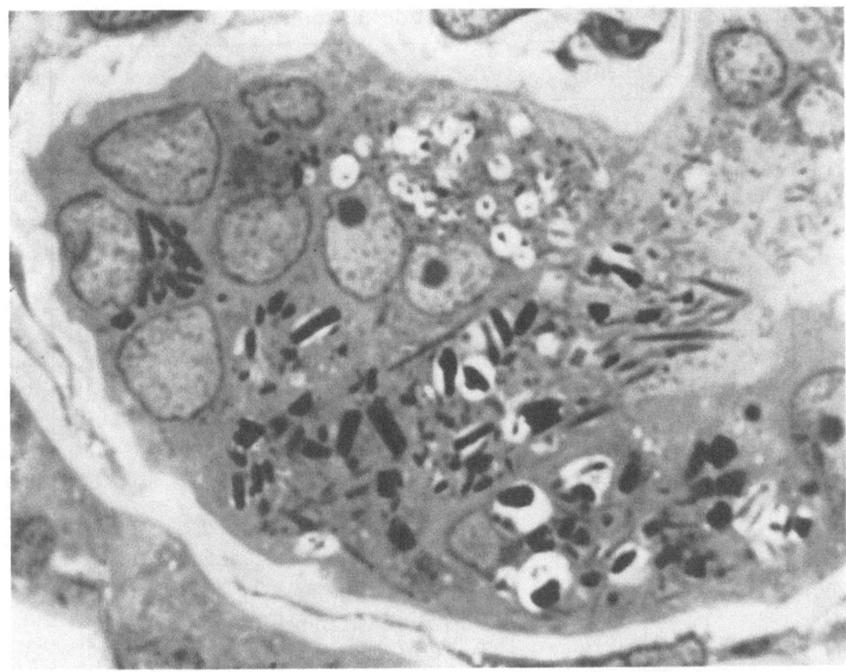

Abb. 82. Proximaler Nierentubulusabschnitt. Die Epithelzellen enthalten zahlreiche Vakuolen mit dunklen kristalloiden Körpern. Semidünnschnitt. Methylenblau. ×1500

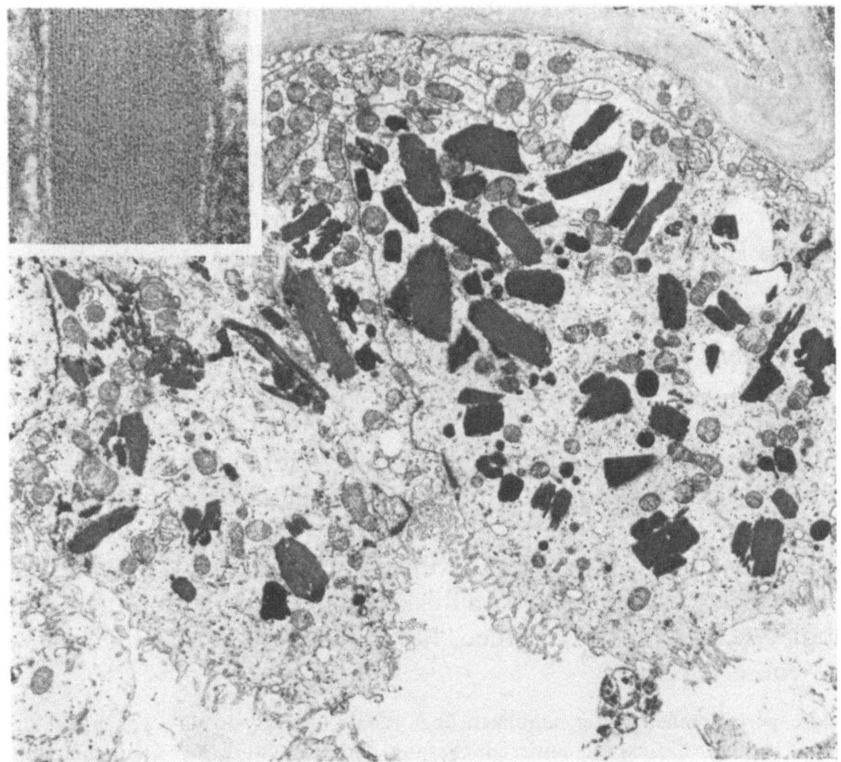

Abb. 83. Elektronenmikroskopische Aufnahme von proximalen Tubulusepithelzellen. Im Zytoplasma zahlreiche Kristalloide in Vakuolen. Die Vakuolenmembran liegt den Kristalloiden z.T. so eng an, daß sie nur bei höheren Vergrößerungen identifiziert werden kann. ×4400. Inset ×110000

Tabelle 17. Laboratoriumsbefunde zum Zeitpunkt der Erstuntersuchung. (Nach WALB et al. 1980)

Parameter		Befund	Parameter		Befund
Blutsenkungsreaktion	[mm]	27/62	Blut:		
Erythrozyten	[10^{12}/l]	4,11	pH		7,28
Leukozyten	[10^{9}/l]	4,70	Bicarbonat	[mmol/l]	11,1
Glukose	[mmol/l]	4,72			
Kalium	[mmol/l]	4,1	Urin:		
Kalzium	[mmol/l]	2,27	pH		7,4
PO_4	[mmol/l]	0,90	Bicarbonat	[mmol/d]	59,6
Cl	[mmol/l]	115	Kalzium	[mmol/d]	1,32
Gesamteiweiß	[g/l]	71	Bence-Jones-Protein (n. SNAPPER)		negativ
Kreatinin	[μmol/l]	274	Eiweiß	[mg/d]	1700
Harnsäure	[μmol/l]	155	Aminosäuren/24 h		allgemeine Hyperaminoazidurie
alk. Phosphatase	[U/l]	570			
Knochenphosphatase	[U/L]	500	Disc-Elektrophorese		tubuläre Proteinurie
Parathormon (normal 2–30)	[pmol/l]	260	Glukose	[mmol/d]	2,78
Vitamin D_3 (normal 50–300)	[nmol/l]	65			
			Kreatinin-Clearance	[ml/min × 1,73 m²]	25
			Harnsäure-Clearance	[ml/min × 1,73 m²]	12
			$TmPO_4$/GFR	[mg/l]	21,5

Zum Verständnis derartiger Tumor-bedingter Osteomalazien vermag eine neueste Publikation von WALB et al. (1980) beizutragen, die erstmals bei einem Fanconi-Syndrom des Erwachsenen das Zusammentreffen eines beginnenden Myeloms (mit monoklonaler Gammopathie IgG, Typ kappa), einer Bence-Jones-Proteinurie und von *charakteristischen kristalloiden Einschlußkörpern in Plasmazellen des Knochenmarkes und in proximalen Tubuluszellen* beobachteten, die typisch sind für die schon bisher beschriebenen Kombinationen (Abb. 81–83). „Die Diagnose des Fanconi-Syndroms ergab sich aus dem Nachweis einer inadäquaten renalen Ausscheidung von Glukose, Aminosäuren, Phosphor-Harnsäure und Bicarbonat. Bei der renalen tubulären Azidose handelte es sich wahrscheinlich um eine Mischform von proximaler und distaler Azidose, da trotz der erheblichen systemischen Azidose eine hohe Bicarbonatausscheidung vorlag (Tabelle 17)." Die Röntgenaufnahme des Beckens und der Oberschenkel zeigten Loosersche Umbauzonen in beiden Oberschenkeln und im os pubis rechts (Abb. 84–86).

Daß auch endogene Faktoren zu einem akuten Nierenschaden führen können, ergaben die Untersuchungen von DANCASTER et al. (1969) sowie MC SEARRAIGH et al. (1979) bei den Marathon-Läufern in Südafrika. Die dortige Marathonstrecke ist 90 km lang (56,25 miles) zwischen Durban und Pietermaritzburg und hat einen maximalen Höhenunterschied von 665 m; sie repräsentiert damit eine der weltgrößten sportlichen Herausforderungen. Es sind gewöhnlich 1500 bis 2000 Konkurrenten, 1978 waren es sogar 3070. Die Teilnehmer nehmen häufig Analgetica, obwohl es bekannt ist, daß dies sehr gefährlich ist. Bei den Geschädigten fanden sich Tubulusläsionen, niemals Immun-Komplex-Depositionen. Hämodialyse war 1978 in 2 Fällen, Peritonealdialyse in 2 weiteren von insgesamt 10 Fällen notwendig.

Die ersten tierexperimentellen Untersuchungen über renale Osteodystrophie gehen auf RUTISHAUSER und seine Arbeitsgruppe zurück. Sie experimentierten Anfang der 30er Jahre an Kaninchen mit Uranium und Platin und konnten auf diese Weise sowohl einen schweren toxischen Nierenschaden als auch Knochenveränderungen im Sinne einer „Osteodystrophie fibreuse" erzeugen. Von BALOGH (zit. nach BERNER A.) stellte 1935 an jungen Ratten mit einem Mittel aus Kantharidin und Uran eine Wachstumsstörung und eine renale Rachitis fest. 1936 beobachteten MACH und RUTISHAUSER bei zwei Hunden nach Uranyl-Nitrat eine sehr schwere

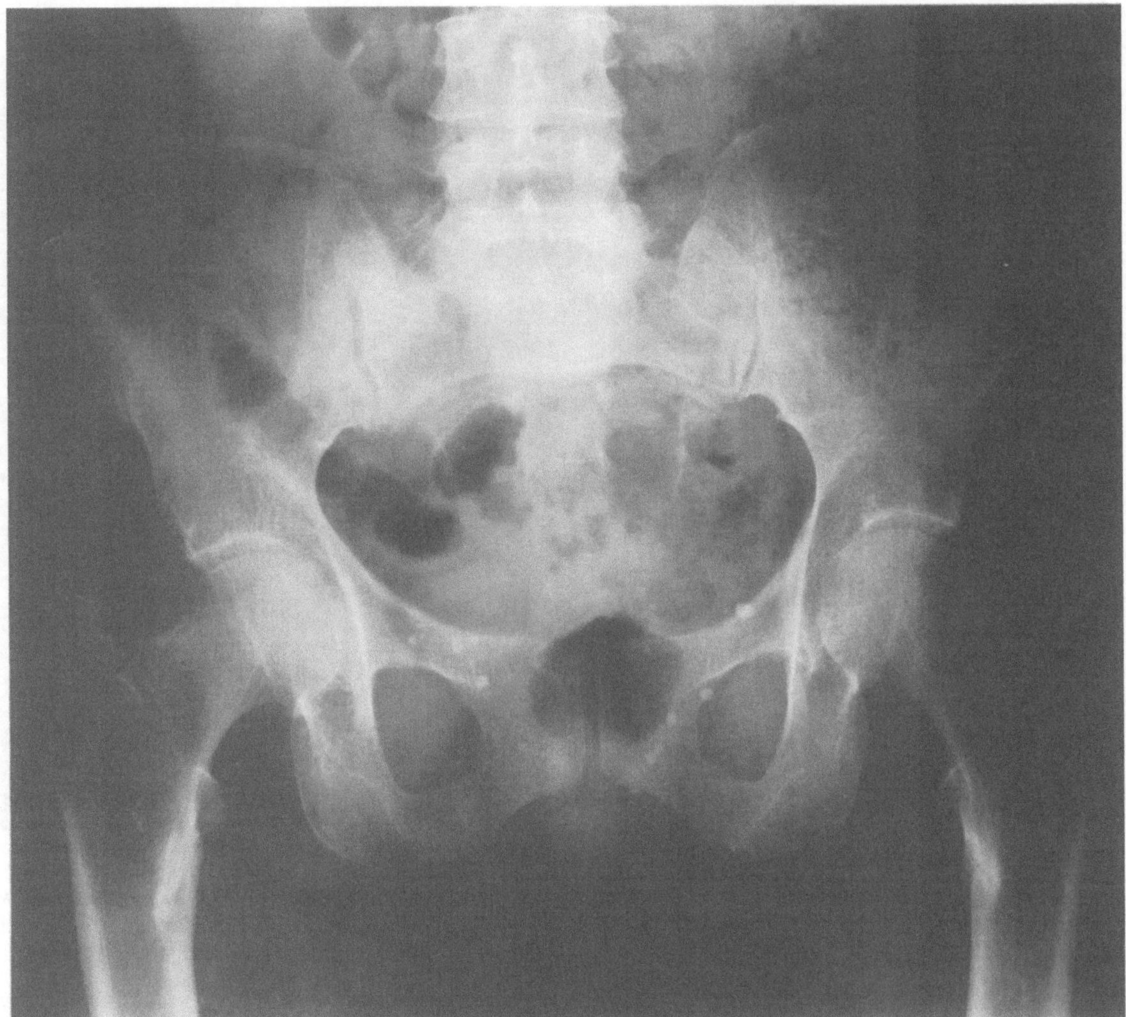

Abb. 84. B.B., geb. 8.4.1910. Beckenübersichtsaufnahme am 20.9.1977. Fanconi-Syndrom des Erwachsenen bei beginnendem Myelom mit monoklonaler Gammopathie. Röntgenbefund: Demineralisation des Skeletts. Loosersche Umbauzone im rechten Oberschenkel und im linken os pubis

toxische Nephrose und eine progressive Atrophie des Skeletts. Bei den Hunden konnte gleichzeitig eine Hypokalzämie, sowie eine Hyperphosphatämie mit Azidose festgestellt werden. 1940 konnte DORNUF mit Zystin Nierenveränderungen produzieren und außerdem eine Wachstumsverminderung. 1944 publizierte BERNER seine ausgedehnten Untersuchungen an 138 Fällen von Nierenerkrankungen, von denen in 78 Fällen = 56% Knochenveränderungen gefunden wurden, darunter in 60 Fällen eine stark akzentuierte Osteopathie. Im Vordergrund stand eindeutig eine Fibro-Osteoklasie, in 18 Fällen lag keine endostale Fibro-Osteoklasie vor, dagegen ein osteoresorptives Periost. Nur in einem einzigen Falle beobachteten sie eine Knochenverdichtung stärkeren Grades bei einer 69-jährigen Frau, besonders im Wirbelbereich. Trotzdem lag die totale Mineralisation des betroffenen Wirbelkörpers unter dem Normalwert.

Schließlich wissen wir heute aus den Untersuchungen von GOYER 1971, daß auch die Bleivergiftung beim Menschen und im Tierexperiment funktionelle und morphologische Veränderungen in den proximalen Tubuluszellen produziert. Diese Veränderungen schließen die Bildung von intranukleären Einschlußkörpern, Mitochondrienschwellung und Ungleichgewicht von Oxydation und Phosphorylation und eine Aminoazidurie ein. Die Einschlußkörper sind ein „Blei-Protein-Komplex". Im Fortschreiten der Nierenschädigung kommt es zu einer diffusen Nephropathie mit Tubulusatrophie und -dilatation, sowie zu einer Hyperurikämie.

An dieser Stelle sollten auch die Experimente von DELLING und DONATH (1973) erwähnt werden, die an Ratten mittels einer 2%igen Ammoniumchlorid-Lösung (NH_4CI) eine Osteoporose erzeugen konnten, und zwar in gleicher Weise bei den epithelkörperchenintakten und den parathyreoidektomierten Tieren. Es fand

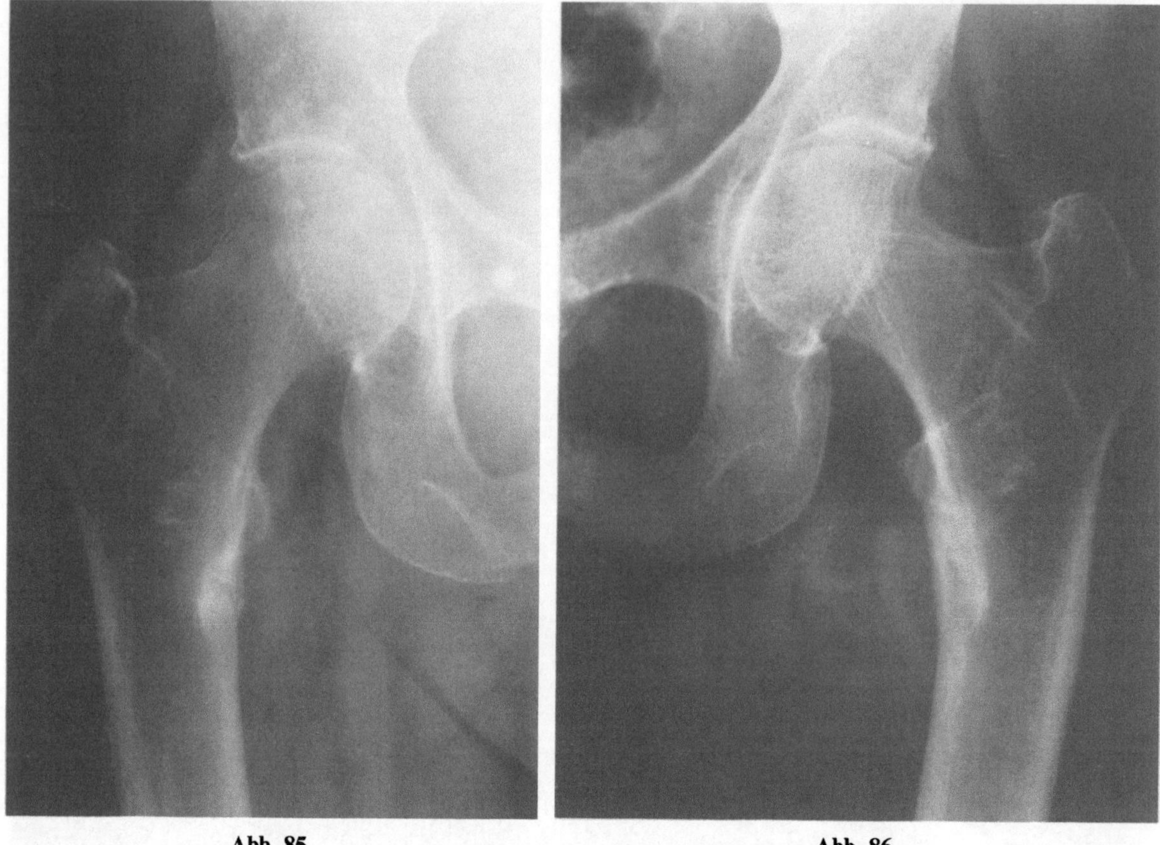

Abb. 85 Abb. 86

Abb. 85. B.B., geb. 8.4.1910. Sagittalaufnahme des rechten Hüftgelenks am 27.10.1977. Gleiche Patientin wie Abb. 84. Röntgenbefund: Loosersche Umbauzone distal des Trochanter minor an der medialen Femurseite rechts

Abb. 86. B.B., geb. 8.4.1910. Sagittalaufnahme des linken Hüftgelenks am 27.10.1977. Gleiche Patientin wie Abb. 84 und 85. Röntgenbefund: Loosersche Umbauzonen im os Pubis links, sowie beginnend auch an der Innenseite des linken Femur distal vom Trochanter minor

Die Abbildungen 81–86 verdanken wir den Herren WALB und Mitarbeitern, Mainz, welche sie zur Publikation in diesem Handbuch freundlicherweise zur Verfügung gestellt haben.

sich eine gesteigerte osteoklastäre und osteozytäre Resorption. Das Osteoid blieb in seinem Volumen und in seiner Oberflächenausdehnung unbeeinflußt – dadurch kommt es zu einer starken Demineralisation bei teilweise erhaltener Knochenmatrix. Es fand sich eine gleichstarke Mobilisation von Phosphat und Kalzium. Die Knochenveränderungen hatten keine Ähnlichkeit mit der renalen Osteopathie, bei der in der Regel eine Vielzahl anderer Faktoren (Vitamin-D-Metabolismus, Phosphordepletion, Kalziumverlust) eine Rolle spielt. Der Einfluß der Epithelkörperchen ließ sich ausschließen.

Der aktive Transport durch den Tubulus wird durch komplizierte und fein regulierte biochemische Vorgänge in beiden Richtungen verwirklicht. Der Reabsorptionsmechanismus läßt sich z.B. durch Phlorizin stören, er kann aber auch durch Anoxie (Einatmen von weniger als 10% Sauerstoff) gehemmt werden. Im Herz-Lungen-Nieren-Präparat erscheint aus den gleichen Gründen Glukose im Harn, wenn man zur Perfusionsflüssigkeit Kaliumzyanid hinzufügt, das die Zellatmung lähmt.

Daß eine Reparatur des Nephron nach temporärem Sauerstoffmangel möglich ist, ist seit den Untersuchungen von CUTTAGE et al. (1967) bekannt. LIN und KORMANO (1978) haben an Hunden bei eröffnetem Thorax einen Herzstillstand erzeugt und nach einer 3–14 Minuten dauernden Unterbrechung der Blutzirkulation die Nieren angiographisch, mikroangiographisch und histologisch untersucht. Eine Unterbrechung von mehr als 7 Minuten verursachte verschiedene Grade von abnormen angiographischen Befunden nach Beheben des Herzstillstandes:

- segmentäre Durchblutungsdefekte und Rinden-Gebiete ohne Kontrastaufladung,
- Verlust der Demarkation zwischen Rinde und Mark,
- verminderte Nephrographie,
- schwache und verzögerte Füllung der Nierenvenen,
- diffuse segmentäre Spasmen der interlobaren Arterien mit einer verzögerten Entleerung.

Die Mikroangiographie zeigte Füllungsdefekte der Glomeruli in segmentären Abschnitten der Nierenrinde, eine generell verminderte Durchblutung und Vasokonstriktion sowie Obliteration der afferenten Arteriolen infolge Aggregation von roten Blutzellen.

Wir können also davon ausgehen, daß sich so gut wie alle toxischen Stoffe am proximalen Abschnitt des Tubulus auswirken und zu Störungen der Sekretion oder Rückresorption in den geschädigten Abschnitten führen. In beiden Fällen kommt es zu einer Proteinurie (wie zum Beispiel nach Kontrastmitteldurchfluß größerer Mengen oder hoher Konzentration durch die Niere), die sich wieder völlig zurückbilden kann. Stärkere Schädigungen führen darüber hinaus zu Phosphat- oder Kalziumverlusten und als deren Folge zu Skelettveränderungen (Tabelle 18).

Tabelle 18. Manifestationen von Metall-Nephropathie. (Nach EMMERSON 1967)

Metall	Akute Tubulusnekrose	Nephropathisches Fanconi-Syndrom	Chronische Nephropathie	Nephrotisches Syndrom
Blei	+	+	+	0
Kadmium	+	+	+	0
Quecksilber	+	0	+	+
Gold	+	0	0	+
Uranium	+	+	+	0
Kupfer	+	+	+	0
Wismut	+	+	+	0
Thallium	+	0	0	+
Arsen	+	0	0	0

Wichtig ist die Dauer und die Konzentration des Metalls bei der Exposition. Es ist möglich, daß die Schädigung der proximalen Tubuluszellen in eine Nekrose des betreffenden Tubulusabschnittes übergeht.

2. Mittelbare Kadmiumschäden[1]

Im Jahre 1942 beschrieben NICAUD et al. Knochenveränderungen im Sinne eines Milkman-Syndroms bei einem Arbeiter einer Kadmiumfabrik. Aber erst eine Häufung solcher Patienten (mit einem Teilsyndrom der Erkrankung) in einem umschriebenen geographischen Bezirk führte zu einer weltweiten Aufmerksamkeit und zur Beachtung dieser Erkrankung, welche in Japan Itai-Itai-Byō (übersetzt als „Ouch-Ouch-Disease") genannt wird und eine Osteomalazie auf der Basis einer Kadmium-Nephropathie darstellt. Der geographische Bezirk betrifft die Stadt Toyama an der japanischen Inlandsee; das Auftreten einer großen Zahl derartiger Fälle in einem limitierten Areal der Fuchi-Machi-Ebene gerade außerhalb der Stadt unterstellte eine gemeinsame Ursache für das Syndrom und setzte die Studien für die Feststellung der ursächlichen Faktoren in Gang.

[1] Synonym mit Itai-Itai-Byō („Ouch-Ouch-Disease")

Das erste Symptom bei den erkrankten Patienten ist gewöhnlich Lumbago, gefolgt von späteren Pseudofrakturen und einem watschelnden Gang. Obwohl das Syndrom seit Jahrzehnten bekannt war, wurde nun erst richtig erkannt, daß diese Patienten eine Proteinurie und eine Nierenläsion hatten. Weitere Studien zeigten die proximale Tubulusschädigung des erwachsenen Fanconi-Syndroms mit Glykosurie und Aminoazidurie. Der Serum-Kalziumspiegel war im allgemeinen normal, der Serumphosphatspiegel niedrig. Die alkalische Serum-Phosphataseaktivität war angestiegen, entsprechend dem Bilde der osteomalazischen Knochenveränderungen. Das Syndrom war besonders verbreitet bei Frauen mit multiplen Schwangerschaften, welche in die Menopause kamen und welche in dem fraglichen Areal gelebt hatten. Die Lösung des Problems kam durch die Feststellung, daß diese Kranken eine größere Konzentration von Kadmium in ihrem Urin hatten als Frauen aus einem anderen Gebiet. Auch die Gewebekonzentrationen von Kadmium waren höher bei Kranken mit Itai-Itai-Byō. Die nächste Entdeckung war die Tatsache, daß Reis und Soyabohnen in dem endemischen Areal eine höhere Konzentration von Kadmium besaßen und dies von dem Schlamm, auf dem sie gewachsen waren. Denn oberhalb des Fuchi-Machi-Areals befand sich eine Mine und Fabrikanlage für Kadmium, Blei und Zink, von der über Jahre Partikel stromabwärts verlagert und auf den Feldern deponiert wurden. Die geographische Verteilung der Kranken korrelierte mit dem Kadmium-Gehalt im Schlamm. Die Beteiligung gerade der älteren Frauen ergab sich aus deren Mangel an Kalzium durch kalziumarme Ernährung und multiple Schwangerschaften.

Die toxische Wirkung des Kadmium auf die Niere kann heute als gesichert gelten. Es entwickelt sich bei Kadmium-Exponierten häufig eine Proteinurie (BUTLER und FLYNN 1958; POTTS 1965), darüber hinaus bei den dafür besonders geeigneten Personen, wie älteren Frauen nach vielen Schwangerschaften und entsprechender Kadmium-Vergiftung eine renale Osteomalazie (MURATA et al. 1970). Die renale tubuläre Funktionsstörung war schon seit der Arbeit von KAZANTZIS et al. (1963) bekannt, sie wurde auch von HOLDEN (1969) und von FUKUYAMA et al. (1970) bestätigt.

Eine Untersuchung in einer deutschen Kadmiumhydroxyd- und Nickelhydroxyd-verarbeitenden Trockenakkumulatorenfabrik verdanken wir BAADER (1951), eine Nachuntersuchung in dem gleichen Betrieb nach 16 Jahren HUMPERDINCK (1967). Die Befunde bei den anerkannten chronischen Kadmiumvergiftungen sind in Tabelle 19 zusammengestellt, die 16 Jahre später ergänzt wurde. Von 8 anerkannten chronischen Kadmiumschäden fand sich sechsmal eine Proteinurie besonderer Art, während die Sonderform einer Knochenatrophie – das Milkman-Syndrom – nicht gefunden wurde. BAADER (1951) beschreibt die Sektion eines an der chronischen Kadmiumvergiftung verstorbenen Arbeiters: In allen untersuchten Organen und Geweben, am stärksten in Leber und Nieren, konnte Kadmium nachgewiesen werden. Die Kadmiumablagerungen fanden sich bei der hier angewendeten Färbemethode (Dithizon) als leuchtend rote Körnchen in Nieren und Leber. Allgemeine Abzehrung, fibroplastische Peribronchitis, vorwiegend interstitielle Pneumonie in allen Lungenlappen und schwere eitrige Bronchitis, feintropfige Leberverfettung und toxische Nephrose standen im Vordergrund.

Eine Übersicht über die Todesfälle und die durch eingehende Ermittlungen feststellbaren Todesursachen (Tabelle 20) zeigt die unverständlich geringe Zahl von Sektionen, welche gerade bei einer solchen Berufskrankheit eine erhöhte Aufmerksamkeit verdienen würde. So sind über die Organveränderungen der meisten Verstorbenen nur ungenügende oder gar keine Aussagen zu gewinnen.

1975 fand SATO an Ratten, daß eine relativ kleine Dosis von Kadmiumchlorid – gelöst in Trinkwasser und parenteral verabfolgt – eine toxische Neuropathie der peripheren spinalen Nerven ohne hämorrhagische Veränderungen im Nervensystem nach Langzeit-Exposition hervorrufen kann. Die pathologischen Veränderun-

Tabelle 19. Klinik und Verlauf bei kadmiumvergifteten Arbeitern. (Nach BAADER (1951 [1]). Ergänzung 1967. (Nach HUMPERDINCK 1968)

Name	Lebensjahre	Arbeitsjahre	1951					Ergänzung 1967	
			Beschwerden	Kadmiumsaum	Emphysem	Erhöhte BKS	Proteinurie	Gestorben	Krankheitsverlauf
A.B.	39	16	Nasenlaufen Husten Luftmangel	–	+	+	+	1950	Bronchialasthma Kadmiumvergiftung
J.K.	69	8	Nasenlaufen Husten Luftmangel Blutspucken	–	+	–	+	–	Bronchitis (invalide)
H.S.	49	12	Nasenlaufen Husten Luftmangel	–	–	–	+	1962	Bronchialasthma Herzversagen
W.B.	61	11	Husten Luftmangel Nachtschweiß	+	+	+	+	1957	Bronchitis Herzversagen (1953 invalide)
J.T.	51	11	Husten Atemnot Nachtschweiß	+	+	+	+	–	Bronchialasthma (ausgeschieden)
P.M. ♀	41	12	Nasenlaufen Husten Luftmangel Kopfschmerzen	–	+	+	+	–	Bronchitis (noch beschäftigt)
H.R.	55	19	Nasenlaufen Husten Luftmangel	+	–	–	–	–	(invalide)
E.R.	44	12	Husten Magenschmerzen	+	+	–	–	1957	Lungenkarzinom

gen betrafen die peripheren Nerven, die dorsalen und ventralen Wurzeln: Die Nervenfasern waren in ihrer Zahl vermindert, es bestand eine Demyelinisierung und Destruktion des Myelins. Elektronenmikroskopisch waren die hervorstechendsten Veränderungen an den Myelinscheiden festzustellen. Er konnte 1978 zusammen mit IWAMASA, TSURU und TAKEUCHI (SATO et al. 1978) den Nachweis führen, daß auch nach oraler Langzeit-Verabreichung einer geringen Kadmiumchlorid-Dosis in Trinkwasser ganz ähnliche Veränderungen auftraten, wie sie von ihm nach parenteraler Langzeitapplikation gesehen wurden. Bei kurzer Exposition mit höheren Dosen treten dagegen akute Hämorrhagien im Zentralnervensystem auf.

Nach TIMMS et al. (1977) finden sich nach subkutaner Applikation einer Kadmiumchlorid-Lösung (0,02 mM/kg Körpergewicht) in die interkapsuläre Region der Prostata bei 12 Wochen alten männlichen Ratten die frühesten Feinstrukturveränderungen in den Epithelzellen des Prostatagewebes, vergesellschaftet mit dem Nachweis von Kadmium in den Zellorganellen (und Änderung der subzellulären Zinkverteilung). Rückbildungsveränderungen erscheinen erst später. Die Basalzellen scheinen in Gegenwart von Kadmium zu proliferieren. Diese Beobachtungen sind eventuell von Bedeutung im Hinblick auf die Feststellungen von POTTS (1965), sowie von KIPLING und WATERHOUSE (1967) über ein signifikant höheres Vorkommen von Prostata-Erkrankungen inkl. Krebs, bei Arbeitern, die kadmiumexponiert waren, sowie im Hinblick auf die Mitteilungen von PARIZEK (1960) und MALCOLM (1972).

Bei chronischer oraler Kadmium-Verabreichung an Kaninchen über 200 Tage fanden STOWE et al. (1972) neben Wachstumsreduktion, Anämie, Neutrophilie, Lymphopenie, Hypoalbuminämie, Erhöhung von $\alpha\beta\gamma$-Globulin, Splenomegalie, Kardiomegalie und Nierenvergrößerung als eindrucksvollste morphologische Effekte interlobuläre hepatische und interstitielle renale Fibrosen. Die Lebern enthielten reduziertes Glykogen, eine biliäre

Tabelle 20. 17 verstorbene Kadmiumarbeiter 1949 bis 1966 (von insgesamt 536 Personen). (Nach HUMPERDINCK 1968)

Name	Lebens-jahre	Expositions-jahre	Todesursache
A.B.	39	8,6	Kadmiumvergiftung Bronchialasthma [a]
E.R.	52	9,3	Lungenkarzinom [a]
W.B.	69	4,9	Herzversagen
Th.St. ♀	47	1,5	Leberkarzinom Kadmiumvergiftung
W.G.	65	1,3	Apoplexie
H.M.	53	2,3	Lungenkarzinom (Metastase?)
H.Sch.	62	7	Bronchialasthma
H.M.	55	6,4	Prostatakarzinom
K.L.	62	2,1	Herzasthma
W.K.	68	1	Herzinsuffizienz
J.D.	64	3,2	Kardiakarzinom
W.Sch.	56	2	Nephritis
K.F.	64	2,5	Herzinsuffizienz
M.K.	29	0,5	Selbstmord
P.M.	85	2	Apoplexie
A.R.	67	0,5	Herzinsuffizienz
V.G.	21	0,6	Verkehrsunfall

[a] Sektion durchgeführt.

Hyperplasie und fokale mononukleäre Infiltrate. Die Nierenrinde wies Koagulationsnekrosen, glomeruläre Fibrosen und eine bemerkenswerte interstitielle Fibrosis auf. Das proximale Tubulus-Epithel enthielt apikale Zysten, ein dilatiertes endoplasmatisches Retikulum und eine charakteristische Kerndegeneration. Diese Befunde stehen in Übereinstimmung zu früheren Befunden von WILSON et al. (1941) und BONNELL et al. (1960). Die von BAUM und WORTHEN (1967) gefundene Amyloidosis der Nieren, die auch von CASTANO (1971) bestätigt wurde (bei beiden Arbeitsgruppen nach parenteraler Verabreichung), wurden bei den Untersuchungen von STOWE et al. (1972) nach oraler Verabreichung nicht gefunden. Nach OBERLÄNDER und ROTH (1976) liegt die als gesetzlich höchstzulässig diskutierte Kadmium-Menge in Nahrungsmitteln von 0,1 ppm nur wenig über den in Getreideprodukten ermittelten Werten, so daß kaum noch ein Spielraum für manche dem Nährstoff-Recycling dienenden Düngungsmaßnahmen bleibt.

Es sollte nicht unerwähnt bleiben, daß nach den Untersuchungen von OSTERGAARD (1977) in Kopenhagen der Nierengehalt an Kadmium bei starken Zigarettenrauchern mit und ohne Hypertension zweimal so hoch wie bei Nichtrauchern gefunden wurde, so daß also unterhalb der schweren toxischen Nierenschäden offenbar schon eine Schädigungsschwelle überschritten werden kann, die zu einer Risikoerhöhung führt.

3. Knochenveränderungen bei Wilsonscher Erkrankung

Obwohl die Wilsonsche Erkrankung nach dem heutigen Wissensstande eine autosomal-rezessive erbliche Kupferstoffwechselstörung ist und daher strenggenommen nicht unter die toxischen Osteopathien einzureihen wäre, geht der Entstehungsmechanismus der Knochenveränderungen bei dieser Erkrankung zweifellos in völlig analoger Weise wie bei den anderen mittelbar toxischen Osteopathien über die Nieren.

Die von WILSON 1911 beschriebene Symptomatologie der hepatolentikulären Degeneration ist durch folgende Kriterien gekennzeichnet:

- familiäres Vorkommen mit autosomal-rezessiver Vererbung,
- neurologische Störungen,
- renale Aminoazidurie mit milder Proteinurie vom renalen tubulären Typ,
- exzessive Phosphaturie,
- Urikosurie,
- gelegentliche Glykosurie.

Zur Pathogenese der Wilsonschen Erkrankung wird heute vermutet, daß eine Caeruloplasmin-Synthesestörung vorliegt, die zu einer Verminderung eines normalaktiven Caeruloplasmins führt (möglicherweise über ein Proenzym des Caeruloplasmins, das durch eine in der Leber gebildete Kinase in die endgültige und voll funktionsfähige Form übergeführt wird. Der genetisch bedingte Defekt könnte dann in der Synthese der Kinase liegen).

Caeruloplasmin ist ein blaues Plasmaprotein, welches beim Gesunden 90% des Plasmakupfers fest an sich bindet, während der Rest in relativ lockerer Bindung mit der Albuminfraktion wandert. Bei Absinken des wirksamen Caeruloplasmins kommt es zu einem Anstieg des freien Kupfers, das vermehrt in Gewebe, Liquor und Urin übertritt. Hierdurch kommt es zu Parenchymschäden in dem ZNS, der Leber und Niere, der Kornea, in der Haut und im Skelett.

Mit der Nahrung aufgenommenes Kupfer wird zunächst in der Leber deponiert. Erst nach Überschreitung der Speicherkapazität der Leber erfolgt die Ablagerung von Kupfer im Gehirn, der Kornea und der Niere.

Pathologisch-anatomisch finden sich an den Nieren nach WOLFF (1964) herdförmige Areale von Degeneration und Nekrosen von tubulären Epithelzellen. Diese Partien können vergesellschaftet sein mit Kupferkörnchen in einigen Schnitten. In anderen Schnitten war das Lumen der Tubuli dilatiert und die Epithelzellen waren von der Basalmembran separiert oder es fanden sich Depots von massenhaftem Proteinmaterial in dem Tubuluslumen. Das Kupfer war lokalisiert in den Tubulus-Epithelzellen, und zwar intrazytoplasmatisch.

Nach WOLFF (1964) sind die funktionellen renalen Störungen primär tubuläre Störungen; im Verlaufe der Erkrankung können später aber auch glomeruläre Funktionsstörungen entdeckt werden (BEARN et al. 1957). Die Tatsache, daß die Kupferdepots und morphologischen Veränderungen im gleichen Areal vorhanden, und daß die morphologischen Veränderungen proportional zu den Depots ausgeprägt sind, legt die Vermutung eines ursächlichen Zusammenhanges nahe, um so mehr als es diesem Autor 1960 gelungen ist, mit Kupfer an Ratten renale tubuläre Veränderungen zu erzeugen. Man müßte dann das Konzept akzeptieren, daß infolge eines angeborenen Defektes ein Übermaß von Kupferabsorption und eine Deponierung desselben im Gewebe erfolgt, welches seinerseits daraufhin morphologische Veränderungen produziert (SCHEINBERG 1960). In allen seinen Fällen waren die Glomeruli normal.

Die Beurteilung renaler Veränderungen kann sehr erschwert werden, wenn eine Penicillamintherapie durchgeführt worden ist, weil nach langzeitiger Applikation dieses Medikamentes herdförmige Glomerulonephritiden beobachtet werden können (FELLERS und SHOHIDI 1959; ADAMS et al. 1963).

AKSOY et al. (1975) haben eine Serie von 14 Patienten mit Wilsonscher Erkrankung im Hinblick auf die Knochenveränderungen untersucht, die man bei dieser Krankheit finden kann. Diese Knochenveränderungen waren schon vorher von FINBY und BEARN (1958), ROSENOW und MICHELL (1959) und MINDELZUN et al. (1970) beschrieben und wohl bekannt.

Tabelle 21. Resultate klinischer, radiologischer und szintigraphischer Studien an den Gelenken von 25 Patienten mit hepatolentikulärer Degeneration. (Nach Canelas et al. 1978)

Fall	Alter (Jahre)	Geschlecht	Dauer der Krankheit (Monate)	Klinische Manifestation		Radiologische Befunde		Szintigraphische Befunde			
				Gelenk-Schmerzen	Dystone Haltung	Osteoporose	andere Veränderungen	Zahl der Gelenke	Normal	Gelenk-Entzündung	Niedrige Gefäß-perfusion
1	32	F	132	+	0	0	0	5	4	1	0
2	18	F	60	+	+	0	0	2	1	0	1
3	10	F	12	+	0	+	0	4	0	0	4
4	28	M	108	0	0	+	0	4	4	0	0
5	23	M	132	+	0	+	+	4	3	0	1
6	21	M	24	0	0	+	0	4	2	2	0
7	25	F	20	0	0	+	0	4	2	2	0
8	14	F	24	+	0	+	0	4	4	0	0
9	11	F	19	+	+	+	+	4	3	0	1
10	30	F	84	+	0	+	0	4	2	0	2
11	15	F	24	+	+	+	+	4	3	0	1
12	16	F	18	0	+	+	+	3	1	0	2
13	24	M	48	+	0	+	0	4	2	2	0
14	9	M	asymptomatisch	0	0	+	0	6	1	2	3
15	20	M	3	0	0	+	0	4	2	2	0
16	21	F	24	0	0	+	0	2	2	0	0
17	21	F	6	+	+	+	+	2	2	0	0
18	21	M	7	0	+	+	0	4	4	0	0
19	31	F	12	0	0	+	+	4	4	0	0
20	13	F	12	0	0	0	0	4	4	0	0
21	11	F	4	0	0	+	0	4	4	0	0
22	11	F	asymptomatisch	0	0	+	0	4	2	2	0
23	13	F	asymptomatisch	0	0	+	0	4	2	2	0
24	15	F	36	0	+	+	0	4	1	3	0
25	16	M	48	+	+	+	+	4	0	4	0
Total				11	8	22	7	96	59	22	15

Bei 6 von den 14 Kranken waren die *ersten Beschwerden* und die *Frühmanifestationen* der Erkrankung Knochen- und Gelenkschmerzen mit oder ohne hepatische oder neurologische Manifestationen. Bei drei Kranken waren eine Osteochondrosis dissecans und subchondrale Veränderungen möglicherweise die Ursache für diese Beschwerden. Im Gegensatz hierzu waren bei drei anderen Kranken die Beschwerden nicht durch nennenswerte Knochenveränderungen hervorgerufen, sondern nur durch mäßige Demineralisation. Zwei hatten eine generalisierte Demineralisation an den Kniegelenken, dem Becken, der Wirbelsäule und den Handgelenken infolge der renalen Rachitis.

Eine Zusammenstellung der Resultate klinisch radiologischer und szintigraphischer Untersuchungen von Gelenken bei Patienten mit Wilsonscher Erkrankung verdanken wir Canelas et al. (1978) (Tab. 21).

Zur *Bestätigung oder zum Ausschluß einer Wilsonschen Erkrankung* bei Patienten mit Gelenk- und Knochenschmerzen und derartigen Röntgenbefunden sollten eine *augenärztliche Untersuchung* durchgeführt werden, um den Kayser-Fleischer-Ring zu entdecken, der in allen Fällen vorhanden war, und die Werte von Kupfer und Caeruloplasmin im Serum bestimmt werden. Diese Werte können bei etwa 10% der Kranken normal sein. Dann sind weitere Spezialuntersuchungen, wie die Bestimmung der Kupferkonzentration in der Leber und wie der in Heidelberg von WESCH (1978) eingeführte Radiokupfertest, zur Abklärung heranzuziehen.

Wird in einer Familie ein Fall von Wilsonscher Krankheit gesichert, so ist die Früherfassung eventuell erkrankter Geschwister mit allen verfügbaren Mitteln anzustreben, damit sie einer erfolgversprechenden Behandlung zugeführt werden können (FEIST et al. 1978).

4. Toxische Glomerulusschäden – Goodpasture-Syndrom

Inzwischen wissen wir, daß Glomerulusveränderungen durch toxische Stoffe hervorgerufen werden können, die zu einer toxisch bedingten Glomerulonephritis führen können. Am Beispiel des Eisens, dessen Toxizität in Bezug auf die Nierenstruktur und -funktion von DACHS und CHURG (1965) beschrieben worden ist, läßt sich dies besonders deutlich machen: STILMANT et al. (1975) teilten eine experimentelle Glomerulonephritis an der weißen Maus mit, welche mit glomerulärer Deposition von Ferritin-Antiferritin-Komplexen verbunden war. Die Tiere hatten eine Proteinurie entwickelt. Bei der Immunfluoreszenz waren granuläre Depots von IgG vorhanden und die Depots von Ferritin konnten elektronenmikroskopisch in den Glomeruli nachgewiesen werden. Mit diesem Modell arbeiteten auch HAGSTROM et al. (1979) und testeten Ferritin gegen äquimolare Mengen von Apoferritin und äquimolare Mengen von Eisen-Dextran. Dabei zeigte sich ein gewisser Lokalisationsunterschied: Ferritin führte zur Glomerulonephritis mit vorwiegend mesangialer Deposition von Immunkomplexen, aber auch zu Tubulusveränderungen. Eisen-Dextran führte zu ähnlichen, aber weniger schweren tubulo-interstitiellen Veränderungen und rief keine glomeruläre Alteration hervor. Apoferritin aber führte zu einer Immun-Komplex-Glomerulonephritis, gewöhnlich verbunden mit Membran-Depots. Tubulus- oder interstitielle Veränderungen kamen hierbei nicht vor. Nach Apoferritin entwickelten die Tiere eine Proteinurie.

In ihrem kasuistischen Beitrag zur Ätiologie des Goodpasture-Syndroms referieren SEELIGER und HERLAND (1973) über 170 Fälle aus dem Schrifttum mit einem Geschlechtsverhältnis von 80% Männer:20% Frauen. Bei ihrem eigenen Fall handelte es sich um einen Bitumenkleber, der mit benzingelösten Materialien arbeitete und der gleichzeitig eine Erythrozyturie und Proteinurie hatte. Unter Hinweis auf BEIRNE und BRENNAN führen die Autoren diese Erkrankung auf die Benzineinwirkung zurück. ZIMMERMANN et al. (1975) berichten über 63 Erwachsene mit fortgeschrittenen Nierenschäden mit einer erhöhten Exposition zu Hydrocarbon-Lösungen. Auch der Kranke von KLAWIS und DROMMER (1970) mit Goodpasture-Syndrom hatte als Maler und Spritzlackierer mit einem Spezialverdünner auf Benzinbasis gearbeitet. Schließlich diskutieren auch LAGRUE et al. (1977) einen Zusammenhang zwischen glomerulärer Nephropathie und der Inhalation toxischer Substanzen. Diese Liste kann dabei keinen Anspruch auf Vollständigkeit erheben.

In diesem Bereich der Kohlenwasserstoffe müssen alle Aussagen vorläufig noch mit der gebotenen Zurückhaltung gemacht werden, weil im Gegensatz zu Eisen der Nachweis des auslösenden toxischen Stoffes in der Niere nicht möglich ist und die Beweisführung auf die Angaben der Kranken und ihre berufliche Situation sowie auf die inzwischen durchgeführten Tierexperimente gestützt werden muß. Einen Zusammenhang diskutieren auch VON SCHEELE et al. (1976) bei ihrem 64jährigen Postangestellten, der nach einem Fluranstreichen mit einem Alkohol und Ethanol enthaltenden Farbanstrich von ca. 30 ltr. nach wenigen Wochen an einer subakuten Glomerulonephritis erkrankte. Bei Vergleichsuntersuchungen von RAVNSKOV et al. (1979) an 50 Erwachsenen mit bioptisch gesicherter

Glomerulonephritis der verschiedensten Typen gegenüber 50 Kontrollpatienten mit nichtglomerulären Nierenveränderungen fand sich ein signifikanter Unterschied in der Exposition dieser beiden Gruppen gegenüber organischen Lösungen, wie sie beruflich und privat beim Hantieren mit Streichfarben, Sprühfarben, beim Teppich- und Fußbodenlegen, bei der Herstellung von Farben und Leim, sowie bei der Polyesterplastikapplikation verwendet werden. Die Autoren schließen aus ihrer Untersuchung, daß die Glomerulonephritis als eine Berufskrankheit anerkannt und allgemeine Maßnahmen zur Herabsetzung der beruflichen Exposition ergriffen werden sollten.

5. Dialyse und Transplantation

In der Eröffnungsrede vor der Konferenz über „Osteodystrophy in chronic renal failure" in Santa Barbara / Kalifornien 1968 stellten KLEEMAN et al. (1969) eine Übersicht über die Probleme des divalenten Jonenmetabolismus und der renalen Dystrophie zur Diskussion. Ihre Diagramm-Formulierung zeigt eindrucksvoll die Wechselbeziehungen bei chronischer Nierenerkrankung auf und läßt ahnen, welche Eingriffsmöglichkeiten toxische, an den Nieren angreifende Stoffe besitzen müssen und welche Schwierigkeiten eine Auflösung der Zusammenhänge bringen muß (Tabelle 22).

Nach RITZ et al. (1973) werden die Knochenveränderungen auch bei *Dialysepatienten* durch mehr als eine Ursache hervorgerufen: 1. Durch den Ausfall der normalerweise im Nierenparenchym erfolgenden Hydroxylierung von 25 Hydroxycholekalziferol zu 1,25 Dihydroxycholekalziferol kommt es bei Niereninsuffizienz zu einer Resistenz gegenüber physiologischen Dosen von Vitamin D, in deren Gefolge am Skelett eine Osteomalazie auftritt.

2. Durch die vermehrte Parathormonsekretion wird im Skelett eine Ostitis fibrosa ausgelöst.

3. Bei Niereninsuffizienz wird eine Vermehrung des Knochenmatrixvolumens beobachtet, wodurch bei völliger Mineralisierung der Knochenmatrix eine Osteosklerose in Erscheinung treten kann.

4. Wenn die infolge der intestinalen Kalziumresorptionsstörung negative Kalziumbilanz des Dialysepatienten nicht positiviert wird (Vitamin-D-Therapie, perorale Kalziumgabe, Erhöhung der Dialysat-Kalzium-Konzentration), wird eine Verminderung des Mineralgehalts im Skelett beobachtet.

Die Abhängigkeit der renalen Osteopathie von der Nierenfunktion geht aus den Untersuchungen von Constantine HAMPERS et al. (1969) hervor, welche eine *vor* der Nieren-Allo-Transplantation bei einem Drittel der Patienten vorhanden gewesene Demineralisation der Wirbelsäule *nach* der Transplantation und nach guter Nierenfunktion wieder verschwinden sahen. Der Serum-Phosphor-Spiegel tendierte in einem Viertel dieser Patienten mit guter Nierenfunktion in den ersten drei bis sechs Monaten nach der Transplantation zu niedrigen Werten. Die führenden röntgenologischen Skelett-Symptome bei ihren Kranken vor der Transplantation gehen aus der Tabelle 23 hervor. Dabei wird von diesen Autoren darauf hingewiesen, daß bei einem individuellen Patient man Veränderungen von Ostitis fibrosa cystica, Osteomalazie, Osteosklerose und diffuser Osteoporose in verschiedenen Kombinationen sehen kann. Die Osteoporose wird von ihnen auf die schwere Urämie zurückgeführt, während der Mechanismus, welcher der Osteosklerose zugrunde liegt, von ihnen als noch völlig unbekannt angesehen wird. Die Veränderungen im Sinne der Ostitis fibrosa cystica werden durch den sekundären Hyperparathyreoidismus ausgelöst. In schweren Fällen wurde daher vor der Transplantation eine Parathyreoidektomie durchgeführt.

Tabelle 22. Diagrammatische Darstellung von divalentem Ionenmetabolismus und Osteodystrophie bei chronischem Nierenschaden. (Nach KLEEMAN et al. 1969)

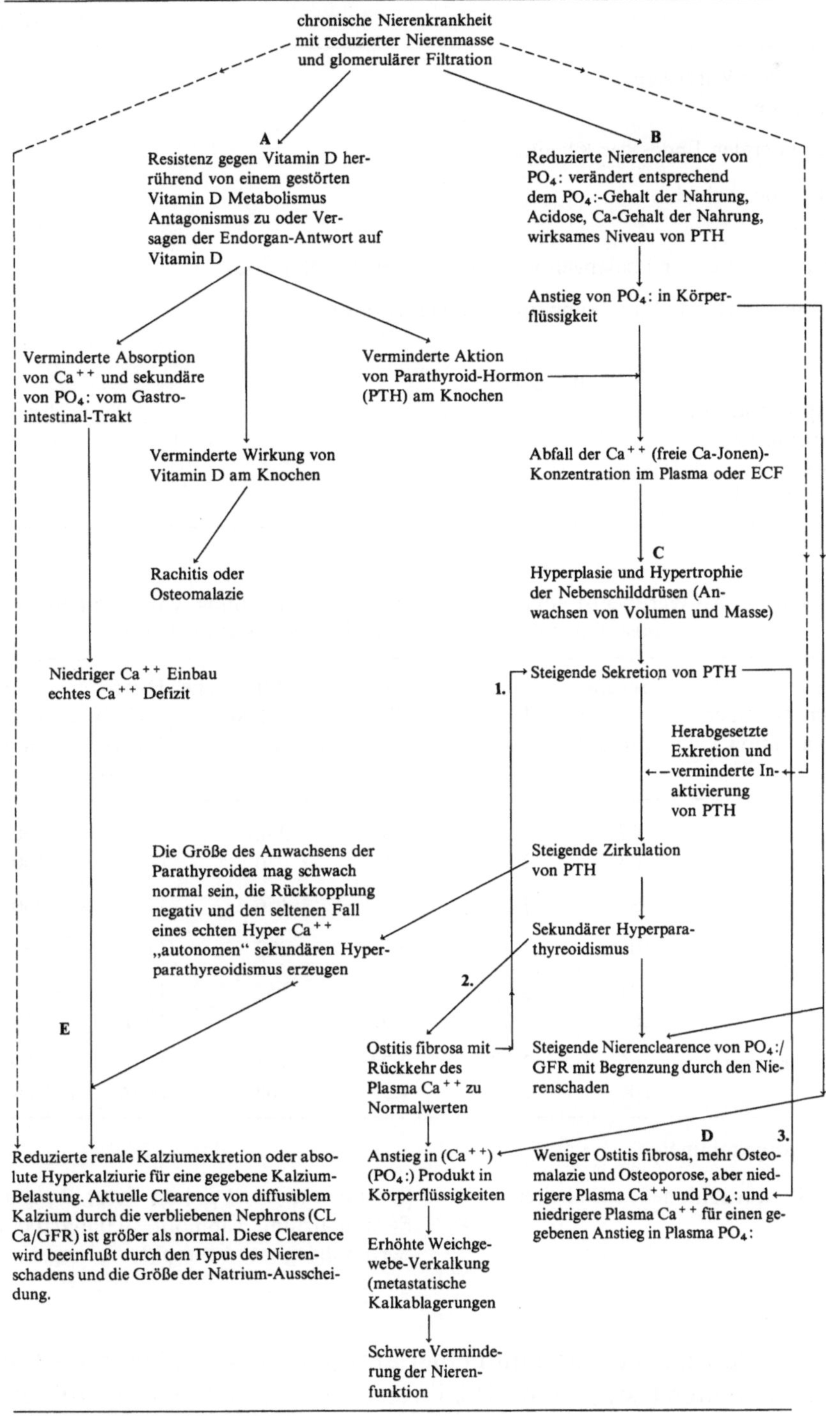

CL = Clearence
Ca = Kalzium
GFR = Glomeruläre Filtrationsrate Rate

1. Inhibiert Sekretion bei negativer Rückkopplung direkt auf die Drüse einwirkend
2. Wenn das Skelett auf PTH antworten kann
3. Wenn geringe Skelettantwort auf PTH

Tabelle 23. Röntgenologische Befunde vor Transplantation. (Nach HAMPERS et al. 1969)

		Zahl der Patienten
Demineralisation der Wirbelsäule		48
mit Osteosklerose	8	
Resorption des lateralen Endes der Klavikula		25
Demineralisation des Schädels		21
mit Hyperostose	2	
Subperiostale Resorption der Phalangen und Erosion des Nagelkranzes		16
Demineralisation der Hände (ohne subperiostale Resorption)		13
Frakturen		12
Kompressionsfrakturen der Wirbelkörper	5	
Multiple Rippenfrakturen	4	
Schenkelhalsfraktur	1	
Klavikulafraktur	1	
Metacarpale II Fraktur	1	

Tabelle 24. Biochemische Werte, histologische Befunde und Behandlung von 5 Patienten mit Osteomalazie post Transplantationem. (Nach PIERIDES et al. 1976)

Fall Nr.	Zeit der Beobachtung nach Transplantation	Serum Kreatinin (µmol/l)	Serum Kalzium (mmol/l)	Serum Phosphat (mmol/l)	Alkalische Phosphatase (E/l)	Histologisch Osteomalazie	Azathioprin (mg/die)	Prednison (mg/die)
1	1 Jahr	168	2,32	1,45	288	Ja	150	20,0
	2 Jahre	243	2,35	1,19	76	Nein	100	15,0s
2	1 Jahr	97	2,55	0,67	156	Ja	200	12,5
3	1 Jahr	106	2,40	0,87	222	Ja	50	12,5
4	1 Jahr	221	2,35	1,54	152	Ja	50	22,5
	2 Jahre	164	2,42	1,09	73	Nein	50	10,0
5	2 Jahre 8 Monate	66	2,27	0,74	741	*	50	
	4 Jahre	106	2,52	1,22	68	Nein	50	

* Biopsie nicht vorgenommen

Umrechnung: SI zu traditionellen Einheiten:

Serumkreatinin: 1 µmol/l = 0,0113 mg/100 ml
Serumkalzium: 1 mmol/l = 4,0 mg/100 ml
Serumphosphat: 1 mmol/l = 3,1 mg/100 ml

Den Einfluß von Barbituraten und einer antikonvulsiven Therapie studierten PIERIDES et al. (1976). Sie stellten fest, daß in 81% ihrer Patienten mit einer histologisch gesicherten Osteomalazie zur Zeit der Transplantation eine komplette Heilung dieser Veränderungen ein Jahr später beobachtet werden konnte. Indessen bei einigen Patienten mit adäquater Nierenfunktion *verschlechterte* sich die *Osteomalazie* oder *trat erst neu nach erfolgreicher Transplantation* auf (Tabelle 24). Dies war häufiger bei Kranken, welche Barbiturate erhalten hatten, oder Phenobarbitone und Phenytoin. Obwohl der Mechanismus dieser Beeinflussung noch nicht ganz geklärt ist und Aussagen über eine Nephrotoxizität nicht über Spekulationen hinausgehen können, besteht die Feststellung, daß auch diese Form der Osteomalazie extrem resistent gegenüber Vitamin D ist. Erst die Behandlung mit hohen Dosen von Calciferol (50000 Einheiten täglich) führte zur effektiven Rückbildung. Die Barbiturate sollten nach Meinung dieser Autoren daher während regulärer Dialyse und nach der Transplantation vermieden werden.

Für die Knochenveränderungen, die im Verlaufe von Nierenerkrankungen entstehen können, wurde von LIU und CHU (1943) der Begriff der *renalen Osteodystrophie* geprägt, der die verschiedenartigen Befunde einschließt. Es kann zu *Rachitis, Osteomalazie* und *Ostitis fibrosa cystica generalisata* kommen. Endlich haben CRAWFORD et al. (1954) bei *drei* Patienten mit chronischer renaler Insuffizienz eine *Osteosklerose* beschrieben, die bei *einem* Patienten mit einer Ostitis fibrosa cystica verbunden war.

Die Störung des *proximalen* Tubulus – beim Phosphatdiabetes und beim Fanconi-Syndrom – führt infolge mangelhafter Ablagerung von Kalziumsalzen in das überreichlich gebildete Osteoidgewebe zur Rachitis und Osteomalazie. Die chronische Azidose dagegen, die durch eine isolierte Störung des *distalen* Tubulus ohne Glomerulusstörung verursacht wird, ist eine Quelle ständiger Verluste von Kalziumionen. Beim noch wachsenden Skelett entsteht eine Rachitis, beim Erwachsenen eine Osteomalazie. Eine Ostitis fibrosa cystica generalisata ist die Folge einer gesteigerten Kalziumausschwemmung aus dem Knochen unter dem Einfluß des Parathormons, das vermehrt freigemacht wird, entweder wegen einer primären Erkrankung der Epithelkörperchen oder wegen ihrer sekundären Reizung durch einen hohen Phosphatspiegel im Plasma (vielleicht auch durch ein herabgesetztes Kalziumniveau des Plasmas) (BROD 1964).

Die hypophosphatämische Osteomalazie kann durch die verschiedensten Noxen erworben werden. Dieser Tubulusschaden kann aber auch angeboren sein („inborn error of metabolism") und familiär auftreten. Es ist daher notwendig, bei vergeblicher Suche nach einer zugrunde liegenden toxischen Noxe auch die Familie näher zu explorieren.

Eine Beobachtung von de REUS und HAL (1966) zeigte eine geringe Ausprägung der röntgenologischen Veränderungen: Ausgefranste Konturen der Crista iliaca und des Collum femoris. An den Knien und Knöcheln bestanden unregelmäßige Begrenzungen der Epiphysenfugen, diese sind zum Teil etwas erweitert; kleine und große Zungen nicht ossifizierten Gewebes ragten in die Metaphysen hinein. An den Schultergelenken waren die gleichen Symptome ebenfalls sichtbar. Dort war auch wahrzunehmen, daß kleine Inseln unvollständig mineralisierten Knochengewebes bei dem Wachstumsprozeß in den Metaphysen zurückgeblieben waren. An den Ellenbogen- und Handgelenken waren die beschriebenen Zeichen der gestörten Ossifikation nur angedeutet. Am Schädel zeigte sich eine vorzeitige Verknöcherung einer Lambdanaht. Die Zähne zeigten weite Pulpakanäle in relativ kleinen Wurzeln mit kalkarmen Spitzen.

Eine von BEISEL (1960) beschriebene Biopsie bezog sich auf das Gebiet einer Femurfraktur und zeigte schlecht ossifizierendes Kallusgewebe.

Nach den sorgfältigen histologischen Untersuchungen von KREMPIEN et al. (1973) führt die chronische Niereninsuffizienz zu profunden Veränderungen in der Differential-Osteozytenzahl im lamellären Kortikalisknochen. Die Fraktion der großen aktivierten Osteozyten und die Fraktion der leeren Lakunen steigt auf Kosten der schmalen kleinen Osteozyten sowohl in den Haversschen Lamellen als auch im interstitiellen Knochen an.

Aktivierte Osteozyten sind fähig, eine mineralisierte Knochenmatrix bei dem Prozeß der Osteolyse zu zerstören, aber auch eine neue Knochenmatrix zu bilden. Außerdem ist die Osteozytenaktivität von hervorragender Bedeutung für die Regulation des Serum-Kalziumspiegels. In der Urämie besteht eine Diskrepanz zwischen der anwachsenden Aktivation der Osteozyten und der Unfähigkeit des urämischen Skeletts, den normalen Serum-Kalziumspiegel aufrecht zu erhalten. Wenn hierfür die Nebenschilddrüse angeschuldigt wurde, so zeigten spätere Untersuchungen über die Nebenschilddrüsenfunktion bei Nierentransplantationen, daß diese Funktion durchaus noch völlig normal sein kann, daß aber eine Hypophosphatämie die renale Osteomalazie begleitet. Die Osteozyten-Fehlfunktion muß daher die größere Determinante für die Falschregulation des Serum-Kalziumspiegels bei der chronischen renalen Insuffizienz sein (KREMPIEN et al. 1973).

Auch bei parathyreoidektomierten Tieren führte die Urämie zu einem geringfügigen Rückgang der Knochenbildung um 6%, der sich statistisch aber nicht sichern ließ. Mit aller Vorsicht deuten KREMPIEN et al. die Möglichkeit an, daß dieser Befund dafür sprechen kann, daß der Rückgang der Knochenbildung in der Urämie an die Funktion der Nebenschilddrüsen gebunden ist. Von großer Bedeutung aber erscheinen mir die früheren Experimente von KREMPIEN et al. (1972), mit welchen sie in Übereinstimmung mit BARZEL (1970) und BARZEL und JOWSEY (1970) zeigen konnten, daß weder die Azidose, noch die Harnstofferhöhung eine nennenswerte Bedeutung für die Reduktion der Knochenbildung bei urämischen Ratten haben kann. Darüber hinaus geht die Resorptionsrate bei Ratten mit Teil-Nephrektomie trotz Hyperplasie der Nebenschilddrüsen und einer Osteoklastenvermehrung leicht zurück.

Einen Hinweis auf die Besonderheit der renalen Osteopathie finden wir in den Beobachtungen von MOORHEAD et al. (1974), die nach aus der Leiche entnommenen Nierentransplantationen das Auftreten von Milkman-Syndrom und Looserschen Umbauzonen bei 5 Patienten fanden, die vorher keine derartigen Veränderungen gehabt hatten. Alle diese Patienten hatten eine Hypophosphatämie und ein niedriges Plasma-Bikarbonat mit hoher Urinphosphatexkretion. Es bestand nach den PTH-Untersuchungen (Parathyreoideahormon) mit Radio-Immun-Assay's kein Anzeichen eines Hyperparathyreoidismus. Bei allen Kranken, mit Ausnahme von einem, war die Plasma-PTH- und Urin- und Plasma-Hydroxyprolinkonzentration normal. Die Autoren nehmen an, daß die metabolische Azidose hervorgerufen wird durch einen proximalen Tubulusdefekt („induced by phosphat depletion"). Die Autoren verweisen in diesem Zusammenhang auf das Anwachsen der Phosphatausscheidung nach hohen Dosen von Kortikotropin und Kortison bei normaler Nieren- und Nebennierenfunktion (INGBAR et al. 1951).

Eine weitere Unterstützung für diese Auffassung könnten die Untersuchungen von BORDIER et al. (1978) beisteuern, die zwei Gruppen von Patienten mit Vitamin-D-Metaboliten behandelten. Bei allen Kranken mit Osteodystrophie trat eine Abnahme oder keine Veränderung der alkalischen Serumphosphatase-Aktivität auf – im Gegensatz zu der gewöhnlichen Antwort auf die Vitamin-D-Therapie bei Patienten mit Osteomalazie auf der Basis eines Vitamindefizits. Bei diesen ist der alkalische Phosphatasespiegel oft erhöht und steigt noch weiter in den ersten Tagen nach Beginn der Therapie mit 25-OH D_3 oder 1,25-(OH_2) D_3 an. Außerdem fanden sie eine inverse Korrelation zwischen dem Anwachsen der Serum-Kalzium-Konzentration und der Abnahme der Serumimmunoreaktiven Parathyreoid-Hormon-Konzentration im Verlaufe der Behandlung und schlossen daraus, daß die Abnahme der PTH-Konzentration eine Folge der Serum-Kalzium-Konzentration ist und nicht ein suppressiver Direkteffekt des Vitamins auf die sekretorische Funktion der gld. parathyreoidea. Sie folgern aus ihren Untersuchungen, daß die *Osteomalazie auf renaler Basis in ihrer Pathogenese verschieden ist von der Osteomalazie durch einen Vitaminmangel.*

Von 10 mit 1 α-hydroxycholekalziferol für 5–14 Monate behandelten Dialyse-Patienten reagierten 5 mit guter klinischer und röntgenologischer Besserung und Rückgang der histologischen Veränderungen von Ostitis fibrosa und Osteomalazie. Fünf andere zeigten aber keine Besserung. Charakteristisch für die Patienten war eine mäßig schwere Osteomalazie und eine minimale – wenn überhaupt vorhandene – Ostitis fibrosa. PIERIDES et al. (1966) schließen daraus, daß bei diesen Patienten *nicht ein gänzliches Fehlen des 1,25 dihydroxycholekalziferol ausschließlich verantwortlich sein kann für die beobachtete Osteomalazie,* sondern daß die Phosphaterniedrigung einen wichtigen Beitrag leistet, welche während einer Dialyse häufiger sein mag, als gewöhnlich angenommen wird.

KOVARIK et al. (1980) studierten an 42 Patienten mit guter und stabiler Transplantatfunktion den tubulären Phosphattransport der transplantierten Niere. Nur 8 Patienten (19%) zeigten einen normalen Phosphatstoffwechsel, 34 Patienten (81%) hatten eine erniedrigte maximale tubuläre Phosphatrückresorptionsrate; dieser renale Phosphatverlust war bei 15 Patienten mit einem persistierenden Hyperparathyreoidismus vergesellschaftet, wobei bei 4 Patienten zusätzlich eine Hypophosphatämie und Hyperkalzämie bestand. Die verbleibenden 19 Patienten wiesen einen von den Epithelkörperchen unabhängigen renalen Phosphatverlust auf, 9 von ihnen sogar eine zur Hypophosphatämie führende Dekompensation. Bei durch Vitamin D nicht beeinflußbarer Hypophosphatämie muß eine adjuvante Therapie mit Phosphatsalzen eingeführt werden, um die Entstehung einer Osteomalazie oder anderer Symptome des Phosphordepletionssyndroms zu verhindern.

6. Zusammenfassende röntgenologische Symptomatologie

Die allgemeinen Grundlagen der verschiedenen generalisierten pathologischen Strukturauflockerungen wurden von HEUCK im Handb. Bd. V/1, S. 96ff. ausführlich abgehandelt. Danach können drei histologisch definierbare Gangarten des pathologischen Knochenumbaues bei Systemerkrankungen oder „Osteopathien" unterschieden werden, die allerdings nur selten in reiner Form, sondern meist kombiniert gefunden werden:

- Osteoporotische Formen
- Osteomalazie
- Osteoklastische Formen.

Von diesen drei Formen können die ausgeprägten Formen der Osteomalazie und die osteoklastische Form (des Hyperparathyreoidismus) aus dem Röntgenbild diagnostiziert werden, während die Osteoporose und geringe osteomalazische Knochenveränderungen aus dem Röntgenbild oft nicht zu unterscheiden sind.

Als charakteristisch für die Osteomalazie können die Verbiegungen der Knochen, insbesondere des Beckens („Kartenherzbecken"), die Protrusio acetabuli, die Fischwirbelbildung und die erworbene basale Impression des Schädels, sowie vor allem die häufig symmetrischen Umbauzonen (LOOSER 1908, 1919; MILKMAN 1930, 1934) angesehen werden.

Der Hyperparathyreoidismus ist gekennzeichnet durch kortikale subperiostale Osteolysen, durch eine Spongiosierung der Kompakta, vor allem an den Knochen der Mittelhand, durch eine grobfleckige Knochenatrophie, sowie im spongiösen Knochen auftretende Defekte im Sinne einer fibrozystischen Osteoklasie.

DEBMAN et al. (1977) haben radiologische und pathologisch-anatomische Befunde bei urämischen Knochenveränderungen korreliert und dabei größte Übereinstimmungen bei der Ostitis fibrosa festgestellt. Im Gegensatz hierzu waren die röntgenologischen Veränderungen nicht von Wert in der Diagnose des Grades der Osteomalazie, wie sie sich histologisch im totalen und relativen Osteoidvolumen manifestiert. Dies ist deswegen von Bedeutung, weil die Umbauzonen als das einzige pathognomonische Zeichen der Osteomalazie relativ selten vorkommen und röntgenologisch häufig nur eine unspezifische Demineralisation festgestellt wird. Aus diesem Grunde werden manche Knochenveränderungen bei Urämien, die eine schwere Osteomalazie haben, nur als nicht spezifische Demineralisation angesehen.

Dies unterstreicht die Forderung, der Knochenbiopsie einen hohen Stellenwert einzuräumen und *auf die Biopsie nur dann zu verzichten, wenn Loosersche Umbauzonen schon die Diagnose einer Osteomalazie sichern.*

Bei der Osteosklerose konnten sie keine Resorption nachweisen. Sie fanden auch keinen Zusammenhang zwischen der Knochensklerose und anderen Parametern. Die Osteosklerose könne daher nicht mit der Wirkung des parathyreoiden Hormons zusammenhängen, die Autoren sehen in ihr lediglich einen Indikator eines langdauernden Nierenschadens und bringen sie mit einem hohen zirkulatorischen Niveau von „immunoreaktivem Parathyreoid Hormon" in Verbindung. Es sei an dieser Stelle daran erinnert,

Tabelle 25. Lokalisation von Stressfrakturen durch Aktivität. (Nach DAFFNER 1978)

Lokalisation	Aktivität
1. Sesamoide der Metatarsalia	a. prolongiertes Stehen
2. Metatarsaleschaft	a. Marschieren, Bodenstampfen
	b. prolongiertes Stehen
	c. Ballett
	d. p.op. Ballenektomie
3. Naviculare	a. Bodenstampfen, Marschieren
	b. Langlauf
4. Kalkaneus	a. Springen, Fallschirmspringen
	b. prolongiertes Stehen
	c. frische Immobilisierung
5. Tibiamitte und distaler Schaft	a. Ballett
	b. Langlauf
6. Tibia-proximaler Schaft (Kinder)	a. Laufen
7. Fibula-distaler Schaft	a. Langlauf
8. Fibula-proximaler Schaft	a. Springen, Fallschirmspringen
9. Patella	a. Hürdenlauf
10. Femur – Schaft	a. Ballett
	b. Langlauf
11. Femur – Hals	a. Ballett
	b. Marschieren
	c. Langlauf
	d. Gymnastik
12. Becken – Obturatorring	a. Bücken
	b. Bowlingspiel
	c. Gymnastik
13. Lendenwirbelsäule (pars interarticularis)	a. Ballett
	b. Schwer heben
	c. Flure scheuern
14. Untere Hals- obere Brustwirbel-Dornfortsätze	a. Erde schaufeln
15. Rippen	a. Tragen schweren Gepäcks
	b. Golf
	c. Husten
16. Klavikula	a. Hals nach Radikaloperation
17. Korakoid der Skapula	a. Wurftaubenschießen
18. Humerus – distaler Schaft	a. Ballwurf
19. Ulna – Koronoid	a. Schleuderball
20. Ulna – Schaft	a. Heu- und Mistgabel-Arbeit
	b. Rollstuhl vorwärts treiben
21. Haken vom Hamatum	a. Halten eines Golfschlägers, Tennisschlägers, Baseballschlagholzes

daß LALLI und LAPIDES (1965) die *Rückbildung einer typischen Osteosklerose* nach Absetzen der Vitamin-D- und Kalziumtherapie beobachtet haben und in dieser Therapie, wenn sie zu lange fortgesetzt wird, die Ursache der typischen Osteosklerose sehen. Davon unabhängig müsse die Azidose mit Shohl's und Randall's Lösung behandelt werden.

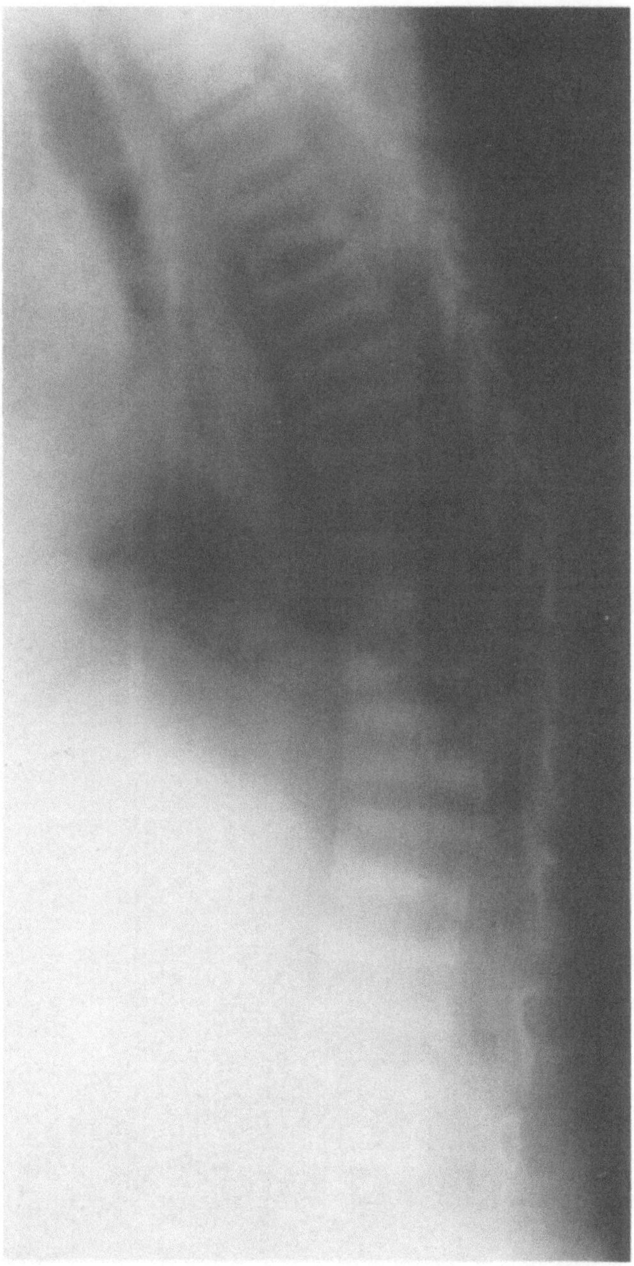

Abb. 87. G.O., geb. 9.3.1943. Seitliche Schichtaufnahme der BWS. 5156/75. Dialysepatientin. Röntgenbefund: Deckplattennahe Osteosklerose der Wirbelkörper (rugger-jersey-spine). Deckplattenunregelmäßigkeiten, Höhenminderung mehrerer Wirbelkörper mit zum Teil fehlender Konkavität der vorderen Wirbelkörperfläche. 9. und 10. BWK vorn zum Teil verschmolzen

Die Looserschen Umbauzonen müssen abgegrenzt werden gegenüber den Ermüdungsbrüchen (Dauerbrüchen), die in der amerikanischen Literatur seit DEVAS (1958) auch als Streßfrakturen bezeichnet werden. Eine neuere Zusammenstellung dieser Streßfrakturen und ihrer Lokalisation an den verschiedenen Skelettabschnitten findet sich bei DAFFNER 1978 (Tabelle 25).

Die röntgenologischen Zeichen des gestörten Kalzium-Stoffwechsels bei *Dialysepatienten* haben RITZ et al. (1973) zusammengestellt (siehe auch Abb. 87–89):

Schädel — Grobporige Knochenatrophie (pepper pot skull)
Mattglasphänomen (ground glass appearance)

Schulter — Pseudoerweiterung des Akromioklavikulargelenkes (Akroosteolyse des lateralen Klavikulaendes)

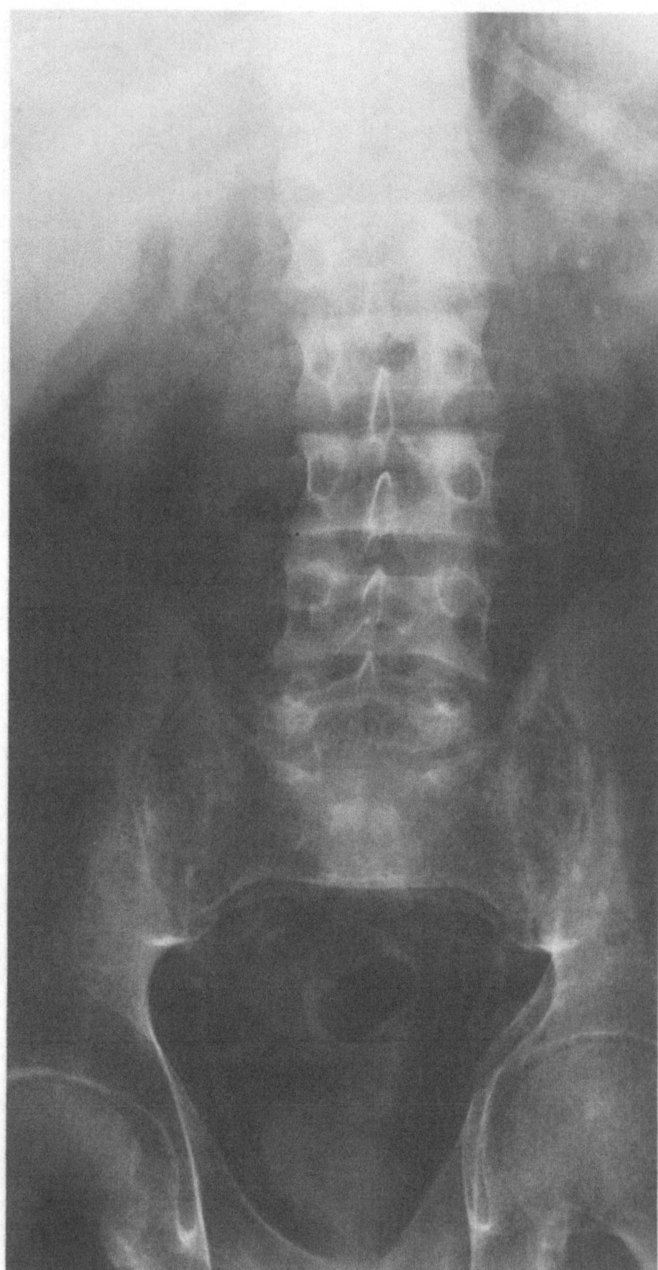

Abb. 88. G.O., geb. 9.3.1943. Gleiche Patientin wie Abb. 87. Sagittale Aufnahme der LWS und des Kreuzbeins. 10222/75. Dialysepatientin. Röntgenbefund: Hochgradige Demineralisation. Osteomalazie mit kartenherzartiger Verformung des kleinen Beckens mit Protrusio acetabuli links. Kleine geschrumpfte Niere mit Verkalkungen. Linkskonvexe Skoliose der LWS mit geringer Torsion

Hand	Subperiostale Resorptionszonen (Radialseite Mittelphalange II)
	Akroosteolyse der Endphalangen
	Kompaktaspongiosierung
	Grobfleckige Spongiosararefizierung
Wirbelsäule	Deckplattenosteosklerose (rugger-jersey-spine)
Becken	Pseudoerweiterung des Sakroiliakalgelenkes
	Pseudoerweiterung der Symphyse
	Subperiostale Resorption des Ramus acetabuli ossis ischii
Tibia	Subperiostale Resorptionszonen
	medialer Tibiakopf

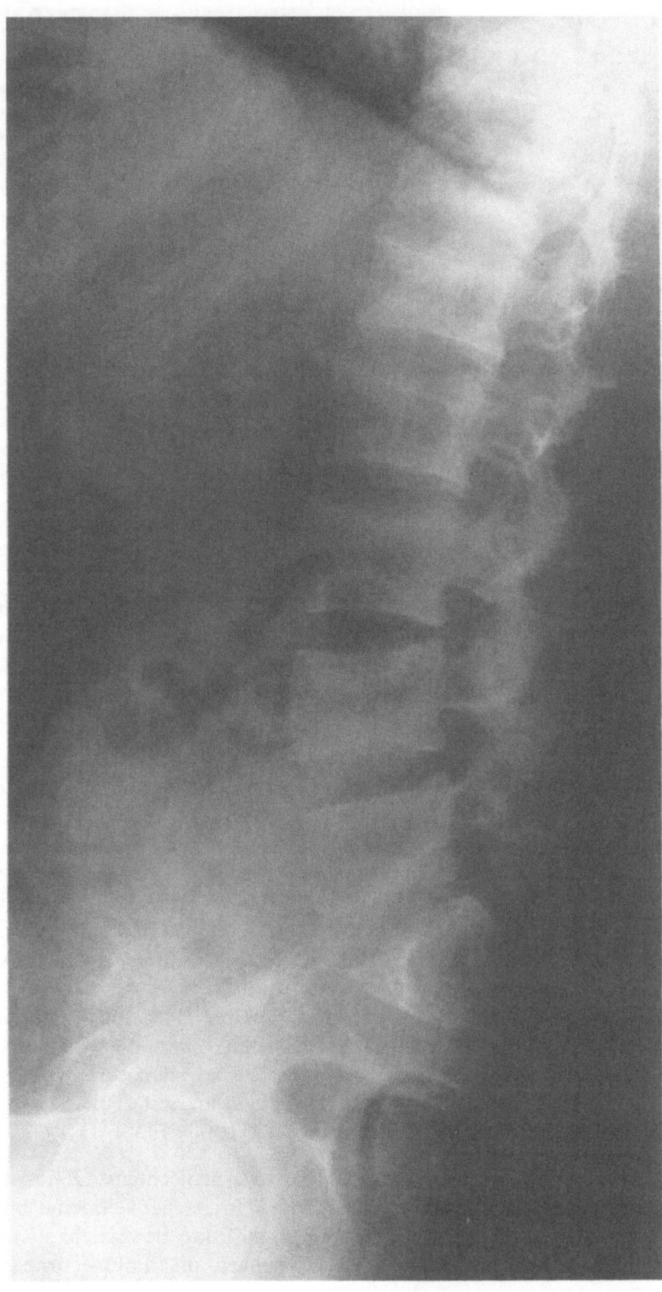

Abb. 89. G.O., geb. 9.3.1943. Gleiche Patientin wie Abb. 87 und 88. Seitliche Aufnahme der LWS und des oberen Kreuzbeins. 10222/75. Dialysepatientin. Röntgenbefund: Demineralisation. Zum Teil fehlende Konkavität an der vorderen Wirbelkörperfläche. Deckplattennahe Osteosklerose zwar erkennbar, aber gegenüber der Schichtaufnahme wesentlich undeutlicher

Diese Röntgenaufnahmen (Abb. 87–89) einer Osteomalazie, einer Nephrokalzinose und von typischen Wirbelveränderungen im Sinne einer „rugger-jersey-spine“ verdanken wir den Herren Prof. RITZ und Dr. KUHN, Heidelberg, welche sie zur Publikation in diesem Handbuch freundlicherweise zur Verfügung gestellt haben

Deckplattennahe Osteosklerosen können auch bei einer Vitamin-D_3-Überdosierung auftreten und dadurch ebenfalls das Bild der „rugger-jersey-spine“ hervorrufen. Darüber hinaus finden sich jedoch parartikulare Verkalkungen, mit starker Anreicherung im Szintigramm, aber auch eine starke Anreicherung in den Lungen (Abb. 90–92). Umbauzonen an den Schenkelhälsen oder Streßfrakturen werden hierbei allerdings vermißt.

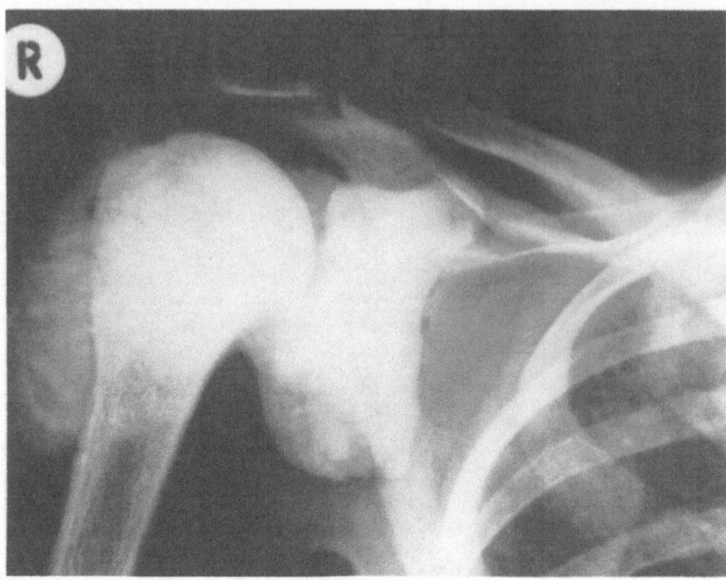

Abb. 90. A.H., geb. 18.12.1933. Sagittale Aufnahme des rechten Schultergelenks, 1979. Vigantol-Intoxikation. Monströs aufgetriebenes rechtes Schultergelenk. Röntgenbefund: Ausgedehnte parartikuläre Verkalkungen in den Weichteilen des rechten Schultergelenks

A. H., * 18.12.33[1] (Abb. 90–92)

Anamnese: Seit 1956 arterielle Hypertonie, Polyurie. Der zu diesem Zeitpunkt Medizin studierende Patient stellt im Kolleg Kalzium-Kristalle und vermehrt Eiweiß in seinem Urin fest. Er glaubt an eine Glomerulonephritis. Es kommt rezidivierend zu „Gries" – einmal auch zu einem Steinabgang.

In der Folge treten Schmerzen in der Wirbelsäule, später in allen großen Gelenken auf, insbesondere in der re. Schulter, dem li. Ellenbogen und re. Knie. Weiter rezidivierend Nierenkoliken, gelegentlich Hämaturie.

Der inzwischen überalterte Medizinstudent hat sich inzwischen über den Kalzium-Stoffwechsel belesen und glaubt außerdem an die bei sich beobachtete Kalzium-Ausscheidung in Steinform aus der Lunge und den Tränendrüsen.

In den letzten Monaten vor stationärer Aufnahme zunehmend Gelenkschmerzen, Schwäche, Obstipation, Durst, Müdigkeit; Verstärkung der Nierenkoliken. Gewichtsverlust von 25 kg in 12 Monaten. Nach Mittelmeerurlaub progredientes Anschwellen der Beine, Hämaturie, zuletzt Makrohämaturie.

Auf gezieltes Befragen gibt der Patient an, seit dem 18. Lebensjahr wegen Zahnschmelzdefekten regelmäßig bis zu 4 Tabl. Vigantol (entsprechend je 10000 E Vit. D_3) tägl. eingenommen zu haben.

Befund: 45jähriger, vorgealterter Patient in schlechtem AZ und reduziertem EZ. Apathie, Somnolenz. Schmutzig braun-graues Hautkolorit; Exsikkose. Unterschenkelödeme bds. Monströs aufgetriebenes re. Schultergelenk, schmerzhafte Bewegungen und eingeschränkte Beweglichkeit in allen größeren Gelenken. Periphere Radialis- und Ulnarisparese links. Kalkablagerungen am Limbus corneae.

Labor: Hb 7.8 g/dl, Ery 2.9/pl, Leuko 8.1/nl
Na 138 mval/l, K 4.8 mval/l, Ca 6.6 mval/l
Kreat 7.7 mg/dl, Harnst-N 72 mg/dl anorg. PO_4 4.7 mg/dl
Urinmenge 2100 ml/die, spez. Gew. 1008
Eiweiß i.U. 400 mg/die, Ca i.U. 17.6 mval/die
GOT, GPT, GLDH, yGT, AP, Lipase im Normbereich
BSG 150/165, Ges. Eiweiß 6.0 g/dl, $\alpha 2$ 20.9%
Parathormon i.S. nicht meßbar niedrig

Verlauf: Kurzfristige Rekompensation der Niereninsuffizienz unter Rehydrierung, dabei keine Senkung des Serumkalziumspiegels trotz Kortikoidmedikation. Dann progrediente Niereninsuffizienz mit Entgleisung des Wasser- und Elektrolythaushaltes, Anstieg des Serumkalziums, terminal Oligurie, Anurie. Trotz Hämodialyse Entwicklung eines protrahierten Schockzustandes, respiratorische Insuffizienz. Maschinelle Beatmung, Tod im terminalen Herz-Kreislaufversagen.

[1] Diese Beobachtung verdanke ich Herrn Prof. Dr. WEIGAND in Mainz; sie wird an anderer Stelle ausführlich publiziert werden.

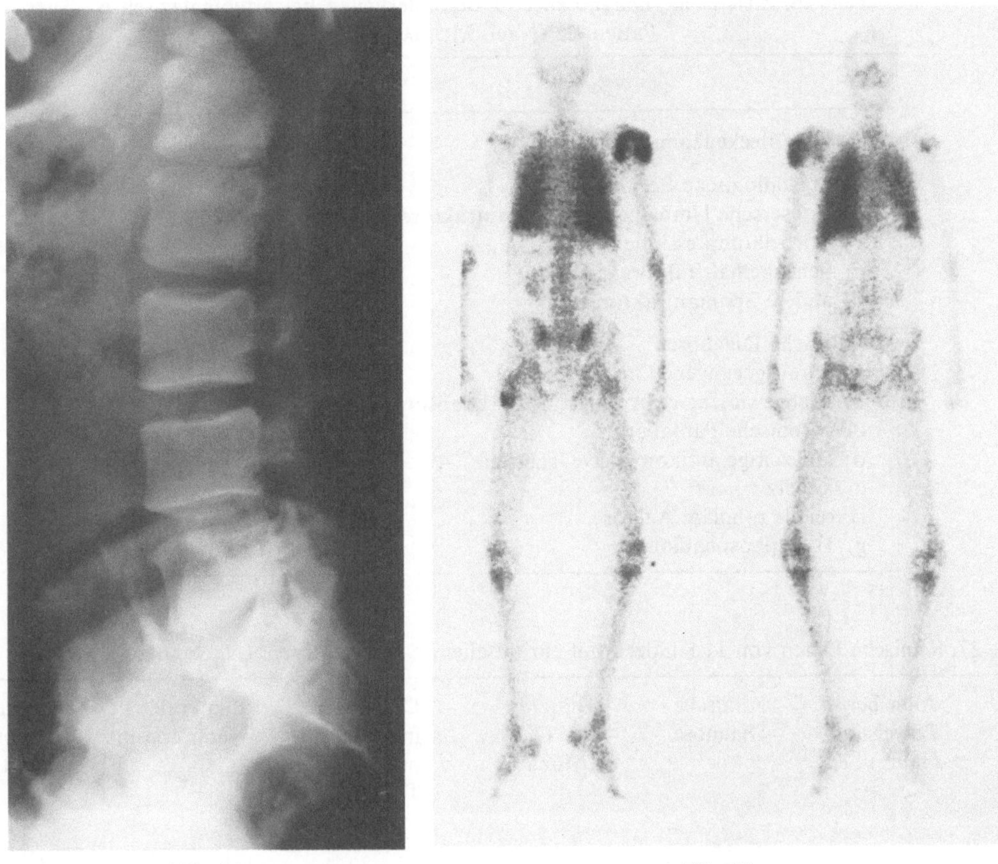

Abb. 91 **Abb. 92**

Abb. 91. A.H., geb. 18.12.1933. Seitliche Aufnahme der LWS, 1979. Vigantol-Intoxikation. Röntgenbefund: Starke Sklerose der Wirbelkörper nur in engster Nachbarschaft der Deckplatten. Keine Höhenminderung der Wirbelkörper, keine Deckplattenunregelmäßigkeiten. Vordere Wirbelkörperkonkavität erhalten

Abb. 92. A.H., geb. 18.12.1933. Knochenszintigramm von hinten und vorn nach Injektion von ^{99m}Tc MDP, 1979. Vigantol-Intoxikation. Szintigraphischer Befund: Starke Anreicherung der Aktivität in den Lungen, geringere in beiden Kniegelenken. Starke Anreicherung der Aktivität in der Umgebung des rechten Schultergelenks, geringere in der Umgebung des linken Hüftgelenks

Sklerosierungen werden außer an der Wirbelsäule auch an anderen Knochen beobachtet, so am Schädel, am Becken, an den Rippen, den Klavikeln, der proximalen Humerusmetaphyse, der distalen Radius- und Ulnametaphyse, sowie der proximalen und distalen Femur- und Tibiametaphyse. Ein Einfluß der Vitamin-D_3- und Kalziumtherapie auf ihre Entstehung erscheint nach der Beobachtung von LALLI und LAPIDES (1965) sehr wahrscheinlich und erklärt vielleicht auch die Tatsache, daß die *besondere Form der Wirbelsklerose nur bei chronischen Nierenschäden* gefunden wird.

Loosersche Umbauzonen als typische Veränderungen der Osteomalazie fanden sich unter 150 Patienten nur dreimal, und zwar an der Skapula, am oberen Fibuladrittel, an der Pars symphysica des Schambeins, am Femurhals und am distalen Femur.

Als diagnostische Kriterien für eine Osteomalazie werden mit SHAPIRO (1971) sowie MEEMA und MEEMA (1975) (Tabelle 26) herangezogen:
- ein positiver histologischer Befund bei der Knochenbiopsie aus der Crista iliaca
- die Gegenwart von Looser-Zonen und Pseudofrakturen
- Serum Ca × P-Produkt < 23 mg-%
- Abnahme der Knochendichte.

Tabelle 26. Zusätzliche Diagnosen und Besonderheiten bei osteomalazischen Patienten. (Nach MEEMA 1977)

	Zahl der Fälle
1. Positive Beckenkammbiopsie	11
2. Röntgenologische Befunde:	
a) Loosersche Umbauzonen (Pseudofrakturen)	10
b) Wirbelkompressionen	9
c) Schenkelhalsfrakturen	6
d) andere Spontanfrakturen	2
3. Klinische Diagnosen:	
a) vorausgegangene Gastrektomie	7
b) nachgewiesene gastrointestinale Malabsorption	4
c) chronische Pankreatitis	3
d) langzeitige antikonvulsive Therapie	3
e) Leberzirrhose	2
f) renale tubuläre Azidose	2
g) Hypophosphatämie	2

Tabelle 27. Klinische Daten von 11 Kindern mit chronischem Nierenversagen. (Nach JOHANNSEN et al. 1979)

Fall Nr.	Alter bei Zuweisung (Jahre)	Klinische Diagnose	Dauer der Dialyse (Monate)	Dauer der immunosuppressiven Therapie (Monate)	Bilaterale Nephrektomie	erfolgreiche Nierentransplantation
1	10	CPN	64	9	+	–
2	10	CPN	64	0	+	–
3	8	CGN	76	1	–	–
4	10	CGN	56	0	+	–
5	8	CPN	40	1	+	–
6	1	CRD	0	0	–	–
7	15	CGN	3	43	+	+
8	15	CRD	4	27	+	+
9	13	CPN	0	51	+	+
10	13	CGN	2	69	+	+
11	12	CGN	3	30	+	+

CPN = Chronische Pyelo-Nephritis. CRD = Congenitale renal disease. CGN = Chronische Glomerulo-Nephritis

Bei dem autonomen Hyperparathyreoidismus werden nach WIENERS et al. (1972) Loosersche Umbauzonen in keinem Falle gefunden.

Bei Kindern findet sich als Effekt eines chronischen Nierenschadens oft eine *Retardierung der Knochenreifung* (SCHÄRER et al. 1976; STICKLER 1976). Der Grund hierfür liegt in der fehlenden Transformation des 25-OH Vitamin D in den biologisch aktiveren Metaboliten 1,25 $(OH)_2$ Vitamin D_3 (FRASER und KODICEK 1970), die ja ausschließlich in der Niere möglich ist. Über Wachstumszunahmen und Heilung der Knochenveränderungen bei Kindern mit renaler Osteodystrophie nach Behandlung mit 1,25 $(OH)_2$ Vitamin D_3 berichten CHESNEY et al. (1978), über Heilung von Knochenveränderungen mit 1 α-OH Vitamin D_3 NIELSEN et al. (1977). Schließlich verglichen JOHANNSEN et al. (1979) den Effekt einer Behandlung mit 1 α-OH Vitamin D_3 auf die Knochenreifung von 11 Kindern, welche wegen chronischer Nierenschäden dialysiert wurden, mit dem Effekt einer erfolg-

Tabelle 28. Radiologische Knochenveränderungen bei 11 Kindern mit chronischem Nierenversagen. (Nach JOHANNSEN et al. 1979)

Fall Nr.	Alter bei erster Röntgen-unters. (Monate)	Knochen-alter-Retar-dierung (Monate)	Radiologisch renale Osteodystrophie				
			bei 1. Unter-suchung	In Beziehung zur 1α – OH D_3 Behandlung oder erfolgreicher Nierentransplantation			
				Rachitis		Ostitis fibrosa	
				vorher	nachher	vorher	nachher
1	130	15	–	–	–	–	+
2	120	6	–	++	+	++	+
3	102	9	+	–	–	++	+
4	121	27	–	+	–	++	++
5	104	10	–	++	+	++	+
6	13	0	+	+++	+	+++	+
7	198	0	–	–	–	–	–
8	190	0	–	–	–	–	–
9	166	23	–	–	–	–	–
10	166	25	–	–	–	–	–
11	154	36	–	–	–	–	–

reichen Nierentransplantation. Dabei zeigte sich, daß mit der 1 α-OH Vitamin D_3 Behandlung zwar die Knochenreifung in positivem Sinne beeinflußt werden konnte, daß aber alle diese Kinder trotz Besserung der Knochenveränderungen nach der Behandlung noch eine Ostitis fibrosa und ein Teil noch eine renale Rachitis hatten, selbst solche, die vor der Behandlung davon frei waren, während eine erfolgreiche Nierentransplantation das Entstehen sowohl einer renalen Rachitis als auch einer Ostitis fibrosa verhinderte und außerdem bei allen Patienten einen positiven Effekt auf die Knochenreifung hatte (Tabelle 27 u. 28).

Die Früherkennung metabolischer Knochenveränderungen im Röntgenbild wird erleichtert durch ein sorgfältiges Studium einschließlich einer 6–8fachen Vergrößerungsbetrachtung der auf Feinkornfilmen aufgenommenen Handknochen und eine Ausmessung der Kortikalisdicke nach MEEMA (1973) (combined corticalis thickness – CCT – Abb. 93). Die Normalwerte sind in dem Atlas von LUSTED und KEATS (1977) und in der Monographie von STEINBACH (zit. nach MEEMA 1977) enthalten. Zur Vereinfachung hat MEEMA diese Werte graphisch wiedergegeben (Abb. 94).

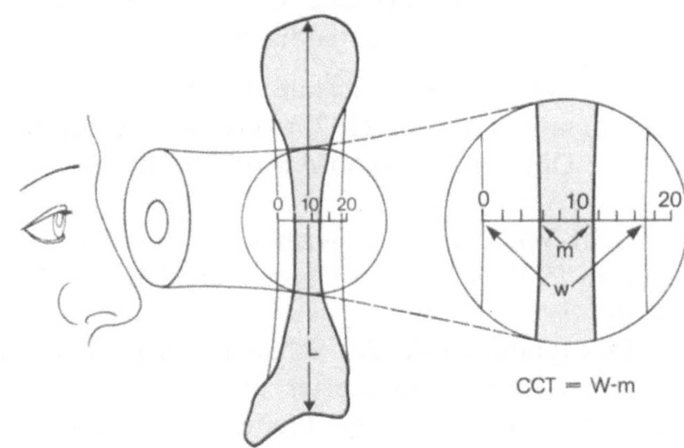

Abb. 93. Messung der „combined cortical thickness“ (CCT) an der zweiten Metacarpale – Schaftmitte mit dem messenden Vergrößerungsglas (siehe auch den Text: endostale Resorption). (Nach H.E MEEMA 1973)

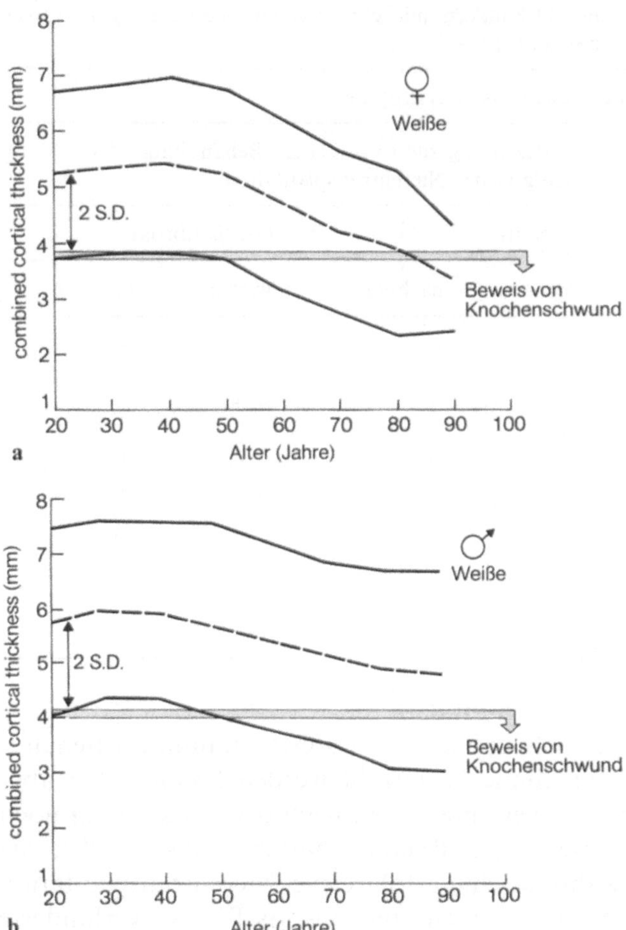

Abb. 94a. Normalbereich der „combined cortical thickness" (CCT) in der Schaftmitte des zweiten Metacarpale bei erwachsenen Frauen. (Nach GARN et al. 1973). **b** Normalbereich der „combined cortical thickness" (CCT) in der Schaftmitte des zweiten Metacarpale bei erwachsenen Männern. (Nach GARN et al. 1973)

Für das Studium der metabolischen Knochenveränderungen empfiehlt MEEMA (1977) ein systematisches Vorgehen bei der Befunderhebung nach folgendem Schema:

Schritt 1: Metacarpal-Morphometrie für die Entdeckung einer möglichen Osteopenie (endostale Resorption)

Schritt 2: Vergrößerungsbetrachtung der Metacarpalia für die Entdeckung eines möglichen hohen Knochenumbaus (intrakortikale Resorption)

Schritt 3: Vergrößerungsbetrachtung der Mittelphalanxoberfläche (und des Ungualkranzes) für die Entdeckung eines möglichen Hyperparathyreoidismus (subperiostale Resorption)

Schritt 4: Differentialdiagnose.

Dabei kann die periostale und juxtaperiostale Resorption des Kortikalis-Knochens nach dem von MEEMA (1977) vorgeschlagenen Schema beurteilt werden (Abb. 95).

Die Differentialdiagnose wird von ihm in vereinfachter Form tabellarisch zusammengestellt (Abb. 96).

Beim Vorgehen nach MEEMA (1977) werden auch geringe Grade der Knochenveränderungen deutlich, was an einer eigenen Beobachtung demonstriert werden soll (Abb. 97, 98, 99).

Das typische Bild des Schädels bei renaler Osteodystrophie besteht in gesprenkelten Veränderungen verminderter und verstärkter Knochendichte mit leichter Verdickung der Schädelkalotte („sog. Pfeffertopf-Schädel"). Bis zu welchem Grade eine derartige Verdickung ausgeprägt sein kann, zeigt die Beobachtung von MEREDITH et al. (1978)

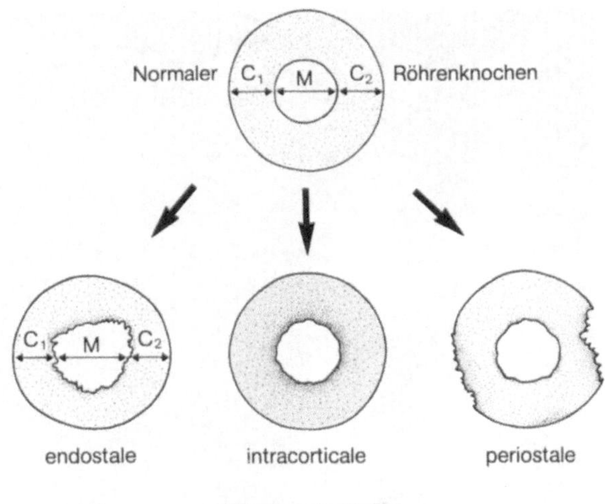

Abb. 95. Die drei entwicklungsspezifischen Typen der Knochenresorption auf dem Knochenquerschnitt. Links: Endostale Resorption: Aufweitung des Markraumes, Kortikalisdicke herabgesetzt. Mitte: Intrakortikale (Haverssche) Resorption: Ausgedehnte längsgerichtete Tunnelung, radiologisch als intrakortikale Längsstreifung erscheinend (am besten am Metacarpale zu erkennen). Rechts: Periostale Resorption: fast spezifisch für Hyperparathyreoidismus (am besten zu erkennen an den Mittelphalangen der Finger). (Nach H.E. MEEMA 1977)

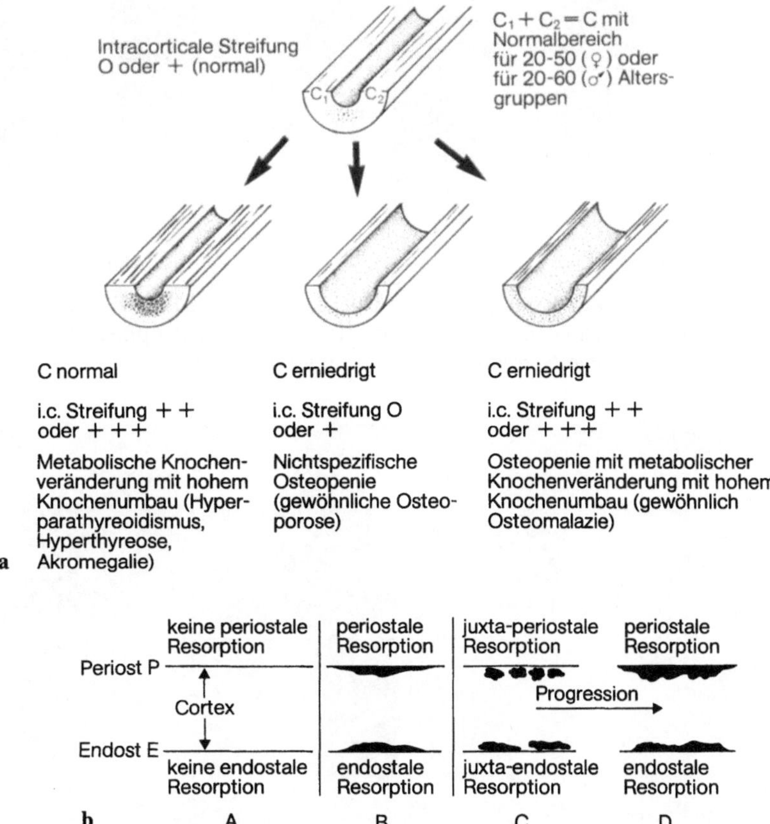

Abb. 96a. Verbesserte Differentialdiagnose von metabolischen Knochenveränderungen mit kombinierter morphometrischer und Vergrößerungsbeobachtung an der Schaftmitte des Metacarpale. **b** Periostale (endostale) und juxta-periostale (juxta-endostale) Resorption des Kortikalisknochens. *P* Repräsentiert die periostale und *E* die endostale Oberfläche einer Corticalis. *A* Normal, die Oberflächen sind relativ glatt. *B* Periostale und endostale Resorption erodieren die Oberflächen der Corticalis. *C* Bei juxta-periostaler (juxta-endostaler) Resorption findet sich eine intakte Oberfläche (periostal oder endostal) über den Resorptionszonen. *D* Mit weiterem Fortschreiten des resorptiven Prozesses wird die intakte Außenfläche von der Seite der Resorptionszonen erodiert. Das radiologische Erscheinungsbild ähnelt dem von *B* einer periostalen (endostalen) Resorption. (Nach H.E. MEEMA 1977)

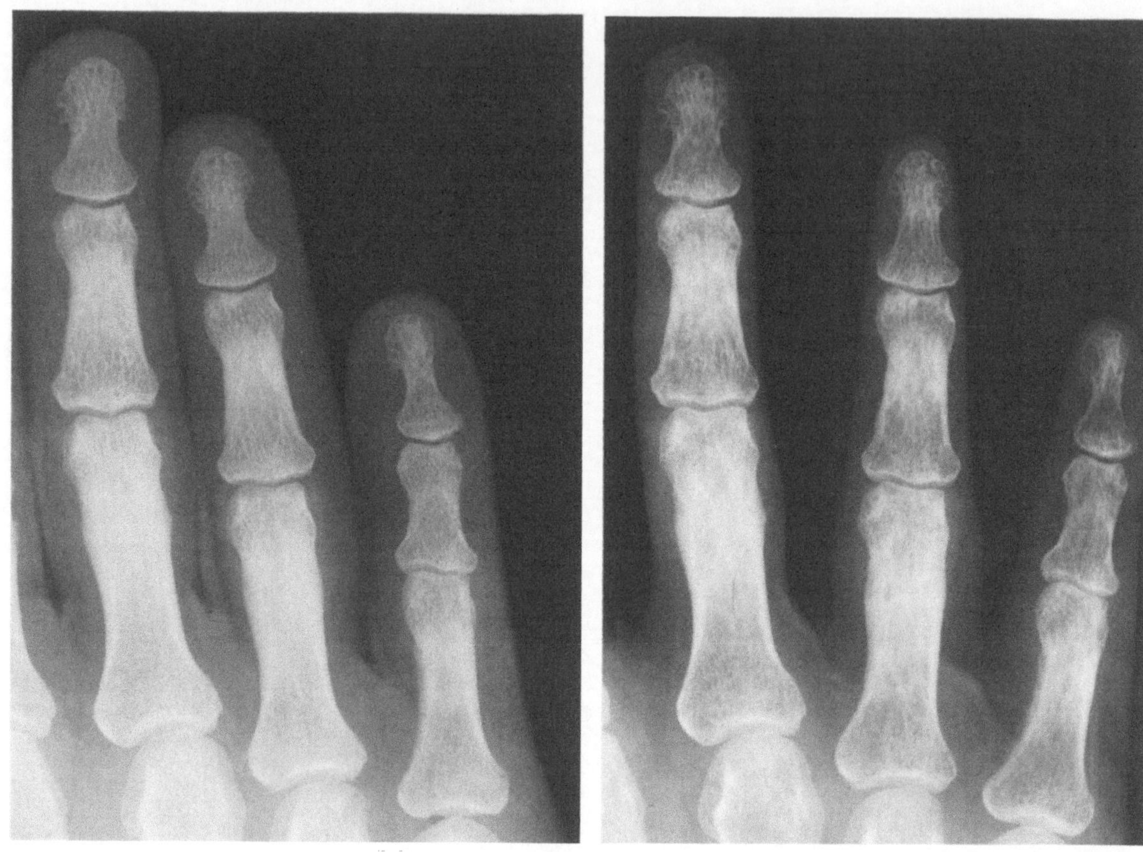

Abb. 97 Abb. 98

Abb. 97 u. 98. Dr. C.W., geb. 27.6.1920. Röntgenaufnahme der Hände vom 24.3.1975 und 5.12.1978. Deutliche Verdünnung der Kortikalis, vor allem an den Fingergliedern, starke Knochenatrophie. (Befund: Klinisch chronische Niereninsuffizienz, Dialyse-Patient)

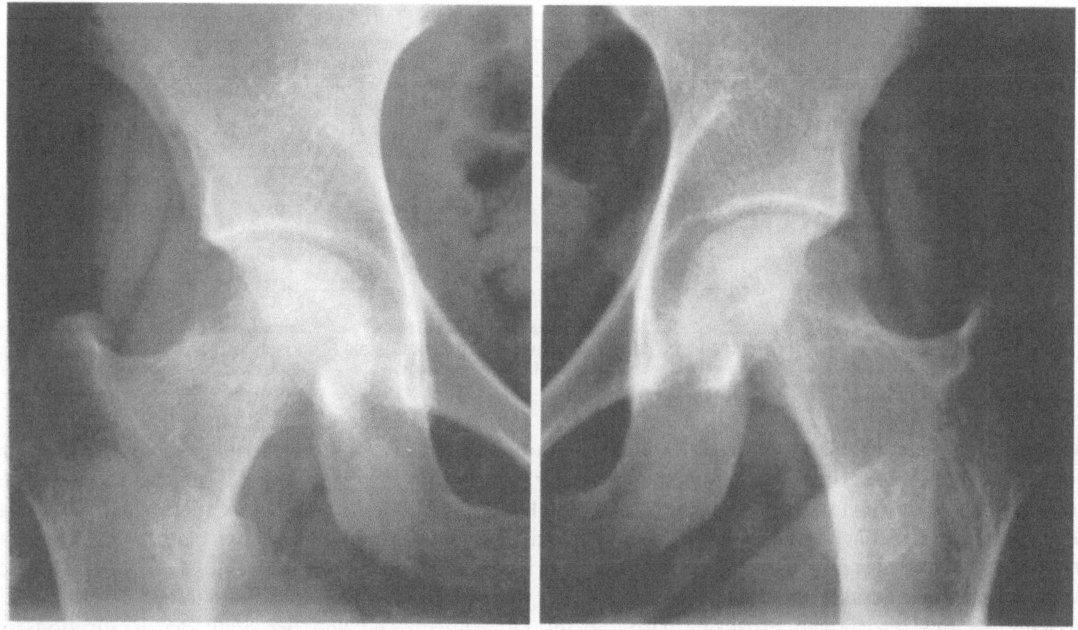

Abb. 99. Z.U., geb. 21.1.1944. Röntgenaufnahme vom 1.3.1979. Deutliche Demineralisation sämtlicher dargestellter Knochen. Vergleich beider Schenkelhälse. Chronische Knochenatrophie. Beginnender Dauerbruch am rechten Schenkelhals. (Befund: Klinisch chronische Niereninsuffizienz, Dialyse-Patient)

bei einem 20jährigen Weißen, der eine rechtsseitige Nierenagenesie und eine linksseitige Ureterstenose hatte und deswegen mit einem iliakalen Konduit in früher Jugend behandelt worden war. Er erhielt wiederholt Vitamin D und Kalzium seit dem Alter von 9 Jahren. Mit 12 Jahren wurde ihm Kalzium-Glukonat gegeben einen Monat lang wegen progressiver renaler Osteodystrophie. Mit 16 Jahren erfolgte eine peritoneale Dialyse; im Frühjahr 1976 begann eine Behandlung mit Vitamin D_3 50000 Einheiten täglich, die zu einer starken und uniformen Osteosklerose des stark verdickten Schädeldaches führte.

Anhang: Röntgenologischer Nachweis von Bromresten bei Brom-Intoxikation

Der Vollständigkeit halber sei noch erwähnt, daß bei suizidalen Intoxikationen durch bromhaltige Sedativa und Hypnotika häufig eine einfache Abdomenübersichtsaufnahme durch den Nachweis entsprechender Schatten im Magen-Darm-Kanal eine rasche Aufklärung herbeiführen kann und daher in jedem Falle sofort durchgeführt werden sollte (TISMER et al. 1970; SCHUMACHER und RITTMEYER 1978).

Die Brom-Intoxikation muß nach der Übersicht von PERKINS (1950) als eine diagnostische Möglichkeit bei Patienten angesehen werden, die mit obskuren psychiatrischen und neurologischen Problemen einem Schwerpunktkrankenhaus zugewiesen werden. Auf der Basis eines gesicherten Krankengutes von 27 Fällen stellte er die Hauptbeschwerden zusammen (Tabelle 29 u. 30).

Tabelle 29. Hauptsächliche Leiden. (Nach PERKINS 1950)

	Zahl der Fälle	
Zentralnervensystem		17
Koma	5	
Stupor	2	
Schläfrigkeit	3	
Depression	3	
Konzentrations-Unfähigkeit	1	
Verwirrung	2	
Sinnestäuschungen	1	
Schwäche		7
Unfähigkeit aus dem Bett zu gehen	3	
Allgemeine Schwäche	2	
Schwäche der Beine	1	
Müdigkeit	1	
Verschiedenes		3
Abdominale Schmerzen	1	
Suizidversuche	1	
Knöchelschwellung	1	

Häufige Beschwerden waren die Schläfrigkeit, die sich bis zum Koma steigern kann, eine extrem starke Schwäche und Müdigkeit, die es dem Kranken unmöglich macht, aus dem Bett zu steigen, sowie abdominale Schmerzen und Knöchelschwellungen.

Die häufigste Störung betrifft das Sprechen, das als belegt, undeutlich, ungelenk, unzusammenhängend und unverständlich beschrieben wird. Diese mangelhafte Funktion lag in 20 von 27 Fällen vor.

Zwanzig von 27 Patienten hatten abnorme Reflexveränderungen (Tabelle 31). Verminderte bis fehlende Reflexe waren am häufigsten, aber in einem Drittel der Fälle lag eine Hyperreflexie vor. Neurologische Augenveränderungen bestanden in 14 von 27 Fällen. Ein auffallender Befund in dieser Gruppe von Patienten war die deutliche Variabilität der Reflexe von Tag zu Tag, immerhin in 9 von 27 Fällen. Diese Erscheinung

Tabelle 30. Symptome. (Nach PERKINS 1950)

		Zahl der Fälle	Dauer (Tage)
Schwäche		21	2–90
generalisiert	5		
Beine allein	9		
Arme allein	3		
Hemiparese	3		
Schläfrigkeit		8	
Stupor		3	
Koma		6	
Depression		10	
Reizbarkeit		4	
Schmerzen und Leiden		11	1–14
generalisiert	4		
Magenkrämpfe	4		
Hinterkopfschmerzen	2		
Rücken und Schulter	1		

Tabelle 31. Reflexstörungen

	Zahl der Fälle
Generalisierte Hyporeflexie	5
Fehlende Reflexe	
Patella	7
Achilles	6
Bauchhaut	5
Cremaster	3
Trizeps	1
Gag	1
Hyperreflexie	
generalisiert	5
einseitig	4
Augen	
ungleiche Pupillen	4
schwache Lichtreaktion	3
dilatierte Pupillen	2
verengte Pupillen	1
herabgesetzter Kornealreflex	2
Augenmuskelschwäche	1
Konvergenzunfähigkeit	1
Abnormale Reflexe	
Babinski	1
Hoffmann	1
Nackensteifigkeit	4
Kernig	2
Brudzinski	1

Tabelle 32. Verschiedene neurologische Zeichen und Symptome. (Nach PERKINS 1950)

		Zahl der Fälle
Zerebellar		12
Ataxie	10	
Nystagmus	2	
Adiadochokinese	1	
Tremor	8	
Empfindungsstörungen		
Verminderte Schmerzempfindlichkeit und Hyperästhesie	2	
„Nadelstichartige" Sensationen in den Fingern	2	
Fehlende Schwingungsempfindung in den Beinen	1	

Tabelle 33. Psychiatrische Veränderungen. (Nach PERKINS 1950)

		Zahl der Fälle
Erregung		21
Mangel an Kooperation		13
beziehungslose oder nicht zur Sache gehörige Antworten	9	
schlechte Aufmerksamkeit	4	
widerwillige Antworten	3	
kompletter Kontaktverlust	1	
Gedächtnislücken		10
Geschwätz		4
Verwechslungen		17
Desorientiertheit, Desinteresse		15
Sinnestäuschungen		12
Wahnvorstellungen		8

der rein zufällig von Tag zu Tag wechselnden und auch untereinander bei einem individuellen Patienten nicht in einer bestimmten Relation stehenden Reflexe sollte von der Diagnose einer organischen Zentral-Nervensystemläsion fortlenken und die Möglichkeit einer Brom-Intoxikation suggerieren.

Weitere neurologische Befunde und psychiatrische Veränderungen gehen aus den Tabellen 32 und 33 hervor.

Acht Patienten waren zyanotisch, bei 4 von ihnen wurde Methämoglobin im Blut nachgewiesen. Zwei von ihnen hatten eine Sulfathämoglobinämie. Urin und Blutuntersuchungen gaben sonst keine signifikante Information. Die serologischen Reaktionen waren alle negativ. Auffällig waren die Untersuchungsresultate der Zerebrospinalflüssigkeit (Tabelle 34).

Die häufigsten Befunde betrafen die Gesamtproteine. Ihr durchschnittlicher Wert lag bei 55 mg/100 ccm. 12 von 19 Bestimmungen lagen bei 46 mg/100 ccm und darüber, der höchste Wert erreichte 142 mg/100 ccm.

Die kolloidale Goldkurve war in 10 von 19 Fällen alteriert.

Der Blut-Bromid-Gehalt war in allen Fällen erhöht, und zwar außer 2 Fällen beträchtlich über 100 mg/ 100 ccm.

Die durchschnittliche Krankenhaus-Verweildauer betrug 17 Tage, mit einem Spielraum von 4 bis 40 Tagen. In diesen Zahlen sind aber die Toten, die Verlegungen zu anderen Krankenhäusern und die Patienten, die gegen ärztlichen Rat die Klinik verlassen haben, mit eingeschlossen.

Bei einem Fall von KISTLER und FLÜCK (1981) mit Überdosierung eines Nerventonikums kam es zu zentralnervösen Intoxikationserscheinungen und auffallenderweise im Serum zu einer ausgeprägten Hyperchlor-

Tabelle 34. Resultate von Liquoruntersuchungen. (Nach PERKINS 1950)

Fall Nr.	anfängl. Druck mm Hg	Zellen/mm³			Total-Eiweiß mg/100 ml	Kolloid. Goldkurve	Bromid-Niveau mg/100 ml	
		poly-morph-kernig	Lympho-zyten	Erythro-zyten			Liquor	Blut
1	110	..	2	20	62	0000000000	190	290
2	140	..	1	3	52	0111111100	+	++
3	125	..	1	Traumatisch	53	....	++	+
4	...	..	..	..	..	....	...	+
5	180	..	..	..	46	0001110000	170	geringe Spur
6	110	..	0	30	28	0001110000	++	++
7	170	..	0	0	63	0000000000	+	+
8	210	..	3	14	76	0000000000	...	+
9	120	..	..	..	..	....	...	...
10	< 20	..	3	..	83	0000000000	...	Spur
11	...	..	..	..	..	....	...	+
12	...	..	..	..	..	....	...	+
13	100	..	2	..	112	0011211000	...	+
14	130	..	2	..	40	0000000000	...	127
15	135	..	6	..	40	0011000000	...	206
16	205	..	..	..	64	0000000000	154	586
17	...	..	..	..	..	....	...	202
18	80	..	..	..	12	0000000000	gering+	164
19	120	..	1	2	26	....	...	15
20	130	8	..	..	24	0000000000	...	260
21	180	..	..	..	53	0011100000	...	380
22	...	..	..	..	..	....	...	231
23	80	..	6	8	..	....	...	75
24	...	..	..	..	..	....	...	>300
25	550	..	..	..	34	0000000000	...	200
26	100	..	4	..	47	0000110000	...	250
27	150	..	0	..	100	0011123210	...	300

ämie mit aufgehobener Anionenlücke. Diese Elektrolytstörung ist bei normaler Nierenfunktion pathognomonisch für das Vorliegen einer Brom-Intoxikation. – Auf den Entstehungsmechanismus dieser „Pseudohyperchlorämie" wird näher eingegangen.

Bei diesen Intoxikationserscheinungen fehlen Hinweise auf das Skelett und die Nieren, so daß die Frage nach der Berechtigung der Aufnahme in diesen Handbuchbeitrag gestellt werden kann. Sie erfolgt dennoch, weil der Radiologe bei einer bestimmten Form von Bromintoxikationen, nämlich derjenigen mit Bromureiden, eine nützliche Hilfe für die Diagnostik durch eine einzige Übersichtsaufnahme des Abdomens geben kann (TISMER et al. 1970). Brom ist mit seiner Ordnungszahl 35 kontrastgebend, wenn es in ausreichender Menge und Konzentration im Magen-Darm-Trakt enthalten ist. In 2 von ihren 4 Fällen war es zu einer Verklumpung der Tabletten gekommen, die auf Röntgenaufnahmen als tennisball- und faustgroße Klumpen nachgewiesen werden konnten, während in den beiden anderen Fällen die Bromreste verstreut im Darm sichtbar waren. In allen Fällen handelte es sich um Ureide, bei denen die wirksame Substanz das Cabromal ist. Damit ist röntgenologisch nicht nur der positive Nachweis eines bromhaltigen Sedativums, sondern auch eine gewisse Aussage über die Bromkonzentration und die noch nicht resorbierte Brommenge möglich. Darüber hinaus läßt sich der Erfolg einer Magenspülung überprüfen. Natürlich müssen Kontrastmittelreste nach vorausgegangener Untersuchung und auch andere enteral eingenommene kontrastgebende Medikamente ausgeschlossen werden.

SCHUMACHER und RITTMEYER haben 1978 den diagnostischen Stellenwert dieser Empfehlung an ihrem Krankengut von 342 suizidalen Patienten überprüft, von denen 95 (=28%) ein bromhaltiges Ureid eingenommen hatten. Im Stadium I (nach REED et al. 1952) fand sich nur selten kontrastierendes Material im Magen-Darm-Trakt. Lebensbedrohlich Intoxikierte zeigten in 87% der Fälle ausgedehnte schattengebende Konglomerate im Magen und u.U. im Dünndarm.

IV. Möglichkeiten nuklearmedizinischer Untersuchungsmethoden

Nuklearmedizinische Untersuchungsmethoden lassen sich sowohl bei primären, unmittelbaren, als auch bei sekundären, mittelbaren, toxischen Knochenschäden mit Aussicht auf Erfolg einsetzen. Die Fragestellung bestimmt dabei das methodische Vorgehen und damit den Einsatz eines bestimmten Pharmakons. So wird der Kalziumstoffwechsel mit Hilfe von Substanzen mit spezieller Affinität zum Knochen, die Knochenmarkfunktion und -leistung mit Hilfe der ^{59}Fe-Ferro-Kinetik, die Nierenfunktion und -leistung mit Hilfe verschiedener Techniken beurteilbar (s. hierzu Handb. XV, 2 Arbeiten von BESSLER S. 699–743, von MONTZ S. 353–411, von RITZL S. 413–448, sowie von PABST und HÖR S. 509–698). Auf diese grundlegenden Übersichten wird ausdrücklich verwiesen, um Wiederholungen zu vermeiden. Hier sollen nur spezielle Hinweise gegeben werden, die das Vorgehen erleichtern sollen, oder die über das in den Übersichten Enthaltene hinausgehen.

1. Primäre toxische Osteopathien

Systematische Untersuchungen über den Einfluß toxischer Stoffe auf das Knochenmark und den Knochen, die auch die Dosis und die Zeit berücksichtigen, waren im Schrifttum nicht aufzufinden; entweder wurden toxische Dosen bewußt vermieden, zum Beispiel bei systematischen Fütterungsversuchen mit Strontium (WERNER 1970, 1971), oder aber es wurden nur zufällige toxische Einzelbefunde erhoben und systematisiert (MONTZ 1974).

Wenn man davon ausgeht, daß bei geringen toxischen Dosen eine anfänglich leicht erhöhte toxische Steigerung der Erythropoese stattfindet, mit vielleicht auch etwas erhöhter erythropoetischer Zellmasse, wäre in einem solchen Falle mit einem Studium der ^{59}Fe-Ferro-Kinetik wahrscheinlich kein eindeutiger Befund zu erheben, dennoch wäre eine Vergleichsbasis geschaffen, die im weiteren Verlauf von großer Bedeutung werden könnte.

Eine beginnende reaktive gesteigerte Knochenneubildung würde dagegen mit den osteotropen Radioisotopen gut erfaßbar sein. Eine verminderte bis aufgehobene Erythropoese wird mit dem Studium der ^{59}Fe-Ferro-Kinetik erfaßbar und ließe sich mit Hilfe einer myelostimulativen Therapie nach dem Vorschlag von GUPTA et al. (1978) vielleicht noch weiter auftrennen, in eine „irreparable Aplasie" und eine „ineffektive Erythropoese". In diesem Zusammenhang sei daran erinnert, daß unter „toxischer Markschädigung" von MUNTZ Anämien verschiedener Genese (z.B. chronische Infekte, Leberzirrhose, Tumoren) mit subsumiert werden, deren Befundcharakteristik in der ^{59}Fe-Ferro-Kinetik meist derjenigen bei medikamentöser oder chemischer Markschädigung (z.B. durch Chloramphenicol, Phenothiazine, Benzol) gleicht. Die Gruppe der Markhypoplasie umfaßt die aplastischen und aregenerativen Anämien im strengeren Sinne. Es bleibt abzuklären, ob sich zwischen diesen beiden Gruppen grundsätzliche oder nur quantitative Differenzen nachweisen lassen.

2. Sekundäre toxische Osteopathien

Bei den systematischen Skelettveränderungen, wie sie bei der Osteomalazie, der nephrogenen Osteodystrophie und der nephrogenen Rachitis auf toxischer Basis auftreten, ist in der Regel der Stoffwechsel im Knochen erhöht und damit die Knochenanbaurate vermehrt, obwohl die Knochenabbaurate überwiegt und damit das röntgenologische Bild des Skeletts prägt. Da das Röntgenbild nur in besonderen Fällen die Unterscheidung zwischen Osteomalazie und Osteoporose erlaubt, wie etwa beim Vorhandensein Looserscher Umbauzonen oder stärkerer Knochenverbiegungen, und auch der Schweregrad der Veränderungen aus dem Röntgenbild nur sehr schwer abgeschätzt werden kann, wurde der Einsatz nuklearmedizinischer Methoden für folgende Fragestellungen vorgeschlagen:

1. Die Identifikation von Umbauzonen bei Osteomalazie (MCFARLANE et al. 1977)
2. Die Abschätzung der Schwere der renalen Osteodystrophie (SY und MITTAL 1975)
3. Die Unterscheidung von Patienten mit Knochenveränderungen von Normalpersonen (ROSENTHAL und KAYE 1975)
4. Die Messung der Exkretionsrate von 99 m Tc-Diphosphanat (MCFARLANE et al. 1979).

Über den diagnostischen Wert der zuletzt genannten Untersuchung bei Patienten mit wenig auffälligen Knochenveränderungen und geschädigter Nierenfunktion sind noch keine abschließenden Aussagen möglich. Eine Überprüfung der Untersuchungsergebnisse an einem derartigen Patientengut erscheint notwendig, umsomehr als es sich um eine einfache Messung der Urinexkretion handelt. Aus diesem Grunde sei hier eine Tabelle wiedergegeben, in welcher Laboratoriumsuntersuchungen, Knochenbiopsiedaten und die Ergebnisse seines Testes vor und nach Therapie gegenübergestellt sind (Tabelle 35).

Tabelle 35. Labor-Untersuchungen, Knochenbiopsiebefunde und Resultate der Radionuklid-Ausscheidung im Harn. (Nach MCFARLANE et al. 1979)

Merkmal	Normal	Wert vor Therapie (Januar 77)	Wert nach Therapie (Februar 78)
Blut – Harnstickstoff mg/dl	10–20	14	14
Kreatinin mg/dl	< 10	0,6	0,6
Kalzium mg/dl	8,5–11	6,6	7,8
Alkalische Phosphatase E	15–40	125	23
25-OH Vitamin D_3 E	15–80	11,8	...
Urinkalzium mg/dl	50–250	4,2	140,4
Knochen-Mineralgehalt g/cm	0,87 ± 0,13	0,41	0,49
Osteoid-Index	18,5 ± 2,5	41	11,8
Kalzifikationsrate µg/die	0,72 ± 0,12	0,33	0,62
Knochen/Weichgewebe Verhältnis nach 4 h	...	4,1	2,5
Radionuklidausscheidung im Harn in % der verabfolgten Dosis			
erste 8 h		28,37	57,04
zweite 8 h		3,06	9,66
dritte 8 h		0,73	4,22
Total		32,16	70,92

Eine Unterscheidungsmethode zwischen der Osteoporose und der Osteomalazie im Tiermodell an Ratten wurde von WILSON et al. 1976 auf dem nordamerikanischen Radiologenkongreß vorgetragen (WILSON et al. 1978). Sie studierten das Verhältnis der Spätaufnahme (4–6 d) zur Frühaufnahme (3–6 h) von Barium 131 Nitrat, Indium 111 EDTMP, von Blei 203 und von Strontium 85 chlorid. Das Verhältnis der Spät- zur Frühaufnahme von Strontium und Barium war in der Lage, zwischen Osteoporose und Osteomalazie zu unterscheiden (Tabelle 36). Dabei spricht die geringe Strahlendosis und die kurze Halbwertzeit von Barium für dessen Verwendung gegenüber Strontium. Es bleibt abzuwarten, inwieweit sich diese experimentellen Ergebnisse auf die Klinik übertragen lassen,

Tabelle 36. Prozentuale Skelettaufnahme von Radionukliden in der Kniegelenksregion an drei Modellen von Ratten (in vivo). (Nach WILSON et al. 1976)

Nuklid	Kontrolle		Rachitische		Osteoporotische	
	Zahl Ratten	Mittelwert ±Streuung	Zahl Ratten	Mittelwert ±Streuung	Zahl Ratten	Mittelwert ±Streuung
^{85}Sr Chlorid						
Früh	5	4,01±0,58	6	4,31 ±0,54	6	5,05^{b}±0,57
Spät	4	1,85±0,07	4	0,83^{a}±0,10	4	4,15^{a}±0,44
Spät/Früh	4	0,49±0,05	4	0,20^{a}±0,04	4	0,86^{a}±0,04
^{111}Ba Nitrat						
Früh	7	2,69±0,24	6	2,01^{a}±0,12	6	3,23 ±0,18
Spät	7	1,46±0,29	6	0,60^{a}±0,12	6	2,32 ±0,31
Spät/Früh	7	0,56±0,07	6	0,30^{a}±0,04	6	0,72^{b}±0,12
^{111}In EDTMP						
Früh	7	2,93±0,40	7	3,29 ±0,48	7	2,48^{c}±0,28
Spät	4	2,52±0,34	4	2,55 ±0,34	4	2,22 ±0,26
Spät/Früh	4	0,89±0,04	4	0,78^{a}±0,04	4	0,88 ±0,04
^{203}Pb Acetat/Nitrat						
Früh	10	4,05±0,46	6	3,05^{a}±0,22	4	3,10^{c}±0,93
Spät	6	4,81±0,61	3	2,84^{a}±1,05	3	3,79 ±0,12
Spät/Früh	6	1,14±0,13	3	0,95 ±0,35	3	1,22 ±0,08

^{a} <0,01; ^{b} <0,02; ^{c} <0,05

und ob sich hier ein Weg abzeichnet, der Knochenbiopsien zu ergänzen oder sogar zu ersetzen vermag.

Um in den Kollagenmetabolismus und die Mineralisation des Knochens bei Osteopathien einen besseren Einblick zu erhalten, haben MARKT et al. (1978) gleichzeitig die Akkretionsraten von ^{99m}Tc markiertem Pyrophosphat und ^{47}Ca-Chlorid gemessen und miteinander verglichen und haben als Referenz die Normalwerte an fünf gesunden Normalpersonen vorgelegt. Hier bietet sich für den Kliniker die Möglichkeit, pathologische Veränderungen der Knochenmatrix und der anorganischen Anteile absolut und in ihrer Relation zueinander zu erfassen, und zwar gleichzeitig sowohl für den Ganzkörper als auch regional. Weitere Untersuchungen müssen klären, welche Bedeutung diese Methode für die Forschung und die Klinik gewinnen kann.

Literatur

Abo-Rady MD (1979) Gehalt an Schwermetallen in Bachforellen im Leine-Raum Göttingen. Z Lebensm Unters Forsch *168*:259–263

Achinger R, Köhnlein HE, Jacobitz K (1979) Eine neue Behandlungsmethode von Flußsäureverätzungen an den Extremitäten. Chir Forum Exp Klin Forsch *1979*:229–231

Adams DA, Goldman R, Maxwell MH, Latta H (1964) Nephrotic syndrome associated with penicillamine therapy of Wilson's disease. Am J Med *36*:330–336

Adler R, Robinson RG, Bindin J (1976) Intravascular hemolysis: an unusual complication of Hydrocarbon ingestion. J Pediatr *89*:679–680

Agnew WF (1972) Transplacentar uptake of 127 m Tellurium studies by wholebody autoradiography. Teratology *6*:331–337

Agnew WF, Curry E (1972) Period of teratogenetic vulnerability of rat embryo to induction of hydrocephalus by tellurium. Experientia *28*:1444–1445

Aguzzi P, Amici F, Mioli V, Tarchini R, Ragaiolo M (1975) Possibilitès et limites du radiodiagnostic dans l'ostéodystrophie urémique. J Radiol, Tome [Suppl 2] *56*:577–579

Ahlgren L, Mattsson S (1979) An X-Ray fluorescence technique for in vivo determination of lead concentration in a bone matrix. Phys Med Biol *24*:136–145

Ainsworth SK, Watabe N, Webb CM (1975) Immunological and energy disperse x-ray microanalysis in gold salt induced nephrotic syndrom. In: Abstracts of free communications. International congress of Nephrology. Florence, Italy 1975, Abstr No 314

Akelaitis AJ (1941) Lead encephalopathy in children and adults. N Nerv Ment Dis *93*:313–332

Aksoy M, Camlin N, Dincol K, Erdem S, Akgün F (1972) Osseous changes in Wilson's disease. A radiologic study of nine patients. Radiology *102*:505–509

Aksoy M, Dilsen G, Erdem S, Dincol K, Camlin N, Koçak N, Ozdogan E, Dincol G Osteoarticular pains and changes in Wilson's disease: a radiological study in 12 patients in eight Turkish families. Resumé des Communications. III. Symposium International súr la Maladie de Wilson, Paris 20.–21. Septembre 1973

Aksoy M, Camlin N, Dilsen A (1975) Osteoarticular pains and changes in Wilson's disease: a radiological study in fourteen patients in nine Turkish families. Acta Hepatogastroenterol (Stuttg) *22*:164–170

Aksoy M, Erdem S, Dincol G (1976) Types of leukemia in chronic benzene poisoning. A study in thirty-four patients. Acta Haematol (Basel) *55*:65–72

Aksoy M, Erdem S, Erdogan G, Dincol G (1976) Combination of genetic factors and chronic exposure to benzene in the aetiology of leukemia. Hum Hered *26*:149–153

Aldrich RA (1958) Acute iron toxicity. In: Wallerstein RP, Mettler SR (eds) Iron in clinical medicine. Los Angeles University of California, Press

Aldridge WN, Barnes JM, Denz FA (1949) Experimental beryllium poisoning. Br J Exp Pathol *30*:375–389

Allain P, Mauras Y (1979) Microméthode de dosage du plomb et du cadmium dans le sang et l'urine par absorption atomique an four graphite. Clin Chim Acta *91*:41–46

Altmeyer P, Hufnagel D (1975) Chrysiasis. Nebenwirkung einer intramuskulären Goldtherapie. Hautarzt *26*:330–333

Alvarez-Ude F, Feest TG, Ward MK, Pierides AM, Ellis HA, Peart M, Simpson W, Weightman D, Kerr DN (1978) Hemodialysis bone disease: correlation between clinical, histologic and other findings. Kidney Int *14*:68–73

Alvestrand A, Dalén N (1977) X-ray spectrophotometry in evaluation of renal osteodystrophy. In: David SD. Calcium metabolism in renal failure and nephrolithiasis. New York: J Wiley & Sons, pp 235–248

Ambrosio L (1941) Intossicazione da benzina; ricerche sperimentali e sua importanza nella patologia del lavoro. Rass Med Indust *12*:273

Amdisen A (1974) Grave lithium intoxication with fatal outcome. Acta Psychiatr Scand [Suppl] *255*:25–33

Anderson DE (1978) Carbon monoxide intoxication with multiple complications. Rocky Mt Med J *75*:758–760

Andresen J, Nielsen HE, Johannsen A (1980) Renal osteodystrophy. Effect of hemodialysis and 1 alpha-hydroxi Vitamin D_3 on bone lesions and metacarpal bone mass. Acta Radiol (Diagn) Stockh *21*:541–544

Andresen J, Nielsen HE (1980) Renal osteodystrophy in non dialysed patients with chronic renal failure. Acta Radiol (Diagn) Stockh *21*:803–806

Anger K, Feine U, Küper K, Müller-Schauenburg W (1978) Bedeutung der quantifizierenden Ganzkörperskelett-Szintigraphie für die Diagnostik von Skelett-System-Erkrankungen. In: Schmidt HAE (Hrsg) Nuklearmedizin. Schattauer, S 331–334

Angerer J (1977) Eine Methode zur Bromidbestimmung im Harn mit Hilfe einer ionensensitiven Elektrode. J Clin Chem Clin Biochem *15*:201–204

Anghileri LJ (1967) Fate of intravenously injected copper, chromium, lantanum, manganese, strontium and zincbeta-glycerophosphates. Acta Isot (Padova) *7*:281–287

Andersen E, Videbaek A (1970) Stemcell leukaemia in myelomatosis. Scand J Haematol *7*:201–207

Annertsen S (1940) Experimentelle Untersuchungen über die Osteogenese und die Biochemie des Frakturcallus. Arch Chir Scand [Suppl 60] *84*:1–181

Anniko M (1976) Atoxyl-induced damage to the sensory cells in the organ of corti in the guinea pig cochlea. Virchows Archiv [Cell Pathol] *21*:267–277

Anniko M (1976) Surface structure of stria vascularis in the guinea pig cochlea. Normal morphology and atoxyl – induced pathologic changes. Acta Otolaryngol (Stockh) *82*:343–353

Anniko M, Wersäll J (1976) Afferent and efferent nerve terminal degeneration in the Guinea-pig cochlea following atoxyl administration. Acta Otolaryngol (Stockh) *82*:323–336

Anniko M, Plantin LO (1977) Delayed elimination of the ototoxic compound atoxyl from the inner ear. Arch Otolaryngol (NY) *215*:81–89

Anniko M, Sarkady L (1977) Morphological changes of labyrinthine blood vessels following metal poisoning. Acta Otolaryngol (Stockh) *83*:441–448

Anniko M, Sarkady L (1977) The effect of mercurial poisoning on the vestibular system. Acta Otolaryngol (Stockh) *85*:1845–1849

Anniko M, Wersäll J (1977) Experimentally (atoxyl) induced ampullar degeneration and damage to the macula utriculi. Acta Otolaryngol (Stockh) *83*:429–440

Anniko M, Sarkady L (1978) Cochlear pathology following exposure to mercury. Acta Otolaryngol (Stockh) *85*:213–224

Asamer H, Weiser G, Stuhlinger W, Dittrich P (1975) Klinik und Immunologie des Goodpasture-Syndroms. Dtsch Med Wochenschr *100*:513–518

Assenat H, Ducluzeau R (1978) Current aspects of carbon neonoxide poisoning. Bull Méd Légale Toxicologie *21*:557

Astrand I, Engström J, Ovrum P (1978) Exposure to xylene and ethylbenzene. I. Uptake, distribution and elimination in man. Scand J Work Environ Health *4*:185–194

Aub JC (1935) Biochemical behavior of lead in the body. JAMA *104*:87–90

Augustin J, Klose G, Greten H, Puhl W, Niethard FU, Koderich HO (1976) Stoffwechselerkrankungen und Osteonekrosen. Verh Dtsch Ges Inn Med *82* pt 1:866–868

Avioli LV, Krane St M (1978) Metabolic bone disease. Academic Press, New York San Francisco London

Axelsson B, Dahlgren SE, Piscator M (1968) Renal lesions in the rabbit after long-term exposure to cadmium. Arch Environ Health *17*:24–29

Axhausen G (1909) Die histologischen und klinischen Geschehen der freien Osteoplastik auf Grund von Tierversuchen. Langenbecks Arch Klin Chir *88*:23–145

Axhausen G (1954) Die Ernährungsunterbrechungen des Knochens. Ergeb Allg Pathol *37*:207–257

Azar HA, Nucho CK, Bayyuk SI, Bayyuk WB (1961) Skeletal sclerosis due to chronic fluoride intoxication. Cases from an endemic area of fluorosis in the region of the Persian Gulf. Ann Intern Med *55*:193–200

Azen EA, Clatanoff DV (1964) Prolonged survival in goodpasture's Syndrom. Arch Intern Med *114*:453–460

Baader EW (1936) Schädigung des Knochensystems durch chronische Vergiftung. Arch Orthop Unfallchir *36*:415–422

Baader EW (1951) Die chronische Kadmium-Vergiftung. Dtsch Med Wochenschr *76*:484–487

Baader EW (1954) Gewerbekrankheiten, Bd 77. Urban & Schwarzenberg, München Berlin

Baader EW (1960) Klinische Grundlagen der 46 meldepflichtigen Berufskrankheiten. Urban & Schwarzenberg, München Berlin

Babo H von, Heuck I (1974) Hormonal bedingte Knochenveränderungen bei der renalen Osteopathie. Untersuchungen über die Makro- und Mikrostruktur des Knochen. Radiologie *14*:225–231

Bach TF (1947) Gold salt toxicity. In: Bach TF (ed) Arthritis and related conditions. Davis, Philadelphia, p 441–454

Baert A, Maes J, Wellens P (1964) Radiologische Afwijkingen bij chronische Flour Intoxicatie. J Belge Radiol *47*:113–133

Bahous J, Müller W (1976) Die Bedeutung der Serumgoldspiegelbestimmung während Chrysotherapie bei chronischer Polyarthritis. Verh Dtsch Ges Rheumatol *4*:395–400

Baker EL Jr, Peterson WA, Holtz JL, Coleman C, Landrigan PH (1979) Subacute cadmium intoxication in jewelry workers: an evaluation of diagnostic procedures. Arch Environ Health *34*:173–177

Bakir F, Damliyi SF, Amin-Zaki L, Murtadha M, Khalidi A, Al-Rawi NY, Sikriti S, Dhahir HJ, Clarkson TW, Smith JD, Doherty RA (1973) Methylmercury poisoning in Iraq. Science *181*:230–241

Balogh von V (1937) zitiert nach Berner A

Barber TE (1978) Inorganic mercury intoxication reminiscent of amyotrophischer lateral sclerosis. JOM *20*:667–669

Barbour RF, Pilkington F, Sargent W (1936) Bromide intoxication. Br Med J *2*:957

Barckow M, Jenss H (1976) Thalliumvergiftung. Med Klin *71*:1377–1382

Barlow IJ, Baruah JK, Davison AN (1977) Delta-aminolaevulinic acid déhydrase activity and focal brain haemorrhages in lead treated rats. Acta Neuropathol (Berl) *39*:219–223

Barltrop D (1977) Laboratori indices of exposure to lead. In: Brown SS (ed) Clinical chemistry and chemical toxicology of metals. Elsevier/North-Holland, Amsterdam, p 167–177

Barnes FW, Runcie J (1968) Potentiometric method for the determination of inorganic fluoride in biological material. J Clin Pathol *21*:668–676

Barnes JM (1949) Des expériences faites pour déterminer la toxicité du beryllium. Méd Usine (Paris) *11*:490

Barnes JM, Denz FA (1950) Beryllium bone sarcomata in rabbits. Br J Cancer *4*:212–222

Barnett HL, Simons DJ, Wells RE (1948) Nephrotic syndrome occurring during tridione therapy. Am J Med *4*:760–764

Barr M Jr (1973) The teratogenicity of cadmium chloride in two stocks of wistar rats. Teratology *7*:237–242

Bartels T, Arends J (1979) Adsorption of a polyphosphonate on bovine enamel and hydroxyapatite. Caries Res *13*:218–226

Barth E (1931) Untersuchungen über den Bleigehalt der menschlichen Knochen. Virchows Arch [Pathol Anat] *281*:146–151

Barzel US (1969) The effect of excessive acid feeding on bone. Calcif Tissue Res *4*:94–100

Barzel US (1970) Role of parathyroid hormone in acid-base homoeostasis. Lancet *2*:1363

Barzel US (1970) Osteoporosis: the state of the art. A symposium report. Am J Clin Nutr *23*:833–840

Barzel US (1971) Alkali therapy in immobilization osteoporosis. Isr J Med Sci *7*:499

Barzel US (1971) The challenge of osteoporosis. Arch Phys Med Rehabil *52*:135–137

Barzel US (1971) Parathyroid hormone, blood phosphorus, and acid-base metabolism. Lancet *1*:1329–1331

Basalaev AV, Vazin AN, Kochetkon AG (1972) On the pathogenesis of changes developing due to a

longterm exposure to the effect of Vinylchloride. Gig Tr Prof Zabol *16*:24–27
Bastenier H (1949) L'intoxication par le beryllium dans l'industrie. Brux Med *29*:507–516
Bauchinger M, Dresp J, Schmid E, Englert N, Krause C (1977) Chromosomenanalyses of children after ecological lead exposure. Mutat Res *56*:75–80
Baud CA (1957) Radiographies et microradiographies osseuses quantiatives. Praxis *46*:329–331
Baud CA, Bang S, Baud J Ph (1967) Modification du réseau cristallin de l'apatite dans l'émail dentaire traite par une solution fluorée acide. CR Acad Sci [D] Paris *265*:1334–1336
Baud CA, Alami AH (1970) Endemic fluorosis in morocco (Darmous): Microradiographic study of human bone and teeth Lesions. In: Vischer TL (ed) Fluoride in medicine, Huber, Berne, p 122–129
Baud CA, Bang S (1972) Fluoride in bone tissue: electron probe and x-ray diffraction Microanalysis. In: Shinoda G, Kohra K, Ichonkawa T (eds) Proceedings of the 6th internat. Conference on x-ray optics and microanalysis, University of Tokio-Press, p 835–840
Baud CA, Povèzat SA (1975) Morphological and Crystallographic analysis of bone mineral. In: Kuhlencordt F, Kruse HP (eds) Calcium metabolism, bone and metabolic bone disease. Proc. 10th Europ. Symposium on Calcified tissues, Hamburg 1973. Springer, Berlin, p 3–13
Baud CA, Very JM (1975) Ionic substitutions in vivo in bone and tooth apatite crystals. Dans: Physicochimie et cristallographie des apatites d'intérêt biologique. Colloques internationaux du Centre National de la Recherche Scientifique, CNRS (Paris) *230*:405–410
Baud CA, Povezat SA, Toghon-Danguy HJ (1976) Quantitative analysis of amorphous and crystalline bone tissue mineral in women with osteoporosis. Proc XIth Europ. Symposium on calcified tissues. Elsinore 1975. In: Nielsen SP, Hsørting-Hansen E (eds) Calcif Tissue Res [Suppl] *21*:452–456
Baud CA, Tochon-Danguy HJ, Very JM (1976) Evaluation quantitative du mineral amorphe et cristallin dans les biopsies osseuses. Symposium Cemo L, pp 152–157
Baud CA, Boivin G (1978) Modifications of the Perilacunar walls resulting from the effect of fluoride on osteocytic activity. Metab Bone Dis Rel Res *1*:49–54
Baud CA, Lagier R, Boivin G, Boillat MA (1978) Value of the bone biopsy in the diagnosis of industrial fluorosis. Virchows Arch [Pathol Anat] *380*:283–297
Bauer H (1976) Warum müssen Vinylchlorid und PVC hergestellt werden? Fortschr Med *94*(26):1422–1425
Bauer Th (1911) Über das Verhalten der Epithelkörperchen bei der Osteomalacie. Frankf Z Pathol 7:231–237
Baum J, Worthen HG (1967) Induction of amyloidosis by cadmium. Nature *213*:1040
Bauser GC, Carlson A, Lindquist B (1957) Metabolism of Ba 140 in man. Acta Orthop Scand *26*:241–254
Baxter JH, Wyk JJ van (1953) Bone Disorder Associated with Copper Deficiency; Gross Morphological, Roentgenological and Chemical Observations. Bull Johns Hopkins Hosp *93*:1–23
Bearn AG, Kunkel HG (1956) Wilson's disease. Ergebn Inn Med Kinderheilkd NF *7*:147–169
Bearn AG, Yu RF, Gutman AB (1957) Renal function in Wilson's disease. J Clin Invest *36*:1107–1114
Beaver DL (1961) The ultrastructure of the kidney in lead intoxication with particular reference to intranuclear inclusions. Am J Pathol *39*:195–208
Beaver LD, Burr RE (1963) Bismuth inclusions in the human kidney. Arch Pathol *76*:89–98
Becker G, Huebers H, Rummel W (1979) Intestinal absorption of cobalt and iron: mode of interaction and subcellular distribution. Blut *38*:397–406
Beighton P, Cremin BJ, Hamersma H (1976) The radiology of sclerosteosis. Br J Radiol *49*:934–939
Beirne GJ, Brennan IT (1972) Glomerulonephritis associated with hydrocarbon solvents: mediated by antiglomerular basement membrane antibody. Arch environm Hlth *25*:365–369
Beisel WR (1960) Metabolic observations in adult hypophosphatasia. Am J Med *29*:369–376
Bellini F (1975) Les ostéoscleroses phlogistiques infantiles. J Radiol [Suppl 1] *56*:113–114
Benestad HB (1974) Aplastic anaemia: considerations on the pathogenesis. Acta Med Scand *196*:255–262
Benoit JP (1967) Lácro-ostéolyse d'origine professionelle. Thèse Médicine, Lyon
Berensi G, Nagymajtenyi L (1977) Pulmonary injury of mice produced by chronically peroral treatment with different substances. Zentralbl Bakteriol [Orig B] *164*:282–287
Berghe H van den, Louvagie A, Broeckaert-van Orshoven A, David G, Verwilghen R (1979) Chromosome analysis in two unusual malignant blood disorders presumably induced by benzene. Blood *53*:558–566
Berman Eleanor (1979) Toxic metals and their analysis. Heyden International Topics in "Science". Thomas LC (ed) Heyden, London Philadelphia Rheine (Ausführliches, einschlägiges Schrifttum)
Berner A (1944) Les osteodystrophies d'origine renale. Etude systematique du squelette dans 138 cas des maladies renales. Helv Med Acta *11*:741–754 u. 961–1010
Berning J (1975) Hypokaliaemia of barium poisoning. Lancet *1*:110
Berschneider F, Hess M, Neuffer K, Willer S (1976) LD 50 und Selenkonzentration in den Organen von Kaninchen nach oraler Applikation von Natriumselenit und Prüfung der Toxizität von Ursoselevit-Prämic. Arch Exp Veterinaermed *30*:627–632
Bessler W, Fankonia A (1972) Die Röntgensymptome der Hypophosphatasie. Beobachtungen bei 2 Brü-

dern mit maligner neonataler Verlaufsform. Fortschr Roentgenstr *117*:58–65

Bessondo R, Gray J (1978) Carbon monoxide poisoning and nonoliguric acute renal failure. Can Med Assoc J *119*:41–44

Bethune JE, Dent CE (1960) Hypophosphatasia in the adult. Am J Med *28*:615–622

Betts PR, Watson SM, Astley R (1973) A suggested role of radiology in lead poisoning. Ann Radiol (Paris) *16*:183–187

Biagini G, Caudarella R, Vangelista A (1977) Renal morphological and functional modification in chronic lead poisoning. In: Brown SS (ed) Clinical and chemical toxicology of metals. Elsevier/North-Holland Biometical Press, p 123–126

Bierbach H, Holzmann H (1979) Das Zinkmangelsyndrom. Dtsch Med Wochenschr *104*:918–922

Biersack HJ (1977) Szintigraphy of liver and spleen in vinylchlorid workers. Acta Hepatogastroenterol (Stuttg) *24*:357–361

Biersack HJ, Lange CE, Ebinger H, Marsteller HJ, Lelbach WK, Veltman G, Winkler C (1975) Sequenzszintigraphische Untersuchungen von Leber und Milz bei Patienten mit Vinylchloridkrankheit. Dtsch Med Wochenschr *100*:615–617

Binder G, Jackisch H, Thun I (1979) Die Dentalfluorose in Dohna, Bezirk Dresden. Epidemiologische Untersuchungen an Kindern und Jugendlichen. Promotionsschrift Dresden

Binswanger U (1974) Calcium metabolism and kidney disease. Ergeb Inn Med Kinderheilkd *34*:106–153

Birzu J, Cotuna L, Jocu J (1975) Ostéosclérose congénitale et acquise. J Radiol [Suppl 2] *56*:569–571

Bishop MC (1973) Letter: Plasma biochemistry in haemodialysed patients. Lancet *2*:1328–1329

Bishop MC, Ledingham JG (1972) Bone disease in chronic renal failure. Br Med J *4*:671–672

Bishop MC, Ledingham JG (1972) Alkali treatment of renal osteodystrophy. Br Med J *4*:529

Bishop MC, Woods CG, Oliver DO, Ledingham JGG, Smith R, Tibbutt DA (1972) Effects of haemodialysis on bone in chronic renal failure. Br Med J *3*:664–667

Bishop PA (1936) Bone changes in chronic fluorine intoxication; a roentgenographic study. Am J Roentgenol Radium Ther *35*:577–585

Bismuth V, Blery M (1975) Myélomes multiples á forme ostéocondensante. J Radiol [Suppl 1] *56*:124–125

Black GV, McKay FS (1916) Mottled teeth: An endemic developmental imperfection of the enamel of the teeth here tofore unknown in the literature of dentistry. Dent Cosmos *58*:129, 781, 894

Blackadder ES, Manderson WG (1975) Occupational absorption of tellurium: a report of two cases. Ar J Ind Med *32*:59–61

Blackman SS Jr (1937) The lesions of lead encephalite in children. Bull Johns Hopkins Hosp *61*:1–62

Blainey JD, Adams RG, Brewer DB, Harvey TC (1980) Cadmium-induced osteomalacia. Brit J Ind Med *37*:278–284

Blemel KG (1967) Atmospheric lead concentrations as a function of meteorology. Arch Environ Health *14*:594–603

Blood (The) count in benzol poisoning (1942/43) Gradwohl Lab Digest *6*:6

Blumenthal S, Lesser A (1938) Acute phosphorus poisoning. Am J Dis Child *55*:1280–1287

Bobinet D, Sevrin M, Zurbriggen M, Spolter L, Cohen M (1974) Lung uptake of 99 m-Tc-Sulfur colloid in patient exhibiting presence of Al 3+ in plasma. J Nucl Med *15*:1220–1222

Bock E, Colagrande C (1975) Importance actuelle de l'ostéodystrophie rénale. Aperçu physiopathogénique et altérations radiologiques. Osseuses élémentaires. J Radiol [Suppl 2] *56*:575–576

Bösche J, Burger E (1974) Bromidgehalt im Knochen nach Vergiftungen mit bromhaltigen Sedativa. Beitr Gerichtl Med *32*:185–186

Boillat M-A (1978) Et al "Industrial Flourosis". Proc 2nd Symp Cemo. Huber, Berne, p 155–181

Boillat M-A, Rouget A, Curati W, Dettwieler W, Maillard J-M, Mai P, Demeurisse C (1975) Quelques aspects de la fluorose industrielle en suisse, II. Radiol Flour Osseux Arch Mal Prof *36*:412–420

Boillat M-A, Baud CA, Lagier R, Donath A, Dettwieler W, Courvoisier B (1976) Fluorose industrielle. Schweiz Med Wochenschr *106*:1842–1844

Boillat MA, Baud GA, Lagier R, Garcia J, Rey P, Bang S, Boivin G, Demeurisse C, Gössi M, Tochon-Danguy HJ, Very JM, Burckhardt P, Voinier B, Donath A, Courvoisier B (1979) Fluorose industrielle. Etude multidisciplinaire de 43 ouvriers de l'industrie de l'aluminium. Schweiz Med Wochenschr [Suppl] 1–28

Boivin G (1978) Morphometric analysis of fluorotic bone tissue. Proc 2nd Symp Cemo. Huber, Berne, p 42–46

Boivin G, Baud CA (1978) Osteocyte lacunae of fluorotic bone tissue: microradiographic, ultrastructural and morphometric studies. Proc 2nd Symp Cemo. Huber, Berne, p 47–55

Boland EW, Headley NE, Hench PS (1946) The treatment of agranulocytosis with Penicillin: report of a case resulting from chrysotherapy for rheumatoid arthritis. Proc Mayo Clin *21*:197–206

Bolasco A, Gallo S, Memoli A, Rodriguez Eiras LE (1979) Contaminazione da piombo dei vini prodotti nella provincia di Roma. Farmaco [Prat] *34*:95–106

Bonnell JA (1955) Emphysema and proteinuria in men casting copper-cadmium alloys. Br J Ind Med *12*:181–195

Bonnell JA, Kazantris G, King E (1959) A follow-up study of men exposed to cadmium oxide fume. Br J Ind Med *16*:135–147

Bonnell JA, Ross IH, King E (1960) Renal lesions in experimental cadmium poisoning. Br J Ind Med *17*:69–80

Bontoux D, Alcalay M, Lière C, Babin Ph, Frocrain C (1976) Syndrome de Fanconi de l'adult au cours d'une maladie des chaines kappa. Rev Rhum *43*:384

Bonucci E, Gherardi G (1977) Osteocyte ultrastructure in renal osteodystrophy. Virchows Arch [Pathol Anat] *373*:213–231

Boppel B (1976) Blei- und Cadmiumgehalte von Lebensmitteln. I. von Gewürzen und Kochsalz. Z Lebensm Unters Forsch *160*:290–302; II. von Fertigsuppen. Z Lebensm Unters Forsch *161*:111–113

Borbély F (1950) Berylliose. Schweiz Med Wochenschr *80*:323–326

Borbely F (1961) Vergiftungen durch halogenierte Kohlenwasserstoffe. In: Handb d ges Arbeitsmedizin, Bd II. Urban & Schwarzenberg, Berlin München Wien

Bordier P, Matrajt M, Miravet L, Hiogo D (1964) Mesure histologique de la masse et de la résorption des travées osseuses. Pathol Biol (Paris) *12*:1238–1243

Bordier PJ, Miravet L, Hioco D (1973) Young adult osteoporosis. Clin Endocrinol Metabol *2*:277–292

Bordier P, Rasmussen H, Dorfmann H (1974) Effectiveness of parathyroid hormone, calcitonin and phosphate on bone cells in Paget's disease. Am J Med *56*:850–857

Bordier P, Pechet MM, Heese R, Rasmussen PM, Rasmussen H (1974) Response of adult patients with osteomalacia to treatment with crystalline 1 alpha-hydroxy vitamin D3. N Engl J Med *291*:866–871

Bordier P, de Sèze S, Miravet L, Berbir N (1974) Physiopathologie de l'ostéoporose de l'adulte jeune. Sem Hop Paris *50*:197–206

Bordier PJ, Gueris J, Arnaud CJ, Rasmussen H (1975) Diagnostic de l'hyperparathyroidie primaire. Nouv Presse Med *4*:1364

Bordier P, Zingraff J, Gueris J, Jungers P, Marie P, Pechet M, Rasmussen H (1978) The effect of 1α (OH) D_3 and 1 α.25 (OH) $_2D_3$ on the bone of patients with renal osteodystrophy. Am J Med *64*:161–167

Boudin G, Pépin B (1961) Osteoarticular changes in hepatolenticular degeneration. In: Walshe JM, Cumings JN (eds) Wilson's disease, some current concepts. Blackwell, Oxford; Charles C Thomas, Springfield (IU), pp 233–236

Boudin G, Pepin B, Hubault A (1964) Les arthropathies de la maladie de Wilson. Rev Rhum *31*:594–598

Boulet P, Serre H, Mirouze J (1954) Le rachis diabétique. Sem Hop Paris *30*:2392–2410

Bouley G, Dubreuil A, Despaux N, Boudene C (1977) Toxic effects of cadmium micro-particles on the respiratory system. An experimental study on rats and mice. Scand J Work Environ Health *3*:116–121

Boullion R, Reynaert J, Claes JH, Lissens W, Jomoor P (1975) The effect of anticonvulsant therapy on serum levels of 25-hydroxy-vitamin D, calcium and parathyroid-hormone. J Clin Endocrinol *41*:1130

Bozduganow A (1978) Szintigraphische Untersuchungen des Knochenmarks. In: Schmidt HAE (Hrsg) Nuklearmedizin. Schattauer, S 566–567

Bradley JE, Bessman SP (1958) Poverty, pica and poisoning. Public Health Rep *73*:467–468

Brandes M (1928) Steigerung des Verkalkungsprozesses der Knochen durch Medikamente. 52. Tagung der Deutschen Gesellschaft für Chirurgie 11.–14.4.28. Langenbecks Arch *152*:58–61

Brandes WW (1934) Nickel carbonyl poisoning. Report of a case. JAMA *102*:1204–1206

Branion HD, Guyatt BL, Kay HD (1931) Beryllium rickets. Proc Am Soc Biol Chem *7*:11

Brearley RL, Forsythe AM (1978) Lead poisoning from aphrodisiacs: potential hazard in immigrants. Br Med J *2*:1748–1749

Bredel H, Herbarth O (1978) Untersuchungen zur CO Belastung kommunaler Ballungszentren. Z Gesamte Hyg *24*:678–685

Bredfeld JE, Moeller DD (1978) Systemic mercury intoxication following rupture of a Miller-Abbott tube. Am J Gastroenterol *69*:478–480

Breinlinger K (1947) Fremdkörpereinheilung mit osteoplastischer Wirkung. Schweiz Med Wochenschr *77*:1179–1184

Breslin AJ (1966) Occupational health aspects beryllium in "Beryllium", its industrial hygiene aspects. Von Stokinger HE (ed). Academic Press, New York London

Brickman AS, Coburn IW, Norman AW (1972) Action of 1,25-dihydroxy cholecalciferol, a potent kidney-produced metabolite of vitamin D_3 in uremic man. N Engl J Med *287*:891–895

Briganti A, Ambrosio L (1942) Histopathologische Veränderungen bei der experimentellen Benzinintoxikation. Schweiz Med Wochenschr *72*:634–635

Bróca A (1904) Ostéite des nacriers. Gaz Hôp Par *77*:611–617

Brockhaus A, Freier J, Ewers U, Baginski B, Kramer U, Dolgner R (1980) Concentrations of lead and free erythrocyte porphyrin in the blood of adult urban men in North-West Germany. Int Arch Occup Environ Health *45*:59–70

Brod J (1964) Die Nieren-Physiologie, Klinische Physiologie und Klinik. VEB Verlag Volk und Gesundheit, Berlin

Browning E (1965) Toxicity and metabolism of industrial solvents. Elsevier Publishing, Amsterdam

Bruce RA, Lovejoy FW (1949) Observations on the causes of dyspnea in chronic pulmonary granulomatosis in beryllium workers. Am Rev Tuberc *59*:364–390

Brugarolas A, Perez Llanderac JA, Garcia Miralles MT, Lacave AJ, Gracia Marco M, Izquierdo JM, Rodriguez Llorian AC, Ribas A (1979) Iron toxicity studies of quela-mycin. Cancer Treat Rep *63*:909–913

Brugsch J (1956) Vergiftungen im Kindesalter. Enke, Stuttgart, S 141

Brun GC, Buchwald H, Roholm K (1941) Die Fluorausscheidung im Harn bei chronischer Fluorvergiftung von Kryolitharbeitern. Acta Med Scand *106*:261–273

Buckup H (1975) Empfehlungen für die arbeits-medizinische Überwachung von Cadmiumexponierten. Zentralbl Arbeitsmed *25*:45–46

Büll U (1977) Problematik der Knochenszintigraphie zur Biokinetik knochenaffiner Radiopharmaka in pathologisch veränderten Knochen- und Weichteilregionen. Med Welt *28*:68–72

Büll U, Frey KW, Schattenkirchner M (1973) Zur lokalen Kinetic von Sr^{87m} bei Gelenkerkrankungen unter Berücksichtigung vergleichender Untersuchungen mit In^{113m}. Fortschr Roentgenstr *119*:91–100

Büll U, Balser D, Frey KW (1974) Vergleichende tierexperimentelle Untersuchungen zur Verteilung von 99m Tc-Pyrophosphat, 99m Tc-Diphosphanat und Sr. Fortschr Roentgenstr *120*:481–486

Büll U, Stotz S, Münsterer F, Haendle H, Than S, Frey KW (1974) Konzentration und Verteilung von 85 Sr in degenerativ, nekrotisch und entzündlich veränderten Femurköpfen. Ein Vergleich der Ergebnisse quantifizierender, autoradiographischer und röntgenologischer in Vitro-Untersuchungen. Radiologe *14*:383–391

Buge A, Hubault A, Rancurel G (1975) Les Arthropathies de l'intoxication par le bismuth. Rev Rhum *42*:721–729

Buge A, Escourolle R, Poisson M, Gray F, Bleibel JM, Jaudon MC (1979) Encephalopathie progressive des dialysés: rôle de l'aluminium et étude neuropathologique. Une observation. Nouv Presse Med *8*:1071–1074

Bunch TW (1976) Gold overdose treated with BAL. Arthritis Rheum *19*:123–125

Burckhardt P (1973) Osteomalacie: nouveaux aspects de la pathogenese et du traitement. Schweiz Med Wochenschr *103*:1053–1056

Burgener FA, Fischer HW (1978) Nephrotoxity of sodium iopanrate in hydrated and dehydrated dogs. Invest Radiol *13*:247–254

Burgener FN, Schabel SJ (1978) Der Wert verschiedener radiologischer Untersuchungsmethoden für die Abklärung funktionsgestörter Nierentransplantate. Fortschr Roentgenstr *129*:679–685

Burk RF, Pearson WN, Wood RJ, Viteri I (1967) Blood – selenium levels and in vitro red blood cell uptake of 75 Se in kwasliokor. Am J Clin Nutr *20*:723–733

Burkhardt R (1970) Farbatlas der klinischen Histopathologie von Knochenmark und Knochen. Springer, Berlin Heidelberg New York

Burkhardt R (1973) Diagnose und Therapie der Osteoporose. Munch Med Wochenschr *115*:1915–1923

Burkhardt R (1974) Wechselwirkungen zwischen Knochenmark und Knochen. Verh Dtsch Ges Pathol *58*:205–218

Burny I, Herbst E, Hinsenkamp M (eds) (1978) Electric stimulation of bone growth and repair, Springer, Berlin Heidelberg New York

Busch I (1879) Beitrag zur Lehre von der experimentellen Ostitis. Langenbecks Arch Klin Chir *24*:331–338

Butler EA, Flynn FV (1958) The proteinuria of renal tubular disorders. Lancet *2*:978–980

Butt EM, Nusbaum RE, Gilmourt TC, Didio SL (1958) Trace metal patterns in disease states. II. Copper storage diseases, with consideration of juvenile cirrhosis, Wilson's disease, and hepatic copper of the newborn. Am J Clin Pathol *30*:479–497

Butterworth RF, Gonce M, Barbeau A (1978) Accumulation and removal of Hg 203 in different regions of the rat brain. Can J Neurol Sci *5*:397–400

Byers RK, Lord EE (1943) Late effects of lead poisoning on mental development. Am J Dis Child *66*:471–494

Byrén D (1976) Mortality and cancer morbidity in a group of Swedish VCM and PVC production workers. Environ Health Perspect *17*:167–170

Byrne E, Harmann AW, Frewin DB, Hallpike JF (1979) Antiopyrine half-live as a measure of hepatic encym induction: clinical application in a chronic epileptic population. Clin Exp Neurol *16*:183–189

Caffey J (1937) Changes in the growing skeleton after the administration of bismuth. Am J Dis Child *53*:56–78

Caffey J (1938) Lead poisoning associated with active rickets: Report of a case with absence of lead lines in the skeleton. Am J Dis Child *55*:798–806

Caffey J (1938) Clinical and experimental lead poisoning: some roentgenologic and anatomic changes in growing bones. Radiology *17*:957–983

Caffey J (1939) Syphilis of skeleton in early infancy. Am J Roentgenol *42*:637–655

Calenoff L (1962) Osteosclerosis from intentional ingestion of hydrofluoric acid. Am J Roentgenol *87*:1112–1115

Camerini F, Manfredi F (1961) L'osteodistrofia sclerotica nell' insufficienza renale cronica. Radiol Med (Torino) *47*:1059–1074

Cameron JR, Sorenson J (1963) Measurement of bone mineral in vivo. An improvement method. Science *142*:230

Cammisa M, Sandomenico C, Salomoni E (1975) Ostéosidéroses dysmétaboliques chez l'enfant. J Radiol [Suppl 1] *56*:107–111

Camp JD, Ochsner HC (1931) Osseous changes in hyperparathyroidism associated with parathyreoid tumor. Radiology *17*:63–69

Campbell JD (1949) Bromide intoxication; report of 36 cases. South Med J *42*:967–973

Canelas HM, Carvalho N, Scaff M, Vitule A, Barbosa ER, Azevedo EM (1978) Osteoarthropathy of hepatolenticular degeneration. Acta Neurol Scand *57*:481–487

Carmichsel JL (1953) Nickel carbonyl poisoning. Report of a case. Arch Ind Occup Med *8*:143–148
Castano P (1971) Chronic intoxication by cadmium experimentally induced in rabbits, a study of kidney ultrastructure. Pathol Microbiol (Basel) *37*:280–301
Catovsky D, Galton DAG (1971) Myelomonocytic leukemia supervening on chronic lymphocytic leukemia. Lancet *1*:478–479
Cavallino R, Grossmann H (1968) Wilson's disease presenting with rickets. Radiology *90*:493–494
Cavanagh JB, Chen FCK (1971) The effects of methylmercurydicyandiamides on the peripheral nerves and spinal cord of rats. Acta Neuropathol (Berl) *19*:208–215
Cavanagh JB, Fuller NH, Johnson HM, Rudge P (1974) The effects of thallium salts, with particular reference to the nervous system changes. A report of three cases. Q J Med *43*:293–319
Chainuvati T, Viranuvatti V (1979) Idiopathic portal hypertension and chron. arsenic poisoning. Report of a case. Dig Dis Sci *24*:70–73
Chakroborty D, Bhattachrisya A, Majumdar K, Chatterjee GC (1977) Effects of chronic vanadium pentoxide administration of L-ascorbic acid metabolism in rats: influence of L-ascorbic acid supplementation. Int J Vitamin Nutr Res *47*:81–87
Champeix J, Fourrier P (1954) Quatre cas D'ostéopathies par intoxication fluorée chronique. Ann Méd Lég *34*:253–259
Chang LW, Hartmann HA (1972) Ultrastructural studies of the nervous system after mercury intoxication. I. Pathological changes in the nerve cell bodies. Acta Neuropathol (Berl) *20*:122–138
Chang LW, Hartmann HA (1972) Ultrastructural studies of the nervous system after mercury intoxication. II. Pathological changes in the nerve fibers. Acta Neuropathol (Berl) *20*:316–334
Chapelle A de la, Rekonen A, Oka M, Ruotsi A (1972) Chromosome damage after intraarticular injections of radioactive Yttrium. Effect of immobilisation on the biological dose. Ann Rheum Dis *31*:508–512
Chapman EM (1933) Osteosclerotic anemia. Am J Med Sci *185*:171–177
Charbonnel A, Vercelletto P, Le-Mouroux P, Besançon G, Fève JR (1965) Les arthropathies de la maladie de Wilson. J Méd Nantes *5*:121–128
Charen J (1979) Bone fluoride concentration associated with fluorideted drinking water. Calcif Tissue Int *27*:95–99
Chatelain A, Motillon P (1967) Un syndrome d'acro-osteolyse d'origine professionelle et de constatation nouvelle en France. J Radiol Electrol *48*:277–280
Chatranon W, Chavalittamrong B, Kritalugsana S, Pring Sulaka P (1978) Lead concentration in breast milk of various stages of lactation. Southeast Asian J Trop Med Public Health *9*:420–422
Cherian MG (1977) Studies on the synthesis and metabolism of zinc-thionein in rats. J Nutr *107*:965–972
Cherian MG, Clarkson TW (1976) Biochemical changes in rat kidney on exposure to elemental mercury vapor: effect on biosynthesis of metallothionein. Chem Biol Interact *12*:109–120
Cherian MG, Goyer RA, Delaqueriere-Richardson L (1976) Cadmium-metallothionein-induced nephropathy. Toxicol Appl Pharmacol *38*:399–408
Chesney RW, Moorthy HV, Eisman JA, Jax DK, Mazess RB, Deluca HF (1978) Increased growth after long-term oral 1 α 25-Vitamin D_3 in childhood renal osteodystrophy. N Engl J Med *298*:238–242
Chisholm JJ, Harrison HC, Eberlein WR (1955) Aminoaciduria, hypophosphatemia, and rickets in lead poisoning. Am J Dis Child *89*:159–168
Chou HF, Schwartz R, Krook L, Wassermann RH (1979) Intestinal calcium absorption and bone morphology in magnesium deficient chicks. Cornell Vet *69*:88–103
Christiansen C, Rødbro P, Lund M (1973) Incidence of anticonvulsant osteomalacia and effect and effect of vitamin D: controlled therapeutical trial. Br Med J *4*:695
Christiansen C, Rødbro P (1976) Bone mineral content in anticonvulsant osteomalacia. Am J Roentgenol *126*:1302–1303
Chuttani PN, Chawla LS, Sharma TD (1967) Arsenic neuropathy. Neurology (Minneap) *17*:269–274
Civil JS, McDonald MJA (1978) Acute Selenium poisoning: case report. New Zealand Med J *87*:354–356
Cloduman AM, Vinnig D, Barkulis S, Nickson JJ (1949) Bone changes observed following intravenous injections of beryllium. Am J Pathol *25*:810–811
Cohen A, Goldman J, Dubbs AW (1947) The treatment of acute gold and arsenic poisoning, use of BAL (2,3-dimercaptopropanol, British antilewisite). JAMA *133*:749–752
Cohen M, EL, Cohen GF, Ahad V, Ka» M (1970) Renal osteodystrophy in patients on chronic hemodialysis: a radiologic study. Clin Radiol *21*:124–134
Cohen Solal D, Gauthier N, Hassan M (1975) Les ostéoscléroses dans l'insuffisance rénale chronique de l'enfant. J Radiol [Suppl 1] *56*:112–113
Cohn SH, Ellis KJ, Caselonva RC, Asad SN, Letteri JM (1975) Correlation of radial bone mineral content with total body calcium in chronic renal failure. J Lab Clin Med *86*:910–919
Cohn SH, Ellis KJ, Martino AN, Asad SN, Letteri JM (1976) Loss of calcium from axial and appendicular skeleton in patients with chronic renal failure. Calcif Tissue Res [Suppl] *21*:216–220
Cohrs P (1941) Zur pathologischen Anatomie und Pathogenese der Fluorvergiftung des Rindes. Dtsch Tieraerztl Wochenschr *29*:352–357
Colagrande C, Bock E (1975) La radiologie des altérations squelettiques chez insuffisants renaux chroniques en hemodialyse. J Radiol *56*:579–580

Colt EE, Igel G, Fieve RR, Dunner DL (1979) Lithium-associated nephropathy. Am J Psychiatry *136*:1098–1099

Colt EW, Igel G, Fieve RR, Dunner DL (1979) Lithium-associated nephropathy. Am J Psychiatry *136*:1098–1099

Compston JE, Chadha S, Merrett AL (1980) Osteomalacia developing during treatment of osteoporosis with sodium fluoride and Vitamin D. Br med J *281*:910–911

Conceicao SC, Ward MK, Alvarez-Ude F, Aljama P, Smith P, Kerr DN (1978) Determination of serum ionised calcium by ion-exchange electrode in normal subjects. Clin Chim Acta *86*:143–151

Constantinidis K (1978) Acute and chronic beryllium disease. Br J Clin Pract *32*:127–136

Constanza DJ, Smoller M (1963) Multiple myeloma with the Fanconi syndrome. Study of a case, with electron microscopy of the kidney. Am J Med *34*:125

Contreras CM, Gonzales-Estrada T, Zarabozo D, Fernandez-Guardiola A (1979) Petit mal and grand mal seizures produced by toluene or benzene intoxication in the cat. Electroencephalogr Clin Neurophysiol *46*:290–301

Cooper AM, Eckhardt RD, Faloon WW, Davidson CS (1950) Investigation of Aminoaciduria in Wilson's Disease (Hepatolenticular Degeneration): Demonstration of Defect in Renal Function. J Clin Invest *29*:265–278

Cooper G (1947) An epidemic of inhalation lead poisoning with characteristic skeletal changes in the children involved. Am J Roentgenol *58*:129–141

Cooper P (1979) Cadmium and the kidney. Food Cosmet Toxicol *17*:84–86

Copeman WSC, Tegner W (1937) Review of gold therapy. Lancet *1*:554–557

Cordier IM, Fievez C, Lefevre MJ, Sevrin A (1966) Acro-ostéolyse et lésions cutanées associeés chez deux ouvriers affectés au nettoyage d'autoclaves. Cahiers de médicine du travail. (Association professionelle Belge des Médecins du travail), 4. Janvier 1966

Corill LS, Huff JE (1976) Occurence, physiologic effects and toxicity of heavy metalsarsenic, cadmium, lead, mercury and zinc – in marine biota: an annotated literature collection. Environ Health Perspect *18*:181–217

Couser WG (1974) Goodpasture's syndrom: a response to nitrogen mustard. Am J Med Ssy *268*:175–180

Coussement A (1975) Les ostéoscléroses néoplasiques de l'enfant. J Radiol [Suppl 1] *56*:114–117

Cowell DC (1975) The determination of fluoride ion concentration in biological fluids and in the serum and urine of fluoridetreated patients with paget's disease and osteoporosis. Med Lab Technol *32*:73–89

Craig DK, Park JF, Powers GJ, Latt DL (1979) The disposition of americium-241 oxide following inhalation by beagles. Radiat Res *78*:455–473

Cramer H, Renaud B, Billiard M, Mouret J, Hammers R (1978) Monoaminometabolite and zyklische Nukleotide des Liquor cerebrospinalis bei Wismut- und Quecksilber-Encephalopathien. Arch Psychiatr Nervenkr *226*:173–181

Cramer K, Goyer RA, Jagenburg R, Wilson MH (1974) Renal ultrastructur, renal function and parameters of lead toxicity in workers with different periods of lead exposure. Br J Ind Med *31*:113–127

Crawford T, Dent CE, Lucas P, Martin NH, Nassim JR (1954) Osteosclerosis with chronic renal failure. Lancet *2*:981–988

Creech JL, Johnson MN (1974) Angiosarkoma of liver in the manufacture of polyvinyl chloride. J Occup Med *16*:150–151

Creutzig H, Wittenborg A, Hernady T (1972) Vergleichende Untersuchungen zur Gelenkszintigraphie mit ^{99m}Tc und ^{113m}In. Fortschr Roentgenstr *117*:81–86

Cromwell O, Pepys J, Parish WE, Hughes EG (1979) Specific Ig E antibodies to platinum salts in sensitized workers. Clin Allergy *9*:109–117

Cronquist S (1961) Renal osteonephropathy. Acta Radiol *55*:17–31

Crosby GJV (1936) „Accidents" of gold treatment in rheumatoid arthritis. Lancet *1*:1463–1466

Crutcher JS Jr (1933) Lead poisoning in children in Nashville. J Tenn Med Assoc *26*:20–23

Csata S, Gallays F, Toth M (1968) Akute Niereninsuffizienz als Folge einer Zinkchloridvergiftung. Z Urol *61*:327–330

Csupka S (1974) Aufnahme der langlebigen Radionuklide durch die Nahrungsmittel im Zeitraum des höheren und des niedrigeren Fallouts in der Slovakei. Nahrung *18*:485–490

Cuppage FE, Tate A (1967) Repair of the nephron following injury with mercury chloride. Am J Pathol *51*:405–429

Curtis GH (1951) Cutaneous hypersensitivity due to beryllium. A study of 13 cases. Arch Derm Syph *64*:479–482

Curtis GH (1959) The diagnosis of beryllium disease with special reference to the patch test. Arch Ind Health *19*:150–153

Cuttage FE, Neagoy DR, Tate A (1967) Repair of the nephron following temporary occlusion of the renal pedicle. Lab Invest *17*:660–674

Cuttage FE, Setter K, Sullivan LP, Reitzes EJ, Melnykovych AO (1977) Gentamycin Nephrotoxicity. II. Physiological, biochemical and morphological effects of prolonged administration to rats. Virchows Arch [Cell Pathol] *24*:121–138

Czerwinski AW, Ginn HE (1964) Bismuth nephrotoxicity. Am J Med *37*:969–975

Czerwinski E, Lankosz W (1978) Skeletal changes in industrial and endemic fluorosis. Fluoride-Quart Rep *11*:29–32

Czitober H, Jesserer H (1965) Histologischer Bildatlas der Knochen- und Knochenmarkbiopsie. Boehringer, Ingelheim 1965

Daffner RH (1978) Stress fractures: Current concepts. Skelet Radiol *2*:221–229

Dalén N, Furuhjelm M, Jacobson R, Lamke B (1978) Changes in bone mineral content in women with natural menopause during treatment with female sex hormones. Acta Obstet Gynecol Scand *57*:435–437

Dancaster CP, Duckworth WC, Roper CJ (1969) Nephropathy in marathon runners. S Afr Med J *43*:758–760

Dankwortt PW, Jürgens E (1928) Die Verteilung des Bleis im Organismus insbesondere in den Knochen, und die Giftigkeit von Bleilösungen für Fische. Arch Pharmakol (Weinheim) *266*:492

Dastur DK, Sinh G (1962) Toxic iron and the nervous system. Siderotic necrosis of spinal root sheaths ganglia and nerve, and siderosis of central nervous Border-zones, in a case of „Pinealoma" Acta Neuropathol (Berl) *2*:161–176

Dastur DK, Gagrat BM, Wadia NH, Desai MM, Bharucha EP (1975) Nature of muscular change in osteomalacia: light- and electron-microscope observations. J Pathol *117*:211–228

David H (1977) Stand und Probleme der neorphologischen Charakterisierung alter Zellen und Organe. ZFA Dresden *32*:519–541

David M, Madjar JJ, Floret D, Sann L, Terrier M, Jeune M (1977) Ostéodystrophie d'Albright type II et hypothyroidie par déficit en TSA. A propos d'une observation chez l'enfant. Arch Fr Pediatr *34*:108–129

David OJ, Clark J, Hoffmann S (1979) Childhood lead poisoning: a reevaluation. Arch Environ Health *34*:106–111

David SD (1977) Calcium metabolism in renal failure and nephrolithiasis. J Wiley & Sons, New York, pp 235–248

Davies DJ (1977) Gold nephropathy. Pathology *9*:281–288

Davis IG (1953) Osseous radiographic findings of chronic renal insufficiency. Radiology *60*:406–411

Deatherage CF, Klassen CW, Weart JG (1939) Fluorides and mottled enamel in Illinois. Ill Dent J *8*:194

Debman JW, Bates NL, Kopelman RC, Teitelbaum St L (1977) Radiological/pathological correlations in uremic bone disease. Radiology *125*:653–658

De Gowin RL (1963) Benzene exposure and aplastic anemia followed by leukemia 15 years later. JAMA *185*:748–751

De Gowin RL, Oda Y, Evans RH (1963) Nephritis and lung hemorrhage. Goodpasture's syndrome. Arch Intern Med *111*: 16–22

Deknudt G, Manuel Y, Gerber GB (1977) Chromosomal aberrations in workers professionally exposed to lead. J Toxicol Environ Health *3*:885–891

Delling G, Donath K (1973) Morphometrische, elektronenmikroskopische und physikalisch-chemische Untersuchungen über die experimentelle Osteoporose bei chronischer Acidose. Virchows Arch [Pathol Anat] *358*:321–333

De Nardi JM, Ordstrand HS von, Curtis GH (1952) Berylliosis: summary and survey of all clinical types in ten year period. Cleve Clin Q *19*:171–193

Dent CE, Hodson CJ (1954) General softening of bone due to metabolic causes. II. Radiological changes assiociated with certain metabolic bone diseases. Br J Radiol *27*:605–618

Dent CE, Stamp TCB (1971) Hypophosphataemic osteomalacia presenting in adults. Q J Med New Series *40*:303–329

Dent CF (1946) Amino acids in urine. Lancet I:637

Deodhar SD, Barna B, Ordstrand HS von (1973) A study of the immunologic aspect of chronic berylliosis. Chest *63*:309

Derbyberry OM, Bartholomew MD, Fleming RBL (1963) Fluoride exposure and worker health. Arch Environ Health *6*:503–511

Deren B, Masi R, Weksler M, Nachman RL (1974) Gold-associated thrombocytopenia report of six cases. Arch Intern Med *134*:1012–1015

De Reus HD, Hal J v d (1966) Hypophosphatasia. Fortschr Roentgenstr *104*:231–242

Dervillée P, Raveleau R (1955) Intoxication par le carbonate de baryum; étude clinique et experimentale; action antidotique de la strychnine et de l'ortédrine. Rev Méd Nouv Par *10*:167–168

De Sepibus C, de Chastonay JL (1963) Un cas de fluorose en Valais. Radiol Clin (Basel) *32*:340–348

De Sèze S, Hioco D, Mazabraud A, Bordier P (1958) Ostéoses décalcifiantes mixtes d'origine bismuthique. Rev Rhum Par *25*:623–634

De Sousa CS, Levy E, Estrela A, Teixeira F (1961) (Osteopathic form of Wilson's disease in infants). Arch Fr Pediatr *18*:149–162

De Toni G (1967) Osteopathien des Neugeborenen und Säuglings. Münch Med Wochenschr *109*:815–823

Devàs M (1958) Stress facture of the tibia in athletes or shin soreness. J Bone Joint Surg [Br] *40*:227–239

Diamond LH, Smith R, Pierce L (1976) Bone mineral analyses in renal osteodystrophy. Am J Roentgenol *126*:1291–1292

Diengott D, Rozsa O, Levy N, Maummar S (1964) Hypokaliaemia in barium poisoning. Lancet *2*:343–344

Diethelm U, Cadalbert M, Huggler A (1980) Zur transitorischen Algodystrophie der Hüfte. Schweiz Med Wochenschr *110*:1159–1163

Dillard RA (1978) Detection, evaluation and management of children exposed to lead. Tex Med *74*:65–68

Dimow G, Knorre D (1968) Enzymatische Frühveränderungen an Rattenhoden bei experimenteller Cadmiumvergiftung. Gegenbaurs Morphol Jahrb *111*:573–577

Dinman BD, Elder NJ, Bonney TB, Bovard PG, Colwell MO (1976) A 15-year retrospective study of

fluoride excretion and bony Radio-opacity among aluminium smelter workers. J Occup Med *18*: 21–23
Dittrich C, Panzer S, Lomoschitz KH, Vycudilik W (1978) Akute Intoxikation mit Arsenik in suizidaler Absicht und Behandlung mit Dimercaprol. Wien Klin Wochenschr *90*: 796–799
Dobyan DC, Nagle RB, Bulger RE (1977) Hypovolemic models of acute tubular necrosis in the rat kidney. Virchows Arch B Cell Path *25*: 271–280
Dodd K, Williamson SJ (1928) Severe granulocytic aplasia of the bone marrow. JAMA *90*: 663
Döge H, Hlicss R, Hennig K (1979) Dosimetrie bei der intrathekalen Radiogoldtherapie. IV. Bestimmung der wirksamen Dosis. Radiobiol Radiother (Berl) *20*: 111–120
Doherty CC, Douglas JF, McGeown GM (1978) Isotope renography and long term follow-up of renal transplant patients. Br J Radiol *51*: 802–805
Dolcourt IL, Hamrick HJ, O'Tuama LA, Wooten J, Barker EL Jr (1978) Increased lead burden in children of battery workers: asymtomatic exposure resulting from contaminated work clothing. Pediatrics *62*: 563–566
Doll R (1958) Cancer of the lung and nose in nickel workers. Br J Ind Med *15*: 217–223
Doll R, Kindlen L (1977) Fluoridation of water and cancer mortality in the U.S.A. Lancet *1*: 1300–1302
Doll R, Mathews JD, Morgan LG (1977) Cancers of the lung and nasal sinuses in nickel workers: a reassessment of the period of risk. Br J Ind Med *34*: 102–105
Dominok GW (1975) Die industrielle Knochenfluorose und Probleme einer Fluortherapie der Osteoporose. Z Alternsforschg *29*: 277–283
Dominok GW (1977) Zur Kenntnis der Knochenfluorose mit kasuistischem Beitrag zur Abgrenzung einer Sonderform. Dtsch Gesundheitswesen *32*: 190–191
Donath A, Indermuhle P, Baud R (1974) Minéralométrie osseuse, mesureé par l'absorption des photons d'une source D' 125, I. Radiol Clin (Basel) *43*: 393–400
Dornemann A, Kleist H (1978) Bestimmung von Kadmium im Vollblut. Zentralbl Arbeitsmed Arbeitschutz Prophyl *28*: 165–168
Dornuf G (1940) Experimentelle Beiträge zur Pathogenese des renalen Zwergwuchses. Monatsschr f Kinderheilkd *82*: 120–132
Douze JM (1977) Carbon monoxide poisoning is not obsolete: a form of cerebral oedema in internal medicine. Neth J Med *20*: 157–161
Downs WL (1953) The effects of parathyroid extract on the bone lesions induced by Beryllium compounds. University of Rochester, N.Y. Atomic Energy Project: pp 1–37
Doyle FH, Tha Aung Caroll RNP, Williams ED, Shackman R (1972) Bone resorption in chronic renal failure. A comparison of radiological and histological assessments. British Medical Bulletin *28*: 225–226
Drüeke T (1980) Dialysis osteomalacia and aluminium intoxication. Nephron *26*: 207–210
Ducloux JP, Ducloux B, Frantz P, Vincent V (1977) Recording a selenium intoxication. Review of the literatur. Acta Pharmacol Toxicol (Suppl) (KHH) *41*: 427
Duncan DA, Drummond KN, Michael AF, Vernier RL (1965) Pulmonary hemorrhage and glomerulonephritis. Report of six cases and study of the renal lesion by fluorescent antibody technique and electron microscopy. Ann intern Med *62*: 920–938
Dutra FR, Largent EJ (1950) Osteosarcoma induced by beryllium oxide. Am J Pathol *26*: 177–195
Duverne J, Fraisse H, Potton F, Lagnier H (1959) Considérations sur les ostéopathies consécutives a la thérapeutique bismuthique. J Med Lyon *40*: 1011–1015
Eagers RY (1969) Toxic properties of inorganic fluorine compounds. Elsevier, Amsterdam
Eagle H, Magnuson HJ (1946) The systemic treatment of 227 cases of arsenic poisoning with 2,3-dimercaptopropanol (BAL). Am J Syph *30*: 420
Eberl R (1974) Goldbehandlung der Polyarthritis chronica. Wien Klin Wochenschr [Suppl 25] *86*: 3–22
Eberl R (1975) Über Komplikationen der Chrysotherapie bei 268 Patienten. Acta Med Austriaca *2*: 125–127
Edwards WC, Clay BR (1979) An investigation of an arsenic poisoning case. Vet Hum Toxicol *21*: 161–162
Efthymiou ML (1978) Poisoning by Thiazolidin carboxylic acid. National evaluation from 78 cases reports. Bull Med Légale Toxicol *21*: 545–556
Eger W (1938) Über Ostitis fibrosa und Epithelkörperchen im Tierexperiment. Bruns Beitr Path Anat *100*: 19–41
Eger W (1940) Weitere Untersuchungen zur experimentellen Ostitis fibrosa. Virchow Archiv *306*: 183–191
Eger W (1942) Osteodystrophia fibrosa generalisata, Epithelkörperchen und Nieren. Frankf Z Pathol *56*: 369–450
Elftman H, Elftman AG (1945) Histological methods for the demonstration of gold in tissues. Stain Technol *20*: 59–62
Ellegast H, Jesserer H (1958) Der röntgenologische Aspekt der renalen Osteopathie. Fortschr Roentgenstr *89*: 450–459
Ellegast HH (1963) Osteopathien. Sekundäre systematisierte Osteopathien bei endokrinen und metabolischen Störungen. Handbuch Med Radiologie, Bd VII/1. Springer, Berlin Göttingen Heidelberg, S 303–339
Ellegast HH (1973) Allgemeine Röntgenologie der Osteopathien. Radiologe *13*: 147–154
Ellis HA, Peart KM (1973) Azotaemic renal osteodystrophy: a quantitative study on iliac bone. J Clin Pathol *26*: 83–101

Ellis KJ, Vartsky D, Zanzi J, Cohn SH, Yasumura S (1979) Cadmium: in vivo measurement in smokers and nonsmokers. Science *205*:323–325
Elster J (1975) Nebenwirkungen von Klebstofflösungsmitteln. Dtsch Med Wochenschr *100*:9–13
Emmerson BT (1967) Metals and the kidney. In: Black DAK (ed) Renal disease, 2nd edn. Blackwell Scientific Publications, Oxford Edinburgh
Emmerson BT (1970) Ouch-ouch-disease: the osteomalacia of cadmium nephropathy. Am Intern Med *73*:854–855
Emmerson BT, Lecky DS (1963) The lead content of bone in subjects without recognized past lead exposure and in patients with renal disease. Aust Am Med *12*:139–142
Enger E (1959) Wilson's disease; report of a case with normal serum ceruloplasmin level. Acta Med Scand *163*:121–124
Engst R (1979) Zur Wechselwirkung toxischer Spurenelemente unter besonderer Berücksichtigung des Selens. Nahrung *23*:297–302
Engst R, Erhard V, Kujawa M, Macholz RM, Pfaff K, Woggon H (1979) Einfluß der Spurenelementversorgung auf Element abhängige Enzyme beim Menschen. Nahrung *23*:303–317
Engström J, Bjurström R (1978) Exposure to xylene and ethylbenzene. II. Concentration in subcutaneous adipose tissue. Scand J Work Environ Health *4*:195–203
Erdheim J (1911) Morphologische Studien über die Beziehungen der Epithelkörperchen zum Kalkstoffwechsel. Frankf Z Pathol *7*:175–230
Ericson JE, Shirahata H, Patterson CC (1979) Skeletal concentrations of lead in ancien peruvians. N Engl J Med *300*:946–951
Eto K, Takeuchi T (1977) Pathological changes of human sural nerves in Minamata disease (methylmercury poisoning). Light and electronmicroskopie studies. Virchows Archiv [Cell Pathol] *23*:109–128
Evans DJ, Azzopardi JG (1972) Destinctive tumours of bone and soft tissue causing aquired vitamin-D-resistant osteomalacia. Lancet *1*:353
Even R, Lecoeur J, Bidegaray M (1949) A propos d'une neiliaire; les pneumopathies chroniques provoccés par le béryllium. Bull Soc Méd Hôp Paris *65*:593
Everett ED, Lewcomer KL, Anderson J, Bergin J, Overholt EL (1970) Goodpasture's syndrome. Response to mercaptopurine and prednisone. JAMA *213*:1849–1852
Faccini JM, Jeotia SPS (1974) Histopathological assessment of endemic skeletal fluorosis. Calcif Tissue Res *16*:45–57
Fanconi G (1966) Die Kollagenkrankheiten im Rahmen der Autoimmunkrankheiten. Münch Med Wochenschr *108*:633–640
Fanconi G, Kousmine C, Frischknecht W (1951) Die konstitutionelle Bereitschaft zum Nephrose-Syndrom. Helv Paediatr Acta *6*:199–218
Farley DL (1930) Depressed bone marrow function from the arsphenamines. Am J Med Sci *179*:214
Fassbender HG (1975) Morphologische Ansatzpunkte für eine Therapie rheumatischer Erkrankungen. Rheuma-Symposium Wien 18. u. 19. April 1975. Acta Med Austriaca *2*:110–113
Fassbender HG (1975) Pathologie rheumatischer Erkrankungen. Springer, Berlin Heidelberg New York
Faurè C (1975) Les ostéoscleroses congénitales á manifestation précoce dans l'enfance. J Radiol [Suppl 1] *56*:103–106
Feest TG, Ward MK, Ellis HA, Aljama P, Kerr DNS (1978) Osteomalacic dialysis osteodystrophy: a trial of phosphate-enriched dialyis fluid. Br Med J *1*:18–20
Feist D, Schmid-Rüter E, Wesch H (1977) Atypische Manifestation des Morbus Wilson im Kindesalter. Therapiewoche *27*:6743–6746
Feist D, Wesch H, Schmid-Rüter E (1978) Frühdiagnose des Morbus Wilson im Kindesalter. Monatsschr Kinderheilkd *126*:371–374
Feldman RG (1978) Urban leadmining: lead intoxication among deleaders. N Engl J Med *298*:1143–1145
Feller ER, Schumacher HR (1972) Osteoarticular changes in Wilson's disease. Arthritis Rheumat. *15*:259–266
Fellers FX (1959) Idiopathic hypercalcemia of infancy and vitamin D metabolism. Helv Paediat Acta *14*:483–490
Fellers FX, Schwartz R (1958) Etiology of the severe form of idiopathic hypercalcemia of infancy; a defect in vitamin D metabolism. N Engl J Med *259*:1050–1058
Fellers FX, Shohidi NT (1959) The nephrotic syndrome induced by penicillamine therapy (abstract). Am J Dis Child *98*:669
Fellinger K (1975) Das medikamentöse Spectrum der Rheumatherapie. Acta Med Austriaca *2*:105–110
Ferris TF, Morgan WS, Levitin H (1961) Nephrotic syndrome caused by probenecid. N Engl J Med *265*:381–383
Feussner IR, Shelburne JD, Bredehoeft S, Cohen HJ (1979) Arsenic-induced bone marrow toxicity: ultrastructural and electron-probe analysis. Blood *53*:820–827
Fichardt T, Rhyn JL van, Selm GW van (1955) A case of fluorosis. J Fac Radiologists (London) *7*:130–135
Filatova VS, Balakhonova LJ, Gronsberg ES (1958) Hygienic conditions in the production of vinyl chloride. Gig Tr Prof Zabol *1*:6
Finby N, Béarn AG (1958) Roentgenographic abnormalities of the skeletal system in Wilson's disease (hepatolenticular degeneration). Am J Roentgen Radium Ther *79*:603–611
Finch CA (1958) Discussion of hemosiderosis and hemochromatosis. In: Iron in clinical medicine; she Aldrich

Finley MT, Dieter MP (1978) Influence of laying on lead accumulation in bone of mallard ducks. J Toxicol Environ Health *4*: 123–129

Firusian N (1974) Kinetik des Radiostrontium. Nuklearmedizin *13*: 127–138

Fischbein A, Alvares AP, Anderson KE, Sassa S, Kappas A (1977) Lead intoxication among demolition workers; the effect of lead on the hepatic cytochrom P-450 system in humans. J Toxicol Environ Health *3*: 431–437

Fischbein A, Daum SM, Davidow B, Slavin G, Alvares AP, Sassa S, Anderson KE, Kappas A, Eisinger J, Blumberg WE, Winicow EH, Selikoff IJ (1978) Lead hazard among iron workers. Dismantling lead-painted elevated subway line in New York City. NY State J Med *78*: 1250–1259

Fischer E (1888) Zwei Fälle von multipler rezidivierender Knochenentzündung der Permutterdrechsler. Diss. Berlin

Fischer E, Manolakis P (1967) Das röntgenologische Frühzeichen der rheumatischen Polyarthritis nach Nørgaard bei der Osteopathia hypertrophicans toxica. Fortschr Roentgenstr *106*: 844

Fitzgerald GR, Barniville G, Black J, Silke B, Carmody M, O'Dwyer WF (1978) Paraquat poisoning in agricultural workers. Ir Med J *71*: 336–342

Flanagan NG (1978) An unusual case of carbon monoxide poisoning. Med Sci Law *18*: 117–119

Flemming-Møller PF, Gudjohnson SW (1932) Massive fluorosis of bones and ligaments. Acta Radiol (Stockh) *13*: 269–294

Flick DF, Kraybill HF, Dimitroff JM (1971) Toxic effects of cadmium. A review. Environ Res *4*: 71–85

Flury W, Haldimann B (1981) Störungen des Calcium-Phosphor-Stoffwechsels und Erkrankungen des Skeletts nach Nierentransplantation. Schweiz Med Wschr *111*: 21–28

Fodor J (1977) Histogenesis of beryllium induced bone tumours. Acta Morphol Acad Sci Hung *25*: 99–105

Fogelman J, McKillap JH, Bessent RG, Boyle IT, Turner JG, Greig WR (1978) The role óf bone scanning in osteomalacia. J Nucl Med *19*: 245–248

Fogelman J, Bessent RG, Turner JG, Citrin DL, Boyle IT, Greig WR (1978) The use of whole body retention of Tc-99 m-diphosphonate in the diagnosis of metabolic bone disease. J Nucl Med *19*: 270–275

Foley WD, Baum K Janet, Wheeler RH (1975) Diffuse osteosclerosis with lymphocytic lymphoma. A case report. Radiology *117*: 553–554

Forero JM (1958) Vitamin D resistent rickets and osteomalacia in diseases of the renal tubules. Kev Fac Med (Bogota) *26*: 77–83

Forestier J (1929) L'aurothérapie dans les rhumatismes chroniques. Bull Mem Soc Hôp Paris *53*: 323

Forestier J, Rotes Querol J (1950) Senile ankylosing hyperostosis of the spine. Ann Rheum Dis *9*: 321–330

Forestier J, Lagier R (1971) Ankylosing hyperostosis of the spine. Clin Orthop *74*: 65–83

Fournier A, Bordier P, Weil B, Safar M, Jdatte JM (1971) L'osteodystrophie rénale á l'heure de la dialyse chronique et de la transplantation. Presse Med *79*: 2007–2008

Fournier A, Bordier P, Weil B, Safar M, Jdatte JM (1971) Physiopathologie de l'ostéodystrophie rénale I. Chez les insuffisants rénaux non dialysées. Presse Med *79*: 2007–2008 et 2017–2021

Fowler BA, Goyer RA (1975) Bismuth localisation within nuclear inclusions by x-ray microanalysis. Effects of accelerating voltage. J Histochem Cytochem *23*: 722–726

Frank J (1976) Neurologische und psychiatrische Folgesymptome bei akuter Arsen-Wasserstoff-Vergiftung. J Neurol *213*: 59–70

Franke G, Baume LJ (1978) Empfehlungen für den Umgang mit Quecksilber. Int Dent J *28*: 465–466

Franke J (196) Chronische Knochenfluorose. Beitr Orthop Traumatol *15*: 680–684

Franke J, Auermann E (1972) Die Bedeutung der Bekkenkammpunktion mit histologischer und mikroanalytischer Untersuchung des gewonnenen Knochenmaterials bei der Diagnostik der Fluorose. Int Arch Arbeitsmed *29*: 85–94

Fraser DR, Kodicek E (1970) Unique biosyntheses by kidney of a biologically active vitamin-D-metabolite. Nature *228*: 764–766

Freedberg H (1945) Hepatolenticular degeneration (Wilson's disease): report of one case with severe portal cirrhosis and splenomegaly. Ann Intern Med *22*: 418–425

Freeman MH, Tonkin AK (1976) Manifestations of hypertrophic pulmonary osteoarthropathy in patients with carcinoma of the lung. Radiology *120*: 363–365

Freitag V, Oelschläger W, Loeffler K (1970) Fluoride content and microradiographic findings in skeletal fluorosis. Fluoride *3*: 164–174

French AJ (1946) Hypersensitivity in pathogenesis of histopathologic changes associated with sulfonamide chemotherapie. Am J Pathol *22*: 679–701 she too Am J Pathol *18*: 109–121 (1942)

Frey J, Schlechter M (1939) Experimentelle Untersuchungen über die Ausscheidungsgröße des Thallium in verschiedenen Körperflüssigkeiten. Arch Exp Pathol Pharmakol *193*: 530

Frey M von (1925) Gibt es tiefe Druckempfindungen? Dtsch Med Wochenschr (Leipzig und Berlin) *51*: 423

Friberg L (1961) Vergiftungen durch Cadmium. In: Handbuch der gesamten Arbeitsmedizin, 1. Teil. Urban & Schwarzenberg, München Berlin

Friberg L, Piscator M, Nordberg GF, Kjellstrom T (1974) Cadmium in the environment, 2nd edn. Chemical Rubber Company Press, Cleveland Ohio

Friedberg E (1922) Zur Klinik der chronischen Bleivergiftung im Kindesalter. Arch Kinderheilkd *71*: 25–30

Friedel HP (1976) Die sog. Vinylchlorid-Krankheit in der Bundesrepublik Deutschland. Fortschr Med *94*: 1416–1419

Frisch B, Lewis SM (1974) Letter: Intercellular junctions between erythroblasts. Lancet *2*:1520–1521

Frisch B, Lewis SM, Sherman D (1974) The ultrastructure of erythropoiesis in two haemoglobinopathies. Br J Haematol *28*:109–117

Frisch B, Lewis SM, Sherman D (1975) The ultrastructure of dyserythropoiesis in aplastic anaemia. Br J Haematol *29*:545–552

Fritz H (1958) Röntgenpathologische und pathologisch-anatomische Betrachtungen zum Fluoroseproblem. Habilitationsschr Med Akad Dresden

Fritz H (1959) Die Knochenfluorose. 9. Intern Congr Radiol *1*:258

Frost HM (1966) Relation between bone tissue and cell population dynamics, histology and tetracyline labeling. Clin Orthop *49*:65–75

Frost HM (1966) Bone dynamics in metabolic bone disease. J Bone Joint Surg [Am] *48*:1192–1203

Fukùyama Y, Kubota K (1970) Etiology of itai-itai disease. Med Biol (Tokyo) *80*:131–135

Fukuyama Y, Kubota K (1970) Osteopathy and nephropathy in the inhabitands of a cadmium-polluted district. Med Biol (Tokyo) *81*:37–42

Fulkerson JP, Ozonoff MB (1977) Multiple symmetrical fractures of bone of unresolved etiology. Am J Roentgenol *129*:313–316

Gabraschaski P, Karagösoff P, Djakoff L (1973) Die Beziehungen zwischen Selen und Kupfer bei ihrem spontanen Mangel und der Selenvergiftung der Lämmer. Dtsch Tieraerztl Wochenschr *80*:184–187

Gabriel E, Hofmann G, Lenz G, Schuster P (1975) 2 Fälle von suizidaler Lithium-Intoxikation. Wien Med Wochenschr *125* (37):520–522

Galen EG, Young LN, Bell IR (1963) Fatal nephropathy due to phenindione sensitivity. Lancet *1*:920–922

Galvez Galan F, Gallar Barbera P, Gomez Catalan E, Lafuente Martinez J, Reano M, Ubago I (1975) Les métastases ostéoblastiques chez l'adulte. J Radiol [Suppl 1] *56*:121–124

Gamberale F, Annwall G, Hultengreen M (1978) Exposure to xylene and ethylbenzene. III. Effects on central nervous functions. Scand J Work Environ Health *4*:204–211

Gardner LU, Heslington HF (1946) Osteosarcoma from intravenous beryllium compounds in rabbits. Fed Proc (Baltimore) *5*:221–225

Garner A, Ball J (1966) Quantitative observations on mineralised and unmineralised bone in chronic renal azotaemia and intestinal malabsorption syndrome. J Pathol Bacteriol *91*:545–561

Garner A, Ball J (1966) Mineralisation of woven bone in osteomalacia. J Pathol Bacteriol *91* :563–567

Gebhardt I (1960) Die Anreicherung von Strontium-90 im menschlichen Körper. Naturwiss Rundschau *13*:139–140

Geddes DM, Brostoff J (1976) Pulmonary fibrosis associated with hypersensitivity to gold salts. Br Med J *2*:1444

Geldmacher von Mallinckrodt M (1978) Das Auf und Ab der Vergiftungswellen. Münch Med Wochenschr *120*:1477–1478

Genant HK, Baron IM, Strauss FH, Paloyan E, Jowsey J (1975) Osteosclerosis in primary hyperparathyroidism. Am J Med *59*:104–113

Genot R (1960) Investigation of byssinosis. Arch Belg Med Soc *18*:339–357

Georgii HW (1977) Cadmium im atmosphärischen Aerosol. Hippokrates *48*:381–383

Gerauer A (1954) Zur Klinik und Therapie der Thallium Intoxikation. Arch Toxicol (Berl) *15*:171–178

Gerhart EH (1977) Concentrations of total mercury in several fishes from Delaware Bay. Pestic Monit J *11*:132–133

Gerok W (1975) Primäre Tubulopathien. Acta Med Austriaca *2*:162–167

Gerstner HB, Huff JE (1977) Selected case histories and epidemiologic examples of human mercury poisoning. Clin Toxicol *11*:131–150

Gies Th (1877) Experimentelle Untersuchungen über den Einfluß des Arsens auf den Organismus. Arch Exp Pathol Pharmakol *8*:175–196

Ginzler AM (1946) The effect of BAL Therapy on the renal lesion in mercury poisoning. Fed Proc (Baltimore) *5*:221

Ginzler AM, Jaffe HL (1941) Osseous findings in chronic renal insufficiency in adults. Am J Pathol *17*:293–302

Giordano A, Cantu R (1963) La sclerosi ossea da fosforo contributo casistico con controlli ad un ventennio dall insorgenza. Minerva Radiol Fisioter Radiobiol (Torino) *8*:525–528

Glauber A, Lenart G, Kery L, Szász J (1972) Postoperative Veränderungen der Radioaktivität der mit 85 Sr markierten Knochen. Arch Orthop Unfallchir *72*:28–32

Glaumann B, Glaumann H, Berezesky JK, Trump BF (1977) Studies on cellular recovery from injury II. Ultrastructural studies on the recovery of the pars convoluta of the proximal tubule of the rat kidney from temporary ischemia. Virchows Archiv [Cell Pathol] *24*:1–18

Glaumann B, Glaumann H, Trump BF (1977) Studies of cellular recovery from injury III. Ultrastructural studies on the recovery of the recta of the proximal tubule (P^3 segment) of the rat kidney from temporary ischemia. Virchows Archiv [Cell Pathol] *25*:281–308

Godin E, Capesius P, Kempf F (1977) Acro-ostéosclerose au cours de la maladie des Besnier-Boeck-Schaumann. J Radiol Electrol Med Nucl *58*:115–118

Goguel A, Cavigneaux A, Bernard J (1967) Les leucémies benzénique de la région parisienne entre 1950–1965 (étude de 50 observations). Nouv Rev Fr Hematol *7*:465–480

Golding DN, Walshe IM (1977) Arthropathy of Wilson's disease: Study of clinical and radiological features in 32 patients. Ann Rheum Dis *36*:99–111

Gong H Jr (1979) Silicosis due to intentional inhalation of abrasive scouring powder. Case report with long-term survival and vasculitic sequelae. Am J Med *67*:358–362

Goodmann N (1967) The significance of terminal phalangeal osteosklerosis. Radiology *89*:709–712

Goodsitt E, Dreyfuss W (1943) Mercury and arsenic. J Am Inst Homeop *36*:78

Gordonoff T (1964) Die Toxikologie des Fluors. Schwabe, Basel Stuttgart

Gorlin RJ (1951) Beryllium rickets: its effect on the teeth, the mandibular joint and the bones of the skull of the albino rat. Oral Surg *4*:177–197

Gossmann HH, Heilenz S (1967) Zum Bleigehalt menschlichen Knochengewebes. Dtsch Med Wochenschr *92*:2267–2269

Gottesleben A (1930) Kalkringe im wachsenden Knochen. Roentgenpraxis *2*:673–685

Gottwald G, Hernady T (1975) Funebional renal scan and lung scintigraphy in a patient with Goodpasture's syndrome. In: Schmidt HAE (ed) 13. Tagung der Gesellschaft für Nuclearmedizin, S 803–806

Gould DB, Sorrell MR, Lupariello AD (1973) Barium sulfide poisoning. Some factors contributing to survival. Arch Intern Med *132*:891–894

Gould LV (1975) Des expériences cliniques et expérimentales de la radiologie de l'ostéopathie des médicaments anticonvulsifs. J Radiol [Suppl 1] *56*:117–118

Gould PW, McCormack PL, Palmer DC (1977) Pulmonary damage associated with sodium aurothiomalate therapy. J Rheumatol *4*:252–260

Goyer RA (1971) Lead and the kidney. Curr Top Pathol *55*:147–176

Goyer RA, Rhyne BC (1973) Pathological effects of lead. Int Rev Exp Pathol *12*:1–77

Goyer RA, Cherian MG (1977) Tissue and cellular toxicology of metals. In: Brown SS (ed) A clinical chemistry and chemical toxicology of metals. Elsevier/North-Holland, p 89–103

Grabecki J, Haduch T, Urbanowicz H (1967) Die einfachen Bestimmungsmethoden der δ-Aminolävulinsäure im Harn. Int Arch Gewerbepathol Gewerbehyg *23*:226–240

Graben N, Bischoff KO, Doss M (1977) Diagnose, Klinische Biochemie und Therapie der Bleivergiftung; Demonstration anhand eines exemplarischen Fallberichts. Med Welt *28*:531–536

Graben N, Wilhelm JW, Klöppel HA, Tiepermann R von, Doss M (1977) Akute schwere Bleiintoxikation bei Schweißern. In: Doss M (Hrsg) Abstracta Intern Symposion Klinische Biochemie

Graben N, Doss M, Klöppel HA (1978) Störung des Porphyrinstoffwechsels bei der Thalliumvergiftung. Med Klin *73*:1114–1116

Graf B, Lafuma J, Parmentier C (1970) Tumeurs osseuses provoquées par le 90 strontium. Bull Cancer (Paris) *57*:381–396

Grafe EM (1977) Zur Epidemiologie der Knochenfluorose. Med Diplomarbeit Dresden

Grafe EM, Dominok GW (1978) Beitrag zur Knochenfluorose. Z Gesamte Inn Med *33*:866–869

Grandjean P, Nielsen OV, Shapiro IM (1979) Lead retention in ancient Nubian and contemporary populations. J Environ Pathol Toxicol *2*:781–787

Graumann W, Braband H (1960) Die Periostveränderungen bei peripheren Durchblutungsstörungen. Fortschr Roentgenstr *92*:337–342

Grech P (1966) Fluorosis in young persons. A further survey in norther Tanganyika, Tanzania. Br J Radiol *39*:761–764

Greenblatt M, Lewin S, Schnegloff B (1945) Electroencephalographic findings in cases of bromide intoxication. Arch Neurol Psychiat *53*:431

Greenwood DA (1940) Fluoride intoxikation. Physiol Rev *20*:582

Greenwood RH, Prunty FTG, Silver J (1973) Osteomalacia after prolonged glutethimide administration. Br Med J *1*:643–645

Greig Deborah, Streat SJ (1978) Intentional paraqual poisoning: case report. New Zealand Med J *88*:12–13

Gridgeman NT (1971) Methods of assay of the relative toxicity of certain bone-seeking radionuclides. Radiation Res *48*:291–302

Griffith GC, Nichols G, Asher JD, Flanagan B (1965) Heparin osteoporosis. JAMA *193*:91–94

Griffiths HJ, Zimmermann RE (1976) An overview of clinical applications of photon absorptiometry. Am J Roentgenol *126*:1301–1302

Griffiths HJ, Zimmermann RE, Lazarus M, Lowrie E, Gottlieb MN, Phillips E, Pomerantz K (1977) The long-term follow-up von 195 Patienten mit Nierenschaden: a preliminary report. Radiology *122*:643–648

Griffiths HJ, Zimmermann RE (1978) The clinical application of bone mineral analysis. Skeletal Radiol *3*:1–9

Grinberg AV, Orlova TV, Revnova NA, Vasilieva VA, Kuminskaya GN, Ornitsan EYu (1970) Bone changes in chronic lead intoxication. Vestn Rentgenol Radiol *45*:11–17

Grobe JW (1976) "Superficial spreading melanoma" in Psoriasisherd bei Arsenspätfolgeschaden nach Arsen-Psoriasis-Therapie. Berufsdermatosen *24*:167–169

Grosfeld JCM, Goremans AFP (1962) Thalliumvergiftiging. Ned Tijdschr Geneeskd *106*:1432–1436

Grossmann I, Grossmann P (1967) Hypophosphasie und Vitamin D-resistente Rachitis. Radiol Diagn (Berl) *8*:91–101

Grünberg AW (1955) Über professionelle Knochenschädigung bei Einwirkung von Fluoriden (sog. „Massive Knochen-Fluorose"). Vestn Rentgenol Radiol *6*:58–64

Grunke-Mage K, Cohen Solal D, Lenoir G (1975) Surveillance radiologique des enfants en hemodialyse chronique. J Radiol [Suppl 1] *56*:347–348

Günther K, Biesold D, Lössner J, Löbe J (1975) Heterozygotentest mit 64 Cu bei der Wilson'schen Erkrankung. Radiol Diagn (Berl) *16*:61–68

Günther K, Lössner V, Lössner J, Biesold D (1975) The kinetics of copper uptake by the liver in Wilson's disease studied by a whole-body counter and a double labelling technique. Eur Neurol *13*:385–394

Guerra y Perez-Carral F (1941) Nota sobre la accion cardiovascular y hematica del benzol. Arch Lat Am Card Mex *11*:227–233

Guerra Perez-Carral F (1943) The action of benzol on certain central nervous regulating mechanism. J Pharmacol Exp Ther *77*:336–342

Guggenheim K (1967) Copper and bones. Isr J Med Sci *3*:773–775

Gupta MM, Roth P, Werner E, Kaltwasser JP (1978) Changes in iron kinetics by myelostimulative therapy in patients with aplastic anaemia. In: Schmidt HE (ed) Nuklearmedizin, Schattauer-Verlag, Stuttgart, New York, pp 572–575

Gussenbauer C (1875) Die Knochenentzündungen der Perlmutterdrechsler. Arch Klin Chir *18*:630–668

Gyarmati J, Barabanova J, Gyarmati J Jr (1978) Secondary bone alterations of patients with medullary sponge kidney. Radiol Diagn (Berl) *19*:361–368

Haan TJ, Hendin BA, Scharp CR, Boisseau VC, Haddad IG (1975) Serum 25-hydroxycholecalciferol levels and bone mass in children on chronic anticonvulsant therapy. N Engl J Med *292*:550

Habicht W, Smekal P von, Etzrodt H (1970) Verlauf und Behandlung einer Bariumvergiftung. Med Welt *28*:1292–1295

Haegeraronsen B, Mattson S, Schutz A (1980) Invivo determination of lead in the sceleton after occupational exposure to lead. Br J Ind Med *37*:109–113

Hagen H (1958) Über eine Vergiftung mit dem Pflanzenschutz-Räuchermittel „Bladafum". Medizinische 1. Hj (4):169–170

Hagstrom GL, Bloom PM, Yum MN, Lavelle KJ, Luft IC (1979) Ferritin- and apoferritin-induced immune complex glomerulonephritis in mice. Nephron *24*:127–133

Hahn TJ (1980) Drug-induced disorders of vitamin D and mineral metabolism. Clin Endocrinol Metab *9*:107–127

Haley TJ (1977) Pediatric plumbonu sources, symptomy and therapy. In: Brown SS (ed) Clinical chemistry and chemical toxikology of metals. Elsevier/North-Holland, Amsterdam, pp 179–182

Hall FM, Segall-Blank M, Genant HK, Kolb FO, Haves LE (1981) Pseudohypoparathyreoidism presenting as renal osteodystrophy. Skeletal Radiol *6*:43–46

Hall LL, Smith FA, de Lopez OH, Gardner DE (1972) Direct potentiometric determination of total fluoride in biological fluids. Clin Chem *18*:1455–1458

Hall RH, Stroud CA, Scott JK, Root RE, Steadman LT, Stokinger HE (1951) Acute toxicity of inhaled thorium componends. Univ Rochester 13. Nov 1951, pp 1–27

Haller O, Wigzell H (1977) Suppression of natural killer cell activity with radioactive strontium: effector cells are marrow dependent. J Immunol *118*:1503–1506

Haller O, Kiessling R, Örn A, Wigzell H (1977) Generation of natural killer cells: an autonomous function of the bone marrow. J Exp Med *145*:1411–1416

Halpert J, Laroque I, Heyrand J, Lesbordes JL (1978) Encéphalopathie aigué hypercalcémique iatrogène. Nouv Presse Med *7*:3152

Hampel R, Meng W, Kallwellis G (1975) Nephrotisches Syndrom nach Penicillamintherapie beim Morbus Wilson. Z Gesamte Inn Med *31*:507–511

Hampers CL, Katz AL, Wilson RE, Merill JP (1969) Calcium metabolism and osteodystrophy after renal transplantation. Arch Intern Med *124*:282–291

Handa SP (1981) Interstitial nephritis induced by cimetidine. Can Med Ass J *125*:699

Hansen HE, Amdisen A (1978) Lithium intoxication: Report of 23 cases and review of 100 cases from the literature. Q J Med *47*:123–144

Hansen HE, Pedersen EB, Amdisen A (1979) Renal function and plasma aldosterone during acute lithium intoxication. Acta Med Scand *205*:593–597

Hansen MM, Kaaber K (1977) Nephrotoxicity in combined cephalothin and gentamicin therapy. Acta Med Scand *201*:463–467

Harada M (1978) Congenital Minamata disease: intrauterine methylmercury poisoning. Teratology *18*:285–288

Hardy HL (1949) Acute and chronic beryllium poisoning. Nucl Sc Abstr *3*, Suppl 1–3

Hardy HL, Tabershaw JR (1946) Delayed chemical pneumonitis occurring in workers exposed to beryllium compounds. J Industrial Hyg *28*:197–211

Hardy HL, Rabe EW, Lorch S (1967) United States Beryllium case Registry (1952–1966). J Occup Med *9*:271–276

Harnasch H (1949/50) Die Akroosteolysis, ein neues Krankheitsbild. Fortschr Roentgenstr *72* (3):352–359

Harrington JM, Middrugh JP, Morse DL, Housworth J (1978) A survey of a population exposed to high concentrations of arsenic in well water in Fairbanks, Alaska. Am J Epidemiol *108*:377–385

Harris DK, Adams WGF (1967) Acro-osteolysis occurring in men enged in the polymerization of vinyl chloride. Br Med J *3*:712–714

Harris RS, Hewitt R (1949) Niacinamide in bromide intoxication. South Med J *42*:973–978

Hartfall StJ, Garland HG (1936) Further observations on the gold treatment of rheumatoid arthritis. Lancet *1*:1459

Hartfall SJ, Garland HG, Goldie W (1937) Gold treatment of arthritis: review of 900 cases. Lancet *2*:784–788 und 838–842

Hassin GB (1921) The contrast between brain lesions

produced by lead and other organic poisons and those caused by epidemic encephalitis. Arch Neurol *6*:268–285

Hathcock JN, Hill CH, Matrone G (1964) Vanadium toxicity and distribution in chicks and rats. J Nutr *82*:106–110

Hauck G (1964) Blut-Bleibestimmung mittels Röntgenfluoreszenz. Dtsch Z Ges Gerichtl Med *55*:140–142

Hauschild F (1962) Pharmakologie und Grundlagen der Toxikologie. VEB Thieme, Leipzig

Hausen KS, Sharp FR (1978) Gasoline sniffing, lead poisoning and myoclonus. JAMA *240*:1375–1376

Hayes MML, Westhuizen NG van der, Gelfand M (1978) Organphosphate poisoning in Rhodesia: a study of the clinical features and management of 105 patients. S Afr Med J *54*:230–235

Hayslett JP, Berte JB, Kashgarian M (1971) Successful treatment of renal failure in Goodpasture's syndrome. Arch Intern Med *127*:953–957

Heale WF, Matthieson AM, Niall IF (1969) Lung haemorrhage and nephritis (Goodpasture's syndrome). Med J Aust *56*:355–357

Healy WB, Ludwig TG (1968) Barium content of teeth, bone and kidney of twin sheep raised on pastures of differing barium content. Arch Oral Biol *13*:559–563

Hegenbarth R, Offner G, Hehrmann R, Fritsch R (1980) Das Verhalten des kindlichen Skeletts nach Nierentransplantation. Ein Vergleich von Röntgenbefunden und Parathormonkonzentrationen. Radiologe *20*:400–405

Heidelmann G (1979) Natriumfluorid-Hochdosisbehandlung bei Osteoporose. 2. Mitteilung: Die Fluorwirkung auf das menschliche Skelett. Z Aerztl Fortbild (Jena) *73*:526–529; 3. Mitteilung: Praxis der Osteoporosetherapie mit Natriumflorid. Z Aerztl Fortbild (Jena) *73*:581–584

Heidenblut A, Kleinschmidt HJ, Krämer HH (1967) Akroprachie bei Hämangiomatose (Vergleichend pathologisch-anatomische röntgenologische und klinische Studie der Akroprachie und osteopathia hypertrophicans toxica). Fortschr Roentgenstr *107*:497–503

Heilmann E, Bender F, Gülker H, Bonke J (1979) Untersuchungen des Eisen- und Folsäurespiegels im Serum nach Implantation künstlicher Herzklappen. Herz *4*:298–302

Heilmeyer L, Clotten R (1960) Die Störungen der Porphyrinsynthese bei den sideroachrestischen Anämien. Schweiz Med Wochenschr *90*:934–938

Heilmeyer L, Clotten R (1961) Störungen des Porphyrinstoffwechsels bei Anämien. Münch Med Wochenschr *103*:789–793

Heilmeyer L, Clotten R (1961) Störungen des Porphyrinstoffwechsels bei Anämien. Münch Med Wochenschr *103*:862–865

Heiman M (1936) Zur Symptomatologie und Therapie der Thalliumvergiftung. Med Klin *32*:1462–1465 und 1500–1502

Heimpel H (1978) Die Panmyelopathien. In: Queißer W (Hrsg) Das Knochenmark. Thieme, Stuttgart

Heinze V, Kluthe R, Dietler P, Gessler U (1966) Lungenbluten mit Glomerulonephritis. Med Klinik *61*:425

Heise H, Möller A (1976) Bericht über eine dermale Intoxikation mit Methylbromid. Dermatol Monatsschr *162*:837–840

Helmer R, Mutschke U (1975) Bromidkonzentration im Urin und Blut bei akuten und chronischen Intoxikationen mit Bromharnstoffderivaten. Beitr Gerichtl Med *33*:219–223

Helmer R, Mutschke U, Koslowski W (1976) Untersuchungen zur biologischen Halbwertzeit und zur Verteilung des ionisierten Brom im menschlichen Körper. Beitr Gerichtl Med *34*:123–127

Henke G, Sachs HW, Bohn G (1970) Cadmiumbestimmungen in Leber und Nieren von Kindern und Jugendlichen durch Neutronenaktivierungsanalyse. Arch Toxicol (Berl) *26*:8–16

Henschen G, Straumann R, Bucher R (1932) Ergebnisse röntgenspectrographischer Untersuchungen am Knochen. Dtsch Z Chir *236*:485–514

Henschen C, Gerlach W (1934) Spectrographische Untersuchungen über die von metallischen Fremdkörpern (Allenthesen) ausgehenden Metallosen der Gewebe, besonders der Knochen. Zentralbl Chir *61*:828–837

Henschler D (1972) Cadmium Vergiftungen aus keramischen Küchengeräten? Dtsch Med Wochenschr *97*:1674

Herbert JH, Françon F, Grellat P (1967) L'ostéopétrose fluorée en savoie. Rev Rhum *34*:319–331

Herbst H (1957) Beitrag zur Frage der beruflichen Fluorintoxikation in einem sächsischen Fluorwerk. Inauguraldissertation Dresden

Herigstad RR, Whitechair CK, Olson OE (1973) Inorganic and organic Selenium toxicosis in young swine: comparison of pathologic changes with those in swine with Vitamin E Selenium deficiency. Am J Vet Res *34*:1227–1238

Hesch R-D, Hehrmann R (Hrsg) Renale Osteopathien Diagnostik, präventive und kurative Therapie. Symposium Hannover Mai 1978. Henning Symposium Publikation 1979, S 1245, 86 Abb, 26 Tab. Thieme, Stuttgart

Hess JW (1961) Lead encephalopathy simulating subdural hematonie in an adult. Report of a case. N Engl J Med *264*:382–384

Hesselvik L, Nordbring F (1952) Blyförgiftning hos bröstbarn. Sv Häkartidn 2030–2132; Ref: Zentralbl Radiol *39*:265

Hestbech J, Hansen HE, Amidsen A, Olsen S (1977) Chronic renal lesions following long-therm treatment with Lithium. Kidney Int *12*:205–213

Heuck F (1972) Die Roentgenologie der generalisierten Osteopathie. Z Rheumaforsch *31*:324–344

Heuck F (1973) Ergebnisse der Mikroradiographie bei Osteopathien. Radiologe *13*:102–110

Heuck F, Babo H von (1974) Röntgenbefunde bei primären Hyperparathyreoidismus. Radiologe *14*:206–224
Heuck F, Euchenhofer M (1974) Röntgenbefunde einer Paraosteoartropathie nach Intensivbehandlung infolge Intoxikation. Radiologe *14*:470–477
Heusermann U, Stutte HJ (1977) Enzymhistochemische, histometrische und ultrastructurelle Untersuchungen von Milzen bei der Vinylchlorid-Krankheit. Virchows Arch [Pathol Anat] *375*: 303–317
Heymann A, Pfeifer JB, Willett RW, Taylor HM (1956) Peripheral neuropathy caused by arsenic intoxication: a study of 41 cases with observations on the effects of BAL. N Engl J Med *254*:401–409
Hilgenfeld J, Fratermann A, Effmert D, Gutheil D (1979) Vergleichende quantitative Untersuchungen von Proteinen mittels radialer Immundiffusion, Lasernephelometrie und Turbidimetrie. Med Welt *30*:98–101
Hliscs R, Döge H (1979) Dorimetrie bei der intrathekalen Radiogoldtherapie. III. Zur Berechnung der Energiedosis in der Umgebung des Quellenorgans. Radiobiol Radiother (Berl) *20*:97–104
Hoagland MB, Grier RS, Hood MB (1950) Beryllium and growth. I. Beryllium induced osteogenic sarcomata. Cancer Res *10*:629–635
Hodge HC, Smith FA (1965) In: Simons JH (ed) Fluorine chemistry, vol IV. Academic Press, New York London
Hodge HC, Smith FA (1977) Occupational fluoride exposure. J Occup Med *19*:12–39
Hodges PC, Fareed OJ, Ruggy G, Chudnoff JS (1941) Skeletal sclerosis in chronic sodium fluoride poisoning. JAMA *117*:193–1941
Hoeflmayr J, Fried R, Wildgruber R (1975) Eine einfache, routinemäßige durchführbare photometrische Bestimmung der Delta-Aminolävulinsäure im Harn zur Überwachung bleigefährdeter Personen. Dtsch Med Wochenschr *100*:187–191
Hofreuter DH, Catcott EJ, Keenan RG, Xintaras C (1961) The public health significance of atmospheric lead. Arch Environ Health *3*:568–574
Hogland HC, Goldstein NP (1978) Hematologic (cytopenic) manifestations of Wilson's disease (hepatolenticular degeneration) Mayo Clin Proc *53*:498–500
Holdèn H (1969) Cadmium toxicology. Lancet *2*:57
Holland JF (1970) Epidemic acute leukemia. N Engl J Med *283*:1165–1166
Hollander JL, Brown EM, Jessar RA, Brown CY (1951) Hydrocortisone and Cortisone injected into arthritic joints. Comparative effects of and use of hydrocortisone as a local antiarthritic agent. JAMA *147*:1629–1635
Hollister LE, Cull VL, Gonda VA, Kolb FO (1960) Hepatolenticular degeneration. Clinical, biochemical and pathologic study of a patient with fulminant course aggravated by treatment with BAL and Versenate. Am J Med *28*:623–630
Holm O Fr (1942) Beitrag zur Kenntnis der Entstehung der Phosphorsklerose. Acta Radiol *23*:549–561
Holstein E (1958) Grundriß der Arbeitsmedizin. Barth, Leipzig
Holtås S, Almèn T, Tejler L (1978) Proteinuria following Nephroangiography. II. Influence of contrast medium and catheterization in dogs. Acta Radiol [Diagn] (Stockh) *19*:33–41
Holtås S, Almen T, Tejler L (1978) Proteinuria following nephroangiography. III. Role of osmolality and concentration of contrast medium in renal arteries in dogs. Acta Radiol [Diagn] (Stockh) *19*:401–407
Holtås S, Tejler L (1979) Proteinuria following nephroangiography. IV. Comparison in dogs between ionic and non-ionic contrast media. Acta Radiol [Diagn] (Stockh) *20*:13–18
Hook JB, McCormack KM, Kluwe WM (1979) Biochemical mechanism of nephrotoxicity. In: Hodgson/Bend/Philpot (eds) Reviews in biochemical toxicology. Elsevier North Holland, pp 53–78
Hoppe-Seyler GB, Schäfer B, Nolte J (1975) Intensivtherapie der schweren Thalliumvergiftung unter besonderer Berücksichtigung der extracorporalen Dialyse. Verh Dtsch Ges Inn Med *81*:54
Horiguchi S, Nukano H, Sainagawa K, Teramoto K, Kiyota J, Karai J (1977) A long-term health examination upon lead arsenate workers in an insecticides factory. Osaka City Med J *23*:99–102
Houang MTW, Brenton DP, Renton P, Shaw DG (1978) Idiopathic Iuvenile Osteoporosis. Skeletal Radiol *3*:17–23
Howell A, Gumpel JM, Watts RWE (1975) Depression of bone marrow colony formation in gold-induced neutropenia. Br Med J *1*:432–434
Hubermont G, Buchet JP, Roels H, Lauwerys R (1978) Placentar transfer of lead, mercury and cadmium in women living in a rural area. Importance of drinking water in lead exposure. Int Arch Occup Environ Health *41*:117–124
Hueper WC (1961) Berufskrebse. Handbuch der gesamten Arbeitsmedizin, 2. Teil. Urban & Schwarzenberg, München Berlin
Humperdinck K (1968) Kadmium und Lungenkrebs. Med Klin *63*:948–951
Hungerford GD, Ross P, Robertson HJF (1977) Computed tomography in lead encephalopathy: a case report. Radiology *123*:91–92
Hunstein W, Harwerth H-G, Raju S (1965) Bioptische Untersuchungen zur Frage der therapiebedingten Knochenmarkfibrosen bei der chronischen myeloischen Leukämie. Med Klinik *60*:991–995
Hunter B, Haigh IC (1978) Demyelinating peripheral neuropathy in a guinea hen associated with subacute lead intoxication. Avian Dis *22*:344–349
Hunter D, Russel DS (1954) Focal cerebral and cerebellar atrophy in a human subject due to organic mercury compounds. J Neurol Neurosurg Psychiatry *17*:235–241

Hyslop F, Palmes ED, Alford WC, Monaco AR, Fair (1943) The toxicology of beryllium. National Institute of Health No 181. US-Government, Pr off Washington

Ingbar SH, Kass EH, Burnett CH, Relman AS, Burrows BH, Sisson JH (1951) The effects of ACTA and Cortisone on the renal tubular transport of uric acid, phosphorus and electrolytes in patients with normal renal and adrenal function. Lab Clin Med *38*:533–541

Insogna KL, Bordley DR, Caro JF, Lockwood DH (1980) Osteomalacia and weakness from excessive antacidingestion. JAMA *244*:2544–2546

International nomenclature of constitutional disease of Bone (1978) Am J Roentgenol *131*:352–354

Ishizaki A (1969) So-called "Itai-Itai-disease". J Jpn Med Assoc *62*:242–248

Itokava Y, Nishino K, Takashima M, Nakata T, Kaito H, Okamoto E, Daijo K, Kawamura J (1978) Renal and sceletal lesions in experimental cadmium poisoning of rats. Histology and renal functions. Environ Res *15*:206–217

Jacob H, Goachet IM (1959) Hemisiderosis meningoencephalica cronica, progressiva, necrotizante. Acta Neuropsiquiát Argent *5*:128–142

Jacobson SA (1933) Bone lesions in rats produced by the substitution of beryllium for calcium in the diet. Arch Pathol (Chicago) *15*:18–26

Jacquet P (1977) Early embryonic development in lead-intoxicated mice. Arch Pathol Lab Med *101*:641–643

Jaeger E (1949/59) Zur Sklerodermie innerer Organe. Fortschr Roentgenstr *72* (3):350–352

Jaffe R (1914) Ueber Benzinvergiftungen nach Sektionsergebnissen und Tierversuchen. Münch Med Wochenschr *61*:175–180

Jahn O, Meisinger V (1978) Kontrolluntersuchungen pensionierter Bleiarbeiter. Acta Med Austriaca *5*:11–16

Jahn W (1976) Zur formalen Pathogenese der experimentellen Natriumselenitvergiftung beim Mastküken. Berl Münch Tieraerztl Wochenschr *89*:50–57

Jahresbericht 1979 „Nahrungsmittel". Gesellschaft für Strahlen- und Umweltforschung mbH, München, S 212–214

Jaksch R (1898) Toxic polyneuritis. Intern Clinic *8*:157–167

Janes JM, Higgins GM, Herrick JF (1954) Beryllium induced osteogenic sarcoma in rabbits. J Bone Joint Surg [Br] *36*:543–552

Janes JM, Higgins GM, Herrick JF (1956) The influence of splenectomy on the induction of osteogenic sarcoma in rabbits. J Bone Joint Surg [Am] *38*:809–816

Jardillier J-C, Desmet G (1973) Etude du fluor sérique et de ses combinaisons par une technique utilisant une électrode spécifique. Clin Chim Acta *47*:357–363

Jasinski WK, Watras J, Gwiazdowska BA (1971) Retention of strontium 85 in rats contaminated in utero and fet with the contaminated milk. Radiobiol Radiother (Berl) *12*:325–328

Jayson MJ, Lloid-Jones K, Berry DC, Bromige M (1976) Resorption of the mandible in vinyl chloride acro-osteolysis. Arthritis Rheum *19*:971

Jayson MJV, Bailey AJ, Black C, Jones KL (1976) Collagen synthesis in acro-osteolysis. Proc R Soc Med *69*:295–297

Jenkins RB (1966) Inorganic arsenic and the nervous system. Brain *89*:479–498

Jesserer H (1952) Zum Erscheinungsbild der Akroosteolyse. Fortschr Roentgenstr *77*:545–552

Jesserer H (1957) Zur Berechtigung der Bezeichnung renale Rachitis bzw. renale Osteomalacie. Dtsch Arch Klin Med *204*:37–55

Jesserer H (1963) Atlas der Knochen- und Gelenkkrankheiten. E Merck, Darmstadt 1963

Jesserer H (1965) Renale Osteopathien. Z Klin Chem *3*:109–114

Jesserer H (1980) Diagnose und Prognose der Osteomalazie. Lebensvers Med *32*:83–88

Jimenez Diaz C, Vigsanz V, Linazasoro JM, Tamames C (1951) Un syndrome de paralysic radiale avec ictêre et ses rapports avec l'intoxication saturnine. Presse Méd (Paris) *59*:1263–1265

Jobba G, Rengel B (1971) Über die Neopol-Vergiftung. Arch Toxicol (Berl) *27*:106–110

Johannsen A, Nielsen HE, Hansen HE (1979) Bone maturation in children with chronic renal failure. Effect of 1 α-hydroxy Vitamin D_3 and renal transplantation. Acta Radiol [Diagn] (Stockh) *20*:193–199

Johnson CA (1975) Clinical management of workers exposed to vinylchloride and polyvinylchloride. Ann NY Acad Sci *246*:313–319

Johnson LC (1965) Histogenesis and mechanism in the development of osteofluorosis. In: Simons JH (ed) Fluorine chemistry. Academic Press, New York London, pp 424–441

Johnson JL, Cohen HJ, Kajagopalan KV (1974) Studies of Vanadium toxicity in the rat. Lack of correlation with molybdenum utilization. Biochem Biophys Res Commun *56*:940–946

Johnson WS (1977) Effects of polyvenylchloride ingestion by dogs. Am J Vet Res *38*:1891–1892

Jolly SS (1970) Hydric fluorosis in Punjab (India). In: Vischer (ed) Fluoride in medicine. Huber, Berne, pp 106–121

Jones WA, Williams MA (1972) Preparation of monomeric horse spleen ferritin by gel filtration. Biochem J *126*:17–18

Jordi A (1937) Einfluß der Farbspritzarbeit auf die Gesundheit Jugendlicher. Bericht über periodische Reihenuntersuchungen (speziell des Blutbildes) von Autolackiererlehrlingen. Helvetia Medica Acta *4*:767–774

Jowsey J, Rigg BL, Kelly P (1964) Mineral metabolism in osteocytes. Mayo Clin Proc *39*:480–484

Jowsey J, Riggs BL, Kelly PJ (1964) Mineral metabolism in osteocytes. Mayo Clin Proc *39*:480–484

Jowsey J, Schenk RK, Reutter FW (1968) Some results of the effects of fluoride on bone tissue in osteoporosis. J Clin Endocrinol Metab *28*:869–874

Jühe S, Lange CE (1972) Sklerodermieartige Hautveränderungen, Raynaud-Syndrom und Akroosteolysen bei Arbeitern in der Polyvinylchlorid herstellenden Industrie. Dtsch Med Wochenschr *97*:1922–1923

Jühe S, Veltman G (1972) Zur Klinik der sog. Vinylchloridkrankheit. 1. Intern. Symposion der Werksärzte der chemischen Industrie in Ludwigshafen. 27.–29.4.1972

Jusic A, Millic S (1978) Neuromuscular synapse testing in two cases of suicidal organophosphorous pesticide poisoning. Arch Environ Health *33*:240–243

Kaffer HR (1961) Das Krankheitsbild der gewerblichen Vergiftung durch Cadmium u. seine Verbindungen. Inaugural Dissertation Bonn. Mit Schrifttumsangaben bis 1960.

Kaklamanis P, Spengos M (1973) Osteoarticular changes and synovial biopsy findings in Wilson's disease. Arm Rheum Dis *32*:422–427

Kaltreider NL, Elder MJ, Cralley CV, Colwell MO (1972) Health survey of aluminium workers with special reference to fluoride exposure. J Occup Med *14*:531–541

Kar AB, Das RP, Karkun JN (1959) Ovarian changes in prepuberal rats after treatment with cadmium chloride. Acta Biol Med Ger *3*:373–399

Kar AB, Das RP (1960) Testicular changes in rats after treatment with cadmium chloride. Acta Biol Med Ger *5*:153–173

Karaulow AW, Frasch VN (1978) Veränderungen des T- und L-Lymphocytengehaltes bei experimenteller Benzolintoxikation. Allerg Immunol (Leipz) *24*:194–198

Karbe KH (1976) The early history of the battle against phosphornecrosis in Germany. Z Gesamte Hyg *22*:447–454

Kasahara Hiroshima (1932) Die röntgenologischen Knochenveränderungen bei Bleivergiftung von Säuglingen und Kleinkindern. Z Kinderheilkd *53*:587–596

Kasanen A, Lindgren J, Salmi HA (1964) The accumulation and localization of radioaktive 60 cobalt in rat kidney. Acta Physiol Scand *61*:376–379

Kaslow RA, Wisch N, Class JL (1972) Acute leukemia following cytotoxic chemotherapy. JAMA *219*:75–76

Katz A, Little H (1973) Gold nephropathy: An immunopath. study. Arch Pathol *96*:133–136

Kawai K, Kyono H, Sakai T, Murakami M (1977) Localisation of cadmium in the renal cortex. In: Brown SS (ed) Clinical chemistry and chemical toxicology of metals. Elsevier/North Holland Biomedical Press, pp 113–118

Kay AG (1976) Myelotoxicity of gold. Br Med J *1*:1266–1268

Kay HD, Skill DI (1934) Beryllium rickets; the prevention and cure of beryllium rickets. Biochem J *28*:1222–1227

Kay K (1949) Health effects associated with beryllium. Ind Health Rev (Ottawa) *1*:17–20

Kaye M (1964) Mineral analysis of the fourth lumbar vertebral in health and renal failure. J Clin Invest *43*:1367–1371

Kaye M (1969) Concepts of therapy. Prevention and management of osteodystrophy in patients with long-therm hemodialysis. Arch Intern Med *124*:656–662

Kaye M, Pritchard JE, Halpenny GW, Light W (1960) Bone disease in chronic renal failure with particular reference to osteosclerosis. Medicine (Baltimore) *39*:157–190

Kaye M, Jamieson JR, Fraser JG (1964) A radioiodinated azo dye with affinity for amyloid: a preliminary report. Can Med Assoc J *90*:694–695

Kaye M, Frueh AJ, Silverman M, Henderson J, Thibault (1970) A study of vertebral bone powder from patients with chronic renal failure. J Clin Invest *49*:442–453

Kazantzis G, Flynn FV, Spowage JS (1963) Renal tubular malfunction and pulmorary emphysema in cadium pigment workers. Q J Med *32*:165–192

Kehrer F (1930) Zur Östrologie und Nosologie der Pseudosklerose Westphal-Wilson. Z Ges Neurol Psychiat *129*:488–542

Kelley WN, Goldfinger SE, Hardy HL (1969) Hyperuriemia in chronic beryllium disease. Ann Intern Med *70*:977–983

Kelly PJ, Janes JM, Paterson LFA (1961) The effect of beryllium on bone. J Bone Joint Surg [Am] *43*:829–844

Kench JE, Sutherland EM (1967) Tryptophan content of serum albumin of normal and of cadmium-poisoned monkeys. Br J Ind Med *24*:326–329

Kendrey G, Roe FJC (1969) Cadmium toxicology. Lancet *1*:1206–1207

Kennon Hallam (1944) Modern phosphorus caries and necrosis. Br Dent J *76*:321–330

Kierkegaard-Hansen A (1976) Change in plasma renin substrate in lithium-intoxicated nephrectomized rats, and the effect of sodium on plasma renin and plasma renin substrate in lithium-intoxicated rats. Acta Pharmacol Toxicol (Kbh) *39*(1):97–103

Kilborn-Outerbridge-Lei (1950) Fluorosis with report of an advanced case. Can Med Assoc J *62*:135–141

Killen DA, Lance EM (1960) Experimental appraisal of the agents employed as angiocardiographic and aortographic contrast media. II. Nephrotoxity. Surgery *47*:260–265

Kilness AW, Hichberg FH (1977) Amyotrophic lateral sclerosis in a high selenium environment. JAMA *237*:2843–2844

Kilz U, Lüllmann H, Schäfer J (1975) Die Gefährdung durch frei käufliche Brom-Verbindungen am Beispiel einer akuten Vergiftung mit Plantival plus. Dtsch Med Wochenschr *100*:1580–1581

Kincaid-Smith P (1979) Analgesic nephropathy in Australia. Contrib Nephrol *16*: 57–64

King SW, Savory J, Willis MR (1981) The clinical biochemistry of aluminium. CRC Crit Rev Clin Lab Sci *14*: 1–20

Kipling MD, Waterhouse JAH (1967) Cadmium and prostatic carcinoma. Lancet *I*: 730–731

Kirchgessner M, Schnegg A (1976) Ni-Gehalt in der Milch laktierender Ratten bei unterschiedlicher Nickelversorgung. Arch Tierernährg *26*: 773–776

Kisser W (1977) Biochemische Methoden für die Entdeckung der Bleivergiftung. Arch Toxicol (Berl) *37*: 173–193

Kistler, JK, Flück A (1981) Pseudohyperchlorämie bei Bromintoxikation. Schweiz Med Wschr *111*: 537–539

Kitamura S, Sumino K, Hayakawa K, Shibata T (1976) Dose-response relationship of menthylmercury. In: Nordberg GF (ed) Effects and dose-response relationship of toxic metals. Elsevier, Amsterdam, pp 262–272

Kitamura S, Sumino K, Hayakawa K, Shibata T (1976) Mercury content in human tissues from Japan. In: Nordberg GF (ed) Effects and doseresponse relationship of toxic metals. Elsevier, Amsterdam, pp 290–298

Klaften E, Priesel R (1933) Weitere Untersuchungen über Knochenveränderungen bei Lues congenita. Fortschr Roentgenstr *47*: 59–69

Klapp R (1923) Experimentelle und klinische Studie über Varicen. Arch Klin Chir (Berl) *127*: 500–513

Klaus H, Quade HB (1979) Zur Bestimmung von Aluminium in Lebensmitteln. Nahrung *23*: 237–240

Klawis G, Drommer W (1970) Goodpastursyndrom und Benzineinwirkung. Arch Toxicol (Berl) *26*: 40–55

Kleemann CHR, Massry SG, Coburn JW, Popovtzer MM (1969) The problem and unanswered Questions. Renal osteodystrophy, Soft Tissue calcification and disturbed divalent Ion Metabolism in chronic renal failure. Arch Intern Med *124*: 262–268

Kleemann CR, Massry SG, Coburn JW, Popovtzer MM (1970) Calcium and phosphorus metabolism and bone disease in uremia. Clin Orthop *68*: 210–237

Klein H (1950) Zur pathologischen Histologie nach akuter Benzinvergiftung. Ein Beitrag zur primären toxischen Lipoidbildung im Gehirn. Dtsch Z Gesamte Gerichtl Med *40*: 76–87

Klein RM, Deguia E (1975) Osteomalacia associated with anticonvulsant drugs. NY State J Med *75*: 2545–2547

Kleinsorge H (1950) Akroosteolytische Erscheinungen der Osteomalacie. Fortschr Roentgenstr *73*: 471–475

Klener V, Tuscany R, Svoboda V (1976) Occurrence of cancer and karyological findings in persons with long-term bone depot of 226 Ra and 90 Sr. Vuitr Lek *22*: 767–772

Klinghardt GW (1949) Chronische Phosphorvergiftung und Tetanie. Dtsch Arch Klin Med *194*: 456–464

Klöcking HP (1978) Differentialdiagnose häufiger Vergiftungen. Z Aerztl Fortbild (Jena) *72*: 580–582

Klöppel A, Weiler G (1978) Beitrag zur Schwermetallvergiftung insbesondere durch Thallium. Dtsch Med Wochenschr *103*: 75–76

Klöppel A, Adebahr G (1979) Verdacht der Giftbeibringung. Dtsch Med Wochenschr *104*: 266–267

Klug E (1974) Chemische Befunde bei Vergiftungen durch Bromharnstoffderivate. Beitr Gerichtl Med *32*: 173–180

Knop J, Kröger E, Stritzke P, Schneider C, Kruse HP (1981) Deconvolution analysis of ^{99m}Tc-methylene diphosphonate kinetics in metabolic bone disease. Eur J Nucl Med *6*: 63–67

Knorre D (1970) Zur Induktion von Hautsarkomen bei der Albinoratte durch Kadmiumchlorid. Arch Geschwulstforsch *36*: 119–126

Knorre VD (1970) Örtliche Hautschädigungen an der Albinoratte in der Latenzperiode der Sarkomentwicklungen nach Cadmiumchloridinjektion. Zentralbl Allg Pathol *113*: 192–197

Köhler P (1918) Über die Knochenentzündung der Muschelarbeiter. Fortschr Roentgenstr *26*: 354–362

Koelsch F (1959) Handbuch der Berufskrankheiten. VEB Fischer, Jena, S 196 und 793

Koelsch F (1962) Handbuch der Berufskrankheiten, 3. Aufl. VEB Fischer, Jena, S 595

Környey St (1931) Über den Hirnbefund in zwei Fällen von akutem, katatonen Erregungszustand bei Bleischädigung. Dtsch Z Nervenheilkd *122*: 18–35

Koischwitz D, Marsteller HJ, Lackner K, Brecht G, Brecht Th (1980) Veränderungen der Hand- und Fingerarterien bei der Vinylchloridkrankheit. Fortschr Roentgenstr *132*: 62–68

Kolar J (1974) Zum Formenkrebs der sklerosierenden Osteosen. Radiol Diagn (Berl) *15*: 261–280

Kolar J, Babiuky A, Bek V, Bibr B, Drugowa B (1971) Zum Einfluß strahlenbedingter Knochenveränderungen auf die Speicherung von knochensuchenden Radionukliden. Differential-diagnostischer Beitrag. Strahlentherapie *142*: 44–51

Kolbenstvedt A, Andrew E, Christophersen B, Golman K, Kvarstein B, Lien HH (1979) Metrizamide in high-dose urography. Acta Radiol [Diagn] (Stockh) *20*: 39–45

Kollmer WE (1971) Ausscheidungsintensivierung von Radiostrontium während der Laktation in Abhängigkeit vom Alter der Tiere. Int J Radiat Biol *19*: 183–186

Kong TG, Meaney T, Dustan HP, Sones F (1963) Safety of selective renal arteriography. Am J Med Sci *246*: 527–531

Konietzko H, Elster J, Reill G (1978) Bleibelastung – Bleikrankheit. Ein arbeitshygienischer Beitrag. Zentralbl Arbeitsmed Arbeitsschutz Prophyl *28*: 163–165

Koppers B, Schmid L, Hofmann E, Sauer E (1980) Chronic hypophosphatemic osteopathy. Fortschr Roentgenstr *133*:1, 34–42

Kostial K, Simonović J, Pisonić M (1972) Reduction in strontium absorption in pregnant, lactating and suckling rats. Acta Radiol [Ther] (Stockh) *11*:277–287

Kotsonis FN, Klaassen CD (1977) Toxicity and distribution of cadmium administered to rats at sublethal doses. Toxicol Appl Pharmacol *41*:667–680

Kovarik J, Graf H, Stummvoll HK, Wolf A, Pinggera WF (1980) Tubulärer Phosphattransport nach erfolgreicher Nierentransplantation. Klin Wochenschr *58*:863–869

Kozlowski K, Walker-Smith JA (1973) Knochenveränderungen bei Menkes-Syndrom. Radiol Diagn (Berl) *14*:693–700

Kraft E, Kato K (1932) Röntgenbefunde bei Bleivergiftungen im Kindesalter. Fortschr Roentgenstr *46*:249–256

Krause P (1922) Vergiftungen mit Bariumpräparaten bei Röntgenuntersuchungen. Med Wochenschr *48*:319–320

Krempien B (1974) 11. Stoffwechsel und Struktur des Knochengewebes bei chronischer Niereninsuffizienz (Referat). Verh Dtsch Ges Pathol *58*:156–175

Krempien B, Ritz E, Beck U, Keilbach H (1972) Osteopathy on maintenance hemodialysis. Virchows Arch [Pathol Anat] *357*:257–274

Krempien B, Ritz E, Ditzen K, Hudelmeier G (1972) Über den Einfluß der Niereninsuffizierung auf Knochenbildung und Knochenresorption. Eine tierexperimentelle Untersuchung zur Pathogenese der urämischen Osteopathie. Virchows Arch [Pathol Anat] *355*:354–366

Krempien B, Geiger G, Ritz E, Büttner S (1973/1974) Osteocytes in chronic uremia. Differential count of osteocytes in human femoral bone. Virchows Arch [Pathol Anat] *360*:1–9; *352*:129

Krempien B, Geiger G, Ritz E (1975) Structural changes of cortical bone in secondary hyperparathyroidism, replacement of lamellar bone by woven bone. Virchows Arch [Pathol Anat] *366*:249–256

Krempien B, Friedrich G, Geiger G, Ritz E (1977) Renal osteodystrophy studies with scanning and transmission electron microscopy. Adv Exp Med Biol *81*:493–505

Kroeger FJ, Habighorst LV, Roux A, Stelzig HH (1973) Skelettveränderungen bei Osteomyelofibrose. Radiologe *13*:128–131

Kroes R, den Tonkelaar EM, Minderhoud A, Speijers GJA, Vonk-Visser DMA, Berkvens JM, van Esch GJ (1977) Short-term toxicity of strontium chloride in rats. Toxicology *7*:11–21

Küntscher G (1941) Callus ohne Knochenbruch. Zentrabl Chir *68*:857–868

Künzel W (1978) Häufigkeit und Intensität fluoridbedingter Schmelzflecken in Trinkwassergebieten mit unterschiedlichem Magnesium bzw. Kalziumgehalt. Zahn Mund Kieferheilkd *66*:377–382

Kuhlencordt F, Kruse H-P (1977) Die Erkrankungen der Knochen. In: Lehrbuch der inneren Medizin. Eds: Gross R, Jahn D, Schölmerich P. 5. Aufl. Schattauer Verlag, Stuttgart, S 943–961

Kunze U (1976) Chronic bromide intoxication with a severe neurological deficit. J Neurol *213*:149–152

Kunzig M (1977) Bromoderma tuberosum. Z Hautkr *52*:348–349

Kuo HC, Stamm JW (1975) The relationship of creatinine clearance to serum fluoride concentration and urinary fluoride excretion in man. Arch Oral Biol *20*:235–238

Kuriyama T (1973) Chronic glomerulonephritis by prolonged immunization in the rabbit. Lab Invest *28*:224–235

Kyle RA, Pease GL (1965) Hematologic aspects of arsenic intoxication. N Engl J Med *273*:18–23

Kyle RA, Pierre RV, Bayrd ED (1970) Multiple myeloma and acute myelomonocytic leukemia. N Engl J Med *283*:1121–1125

Laakso L, Lindgren J, Rekonen A (1965) Radiomercury and rat kidney. An autoradiographic study with Neohydrin 203 Hg. Acta Radiol *3*:305–309

Lacasse Y, Richer C (1976) Toxicité du sélénium et de ses dérivés hydrogénés. Union Med Can *105*:1189–1192

Laconi A, Pavone M, De Maria M, Torina G, Lima V (1975) Diagnostic radioisotopique chez les insuffisants rénaux et les patients sous dialyse. J Radiol [Suppl 1] *56*:346–347

Lagier R, Baud CA, Boivin G, Boillat M-A (1978) Value of the bone biopsy in the diagnosis of industrial fluorosis. Virchows Arch [Pathol Anat] A 380:283–297

Lagrue G (1976) Hydrocarbon exposure and chronic glomerulonephritis. Lancet *1*:1191

Lagrue G, Kamalodine T, Guerrero J, Hirbec G, Zhepova F, Bernaudin JF (1977) Néphropathies glomérulaires primitives et inhalation de substances toxiques. J Urol Nephrol (Paris) *83*:323–329

Lalli AF, Lapides J (1965) Osteosclerosis occurring in renal disease. Am J Roentgenol *93*:924–926

Lampert P, Garro F, Pentschew A (1970) Tellurium neuropathy. Acta Neuropathol (Berl) *15*:308–317

Lange CE, Jühe S, Veltman G (1974) Über das Auftreten von Angiosarkomen der Leber bei zwei Arbeitern in einer PVC herstellenden Industrie. Dtsch Med Wochenschr *99*:1598–1599

Lange CE, Jühe S, Stein G, Veltman G (1974) Die sogenannte Vinylchloridkrankheit – eine berufsbedingte Systemsklerose? Int Arch Arbeitsmed *32*:1–32

Langen CD de (1934) Encephalopathy and Meningitis due to lead poisoning among children in Java. Dienst Volksgezondh Nederl-Indie *23*:111–117

Langolf GD, Chaffin DB, Henderson R, Whittle HP (1978) Evaluation of workers exposed to elemental mercury using quantitative tests of tremor a'd neuromuscular functions. Am Ind Hyg Assoc J *39*:976–984

Lanyi A, Geryk B (1968) Röntgendiagnostické problémy pri profesionálnej fluoróze. Cesk Radiol *22*:94–100

Largent EJ, Bovard PG, Heyroth FF (1951) Roentgenographic changes and urinary fluoride excretion among workmen engaged in the manufacture of inorganic fluorides. Am Roentgenol *65*:42–48

Larregue M, Maroteaux P, Michel Y, Faure C (1974) L'ostéopathie striée, symptôme radiologique de l'hypoplasie dermique en aires. Ann Radiol (Paris) *15*, 287–295

Larsson SE, Lorentzon R, Boquist L (1977) The effect of immunotherapy with BCG on the development of radiostrontium (90 Sr) – induced osteosarcoma. Acta Pathol Microbiol Scand (A) *85*:433–446

Lasser EC, Lee SH, Fisher E, Fisher B (1962) Some further pertinent considerations regarding the comparative toxicity of contrast materials for the dog kidney. Radiology *78*:240–242

Laub E, Waligorski F, Woller R, Lichtenthal H (1977) Über die Cadmiumanreicherung in Champignons. Z Lebensm Unters Forsch *164*:269–271

Lauwerys RR, Buchet JP, Roels H (1979) The determination of trace levels of arsenic in human biological materials. Arch Toxicol (Berl) *41*:329–347

Lawson GB, Jackson WP, Catanach GS (1925) Arsenic poisoning. JAMA *85*:24

Lee DBN, Drinkard JP, Rosen VJ, Gonick HC (1972) The adult Fanconi syndrome. Observations on etiology, morphology, renal function, and mineral metabolism in three patients. Medicine (Baltimore) *51*:107

Lee JC, Dushkin M, Eyring EJ (1965) Renal lesions associated with gold therapy. Light and electron microscopic studies. Arthritis Rheum *8*:1–13

Lee RE, Vernier RL, Ulstrom RA (1961) Nephrotic syndrome as complication of perchloral treatment of thyreotoxicosis. N Engl J Med *264*:1221–1226

Lefèvre MJ (1972) Diskussionsbemerkung auf dem Internationalen Symposium der Werksärzte chem. Industrie Ludwigshafen vom 27.–29.4.1972

Lehmann KL, Spatz H, Wisbaum-Neubürger K (1926) Die histologischen Veränderungen des Zentralnervensystems bei der bleivergifteten Katze und deren Zusammenhang mit den klinischen Erscheinungen insbesondere mit Krampfanfällen. Z Gesamte Neurol Psychiat *103*:323–360

Lehnerdt F (1909) Zur Frage der Substitution des Kalziums im Knochensystem durch Strontium. I. Mitteilung. Beitr Pathol Anat *46*:468–472

Lehnerdt F (1910) Zur Frage der Substitution des Kalziums im Knochensystem durch Strontium. II. Mitteilung. Beitr Pathol Anat *47*:215–247

Lehnert G (1976) Chronische Schwermetallvergiftungen. Internist (Berlin) *17*:411–419

Lehnert G, Schaller KH, Szadkowski D (1970) Diagnose und Therapie der industriellen Bleivergiftung. Med Monatsschr *24*:51–54

Lehnert G, Marstall H, Szadkowski D, Schaller KH (1970) Berufliche Bleibelastung durch Autoabgase in Großstadtstraßen. Dtsch Med Wochenschr *95*:1097–1099

Lehnert W, Niederhoff H (1979) Organisation und Durchführung eines selectiven Screenings nach Organacidurien. Klin Paediatr *191*:356–259

Leiper EJR (1946) A case of polyneuritis due to gold. Br Med J *2*:19

Lejeune E, Bouvier M, Meunier P, Vanzelle JL, Deplante JP, Dauid L, Llorca G, Andrè-Fouet E (1979) L'ostéomalacie des tumeurs mésenchymateuses. A propos d'une nouvelle observation. Rev Rhum Mal Osteoartic *46*:187–193

Lener J, Bibr B (1971) Cadmium and hypertension. Lancet *1*:970

Lennon EJ (1969) Metabolic acidosis. A factor in the pathogenesis of azotemic osteodystrophy? Arch Intern Med *124*:557–562

Leone NC, Stevenson CA, Hilbish TE, Sosman MC (1955) A roentgenologic study of human population exposed to high fluoride domestic water. A ten-year study. Am J Roentgenol *74*:874–885

L'Epèe P, Lazarini H, Franchome J (1968) Contribution á l'étude de l'intoxication cadmique. Arch Mal Prof *29*:485–490

Lequesne M, Kerboull M, Benasson M, Perez C, Dreiser R, Forest A (1977) Partial transient osteoporosis. Skeletal Radiol *2*:1

Lerner S, Hong CD, Bozian RC (1979) Cadmium nephropathy – a clinical evaluation. J Oral Med *21*:409–412

Leslie AC, Smith H (1978) Self poisoning by the abuse of arsenic containing tonics. Med Sci Law *18*:159–162

Lester D, Greenberg LA, Adams WR (1963) Effects of single and repeated exposure of human and rats to vinylchloride. Industr Hyg J *24*:265–275

Letteri JM, Kleinmann LM, Ellis KN (1977) Effects of 25-hydroxycholecalciferol on calcium metabolism in chronic renal failure. Adv Exp Med Biol *81*:591–601

Letteri JM, Biltz RM, Ellis KJ, Martino A, Yasumura S, Brook D, Cohn SH, Pellegrino ED (1977) Arrested bone growth and mineral maturation in subtotally nephrectomized rats. Clin Sci Mol Med *53*:379–484

Levander G (1949) On tissue induction. Acta Pathol Microbiol Scand *26*:113–141

Levesque J (1941) Anomalies radiologiques des os après traitement bismuthique. Paris Méd *1*:337–340

Levin DC, Blazina ME, Levine E (1967) Fatigue fractures of the shaft of the femur: Simulation of malignant tumor. Radiology *89*:883–885

Levy W (1889) Über multiple rezidivierende Knochenentzündung der Perlmutterarbeiter. Berl Klin Wochenschr *26*:973–975

Lewi Z, Bar-Khahim Y (1964) Food-poisoning from barium carbonate. Lancet *2*:342–343

Lewis GP, Lyle H, Miller S (1969) Association between elevated hepatic water-soluble proteinbound cad-

mium levels and chronic bronchitis and-or emphysema. Lancet *2*:1330–1333
Lexer E (1919) Die freien Transplantationen. I. und II. Teil. Neue Deutsche Chirurgie, Bd 26, Stuttgart
Lilis R, Anderson H, Nicholson WJ, Daum S, Fischbein AS, Selikoff IJ (1975) Prevalence of disease among vinyl chloride and polyvinyl chloride workers. Ann NY Acad Sci *246*:22–41
Lilis R, Anderson H, Miller A, Selikoff IJ (1976) Pulmonary changes among vinyl chloride polymerization workers. Chest *69*:299–303
Lilis R, Blumberg WE, Fischbein A, Eisinger J, Diamond S, Anderson HA, Selikoff IJ (1977) Lead effects among secondary lead smelter workers with blood lead levels below 80 microgramm/100 ml. Arch Environ Health *32*:256–266
Lilis R, Fischbein A, Eisinger J, Blumberg WE, Diamond S, Anderson HA, Rom W, Rice C, Sarkozi J, Kon S, Selikoff IJ (1977) Prevalence of lead disease among secondary lead smelter workers and biological indicators of lead exposure. Environ Res *14*:255–285
Limarzi LR (1943) The effect of arsenic (Fowler's solution) on erythropoiesis. Am J Med Sci *206*: 339
Lin SH, Chu KJ (1943) Studies of calcium and phosphorus metabolism with spezial reference to pathogenesis and effects of dihydrotachysterol (A.J. 10) and iron. Medicine (Baltimore) *22*:103–161
Lin S-R, Kormano M (1978) Renal circulation after cardiac arrest. Angiography and microangiography. Acta Radiol [Diagn] (Stockh) *18*:17–32
Lindenberg R (1963) Patterns of CNS vulnerability in acute hypoxamia including anästhesia accidents. In: Schade D, McMenemy WH (eds) Selective vulnerability of the brain in hypoxamia. Blackwell Scientific Publications, Oxford, pp 189–209
Lindgren J, Salmi HA (1964) The tissue distribution of the haematopoetically active agents cyonocobolamin (57 B 12) and inorganic cobalt (60 Co) in the rat studied by autoradiography. Ann Acad Sci Fenn Ser A [Suppl] *106*:1–8
Lindgren U (1979) 1α 25 dihydroxyvitamin-D – a new tool in medicine. Acta Med Scand *205*:1–2
Lin-Fu IS (1979) Lead exposure among children a reassessment (editorial). N Engl J Med *300*:731–732
Linovitz RJ, Resnick D, Keissling P, Kondon JJ, Sehler B, Neidl RJ, Rowe JH, Deftos LJ (1976) Tumor induced osteomalacia and rickets: a surgically curable syndrom. Report of two cases. J Bone Joint Surg [Am] *58*:419–423
Linsman JF, Major MC, McMurray CA, Major DC (1943) Fluoride osteosclerosis from drinking water. Radiology *40*:474–484
Linton AL, Clark WF, Driedger AA, Turnbull WI, Lindsay RM (1980) Acute interstitial nephritis due to drugs: review of the literature with a report of nine cases. Ann Intern Med *93*:735–741
Lintz RM (1941) Toxic reactions with gold salts in treatment of rheumatoid arthritis. J Lab Clin Med *26*:1629–1634
Lob M (1965) A propos de la benzine an plomb. I. Probléme du remplacement de plomb tetraethyl par le plomb tetramethyl. Z Praeventiv Med *10*:164–171
Lob M (1965) A propos de la benzine an plomb. II. Etude comparative de la plombémie, de la plomburie et de la porphyrinurie chez divers groupes de la population lausannoise (employés de bureau, garagistes, agents de police). Z Praeventiv Med *10*:172–179
Lockie LM, Norcross BM, George CW (1947) Treatment of two reactions due to gold; response of thrombopenic purpura and granulocytopenia to BAL therapy. JAMA *133*:754
Löwenthal M (1949) Phosphorwasserstoffvergiftung. Schweiz Z Pathol Bakteriol *12*:313–350
Long RG, Varghese Z, Meinhard EA, Skinner RK, Wills MR, Stherlock S (1978) Parenteral 1.25 – dihydroxycholecalciferol in hepatic osteomalacia. Br Med J *1*:75–77
Looser E (1908) Late rickets and the relation between rickets and osteomalacia. Mitt Grenzgeb Med Chir *2*:675–744
Looser E (1919) Rickets; late rickets; osteomalacia. Cor Bl Schweiz Ärzte *49*:1065–1078
Lorent JP (1978) Todesfälle durch Vergiftung in der Schweiz. Soz Praeventivmed *23*:235–241
Loveman AB (1932) Toxic granulocytopenia, purpura hemorrhagica and aplastic anemia following arsphenamines. Ann Intern Med *5*:1238
Low PA, Dyck PJ (1977) Increased endoneurial fluid pressure in experimental lead neuropathy. Nature *269*:427–428
Lucis OJ, Lucis R, Aterman K (1972) Tumorigenesis of cadmium. Oncology *26*:53–67
Luderschmidt C, Plewig G (1979) Chronische Quecksilbervergiftung durch quecksilberpräzipitathaltige Bleichmittel. Klin Wochenschr *57*:293–298
Ludwig JH, Diggs DR, Hesselberg HE, Maga JA (1965) Survey of lead in the atmosphere of three urban communities: a summary. Am Ind Hyg Assoc J *26*:270–284
Lütgemeyer J (1975/1976) Aktivitätseinlagerung in die Lunge beim Leberszintigramm mit 198 Au Kolloide. Fortschr Roentgenstr *123*:324–330; *124*:606–607
Lüthy F (1931) Über die hepato-lenticuläre Degeneration (Wilson-Westphal-Strümpell). Dtsch Z Nervenheilkd *123*:101–181
Lunsteen E, Meulengracht E, Rischel A (1938) Chronic acetanilide poisoning. Acta Med Scand *96*:462
Lusted LB, Keats TE (1977) Atlas of roentgenographic measurements. Year Book Medical Publishers, Chicago, pp 138–142
Lydtin H, Korfmacher J, Frank U (1965) Über Bariumvergiftung. Münch Med Wochenschr *107*:1045–1048

Lyth O (1946) Endemic fluorosis in kweicho, China. Lancet *1*:233

Maatz R (1943) Die „chemische Reizwirkung des Küntscher-Nagels. Arch Orthop Unfallchir *42*:513–521

MacFie AC (1975) Letter: Lithium poisoning precipitated by diuretics. Br Med J *1* (5956):516

Mach RS, Rutishauser E (1937) Les ostéodystrophies rénales. Étude experimentale et anatomoclinique des lésions osseuses au cours des néphrites. Helvetica Medica Acta *4*:423–445

Machata G (1963/64) Über den Thalliumgehalt im menschlichen Knochen. Dtsch Z Gesamte Gerichtl Med *54*:95–98

Machle W (1948) Berylliosis; observations and report of clinical study of 70 cases of chronic disease. J Lab Clin Med *33*:1613

Machle W (1949) La bérylliose; observations et étude clinique des 60 cas chroniques de cette maladie. Méd Usine (Paris) *11*:491

Machle W, Beyer E, Gregorius F (1948) Berylliosis; acute pneumonitis and pulmonary granulomatosis of beryllium workers. Occup Med *5*:671–683

McAuley DL, Lecky BR, Earl CJ (1977) Gold encephalopathy. J Neurol Neurosurg Psychiatry *40*:1021–1022

McCann HG (1968) Determination of fluoride in mineralized tissues using the fluoride ion electrode. Arch Oral Biol *13*:475–477

McCarthy FP, Wilson R (1932) The blood dyscrasias following the arsphenamines. JAMA *99*:1557

McDowell EM, Nagle RB, Zalme RC, McNeil JS, Flamenbaum W, Trump BF (1976) Studies on the pathophysiologic of acute renale failure. I. Correlation of ultrastructure and function of in the proximal tubule of the rat following administration of mercuric chloride. Virchows Arch [Cell Pathol] *22*:173–196

McFarland RB, Reigel H (1978) Chronic mercury poisoning from a single brief exposure. J Oral Med *20*:532–534

McFarlane JD, Lutkin JE, Burwood RJ (1977) The demonstration of fractures in osteomalacia. Br J Radiol *50*:369–371

McFarlane JD, Khairi MRA, Ricciardone M, Wellman HN, Johnston CC (1979) Renal excretion of ^{99m}Tc-Diphosphonate in osteomalacia. Ann Intern Med *90*:350–351

McGarvey-Ernstene (1947) Skeletal changes in chronic fluorine intoxikation. Cleveland Clin Quart *14*:108–112

McGowan WR, Vermillion SE (1980) Acute interstitial nephritis related to cimetidine therapy. Gastroenterology *79*:746–749

McKhann CF (1932) Lead poisoning in children; cerebral manifestations. Arch Neurol Psychiatr *27*:294–304

McSearraigh ETM, Kallmeyer JC, Schiff HB (1979) Acute renal failure in marathon runners. Nephron *24*:236–240

Madsen S, Ølgaard K, Ladefoged J (1976) l-Alphahydroxycholecalciferol-induced changes in the renal handling of phosphate and the serum parathyroid hormone level. Acta Med Scand *200*:351–354

Madsen S, Ølgaard K, Thaysen JH (1977) The effect of 1α hydroxychole calciferol on the renal handling of phosphate in parathyroidectomized man. Acta Med Scand *202*:23–26

Mage-Grunke K, Guy E, Hassan M (1975) L'ostéosclérose dans les maladies de surcharge. J Radiol [Suppl 1] *56*:106–107

Magos L (1978) Mercury: an environmental and dietary hazard. J Human Nutr *32*:179–186

Majaj AS, Hopkins LL (1966) Selenium and kwashiorkor. Lancet *2*:592–593

Malcólm D (1972) Potential carcinogenic effect of cadmium in animals and man. Ann Occup Hyg *15*:33–36

Maldonado JE, Velosa JA, Kyle RA, Wagoner RD, Holley KE, Salassa RM (1975) Fanconi syndrome in adults. A manifestation of a latent form of myeloma. Am J Med *58*:354

Malluche HH, Ritz E, Lange HP, Kutschera J, Krause G, Seiffert U, Gati A, Lange HP (1975) Skeletal lesions and calcium metabolism in early renal failure. Proc Eur Dial Transplant Assoc *11*:443–450

Malluche HH, Ritz E (1976) Sekundärer Hyperparathyreoidismus bei Niereninsuffizienz, Prophylaxe und Therapie. Münch Med Wochenschr *118*:129–130

Malluche HH, Ritz E, Lange HP, Arras D, Schoeppe W (1976) Bone mass in maintenance haemodialyses. Prospective study with sequential biopsies. Eur J Clin Invest *6*:265–271

Malluche HH, Ritz E, Lange HP, Kutschera J, Hodgson M, Seiffert U, Schoeppe W (1976) Bone histology in incipient and advanced renal failure. Kidney Int *9*:355–362

Malone DNS, Horn DB (1971) Acute hypercalcaemia and renal failure after antacid therapy. Br Med J *1*:709–710

Maltoni C (1974) Angiosarcoma epatico in operal esposti a cloruro di vinile. Resoconto del primi due casi riscontrati in Itala. Med Lav *65*:445–450

Maltoni C (1974) Occupational carcinogenesis. In: Advances in tumor prevention, detection and characterization, vol II, Symposium Bologna 1973. Int Congr Ser No 322. Excerpta Medica, Amsterdam

Maltoni C, Lefemine G (1974) Le potenzialità dei soggi sperimentali nella predizione dei rischi oncogeni ambientali. Un esempio: il clorulo di vinile. Lincei Rend Sc Fis Mat Nat *LVI*:1

Maltoni C, Lefemine G (1975) Carcinogenecity bioassays of vinyl chloride; current results. Ann NY Acad Sci *246*:195–218

Marchisio V, Mioni G, Manno A, Panzetta O (1975) Contróle radiographique systématique des patients avec insuffisance renale chronique en traitement par dialyse. J Radiol [Suppl 2] *56*:581–582

Marei AN, Borisov BK, Petukhova EV (1976) The content of 90 Sr in the bone tissue of the population of the Soviet Union (1959–1971). (The basic laws of its accumulation and distribution.) J Hyg Epidemiol Microbiol Immunol (Praha) *21*:257–265

Maresch W (1978) Der pathologisch-anatomische Befund bei Arsenicvergiftungen. Beitr Gerichtl Med *36*:41–45

Maretic Z, Homadowski J, Razbojnikow S, Brecevic V (1957) Ein Beitrag zur Kenntnis von Vergiftung mit Barium. Med Klin (Berlin) *52*:1950–1953

Mark GJ (1979) Mixed pneumoconiosis: silicosis, asbestosis, talcosis and berylliosis. Chest *75*:726–728

Markoff N (1942) Myelogene Osteopathien. Ergeb Inn Med *61*:132–206

Markowitz SS, McDonald Ch J, Fethiere W, Kerzner MS (1972) Occupational acroosteolysis. Arch Dermatol *106*:219–223

Markt B, Bergmann H, Raab W, Willvonseder R, Höfer R (1978) Vergleich der Akkretionsraten in den Knochen von Kalzium und Pyrophosphat (PYP). In: Schmidt HE (Hrsg) Nuklearmedizin. Schattauer-Verlag, Stuttgart/New York, S 342–345

Marshall CM (1949) The toxic effects of fluorescent lamps. Med J Aust *2*:394

Marsteller HJ, Lelbach WK, Müller R, Jühe S, Lange CE, Rohner HG, Veltman G (1973) Chronisch-toxische Leberschäden bei Arbeitern in der PVC-Produktion. Dtsch Med Wochenschr *98*:2311–2314

Martin EW, Ruskin A, Kelsey FO, Napke E, Farage DJ, Mills DH, Alexander SF, Elkas RW (1978) Hazards of medication, 2nd edn. Lippincott, Philadelphia Toronto

Martin RC, Shapiro AD (1953) Lead poisoning as a cause of the athetoid type of cerebral palsy. Arch Pediatr *70*:20–22

Martin-Bouyer G (1978) Poisoning by orally administered bismuth sats. Gastroenterol Clin Biol *2*:349–356

Maruna RF, Stipinovic G (1974) Über den Bleigehalt der Oberschenkelknochen von Unfallpatienten im Raum Wien (2. Über Knochenstoffwechsel). Wien Med Wochenschr *124*:616–617

Maschio G, Bonucci E, Mioni G, D'Angelo A, Ossi E, Valvo E, Lupo A (1974) Biochemical and morphological aspects of bone tissue in chronic renal failure. Nephron *12*:437–448

Masék V (1979) Emissionen beim Drücken des Kokses aus den Kammern und beim Naßlösch-Verfahren. Zentralbl Arbeitsmed Arbeitsschutz Prophyl *29*:103–109

Masseroni A, Sinigaglia D (1952) Studio clinico ed anatomo-istologico della periostosi ossificante dei lavoratori della madreperla. Arch Ortop (Milano) *65*:205–224

Masset A (1942) Bleiosteosklerose. Zentralbl Allg Pathol *79*:65–71

Massmann W (1956) Experimentelle Untersuchungen über die biologische Wirkung von Vanadiumverbindungen. Arch Toxicol (Berl) *16*:182–189

Massry SG, Arieff AJ, Coburn JW, Palmieri G, Kleemann CR (1974) Divalent ion metabolism in patients with acute renal failure, studies on the mechanism of hypocalcemia. Kidney Int *5*:437–445

Mastromatteo E, Fisher AM, Christie H, Danziger H (1960) Acute inhalation toxicity of vinyl chloride to laboratory animals. Am Ind Hyg Assoc J *21*:394–398

Mathies H (1975) Differentialindikationen in der Rheumatherapie auf Grund bekannter Präparatenebenwirkungen. Acta Med Austriaca *2*:156–160

Mathur AK, Chandra SV, Behari J, Tandon SK (1976) Biochemical and morphological changes in some organs of rats in nickel intoxication. Arch Toxicol (Berl) *37*:159–164

Matsue R, Fukuyama Y, Zimmermann ER (1970) Bone change in experimental cadmium poisoning. Med Biol (Tokyo) *81*:33–36

Maulhardt K (1977) Kohlenoxidvergiftungen. Arch Kriminol *160*:129–147

Maynard EA, Downs WL, Scott JK (1950) Bone and tooth lesions in the rat resulting from ingestion and intraperitoneal administration von Be compounds. Fed Proc *9*:338

Meema HE (1973) The combined use of morphometric and microradiographic methods in the diagnosis of metabolic bone disease. Radiologe *13*:111–116

Meema HE (1977) Recognition of cortical bone resorption in metabolic bone disease in vivo. Skeletal Radiol *2*:11–19

Meema HE, Oreopoucos DG, Rabinovich S, Husdan H, Rappaport A (1974) Periostal new bone formation (periostal neostosis) in renal osteodystrophy. Relationship to osteosclerosis, osteitis fibrosa and osteoid excess. Radiology *110*:513–522

Meema HE, Meema S (1975) Improvid radiologic diagnosis of osteomalacia by microradioscopy of hand bones. Am J Roentgenol Radium Ther Nucl Med *125*:925–935

Mehregan U, Krause KH, Prager P (1979) Zur Häufigkeit der osteopathia antiepileptica beim Erwachsenen in Abhängigkeit von Behandlungsdauer und Medikamentendosis. Arch Psychiatr Nervenkr *226*:299–310

Mehta RS, Shinde VA (1965) Wilson's disease with rickets. Neurology India *13*:67–73

Melanotte PL (1975) Les ostéoscléroses. Approche anatomo-pathologique. J Radiol [Suppl 1] *56*:100–103

Menegello A, Bertoli M, Romagnoli GF (1980) Unusual complication of soft tissue calcifications in chronic renal disease: the articular erosions. Skeletal Radiol *5*:251–252

Meredith HC, Hungerford GD, Rittenberg GM (1978) The skull in renal osteodystrophy. Skeletal Radiol *3*:105–107

Merguet P, Schümann HJ, Murata T (1969) Untersuchungen zur Pathogenese von Hypertonie und Si-

nustachykardie bei der Thalliumvergiftung des Menschen. Dtsch Arch Klin Med *216*:1–20
Merland JJ, Chiras J, Melki JP, Cassan JL (1978) Étude tomodensitométrique dans la maladie de Wilson. Neuroradiology *16*:269–270
Metz O, Stiller KJ, Stoll W (1976) Verteilung von 198 Au-Goldkolloid nach intraventrikulärer und intrazisternaler Injektion bei Kaninchen. Radiobiol Radiother (Berl) *17*:117–123
Metz O, Stoll W, Plenert W (1977) Meningosis "Prophylaxe" mit Radiogold (198 Au) bei der Leukämie im Kindesalter. Dtsch Med Wochenschr *102*:43–46
Meunier P, Edouard C, Bressot C, Valat J-N, Courpron P, Zech P (1975) Histomorphométrie osseuse dans l'insuffisance rénale aigue et chronique. Les critères de définition de l'ostéomalacie. J Urol Nephrol *81*:931–940
Meyer W (1975) Nebenwirkungen der Goldtherapie. Acta Med Austriaca *2*:122–125
Michaelis P (1936) Das Wesen der chronischen Phosphorwirkung und der Phosphornekrose. Arch Gewerbepathol Gewerbehyg *7*:477–485
Michelassi PL (1975) Etude radiologique du malade en traitement par dialyse. J Radiol [Suppl 1] *56*:353–354
Miehlke K (1975) Die Wirkung von D-Penicillamin auf den Verlauf der chronischen Polyarthritis. Acta Med Austriaca *2*:127–129
Miehlke K, Kohlhardt J, Wirth B (1968) Vergleichende Untersuchungen über die immunodepressorische Wirkung von D-Penicillaminen und Goldsalzen bei der chronischen progredienten Polyarthritis. Z Rheumaforsch *27*:445–454
Mihatsch MJ, Manz T, Knüsli C, Hofer HO, Rist M, Gvetg R, Rutishauser G, Zollinger HV (1980) Phenacetinabusus III. Maligne Harnwegtumoren bei Phenacetinabusus in Basel 1963–1977. Schweiz Med Wochenschr *110*:255–264
Milkmann LA (1930) Pseudofractures (hunger osteopathy, late rickets, osteomalacia). Report of a case. Am J Roentgenol *24*:29–37
Milkman LA (1934) Multiple spontaneous idiopathic symmetrical Fraktures. Am J Roentgenol *32*:622–634
Miller W, Balda BR (1975) Polyvinylchlorid-Krankheit unter dem Bilde einer Akrosklerodermie. Hautarzt *26*:387
Miller LF, Rubell L (1934) Transverse bands in the bones of a tuberculous child. Am J Dis Child *47*:354–359
Mindelzun R, Elkin M, Scheinberg JH, Sternlieb J (1970) Skeletal changes in Wilson's disease. A radiological study. Radiology *94*:127–132
MJRD (1975) Summary of current radiation dose estimates to humans with various liver conditions from 198-Au colloidal gold. Dose Estimate Report No 4. J Nucl Med *16*:173–178
Miyakawa T, Deshimaru M, Sumiyoshi S, Teraoka A, Udo N, Hattori E, Patetsu S (1970) Experimental organic mercury poisoning – pathological changes in peripheral nerves. Acta Neuropathol (Berl) *15*:45–55
Miyoshi K, Takauchi S (1977) Chronic tellurium intoxication in rats. Folia Psychiatr Neurol Jpn *31*:111–118
Moeschlin S, Zollinger H, Lüthy F (1942) Beitrag zur Klinik und Pathologie der Thallium-Vergiftung. Dtsch Arch Klin Med *189*:181–213
Moeschlin S, Siegenthaler P (1960) Cholostatische Hepatose durch Gold; Analogie zum Chlorpromacin- und Androgenicterus. Helv Med Acta *27*:707–715
Moll H, Al Faraidi A (1978) Zur Epidemiologie kindlicher Vergiftungen. Oeff Gesundheitswes *40*:757–762
Møller PF, Gudjonsson SkV (1932) Massive fluorosis of bones and ligaments. Acta Radiol *13*:269–294
Monsev G, Struelens M, Roland M (1976) Bismuth encephalopathy. Acta Neurol Belg *76*:301–308
Montz R (1974) Nuklear medizinische Diagnostik des erythrocytären Systems. Radiologe *14*:72–81
Moore JF, Goyer RA, Wilson MA (1973) Lead-induced inclusion bodies. Solubility, aminofacidcontent and relationship to residual acidic nuclear proteins. Lab Invest *29*:488–494
Moore JF, Goyer RA (1974) Lead-induced inclusion bodies: composition and probable role in lead metabolism. Environ Health Perspect *7*:121–127
Moorhead JF, Ahmed KY, Varghese Z, Wills MR, Baillod RA, Tatler GLV, Fairney A (1974) Hypophosphataemic osteomalacia after cadaveric renal transplantation. Lancet *1*:694–697
Morris CE, Heyman A, Pozefsky T (1964) Lead encephalopathy caused by ingestion of illicitly distilled whiskey. Neurology *14*:493–499
Moreau J-F, Droz D, Sabto J, Jungers P, Kleinknecht D, Hinglais N, Michel J-R (1975) Osmotic nephrosis induced by watersoluble triiodinated contrast media in man. Radiology *115*:329–336
Morgan B (1973) Osteomalacia, renal osteodystrophy and osteoporosis, chap 11–13. Thomas, Springfield
Morgan HG, Stewart WK, Lowe KG, Stowers JM, Johnstone JH (1962) Wilson's disease and the Fanconi syndrome. Q J Med *31*:361–384
Morgan TN, Anderson AG (1940) Chronic acetanilide poisoning. Br Med J *2*:187
Morton W (1945) Poisoning by barium carbonate. Lancet *2*:738–739
Mosekilde L, Melsen F (1976) Anticonvulsant osteomalacia determined by quantitative analysis of bone changes. Population study and possible risk factors. Acta Med Scand *199*:349
Mosekilde L, Melsen F, Christensen MS, Lund B, Sørensen OH (1977) Effect of long-term vitamin D_2 treatment on bone morphometry and biochemical values in anticonvulsant osteomalacia. Acta Med Scand *201*:303–307
Moseley J (1963) Bone changes in hematologic disorders (Roentgen aspects). Grune & Straton, New York

Mossop RT (1978) Organophosphate poisoning (letter). S Afr Med J *54*:224
Mrose H (1978) Bestimmung des Bleigehaltes der Luft mit der Ringofentechnik. Z Gesamte Hyg *24*:743–745
Mühlendahl KE v, Etzold R, Krienke EG (1978) Thallium Vergiftung im Kindesalter. Dsch Med Wochenschr *103*:1116–1117
Müller G, Prost F (1977) Cadmium in Fischen des mittleren und untern Neckars. Veränderungen seit 1970. Naturwissenschaften *64*:530–531
Müller H, Geisser P (1979) Bioverfügbarkeit oraler Eisenpräparate. Dtsch Med Wochenschr *104*:1112–1113
Müller KH (1979) Der Bleigehalt innerstädtischer Böden als Maß für die Entsorgung von Kraftfahrzeug-Abgasen. Naturwissenschaften *66*:108–109
Müller-Oerlinghausen B, Klingenfuss B, Poser S (1975) Bedeutung und klinisch-chemische Diagnostik des chronischen Abusus bromhaltiger Schlafmittel. Med Klinik *70*:1484–1489
Mujagic M, Flury W, Descoeudres C, Montandon A, Debrunner HU (1977) Mineralgehalt des Skeletts bei chronischer Niereninsuffizienz, unter Dialysebehandlung, sowie nach Nierentransplantation. Resultate der Isotopendensitiometrie. Schweiz Med Wochenschr *107*:1487–1492
Munck O, Nissen NJ (1956) Development of nephrotic syndrome during treatment with Mercurial diuretics. Acta Med Scand *153*:307–313
Mune O, Nörregard S (1962) Hypervitaminosis A. Hyperostosis corticalis (Caffey). Z Orthop *96*:417–427
Murata I, Hirono T, Saeki Y (1970) Cadmium enteropathy, renal osteomalacia (Itai-Itai-disease in Japan). Bull Soc Int Chir *29*:34–42
Murphy WA, Seligman PA, Tillak Th, Eichling JO, Teitelbaum SL, Joist JH (1979) Osteosclerosis, osteomalacia and bone marrow aplasia: a combined late complikation of thorotrast medication. Skeletal radiol *3*:324–338
Murray JPC (1978) Bone scanning in occupational acroosteolysis. Skeletal Radiol *3*:149–154
Murray MM (1976) Fluoride in caries prevention. Lancet *1*:344
Murray MM, Wilson DC (1946) Fluorine hazards with special reference to some social consequences of industry processes. Lancet *II*:821–825
Naewe W (1957) Tödliche Vergiftung bei Reinigung eines Erdöltanks. Zentralbl Arbeitsmed *7*:89–90
Nagi AH, Alexander F, Barabas AC (1971) Gold nephropathy in rats-light and electron microscope studies. Exp Mol Pathol *15*:354–362
Nagy G, Varga G, Keresztes T (1975) Durch Genuß hoch-arsenhaltigem Wasser verursachte chronische Arsenvergiftungen. Z Hautkr *50*:501–511
Naik RB, Gosling P, Price CP (1977) Comparative study of alkaline phosphatase isoencymes, bone histology and skeletal radiography in dialysis bone disease. Br J Med *1*:1307–1310
Nandi M, Slone D, Jick H, Shapiro S, Lewis GP (1969) Cadmium content of cigarettes. Lancet *2*:1329–1330
Naumann JD (1961) Fluoride osteosclerosis. Ariz Med *8*:123–125
Neale FC, Fischer-Williams M (1958) Copper metabolism in normal adults and in clinically normal relatives of patients with Wilson's disease. J Clin Pathol *11*:441–447
Needleman HL, Leviton A (1979) Neurologic effects of exposure to lead. J Pediatr *94*:505–506
Needleman HL, Gunnoe Ch, Leviton A, Reed R, Peresie H, Maher C, Barett P (1979) Deficits in psychologie and classroom performance of children with elevated dentine lead levels. N Engl J Med *300*:689–695
Neergaard J (1971) Plasticifers in PVC and the occurrence of hepatitis in a haemodialysis unit. A preliminary communication. Scand J Urol Nephrol *5*:141–145
Nef P (1937) Toxische Periostitis (ostéoarthropathie hypertrophiante pneumique) bei benignem Lungentumor, nach Operation geheilt. Helvetia Medica Acta *4*:446–461
Nelp WB (1970) Distribution and radiobiological behavior of colloids and macroaggregates. Medical Radionuclides: Radiation Dose and Effects NS Atomic Energy Commission, 239 p
Neuhaus GA (1978) Muskelschwäche als Leit- oder Warnsymptom unter medikamentöser Therapie und bei Intoxikationen. Verh Dtsch Ges Inn Med *84*:852–862
Neumann MA (1948) Hämochromatosis of the central nervous system. J Neuropathol Exp Neurol *7*:19–34
Nicaud P, Lafitte A, Gros A (1942) Les lésions osseuses de l'intoxication chronique par le cadmium. Paris Méd *32*:320
Nicaud P, Lafitte A, Gros A, Gautier JP (1942) Les lésions osseuses de l'intoxication chronique par le cadmium. Aspects radiologiques, á type de syndrome de Milkmann. Efficacité du traitement calcique et vitaminique (vitamin D). Bull Mem Soc Med Hop Paris *58*:204
Nicaud P, Lafitte A, Gros A, Gautier JP (1942) Syndrome de Milkmann (Stries osseuse symmetriques) chez un ouvrier d'une usine de cadmium. Bull Mem Soc Med Hop Paris *58*:208
Nichol AD, Dominguez R (1949) Cutaneous granuloma from accidental contamination with beryllium phosphors. JAMA *140*:855–860
Nielsen HE, Melsen F, Christensen MS, Hansen HE, Rødbro P, Johannsen A (1977) 1 alpha-hydroxychloe calciferol treatment of long-term hemodialyzed patients. Effects on mineral metabolism, bone mineral content and bone morphometry. Clin Nephrol *8*:429–434
Niemeier B (1967) Der Einfluß von Chelatbildnern auf Verteilung und Toxicität von Cadmium. Int Arch Gewerbepathol *24*:160–168
Noetzel H (1940) Diffusion von Blutfarbstoff in der

inneren Randzone und äußeren Oberfläche des Zentralnervensystems bei subarachnoidaler Blutung. Arch Psychiatr Nervenkr *111*: 129–138

Nome O, Lindseth Ditlefsen EM (1959) Akutt bensinforgiftning; fire tilfelle. Nord Med *61*: 140–141

Nordberg GF, Goyer RA, Nordberg M (1975) Comparative toxicity of cadmium-metallothionin and cadmium chloride on mouse kidney. Arch Pathol *99*: 192–197

Nordin BE (1973) Osteoporosis. Clin Endocrinol Metabol *2*: 155–158

Nordin RW (1981) Animal model of human disease. Renal osteodystrophy in dogs with radiation nephropathy. Am J Pathol *103*: 466–469

Norman JS, Perlman R, Bastable S (1947) Renal osteodystrophy. JAMA *133*: 761–763

North KAK (1966) Multiple stress fractures simulating osteomalacia. Am J Roentgenol *97*: 672–675

Oberdalhoff H (1947) Experimente und klinische Studien zur Frage der Knochenregeneration. Langenbecks Arch Klin Chir *260*: 109–120

Oberländer HE, Roth K (1976) Radiometrischer Nachweis der Cadmiumanreicherung im Mehlkörper des Weizenkorns nach Cadmium-Zufuhr zum Boden. Naturwissenschaften *63*: 483

Occupational disease acts; toxic encephalitis as a sequela of poisoning by benzol. JAMA *122*: 464 (1943)

Ohnesorge FK (1973) Zur Toxicität von Cadmium. Schriftenr Ver Wasser Boden Lufthyg *40*: 131–147

Ohta M (1970) Ultrastructur of sural nerve in a case of arsenical neuropathy. Acta Neuropathol (Berl) *16*: 233–242

Okonek S (1978) Möglichkeiten und Bedeutung toxikologischer Analysen in der Klinik. Verh Dtsch Ges Inn Med *84*: 1594–1598

Olah AJ (1973) Quantitative relations between osteoblasts and osteoid in primary Hyperparathyreoidism, intestinal malabsorption and renal osteodystrophy. Virchows Arch [Pathol Anat] *358*: 301–308

Olbrycht J (1924) Zur Kasuistik der seltenen Vergiftungsarten. Dtsch Z Gesamte Gerichtl Med *4*: 259–275

Older R, Miller J, Jackson D, Johnsrude J, Thompson W (1976) Angiographically induced renal failure and its radiographic detection. Am J Roentgenol *126*: 1039–1045

Ordonez de la Mora BR (1978) Epidemiologic study of an acute accident of environmental contamination in the Federal District of Mexico. Salud Publica Mex *20*: 87–91

Ordstrand HS van, Hughes R (1945) Beryllium poisoning. JAMA *129*: 1084–1090

Oreopoulos DG, Robson M, Faller B, Ogilvie R, Rapoport A, de Veber GA (1979) Continuous ambulatory peritoneal dialysis: a new era in the treatment of chronic renal failure. Clin Nephrol *11*: 125–128

Oreopoulos DG, Wilson DR, de Veber GA, Fenton SS, Saiphoo C, Williams C, Johnson M (1979) Dialysis for renal failure in Toronto (Letter). Lancet *1*(8122): 926

Orr W, McN, Birtch AG, Diethelm AG, Dubernard JM, Duguella J (1970) A study of the potential nephrotoxicity of heterologous antilymphocyte serum. Clin Exp Immunol *6*: 305–311

Osler W (1892) The principles and practice of medicine, 1st edn. D Aplleton, New York, pp 696, 701–703

Østergard K (1977) The concentration of cadmium in renal tissue from smokers and non-smokers. Acta Med Scand *202*: 193–195

Ostertag B (1929) Die an bestimmte Lokalisation gebundenen Konkremente des Zentralnervensystems und ihre Beziehung zur „Verkalkung intracerebraler Gefäße" bei gewissen endokrinen Erkrankungen. Virchows Arch [Pathol Anat] *275*: 829–859

Owen JA, Peskin K (1958) Clinical study of an adult with hypophosphatasia. Clin Res *6*: 249

Palosuo T, Provost TT, Milgrom F (1976) Gold nephropathy: serologic data suggesting an immune complex disease. Clin Exp Immunol *25*: 311–318

Papalardo G (1977) Dental caries and the morbidity and mortality index in populations with endemic fluorosis. Minerva Stomatol *26*: 53–61

Parfitt AM (1969) Soft-tissue calcification in uremia. Arch Intern Med *124*: 544–556

Parfitt AM (1969a) Relation between parathyroid cell mass and plasma calcium concentration in normal and uremic subjects. Arch Intern Med *124*: 269–274

Parfitt AM (1972) Renal osteodystrophy. Orthop Clin North Am *3*: 6 1–698

Parfitt AM (1972) The spectrum of hypoparathyroidism. J Clin Endocrinol Metab *34*: 152–158

Parfitt AM (1972) The interactions of thiazide diuretics with parathyroid hormone and vitamin D. Studies in patients with hypoparathyroidism. J Clin Invest *51*: 1879–1888

Parfitt AM, Massry SG, Winfield AC, de Palma J, Gordon A (1971) Disordered calcium and phosphorus metabolism during maintenance hemodialysis. Correlation of clinical roentgenographic and biochemical changes. Am J Med *51*: 319–330

Parfitt AM, Frame B (1972) Treatment of rickets and osteomalacia. Semin Drug Treat *2*: 83–115

Parfitt AM, Massry SG, Winfield AC (1972) Osteopenia and fractures occuring during maintenance hemodialysis. A new form of renal osteodystrophy. Clin Orthop *87*: 287–302

Parizek J (1960) Sterilisation of the male by cadmium salts. J Prod Fertil *1*: 294–309

Parizek J, Zahor A (1956) Effect of cadmium salts on testicular tissue. Nature *177*: 1036

Park EA, Jackson Deborah, Kajdi L (1931) Shadows produced by lead in the x-ray pictures of the growing skeleton. Am J Dis Child *41*: 485–499

Park EA, Jackson Deborah, Goodwin Kajdi L (1933) X-ray shadows in growing bones produced by lead. Their characteristics cause, anatomical counterpart in the bone and differentiation. J Pediatr *3*: 265–298

Parkin TW, Rusted JE, Burchell HB, Edwards JE (1955) Hemorrhagic and interstitial pneumonitis with nephritis. Am J Med *18*:220–236

Parmley RT, Barton JC, Conrad ME, Austin RL (1979) Ultrastructural radioautography and cytochemistry of lead absorption. Am J Pathol *96*:85–99

Parsons JA, Reit B (1974) Chronic response of dogs to parathyroid hormone infusion. Nature *250*:254–257

Patel R, Savage H (1979) Symptomatic hypomagnesemia associated with gentamicin therapy. Nephron *23*:50–52

Paterson CR, Losowski MS (1967) The bones in chronic liver disease. Scand J Gastroenterol *2*:293–300

Paulson G, Vergarb G (1972) Thallium intoxication treated with dithizone and haemodialysis. Arch Intern Med *129*:100–103

Pava S de la, Nigogosyan G, Pickren JW (1962) Fatal glomerulonephritis after receiving horse anti-human-cancer serum. Arch Intern Med *109*:391–398

Peacock M, Gallagher JC, Nordin BE (1974) Action of 1 alpha-hydroxy vitamin D_3 on calcium absorption and bone resorption in man. Lancet *1*:385–389

Pease ChN, Newton GG (1962) Metaphyseal dysplasia due to lead poisoning in children. Radiology *79*:233–240

Pedoja G, Sorgato G (1975) Résultats de screening radiographique chez des malades en insuffisance rénale chronique traités par hémodialyse. J Radiol [Suppl 2) *56*:582–584

Pedoja G, Tosi G (1975) L'application d'une méthode densitométrique dans la surveillance des ostéodystrophies des malades en hémodialyse iterative. J Radiol [Suppl 2] *56*:585–587

Pellegrino ED, Biltz RM, Letteri JM (1977) Interrelationships of carbonate, phosphate, monohydrogen phosphate, calcium, magnesium and sodium in uraemic bone: comparison of dialysed and non-dialysed patients. Clin Sci Mol Med *53*:307–316

Penalver R (1957) Diagnosis and treatment of manganese intoxication; report of a case. Arch Ind Health *16*:64–66

Pentschen A (1965) Morphology and Morphogenesis of lead encephalopathy. Acta Neuropathol (Berl) *5*:133–150

Pentschew A, Ebner FF, Kovatch RM (1963) Experimental manganese encephalopathy in monkeys. A preliminary report. J Neuropathol Exp Neurol *22*:488–499

Pepperkorn und Kähling (1944) Osteopetrose als Folge einer chronischen Fluorintoxikation. Reichsarbeitsblatt *14/15*:64–67

Perale R, Muzzio PC, Maggio C, Miotto D, Flores d'Arcais R (1975) Possibilité d'evaluation de l'ostéodystrophie rénale par l'examen radiologique avec agrandissement optique des segments métacarpo-phalangiens. J Radiol [Suppl 2] *56*:584–585

Perkins HA (1950) Bromide intoxication. Analysis of cases from a General-Hospital. Arch Intern Med *85*:783–794

Perkins RL, Apicella MA, Lee JS, Cuppage FE, Saslaw S (1968) Cephaloridine and cephalothin: Comparative studies of potential nephrotoxicity. J Lab Clin Med *71*:75–84

Perlman M, Walker R (1973) Acute leukemia following cytotoxic chemotherapy. JAMA *224*:250

Perman JA, Werlin SL, Grand RJ, Watkins JB (1979) Laboratory measures of copper metabolism in the differentiation of chronic aktive hepatitis and Wilson's disease in children. J Pediatr *94*:564–568

Petres J, Berger A (1972) Zum Einfluß anorganischen Arsens auf die DNA-Synthese menschlicher Lymphocyten in vitro. Arch Dermatol Forsch *242*:343–352

Petri E (1930) Pathologische Anatomie und Histologie der Vergiftungen. In: Handbuch spezielle Pathologische Anatomie und Histologie. Springer, Berlin, S 156–158

Petrini M (1941) Ricerche sull 'intossicazione acuta e sub-acuta da benzina e da benzolo. Rass Med Indust *12*:453–476

Peyton MI, Worcester J (1959) Exposure data and epidemiology of the beryllium case registry 1958. Arch Ind Health *19*:94–99

Pfrieme F (1934) Über den normalen und pathologischen Bleigehalt der Zähne von Menschen und Tieren. Arch Hyg *111*:232–242

Phemister DB (1918) The effect of phosphorus on growing, normal and diseased bones. JAMA *70*:1737–1743

Phemister DB (1935) Bone growth and repair. Ann Surg *102*:261–285

Philippow A (1943/44) Die polarographische Thalliumbestimmung im Knochen. Dtsch Z Gesamte Gerichtl Med *38*:203–207

Pick E (1927) Versuch einer Goldbehandlung des Rheumatismus. Wien Klin Wochenschr *39*:1175

Pierides AM, Ellis HA, Ward M, Simpson W, Peart KM, Alvarez-Ude F, Uldall PR, Kerr DNS (1976) Barbiturate and anticonvulsant treatment in relation to osteomalacia with haemodialysis and renal transplantation. Br Med J *1*:190–193

Pinet F, Pinet A, Barriere J, Bouche B (1961) Endemic fluoroses of aqueous origin. in Souf. darmous and fluorosis osteopetroses. A report on 51 cases of condensing osteoses. Algerie Med *65*:737–749

Pinet F, Pinet A, Barriere J, Bouche B, Bouche MM (1961) Endemic fluoride-induced osteopathies of water-supply origin. 49 observations on osteosis condensans in Souf. Southern Algeria. Ann Radiol (Paris) *4*:589–612

Piscator M (1964) Cadmium in the kidneys of normal human beings and the isolations of metallothionein from livers of rabbits exposed to cadmium. Nord Hyg T *45*:76–82

Piscator M, Pettersson R (1977) Chronic cadmium poisoning-diagnosis and prevention. In: Brown SS (ed) Clinical chemistry and chemical toxicology of metals. Elsevier/North Holland, Amsterdam

Pizon P (1959) Les ostéoses décalcifiantes d'origine bismuthique. Presse Méd *67*:916–917

Poisoning with alkyl merkury compounds. Br Med J *1*:599–600

Policard A (1949) Contribution à l'étude de l'action des composés du beryllium (glycinium) sur le poumon i la pneumopathie beryllique expérimentale. Bull Acad Nat Méd *133*:381–384

Pommer G (1919) Zur Kenntnis der progressiven Hämatom- und Phlegmasieveränderungen der Röhrenknochen auf Grund der mikroskopischen Befunde im neuen Knochenzystenfalle H. v. Haberers. Arch Orthop *17*:17–69

Ponsold W, Pankow D, Grimm I, Gutewort R, Glatzel W, Tietze K (1978) Kombinationswirkungen von Kohlenmonoxid und Benzol bei Ratten. Z Gesamte Hyg *24*:508–513

Popper H, Thomas LB, Telles NC, Falk H, Selikoff IJ (1978) Development of hepatic angiosarcoma in man induced by vinyl chloride, Thorotrast and arsenic: Comparison with cases of unknown etiology. Am J Pathol *92*:349–369

Potts CL (1965) Cadmium proteinuria – the health of Battery workers exposed to cadmium oxide dust. Am Occup Hyg *8*:55–61

Potts JT, Reitz RE, Beftos LJ, Kaye MB, Richardson JA, Buckle RM, Aurbach GD (1969) Secondary hyperparathyreoidismus in chronic renal disease. Arch Intern Med *124*:408–412

Preisz KR (1956) Über Bariumvergiftungen. Z Aerztl Fortbild (Jena) *50*:110–112

Price CD, Williams WJ, Pugh A, Joynson DH (1977) Role of in vitro and in vivo tests of hypersensitivity in beryllium workers. J Clin Pathol *30*(1):24–28

Prigge E (1977) Effects of carbon neonoxide inhalation on erythropoiesis and cardiac hypertrophy in fetal rats. Toxicol Appl Pharmacol *42*:225–228

Prigge E (1978) Early signs of oral and inhalative cadmium uptake in rats. Arch Toxicol (Berl) *40*:231–247

Pugh DG (1951) Subperiosteal resorption of bone; a roentgenologic manifestation of primary hyperparathyreoidism and renal osteodystrophy. Am J Roentgenol *66*:577–585

Pulawski A (1923) Selbstmordversuch mit Barium. Pol Gazeta Lekarska *2*:299–300

Pupek Musialik D, Jurczykowski TW (1978) Radiological appearance of skeletal system and biochemical changes in patients on long-term treatment with Diphenylhydant n. Pol Przegl Radiol *17*:139–143

Pushin GA (1965) O porazhenii pecheni i zhelchnykh putei u rabochikh zaniatykh o proizvodstve nekotorykh vidov plastmass. Sov Med *28*:132–135

Puzanová L, Doskoıcil M, Doubkowá A (1978) Disturbances of the development of chick embryos after the administration of beryllium chloride at early stages of embryogenesis. Folia Morphol (Praha) *26*:228–231

Pyle E (1931) A case of unusual bone development. J Bone Joint Surg *13*:874–876

Quensel F (1902) Zur Kenntnis der psychischen Erkrankungen durch Bleivergiftung. Arch Psychiatr Nervenkr *35*:612–617

Quint PA, Klingenschmith HC, Datu JA (1979) Multiple regions of absent bone mineral and marrow function in a patient with chronic renal failure. Radiology *130*:751–752

Rabl C (1928) Zur Phosphorbehandlung in der Chirurgie. 52. Tagung der Deutschen Gesellschaft für Chirurgie 11.–14.4.1928. Langenbecks Arch *152*:126–128

Racanelli A (1975) Ostéosclérose dans la lépre. J Radiol [Suppl 1] *56*:120–121

Radomski IL, Fuyat HN, Nelson AA, Smith PK (1950) The toxic effects, excretion and distribution of lithium chloride. J Pharmacol Exp Ther *100*:429–444

Ragan C, Boots RH (1947) The treatment of gold dermatides; use of BAL (2,3-dimercaptopropanol) JAMA *133*:752–754

Ragan CA, Tyson TL (1946) Chrysotherapy in rheumatoid arthritis: 3-year follow up of 142 patients treated with gold. Presented at meeting of the American Rheumatism Association. May 25th, 1946, New York City.

Rahill WJ, Walser M (1965) Renal rubular reabsorption of trace alkarine earths compared with calcium. Am J Physiol *208*:1165–1170

Randall RE, Osheroff RJ, Bakerman S, Setter JG (1972) Bismuth nephrotoxicity. Ann Intern Med *77*:481–482

Rapoport M, Rubin MJ (1941) Lead poisoning; clinical and experimental study of factors influencing seasonal incidence in children. Am J Dis Child *61*:245–255

Rasmussen H (1973) Hormonal control of bone cell function. Triangle *12*:103–109

Rasmussen H (1974) Die hormonale Steuerung der Knochenzellfunktion. Triangle *12*:103–110

Rasmussen H, Kurakowa K, De Long A (1971) Phosphate and bone cell function. In: Hioco DJ (ed) Phosphate et metabolisme phosphocalcique. L'Expansion Scientifique Francaise, Paris, p 1

Rasmussen H, Bordier P, Kurokowa K, Nagata N, Ogata E (1974) Hormonal control of skeletal and mineral homeostasis. Am J Med *56*:751–758

Rasmussen H, Baron R, Broadus A, Defronzo R, Lang R, Horst R (1980) 1,25 $(OH)_2$ D_3 is not the only D metabolite involved in the pathogenesis of osteomalacia. Am J Med *69*:360–368

Rate RG (1979) Podophyllintoxicity. Ann Intern Med *90*:723

Rathus E, Stinton RG, Putmann JL (1979) Arsine poisoning, country style. Med J Aust *1*:163–166

Ravault P, Pellet MV (1958) Les ostéoses décalcifiantes d'origine bismuthique. Rev Lyon Med *7*:827–837

Ravnskov U (1978) Exposure to organic solvents –

a missing link in poststreptococcal glomerulonephritis? Acta Med Scand *203*:351–356

Rauch HW (1979) Quecksilberablagerungen in der Lunge und im Abdomen bei einer 20jährigen Frau. Praxis Klin Pneumol *33*:177–182

Rechlin R, Rossberg B, Reinschke P, Gudowski G (1978) Zur Problematik der Vergiftungen (Ingestionsunfälle) im Kindesalter. Z Aerztl Fortbild (Jena) *72*:905–909 und 960–966

Rees J, Adelman M, Pratilas V (1979) Chronic arsenic poisoning, a problem in anesthetic management. Anesthesiology *51*:84–86

Reeve J, Wootton R, Hesp B (1976) A new method for calculating the accretion rate of bone calcium and some observations on the suitability of strontium 85 as a tracer for bone calcium. Calcif Tissue Res *2*:121–135

Reid G, Patterson AC (1977) Pure red-cell aplasia after gold treatment. Br Med J *2*:1457

Reinberg SA (1962) Clinical-roentgenological observations on unusual manifestations of leukosis in childhood brevispondilitis. Pediatrija *40*:15–23

Reinwein H, Anschütz F (1961) Nierenschädigungen durch quecksilberhaltige Diuretica. Münch Med Wochenschr *103*:2506–2511

Reissmann KR, Coleman TJ, Budai BS, Moriarty LR (1955) Acute intestinal iron intoxication. I. Iron absorption, serumiron and autopsy findings. Blood *10*:35–45

Remick RA, Miles JE (1977) Carbon monoxide poisoning: neurologic and psychiatric sequelae. Can Med Assoc J *117*:654–657

Rennert OM, Weiner P, Madden J (1970) Asymptomatic lead poisoning in 85 Chicago children. Some diagnostic, therapeutic, prognostic and sociologic considerations. Clin Pediatr (Phila) *9*:9–13

Rennie N (1977) Local gold toxicity. Br Med J *1*:446–447

Renton P, Shaw DG (1976) Hypophosphatemic osteomalacia secondary to vascular tumors. Skeletal Radiol *1*:21–24

Rey W von, Heinecker R, Kaemmerer E (1958) Beitrag zur Klinik der akuten Thalliumvergiftung. Medizinische *II*:1814

Reynolds PW (1951) Beryllium disease from the ceramic industry; report of a case. Arch Ind Hyg Occup Med (Chicago) *3*:575–578

Richter V (1930) Beitrag zur Pharmakologie des Beryllium. Dissertation Würzburg

Riedel (1896) Über Phosphornekrose. Die Entfernung des Oberkiefers vom Munde aus. Arch Klin Chir (Berl) *53*:505–529

Rimondi C, Monetti N, Bellanova B, Zucchelli P, Fusaroli M, Fabbri L, Trenta A, Pavlica P, Viglietta G (1975) L'ostéodystrophie dans l'insuffisance rénale chronique. Etude clinique, histologique, radiologique et radioisotopique. J Radiol [Suppl 1] *56*:346

Ringoir S (1970) LDH isoenzyme pattern of rat kidney in mercurial intoxication. Nephron *7*:538–544

Ritz E, Krempien B, Kütemeyer H, Andrassy K (1971) Osteopathy in experimental uremia. I. Vitamin D resistance. Klin Wochenschr *49*:113–115

Ritz E, Andrassy K, Krempien B, Lenhard V (1973) Pathophysiologische Probleme der Osteopathie bei Langzeit-Hämodialyse. Med Welt (NF) *24*:517–522

Ritz E, Kuhn HM, Krempien B, Beduhn D (1973) Röntgenologische Zeichen des gestörten Calciumstoffwechsels bei Dialysepatienten. I. Häufigkeit röntgenologischer Skelettveränderungen. Fortschr Roentgenstr *119*:52–63

Ritz E, Kuhn HM, Krempien B, Heuck F, Müller W, Kerle W, Aschermann C (1973) Röntgenologische Zeichen gestörten Calciumstoffwechsels bei Dialysepatienten. II. Beziehung der Röntgensymptome zu möglichen pathogenetischen Faktoren. Fortschr Roentgenstr *119*:194–202

Ritz E, Malluche H, Bommer J, Mehls O, Krempien B (1974) Metabolic bone disease in patients on maintenance Hemodialysis. Nephron *12*:393–404

Ritz E, Malluche HH, Krempien B, Tschope W, Massry SG (1978) Pathogenesis of renal osteodystrophy: roles of phosphate and skeletal resistance to PTH. Adv Exp Med Biol *103*:423–436

Ritz E, Andrassy K, Gebest J (1979) Tubuläre Funktionsstörungen bei parenchymatösen Nephropathien. Med Welt *30*:220–226

Rizzoni G (1979) Nephrotic syndrome during treatment with alpha-mercaptopropionylglycine. J Urol *122*:381–382

Rockoff SD, Kaye H, Armstrong JD Jr, Stansel HG (1969) Effect of increased bone blood flow on bone metabolism. Preliminary report. Invest Radiol *4*:230–235

Rösick U, Ziemen KE (1973) Diffusion von 45 Ca, 85 Sr and 32 P in Hydroxylapatit. Biophysik *9*:120–131

Roholm K (1937) Fluorine intoxication. Lewis, London

Roholm K (1937) Fluorine intoxikation. A clinical-hygienic study, with a review of the literature and some experimental investigations. HK Lewis, Copenhagen-London

Roholm K (1937) Fluorschädigungen. Arbeits-Medizin (Abhandb. über Berufskrankheiten und deren Verhütung), Bd 7. Barth, Leipzig

Roholm K (1939) Fluorvergiftung. Eine Übersicht über die Rolle des Fluors in der Pathologie und Physiologie. (Ausführliches Schrifttum bis 1938). Ergeb Inn Med *57*:822–915

Rohr K (1960) Das menschliche Knochenmark. Thieme-Verlag, Stuttgart

Romano C, Tortorolo G, Grossi-Bianchi ML, Verde J (1966) L'encefalopatia cronica da piombo (Chronische Encephalopathie durch Bleivergiftung). Minerva Pediatr *18*:416–425

Roos B, Skoldborn H (1974) Dual photon absorptiometry in lumbar vertebral. I. Theory and method. Acta Radiol (Stockh) NS *13*:266–280

Ropper AH, Hatten HP Jr, Davis KR (1979) Computed tomography in Wilson disease: report of 2 cases. Am Neurol *5*:102–103

Rosa RM, Kra SJ (1974) Gold induced thrombocytopenic purpura. Conn Med *38*:592–594

Rosenoer VM, Michell RC (1959) Skeletal changes in Wilson's disease (hepatolenticular degeneration). Br J Radiol *32*:805–809

Rosenthal P (1958) Siderose der Randzonen des Zentralnervensystems. Dtsch Z Nervenheilkd *178*:431–472

Rosenthal HL, Cochran OA, Eves MM (1972) Strontium content of mammalian bone, diet and excreta. Environ Res *5*:182–191

Rosenthall L, Kaye M (1975) Technetium-99m-pyrophosphate kinetics and imaging in metabolic bone disease. J Nucl Med *16*:33–39

Rosenthall L, Kirsh J (1976) Observations on radionuclide imaging in hypertrophic pulmonary osteoarthropathy. Radiology *120*:359–362

Roth SJ, Marshall RB (1969) Pathology and Ultrastructure of the human parathyroid glands in chronic renal failure. Arch Intern Med *124*:397–406

Rothermich NO, Philips VK, Bergen W, Thomas MA (1976) Chrysotherapy. A prospective study. Arthritis Rheum *19*:1321–1327

Rouget A (1974) Modifications radiologiques dans la fluorose industrielle. Thése No 3407, Faculté de Médicine Université de Genéve

Royston GR (1949) Acute pneumonitis in a beryllium worker. Br Med J *1*:1030–1032

Rubitzky HJ, Myerson RM (1949) Acute phosphorus poisoning. Arch Intern Med *83*:164–178

Rüdt U, Zeller M (1977) Zur Frage der Gesundheitsgefährdung durch Weich-Polyvinylchlorid nach einer per os-Aufnahme. Z Rechtsmed *79*:109–114

Runco A, Bossi R (1953) La periostiopatia dei lavoratori della madreperla. Radiol Med (Torino *39*:643–654

Russel RCG, Bisaz S, Fleisch H (1969) Pyrophosphate and diphosphonates in calcium metabolism and their possible role in renal failure. Arch Intern Med *124*:571–577

Russell J, Avioli L (1971) Bone collagen-mineral maturation in chronic uremia. J Lab Clin Med *78*:1000–1001

Russin LA, Stadler HE, Jeans PC (1942) The wismuth lines of long bones in infants aged one month. J Pediatr *21*:211–213

Rutishauser E (1941) Blei-Osteosklerose. Schweiz Med Wochenschr *71*:189

Rutishauser E (1942) Blei-Osteosklerose. Zentralbl Allg Pathol *78*:132

Rystand DA (1948) Fatal anuria, nephrotic syndrome and glomerular nephritis as sequels of dermatitis of poison oak. Am J Med *5*:548–560

Sachs HK, McCaughran DA, Krall V, Rozenfeld JH, Yongsmith N (1979) Lead poisoning without encephalopathy. Effect of early diagnosis on neurologic and psychologic salvage. Am J Dis Child *133*:786–790

Sackler JP, Liu L (1973) Heparin-induced osteoporosis. Br J Radiol *46*:548–550

Sakabe H (1975) Bone lesions among polyvinyl chloride production workers in Japan. Ann Ny Head Sci *246*:78–79

Sakaguchi H, Dachs S, Mautner W, Grishman E, Churg J (1964) Renal glomerular lesions after administration for carbon tetra chloride and athionine. Lab Invest *13*:1418–1426

Salassa RM, Jowsey J, Arnaud CD (1970) Hypophosphatemie osteomalacia associated with "nonendocrine" tumors. N Engl J Med *283*:65–70

Saltzman PW, West M, Chomet B (1962) Pulmonary hemosiderosis and glomerulonephritis. Ann Intern Med *56*:409–421

Samele Acquaviva C (1968) Intossicazione acuta da caduta accidentale in un bagno per cadmiatura. Minerva Anestesiol *34*:1171

Saracoglu K, Gültürk R (1958) Ein Fall von Thallium-Vergiftung. Münch Med Wochenschr *100*:804–806

Sarič M (1976) Malignant tumors of the liver and lung in an area with PVC industry. Environ Health Perspect *17*:189–192

Saris N-E, Järvisalo J (1977) Transport and binding of cadmium in kidney mitochondria. In: Brown SS (ed) Clinical chemistry and chemical toxicology of metals. Elsevier/North Holland, Biomedical Press, p 109–112

Sarre H, Kluthe R (1968) Nephrotisches Syndrom einschließlich renal bedingter Ödeme. In: Handbuch Innere Medizin VIII, 2, S 231–330

Sartain P, Whitaker JA, Martin J (1964) The absence of lead lines in bones of children with early lead poisoning. Am J Roentgenol *91*:597–601

Sato K (1975) Histochemical demonstration of cadmium in tissue cells by fluorescence technique. Acta Histochem Cytochem *8*:75

Sato K, Jwamasa T, Tsuru T, Takeuchi T (1978) An ultrastructural study of chronic cadmium chloride-induced neuropathy. Acta Neuropathol (Berl) *41*:185–190

Sauerbrunn BJ, Ryan CM, Shaw JF (1965) Chronic fluoride intoxication with fluorotic radiculomyelopathy. Ann Intern Med *63*:1074–1078

Savilahti M (1948) Pulmonary complication following use of gold salts. Ann Med Intern Fenn *37*:263–266

Savori J, Sedor FA (1977) Arsenic poisoning. In: Brown SS (ed) Clinical chemistry and chemical toxicology of metals. Elsevier/North-Holland Biomedical Press, p 271–286

Schäfer K (1980) Die Behandlung der urämischen Osteopathie. Dtsch Med Wschr *105*:1601–1602

Schaefer P, Schaefer K (1969) Radiologische Aspekte der urämischen Osteopathie. Radiologe *9*:163–167

Schärer K, Chantler C, Brunner FP, Gurland HJ, Jakobs C, Selwood NH, Spies G, Wing AJ (1976) Combined report on regular dialyses and transplantation of children in Europe, 1975. In: Robin-

son BHB (ed) Proceedings of the XIIIth Congress of European Dialysis and Transplant Association. Pitman Medical Publishing, Kent, England, p 60
Scheele C von (1976) Light chain myeloma with features of the adult Fanconi syndrome: six years remission following one course of melphalan. Acta Med Scand *199*:533–537
Scheele C von, Althoff P, Kempi V, Schelin U (1976) Nephrotic syndrome due to subacute glomerulonephritis-association with hydrocarbon exposure? Acta Med Scand *200*:427–429
Scheinberg JH, Gitlin D (1952) Deticiency of ceruloplasmin in patients with hepatolenticular degeneration (Wilson's disease). Science *116*:484–485
Scheinberg JH, Sternlieb J (1959) The liver in Wilson's disease. Gastroenterology *37*:550–564
Scheinberg JH, Sternlieb J (1960) The pathogenesis and clinical significance of the liver disease in hepatolenticular degeneration (Wilson's disease). Med Clin North Am *44*:665–679
Scheinberg JH, Sternlieb J (1965) Wilson's disease. Ann Rev Med *16*:119–134
Schiller E (1960) Der Transport korpusculärer Elemente entlang der lymphatischen und vasculären Abflußwege. Verh Anat Ges *1960*:363–369
Schilling F (1973) Reflexdystrophien und dystrophische Pseudoarthritiden der unteren Extremitäten. Z Rheumaforsch *32*:375
Schinz HR, Baensch WE, Uehlinger E (1950) Lehrbuch der Röntgendiagnostik, Bd 2. Thieme, Stuttgart, S 461
Schinz HR, Baensch WE, Uehlinger E, Frommhold W, Glauner R, Wellauer J (1979) Lehrbuch der Röntgendiagnostik. 6. Aufl: Bd II/1, Skelett. Thieme, Stuttgart
Schlatter C (1976) Gefährdung von Konsument und PVC-Arbeitern durch Vinylchlorid. Schweiz Med Wochenschr *106*:647–650
Schlegel H (1970) Laboratoriumsdiagnostik der chronischen Bleivergiftung. Dtsch Med Wochenschr *95*:2131–2132
Schlegel HH (1974) Industrielle Skelettfluorose. Vorläufiger Bericht über 61 Fälle aus Aluminiumhütten. Méd Soc Prévent *19*:269–274
Schmidt ChrW (1976) Screening auf Nachbarschaftsfluorose mit der Röntgenreihenuntersuchung. Z Gesamte Hyg *22*:815–817
Schmidt ChrW (1976) Nachbarschaftsfluorose. Dtsch Gesundheitswesen *31*:1700–1703
Schmidt Chr, Franke J (1976) Kasuistische Darstellung eines Falles der sog. „Nachbarschaftsfluorose". Z Gesamte Hyg *22*:611–615
Schmidt CW, Kunze P, Funke U, Auermann E (1978) Knochenfluorose ohne berufliche Exposition bei chronischer Niereninsuffizienz. Z Gesamte Inn Med *33*:837–840
Schmidt D (1971) Zur Frühdiagnostik der Bleiintoxikation: Schnellnachweise der δ-Aminolävulinsäure. Fortschr Med *8*:328
Schmidt D, Sansoni B, Kracke W, Dietl F, Bauchinger M, Stich W (1972) Die Bleibelastung der Münchener Verkehrspolizei. Münch Med Wochenschr *114*:1761–1763
Schmidt D, Stich W (1973) Diagnostische Kriterien erhöhter Bleiaufnahme. Münch Med Wochenschr *115*:103–108
Schmidt HG (1949) 1) Symmetrische Umbauzonen (sog. Milkmann'sche Krankheit). Fortschr Roentgenstr *71*:304–327
Schmidt HG (1949) 2) Über die Hungerosteopathie beim Erwachsenen. Fortschr Roentgenstr *71*:328–338
Schmidt P Gehlke R (1971) Tierexperimentelle Untersuchungen zur Toxizität des Kadmiumstearats. Z Gesamte Hyg *17*:827–831
Schmidt P, Gohlke R, Köhler R (1971) Zur akuten inhalativen Toxizität von Kadmiumstearat. Z Gesamte Hyg *17*:308–311
Schmidt R, Wilber CG (1978) Mercury and lead content of human body tissues from a selected population. Med Sci Law *18*:155–158
Schnall C, Wiener JS (1958) Nephrosis occurring during tolbutamide administration. JAMA *167*:214–215
Schnegg A, Kirchgessner M (1977) Zur Differentialdiagnose von Fe- und Ni-Mangel durch Bestimmung einiger Enzymaktivitäten. Zentralbl Veterinaermed [A] *24*:242–247
Schnegg A, Kirchgessner M (1977) Nickelgehalte in Rattenorganen bei Nickelmangel. Zentralbl Veterinaermed [A] *24*:394–401; siehe auch Arch Tierernaehr *26*:543–549
Schneider V, Klug E (1976) Selbsttötung durch Einnahme von Arsentrichlorid. Z Rechtsmed *78*:83–90
Schneider VM, Schnepper E, Hillenbrand HJ (1963) Über periostale Veränderungen bei peripheren obliterierenden arteriellen Durchblutungsstörungen. Fortschr Roentgenstr *99*:228–234
Schoen R, Tischendorf W (1954) Krankheiten der Knochen, Gelenke und Muskeln. In: Handbuch Innere Medizin, 4. Aufl: Bd VI, 1
Schott GD, McArdle B (1974) Barium-induced skeletal muscle paralysis in the rat, and its relationship to human familiar periodic paralysis. J Neurol Neurosurg Psychiatry *37*:32–39
Schreiner GF, Maher JF (1965) Toxic nephropathy. Am J Med *38*:409–449
Schröder G (1956) Beitrag zur Fluor-Osteosklerose. Monatsschr Unfallheilkd *59*:298–302
Schroeder HA, Vinton WH (1962) Hypertension induced in rats by small doses of cadmium. Am J Physiol *202*:515–518
Schröter K, Lorenz K (1971) Das Micolan-Syndrom, eine Form der Embolia medicamentosa (Klinisches Bild, Ätiologie und Pathogenese – Prophylaxe). Vergleich mit dem Noigué-Syndrom. Z Aerztl Fortbild (Jena) *65*:725–731
Schütz C, Muskat E, Schütz H (1975) Fehlerquellen bei der Interpretation chemisch-toxikologischer Befunde unter besonderer Berücksichtigung des

Bromureid- und Benzodiazepin-Nachweises. Beitr Gerichtl Med *33*:224–227

Schuler P, Oyanguren H, Maturana V, Valenzuela A, Cruz E, Plaza U, Schmidt E, Haddad R (1957) Manganese poisoning; environmental and medical study at a Chilean mine. Indust Med Surg (Chicago) *26*:167–173

Schumacher KA, Rittmeyer K (1978) Zur Wertigkeit der Abdomen-Leeraufnahme bei der Bromureid-Intoxikation. Fortschr Roentgenstr *129*:724–727

Schwartz K (1961) Development and status of experimental work on factor 3-selenium. Fed Proc Fed Am Soc Expl Biol *20*:666–673

Schwartz R, Fellers FX, Knapp J, Yaffe S (1959) The renal response to administration of acetazolamide (diamox) during salicylate intoxication. Pediatrics *23*:1103–1114

Schwerd W (1960) Bleibefunde bei tödlichen Bleivergiftungen. Arch Toxicol (Berl) *18*:177–186

Schwörer J, Schmidt Kunz U (1978) Die bandförmige Osteoporose. Fortschr Roentgenstr *128*:264–267

Scott RB, Kessler AD (1950) Acute bromide intoxication; report of a case in a two-year-old child. Arch Pediatr *67*:358–360

Sease RH, le Hew AE (1950) Bromide intoxication; report of 12 cases. Virginia M Month *77*:413–419

Seaton A, Bishop CM (1978) Acute mercury pneumonitis. Br J Ind Med *35*:258–265

Seeger R (1978) Cadmium in Pilzen. Z Lebensm Unters Forsch *166*:23–34

Seele Ruth Andrea (1978) Organophosphate poisoning. Ill Med J *154*:32–35

Seeliger K, Herland H (1973) Kasuistischer Beitrag zur Ätiologie des Goodpasture-Syndroms. Med Klinik *68*:437–440

Seidel A (1975) Retention von 241 Am bei Ratte und syrischem Hamster. Strahlentherapie *149*:442–449

Seidel H (1978) Ätiologie der Leukämien. In: Handbuch Innere Medizin, Bd VI, S 49–76

Seppalainen AV (1977) Das Verhältnis zwischen Exposition und Auswirkung in der von Blei hervorgerufenen subklinischen Neuropathie. Z Gesamte Hyg *23*:644–646

Seshia SS, Rjanik R, Boeck RJ, Chow PN (1978) The neurological manifestations of chronic inhalation of leaded gasoline. Dev Med Child Neurol *20*:323–334

Shahidi NT (1973) Androgens and erythropoesis. N Engl J Med *289*:72–80

Shahidi NT, Diamond LK (1959) Testosterone induced remission in a aplastic anaemia. Am J Dis Child *98*:293–302

Shahidi NT, Diamond LK (1961) Testosterone-induced remission in a aplastic anemia of both acquired and congenital types. Further observations in 24 cases. N Engl J Med *264*:953–967

Shapiro R (1971) The biochemical basis of the skeletal changes in chronic uremia. Am J Roentgenol *111*:750–761

Shimshak RR, Hattner RS, Tucker C, Salvatierra O (1977) Segmental acute tubular necrosis in kidneys with multiple renal arteries transplanted from living related donors. J Nucl Biol Med *18*:1074–1084

Shipley PG, Park EA, McCollum EV, Simmonds N, Kinney M (1922) Studies on experimental rickets. XX. The effects of strontium administration on the histological structure of the growing bones. Bull John Hopkins Hosp *33*:216–220

Shook CF (1949) A case of beryllium poisoning. Bull US Army M Dep *9*:89

Short CL, Beckmann WW, Bauer W (1946) Gold therapy in rheumatoid arthritis. N Engl J Med, Boston Mass *235*:362–368

Shortt HE, McRobert GR, Barnard TW, Nayar ASM (1937) Endemic fluorosis in madras presidency. Indian J Med Res *25*:553–568

Siddiqui AH (1955) Endemic fluorosis in Nalgonda District, Hyderabad-Deccan. Br Med J *IV*:1408

Sidorenko GL, Izkowa AJ (1975) Nickel als Faktor der Umweltverunreinigung. Z Gesamte Hyg *21*:733–736

Siem P (1886) Über die Wirkung des Aluminiums und des Berylliums auf den tierischen Organismus. Dissertation Dorpat

Siemerling E, Jakob A (1931) Klinischer und anatomischer Beitrag zur Lehre von der Pneudosklerose Westphal-Stümpell mit Cornealring und doppelseitiger Scheinkatarakt (Spätfall). Bericht über den weiteren Verlauf und den anatomischen Befund des von Siemerling und Oloff veröffentlichten Falles (Klin Wochenschr *1087* I, 1922). Dtsch Z Nervenheilkd *123*:182–196

Silverberg BA, Stokes PM, Ferstenberg LB (1976) Intranuclear complexes in a copper-tolerant green alga. J Cell Biol *69*:210–214

Silverberg DS, Kidd EG, Sanitka TK, Ulan RA (1970) Gold nephropathy. A clinical and pathologic study. Arthritis Rheum *13*:812–825

Simmons DJ, Cummins H, Nirolinger E (1968) Observations on the distribution of thorotrast in rat tissues. Am J Roentgenol *103*:902–918

Simonds JP, Hepler OE (1945) Experimental nephropathies; a comparison of the toxic action of uranium, mercury and chromium on the kidneys. Arch Path *40*:362–363

Simpson W, Kerr DNS, Hill AVL, Siddiani JY (1973) Skeletal changes in patients on regular dialysis. Radiology *107*:313–320

Simpson W, Ellis HA, Kerr DN, McElroy M, McNay RA, Peart KN (1976) Bone disease in long-therm haemodialysis: the association of radiological with histological abnormalities. Br J Radiol *49*:105–110

Singh A, Jolly SS (1961) Endemic fluorosis (with particular reference to fluorotic-radioculo-myelopathy). Q J Med NS *30*:357

Singh A, Jolly SS, Bansal BC (1961) Skeletal fluorosis and its neurological complications. Lancet *1*:197–200

Singh A, Dass R, Hayreh SS, Jolly SS (1962) Skeletal changes in endemic fluorosis. J Bone Joint Surg [Br] *44*:806–815

Singh N, Donovan CM, Hamshaw IB (1978) Neonatal lead intoxication in a prenatally exposed infant. J Pediatr *93*:1019–1021

Singhal RL, Thomas JA (1980) Lead toxicity. Urban & Schwarzenberg, Baltimore

Sipka S, Padar E, Szilagyi T (1976) The effect of colloidal gold on blood coagulation. Haematologia *10*:361–363

Sisson HA (1950) Bone sarcomas produced experimentally in the rabbit. Acta Unio Internat Contra Cancrum (Brux) *7*:171–172

Sjöberg SG (1951) Health hazards in the production and handling of vanadium pentoxide. Arch Ind Hyg Occup Med (Chicago) *3*:631–646

Skala O (1978) Ungewöhnliche Fundsituationen bei Kohlenoxidvergiftungen. Beitr Gerichtl Med *36*:61–63

Skritvars BV, (1979) Hypothesis for the pathogenesis of sodium aurothiomalate (myocrisin) induced immuncomplex nephritis. Scand J Rheumatol *8*:113–118

Skrifvars BV, Törnroth TS, Tallquist GN (1977) Gold induced immunecomplex nephritis in seronegative rheumatoid arthritis. Ann Rheum Dis *36*:549–556

Slatopolsky E, Robson A, Elkan J, Bricker NS (1968) Control of phosphate excretion in uremic man. J Clin Invest *47*:1865–1874

Slee PH, Ottolander GJ den, Wolff FA de (1979) A case of Merbromin (Mercurochrom R) intoxication possibly resulting in aplastic anemia. Acta Med Scand *205*:463–466

Smith FA, Garoner DE, Hodge HG Skeletal storage of fluoride in the human. In: Quarterly Report on Health and Biology Univ. Rochester 31.12.1951

Smith MC (1934) Fluorine toxicosis. A public health problem. Am J Public Health Ass *26*:696–702

Snow C (1979) The life and afterlive of Elmer J. McCurdy, a melodrama in two acts. Clin Toxicol *14*:123–131

Solivetti FM (1977) Salla presenza di plombe e cromo nei periodici per bambini ("gionali a finnetti") stampati in Italia. Nuovi Ann Jg Mikrobiol *28*:209–212

Sontag LW (1938) Phosphorus poisoning in an infant resulting from an antirachitic preparation. Am J Dis Child *56*:114–118

Sontag LW (1938) Phosphor-Vergiftung bei einem Kinde durch Antirachitis-Mittel. Fühner-Wielands Sammlung von Vergiftungsfällen *9*:167–170

Specht W, Fischer K (1959) Vergiftungsnachweis an den Resten einer 900 Jahre alten Leiche. Arch Kriminol *124*:61–84

Spéder E (1936) L'ostéopétrose généralisée ou «Marmorskelett» n'est pas une Maladie rare; sa fréquence dans l'intoxication fluorée. J Radiol Electrol *20*:1–11. Abstr in Am J Roentgenol *38*:506–507

Spéder E, Fournier (1936) Étude radiographique des lésions osseuses du Darmous ou fluorose des régions phosphatées du Maroc. J Radiol Electrol *20*:116–122

Spelbrink H (1968) Arbeitsmedizinische Gesichtspunkte beim Schweißen von mit Korrosionsschutzanstrichen vorbehandelten Metallen. Zentralbl Arbeitsmed *17*:166–170

Spencer PS, Schaumburg HH (1980) Experimental and clinical neurotoxicology. Williams R Wilkins, Baltimore

Spoor HJ (1976) Arsenic and skin cancer: cocarcinogenicity. Cutis *18*:631–632

Sprecace GA (1963) Idiopathic pulmonary hemosiderosis. Personal experience with six adults treated within ten-month period, and a review of the literature. Am Rev Resp Dis *88*:330–341

Stadelmann O, Frik W, Breining H (1968) Goodpasture Syndrom. Vergleich von röntgenologischem und morphologischem Befund. Fortschr Roentgenstr *108*:457–464

Stalder G, Schmidt R, Held U, Rossier R (1962) Serumchemische und radiologische Besserung der Mangelrachitis unter Vitamin-Behandlung trotz calciumfreier Ernährung. Ann Paediatr (Basel) *199*:215–225

Stanbury JB (1972) Some recent developments in the physiology of the thyroid gland. Ergebn Physiol *65*:94–125

Stanbury SW (1966) The treatment of renal osteodystrophy. Ann Intern Med *65*:1133–1138

Stanbury SW (1967) Bony complications of renal disease. In: Black DAK (ed) Renal disease 2nd edn. Blackwell Scient Publ, Oxford Edinburgh

Stanbury SW (1968) Bone disease in uremia. Am J Med *44*:714–724; auch in Renal disease. Blackwell Scient Publ. Oxford Edinburgh

Stanbury SW, Lumb GA, Mawer EB (1969) Osteodystrophy developing spontaneously in the course of chronic renal failure. Arch Intern Med *124*:274–281

Stark G (1968) Untersuchungen an synthetischem Hydroxylapatit im Hinblick auf den Knochenstoffwechsel von Calcium, Strontium, Barium und Radium. II. Oberflächenbindungsenergie und Retentionsfunktion. Biophysik *5*:55–65

Stather JW, Harrison JD, Rodwell P, David AJ (1979) The gastrointestinal absorption of plutonium and americium in the hamster. Phys Med Biol *24*:396–407

Stavrakakis G, Spengos M, Scarpalezos S (1975) Skeletal mass conversions in hepatolenticular degeneration. Neuroradiology *10*:169–172

Stein G, Jühe S, Lange C-E, Veltman G (1973a) Skelettveränderungen bei der sogenannten Vinylchlorid-Krankheit. Roentgenblaetter *26*:350–355

Stein G, Jühe S, Lange C-E, Veltman G (1973b) Bandförmige Osteolysen in den Endphalangen des Handskeletts. Fortschr Roentgenstr *118*:60–63

Steinbach HL, Kolb FD, Crane JT (1959) Unusual

Roentgen manifestations of osteomalacia. Am J Roentgenol *82*: 875–886
Steinbach HL, Noetzli Ma (1964) Roentgen appearence of the skeleton in osteomalacia and rickets. Am J Roentgenol *91*: 955–972
Stenström R, Elo J (1971) Néphrobarynose aprés urétrocystographie de miction chez les enfants. J Urol Nephrol (Paris) *77*: 51–56
Stephens GA (1920/21) Cadmium poisoning. J Ind Hyg (Boston) *2*: 129–132
Sterner JH, Eisenbud M (1951) Epidemiology of beryllium intoxication. Arch Industr Hyg Occup Med (Chicago) *4*: 123–151
Stevenson AC, Bedford J, Hill AGS, Hill H (1971) Chromosome damage in patients, who have had intraarticular injections of radioactive gold. Lancet *1*: 837
Stevenson AF (1977) Endocrine influences on the activity ratio of 90 Y to 90 Sr in the rat sceleton after incorporation of 90 Sr. Acta Radiol [Ther] (Stockh) *16*: 137–144
Stevenson CA, Watson AR (1957) Fluoride osteosclerosis. Am J Roentgenol *78*: 13–18
Stevenson CA, Watson AR (1960) Roentgenologic findings in fluoride osteosclerosis. Summery of a report. Arch Industr Health *21*: 340
Stickler B (1976) Growth failure in renal disease. Pediatr Clin North Am *23*: 885–894
Stilmant MM, Couser WG, Contran RS (1975) Experimental glomerulonephritis in the mouse associated with mesangial deposition of autologous ferritin immune complexes. Lab Invest *32*: 746–756
Stoeltzner H (1908) Über den Einfluß von Strontiumverfütterung auf die chemische Zusammensetzung des wachsenden Knochens. Biochem Z *12*: 119–137
Stoeppler M, Brandt K, Rains TC (1978) Contributions to automated trace analysis. Part II rapid method for the automated determination of lead in whole blood by electro thermal atomic-absorption spectrophotometry. Analyst *103*: 714–722
Stokinger HE, Steadman LT, Wilson HB, Sylvester GE, Dziuba S, Labelle CW (1951) Lobar deposition and retention of inhaled insoluble particulates. Arch Industr Hyg Occup Med (Chicago) *4*: 346–353
Stowe HD, Wilson M, Goyer RA (1972) Clinical and morphologic effects of oral cadmium toxicity in rabbits. Arch Pathol *94*: 389–405
Strassmann G (1949) Iron and calcium deposits in the brain; their pathologic significance. J Neuropathol Exp Neurol *8*: 428–435
Strassmann GS (1954) Iron deposits in the body and their pathologic significance: a review. Am J Clin Pathol *24*: 453–471
Straub W (1911) Über chronische Vergiftungen, speziell die chronische Bleivergiftung. Dtsch Med Wochenschr *37*: 1469–1471
Strötges M, Schmitt G, Hartmann HG (1977) Nuclearmedizinische Untersuchungsverfahren bei der Überwachung von Patienten mit Nierentransplantaten. Nuklearmedizin *16*: 207–213
Stuart C (1975) Les ostéoscléroses de la maladie de Paget. J Radiol [Suppl 1] *56*: 118–119
Suciu J, Drejman J, Valaskai M (1963) Contributii la studiul im olnavirilor produse de chlorura de vinil. Med Interne *15*: 967–978
Suciu J, Drejman J, Valaskai M (1967) Étude des maladies dues an chlorure de vinyle. Med Lav *58*: 261–271
Summa JD (1975) Chronische Quecksilbervergiftung durch Gebrauch kosmetischer Salben. Münch Med Wochenschr *117*: 1121–1124
Sundaram M, Phillipp SR, Wolverson MK, Riaz MA, Rao BJ (1980) Ungual tufts in the follow-up of patients on maintenance hemodialysis. Skeletal Radiol *5*: 247–249
Sundelin F (1941) Die Goldbehandlung der chronischen Arthritis unter besonderer Berücksichtigung der Komplikationen. Acta Med Scand [Suppl] *117*: 1–291
Sundermann A (1961) Lehrbuch der Inneren Medizin. VEB Fischer, Jena, p 1009
Sunderman FW Jr (1977) The metabolism and toxicology of nickel. In: Brown SS (ed) Clinical chemistry and chemical toxicology of metals. Elsevier/North Holland, Biomedical Press, p 231–259
Sundermann IW (1977) A review of the metabolism and toxicology of nickel. Ann Clin Lab Sci *7*: 377–398
Sundermann JW Jr (1976) A review of the carcinogenicities of nickel, chromium and arsenic compounds in man and animals. Prev Med *5*: 279–294
Sutter E (1973) Fluoridmessungen in Aluminiumhütten. Staub *33*: 114–117
Sy WM, Mittal AK (1975) Bone scan in chronic dialysis patients with evidence secondary hyperparathyreoidism and renal osteodystrophy. Br J Radiol *48*: 878–884
Szadkowski D (1976) Klinik und Pathologie der sog. Vinylchlorid-Krankheit. Fortschr Med *94*: 1412–1415
Szadkowski D, Schultze H, Schaller KH, Lehnert G (1969) Zur ökologischen Bedeutung des Schwermetallgehaltes von Zigaretten. Blei-, Cadmium- und Nickelanalysen des Tabaks, sowie der Gas- und Partikelphase. Arch Hyg Bakteriol (Berl) *153*: 1–8
Szende B, Lapis K, Nemes A, Pinter A (1970) Pneumoconiosis, caused by the inhalation of polyvinylchloride dust. Med Lavoro *61*: 433–436
Szobor A (1957) Contribution à la question du manganisme. Psychiatr Neurol (Basel) *133*: 221–232
Szuler JM, Williams CN, Hindmarsh JT, Park-Dincsoy H (1979) Massive variceal hemorrhage secondary to presinusoidal portal hypertention due to arsenic poisoning. Can Med Assoc J *120*: 168–171
Szybinski Z, Popiela T (1978) Zastosowanie modeli wieloetapowych badau dla wezesnego wykoywania skutkow przelwleklego dzialania par chlorku winylu i rteci. Med Pr *29*: 371–377

Taeger H (1937) Calciumtherapie der Bleivergiftung. Klin Wochenschr *16*:1613–1615

Takashima M, Moriwaki S, Itokawa Y (1980) Osteomalic change induced by long-term administration of cadmium to rats. Toxicol Appl Pharmacol *54*:223–228

Takeuchi T, Morikawa N, Matsumoto H, Shiraishi Y (1962) A pathological study of Minamata disease in Japan. Acta Neuropathol (Berl) *2*:40–57

Takeuchi T, Eto K, Suko S, Miyayama H, Fujisaki A, Harada Y (1972) An electron microscopie study of sural nerve in pré-natally acquired Minamata disease (Japanese edition). J Kumanoto Med Soc *46*:706–719

Takeuchi Y (1975) Polyneuropathy caused by petroleum benzene. Int Arch Arbeitsmed *34*:185–197

Talner L, Rushmer H, Coel M (1972) The effect of renal artery injection of contrast material on urinary enzym excretion. Invest Radiol *7*:311–322

Tapp E (1969) Changes in rabbit tibia due to direct implantation of beryllium salts. Arch Pathol *88*:521–529

Taylor JM, Gardner DE, Scott JK, Maynard EA, Downs WL, Smith FA, Hodge HC (1961) Toxic effects of fluoride on the rat kidney. I. Acute injury from single large doses. II. Chronic effects. Toxicol Appl Pharmacol *3*:278–314

Tejler L, Almén T, Holtas S (1977) Proteinuria following nephroangiography. I. Clinical experiences. Acta Radiol [Diagn] (Stockh) *18*:634–640

Tejler L, Ekberg M, Almen T, Holtås S (1977) Proteinuria following renal arteriographie. Report of two cases. Acta Med Scand *202*:131–133

Teleky L (1908) Die Erkrankungen der Phosphorzündhölzchenarbeiter. In: Handbuch der Arbeiterkrankheiten. Fischer, Jena, S 225–238

Teleky L (1908) Die Erkrankungen der Perlmutterarbeiter in Weyl. In: Handbuch der Arbeiterkrankheiten. Fischer, Jena, S 325–328

Teleky L (1935) Klinik und Begutachtung der Bleivergiftung. Schweiz Med Wochenschr *65*:229–232

Teleky L (1955) Gewerbliche Vergiftungen. Springer, Berlin Göttingen Heidelberg, S 146

Teotia SPS, Teotia M, Teotia NPS (1976) Skeletal fluorosis, roentgenological and histopathological study. Fluoride-Quart Rep *9*:91–98

Tepper LB (1960) Toxic hazards: carbon disulfide (bisulfide). N Engl J Med *262*:580–581

Tepper LB (1961) Hazards to health: manganese. N Engl J Med *264*:347–348

Tepper LB (1962) Hazards to health: Teflon. N Engl J Med *267*:349–350

Tepper LB (1962) Hazards to health. Epoxy resins. N Engl J Med *267*:821

Tepper LB (1963) Renal function subsequent to childhood plumbism. Arch Environ Health *7*:76–85

Tettel A, Dallmann L (1958) Über eine paradoxe Bariumionenwirkung. Acta Biol Med Ger *1*:272–278

Thiebaud M, Zender R, Courvoisier B, Baud CA, Jacot C (1970) The action of fluoride on diffuse bone atrophies. In: Vischer TL (ed) fluoride in medicine. Huber, Berne, pp 136–142

Thiess AM, Schmitz Th (1976) Eignungs- und Überwachungsuntersuchungen und arbeitsmedizinische Probleme bei VC-Exponierten. Fortschr Med *94*:1419–1421

Thoenes W (1969) Neuere Aspekte der normalen und pathologischen Feinstruktur des Glomerulus. Hippokrates, Stuttgart, S 609–617

Thomas BC, Faith GC (1979) Renal tubular necrosis following cephalothin. Nephron *23*:205–209

Thomas F, Heyndrick A, Hecke W van (1963/64) Thalliumgehalt im menschlichen Knochen. Dtsch Z Gesamte Gerichtl Med *54*:91–95

Thomas HV, Milmore BK, Heidbreder GA, Kogan BA (1967) Blood lead of persons living near freeways. Arch Environ Health *15*:695–702

Thompson HE (1974) Gold toxicity in rheumatoid arthritis. Ariz Med *31*:912–915

Thould AK, Ashby MG (1961) Lead encephalopathy. Proc R Soc Med *54*:228–229

Timms BG, Chandler JA, Morton MS, Groom AV (1977) The effect of cadmium administration in vivo on plasma testosterone and the ultra structure of rat lateral prostate. Virchows Archiv [Cell Pathol] *25*:33–52

Timpo AE, Amin JS, Casalino MB, Yucoglu AM (1979) Congenital lead intoxication. J Pediatr *94*:765–767

Tismer R, Kunst H, Sieberth HG (1970) Der röntgenologische Nachweis bromhaltiger Sedativa und Hypnotica bei suizidalen Intoxikationen. Fortschr Roentgenstr *113*:657–662

Tomokuni K, Ogata M (1972) Simple method for determination of urinary delta-aminolevulinic acid as an index of lead exposure. Clin Chem *18*:1534–1538

Tonge JJ, Burry AF, Saal IR (1977) Cerebellar calcification: a possible marker of lead poisoning. Pathology *9*:289–300

Torjussen W, Solberg LA (1976) Histological findings in the nasal mucosa of nickel workers. A preliminary report. Acta Otolaryngol (Stockh) *82*:266–267

Torkelson TR, Oyen F, Rowe VK (1961) The toxicity of vinyl chloride as determined repeated exposure to laboratory animals. Am Ind Hyg Assoc J *22*:359–361

Tornroth T, Skrifvars B (1974) Gold nephropathy: prototype of membranous glomerulonephritis. Am J Pathol *75*:573–586

Tribuch SL, Tikhomirova Levina SV, Kozlow LA (1949) GIG Sanit (Moskva) *10*:38. Zit nach Pushin

Tsubaki T (1968) Organic mercury intoxication in the Agona river area, studied by Niigata university research group. Clin Neurol *8*:511–520

Tsuchiya K (1969) Causation of ouch-ouch disease (Itai-Itai Byo). Part I. Nature of the disease. Part II. Epidemiology and evaluation. Keio J Med *18*:181–211

Tubbs RR, Valenzuela R, McCormack LJ, Pohl MA, Barenberg S (1977) Gold nephropathy. N Engl J Med *296*: 1413–1414

Tweed AR (1948) Two cases of bromide psychosis simulating an involutional paranoid. Acta Neurol Psychiatr Belg *48*: 650–657

Uehlinger E (1943) Untersuchungen über das Milkmann-Syndrom. Schweiz Med Wochenschr *24*: 1310–1311

Ulrich L (1978) Untersuchungen über den Bleigehalt in Wirbeln und Rippen. Arch Toxicol (Berl) *41*: 33–48

Urizar R, Vernier RL (1966) Bismuth nephropathy. JAMA *198*: 187–189

Valentin H, Lehnert G (1970) Frühdiagnostik der Bleivergiftung. Dtsch Med Wochenschr *95*: 2257

Vallardi C (1915) Der derzeitige Stand der Frage der chronischen Phosphorvergiftung in Italien. Zentralbl Gewerbehyg *3*: 1–3

Valvassori GE, Pierce RH (1964) Osteosclerosis in chronic uremia. Radiology *82*: 385–394

Van Tongeren JHM, Kunst A, Majoor CLH, Schillings PHM (1965) Folic-acid deficiency in chronic arsenic poisoning. Lancet *1*: 784–786

Vaughan BF, Walters MN (1963) Sclerotic bandet vertebrae (Rugger Jersey spine) J Coll Radiol Austr *7*: 87–92

Veltman G, Lange C-E, Stein G (1978) Die Vinylchlorid-Krankheit. Hautarzt *29*: 177–182

Venkateswara RS (1955) Skeletal fluorosis. J Ind Med Prof *2*: 780–783

Venkateswarlu P, Singer L, Armstrong WD (1971) Determination of ionic (plus ionizable) fluoride in biological fluids. Anal Biochem *42*: 350–359

Verhaart WJC (1934) Encephalopathia saturnina in chinese infants. Far East Assoc Trop Med Ninth Congr Trans Nanking *2*: 583–593

Vernon-Roberts B, Dore JL, Jessop JD, Henderson WJ (1976) Selective concentration and localisation of gold in macrophages of synovial and other tissues during and after chrysotherapy in rheumatoid patients. Ann Rheum Dis *35*: 477–486

Vigliani EC, Saita G (1964) Benzene and leukemia. N Engl J Med *271*: 872–876

Viol GN, Minielly RT, Bistricki T Gold nephropathy – a clinical and structural analyses, sh. Ainsworth. Intern Congress Nephrologic, Florence 1975, Abstract No 309

Vycudilik W (1976) The application of nitrogen detectors for arsenic determination in biological material. Arch Toxicol (Berl) *36*: 177–180

Viola PL (1970) Pathology of vinyl chloride. Med Lav *61*: 147–180

Viola PL, Bigotti A, Caputo A (1971) Ancogenic response of rat skin, lungs and bones to vinyl chloride. Cancer Res *31*: 516–522

Virtama P, Helela T (1969) Radiologie measurements of cortical bone. Acta Radiol [Diagn] Suppl 293

Vischer TL, Berheim C, Guerdjikoff C, Wettstein P, Lagier R (1970) Industrial fluorosis. In: Vischer TL (ed) Fluoride in medicine. Huber, Berne, pp 96–105

Vogt EC (1930) A roentgen sign of plumbism. Am J Roentgenol *24*: 550–553

Vogt EC (1932) Roentgenologic diagnosis of lead poisoning in infants and children. JAMA *98*: 125–129

Vogt H, Nezel K, Matthes S (1977) Effects of various lead and cadmium levels in broiler and laying rations on the performance of the birds and on the residues in tissues and eggs. Nutr Metab [Suppl 1] *21*: 203–204

Vogt McKhann (1933) Lead poisoning in infants and children. Radiology *22*: 87–92

Vokrouhlicka-Rösslerova O, Vodićkovà L, Neruda O (1967) Contribution to the elucidation of the pathogenesis of osteopathy associated with Wilson's disease (hepato-lenticular degeneration). Unitr Lek *13*: 1018–1022

Volchok HL, Kulp JL, Eckelmann WR, Gaetjen JE (1957) Determination of Sr 90 and Ba 140 in bone, dairy products, vegetation and soil. Am NY Acad Sci *71*: 295–301

Volf V (1973) Dekorporierung von Radionucliden (Untersuchung an Polonium). Strahlentherapie *145*: 101–115

Vormittag W (1975) Induktion chromosomaler Aberrationen durch antirheumatische Therapie. Acta Med Austriaca *2*: 148–153

Vorwald AJ (1948) Pathologic aspects of acute pneumonitis and pulmonary granulomatosis in beryllium workers. Occup Med *5*: 684–689

Wagner A, Schaaf J (1962) Tuberöse Sklerose der Lunge mit ausgeprägter Osteopathie hypertrophiante pneumique. Fortschr Roentgenstr *96*: 508–514

Walb D, Wohlenberg H, Rumpelt HJ, Schmidt H, Thomas L (1980) Fanconi-Syndrom des Erwachsenen bei Frühmyelom mit monoklonaler Gammopathie IgG, Typ kappa. Dtsch Med Wochenschr *105*: 1355–1359

Waldgott GL (1957) Sur intoxication chronique provoqué par l'eau de boisson fluorée en excés. Rev Med Liege *12*: 408–410

Waldbott GL (1959) Fluorose, hervorgerufen durch Trinkwasser. Dtsch Med Wochenschr *4*: 728–730

Waldbott GL (1969) Fluorosis caused by drincing water in the United States. Folia Clin Int (Barc) *19*: 278–286

Walker A (1975) Occupational acro-osteolysis (two cases). R Soz Med *68*: 343–344

Wallhöfer A, Zinnagl N (1977) Hämangiosarcom atosis after professional exposure to polyvinylchloride. Med Klinik *72*: 410–413

Walshe J (1976) Wilson's disease (hepatolenticular degeneration). In: Vinken PJ, Bruyn GW, Klawans HL (eds) Handbook of clinical neurology, vol 27, I. North-Holland, Amsterdam, p 379–414

Walshe JM (1956) Penicillamine a new oral therapy for Wilson's disease. Am J Med *21*: 487–495

Walshe JM (1956) Wilson's disease; new oral therapy. Lancet *270*: 25–26

Walshe JM (1959) Current views on the pathogenesis and treatment of Wilson's disease. Arch Intern Med *103*:155–161
Walshe JM (1960) Studies on the action of penicillamine. In: Metal-binding and medicine. Proceedings of a Symposium. Sponsored by Hahnemann, Medical College and Hospital, Philadelphia, chap 36. Lipincott, Philadelphia, p 265
Ward GM (1978) Molybdenium toxicity and hippocuprosis in ruminants: a review. J Amin Sci *46*:1078–1085
Ward MK, Feest TG, Ellis HA, Parkinson IS, Kerr DNS (1978) Osteomalacic dialysis osteodystrophy: evidence for a water borne aetiological agent probably aluminium. Lancet *1*:841–845
Warnock CG (1952) Hepatolenticular degeneration (Wilson's disease): report of five cases, with commentary. Ulster Med J *21*:155–171
Watanabe J, Whittier F, Moore J, Cuppage IE (1976) Gold nephropathy. Ultrastructural fluorescence and microanalytic studies of two patients. Arch Pathol Lab Med *100*:632–635
Watrous RM (1943) Benzol poisoning, method for its control in a light chemical plant. Indust M *12*:721–723
Weartt JG, Klassen CW (1937) Fluorides in illinois water supplies. J Am Water Works A *29*:985
Weatherell JA, Weidmann SM (1959) The skeletal changes of chronic experimental fluorosis. J Pathol Bacteriol *73*:233–241
Webb-Peploe MM, Bradley WG (1966) Endemic fluorosis with neurological complications in a Hampshire man. J Neurol Neurosurg Psychiatr *29*:577–583
Weber G (1977) Fatal intoxication following Grob's triple-phase tanning. Münch Med Wochenschr *119*:1437–1438
Weber HH, Engelhardt WE (1933) Über eine Apparatur zur Erzeugung niedriger Staubkonzentrationen von großer Konstanz und eine Methode zur mikrogravimetrischen Staubbestimmung. Anwendung bei der Untersuchung von Stauben aus der Berylliumgewinnung. Zentralbl Gewerbehyg Unfallverh *10*:41–47
Webster WS (1978) Cadmium-induced fetal growth retardation in the mouse. Arch Environ Health *33*:36–42
Weelihan RY (1928) Granulocytic aplasia of the bone marrow. JAMA *90*:663
Weelihan RY (1928) Granulocytic aplasia of the bone marrow following the use of arsenic. Am J Dis Child *35*:1032
Wegener K, Wesch H, Kampmann H (1976) Investigation into human thorotrastosis. Tissue concentrations of 232-th and late effects in 13 Autopsy cases. Virchows Arch [Pathol Anat] *371*:131–143
Wegner G (1872) Der Einfluß des Phosphors auf den Organismus. Virchows Arch *55*:11–45
Weichard H, Bardodej Z (1969) Beitrag zur Delta-Aminolävulinsäure und Koproporphyrinbestimmung. Zentralbl Arbeitsmed *19*:67–72
Weidmann SM, Weatherell JA (1959) The uptake and distribution of Fluorine in bones. Z Pathol Bacteriol *78*:243–255
Weidmann SM, Weatherell JA, Whitehead RG (1959) The effect of fluorine on the chemical composition and calcification of bone. J Pathol Bacteriol *78*:435–448
Weigert P (1978) Zum Quecksilbergehalt von Geflügel-Fleisch. Z Lebensm Unters Forsch *166*:344–345
Weight N, Yeoman WB, Hale KA (1978) Assessment of severity of paraquat poisoning. Br Med J *2*:396
Weinig E (1943) Die Polarographie im Dienste der Strafrechtspflege. Dtsch Z Gesamte Gerichtl Med *37*:322–346
Weinig E (1943/44) Die polarographische Bestimmung des Thallium in Leichenteilen. Dtsch Z Gesamte Gerichtl Med *38*:203–207
Weinig E, Schwerd W (1958) Nil nocere! Gefahren bei der Behandlung der Bleiintoxikation mit Calciumversenat. Münch Med Wochenschr *100*:1788–1789
Weinig E, Börner B (1961) Über den normalen Bleigehalt der menschlichen Knochen. Arch Toxicol (Berl) *19*:34–48
Weinig E, Machbert G, Zink P (1966) Über den Nachweis des Dieldrins bei einer Dieldrinvergiftung. Arch Toxicol (Berl) *22*:115–124
Weinig E, Schmidt G (1966) Zur Verteilung des Thalliums im Organismus bei tödlichen Thalliumvergiftungen. Arch Toxicol (Berl) *21*:199–215
Weinig E, Zink P (1967) Über die quantitative massenspektrometrische Bestimmung des normalen Thallium-Gehalts im menschlichen Organismus. Arch Toxicol (Berl) *22*:255–274
Weismann MH, Hannifin DM (1979) Management of rheumatoid arthritis with oral gold. Rheumatology *22*:922–925
Weiss O (1885) Beiträge zur Kenntnis der Perlmutterdrechsler-Ostitis. Wien Med Wochenschr 8–14 und 71–75
Weller M, Edeiken J, Hodes PJ (1968) Renal osteodystrophy. Am J Roentgenol *104*:354–363
Wendenburg HH, Baldauf G, Barwiett D (1976) Vitamin D Mangel. Osteopathie nach antikonvulsiver Langzeitbehandlung. Fortschr Roentgenstr *124*:7–11
Wentz FM, Schour J, Weinmann JE (1958) The effect of vitamin D on the beryllium rickets of the rat incisor. Oral Surg *11*:1284–1315
Werlln SL, Grand RJ, Perman JA, Watkins JB (1978) Diagnostic dilemma of Wilson's disease: diagnosis and treatment. Pediatrics *62*:47–51
Werner H (1970) Experimentelle Untersuchungen über Aufnahme und Verteilung von Radiostrontium bei Schweinen unter besonderer Berücksichtigung des Einflusses verschiedener Calciumgehalte des Futters und der Plazenta-Passage. I. Mitteilung. Strahlentherapie *139*:472–486

Werner H (1971) Experimentelle Untersuchungen über Aufnahme und Verteilung von Radiostrontium bei Schweinen unter besonderer Berücksichtigung des Einflusses verschiedener Calciumgehalte des Futters und der Plazenta-Passage. Strahlentherapie *141*:86–92 und 221–234

Werner JP, Helwig H (1977) Morbus Wilson-Pathogenese, Diagnose, Therapie und Verlauf. Monatsschr Kinderheilkd *125*:947–952

Wesch H (1978) Zitiert nach Feist D. (Frühdiagnose des Morbus Wilson im Kindesalter). Monatsschr Kinderheilkd *126*:371–374

Wesch H, Przuntek H, Feist D (1980) Morbus Wilson. Dtsch Med Wochenschr *105*:483–488

Weseloh G, Klopfer F, Landthaler H (1971) Experimentelle Untersuchungen mit 85 Sr über die biologische Aktivität von Knochenspänen bei der Ratte. Arch Orthop Unfallchir *70*:115–121

Weseloh G, Landthaler H, Klopfer F (1971) Vergleichende experimentelle Untersuchungen an frischem und abgetötetem Knochenmaterial bei der Ratte unter Verwendung von 85 Sr. Arch Orthop Unfallchir *71*:136–141

Weseloh G, Klopfer F, Landthaler H (1972) Beitrag zur Periostaktivität Sr 85 markierter Knochentransplantate. Fortschr Roentgenstr *117*:77–80

Westhoff DD, Samaha RJ, Barnes A (1975) Arsenic intoxication as a cause of megaloblastic anemia. Blood *45*:241–246

Weston WJ (1978) The lead arthogram-plumbography. Skeletal Radiol *2*:169–170

Weyrauch F, Müller H (1933) Das sogenannte normale Blei im menschlichen Körper. Zentralbl Hyg *115*:216–220

Weyrauch F, Müller H (1936) Über den Bleigehalt in Organen und Knochen bei bleikranken und bleigefährdeten Menschen. Arch Hyg *114*:46–55

White JC (1949) Nephrosis occuring during trimethadione therapy: report of case. JAMA *139*:376

Whitfield CL, Chien LT, Whitehead ID (1972) Lead encephalopathy in adults. Am J Med *52*:289–298

Whitridge J Jr, Baltimore (1940) Changes in the long bones of newborn infants following the administration of bismuth during pregnancy. Am J Syph Gonor Ven Dis *24*:223–227

Wiberg GS, Harrison JR (1978) Hazards of exposure to benzene. Can Med Assoc J *119*:997–998

Wieners H, Kuhlencordt I, Lozano-Tonkin C (1972) Systematische röntgenologische Skelettanalyse bei autonomen und regulativem Hyperparathyreoidismus. Dtsch Rö-Kongreß 1972. Beiheft Fortschr Roentgenstr, Bd 40

Wiethaup H (1968) Zum Anteil der Autoabgase an der Luftverunreinigung. Med Klin *63*:1088–1089

Wilkie J (1940) Two cases of fluorine osteosclerosis. Br J Radiol *13*:213–217

Williams CR (1949) Epidémiologie du granulome de béryllium. Méd Usine (Paris) *11*:491

Williams CR (1949) Proc IX. Intern Congr Ind Med. Ed John Wright & Sons, Bristol. Simpkin Marshall Ltd, London, p 633

Williams DMJ, Roberts K, Evans T (1977) An assessment of hand thermography in vinyl chlorid workers. J Soc Occup Med *27*:57–62

Williams NE, Bridge HGT (1958) Nephrotic syndrome after application of mercury ointment. Lancet *2*:602

Wilson JS, Genant K, Hattner RS, Hoffer PB (1978) Ratio of late to early radionuclide uptake: a method for distinguishing osteoporosis from osteomalacia in animal models. Radiology *126*:185–191

Wilson RH (1941/42) Benzene poisoning in industry. J Lab Clin Med *27*:1517–1521

Wilson RH, De Eds F, Cox AJ (1941) Effects of continued cadmium feeding. J Pharmacol Exp Ther *71*:222–235

Wilson RH, McCormick WE, Tatum CF, Creech JL (1967) Occupational acroosteolysis. Report of 31 cases. JAMA *201*:577–581

Wilson SA (1948) Roentgenologic manifestations of pulmonary changes due to exposure to beryllium compounds. Occup Med *5*:690–700

Wilson SA (1948) Berylliosis. Rhode Island Med J *31*:719–722

Wilson SAK (1911/12) Progressive lenticular degeneration; a families nervous disease associated with cirrhosis of the liver. Brain *34*:295–509

Wilson SAK (1912) Dégéneration lenticulaire progressive maladie nerveuse familiale associée á la cirrhose du foie. Rev Neurol (Paris) *XX*:229–234

Wilson SAK (1912) Progressive lenticular degeneration; a familiar nervous disease associated with cirrhosis of the liver. Lancet *1*:1115–1119

Windler EC, Smith RB, Bryan WJ, Woods GW (1978) Lead intoxication and traumatic arthritis of the hip secondary to retained bullet fragments. J Bone Joint Surg [Am] *60*:254–255

Winterbauer RH, Wilske KR, Wheelis RF (1976) Diffuse pulmonary injury associated with gold treatment. N Engl J Med *294*:919–921

Winterbauer RH, Wilske KR, Wheelis RF (1976) Diffuse pulmonary unjury associated with gold treatment. N Engl J Med *294*:919–921

Wisniewska-Hejka Z, Cempel M, Nyka WM (1978) Neurological examinations of workers with chronic exposure to manganese dioxide during the production of piles and batteries. Neurol Neurochir Pol *12*:435–441

Witmer G, Balsan S (1968) Biopsie osseuse dans quatre cas de rachitisme vitaminorésistant idiopathique. Pathol Biol (Paris) *16*:421–429

Woggon H, Jehle D (1977) Über die Blei- und Cadmiumgehalte von Kleinkindernahrung unter lebensmittelhygienisch-toxikologischen Gesichtspunkten. Nahrung *21*:235–245

Wolf HL, Denko JV (1958) Osteosclerosis in chronic renal disease. Am J Med Sci *235*:33–42

Wolf R, Hahn K (1975) Die Strahlenbelastung des Patienten durch Applikation radioaktiv markierter Kolloide. Fortschr Roentgenstr *123*:324–330
Wolf RL, Eadie GS (1950) Reabsorption of bromide by the kidney. Am J Physiol *163*:436–441
Wolff HJU (1922) Über die Wirkung der Bariumsalze auf den menschlichen Organismus (im Anschluß an drei Vergiftungsfälle). Dtsch Z Gerichtl Med *1*:522–542
Wolff SM (1960) Copper deposition in the rat. Arch Pathol *69*:217–223
Wolff SM (1964) Renal lesions in Wilson's disease. Lancet *1*:843–845
Wolkowski RM (1974) Differential cadmium-induced embryotoxicity in two inbred mouse strains. I. Analysis of inheritance of the response to cadmium and of the presence of cadmium in fetal und placental tissues. Teratology *10*:243–261
Woollam DHM, Millen JW (1958) Observations on the production and circulation of the cerebrospinal fluid. In: Wolstenholme GEW, O'Connor CM (eds) Ciba Foundation Symposium on the cerebrospinal fluid. Churchill, London
World Health Organization Monograph Series No 59. Fluorides and human Health. WHO, Geneva 1970
Wren JC, Nutt RL (1953) Nephrotic syndrome occurring during paramethadione therapy: report of case with clinical remission. JAMA *153*:918–920
Wronski R, Hartmann F (1977) Über eine besondere Verlaufsform der Panarteriitis nodosa bei chronisch schleichender Quecksilbervergiftung. (An unusual case of panarteriitis nodosa associated with chronic mercury poisoning). Dtsch Med Wochenschr *102*:323–325
Wüstner H, Orfanos CE: unter Mitarbeit von Steinbach H, Käferstein H, Herders H (1975) Nagelverfärbung und Haarausfall. Leitsymptome einer Quecksilbervergiftung durch kosmetische Bleichmittel. Dtsch Med Wochenschr *100*:1694–1697
Wuth O (1927) Rational bromide treatment: New methods for its control. JAMA *88*:2013
Yarom R, Stein H, Peters PD, Slavin S, Hall TA (1975) Nephrotoxic effect of parenteral and intraarticular gold. Arch Pathol *99*:36–43
Yarom R, Stein H, Dorman NA, Peters PD, Hall TA (1976) Aurothiomalate as an ultrastructural marker. Electron microscopy and x-ray microanalysis of various tissue after in *vivo* gold injections. J Histochem Cytochem *24*:435–462
Yoshiki S, Yanagisawa T, Kimura M, Otaki N, Zuzuki M, Suda T (1975) Bone and kidney lesions in experimental cadmium intoxication. Arch Environ Health *30*:559–562
Young EG, Smith RP (1942) The arsenic content of hair and bone in acute and chronic arsenical poisoning. Br Med J *1*:251
Yune HY, Vix VA, Klatte EC (1971) Early fingertip changes in sclerodermia. JAMA *215*:1113–1116
Zaldivar R, Villar J, Robinson H, Wetterstrand WH, Ghai GL, Brain C (1978) Chronic arsenic poisoning. Epidemiological, clinical, toxicological and nutritional data (authors transl.). Rev Med Chil *106*:1027–1030
Zenz C (1978) Benzene – attemps to establish a lower exposure standard in the United States. A review. Scand J Work Environ Health *4*:103–113
Zeplin H, Bach G (1977) Doppelbestimmung des Blut-Bleispiegels und klinische Untersuchung bei chirurgisch erkrankten Kindern in einem Risikogebiet. Zentralbl Bakteriol *165*:198–206
Zetterholm R, Dalén N (1978) Bone mineral determination in coccygeal vertebrae by dichromatic photon absorptiometry. Acta Vet Scand *19*(1):1–17
Zieserl E (1979) Hydrocarbon ingestion and poisoning. Compr Ther *5*:35–42
Zimmermann HA, Schmidt E, Weller E, Becker CH, Dicker P (1977) Intra- und extrarenale vascular changes in the acute renal failure of the rat caused by mercury chloride. Virchows Arch [Pathol Anat] *372*:259–295
Zimmermann HB (1962) Osteosclerosis in chronic renal disease. Report of 4 cases associated with secondary hyperparathyreoidism. Am J Roentgenol *88*:1152–1169
Zimmermann SW, Groehler K, Beirne GJ (1975) Hydrocarbon exposure and chronic glomerulonephritis. Lancet *2*:199–201
Zingraff J, Jungers P, Drüeke T, Man NK, Crosnier J (1975) Intoxication accidentelle par le lithium chez une hémodialyse chronique (Accidental lithium poisoning in a patient with chronic hemodialysis). Nouv Presse Med *4*(45):3183–3185
Zink P, Schwerd T (1978) Bleibelastung und Technisierung. Eine experimentelle Untersuchung am menschlichen Knochenmaterial der letzten 100 Jahre. Wien Med Wochenschr *128*:269–272
Zinner G, Ehrlich H (1959) Zur Problematik der verminderten alkalischen Serumphosphatase. Z Urol *52*:707–712
Zinner G, Gottlob R (1959) Morphologic changes in vessel endothelia caused by contrast media. Angiology *10*:207–213
Zipkin I, McClure FJ, Leone NC, Lee WA (1958) Fluoride deposition in human bones after prolonged ingestion of fluoride in drinking water. Public Health Rep *73*:732–740
Zollinger HU, Hegglin R (1958) Die idiopathische Lungen-Hämosiderose als pulmonale Form der purpura Schönlein-Henoch. Schweiz Med Wochenschr *88*:439–443
Zollinger HU, Moppert J, Thiel G, Rohr HP (1973) Morphology and pathogenesis of glomerulopathy in cadaver kidney allografts treated with antilymphocyte globulin. Curr Top Pathol *57*:1–4
Zornoza J, Cangir A, Green B (1977) Hypertrophic osteoarthropathy associated with nasopharyngeal carcinoma. Am J Roentgenol *128*:679–681
Zwad H-D (1971) Die pränatale Form der Hypophosphatasia. Radiologe *11*:305–309

Literaturnachtrag

Cristiani H, Gautier R (1925) Action des fluorures alcalins sur les animaux. Compt. rend. Soc. de biol. Paris *92*, 1276

Cristiani H, Gautier R (1925) Cachexie fluorique des animaux herbivores consécutive à l'emploide fourrages altérés expérimentalement par des gas fluorés. Compt. rend. Soc. de biol. Paris *93*, 911

Cristiani H, Gautier R (1925) Étude de l'action des fourrages altérés par les émanations des usines d'aluminium sur les animaux; la cachexie fluorique du bétail. Compt. rend. Soc. de biol. Paris *93*, 912–14

Cristiani H, Gautier R (1926) Recherches expérimentales sur la toxicité des fourrages récoltés dans le voisinage d'une usine productrice d'Aluminium. Ann. d'hyg. Paris n.s. *4*, 141–154

Cristiani H, Chausse P (1926) Doses et temps nécessaires pour produiere la cachexie fluorique pas la fluosilicate de soude. Compt. rend. Soc. de biol. Paris *94*, 821–823

Cristiani H, Chausse P (1926) Nouvelle expériences sur le temp nécessaire à l'apparition de la cachexie fluorique chez les cobayes à la suite d'ingestion de divers sels de fluor. Compt. rend. Soc. de biol. Paris *95*, 15

Cristiani H, Gautier R (1926) Étude expérimentale de l'intoxication chronique par les sels de fluor. Ann. d'hyg. Paris n.s. *4*, 261–267

Cristiani H (1926) Une nouvelle maladie: la fluorose ou cachexie fluorique. Presse méd. (Paris) *34*, 369

Cristiani H (1926) Existe – t-il chez l'homme une fluorose ou cachexie fluorique? Presse méd. (Paris) *34*, 833

Garn SM, Miller RL, Larson KE (1973) Metacarpal lengths, cortical diameters and areas from the tenstate nutrition survey. Ann Arbor, Michigan, University of Michigan, Center for Human growth and development

Reed CE, Driggs MF, Foote CC (1952) Acute barbiturate intoxication: a study of 300 cases based on a physiologic system of classification of the severity of the intoxication. Ann. Intern. Med. *37*, 290–303

Namenverzeichnis – Author Index

Die *kursiv* gesetzten Seitenzahlen beziehen sich auf die Literatur
Page numbers in *italics* refer to the bibliography

Sachverzeichnis

(Deutsch – Englisch)

Bei gleicher Schreibweise in beiden Sprachen sind die Stichwörter nur einmal aufgeführt

Subject Index

(English – German)

Where English and German spelling of a word is identical, the German version is omitted